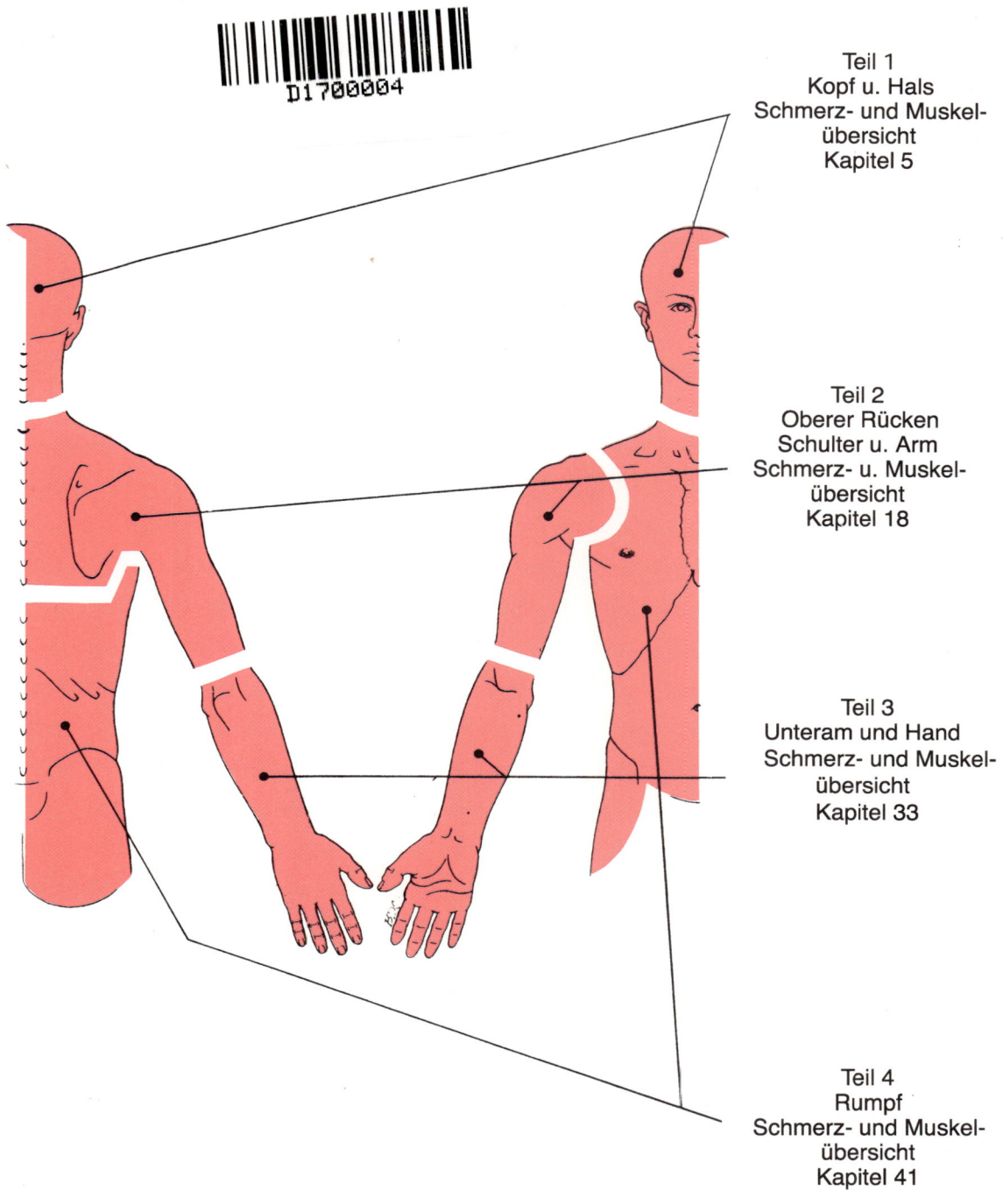

Teil 1
Kopf u. Hals
Schmerz- und Muskel-
übersicht
Kapitel 5

Teil 2
Oberer Rücken
Schulter u. Arm
Schmerz- u. Muskel-
übersicht
Kapitel 18

Teil 3
Unteram und Hand
Schmerz- und Muskel-
übersicht
Kapitel 33

Teil 4
Rumpf
Schmerz- und Muskel-
übersicht
Kapitel 41

Bildindex. Alle Muskeln, die möglicherweise zu einer der abgebildeten Körperregionen Schmerz übertragen, sind in der Schmerz- und Muskelübersicht des entsprechenden Teiles in diesem Handbuch aufgeführt. Zu Beginn eines jeden Teils, der jeweils mit rotem Randstreifen markiert ist, finden Sie eine detaillierte Übersicht.

Janet G. Travell und David G. Simons

Handbuch der Muskel-Triggerpunkte
Obere Extremität, Kopf und Thorax

Janet G. Travell David G. Simons

Handbuch der Muskel-Triggerpunkte

Obere Extremität, Kopf und Thorax

Übersetzung von Gerlinde Supplilt, Hamburg und
Sibylle Tönjes, Kiel
Illustrationen von Barbara D. Cummings

2. Auflage

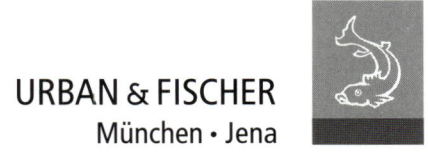

URBAN & FISCHER
München · Jena

Zuschriften und Kritik an:
Urban & Fischer Verlag, Lektorat Medizin, Karlstraße 45, 80333 München

Titel der Originalausgabe: Myofascial Pain and Dysfunction. The Trigger Point Manual.
Volume 1. Upper Half of Body.
© 1999, Williams & Wilkins, 1400 North Providence Road, Media, PA 19063-2043, USA

Wichtiger Hinweis für den Benutzer
Die Erkenntnisse in der Medizin unterliegen laufendem Wandel durch Forschung und klinische Erfahrungen. Herausgeber und Autoren dieses Werkes haben große Sorgfalt darauf verwendet, dass die in diesem Werk gemachten therapeutischen Angaben (insbesondere hinsichtlich Indikation, Dosierung und unerwünschten Wirkungen) dem derzeitigen Wissensstand entsprechen. Das entbindet den Nutzer dieses Werkes aber nicht von der Verpflichtung, anhand der Beipackzettel zu verschreibender Präparate zu überprüfen, ob die dort gemachten Angaben von denen in diesem Buch abweichen und seine Verordnung in eigener Verantwortung zu treffen.

Die Deutsche Bibliothek – CIP-Einheitsaufnahme

Ein Titeldatensatz für diese Publikation ist bei Der Deutschen Bibliothek erhältlich.

Um den Textfluss nicht zu stören, wurde bei Patienten und Berufsbezeichnungen die grammatikalisch maskuline Form gewählt. Selbstverständlich sind in diesen Fällen immer Frauen und Männer gemeint.

Projektmanagement: Harald M. Fritz, München
Lektorat: Dr. med. Sibylle Tönjes, Kiel
Herstellung: Dietmar Radünz, München
Umschlaggestaltung: prepress|ulm, Ulm
Satz und Druck: druckhaus köthen GmbH, Köthen/Anhalt
Einband: Kunst- und Verlagsbuchbinderei GmbH, Leipzig
Titelgrafik: Gerda Raichle, Ulm
ISBN 3-437-41402-X

Aktuelle Informationen finden Sie im Internet unter der Adresse: http://www.urbanfischer.de

Wir widmen dieses Buch

Janet G. Travel, M.D.
1901–1997

Ihre Pionierleistung auf dem Gebiet der
Triggerpunktforschung hat uns inspiriert
und uns die Richtung gewiesen.
Wir zollen ihr dafür unseren Dank.

Inhalt

Geleitwort

Als ich 1992 das Vorwort zum inzwischen berühmt gewordenen zweiten Band des Handbuchs der Muskeltriggerpunkte schrieb, behauptete ich, der zweite Band sei „... dem ersten (Band 1) sogar noch überlegen, denn in ihm drückt sich ein enormer Zuwachs an Energie durch weitere Erfahrungen, Interaktionen und Überlegungen aus... Das jetzt vorliegende Buch sprengt diesen Rahmen (der ersten Auflage des ersten Bandes). Es erörtert neben rationalen neuen Prinzipien, die sich aus einer Flut neuer Erfahrung ergeben, die einzigartige Stellung des MPD im Spektrum der muskuloskelettalen Störungen."

„Myofasziale Triggerpunkte und ihre Bedeutung für Schmerzzustände sind heute, anders als vor Erscheinen von Band 1, kein Gegenstand der Kontroverse mehr. Gleiches lässt sich auch über die von Dr. Travell und Dr. Simons verbreiteten Behandlungsmethoden sagen. Sie sind inzwischen fest etabliert und werden von einst skeptischen Forschern zunehmend klinisch validiert... (Band 2) eröffnet eine neue Dimension, indem er Kliniker für die bedeutsamen Schnittstellen zwischen myofaszialen Schmerzsyndromen und artikulären (somatischen) Dysfunktionen einerseits und Fibromyalgie (Fibrositis) andererseits sensibilisiert. Ich beglückwünsche die Autoren zu der überlegten Weise, in der diese Themen angesprochen, eingeschätzt und integriert werden."

Wie kann dieser Schreiberling bessere Worte als in jener Lobesrede finden, um seine Meinung über den jüngeren Kollegen des 1. Bandes zusammenzufassen, wenn aus Letzterem nun ein Spross hervorgegangen ist, der seine beiden Eltern in den Schatten stellt? Bereits nach flüchtiger Durchsicht des Manuskriptes vor seiner Geburt garantiere ich dem Buch einen überwältigenden Erfolg. Es handelt sich um eine gargantuanische Anstrengung des Verlagswesens, die Rabelais (Francois Rabelais, 1494–1553, franz. Schriftsteller, Arzt und Humanist, Verfasser der Gargantua zum Lobe seines Vaters; Anm. d. Red.) zur Ehre gereicht hätte. Aber diese Gargantua ist kein Fantasiegebilde, sondern besteht aus harten Fakten und der klugen Erörterung aktueller Konzepte und neuer Forschungsergebnisse.

In der Neuauflage klärten sich für mich Überschneidungen zwischen verwirrend ähnlichen Beschwerdebildern. Sie veranschaulicht verbesserte Untersuchungsmethoden und verweist andere auf den ihnen gebührenden Platz, der sie oft ausschließt. Unmissverständlich und präzise formulieren die Autoren klinisch allgemein gültige diagnostische Kriterien, anhand derer ein aktiver Triggerpunkt zu bestimmen ist als den: *„umschriebenen Druckschmerz einer knotigen Struktur innerhalb eines palpierbar verspannten Faserbündels, wobei der durch den Druck erzeugte Schmerz vom Patienten wiedererkannt wird."*

Sowohl die umfassende Besprechung der Beschaffenheit von Triggerpunkten und ihrer elektrodiagnostischen Merkmale als auch die Ausführungen zur Histogenese sind äußerst wertvoll und kommen zur rechten Zeit. Durch die Aktualisierungen und Erweiterungen des gesamten Bandes werden beide Bände nunmehr zu einer der bemerkenswertesten medizinischen Veröffentlichungen der jüngeren Zeit. Sie werden wahrhaftig zu einer *tour de force*. Ich bin stolz darauf, ihr „Pate" zu sein.

John V. Basmajian, O.C., O. Ont. MD, FRCPC, FRCPS (Glasgow) FACA, FAADMR, FSBM, FABMR FAFRM-RACP (Australien), Hon Dip (St L C) *Professor em., McMaster University Hamilton, Ontario, Canada*

Danksagung

Unser besonderer Dank gilt vier Personen für grundlegende Beiträge zur vorliegenden Neuauflage. Sie sind auf der nachfolgenden Seite und im Vorspann der jeweiligen Kapitel genannt: Robert Gerwin, M.D., Bernadette Jaeger, D.D.S., Mary Maloney, P.T., und Roberta Shapiro, D.O. Weiterhin sind Michael Kuchera, D.O., und I. Jon Russel, M.D., PhD zu nennen, die Kapitel 16 genau überprüft und in vielen Punkten bereichert haben.

Dank der Zusammenarbeit mit Prof. Chang-Zern Hong, M.D., bei der Durchführung von Studien an Mensch und Tier war es möglich, Triggerpunkte elektrodiagnostisch zu charakterisieren und ihre Pathophysiologie zu bestimmen. Für die elektrodiagnostischen Untersuchungen von Triggerpunkten beim Menschen war die Unterstützung von Phyllis Page, M.D., unentbehrlich, die die Abteilung für physikalische Medizin und Rehabilitation am Veterans Affairs Medical Center, Long Beach, California leitet. Einen unschätzbaren Beitrag hierzu leistete des Weiteren Raghavajah Kanekamedala, Direktor des elektromyographischen Labors derselben Institution. Dank der vorbehaltlosen Unterstützung der Professoren Robert Blanks, PhD, der Abteilung für Anatomie und Neurobiologie der University of California, Irvine, und Jen Yu, Vorsitzender der Abteilung für physikalische Medizin und Rehabilitation derselben Universität, die uns ihre Einrichtungen zur Verfügung stellten, konnten wir den elektrodiagnostischen Merkmalen von Triggerphänomenen bei Kaninchen nachgehen.

Die langjährigen Diskussionen mit Prof. Siegfried Mense über die Natur myofaszialer Triggerpunkte und insbesondere über die neurophysiologischen Hintergründe des Übertragungsschmerzes trugen maßgeblich zu unserem Verständnis der Pathophysiologie von Triggerpunkten bei. Vor allem die Diskussionen über die messbaren Potenziale am Ort aktiver Loki halfen uns, die richtige Forschungsrichtung zu finden. Außerdem war seine kritische Durchsicht von Kapitel 2 äußerst hilfreich.

Zahlreiche kontrollierte klinische Untersuchungen, die Dr. Hong durchführte, haben entscheidend dazu beigetragen, wissenschaftliche Belege für die klinisch gewonnenen Eindrücke von Triggerpunktcharakteristika zu erbringen.

Unsere besondere Dankbarkeit gilt Jason Lee, der die Hauptlast der Verantwortung für die Niederschrift der neu bearbeiteten Teile des Buches, für Beschaffung und Zuordnung der Quellen und für einen Teil der redaktionellen Arbeit trug. Mit absoluter Meisterschaft bewältigte er die Textverarbeitung und entwickelte ein unschätzbares Talent, wichtige Quellen zu finden, die wir an die falsche Stelle gesetzt hatten. Unser Dank gilt außerdem Barbara Zastrow, die zu Beginn der Überarbeitung als Sekretärin mitarbeitete, sowie Frances Denmark, die uns kompetent und vergnügt half, die Arbeit zu beenden.

Sehr zu schätzen wissen wir den Sachverstand und die Bemühungen von Jochen Sachse, M.D. Während er die Erstauflage ins Deutsche übersetzte, machte er auf zahlreiche korrekturbedürftige Punkte aufmerksam, was wir nun berücksichtigt haben.

Ein Besuch bei Michel Bouve, M.D., D.C. in Belgien verlagerte unser Hauptinteresse auf die funktionelle Bedeutung, die ein durch Triggerpunkte eingeschränktes Bewegungsausmaß auch bei Patienten ohne oder nur mit geringfügigen Schmerzen hat. Wir erkennen nun theoretisch und klinisch besser an, dass eine vermehrte Muskelspannung die fundamentale, primäre Auswirkung von Triggerpunkten sein kann, während der Schmerz gleichzeitig ein zweitrangiges und unzuverlässigeres Symptom ist.

Unser großer Respekt und Dank gilt Barbara Cummings, die den Großteil der Abbildungen dieser Neuauflage erstellte, und Diane Abeloff für die restlichen Illustrationen. Die vom Computer generierten Abbildungen sind dem Geschick von Jason Lee zu verdanken. Es war ein Vergnügen mit Jeffrey Myers, unserem Projektleiter im Verlag, zusammenzuarbeiten. Er erledigte die redaktionellen Arbeiten und sorgte dafür, dass ein qualitativ hochwertiges Buch entstanden ist.

Schließlich möchten wir insbesondere Linda Napora, der verantwortlichen Redakteurin, für ihre enge Zusammenarbeit und Unterstützung während der enormen Anstrengungen an dieser Neuauflage danken, auch wenn Worte dem kaum gerecht werden können. Sie bewies Ge-

duld und Verständnis, munterte uns auf, und wenn wir ganz und gar nicht zum Scherzen aufgelegt waren, gelang es ihr trotzdem, uns mit ihrem köstlichen Humor zum Lachen zu bringen.

David G. Simons, M.D.
Lois Statham Simons, M.S., P.T.
3176 Monticello Street
Covington, GA 30014

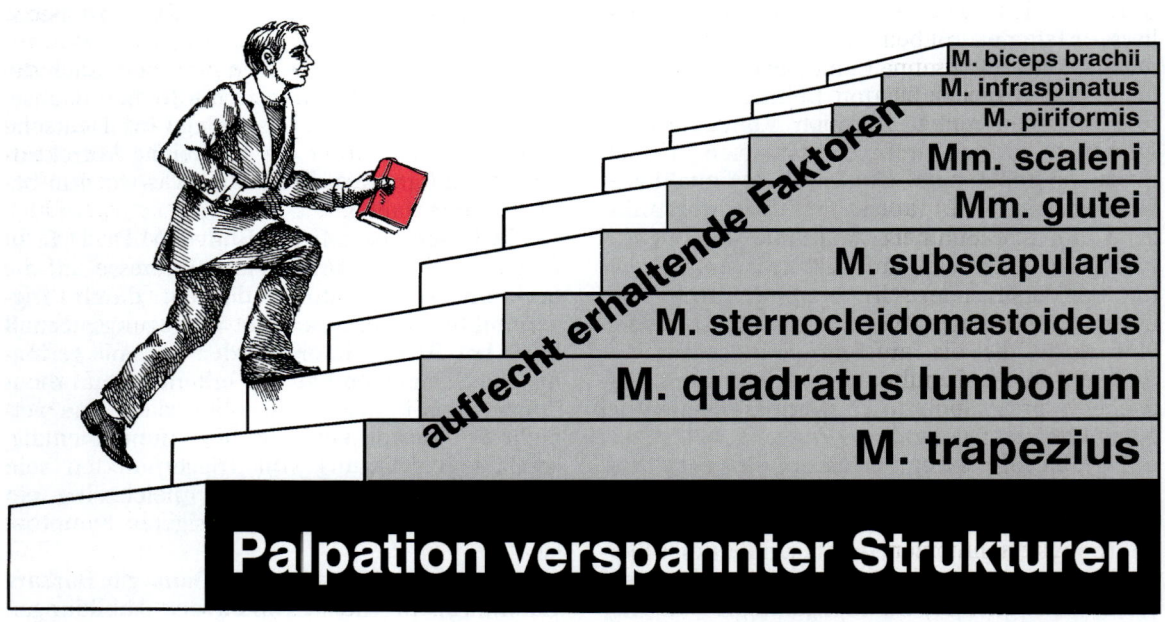

Die gegenwärtig einzige Möglichkeit zur Feststellung eines Triggerpunktes ist die körperliche Untersuchung. Die Abbildung verdeutlicht den *entscheidenden* ersten Schritt bei der Diagnose eines Triggerpunktes: die palpatorische Bestimmung des charakteristischen Knotens und des verspannten Faserbündels. Dabei hat jeder Muskel seine Besonderheiten, die der Untersucher kennen muss. Sobald aktive Triggerpunkte in einem Muskel nicht auf die Behandlung ansprechen, müssen in den meisten Fällen einer oder mehrere begünstigende Faktoren gesucht und beseitigt werden.

Vorwort

Mit dem Tod von Janet Travell, M.D., am 1. August 1997 im Alter von 95 Jahren, ging eine Epoche zu Ende, in der sie das Konzept der myofaszialen Triggerpunkte gewissermaßen zur Welt brachte und seine frühe Entwicklung förderte. Nun müssen es andere durch seine Jugendzeit begleiten.

In dankbarer Anerkennung ihrer einzigartigen Leistung sei aus dem Vorwort zur ersten Auflage dieses Buches zitiert: „Dr. Travell beschreibt Ihre ersten Erfahrungen mit myofaszialen Triggerpunkten in ihrer Autobiographie „Office Hours: Day and Night" (*Dienstzeit: Tag und Nacht*). Obwohl sie im Sinne des Einheitskonzeptes von Krankheiten ausgebildet wurde, das alle Symptome des Patienten mit einer Diagnose erklärt, lernte sie bald, dass das nicht der Realität entspricht. Jemand, der unter einer Herzkrankheit und Lungentuberkulose leidet, kann plötzlich an Lungenkrebs versterben. Haben Patienten Beschwerden, die vom Bewegungsapparat ausgehen, liegen dem meist viele Ursachen zugrunde.

Bereits frühzeitig in Ihrer medizinischen Laufbahn verrichtete Dr. Travell Ihren Dienst gleichzeitig in Pulmologie, Kardiologie und Allgemeinmedizin. In allen Arbeitsbereichen erfasste sie den Schmerz als Hauptanliegen der Patienten. Auch ein im Sterben liegender Patient, der unter einer schweren Krankheit leidet, kann auf die Frage „Wie fühlen Sie sich?" antworten: „Gut, bis auf diesen schrecklichen Schmerz in der Schulter. Ich kann nicht schlafen. Ich kann nicht auf dieser Seite liegen." Nach der Ursache des Schmerzes befragt, würde der Pulmologe sagen, er sei reflektorisch von der Lunge ausgelöst. In der Kardiologie eines anderen Krankenhauses hatten Patienten dieselben Schulterschmerzen, aber die Ärzte betrachteten sie natürlich als vom Herzen weitergeleitet. Eine Sekretärin, die den ganzen Tag an der Schreibmaschine arbeitet und schwere Karteikästen herauszieht, würde in einer allgemeinmedizinischen Praxis die gleichen Schmerzen beschreiben, die dann auf einen „psychosomatischen" Ursprung zurückgeführt würden. Bei keinem dieser Patienten wiesen die Ärzte objektiv eine für den Schmerz des Patienten verantwortlichen Krankheit nach, und die Skelettmuskulatur wurde nie untersucht. Als Dr. Travell diese Patienten untersuchte, wiesen alle drei Gruppen umschriebene schmerzhafte Stellen in den Muskeln auf, die auf Druck den Schmerz des Patienten in Schulter, Arm oder Brustkorb reproduzierten. Das gemeinsame Leiden bestand in einem unerkannten myofaszialen Triggerpunkt-Syndrom.

Glücklicherweise wurden diese Beobachtungen in einer Umgebung gemacht, die reich an experimenteller Sachkenntnis ist. Dr. Travell unterrichtete regelmäßig Medizinstudenten in Pharmakologie, die sie anregte, zur Beantwortung ihrer Fragen selbst entsprechende Laborexperimente durchzuführen. Die wissbegierigen Studenten und die Fakultät des Medical College der Cornell Universität halfen ihr, die Forschungen über die Natur der Triggerpunkte und die Art, wie sie wirken, auszuformulieren.

Sie selbst wurde durch den Gedankenaustausch und die Kritik der Leiter der klinischen und Grundlagenforschung des New York Hospital, Cornell Medical Center, angeregt. Dazu gehörten an erster Stelle die Doktoren Harry Gold, McKeen Cattell, Vincent du Vigneaud, Ephraim Schorr, Harold G. Wolff, Eugene F. Dubois, sowie der namhafte Neurologe Frank Freemont Smith, Direktor der Josiah-Macy-Stiftung. Während der vielen Jahre ihrer Zusammenarbeit war sie Ihrem Mitarbeiter auf dem Gebiet der Kardiologie, Dr. Seymour H. Rinzler, zu besonderem Dank verpflichtet.

Die erfolgreiche Behandlung von Senator Kennedy fünf Jahre vor seiner Wahl zum Präsidenten brachte Dr. Travell unter dem Präsidenten John F. Kennedy und seinem Nachfolger Lyndon B. Johnson den Posten einer Ärztin des weißen Hauses ein. Abgesehen von diesem kurzen Abstecher wich sie niemals von Ihrem Hauptziel, der Diagnose und Behandlung von durch Triggerpunkte bedingten myofaszialen Schmerzsyndromen ab."

Neue Erkenntnisse

Die vorliegende überarbeitete 2. Auflage vom ersten Band des *Handbuchs der Triggerpunkte* ist in mehrfacher Hinsicht eine Weiterentwicklung. Sie markiert insbesondere einen Umschwung in der Betrachtung des Triggerpunktkonzeptes von einem Syndrom unbekannten Ursprungs zu einer experimentell nachgewiesenen neuromuskulären Krankheitsentität. Die in Kapitel 2 erörterten elektrophysiologischen und histopathologischen Beweise verdeutlichen die Pathophysiologie myofaszialer Triggerpunkte: charakteristische Funktionsstörungen an der motorischen Endplatte von Skelettmuskelfasern. Viele wichtige Einzelheiten bleiben jedoch nach wie vor offen.

Einen Umbruch markiert diese zweite Auflage auch insofern, als die enge Wechselbeziehung zwischen myofaszialen Triggerpunkten und (somatischen) Funktionsstörungen der Gelenke thematisiert wird. In annähernd jedem Kapitel wird darauf eingegangen, insbesondere jedoch in Kapitel 16 bei der Erörterung der Nackenmuskulatur. Gegenwärtig werden sie noch häufig als getrennte Krankheitsbilder behandelt; hier ist im Interesse der Patienten auf eine Änderung zu hoffen. Eine mit dem Triggerpunktkonzept vertraute Ärztin für osteopathische Medizin hat dies in ihrer praktischen Arbeit vollzogen. Sie leistete einen erheblichen Beitrag zu den betreffenden Kapiteln. Diese Ausgabe kann jedoch nur exemplarisch und oberflächlich auf die enge Beziehung zwischen Muskeln und Gelenken eingehen.

Die vorliegende Ausgabe markiert außerdem den Beginn eines Wechsels von einem Zweiautoren- zu einem Einautorenwerk mit signifikanten Beiträgen anderer. Die Komplexität des Themas übersteigt zunehmend und immer schneller das Begriffsvermögen von nur zwei Personen.

Das vorliegende Buch gibt den beträchtlichen Fortschritt in unserem Verständnis der pathophysiologischen Grundlagen vieler myofaszialer Symptomenkomplexe im Zusammenhang mit Triggerpunkten wieder. Durch histopathologische Untersuchungen wissen wir nunmehr, dass palpierbare Knötchen und ein dazugehöriges verspanntes Muskelfaserbündel wesentliche Merkmale eines myofaszialen Triggerpunktes (sowie einer Myogelose) sind. Die Bedeutung der knotenartigen Struktur war in der Erstauflage dieses Buches nicht hervorgehoben worden. In der zweiten Auflage hat sich der Akzent vom Schmerz als Leitsymptom für myofasziale Trig-

gerpunkte auf eine erhöhte Muskelspannung und deren Folgeerscheinungen verlagert.

Bislang wurde nicht zwischen Triggerpunkten im mittleren Anteil des Muskelbauchs (zentrale Triggerpunkte) und solchen im Bereich der Muskelansätze (Insertionstriggerpunkte) unterschieden. Ihre Schmerzhaftigkeit beruht jeweils auf unterschiedlichen pathophysiologischen Prozessen mit entscheidender therapeutischer Bedeutung, die jedoch noch nicht ausreichend verstanden sind.

In der ersten Auflage wurde versucht zu dokumentieren, was uns durch klinische Beobachtungen über myofasziale Triggerpunkte bekannt ist. Inzwischen liegt durch Peer-Gruppen überprüfte Literatur aus wissenschaftlich glaubwürdigen kontrollierten Doppel-Blindstudien vor. Viele weitere wären erforderlich. Derartige Studien zur Wirksamkeit einer Triggerpunkttherapie durch versierte Kliniker sollten zu einer weitreichenderen Anerkennung der Bedeutung myofaszialer Triggerpunkte als einer Hauptquelle muskuloskelettaler Schmerzen führen. Wir möchten diesen Prozess beschleunigen und verweisen daher in der vorliegenden Auflage auf Beschwerdebilder, die einer eingehenderen Betrachtung wert sind (siehe Stichwort „Forschungsbedarf" im Sachverzeichnis).

Veränderungen

Zahlreiche Kapitel der vorliegenden Neuauflage wurden umstrukturiert. Alle Therapieabschnitte (Abschnitt 12) wurden weitgehend verändert und umfassen nun neben dem Verfahren des Dehnens und Sprühens eine Reihe weiterer Entspannungstechniken für Triggerpunkte. Mary Maloney, P.T., und ihre Tochter Jill Maloney Newman, P.T., leisteten durch ihre umfangreichen Erfahrungen und Erkenntnisse wertvolle Beiträge zum Abschnitt 12 der jeweiligen Muskelkapitel. Die erfolgreiche Therapie aktiver Triggerpunkte hängt entscheidend von der Wiedererlangung eines vollständigen, schmerzfreien Bewegungsausmaßes ab. Die effektivste Behandlungstechnik leitet sich aus der korrekten Bestimmung des Triggerpunktes als Schmerzquelle, den Eigenschaften des betroffenen Muskels, der Patientenreaktion, dem Ausbildungsstand und Geschick des Therapeuten usw. ab. Diese Akzentverschiebung wird im neuen Titel von Abschnitt 12 „Lösung von Triggerpunkten" berücksichtigt. Abschnitt 11 wurde ebenfalls in allen Muskelkapiteln neu verfasst und steht nun unter der Überschrift „Differenzialdiagnose". Der frühere Titel „assoziierte Triggerpunkte" bleibt als Zwischenüberschrift erhalten.

Jüngste Studien mit elektromyographischen Oberflächenuntersuchungen bestätigen und unterstreichen die Bedeutung motorischer Funktionsstörungen im Zusammenhang mit Triggerpunkten. Diese grundlegende und überwiegend unerforschte Auswirkung von Triggerpunkten könnte sich als klinisch mindestens ebenso wichtig oder bedeutsam erweisen als der von ihnen verursachte Übertragungsschmerz.

Besonders hingewiesen werden muss auf Unterschiede in Einzelkapiteln: Kapitel 2 wurde vollständig neu geschrieben und legt den aktuellen Wissensstand über die Eigenart der myofaszialen Triggerpunkte dar. Außerdem berücksichtigt es die Bedeutung von Triggerpunkten im Zusammenhang mit Syndromen, die auf eine arbeitsplatzbedingte Überlastung der Muskulatur zurückzuführen sind.

Die umfangreichen Änderungen in den Abschnitten zu Diagnose und Therapie von Kapitel 3 tragen dem neuen Verständnis der myofaszialen Triggerpunkte Rechnung. Eingegangen wird insbesondere auf Belege für muskuläre Funktionsstörungen sowie die Möglichkeiten, Übertragungsschmerzmuster zu bestimmen. Auch das Spektrum der wirksamen physikalischen Therapieansätze wurde erweitert.

Mit seiner klinischen Erfahrung und durch Forschungsprojekte konnte Robert Gerwin, M.D., umfangreiche Teile von Kapitel 4 über systemische begünstigende Faktoren aktualisieren.

Dr. med. dent. Bernadette Jaeger hat die Neufassung der Einführung in die Kaumuskulatur in Kapitel 5 übernommen, die einen umfassenden Beitrag zur Bedeutung von Triggerpunkten bei Kopfschmerzformen beinhaltet. Ihre Fachkompetenz spiegelt sich außerdem in den Kapiteln 8–12 wider, zu denen außerdem Mary Maloney, P.T., die mit der Behandlung von myofaszialen Triggerpunkten in der Kaumuskulatur bestens vertraut ist, wertvolle Beiträge geleistet hat.

In den Kapiteln 16 (Nackenmuskulatur) und 17 (subokzipitale Muskulatur) wird auf die enge Beziehung zwischen *Funktionsstörungen der Gelenke* und Triggerpunkten in den besprochenen Muskeln eingegangen.

In Abschnitt 11 von Kapitel 20 (Mm. scaleni) werden dem Leser neue Erkenntnisse zum kontrovers diskutierten und klinisch frustrierenden *Skalenus-anterior-Syndrom* (neurovaskuläres Kompressionssyndrom) unterbreitet.

Kapitel 21 (M. supraspinatus) befasst sich mit Erkrankungen der Rotatorenmanschette in Bezug zu motorischen und sensorischen Störungen, die sich auf Triggerpunkte zurückführen lassen.

In Kapitel 36 (M. supinator) wird in Abschnitt 10 der Frage nachgegangen, inwieweit Triggerpunkte an der Kompression des Ramus profundus n. radialis beteiligt sind. Abschnitt 11 untersucht anschließend den Zusammenhang zwischen Triggerpunkten und dem Tennisellenbogen, d. h. der Epikondylitis lateralis.

Kapitel 45 ist ein vollständig neuer Beitrag zu diesem Buch. Es befasst sich ausführlich und ausschließlich mit dem Zwerchfell, den vielfältigen Funktionen der Interkostalmuskulatur und geht auf die Mechanik der Atmung und den Beitrag anderer Muskeln zu diesem Vorgang ein.

Die Neuauflage im Überblick

Myofasziale Triggerpunkte sind eine häufig übersehene und missverstandene Quelle quälender, unter den Menschen weit verbreiteter muskuloskelettaler Schmerzen. Im vorliegenden Handbuch werden erstmalig die für Studenten und Praktiker erforderlichen Informationen zusammengefasst, die es ihnen ermöglichen, *eine* Hauptquelle des myofaszialen Schmerzsyndromes zu erkennen und zu behandeln: myofasziale Triggerpunkte. Zahlreiche weitere Ursachen von Muskelschmerzen und ihre neurophysiologischen Grundlagen werden in dem Buch *Muskelschmerz* von Mense und Simons vorgestellt, das im Verlag Williams & Wilkins erscheinen wird.

Der vorliegende erste Band des *Handbuchs der Muskel-Triggerpunkte* gibt einleitend allgemeine Informationen zu allen Triggerpunkten, sowie eingehende Beschreibungen der Syndrome der einzelnen Muskeln der oberen Körperhälfte.

Das Buch richtet sich ausdrücklich an Fachkräfte im Bereich der Gesundheitsversorgung, die Schmerzpatienten behandeln, deren Beschwerden auf muskuloskelettale Probleme zurückgehen. Wir setzen voraus, dass dieser Personenkreis in folgenden Gebieten gründlich ausgebildet wurde (bzw. eine solche Ausbildung anstrebt): Anatomie der Muskeln, Physiologie, Kinesiologie, Palpation. Vorausgesetzt wird darüber hinaus die Fähigkeit, begünstigende und erhaltende Faktoren zu erkennen (und zu beseitigen). Dieses Buch versteht sich *nicht* als „Rezeptsammlung" sondern als eine Grundlage, mit deren Hilfe die Ursache des Schmerzes, unter dem ein Patient leidet, herausgefunden und beseitigt werden kann, statt den Schmerz lediglich zu lindern.

Meistens sind von einem einzelnen Muskel ausgehende Syndrome leicht zu behandeln. Oft jedoch handelt es sich bei dem Schmerz um ein zusammengesetztes, von mehreren Muskeln stammendes Übertragungsmuster. Der Arzt muss dann Spürsinn entwickeln und die einzelnen Bestandteile herausfinden. Ein überwiegender Teil der Detektivarbeit liegt nicht allein darin, aufzudecken, durch welche spezifischen Belastungen die Triggerpunkte entstanden sind, sondern welche *zusätzlichen* Faktoren sie möglicherweise begünstigen und aufrechterhalten. Kapitel 4 dieses Handbuches enthält eine Übersicht zahlreicher dafür infrage kommender Faktoren. Zur Identifikation dieser Faktoren sind weitreichende Kenntnisse der Körpermechanik, der Kinesiologie sowie eine sorgfältige medizinische Detektivarbeit in Bereichen notwendig, die oft vernachlässigt oder als unerheblich abgewertet werden.

In diesem Handbuch werden detailliert die einzelnen Bestandteile des myofaszialen Puzzles beschrieben. Der Leser muss sie so zusammensetzen, dass sie dem klinischen Bild des jeweiligen Patienten entsprechen. Dabei ist zu bedenken, dass kein Mensch dem anderen gleicht.

Zur schnelleren Orientierung sind die Muskelschmerzzonen alphabetisch auf der Innenseite des vorderen Einbandes wiedergegeben.

Den ersten Hinweis darauf, welcher Muskel einen Triggerpunkt enthält, gibt die schmerzhafte Einschränkung des passiven und aktiven Bewegungsausmaßes. Außerdem zeigt der von einem aktiven Triggerpunkt ausgehende Übertragungsschmerz, ob ein Triggerpunkt die Schmerzursache ist.

Da der Übertragungsschmerz der meisten myofaszialen Triggerpunkte in einem gewissen Abstand vom Triggerpunkt auftritt, hilft dem Arzt eine Übersicht, der er entnehmen kann, welche Muskeln am häufigsten Schmerz in eine bestimmte Körperregion leiten. Die bildliche Inhaltsübersicht auf dem Vorsatzblatt veranschaulicht, welche Teile des Körpers im Anschluss an die einführenden Kapitel in den vier Hauptteilen dieses Buches erörtert werden. Jeder Teil wird durch rote Randmarkierungen gekennzeichnet und beginnt mit einer Schmerz- und Muskel-Übersicht. Hier sind die Areale der betreffenden Region eingezeichnet und alle Muskeln aufgeführt, die am wahrscheinlichsten Schmerz in die jeweiligen Areale übertragen. Zum schnelleren Nachschlagen ist in dieser Schmerz- und Muskel-Übersicht auch die Nummer des Kapitel angegeben, in dem der jeweilige Muskel besprochen wird.

Alle Muskelkapitel sind einheitlich in 14 Abschnitte unterteilt. Am Anfang steht die *Übersicht*, mit einer Zusammenfassung der in dem Kapitel vorgestellten Hauptpunkte. Die Abschnitte des einleitenden Kapitels 3, *Grundsätze der Diagnostik und Therapie*, haben dieselben 14 Überschriften wie jedes der folgenden Muskelkapitel. Daher dient jeder Abschnitt von Kapitel 3 als allgemeine Einführung in den entsprechenden Abschnitt der Muskelkapitel. Es gibt Informationen, die auf alle Muskeln zutreffen. *Informationen von entscheidender Bedeutung für die Behandlung des myofaszialen Schmerzsyndroms eines Patienten, die in Kapitel 3 gegeben wurden, werden in den einzelnen Muskelkapiteln nicht unbedingt wiederholt.*

Ko-Autoren

Robert D. Gerwin, M.D.
Pain and Rehabilitation Medicine
Bethesda, Maryland

Bernadette Jaeger, D.D.S.
Associate Professor
UCLA Section of Diagnostics and
Orofacial Pain
Los Angeles, California

Michael L. Kuchera, D.O., FAAO
Professor and Chairperson
Department of Osteopathic Manipulative
Medicine
Kirksville College of Osteopathic Medicine
Kirksville, Missouri

Mary Maloney, R.P.T.
Naugatuck Physical Therapy and Maloney
Rehabilitation Services
West Haven, Connecticut

I. Jon Russel, M.D., PhD
Associate Professor of Medicine
Department of Medicine
Division of Clinical Immunology
Section of Rheumatology
The University of Texas Health Science Center
San Antonio, Texas

Roberta F. Shapiro, D.O., FAAPM&R
Assistant Clinical Professor
Department of Pediatrics
Department of Physical Medicine & Rehabilitation
Albert Einstein College of Medicine
New York, New York

Glossar

Das Glossar wurde an den Anfang gestellt, damit sich der Leser mit den in diesem Handbuch verwendeten Begriffen und der Art ihrer Verwendung vertraut machen kann, und um ihm das Nachschlagen zu erleichtern. Anmerkungen zu Definitionen sind in *Kursivschrift* verfasst.

Abduktion: Bewegung von der Mittellinie weg. Bezüglich der **Finger** bezeichnet der Ausdruck eine Bewegung, die von der Mittellinie des Mittelfingers wegführt. Für den **Daumen** ist damit eine rechtwinklig zur Handfläche ausgeführte und von ihr weg gerichtete Bewegung bezeichnet. An der **Hand** ist es die Radialabduktion im Handgelenk, eine Bewegung weg von der Mittellinie des in Neutralposition befindlichen Körpers. Hinsichtlich des **Armes** meint Abduktion eine Bewegung im Schultergelenk, die den Ellenbogen in der Frontalebene an- und vom Körper abhebt. Bezogen auf das **Schulterblatt** wird damit eine gleitende Bewegung über den Rücken und von der Wirbelsäule weg beschrieben.

Adduktion: Bewegung zur Mittellinie. Für die **Finger** bezeichnet der Ausdruck eine Bewegung auf die Mittellinie des Mittelfingers zu. Am **Daumen** ist es die rechtwinklig zur Handfläche ausgeführte Bewegung. An der **Hand** ist damit die Ulnaradduktion im Handgelenk gemeint. Mit Bezug auf den **Arm** ist die Bewegung im Schultergelenk beschrieben, die den Ellenbogen an den Körper heranführt. Beim Schulterblatt ist die Gleitbewegung über den Rücken zur Wirbelsäule gemeint.

Agonisten: Muskeln oder Muskelanteile, die anatomisch so ansetzen, dass sich ihre Kräfte bei Kontraktion verstärken.

Aktiver Fokus (eines Triggerpunktes): Winziger Bezirk in einem Muskel, der spontane elektrische Aktivität aufweist (oft als Endplattenrauschen bezeichnet) und der außerdem die für Einzelfaseraktivität charakteristischen Aktivitätszacken produzieren kann.

Aktiver myofaszialer Triggerpunkt: Ein myofaszialer Triggerpunkt, der Schmerzen verursacht. Er ist immer druckschmerzhaft, verhindert die vollständige Verlängerung des Muskels, schwächt ihn und überträgt bei direkter Kompression Schmerzen, die dem Patienten vertraut sind. Bei entsprechender Reizung löste er indirekt eine lokale Zuckungsreaktion seiner verspannten Muskelfasern aus. Wird er im Rahmen der Schmerztoleranz des Patienten komprimiert, ruft er überwiegend in seiner Schmerzübertragungszone motorische und oft auch autonome Phänomene hervor. Zudem verursacht er Druckempfindlichkeit in seiner Schmerzreferenzzone. *Er ist von einem* ☞ *latenten Triggerpunkt zu unterscheiden.*

Aktives Bewegungsausmaß: Ausmaß der Bewegung eines anatomischen Gelenkanteils (gewöhnlich in Winkelgraden ausgedrückt), sofern die Bewegung des untersuchten Körperteils allein durch willkürliche Anstrengungen des Patienten hervorgerufen wird.

Akut: Kennzeichnung eines Zustandes, der erst vor kurzem (Stunden oder Tage) eingetreten ist.

Allodynie: Ein Schmerz durch einen Reiz, der normalerweise keinen Schmerz auslöst (herabgesetzte Schmerzschwelle: die Reizantwort ist eine andere als die üblicherweise ausgelöste).

Analgesie: Ausbleiben einer Schmerzreaktion auf einen Reiz, der normalerweise schmerzhaft ist.

Anatomische Stellung: Die aufrechte Körperstellung, bei der das Gesicht geradeaus gerichtet ist und beide Arme an den Seiten mit supinierten Unterarmen herabhängen, sodass die Handflächen nach vorn weisen. Die Finger sind extendiert. Die Füße stehen nebeneinander, die Zehen zeigen nach vorn. *Die Ausdrücke posterior, anterior, lateral, medial etc. beziehen sich auf diese Ausgangsstellung des Körpers.*

Antagonisten: Muskeln oder Muskelanteile, die anatomisch so ansetzen, dass ihre Kräfte einander bei Kontraktion entgegenwirken.

Anterior: zur Vorderseite des Körpers hin (ventral) ausgerichtet. *Gegenteil von* ☞ *posterior (dorsal).*

Art. atlanto-axialis: (Atlantoaxialgelenk) Verbindung zwischen Atlas (C_1) und Axis (C_2).

Art. atlanto-occipitalis: Verbindung zwischen Hinterhauptsbein (C_0) und Atlas (C_1) [3, 5].

Assoziierter myofaszialer Triggerpunkt: Myofaszialer Triggerpunkt in einem Muskel, der sich gleichzeitig mit einem Triggerpunkt in einem anderen Muskel entwickelt hat. *Ein assoziierter Triggerpunkt kann einen anderen induziert haben; es können jedoch auch beide dieselbe mechanische oder neurologische Ursache haben.*

Auslösender myofaszialer Triggerpunkt: Ein Triggerpunkt, der einen oder mehrere Satellitentriggerpunkte aktiviert. Er ist klinisch daran zu erkennen, dass seine Inaktivierung gleichzeitig den Satellitentriggerpunkt inaktiviert.

Bauchlage: Ausgestreckt mit dem Gesicht nach unten liegen.

Betroffener Muskel: Ein Muskel mit einem oder mehreren aktiven oder latenten Triggerpunkten.

BLD: Beinlängendifferenz.

Bruxismus: Zähneknirschen, ein Reiben und Mahlen der Zähne aufeinander, normalerweise im Schlaf [6].

Chronisch: Seit langem (Monaten oder Jahren) bestehend, aber *nicht* unbedingt unheilbar. *Die Symptome können leicht oder schwer sein.*

Dehnung: jedes Verfahren, das Muskelfasern verlängern kann. *Bei Triggerpunkten soll die erhöhte Muskelspannung durch Verlängerung der verkürzten Sarkomere in Kontraktionsknoten herabgesetzt werden.*

Distal: Vom Rumpf oder Ursprungsort entfernt. *Gegenteil von proximal.*

Dysästhesie: Eine spontan oder ausgelöst auftretende, anormale Missempfindung.

Eckige Klammern []: Im vorliegenden Band werden Anmerkungen oder Interpretationen der Verfasser in eckige Klammern gesetzt.

Extension: Allgemeine Bezeichnung für das Strecken von Scharniergelenken. Für die obere Extremität ist es eine Bewegung nach posterior in der Sagittalebene. Am Daumen ist es die radial gerichtete Bewegung in der Ebene der Handfläche.

Faserbündel, verspanntes: Eine Gruppe von Muskelfasern mit erhöhtem Tonus, die von einem Triggerpunkt zur Muskelansatzstelle zieht. *Die Spannung der Fasern geht auf Kontraktionsknoten im Umfeld des Triggerpunktes zurück. Durch reflexhafte Kontraktionen der Fasern in einem derartigen Bündel kommt es zur lokalen Zuckungsreaktion.*

Fibrositis: Ein veralteter Begriff mit vielfältiger Bedeutung. In der Vergangenheit wurden damit vielfach myofasziale Triggerpunkte bezeichnet. Wiederum andere Autoren verwendeten den Begriff unterschiedlich (Kapitel 2). Wegen seiner Vieldeutigkeit vermeiden wir den Begriff.

Flächige Palpation (flache Palpation): Untersuchung durch Fingerdruck im rechten Winkel zum Muskelfaserverlauf, bei der die Muskeln gegen eine feste, darunter liegende Struktur, z. B. einen Knochen, gedrückt werden. *Sie wird zur Feststellung von verspannten Muskelbündeln und Triggerpunkten genutzt und muss von der ☞ Zangengriffpalpation und der ☞ schnellender Palpation unterschieden werden.*

Flexion: Allgemein das Beugen eines Scharniergelenks. Im Falle der oberen Extremität ist es eine anterior gerichtete Bewegung in der Sagittal-

ebene. Am Daumen ist es die ulnar gerichtete Bewegung in der Ebene der Handfläche.

Funktion (eines Muskels): In der vorliegenden, überarbeiteten Auflage des Handbuchs werden Aktion (Bewegung) und Funktion eines Muskels gemeinsam besprochen. *Zwischen Funktion und Aktion wird nicht scharf unterschieden.*

Funktionelle Einheit: Eine Gruppe von agonistischen und antagonistischen Muskeln, die als Einheit tätig werden, da sie gemeinsam an spinalen Reflexantworten beteiligt sind. *Die Agonisten können der Reihe nach oder parallel wirken. Ehemals als myotatische Einheit bezeichnet.*

Gelenkspiel: Kleine Bewegungen innerhalb eines Synovialgelenks, die unabhängig von willkürlichen Muskelkontraktionen sind und durch diese nicht induzierbar. *Unabdingbar für eine normale, schmerzfreie, nicht eingeschränkte Gelenkbeweglichkeit [2].*

Halten und Lösen: Im vorliegenden Buch als sanfte, willkürliche isometrische Muskelanspannung mit nachfolgender Entspannung verstanden. *Zu unterscheiden von ☞ Kontraktion – Entspannung, wodurch es zu Bewegung kommt.*

Hauptschmerzzone (-bereich): Bereich des Übertragungsschmerzes, der bei aktivem Triggerpunkt regelhaft bei nahezu jedem Patienten vorhanden ist (in den Abbildungen der Schmerzmuster durch zusammenhängende rote Flächen dargestellt). *Zu unterscheiden von einer ☞ Nebenschmerzzone des Übertragungsschmerzes.*

Horizontale Abduktion: Bewegung des elevierten Armes um eine Längsachse in der Transversalebene, von der Körpermittellinie weg gerichtet.

Horizontale Adduktion: Bewegung des elevierten Armes in der Transversalebene auf die Körpermittellinie zu.

Hyperalgesie: Gesteigerte Schmerzempfindlichkeit gegenüber normalerweise als schmerzhaft empfundenen Reizen (Reiz und Reaktion haben dieselbe Auswirkung).

Hyperästhesie: Gesteigerte Reizempfindlichkeit ausgenommen der speziellen Sinne.

Hyperpathie: Schmerzsyndrom mit verstärkter Schmerzreaktion insbesondere auf einen wiederholten Reiz (Schmerzschwelle und -reaktion erhöht).

Hypoalgesie: Verminderte Schmerzempfindlichkeit gegenüber einem normalerweise als schmerzhaft empfundenen Stimulus.

Inferior: In Richtung auf die Fußsohlen. Gleichbedeutend mit kaudal für den Rumpf. *Gegenteil von* ☞ *superior.*

Insertionstendopathie: „Krankheitsgeschehen traumatischen Ursprungs an der Ansatzstelle von Muskeln, wo sich wiederholter Muskelstress konzentriert. Es kommt zur Entzündung mit starker Tendenz zu Fibrose und Kalzifizierung" [7]. *Die im vorliegenden Buch erwähnte Tendopathie kann in eine Entzündung des Muskel-Sehnenansatzes übergehen.*

Insertionstriggerpunkt: Triggerpunkt am Muskel-Sehnenübergang und/oder an der Ansatzstelle des Muskels am Knochen. Er ist charakteristisch für eine Tendopathie, die durch anhaltende Spannung in einem verspannten Muskelfaserbündel bei zentralem Triggerpunkt entsteht.

Inzisale Führungslinie: Weg, dem ein Punkt zwischen den mittleren unteren Schneidezähnen in der Sagittalebene beim Öffnen und Schließen der Kiefer folgt.

Ischämische Kompression: Überholter Begriff; ☞ Triggerpunktlösung durch Druckanwendung.

Kaudal: Vom Kopf weg, auf das Schwanzende hin gerichtet. Üblicherweise synonym mit inferior verwendet. Gegenteil von kranial.

Kontraktion (eines Muskels): Aktivierung der kontraktilen Elemente von Muskelfasern durch sich ausbreitende Aktionspotenziale. *Zu unterscheiden von* ☞ *Kontraktur.*

Kontraktion und Entspannung: Im vorliegenden Buch eine sanfte, willkürliche Muskelkontraktion mit nachfolgender Entspannung und möglichst Verlängerung des Muskels. *Zu unterscheiden von* ☞ *Halten und Lösen als einem isometrischen Vorgang.*

Kontraktur (eines Muskels): Anhaltende innere Aktivierung des Kontraktionsmechanismus von Muskelfasern. Bei einer Kontraktur verkürzt sich der Muskel ohne ein Aktionspotential der motorischen Einheiten. *Die in diesem Handbuch benutzte physiologische Definition ist von der klinischen Definition zu unterscheiden, die die Verkürzung auf eine Fibrose zurückführt. Die Kontraktur muss außerdem gegen eine* ☞ *Kontraktion und einen* ☞ *Spasmus abgegrenzt werden.*

Koordinierte (normale) Atmung: Weitung des Brustkorbs bei gleichzeitiger Kontraktion des Zwerchfells. Hierdurch wird der Intraabdominaldruck erhöht und die Abdominalwand beim Einatmen vorgewölbt. *Zu unterscheiden von der paradoxen (anormalen) Atmung.*

Koronarebene: Eine frontale (vertikale) Ebene, die den Körper in einen anterioren und einen posterioren Teil gliedert und rechtwinklig zur ☞ Sagittalebene liegt [10].

Latenter myofaszialer Triggerpunkt: Ein myofaszialer Triggerpunkt, der keine spontanen Schmerzen auslöst und nur beim Palpieren schmerzt. *Ein latenter Triggerpunkt kann alle klinischen Eigenschaften eines* ☞ *aktiven Triggerpunktes aufweisen. Er geht immer mit der Verspannung eines Faserbündels einher, wodurch die Muskelspannung erhöht und das Bewegungsausmaß eingeschränkt wird.*

Lateral: von der mittleren Sagittalebene des Körpers bzw. von der Mittellinie einer Struktur weg gelegen. *Gegenteil von* ☞ *medial.*

Laterale Rotation (Außenrotation): Rotation der Vorderfläche der Extremität von der mittelsagittalen Körperebene weg nach außen. Am Schulterblatt ist es die Rotation nach oben um eine anteroposteriore Achse, wobei sich der Angulus inferior nach lateral und die Fossa glenoidalis nach kranial bewegt.

Lokale Zuckungsreaktion (LZR): kurzzeitige Kontraktion einer Muskelfasergruppe (meist ein palpierbar verspanntes Muskelfaserbündel), die einen Triggerpunkt enthält. Die Kontraktion erfolgt nach Reizung dieses Triggerpunktes (gewöhnlich durch schnellende Palpation oder Nadelung) oder eines nahe gelegenen Triggerpunktes. *Die lokale Zuckungsreaktion wurde gelegentlich irrtümlicherweise als unwillkürliche Ausweichbewegung bezeichnet.*

Lösung (von Muskelverspannungen): jedes Verfahren, das die Ruhespannung des Muskels (oder Muskelsteifigkeit) herabsetzt.

Lösung durch Druckanwendung: ☞ Triggerpunktlösung durch Druckanwendung.

Lumbago: Schmerz im mittleren und unteren Rücken. *Ein beschreibender Ausdruck ohne Spezifizierung von Diagnose oder Ursachen.*

Lumbaler Rückenschmerz: Schmerz in unterem Rücken, Kreuzbein und/oder Gesäß. *Ein beschreibender Ausdruck ohne Spezifizierung von Diagnose oder Ursachen.*

Medial: Näher an der mittleren Sagittalebene des Körpers bzw. an der Mittellinie einer Struktur gelegen. *Gegenteil von* ☞ *lateral.*

Mediale Rotation (Innenrotation): Rotation der Vorderfläche der Extremität zur mittelsagittalen Körperebene. Für das Schulterblatt ist es die Rotation nach unten um eine anteroposteriore Achse, wobei sich der Angulus inferior nach medial und die Fossa glenoidalis nach kaudal bewegt.

M. erector spinae: Sammelbegriff für die Mm. spinales, longissimus und iliocostales [1]. Es sind die längsten, am deutlichsten longitudinal verlaufenden und oberflächlichsten paraspinalen Muskeln.

Motorische Endplatte: Sohlenplatte, an der die Endverzweigung des Axons einer motorischen Nervenfaser synaptischen Kontakt mit einer gestreiften Muskelfaser (Zelle) herstellt.

Muskelrheumatismus: „Rheumatischen" Ursachen (v. a. Kälteeinwirkung) zugeschriebener Muskelschmerz und Druckempfindlichkeit. *Gelegentlich synonym für Triggerpunktsyndrome verwendet. Von Gelenkrheumatismus abzugrenzen.*

Myalgie: Schmerz in einem oder mehreren Muskeln [8]. Der Begriff beschreibt
1) diffus schmerzhafte Muskeln infolge von Systemerkrankungen, wie z. B. Virusinfektionen,
2) die örtliche Druckschmerzhaftigkeit eines oder mehrerer Muskeln, wie beim Vorliegen myofaszialer Triggerpunkte.
Es ist von Fall zu Fall zu entscheiden, welche Lesart der Absicht des Autors entspricht.

Myofaszialer Triggerpunkt (ätiologische Definition eines zentralen Triggerpunktes): Ansammlung elektrisch aktiver Loki, die mit einem kontrahierten Knoten und einer dysfunktionalen motorischen Endplatte in einem Skelettmuskel assoziiert ist.

Myofaszialer Triggerpunkt (klinische Definition eines zentralen Triggerpunktes): Übererregbarer Punkt innerhalb eines verspannten Skelettmuskels, der assoziiert mit einem überempfindlichen, verspannten Muskelfaserbündel auftritt. Der Punkt ist druckschmerzhaft, und kann charakteristische Phänomene wie Schmerzen und Überempfindlichkeit in der Übertragungszone, motorische Fehlfunktionen und autonome Störungen auslösen. *Zu den myofaszialen Triggerpunkten zählen aktive und assoziierte Triggerpunkte, Insertions- und zentrale Triggerpunkte sowie auslösende, latente, primäre und Satellitentriggerpunkte. (Beachte insbesondere die Unterscheidung zwischen myofaszialen zentralen und Insertionstriggerpunkten.) Ein myofaszialer Triggerpunkt ist von Triggerpunkten in Haut, Bändern, Periost oder anderen nichtmuskulären Triggerpunkten zu unterscheiden.*

Myofasziales Schmerzsyndrom: Umstrittener, weitgehend überholter Begriff, der ein Syndrom vorwiegend muskulären Ursprungs bezeichnen sollte. Gemeint ist ein komplexes psychophysiologisches Geschehen oder ein Syndrom, das sich primär aus einer Okklusionsstörung herleitet.

Myofasziales Syndrom:
1. (Im Sinne des vorliegenden Buches) Von myofaszialen Triggerpunkten hervorgerufener Schmerz, Empfindlichkeit und autonome Phänomene. *Der die Symptome verursachende Muskel, bzw. die Muskelgruppe, sollte identifiziert werden.*
2. (Im Sinne der abweichenden Verwendung anderer Autoren) Ein regional auftretendes Schmerzsyndrom mit Ursache in beliebigem Weichteilgewebe [13].
Um Missverständnisse zu vermeiden, empfehlen wir, bei Verwendung des Begriffs „myofasziales Schmerzsyndrom" zu spezifizieren, ob er im Sinne der allgemeinen oder der spezifischen Definition gebraucht wird.

Myofasziitis (Myositis fibrosa): Verhärtung eines Muskels durch interstitielles fibröses Gewebe [9]. *In der Vergangenheit gelegentlich irrtümlich synonym mit myofaszialen Triggerpunkten verwendet.*

Myogelose: Umschriebene Verhärtung und Druckschmerzhaftigkeit in einem oder mehreren Muskeln, die mit den vom Patienten beschriebenen Schmerzen assoziiert ist. *Der Name leitet sich von der Auffassung her, die Bereiche umschriebener Verhärtung seien auf lokales Erstarren (Gelieren) von Muskelproteinen zurückzuführen. Lokale Druckschmerzhaftigkeit und palpierbar verspannte Muskelbündel sind auch für myofasziale Triggerpunkte charakteristisch. Bei den meisten Patienten, bei denen eine Myogelose festgestellt wurde, ließen sich auch myofasziale Triggerpunkte diagnostizieren.*

Myotatische Einheit: ☞ Funktionelle Einheit.

Nebenschmerzzone (-bereich): Der über die Hauptschmerzzone hinausgehende Bereich, in dem einige Patienten bei erhöhter Erregbarkeit eines Triggerpunktes Übertragungsschmerzen empfinden. *Die Nebenschmerzzone wird in den Abbildungen der Schmerzmuster durch eine rote Tüpfelung dargestellt. Zu unterscheiden von der ☞ Hauptschmerzzone.*

Oberarm: Bezeichnet den Abschnitt der oberen Extremität zwischen Schulter- und Ellenbogengelenk.

Oberflächlich: Näher an der Oberfläche gelegen. *Gegenteil von ☞ tief.*

Okklusionsstörung: Okklusionskontakt, der eine zentrische Okklusion der Zähne oder die funktionelle Bewegung der Kiefer hierbei verhindert.

Palpierbares (verspanntes) Bündel: ☞ Verspanntes Muskelfaserbündel

Paradoxe (anormale) Atmung: Gleichzeitige Weitung des Brustkorbs und Kontraktion der Abdominalmuskulatur. Dadurch wird das Abdomen während des Einatmens eingezogen. *Zu unterscheiden von der koordinierten (normalen) Atmung.*

Passives Bewegungsausmaß: Ausmaß der Bewegung eines anatomischen Gelenkanteils (gewöhnlich in einer Gelenkebene getestet), bei Bewegung durch äußere Einwirkung ohne willkürliche Unterstützung bzw. ohne Widerstand des Patienten. *Der Patient muss alle über das untersuchte Gelenk ziehenden Muskeln entspannen.*

Posterior: Zur Körperrückseite (dorsal) gerichtet. *Gegenteil von ☞ anterior.*

Primärer myofaszialer Triggerpunkt: Ein zentraler myofaszialer Triggerpunkt, der durch akute oder chronische Überlastung oder übermäßigen Gebrauch des betroffenen Muskels und nicht als Folge von Triggerpunktaktivität in einem anderen Muskel aktiviert wurde.

Proximal: Näher am Rumpf oder am Ursprung einer Struktur gelegen. *Gegenteil von ☞ distal*

Reaktiver Krampf: ☞ Verkürzungsaktivierung

Referenzzone: ☞ Übertragungszone.

Rückenlage: ausgestreckt mit dem Gesicht nach oben liegen.

Sagittalebene: Eine vertikale, anteroposteriore Ebene, die den Körper in einen rechten und einen linken Teil gliedert. Die mittelsagittale Ebene teilt den Körper in eine rechte und eine linke Hälfte.

Satellitentriggerpunkt, myofaszialer: Ein zentraler myofaszialer Triggerpunkt, der neurogen oder mechanisch durch die Aktivität eines auslösenden Triggerpunktes entstanden ist. *Allein anhand einer körperlichen Untersuchung ist nicht festzustellen, in welcher Beziehung zueinander auslösender und Satellitentriggerpunkt stehen. Die Beziehung gilt allgemein als bestätigt, wenn der Satellitentriggerpunkt durch Inaktivierung des auslösenden Triggerpunktes inaktiviert wird. Ein Satellitentriggerpunkt kann sich in der Übertragungszone des auslösenden Triggerpunktes sowie in einem überlasteten Synergisten entwickeln, der den vom auslösenden Triggerpunkt betroffenen Muskel (auslösender Muskel) unterstützt, in einem Antagonisten, der der vermehrten Spannung im auslösenden Muskel entgegenwirkt, oder in einem Muskel mit lediglich neurogener Beziehung zum auslösenden Triggerpunkt. Bisher galten nur solche Triggerpunkte als Satellitentriggerpunkt, die sich in der Übertragungsschmerzzone eines anderen Triggerpunktes entwickeln.*

Schmerzmuster, kombiniertes: Der gesamte Bereich des Übertragungsschmerzes von zwei oder mehreren, eng benachbarten Muskeln. *Zwischen den Schmerzmustern der einzelnen Muskeln wird nicht unterschieden.*

Schnellende Palpation: Eine Fingerspitze wird im rechten Winkel zur Faserrichtung auf die druckschmerzhafte Stelle in einem verspannten Muskelfaserbündel gelegt. Der Finger wird dann plötzlich nach unten gedrückt und zurückgezogen, als sollten die darunter liegenden Fasern gerollt werden. (Die Bewegung ähnelt dem Zupfen einer Gitarrensaite, nur dass der Finger nicht über die Haut gleitet, sondern sie mit sich zieht.) *Am wirkungsvollsten ist eine lokale Zuckungsreaktion auszulösen, indem der Triggerpunkt im Muskelfaserbündel am vorgespannten Muskel palpiert und quer zum Faserverlauf geschnellt wird. Zu unterscheiden von ☞ flächiger und ☞ Zangengriffpalpation.*

Schultergelenk: Art. glenohumeralis

Sekundärer myofaszialer Triggerpunkt: In der vorliegenden Ausgabe des Handbuches kaum noch verwendeter Ausdruck. Früher als sekundäre Triggerpunkte bezeichnete Triggerpunkte werden jetzt den ☞ Satellitentriggerpunkten zugeordnet. *Als sekundär galt ein Triggerpunkt, der sich in einem durch einen auslösenden Triggerpunkt überlasteten Synergisten oder Antagonisten des betroffenen Muskels entwickelte.*

Skoliose: Laterale Krümmung der Wirbelsäule [19].

Spasmus: Erhöhte Spannung mit oder ohne Verkürzung eines Muskels durch unwillkürliche Aktivität der betroffenen motorischen Einheit. Ein Spasmus ist durch Aktionspotenziale einer motorischen Einheit charakterisiert und durch willkürliche Entspannung nicht zu lösen. *Abzugrenzen von* ☞ *Kontraktur.*

Stress:
1. Eine physische oder psychische Überlastung, die eine Gewebe- oder psychologische Reaktion hervorruft.
2. „Widerstandskräfte, die ein Körper gegen eine äußerliche Einwirkung mobilisiert" [11].
3. Eine Belastung, die tendenziell zu Verzerrungen führt.

Subokzipitale Dekompression: Ein spannungslösendes Verfahren für den oberen Zervikalbereich. Der Patient nimmt die Rückenlage ein. Der Untersucher legt die Fingerspitzen bilateral in die Subokzipitalgrube. Einleitend wird nach anterior gerichteter Druck (Richtung Decke) gegeben, um eine Extension der Art. atlanto-occipitalis, der Verbindung von C_1 und C_2 zu bewirken. Anschließend wird Traktion in kranialer Richtung ausgeführt.

Superior: Zum Scheitel gerichtet. Im Allgemeinen synonym mit ☞ kranial gebraucht. *Gegenteil von* ☞ *inferior.*

Supination: Eine Bewegung des Unterarmes, die die Handfläche nach anterior ausrichtet, wenn sich der Körper in der anatomischen Position befindet.

Synergistische Muskeln: Muskeln, die sich bei Kontraktion in ihrer Aktion verstärken oder ergänzen.

Tendopathie: Krankheitsgeschehen an Muskel-Sehnenübergängen und/oder an der Insertion von Sehnen oder Bändern in Knochen oder Gelenkkapseln. *Kennzeichen ist eine lokale Druckschmerzhaftigkeit; der Übergang in einen entzündlichen Zustand ist möglich.*

Thoraxapertur: Die dreieckige Öffnung wird anterior durch den M. scalenus anterior, posterior durch die Mm. scalenus posterior und inferior und durch die erste Rippe begrenzt. *Einige Autoren bezeichnen die gesamte obere Öffnung des Brustkorbs mit diesem Begriff.*

Tief streichende Massage: ☞ Kapitel 3.12

Tief: Weit unterhalb der Oberfläche gelegen. *Gegenteil von* ☞ *oberflächlich.*

Transversalebene: Eine horizontal gestellte Ebene, die den Körper in einen oberen und unteren Teil gliedert.

Triggerbereich: Im vorliegenden Buch gelegentlich synonym mit Insertionstriggerpunkt gebraucht.

Triggerpunkt (Triggerzone, Triggerstelle, Triggerareal): ☞ myofaszialer Triggerpunkt

Triggerpunktlösung durch Druckanwendung: Anwendung von langsam gesteigertem Druck im nichtschmerzhaften Bereich über einem Triggerpunkt, bis ein Gewebswiderstand erreicht wird. Der Kontakt wird gehalten, bis dieser Widerstand nachgibt, anschließend wird der Druck verstärkt bis die nächste Barriere erreicht ist. So wird schrittweise weiter verfahren, bis die vom Triggerpunkt ausgelöste Verspannung und Druckschmerzhaftigkeit aufgehoben sind. *Im vorliegenden Buch wird der Ausdruck „Triggerpunktlösung durch Druckanwendung" statt „ischämischer Kompression" gebraucht. Dieser Terminus wurde in der Erstauflage verwendet. Andere Formen der Druckbehandlung (z. T. schmerzhaft) werden andernorts als Akupressur, Myotherapie, Shiatzu und „Daumen"-Therapie bezeichnet.*

Triggerpunktlösung: Abbau von muskulären Verspannungen durch Inaktivierung der sie verursachenden Triggerpunkte. *In Kapitel 3.12 sind verschiedene Lösungsverfahren beschrieben.*

TrP: Abkürzung für Triggerpunkt (in allen Deklinationsformen).

TrPs: Abkürzung für Triggerpunkte (in allen Deklinationsformen).

Überlastung: Gewebe- und psychologische Reaktion auf anhaltende Belastung.

Übersichtspalpation: Untersuchung eines Muskels mit der Hand, um zu ermitteln, ob palpierbare Muskelfaserbündel und druckschmerzhafte Triggerpunkte vorliegen. Es werden ☞ flächige Palpation und/oder ☞ Zangengriffpalpation eingesetzt.

Übertragene (Triggerpunkt-)Phänomene: Sensorische und motorische Erscheinungen wie Druckschmerzhaftigkeit, verstärkte Aktivität motorischer Einheiten (Spasmus), Vasokonstriktion, Vasodilatation und Hypersekretion, die durch einen Triggerpunkt verursacht werden, aber normalerweise in einiger Entfernung von diesem auftreten.

Übertragene autonome Phänomene: Durch die Aktivität eines Triggerpunktes in einer von diesem entfernt liegenden Region verursachte Erscheinungen wie Schwitzen, pilomotorische Reaktion (Gänsehaut), Vasodilatation und Hypersekretion. *Die Phänomene treten gewöhnlich in dem Bereich auf, in den der Triggerpunkt auch Schmerzen überträgt.*

Übertragener (Triggerpunkt-)Schmerz: in einem Triggerpunkt entstehender Schmerz, der aber im Abstand davon, oft völlig getrennt von seinem Ursprung, empfunden wird. Das Muster des übertragenen Schmerzes hängt nachvollziehbar mit seinem Ursprungsort zusammen. *Die Verteilung des übertragenen Triggerpunktschmerzes stimmt selten mit der sensiblen Versorgung durch einen peripheren Nerv oder mit einem Dermatom überein.*

Übertragungszone (Referenzzone): Die Körperregion, in der die von einem entfernten Triggerpunkt hervorgerufenen Erscheinungen (sensorische, motorische, autonome) charakteristischerweise auftreten.

Unwillkürliche Ausweichbewegung: Eine allgemeine, unwillkürliche Schmerzreaktion. Als Reaktion auf den auf einen Triggerpunkt ausgeübten Druck zuckt der Patient zusammen, schreit auf oder zuckt zurück. *Irrtümlich wurde zuvor mit diesem Begriff die ☞ lokale Zuckungsreaktion der Muskelfasern bei Triggerpunktreizung beschrieben.*

Verkürzungsaktivierung: Aktivierung latenter myofaszialer Triggerpunkte durch ungewohnte, plötzliche Verkürzung des Muskels während der Dehnungsbehandlung seines Antagonisten.

Ein aktivierter Triggerpunkt erhöht die Spannung im betroffenen Muskel und kann starken Übertragungsschmerz hervorrufen.

Zangengriffpalpation: Palpation eines Körperteils mit einem zangen- oder pinzettartigen Griff durch Daumen und Finger. *Die Muskelfasern werden zwischen den Fingerspitzen gerollt, um angespannte Faserbündel festzustellen, Triggerpunkte im Muskel zu identifizieren und lokale Zuckungsreaktionen auszulösen. Von ☞ flächiger und ☞ schnellender Palpation zu unterscheiden.*

Zentraler myofaszialer Triggerpunkt: Ein myofaszialer Triggerpunkt, der eng mit einer Endplattendysfunktion assoziiert ist und nahe dem Zentrum von Muskelfasern liegt.

References

1. Clemente CD. *Cray's Anatomy*, 30th ed. Philadelphia: Lea & Febiger, 1985:466–469, 472 (Fig. 6–21).
2. Greenman PE. *Principles of Manual Medicine*. Baltimore: Williams & Wilkins, 1996:99.
3. lbid. (p. 175).
4. Mahan PE. Personal communication, 1981.
5. Maigne R. *Diagnosis and Treatment of Pain of Vertebral Origin: A Manual Medicine Approach*. Baltimore: Williams & Wilkins, 1996:54–55.
6. McDonough JT Jr. *Stedman's Goncise Medical Dictionary*. 2nd ed. Baltimore: Williams & Wilkins, 1994:141.
7. Ibid. (p. 339).
8. Ibid. (p. 659).
9. Ibid. (p. 664).
10. Ibid. (p. 793).
11. Ibid. (p. 966).
12. Shaber EP. Personal communication, 1981.
13. Simons DG. Myofascial pain syndrome: one term but two contcepts: a new understanding [editorial]. *J Musculoske Pain 1995*;3(1):7–13.

▰▰▰ Abkürzungen

AA	Atlantoaxialgelenk	mIE/l	tausendstel internationale Einheiten pro Liter
ACh	Acetylcholin	mm	Millimeter (1/1000 m)
AO	Atlantookzipitalgelenk	mmol	Millimol (0,001 mol gelöste Substanz pro Liter Lösung)
ATP	Adenosintriphosphat		
ATPase	Adenosintriphosphatase	MP	metakarpophalangeal-
BLD	Beinlängendifferenz	msec	Millisekunde (0,001 Sekunden)
BSG	Blutkörperchensenkungs-geschwindigkeit	msec/div	tausendstel Sekunde pro Anteil (besprühter Strecke)
C	(°) Grad auf der hundertteiligen Skala	MSS	myofasziales Schmerzsyndrom
C_2	zweiter zervikaler Spinalnerv	mV	Millivolt. Maßeinheit für elektrische Potentiale (0,001 Volt)
Ca^{2+}	ionisiertes Kalzium		
Cbl	Cobalamin (Vitamin B_{12})	mval	Milliäquivalent
CK	Kreatinkinase	ng/ml	Nanogramm pro Milliliter (10^{-9} bzw. 1/1 000 000 000 g/ml)
cm	Zentimeter		
Diff. BB	großes Blutbild	pg/ml	Pikogramm pro Milliliter (10–12 oder 1/1 000 000 000 Gramm)
DNA	Desoxyribonukleinsäure		
EKT	Erythrozyten-Transkelotase	RDA	Tagesbedarf (required daily allowance)
EMG	Elektromyographie, Elektromyogramm	RDG	Robert D. Gerwin
		RDI	empfohlene tägliche Nahrungsaufnahme (recommended daily intake)
Erys	Erythrozyten		
FIGLU	(FIGS) Formiminoglutaminsäure	SEA	spontane elektrische Aktivität
FMS	Fibromyalgiesyndrom	Sek	Sekunde
fT_3	freies Triiodothyrodin	SIPS	Spina iliaca posterior superior
fT_4	freies Levothyroxin	SR	sarkoplasmatisches Retikulum (☞ Abb. 2.5 und 2.13)
g	Gramm		
GABA	Gammaaminobuttersäure	T_3	3,5,3-Triiodothyrodin
GOT	Glutamatoxalacetattransaminase	T_4	Levothyroxin
GPT	Glutamatpyruvattransaminase	TAS	Thoraxapertursyndrom
h	Stunde	TBG	thyroxinbindendes Globulin
HTG II	Holotranskobalamin II	Th_4	vierter Brustwirbel oder Spinalnerv
Hz	Hertz (Frequenz)	THF	Tetrahydrofolsäure
INH	Isoniazid	TM	Temporomandibular
IP	Interphalangealgelenk	TMG	Temporomandibulargelenk
ISG	Iliosakralgelenk	TMS	Störungen des Temporomandibulargelenks
ITrP	Insertionstriggerpunkt		
kg	Kilogramm	TPP	Thiaminpyrophosphat
LZR	lokale Zuckungsreaktion	TRH	Thyroliberin (thyrotropin releasing hormone)
m	Meter		
MCP	Metakarpophalangealgelenk	TrP	Triggerpunkt
MCV	mittleres Korpuskularvolumen	TrPs	Triggerpunkte
Met-Cbl	Methylcobalamin	TSH	Thyreoidea-stimulierendes Hormon (Thyreotropin)
Met-THF	Methyltetrahydrofolsäure		
Mg	Magnesium	Vit. B_{12}	Vitamin B_{12} (Cobalamin)
mg	Milligramm (1/1000 Gramm)	ZTrP	zentraler Triggerpunkt
mg/dl	Milligramm pro Deziliter		

Allgemeiner Überblick

Übersicht: In Kapitel 2.1 werden unter dem Titel **Hintergrund** Häufigkeit und Bedeutung myofaszialer Triggerpunkte zusammengefasst und ihre Bedeutung in der medizinischen Literatur des letzten Jahrhunderts besprochen. Muskelschmerzsyndrome werden derzeit durch zahlreiche sich überschneidende und einige verwirrend ähnliche Krankheitsbilder beschrieben. Klare Abgrenzungen sind unentbehrlich. Die eindeutigsten **klinischen Merkmale von Triggerpunkten** (Kapitel 2.2) sind Schmerzen, die sich in Abhängigkeit von Muskelaktivität entwickeln, sowie typische körperliche Befunde. Die Untersuchung des Muskels ergibt eine umschriebene Druckschmerzhaftigkeit in einem Knötchen, das in einem palpierbar verspannten Muskelfaserbündel liegt. Druck auf diese Stelle löst einen Schmerz aus, der dem Patienten vertraut ist. Außerdem wird der Schmerz in einem für Triggerpunkte in diesem Muskel typischen Muster übertragen. Weitere Untersuchungsbefunde sind eine lokale Zuckungsreaktion (LZR), eine schmerzhafte Bewegungseinschränkung bei Dehnung sowie eine gewisse Schwäche des betroffenen Muskels. Zu den vielversprechenden *Testverfahren* zum Nachweis von Triggerpunkten zählen eine spezifische Nadel-elektromyographische Technik (EMG), Sonographie, Oberflächen-EMG sowie Algesimetrie und Thermographie. Übertragene motorische Funktionsstörungen bei Muskelaktivität können mithilfe des Oberflächen-EMGs getestet werden. Die angemessene *Behandlung* von Patienten mit Triggerpunkten umfasst zahlreiche Dehnungsverfahren und Techniken zur Vertiefung der muskulären Entspannung, die Infiltration der Triggerpunkte, die Beeinflussung von begünstigenden Faktoren sowie ein Programm zur häuslichen Selbstbehandlung. Empfohlene *diagnostische Kriterien* zur Bestimmung von Triggerpunkten im klinischen Alltag sind neben der umschriebenen Druckschmerzhaftigkeit eines Knötchens in einem palpierbar verspannten Muskelfaserbündel auch der dem Patienten bereits bekannte Schmerz, der durch Druck auf die empfindliche Stelle ausgelöst werden kann. Im Abschnitt *Differenzialdiagnose und diagnostische Schwierigkeiten* werden zahlreiche Krankheitsbilder aufgeführt, die von Triggerpunkten vorgetäuscht werden können. Besonderer Wert wird dabei auf Verständnis und Untersuchung von Fibromyalgie und Gelenkfehlfunktionen gelegt, um charakteristische Unterscheidungsmerkmale gegenüber myofaszialen Triggerpunkten zu ermitteln. Kapitel 2.3, **Aufbau und Funktion des Muskels,** befasst sich eingehender mit der motorischen Einheit, der motorischen Endplattenzone und der neuromuskulären Verbindung. Kapitel 2.4, **Beschaffenheit von Triggerpunkten,** fasst zunächst die kürzlich entdeckten *elektrodiagnostischen Merkmalen von Triggerpunkten* zusammen, inklusive dem Nachweis von spontaner elektrischer Aktivität und Aktivitätsspitzen im Bereich aktiver Punkte, die in enger Beziehung zu einer Dysfunktion an der motorischen Endplatte stehen. Außerdem wird die jüngst entdeckte *Histogenese der Triggerpunkte* vorgestellt, die Kontraktionsknoten als Schlüsselmerkmale identifiziert, die offenbar in enger Beziehung zu aktiven Punkten stehen. Die somit formulierbare *integrierte Hypothese zum Triggerpunktgeschehen* geht von einer lokalen Energiekrise aus, die durch dysfunktionale Endplatten im Bereich aktiver Punkte verursacht wird. *Abweichende Hypothesen* werden als unwahrscheinlich zurückgewiesen. Den Abschluss bildet eine Übersicht der umfangreichen Literatur zur *lokalen Zuckungsreaktion.*

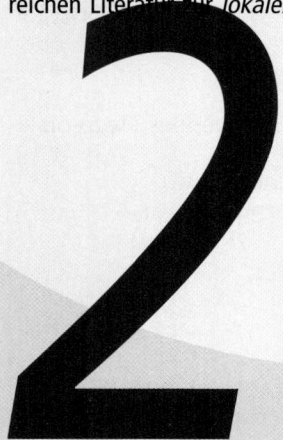

Inhaltsübersicht

2.1 Hintergrund

2.1.1 Häufigkeit

Myofasziale Triggerpunkte sind in der Bevölkerung außerordentlich verbreitet. Früher oder später wird jedermann davon heimgesucht. *Latente* Triggerpunkte, die oft eine motorische Funktionsstörung (Muskelsteifigkeit und eingeschränktes Bewegungsausmaß), jedoch keine Schmerzen verursachen, sind erheblich stärker verbreitet als die schmerzhaften *aktiven* Triggerpunkte.

Sola et al. untersuchten 200 zufällig ausgewählte, symptomfreie, junge Erwachsene. Sie ermittelten bei 54% der weiblichen und 45% der männlichen Personen eine umschriebene Druckschmerzhaftigkeit, die auf latente Triggerpunkte in der Schultergürtelmuskulatur zurückzuführen war. Bei 25% dieser Personen traten Übertragungsschmerzen auf [261]. In einer neueren Untersuchung an 269 *zufällig* ausgewählten Lernschwestern mit oder ohne Schmerzsymptomen wurde eine ähnlich hohe Prävalenz von Triggerpunkten in der Kaumuskulatur gefunden. Ein Triggerpunkt galt als nachgewiesen, wenn die Palpation eines verspannten Muskelfaserbündels druckschmerzhaft war und eine Schmerzreaktion auslösen konnte. Dabei wurde nicht zwischen aktiven und latenten Triggerpunkten unterschieden. Eine beträchtliche Anzahl der ermittelten Triggerpunkte dürfte jedoch aktiv gewesen sein, da 28% der Untersuchten über Schmerzen in der Schläfengegend klagten. In der Kaumuskulatur wiesen 54% der Mm. pterygoidei laterales, 45% der tie-fen Fasern des M. masseter und 43% der anterioren Fasern des rechtsseitigen M. temporalis Triggerpunkte auf. Die intraorale Untersuchung ermittelte bei 40% Triggerpunkte im rechtsseitigen M. pterygoideus medialis. Unter den Nackenmuskeln waren zu 35% der rechte M. splenius capitis und zu 33% die Pars descendens des rechten M. trapezius von Triggerpunkten betroffen. In 42% der Fälle war zudem die Ansatzstelle der rechten Pars descendens druckschmerzhaft, wenn dieser Triggerpunkte enthielt. Häufig wurde eine Insertionstendopathie dieses Muskels beobachtet [228].

Fröhlich und Fröhlich untersuchten 100 asymptomatische Kontrollpersonen auf latente Triggerpunkte in der Lumboglutealmuskulatur. Sie fanden latente Triggerpunkte in den Mm. quadratus lumborum (45% der Patienten), gluteus medius (41%), iliopsoas (24%), gluteus minimus (11%) und piriformis (5%) [84].

Es liegen Berichte über myofasziale Triggerpunkte in spezifischen Patientenpopulationen vor. Insgesamt lassen sie eine hohe Prävalenz des Leidens bei Personen erkennen, die über Schmerzen in einer bestimmten Körperregion klagen. Die nachfolgenden Berichte sind in Tabelle 2.1 zusammengefasst.

In einer Gruppenpraxis für Innere Medizin stellten sich 54 von 172 Patienten wegen Schmerzen vor, von denen 16 (30%) die Kriterien für myofasziale Triggerpunkte erfüllten. Vier dieser 16 Patienten litten seit weniger als einem Monat unter den Schmerzen, bei dreien hielten sie bereits einen bis sechs Monate an, und in neun Fällen bestand der Schmerz seit mehr als sechs Monaten [257].

Ein Neurologe, der 96 Patienten des medizinischen Schmerzzentrums einer Gemeinde untersuchte, führte die Schmerzen in 93% der Fälle zumindest teilweise auf Triggerpunkte zurück. Bei 74% der Patienten wurden myofasziale Triggerpunkte als Hauptschmerzursache diagnostiziert [90].

Bei 85% von 283 Patienten, die innerhalb eines bestimmten Zeitraumes in einer integrierten Schmerzklinik aufgenommen worden waren, wurde ein myofasziales Syndrom als primäre organische Diagnose gestellt [80]. Ein Neurochirurg und ein Arzt für Naturheilkunde stellten die Diagnose unabhängig voneinander durch eine körperlichen Untersuchung, „wie sie von Simons und Travell beschriebenen wird" [255].

Bei 55% von 164 Patienten, die wegen chronischer, seit mindestens sechs Monaten anhaltender Kopf- und Nackenschmerzen in eine Zahnklinik überwiesen worden waren, wurde als Primärursache ein myofasziales Schmerzsyndrom bei aktiven Triggerpunkten diagnostiziert [83].

In einer orthopädischen Klinik wurden fünf Lumboglutealmuskeln bei insgesamt 98 Patienten untersucht, die über Schmerzen bei der Fortbewegung klagten. Bei 49% dieser Patienten wurden latente und bei 21% aktive Triggerpunkte im M. piriformis entdeckt [84].

Die verschiedenen Studien zeigen eine große Streuung in der Häufigkeit des von myofaszialen Triggerpunkten hervorgerufenen Schmerzes. Zumindest teilweise dürfte dies auf die unterschiedlichen Patientenpopulationen sowie auf den Grad der Chronizität zurückzuführen sein. Noch wichtiger sind wahrscheinlich die unterschiedlichen Kriterien, anhand derer myofasziale Triggerpunkte diagnostiziert wurden, am wichtigsten jedoch das unterschiedliche Niveau an Ausbildung und Geschicklichkeit auf Seiten der Untersucher. Nur in wenigen Studien wird eingehend beschrieben, wie die zur Diagnose führende Untersuchung vorgenommen wurde. Ein zusammenfassender Prävalenzbericht [242] berücksichtigt keine Arbeiten, die sich auf die allgemeine Definition [241] des myofaszialen Schmerzsyndroms stützen. Es steht außer Zweifel, dass aktive myofasziale Triggerpunkte weit verbreitet sind und eine der Hauptursachen für Schmerzen und Funktionsstörungen des Bewegungsapparates darstellen. Die unzureichende Abstimmung hinsichtlich der diagnostischen Kriterien hat sich in der Praxis jedoch als schwer wiegender Nachteil erwiesen. Im Rahmen einer kritischen Studie zur vergleichenden Reliabilität der manuellen Untersuchung, die von vier erfahrenen und gut geschulten Untersuchern ausgeführt wurden, kam man zu folgenden Ergebnissen: Bei fünf manuellen Untersuchungen an fünf verschiedenen Muskeln wurde eine gute bis ausgezeichnete Übereinstimmung der Ergebnisse für alle Untersuchungen und Muskeln festgestellt. Die Ausnahme bildete eine Untersuchung, die für keinen der überprüften Muskeln eine hohe Reliabilität aufwies [94].

Das Alter einer Gruppe stationär und ambulant behandelter Patienten mit Fibrositissyndrom (überwiegend Triggerpunkte) in einer Einrichtung für Physiotherapie und Rehabilitation lag überwiegend zwischen 31 und 50 Jahren [155]. Diese Daten stimmen mit unserer kli-

Tab. 2.1: Häufigkeit von Triggerpunkten in ausgewählten Patientenkollektiven				
Körperregion	Institution	Anzahl der Patienten	Anteil mit myofaszialen Schmerzen	Quelle
generalisiert	Arztpraxis	172 (54)	30%	Skootsky et al., 1989 [257]
generalisiert	Schmerzzentrum	96	93%	Gerwin, 1995 [90]
generalisiert	Schmerzklinik	283	85%	Fishbain et al., 1986 [80]
kraniofazial	Klinik für Kopf- und Nackenschmerzen	164	55%	Fricton et al., 1985 [83]
lumbogluteal	orthopädische Klinik	97	21%	Fröhlich und Fröhlich, 1995 [84]

nischen Beobachtung überein, wonach Personen im Lebensalter mit der größten körperlichen Leistungsfähigkeit auch am ehesten an einem durch aktive myofasziale Triggerpunkte ausgelösten Schmerzsyndrom erkranken. Mit der im fortschreitenden Alter immer weiter reduzierten körperlichen Aktivität überwiegen zunehmend Muskelsteifigkeit und eine eingeschränkte Beweglichkeit bei latenten Triggerpunkten gegenüber den von aktiven Triggerpunkten ausgelösten Schmerzen.

2.1.2 Bedeutung

Die willkürliche (Skelett-)Muskulatur ist das größte Einzelorgan des menschlichen Körpers. Auf sie entfallen fast 50% des Körpergewichtes [9, 39, 173].

Die Gesamtzahl der für den Körper angenommenen Muskeln hängt vom Grad der als Muskeln angesehen Unterteilungen und der Anzahl der mitgezählten variablen Muskeln ab. Die *Nomina Anatomica*, entsprechend dem Internationalen Anatomischen Nomenklaturausschuss nach der Konvention von Bern [136], listet 200 paarige oder insgesamt 400 Muskeln auf. Jeder dieser Muskeln kann myofasziale Triggerpunkte entwickeln, die Schmerzen und motorische Dysfunktion in einer oft entfernt gelegenen Körperregion verursachen.

Die klinische Relevanz myofaszialer Triggerpunkte in der Praxis wird in der Literatur für Akupunkteure [111, 187], Anästhesisten [208, 23, 260], Schmerzärzte [221], Zahnärzte [83, 102, 140, 271], Hausärzte [184, 204], Gynäkologen [213], Neurologen [87], Pflegekräfte [25], orthopädische Chirurgen [6, 10, 46], Kinderärzte [11, 68], Physiotherapeuten [199, 200], Naturheilärzte [31, 139, 219, 220, 223], Rheumatologen [82, 89, 215] und Tiermediziner [143] beschrieben.

Trotzdem wird den Muskeln im Allgemeinen und den Triggerpunkten im Besonderen als wesentlicher Quelle von Schmerzen und Funktionsstörungen im modernen medizinischen Unterricht und in medizinischen Lehrbüchern wenig Aufmerksamkeit geschenkt. Das vorliegende Handbuch beschreibt demnach eine vernachlässigte aber wesentliche Ursache für Schmerzen und Funktionsstörungen im größten Körperorgan. Die kontraktilen Muskelgewebe unterliegen in besonderem Maße der Abnutzung durch den täglichen Gebrauch. Ärzte jedoch konzentrieren sich im Allgemeinen auf Knochen, Gelenke, Schleimbeutel und Nerven.

Schweregrad

Der Schweregrad der von myofaszialen Triggerpunkten verursachten Symptome reicht vom quälenden, behindernden Schmerz, ausgelöst durch hochaktive Triggerpunkte, bis zur schmerzlosen Bewegungseinschränkung und Haltungsbeeinträchtigung, für die latente Triggerpunkte verantwortlich sind, und die normalerweise übersehen werden. Der Fall einer Hausfrau veranschaulicht, welch schwere Schmerzen akut aktivierte Triggerpunkte auslösen können: Die Frau hatte sich beim Kochen vorgebeugt und dabei einen Triggerpunkt im M. quadratus lumborum aktiviert. Der Schmerz war so heftig, dass sie zu Boden stürzte und sich nicht mehr aufrichten konnte, um die Herdplatte abzustellen, so dass der darauf stehende Kochtopf am Boden durchbrannte. Patienten einer allgemeinmedizinischen Praxis, die unter myofaszialen Triggerpunkten litten, gaben auf einer visuellen Analogskala Schmerzstärken an, die gleich hoch oder höher lagen als Schmerzen anderer Ursache [257].

Patienten, die heftige Schmerzen anderer Art erlitten hatten, etwa durch einen Herzinfarkt, Knochenbrüche oder eine Nierenkolik, bezeichnen den von Triggerpunkten ausgelösten myofaszialen Schmerz als fast ebenso stark. Trotz ihrer Schmerzhaftigkeit sind myofasziale Triggerpunkte nicht unmittelbar lebensbedrohlich, können jedoch erheblich die Lebensqualität beeinträchtigen.

Kosten

Unerkannte und chronifizierte myofasziale Kopfschmerzen, Schulterschmerzen und lumbale Rückenschmerzen sind Hauptgründe für Arbeitsausfälle und Krankengeldanträge. Bonica wies darauf hin, dass zur Arbeitsunfähigkeit führende chronische Schmerzen die amerikanische Bevölkerung jährlich Milliarden von Dollar kosten [21]. Allein die Behandlungskosten für Kreuzschmerzen belaufen sich in Kalifornien auf $ 200 Mio. jährlich. Schmerzmittel gegen chronische Schmerzen sind teuer und eine wesentliche Ursache von Nierenerkrankungen [97]. Ein beträchtlicher Anteil der chronischen Schmerzen bei myofaszialen Triggerpunkten wäre durch sofortige Diagnose und angemessene Therapie vermeidbar.

Niemand weiß, wie viele Menschen, die in den erwähnten Studien nicht berücksichtigt werden, ihren Alltag fortsetzen, obwohl sie unter bohrenden Triggerpunktschmerzen leiden, die gelindert werden könnten, wenn man sie korrekt diagnostizieren und behandeln würde. Bleibt die myofasziale Schmerzursache z. B. bei Triggerpunkten in den Mm. pectoralis, die einen Herzschmerz vortäuschen können unerkannt, werden die Symptome möglicherweise als neurotisch, psychogen oder verhaltensbedingt eingestuft. Frustration und Selbstzweifel steigern dann noch das Elend der Patienten und verhindern die korrekte Diagnose und Therapie. Muskuloskelettaler Schmerz, die rätselhafte Geißel der Menschheit, wird überwiegend von aktiven myofaszialen Triggerpunkten hervorgerufen. Die Gesamtkosten sind schwer zu berechnen, aber in jedem Falle enorm und zum größten Teil unnötig.

2.1.3 Historischer Rückblick

Die Geschichte unseres sich allmählich erweiternden Verständnisses des muskuloskelettalen Schmerzes ist auch die Geschichte der Entdeckung von spezifischen Auslösern und Verursachern des Schmerzes, z. B. neurologische Ursachen, Gelenkdysfunktionen, muskuläre Ursachen und Störungen in der Schmerzverarbeitung durch das Zentralnervensystem. Es liegen Übersichten eines Großteils der Geschichte des Muskelschmerzes im letzten Jahrhundert vor [216, 235], die in letzter Zeit aktualisiert wurden [238].

Der nachfolgende Überblick [235] beschreibt einige wichtige Publikationen, auf denen unser derzeitiges Wissen über den von myofaszialen Triggerpunkten hervorgerufenen Schmerz beruht. In Tabelle 2.2 sind Autoren und Themen zusammengestellt. Neue Erkenntnisse entstanden langsam und lückenhaft. Schmerz und/ oder Druckempfindlichkeit der Muskulatur können unterschiedliche, abgrenzbare Ursachen haben, die zu täuschend ähnlichen Symptomen führen. Erst allmählich gelingt es den Medizinern, die Einzelteile dieses komplizierten Puzzles richtig auszulegen. Eine Möglichkeit abzuklären, *worum es sich* bei Triggerpunkten klinisch *handelt*, ist, genauer zu bestimmen, was sie *nicht* sind, und in welcher Beziehung sie zu anderen Diagnosen stehen. Zu den großen Fortschritten des vergangenen Jahrzehntes zählt die eindeutige Abgrenzung der Fibromyalgie, einer der wichtigsten Ursachen für Muskelschmerzen und Druckempfindlichkeit, von Triggerpunkten als der eigentlichen muskulären Funktionsstörung. Es steht zu hoffen, dass bald ähnlich scharf zwischen Gelenkfunktionsstörungen, die auf manuelle Therapie ansprechen,

und Triggerpunkten unterschieden werden kann. Die aktualisierte Literaturübersicht [238] verdeutlicht, wie sich immer wieder ein Autor oder ein Mitglied einer bestimmten Schule auf einen Aspekt des Gesamtbildes der myofaszialen Triggerpunktes konzentriert, einen neuen Begriff einführt und den Rest des Krankheitsbildes übersieht.

Froriep ist ein Autor aus dem 19. Jh. Er beschrieb die *Muskelschwiele* als extrem druckschmerzhafte, palpierbare Verhärtung im Muskel. Ihre Behandlung brachte dem Patienten deutliche Schmerzlinderung [85]. Um die Jahrhundertwende benutzte Adler in Amerika den Ausdruck Muskelrheumatismus (muscular rheumatism), der den von einer druckschmerzhaften Stelle ausstrahlenden Schmerz mitberücksichtigte [2]. In England führten Gower [101], Stockman [264] sowie Llewellyn und Jones [172] den Begriff „Fibrositis" für denselben Symptomenkomplex ein. In Deutschland benutzte Schmidt die deutsche begriffliche Entsprechung zum englischen muscular rheumatism und sprach von *Muskelrheumatismus* [229]. Andere Autoren bevorzugten den Begriff *„Weichteilrheumatismus"*, der im Englischen normalerweise mit nonarticular rheumatism (nichtartikuläres Rheuma) wiedergegeben wird. In allen Fällen blieb die Ursache der diagnostizierten Erkrankung strittig.

Schade berichtete 1919, dass die Verhärtung zuvor druckschmerzhafter, strangartiger Veränderungen im Muskel während tiefer Anästhesie anhält und auch nach Eintritt des Todes erhalten bleibt, bis die Totenstarre den Sachverhalt überlagert [226]. Diese Beobachtung schloss einen durch Nerventätigkeit ausgelösten muskulären Kontraktionsmechanismus zur Erklärung der palpierbaren Faserbündel aus. Sie steht dagegen nicht im Widerspruch zu der Annahme, dass es sich bei dem Geschehen um eine endogene Kontraktion der Sarkomere handelt. Später stellte Schade eine lokal erhöhte Viskosität des Muskelkolloids fest und schlug als Bezeichnung den Ausdruck „Myogelose" (englisch: muscle gelling bzw. myogelosis) vor [227]. Im gleichen Jahr beschrieben zwei orthopädische Chirurgen aus München, F. Lange und G. Eversbusch, druckschmerzhafte Punkte im Bereich tastbarer Muskelverhärtungen, die sie als „Muskelhärten" (englisch: „muscle hardenings" bzw. „indurations") bezeichneten [163]. Lange beschrieb 1925 auch die lokale Zuckungsreaktion [162]. Sein Schüler, M. Lange, brachte diese Muskelverhärtungen später in Zusammenhang mit den von Schade entdeckten

Myogelosen. Er setzte Finger, Fingerknöchel oder stumpfe Massagehölzer ein, um eine kräftige, Ekchymosen hervorrufende Massage durchzuführen (Gelotripsie). In seinem umfassenden klinischen Handbuch stellte er zudem die Geschichte und experimentelle Grundlage der Auffassung von den Myogelosen vor (vor Entdeckung des Aktin-Myosin-Kontraktionsmechanismus). Er ging jedoch nicht auf den für Triggerpunkte kennzeichnenden Aspekt des Übertragungsschmerzes ein [164].

Noch bevor er aus Deutschland in die USA emigrierte, berichtete Hans Kraus, einer der Pioniere in diesem Bereich, 1937 über die therapeutische Verwendung von Ethylchloridspray zur Behandlung von Muskelhärten [156] und empfahl diese Therapie 1952 bei Fibrositis [157] sowie 1959 zur Linderung von Triggerpunkten [158]. Zeit seines Lebens (er starb kürzlich) betonte er, wie wichtig das Training von mit Triggerpunkten befallenen Muskeln ist.

Unter dem fachlichen Einfluss von Sir Thomas Lewis veröffentlichte Kellgren 1938 eine bahnbrechende Arbeit. Er konnte wissenschaftlich glaubwürdig nachweisen, dass die meisten wichtigen Haltungsmuskeln und viele Gesichtsmuskeln ein typisches Übertragungsschmerzmuster aufweisen, wenn man sie mit einer geringen Menge einer schmerzauslösenden Kochsalzlösung infiltriert [149].

Wenig später publizierten drei Kliniker auf drei verschiedenen Kontinenten gleichzeitig und voneinander unabhängig Untersuchungen in englischer Sprache, in denen vier Hauptmerkmale hervorgehoben wurden: eine palpierbare knotige oder schnurartige Muskelverhärtung, ein eng umschriebener Bereich extremer Druckschmerzhaftigkeit in dieser schnurartigen Struktur, die Reproduzierbarkeit eines Schmerzes, den der Patient an einer entfernten Stelle spürt, sofern auf diesen Punkt Fingerdruck ausgeübt wird, sowie Schmerzlinderung, wenn man die empfindliche Stelle massiert oder infiltriert. Alle drei Autoren berichteten über Schmerzsyndrome spezifischer Muskeln im gesamten Körper bei einer Vielzahl von Patienten. Zwar hatten alle Autoren myofasziale Triggerpunkte festgestellt, sie benutzten jedoch unterschiedliche diagnostische Begriffe. Keiner war offenbar über die Arbeiten der anderen informiert, und es blieb jahrzehntelang unbeachtet, wie weit verbreitet die von ihnen beobachteten Phänomene sind.

Einer dieser drei Autoren, **Michael Gutstein,** stammte aus Polen. Er publizierte zunächst in Berlin unter dem Namen Gutstein, dann unter Gutstein-Good und schließlich in Großbritan-

nien unter dem Namen Good. Zwischen 1938 [12] und 1957 [99] veröffentlichte er mindestens zwölf Berichte, in denen er dasselbe Krankheitsbild mit zahlreichen diagnostischen Begriffen belegte: Myalgie, idiopathische Myalgie, rheumatische Myalgie und nichtartikuläres Rheuma. In Fallberichten veranschaulichte er die Übertragungsschmerzmuster vieler Patienten. Er vertrat wiederholt die Auffassung, dass eine lokale Verkrampfung der Blutgefäße bei Hyperaktivität von sympathischen Nervenfasern, die die Gefäße versorgen, für den Vorgang, in dem sich „myalgische Stellen" herausbilden, verantwortlich ist.

Michael Kelly lebte und publizierte in Australien. Zwischen 1941 [151] und 1963 [152] veröffentlichte er annähernd ein Dutzend Arbeiten über Fibrositis. Immer wieder zeigte er sich beeindruckt einerseits von der tastbaren Verhärtung des „Knötchens" im Zusammenhang mit dem druckschmerzhaften Punkt im Muskel und andererseits von der weit reichenden, vom betroffenen Muskel ausgehenden Schmerzübertragung. In zahlreichen Fallberichten stellte Kelly Übertragungsschmerzmuster dar. Allmählich kam er zu der Auffassung, dass es sich bei der Fibrositis um eine funktionelle neurologische Störung handelt, die am Ort der myalgischen Läsion entsteht. Er ging von keiner oder nur einer geringfügigen lokalen Pathologie aus, nahm aber eine reflexhafte Störung des Zentralnervensystems an, die für den Übertragungsschmerz verantwortlich ist.

Janet Travell lebte und publizierte in den USA. Sie verfasste mehr als 40 Arbeiten über myofasziale Triggerpunkte, die zwischen 1942 [276] und 1990 [275] erschienen. Der erste Band des „Handbuchs der Triggerpunkte" erschien 1983, und wurde 1992 durch einen zweiten Band vervollständigt. Gemeinsam mit Rinzler beschrieb sie 1952 die Schmerzmuster von 32 Skelettmuskeln unter dem Titel „Die myofasziale Schmerzgenese" [278]. Dieser Artikel wurde schnell zur verbindlichen Informationsquelle. Travell vertrat die Ansicht, dass alle fibroblastischen Vorgänge Folge einer lokalen muskulären Funktionsstörung sind, und pathologische Veränderungen erst entstehen, nachdem das Beschwerdebild lange genug bestanden hat. Sie war davon überzeugt, dass ein Rückkopplungsmechanismus zwischen dem Triggerpunkt und dem Zentralnervensystem für dessen Selbstunterhaltung verantwortlich ist. Wie sich zeigte, hatten im Gegensatz zu denen der beiden anderen Autoren lediglich die Auffassungen von Travell Bestand.

Bis heute liegen lediglich zwei Biopsiestudien von Stellen vor, die als myofasziale Triggerpunkte identifiziert wurden. Die erste Studie [253] berichtet über Biopsien von Triggerpunkten in der Beinmuskulatur von Hunden, die zweite [214] bezieht sich auf Biopsien von Myogelosen bei Menschen, die in Triggerpunktarealen festgestellt wurden. Bei der Biopsie druckschmerzhafter Knötchen, die einer Myogelose oder Fibrositis zugeschrieben wurden, dürften zahlreiche Triggerpunkte untersucht worden sein. Die Studie von Miehlke et al. zum *Fibrositissyndrom* ist in dieser Hinsicht am ausführlichsten und gründlichsten. Die Autoren berichten über geringfügige Befunde in milden Fällen. Bei schwereren und symptomatischeren Fällen kamen sie zu entsprechend ausgeprägteren Befunden und stellten unspezifische dystrophische Veränderungen fest [193]. Sollte die Pathophysiologie der Triggerpunkte in erster Linie eine Dysfunktion im unmittelbaren Bereich einzelner motorischer Endplatten sein, ist nicht zu erwarten, dass routinemäßig durchgeführte histologische Untersuchungen die Ursache aufdecken. In einer neueren histologischen Untersuchung der tastbaren Knötchen, die bei Myogelosen an Triggerpunkt-Orten auftreten, konnte die Kontraktur einzelner Muskelfasern nachgewiesen werden [214].

Während des größten Teils des 20. Jahrhunderts beschrieben Autoren mit dem Ausdruck „Fibrositis" ein Beschwerdebild, das in vielen Anteilen dem der myofaszialen Triggerpunkte entspricht [216]. Smythe und Moldovsky [258] erweiterten den bereits mit vielen Bedeutungen belegten Begriff 1977 [216] um eine Weitere. Die Autoren beschrieben generalisierten Schmerz unter Beteiligung multipler druckschmerzhafter Punkte, die palpatorisch zu ermitteln sind [258]. Vier Jahre später empfahlen Yunus et al., statt der 1977 eingeführten Neudefinition von Fibrositis dieses Beschwerdebild als „Fibromyalgie" zu bezeichnen [300]. Da die Diagnose entweder eines myofaszialen Triggerpunktes oder einer Fibromyalgie nunmehr für fast alle Patienten zutraf, bei denen zuvor eine Fibrositis diagnostiziert worden war, galt dies als veralteter diagnostischer Begriff. Zu jenem Zeitpunkt war nicht klar, wie nahe verwandt die Pathophysiologien von Fibromyalgie und Triggerpunkten sind, denn die Ätiologie von beiden lag im Bereich der Spekulation.

Um 1990 legten Rheumatologen unter Leitung von F. Wolfe offiziell die diagnostischen Kriterien der Fibromyalgie fest [294]. Sie waren einfach und die Untersuchung rasch und problemlos durchzuführen, weswegen die Aufmerksam der Ärzteschaft auf dieses Syndrom gelenkt wurde. Seither wurden bei der Analyse seiner Ursachen erhebliche Fortschritte erzielt. Es gilt inzwischen als gesichert, dass die für eine Fibromyalgie typische erhöhte Schmerzempfindlichkeit in erster Linie auf eine Funktionsstörung im Zentralnervensystem zurückzuführen ist [224].

Mitte der 1980er Jahre stellte S. Fischer ein Druckalgometer her, mit dessen Hilfe die Empfindlichkeit von myofaszialen Triggerpunkten und Druckschmerzpunkten bei Fibromyalgie gemessen werden kann [71, 74].

Einen Durchbruch erzielten Hubbard und Berkhoff, als sie 1993 überzeugend die charakteristische Aktivität myofaszialer Triggerpunkte mit einem Nadel-EMG nachweisen konnten [133]. Weeks und Travell hatten das Phänomen bereits 38 Jahre zuvor erläutert [288]. Im folgenden Jahr zeigten Hong und Torigoe, dass sich das Kaninchen als Tiermodell zur Untersuchung der lokalen Zuckungsreaktion eignet, die für Triggerpunkte beim Menschen typisch ist [128]. Simons et al. bestätigten 1995 durch Experimente an Kaninchen die elektrische Aktivität, über die Hubbard und Berkhoff berichtet hatten [248]. Diese Untersuchungen an Kaninchen und eine gleichzeitige Studie an Menschen lieferten Belege dafür, dass eine Störung im Bereich der motorischen Endplatte ein wesentlicher Aspekt in der Pathophysiologie von Triggerpunkten ist [242, 249].

Einen weiteren, bedeutsamen Fortschritt bedeutete der Bericht von Gerwin et al. über eine Reliabilitätsstudie für mehrere Untersucher. Sie konnten zuverlässige Kriterien zur Bestimmung myofaszialer Triggerpunkte in fünf Muskeln identifizieren [94].

Die integrierte Hypothese (Kapitel 2.4) bringt unser Verständnis von den Triggerpunkten einen weiteren, großen Schritt voran [244].

2.1.4 Verwandte diagnostische Begriffe

Seit mehr als einem Jahrhundert rätselt die Medizinergemeinschaft über die Ursache der Muskelschmerzsyndrome und der muskuloskelettalen Schmerzen im Allgemeinen. Das Thema wurde durch zahlreiche Bezeichnungen in verschiedenen Sprachen mehr verworren als geklärt, wobei jeweils unterschiedliche Aspekte desselben Beschwerdebildes in den Vordergrund gerückt wurden [235]. Eine kurze Übersicht einiger wichtigerer, gebräuchlicher diagnostischer Begriffe trägt dazu bei, die vorhandene Literatur richtig zu beurteilen.

Tab. 2.2: Historische Arbeiten zum Muskelschmerz		
Verwendeter Begriff	**Muskuläre Befunde**	**Autor, Erscheinungsjahr, Quellenangabe**
Muskelschwiele [Muskelkallus]	empfindliches/empfindlicher Muskelbündel /-strang	Froriep, 1843 [85]
Muskelrheumatismus	empfindliche, längliche Infiltrationen, ausstrahlender Schmerz	Adler, 1900 [2]
Fibrositis	empfindliche fibröse, knotige Ketten	Gowers, 1904 [101]
Chronisches Rheuma	Knötchen: histologisch feststellbar entzündetes Bindegewebe	Stockman, 1920 [264]
Fibrositis, Myofibrositis	empfindliche Knötchen mit ausstrahlendem Schmerz	Llewellyn u. Jones, 1915 [172]
Muskelrheumatismus, Myalgie	empfindliche, kontrahierte Muskelfaserbündel	Schmidt, 1916, [229]
Myogelose	empfindliche Muskelverhärtungen (über den Tod hinaus bestehend)	Schade, 1919 [226]
Muskelhärten	empfindliche Verhärtungen mit oder ohne Muskelkontraktion	F. Lange, 1925 [162]
Muskelhärten, Myogelosen	erstes „Handbuch der Triggerpunkte", Übertragungsschmerz nicht erwähnt	M. Lange, 1931 [164]
Muskelhärten	Verwendung von Ethylchloridspray	Kraus, 1937 [156]
Übertragungsschmerz	experimenteller Nachweis eines von einem Muskel übertragenen Schmerzes	Kellgren, 1938,[149]
Muskelrheumatismus	punktuelle Empfindlichkeit in einem verhärteten Bereich, Schmerzreaktion und Übertragungsschmerz	Gutstein, 1938 [112]
Idiopathische Myalgie	punktuelle Druckschmerzhaftigkeit, Übertragungsschmerz, reduziertes Bewegungsausmaß (erste Beschreibung von Triggerpunkten durch Autorin)	Travell et al., 1942 [276]
Fibrositis	empfindliche Knötchen, Übertragungsschmerz	Kelly, 1941 [151]
Myofasziale Triggerpunkte	druckschmerzhafte Punkte, Übertragungsschmerz, 32 Schmerzmuster	Travell, R., 1952 [278]
Myofasziale Triggerpunkte	frühe Kenntnisnahme der Bedeutung von Triggerpunkten bei Schmerzpatienten	Bonica, 1953 [20]
Triggerareal	erster Bericht über elektromyographische Aktivität in Triggerarealen(-bezirken)	Weeks und Travell, 1957 [288]
Fibrositissyndrom	Bericht über unspezifische, destruktive Pathologie in schwereren Fällen	Miehlke et al., 1960 [193]
Fibrositissyndrom	generalisierter chronischer Schmerz mit multiplen Druckschmerzpunkten (Neudefinition)	Smythe und Moldofsky, 1977, [258]
Fibromyalgie	ersetzt die Neudefinition der Fibrositis von 1977	Yunus et al., 1981 [300]
Myofaszialer Triggerpunkt	Handbuch der Muskeltriggerpunkte, Band 1	Travell und Simons, 1983 [279]
Druckschmerzschwelle von Triggerpunkten	Einführung eines Schmerzmessers zur quantitativen Bestimmung der Druckschmerzhaftigkeit	Fischer, 1986 [72]

Tab. 2.2: Historische Arbeiten zum Muskelschmerz (Fortsetzung)		
Verwendeter Begriff	Muskuläre Befunde	Autor, Erscheinungsjahr, Quellenangabe
Fibromyalgie	offizielle diagnostische Kriterien für Myalgie	Wolfe et al., 1990 [294]
Myofasziale Triggerpunkte	Handbuch der Muskeltriggerpunkte, Band 2	Travell und Simons, 1992 [280]
Myofasziale Triggerpunkte	Bericht über die charakteristische elektromyographische Aktivität von Triggerpunkten	Hubbard und Berkhoff, 1993 [133]
Lokalisierte Zuckungsreaktion	Wert von Kaninchen als experimentellem Modell für die bei myofaszialen Triggerpunkten charakteristische lokale Zuckungsreaktion	Hong und Torigoe, 1994 [128]
Aktive Foki	Kaninchen als Tiermodelle bei Studien zur elektrischen Aktivität von Triggerpunkten	Simons et al., 1995 [249]
Myofasziale Triggerpunkte	neue Forschungsdaten zur Auswahl diagnostischer Kriterien; experimentelle Grundlage der neuen Hypothese zur Endplatten-Dysfunktion	Simons, 1996 [242]
Myofasziale Triggerpunkte	interpersonelle Reliabilität der Untersucher; Kriterien für Triggerpunkte bestimmt	Gerwin et al., 1997 [94]
Myofasziale Triggerpunkte	Abklärung der wahrscheinlichen Pathogenese	Simons, 1997 [244]

Anatomisch orientierte Begriffe

Im Laufe der Jahre „entdeckten" zahlreiche Autoren ein „neues" Muskelschmerzsyndrom in einem bestimmten Körperteil, das sie nach der Region ihres Auftretens benannten. Typischerweise hatten unerkannte myofasziale Triggerpunkte einen erheblichen Anteil an dem jeweiligen Schmerzsyndrom. Häufige Beispiele sind der Spannungskopfschmerz [140, 272, 287], die Okzipitalneuralgie [103], das Kostoklavikularsyndrom [192, 203, 204] und der Tennisellenbogen (Kapitel 36).

Fibromyalgie

Die Fibromyalgie ist ein vollkommen anderes Krankheitsbild als das durch Triggerpunkte hervorgerufene Leiden, zeigt aber oft Symptome, die denen von chronischen myofaszialen Triggerpunkten täuschend ähneln. Die Fibromyalgie ist durch eine zentral gesteigerte Nozizeption mit generalisierter Druckschmerzhaftigkeit der tiefen Gewebe, einschließlich der Muskeln gekennzeichnet. Die Ätiologie unterscheidet sich zwar von der der myofaszialen Triggerpunkte, viele der zur Diagnose der Fibromyalgie herangezogenen Druckpunkte sind jedoch mit Triggerpunktarealen identisch, und viele Patienten weisen beide Beschwerdebilder auf. In der deutschsprachigen Literatur wird die Fibromyalgie meist mit der *generalisierten Tendomyopathie* gleichgesetzt. Weiter unten in diesem Kapitel wird im Detail auf die Fibromyalgie eingegangen.

Fibrositis

Der Ausdruck „Fibrositis" tauchte 1904 in der englischsprachigen Literatur auf [101] und wurde bald darauf als *Fibrositissyndrom* ins Deutsche übernommen. Während fast des gesamten Jahrhunderts charakterisierten Autoren, die den Ausdruck benutzten, die Fibrositis anhand druckschmerzhafter, palpierbarer „fibröser" Knötchen. Viele der untersuchten Patienten litten unter Triggerpunkten. Im Laufe der Zeit wurde Fibrositis als Diagnose zunehmend umstritten, da der Begriff sehr unterschiedlich definiert und keine befriedigende histopathologische Grundlage für die Knötchenbildung vorhanden war. Eine vollständige diagnostische Neudefinition erfolgte 1977 [258], und das 1977 definierte Krankheitsbild ist seit 1990 als Fibromyalgie etabliert [294]. Entsprechend der geläufigen Definition der Fibromyalgie handelt es sich um ein vollkommen anderes Krankheitsbild als das ursprünglich mit „Fibrositis" bezeichnete. Die Diagnose einer Fibrositis gilt als veraltet.

Muskelhärten

Um 1921 war der Ausdruck *Muskelhärten* [163] in der deutschsprachigen Literatur durchaus gebräuchlich. Dort wird er gelegentlich auch heute noch verwendet, im Englischen dagegen kaum noch. Buchstäblich besagt der Ausdruck „Verhärtungen im Muskel" und meint die tastbare Festigkeit der empfindlichen Knötchen, die für die Schmerzen des Patienten verantwortlich sind. Auch ein anderer deutschsprachiger Ausdruck, *Myogelose*, bezieht sich auf dieses Phänomen. Beide Begriffe wurden oft synonym verwendet. Mit dem Begriff *Muskelhärten* wird oft der körperliche Befund gekennzeichnet, während *Myogelose* als diagnostischer Begriff verwendet wird.

Myofasziales Schmerzsyndrom

Dieser Begriff hat eine allgemeine und eine spezielle Bedeutung, die streng voneinander getrennt werden sollten [241]. Unter die allgemeine Bedeutung fällt ein regional lokalisiertes Muskelschmerzsyndrom, das irgendwo im Weichteilgewebe seinen Ursprung hat und mit muskulären Schmerzen einhergeht [160, 298]. In diesem Sinne wird der Begriff meistens von Zahnärzten gebraucht [14]. Die zweite Bedeutung meint spezifisch ein durch Triggerpunkte verursachtes myofasziales Schmerzsyndrom. Es handelt sich um eine umschriebene Überempfindlichkeit in einem Muskel, die die Funktion des Zentralnervensystems stark beeinflussen kann und Thema des vorliegenden Buches ist.

Myofaszitis

Der Begriff Myofasziitis wird kaum noch synonym mit „myofaszialen Triggerpunkten" verwendet (und sollte auch nicht dafür verwendet werden). Korrekterweise wird damit eine Entzündung der Muskelscheiden bezeichnet.

Myogelose

Der Ausdruck wurde aus dem Deutschen ins Englische übernommen. Er wird noch immer häufig benutzt, meist synonym mit *Muskelhärte* (s.o.). Der Name *Myogelose* beruht auf der veralteten Hypothese über die Muskelkontraktion, die vor der Entdeckung des Aktin-Myosin-Kontraktionsmechanismus vorherrschte. Einer neueren Untersuchung zufolge handelt es sich bei Myogelosen und Triggerpunkten um dasselbe Krankheitsbild. Unterschiedlich sind der diagnostische Blickwinkel und die verwendete Terminologie [214].

Nichtartikuläres Rheuma

Hierbei handelt es sich um einen häufig verwendeten, jedoch nicht eindeutig definierten, allgemeinen Begriff, mit dem Schmerzsyndrome der Weichteilgewebe bezeichnet werden, die nicht im Zusammenhang mit einer spezifischen Funktionsstörung oder Erkrankung der Gelenke stehen. Der Begriff wird meistens synonym mit *Weichteilrheumatismus* (als „soft tissue rheumatism" ins Englische übernommen) gebraucht, womit Beschwerdebilder bezeichnet werden, zu denen auch der von Triggerpunkten hervorgerufene myofasziale Schmerz zählt. Derzeit werden unter dem Begriff Muskelschmerzsyndrome zusammengefasst, die *weder dem* Symptomenkomplex der Fibromyalgie *noch* den myofaszialen Triggerpunkten zugeordnet werden können. Romano hat die Literatur zum nichtartikulären Rheuma gesichtet und führt darunter u. a. Gelenkversteifung, periartikuläre Arthritis, Bursitis, Epikondylitis, Insertionstendopathie und Tennisellenbogen auf [218]. Hinter diesen Diagnosen verbergen sich häufig myofasziale Triggerpunkte.

Osteochondrose

Russische Vertebroneurologen benutzen diesen Ausdruck als Sammelbegriff, um die Wechselwirkungen zwischen neuralen und muskulären Erkrankungen wie Fibromyalgie, myofaszialen Triggerpunkten und spinalen Nervenschädigungen zu erfassen.

Weichteilrheumatismus

Dieser Ausdruck wird für gewöhnlich synonym mit „nichtartikuläres Rheuma" benutzt (s.o.).

Tendomyopathie

Dieser Begriff wird im Englischen und Deutschen mit einer allgemeinen und einer spezifischen Bedeutung verwendet. Die „generalisierte Tendomyopathie" ist ein Synonym der Fibromyalgie [65]. Bei lokalisierter Form sind oft auch myofasziale Triggerpunkte gemeint, jedoch ist die Definition nicht eindeutig.

2.2 Klinische Merkmale von Triggerpunkten

Im folgenden Abschnitt wird lediglich einleitend ein kurzer Überblick der klinischen Merkmale von Triggerpunkten in Hinsicht auf Symptome, körperliche Befunde und Therapie gegeben. Das zu Grunde liegende Prinzip wird im jeweiligen Unterabschnitt erläutert. Untersuchungsmethoden, die sich für experimentelle Zwecken eignen oder von potenziellem Wert im klinischen Alltag sind, werden hier ausführlicher behandelt als in den jeweiligen Muskelkapiteln, da sie sich in der klinischen Praxis noch bewähren müssen.

Diagnose und Behandlung eines akuten myofaszialen Schmerzsyndroms in einem einzelnen Muskel sind meist problemlos und einfach. Wird ein akutes myofasziales Triggerpunktsyndrom jedoch verschleppt und chronifiziert, wird es unnötigerweise komplizierter, schmerzhaft und in der Behandlung zunehmend zeitaufwändig, frustrierend und kostenträchtig.

2.2.1 Symptome

Aktive Triggerpunkte rufen ein für den Patienten eindeutiges klinisches Beschwerdebild hervor (normalerweise Schmerz), das der Patient wiedererkennt, wenn es durch Fingerdruck auf den Triggerpunkt reproduziert wird. *Latente Triggerpunkte* können die übrigen, typischen Auswirkungen eines Triggerpunkt hervorrufen, u. a. vermehrte Muskelspannung und -verkürzung (jedoch keinen spontanen Schmerz). Sowohl aktive als auch latente Triggerpunkte können zu erheblichen motorischen Funktionsstörungen führen. Dieselben Faktoren, die zur Entwicklung eines aktiven Triggerpunktes führen, scheinen in geringerem Ausmaße auch die Entstehung eines latenten Triggerpunktes zu begünstigen. Ein aktiver *auslösender Triggerpunkt* in einem Muskel kann dazu führen, dass sich in einem anderen Muskel ein *aktiver Satellitentriggerpunkt* bildet. Gelingt es, den auslösenden Triggerpunkt zu inaktivieren, wird oft auch der Satellitentriggerpunkt inaktiviert, ohne dass er direkt behandelt werden muss.

Krankheitsbeginn

Normalerweise steht die Aktivierung eines Triggerpunktes in gewissem Maße in Zusammenhang mit einem mechanischen Missbrauch des Muskels in Form einer *Muskelüberlastung,* die akut, anhaltend und/oder wiederholt erfolgen kann. Außerdem kann sich aus einem latenten Triggerpunkt ein aktiver entwickeln, sofern ein Muskel längere Zeit *verkürzt* wird, vor allem, wenn er in dieser Position kontrahiert wird. Ein bestimmtes Ausmaß an *Nervenkompression* führt in den paraspinalen Muskeln (und wahrscheinlich in anderen) zu messbaren neuropathischen elektromyographischen Veränderun-

gen, die zu einer Zunahme von aktiven Triggerpunkten führen [37]. Die Aktivierung dieser Triggerpunkte könnte auf eine gestörte mikrotubuläre Kommunikation zwischen Neuron und Endplatte zurückzuführen sein, da die motorische Endplatte das periphere Kernstück der Triggerpunkt-Pathophysiologie darstellt.

Der Patient nimmt zwar den von einem aktiven Triggerpunkt ausgelösten Schmerz, aber nicht notwendigerweise die damit einhergehende Funktionsstörung wahr. Latente Triggerpunkte führen typischerweise zu einer geringgradig erhöhten Muskelspannung und einer eingeschränkten Dehnbarkeit, die dem Patienten oft nicht bewusst sind oder von ihm einfach hingenommen werden. Der Patient nimmt den von einem latenten Triggerpunkt verursachten Schmerz erst wahr, wenn dieser palpiert wird. Spontaner Übertragungsschmerz tritt bei zunehmender Reizbarkeit des Triggerpunktes auf, der dann als aktiver Triggerpunkt betrachtet werden muss [125].

Ein Patient wird meist wegen Schmerzen vorstellig, die von einem kürzlich aktivierten Triggerpunkt ausgelöst wurden. Sobald dieser Triggerpunkt inaktiviert ist, kann sich das Schmerzmuster zu einem seit längerem vorhandenen, auslösenden Triggerpunkt verlagern, der ebenfalls inaktiviert werden muss. Wird der auslösende Triggerpunkt zuerst inaktiviert, kann der Patient auch ohne jede weitere Behandlung beschwerdefrei sein.

Intensität und Ausdehnung des Übertragungsschmerzmusters hängen davon ab, wie reizbar der zuständige Triggerpunkt ist, und nicht von der Größe des betroffenen Muskels. Myofasziale Triggerpunkte in kleinen, unbekannten oder variablen Muskeln können für den Patienten ebenso lästig sein wie solche in großen, bekannten Muskeln.

Wie Abbildung 2.1 zeigt, werden Triggerpunkte durch akute Überlastung, Ermüdung durch Überarbeitung, ein direktes Trauma oder eine Radikulopathie aktiviert.

Indirekt werden Triggerpunkte durch andere Triggerpunkte, Eingeweideerkrankungen, arthritische Gelenke, Funktionsstörungen der Gelenke und durch emotionalen Stress aktiviert. Ein erhöhtes Risiko für die Entstehung von Satellitentriggerpunkten besteht in Muskeln, die innerhalb der Übertragungszone eines auslösenden Triggerpunktes liegen oder in der Schmerzübertragungszone eines erkrankten inneren Organs z. B. bei Myokardinfarkt, peptischem Ulkus, Gallensteinleiden oder Nierenkolik. Liegt ein begünstigender Faktor vor (Kapitel 4), ist die

Wahrscheinlichkeit höher, dass eine Überlastung einen latenten in einen aktiven Triggerpunkt umwandeln kann.

Bei angemessener Ruhe und ohne begünstigende Faktoren kann sich ein aktiver Triggerpunkt spontan in einen latenten zurückbilden. Dabei verschwinden zwar die Schmerzsymptome, werden die Triggerpunkte in diesem Muskel jedoch gelegentlich durch Überschreiten seiner Belastungsgrenze reaktiviert, kann es jahrelang zu Schmerzrezidiven kommen.

Schmerzerleben

Patienten mit aktiven myofaszialen Triggerpunkten klagen normalerweise über einen schwer lokalisierbaren, in einer Körperregion auftretenden, dumpfen Schmerz in subkutanen Geweben, Muskeln und Gelenken. Selten wird ein scharfer, umschriebener Oberflächenschmerz der Haut angegeben. Der myofasziale Schmerz wird oft an eine vom Triggerpunkt entfernte Stelle übertragen, und zwar in einem für jeden einzelnen Muskel typischen Muster. Gelegentlich empfindet der Patient eher Taubheitsgefühle und Parästhesien als Schmerzen.

Es wurde über Kleinkinder berichtet, die eine punktuelle Druckschmerzhaftigkeit des M. rectus abdominis und Koliken aufwiesen. Beides ließ sich durch das Aufbringen von Kühlspray über dem betroffenen Muskel lindern, was zur Inaktivierung myofaszialer Triggerpunkte dient.

Häufig konnten bei Kindern, die über muskuloskelettale Schmerzen klagten, myofasziale Triggerpunkte als Schmerzursache ermittelt werden [12]. Unserer Ansicht nach nimmt die Wahrscheinlichkeit, dass sich in den Muskeln schmerzauslösende, *aktive* Triggerpunkte entwickeln, mit dem Lebensalter zu und erreicht ihr Maximum im aktivsten, mittleren Lebensalter. Mit abnehmender körperlicher Aktivität in den folgenden Lebensphasen treten Steifigkeit und eingeschränkte Bewegungsfähigkeit bei *latenten* Triggerpunkten in den Vordergrund.

Sola stellte fest, dass Arbeiter, die ihre Muskeln täglich stark beanspruchen, seltener aktive Triggerpunkte entwickeln als Menschen mit sitzender Tätigkeit, die zu unregelmäßiger heftiger körperlicher Anstrengung neigen [259]. Unsere klinischen Erfahrungen entsprechen dieser Beobachtung.

Aktive Triggerpunkte kommen häufig in der Haltungsmuskulatur von Nacken, Schulter- und Beckengürtel und in der Kaumuskulatur vor. Außerdem sind häufig die oberen Anteile des M. trapezius sowie die Mm. scaleni, sternocleidomastoideus, levator scapulae und quadratus lumborum betroffen.

Funktionsstörungen

Abgesehen von den klinischen Symptomen, die durch Empfindungsstörungen wie Übertragungsschmerz, Dysästhesie und Hypästhesien

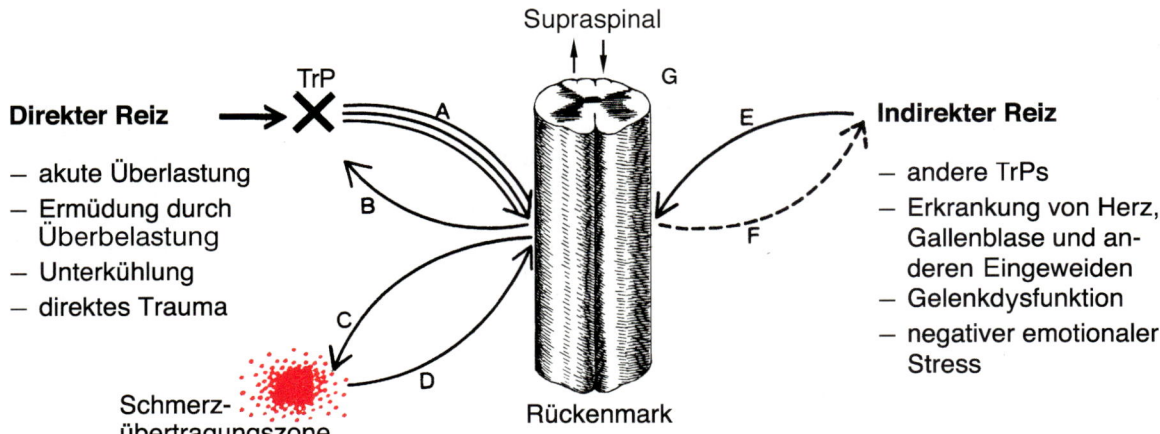

Abb. 2.1: Schematische Darstellung der Interaktion zwischen dem Zentralnervensystem und einem Triggerpunkt (*X*). Der *Dreifachpfeil A* vom Triggerpunkt zum Rückenmark repräsentiert sensorische, autonome und motorische Wirkungen. Der vom Rückenmark zum Triggerpunkt weisende *Pfeil B* beinhaltet die autonome Einflussnahme auf die Intensität der Triggerpunktaktivität. Der zur Schmerzübertragungszone führende *Pfeil C* repräsentiert übertragene Schmerzen und Druckempfindlichkeit in entfernten Bereichen, die mehrere neurologische Segmente vom Triggerpunkt entfernt liegen können. *Pfeil D* kennzeichnet die Auswirkung des Kühlsprays im Bereich der Übertragungszone, wo es die Lösung des Triggerpunktes begünstigt. *Pfeil E* kennzeichnet die aktivierende Wirkung indirekter Reize auf den Triggerpunkt. Der *gestrichelte Pfeil F* gibt Auswirkungen von Triggerpunkten auf die Eingeweidefunktion an. Die *fett gedruckten Pfeile G* markieren die Triggerpunktinteraktion auf supraspinaler Ebene [273].

ausgelöst werden, können Patienten auch unter erheblichen Störungen der autonomen und motorischen Funktion leiden.

Zu den *autonomen Funktionsstörungen* bei Triggerpunkten gehören exzessives Schwitzen, anhaltender Tränenfluss und Schnupfen, übermäßige Speichelproduktion und pilomotorische Aktivität. Verwandte propriozeptive Störungen, die durch Triggerpunkte ausgelöst werden, sind Gleichgewichtsstörungen, Schwindel, Tinnitus und eine ungenaue Gewichtseinschätzung beim Anheben von Objekten.

Motorische Funktionsstörungen auf Grund von Triggerpunkten sind Spasmen in unbeteiligten Muskeln, Schwäche der betroffenen Muskeln, Koordinationsverlust und verminderte Belastbarkeit der betroffenen Muskulatur. Schwäche und verminderte Belastbarkeit werden oft als Hinweis auf vermehrten Trainingsbedarf missverstanden. Ein Training, das begonnen wird, ohne vorher die verantwortlichen Triggerpunkte zu inaktivieren, wird jedoch zu einer weiteren Übernahme der Muskelfunktion durch andere, substituierende Muskeln führen und die betroffene Muskulatur wird weiter geschwächt und vom Training ausgenommen. Durch kombinierte Schwäche der Hand und Koordinationsverlust in der Unterarmmuskulatur nimmt die Greifsicherheit ab, und dem Patienten können unbeabsichtigt Gegenstände aus der Hand fallen. Die Schwäche resultiert aus einer reflexhaften motorischen Inhibition und geht typischerweise nicht mit einer Atrophie des betroffenen Muskels einher. Der Patient wird diese Handlung intuitiv unweigerlich und unbewusst ersetzen, indem er z. B. die Einkaufstasche mit dem zwar nichtdominanten, aber inzwischen stärker gewordenen Arm trägt.

Auf die motorischen Auswirkungen von Triggerpunkten auf den von ihnen betroffenen Muskel wird im Kapitel *Oberflächen-EMG* eingegangen.

Schlafstörungen
Für Patienten mit einem schmerzhaften Triggerpunktsyndrom können Schlafstörungen zu einem ernsthaften Problem werden. Moldofsky konnte in zahlreichen Untersuchungen nachweisen, dass viele Empfindungsstörungen, darunter auch Schmerzen, den Schlaf nachhaltig stören [196]. Die Schlafstörung wiederum kann die Schmerzempfindlichkeit am folgenden Tag steigern. Aktive myofasziale Triggerpunkte werden schmerzhafter, wenn der Muskel langfristig in verkürzter Stellung gehalten wird oder wenn das Körpergewicht die Triggerpunkte kompri-

miert. Für Patienten mit aktiven Triggerpunkten ist daher u.U. die optimale Schlafposition ausschlaggebend, um unnötige Beeinträchtigungen der Nachtruhe zu vermeiden.

2.2.2 Körperliche Untersuchungsbefunde

Ein von einem Triggerpunkt befallener Muskel ist so schmerzhaft, dass er nicht im vollen Ausmaß gedehnt werden kann und hinsichtlich seiner Kraft und/oder Belastbarkeitsdauer eingeschränkt ist. Klinisch ist der Triggerpunkt als umgrenzte, druckschmerzhafte Stelle innerhalb eines Knötchens in einem palpierbar verspannten Muskelfaserbündel zu erkennen. Je aktiver ein Triggerpunkt ist, desto weniger dehnbar ist der Muskel und desto ausgeprägter ist die tastbare muskuläre Verspannung (verminderte Gewebecompliance). Aktive Triggerpunkte werden festgestellt, indem Patienten einen Schmerz *wiedererkennen*, der durch Druck auf den Triggerpunkt ausgelöst wird [94]. Sofern sie von außen zugänglich sind und der Triggerpunkt *in angemessener Weise* per schnellender Palpation gereizt wird, reagieren verspannte Fasern eines Muskelfaserbündels normalerweise mit einer lokalen Zuckungsreaktion. Sobald der Triggerpunkt mit einer Nadel durchstochen wird, erfolgt regelhaft eine Ausweichbewegung.

Verspanntes Faserbündel
Indem der Untersucher quer zur Faserrichtung eines oberflächlichen Muskels sanft reibt, spürt er am Ort des Triggerpunktes ein Knötchen und eine von dort ausgehende und in beiden Richtungen zu den Ansatzstellen des Muskels verlaufende Verhärtung. Dieses verspannte Faserbündel läßt sich bei Muskeln, die von außen zugänglich sind, unter dem Finger schnellen oder rollen. Wurde der Triggerpunkt erfolgreich inaktiviert, schwächt sich dieser tastbare Befund ab und verschwindet oft (jedoch nicht immer) vollständig und unmittelbar nach Inaktivierung des Triggerpunktes.

Druckschmerzhaftes Knötchen
Die Palpation eines verspannten Muskelfaserbündels deckt ein Knötchen auf, das einen streng abgegrenzten, außerordentlich druckschmerzhaften, für einen Triggerpunkt kennzeichnenden Punkt aufweist. Die gemessene Schmerzschwelle dieses Punktes lag statistisch signifikant höher, wenn das Algometer nur 2 cm von der empfindlichsten Stelle entfernt ange-

setzt wurde [212]. Klinisch kann die Schmerzreaktion erheblich reduziert sein, wenn der Druck nur 1–2 mm neben einem Triggerpunkt erfolgt.

In Experimenten an Kaninchen wurde belegt, dass der Bereich in einem betroffenen Muskel, in dem eine lokale Zuckungsreaktion ausgelöst werden kann, ebenso eng begrenzt ist wie die Druckschmerzhaftigkeit in unmittelbarer Nachbarschaft eines Triggerpunktes [128]. Bei einer Abweichung von nur 5 mm in beiden Richtungen vom Triggerpunkt weg (im rechten Winkel zum Faserverlauf im verspannten Bündel gemessen) blieb diese Reaktion fast vollständig aus. Dagegen schwächte sich die Reaktion nur allmählich ab, wenn man von einem Triggerpunkt ausgehend die Fasern innerhalb eines verspannten Bündels bis zu mehreren Zentimetern weit von diesem entfernt reizte. Weitere Ausführungen zur lokalen Zuckungsreaktion befinden sich in Kapitel 2.4.

Wiedererkennen
Das für einen Muskel typische Schmerzübertragungsmuster wir durch Fingerdruck sowohl auf einen aktiven als auch auf einen latenten Triggerpunkt ausgelöst. Die Diagnose eines aktiven Triggerpunktes gilt als gesichert, sobald der Patient die so ausgelöste Empfindung „wiedererkennt". Bei entsprechenden Palpationsbefunden ist dies eines der wichtigsten verfügbaren diagnostischen Kriterien [94, 242]. Ein ähnlicher Effekt ist häufig zu beobachten, wenn der Triggerpunkt mit einer Kanüle durchstochen und dabei ein aktiver Triggerpunkt perforiert wird [123, 249].

Übertragene sensorische Phänomene
Triggerpunkte können neben Schmerzen auch andere sensible Veränderungen wie Druckempfindlichkeit und Dysästhesie in ihren Referenzbereich übertragen. Vecchiet et al. konnten diese übertragene Druckempfindlichkeit experimentell belegen [283].

Lokale Zuckungsreaktion
Durch schnellende Palpation eines Triggerpunktes kann häufig eine vorübergehende Zuckungsreaktion des verspannten Muskelfaserbündels ausgelöst werden. Sie wird in Kapitel 3.9 ausführlich beschrieben; Kapitel 2.4 befasst sich mit ihrer Pathosphysiologie. Lokale Zuckungsreaktionen können sowohl an aktiven als auch an latenten Triggerpunkten ausgelöst werden. In einer Studie konnte kein Unterschied zwischen den lokalen Zuckungsreaktionen bei schnellender Palpation und bei Penetration mit einer Kanüle festgestellt werden [246].

Einschränkung des Bewegungsausmaßes
Macdonald konnte zeigen, dass Muskeln, die aktive myofasziale Triggerpunkte enthalten, ein schmerzhaft eingeschränktes passives Bewegungsausmaß bei Dehnung aufweisen [177]. Jeder Versuch, den Muskel passiv weiter zu dehnen, verstärkt die Schmerzen, da die betroffenen Muskelfasern schon in Ruhe beträchtlich gespannt sind. Die schmerzhafte Dehnungseinschränkung ist bei aktiver Bewegung geringer ausgeprägt als bei passiver Dehnung des Muskels, was zumindest teilweise auf eine reziproke Inhibition zurückzuführen sein dürfte. Das Bewegungsausmaß normalisiert sich, sobald der Triggerpunkt inaktiviert und das verspannte Faserbündel gelöst ist. Die durch Triggerpunkte verursachte Bewegungseinschränkung ist in manchen Muskeln (z. B. M. subscapularis) ausgeprägter als in anderen (z. B. M. latissimus dorsi).

Schmerzhafte Kontraktion
Die kräftige Kontraktionen eines Muskels, der Triggerpunkte enthält, ist für den Patienten schmerzhaft [177]. Besonders ausgeprägt ist dieser Effekt, wenn der Muskel aus der verkürzten Stellung heraus kontrahiert werden soll.

Schwäche
Obwohl Schwäche als allgemeines Merkmal eines Muskels mit aktivem myofaszialen Triggerpunkt gilt, variiert ihre Ausprägung zwischen den einzelnen Muskeln und Individuen. Elektromyographische Untersuchungen belegen, dass ein Muskel mit aktiven Triggerpunkten schon bei Arbeitsbeginn müde ist, schnell weiter ermüdet und früher als gesunde Muskeln erschöpft ist [116, 118]. Auf diese Veränderungen wird in Kapitel 2.2.3 unter dem Titel *„Oberflächen-EMG"* genauer eingegangen. Die Schwäche könnte Ausdruck einer von den Triggerpunkten ausgelösten Reflexinhibition des Muskels sein.

2.2.3 Untersuchungsverfahren

Es gibt derzeit kein anerkanntes Labor- oder bildgebendes Verfahren zur Diagnose von Triggerpunkten. Anhand von drei messbaren Phänomenen, die nützliche Forschungsparameter sind, lassen sich jedoch charakteristische Triggerpunktmerkmale nachweisen. Zwei davon, das Oberflächen-EMG und die Sonographie, sind auch in der klinischen Verwendung zur Diagnose und Therapie von Triggerpunkten vielversprechend.

Nadel-EMG

Weeks und Travell [288] stellten 1957 eine für myofasziale Triggerpunkte spezifische EMG-Aktivität fest, womit sie dem Untersuchungsbericht von Hubbard und Berkhoff [133] aus dem Jahre 1993 zuvorkamen. In nachfolgenden Studien an Kaninchen und Menschen wurde bestätigt, dass an der motorischen Endplatte ein spontanes, niederfrequentes Endplattenrauschen auftritt, ebenso wie eine hochfrequente Spikeaktivität [248, 250, 252]. Beide sind zwar hochspezifisch jedoch nicht pathognomonisch für Triggerpunkte. Die Ursache der hochfrequenten Spitzen ist unklar. Das Endplattenrauschen ist ein eindeutiger, beweisender Befund und ein unschätzbarer Forschungsparameter. In Kapitel 2.4 wird dieses Phänomen eingehend erörtert.

Sonographie

Michael Margolis, M.D., beschrieb als Erster die sonographische Darstellung einer lokalen Zuckungsreaktion [181]. Seine Beobachtungen wurden von Gerwin und Duranleau aufgegriffen [91, 92]. Abbildung 2.2. entstammt ihrer Veröffentlichung. Dieses bildgebende Verfahren eröffnet nicht nur neben der Elektromyographie eine weitere Möglichkeit zum Nachweis und zur Untersuchung lokaler Zuckungsreaktionen. Es eröffnet außerdem die Möglichkeit, die klinische Diagnose von Triggerpunkten mithilfe ei-

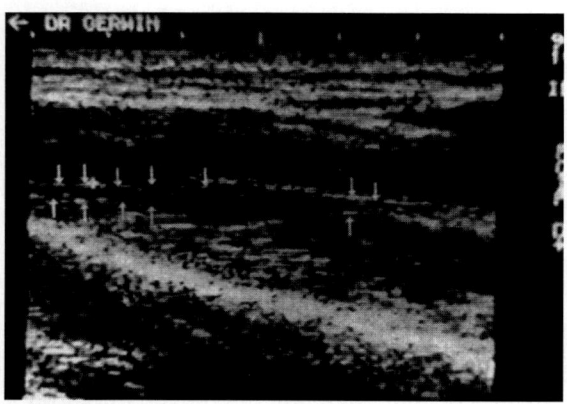

Abb. 2.2: Hochaufgelöstes sonographisches Bild einer lokalen Zuckungsreaktion in dem verspannten Muskelfaserbündel eines Triggerpunktes. Die Zuckungsreaktion wurde durch die Penetration eines Triggerpunktes in den Fasern eines rechten M. infraspinatus mit einer Kanüle ausgelöst. *Weiße Pfeile* in der Bildmitte kennzeichnen das Faserbündel, dessen Kontraktion im Ultraschall zu beobachten war. Die Kontraktion erfolgte zeitgleich mit der Angabe des Patienten, er spüre den typischen Schmerz und einen Übertragungsschmerz in Schulter und Arm (Wiedergabe mit freundlicher Genehmigung nach [92]).

ner bildgebenden Technik zu sichern, die jedem zur Verfügung steht. Voraussetzung ist allerdings, dass der Untersucher die schnellende Palpation oder die Penetration eines Triggerpunktes mit einer Kanüle beherrscht, um eine lokale Zuckungsreaktion auszulösen.

Oberflächen-EMG

Triggerpunkte stören oder verhindern die normale Muskelfunktion. Funktionell weist ein mit einem Triggerpunkt behafteter Muskel ein dreifaches Problem auf: eine *gesteigerte Reaktivität*, eine *verzögerte Entspannung* und eine *erhöhte Ermüdbarkeit,* die gemeinsam für eine vermehrte Überlastung und verringerte Belastungsfähigkeit verantwortlich sind. Außerdem kann ein Triggerpunkt *übertragene Spasmen* und *übertragene Hemmung* in anderen Muskeln hervorrufen. Unter Verwendung der seit kurzem verfügbaren Online-Computeranalyse der EMG-Amplitude und der mittleren Stärke der Spektralfrequenz beschreiben einige in diesem Bereich richtungsweisende Forscher Auswirkungen von Triggerpunkten auf die Muskelaktivität [56, 116]. Ihren Arbeiten ist zu entnehmen, dass Triggerpunkte die motorische Funktion des Muskels verändern, in dem sie liegen, *und* dass ihre Wirkung über das Zentralnervensystem auf andere Muskeln übertragen werden kann. Bislang liegen noch zu wenig kontrollierte Studien vor, um die klinische Zuverlässigkeit und den Anwendungsbereich dieser Beobachtungen abzusichern. Die wenigen vorliegenden Berichte über diese Triggerpunktauswirkungen sind jedoch vielversprechend.

Die eindeutigen klinischen Auswirkungen von Triggerpunkten auf die Sensibilität, etwa in Form von Druckempfindlichkeit und Übertragungsschmerzen, sind im vorliegenden Buch ausführlich belegt. Bekanntlich können starke Hautreize (z. B. elektrische Reize) reflexhafte motorische Effekte auslösen (z. B. einen Beugereflex) [114]. Wenn die Haut motorische Aktivität und ein Triggerpunkt die sensorische Aktivität beeinflussen kann, sollte es nicht verwundern, dass Triggerpunkte sich auch auf die motorische Aktivität auswirken können. Die motorischen Auswirkungen von Triggerpunkten könnten sogar besonders wichtig sein, da die resultierende motorische Fehlfunktion zu einer Überlastung anderer Muskeln führt, wodurch das Problem von Muskel zu Muskel weitergereicht wird. Auf Grund zahlreicher Belege ist anzunehmen, dass Muskeln, in denen entfernt gelegene Triggerpunkte rezidivierend Spasmen auslösen, normalerweise ebenfalls Triggerpunkte enthalten. Hinsichtlich dieser von Triggerpunkten ausgelösten motorischen Phänomene besteht dringender Forschungsbedarf.

Gesteigerte Reaktionsbereitschaft

Die gesteigerte Reaktionsbereitschaft einiger betroffener Muskeln ist an anormal hohen EMG-Amplituden abzulesen, sobald der Muskel willkürlich kontrahiert und belastet wird. Klinische Untersuchungen belegen, dass manche Muskeln eher verkürzt und anormal erregbar sind während andere geschwächt und gehemmt sind [142, 170]. Der obere Anteil des M. trapezius zählt zu den erregbaren Muskeln, für den EMG-Studien belegten, dass er bei willkürlicher Kontraktion zur „Überreaktion" neigte, sofern er Triggerpunkte enthielt, auch wenn er keine anormale Ruheaktivität aufwies. Bei Flexion und Extension des Kopfes zeigten die oberen Anteile von M. trapezius und/oder M. sternocleidomastoideus in 80% der Fälle eine um 20% vergrößerte EMG-Amplitude, wenn sie Triggerpunkte enthielten [56]. Headley wies eine vergleichbare Steigerung der EMG-Aktivität in den oberen, Triggerpunkte enthaltenden Fasern des M. trapezius gegenüber den kontralateralen, gesunden Fasern nach, wenn die Probanden beide Schultern gleichmäßig weit nach oben zogen [117].

Auf Grund vorläufiger Studien besteht die Vermutung, dass Triggerpunkte funktionell verwandte Muskeln per Übertragung inhibieren oder erregen können, vor allem, wenn die Zielmuskeln ebenfalls Triggerpunkte enthalten. Mehrfach wurden elektromyographisch motorische Phänomene bei latenten Triggerpunkten registriert, die vermutlich vom Triggerpunkt unabhängig von seiner Schmerzhaftigkeit verursacht wurden. Diese offenbar spezifische motorische Auswirkung von Triggerpunkten eröffnet einen noch wenig erkundeten, aber vielversprechenden Bereich der Triggerpunktforschung. Ein Triggerpunkt kann typischerweise manche Muskeln reizen und andere hemmen. Das könnte erklären, weshalb einige Muskeln häufig das klinische Bild einer Blockade entwickeln und andere überempfindlich auf eine klinische Aktivierung reagieren.

Erhöhte Ermüdbarkeit

Hagberg und Kvarnström wiesen am Beispiel eines M. trapezius mit Triggerpunkten im Vergleich zum kontralateralen, schmerzfreien Muskel elektromyographisch eine *beschleunigte Ermüdbarkeit* bei Belastung nach [115]. Im Vergleich zum beschwerdefreien Muskel war die EMG-Amplitude vergrößert und die mittlere

Leistungsfrequenz erheblich reduziert. Beide kündigen eine Ermüdung an. Mannion und Dolan wiesen bei intermittierendem ermüdendem Training eine annähernd lineare Beziehung zwischen der abnehmenden mittleren Leistungsfrequenz und der abnehmenden Maximalkraft willkürlicher Kontraktionen nach. Die voranschreitende Ermüdung des Muskels kann als zunehmende Schwäche ausgedrückt werden.

Es besteht allgemein Übereinstimmung darüber, dass die mittlere Leistungsfrequenz ein zuverlässiges Kriterium der Muskelermüdung ist. Headley berichtet über *verlängerte Erholungszeiten* nach ermüdenden Übungen bei 55 Patienten mit chronischem Überlastungssyndrom [118]. In dieser Patientengruppe wiesen die betroffenen Muskeln sehr häufig Triggerpunkte auf. Vor und nach den Übungen sowie nach einer Pause von sieben Minuten wurde beidseitig die mittlere Kraft für den unteren Anteil des M. trapezius anhand der spektralanalytischen Auswertung der Aktivität im Oberflächen-EMG gemessen. Die spektralanalytisch mittleren Leistungswerte wichen vor und nach den Übungen statistisch signifikant voneinander ab. Die Werte betroffener Muskeln zeigten auch sieben Minuten nach den Übungen nur eine minimale Erholung, während sich ein gesunder Muskel innerhalb von einer Minute zu 70–90% erholt hat.

Verlängerte Erholungsphase

Eine *verlängerte Erholungsphase* ist bei Überlastung der Muskulatur häufig zu beobachten [118] und bei Wiederholungsübungen von Muskeln mit Triggerpunkten ein häufiger Befund im Oberflächen-EMG. Headley wies auf die Bedeutung der kurzen Unterbrechungen im Oberflächen-EMG hin, die bei normalen Ableitungen bei Wiederholungsübungen auftreten [118]. Der Verlust dieser Unterbrechungen trägt entscheidend zu einer Ermüdung des Muskels bei. Ivanichev belegte die verzögerte Erholung (Verlust klarer Unterbrechungen bei Verlust der muskulären Koordination) im Rahmen einer Untersuchung an den Extensoren und Flexoren der Hand, die jeweils Triggerpunkte enthielten, bei abwechselnder Flexions- und Extensionsbewegung im Handgelenk. Eine anhaltend niedrige EMG-Aktivität in der Phase, in der der Muskel entspannt sein könnte und sollte, wird oft als Haltearbeit bezeichnet. Verlängerte oder fehlende Entspannungsphasen beschleunigen die Ermüdung des Muskels.

Abbildung 2.3 stellt schematisch die Veränderungen im EMG von Muskeln mit Triggerpunkten dar. Der betroffene Muskel weist zu

Beginn einer Wiederholungsübung ein Ermüdungsmuster auf, anschließend eine beschleunigte Ermüdbarkeit und verlängerte Erholungszeit [118]. Offensichtlich sind diese Parameter Kennzeichen der motorischen Funktionsstörung von Muskeln mit Triggerpunkten.

Übertragener Spasmus

Ein Triggerpunkt kann außerdem in anderen Muskeln eine motorische Aktivität (*übertragene Spasmen*) auslösen. Headley veranschaulichte diesen Sachverhalt, indem er Druck auf den Triggerpunkt in einem rechten M. soleus ausübte, wodurch eine kräftige spastische Reaktion in der rechten lumbalen paraspinalen Muskulatur auftrat [116]. Abbildung 2.4 zeigt eine vergleichbare Reaktion, bei der es während der Kompression eines Triggerpunktes im langen Kopf des M. triceps brachii für exakt 20 Sekunden (Dauer des Drucks) in den ipsilateralen oberen Anteilen des M. trapezius zu einer starken Reaktion (Spasmus) kommt. Nach Inaktivierung der Triggerpunkte im M. triceps brachii blieb diese Reaktion aus. Im beschrie-

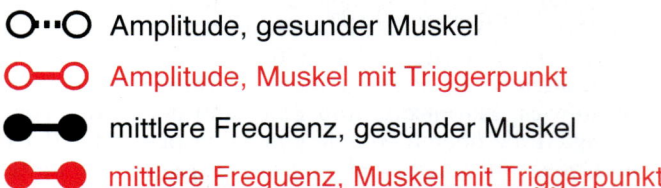

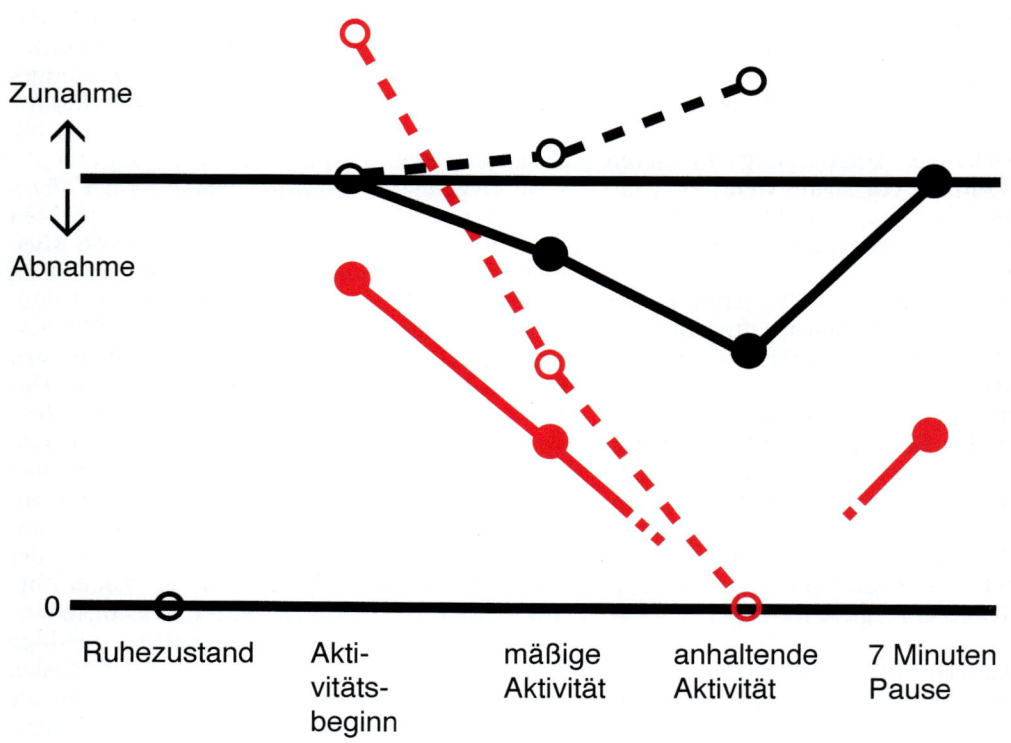

Abb. 2.3: Vergleich des Oberflächen-EMGs eines gesunden (*schwarze Linien*) und eines Muskels mit aktiven myofaszialen Triggerpunkten (*rote Linien*) bei ermüdenden Übungen. Die durchschnittliche Amplitude (*offene Kreise*) und die EMG-Werte des Muskels mit Triggerpunkten zeigen schon zu Beginn eine Ermüdung des Muskels an. Sie belegen, dass der Muskel schneller erschöpft (und sich langsamer erholt) als ein gesunder Muskel. Diese Veränderungen gehen mit einer beschleunigten Ermüdung und Schwäche des Muskels mit Triggerpunkten einher.

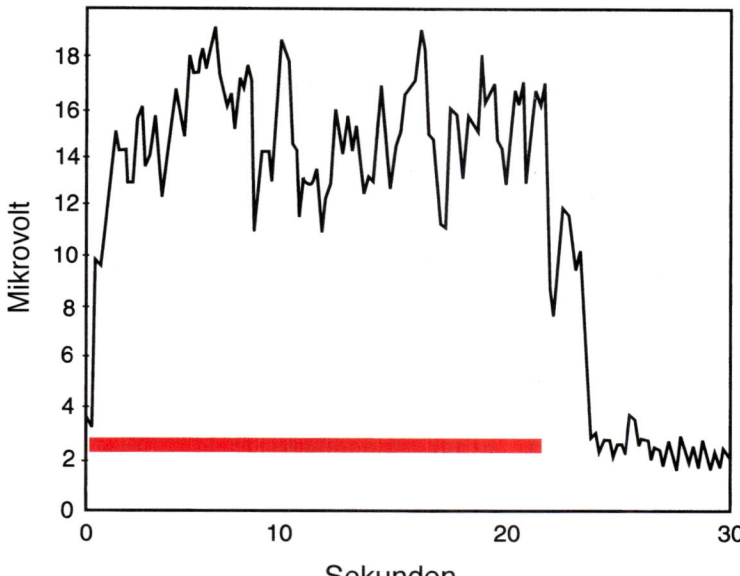

Abb. 2.4: Reaktive motorische Aktivierung des oberen M. trapezius nach schmerzhaftem Druck auf einen Triggerpunkt im langen Kopf des gleichseitigen M. triceps brachii. Der Balken entspricht der Dauer des schmerzhaften Drucks auf den Triggerpunkt im M. triceps. Die im Oberflächen-EMG erkennbare, gesteigerte Aktivität (übertragener Spasmus) entspricht der Dauer der mechanischen Reizung des Triggerpunktes. (Mit frdl. Gen. nach Barbara J. Headley, P.T.)

benen Fall enthielt der obere Anteil des M. trapezius ebenfalls Triggerpunkte. Somit bestätigt seine Reaktion die Vermutung, wonach Muskeln mit Triggerpunkten einfacher als solche ohne Triggerpunkte aktivierbar sind (und daher eher zum Zielmuskel für übertragene Spasmen werden). Dies könnte ein weiterer Hinweis auf die Sensibilisierung von α-Motoneuronen im Zusammenhang mit Triggerpunkten sein. Weitere Studien sind erforderlich, um diese Fragestellung zu klären.

Einige Muskeln sind bevorzugt Ort übertragener Spasmen, daher können Triggerpunkte in zahlreichen entfernt liegenden Muskeln EMG-Aktivität und Erregbarkeit des Zielmuskels verstärken. Häufige Zielmuskeln scheinen der obere Anteil des M. trapezius, der M. masseter, die Mm. cervicales posteriores und paraspinales lumbales zu sein. Janda zufolge neigen diese Muskeln außerdem zu Verspannungen [142].

Carlson et al. konnten die Beziehung zwischen Triggerpunkt und Zielmuskel für übertragene Spasmen am Beispiel des oberen M. trapezius und des M. masseter zeigen. Nach der Infiltration des Triggerpunktes im M. trapezius verringerten sich Schmerzintensität und EMG-Aktivität im M. masseter signifikant. Alle in die Studie einbezogenen Patienten wiesen eine umschriebene, durch Triggerpunkte verursachte Druckschmerzhaftigkeit im Bereich von TrP$_1$ im M. masseter auf. Das bestätigt die Vermutung, dass Zielmuskeln typischerweise Triggerpunkte

entwickeln, die aber nicht notwendigerweise aktiv sein müssen.

Diese Beispiele entsprechen dem Konzept des aktivierten Segments, wie es von Korr et al. im Rahmen einer Osteopathie-Studie beschrieben wurde. In dieser Studie entstand der Spasmus in der paraspinalen Muskulatur, die somit im Rahmen einer Gelenkdysfunktion Zielmuskel auf Ebene des druckschmerzhaften Wirbelkörpers war [154]. Eine ältere Studie stellte fest, dass die spastische Reaktion am stärksten ausgeprägt ist, wenn Druck auf einen druckschmerzhaften Wirbelkörper erfolgt [50].

Triggerpunkte können Spasmen unabhängig vom Schmerz übertragen. Headley bemerkte, dass einige entfernt gelegene Triggerpunkte, die Spasmen in der paraspinalen Muskulatur auslösten, tendenziell keinen Schmerz fortleiteten und nur mäßig druckschmerzhaft waren. Sie berichtet über eine deutliche Linderung der lumbalen Rückenschmerzen, nachdem die für die Spasmen verantwortlichen Triggerpunkte inaktiviert worden waren [116]. Diese „latenten" Triggerpunkte verursachten zwar selbst keine Schmerzen, jedoch eine schmerzhafte Aktivität in den Rückenmuskeln.

Übertragene Hemmung

Die Fähigkeit von Triggerpunkten, eine *Hemmung zu übertragen*, kann die normale Muskelfunktion erheblich stören. Headley führt zwei eindeutige Beispiele für eine bewegungsspezifische Hemmung an. In beiden Fällen arbeiteten die Muskeln während einer Übungsbewegung erwartungsgemäß. Bei einer Bewegung, in der sie primäre oder unterstützende Funktion hätten übernehmen müssen, kontrahierten sie jedoch überhaupt nicht. Ein häufiges Beispiel für eine übertragene Hemmung gibt der vordere Anteil des M. deltoideus, der während einer Schulterflexion stark inhibiert sein kann und während der Schulterabduktion weitestgehend normal funktioniert [117]. In den beschriebenen Fällen normalisierte sich das Funktionsmuster, nachdem der auslösende Triggerpunkt im M. infraspinatus inaktiviert worden war [Headley, persönliche Mitteilung, 1996].

Ein weiteres Beispiel für eine übertragene Hemmung war ein aktiver Triggerpunkt im M. quadratus lumborum, der die Glutealmuskulatur hemmte. Die Funktion der Glutealmuskeln normalisierte sich, sobald der Triggerpunkt im M. quadratus lumborum inaktiviert worden war [117]. Die unverzügliche Wiederherstellung von normaler Kraft und normaler spektral ermittelter mittlerer Potenzialfrequenz legt den Verdacht nahe, dass der Muskel vor der Untersuchung nicht geschwächt war, sondern vermutlich vom Triggerpunkt im M. quadratus lumborum neurologisch blockiert wurde. Sofern der Muskel nach Inaktivierung des Triggerpunktes nicht unmittelbar das normale Funktionsmuster aufweist, hat er im Laufe ausreichend oft wiederholter Arbeitseinheiten ein anormales Muster „erlernt". In diesem Falle muss der Muskel das normale Muster *nach* der Inaktivierung des zuständigen Triggerpunktes durch gezielte Übungen neu erlernen. Dieser Prozess lässt sich durch EMG-Biofeedback von dem/den inhibierten Muskel(n) unterstützen.

Alle vorgenannten motorischen Phänomene legen in ihrer Komplexität den Schluss nahe, dass die von Triggerpunkten hervorgerufenen motorischen Funktionsstörungen nicht weniger kompliziert und wichtig sind als die in der Erstausgabe des *Handbuches der Triggerpunkte* besonders berücksichtigten sensiblen Phänomene. Man könnten ein Buch über diese motorischen Funktionsstörungen schreiben, wobei allerdings zuvor noch viele gut durchdachte und durchgeführte Oberflächen-EMG-Studien erforderlich sind.

Algometrie

Die Schmerzempfindlichkeit von Patienten mit Triggerpunkten wurde der Schmerzschwelle bei elektrischer Stimulierung [283, 284] oder bei Druckanwendung gleichgesetzt. Am häufigsten wurde die Druckalgometrie verwendet, bei der mit einem festgelegten, senkrecht auf die Haut einwirkenden Druck eine spezifische Schmerzstärke ausgelöst wird. Dabei werden drei Schwellenwerte beschrieben: das Einsetzen eines lokalen Schmerzes (Druckschmerz-Schwelle), das Einsetzen von Übertragungsschmerz (Übertragungsschmerzschwelle) und ein unerträglicher Druck (Schmerztoleranz). Üblicherweise wird der zum Erreichen der Schmerzschwelle erforderliche Druck direkt an einer Federskala abgelesen, die auf Kilogramm, Newton oder Pound kalibriert ist. Da der Druck über eine kreisförmige Fußplatte übertragen wird, ist deren Durchmesser zu berücksichtigen, weswegen die jeweiligen Messungen die Belastung der Hautfläche (kg/cm^2) wiedergeben. Da eines der gebräuchlichsten Algometer eine Fußplattenfläche von $1 \, cm^2$ hat, gibt es bereits alle Werte in kg/cm^2 an, sodass keine Umrechnung erforderlich ist.

Ein im Handel erhältliches Federalgometer, das mit der Hand gehalten werden muss, wurde 1986 beschrieben [72], und 1987 wurden Standardwerte veröffentlicht [73]. Seitdem wurde das Federalgometer häufig in der Forschung verwendet. Mit diesem Instrument lässt sich die Druckschmerzschwelle am Ort eines Triggerpunktes messen, sodass die anfängliche Druckschmerzhaftigkeit mit Messungen nach therapeutischer oder experimenteller Intervention verglichen werden kann. Das Messverfahren ist verhältnismäßig objektiv, da die Skala nicht im Blickfeld des Patienten liegt; allerdings hängt die Untersuchung von dessen subjektiver Empfindung ab. Das Gerät eignet sich hervorragend für wissenschaftliche Untersuchungen und ist in vielen Situationen des klinischen Alltags äußerst hilfreich. Bei der Untersuchung von Triggerpunkten muss der Untersucher allerdings drei einschränkende Faktoren berücksichtigen.

- Erstens sagt die Messung nichts über die Ursache der gemessenen Druckempfindlichkeit aus. Sie kann sowohl durch myofasziale Triggerpunkte, als auch z.B. durch Druckpunkte bei Fibromyalgie, durch eine Bursitis, starke Spasmen ausgelöst werden. Der Befund einer Druckschmerzhaftigkeit ist kein diagnostisches Kriterium. Die Schmerzursache muss durch andere diagnostische Verfahren ermittelt werden.
- Zweitens werden die an einem beliebigen Ort erzielten absoluten Werte von Hautdicke und Geschmeidigkeit des Unterhautgewebes, die von Person zu Person unterschiedlich sind, sowie von Sensibilitätsunterschieden der verschiedenen Muskeln beeinflusst [73].

- Drittens wird für gewöhnlich unterschätzt, wie viel Geschicklichkeit der effiziente Einsatz des Gerätes erfordert, und wie genau der zu untersuchende Triggerpunkt lokalisiert werden muss. Zunächst muss mit Unterstützung des Patienten exakt ertastete werden, wo die maximale Druckempfindlichkeit eines Triggerpunktes liegt. Da die Druckempfindlichkeit des *Knötchens* in einem *verspannten Muskelfaserbündel* gemessen werden soll, muss die Fußplatte über dem Punkt maximaler Empfindlichkeit des Knötchens aufgelegt und der Druck exakt auf diesen Punkt ausgerichtet werden. Die Fußplatte muss während der gesamten Messdauer in dieser Position *bleiben*. Falls sie verrutscht und das an das Knötchen angrenzende Gewebe komprimiert (was nur allzu leicht passiert), wird ein vollkommen falscher zu hoher Wert gemessen. Aus diesen Gründen werden Fehler bei der Messung der Druckschmerzhaftigkeit von Triggerpunkten fast immer unter- statt überschätzt. Man fixiert die Position über dem Punkt maximaler Druckempfindlichkeit, indem man beidseits neben das Knötchen oder das verspannte Musleffaserbündel einen Finger auflegt und die Druckplatte zwischen den Fingern abstützt. Diese Schwierigkeiten lassen sich außerdem zumindest teilweise ausgleichen, indem man den Mittelwert der beiden niedrigsten Messwerte ermittelt, sofern diese nur unwesentlich voneinander abweichen.

Hong et al. klärten kürzlich, was unter einer angemessenen Interpretation einer algometrischen Triggerpunktmessung zu verstehen ist. Die Autoren untersuchten algometrisch drei Stellen im mittleren Anteil des M. extensor digitorum, der für latente und aktive Triggerpunkte bekannt ist. Die drei Punkte befanden sich direkt auf dem Triggerpunkt, im verspannten Faserbündel 2 cm distal des Triggerpunktes und an einem Kontrollpunkt (gesunder Muskel) 1 cm distal und 1 cm lateral vom gewählten Punkt im verspannten Faserbündel. An allen Stellen wurden drei Schwellenwerte gemessen: das Einsetzen des (lokalen) Schmerzes, das Einsetzen eines Übertragungsschmerzes und eines unerträglichen Schmerzes. Abbildung 2 des Forschungsberichtes stellt die Befunde graphisch dar [125].

Die Autoren [125] konnten überzeugend vorführen, dass die Auslösung eines für den Muskel spezifischen Übertragungsschmerzes *kein* spezifischer Befund bei Triggerpunkten ist, da er in erster Linie von der Stärke des ausgeübten Drucks abhängt. In allen 25 Untersuchungen wurde Übertragungsschmerz durch Druck auf die Bereiche des aktiven Triggerpunktes und des verspannten Faserbündels (in 2 cm Entfernung vom Triggerpunkt) ausgeübt. Durch Druck auf den Kontrollpunkt bei Patienten mit aktiven Triggerpunkten wurde in der *Hälfte* der Fälle ein Übertragungsschmerz ausgelöst, bevor die Schmerztoleranzgrenze erreicht war. Bei Patienten mit latenten Triggerpunkten gelang dies bei *einem Viertel* der Untersuchungen. Diese Ergebnisse stimmen mit denen von Scudds et al. überein, wonach bei ausreichendem Druck auch bei normalerweise schmerzfreien Personen Übertragungsschmerzen auslösbar sind. Eine lokale Druckschmerzhaftigkeit in scheinbar gesunden Muskeln tritt vorzugsweise bei Patienten mit Schmerzen durch Triggerpunkte auf und ist bei Fibromyalgiepatienten zu erwarten [232].

Hong et al. stellten fest, dass sich Übertragungsschmerz von jedem aktiven Triggerpunktbereich aber nur von 47% der latenten Triggerpunktbereiche auslösen lässt. Mit anderen Worten war an einem aktiven Triggerpunkt weniger Druck erforderlich, um einen Übertragungsschmerz auszulösen als an einem latenten Triggerpunkt. Wie zu erwarten lagen die drei Schwellenwerte aktiver Triggerpunkte signifikant (p < 0,01) unter denen latenter Triggerpunkte. Je reizbarer ein Triggerpunkt ist, desto niedriger ist die Schmerzschwelle. Da sich die Werte von aktiven und latenten Triggerpunkten jedoch häufig überschnitten, reichten die Schwellenwerte allein zur Unterscheidung der Triggerpunkte nicht aus [125]. Diese Untersuchung veranschaulicht den Wert der Druckalgometrie in Forschung und klinischer Arbeit.

Ein unvollständiger, illustrierter Untersuchungsbericht an einem einzelnen Patienten zeigt, dass die Druckschmerzschwellen, die in unterschiedlichen Abständen im verspannten Faserbündel gemessen wurden, über dem Triggerpunkt am niedrigsten sind. Die Schmerzschwellen sowohl über dem Triggerpunkt als auch über anderen Punkten des verspannten Faserbündels sind nach Penetration und Infiltration des Triggerpunktes beträchtlich erhöht [77]. Demnach sind systematische, kontrollierte Studien zur Druckschwellenhöhe über der Gesamtlänge des verspannten Faserbündels bis zur Ansatzstelle erforderlich. Die wichtigen Punkte derartiger Untersuchungen sind bekannt [243].

Eine andere Form der Druckalgometrie verwendet einen elektronischen, druckempfindlichen Film, der über die Fingerspitze gezogen wird. Dieses Instrument wird als Palpometer bezeichnet [16]. Alle bislang geprüften Versionen des Gerätes waren hinsichtlich Sensitivität und

Kontinuität der Anzeige bei geringen Druckwerten nicht zufriedenstellend, bei denen Auflösung und Genauigkeit besonders wichtig sind. Ein dermaßen ausgereiftes Gerät könnte beachtliche Vorteile im Vergleich zum Federalgometer aufweisen, da ein gewisser Grad an Tastempfindungen der Fingerspitze durch den Film hindurch möglich ist. Außerdem besitzt das Palpometer den Vorteil, elektronisch zu arbeiten, wodurch die Messwerte sofort registriert und zu Analysezwecken in einen Computer eingelesen und gespeichert werden können.

Thermographie

Thermogramme können mit Hilfe einer Infrarotkamera oder eines Films aus Flüssigkeitskristallen erstellt werden. Die Infrarot- oder Teletthermographie ist in Kombination mit der computergestützten Analyse ein leistungsfähiges Instrument zur exakten und schnellen bildlichen Darstellung von Veränderungen der Hauttemperatur auf großen Körperflächen. Mit dieser Technik lassen sich kutane Reflexphänomene darstellen, die für myofasziale Triggerpunkte charakteristisch sind. Die billigeren Kontaktfolien aus Flüssigkeitskristallen der Plattenthermographie haben Grenzen, die eine zuverlässige Interpretation der Ergebnisse erheblich erschweren.

Jede dieser thermographischen Messtechniken erfasst die Oberflächentemperatur der Haut nur bis zu einer Tiefe von wenigen Millimetern. Die Temperaturschwankungen entsprechen Veränderungen der Durchblutung innerhalb, jedoch nicht unterhalb der Haut. Die endogene Ursache dieser Temperaturschwankungen besteht meist in einer Aktivität des sympathischen Nervensystems. Die Aussagekraft eines Thermogramms ist folglich mit der Messung von Hautwiderstandsveränderungen oder von veränderter Schweißproduktion vergleichbar. Die elektronische Infrarotthermographie ist jedoch anwenderfreundlicher und den anderen Methoden hinsichtlich der räumlichen und zeitlichen Auflösung überlegen.

Zusammengefasst besagen die nachfolgend erwähnten Studien, dass die Feststellung eines heißen Flecks im Thermogramm *nicht* ausreicht, um einen darunter liegenden Triggerpunkt zu identifizieren. Ähnliche Temperaturveränderung sind auch bei einer Radikulopathie, einer Gelenkdysfunktion, einer Tendopathie oder auf Grund eines lokalen subkutanen Entzündungsprozesses zu erwarten. Der thermographisch ermittelte heiße Fleck eines Triggerpunktes wird als ein kreisförmiger Bereich mit 5–10 cm Durchmesser beschrieben, der geringfügig vom Triggerpunkt versetzt liegt [71]. In fünf Studien wurde eine Überwärmung des Bezirks über einem Triggerpunkt erwähnt (bei insgesamt 170 Triggerpunkten) [52, 53, 74, 79, 161]. In keinem dieser Fälle wurde eine Hypothermie erwähnt. Weniger Übereinstimmung besteht bezüglich der Schwankungen in der Hauttemperatur im Bereich des Übertragungsschmerzes. Die vorliegenden Daten lassen jedoch eine interessante Möglichkeit erkennen. Ungereizte Triggerpunkte, die spontane autonome kutane Auswirkungen übertragen, könnten zu einer Überwärmung in einem umschriebenen Bereich oberhalb des Triggerpunktes führen. Eine mechanische Reizung des Triggerpunktes dagegen, die zusätzlich Schmerzen auslöst, verursacht eine „reflexhafte" Hypothermie in Abhängigkeit vom Reiz. Diese könnte ein zuverlässigeres Kriterium zur Bestimmung von Triggerpunkten sein als die Hyperthermie oberhalb des Triggerpunktes. Zunächst sind jedoch wissenschaftliche Studien erforderlich, um zu klären, ob sich diese reflexhafte Hyperthermie von einem entsprechenden Phänomen unterscheidet lässt, das bei schmerzhaftem Druck auf ein funktionsgestörtes Gelenk, eine Bursitis oder eine Tendopathie auftritt.

Kruse und Christiansen wählten einen thermographisch ermittelten heißen Fleck zur Erstbestimmung der vermuteten Lokalisation eines Triggerpunktes. Das Vorliegen eines Triggerpunktes wurde anschließend durch körperliche Untersuchung bestätigt [161]. Bei diesem Vorgehen blieben Triggerpunkte unberücksichtigt, die nicht thermographisch aktiv waren.

Fischer und Chang untersuchten die Glutealregion von 14 verschiedenen Patienten mit lumbalen Rückenschmerzen thermographisch auf heiße Flecken, die in 13 Muskeln und einem Ligament auf punktuelle Druckschmerzhaftigkeit geprüft wurden. Im Vergleich mit Kontrollpunkten der Gegenseite korrelierten die herabgesetzten Druckschwellenwerte signifikant ($p < 0,01$) mit den heißen Flecken, die meistens auch druckschmerzhaft waren [79]. Der Bericht lässt allerdings offen, ob diese Druckschmerzhaftigkeit auf Triggerpunkte, die Druckpunkte einer Fibromyalgie oder andere Ursachen zurückzuführen war.

Swerdlow und Dieter untersuchten 165 Patienten mit Peitschenschlagsyndrom. Bei 139 von ihnen fanden sie Triggerpunkte im oberen, mittleren und unteren Anteil des M. trapezius [265]. Anhand von Fischers thermographischen Kriterien [74] gelangten sie in 40% der Fälle zu falsch positiven und in 20% der Fälle zu falsch negativen Ergebnissen, was für diagnostische Kriterien nicht akzeptabel ist.

Scudds et al. untersuchten mithilfe der Infrarotthermographie die Rücken von 49 Fibromyalgiepatienten und 19 myofaszialen Schmerzpatienten. Die Untersuchung erfolgte im Ruhezustand, während gleichzeitig dolorimetrisch der Übertragungsschmerz bestimmt wurde. Dabei lag die durchschnittliche Hauttemperatur der myofaszialen Schmerzpatienten um 0,65 °C über der der Fibromyalgiepatienten [231a]. In dieser Studie wurden Triggerpunkte anscheinend lediglich anhand von umschriebener Druckschmerzhaftigkeit und Übertragungsschmerzen identifiziert, die einer anderen Studie zufolge auch bei gesunden Personen auftreten können [232]. Alle Triggerpunkte verursachten Übertragungsschmerzen, ebenso wie die Hälfte der empfindlichsten Punkte der Fibromyalgiepatienten [231a]. Dieser Befund kann auch bedeuten, dass die Hälfte der Fibromyalgiepatienten unter Triggerpunkten litt, was mit den Ergebnissen eines anderen Forschers [90] übereinstimmen würde, der eben diese Möglichkeit in Erwägung gezogen hatte. Andererseits könnten auch Druckpunkte Schmerzen übertragen, die nicht mit Triggerpunkten identisch sind. In jedem Fall legen diese Studien den Schluss nahe, dass Patienten, die vorrangig wegen ihrer myofaszialen Triggerpunkte ausgewählt wurden, eher eine Hyperthermie aufweisen als Fibromyalgiepatienten. Anscheinend können die aktiven Foki der Triggerpunkte neben Schmerzen auch eine lokale Hyperthermie der Haut übertragen. Hier ist eine wissenschaftliche Thermographiestudie sowohl an Triggerpunkten erforderlich, die durch geeignete diagnostische Kriterien identifiziert wurden (Kapitel 2.2.2), als auch an empfindlichen Punkten bei Fibromyalgiepatienten, die eindeutig *keine* Triggerpunkte sind.

Diakow untersuchte, ob von aktiven Triggerpunkten im Vergleich zu latenten Triggerpunkten, von denen dies nicht angenommen wurde, ein Hyperthermiebereich ausgeht, der sich über den heißen Fleck hinaus in Richtung auf die Schmerzübertragungszone ausdehnt. Zusätzlich ermittelte der Autor eine Patientenuntergruppe mit den Anzeichen einer artikulären Funktionsstörung, die in demselben Bereich eine Hypothermie auslöst wie ein Triggerpunkt. Nach Ausgliederung dieser Untergruppe von 25 Patienten (es verblieben 104) verbesserte sich die Abgrenzung von aktiven gegenüber latenten Triggerpunkten anhand von Cohens Kappa-Statistik von 0,44 auf 0,55 (ungenügend bis mangelhaft) und die Spezifität stieg von 0,70 auf 0,82 an (be-

friedigend bis gut) [53]. Diese Ergebnisse weisen darauf hin, dass artikuläre Dysfunktionen eine weitere Ursache für heiße Flecken sein können. Dies stimmt mit Korrs Untersuchungen zum hyperreaktiven Spinalsegment überein [154].

Zwei Untersuchungen lieferten Hinweise auf eine Hypothermie der Übertragungszone, wenn durch Kompression des Triggerpunktes Übertragungsschmerzen hervorgerufen werden. Travell untersuchte einen Patienten, bei dem dies eindeutig demonstriert werden konnte [279].

Kruse und Christiansen führten eine gut kontrollierte Studie zu Temperaturschwankungen in der Übertragungszone durch, wenn Triggerpunkte im mittleren Anteil des M. trapezius durch Druck gereizt wurden. Auf die diagnostischen Kriterien für die Identifikation von Triggerpunkten wurde nicht ausdrücklich, sondern nur durch Verweis auf die erste Ausgabe des Handbuchs der Triggerpunkte eingegangen. Von elf studentischen Freiwilligen mit symptomatischen Triggerpunkten im M. trapezius und elf asymptomatischen Kontrollpersonen wurden beidseitig Infrarotthermogramme von fünf Stellen an der oberen Extremität angefertigt. Zunächst dienten die Thermogramme der Lokalisierung thermal aktiver Triggerpunkte, anschließend wurde der Befund palpatorisch bestätigt. Nachfolgend wurden algometrisch der Druckschmerzschwellenwert des Triggerpunktes und eines entsprechenden Kontrollpunktes ermittelt. Nun wurde Druck auf den Triggerpunkt ausgeübt, bis der Patient Übertragungsschmerzen angab, der Druck für eine Minute beibehalten und alle 15 Sekunden ein Thermogramm aufgezeichnet. Zunächst war der Bereich des Triggerpunktes stets wärmer als die Kontrollstelle. Die Übertragungsschmerzzone zeigte dagegen oft eine geringere Temperaturerhöhung. Bei Kompression des Triggerpunktes nahm die Temperatur der thermal reagierenden Zonen (in der Richtung des Übertragungsschmerzes) statistisch signifikant ab, wohingegen die Temperatur in den Kontrollzonen nicht signifikant anstieg. Die thermal reagierende Zone war dabei erheblich ausgedehnter als die Schmerzübertragungszone. Die Druckschmerzschwellenwerte am Ort eines Triggerpunktes lagen signifikant ($p < 0,001$) unter denen an Kontrollpunkten (was einer erhöhten Empfindlichkeit entspricht) [161].

Bisher werden in der Literatur zahlreiche kritische Fragen zu den thermographischen Veränderungen im Zusammenhang mit Triggerpunkten vernachlässigt. Viele Akupunkteure verwenden ein Gerät zur Messung des Hautwiderstandes, um den optimalen Einstichpunkt zur Inaktivierung eines Triggerpunktes (oder zur schmerzlindernden Akupunktur) ausfindig zu machen. Es wäre von erheblichem Interesse, den Bereich eines heißen Flecks im Rahmen einer Blindstudie auf einen Punkt geringen Widerstandes zu untersuchen und zu ermitteln, in welchem Ausmaß er sich in dem heißen Fleck befindet und wie häufig gleichzeitig ein (aktiver oder latenter) Triggerpunkt direkt darunter liegt. Ob ein Triggerpunkt vorliegt, sollte anhand geeigneter diagnostischer Kriterien von Untersuchern mit hoher Reliabilität gesichert werden. Da mehrere wissenschaftliche Untersuchungen zeigen, dass die für Triggerpunkte charakteristische Funktionsstörung vom sympathischen Nervensystem moduliert wird [33a, 167, 186], sollten Untersuchungen zur Auswirkung von Triggerpunkten auf die Hautdurchblutung unser Verständnis der funktionellen Beziehungen zwischen myofaszialen Triggerpunkten und dem autonomen Nervensystem verbessern.

2.2.4 Therapie

Die wirksame Therapie des von Triggerpunkten hervorgerufenen myofaszialen Schmerzsyndroms geht meistens weit über die Behandlung des Triggerpunktes hinaus. Häufig ist es notwendig, den Auslöser zu ermitteln und zu behandeln, der die Triggerpunkte aktiviert hat, begünstigende Faktoren zu erkennen und zu beseitigen (diese Faktoren unterscheiden sich oft von den auslösenden) und dem Patienten zu helfen, seine normale Muskelfunktion wiederherzustellen und zu erhalten.

Im vorliegenden Buch werden einige Entspannungs- und Infiltrationstechniken aufgeführt, die in der Erstausgabe fehlten. Sie werden in Kapitel 3.12 vorgestellt und eingehend erörtert. Zu diesen Behandlungsverfahren gehören die einfache und intensivierte Dehnung der Muskulatur, die postisometrische Relaxation, die reziproke Inhibition, die langsame Ausatmung, Augenbewegungen, die Triggerpunktlösung durch Druckanwendung, die Massage, das Bewegungsausmaß, die Wärmeanwendung, der Ultraschall, die Hochvolt-Gleichstromreizung, eine medikamentöse Behandlung, das Biofeedback und eine neue Infiltrationstechnik.

Es gibt zahlreiche verbreitete *Missverständnisse* bezüglich der Therapie von Triggerpunkten:
1. *Die Behandlung nur des Triggerpunktes ist ausreichend.* Dies kann zutreffen, *sofern* die Belastung, die den Triggerpunkt aktiviert hat, nicht wieder auftritt *und* keine begünstigen-

den Faktoren vorliegen. Andernfalls wird der Triggerpunkt bei erneuter Belastung höchstwahrscheinlich reaktiviert werden. Rückfälle treten dabei bevorzugt auf, wenn begünstigende Faktoren vernachlässigt wurden. Es entwickelt sich eine anhaltende motorische Funktionsstörung, wenn es bei chronifizierten Triggerpunkten nicht gelingt, die normale Funktionsfähigkeit oder vollständige Dehnbarkeit des Muskels wieder aufzutrainieren.

2. *Der Schmerz kann nicht so stark sein, wie der Patient behauptet sondern dürfte weitgehend psychogenen Ursprungs sein.* Die Patienten versuchen, ihre Krankheit mitzuteilen. Glauben Sie ihnen! In ihren Augen ist sie schwer wiegend. Patienten einer allgemeinmedizinischen Praxis stuften ihre Schmerzen als schwer oder schwer wiegender ein als den bei Pharyngitis, Zystits, Angina oder Herpes zoster [257]. Außerdem stammt ein Großteil der Schmerzen von Fibromyalgiepatienten von ihren Triggerpunkten. Der Fibromyalgieschmerz wird als ebenso heftig eingestuft wie der durch eine rheumatoide Arthritis ausgelöste. Er ist stark genug, um Veränderungen im Zentralenervensystem auszulösen, wie sie für chronischen Schmerz charakteristisch sind. Auf Grund ihrer chronischen Triggerpunkt- und Fibromyalgieschmerzen entwickeln diese Patienten oft ein Schmerzverhalten, das die Dysfunktion und ihr Leiden verstärken kann. Viele Patienten haben unnötigerweise qualvoll gelitten, weil zahlreiche Kliniker, denen die Triggerpunktproblematik fremd war, ihren Schmerz indirekt oder sogar offen als psychogen abgestempelt hatten.

3. *Myofasziale Schmerzsyndrome sind selbstbegrenzend und heilen spontan aus.* Ein akuter, unkomplizierter Triggerpunkt, der durch ungewohnte Muskelarbeit oder eine Muskelüberlastung aktiviert wurde, kann sich innerhalb von ein bis zwei Wochen spontan in einen latenten Triggerpunkt zurückbilden, *sofern* der Muskel nicht überlastet wird (d. h. nur innerhalb einer möglicherweise begrenzten Toleranzbreite beansprucht wird) und *sofern* keine begünstigenden Faktoren vorliegen, da ein nicht ausreichend behandeltes akutes Syndrom sonst unnötigerweise in ein chronisches myofasziales Schmerzsyndrom übergeht.

4. *Kann durch die Behandlung von Triggerpunkten in der Skelettmuskulatur eine Schmerzlinderung erreicht werden, sind ernsthafte viszerale Erkrankungen aus-*

geschlossen. Da es sich beim viszeralen Schmerz um einen übertragenen Schmerz handelt, können die Schmerzen bei Myokardinfarkt, Angina und akuten Abdominalerkrankungen durch Kühlspray oder die Injektion eines Lokalanästhetikums in der Head-Zone eines inneren Organs vorübergehend aber ohne Auswirkungen auf die viszerale Grunderkrankung gelindert werden [290].

2.2.5 Diagnostische Kriterien

Eine verbreitete Anerkennung myofaszialer Triggerpunkte und die Durchführung kompatibler Studien zum Therapieerfolg wurde bislang wegen fehlender allgemein anerkannter diagnostischer Kriterien für die Untersuchung auf Triggerpunkte erheblich behindert.

Intertester-Reliabilität
Von vier kürzlich erschienenen Studien beurteilten drei die Intertester-Reliabilität bei Untersuchungen auf Triggerpunkte als unbefriedigend bis unerheblich. Die vierte Studie verdeutlichte, wie es zu diesen Ergebnissen kam. Sie veranschaulichte überzeugend, dass reproduzierbare Befunde abhängig von Erfahrung und guter Schulung der Untersucher sind. Nachstehend werden die Studien und Schlussfolgerungen zusammengefasst.

Die Reliabilität verschiedener Untersuchungsverfahren zur Erfassung myofaszialer Triggerpunkte wurde kürzlich in vier gut konzipierten Studien untersucht. Tabelle 2.3 fasst die Ergebnisse zusammen. Wolfe et al. veröffentlichten 1992 eine Studie, in der u. a. die Untersuchungsergebnisse von vier in der Untersuchung von Triggerpunkten erfahrenen Ärzten, bei jeweils acht Muskeln von acht Patienten beurteilt wurden. Zu den untersuchten Muskeln gehörten der M. levator scapulae, der M. supraspinatus, der M. scalenus anterior, der obere Anteil des M. trapezius, der M. infraspinatus, der M. pectoralis major, der M. sternocleidomastoideus sowie die Mm. iliocostalis und longissimus dorsi im Bereich Th_{10}–L_1. Alle vier Ärzte besaßen eine langjährige Untersuchungserfahrung und hatten vor der zitierten Studie keine Möglichkeit, sich bezüglich der Untersuchungsmethoden für Triggerpunkte in der oberen Körperhälfte abzusprechen (sie waren ungeschulte, erfahrene Untersucher). Die Ärzte suchten in jedem Muskel nach fünf für Triggerpunkte charakteristischen Merkmalen (Tabelle 2.3). Da in weiteren Studien die Intertester-Reliabilität in Werten der Kappa-Statistik ausgedrückt wurden, übertrugen zwei der Koautoren dieser Studie (Simons und Skootsky) die Originalergebnisse in die Kappa-Skala, wodurch zufällige Übereinstimmungen korrigiert wurden. Die Untersucher erreichten eine nur schwache Intertester-Reliabilität [293].

untersuchtes Merkmal	Wolfe et al. 1992 [293]	Nice et al. 1992 [198]	Njoo et al. 1994 [201]	Gerwin et al. 1955 [93]	Durchschnitt
punktueller Druckschmerz	0,61		0,66	0,84	0,70
Ausweichbewegung			0,70		0,70
Schmerzerkennung	0,30		0,58	0,88	0,59
tastbares Muskelfaserbündel	0,29		0,49	0,85	0,54
Übertragungsschmerz	0,40	0,38	0,41	0,69	0,47
lokale Zuckungsreaktion	0,16		0,09	0,44	0,23
Durchschnitt	0,35	0,38	0,49	0,74	

Tabelle 2.3: Intertester-Reliabilität bei der Untersuchung auf Triggerpunktmerkmale, Kappa-Kriterien

Nice et al. berichteten über eine Untersuchung von drei Bereichen der thorakolumbalen Muskulatur bei 50 Patienten mit lumbalem Rückenschmerz durch zwölf in Vollzeit beschäftigte, erfahrenen Physiotherapeuten, die häufig Patienten mit lumbalen Rückenschmerzen behandelten. „Vorab wurde eine Schulung durchgeführt, bei der alle Therapeuten die Methode aneinander erproben konnten, bis sich alle imstande fühlten, sie bei den Patienten einzusetzen" [198]. Es handelt sich hier um eine unzureichende Schulung, da nicht ermittelt wurde, ob die angewandten Techniken übereinstimmten. Auch in diesem Falle waren die Untersucher demnach erfahren und ungeschult und erzielten eine ungenügende Intertester-Reliabilität.

Njoo und Van der Does berichteten über die Untersuchung von zwei Muskeln (Mm. quadratus lumborum und gluteus medius) bei 61 Patienten mit Rückenschmerzen und 63 beschwerdefreien Kontrollpersonen durch fünf Untersucher (einen Allgemeinmediziner und vier Medizinstudenten), die paarweise arbeiteten. Die Medizinstudenten waren von dem Arzt in einem Zeitraum von drei Monaten gut geschult worden aber dennoch unerfahren. Die durchschnittlichen Kappa-Werte der sechs Untersuchungen stimmten für die Mm. quadratus lumborum und gluteus medius ungefähr überein [201]. Das heißt, diese Muskeln waren ungefähr gleich schwierig zu untersuchen. Vier der fünf Untersucher waren gut geschult, aber unerfahren. Ihre Intertester-Reliabilität war besser als die in anderen Studien, jedoch nicht gut.

Gerwin et al. berichteten über eine Doppelstudie, in der vier erfahrene Ärzte bei jeweils zehn Patienten mit myofaszialen Triggerpunkten beidseitig fünf Muskeln untersuchten. Bei der ersten Studie wurde davon ausgegangen, das die vier erfahrenen Untersucher im Wesentlichen die gleichen Untersuchungstechniken verwendeten. Sie erreichten dieselbe schlechte Intertester-Reliabilität wie die unerfahrenen, ungeschulten Untersucher [94].

In einer zweiten Studie mit denselben vier Ärzten wurde die Übereinstimmung zwischen ihnen statistisch ermittelt und als verlässlich eingestuft, nachdem sie vorab drei Stunden lang geschult wurden. Die höchste Reliabilität wurde für Untersuchungsergebnisse der Mm. extensor digitorum communis und latissimus dorsi ermittelt. Weniger reliabel waren die Untersuchungsergebnisse der Mm. sternocleidomastoideus und trapezius (oberer Anteil) und am geringsten die

des M. infraspinatus. Daraus folgt, dass dieser unter den fünf getesteten Muskeln am schwierigsten reliabel zu untersuchen ist.

Die Ergebnisse dieser vier Studien sind in Tabelle 2.3 wiedergegeben. Sie legen einige Schlussfolgerungen nahe. In der letzten Tabellenzeile befinden sich die durchnittlichen Kappa-Werte für alle Untersuchungen in allen Studien. Die Untersucher dieser Studien wurden drei Kategorien zugeordnet: erfahren und ungeschult, geschult und unerfahren, geschult und erfahren. In den Studien von Wolfe et al. [293] und Nice et al. [198] erzielten erfahrene, aber ungeschulte Untersucher den unbefriedigenden Kappa-Durchschnittswert von 0,35 bzw. 0,38. Njoo und Van der Does [201] dagegen testeten gut geschulte, aber unerfahrene Untersucher, die den annähernd zufriedenstellenden durchschnittlichen Kappa-Wert von 0,49 erreichten. Die von Gerwin et al. [93] getesteten gut geschulten und erfahrenen Untersucher erreichten einen guten Kappa-Durchschnittswert von 0,74. Bei der anschließenden Veröffentlichung der Studie als Paper [94] wurde berücksichtigt, dass die Kappa-Statistik sich nicht mehr eignet, wenn alle Untersucher bei einem Patienten denselben Befund erheben. Nach Ausschaltung dieser Fehlerquelle erwies sich die Reliabilität als gut bis sehr gut und in jedem Falle besser als in der Kurzfassung [93], deren Daten jedoch in Tabelle 2.1 eingingen, um einen direkten Vergleich zwischen den Kappa-Werten der vier Studien zu ermöglichen.

Demnach sollte eine klinische oder experimentelle Studie myofaszialer Triggerpunkte beim Menschen sowohl erfahrene als auch geschulte Untersucher hinzuziehen, deren Intertester-Reliabilität *vor* Studienbeginn überprüft wurde, um aussagekräftige Resultate zu erbringen. Die erforderlichen Fertigkeiten kann man sich aneignen. Auch Fricton stellte im Rahmen einer Studie zum myofaszialen Schmerz in der Kaumuskulatur fest, dass erfahrene Untersucher unerfahrenen hinsichtlich der Zuverlässigkeit der Befunde überlegen sind und folgerte, dass die Palpationsbefunde von der eingesetzten Technik abhängig sind [82].

Unter einem anderen Gesichtspunkt betrachtet, kann man die in Tabelle 2.3 aufgeführten durchschnittlichen Kappa-Werte aus allen vier Studien hinsichtlich der einzelnen Untersuchungstechniken auswerten (rechte Spalte in Tab. 2.3). In Tabelle 2.4 wurden dieselben vier Studien nach ihrem Schwierigkeitsgrad angeordnet, wie er sich aus den erzielten Kappa-Werten ergab.

Diagnostischer Wert der Untersuchungen

Eine weitere Frage, die berücksichtigt werden muss, lautet: „Wie groß ist der diagnostische Wert einer Untersuchungstechnik bezüglich ihrer Spezifizität zur Identifikation von Triggerpunkten?" Die letzte Spalte von Tabelle 2.4 gibt einen Schätzwert für den relativen diagnostischen Wert jedes Parameters ohne Berücksichtigung anderer Befunde. Diese Schätzungen basieren auf den unten dargestellten Überlegungen. Sie müssen jedoch durch weitere experimentelle Studien bestätigt oder verändert werden, die Sensitivität und Spezifität der einzelnen und kombinierten Verfahren in kontrollierten wissenschaftlichen Untersuchungen prüfen.

Punktueller Druckschmerz und Ausweichbewegung

Die Untersuchung auf einen *punktuellen Druckschmerz* oder eine *Ausweichbewegung* erfolgt grundsätzlich mit demselben Verfahren. Die Heftigkeit der Ausweichbewegung entspricht der eingesetzten Druckstärke und dem Ausmaß der punktuellen Empfindlichkeit. Für sich allein genommen, besitzt jeder dieser sensiblen Befunde nur einen geringen diagnostischen Wert, da die Ursache der Überempfindlichkeit unklar bleibt. Es könnten ebenso myofasziale Triggerpunkte wie eine Fibromyalgie, eine Insertionstendopathie, eine Bursitis zu Grunde liegen. Die beobachtete Reaktion hängt weitgehend von der Druckstärke ab [125]. Um reliable Ergebnisse zu erzielen, muss die Druckstärke daher standardisiert werden. Wird eine quantitative Einschätzung der punktuellen Druckschmerzhaftigkeit

angestrebt, ist eine korrekt vorgenommene Druckalgometrie [72, 73] der Auslösung einer Ausweichbewegung überlegen.

Schmerzerkennung

Das Wiedererkennen des Schmerzes ist ein relativ zuverlässiger Befund, sofern die Patienten begreifen, dass der Untersucher fragt, *ob* ihnen der Schmerz aus jüngster Zeit vertraut ist. *Nicht* erwartet wird, dass sie einen ihnen neuen Übertragungsschmerz angeben. *Sofern* der Patient den Schmerz wiedererkennt, der durch Druck auf einen Triggerpunkt ausgelöst wurde, darf die betreffende druckempfindliche Stelle als Quelle gelten (Trigger), die zumindest teilweise zum Schmerzproblem des Patienten beiträgt.

Palpierbar verspanntes Muskelfaserbündel

Der Befund eines *palpierbar verspannten Muskelfaserbündels* an sich ist mehrdeutig, da er gelegentlich bei schmerzfreien Personen ohne weitere klinische Hinweise auf Triggerpunktphänomene vorliegt [201, 293]. Bislang wurde noch nicht überprüft, ob sich das Vorliegen eines palpierbaren Knötchens im verspannten Faserbündel als Kriterium für einen myofaszialen Triggerpunkt eignet, obwohl einige Kliniker diese Knötchen regelmäßig nachweisen und sie vermutlich mit der Pathogenese von Triggerpunkten zusammenhängen. Normalerweise sollten palpierbare Strukturen wie die Septa intermuscularia druckunempfindlich sein. Der diagnostische Wert einer Palpation nach verspannten Muskelfaserbündeln ist durch die ein-

Tab. 2.4: Zuverlässigkeit diagnostischer Untersuchungsverfahren im Vergleich, Schätzung des relativen Schwierigkeitsgrades der Untersuchungen, Schätzung des relativen diagnostischen Wertes jedes einzelnen Untersuchungsverfahrens ungeachtet anderer Befunde				
Vorliegen von	Anzahl der Studien	durchschnittlicher Kappa-Wert	Schwierigkeitsgrad	isolierter diagnostischer Wert
punktueller Druckschmerz	3	0,70	+	+*
Schmerzerkennung	3	0,59	++	+++
tastbares Faserbündel	3	0,54	+++	++*
Übertragungsschmerz	4	0,47	+++	+
lokale Zuckungsreaktion	3	0,23	++++	++++

* Die Kombination dieser beiden Befunde hat für erfahrene Untersucher wahrscheinlich einen hohen diagnostischen Wert

geschränkte manuelle Zugänglichkeit vieler Muskeln eingeschränkt. Ein punktueller Druckschmerz, der in Kombination mit einem palpierbar verspannten Faserbündel und einem Knötchen auftritt, weist vermutlich eine sehr hohe Reliabilität auf, sofern der Untersucher geschickt genug in der Aufspürung dieser Strukturen ist; allerdings wurde dieser Zusammenhang noch nicht experimentell überprüft. Die Existenz eines palpierbaren Knötchens am Schmerzpunkt kann die diagnostische Sensitivität weiter erhöhen, wenn sie als zusätzliches Kriterium berücksichtigt wird. In der Vergangenheit diente es als diagnostisches Kriterium für Fibrositis, Myogelosen, Muskelhärten und Weichteilrheumatismus.

Bekannter Übertragungsschmerz

Der vom Patienten *wiedererkannte Übertragungsschmerz*, der seinem Schmerzleiden entspricht, identifiziert den aktiven Triggerpunkt und trägt erheblich zur Spezifität der Diagnose bei. Ein dem Patienten neuer Übertragungsschmerz, der den bekannten Referenzzonen des untersuchten Triggerpunktes entspricht, gilt als nicht spezifisch [125]. Uns liegen keine Studien vor, die unter kontrollierten Bedingungen prüfen, wie häufig sich dieser Übertragungsschmerz durch Schmerzpunkte bei Fibromyalgie auslösen lässt, die nicht gleichzeitig Triggerpunkte sind. Echte *Fibromyalgie*-Schmerzpunkte sollten *keines* der tastbaren Merkmale von Triggerpunkten aufweisen.

Scudds et al. führten eine ähnliche Studie durch, in der sie druckempfindliche Stellen in der Muskulatur lokalisierten, die bei 54 % ihrer gesunden Probanden Empfindungen fortleiteten, die von etwa der Hälfte als Schmerzen beschrieben wurden [232]. Die Autoren untersuchten die empfindlichen Stellen nicht nach weiteren Hinweisen auf latente Triggerpunkte. Sola et al. fanden in einer randomisierten Gruppe einen ähnlich hohen Prozentsatz an latenten Triggerpunkten [261], was vermuten lässt, dass es sich bei vielen der von Scudds et al. gefundenen schmerzübertragenden Punkte um latente Triggerpunkte handelte. Hong et al. wiesen nach, dass auf aktive Triggerpunkte weniger Druck ausgeübt werden muss als auf latente, um die Übertragungsschmerzschwelle zu erreichen. Der Übergang von der Schmerzschwelle zur Übertragungsschmerzschwelle war an allen drei Stellen in Muskeln mit aktiven Triggerpunkten geringer als bei latenten [125]. Allerdings ließ sich nicht scharf trennen wie viel Druck erforderlich war, um einen *unbekannten*

Übertragungsschmerz durch aktive oder latente Triggerpunkte auszulösen.

Das für den jeweiligen Muskel typische Übertragungsschmerzmuster kann latente Triggerpunkte zwar nicht eindeutig identifizieren, kann jedoch trotzdem diagnostisch hilfreich sein. Die Angabe eines *spontan* auftretenden Übertragungsschmerzes durch den Patienten weist darauf hin, wo nach Triggerpunkten gesucht werden muss.

Zuckungsreaktion

Zuckungsreaktionen stehen in engem Zusammenhang mit Triggerpunkten und sind wohl einer der spezifischsten klinischen Indikatoren für einen Triggerpunkt [123]. Es wurde jedoch noch nicht ausreichend untersucht, in welchem Umfang Zuckungsreaktionen auch von anderen Teilen des Muskels z. B. im Bereich einer Insertionstendopathie ausgelöst werden können. Per definitionem ist eine Insertionstendopathie auf die Ansatzstellen an den Enden des Muskels begrenzt, während Triggerpunkte in engem Zusammenhang mit den motorischen Endplatten stehen, die sich nahe der Muskelfasermitte befinden. Der diagnostische Beitrag der Zuckungsreaktion ist auf solche Muskeln begrenzt, bei denen sie zweifelsfrei gesehen, getastet oder sonographisch erfasst werden kann. Von allen diagnostischen Parametern ist die lokale Zuckungsreaktion am schwierigsten reliabel mit der Hand auszulösen und nur relativ wenige Untersucher besitzen die dafür erforderlichen Fertigkeiten. Andererseits handelt es sich um einen hochspezifischen Indikator, der sofort bei Durchstechen des Triggerpunktes mit einer Injektionsnadel auftritt.

Durch eine zusätzliche Ultraschallaufnahme lässt sich die Aussagekraft der lokalen Zuckungsreaktion beträchtlich erhöhen. Das reliable Auslösen einer lokalen Zuckungsreaktion erfordert zwar eine enorme Geschicklichkeit des Untersuchers, aber sie stellt kombiniert mit der Sonographie ein spezifisches, objektives, dokumentierbares und praktikables Untersuchungsverfahren für myofasziale Triggerpunkte dar. Die Sonographie ermittelt zudem die relativen spezifischen Fertigkeiten des Untersuchers.

Einschränkung des Bewegungsausmaßes

Die schmerzbedingte *Einschränkung des Bewegungsausmaßes* ist ein wesentliches Merkmal von Triggerpunkten, das noch nicht auf Intertester-Reliabilität überprüft wurde.

Empfehlungen

Es gibt kein diagnostisches Verfahren, das für sich genommen zufriedenstellende Kriterien zur routinemäßigen, klinischen Identifikation von Triggerpunkten liefert. Auf Grund jetzt vorliegender Daten aus experimentellen Studien [94] ist festzuhalten, dass das *Minimalkriterium ein kombinierter Befund aus punktuellem Druckschmerz in einem palpierbaren Muskelfaserbündel und subjektivem Wiedererkennen des ausgelösten Schmerzes* ist. Nachfolgend sind die Kriterien aufgeführt, die derzeit zur Diagnose eines myofaszialen Triggerpunkt empfohlen werden. *Unbedingt zu beachten* ist dabei, dass jeder Autor der über die Untersuchung von myofaszialen Triggerpunkten berichtet, im methodischen Abschnitt ausdrücklich anführen sollte, welche Untersuchungsverfahren zur Diagnose von Triggerpunkten herangezogen wurden und *ausführlich* darlegen sollte, wie die Untersuchung durchgeführt wurde. Ein Konsenspapier, in dem die diagnostischen Kriterien definiert sind, ist dringend erforderlich.

Empfohlene Kriterien zur Identifikation eines latenten oder aktiven Triggerpunktes

- **Essentielle Kriterien:**
  - Palpierbar verspanntes Faserbündel (sofern Muskel zugänglich)
  - Deutlicher punktueller Druckschmerz eines Knötchens in einem verspannten Faserbündel
  - Schmerzerkennung durch den Patienten bei Druck auf das empfindliche Knötchen (zur Identifikation eines aktiven Triggerpunktes geeignet)
  - Schmerzhafte Einschränkung der Dehnbarkeit des betroffenen Muskels
- **Bestätigende Beobachtungen:**
  - Sichtbare oder tastbare lokale Zuckungsreaktion
  - Bildliche Darstellung einer lokalen Zuckungsreaktion nach Penetration des empfindlichen Knötchens mit einer Kanüle
  - Schmerzen oder Sensibilitätsveränderungen (in der für einen Triggerpunkt im betroffenen Muskel zu erwartenden Ausbreitung) bei Kompression des empfindlichen Knötchens
  - Elektromyographischer Nachweis spontaner elektrischer Aktivität, wie sie für aktive Foki im empfindlichen Knötchen eines verspannten Faserbündels charakteristisch ist.

2.2.6 Differenzialdiagnose und diagnostische Schwierigkeiten

Es gibt drei häufige mögliche Ursachen für muskuloskelettale Schmerzen, die oft übersehen werden: myofasziale Triggerpunkte, Fibromyalgie und Funktionsstörungen der Gelenke, die manuell mobilisiert werden müssten. Diese drei Grunderkrankungen stehen oft in Beziehung zueinander, müssen durch unterschiedliche Untersuchungsverfahren diagnostiziert und vollkommen unterschiedlich therapiert werden.

Anlass zu Missverständnissen gibt derzeit die Verwendung des Begriffs *myofasziales Schmerzsyndrom* zur Bezeichnung von zwei unterschiedlichen Krankheitsbildern [241]. Gelegentlich wird der Ausdruck myofasziales Schmerzsyndrom im allgemeinen Sinn verwendet und bezieht sich dann auf ein regional begrenztes Muskelschmerzsyndrom, dessen Ursache irgendwo im Weichteilgewebe liegt [108, 160, 194, 207, 298, 299]. In der Vergangenheit wurde der Ausdruck ausschließlich im speziellen Sinn benutzt, um ein Syndrom zu beschreiben, das von einem Triggerpunkt im Muskelbauch (kein Narben-, Ligament- oder Periost-Triggerpunkt) ausgelöst wird [88, 255, 260, 278, 279]. Da die *allgemeine Verwendung* zahlreiche Erkrankungen einschließt, die Muskelschmerzen hervorrufen, ohne dass Triggerpunkte vorliegen oder beteiligt sind, ist eine Verwendung mehrdeutig und für jeden irreführend, die vor allem Triggerpunkte berücksichtigt, die nur ein Teilaspekt der allgemeinen Bedeutung sind. Eine Möglichkeit, den allgemeinen Gebrauch des Begriffs „myofasziales Schmerzsyndrom" zu kennzeichnen, ist die Verwendung des Zusatzes *bei Triggerpunkten* oder die Verwendung des Ausdrucks *regionales Muskelschmerzsyndrom*. Der Begriff des myofaszialen Schmerzes sollte nicht ohne Zusätze und unspezifisch eingesetzt werden.

Dieser Abschnitt beginnt mit einer Liste häufiger Diagnosen, die oft fälschlicherweise gestellt werden, wenn die Möglichkeit von Triggerpunkten nicht berücksichtigt wurde. Oft werden Patienten mit einer (oder häufig mehreren) dieser Diagnosen zu Ärzten überwiesen, die sich auf myofasziale Triggerpunkte spezialisiert haben, obwohl ihre Schmerzsymptomatik tatsächlich durch unerkannte oder unzureichend behandelte Triggerpunkte verursacht wurde.

Anschließend werden in diesem Abschnitt Krankheiten besprochen, die in engem Zusammenhang mit myofaszialen Triggerpunkten stehen. Normalerweise liegen beide Erkrankungen vor, die jeweils unterschiedliche Therapieansätze erfordern. Daher ist besonders in dieser verwirrenden Situation eine klare diagnostische Unterscheidung wichtig. Zu den Erkrankungen, die berücksichtigt werden müssen, gehören die Fibromyalgie, Funktionsstörungen der Gelenke,

Tab. 2.5: Häufige Fehldiagnosen, bei denen nicht erkannte Triggerpunkte die eigentliche Ursache für die Symptome des Patienten sind

Anfangsdiagnose	wahrscheinlich verantwortliche Triggerpunkte	Kapitel im Handbuch der Muskeltriggerpunkte (Bd. 1)
Angina pectoris (atypische)	M. pectoralis major	42
Appendizitis	M. rectus abdominis (pars inferior)	49
Atypische Angina pectoris	M. pectoralis major	42
Atypische Gesichtsneuralgie [274]	M. masseter	8
	M. temporalis	9
	M. sternocleidomastoideus	7
	M. trapezius (Pars descendens)	6
Atypische Migräne	Nackenmuskeln	16
	M. sternocleidomastoideus	7
	M. temporalis	9
Bizeps-Tendinitis	M. biceps brachii (Caput longum)	30
Bursitis subacromialis	M. deltoideus (Pars medialis)	28
Chronischer Bauchwandschmerz [106]	Bauchmuskeln	49
Dysmenorrhoe	M. rectus abdominis (Pars inferior)	49
Epikondylitis	Handstrecker	34
	M. supinator	36
	M. triceps brachii	32
Hinterhauptschmerz	Nackenmuskeln	16
Kiefergelenkstörungen	M. masseter	8
	M. pterygoideus lateralis	11
Kostoklavikularsyndrom	M. levator scapulae	19
	Mm. scaleni	20
	M. trapezius (Pars transversa)	6
lumbale Rückenschmerzen	paraspinale thorakolumbale Muskeln	48 (Band 2)
	M. rectus abdominis (Pars inferior)	49
mittlere Rückenschmerzen	paraspinale thorakale Muskeln	48
	M. rectus abdominis (Pars superior)	49
Ohrenschmerzen (rätselhafte)	M. masseter (Pars profunda)	8
Periarthropathia humeroscapularis	M. subscapularis	26
postherpetische Neuralgie	Mm. intercostales	45
	M. serratus anterior	46

Tab. 2.5: Häufige Fehldiagnosen, bei denen nicht erkannte Triggerpunkte die eigentliche Ursache für die Symptome des Patienten sind (Fortsetzung)		
Anfangsdiagnose	wahrscheinlich verantwortliche Triggerpunkte	Kapitel im Handbuch der Muskeltriggerpunkte (Bd. 1)
Radikulopathie C_6	M. pectoralis minor	43
	Mm. scaleni	20
schmerzhafte Muskelfunktionsstörungen im Gesicht	Kaumuskeln	8–11
Skalenussyndrom [127]	M. latissimus dorsi	24
	Mm. pectoralis major et minor	43, 42
	Mm. scaleni	20
	M. subscapularis	26
	M. teres major	25
Spannungskopfschmerz [140]	Kaumuskeln	8–11
	M. sternocleidomastoideus	7
	Mm. suboccipitales	17
	M. trapezius (Pars descendens)	6
	Nackenmuskeln	16
Tennisellenbogen	Handstrecker	35
	M. supinator	36
Tietze-Syndrom	Mm. intercostales	45
	M. pectoralis, Insertionstendopathie	42

Kiefergelenkstörungen, eine berufsbedingte Myalgie, nichtmyofasziale Triggerpunkte und ein posttraumatisches Übererregbarkeitssyndrom. Außerdem wird auf die Beziehung zwischen Akupunkturpunkten und myofaszialen Triggerpunkten eingegangen.

Fehldiagnostizierte myofasziale Triggerpunkte

Oft werden Patienten von Ärzten als letzter Ausweg an Kliniker überwiesen, die sich auf die Diagnostik und erfolgreiche Therapie von Triggerpunkten spezialisiert haben. Diese Patienten stellen sich meist mit einer langen Liste von diagnostischen Verfahren und Diagnosen vor, die jedoch das Beschwerdebild nicht überzeugend erklären konnten, geschweige denn zur Linderung der Beschwerden beigetragen haben. Tabelle 2.5 nennt einige dieser Diagnosen und gibt in der nächsten Spalte die Triggerpunkte an, die wahrscheinlich die Schmerzquelle sind.

Diese frustrierende Situation ist durchaus verständlich, da nur wenige medizinische Hochschulen oder Fachschulen für Physiotherapie myofasziale Triggerpunkte in ihren Lehrplänen berücksichtigen. Daher haben die meisten der heute praktizierenden Ärzte und Physiotherapeuten das Thema in ihrer Ausbildung bestenfalls gestreift. Die meisten Ärzte mussten sich nach ihrer Ausbildung in Fortbildungen über myofasziale Triggerpunkte informieren.

Die nachstehende Liste erinnert uns daran, dass jeder Skelettmuskel Triggerpunkte entwickeln kann und viele es häufig tun. Die Schmerzen von myofaszialen Triggerpunkten sind sehr häufig und treten meistens in Bereichen auf, die vom Triggerpunkt entfernt liegen. Daher neigen Ärzte zu Fehldiagnosen, sofern er oder sie Triggerpunkte nicht in seine/ihre Überlegungen einbezieht und gezielt nach den entfernten Triggerpunkten sucht.

Fibromyalgiesyndrom

Zwei der drei am weitesten verbreiteten Muskelschmerzsyndrome, die Fibromyalgie und
der von Triggerpunkten verursachte myofasziale Schmerz, gelten inzwischen als klinisch [90,
126] und ätiologisch [224, 242] vollkommen
unterschiedliche Krankheitsbilder. Beide Erkrankungen verursachen starke Muskelschmerzen, treten oft gemeinsam auf und müssen unterschiedlich behandelt werden. Daher ist es
im Interesse des Patienten besonders wichtig,
dass jeder Arzt, der einen Patienten mit Muskelschmerzen untersucht, beide Krankheitsbilder eindeutig unterscheiden kann. Wer verstehen möchten, was eine Fibromyalgie ist, was
sie für den Patienten bedeutet und wie sie am
besten zu behandeln ist, sei auf ein maßgeben-
des, umfassendes und gut lesbares Buch für Patienten verwiesen, das von einer Kranken-
schwester und einem Arzt verfasst wurde [81].
Wer an einem Handbuch interessiert ist, das
die klinischen Merkmale beider Erkrankungen,
Fibromyalgie und chronischer Muskelschmerzen bei Triggerpunkten, beschrieben werden,
sollte das *Survival Manual* von Starlanyl und
Copeland lesen [263]. Dr. Starlanyl ist eine
Ärztin, die unter beiden Erkrankungen leidet,
und gelernt hat, damit zu leben. Ein dritter
nützlicher Patientenratgeber beschäftigt sich
schwerpunktmäßig mit myofaszialen Triggerpunkten. Es wurde von einer Physiotherapeu-
tin geschrieben, deren Wissen auf eigener Erfahrung beruht [118a].

Zu Beginn der 1990er Jahre führte das American College of Rheumatology offizielle Kriterien zur Klassifikation der Fibromyalgie ein
[294]. Wer eine Veröffentlichung über Patienten mit Fibromyalgie schreiben will, sollte sich
eng an diese Kriterien halten. Außerdem sind
dies die einzigen diagnostischen Kriterien, die
bei der Untersuchung eines Patienten verbindlich klären, ob die Diagnose berechtigt ist. Dabei handelt es sich um eine klinische Definition, die keine Aussagen zur Ätiologie erlaubt.
Simms et al. untersuchten Druckschmerzpunkte in 75 anatomischen Bereichen bei Fibromyalgiepatienten und gesunden Kontrollpersonen. Sie stellten fest, dass von den zunächst
vorgeschlagenen 18 Schmerzpunkten nur zwei
zu den 19 eindeutigsten Druckpunkten gehörten [234]. Die als diagnostische Kriterien herangezogenen Druckpunkte wurden zwar willkürlich ausgewählt, repräsentieren aber
dennoch die physiologisch erhöhte Schmerzempfindlichkeit am gesamten Körper des Patienten.

Kriterien zur Klassifikation der Fibromyalgie* des American College of Rheumatology (1990)

- Generalisierter Schmerz in der Anamnese
  Definition: Ein Schmerz gilt als generalisiert, wenn er gleichzeitig in der rechten und linken Körperhälfte, oberhalb und unterhalb der Taille auftritt. Außerdem muss das Achsenskelett schmerzen (Halswirbelsäule, vordere Brustwand, Brustwirbelsäule oder Kreuz). Dieser Definition zufolge sind Schmerzen in Schulter und Gesäß Schmerzen der jeweiligen Körperhälfte, „Kreuz"-Schmerzen sind Schmerzen des unteren Segmentes
- Druckschmerzhaftigkeit an 11 von 18 Punkten bei digitaler Palpation
  Definition: Bei digitaler Palpation müssen mindestens 11 der folgenden 18 Druckpunkte schmerzhaft sein:
  - *Hinterhaupt:* beidseitig an den Ansatzstellen der suboccipitalen Muskulatur
  - *Untere Halswirbelsäule:* beidseitig an der Vorderseite der Intertransversalräume C_5–C_7
  - *M. trapezius:* beidseitig an der Mitte des oberen Randes
  - *M. supraspinatus:* beidseitig an den Ansatzstellen oberhalb der Spina scapulae, nahe dem medialen Skapularand
  - *Zweite Rippe:* beidseitig an der Knorpel-Knochengrenze unmittelbar seitlich an der Oberfläche der Übergänge
  - *Epicondylus lateralis:* beidseitig 2 cm distal der Epikondylen
  - *Glutealregion:* beidseitig im oberen äußeren Quadranten des Gesäßes in der vorderen Muskelfalte
  - *Trochanter major:* beidseitig posterior des knöchernen Vorsprungs des Trochanter major
  - *Knie:* beidseitig im medialen Fettpolster proximal des Gelenkspalts
- Der Fingerdruck sollte mit ca. 4 kg ausgeführt werden
- Ein Druckpunkt gilt als „positiv", wenn die Palpation laut Patientenangabe schmerzhaft ist. „Druckempfindlichkeit" bedeutet dabei nicht „Schmerzhaftigkeit"

Anmerkung:
Zur Klassifikation gilt eine Fibromyalgie als diagnostiziert, wenn beide Kriterien bestätigt sind. Der generalisierte Schmerz muss seit mindestens drei Monaten vorliegen. Eine zweite klinische Erkrankung schließt die Diagnose einer Fibromyalgie nicht aus.
* Wiedergabe mit freundlicher Genehmigung von [294].

Die Fibromyalgie ist ein Komplex aus Haupt-
und zwei Sorten von Nebensymptomen. Die
Hauptsymptome sind generalisierte Schmerzen
und Druckempfindlichkeit an 11 von 18 definierten anatomischen Punkten. Charakteristische Nebensymptome treten bei mehr als drei
Vierteln aller Individuen in Form von Müdigkeit, einem nicht erholsamen Schlaf und mor-
gendlicher Steifigkeit auf. Weniger häufig kommen bei ungefähr 25% der Patienten ein

Reizkolon, ein Raynaud-Syndrom, Kopfschmerzen, subjektiv empfundene Schwellungen, dermatomunabhängige Parästhesien, psychologischer Stress und ausgeprägte funktionelle Beeinträchtigungen vor. Die Schmerzen von Fibromyalgiepatienten sind mindestens ebenso ausgeprägt wie die bei anderen schmerzhaften Krankheitbildern [183]. Obwohl zunächst angenommen wurde, das die Skelettmuskulatur Ursprungsort der Fibromyalgie ist, konnte eine sorgfältige Studie histologisch und sonographisch keine Anomalie in der Skelettmuskeln nachweisen, die häufig genug vorlag, so dass sie für die Fibromyalgie verantwortlich gemacht werden konnte [18, 224].

Andererseits sind myofasziale Triggerpunkte ätiologisch auf punktuelle muskuläre Funktionsstörungen zurückzuführen, die alle wichtigen Teile des Nervensystems erheblich beeinflussen können. Außerdem können sie die Nervenfunktion auf Spinalebene verändern, und so zur Chronifizierung des akuten Schmerzleidens beitragen.

Die Forschung liefert überzeugende Anhaltspunkte für eine systemische, metabolisch-neurochemische Pathogenese der Fibromyalgie. Die Krankheit wird als eine aufwärts gerichtete Modulation des Schmerzempfindens verstanden, die den gesamten Körper erfasst. Intensive Untersuchungen der letzten Jahren führten zur „Serotoninmangel-Hypothese" [224], die eine messbare Störung der Schmerzempfindung umfasst, und die Serotoninregulation der Hypothalamus-Hypophysen-Achse, der Achse Hypophyse-Nebennieren und der Substanz P einbezieht. Es besteht eine enge Beziehung zwischen der Substanz P und dem Calcitonin-Gen-Related-Peptide, das ebenfalls eine Rolle zu spielen scheint [224]. Außerdem belegen Untersuchungsergebnisse eine Beteiligung der N-Methyl-D-Aspartat-Rezeptoren im Zentralnervensystem an den fibromyalgietypischen Schmerzmechanismen [262]. Auch eine spezifische und oft schwer erfassbare Schilddrüsenfunktionsstörung könnte ein häufig übersehener aber therapierbarer Faktor bei Fibromyalgie sein [176] und auch die Schmerzweiterleitung aus der Muskulatur kann einen weiteren Beitrag zur Pathogenese oder Ausprägung der Fibromyalgie leisten [18].

Zahlreiche Studien belegen, dass eine erhebliche Anzahl von Fibromyalgiepatienten gleichzeitig unter myofaszialen Triggerpunkten leidet. In drei Studien wurden bei 68–100% der Fibromyalgiepatienten gleichzeitig Triggerpunkte diagnostiziert [70, 90, 104]. Eine Untersuchung an 22 Fibromyalgiepatienten ermittelte bei 40% infiltrationsbedürftige Triggerpunkte und 89%

der so behandelten Patienten gaben danach eine Schmerzlinderung an [119]. Ein früherer Autor machte die Diagnose einer primären Fibromyalgie vom Vorliegen von Triggerpunkten abhängig [45]. Jayson sah in der Infiltration von Triggerpunkten einen wesentlichen Aspekt in der Therapie des Fibromyalgiesyndroms [144]. Andere Autoren betonten die klinische Bedeutung einer Unterscheidung von Fibromyalgie und myofaszialen Triggerpunkten [217, 230].

Die Abgrenzung von Triggerpunkten gegenüber einer Fibromyalgie ist relativ einfach, sofern es sich um akute Triggerpunkte handelt. Die Unterscheidung wird schwieriger, sobald sich durch Verschleppen oder falsche Behandlung ein chronisches myofasziales Schmerzsyndrom entwickelt hat. Die Fibromyalgie ist als ein chronisches Schmerzsyndrom definiert. Tabelle 2.6 nennt eine Anzahl klinischer Unterscheidungsmerkmale, die myofaszialen Schmerz bei Triggerpunkten gegen den bei Fibromyalgie abgrenzen. Die nachstehenden Anmerkungen beziehen sich auf diese Tabelle.

Triggerpunkte sind bei Männern und Frauen nahezu gleich häufig [261], während in Abhängigkeit von der untersuchten Gruppe normalerweise vier- bis neunmal mehr Frauen als Männer an Fibromyalgie erkranken [182].

Das Hauptunterscheidungsmerkmal der Fibromyalgie gegenüber von Triggerpunkten liefert der ausgedehnte, generalisierte Schmerz, durch den die Fibromyalgie definitionsgemäß gekennzeichnet ist, während bei Triggerpunkten ein bestimmter, umschriebener Schmerz in Verbindung mit einem Schmerzmuster auftritt, das von einer Muskelläsion stammt.

Muskeln, die Triggerpunkte enthalten, imponieren in der Untersuchung auf Grund von Kontraktionsknoten und verspannten Muskelfaserbündel als verhärtet, während sich die Muskeln bei Fibromyalgie weicher und teigiger anfühlen, sofern der Fibromyalgiepatient nicht gleichzeitig unter Triggerpunkten in den untersuchten Muskeln leidet. Die Muskeln von Fibromyalgiepatienten sind elastischer.

Für Triggerpunkte ist eine Einschränkung des Bewegungsausmaßes charakteristisch, während Kinder [86] und Erwachsene [292], die an Fibromyalgie erkrankt sind, häufiger unter Hypermobilität leiden.

Die Untersuchung von Patienten mit myofaszialen Schmerzen folgt der im vorliegenden Buch beschriebenen Vorgehensweise, während Fibromyalgiepatienten gezielt nach Schmerzpunkten untersucht wurden. Triggerpunkte und die für Fibromyalgie typischen Schmerzpunkte sind vergleichbar empfindlich, unabhängig davon, ob sie kutan, subkutan oder intramuskulär liegen. Die beiden Krankheitsbilder unterscheiden sich jedoch eindeutig dadurch, dass Bereiche, die keine Schmerzpunkte enthalten, bei Fibromyalgiepatienten in allen drei Gewebetiefen genauso empfindlich sind wie die Bereiche mit Schmerzpunkten, während Bereiche ohne Triggerpunkte bei Patienten mit myofaszialen Schmerzen die gleiche hohe Schmerzschwelle aufweisen, wie die entsprechenden Regionen gesunder Personen [284]. Fibromyalgiepatienten sind fast am gesamten Körper extrem schmerzempfindlich. Bei myofaszialen Schmerzpatienten hingegen ist die Druckschmerzhaftigkeit auf die eng umschriebenen Triggerpunktareale und auf bestimmte Bereiche übertragener Empfindlichkeit begrenzt.

Neuerdings wurden Schmerzpunkte in Fibrositis-Schmerzpunkte umbenannt [183]. Dies ist eine unglückliche Wortwahl, da es keine palpatorischen oder pathologischen Anhaltspunkte für die Beteiligung einer Muskelfibrose an der Fibromyalgie gibt. Ebenso ungeeignet ist dieser Begriff, mit wenigen Ausnahmen, für die Bezeichnung von Triggerpunkten.

Patienten mit myofaszialen Schmerzen, die zusätzlich unter einer Fibromyalgie litten, sprachen verzögerter und unzureichender auf die Infiltration von Triggerpunkten an als Patienten, bei denen ein myofasziales Schmerzsyndrom ohne begleitende Fibromyalgie vorlag [125].

Funktionsstörungen der Gelenke

Funktionsstörungen der Gelenke, die manuell mobilisiert werden müssen, sind eine der drei Hauptkategorien der häufig verkannten muskuloskelettalen Schmerzsyndrome. Bei diesen Syndromen wird der Schmerz meistens von Triggerpunkten verursacht. Wegbereiter für das Verständnis von Triggerpunkten waren Schulmediziner, während Ärzte für Osteopathie, Chiropraktiker und Orthopäden manuelle Behandlungstechniken entwickelten und verbreiteten. Bis vor kurzem verfolgten beide Richtungen überwiegend getrennte Wege. Einer der Pioniere der Osteopathie, F. Mitchell, lehrte viele Jahre lang die engen Beziehung zwischen den Gelenkfehlfunktionen und dem Muskelsystem und veröffentlichte seine Erkenntnisse [195]. Seinen Arbeiten ist jedoch nicht zu entnehmen, dass er sich der Bedeutung myofaszialer Triggerpunkte bewusst war.

Derzeit legt zumindest eine Schule für Osteopathie Wert auf die enge Beziehung zwischen Triggerpunkten und Gelenkdysfunktionen. An medizinischen Hochschulen wird die Mobilisation von Gelenken kaum gelehrt. In den Lehrplänen der Physiotherapeuten wird eher auf die Diagnose und Therapie von Gelenkdysfunktionen als auf myofasziale Schmerzen bei Triggerpunkten eingegangen.

Irvin Korr, der als einer der Ersten die Zusammenhänge zwischen physiologischen Funktionsstörungen und Gelenkdysfunktionen beschrieb, untersuchte und förderte das Konzept des gebahnten Segmentes. In der unmittelbaren

Tab. 2.6: Klinische Merkmale zur Unterscheidung eines myofaszialen Schmerzes bei Triggerpunkten von dem bei Fibromyalgie	
myofaszialer Schmerz (Triggerpunkte)	Fibromyalgie
Männer : Frauen = 1 : 1	Männer : Frauen = 1 : 4–9
lokaler oder regionaler Schmerz	ausgedehnter, generalisierter Schmerz
punktuelle Druckempfindlichkeit	ausgedehnte Druckempfindlichkeit
Tastbefund: Verspannung des Muskels (verspanntes Faserbündel)	*Tastbefund:* weicher, teigiger Muskel
eingeschränktes Bewegungsausmaß	Hypermobilität
Untersuchung sollte auf Triggerpunkte erfolgen	Untersuchung sollte auf Druckpunkte erfolgen
sofortige Reaktion bei Infiltration der Triggerpunkte	verzögerte und schwächere Reaktion bei Infiltration der Triggerpunkte
bei 20% gleichzeitig Fibromyalgie [90]	bei 72% gleichzeitig aktive Triggerpunkte [90]

segmentellen Nachbarschaft einer „osteopathischen Läsion" (Wirbelkörper mit Anzeichen einer Gelenkdysfunktion) konnten Korr und Mitarbeiter eine erniedrigte Schmerzschwelle, eine vermehrte Aktivität des sympathischen Nervensystems (verminderter Hautwiderstand) und die Bahnung motorischer Nervenbahnen nachweisen [154]. Gemeinsam mit anderen Mitarbeitern zeigte Korr, dass das gebahnte Segment eine muskuläre Komponente hat. Sie beschrieben im Bereich der Segmente mit Störungen der Gelenkfunktion einen deutlichen Aktivitätsanstieg der paraspinalen Muskulatur [50]. Allerdings waren sie sich offensichtlich dem Phänomen myofaszialer Triggerpunkte und dessen Zusammenhängen mit verspannter Muskulatur nicht bewusst, deren Ursache sie in der Gelenkdysfunktion sahen.

Es besteht eine bemerkenswerte Übereinstimmung zwischen diesem Konzept des gebahnten Segmentes, das die drei Komponenten des Nervensystems – motorische, sensorische, autonome – stark beeinflussen kann, und den Auswirkungen von myofaszialen Triggerpunkten auf das Nervensystem. Vielen Ärzten ist die Beziehung zwischen Muskeln und Gelenkdysfunktionen wohl bekannt, wurde aber im Rahmen anerkannter wissenschaftlicher Studien bisher vernachlässigt.

Karel Lewit veröffentlichte Beobachtungen und Forschungsergebnisse aus seiner umfassenden Tätigkeit als Neurologe, der manuelle Medizin anwendet. Er beschrieb u. a. die enge Beziehung zwischen Gelenkdysfunktionen und myofaszialen Triggerpunkten. Dabei wies er nachdrücklich darauf hin, wie wichtig die Therapie von Funktionsstörungen sowohl der Muskulatur als auch der Gelenke beim muskuloskelettalen Schmerzsyndrom ist, sofern beide gleichzeitig beeinträchtigt sind [168, 169, 170]. Die erhöhte Spannung in Muskelfaserbündeln mit Triggerpunkten und ihre Bahnung motorischer Aktivität kann zur Fehlbelastung von Gelenken führen und anomale sensible Afferenzen aus dem dysfunktionalen Gelenk können reflexhaft Triggerpunkte aktivieren. Beide Zustände können einander verstärken.

Seit der Veröffentlichung des Handbuchs der Triggerpunkte 1983 hat das Interesse der Chiropraktiker am Phänomen der myofaszialen Triggerpunkte zugenommen. Ein Mitglied dieser Berufsgruppe veröffentlichte den unseres Wissens bisher einzigen Bericht, der auf die Beziehung zwischen Gelenkdysfunktion und Triggerpunkten eingeht. In dieser Erstuntersuchung ermittelte er die relative EMG-Aktivität in paraspinalen Muskeln von gesunden, leicht sowie schwer gestörten Segmenten bei Druck auf einen entfernten Triggerpunkt. Wurden dadurch zusätzlich Schmerzen ausgelöst, kam es zu einem signifikanten Anstieg der EMG-Aktivität in Muskeln, die zu einem stark subluxierten Segment gehörten, verglichen mit der Muskulatur gesunder Segmente [175]. Diese Befunde weisen darauf hin, dass eine Gelenkdysfunktion die Reaktionsbereitschaft von Motoneuronen der angrenzenden Muskulatur gegenüber einem afferenter Schmerzimpulse entfernter Triggerpunkte wirkungsvoll steigern kann.

Berufsbedingte Myalgien

Das Interesse am Thema der berufsbedingten Myalgien hat in den vergangenen Jahren zugenommen. Eine Medline-Recherche der Jahre 1990–1995 ermittelte 56 Abstracts zu diesem Thema. Die elf verschiedenen Bezeichnungen, die von den Autoren verwendet wurden, lassen sich in drei Gruppen einteilen: chronisches Überlastungssyndrom, rezidivierende Überbeanspruchung und Überlastung. Zwanzig Arbeiten befassten sich mit dem chronischen Überlastungssyndrom und verwendeten dazu 18-mal den Begriff „kumulative traumatische Störung". In nur zwölf der 28 Artikel zur chronischen Überlastung war von „chronischen Überbelastungsschäden" die Rede; ansonsten wurden Ausdrücke wie „Läsion durch wiederholte Bewegungen" und „Studien zur wiederholten Bewegung" benutzt. In sieben der acht Artikel zur Überlastung wurde von einem „Überlastungssyndrom" gesprochen. Dies ist ein weiteres Beispiel dafür, wie viele Autoren mit unterschiedlichen Begriffen im Wesentlichen dasselbe Muskelschmerzsyndrom bezeichnen. Allen Autoren ging es vorrangig um dasselbe Problem: Ihre Patienten hatten auf Grund berufsbedingter körperlicher Betätigung muskuloskelettale Schmerzsymptome entwickelt. Zahlreiche Autoren äußerten ihre Frustration über fehlende befriedigende Erklärungsansätze für die Schmerzursache.

Zu den Hauptmerkmalen der myofaszialen Triggerpunkte gehört, dass sie entweder durch eine akute Überlastung oder durch eine anhaltende Überbeanspruchung aktiviert werden. Gemeinsamer Nenner aller 56 Artikel ist der Zusammenhang zwischen muskuloskelettalem Schmerz und Überbelastung und/oder Überbeanspruchung des Muskels. Häufiges Beispiel einer Überbeanspruchung ist die Beibehaltung einer für einen Muskel ungünstigen Stellung, die nur durch Kontraktion bestimmter Muskeln beibehalten werden kann. Headley betont, wie häufig die Symptome von Patienten mit einer kumulativen traumatischen Störung auf myofasziale Triggerpunkte zurückzuführen sind. Sie konnte bei diesen Patienten elektromyographisch eine anormale Muskeltätigkeit nachweisen, die durch Triggerpunkte verursacht wurden [118]. Diese Studie bestätigt die klinische Erfahrung der Verfasser dieses Handbuches und praktizierender Ärzte [178, 282].

Interessanterweise findet sich in *keinem* der 56 Artikel zur berufsbedingten Myalgie ein Hinweis darauf, dass die Autoren myofasziale Triggerpunkte in ihre Überlegungen zur Genese der Beschwerden der Arbeiter oder Patienten einbezogen haben. Für alle Betroffenen ist dies ein schwer wiegendes Versehen. Es kommt zwangsläufig zu Missverständnissen und Frustration, wenn man ständig eine therapierbare Hauptursache von Muskelschmerzen ignoriert. In einer Studie wurden Ärzte zu ihrem Verständnis des Begriffs „chronisches Überbeanspruchungssyndrom" befragt und festgestellt, das der Begriff annähernd nichtssagend ist, da die diagnostischen Kriterien in der Literatur zu stark von einander abweichen. Nahezu die Hälfte der befragten Ärzte waren der Meinung, dass es kein fassbares organisches Korrelat gibt, das ihrem Verständnis von diesem Begriff entspricht. Die andere Hälfte verstand unter dem Begriff zwar eine fassbare Krankheitsentität, dabei herrschte jedoch wenig Übereinstimmung darüber, was letztlich fehlerhaft war [55]. Es ist durchaus denkbar, dass die meisten Allgemeinmediziner bei diesem Beschwerdebild Triggerpunkte als Schmerzursache gar nicht berücksichtigen.

Erfreulicherweise versuchten die meisten Autoren, den berufsbedingten Myalgien durch eine Reduktion der Überlastung bzw. Überbeanspruchung zu begegnen, sofern dies möglich war. Auf diese Weise wurden begünstigende mechanische Faktoren abgeschwächt oder beseitigt, die die Triggerpunktsymptomatik verschärfen, und die Muskeln konnten sich teilweise oder gelegentlich sogar vollständig erholen.

Sofern die Schmerzen und Fehlfunktionen bei einer berufsbedingten Myalgie auf Triggerpunkte in den überlasteten Muskeln zurückgeführt würden, könnte eine lokale Triggerpunktbehandlung des betroffenen Muskels die Normalisierung der Funktion begünstigen. Die Wahrscheinlichkeit für Rezidive könnte vermindert werden, wenn Arbeitskräfte und Patienten so geschult würden, dass sie eine drohende Überlastung bestimmter Muskeln rechtzeitig bemerken und die normale Muskelfunktion durch Dehnungsübungen und ein speziell abgestimm-

tes Training bewahren. Rosen betont, das die Triggerpunktproblematik in die Behandlung von schmerzenden Muskeln insbesondere bei darstellenden Künstlern miteinbezogen werden muss, die ihre Muskeln bis jenseits der „kritischen Grenze" belasten [219, 220].

Triggerpunkte und Akupunktur

Die Grenze zwischen Triggerpunkten und Akupunkturpunkten, die zur Schmerzlinderung herangezogen werden, ist aus guten Gründen unscharf. Zum einen war bis vor kurzem unklar bzw. strittig, welche Mechanismen bei beiden Konzepten für die Schmerzlinderung verantwortlich sind. Zum anderen stimmen nachgewiesene Triggerpunktorte und klassische Akupunkturpunkte *zur Schmerzlinderung* oft überein, nach einer Untersuchung von Melzack et al. zu 71% [187]. Außerdem werden in einer Reihe von Studien ähnliche Ergebnisse berichtet, unabhängig davon, ob die Nadelung der Triggerpunkte mit Akupunkturnadeln oder mit einer subkutanen Kanüle und Injektion von Infiltrationslösung erfolgte [110, 123, 141].

Weiter unten in diesem Kapitel wird auf Hinweise eingegangen, nach denen Triggerpunktphänomene in der Nachbarschaft dysfunktionaler Endplatten auftreten. Die klassischen Akupunkturpunkte liegen als definierte Punkte auf Meridianen, die aus Dokumenten der traditionellen chinesischen Medizin bekannt sind. Wie Melzack et al. nachwiesen, waren sich die antiken chinesischen Kliniker vieler häufig vorkommender Triggerpunkte bewusst und schlossen sie in ihre Karten der Akupunkturpunkte zur Schmerzlinderung ein [187].

Derzeit verwenden viele Akupunkteure eine modifizierte Definition von Akupunkturpunkten, die selektiv Triggerpunkte identifiziert. Belgrade schreibt, dass „Druckpunkte Akupunkturpunkte sind, die oft zur Therapie herangezogen werden können" [13]. Wenn man einen Akupunkturpunkt zur Schmerzlinderung als Schmerzpunkt definiert, benutzt man eine Hauptdefinition der Triggerpunkte als Kriterium zu seiner Bestimmung. Dadurch erhöht sich die Wahrscheinlichkeit, dass ein Triggerpunkt behandelt und als Akupunkturpunkt gekennzeichnet wird. Loh et al. unterstützen dieses Konzept. Sie verglichen die Akupunkturtherapie mit der medikamentösen Therapie bei Migräne und Muskelspannungskopfschmerz. Wie sie feststellten, profitierten die Patienten stärker von der Akupunktur, wenn an lokal empfindlichen Muskelpunkten genadelt wurde [174]. In jedem Fall können einige klassische Akupunkturpunkte zur Schmerzlinderung nicht mit Triggerpunkten übereinstimmen, z. B. Ohr-Punkte, da sich zentrale myofasziale Triggerpunkte im mittleren Faserbereich eines Muskelbauches entwickeln.

Es gilt als erwiesen, dass es durch Nadelung der klassischen Akupunkturpunkte zur Ausschüttung von Endorphin im Zentralnervensystem und dadurch zur Schmerzlinderung kommt [13]. Die Schmerzlinderung durch Inaktivierung eines Triggerpunktes dagegen beruht auf der Ausschaltung des nozizeptiven Herdes in dem für die Schmerzentstehung zuständigen Muskel. Die Situation wird dadurch kompliziert, dass nozizeptive Afferenzen vom Triggerpunkt zentral die Ausschüttung von Endorphinen modulieren können [69], was jedoch nichts am primär muskulären Ursprung des Triggerpunktmechanismus ändert.

Pomeranz, ein Student der Akupunktur, betonte die Bedeutung des Deqi-Phänomens in der Bestimmung von Akupunkturpunkten [208]. Das Deqi-Phänomen wird als ein Gefühl von Fülle, Schwellung, und Einschlafen beschrieben, das auftritt, wenn die Nadel einen Akupunkturpunkt trifft. Oft wird ein ähnliches sensibles Phänomen beschrieben, wenn der Arzt einen Triggerpunkt infiltriert und eine lokale Zuckungsreaktion erfolgt [123]. In einer Studie zur Analgesie durch Elektroakupunktur führten die Autoren die Wirkung auf eine intensive Reizung von Triggerpunkten zurück [210].

Bei einer anderen Form der „Akupunkturbehandlung" von Triggerpunkten wurde die Nadel lediglich ca. 4 mm in Haut und subkutanes Gewebe oberhalb des Triggerpunktes eingeführt [7, 8]. Im Gegensatz zum Durchstechen eines Triggerpunktes mit der Nadel muss hierbei ein vollkommen anderer Mechanismus wirksam werden, der auf einer Modulation der Triggerpunktaktivität durch das Nervensystem beruht [247]. Die Wirksamkeit dieser Technik in der Behandlung von Triggerpunkten sollte durch kontrollierte klinische Studien belegt werden. Falls das gelingt, sollte auch der Wirkmechanismus erforscht werden.

Ward untersuchte 12 Stellen in den Mm. trapezius und infraspinatus, die sowohl als Akupunkturpunkte als auch als Triggerpunkte bekannt sind, auf die für einen aktiven Fokus in einem Triggerpunkt typische elektrische Aktivität (Kapitel 2.4). In allen Fällen waren charakteristische Spikes an der Endplatte zu beobachten [286].

Abschließend betrachtet handelt es sich bei dem zur Schmerzlinderung ausgewählten Akupunkturpunkt oft tatsächlich um einen Triggerpunkt. Wegen der erheblichen Unterschiede in Wirkungsweise, Behandlungsansatz und Prognose, muss der Arzt Triggerpunkte als solche identifizieren, damit das geeignete Selbstbehandlungsprogramm für den Patienten zusammengestellt und gegebenenfalls die Triggerpunkte begünstigenden Faktoren beseitigt werden können.

Nichtmyofasziale Triggerpunkte

Triggerpunkte, die Schmerzen übertragen, können auch in anscheinend gesunder Haut, Narbengewebe, Faszien, Bändern und der Knochenhaut auftreten. Es ist noch nicht klar, wie es zur Sensibilisierung der Nozizeptoren an diesen Stellen kommt, allerdings muss der Mechanismus ein anderer sein als der zentrale Triggerpunktmechanismus, da dieser in engem Zusammenhang mit den motorischen Endplatten steht.

Sinclair beschrieb *Hauttriggerpunkte* bei acht von 30 gesunden jungen Erwachsenen. Er ermittelte scharf abgegrenzte Triggerpunkte, indem er die Haut seiner Probanden zwischen Daumen und Fingern kniff. Bei vier seiner Probanden untersuchte er eingehend 18 Hauttriggerpunkte und entnahm Gewebeproben. Meistens übertrug ein Hauttriggerpunkt einen scharfen, stechenden, mittelschweren Schmerz entweder in umgebende oder weiter entfernte Hautbereiche. Außerdem veränderte die Reizung des Triggerpunktes die Sensibilität in der Übertragungsschmerzzone (übertragene Druckempfindlichkeit oder übertragene Dysästhesie). Einige Übertragungszonen lagen innerhalb desselben Dermatoms wie der jeweilige Hauttriggerpunkt, bei anderen fehlte dieser Zusammenhang [256].

Trommer und Gellman berichteten über sieben Patienten, deren Hauttriggerpunkte Schmerzen oder Taubheit in Hautbezirke übertrugen, die oft nahe, gelegentlich jedoch auch entfernt lagen. Die Hauttriggerpunkte wurden durch feine Nadelstiche in die Haut ermittelt, die einen empfindlichen Punkt identifizierten, der die Symptome des Patienten hervorrief. In allen Fällen konnten die Symptome durch wiederholte *intrakutane* Infiltration abgeschwächt werden, allerdings nur, wenn sie exakt am Hauttriggerpunkt erfolgte [281].

Die zitierten Studien lassen kein konstantes Schmerzübertragungsmuster der Hauttriggerpunkte erkennen, wie es von den myofaszialen Triggerpunkten bekannt ist. Weder diese Publikationen noch unsere eigenen Beobachtungen geben Hinweise auf einen Zusammenhang zwischen den Übertragungszonen von Hauttriggerpunkten und denen von Triggerpunkten in darunter liegenden Muskeln.

Nach unseren Erfahrungen übertragen *Narbentriggerpunkte* (in Haut oder Schleimhäuten) brennende, prickelnde, manchmal blitzartig auftretende Schmerzen. Defalque berichtete über die Infiltration von Operationsnarben bei 69 Patienten mit Alkohol zur Behandlung von Triggerpunkten. Bei 91% erzielte er dadurch eine dauerhafte Heilung oder deutliche Linderung der Beschwerden [49]. Solche Narbentriggerpunkte können meistens gut durch die exakte Infiltration mit 0,5%iger Procainlösung inaktiviert werden. In hartnäckigen Fällen hat sich der Zusatz eines löslichen Kortikoids zur Infiltrationslösung bewährt. Bourne infiltrierte Narbentriggerpunkte mit Triamcinolonazetonid und Lidocainhydrochlorid [22]. Travell ging ähnlich vor, indem sie jeweils wenige Milliliter Dexamethasonnatriumphosphat und 0,5% Procain injizierte.

Nichtmyofasziale Triggerpunkte können außerdem in *Faszien, Ligamenten* und *Gelenkkapseln* vorkommen. Kellgren zeigte experimentell, dass die Muskelscheide des M. gluteus medius mehrere Zentimeter nach distal Schmerzen übertrug, sobald sie mit 0,1 ml 6%iger Kochsalzlösung infiltriert wurde. Die vergleichbare Infiltration eines druckempfindlichen Punktes in der Sehne des M. tibialis anterior übertrug Schmerzen an die Innenseite von Fußknöchel und Spann [149].

Travell beschrieb die Entwicklung von vier Triggerpunkten in der Gelenkkapsel, nachdem der betreffende Patient sich das Fußgelenk verstaucht hatte, die Schmerzen in Knöchel und Fuß übertrugen [269]. Es liegen Berichte über myofasziale Triggerpunkte vor, die sich nach akuter Verstauchung von Knie-, Fuß- und Handgelenken und dem Metakarpophalangealgelenk des Daumens entwickelten und Übertragungsschmerzen auslösten, die zunächst induziert und dann dauerhaft beseitigt werden konnten, indem man jeden Triggerpunkt mit physiologischer Kochsalzlösung infiltrierte [268, 277]. Leriche diagnostizierte Ligamenttriggerpunkte nach einer Verstauchung oder Fraktur. Die Triggerpunkte konnten durch fünf oder sechs Infiltrationen mit einem Lokalanästhetikum vollständig inaktiviert werden [166]. Gorrell sichtete die Anatomie des Bandapparates am Fußgelenk und beschrieb ein Verfahren, um Triggerpunkte an diesem Gelenk zu identifizieren und zu infiltrieren [100].

Kraus fasste die Literatur zu Ligamenttriggerpunkten zusammen und stellte fest, dass sie gut zu lokalisieren und zu infiltrieren sind. Die Infiltration verschafft oft unmittelbar Schmerzlinderung und löst eine schmerzhafte Gewebereizung aus, die für bis zu zehn Tage anhalten kann [159]. Hackett erläuterte Schmerzübertragungsmuster, die sich von den Ligg. iliolumbale, sacroiliacale, sacrospinale und sacrotuberale herleiteten. Er empfahl, eine sklerosierende Substanz zu injizieren, fand damit jedoch nur begrenzte Zustimmung, da sich dieses Verfahren als komplikationsträchtig erwies [113]. Dittrich ermittelte Triggerpunkte in der Aponeurose des M. latissimus dorsi am Übergang in die lumbodorsale Faszie, die Schmerzen in die Schulterregion übertrugen [54]. Zwei andere Autoren, de Valera und Raftery, berichteten jeweils über Triggerareale in den Ligg. sacroiliacale, sacrospinale und sacrotuberale, die unter Belastung druckschmerzhaft wurden, Schmerzen übertragen und auf die Infiltration mit einem Lokalanästhetikum ansprachen [51].

Druckschmerzhaftigkeit am Muskelsehnenübergang kann Symptom einer sekundären Insertionstendopathie sein, die durch die Verspannung eines Faserbündels bei Triggerpunkten im betreffenden Muskelbauch oder in einer lokalen Sehne entstanden ist. Weiser beschrieb eine umschriebene Druckschmerzhaftigkeit an der Ansatzstelle des M. semimembranosus bei 98 Patienten, die über spontane Schmerzen an der Innenseite des Knies klagten. Der Schmerz war durch lokalisierten Druck oder Zug an der Ansatzstelle reproduzierbar. Die Infiltration der druckschmerzhaften Stelle mit 2%igem Lidocainhydrochlorid und Triamcinolon verschaffte Linderung [289]. Sofern der behandelnde Arzt nicht auch den Muskel auf verspannte Faserbündel und Triggerpunkte untersucht, bleibt die Ursache der Druckempfindlichkeit ebenso unklar wie Möglichkeiten zur Prophylaxe von Rezidiven.

Kellgren entwickelte ein experimentelles Verfahren, um *Periosttriggerpunkte* zu identifizieren. Er konnte zeigen, dass das Periost ebenso wie die Muskeln nach Infiltration mit hypertoner Kochsalzlösung Schmerzen überträgt [150]. Unter 160 Studien zur Klärung des von tiefen Geweben ausgehenden Übertragungsschmerzes, berichteten Inman und Saunders, das traumatisierende Reize wie das Kratzen mit einer Nadel am Periost, die Infiltration mit 6%iger Kochsalzlösung oder kontrollierte Druckanwendung schwere Übertragungsschmerzen auslöste, die sich in einigen Fällen erheblich ausbreiteten. Muskeln und Knochenvorsprünge innerhalb der Schmerzübertragungszone wurden druckschmerzhaft, wie dies auch nach Reizung von myofaszialen Triggerpunkten bekannt ist. Eine wiederholte Stimulierung derselben Ansatzstellen von Periost oder Bändern löste regelmäßig

Übertragungsschmerz in derselben Ausbreitung aus. Die Distanz, über die der Schmerz ausstrahlte, variierte hingegen abhängig von der Reizstärke [134]. Leider vermerken die Autoren nicht, welche Ausdehnung diese spezifischen, vom Periost übertragen Schmerzmuster hatten. Häufig reagierten die Probanden auf die Reizung mit autonomen Symptomen wie Schwitzen, Erblassen oder Übelkeit.

Klinisch betrachtet kann das Periost eine bedeutende Quelle für Übertragungsschmerzen sein [107]. Diese fortgeleiteten Schmerzen können durch Infiltration der Periosttriggerpunkte gelindert werden. Dabei wird dasselbe Verfahren wie bei myofaszialen oder Hauttriggerpunkten angewendet [165].

Posttraumatisches Hyperirritabilitätssyndrom

Der Ausdruck „posttraumatisches Hyperirritabilitätssyndrom" wurde eingeführt, um eine kleine Anzahl von Patienten zu erfassen, die unter myofaszialen Schmerzen leiden und deren sensibles Nervensystem ebenso wie ihre Triggerpunkte deutlich übererregbar sind [135, 237]. Magoles hatte zuvor ein ähnliches Syndrom beschrieben und dafür den Begriff „neuromyelopathisches Schmerzsyndrom" verwendet [180]. Einige dieser Patienten erkranken akut an einer Fibromyalgie, die mit physischen Traumata und myofaszialen Triggerpunkten zusammenhängt. Zu dem Syndrom kommt es nach einem schweren Trauma, z. B. einem Verkehrsunfall, einem Sturz oder einem heftigen Schlag auf den Körper. Das Trauma ist schwer genug, um die Mechanismen der sensiblen Modulation von Rückenmark oder Hirnstamm zu stören. Der Patient leidet unter ständigen Schmerzen, die durch Erschütterungen in einem fahrenden Fahrzeug, durch eine zuschlagende Tür, ein lautes Geräusch (z. B. einen in der Nähe explodierender Feuerwerkskörper), durch stärkere Zusammenstöße (etwa wenn der Patient mit jemandem zusammenstößt oder angerempelt wird), eine eher sanfte Berührung (ein Schulterklopfen), starke Schmerzen (eine Triggerpunktinfiltration), längerfristige körperliche Tätigkeit oder emotionalen Stress (z. B. Ärger) verstärkt werden können. Die Patienten erholen sich nur langsam von solchen Reizen. Selbst eher geringfügige Schmerzverstärkungen gehen erst über viele Minuten oder Stunden wieder auf das Ausgangsschmerzniveau zurück. Bei ausgeprägter Schmerzverschlimmerung dauert es womöglich sogar mehrere Tage, Wochen oder länger. Diese Patienten weisen gelegentlich multiple Triggerpunkte auf, die zwar nicht für das Leiden verantwortlich sind, aber dazu beitragen und besonders sorgfältig behandelt werden müssen, da sich starke sensible Reize, insbesondere Schmerz, ausgesprochen ungünstig auf das Befinden des Patienten auswirken.

Wie die Krankengeschichten von Patienten mit dem posttraumatischen Hyperirritabilitätssyndrom belegen, haben sie ihr Leben vor der Verletzung gut bewältigt und schenkten Schmerzen nicht mehr Beachtung als ihre Freunde und Angehörigen. Sie reagierten nicht stärker als andere Personen auf übliche Reize. Ab dem auslösenden Trauma drehte sich ihr Leben jedoch nur noch um den Schmerz. Sie müssen ihre ganze Aufmerksamkeit auf das Vermeiden von starken sensiblen Reizen richten und müssen ihre Aktivitäten begrenzen, da sich die Schmerzen schon bei geringer bis mäßiger Muskelarbeit oder -ermüdung verstärken. Versuche, die Belastbarkeit zu erhöhen, verbieten sich meist von selbst. Diese Patienten leiden sehr, werden kaum verstanden und ihnen ist schwer zu helfen, woran sie jedoch keine Schuld tragen. In solchen Fällen sollte man unkonventionelle, einfallsreiche Behandlungsansätze in Erwägung ziehen, z. B. den von Goldstein entwickelten [98].

Beim Hyperirritabilitätssyndrom reagiert das sensible Nervensystems fast wie das motorische System, wenn das Rückenmark nicht mehr supraspinal inhibiert wird. Durch die erhöhte motorische Reaktionsbereitschaft kann in dieser Situation fast jeder starke sensorische Reiz eine anhaltende unspezifische motorische Aktivität auslösen (Spasmus). Entsprechend kann ein starker sensorischer Reiz bei Patienten mit Hyperirritabilitätssyndrom die Erregbarkeit des nozizeptiven Systems anhaltend steigern. Außerdem kann das vegetative Nervensystem bei diesen Patienten anfällig sein, so dass es zu Schwankungen der Hauttemperatur und Schwellungen kommt, die jedoch nach Inaktivierung der Triggerpunkte der Region verschwinden. Da die medizinische *Routineuntersuchung* beim Hyperirritabilitätssyndrom oft keine organischen Ursachen aufdecken kann, werden die Patienten oft mit einer psychologischen Pseudodiagnose abgeschoben

Ein geringfügiger Reiz wie ein weiterer Sturz oder ein leichter Verkehrsunfall können das Hyperirritabilitätssyndrom auf Jahre hinaus verschärfen. Es besteht die Gefahr, dass jedes weitere Trauma die Traumatisierbarkeit des Patienten weiter verstärkt. Häufig finden sich in der Anamnese zahlreiche relativ unbedeutende Verkehrsunfälle oder Stürze im Verlauf mehrerer Jahre, die in ihrer Gesamtheit zu einer Behinderung führten.

Ähnliche Phänomene wurden unter der Bezeichnung *chronisches Überlastungssyndrom* [30] und *Schocksyndrom* [61] bekannt.

■■■ 2.3 Aufbau und Funktion der Muskeln

Einige grundlegende Aspekte von Struktur und Funktion der Muskeln, die normalerweise weniger beachtet werden, müssen bekannt sein, um die Beschaffenheit myofaszialer Triggerpunkte zu verstehen. Weiter führende Aspekte zu diesem Thema gibt eine einschlägige Publikation [191].

2.3.1 Muskelaufbau und Kontraktionsmechanismus

Ein quergestreifter (Skelett-)Muskel besteht aus Faserbündeln von ungefähr 100 Muskelfasern (Abb. 2.5, oberer Ausschnitt). Jede Muskelfaser (eine Muskelzelle) der meisten Skelettmuskeln enthält ungefähr 1000–2000 Myofibrillen. Eine Myofibrille besteht aus einer Sarkomerkette, deren Glieder aufgereiht und an den Enden verknüpft sind. Das Sarkomer ist die kontraktile Grundeinheit eines Skelettmuskels. Sarkomere werden durch Z-Linien (oder Z-Scheiben) wie Glieder einer Kette miteinander verbunden. Jedes Sarkomer enthält eine Reihe von Filamenten, die aus Aktin- und Myosinmolekülen bestehen, deren Zusammenwirken die Kontraktionskraft erzeugt. Der mittlere Abschnitt von Abbildung 2.5 zeigt ein Sarkomer in Ruhelänge mit sich vollständig überlappenden Aktin- und Myosinfilamenten (maximale Kontraktionskraft). Bei *maximaler Verkürzung* stoßen die Myosinmoleküle gegen die „Z-Linie", wodurch eine weitere Kontraktion verhindert wird (nicht dargestellt). Der untere Ausschnitt der Abbildung zeigt ein fast vollständig gestrecktes Sarkomer mit unvollständiger Überlappung der Aktin- und Myosinmoleküle (verminderte Kontraktionskraft).

Die Köpfe eines Myosinfilaments enthalten das Enzym Adenosintriphosphatase, das sich mit dem Aktin verbindet, mit ihm interagiert und so die Kontraktionskraft erzeugt. Im Elektronenmikroskop sind diese Verbindungen als Querbrücken zwischen den Aktin- und Myosin-

filamenten zu erkennen. Ionisiertes Kalzium löst die Interaktion zwischen den Filamenten aus, und Adenosintriphosphat (ATP) liefert die benötigte Energie. Das ATP löst den Myosinkopf nach dem Brückenschlag ab und „spannt" ihn sofort wieder für einen neuen Zyklus. In diesem Prozess wird das ATP in Adenosindiphosphat (ADP) umgewandelt. Freies Kalzium setzt sofort einen neuen Zyklus in Gang. Für die ungezielten „Ruderbewegungen" die zahlreiche Myosinköpfe vieler Filamente ausführen müssen, um eine gleichmäßige Kontraktionszuckung zu bewirken, sind viele solcher Kraft-„Stöße" erforderlich.

Aktin und Myosin interagieren, solange freies Kalzium und ATP vorhanden sind [197]. Es wird Energie verbraucht und Kraft zur Verkürzung der Sarkomere ausgeübt. Diese Spannung erzeugende und Energie verbrauchende Interaktion von Aktin und Myosin kann nicht ablaufen, wenn die Sarkomere so stark verlängert sind (der Muskel gedehnt ist), dass sich Aktin und Myosinköpfe nicht mehr überlappen. Der untere Ausschnitt von Abbildung 2.5 veranschaulicht den Beginn dieses Vorganges: Die Aktinfilamente reichen nur noch weniger als bis zur Hälfte an die Myosinköpfe (Querbrücken) heran. Die potentielle Kontraktionskraft eines aktivierten Sarkomers hängt von seiner Länge ab. Die Kraft nimmt schnell ab, wenn sich das Sarkomer seiner maximalen oder minimalen Länge nähert (vollständig gedehnt oder vollständig verkürzt ist). Folglich kann jedes Sarkomer nur bei mittlerer Länge Maximalkraft aufbringen. Es kann jedoch in der verkürzten Position Energie verbrauchen, während es versucht, sich weiter zu verkürzen.

Normalerweise wird Kalzium in den Tubuli des sarkoplasmatischen Retikulums gespeichert (Abb. 2.5, oberer Ausschnitt, und Abb. 2.6), das jede Muskelfibrille umhüllt. Kalzium wird aus dem die Muskelfibrille umgebenden sarkoplasmatischem Retikulum freigesetzt, sobald ein Aktionspotenzial eintritt, das sich von der Zelloberfläche aus durch die T-Tubuli ausbreitet. Freigesetztes Kalzium wird normalerweise vom sarkoplasmatischen Retikulum schnell resorbiert. Durch den Kalziummangel wird die Kontraktionszuckung der Muskelfaser beendet. Ohne ATP bleiben die Myosinköpfe fixiert (kein erneuter „Spannungsaufbau"), und der Muskel versteift wie im Rigor mortis.

Es gibt eine gut illustrierte, detailliertere Beschreibung des gesamten Kontraktionsmechanismus [3].

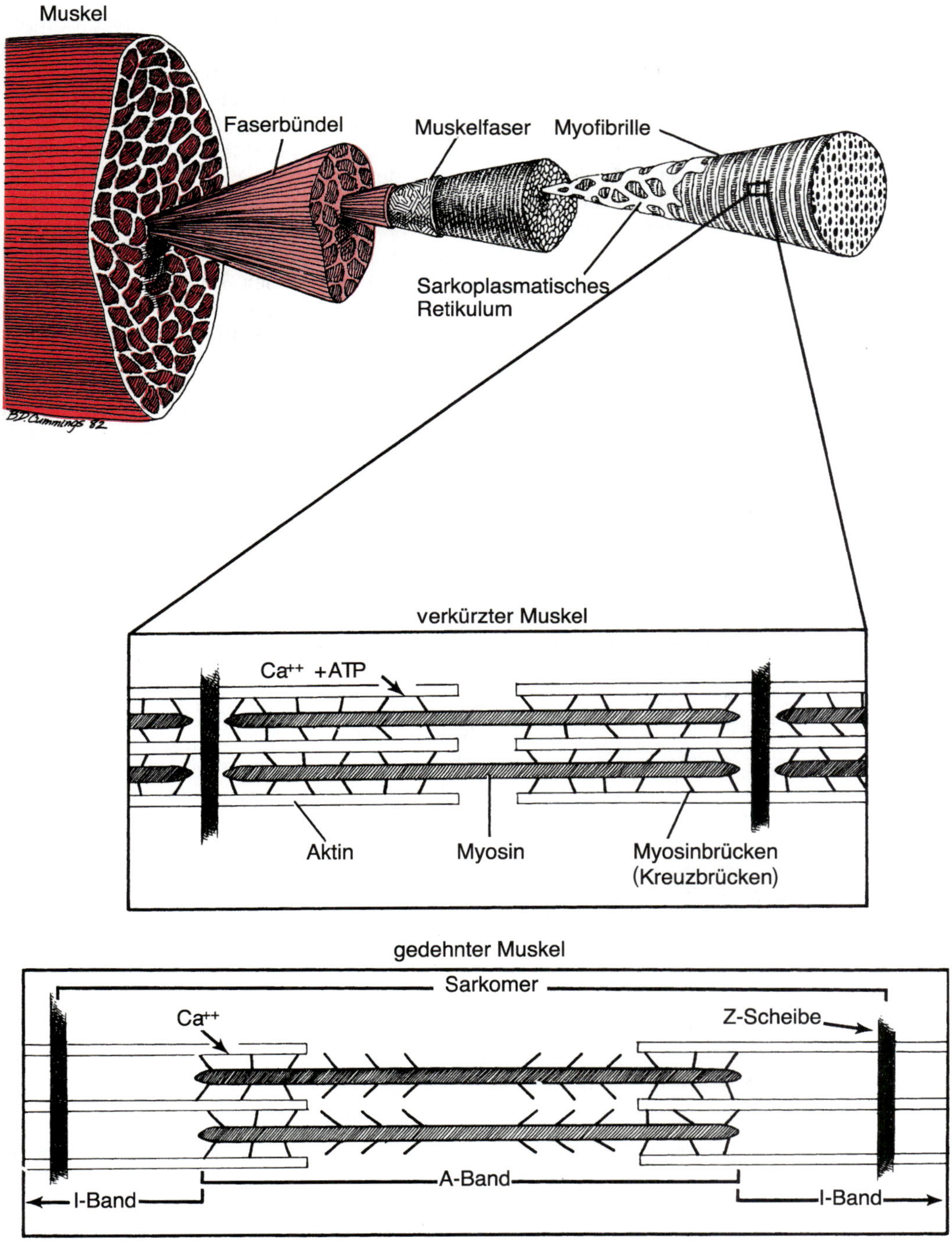

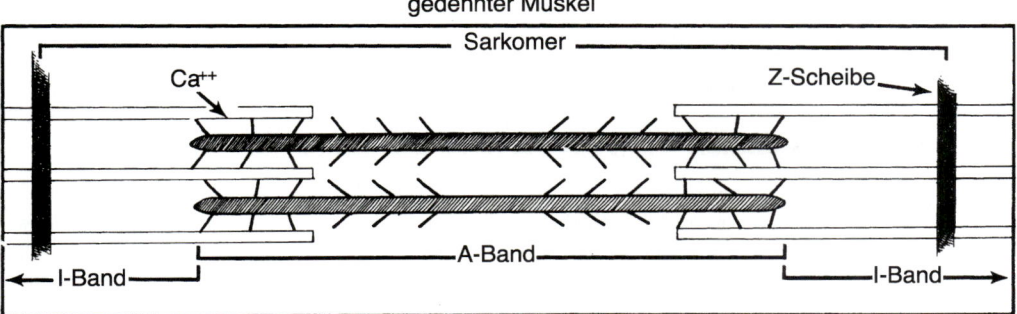

Muskel

Faserbündel

Muskelfaser **Myofibrille**

Sarkoplasmatisches Retikulum

verkürzter Muskel

Ca⁺⁺ +ATP

Aktin   Myosin   Myosinbrücken (Kreuzbrücken)

gedehnter Muskel

Sarkomer

Ca⁺⁺   Z-Scheibe

I-Band   A-Band   I-Band

Abb. 2.5: Aufbau und Kontraktionsmechanismus eines normalen Skelettmuskels. Der Muskel setzt sich aus Muskelfaserbündeln (*hellrot*) zusammen, die aus quergestreiften Muskelzellen oder -fasern (*Faser*) bestehen. Eine einzelne Faser enthält in der Regel ca. 1000 Myofibrillen (*Fibrille*). Jede Myofibrille ist von einem Geflecht mit sackartiger Struktur umgeben, dem sarkoplasmatischen Retikulum (*sarkoplasmatisches Retikulum*).
Ausschnittsvergrößerungen: Adenosintriphosphat (*ATP*) und freies Kalzium (*Ca²⁺*) aktivieren die Myosinkreuzbrücken (*schraffierte Balken*), wodurch diese an den Aktinfilamenten (*nicht ausgefüllte Balken*) ziehen. Dieser Zug nähert die *Z-Linien* einander an und verkürzt das *Sarkomer,* die kontraktile Einheit, wodurch sich der Muskel verkürzt. Die Abschnitte der Aktinfilamente, die auf beiden Seiten einer Z-Scheibe keine Myosinfilamente enthalten, bilden das *I-Band.* Das *A-Band* entspricht der Länge der Myosinfilamente. Ist nur ein A- und kein I-Band vorhanden, liegt eine maximale Verkürzung vor (vollständig überlappende Filamente).

2.3.2 Die motorische Einheit

Motorische Einheiten sind die gemeinsame Endstrecke, über die das Zentralnervensystem die willkürliche Muskelaktivität kontrolliert. Abbildung 2.7 stellt schematisch den Aufbau einer motorischen Einheit dar, die aus dem Zellkörper eines α-Motoneurons im Vorderhorn des Rückenmarks, dem dazugehörigen Axon (das durch den Spinalnerv und anschließend den motorischen Nerv zieht und dort in den Muskel eintritt, wo dieser sich in viele Muskelfasern aufteilt) und den multiplen motorischen Endplatten, wo jeder Nervenast an einer Muskelfaser (-zelle) mündet. Zu einer motorischen Einheit gehören alle Muskelfasern, die von demselben Motoneuron inner-

viert werden. Kurz gesagt besteht eine motorische Einheit aus einem α-Motoneuron und allen von diesem versorgten Muskelfasern. Jede Muskelfaser wird normalerweise nur von einer motorischen Endplatte und folglich von nur einem Motoneuron versorgt. Das Motoneuron bestimmt den Fasertyp aller von ihm versorgten Muskelfasern. In der Muskulatur des Halteapparates und der Extremitäten versorgt eine motorische Einheit zwischen 300 und 1500 Muskelfasern. Je weniger Muskelfasern von einem Motoneuron versorgt werden (kleinere motorische Einheiten), desto feiner abgestimmt ist die motorische Kontrolle des jeweiligen Muskels.

Sobald eine motorische Vorderhornzelle ein Aktionspotenzial auslöst, verbreitet es sich

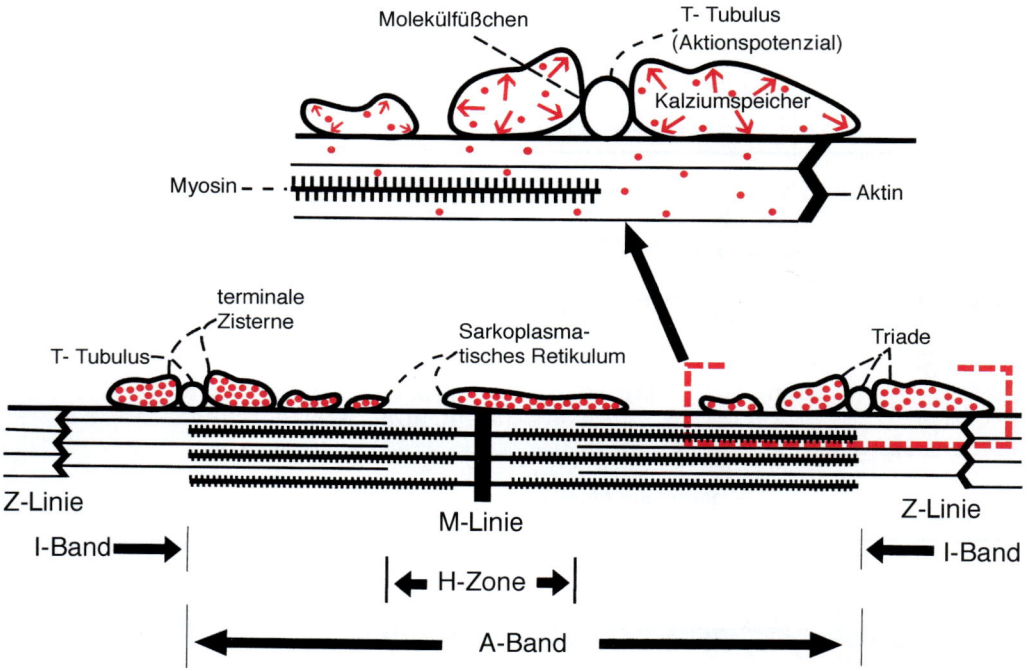

Abb. 2.6: Schematische Darstellung eines Sarkomers im Längsschnitt sowie einer Triade und des sarkoplasmatischen Retikulums im Querschnitt (Abb. 2.5). Das sarkoplasmatische Retikulum des Menschen ist ein tubuläres Geflecht, das die Myofibrillen einer Muskelfaser des Skelettmuskels umgibt. Es speichert Kalzium, das normalerweise durch Aktionspotenziale freigesetzt wird, die sich entlang der Muskelzelloberfläche (Sarkolemm) und der T-Tubuli, Einstülpungen der Sarkolemmmembran, ausbreiten (*nicht ausgefüllte Kreise*). Die *untere schematische Darstellung* zeigt ein Sarkomer (die funktionelle Einheit eines Skelettmuskels), das sich zwischen zwei Z-Linien erstreckt. An der Z-Linie verbinden sich die Sarkomere zu Gliedern einer Kette. Das A-Band besteht aus Myosinmolekülen (bürstenartige Strukturen) und Myosinköpfen. Zum I-Band gehört eine zentrale Z-Linie, an die sich die molekularen Aktinfilamente heften, und enthält alle von Myosinkreuzbrücken freien Aktinfilamente. Die M-Linie kommt durch die sich überlappenden und verschränkenden Enden der Myosinmoleküle zustande, die in beiden Richtungen von der M-Linie weg weisen.
Die *obere schematische Darstellung* zeigt eine Triade (zwei terminale Zisternen und ein T-Tubulus, siehe *roten, gestrichelten Rahmen*). Die Depolarisation (auf Grund eines sich durch den T-Tubulus ausbreitenden Aktionspotenzials) wird durch molekulare Füßchen übertragen und induziert die Kalziumfreisetzung (*rote Pfeile*) aus dem sarkoplasmatischen Retikulum. Kalzium (*rote Punkte*) interagiert mit den kontraktilen Elementen und bewirkt eine Kontraktion, bis es wieder vom sarkoplasmatischen Retikulum resorbiert wird oder der ATP-Energievorrat erschöpft ist.

entlang der Nervenfaser (Axon) über alle Äste bis zu den Nervenendigungen, die Bestandteile der neuromuskulären Verbindungen (motorische Endplatte) jeder Muskelfaser sind. Wenn das elektrische Aktionspotenzial an der Nervenendigung eintrifft, wird es chemisch über den synaptischen Spalt zur postsynaptischen Membran der Muskelfaser geleitet. Dort wird es wieder in ein elektrisches Signal umgewandelt, das sich in beide Richtungen bis ans Ende der Muskelfaser ausbreitet und deren Kontraktion veranlasst. Alle Muskelfa-

sern, die von einem bestimmten Neuron innerviert werden, feuern annähernd synchron und bewirken so das Aktionspotenzial einer motorischen Einheit.

Die motorische Einheit in einem Extremitätenmuskel beim Menschen hat normalerweise einen Durchmesser von 5–10 mm. Der Durchmesser einer motorischen Einheit im M. biceps brachii kann zwischen 2 und 15 mm variieren. Es ist also ausreichend Raum vorhanden, sodass sich die Fasern von ungefähr 15–30 motorischen Einheiten miteinander ver-

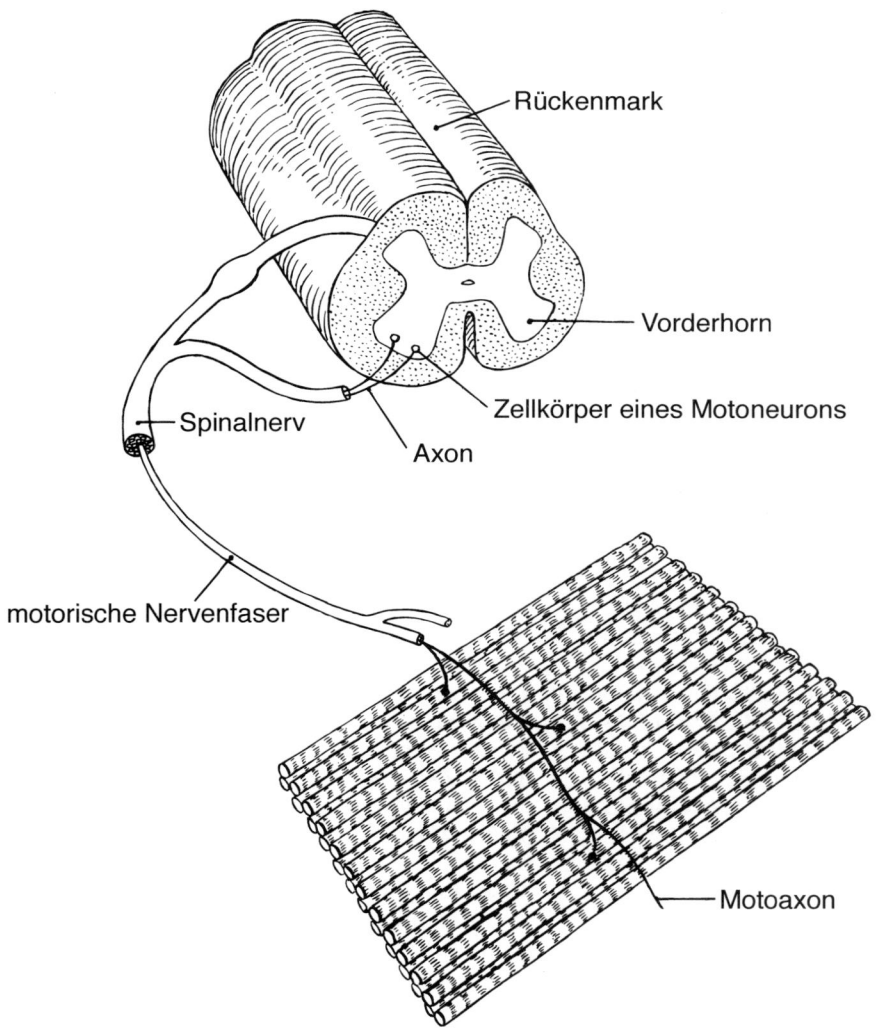

Abb. 2.7: Schematische Darstellung einer motorischen Einheit. Eine motorische Einheit besteht aus dem Zellkörper eines Motoneurons, seinem Axon, allen seinen Verzweigungen und den von ihm versorgten Muskelfasern (normalerweise ca. 500). Beim menschlichen Skelettmuskel hat jede Nervenendigung Kontakt mit einer motorischen Endplatte (*ausgefüllte schwarze Kreise*). Ungefähr zehn motorische Einheiten sind an je einer Lokalisation miteinander verschränkt. Ein einzelnes Axon erreicht mit seinen Endigungen also ungefähr jede zehnte Muskelfaser.

schränken können. EMG-Studien und Untersuchungen zum Glykogenverbrauch zeigen, dass im Zentralbereich einer motorischen Einheit mehr von einem Neuron versorgte Muskelfasern liegen als in den Randbezirken [29]. In zwei neueren Untersuchungen zum Durchmesser der motorischen Einheiten im M. masseter werden durchschnittlich $8,8 \pm 3,4$ mm [185] und $3,7 \pm 2,3$ mm [267] angegeben, wobei die Werte der letzteren zwischen 0,4 mm und 13,1 mm schwanken. Eine eingehende, dreidimensionale Untersuchung der Faserverteilung für fünf motorische Einheiten im M. tibialis anterior von Katzen zeigte deutliche Abweichungen des Durchmessers entlang einer motorischen Einheit [222]. Die Ausdehnung eines verspannten Faserbündels könnte demnach stark variieren und mehr oder weniger scharf begrenzt sein, sofern es nur von einer motorischen Einheit ausgelöst wird. Letzteres wäre davon abhängig, wie gleichmäßig dicht die Muskelfasern innerhalb der motorischen Einheit liegen. Ähnliche Varianten könnten sich ergeben, wenn Muskelfasern verschiedener, miteinander verflochtener motorischer Einheiten beteiligt sind.

2.3.3 Die motorische Endplattenzone

An der motorischen Endplatte verbindet sich die Endigung eines Motoneurons mit einer Muskelfaser. Bestandteil dieser Struktur ist die Synapse, in der das elektrische Signal der Nervenfaser auf einen chemischen Botenstoff übertragen wird (Acetylcholin), der wiederum in der Zellmembran (Sarkolemm) der Muskelfaser ein elektrisches Signal auslöst.

Die Endplattenzone ist der Bereich, in dem motorische Endplatten die Muskelfasern innervieren. Dieser Bereich wird als motorischer Nervenpunkt oder Reizpunkt bezeichnet [153]. Klinisch entspricht der motorische Nervenpunkt einem Areal, in dem nach einer geringfügigen elektrischen Oberflächenreizung eine Muskelzuckung beobachtet oder ertastet werden kann. Fälschlicherweise wurde der Nervenpunkt ursprünglich als Hilus verstanden, in dem der motorische Nerv in den Muskel eintritt [4].

2.3.4 Lage der motorischen Endplatte

Das Verständnis der Lage von motorischen Endplatten ist für die klinische Diagnose und Therapie der myofaszialen Triggerpunkte unabdingbar.

Wenn die Pathophysiologie der Triggerpunkte tatsächlich in engem Zusammenhang mit den Endplatten steht, sollte man davon ausgehen können, dass Triggerpunkte auch nur im Bereich von Endplatten auftreten. In fast allen Skelettmuskeln liegen die Endplatten nahe der Mitte jeder Faser auf halber Strecke zwischen ihren Ansatzstellen. Coërs und Woolf haben dieses Prinzip für die Muskeln beim Menschen schematisch dargestellt (Abb. 2.8) [44]. Die genannten Autoren leisteten für die Endplattenerforschung einen enormen Beitrag. Aquilonius et al. legten eine eingehende Analyse zur Lage der Endplatten in den Mm. biceps brachii, tibialis anterior und sartorius beim erwachsenen Menschen vor [5]. Christensen zeigte die Verteilung der Endplatten in der Fasermitte an Muskeln von totgeborenen Kindern. Er untersuchte die Mm. opponens pollicis, brachioradialis, semitendinosus (zwei transversale Endplattenbänder), biceps brachii, gracilis (zwei deutlich unterschiedene Endplattenstränge), sartorius (verstreut liegende Endplatten), triceps brachii, gastrocnemius, tibialis anterior, opponens digiti quinti, rectus femoris, extensor digitorum brevis, cricothyroideus und deltoideus [36].

Wie die vorgenannte Abbildung belegt, gilt der Grundsatz unabhängig von der Faseranordnung im Muskel. Daher ist die Kenntnis der jeweiligen Faseranordnung eine Voraussetzung, um die Lage der Endplatten in dem betreffenden Muskel zu verstehen und zu wissen, wo mit Triggerpunkten zu rechnen ist. Muskelfasern können folgendermaßen angeordnet sein: parallel, parallel mit Zwischensehnen, spindelförmig, spindelförmig mit zwei Muskelbäuchen, einfach gefiedert, doppelt gefiedert oder mehrfach gefiedert und spiralig (Abb. 2.9).

Für die Skelettmuskulatur gelten mindestens vier Ausnahmen zu der Regel, dass sich die Endplattenzone mittig im Muskelbauch befindet.

1. Beim Menschen werden einige Muskeln durch Zwischensehnen in einzelne Segmente unterteilt, von denen jedes seine eigene Endplattenzone besitzt. Dazu zählen die Mm. rectus abdominis, semispinalis capitis und semitendinosus. Abbildung 2.10A, B, C und E veranschaulichen diese Gegebenheit am Beispiel von Rattenmuskeln. Abbildung 2.10D und F zeigen die übliche Endplattenanordnung.
2. Im M. sartorius des Menschen liegen die Endplatten über den gesamten Muskel verteilt. Die Endplatten versorgen parallel angeordnete, kurze Faserbündel, die sich auf der Gesamtlänge des Muskels miteinander verflechten ohne eine klar umschriebene End-

plattenzone [44]. Ein Autor beschreibt für den M. gracilis des Menschen zwei transversale Endplattenzonen ähnlich denen des M. semitendinosus [36]. Andere Autoren dagegen sprechen von multiplen, miteinander verflochtenen Fasern und verstreuten Endplatten wie beim M. sartorius [44]. Diese Art von Verflechtung ist für menschliche Skelettmus-

keln untypisch. Die Endplattenanordnung könnte daher interindividuell stark variieren.

3. In einem Übersichtsartikel über die Kompartmentbildung innerhalb eines Muskels wurde hervorgehoben, dass die Kompartments durch Faszien voneinander getrennt sind. Jeweils ein Ast des motorischen Nervs innerviert dabei die Endplattenzone eines Kom-

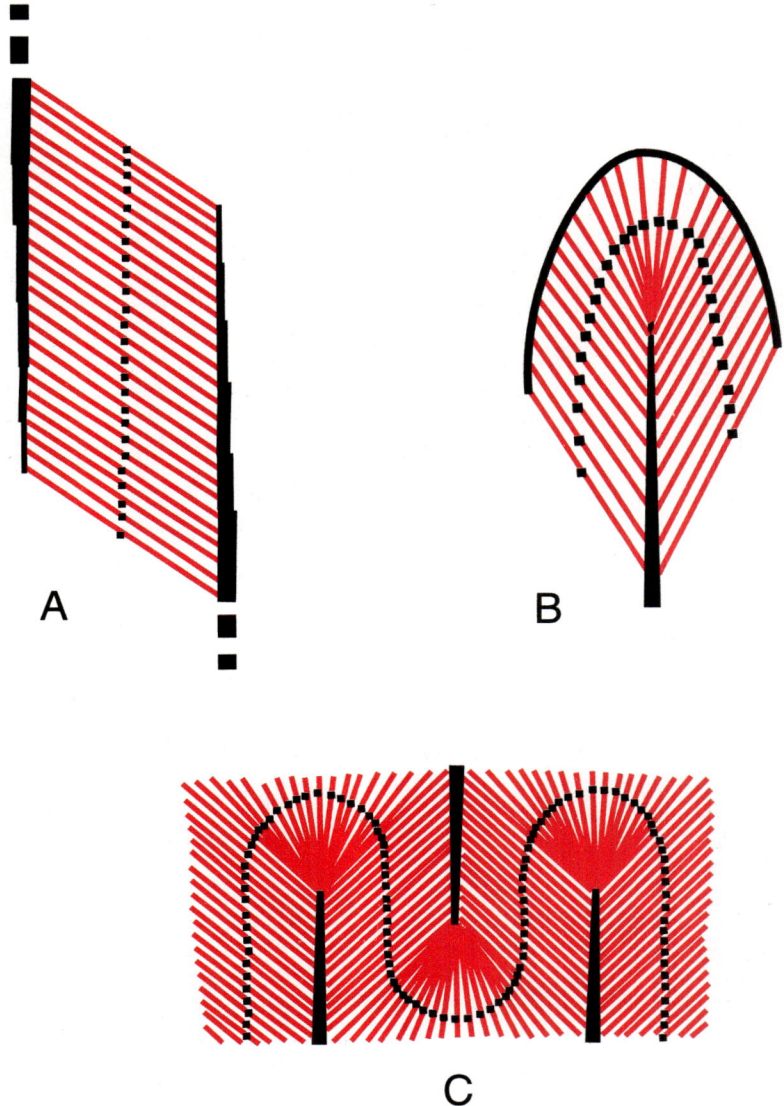

Abb. 2.8: Lage der Endplatten in unterschiedlich aufgebauten Skelettmuskeln beim Menschen. Die *roten Linien* entsprechen Muskelfasern, die *schwarzen Punkte* motorischen Endplatten in diesen Fasern und die *schwarzen Linien* Ansatzstellen an einer Aponeurose. Durchgängig finden sich die motorischen Endplatten mit mittleren Bereich der Muskelfasern. **A:** linear angeordnete Endplatten in einem kurz faserigen Muskel, der sich zwischen parallel verlaufende Aponeurosen spannt wie der M. gastrocnemius. **B:** bogenförmig angeordnete Endplatten bei federartiger Anordnung der Muskelfasern in den Mm. flexor carpi radialis und palmaris longus. **C:** kurvige Endplattenanordnung in den Fasern des mittleren M. deltoideus mit komplexer fiedriger Faseranordnung (Mit freundlicher Genehmigung nach [42]).

partments. Die einzelnen Kompartments unterscheiden sich auch funktionell. Als Beispiele wurden die proximale und distale Aufteilung des M. extensor carpi radialis longus und des M. flexor carpi radialis angeführt [62]. Auch im M. masseter liegen Anzeichen für eine Kompartmentbildung mit entsprechender motorischer Einheit vor [185]. Bislang wurden nur verhältnismäßig wenige Muskeln des Menschen auf die möglicherweise relativ häufige Kompartmentbildung untersucht.

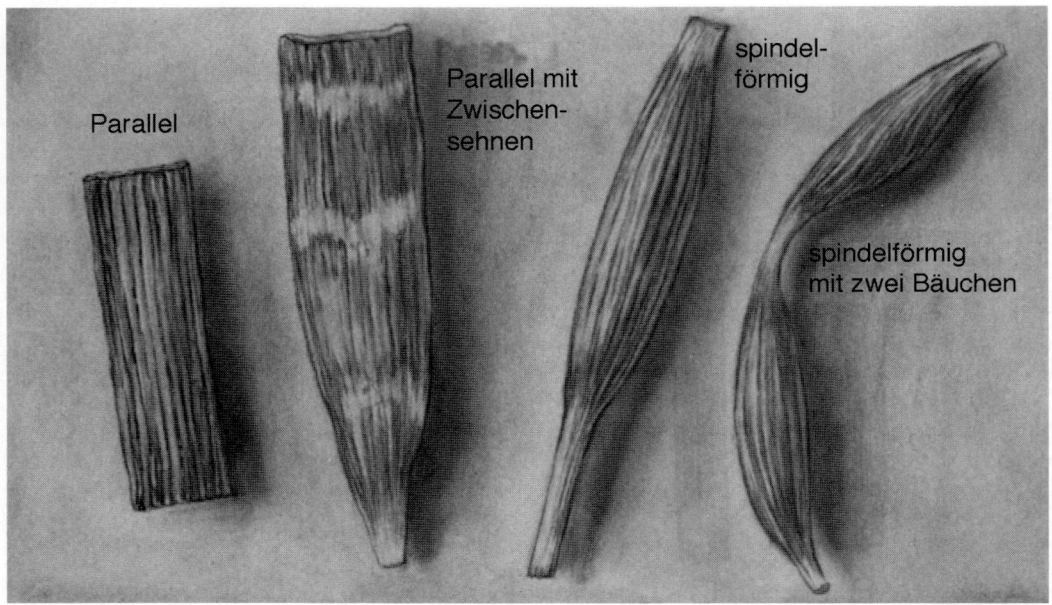

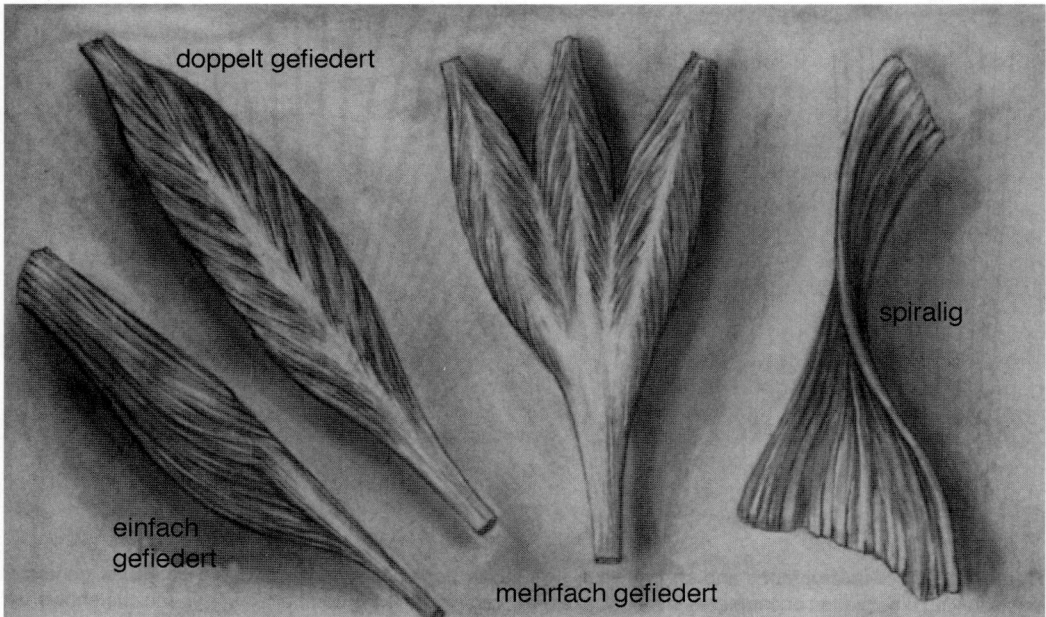

Abb. 2.9: Durch parallele und spindelförmige Faseranordnung ist auf Kosten der Kraftentwicklung eine größere Längenveränderung möglich. Die fiedrige Anordnung erlaubt eine größere Kraftentfaltung auf Kosten der Längenveränderung. Beachte: Die Ansatzstellen aller Muskelfasern in jedem Muskel bewirken eine annähernd gleiche Länge seiner Fasern. Abb. 2.8 veranschaulicht, wie sich die Lage der Endplatten zu den unterschiedlichen Faseranordnungen verhält (Mit freundllicher Genehmigung nach [39]).

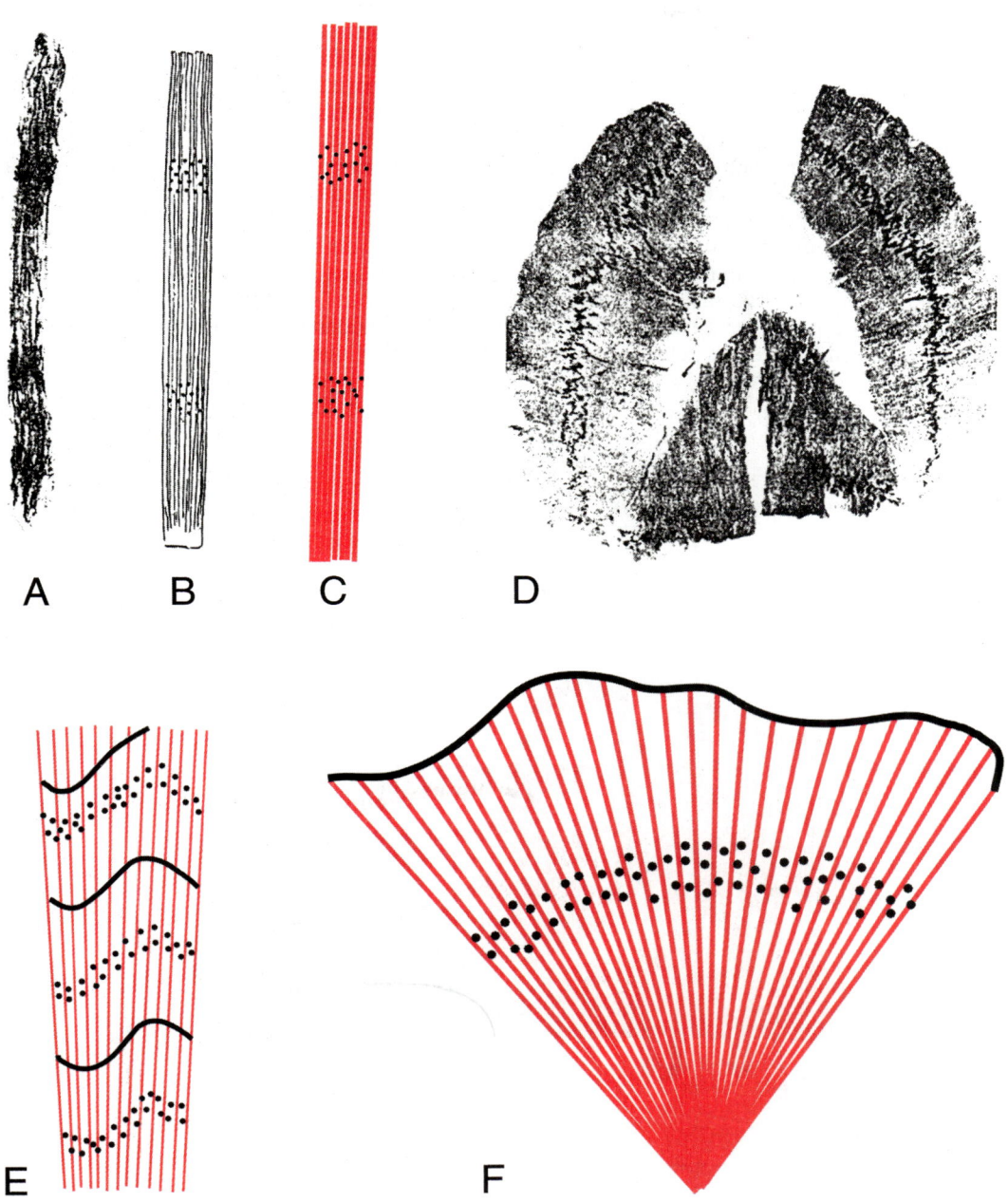

Abb. 2.10: Mikrofotografien und schematische Zeichnungen der Lage von Endplatten in Skelettmuskeln der Maus. Die Abbildungen basieren auf einer Untersuchung von Schwarzacher, der die von Coërs modifizierte Cholinesterase-Färbetechnik von Koelle benutzte, um die motorischen Endplatten hervorzuheben [321]. In den computergenerierten schematischen Darstellungen (**C, E** und **F**) entsprechen *rote Linien* den Muskelfasern, *schwarze Punkte* den motorischen Endplatten in diesen Fasern und *schwarze Linien* den Ansatzstellen der Muskelfasern entweder direkt am Knochen oder an einer Aponeurose. **A** ist eine mikrofotografische Wiedergabe, **B** die danach angefertigte schematische Zeichnung des M. gracilis. **C** ist die zum Vergleich hergestellte, computergenerierte Fassung von **B**. Dieser Muskel weist zwei Endplattenbänder auf. **D** ist eine Mikrofotografie des Zwerchfells. Die Endplattenzone verläuft in der Mitte der Muskelfasern. **E** ist eine schematische Darstellung der Endplattenanordnung im M. semitendinosus, **F** eine entsprechende Darstellung für den M. gluteus maximus (Mikrofotografien mit freundlicher Genehmigung nach [231]).

4. Der M. gastrocnemius ist beispielhaft für eine Anordnung der Muskelfasern, bei der Kraftsteigerung durch Reduktion des Bewegungsausmaßes erreicht wird. Die Fasern verlaufen im spitzen Winkel, sodass jede einzelne Muskelfaser nur einen Bruchteil der Gesamtlänge des Muskels einnimmt. Dementsprechend verläuft die Endplattenzone zentral entlang fast der Gesamtlänge jedes einzelnen Kompartments. Abbilung 2.8A zeigt diese Art der Anordnung.

Abbildung 2.11 ist eine schematische Darstellung von zwei motorischen Endplatten und den kleinen neurovaskulären Bündeln, die die Muskelfasern an der Stelle überqueren, wo die Axonendigung Kontakt mit der motorischen Endplatte hat [60]. Die Endplatten sind linear so angeordnet, dass sie sich am Verlauf eines solchen neurovaskulären Bündels quer zum Faserverlauf orientieren [5, 44]. Das neurovaskuläre Bündel enthält nozizeptive sensible Fasern und autonome Nerven, die für diese Blutgefäße zuständig sind. Man muss sich die enge Nachbarschaft dieser Strukturen zu den motorischen Endplatten vor Augen führen, um zu verstehen, welche Schmerzen und vegetativen Phänomene im Zusammenhang mit Triggerpunkten auftreten können.

2.3.5 Die neuromuskuläre Verbindung

Bei den verschiedenen Spezies sind auch die topographischen Gegebenheiten zwischen Nerven-

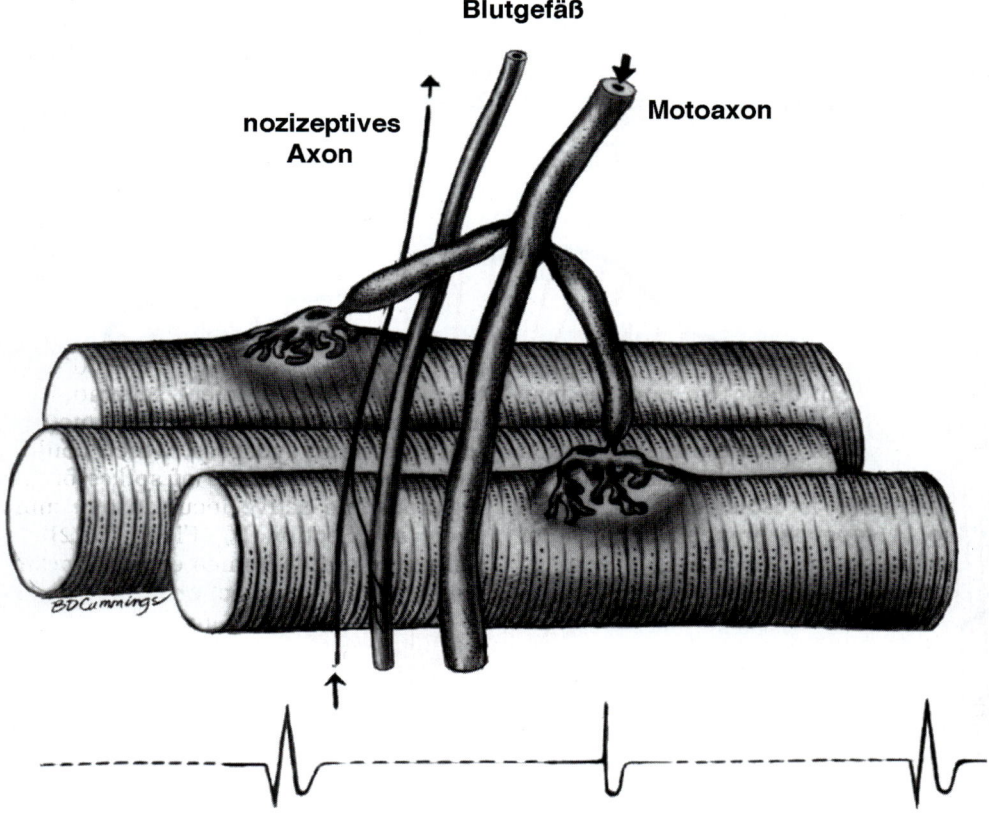

Abb. 2.11: Schematische Darstellung von zwei motorischen Endplatten und des dazugehörigen neurovaskulären Bündels beim Säugetier. Die Nervenendigungen eines motorischen Axons sind zu einer kompakten neuromuskulären Verbindung zusammengefaltet, die in die leichte Wölbung der Endplattenregion einer Muskelfaser eingebettet ist. Die motorischen Nerven werden von sensiblen Nervenfasern und Blutgefäßen begleitet. Im Muskelgewebe befinden sich vegetative Nerven in enger Nachbarschaft zu diesen kleinen Blutgefäßen. Aktionspotenziale, die von der Endplattenzone einer Muskelfaser abgeleitet werden, weisen zunächst eine negative Ausrichtung auf. In kurzem Abstand rechts von jeder Endplatte werden die Aktionspotenziale positiv ausgelenkt. Dies ist eine Möglichkeit, motorische Endplatten elektromyographisch zu lokalisieren. Das am unteren Rand der Abbildung wiedergegebene Aktionspotenzial zeigt eine Wellenform, wie sie an verschiedenen Stellen der skizzierten Muskeln aufgezeichnet werden könnte (Mit freundlicher Genehmigung nach [225]).

endigung und Endplatte unterschiedlich. Der Frosch weist ausgedehnte, lineare synaptische Stränge auf. Bei Ratten und Mäusen sind die Stränge verknäult, wie in Abbildung 2.11 wiedergegeben. Abbildung 2.12 stellt dagegen die für Menschen typische Anordnung dar. In Cholinesterasefärbung sind an einer Endplatte (Abb. 2.12A) deutlich multiple, mehr oder weniger getrennt liegende Gruppen von synaptischen Spalten zu erkennen. Bei ausreichendem Zwischenraum könnte dieses Arrangement im Sinne multipler, kleiner Synapsen fungieren und zu multiplen Spikes führen, die von nur einem aktiven Fokus in einer Muskelfaser ausgehen (Kapitel 2.4). Abbildung 2.12B ist eine schematische Querschnittsdarstellung dieser Endplattenanordnung beim Menschen.

Die neuromuskuläre Verbindung ist eine Synapse, die ähnlich wie viele andere Orte im Zentralnervensystem von ACh als Neurotransmitter abhängt. Abbildung 2.13 stellt schematisch ihre Grundstruktur und Funktion dar. An der Nervenendigung entstehen ACh-Vesikel. Die hierfür erforderliche Energie wird überwiegend von Mitochondrien in der Nervenendigung bereitgestellt.

Sobald vom α-Motoneuron ein Aktionspotenzial eintrifft, reagiert die Nervenendigung, indem sie spannungsabhängige Kalziumkanäle öffnet. Durch diese Kanäle wandert ionisiertes Kalzium vom synaptischen Spalt in die Nervenendigung. Die Kanäle liegen beidseitig des spezialisierten Teils der Nervenmembran, die normalerweise ACh-Vesikel in Reaktion auf ionisiertes Kalzium freisetzt.

Durch die gleichzeitige Entleerung vieler ACh-Vesikel wird die Cholinesterasebarriere im synaptischen Spalt rasch überwunden. Ein Großteil des ACh überquert den synaptischen Spalt und erreicht die Erhebungen der postsynaptischen Membranfalten der Muskelfaser, wo die ACh-Rezeptoren liegen (Abb. 2.13) Die Cholinesterase baut jedoch unverzüglich verbleibendes Acetylcholin ab und beschränkt damit seine Aktionsdauer, sodass die Synapse auf ein weiteres Aktionspotenzial reagieren kann.

Auf Grund der normalerweise zufälligen Entleerung von ACh-Vesikeln an einer Nervenendigung kommt es zu einzelnen, deutlich voneinander abgesetzten Miniaturendplattenpotenzialen. Sie breiten sich nicht aus und verebben rasch. Andererseits kommt es bei einer massenhaften Freisetzung von Acetylcholin aus zahlreichen Vesikeln in Reaktion auf ein an einer Nervenendigung eintreffendes Aktionspotenzial zur Depolarisation der postsynaptischen Membran, sodass die Reizschwelle erreicht wird. Hierdurch entsteht ein Aktionspotenzial, das sich entlang der Oberflächenmembran (Sarkolemm) über die gesamte Muskelfaser ausbreitet.

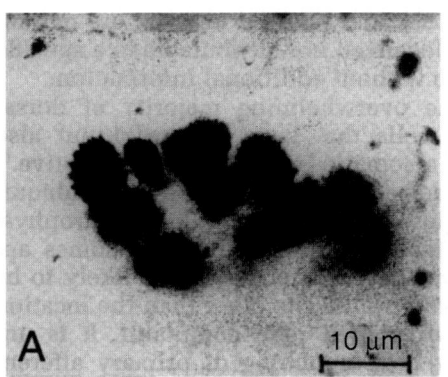 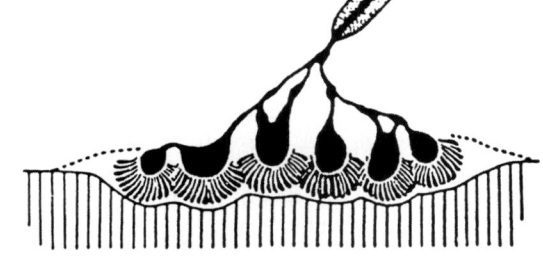

Abb. 2.12: Aufbau einer motorischen Endplatte. Mikrofotografie des subneuralen Apparats und schematischer Querschnitt durch den Bereich der Nervenendigung am menschlichen Muskel. **A:** Mikrofotografie der Endplattenregion. Färbung nach der modifizierten Koelle-Methode zur Hervorhebung von Cholinesterase. Es sind multiple Gruppen unterschiedlicher synaptischer Spalten der subneuralen Anordnung erkennbar. Die dargestellte Nervenendigung einer Endplatte zeigt elf unterscheidbare runde oder ovale Bläschen. Im Gegensatz dazu finden sich bei Ratten oder Mäusen gewundene, flechtwerkartige Nervenendigungen. (Mit freundlicher Genehmigung nach [43]). **B:** Schematischer Querschnitt durch eine Endplattenzone. Die nicht myelinisierte Nervenendigung läuft in sechs Endigungen aus (*schwarze Kugeln*). Jede dieser Erweiterungen weist ihre eigene postsynaptische Membranfaltung auf. Die *gepunkteten Linien* entsprechen den Schwann-Zellen, die sich mit ihren Ästelungen an die Zellmembran der Muskelzelle heften und den Inhalt des synaptischen Spaltes vom extrazellulären Milieu trennen. Die *vertikalen Parallelen* entsprechen der Streifung (Z-Linien) der Muskelfaser. (Mit freundlicher Genehmigung nach [41].)

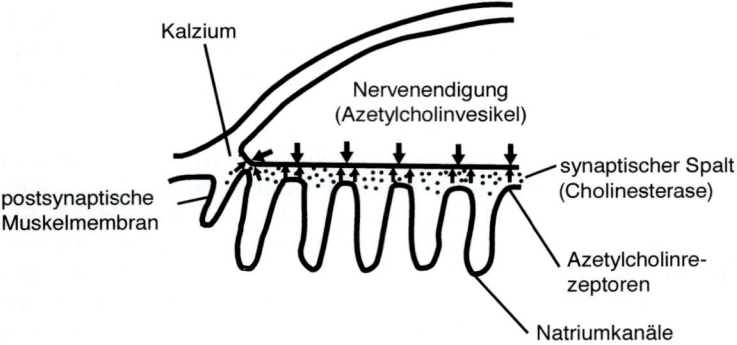

Abb. 2.13: Schematischer Querschnitt durch den Teil einer neuromuskulären Verbindung, in dem das Nervenaktionspotenzial durch einen chemischen Botenstoff über die Synapse übertragen wird, sodass daraus ein Muskelaktionspotenzial entsteht. Als Reaktion auf ein Aktionspotenzial, das entlang des Motorneurons fortgeleitet wurde, öffnet die synaptische Membran der Nervenendigung spannungsabhängige Kalziumkanäle, sodass Kalzium aus dem synaptischen Spalt einströmen kann (*kleine, rote, nach oben gerichtete Pfeile*). Das Kalzium veranlasst die Entleerung vieler Acetylcholinvesikel (ACh) in den synaptischen Spalt (*größere, nach unten weisende Pfeile*). ACh-Rezeptoren depolarisieren die postsynaptische Membran der Muskelfaser so weit, dass sich die Natriumkanäle tief in ihren Falten öffnen. Die ausreichende Depolarisation dieser Natriumkanäle löst die Ausbreitung eines Aktionspotenzials in der Muskelfaser aus.

2.3.6 Muskelschmerzen

Der aktuelle Wissensstand über die Physiologie des Muskelschmerzes kann nur in einem gesonderten Buch eigens zu diesem Thema wiedergegeben werden [191]. Aus dem Jahr 1993 liegen zusammenfassende [188, 189] und aktualisierte Darstellungen des Themas vor [190 a, 240].

Kurz gesagt ist von mehreren endogenen Substanzen bekannt, dass sie Nozizeptoren des Muskels sensibilisieren können. Dazu gehören Bradykinin, Prostaglandin E sowie 5-Hydroxytryptamin, deren Kombination ihre Wirkung noch steigert. Wenn unter Noradrenalineinfluss benachbarter sympathischer Fasern Prostaglandine freigesetzt werden, kann sich dies auf den Triggerpunktmechanismus an der Endplatte auswirken. Es ist erwiesen, dass die von Prostaglandinen induzierte Sensibilisierung der Nozizeptoren durch zyklisches Adenosinmonophosphat (zyklisches AMP) erleichtert wird. Lokal sensibilisierend wirken außerdem eine Erhöhung der Wasserstoffionenkonzentration (ein pH-Wert von 6,1) und eine Zunahme der Substanz P [188]. Die periphere Sensibilisierung der Nozizeptoren dürfte für eine lokale Druckschmerzhaftigkeit und vermutlich auch für den Übertragungsschmerz verantwortlich sein. Es ist noch unklar, welche dieser oder anderer Substanzen die Nozizeptoren in der Umgebung aktiver Triggerpunktfoki sensibilisieren. Hier liegt ein interessantes Forschungsfeld, wobei es auch um Entwicklung und Einsatz von Arzneimitteln gehen könnte.

Einige Phänomene auf Rückenmarksebene stehen im Zusammenhang mit Übertragungsschmerzen. Im Experiment lässt sich anhand der Reaktion einer Hinterhornzelle auf die Reizung tiefen Gewebes (auch von Muskelgewebe) feststellen, wo das rezeptive Feld oder die rezeptiven Felder des betreffenden Neurons liegen und wie groß ihre Ausdehnung ist. Injiziert man eine schmerzinduzierende Substanz in das muskuläre rezeptive Feld eines Nozizeptorneurons, können weitere rezeptive Felder in der betreffenden Extremität auftreten [121]. Man führt dieses Phänomen darauf zurück, dass „ruhende" nozizeptive Bahnen im Rückenmark „geweckt" werden. Die Sensibilität der ursprünglichen nur nozizeptiven Hinterhornzellen kann sich so weit steigern, dass sie auch auf geringere nichtnozizeptive Reize reagieren. Ähnliche Phänomene treten auf, wenn die Noxe in einen anderen Muskel derselben Extremität aber außerhalb des ursprünglichen rezeptiven Feldes injiziert wird [121, 190].

Oft erhält ein sensorisches lumbales Neuron Afferenzen aus verschiedenen Geweben. In einer Studie an Katzen erwiesen sich die meisten der untersuchten 188 Einheiten (77%) als hyperkonvergent und reagierten auf nozizeptive Afferenzen von zwei oder mehr tiefen Geweben von Facettengelenken, Knochenhaut, Bändern, Bandscheiben, Dura mater spinalis, Muskeln des unteren Rückens, der Hüfte, des proximalen Beines und Sehnen. Mit den meisten dieser Einheiten (93%) korrespondierte zudem ein kutaner nozizeptiver Bereich [95]. Diesem Befund entspricht die klinische Erfahrung, wonach Kreuzschmerzen und ins Bein übertragene Schmerzen ohne zusätzliche Informationen nur unzureichend lokalisiert und einem spezifischen Gewebe zugeordnet werden können.

Die überwiegende Mehrzahl der Hinterhornzellen mit viszeralen Afferenzen erhalten auch somatische nozizeptive Afferenzen [33]. Je deutlicher sich abzeichnet, dass Übertragungsschmerz sowohl neurophysiologisch als auch klinisch überall auftreten kann, als desto wahrscheinlicher muss gelten, dass der Schmerz, den der Patient spürt, nicht vom Ort der ursprünglichen Schmerzempfindung übertragen wird. Von einigen seltenen Ausnahmen abgesehen ist es unwahrscheinlich, dass Seitenäste primär afferenter Nerven für den Übertragungsschmerz zuständig sind [190].

Erst vor relativ kurzer Zeit wurde man sich der Veränderungen der Nervenstruktur im Zentralnervensystem bewusst, deren klinischer Einfluss weitreichend sein dürfte [296]. Eine akute nozizeptive Afferenz kann die Verarbeitung nozizeptiver Signale im Zentralnervensystem nachhaltig beeinflussen und sowohl funktionelle als auch strukturelle Veränderungen nach sich ziehen. Yaksh und Abram veröffentlichten vor kurzem eine zusammenfassende Übersicht der neurophysiologischen Hinweise für ein „Sich-Hochschaukeln" der Nervenaktivität [295]. Lang dauernde nozizeptive Impulse können demzufolge länger fristig Veränderungen hervorrufen, die sich im Laufe der Zeit *nicht* notwendigerweise spontan zurückbilden.

Yu und Mitarbeiter wiesen Strukturveränderungen und Sensibilisierungen sensorischer Nerven nach, deren Reaktionsbereitschaft erhöht war, sofern kutane und tiefe rezeptive Felder eines Muskels durch Injektion einer befristet wirkenden (schmerzauslösenden) Noxe (Senföl) gereizt wurden. Die Autoren infiltrierten den Zungenmuskel anästhesierter Katzen. Die Reizung eines Muskels durch die Noxe beeinflusste die Reaktionsbereitschaft anderer Muskels auf den Reiz [296].

Chronische Schmerzen sind meistens vermeidbar, wenn dem akuten Schmerz sofort und wirkungsvoll begegnet wird. Die klinischen Belege für die Richtigkeit dieser Einschätzung häufen sich. Hong und Simons zeigten, dass die Behandlungsdauer bei Patienten mit einem myofaszialen Triggerpunkt im M. pectoralis nach einer Peitschenschlagverletzung direkt mit dem zeitlichen Abstand zwischen Trauma und Therapiebeginn zusammenhängt. Je weiter sich der Therapiebeginn hinauszögerte, desto mehr

Behandlungseinheiten waren laut ihren Nachforschungen erforderlich und desto geringer wurden die Aussichten auf eine durchgreifende Besserung [127].

Der Einsatz von lokal wirkenden Schmerzmitteln bei einem chirurgischen Eingriff ist sinnvoll, um die Weiterleitung nozizeptiver Signale zum Rückenmark zu verhindern [295]. Durch eine sorgfältige postoperative Schmerzbekämpfung wird diese Maßnahme noch erheblich effizienter. Die prophylaktische Analgesie hat erfolgreich in die Triggerpunkttherapie Einzug gehalten, indem *vor* Infiltration des Triggerpunktes die von ihm ausgehende Schmerzleitung durch Injektion eines Analgetikums unterbunden wurde [76, 78]. Katz et al. zeigten, dass eine Chronifizierung vermeidbar ist, wenn der akute Operationsschmerz ausgeschaltet wird. Sie stellten eine direkte Beziehung zwischen dem Schweregrad postoperativer Schmerzen und dem Schweregrad sich daraus entwickelnder chronifizierter postoperativer Schmerzen fest [146].

Neuere Untersuchungen haben ergeben, dass durch einen experimentell ausgelösten *akuten* Schmerz andere Hirnareale aktiviert werden als durch *chronischen neuropathischen* Schmerz [130]. Die Positronenemissionstomographie zeigt deutlich, wie ein neuropathischer Schmerz bevorzugt das rechte anteriore Cingulum corticis aktiviert (Brodmanareal 24), und zwar unabhängig davon, auf welcher Seite die schmerzauslösende Mononeuropathie lokalisiert ist. Eine Aktivierung dieses Hirnareals geht mit emotionalem Stress (Leiden) einher. Ein akuter Schmerz aktiviert hingegen sowohl motorische als auch sensorische Kortexanteile und lässt den Schmerz eher kognitiv und motorisch als emotional erleben. Diese Befunde zeigen deutlich, welche Bedeutung der affektiv-motivationalen Ebene beim chronischen neuropathischen Schmerz zukommt, die dem akuten Schmerz fehlt. Das Gehirn verarbeitet ein durch chronischen Schmerz hervorgerufenes Leiden anders als das Erlebnis akuten Schmerzes. Diese neurophysiologischen Tatsachen verdeutlichen, wie wichtig es für den Patienten und das Gesundheitssystem ist, chronischen Schmerzen *vorzubeugen*. Das heißt auch, die Schilderungen und das Verhalten des Patienten richtig zu interpretieren. Frisch aktivierte myofasziale Triggerpunkte, die nicht erkannt und unzureichend behandelt werden, können unnötige, qualvolle, chronische Schmerzen hervorrufen und ebenso unnötige Kosten verursachen.

2.4 Merkmale von Triggerpunkten

Bislang war es schwierig, Erkenntnisse über Triggerpunkte zu gewinnen, da es keine geeigneten elektrophysiologischen Untersuchungsmethoden gab, und Pathologen nach charakteristischen histologischen Veränderungen suchten, die im Triggerpunkt bzw. im palpierbaren Knötchen gleichmäßig verteilt vorliegen sollten. Außerdem erschwerte die uneinheitliche Terminologie oft die Entscheidung, ob die verschiedenen Forscher Patienten mit letztlich demselben Krankheitsbild untersucht hatten, diesem aber unterschiedliche Bezeichnungen gaben und dadurch ähnliche und nur graduell abweichende diagnostische Aspekte in den Vordergrund rückten.

Der aktuelle Wissensstand zu Triggerpunkten resultiert aus der Übereinstimmung von zwei Forschungsrichtungen, der Elektrodiagnostik und der Histopathologie. Fasst man die Ergebnisse beider Richtungen zusammen, gelangt man zur *integrierten Hypothese*, die offensichtlich die Beschaffenheit von Triggerpunkten erklären kann. Wie sich nun herausstellt, handelt es sich bei dem Bereich, den wir bislang als Triggerpunkt oder druckschmerzhaftes Knötchen bezeichnet haben, um einen Cluster aus zahlreichen, mikroskopisch kleinen Foki, die durch deutliche Anomalien charakterisiert sind und im gesamten Knötchen verteilt liegen. Der Triggerpunkt ähnelt einem Hornissennest, das zahlreiche kleine Übeltäter beherbergt. Die entscheidende, einen Triggerpunkt kennzeichnende Anomalie liegt allem Anschein nach in einer Funktionsstörung an der motorischen Endplatte einer extrafusalen Skelettmuskelfaser, womit der myofasziale Schmerz auf Grund von Triggerpunkten als Resultat einer neuromuskulären Erkrankung zu verstehen ist. Dieser Abschnitt gibt einen Überblick der Forschungsergebnisse, die dieses Konzept belegen.

2.4.1 Elektrodiagnostische Eigenschaften von Triggerpunkten

Weeks und Travell begründeten 1957 die Elektrodiagnostik von Triggerpunkten, als sie von Triggerpunkten in einem M. trapezius im Ruhezustand hochfrequente, spikeförmige Entladungen ableiteten, während benachbarte Orte im untersuchten Muskel elektrisch stumm blieben

[288]. Leider wurde diese Beobachtung nicht weiter verfolgt, wie sie es verdient hätte. Hubbard und Berkhoff berichteten 1993 über eine ähnliche elektrische Aktivität und bezeichneten sie als typisch für myofasziale Triggerpunkte [133]. In ihrer Veröffentlichung wurden ebenso wie in dem Forschungsbericht aus dem Jahre 1957 lediglich Spikes mit großer Amplitude (> 100 µV) als typisch für Triggerpunkte hervorgehoben. Hubbard und Berkhoff vertraten die Hypothese, dass anormale Muskelspindeln Ursprung der elektrischen Aktivität waren, und verwarfen die Möglichkeit, dass die Potenziale von extrafusalen motorischen Endplatten stammen könnten.

Simons, Hong und Simons nutzten bei ihrer Untersuchung der von Hubbard und Berkhoff [133] beschriebenen elektrischen Aktivität die fünffache Verstärkung und die zehnfache Kippgeschwindigkeit. Dabei war sofort ersichtlich, dass zwei Komponenten die elektrische Aktivität bestimmten. Abgesehen von den intermittierenden und variablen Spikes mit großer Amplitude fanden sie anhaltende, einem Rauschen ähnliche Ausschläge mit geringer Amplitude (maximal 60 µV).

Abbildung 2.14A veranschaulicht die elektrische Aktivität, die Simons, Hong und Simons [248] bei derselben geringen Kippgeschwindigkeit registrierten, mit der auch Hubbard und Berkhoff ableiteten. In dieser Aufzeichnung lassen sich die Spikes nur abgrenzen, ihre initiale Polarität bleibt unklar. Abbildung 2.14B stellt die Aufzeichnung einer ähnlichen elektrischen Aktivität bei gleicher Verstärkung jedoch zehnfach erhöhter Kippgeschwindigkeit dar. In dieser Aufzeichnung sind die rauschartigen Potenziale niedriger Amplituden deutlich zu erkennen und von Spikes eindeutig abzugrenzen, deren initial negative Polarität gut zu erkennen ist.

Um terminologische Verwirrungen zu vermeiden, bezeichneten die drei Forscher dieses Rauschen als „spontane elektrische Aktivität" [248]. Da von einem dieser winzigen Orte entweder nur Spikes, nur spontane elektrische Aktivität oder beides abgeleitet werden konnte, wählten die Autoren den neutralen Ausdruck *aktiver Fokus* zur Kennzeichnung. Die drei Autoren verwendeten für ihre Untersuchungen die gleiche Kanülenart und dieselbe langsame Injektionstechnik wie Hubbard und Berkhoff.

Zunehmend und Dank der Unterstützung durch S. Mense wurde den drei Autoren klar, dass die von den aktiven Foki von Triggerpunkten abgeleiteten Potenziale und die von Elektromyographen als *normale* Endplattenpotenziale bezeichneten Ausschläge identisch waren. Keinerlei Übereinstimmung bestand dagegen mit den Miniaturendplattenpotenzialen, wie die Physiologen sie beschreiben. Elektromyographen bezeichnen Ausschläge mit geringer Amplitude (z. B. die spontane elektrische Aktivität der Triggerpunkte) als Endplattenrauschen und die Ausschläge mit großer Amplitude als Endplattenspikes [153]. Ein Vergleich zwischen den Abbildungen 2.14B und 2.15B verdeutlicht die Ähnlichkeiten. In einem aktuellen Lehrbuch der Elektrodiagnostik werden die in Abbildung 2.15 dargestellten Endplattenpotenziale als normale Endplattenaktivität bezeichnet [153]. Diese Interpretation stützt sich auf eine von Wiederholt vorgelegte Untersuchung [291]. Somit stellte sich für die drei oben genannten Autoren die

Aufgabe zu klären, worum es sich bei spontaner elektrischer Aktivität und den typischen, von aktiven Foki symptomatischer Triggerpunkte ableitbaren Spikes tatsächlich handelte, die üblicherweise als normale Endplattenaktivität gelten. An diesem Punkt mussten die drei Autoren die harten Fakten akzeptieren, nämlich dass SEA und Spikes, die charakteristische Merkmale aktiver Foki symptomatischer Triggerpunkte sind, üblicherweise als normale Endplattenaktivität bezeichnet werden.

Spontane elektrische Aktivität
Die elektromyographische Identifikation der spontanen elektrischen Aktivität von Triggerpunkten ist nur bei relativ großer Verstärkung (20 µV/Abschnitt) und hoher Kippgeschwindig-

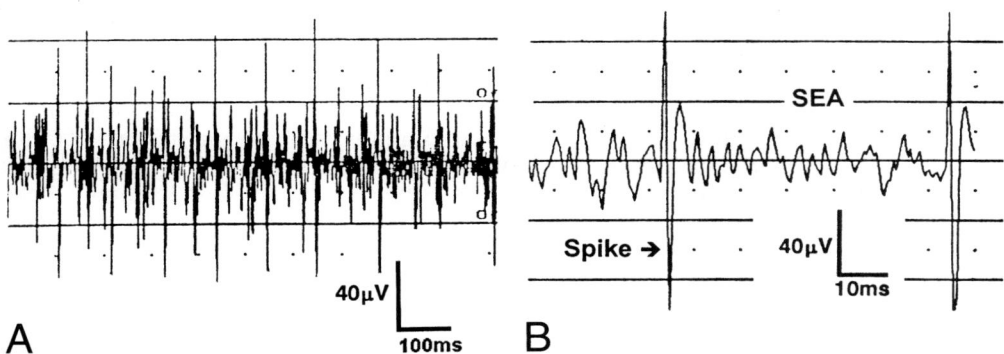

Abb. 2.14: Typische Ableitung der spontanen elektrischen Aktivität (SEA) und der Ausschläge am aktiven Fokus eines Triggerpunktes bei zwei unterschiedlichen Kippgeschwindigkeiten. **A:** Aufzeichnung mit derselben geringen Kippgeschwindigkeit von 100 ms/Abschnitt wie bei Hubbard und Berkhoff [133]. Es sind nur Spikes unklarer initialer Polarität erkennbar. **B:** gleiche Verstärkung, aber zehnfach erhöhte Kippgeschwindigkeit von 10 ms/Abschnitt, wie sie in nachfolgenden Studien von anderen Forschern benutzt wurde [248, 250], die ebenfalls das Rauschen mit niedriger Amplitude und die Polarität der initialen Auslenkung der Spikes von den aktiven Foki nachweisen konnten. Diese zusätzlichen Informationen sind für das Verständnis von Art und Ursache dieser Potenziale von entscheidender Bedeutung.

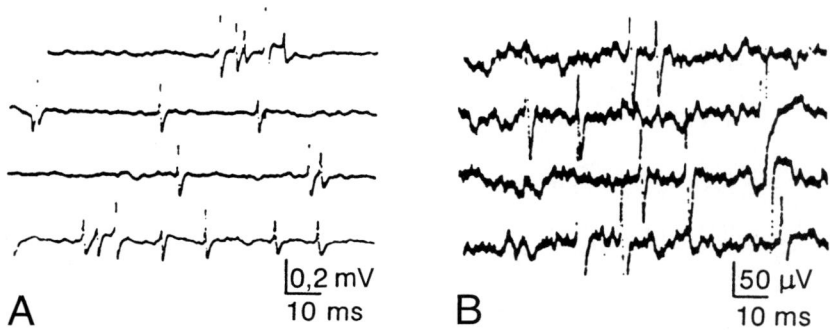

Abb. 2.15: Elektromyographische Ableitung elektrischer Potenziale, die der normalen Endplattenaktivität des M. tibialis anterior entsprechen und in einem aktuellen Lehrbuch der Elektrodiagnostik wiedergegeben sind. Die Ableitung erfolgt bei der höheren Kippgeschwindigkeit von 10 ms/Abschnitt. **A:** Ableitung von Endplattenspikes bei geringer Verstärkung. Das Rauschen mit geringer Amplitude ist kaum registrierbar. **B:** Ableitung der Endplattenaktivität bei vierfacher Verstärkung. Sowohl das durchgängige Endplattenrauschen als auch die Spikes sind zu erkennen. (Mit freundlicher Genehmigung von [153])

keit (10 ms/Abschnitt) zuverlässig möglich. Wird die Untersuchungsnadel schnell eingestochen, wie von den meisten Elektromyographen, kann man leicht einen aktiven Fokus verfehlen oder eine lokale Zuckungsreaktion auslösen, statt die spontane elektrische Aktivität abzuleiten. Erforderlich ist eine sehr vorsichtige Insertionstechnik, bei der die Nadel zwischen Daumen und Finger vor und zurück gerollt werden muss, während sie langsam vorgeschoben wird. Bei Aufzeichnungen mit größerer Verstärkung reichen die Ausschläge der Spikes zwar oft über die Skala hinaus, sind jedoch klar abzugrenzen, und ihre initiale Auslenkung von der Grundlinie ist detailliert zu beobachten.

Die hier aufgezeichnete spontane elektrische Aktivität wurde mit der üblichen, mit Teflon isolierten, monopolaren EMG-Einmalnadel abgeleitet. Im Verhältnis zum Durchmesser einer Muskelfaser oder der Endplattenregion einer Muskelfaser ist die Spitze dieser Nadel relativ groß. Abbildung 2.16 veranschaulicht die relativen Ausmaße von Nadel und Muskelfasern. Die bloße Nadelspitze hatte eine ungefähre Länge von 0,45 mm (450 μm). Der mittlere Durchmesser normaler Muskelfasern liegt zwischen 41 und 59 μm [57]. Folglich hat jede Seite der bloßen Nadelspitze Kontakt zu ungefähr neun Muskelfasern von 50 μm Durchmesser.

Bei Verwendung einer derart großen Nadel ist keine Ableitung normaler, Miniaturendplattenpotenziale zu erwarten. Anders ist die Situation bei der spontanen elektrischen Aktivität eines aktiven Fokus. Einzelne Miniaturendplattenpotenziale konnten extrazellulär nur sehr schwer mit einer Mikroelektrode abgeleitet werden, da die Quelle winzig ist, sich die Potenziale nur über einen sehr kurzen Weg an der Außenfläche der postsynaptischen Membran ausbreiten und nur unregelmäßig an unterschiedlichen Orten auftreten [67].

Wenn dagegen die Dauer der elektrischen Aktivität beträchtlich durch eine übermäßige Acetylcholinfreisetzung zunimmt und dadurch ein Kontraktionsknoten entsteht (Abb. 2.24), wäre das größere Endplattenpotenzial mithilfe der relativ großen Nadelelektrode leichter zu erkennen. Auch wären dann weite Abschnitte der Endplattenregion kontinuierlich aktiv (nicht nur intermittierend an einigen wenigen und isolierten Stellen). Der besonders große Kontraktionsknoten würde die Ausmaße des Zielgebietes auf einen Durchmesser von mindestens 100 μm erweitern [214, 253].

Es gibt Hinweise darauf, dass spontane elektrische Aktivität auch unabhängig von EMG-Nadeln auftreten kann. Da die Nadel langsam und behutsam vorgeschoben wird, löst sie in

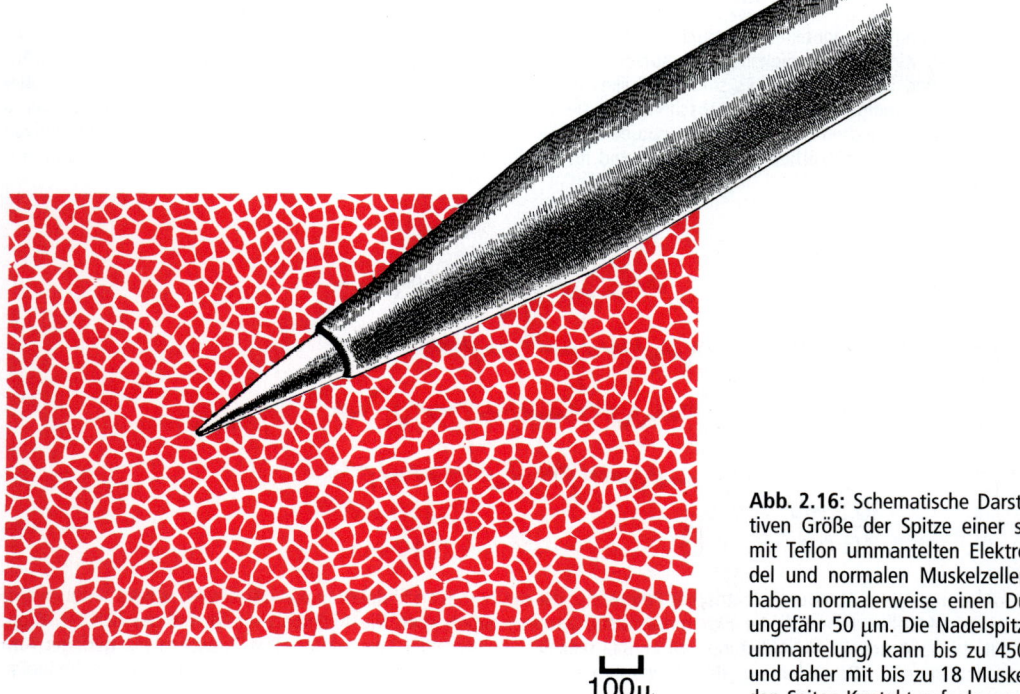

Abb. 2.16: Schematische Darstellung der relativen Größe der Spitze einer standardisierten, mit Teflon ummantelten Elektromyographienadel und normalen Muskelzellen. Muskelzellen haben normalerweise einen Durchmesser von ungefähr 50 μm. Die Nadelspitze (ohne Teflonummantelung) kann bis zu 450 μm groß sein und daher mit bis zu 18 Muskelzellen auf beiden Seiten Kontakt aufnehmen.

100μ

der Regel sehr wenige und kleine Insertionspotenziale aus. Während der Untersucher die Nadel langsam zur Triggerpunktregion in diesem elektrisch stummen Gebiet vorschiebt, hört er gelegentlich ein entferntes „rumpelndes" Geräusch, das bei weiterem Vorschub der Nadel zum Geräusch einer spontanen elektrischen Aktivität anschwillt. Diese „Aufdeckung" einer spontanen elektrischen Aktivität, die an jedem aktiven Fokus eines Triggerpunktes erfolgen kann, ist in Abbildung 2.17A dargestellt. Die Aufzeichnung dokumentiert das Vordringen der Nadel in die unmittelbare Nachbarschaft des Gebietes, in dem die spontane elektrische Aktivität entsteht. Der Übergang beträgt lediglich den Bruchteil eines Millimeters. Manchmal lässt sich die spontane elektrische Aktivität steigern oder abschwächen, indem man seitlich gegen den Nadelschaft drückt. Dies verdeutlicht, wie entscheidend der Abstand der Nadel von der jeweiligen Quelle der elektrischen Aktivität ist.

Zu Beginn der Erforschung der elektrischen Aktivität in aktiven Foki musste ermittelt werden, ob sich die aktiven Foki an motorischen Endplatten befinden [248, 250]. Abbildung 2.17B stellt das Aktionspotenzial einer willkürlichen motorischen Einheit dar und gibt einen deutlichen Anhaltspunkt dafür, dass die spontane elektrische Aktivität von einer motorischen Endplatte stammt. Buchthal et al. zeigten, dass die Ableitung eines biphasischen Potenzials einer motorischen Einheit mit initial negativer Auslenkung, auf die ein rascher Anstieg folgt, bedeutet, dass sich die Nadel nahe (im Abstand von 1 mm) dem Ursprung des Aktionspotenzials (einer motorischen Endplatte) befin-

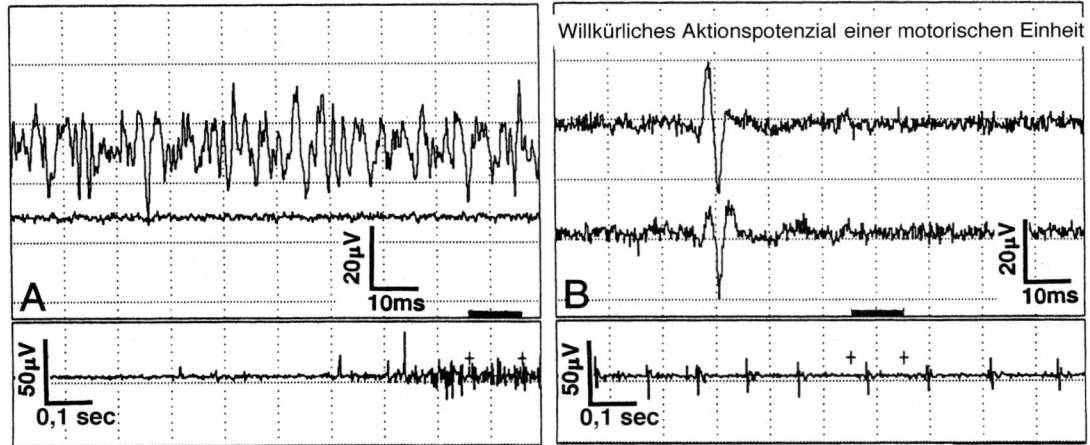

Abb. 2.17: Zwei Aufzeichnungen elektrischer Aktivität an aktiven Foki von Triggerpunkten.
A: Die geringe Kippgeschwindigkeit, 1 Sek. während der Annäherung der Elektrode an einen aktiven Fokus (*unterer Kasten*), lässt erkennen, wie die zunächst glatte Grundlinie durch das Endplattenrauschen zunehmend aktiver wird (spontane elektrische Aktivität). Gleichzeitig registrierten die Untersucher ein aufkommendes Geräusch wie ein „Meermuschelrauschen". Die letzten 0,1 Sek. der Aufzeichnung von dieser Elektrode sind in größerer Verstärkung und zehnfacher Kippgeschwindigkeit wiedergegeben (*oberer Kasten, obere Spur* von A) und zeigen die typische spontane elektrische Aktivität mit einer Amplitude von ungefähr 20 µV. Die *untere Spur* im oberen Kasten zeigt die glatte Grundlinie, die während der gesamten Aufzeichnung von einer Kontrollelektrode aus unmittelbarer Nähe, jedoch von außerhalb des Triggerpunktes registriert wurde.
B: Die Aufzeichnung im *unteren Kasten* von B dauerte 1 Sek. Sie zeigt wiederholte Entladungen einer einzelnen motorischen Einheit und wurde an einer Endplatte aufgenommen, die anhand der spontanen elektrischen Aktivität eines aktiven Fokus in einem Triggerpunkt ermittelt worden war. Die Aktivität der motorischen Endplatte entstand als Reaktion auf eine minimale willkürliche Muskelkontraktion, die der Proband (auf Anweisung) ausführte. Die *obere Spur* im *oberen Kasten* von B zeigt detailliert das sechste Aktionspotenzial aus dem unteren Kasten mit 2,5facher Amplitude und zehnfacher Kippgeschwindigkeit. Die abrupte, initial negative diphasische Spitze in dieser oberen Spur zeigt, dass das registrierte Potenzial in wenigen Mikrometern Abstand von der Elektrode entstand, d. h. auch in diesem Abstand von der motorischen Endplatte. Die *untere Spur* im *oberen Kasten* von B wurde von einer angrenzenden Kontrollstelle in der Endplattenzone außerhalb eines Triggerpunktes abgeleitet. Erkennbar ist die abgerundete, initial negative, länger dauernde Auslenkung, die von unterschiedlichen Muskelfasern derselben motorischen Einheit stammt. Dieses Potenzial stammt nicht von einer motorischen Endplatte. Aus dem konstanten zeitlichen Verhältnis bei allen neun Wiederholungen während der einsekündigen Aufzeichnung ist ersichtlich, dass beide Potenziale von derselben motorischen Einheit abgeleitet wurden. Dieses Experiment veranschaulicht, wie eine Endplatte unabhängig von der spontanen elektrischen Aktivität eindeutig identifiziert werden kann. Der Befund belegt die Annahme, dass die im aktiven Fokus eines Triggerpunktes beobachtete spontane elektrische Aktivität in der unmittelbaren Nachbarschaft von oder an einer motorischen Endplatte entsteht.

det. Die Spur im unteren Kasten von Abbildung 2.17B zeigt das reguläre Muster beim Feuern einer willkürlichen motorischen Einheit. Die obere Spur im oberen Kasten derselben Abbildung ist eine detaillierte Wiedergabe des Aktionspotenzials zwischen den + in der unteren Spur. Es weist die anfänglich negative Auslenkung, auf die ein schneller Anstieg zur negativen Spannungsspitze folgt, auf sowie die typische biphasische Wellenform eines Aktionspotenzials einer motorischen Einheit, die an ihrem Ursprungsort, der motorischen Endplatte, abgeleitet wurde [27]. Das hier aufgezeichnete Potenzial wurde am aktiven Fokus eines Triggerpunktes registriert. Die untere Spur im oberen Kasten von Abbildung 2.17B stammt von einem angrenzenden Kontrollpunkt in etwa 1 cm Abstand. Seine Wellenform (ein dreiphasisches Potenzial ohne ausgeprägte Spitze) zeigt, dass die Elektrode nicht am Ursprung der abgeleiteten elektrischen Aktivität platziert war. Es handelt sich vielmehr um die gleichzeitige Aufzeichnung von einer anderen (oder mehreren anderen) Faser/n derselben motorischen Einheit. Das in der oberen Spur wiedergegebene Potenzial wurde an einem aktiven Fokus, maxi-

mal 1 mm von einer motorischen Endplatte entfernt abgeleitet. Einzelfaserpotenziale dieser Form, die willkürlich hervorgerufen und an einem aktiven Fokus entstanden waren, konnten durchgängig registriert werden. Wenn die Probanden vorsichtig eine willkürliche Kontraktion ausführten, rekrutierten sie häufig zunächst nur die motorische Einheit mit der Muskelfaser, die die spontane elektrische Aktivität aufwies. Dieses Anzeichen selektiver Rekrutierung bedarf der quantitativen Überprüfung in einer kontrollierten Studie. Sollte sich der Befund bestätigen lassen, wäre dies ein Hinweis darauf, dass Motoneuronen, die in dysfunktionale Endplatten münden, erregbarer sind als andere.

Es ist von entscheidender Bedeutung und hinterfragt den gegenwärtigen Forschungskonsens, ob die Endplattenpotenziale, die elektromyographisch derzeit als Endplattenrauschen eingestuft werden, an normalen oder anormalen Endplatten entstehen. Abbildung 2.18 veranschaulicht den Unterschied zwischen normalen minimalen Endplattenpotenzialen (Abb. 2.18A und C) und anormalem Endplattenrauschen (Abb. 2.18B und D), das mit der spontanen elektrischen Aktivität aktiver Foki in Triggerpunkten übereinstimmt.

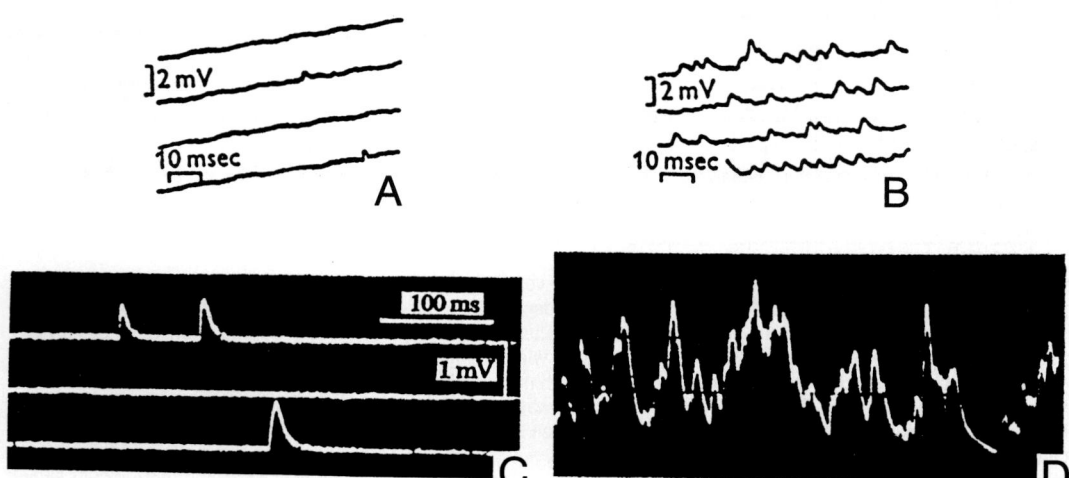

Abb. 2.18: Physiologische Untersuchung der typischen Endplattenpotenziale von normalen Endplatten (A und C) und dysfunktionalen Endplatten (B und D) im Ruhezustand. Bei A und B handelt es sich um frühe, im Jahr 1956 vorgenommene Aufzeichnungen. **A:** zwei *normale* minimale Endplattenpotenziale (isoliert, monophasisch, geringe Amplitude). **B:** einige sich überschneidende, überlagernde, rauschende *anormale* Potenziale, die durch fast jede mechanische Störung der Endplattenregion entstehen können (Wiedergabe mit freundlicher Genehmigung nach [171]).
C und D sind Aufzeichnungen wissenschaftlicher physiologischer Untersuchungen aus dem Jahr 1974 mit geringerer Kippgeschwindigkeit und größerer Verstärkung [137]. **C:** normale, infrequente, individuelle, monophasische minimale Endplattenpotenziale. **D:** Reaktion der Endplattenregion auf inkompatibles Blutserum. Diese gleichmäßige, einem Rauschen ähnliche (anormale) Entladung scheint mit dem so genannten normalen Endplattenrauschen von motorischen Endplattenpotenzialen übereinzustimmen, wie es Elektromyographen üblicherweise beschreiben, sowie mit der spontanen elektrischen Aktivität, wie sie in Triggerpunkten beobachtet wird. Verursacht wurde diese einem Rauschen ähnliche elektrische Entladung durch eine annähernd tausendfach gesteigerte Acetylcholinfreisetzung aus der ruhenden Nervenendigung (Wiedergabe mit freundlicher Genehmigung nach [137]).

Seit der Veröffentlichung von Wiederholt im Jahre 1970 [291] haben Elektromyographen seine offensichtliche Fehleinschätzung akzeptiert, wonach es sich bei Potenzialen, die wir heute als spontane elektrische Aktivität einstufen, um *normale* Miniaturendplattenpotenziale handelt. Elektromyographen bezeichnen die Potenziale mit niedriger Amplitude gern als „Muschelrauschen" [153]. Zu Recht folgerte Wiederholt, dass die Potenziale mit niedriger Amplitude an den Endplatten entstehen. Er publizierte die Ableitung einiger diskreter monophasischer Potenziale in der Konfiguration normaler Miniaturendplattenpotenziale, wie sie in der Physiologie beschrieben werden. Die gleichmäßigen, einem Rauschen ähnlichen Endplattenpotenziale, die er ebenfalls aufzeichnete und die wir an aktiven Foki beobachten, sind völlig anders konfiguriert und anormalen Ursprungs.

Drei physiologische Studien, von denen zwei nach Wiederholts Arbeit publiziert wurden, zeigen, dass die spontane elektrische Aktivität (Endplattenrauschen) an einer funktionell gestörten Endplatte entsteht. Lileys Beobachtungen aus dem Jahr 1956 zufolge steigert schon eine relativ geringfügige mechanische Störung der Endplattenregion die Potenzialfrequenz der postsynaptischen Membran beträchtlich. Normal ist ein Maximum von 118/Sek.; beobachtet wurden bis zu 1000/Sek. (eine Steigerung um eine Potenz). Diese geringfügigen mechanischen Reize (unbedeutende Traumen) erfolgten durch sanften Zug am motorischen Nerven, leichte Erschütterungen der Endplattenregion oder sichtbares Eindellen der Oberfläche der Muskelfaser durch Berühren mit einer Elektrode. Auf Grund dieser mechanischen Reize verschob sich das Entladungsschema von normal nach anormal und blieb so bestehen (Abb. 2.18B) [171].

Zwei Jahrzehnte später erkannten Miledi und Mitarbeiter die exzessive Freisetzung von Acetylcholinquanten als Ursache der gesteigerten elektrischen Aktivität. Ihre Untersuchungen erschienen mehrere Jahre nach Wiederholts richtungsweisender Arbeit [291]. Heuser und Miledi zeigten 1971, dass die Freisetzung von ACh durch Exposition der Endplattenregion gegenüber Lanthanionen zehntausendfach (vierte Potenz) gesteigert wurde, was zu so vielen Miniaturendplattenpotenzialen führte, dass sich eine Art Hintergrundrauschen ergab, in dem einzelne Potenziale nicht mehr unterscheidbar waren [120]. Im Rahmen einer nachfolgenden Studie wurde die Endplattenregion einem fremden Serum ausgesetzt. Die Ergebnisse ähnelten den in Abbildung 2.18D dargestellten [137]. Wenn sich

eine ähnlich gestörte Nervenendigung über die Länge eines von einem Triggerpunkt verursachten Kontraktionsknotens erstreckt (Kapitel 2.4.2), ist das Endplattenrauschen (spontane elektrische Aktivität) entlang der gesamten, von der Nervenendigung versorgten postsynaptischen Membran zu erwarten. Abbildung 2.13 stellt die ACh-Freisetzung in den synaptischen Spalt schematisch dar.

Ertekin et al. berichteten kürzlich über einen deutlichen Anstieg der Miniaturendplattenpotenziale während eines Anfalls von familiärer paroxysmaler hypokaliämische Lähmung [63]. Dies ist ein Hinweis darauf, dass ein niedriger Kaliumspiegel im Serum ebenfalls zur anormal gesteigerten (jedoch weniger gravierenden und vor allem reversiblen) Freisetzung von ACh im Ruhezustand führen kann.

Dieses Acetylcholinrauschen, wie es Miledi und Mitarbeiter in ihrem Beitrag nannten, weist eine bemerkenswerte Ähnlichkeit mit den von Liley [171] hervorgerufenen Potenzialen, mit dem elektromyographischen Endplattenrauschen und der spontanen elektrischen Aktivität von Triggerpunkten auf. Ihre Befunde lassen vermuten, dass die spontane elektrische Aktivität, anhand derer sich aktive Foki in einem Triggerpunkt identifizieren lassen, auf eine stark vermehrte Freisetzung von ACh zurückgeht, die wiederum durch eine erhebliche Störung der normalen Endplattenfunktion ausgelöst wird. Weiterhin ist anzunehmen, dass es sich bei dem von Elektromyographen identifizierten Endplattenrauschen um die Signatur einer dysfunktionalen Endplatte handelt. Zu derartigen Endplattendysfunktionen kann es bei zahlreichen Erkrankungen kommen.

Die Verfasser einer neueren Studie kamen zu dem Schluss, dass an Triggerpunkten keine anormalen EMG-Befunde abgeleitet werden können [59]. Anscheinend verwendeten die Untersucher die standardgemäße klinische EMG-Einstichtechnik. Hiermit lässt sich die spontane elektrische Aktivität von Triggerpunkten schlechter erkennen, als wenn die Elektrode behutsamer vorgeschoben wird. Die von den Autoren beschriebene, relativ geringe Ausbeute von 50 µV/Abschnitt deutet auf die spontane elektrische Aktivität eines aktiven Fokus hin. Um sie zu erkennen, hätten die Autoren jedoch auf ein Phänomen von so geringer Amplitude achten müssen. Sie erwähnten jedoch weder Endplattenrauschen noch Spikes. Selbst wenn sie eine spontane elektrische Aktivität entdeckt hätten, hätten sie sie wohl nicht erwähnt, da sie sie als normale

Endplattenpotenziale gewertet hätten, wie sie in einer Endplattenzone zu erwarten sind. Andere Forscher hatten sich zuvor in ähnlicher Weise in die Irre führen lassen.

Auf Grund seiner klinischen Erfahrungen und früher Untersuchungen der spontanen elektrischen Aktivität gelangte Hong zu der Ansicht, dass sich ein klinisch identifizierter Triggerpunkt aus zahlreichen, kleinen, empfindlichen Punkten zusammensetzt [122]. Inzwischen hat sich gezeigt, dass es sich bei diesen empfindlichen Punkten um anormale Endplatten mit spontaner elektrischer Aktivität handelt, die verstreut zwischen nicht betroffenen Endplatten liegen. Diese ausschließlich auf elektrophysiologischen Daten basierende Anordnung ist in Abbildung 2.19 (Abb. 2.21) schematisch als Querschnitt durch die Muskelfasern eines Triggerpunktes dargestellt.

In nachfolgenden Forschungsberichten [19, 37, 248, 249, 250] wurde die Ansicht vertreten, die typischerweise von Triggerpunkten abgeleitete elektrische Aktivität sei identisch mit den von Elektromyographen als normal eingestuften Endplattenpotenzialen [153, 291]. Diese in Triggerpunkten beobachtete Funktionsstörung ist jedoch *nicht* normal.

Spikes

Inzwischen besteht Übereinstimmung unter den Elektromyographen, dass es sich bei den Spikes mit Ursprung in der Endplattenregion um Aktionspotenziale einer Skelettmuskelfaser handelt, die von eben dieser Endplatte versorgt wird [153]. Um diese Theorie zu bestätigen und auszuschließen, dass die spontane elektrische Aktivität in intrafusalen Fasern einer dysfunktionalen Muskelspindel entsteht, wurde das verspannte Faserbündel über eine Strecke von bis zu 2,6 cm Entfernung von der Endplatte auf Aktionspotenziale überprüft, wie sie an der Endplatte als Spikes auftreten. An beiden Stellen wurden dieselben Potenziale registriert [251]. Diese entfernten Potenziale dürften eher durch extrafusale als durch intrafusale Fasern fortgeleitet worden sein, denn der Abstand betrug mehr als das Doppelte der Gesamtlänge einer intrafusalen Faser [132].

Im Gegensatz zu spontaner elektrischer Aktivität bei der Nadeluntersuchung von Triggerpunkten, wurden vom Triggerpunkt entfernt keine Spikes ermittelt oder erwartet. Sie traten jedoch unvermittelt und oft gleichzeitig mit der spontanen elektrischen Aktivität auf. Sofern Spikes gleichzeitig mit einer spontanen elektri-

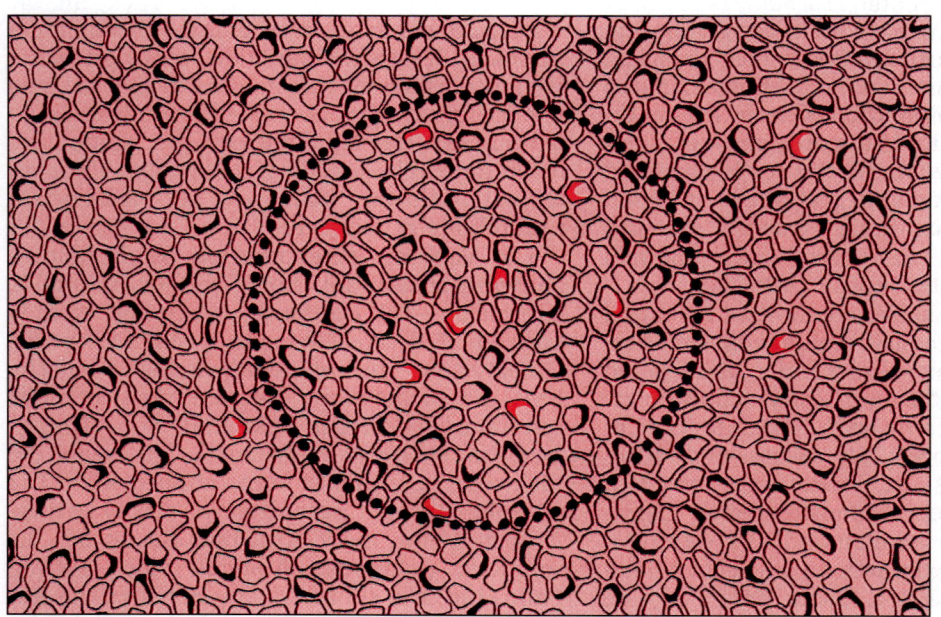

Abb. 2.19: Schematische Darstellung des Querschnitts eines Triggerpunktes (*gepunkteter Kreis*). Die Darstellung vermittelt einen Eindruck von der relativen Häufigkeit und Verteilung aktiver Foki. Erkennbar sind Muskelfasern, deren Endplatten nicht in diese Schnittlage fallen (*gleichmäßige Umrandung*), Fasern mit normalen Endplatten (*fett schwarze Sichelzeichnung*) und Fasern mit aktiven Foki und spontaner elektrischer Aktivität (*rote Sichelzeichnung*). Lage und Frequenz der normalen Endplatten (*schwarze Sicheln*, Rand der Muskelfaser) wurden anhand der initial *negativen* Potenziale der motorischen Einheit identifiziert, die durch eine minimale willkürliche Kontraktion ausgelöst wurden. Weitere Erläuterungen im Text. Zeichnung in Anlehnung an veröffentlichte Daten [242, 248, 249].

schen Aktivität auftreten, die aus der Entfernung erkennbar ist, müssten sie auch aus einer Entfernung von mehr als dem dreifachen Abstand (Quadratwurzel aus 10) von der Spannungsquelle messbar sein, da ihre Spannung oft zehnmal höher ist als die der spontanen elektrischen Aktivität. Mehrfach konnte ein nur leichter Druck gegen den Schaft der EMG-Nadel die Spikepotenziale unterdrücken, bei Nachlassen oder Richtungswechsel des Druckes erschienen sie erneut. Diese Beobachtung legt nahe, dass das Auftreten oder Fehlen von Spikes in nur mäßig aktiven (reizbaren) Triggerpunkten wesentlich von der mechanischen Störung (Reiz) abhängt, den die Elektrode an aktiven Foki eines Triggerpunkts ausübt [251].

Sofern multiple Spikes abgeleitet wurden, waren häufig drei oder vier unterschiedliche Spikes-Ketten mit eigener Wellenform und Wiederholungsrate erkennbar. Dies deutet auf drei oder vier unterschiedliche Entstehungsorte in einer Endplatte oder weniger wahrscheinlich auf einzelne Ursprungsstellen innerhalb eines Clusters betroffener Endplatten hin. Wenn multiple Spikes-Ketten aus einer einzigen Muskelfaser stammen, könnten die multiplen Einstülpungen der synaptischen Falten (Abb. 2.12A und B) dafür verantwortlich sein, vorausgesetzt, eine Kette von Spikepotenzialen entsteht unabhängig von anderen synaptischen Einstülpungen. Sollten die multiplen Spikes-Ketten in einem Endplattencluster entstehen, würden sie sich in eine jeweils andere, aber benachbarte Muskelfaser ausbreiten. Die Aufdeckung des verantwortlichen Mechanismus sollte Inhalt weiterer Forschungen sein.

Es gibt Belege, wonach Spikes auftreten, sobald eine ausreichende Anzahl von ACh-Vesikeln entleert wurde, um die postsynaptische Membran zu depolarisieren, sodass die Reizschwelle der Na^+-Kanalrezeptoren überschritten wird, die tief in den synaptischen Falten liegen (Abb. 2.13). Die Öffnung dieser Kanäle initiiert die Ausbreitung eines Aktionspotenzials in der zugehörigen Muskelfaser. Der mechanische Druck durch die Elektrode oder eine ähnliche mechanische Einwirkung begünstigt diese ACh-Freisetzung anscheinend derart, dass in mäßig dysfunktionalen Endplatten Spikes entstehen. Stark dysfunktionale Endplatten aktiver Triggerpunkte erzeugen spontan und ohne zusätzliche Reizung Spikes. Dieses klinische Bild muss durch sorgfältige wissenschaftliche Untersuchungen weiter geklärt werden.

Nach einer häufigen Fehleinschätzung wird davon ausgegangen, dass Spikes ohne spontane elektrische Aktivität, die von einem Triggerpunkt abgeleitet wurden, an einem aktiven Fokus entstanden sind. Nach unserer Definition ist ein aktiver Fokus der Punkt innerhalb eines Triggerpunktes, in dem eine spontane elektrische Aktivität mit oder ohne Spikes abgeleitet werden kann. Gelegentlich sind Spikes einer dysfunktionalen Endplatte schwer von einer Reihe von Aktionspotenzialen der motorischen Einheit derselben Endplatte zu unterscheiden.

Verteilung aktiver Foki in einem Muskel

In einer neueren Studie wurde die Verteilung aktiver Foki in verschiedenen Teilen eines Muskels mit Triggerpunkten untersucht. Der Triggerpunkt lag immer innerhalb der Endplattenzone, deren Abgrenzungen zuvor bestimmt worden waren. Im Rahmen der Studie wurden drei Stellen im Muskel auf aktive Foki überprüft (Abb. 2.10): im Triggerpunkt, in der Endplattenzone außerhalb eines Triggerpunktes und im verspannten Muskelfaserbündel, das mit diesem Triggerpunkt assoziiert war, jedoch außerhalb dieses Triggerpunktes und außerhalb der Endplattenzone lag. Ein vierter Punkt in demselben Muskel, aber außerhalb der drei zuvor genannten Stellen, diente als Kontrollpunkt. Alle drei Stellen wurden systematisch untersucht (Abb. 2.21), indem nacheinander drei verschie-

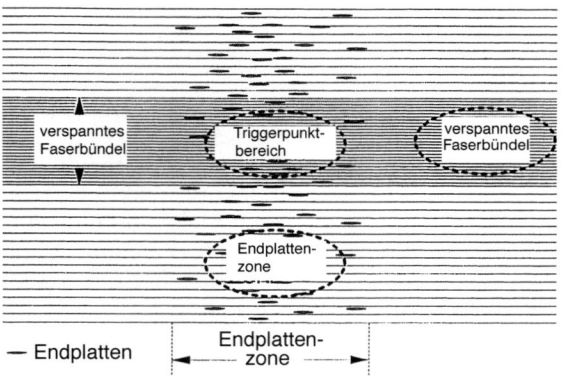

Abb. 2.20: Schematische Darstellung von drei Stellen in einem Muskel, die nach aktiven Foki untersucht wurden. Eine Stelle entsprach einem Triggerpunkt, der durch klinische Untersuchung in einem verspannten Muskelfaserbündel identifiziert wurde. Die zweite lag in einer Endplattenzone, die durch unabhängige und EMG-Untersuchungen ermittelt wurde, aber außerhalb klinisch diagnostizierbarer Triggerpunkte. Die dritte Stelle lag in einem verspannten Muskelfaserbündel und weder im Bereich der Endplattenzone noch in einem Triggerpunkt. Alle Triggerpunkte lagen in der Endplattenzone. Die Verteilung der Endplatten (*dünne Ovale*) definiert die Ausdehnung der Endplattenzone. Das verspannte Muskelfaserbündel wurde durch Palpation identifiziert.

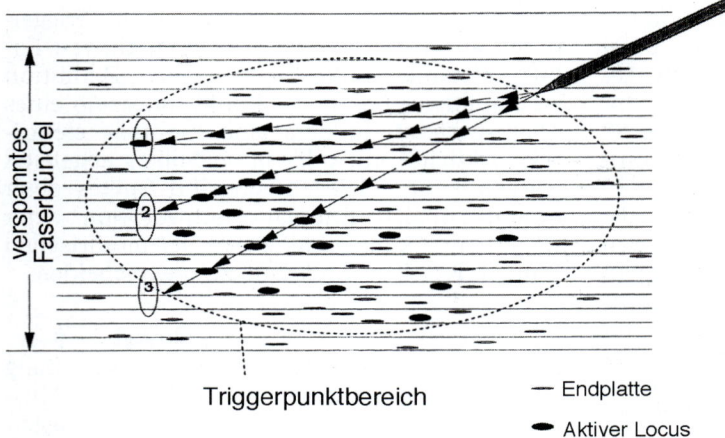

verspanntes Faserbündel

Triggerpunktbereich

— Endplatte

● Aktiver Locus

Abb. 2.21: Schematische Darstellung der Einstichkanäle in einem Versuchsfeld. Das große, *gepunktete Oval* umgrenzt den Bereich des klinisch identifizierten Triggerpunktes. Die *dünnen, ausgefüllten Ovale* repräsentieren aktive Foki. Die *dünnen, offenen Ovale* entsprechen normalen Endplatten ohne spontane elektrische Aktivität. Die Elektrode wurde in den drei Einstichkanälen sehr langsam mit acht Unterbrechungen vorgeschoben (Zielpunkte 1, 2 und 3). Jeder Vorschub erfolgte in Schritten von ungefähr 1,5 mm Länge.

Tab. 2.7: Prävalenz von spontaner elektrischer Aktivität mit oder ohne Spikes an drei Stellen abgeleitet von 264 Elektrodenpositionen auf jeder Seite

	Ort eines Triggerpunktes	Endplattenzone	verspanntes Faserbündel
isolierte spontane elektrische Aktivität	21	7^*	0^{***}
spontane elektrische Aktivität und Spikes	14	2^{ns}	0^{**}
spontane elektrische Aktivität (mit oder ohne Spikes)	35	9^{ns}	0^{ns}
p-Werte im Vergleich zum Triggerpunkt: * 0,024; ** < 0,005; *** < 0,001; ns > 0,5				

dene Einstichkanäle gewählt wurden. In jedem Kanal wurde die Elektrode in acht Schritten vorgeschoben. Eine Aufzeichnung erfolgte, sobald nur spontane elektrische Aktivität, nur Spikes, eine spontane elektrische Aktivität und Spikes oder eine lokale Zuckungsreaktion registriert wurden und sofern die Elektrode ungefähr 1,5 mm vorgeschoben worden war und ohne dass Aktivität registriert werden konnte. In jeder neuen Position wurde behutsam Druck gegen den Schaft der mit Teflon isolierten, monopolaren Elektrode ausgeübt und geprüft, ob daraufhin eine Aktivität auftrat oder verändert werden konnte. Die Elektrode wurde sehr langsam vorgeschoben und dabei behutsam gedreht, um einen reibungslosen Durchtritt durch das Muskelgewebe zu gewährleisten [249].

Die Ableitung von spontaner elektrischer Aktivität mit oder ohne begleitende Spikes galt als Kriterium für einen aktiven Fokus. Unter diesem Kriterium wurden 11 Muskeln (insgesamt 264 Elektrodenpositionen) untersucht (Tabelle 2.8). Der Studie zufolge lagen aktive Foki

viermal häufiger in Triggerpunkten als in der Endplattenzone außerhalb eines Triggerpunktes (35 : 9) [252]. Im verspannten Muskelfaserbündel außerhalb der Endplattenzone wurden keine aktiven Foki gefunden. Demnach besteht eindeutig eine enge Beziehung zwischen der elektrischen Endplattenaktivität vom Typ der spontanen elektrischen Aktivität (Rauschen) und myofaszialen Triggerpunkten. Ein ebenso enger Zusammenhang konnte zwischen spontaner elektrischer Aktivität und Triggerstellen bei Kaninchen (entsprechend den Triggerpunkten beim Menschen) im Vergleich zum angrenzenden, nichtverspannten Gewebe ermittelt werden [248]. Die Ableitung von spontaner elektrischer Aktivität ist für sich genommen kein Beweis dafür, dass die Elektrode einen klinisch identifizierbaren Triggerpunkt getroffen hat. Es kann sich ebenso um eine mechanisch belastete Synapse oder eine systemische Immunreaktion handeln. Eine weitere Möglichkeit ist eine Gruppe aktiver Foki, die so klein sind, dass sie klinisch nicht identifizierbar sind.

Es stellte sich folgende Frage: „Wenn die von uns beobachtete spontane elektrische Aktivität und die Spikepotenziale an dysfunktionalen Endplatten entstehen, warum finden wir dann nicht auch die normale Konfiguration einzelner Miniaturendplattenpotenziale, wie Physiologen und Elektromyographen sie gelegentlich beobachten?" [28, 63, 291]. Diese normalen Miniaturendplattenpotenziale wurden mit koaxialen Nadelelektroden abgeleitet, deren leitende Spitze üblicherweise kleiner ist (0,03 mm^2) [28] als die einer monopolaren Nadel (0,08 mm^2). Die koaxiale Elektrode besitzt zudem eine besser ausgerichtete Empfindlichkeit. Beides kann wichtig sein, wenn man bedenkt, wie klein der Bereich einer extrazellulären Endplattenmembran ist, von der ein normales Endplattenpotenzial abgeleitet wird [67]. Die ersten beiden Forschungsberichte [28, 69] beschreiben ein Rauschmuster der Endplatte und einzelne Miniaturendplattenmuster von geringer Amplitude, wie sie zu erwarten sind, wenn einige Ableitungen von dysfunktionalen und andere von normalen Endplatten erfolgten. Abbildung 2.16 veranschaulicht die relative Größe einer monopolaren, mit Teflon isolierten Elektrode und den Durchmesser einer Muskelfaser, der ungefähr dem der umgebenden Endplatte entspricht.

Bei Untersuchungen aktiver Foki wurde es immer wichtiger, neben den offensichtlich anormalen Endplatten, die am Triggerpunkt spontane elektrische Aktivität hervorrufen, auch normale Endplatten zu ermitteln [249, 250, 252]. Der Nachweis einer funktionstüchtigen motorischen Endplatte erfolgt durch die Ableitung diphasischer Aktionspotenziale der motorischen Einheit mit initial scharf negativer Auslenkung. In Übereinstimmung mit der Volumenleitungstheorie [58] und der Beobachtung von Buchthal et al. [27] erscheint diese Wellenform nur, wenn die Potenziale in der Nähe der Elektrodenspitze entstehen. Abbildung 2.11 veranschaulicht, wie sich die Wellenform in Abhängigkeit davon ändert, ob sie in ihrem Ursprungsort an der Endplatte oder nach Ausbreitung über eine kurze Strecke in der einen oder anderen Richtung entlang der Muskelfaser abgeleitet wurde. Abbildung 2.17B zeigt die unterschiedlichen Wellenformen, wenn Aktionspotenziale derselben motorischen Einheit an ihrem Entstehungsort an der Endplatte einer Muskelfaser oder von anderen Fasern derselben motorischen Einheit an einer von den Endplatten entfernten Stelle abgeleitet werden.

Mit der oben beschriebenen Technik zur Lokalisierung von spontaner elektrischer Aktivität untersuchten wir mehrere Triggerpunkte auf motorische Endplatten mit und ohne spontane elektrische Aktivität, indem wir Daten an je acht Positionen in zwei Einstichkanälen erhoben. Bei Erreichen der einzelnen Positionen wurde der Proband gebeten, eine minimale willkürliche Kontraktion auszuführen. Abbildung 2.22 ist eine graphische Wiedergabe der Ergebnisse. Von den 16 Positionen im Triggerpunkt (der in der Endplattenzone lag) erwiesen sich drei als aktive Foki (es wurden spontane elektrische Aktivität und negative willkürlich erzeugte Spikes abgeleitet), neun lagen an einer Endplatte (negative willkürliche Spikes ohne spontane elektrische Aktivität), und vier weitere lagen weder an einer Endplatte, noch waren sie aktive Foki (kein Hinweis auf spontane elektrische Aktivität außer Hintergrundrauschen). Diese Befunde bestätigen die Auffassung, wonach eine Gruppe dysfunktionaler motorischer Endplatten den Kern des Triggerpunktmechanismus bilden, und wonach die dysfunktionalen eine Minderheit unter den normalen Endplatten darstellen.

Wenn an einem aktiven Fokus Spikes entstehen und sich als Aktionspotenziale in nur dieser einen Muskelfaser ausbreiten, und wenn das verspannte Faserbündel aus hypertonen Muskelfasern besteht, die durch den Triggerpunkt verlaufen, müsste sich eine Kette von Spikes gleichzeitig vom aktiven Fokus und vom verspannten Faserbündel in einigem Abstand vom Triggerpunkt ableiten lassen. Dies gelang bei einigen menschlichen Probanden und bei einigen Kaninchen [251]. Bei einem menschlichen Probanden betrug der Abstand zwischen Triggerpunkt und Elektrode im verspannten Faserbündel 2,6 cm, was der doppelten Gesamtlänge einer intrafusalen Muskelfaser entspricht.

2.4.2 Histopathologische Merkmale von Triggerpunkten

Kontraktionsknoten, die einen charakteristischen histopathologischen Befund in Triggerpunkten und druckschmerzhaften palpierbaren Knötchen darstellen, wurden in der älteren Literatur verschiedentlich erwähnt, aber nicht in ihrer Bedeutung erkannt. Glogowski und Wallraff schrieben 1951, sie hätten „knotenförmig gequollene Muskelfasern" in Muskelhärten (*Myogelosen*) bei Menschen gefunden [96].

Miehlke et al. berichteten 1960 über „bauchige Anschwellungen" in Längsschnitten von Muskelfasern und unterschiedliche Breite und

Färbungsintensität in Querschnitten von Biopsien, die von Patienten mit dem *Fibrositissyndrom* (Fibrositis) aus *Muskelhärten* entnommen worden waren [193].

Auf der Grundlage von Triggerpunktkriterien untersuchten Simons und Stolov 1976 die Muskeln von Hunden auf druckschmerzhafte Stellen in einem palpierbar verspannten Muskelfaserbündel, das dem beim Menschen beobachteten vergleichbar ist. Die Tiere wurden anästhesiert und die Stelle im Muskel zunächst ertastet. Anschließend wurde großzügig Gewebe entnommen. Einige isolierte, große und runde Muskelfasern sowie einige Gruppen dieser dunkel einfärbenden, vergrößerten runden Muskelfasern wurden im Querschnitt wiedergegeben (Abb. 2.23). In Längsschnitten zeigten sich eine Anzahl von entsprechenden Kontraktionsknoten. Ein Kontraktionsknoten erwies sich als Segment einer Muskelfaser mit extrem kontrahierten Sarkomeren. Der Durchmesser dieses kontrahierten Segments war im Vergleich mit der übrigen Muskelfaser vergrößert, wie Abbildung 2.24 zeigt [253].

Die strukturellen Merkmale eines Kontraktionsknotens, wie er in Abbildung 2.24 dargestellt ist, sind schematisch in der unteren Hälfte von Abbildung 2.25 wiedergegeben. Diese Abbildung erklärt die tastbaren Knötchen und verspannten Muskelfaserbündel, die mit Triggerpunkten einhergehen. Die Ausschnittvergrößerung in Abbildung 2.25B lässt drei Kontraktionsknoten in ansonsten normalen Fasern erkennen. In den Abbildung 2.24 und 2.25B fällt auf, dass die Muskelfaser jenseits des verdickten Muskelfasersegments im Bereich des Kontraktionsknotens deutlich verdünnt ist. Ihre Sarkomere sind gedehnt und kompensieren so die kontrahierten Sarkomere im Kontraktionsknoten. Außerdem ist im oberen Teil von Abbildung 2.25B ein Kontraktionsknotenpaar zu erkennen, das von leerem Sarkolemm getrennt ist. Hier könnte ein Hinweis auf eine irreversible Schädigung bei einem langfristig vorhandenen Kontraktionsknoten vorliegen [96, 253].

In Muskelfasern mit einem Kontraktionsknoten besteht eine erhöhte Spannung am Kontraktionsknoten und in den angrenzenden Abschnitten. Wie die schematische Darstellung einer Muskelfaser in Abbildung 2.25A zeigt, kann diese anhaltende Spannung lokal zur Überlastung der bindegewebigen Strukturen an den Ansatzstellen der verspannten Fasern füh-

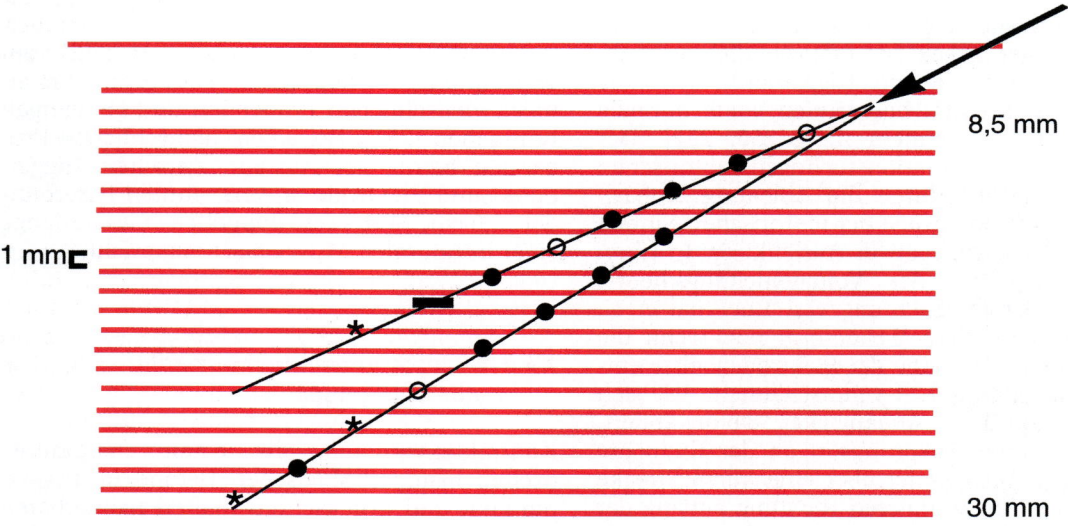

Abb. 2.22: Verteilung aktiver Foki (spontane elektrische Aktivität und Reaktion der Endplatten auf willkürliche Kontraktion) sowie von Endplatten ohne aktive Foki in einem Triggerpunkt. Die Endplatten wurden anhand der Wellenform am Ursprung identifiziert, die durch sanfte, willkürliche Kontraktion hervorgerufen worden war. In zwei Einstichkanälen wurden insgesamt 18 Nadelpositionen überprüft. Neun Positionen (*ausgefüllte Kreise*) wurden als Endplatten ohne spontane elektrische Aktivität identifiziert. Die drei Positionen (*Sternchen*), an denen ein aktiver Fokus angetroffen wurde, lagen ebenfalls an einer Endplatte. An drei Stellen (*offene Kreise*) wurde eine glatte Grundlinie ohne Anzeichen für eine Endplatte abgeleitet. Eine Ableitung (*horizontaler Balken*) wurde nicht gewertet, da sie hinsichtlich der Endplatte nicht eindeutig war. Diesen Befunden zufolge liegen die „anormalen" Endplattenpotenziale der aktiven Foki in Triggerpunkten zwischen „normalen" Endplatten verstreut, die keine spontane elektrische Aktivität aufweisen. Die anormale spontane elektrische Aktivität befindet sich an einer Endplatte.

ren. Es liegt nahe, dass durch die anhaltende Gewebebelastung sensibilisierende Agenzien freigesetzt werden. Diese können lokale Nozizeptoren reizen, was zu der für Insertionstriggerpunkte typischen lokalen Druckempfindlichkeit führt.

Reitinger et al. obduzierten 1996 frische Leichen und entnahmen die noch tastbaren, für eine Myogelose typischen Knötchen aus Stellen im M. gluteus medius [214], die Travell und Simons [280] als Triggerpunkte 1 und 2 identifiziert hatten. Im Querschnitt waren die zuvor beschriebenen großen, runden und dunkel einfärbenden Muskelfasern und eine statistisch signifikante Zunahme des Durchmessers der Fasern des Präparates erkennbar, verglichen mit Gewebe ohne Myogelosen in Kontrollbiopsaten desselben Muskels. Elektronenmikroskopische Querschnittaufnahmen zeigten stark vergrößerte A-Bänder und fehlende I-Bänder. Dieses Phänomen tritt nur bei vollständig kontrahierten Sarkomeren auf [15]. Höchstwahrscheinlich entsprechen diese kontrahierten, elektronenmikroskopisch im Querschnitt erkennbaren Muster und die großen, runden Fasern den (vollständig kontrahierten) Kontraktionsknoten, die unter dem Lichtmikroskop im Längsschnitt zu sehen sind.

Zwei Merkmale in Abbildung 2.24 lassen vermuten, dass die spontane elektrische Aktivität tatsächlich an Kontraktionsknoten entsteht, die auf einer Funktionsstörung an der Endplatte beruht. Zunächst zeigt die Abbildung einen Längsschnitt durch einen Kontraktionsknoten, in die-

sem Fall durch ein Segment einer Muskelfaser, die ungefähr 100 maximal kontrahierte Sarkomere enthält. Normalerweise variiert die Länge von Sarkomeren zwischen 0,6 µm (vollständige Verkürzung) und 1,3 µm (vollständige Verlängerung), was einem Längenverhältnis von 1 : 2 entspricht [15]. Geht man von einer minimalen Sarkomerlänge von 0,6 µm aus, würde die Länge der 100 Sarkomere eines Kontraktionsknotens 60 µm betragen. Dies liegt im Rahmen der Länge einer motorischen Endplatte, die abhängig vom Muskel bei 20–80 µm liegt [225]. Zweitens lässt sich dies zwar ohne eine Cholinesterasefärbung nicht mit Gewissheit sagen, aber die Unregelmäßigkeit des oberen Randes in der Mitte des Kontraktionsknotens, den Abbildung 2.24 zeigt, entspricht dem zu erwartenden Bild, wenn die motorische Endplatte der betreffenden Muskelfaser über dem Kontraktionsknoten zentriert ist und ihn in ganzer Länge abdeckt. Ein einschlägiges Experiment, das diese Hypothese bestätigt, wird im folgenden Kapitel *integrierte Triggerpunkt-Hypothese* unter der Überschrift *Verifizierung* beschrieben.

2.4.3 Die integrierte Triggerpunkthypothese

In diesem Abschnitt werden mehrere deutschsprachige diagnostische Kategorien genannt, die in Kapitel 2.1.5 erläutert werden. Ausgangspunkt ist die Überlegung, dass es sich bei Triggerpunkten grundsätzlich um dasselbe Krankheitsgeschehen handelt wie bei Diagnosen, die sich auf druckschmerzhafte Knötchen als Schmerzquelle stützen, die bestimmte Aspekte des Geschehens betonen und deren Bezeichnung in anderen Sprachen erfolgt.

Die integrierte Hypothese verbindet Informationen aus elektrophysiologischen und histopathologischen Quellen. Der Aspekt der Energiekrise fand vor rund 20 Jahren Eingang in die Hypothese und wird seither weiter verfolgt. Das Konzept der Energiekrise stimmt mit neueren elektrodiagnostischen Befunden überein, und beides wiederum passt ins aktuelle histopathologische Bild.

Der Beitrag der Energiekrise
Dieses Konzept entstand aus dem Bemühen, anhand eines pathophysiologischen Prozesses eine Reihe von Punkten zu erklären:
- Das Fehlen von Aktionspotenzialen der motorischen Einheit im palpierbar verspannten Muskelfaserbündel eines Triggerpunktes, wenn der Muskel sich im Ruhezustand befindet.

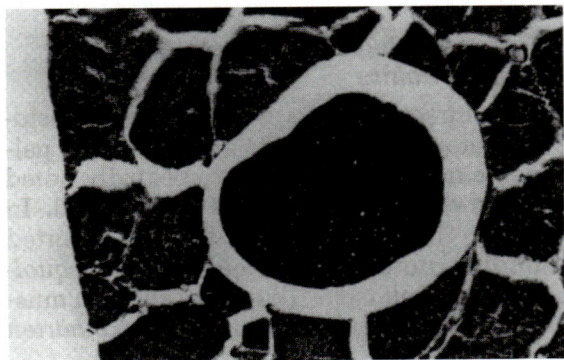

Abb. 2.23: Die runde Riesenfaser in der Bildmitte ist von einem offenen Raum umgeben, der durch eine schwere Energiekrise entstanden sein könnte. Substanzen in diesem Raum könnten benachbarte Nozizeptoren sensibilisieren. In der Abbildung sind abgesehen von den unregelmäßig geformten, normal großen Muskelfasern in der Umgebung der Riesenzelle rechts oben und links unten vier anormal kleine Fasern zu erkennen. Hierbei könnte es sich um Muskelfasersegmente handeln, die auf Grund von Kontraktionsknoten an anderer Stelle ausgedünnt sind.

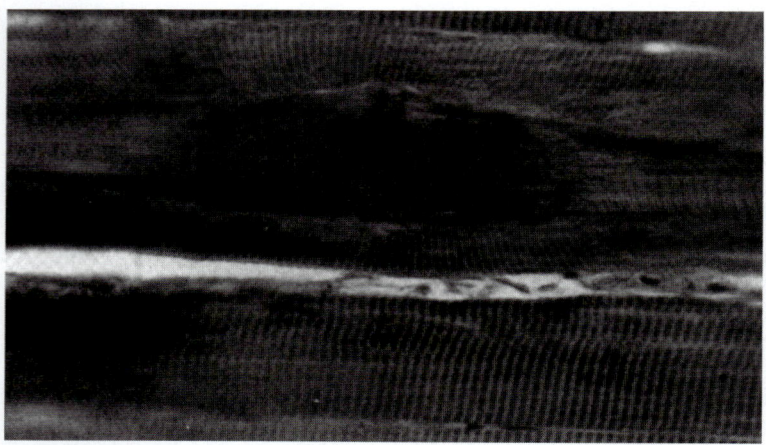

Abb. 2.24: Längsschnitt durch den M. gracilis eines Hundes als Beispiel für Kontraktionsknoten in Muskelbiopsaten. Für die Biopsie wurde ein extrem druckschmerzhafter Punkt in einem verspannten Faserbündel des Muskels ausgewählt – entsprechend zwei wesentlichen Triggerpunktkriterien. Die Streifung (entsprechend der Sarkomerlänge) deutet auf eine starke Kontraktur der ungefähr 100 Sarkomere im Bereich des Knotens. Die Sarkomere auf beiden Seiten des Knotens sind kompensatorisch verlängert. Zum Vergleich dienen die Sarkomere normaler Länge dieses Muskels, die am unteren Bildrand zu erkennen sind. Im Bereich des Knotens ist der Faserquerschnitt deutlich vergrößert, an seinen beiden Seiten dagegen deutlich verringert. Die Unregelmäßigkeit des Sarkolemms am oberen Faserrand (im Zentrum des Kontraktionsknotens) könnte ein Indiz für eine Endplatte sein. Die Verzerrungen in der Ausrichtung der Sarkomere in benachbarten Fasern sind Ausdruck einer Gewebebelastung, die im Laufe der Zeit dazu beitragen könnte, dass sich die Dysfunktion auf benachbarte Muskelfasern ausdehnt.

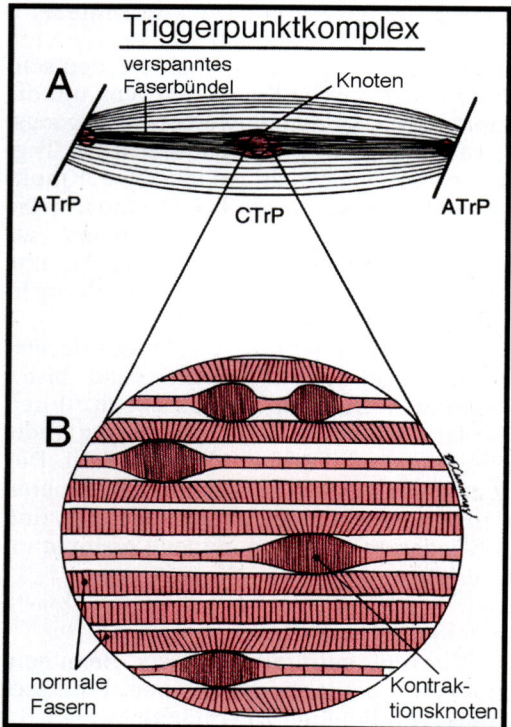

Abb. 2.25: Schematische Darstellung eines Triggerpunktbereichs im Längsschnitt. Hervorgehoben wurden drei Regionen, die anormal druckempfindlich sein können (*rot*) und Kontraktionsknoten, die dem Triggerpunkt eine knotige Konsistenz verleihen, die Verspannung des Faserbündels verursachen und einen aktiven Fokus markieren.

A: Der zentrale Triggerpunkt (zTrP) liegt in der Endplattenzone. Er enthält zahlreiche elektrisch aktive Foki und Kontraktionsknoten. Der Bereich lokaler Druckschmerzhaftigkeit eines zentralen Triggerpunktes ist durch ein *rotes Oval* markiert. Ein *verspanntes Muskelfaserbündel* verläuft vom Triggerpunkt bis zu den Ansatzstellen der betroffenen Fasern. Auf Grund der anhaltenden Spannung, die das hypertone Faserbündel auf die Gewebe an den Ansatzstellen ausübt, kann es zu einer umschriebenen Insertionstendopathie kommen, einem Insertionstriggerpunkt (iTrP). Die hierdurch hervorgerufene Druckschmerzhaftigkeit ist durch einen *schwarz umrandeten, roten Kreis* markiert.

B: Ausschnittsvergrößerung aus einem zentralen Triggerpunkt auf Grundlage der Abb. 2.23 und 2.24. Gezeigt wird die Verteilung von Kontraktionsknoten. Die vertikalen Linien in jeder Muskelfaser lassen den relativen Abstand der Streifung erkennen. Der Abstand zwischen zwei Streifen entspricht der Länge eines Sarkomers. Jeder Kontraktionsknoten ist ein Segment einer Muskelfaser, dessen Sarkomere maximal kontrahiert sind. Die Sarkomere innerhalb eines dieser Kontraktionsknoten sind deutlich kürzer und breiter als die Sarkomere in benachbarten Muskelfasern, in denen keine Kontraktionsknoten liegen. Wenn sich Kontraktionsknoten in Muskelfasern befinden (siehe die drei einzelnen Knoten im unteren Bildausschnitt), sind die Sarkomere in dem über die Enden des Kontraktionsknotens hinausreichenden Teil der Muskelfaser im Verhältnis zu normalen Sarkomeren verlängert und dünn. Im oberen Teil der Ausschnittvergrößerung sind zwei Kontraktionsknoten abgebildet, die durch ein Sarkolemm ohne kontraktile Elemente getrennt sind.

Es ist anzunehmen, dass die anhaltende, maximale Spannung der kontraktilen Elemente in einem einzelnen Kontraktionsknoten eine mechanische Degeneration der kontraktilen Elemente in der Mitte des Knotens herbeigeführt hat. In diesem Fall würden sich die beiden Hälften zurückziehen und leeres Sarkolemm zwischen sich hinterlassen. Beim Patienten ist der zentrale Triggerpunkt im Vergleich mit benachbarten Muskelfasern knotig zu tasten, da er zahlreiche „geschwollene" Kontraktionsknoten enthält, die raumfordernder, fester und gespannter sind als nicht betroffene Muskelfasern.

- Den Umstand, dass Triggerpunkte oft durch Überlastung eines Muskels aktiviert werden.
- Die Sensibilisierung von Nozizeptoren im Triggerpunkt.
- Die Wirksamkeit annähernd jeder therapeutischen Maßnahme, mit deren Hilfe die vollständige Dehnbarkeit des Muskels wiederhergestellt wird.

Das Konzept der Energiekrise wurde erstmals 1981 [254] vorgestellt und in jüngster Zeit aktualisiert [190, 239].

Abbildung 2.26 veranschaulicht die Grundlagen der Energiekrisen-Hypothese. Sie ging von einer Zunahme der Kalziumkonzentration außerhalb des sarkoplasmatischen Retikulum aus, die möglicherweise auf Grund eines mechanisch herbeigeführten Risses entweder im sarkoplasmatischen Retikulum [239] oder in der Muskelzellmembran (Sarkolemm) entstand [17]. Bei ausreichendem Kalziumanstieg würde sich die Kontraktilität von Aktin und Myosin maximal steigern. Bei einer reparablen Läsion wäre die Anomalie befristet. Offenbar liegt dem Mechanismus, der für sich ständig wiederholende Kontraktionen sorgt, jedoch eine anormale Depolarisation der postsynaptischen Membran zu Grunde. Da eine dysfunktionale Nervenendigung exzessiv Acetylcholin freisetzt, kann dieser Vorgang ununterbrochen ablaufen. Auf diese Weise ist in der Nachbarschaft der motorischen Endplatte eine unbegrenzte, maximale Kontraktur von Muskelfasern möglich, ohne dass von den motorischen Einheiten Aktionspotenziale abgeleitet werden können.

Die Dauerkontraktion der Sarkomere würde den Stoffwechselbedarf deutlich erhöhen und das ausgeprägte Kapillargeflecht abdrücken, durch das die Region mit Sauerstoff und Nährstoffen versorgt wird. Eine anhaltende Kontraktion von mehr als 30–50% der Maximalkraft bringt den Blutkreislauf in einem Muskel zum Erliegen. Aus der Kombination von gesteigertem Stoffwechselbedarf und herabgesetzter Stoffwechselleistung kann sich eine schwere, lokal begrenzte Energiekrise entwickeln. Diese funktionelle Komponente der Energiekrise müsste jedoch innerhalb kurzer Zeit reversibel sein.

Die Kalziumpumpe, die das Kalzium zurück ins sarkoplasmatische Retikulum befördert, ist von einer ausreichenden Versorgung mit Adenosintriphosphat (ATP) abhängig. Anscheinend ist sie gegenüber einem niedrigen ATP-Spiegel anfälliger als der Kontraktionsmechanismus. Wird also der Kalziumtransport ins sarkoplasmatische Retikulum gestört, erhöht sich die Kalziumkonzentration und die kontraktilen Elemente werden fortgesetzt aktiviert. Damit schließt sich der Teufelskreis. Zudem ist infolge der ausgeprägten lokalen Hypoxie und der Energiekrise des Gewebes die Produktion von vasoreaktiven Substanzen zu erwarten, die die lokalen Nozizeptoren reizen.

Die Hypothese erklärt somit folgende Aspekte:
- Das Fehlen von Aktionspotenzialen der motorischen Einheit durch die endogenen Kontrak*tur* der kontraktilen Elemente anstelle einer von Nerven initiierten Kontrak*tion* der Muskelfaser.

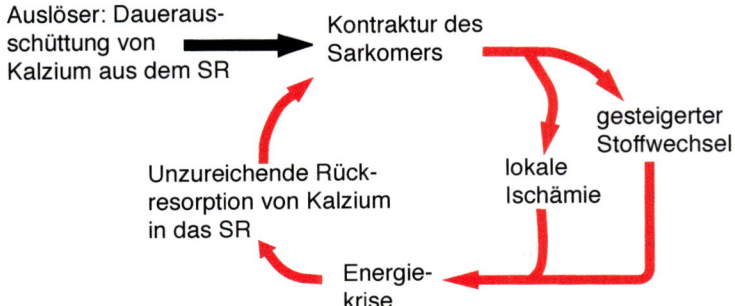

Abb. 2.26: Schematische Darstellung der Energiekrisen-Hypothese. Sie postuliert einen Teufelskreis (*rote Pfeile*) von Ereignissen, die dem Anschein nach signifikant zum myofaszialen Triggerpunktgeschehen beitragen. Das sarkoplasmatische Retikulum hat die Aufgabe, ionisiertes Kalzium zu speichern und freizusetzen, das eine Aktivität der kontraktilen Elemente induziert und zur Verkürzung der Sarkomere führt. Ein auslösendes Ereignis wie ein Trauma oder ein deutlicher Anstieg des an der Endplatte freigesetzten Acetylcholins kann zu einer übermäßigen Freisetzung von Kalziumionen aus dem SR führen (*schwarzer Pfeil*). Dieses Kalzium lässt ein Segment eines Muskels maximal kontrahieren. Dadurch entsteht ein maximaler Energiebedarf, und die lokale Durchblutung wird unterbrochen. Die Ischämie unterbindet die Energieversorgung. Dadurch versagt die Kalziumpumpe des SR, und der Kreis schließt sich.

- Die Häufigkeit, mit der eine Überlastung des Muskels Triggerpunkte aktiviert, was sich in einer ausgeprägten Störanfälligkeit gegen mechanische Reize im Bereich des synaptischen Spaltes einer Endplatte widerspiegeln könnte.
- Die Freisetzung von Substanzen mit möglicherweise sensibilisierender Wirkung auf Nozizeptoren im Bereich der dysfunktionalen Endplatte des Triggerpunktes als Resultat des durch die Energiekrise verursachten Gewebestresses.
- Die Effektivität von im Grunde jeder Technik, durch die der einen Triggerpunkt enthaltende Teil eines Muskels im *vollen* Umfang verlängert wird, und sei es nur kurzfristig. Vermutlich wird dadurch der Teufelskreis unterbrochen, in dem die energieintensive kontraktile Aktivität eine Hauptrolle spielt.

Der letzte Punkt erklärt sich aus dem Umstand, dass andauernde Aktin-Myosin-Interaktionen auf den Kontakt zwischen Aktin- und Myosinmolekülen angewiesen sind, der nur bei mittlerer Länge eines Sarkomers erfolgt. Bei vollständiger Verlängerung überlappen sich die Moleküle nicht mehr. Dieser Vorgang ist im unteren Teil von Abbildung 2.5 dargestellt. Wenn die Kontraktionen aussetzen, weil Aktin und Myosin getrennt sind, reduziert sich der Energieverbrauch und die Kompression der Kapillaren nimmt ab. Die dadurch mögliche Auffüllung der Energiereserven kann den Energiekrisenzyklus an zwei entscheidenden Stellen unterbrechen.

Basierend auf dieser Hypothese müssten in einer Triggerpunktregion drei Charakteristika

nachweisbar sein: 1. eine höhere Temperatur im Vergleich mit dem umgebenden Gewebe, da mehr Energie verbraucht wird und der Kreislauf die Wärme nicht ausreichend abtransportieren kann; 2. eine ausgeprägte Hypoxie auf Grund einer Ischämie; 3. verkürzte Sarkomere.

1. Bislang liegen nur zwei Berichte über die Messung der intramuskulären Temperatur am Triggerpunkt vor, eine frühe Arbeit von Travell aus dem Jahr 1954 [270] und eine kurze russische Beschreibung von Popelianskii et al. [209] von 1976. Beide Autoren beschrieben einen räumlich begrenzten Temperaturanstieg im Bereich des Triggerpunktes. Da es sich um eine sehr einfaches Messverfahren handelt, sollten diese Untersuchungen mit modernem Instrumentarium und unter Berücksichtigung der Triggerpunktkriterien wiederholt werden.

2. Sehr professionell instrumentiert und validiert ist eine in Deutschland durchgeführte Studie [26]. Die Autoren untersuchten betroffene Muskeln auf eine umschriebene Hypoxie und kamen zu bemerkenswert deutlichen positiven Befunden. Sie fanden die beschriebenen Phänomene in den druckempfindlichen, straffen Verhärtungen (Muskelhärten) in den Rückenmuskeln von drei Patienten, bei denen *Myogelosen* diagnostiziert worden waren. In Abbildung 2.27 sind die Untersuchungsergebnisse dieser drei Patienten graphisch dargestellt. Die ersten 5–8 mm Vorschub der Messsonde zeigen einen normalen Sauerstoffpartialdruck im Gewebe. Die wei-

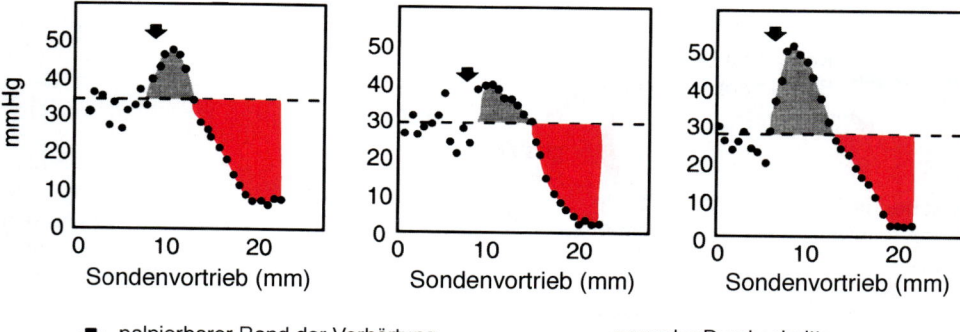

Abb. 2.27: Sauerstoffpartialdruck im Gewebe. Die Werte wurden mit einer Sonde gemessen, die bei drei Patienten mit Myogelosen in Schritten von 0,7 mm durch einen gesunden Bereich in eine druckschmerzhafte, verspannte Muskelhärte (eine andere Bezeichnung für einen Triggerpunkt) vorgeschoben wurde. Der *Pfeil* markiert den palpierbaren Rand der Verhärtung. Die gestrichelte Linie repräsentiert die durchschnittliche Sauerstoffsättigung in benachbartem, normalen Muskelgewebe. Die *rot* ausgefüllte Fläche entspricht dem schweren Sauerstoffmangel, der bei Annäherung der Sonde an das Zentrum der Verhärtung registriert wurde. Beachte die vergleichbare Region mit erhöhtem Sauerstoffpartialdruck im Umkreis des zentralen hypoxischen Bezirks. (Wiedergabe mit freundlicher Genehmigung nach [26].)

teren Schritte bis zur druckschmerzhaften Verhärtung (Triggerpunkt) betrugen jeweils 0,7 mm. In der Nähe des palpierbaren Randes der Verhärtung nahm der Sauerstoffpartialdruck im Sinne einer kompensatorischen Hyperämie in der Umgebung der Hypoxie zu. Nach einem Spitzenwert fiel der Sauerstoffpartialdruck abrupt auf annähernd null ab. Dies deutet auf eine ausgeprägte Hypoxie im Zentralbereich der Verhärtung hin. Interessanterweise war das Volumen des Gebietes mit erhöhtem Sauerstoffpartialdruck in der Umgebung des zentralen Sauerstoffdefizits gleich groß oder größer als das Volumen des hypoxischen Gewebes.

3. Die Kontraktionsknoten und die oben beschriebenen elektronenmikroskopischen Befunde bestätigen das Vorliegen von kontrahierten Sarkomeren.

Außerdem besteht eine hohe Wahrscheinlichkeit, dass die sehnigen Ansatzstellen vieler Fasern des verkürzten Segmentes wegen der durch zwei Ursachen anormal und anhaltend gesteigerten Spannung in jeder betroffenen Muskelfaser eine Insertionstendopathie entwickeln.

Obwohl bislang keine experimentellen Untersuchungen zur Entstehung von Insertionstendopathien an den Stellen vorliegen, wo verspannte Muskelfaserbündel ansetzen, wird sein häufiges klinisches Auftreten in diesem Buch wiederholt angesprochen und von Ärzten bestätigt, die sich damit beschäftigen.

Die integrierte Triggerpunkthypothese

Fasst man die elektrophysiologischen und die histologischen Untersuchungsergebnisse zusammen, stellt sich ein Triggerpunkt als eine Region dar, die wesentlich durch viele dysfunktionale Endplatten charakterisiert ist, die jeweils mit einem Abschnitt einer maximal kontrahierten Muskelfaser (Kontraktionsknoten) assoziiert sind.

Die spontane elektrische Aktivität und die Spikes, die für aktive Foki in einem Triggerpunkt kennzeichnend sind, werden von Elektromyographen als „normale" Endplattenpotenziale betrachtet. In physiologischen Experimenten konnte jedoch gezeigt werden, dass es sich hier nicht um normale Potenziale handelt, sondern um das Resultat einer deutlich anormalen ACh-Freisetzung aus der Nervenendigung. Offenbar befinden sich Kontraktionsknoten an einer Endplatte, durch deren Dysfunktion sie auch hervorgerufen wurden. Die nachfolgende Hypothese schlägt einen Zusammenhang zwischen dysfunktionaler Endplatte und Kontrakti-

onsknoten vor. Sie bietet ein Modell an, mit dessen Hilfe sie experimentell bestätigt, verfeinert oder zurückgewiesen werden kann.

Abbildung 2.28 gibt die integrierte Triggerpunkthypothese schematisch wieder. Die Hypothese beruht auf einer anhaltenden, exzessiven Freisetzung von Acetylcholin aus einer dysfunktionalen motorischen Nervenendigung in den synaptischen Spalt. Eine beeinträchtigte Cholinesterasefunktion verstärkt den Effekt. Das massenhaft vorliegende Acetylcholin aktiviert ACh-Rezeptoren in der postsynaptischen Membran, die daraufhin so viele Miniaturendplattenpotenziale erzeugen, dass diese sich überlagern und sich zum Endplattenrauschen oder der spontanen elektrischen Aktivität mit anhaltender partieller Depolarisierung der postsynaptischen Membran summieren. Die gesteigerte ACh-Produktion in der Endung des motorischen Nervs erhöht dessen Energiebedarf (erkennbar an anormalen Mitochondrien in der Nervenendigung). Die gesteigerte Aktivität der postsynaptischen Membran und deren anhaltende Depolarisation erhöhen zusätzlich den lokalen Energiebedarf. In der Vergangenheit wurde verschiedentlich über eine vermehrte Anzahl von Mitochondrien entlang des Sarkolemms sowie über anormale Mitochondrien berichtet. Dieser Mechanismus könnte die Ursache für die vielen „ausgefransten" roten Fasern in Muskeln sein, deren Merkmale für das Vorliegen von Triggerpunkten sprechen.

Die Kalziumkanäle, die die Freisetzung von Kalzium aus dem sarkoplasmatischen Retikulum in Gang setzen, funktionieren spannungsabhängig und normalerweise durch Depolarisation der T-Tubuli an der Triade, wo der T-Tubulus mit dem sarkoplasmatischen Retikulum Kontakt hat. Der T-Tubulus ist Teil derselben Sarkolemmmembran, die auch die postsynaptische Membran bildet. Die anhaltende Depolarisierung dieser Membran könnte erklären, wie es zur spannungsabhängigen Steigerung der Kalziumfreisetzung aus dem sarkoplasmatischen Retikulum kommt, wodurch die lokale Kontraktur der Sarkomere entsteht und sich die Kontraktionsknoten bilden. Die Größe der Kontraktionsknoten würde auch erklären, weshalb in klinischen Berichten von Knötchen am Triggerpunkt und einem schmaleren, verspannten Faserbündel die Rede ist. Zu dieser Kontraktur scheint es in unmittelbarer Nachbarschaft einer Endplatte zu kommen. Wenn fortlaufend Kalzium aus dem sarkoplasmatischen Retikulum freigesetzt wird, steigt der Energiebedarf der Kalziumpumpen in der sarkoplasmatischen Membran, die diese Substanz in das sarkoplasmatische Retikulum zurückbefördern sollen. Die anhaltende Kontraktur der Sarkomere in einem Kontraktionsknoten muss den lokalen Energie- und Sauerstoffbedarf erheblich steigern.

Das Konzept einer anhaltenden Kontraktur von Sarkomeren in der Muskelfaser, die von der dysfunktionalen Endplatte versorgt wird, stimmt mit der zuvor dargestellten Energiekrisenhypothese überein. Es ist zu erwarten, dass die schwere Energiekrise in der Umgebung der Endplatte die Freisetzung neuroaktiver Substanzen provoziert, die sensorische und autonome Nerven in dieser Region sensibilisieren und ihre Funktion beeinflussen. Wie in Abschnitt 2.3 ausgeführt, bilden kleine Blutgefäße, sensible und autonome Nerven normalerweise gemeinsam ein neurovaskuläres Bündel bzw. einen Komplex, dem auch der motorische Nerv angehört.

Die Sensibilisierung lokaler Nozizeptoren würde die extreme Druckschmerzhaftigkeit des Triggerpunktes erklären, den vom Triggerpunkt ausgehenden Übertragungsschmerz und die Entstehung einer lokalen Zuckungsreaktion. Die Ergebnisse unterschiedlich angelegter Experimente lassen vermuten, dass die Tätigkeit des autonomen (insbesondere des sympathischen) Nervensystems die anormale Freisetzung von Acetylcholin von der Nervenendigung ganz erheblich beeinflussen kann.

Die klinische Wirksamkeit von Injektionen mit Botulinumtoxin A zur Behandlung von myofaszialen Triggerpunkten [1, 34, 297] spricht für die Annahme, dass eine Endplattendysfunktion die entscheidende Rolle in der Pathophysiologie von Triggerpunkten spielt. Dieses Toxin wirkt spezifisch *nur* auf die neuromuskuläre Verbindung und denerviert die Muskelzelle.

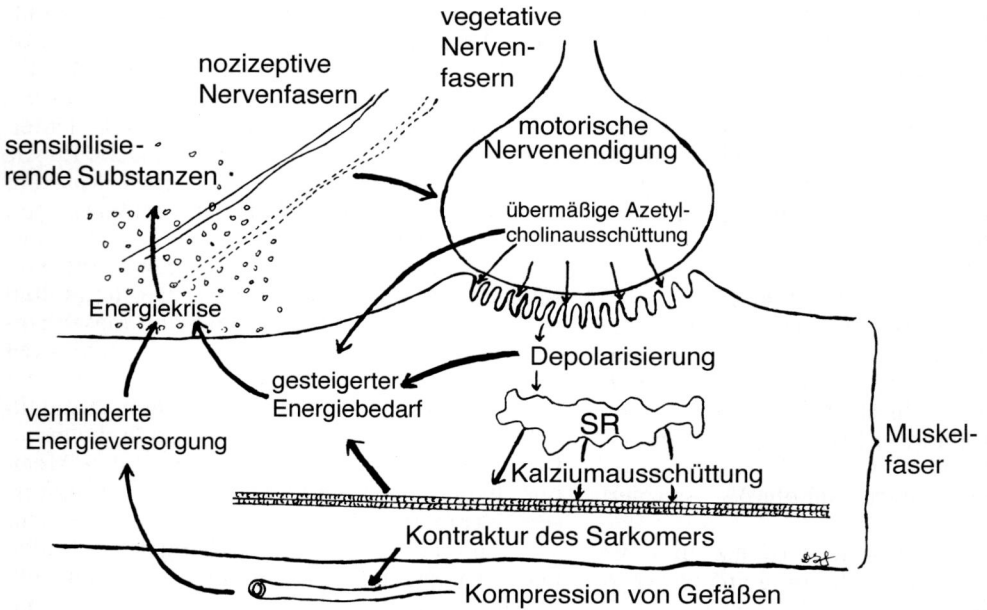

Abb. 2.28: Die integrierte Hypothese. Die auslösende Dysfunktion besteht in einer anormalen Steigerung (um mehrere Potenzen) *der Produktion und Freisetzung von Acetylcholinvesikeln* an der Endung eines motorischen Nerven im Ruhezustand. Die starke Zunahme von Miniaturendplattenpotenzialen ruft ein Endplattenrauschen und eine *anhaltende Depolarisation der postsynaptischen Membran* der betroffenen Muskelfaser hervor. Diese anhaltende Depolarisation wiederum kann zur *fortgesetzten Freisetzung und Resorption von Kalziumionen durch das sarkoplasmatische Retikulum* führen und eine *anhaltende Verkürzung (Kontraktur) der Sarkomere* nach sich ziehen. Jeder der vorgenannten Prozesse würde den Energiebedarf steigern. Die dauerhaft verkürzten Muskelfasern komprimieren lokal die Blutgefäße und reduzieren auf diese Weise den Zustrom von Nährstoffen und Sauerstoff, mit denen normalerweise der Energiebedarf der Region gedeckt wird. Das Missverhältnis zwischen Energiebedarf und Energieversorgung führt zu einer lokalen Energiekrise, auf Grund derer sensibilisierende Substanzen freigesetzt werden, die mit autonomen und sensorischen (darunter auch nozizeptiven) Nerven interagieren, die durch diese Region ziehen. Sobald daraufhin neuroaktive Substanzen freigesetzt werden, könnte dies zur übermäßigen Freisetzung von Acetylcholin aus der Nervenendigung beitragen. Damit schließt sich ein sich selbst erhaltender Teufelskreis.

Auch die Untersuchungen von Gevirtz und Mitarbeitern deuten darauf hin, dass das autonome Nervensystem die Entstehung von Spikes an einer motorischen Endplatte beeinflusst (und damit die Freisetzungsrate von Acetylcholin). Die EMG-Aktivität an Triggerpunkten ließ sich sowohl bei gesunden Probanden [186] als auch bei Patienten mit Spannungskopfschmerzen durch psychologische Stressoren steigern [167]. Den beiden Berichten ist nicht zu entnehmen, ob es sich bei dem abgeleiteten Triggerpunkt-EMG um spontane elektrische Aktivität, um Spikes oder um eine Kombination aus beiden handelte.

In neuerer Zeit veröffentlichte Hubbard Untersuchungsergebnisse, denen zufolge das autonome Nervensystem den Umfang der elektrischen Aktivität maßgeblich beeinflusst. Alle intramuskulären Injektionen erfolgten unter EMG-Kontrolle nahe dem Entstehungsort der Triggerpunktpotenziale. Vier Patienten erhielten Phentolamin intramuskulär, zwei Patienten wurde die Substanz intravenös gegeben. In allen sechs Untersuchungen klang die EMG-Aktivität des Triggerpunktes für die Dauer der Phentolaminwirkung ab. Phentolamin ist ein kompetitiver α-Adrenorezeptorblocker [132]. In einer Reihe nicht kontrollierter Untersuchungen wurde unter EMG-Kontrolle insgesamt 108 Patienten Phenoxybenzamin in den Triggerpunkt injiziert. Diese Substanz ist ein lang wirkender, nicht kompetitiver adrenerger Antagonist zur Blockade von α-Rezeptoren. Er kann auf chemischem Wege eine Sympathektomie bewirken, ohne dabei das parasympathische System zu beeinflussen. Nach intravenöser Gabe beträgt seine Halbwertszeit 24 Stunden. Bei der Hälfte bis zwei Dritteln der Patienten kam es innerhalb eines Monats nach der Behandlung zu einer 25%igen Schmerzlinderung, die meistens vier Monate anhielt. Offensichtlich konnten nur wenige Patienten vollständig vom Schmerz befreit werden. Die Phentolaminstudie überzeugt mehr als die Phenoxybenzaminstudie und wurde von einer späteren Untersuchung an Kaninchen bestätigt [33a]. In dieser Untersuchung nahm die spontane elektrische Aktivität nach intravenöser Injektion von Phentolamin innerhalb von 80 Sekunden um 68% ab. Anscheinend hing die ACh-Freisetzung zu ungefähr zwei Dritteln von der lokalen Wirkung des sympathischen Nervensystems ab.

Außerdem konnten Forscher in Verbindung mit einer Untersuchung aktiver Foki in Triggerpunkten beim Menschen [249] früherer Beobachtungen [131], nach denen bei vielen Probanden vermehrt Spikes in Verbindung mit spontaner elektrischer Aktivität im oberen M. trapezius abgeleitet werden konnten, wenn sie im Ruhezustand einatmeten, bestätigen. Beides wurde gehemmt, wenn die Probanden ausatmeten. Eine forcierte Atmung steigerte die Reaktion. Die Autoren [249] registrierten zudem während der Einatmung eine größere Amplitude der spontanen elektrischen Aktivität.

Ein Fallbericht stützt die Annahme, dass überschüssiges Kalzium in der Nachbarschaft kontraktiler Elemente auf ein Missverhältnis zwischen Freisetzung und Rückresorption ins sarkoplasmatische Retikulum zurückgeht. Zwei Patienten, die für Triggerpunkte im rechten M. gluteus medius anfällig waren, erlebten trotz der ansonsten erfolgreichen Infiltration einen Rückfall, als sie wegen ihres Bluthochdrucks einen Kalziumkanalblocker einnahmen (Alodipinbesylat). Nach Absetzen des Präparates schlug die Therapie wieder an [233]. Dieser Kalziumkanalblocker unterbindet die Resorption von Kalzium in das sarkoplasmatische Retikulum der vaskulären glatten und der Herzmuskeln. Sollte dies auch für die Skelettmuskulatur gelten, müsste das überschüssige Kalzium, das die Kontraktur der Sarkomere in der Triggerpunktregion stimuliert, den in Abbildung 2.28 veranschaulichten Teufelskreis begünstigen.

Klinische Zusammenhänge

Sofern multiple aktive Foki Teil desselben pathosphysiologischen Geschehens sind wie multiple Kontraktionsknoten, und sofern eine entsprechende Beziehung zwischen Triggerpunkten und druckschmerzhaften Knötchen besteht, wären wir in unserem Verständnis des rätselhaften myogenen Schmerzes einen großen Schritt weiter. Legt man die oben dargestellte integrierte Hypothese zu Grunde, können viele klinische Details dieses Beschwerdebildes erklärt werden.

Zwei der in Abbildung 2.24 veranschaulichten Aspekte lassen in der Tat darauf schließen, dass spontane elektrische Aktivität an einem Kontraktionsknoten entsteht, und dass dieser durch eine dysfunktionale Endplatte bedingt sein könnte. Geht man von der Richtigkeit dieser pathosphysiologischen Interpretation aus, erklären sich eine Reihe klinischer Merkmale sowohl von Triggerpunkten als auch von Myogelosen, obwohl bisher üblicherweise in beiden Fällen einige Kennzeichen übersehen wurden.

Verspanntes Faserbündel

Das verspannte Faserbündel eines Triggerpunktes erklärt sich aus der erhöhten Spannung der betroffener Muskelfasern, die Folge der maximal

verkürzten Sarkomere in einem Kontraktionsknoten und der vermehrten (elastischen) Spannung in den übrigen verlängerten (und daher
ausgedünnten) Sarkomeren ist. Normalerweise
verläuft eine Muskelfaser von ihrem Muskel-
Sehnen-Übergang am einen Ende des Muskels
zum Muskel-Sehnen-Übergang des anderen Endes, was bei fusiformen Muskeln annähernd der
Gesamtlänge des Muskels entspricht.

Abbildung 2.24 veranschaulicht die anormal
verkürzten und verlängerten Sarkomere in Muskelfasern mit einem Kontraktionsknoten (Mitte
der Abbildung). Diese anormale Länge unterscheidet sich von der Ruhelänge der Sarkomere
in nicht betroffenen Muskelfasern, wie sie im
unteren Teil der Abbildung dargestellt sind.
Wenn eine ausreichende Anzahl von Muskelfasern in mehreren Faszikeln betroffen ist, müsste
sich die vermehrte Spannung als verspanntes
Faserbündel, das durch den gesamten Muskel
verläuft, tasten lassen. Diese Beschreibung trifft
zu, wenn die Muskelfasern annähernd parallel
zur Achse des Muskels verlaufen und dieser
nicht durch Zwischensehnen unterteilt ist.

Palpierbarer Knoten
Das palpierbare Knötchen als Befund bei Diagnosen wie Fibrositis und Myogelose, d. h. Erkrankungen aus dem Triggerpunkt-Formenkreis,
lässt sich durch multiple Kontraktionsknoten
(Abb. 2.25) erklären. Da ein Sarkomer sein Ge-
samtvolumen nicht ändern kann, muss es breiter
werden, wenn es sich verkürzt. Der Durchmesser
von Sarkomeren in einem Kontraktionsknoten
beträgt annähernd das Doppelte der entfernter
gelegenen Sarkomere außerhalb des Kontraktionsknotens derselben Muskelfaser. Die Knötchen fühlen sich größer an als das umgebende
Gewebe, da die Kontraktionsknoten voluminöser sind. Ihre größere Festigkeit im Tastbefund
verdanken sie der hohen Verdichtung der kontraktilen Elemente in jedem Knoten. Der Bereich
eines Kontraktionsknotens erscheint palpatorisch größer als das übrige verspannte Faserbündel, da die normalen und die ausgedünnten Fasern sich unverändert über das Knötchen hinaus
erstrecken. Die Kontraktionsknoten entsprechen
einer Volumenzunahme (Abb. 2.25).

Punktueller Druckschmerz
Die punktuelle Druckschmerzhaftigkeit von
Triggerpunkten und Knötchen erklärt sich aus
der Sensibilisierung von Nozizeptoren. Hierfür
sind mit großer Wahrscheinlichkeit Substanzen
verantwortlich, die infolge der lokalen Energiekrise und der Gewebebelastung ausgeschüttet

werden. Diese wiederum stehen mit den genannten histopathologischen Veränderungen
und der Endplattendysfunktion im Zusammenhang.

Insertionstendopathie
Zur Insertionstendopathie (Druckschmerzhaftigkeit am Muskelansatz, wo das verspannte Faserbündel einstrahlt) kommt es, weil die Strukturen
an der Ansatzstelle des Muskels der andauern-
den Spannung nicht Stand halten, die vom verspannten Faserbündel ausgeht. Dadurch entwickeln diese Gewebe degenerative Veränderungen
und produzieren Substanzen, die lokale Nozizeptoren reizen. Fassbender und Wegner untersuchten Fibrositispatienten (nichtartikuläres
Rheuma) und gaben histologische Belege für die
Art von degenerativen Veränderungen, die bei einer von Triggerpunkten ausgelösten Insertionstendopathie zu erwarten sind [66].

Myoglobinreaktion bei Massage
Werden Fibrositisknötchen massiert, kommt es
zur Myoglobinreaktion. Sie ist durch die beobachteten histopathologischen Veränderungen
in den Knötchen zu erklären. Nach wiederholter tief streichender Massage der Fibrositisknötchen (Triggerpunkte) kam es zu einer vorübergehenden Myoglobinurie, die bei gleichem
Vorgehen an gesunden Muskeln nicht ausgelöst
werden konnte [47, 48]. Bei wiederholter Behandlung nahmen Intensität der Myoglobinreaktion, Druckschmerzhaftigkeit und Festigkeit
des Knötchens weiter ab (Abb. 2.29). Das über-
dehnte Sarkoplasma in diesen Kontraktionsknoten könnte auf Grund mechanischer Traumen und von außen wirkenden Drucks
durchaus verletzungsanfälliger sein als normale
Fasern. Sobald die Massage zu Zellzerreißungen
führt, kann Myoglobin austreten. Die betreffende neuromuskuläre Verbindung als funktionelle
Struktur wird zerstört und damit auch die Kontraktur, und die damit einhergehende Energiekrise ist beendet. Je mehr Kontraktionsknoten
innerhalb eines Knötchens beseitigt werden, desto umfassender ist die Schmerzlinderung.

Histopathologische Komplikationen
Zwei Beobachtungen gehen von histopathologischen Komplikationen aus, die eine Chronifizierung begünstigen und dadurch erheblich die
Therapie erschweren. Erstens ist in Abbildung 2.24 deutlich die verzerrte Streifung (Anordnung der Sarkomere) in benachbarten Fasern
bis nahe an den Kontraktionsknoten zu erkennen. Hierdurch entstehen zwischen den Fasern

unnatürliche Scherkräfte, die das Sarkolemm angrenzender Muskelfasern schwer (und chronisch) belasten. Wird die Membran so weit belastet, dass sie für das extrazellulär in relativ hoher Konzentration vorliegende Kalzium durchgängig wird, muss es zu massiven Kontrakturen kommen, die die Scherkräfte noch vergrößern. Bennett hat diesen Vorgang beschrieben und aufgezeigt, wie er zu starken lokalen Kontrakturen der kontraktilen Elemente führen kann [17]. Dieser Mechanismus könnte die „keulenförmig gequollenen Muskelfasern" erklären, die Glogowski und Wallraff beschrieben haben und die an einen in die Länge gezogenen Kontraktionsknoten erinnern [96]. Hierzu kann es im gesamten Verlauf einer Muskelfaser an allen Stellen kommen, die von einem angrenzenden Kontraktionsknoten beeinflusst werden. Es würde auch erklären, wie es zu den in Querschnitten erkennbaren Ballungen von Riesenfasern und ungewöhnlich zarten Fasern (Segmente überdehnter Sarkomere) kommt. Simons und Stolov veranschaulichen dieses Phänomen in Abbildung 9 [253] und Reitinger et al. in Abbildung 3c [214] ihrer Beiträge.

Zweitens liegt gelegentlich ein Segment zwischen zwei Kontraktionsknoten, das aus leerem Sarkolemm besteht (Abb. 2.25). Hier könnte es

sich um eine weitere irreversible, durch einen Kontraktionsknoten bewirkte Komplikation handeln. Miehlke et al. erwähnten die „Entleerung einzelner Sarkolemmschläuche" [193]. Reitinger et al. sprachen von „Muskelfasern mit optisch leerem, zystischem Innenraum (Myofibrillenverlust?)" [214]. Simons und Stolov illustrierten und beschrieben in Abbildung 13 ihres Beitrags einen vollständig entleerten Sarkolemmschlauch zwischen zwei Kontraktionsknoten (Abb. 2.25) [253]. Es entsteht der Eindruck, dass die maximale Kontraktion der kontraktilen Elemente in einem Kontraktionsknoten auf mechanischem Weg die in der Mitte des Knotens gelegenen Elemente zerstört. Dadurch ziehen sich beide Hälften zurück, und der Abschnitt zwischen ihnen bleibt leer. Fassbender konnte in elektronenmikroskopischen Aufnahmen zeigen, dass die Aktinfilamente an ihrem Ansatz an der Z-Linie desintegriert sind [64, 66]. Die Vermutung, dass die chronisch kontrahierten Sarkomere zuerst an dieser Stelle versagen, liegt nahe.

Diese zusätzlichen histopathologischen Komplikationen könnten die Chronifizierung begünstigen und spielen vielleicht eine Rolle, wenn ein Triggerpunkt aus der Latenz in den aktiven Zustand übergeht.

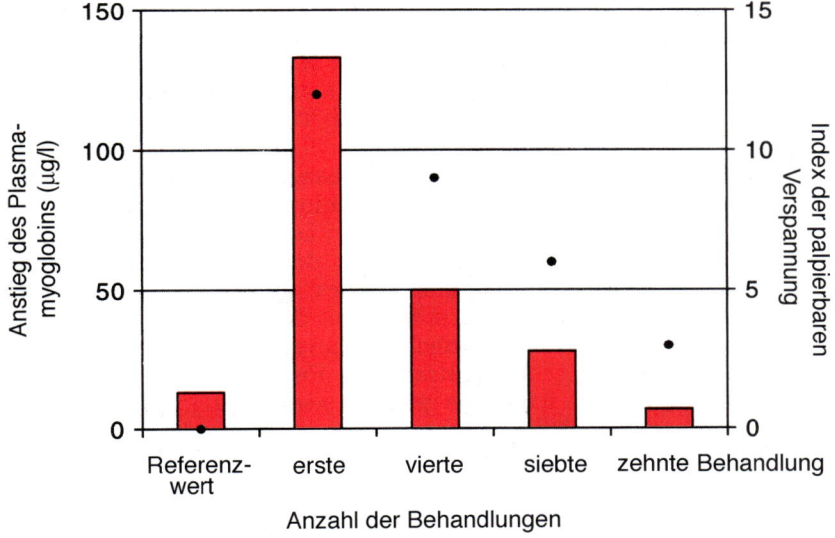

Abb. 2.29: Mittelwerte nach wiederholter tief streichender Massage derselben Fibrositisknötchen (Triggerpunkte) bei 13 Patienten. Nach der ersten Behandlung stieg der Plasmamyoglobinspiegel um das Zehnfache an. Zum Zeitpunkt der zehnten Behandlung war der Wert auf den an gesunden Muskeln beobachteten gefallen. Der „fibrositische" palpierbare Spannungsindex war proportional der Muskelspannung vor der Behandlung. Dieser Index (*kleine, schwarz ausgefüllte Kreise*) nahm bis zur zehnten Behandlung fortlaufend ab und erreichte schließlich ein Viertel des Ausgangswertes zu Beginn der ersten Behandlung. (Zeichnung auf Grund der Daten von Tabelle I bei [47].)

Bestätigung

Die integrierte Hypothese kann durch einer relativ einfache Untersuchung validiert werden. Zunächst sind myofasziale Triggerpunkte mit druckempfindlichen Knötchen als Schmerzursache zu identifizieren. Außerdem muss die spontane elektrische Aktivität eines Triggerpunktes elektrodiagnostisch bestimmt werden [242], und die Stelle elektrolytisch durch Metall von der Elektrodenspitze markiert werden [147, 291]. Von dieser Stelle wird eine Gewebeprobe genommen. Sie wird in flüssigem Stickstoff fixiert, und anschließend werden *Längs*schnitte angefertigt. Diese werden auf Eisen [147, 291], Acetylcholinesterase [291] und in einer Grundfärbung z. B. aus einer der drei Grundfarben [214] eingefärbt. Der Nachweis von Kontraktionsknoten mit zugehörigen Endplatten in durch Eisen angefärbten Regionen würde erheblich zu Verständnis und Akzeptanz der Diagnose „Triggerpunkte" und verwandter Krankheiten beitragen, zu Krankheitsbildern also, die durch druckschmerzhafte Knötchen und/oder verspannte Muskelfaserbündel charakterisiert sind. Über dieses wichtige Experiment und seine theoretischen Grundlagen liegen Veröffentlichungen vor [244, 245].

2.4.4 Weitere Hypothesen

Zyklus aus Schmerz, Spasmus und Schmerz

Die geläufige Vorstellung von einem Zyklus aus Schmerz, Spasmus und Schmerz lässt sich experimentell weder physiologisch [191] noch klinisch [105] bestätigen.

Aus physiologischen Studien wissen wir, dass Muskelschmerz reflexartige Kontraktionen des betroffenen Muskels inhibiert und nicht begünstigt [191]. Walsh erläuterte, dass diese falsche Vorstellung auf einem Missverständnis der normalen motorischen Reflexe beim Menschen beruht, dem Experimente am Rückenmark von Katzen zu Grunde liegen, und wie sich dieser Irrtum über das gesamte 20. Jahrhundert halten konnte [285].

Ernest Johnson, Herausgeber des *American Journal of Physical Medicine,* verwies 1989 die gängige Vorstellung mit überzeugenden Belegen ins Reich der Mythen, nach der zwischen Muskelschmerz und Muskelspasmen ein enger Zusammenhang bestehen sollte. Kommerzielle Interessen, so argumentierte er, seien maßgeblich für das Fortbestehen dieses Mythos verantwortlich [146]. Der Ausdruck „Spannungskopf-

schmerz" ist dafür ein treffendes Beispiel. Der Begriff wurde unter der Annahme geprägt, dass Muskelspasmen (unwillkürliche Kontraktionen) Auslöser der Kopfschmerzen sind, und eine Entspannung der perikranialen Muskulatur die Schmerzen lindert. Dieses Thema wurde 1991 in einem Leitartikel der Zeitschrift *Pain* [202] aufgegriffen. Die Autoren machten unmissverständlich klar, dass keine gesteigerte EMG-Aktivität nachweisbar ist, mit der man die Druckempfindlichkeit der Muskeln und die Beschwerden beim sogenannten Spannungskopfschmerz erklären könnte. Sie konnten jedoch keine befriedigende alternative Erklärung anbieten. Eine spätere Untersuchung kam zu demselben Schluss [145].

Auch die aktuelle Variante des Zyklus aus Schmerz, Spasmus und Schmerz, die Theorie aus Belastung, Hyperaktivität und Schmerz [38], kann aus demselben Grunde nicht überzeugen.

Die Muskelspindel-Hypothese

In ihrem ersten Beitrag vertraten Hubbard und Berkhoff [133] die Ansicht, dass die in Triggerpunkten nachweisbare EMG-Aktivität auf eine dysfunktionale Muskelspindel zurückgeht. Hubbard wiederholte diese Ansicht in einem neueren Beitrag [132]. Die beiden Autoren [133] führten drei Gründe an, weshalb diese Potenziale nicht von motorischen Endplatten stammen konnten: 1. Die elektrische Aktivität ist wenig lokalisiert und kann daher nicht an einer Endplatte entstehen. 2. Die elektrische Aktivität tritt nicht an der zu erwartenden Stelle auf. 3. Die elektrische Aktivität hat nicht die zu erwartende Wellenform.

Dem stehen Aussagen in anderen wissenschaftlichen Publikationen und Befunde aus unseren eigenen Experimenten entgegen.

1. Was oben unter den Überschriften „aktive Foki" und „Spikes" zur Lokalisierung gesagt wurde, stimmt mit dem überein, was in dem maßgeblichen Beitrag zum Ursprung der an der motorischen Endplatte abgeleiteten Potenziale geäußert wurde [291].
2. In neueren Untersuchungen [248, 249, 252] wurde ausdrücklich auf die Verteilung der elektrisch aktiven Foki innerhalb eines Muskels eingegangen. Sie lagen überwiegend im Triggerpunkt und in gewissem Umfang auch in der Endplattenzone, jedoch niemals außerhalb der Endplattenzone. Wie die Abbildungen 2.30 und 2.31 zeigen, sind Muskelspindeln über den gesamten Muskel verteilt [211] und nicht auf die Endplattenzone begrenzt,

in der die Triggerpunkte liegen. Die den Abbildungen 2.17 und 2.22 zu Grunde liegenden Untersuchungen zeigen, dass aktive Foki an den motorischen Endplatten auftreten.

3. Der Leser kann sich hinsichtlich der Wellenform sein eigenes Bild machen, indem er Spikes und spontane elektrische Aktivität, die wir an einem aktiven Fokus ableiteten (Abb. 2.14B) mit den Endplattenpotenzialen vergleicht, wie sie in einem neueren Buch zur Elektromyographie dargestellt sind (Abb. 2.15). Amplitude und Kippgeschwindigkeit einer Ableitung können das Erscheinungsbild einer Wellenform stark verändern und den Betrachter dadurch in die Irre führen (Abb. 2.14A). Bei gleicher Kippgeschwindigkeit haben spontane elektrische Aktivität und Endplattenpotenziale dieselbe Wellenform.

Andere Autoren teilen unsere Ansicht, wonach die an Triggerpunkten ableitbaren Spikes ebenso wie die spontane elektrische Aktivität an den motorischen Endplatten entstehen [19, 37]. Brown und Varkey führten die spontane elektrische Aktivität ebenfalls auf Potenziale der Endplattenzone zurück und vertraten außerdem die Ansicht, dass Spikes durch Aktionspotenziale in postsynaptischen Fasern entstehen, die präsynaptisch durch mechanische Stimulation aktiviert wurden [24]. Wir stimmen dem zu.

Vier gewichtige Argumente sprechen zudem gegen die Hypothese, dass die Triggerpunktfunktionsstörung eher eine Störung der Muskelspindeln als der motorischen Endplatte ist:

1. Falls diese Potenziale in dysfunktionalen Muskelspindeln entstehen, kommt Wiederholt in seiner umfassenden Studie [291], in der er elektromyographische, histologische und pharmakologische Befunde verarbeitet, zum falschen Ergebnis und alle Elektromyographen hätten sich seither geirrt. Die Gemeinschaft der Elektromyographen dürfte nicht leicht davon zu überzeugen sein, dass die von ihnen als solche identifizierten Endplattenpotenziale in Wirklichkeit Potenziale der Muskelspindeln sind. Wenn es sich bei den von Hubbard beschriebenen Potenzialen nicht um Endplattenpotenziale handelt, wo in seinen Untersuchungen finden sich dann die Endplattenpotenziale, die von Elektromyographen identifiziert wurden? Die meisten Studien von Physiologen, in denen Endplattenpotenziale mit spontaner elektrischer Aktivität gleichgesetzt werden, erschienen erst nach Wiederholts Arbeit. Ihm war daher nicht klar, dass die üblicherweise als Endplattenrauschen identifizierten Potenziale von

den echten Miniaturendplattenpotenzialen abgegrenzt werden müssen, die erheblich schwerer zu lokalisieren und abzuleiten sind.

2. In den Abbildung 2.18B und 2.22 sind Aktionspotenziale dargestellt, die an einer Endplatte entstehen, wo auch der aktive Fokus eines Triggerpunktes liegt. Hier handelt es sich um motorische Endplatten extrafusaler Fasern. Elektroden der benutzen Art können aus mechanischen Gründen (Abb. 2.16) nicht die Kapsel einer Muskelspindel durchdringen und eine intrafusale motorische Endplatte kontaktieren. Muskelspindeln liegen normalerweise im lockeren Bindegewebe.

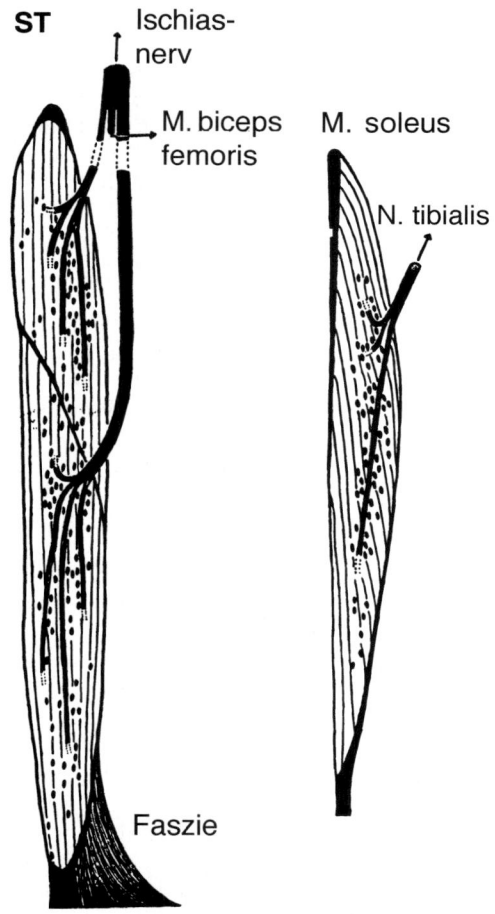

Abb. 2.30: Verteilung von Muskelspindeln (*kleine schwarze Ovale*) in den Mm. semitendinosus und soleus der Katze. Der M. semitendinosus besteht aus zwei separat innervierten Segmenten. Die Muskelspindeln sind jedoch gleichmäßig über beide Segmente verteilt und konzentrieren sich, anders als die motorischen Endplatten, nicht in der Endplattenzone (Wiedergabe mit freundlicher Genehmigung nach [35]).

3. Da sich Spikes, die im aktiven Fokus eines Triggerpunktes entstanden sind, mindestens 2,6 cm entlang des verspannten Faserbündels ausbreiten können [251], ist ausgeschlossen, dass sie in intrafusalen Fasern von Muskelspindeln entstehen. Die gemessene Strecke entspricht der doppelten Länge einer Muskelspindel beim Menschen und dem Vierfachen der halben Faserlänge.

4. Außerdem bestätigt die klinische Wirksamkeit von Injektionen mit Botulinumtoxin-A zur Behandlung von myofaszialen Triggerpunkten [1, 34, 297] die Endplattenhypothese.

Sofern Triggerpunkte tatsächlich in Muskelspindeln liegen, würde das nicht ihre enge Beziehung zu den verspannten Faserbündeln erklären, da für die Verspannung der Faserbündel keine von Motoneuronen stammende Aktionspotenziale verantwortlich sind. Zweifellos wäre mit der Muskelspindel als Quelle des afferenten Zweiges einer lokalen Zuckungsreaktion eine attraktive Erklärung gefunden. Es ist aber nicht nötig, von einer Dysfunktion der Muskelspindeln auszugehen. Weitere wissenschaftliche Un-

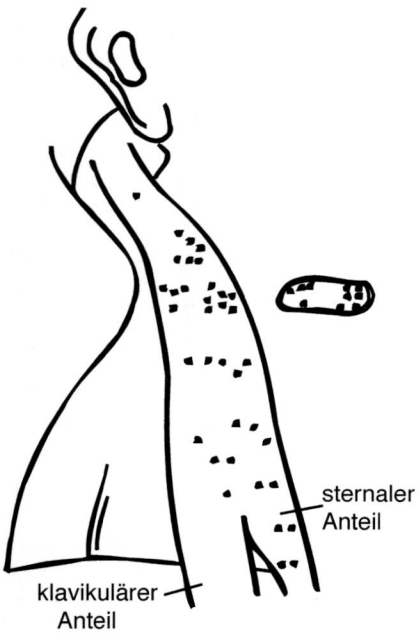

Abb. 2.31: Beispiel für die Verteilung von Muskelspindeln im M. sternocleidomastoideus eines 14 Wochen alten menschlichen Feten. Die Spindeln liegen recht gleichmäßig im gesamten Muskel verteilt und, anders als die motorischen Endplatten, nicht geballt im mittleren Muskelbereich (Wiedergabe mit freundlicher Genehmigung nach [211]).

tersuchungen müssten klären, ob Muskelspindeln überhaupt in irgendeiner Weise an der lokalen Zuckungsreaktion beteiligt ist.

Zwei Punkte müssen noch geklärt werden. Hubbard schrieb in seinem jüngsten Beitrag, dass er in einer Biopsie eine Muskelspindel gefunden hat [132]. Aus diesem Fund darf man keine falschen Schlüsse ziehen. 1955 wurde erstmalig über Eisen als präzisen Marker für histologischen Untersuchungen geschrieben [147]. In dem Bericht hieß es, an allen 28 elektrisch aktiven Stellen in Rattenmuskeln „zeigten keine anderen Muskelstrukturen, einschließlich der Muskelspindeln, eine durchgängige Beziehung zu den Eisen enthaltenden Bereichen". Die Autoren [147] hatten keine Cholinesterasefärbung verwendet und konnten daher auch keine motorischen Endplatten identifizieren. Wiederholt setzte für seine Untersuchung sowohl Eisen als auch Cholinesterase zur Färbung ein und stellte einen engen Zusammenhang zwischen elektrischer Aktivität und Endplatte fest. Er erwähnte in seinem Bericht jedoch keine Muskelspindeln [291]. Es wäre allerdings nicht erstaunlich, wenn einige seiner Schnittproben Muskelspindeln enthalten haben, da sie im gesamten Muskel einschließlich der Endplattenregion vorliegen. Vom Methylenblau, das Hubbard injizierte, um das als Untersuchungsareal vorgesehene Gebiet zu lokalisieren, ist bekannt, dass es entlang der Faszienblätter diffundiert, wo die Muskelspindeln lokalisiert sind. Der Autor merkte an, dass eine Biopsie, die im Widerspruch zu anderen Untersuchungen stand, nicht aussagekräftig war.

Es wurde berichtet, dass die unter EMG-Kontrolle vorgenommene Infiltration von Triggerpunkten mit Curare bei zwei Probanden keine Auswirkungen auf Amplitude oder Frequenz der EMG-Aktivität im Triggerpunkt hatte [132]. Daraus ist zu schließen, dass die registrierte EMG-Aktivität und die Aktivität der Endplatten nichts miteinander zu tun haben. Wir wissen jedoch aus mehreren Pilotstudien an Kaninchen unter Einsatz von intravenös gegebenem Curare (Hong, Simons, Simons: Unveröffentlichte Daten), dass Schlüsse über die Auswirkungen der Substanz auf die elektrische Aktivität aktiver Foki nur dann gezogen werden dürfen, wenn zuvor z. B. durch Reizung des betreffenden motorischen Nerven nachgewiesen wurde, dass Curare die motorischen Endplatten tatsächlich und effektiv blockiert. Hubbard hatte seine Untersuchung nicht in dieser Weise abgesichert. Sein Versuch müsste daher unter kontrollierten Bedingungen wiederholt werden.

Labels in figure: sternaler Anteil; klavikulärer Anteil

Die Autoren einer weiteren Studie vertraten die Ansicht, das Spikes aus intrafusalen Muskelfasern stammen. Sie erörterten, ob es sich bei Spikes um ektopische Entladungen von Motoraxonen handelt [205], zogen allerdings nicht in Betracht, dass Spikes zustande kommen können, weil mechanisch induziert anormal viel Acetylcholin an der neuromuskulären Verbindung einer extrafusalen Faser freigesetzt wurde. Alle ihre Daten korrespondieren mit einer derartigen Spike-Entstehung. Muskelspindeln können gelegentlich zum Triggerpunktphänomen beitragen. Es ist aber äußerst unwahrscheinlich, dass sie den Triggerpunktmechanismus auslösen.

Die neuropathische Hypothese

Gunn vertrat 1980 die Ansicht, dass die Hypersensibilität eines Triggerpunktes durch eine Neuropathie des den betroffenen Muskel versorgenden Nervs verursacht wird [109]. Kürzlich präsentierte Chu umfangreiche EMG-Daten, die einen deutlichen Zusammenhang zwischen neuropathischen Veränderungen und Triggerpunkten in der paraspinalen Muskulatur belegen [37]. Gehäufte klinische Anzeichen sprechen dafür, dass die primäre Triggerpunktdysfunktion an der motorischen Endplatte durch eine Kompression motorischer Nerven aktiviert und unterhalten werden kann.

Die Hypothese zur Rolle fibrösen Narbengewebes

Die Vorstellung, dass fibröses (Narben-)Gewebe Ursache der palpierbaren Festigkeit des Gewebes an einem Triggerpunkt ist, stützt sich auf die Annahme, dass verletztes Gewebe an dieser Stelle narbig ausgeheilt ist [75]. Dem liegen histologische Befunde bei einigen sehr schweren Formen von Muskelhärte, Myogelose, Fibrositis und Weichteilrheumatismus zu Grunde, die im letzten Jahrhundert in der deutschsprachigen Literatur erwähnt wurden. Unter diese Fälle wären anhand der benutzten diagnostischen Kriterien ebenso Patienten mit Triggerpunkten einzuordnen wie Patienten mit einer Vielzahl anderer Muskelschäden, bei denen druckschmerzhafte Verhärtungen auftreten.

Es liegen lediglich zwei Biopsiestudien von Triggerpunkten vor. In einem Falle wurde das Gewebe Hunden [253] im anderen Menschen [214] entnommen. In beiden Fällen fanden die Autoren deutliche Hinweise auf Kontraktionsknoten, jedoch nicht auf Fibrositis. Zudem liefern die jüngst entdeckte Dysfunktion der Endplatten, die in diesem Kapitel beschrieben wurde, sowie die durch eine Kontraktion der Sarkomere hervorgerufene Verspannung der Muskelfaserbündel eine hinreichende Erklärung für die klinischen Befunde bei Patienten mit myofaszialen Triggerpunkten. Es bedarf nicht des Rückgriffs auf eine Fibrose als Teil des Geschehens. Auch die schnelle Lockerung der Fasern in einem palpierbar verspannten Faserbündel nach der spezifischen Triggerpunktbehandlung spricht gegen eine ursächliche Fibrose. Simons sichtete Biopsieberichte aus dem größten Teil des letzten Jahrhunderts, in denen druckschmerzhafte Knötchen beschrieben wurden: Die Autoren erwähnen nicht oder nur in seltenen und dann meist klinisch schweren Fällen Narbengewebe [235].

Denkbar ist, dass eine lange bestehende, nicht behandelte Endplattendysfunktion letztlich zu chronischen, fibrösen Veränderungen führt. Es sind jedoch weitere Untersuchungen erforderlich, um zu klären, in welchem Zeitraum und unter welchen Bedingungen es dazu kommt. Die steigende Tendenz zu Rezidiven bei lokaler Triggerpunkttherapie, sofern diese erst verspätet einsetzt [127] kann ebenso auf strukturelle Veränderungen im Zentralnervensystem zurückgehen wie auf fibröse Veränderungen in der Muskulatur. Das Zentralnervensystem reagiert damit auf anhaltende Impulse der Nozizeptoren. Dieser zentrale Mechanismus ist experimentell ausreichend belegt.

2.4.5 Die lokale Zuckungsreaktion

Bei der lokalen Zuckungsreaktion handelt es sich um eine rasche, vorübergehende Kontraktion des palpierbar verspannten Muskelfaserbündels, die durch Reizung des Triggerpunktes in diesem Faserbündel ausgelöst wird. Das Durchstechen des Triggerpunktes [246], ein Schlag oder Stoß direkt gegen den betroffenen Muskel [128] (oder auch durch die Haut über dem Triggerpunkt) oder die schnellende Palpation des Triggerpunktes [246] stellen in diesem Sinne mechanische Reize dar.

Klinisch dient die Reaktion zur Bestätigung des Befundes. Bei der Infiltration eines Triggerpunktes signalisiert eine lokale Zuckungsreaktion, dass ein Teil des Triggerpunktes erreicht wurde, der auf die Behandlung anspricht. Oft bietet sich die lokale Zuckungsreaktion nicht als primäres diagnostisches Kriterium an, weil sie für den Patienten außerordentlich schmerzhaft sein kann, oder weil das entsprechende Faserbündel von Fett- und/oder Muskelgewebe überlagert ist. Zudem muss der Untersucher über erhebliche manuelle Geschicklichkeit verfügen, damit die ausgelöste Reaktion auch zweifelsfrei als lokale Zuckungsreaktion gewertet werden kann [94]. Wenn es im Verlauf einer Untersuchung auf druckschmerzhafte Knötchen oder verspannte Faserbündel zu einer lokalen Zuckungsreaktion kommt, ist dies immer ein deutlicher Hinweis auf einen Triggerpunkt. An Kaninchen konnte die Eignung der Reaktion zu Forschungszwecken demonstriert werden [128, 129]

Topographische Ausdehnung der lokalen Zuckungsreaktion

Die meisten experimentellen Untersuchungen zur lokalen Zuckungsreaktion wurden bisher an Kaninchen als Tiermodell vorgenommen. In ihrer wegweisenden Studie identifizierten Hong und Torigoe 1994 einen Trigger (dem Triggerpunkt beim Menschen vergleichbar) im M. biceps femoris eines Kaninchens [128]. Per Zangengriffpalpation lokalisierten sie ein verspanntes Faserbündel in diesem Muskel und überprüften es in ganzer Länge auf eine durch schnellende Palpation auslösbare lokale Zuckungsreaktion. Die betreffende Stelle wurde als Trigger bezeichnet. Die mechanische Stimulierung erfolgte standardisiert, indem ein durch eine Zylinderspule bewegter Draht an ausgewählten Stellen Druckimpulse auf den Muskel gab. Die elektromyographische Ableitung wurde mit einer monopolaren, mit Teflon isolierten Elektrode vorgenommen, die einige Zentimeter distal vom Trigger platziert war.

Abbildung 2.32A ist der zitierten Studie entnommen. Sie erlaubt den Vergleich zwischen der lokalen Zuckungsreaktion bei Beklopfen des Triggers bzw. einer Stelle unmittelbar daneben. In 5 mm Abstand nach beiden Seiten vom Trigger ließ sich keine Reaktion auslösen. Stark gedämpft fiel die Reaktion aus, wenn der Reiz am verspannten Faserbündel im Abstand von 1 cm vom Trigger in Richtung auf die Elektrode gegeben wurde. Lediglich eine rudimentäre Reaktion war bei Reizung einer Stelle im verspannten Faserbündel in 3 cm Abstand vom Trigger ableitbar. Die Stärke der lokalen Zuckungsreaktion veränderte sich schon bei geringfügigen Verschiebungen des Reizes um wenige *Millimeter* in die Umgebung des Triggers. Sie wurde in ähnlichem Ausmaß gedämpft, wenn die Position um wenige *Zentimeter* an den Fasern verändert wurde, die durch den Trigger verlaufen. Diese Befunde entsprechen den druckschmerzhaften Stellen, die in der Umgebung von Triggerpunkten beim Menschen auftreten. Eine schnellende Palpation löst direkt an einem Knötchen oder Triggerpunkt eine stärkere Reaktion aus als im Abstand davon innerhalb des verspannten Faserbündels. Die Befunde unterstreichen, wie penibel beim Auslösen der lokalen Zuckungsreaktion auf die genaue Platzierung des Reizes geachtet werden muss, um tatsächlich die sensiblen Stellen im verspannten Faserbündel und nicht angrenzendes Gewebe zu reizen.

Abbildung 2.32B zeigt die unterschiedliche Stärke der lokalen Zuckungsreaktion, wenn der Trigger stimuliert und die Elektrode im verspannten Faserbündel und in 5 mm Abstand beidseitig dieses Bündels platziert wird. In dieser letzten Position war nur eine rudimentäre Reaktion ableitbar. Die durch die Zuckungsreaktion entstandenen Aktionspotenziale breiteten sich nur in den Fasern aus, die durch den Trigger verlaufen, nicht in benachbarte Muskelfasern. Die Zuckungsreaktion blieb deutlich auf den Trigger und das ihn durchquerende verspannte Faserbündel beschränkt.

Entstehungsort und Ausbreitung der lokalen Zuckungsreaktion.

Uns sind keine Studien zu der (den) spezifischen, für die Entstehung von lokalen Zuckungsreaktionen zuständigen Struktur(en) bekannt. Klinisch lässt der deutliche Zusammenhang zwischen dem Auftreten von lokalen Zuckungsreaktionen bei der Nadelung von Triggerpunkten [123] und den starken Schmerzen, die die Patienten oft bei einer lokalen Zuckungsreaktion spüren, vermuten, dass sie von sensibilisierten Nozizeptoren im Bereich des Triggerpunktes stammt.

α-Motoneuronen, deren Endplatten durch übermäßig freigesetztes ACh belastet sind, scheinen besonders auf den starken sensorischen spinalen Input dieser sensibilisierten Nozizeptoren anzusprechen. Hierfür spricht auch die Beobachtung, wonach eine schnellende Palpation eine lokale Zuckungsreaktion gleichzeitig im verspannten Faserbündel des entsprechenden Triggerpunktes und im verspannten Faserbündel eines benachbarten Muskels auslöste. Möglicherweise löst der sensibilisierte Herd in einem Muskel bei geeigneter Reizung jeder Stelle eine lokale Zuckungsreaktion aus, z. B. auch bei einer Bursitis oder einer Insertionstendopathie. Zwar traten lokale Zuckungsreaktionen signifikant häufiger an einer Triggerpunktstelle als außerhalb auf [248], da sie sich

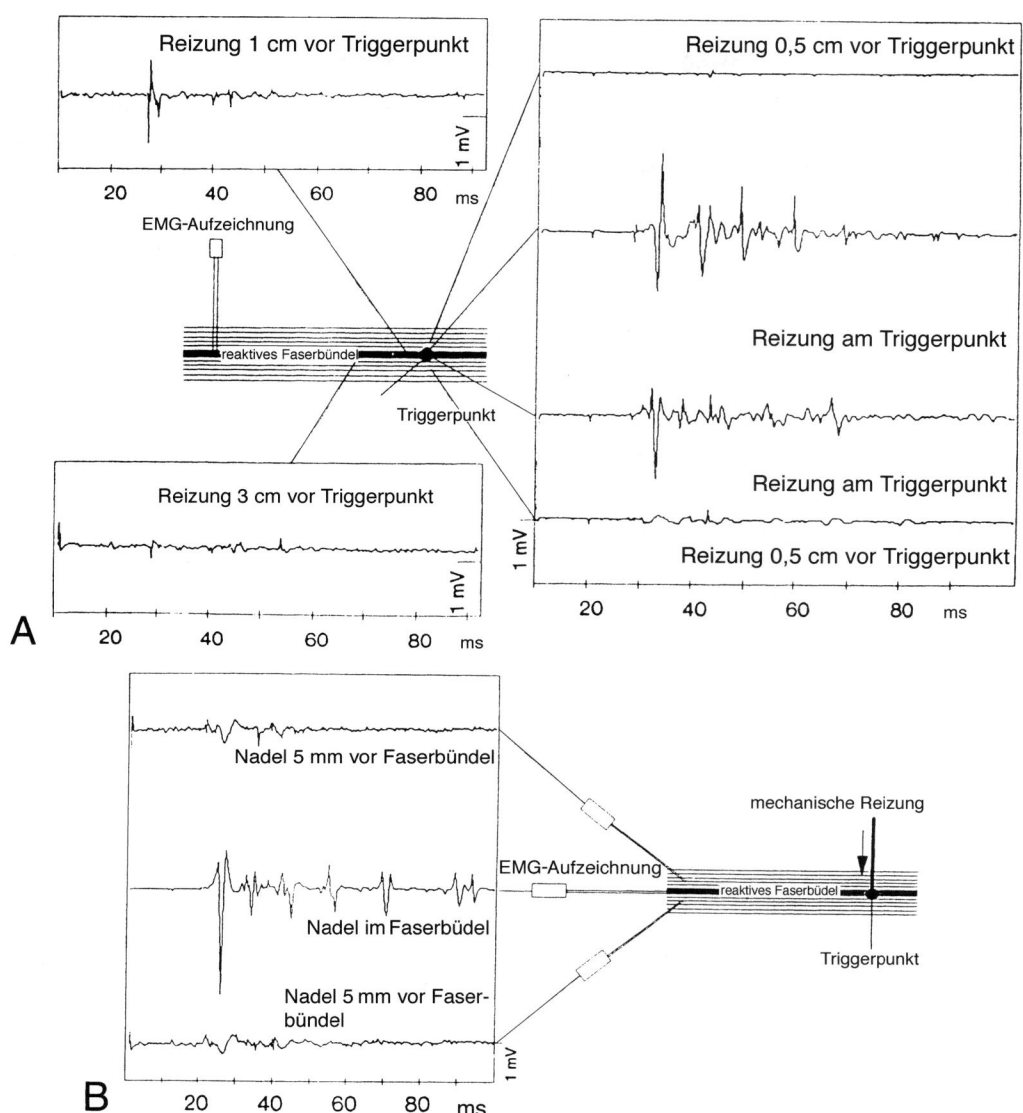

Abb. 2.32: Elektromyographische Ableitungen, die die räumliche Spezifität der lokalen Zuckungsreaktionen beim Kaninchen im Hinblick auf die Lage des mechanisch gereizten Triggers und das verspannte Faserbündel, in dem die Reaktion registriert wurde, wiedergeben. Die *durchgezogene schwarze Linie* bezeichnet ein verspanntes Muskelfaserbündel (als *reaktives Bündel* gekennzeichnet), das durch manuelle Palpation identifiziert wurde.

A: Spezifität des Reizpunktes im Bereich des Triggers im verspannten Faserbündel. Die elektromyographische Ableitung der Zuckungsreaktionen erfolgte durch eine Elektrode, die in einigem Abstand vom Trigger im verspannten Faserbündel platziert worden war. Der Reiz wurde direkt auf den Trigger, auf einen Punkt rechts und links davon und auf einen Punkt zwischen Trigger und platzierter Elektrode im verspannten Faserbündel gegeben (siehe die entsprechende Bildbeschriftung). Die stärkste Reaktion wurde am Trigger selbst registriert, annähernd keine Reaktion an den Reizpunkten ober- und unterhalb und eine ständig abnehmende Reaktion bei zunehmendem Abstand zwischen Reizpunkt und Trigger.

B: Der Pfeil markiert den Punkt, an dem ein mechanischer Reiz durch kurze Berührung mit einem dünnen, durch eine Zylinderspule bewegten Draht gegeben wurde. Die drei elektromyographischen Ableitungen wurden in dem verspannten Faserbündel und jeweils 5 mm ober- und unterhalb davon registriert. Die Ableitungen aus der nahen Umgebung des verspannten Bündels sind nur angedeutet wellenförmig.

Die Beobachtungen entsprechen der klinischen Erfahrung, wonach die lokale Zuckung eine spezifische Reaktion ist, die nach mechanischer Reizung eines Triggerbereiches (-punktes) auftritt und sich im Regelfall nur entlang des verspannten Faserbündels ausbreitet, das durch diesen Trigger verläuft (Wiedergabe mit freundlicher Genehmigung nach [128]).

jedoch auch durch Nadelung an zwei anderen Stellen auslösen ließen liegt der Verdacht nahe, dass diese Reaktion nicht nur von aktiven Foki an motorischen Endplatten, sondern auch an weniger spezifischen Stellen ausgelöst werden kann.

Hong und Mitarbeiter berichten über verschiedene Studien zur Ausbreitung der lokalen Zuckungsreaktion beim Kaninchen. Laut der ersten dieser Studien [128] konnten kräftige lokale Zuckungsreaktionen nach mechanischer instrumenteller Reizung durch Anästhesie des Nervs, der den Muskel versorgt, oder durch Sektion mit ei-

ner Schere unterbunden werden. In einer nachfolgenden Studie [129] an fünf Kaninchen wurde das Rückenmark der Tiere auf den Ebenen Th_4, Th_5 oder Th_6 durchtrennt und nachfolgend auch der N. ischiadicus durchschnitten, wie Abbildung 2.33A illustriert. Abb 2.33B gibt die Dauer lokaler Zuckungsreaktionen vor und wiederholt nach Anwendung dieses Verfahrens wieder. Unmittelbar nach Durchtrennung des Rückenmarks oberhalb des Segments, von dem aus der M. biceps femoris versorgt wird, ließ sich keine lokale Zuckungsreaktion mehr auslösen. Nachdem sich das Rückenmark von dem durch den Schnitt ver-

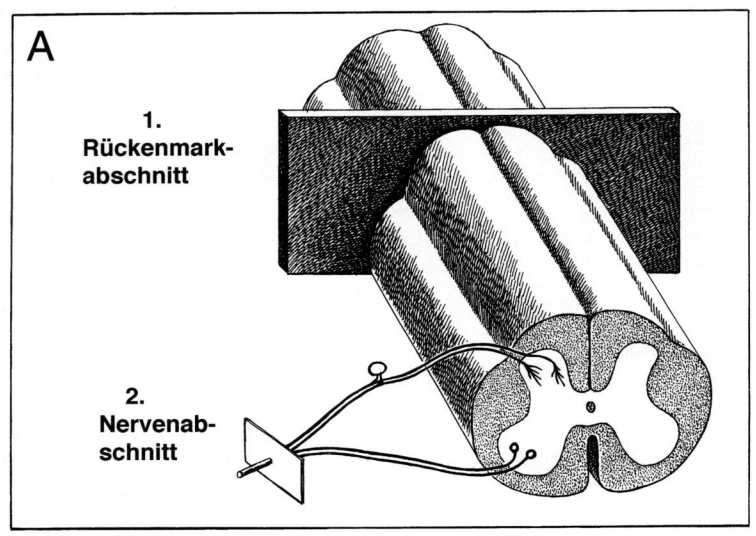

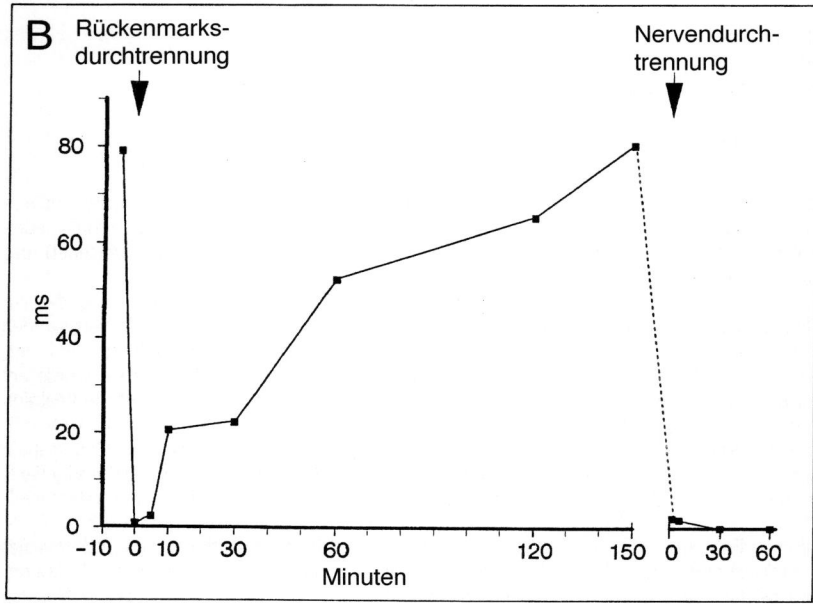

Abb. 2.33: Bei der lokalen Zuckungsreaktion handelt es sich um einen Spinalreflex, der nicht von übergeordneten Zentren abhängig ist. **A:** Versuchsanordnung zur Prüfung der lokalen Zuckungsreaktion [129]. 1) vollständige Rückenmarksdurchtrennung bei einem Kaninchen in Vollnarkose; 2) nachfolgende Durchtrennung des motorischen Nervs; **B:** Ergebnisse. Abszisse: Zeitverlauf in Minuten. Ordinate: mittlere Dauer einer lokalisierten Zuckungsreaktion in Millisekunden. Sobald das Rückenmark durchtrennt war, fiel die lokale Zuckungsreaktion auf Grund des spinalen Schocks aus. Während der Erholungsphase kehrte sie langsam zurück. Nachdem der motorische Nerv durchtrennt war, war keine lokale Zuckungsreaktion mehr nachzuweisen. Wiedergabe auf Grundlage veröffentlichter Daten [129].

ursachten Schock erholt hatte, erreichten die Zuckungsreaktionen wieder ihre vorherige Dauer. Nach Sektion des N. ischiadicus fiel die Dauer der Zuckungsreaktionen wiederum auf Null ab und hatte sich auch eine Stunde später, gegen Ende des Experiments, nicht geändert. Dies zeigt, dass sich lokale Zuckungsreaktionen beim Kaninchen überwiegend als Spinalreflex ohne Anbindung an supraspinale Strukturen ausbreiten.

Nach einer Verletzung des Plexus brachialis mit vollständigem Verlust der Nervenleitfähigkeit wurde bei dem betreffenden Patienten untersucht, wie sich die lokalen Zuckungsreaktionen in der Rekonvaleszenzperiode veränderten. Die EMG-Ableitung der Zuckungsreaktionen verlief parallel zur Wiederherstellung der Nervenleitfähigkeit [124]. Dieses Ergebnis stimmt mit anderen Daten überein, denen zufolge es sich bei der Zuckungsreaktion weitgehend oder sogar ausschließlich um einen Spinalreflex handelt. Abbildung 2.34 gibt eine schematische Darstellung der Reflexbahn.

Die Autoren einer Studie zur motorischen Innervation des M. gastrocnemius der Katze beschreiben und illustrieren, welcher Muskelteil bei elektrischer Stimulierung eines Faszikels des motorischen Nerven kontrahiert [266]. Das beschriebene Ausmaß der Kontraktion entspricht der bei Kaninchen beobachteten lokalen Zuckungsreaktion [128]. Dies stimmt mit anderen Daten überein, die annehmen lassen, dass es sich bei einer lokalen Zuckungsreaktion um eine Kontraktion aller Muskelfasern handelt, die zu einer oder möglicherweise mehreren, miteinander verzahnten motorischen Einheiten gehören.

2.4.6 Das verspannte Faserbündel

In palpierbaren Muskeln ist ein myofaszialer Triggerpunkt immer als Teil eines verspannten Faserbündels zu ertasten. Theoretisch und klinisch ist das verspannte Faserbündel das grundlegende Kriterium für die Diagnose eines Triggerpunktes [94]. Allein genommen ist es jedoch nicht eindeutig. Verspannte Faserbündel findet man auch bei asymptomatischen Personen ohne Anzeichen für druckschmerzhafte Knötchen oder Triggerpunkte [293]. Andere Strukturen wie intermuskuläre und intramuskuläre Septen können sich täuschend ähnlich anfühlen.

Abbildung 2.25 veranschaulicht die Ursache einer erhöhten tastbaren Spannung in einem verspannten Muskelfaserbündel. Andere Hypothesen können nicht erklären, wieso die Spannung innerhalb von Sekunden oder Minuten nach Inaktivierung des Triggerpunktes nachlässt.

Unter dem Gesichtspunkt der Forschung ist das verspannte Faserbündel nach wie vor eines der am meisten vernachlässigten Phänomene im Zusammenhang mit dem muskuloskelettalen Schmerz, denn es ist nur schwer genau, spezifisch und zuverlässig zu bestimmen. Verschiedenen Studien zufolge kommen verspannte Faser-

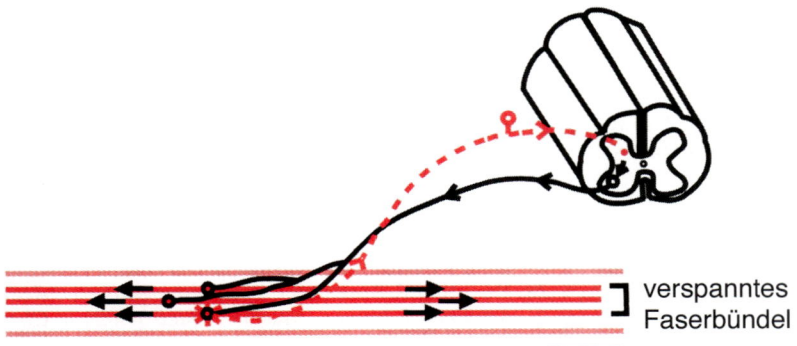

verspanntes
Faserbündel

Abb. 2.34: Schematische Darstellung der wahrscheinlichen Reflexbahn bei einer lokalen Zuckungsreaktion mit Ursprung in einem myofaszialen Triggerpunkt. Der offene schwarze Kreis mit rotem Strahlenkranz markiert einen aktiven Fokus und seine assoziierten sensibilisierten Nozizeptorfasern in einem myofaszialen Triggerpunkt. Die gestrichelte rote Linie repräsentiert die nozizeptorische Bahn zur Hinterhornzelle (*ausgefüllter roter Kreis*), die durch Schaltzellen mit Vorderhornzellen verbunden ist. Der offene schwarze Kreis im Vorderhorn kennzeichnet ein Motoneuron. Die gekrümmte schwarze Linie repräsentiert eine motorische Einheit der rückläufigen Reflexbahn. Die zunehmende Reaktionsbereitschaft von α-Motoneuronen, deren Endplatten die für aktive Foki typische spontane elektrische Aktivität aufweisen, würde erklären, weshalb eine betroffene motorische Einheit (*bzw. Einheiten*) (dunkelrote Linien) in einem verspannten Faserbündel bevorzugt reagiert (*reagieren*). Die Muskelfasern gesunder motorischer Einheiten sind durch hellrote Linien wiedergegeben. Die lokale Zuckung ist die motorische Reaktion auf die Aktivierung der betroffenen motorischen Einheit(en) des verspannten Faserbündels. Die Pfeile deuten die Richtung an, in der sich Aktionspotenziale im Nervs und in den Muskelfasern ausbreiten.

bündel auch in gesunden Muskeln vor, ohne dass andere Hinweise auf Anomalien wie Druckempfindlichkeit oder Schmerz vorliegen [206, 293]. Daraus ist auf ausgedehntere und breitere pathologische Veränderungen zu schließen, nach der die Symptome eines klinisch auffälligen Triggerpunktes neben der Bildung einfacher Kontraktionsknoten in großem Ausmaß Muskelfasern in Mitleidenschaft ziehen. Pathologische Befunde wie keulenartige Schwellungen, doppelte Knoten mit leerem Sarkoplasma als Verbindungsstück und degenerierte Gewebebezirke dürften weitere Komplikationen von Triggerpunkten darstellen. Die integrierte Triggerpunkthypothese liefert die Basis, um durch histopathologische Untersuchungen zu klären, wie verspannte Faserbündel entstehen. Solche Untersuchungen könnten auch klären, wie es nach experimenteller Induktion von Kontraktionsknoten zur Bildung von verspannten Faserbündeln kommt.

Literatur

1. Acquadro MA, Borodic GE: Treatment of myofascial pain with botulinum A toxin [Letter]. *Anesthesiology 80(3):*705–706, 1994.
2. Adler I: Muscular rheumatism. *Med Rec 57:*529–535, 1900.
3. Aidley DJ: *The Physiology of Excitable Cells.* The University Press, Cambridge, 1971.
4. Althaus J: *Elektricität in der Medizin: Mit besonderer Rücksicht auf Physiologie, Diagnostik und Therapie.* Druck und Verlag von Georg Reimer, Berlin, 1860 (p. 118).
5. Aquilonius SM, Askmark H, Gillberg PG, *et al.:* Topographical localization of motor endplates in cryosections of whole human muscles. *Muscle Nerve 7:*287–293, 1984.
6. Arat A: *Neck Sprains as Muscle Injuiy. Tension Headache and Related Conditions.* Ed. 2. Guynes Printing Company, El Paso, Texas, 1973 (pp. 134, 136).
7. Baldry P: *Acupuncture, Trigger Points, and Musculoskeletal Pain.* Churchill Livingstone, New York, 1989.
8. Baldry P: Superficial dry needling at myofascial trigger point sites. *J Musculoske Pain 3(3):*1 17–126, 1995.
9. Bardeen CR: The musculature. Section 5. In: *Morris's Human Anatomy.* Ed. 6. Edited by Jackson CM. Blakiston's Son & Co., Philadelphia, 1921 (p. 355).
10. Bateman JE: *The Shoulder and Neck.* W. B. Saunders, Philadelphia, 1972 (pp. 182).
11. Bates T: Myofascial pain. Chapter 14. In: *Ambulatory Pediatrics II.* Edited by Green M, Haggerty RJ. W.B. Saunders, Philadelphia, 1977 (pp. 147, 148).
12. Bates T. Grunwaldt E: Myofascial pain in childhood. *J Pediatr 53:*198–209, 1958.
13. Belgrade M: Two decades after ping-pong diplomacy: is there a role for acupuncture in American pain medicine? *APS J 3(2):*73–83, 1994.
14. Bell WE: *Temporomandibular Disorders: Classification, Diagnosis, Management.* Year Book Medical Publishers, Chicago, 1990.
15. Bendall JR: *Muscles, Molecules, and Movement: An Essay in the Contraction of Muscles.* American Elsevier Publishing Company. Inc., New York, 1969.
16. Bendtsen L, Jensen R, Jensen NK, *et al.:* Muscle palpation with controlled finger pressure: new equipment for the study of tender myofascial tissues. *Pain 59:*235–239, 1994.
17. Bennett RM: Myofascial pain syndromes and the fibromyalgia syndrome: a comparative analysis, Ch. 2. In: *Myofascial Pain and Fibromyalgia,* Vol. 17 of Advances in Pain Research and Therapy. Edited by Fricton JR, Awad EA. Raven Press, New York, 1990 (pp. 43–65).
18. Bennett RM: The contribution of muscle to the generation of fibromyalgia symptomatology. *J Musculoske Pain 4(1/2):*35–59, 1996.
19. Bohr, TW: Fibromyalgia syndrome and myofascial pain syndrome: do they exist? *Neurolog Clin 13(2):*365–384, 1995.
20. Bonica JJ: Myofascial syndromes with trigger mechanism. In: *The Management of Pain.* Edited by Bonica JJ. Lea & Febiger, Philadelphia, 1953 (pp. 1150–1151).
21. Bonica JJ: Preface. In: *Advances in Neurology,* Vol. 4. Edited by Bonica JJ. Raven Press, New York, 1974 (p. vii).
22. Bourne IH: Treatment of painful conditions of the abdominal wall with local injection. *Practitioner 224:*921–925, 1980.
23. Brown BR: Diagnosis and therapy of common myofascial syndromes. *JAMA 239:*646–648, 1978.
24. Brown WF, Varkey GP: The origin of spontaneous electrical activity at the end-plate zone. *Ann Neurol 10:*557–60, 1981.
25. Bruce E: Myofascial pain syndrome: early recognition and comprehensive management. *AAOHN J 43(9):*469–474, 1995.
26. Brückle W, Suckfüll M, Fleckenstein W, *et al.:* Gewebe-pO2-Messung in der verspannten Rükkenmuskulatur (m. erector spinae). *Zeitschrift für Rheumatologie 49:*208–216, 1990.
27. Buchthal F, Guld C, Rosenfalck P: Innervation zone and propagation velocity in human muscle. *Acta Physiologica Scand 35:*175–190, 1955.
28. Buchthal F, Rosenfalck P: Spontaneous electrical activity of human muscle. *Electroenceph Clin Neurophysiol 20:*321–336, 1966.
29. Buchthal F, Schmalbruch H: Motor unit of mammalian muscle. *Physiol Rev 60:*90–142, 1980.
30. Burnette JT, Ayoub MA: Cumulative trauma disorders. Part 1. The problem. *Pain Management 2:*196–209, 1989.
31. Cailliet R: *Low Bock Pain Syndrome.* Ed. 3. F. A. Davis, Philadelphia, 1981 (pp. 86–87).
32. Carlson CR, Okeson JP, Falace DA, *et al.:* Reduction of pain and EMG activity in the masseter region by trapezius trigger point injection. *Pain 55:*397–400, 1993.

33. Cervero F: Visceral nociception: peripheral and central aspects of visceral nociceptive systems. *Trans R Soc Lon [B]* 308:325–327, 1985.

33a. Chen JT, Chen SU, Kuan TS, *et al.:* Effect of phentolamine on spontaneous electrical activity of active loci in a myofascial trigger spot of rabbit skeletal muscle. *Arch Phys Med Rehabil* (In press)

34. Cheshire WP, Abashian SW, Mann JD: Botulinum toxin in the treatment of myofascial pain syndrome. *Pain* 59:65–69, 1994.

35. Chin NK, Cope M, Pang M: Number and distribution of spindle capsules in seven hindlimb muscles of the cat. In: *Symposium on Muscle Receptors*. Edited by Barker D. Hong Kong University Press, 1962, pp. 241–248.

36. Christensen E: Topography of terminal motor innervation in striated muscles from stillborn infants. In: *The Innervation of Muscle*. Edited by Bouman HD, Woolf AL. Williams & Wilkins, Baltimore, 1960 (pp. 17–26).

37. Chu J: Dry needling (intramuscular stimulation) in myofascial pain related to lumbosacral radiculopathy. *Eur J Phys Med Rehabil* 5(4):106–121, 1995.

38. Clark GT: A critique of the stress-hyperactivity-pain theory of myogenic pain. *Pain Forum* 5(1):70–73, 1996.

39. Clemente CD: *Gray's Anatomy of the Human Body*, American Ed. 30. Lea & Febiger, Philadelphia, 1985 (p. 429).

40. *Ibid.* (Fig. 6.2).

41. Coërs C: Contribution a l'étude dc la jonction neuromusculaire. Données nouvelles concernant la structure de l'arborisation terminale et de l'appareil sousneural chez l'homme. *Arch Biol, Paris, 64:*133–147, 1953.

42. Coërs C: Contribution a l'étude de la jonction neuromusculaire. II. Topographie zonale de l'innervation motrice terminale dans les muscles striés. *Arch Biol, Paris, 64:*495–505, 1953.

43. Coërs C: Structural organization of the motor nerve endings in mammalian muscle spindles and other striated muscle fibers. In: *The Innervation of Muscle*. Edited by Bouman HD, Woolf AL. Williams & Wilkins, Baltimore, 1960 (pp. 40–49).

44. Coërs C, Woolf AL: *The Innervation of Muscle, A Biopsy Study*. Blackwell Scientific Publications, Oxford, 1959 (Figs. 9–15).

45. Coulehan JL: Primary fibromyalgia. *Am Fam Phys 32(3):*170–177, 1985.

46. D'ambrosia RH: *Musculoskeletal Disorders: Regional Examination and Differential Diagnosis*. J.B. Lippincott, Philadelphia, 1977 (p. 332).

47. Danneskiold-Samsøe B, Christiansen E, Andersen RB: Regional muscle tension and pain ("Fibrositis"). *Scand J Rehabil Med* 15:17–20, 1983.

48. Danneskiold-Samsøe B, Christiansen E, Andersen RB: Myofascial pain and the role of myoglobin. *Scand J Rheumatol* 15:174–178, 1986.

49. Defalque RJ: Painful trigger points in surgical scars. *Anesth Analg* 61:518–520, 1982.

50. Denslow JS, Korr IM, Krems AD: Quantitative studies of chronic facilitation in human motoneuron pools. *Am J Physiol* 105:229–238, 1947.

51. de Valera E, Raftery H: Lower abdominal and pelvic pain in women. In: *Advances in Pain Research and Therapy*, Vol. 1. Edited bv Bonica JJ, Albe-Fessard D. Raven Press, New York. 1976 (pp. 935–936).

52. Diakow PRP: Thermographic imaging of myofascial trigger points. *J Manipulative Physiol Ther* 11:114–117, 1988.

53. Diakow PR: Differentiation of active and latent trigger points by thermography. *J Manipulative Physiol Ther* 15(7):439–441,1992.

54. Dittrich RJ: Low back pain-referred pain from deep somatic structure of the back. *J Lancet* 73:63–68, 1963.

55. Diwaker HN, Stothard J: What do doctors mean by tenosynovitis and repetitive strain injury? *Occup Med 45(2):*97–104, 1995.

56. Donaldson CCS, Skubick DL, Clasby RG, Cram JR: The evaluation of trigger-point activity using dynamic EMG techniques. *Am J Pain Manag* 4:118–122, 1994.

57. Dubowitz V, Brooke MH: *Muscle Biopsy: A Modern Approach*. W. B. Saunders Company Ltd, Philadelphia, 1973 (pp. 76, 77).

58. Dumitru D, DeLisa JA: AAEM minimonograph #10: Volume conduction. *Muscle Nerve* 14:606–624, 1991.

59. Durette MR, Rodriquez AA, Agre JC, *et al.:* Needle electromyographic evaluation of patients with myofascial or fibromyalgic pain. *Am J Phys Med Rehabil 70(3):*154–156, 1991.

60. Dutta CR, Basmajian JV: Gross and histological structure of the pharyngeal constrictors in the rabbit. *Anat Rec* 137:127–134, 1960.

61. Elson LM: The jolt syndrome. Muscle dysfunction following low-velocity impact. *Pain Management* 3:317–326, 1990.

62. English AW, Wolf SL, Segal RL: Compartmentalization of muscles and their motor nuclei: the partitioning hypothesis. *Phys Ther 73(12):*857–867, 1993.

63. Ertekin C, Araç N, Uludağ B, *et al.:* Enhancement of "end-plate monophasic waves" during an attack of hypokalemic periodic paralysis. Letter to the Editor. *Muscle Nerve 19(6):*680–681, 1996.

64. Fassbender HG: Nonarticular rheumatism. In: *Pathology of Rheumatic Disease*. Springer-Verlag, New York, 1975:303–314.

65. Fassbender HG, Martens KD: [Critical considerations of the pathogenesis of "soft tissue rheumatism" (fibromyalgia) and its therapeutic consequences J. *Zeitschrift für Orthopädie und ihre Grenzgebiete 130(2):* 99–103, 1992.

66. Fassbender HG, Wegner K: Morphologie und Pathogenese des Weichteilrheumatismus. *Z Rheumaforsch* 32:355–374, 1973.

67. Fatt P, Katz B: Spontaneous subthreshold activity at motor nerve endings. *J Physiol* 117:109–128, 1952.

68. Fine PG: Myofascial trigger point pain in children. *J Pediatr* 111:547–548, 1987.

69. Fine PG, Milano R, Hare BD: The effects of myofascial trigger point injections are naloxone reversible. *Pain* 32:15–20, 1988.

70. Finestone DH, Willingham SG, Koffman GE, *et al.*: Physical and psychiatric impairment in patients with myofascial pain syndrome compared to patients with fibromyalgia [Abstract]. *J Musculoske Pain 3(Suppl 1)*:86, 1995.

71. Fischer AA: Diagnosis and management of chronic pain in physical medicine and rehabilitation, Chapter 8. In: *Current Therapy in Physiatry*. Edited by Ruskin AP. W. B. Saunders, Philadelphia, 1984 (pp. 123–154).

72. Fischer AA: Pressure threshold meter: its use for quantification of tender spots. *Arch Phys Med Rehabil 67*:836–838, 1986.

73. Fischer AA: Pressure algometry over normal muscles. Standard values, validity and reproducibility of pressure threshold. *Pain 30*:115–126, 1987.

74. Fischer AA: Documentation of myofascial trigger points. Arch Phys Med Rehabil 69:286–91, 1988.

75. Fischer AA: Trigger point injection. In: *Physiatric Procedures in Clinical Practice*. Edited by Lennard TA. Hanley & Belfus, Philadelphia, 1995 (pp. 28–35).

76. Fischer AA: Trigger point injections can be performed painfree using preinjection block (PIB) [Abstract]. *J Musculoske Pain 3 (Suppl 1)*:140, 1995.

77. Fischer AA: New developments in diagnosis of myofascial pain and fibromyalgia. *Phys Med Rehabil Clin North Am 8(1)*:1–21, 1997.

78. Fischer AA: New approaches in treatment of myofascial pain. *Phys Med Rehabil Clin North Am 8(1)*:153–169, 1997b.

79. Fischer AA, Chang CH: Temperature and pressure threshold measurements in trigger points. *Thermology 1*:212–215, 1986.

80. Fishbain DA, Goldberg M, Meagher BR, *et al.*: Male and female chronic pain patients categorized by DSM-III psychiatric diagnostic criteria. *Pain 26*:181–197, 1986.

81. Fransen J, Russell IJ: *The Fibromyalgia Help Book*. Smith House Press, St. Paul, 1996.

82. Fricton JR: Myofascial Pain, Chapter 9. In: *Baillière's Clinical Rheumatology: Fibromyalgia and Myofascial Pain Syndromes*, Vol. 8, No. 4. Edited by Masi AT. Bailliöre Tindall (Saunders), Philadelphia, 1994, (pp. 857–880).

83. Fricton JR, Kroening R, Haley D, *et al.*: Myofascial pain syndrome of the head and neck: A review of clinical characteristics of 164 patients. *Oral Surg 60*:615–623, 1985,

84. Fröhlich D, Fröhlich R: Das Piriformissyndrom: eine häufige Differentialdiagnose des lumboglutäalen Schmerzes (Piriformis syndrome: a frequent item in the differential diagnosis of lumbogluteal pain). *Manuelle Medizin 33*:7–10, 1995.

85. Froriep: *Ein Beitrag zur Pathologie und Therapie des Rheumatismus*. Weimar, 1843.

86. Gedalia A, Press J, Klein M, Buskila D: Joint hypermobility and fibromyalgia in schoolchildren. *Ann Rheum Dis 52(7)*:494–496, 1993.

87. Gerwin RD: Myofascial pain. The future of pain management: the perspective of a specialist in myofascial pain. *Am J Pain Manage 1(1)*:9–10, 1991.

88. Gerwin RD: The management of myofascial pain syndromes. *J Musculoske Pain 1(3/4)*:83–94, 1993.

89. Gerwin RD: Neurobiology of the Myofascial Trigger Point, Chap. 3. In: *Baillière's Clinical Rheumatology: Fibromyalgia and Myofascial Pain Syndromes*, Vol. 8, No. 4. Edited by Masi AT. Baillière Tindall, London, 1994, (pp. 747–762).

90. Gerwin RD: A study of 96 subjects examined both for fibromyalgia and myofascial pain [Abstract]. *J Musculoske Pain 3 (Suppl 1)*:121, 1995.

91. Gerwin RD: Personal communication, 1996.

92. Gerwin RD, Duranleau D: Ultrasound identification of the myofascial trigger point [Letter]. *Muscle Nerve 20*:767–768, 1997.

93. Gerwin RD. Shannon S: Hong C-Z, Hubbard D, Gevirtz R: Identification of myofascial trigger points: inter-rater agreement and effect of training [Abstract]. *J Musculoske Pain 3 (Suppl 1)*:55, 1995.

94. Gerwin RD, Shannon S: Hong CZ, Hubbard D, Gevirtz R: Interrater reliability in myofascial trigger point examination. *Pain 69*:65–73. 1997.

95. Gillette RG, Kramis RC, Roberts WJ: Characterization of spinal somatosensory neurons having receptive fields in lumbar tissues of cats. *Pain 54*:85–98, 1993.

96. Glogowski G, Wallraff J: Ein Beitrag zur Klinik und Histologie der Muskelhärten (Myogelosen). *Z Orthop 80*:23 7–268, 1951.

97. Goldberg M, Murray TG: Analgesic-associated nephropathy. *N Engl J Med 299*:716–717, 1978.

98. Goldstein JA: *Betrayal by the Brain: The Neurological Basis of Chronic Fatigue Syndrome, Fibromyalgia Syndrome, and Related Neural Network Disorders*. Haworth Medical Press, New York, 1996.

99. Good MG: Die primäre Rolle der Muskulatur in der Pathogenese der rheumatischen Krankheit und die therapeutische Lösung des Rheumaproblems. *Medizinische (Stuttgart) 13*:450–454, 1957.

100. Gorrell RL: Troublesome ankle disorders and what to do about them. *Consultant 16*:64–69, 1976.

101. Gowers WR: Lumbago: its lesions and analogues. *Br Med J 1*:117–121, 1904.

102. Graff-Radford B: Myofascial trigger points: their importance and diagnosis in the dental office. *J Dent Assoc S Afr 39*:237–240, 1984.

103. Graff-Radford S, Jaeger B, Reeves JL: Myofascial pain may present clinically as occipital neuralgia. *Neurosurgery 19(4)*:610–613, 1986.

104. Granges G, Littlejohn G: Prevalence of myofascial pain syndrome in fibromyalgia syndrome and regional pain syndrome: a comparative study. *J Musculoske Pain 1(2)*:19–35, 1993.

105. Graven-Nielsen T, Svensson P, Arendt-Nielsen L: Effects of experimental muscle pain on muscle activity and coordination during static and dynamic motor function. *Electroenceph Clin Neurophysiol 105(2)*:156–164, 1997.

106. Greenbaum DS, Greenbaum RB, Joseph JG, *et al.*: Chronic abdominal wall pain: Diagnostic va-

lidity and costs. *Dig Dis Sci 39(9)*:1935–1941, 1994.

107. Gross D: *Therapeutische Lokalanästhesie.* Hippokrates Verlag, Stuttgart, 1972 (p. 142).

108. Grzesiak RC: Psychological considerations in myofascial pain, fibromyalgia, and related musculoskeletal pain. Chap. 4. In: *Myofascial Pain and Fibromyalgia.* Edited by Rachlin ES. Mosby, St. Louis, 1994, pp. 61–90.

109. Gunn CC: Prespondylosis and some pain syndromes following denervation supersensitivi ty. *Spine 5(2)*:185, 1980.

110. Gunn CC: *The Gunn Approach to the Treatment of Chronic Pain, Intramuscular Stimulation for Myofascial Pain of Radiculopathic Origin.* Ed. 2. Churchill Livingston, New York, 1996.

111. Gunn CC: Transcutaneous Neural Stimulation, Needle Acupuncture & 'Teh Ch'i' Phenomenon. *Am J Acupuncture 4(4)*:317–322, 1976.

112. Gutstein M: Diagnosis and treatment of muscular rheumatism. *Br J Phys Med 1*:302–321, 1938.

113. Hackett GS: *Ligament and Tendon Relaxation Treated by Prolotherapy,* Ed. 3. Charles C Thomas, Springfield, Jll., 1958 (pp. 27–36).

114. Hagbarth KE, Finor B: The plasticity of human withdrawal reflexes to noxious skin stimuli in lower limbs. *Progr Brain Res (Amst) 1*:65–78, 1963.

115. Hagberg H, Kvarnström S: Muscular endurance and electromyographic fatigue in myofascial shoulder pain. *Arch Phys Med Rehabil 65*:522–525, 1984.

116. Headley BJ: Evaluation and treatment of myofascial pain syndrome utilizing biofeedback. In: *Clinical EMG for Surface Recordings*, Vol. 2. Edited by Cram JR. Clinical Resources, Nevada City, 1990 (pp. 235–254).

117. Headley BJ: The use of biofeedback in pain management. *Physical Therapy Practice 2(2)*:29–40, 1993.

118. Headley BJ: Physiologic risk factors. In: *Management of Cumulative Trauma Disorders.* Edited by Sanders M. Butterworth-Heineman, London, 1997 (pp. 107–127).

118.a Headley B: *When Movement Hurts: A Self-help Manual for Treating Trigger Points.* Innovative Systems for Rehabilitation, Boulder, Colorado, 1997.

119. Hess MJ, Borg-Stein J, Goldenberg DL: Role of rehabilitation in the management of fibromyalgia. *Arch Phys Med Rehabil 76*:1049, 1995. [Abstract]

120. Heuser J, Miledi R: Effect of lanthanum ions on function and structure of frog neuromuscular junctions. *Proc R Soc Lond B 179*:247–260, 1971.

121. Hoheisel U, Mense S, Simons DG, *et al.*: Appearance of new receptive fields in rat dorsal horn neurons following noxious stimulation of skeletal muscle: a model for referred muscle pain? *Neurosci Lett 153*:9–12, 1993.

122. Hong CZ: Myofascial trigger point injection. *Crit Rev Phys Med Rehabil 5*:203–217, 1993.

123. Hong CZ: Lidocaine injection versus dry needling to myofascial trigger point: the importance of the local twitch response. *Am J Phys Med Rehabil 73*:256–263, 1994.

124. Hong CZ: Persistence of local twitch response with loss of conduction to and from the spinal cord. *Arch Phys Med Rehabil 75*:12–16, 1994.

125. Hong CZ, Chen YN, Twehous DA, *et al.*: Pressure threshold for referred pain by compression on the trigger point and adjacent areas. *J Musculoske Pain 4(3)*:61–79, 1996.

126. Hong CZ, Hsueh TC: Difference in pain relief after trigger point injections in myofascial pain patients with and without fibromyalgia. *Arch Phys Med Rehabil 77(11)*:1161–1166, 1996.

127. Hong CZ, Simons DG: Response to treatment for pectoralis minor myofascial pain syndrome after whiplash. *J Musculoske Pain 1(1)*:89–131, 1993.

128. Hong CZ, Torigoe Y: Electrophysiological characteristics of localized twitch responses in responsive taut bands of rabbit skeletal muscle. *J Musculoske Pain 2(2)*:17–43, 1994.

129. Hong CZ, Torigoe Y, Yu J: The localized twitch responses in responsive taut bands of rabbit skeletal muscle fibers are related to the refiexes at spinal cord level. *J Musculoske Pain 3(1)*:15–34, 1995.

130. Hsieh JC, Belfrage M, Stone-Elander S, *et al.*: Central representation of chronic ongoing neuropathic pain studied by positron emission tomography. *Pain 63*:225–236, 1995.

131. Hubbard DR: Personal communication, 1994.

132. Hubbard DR: Chronic and recurrent muscle pain: pathophysiology and treatment, and review of pharmacologic studies. *J Musculoske Pain 4(1/2)*:124–143, 1996.

133. Hubbard DR, Berkoff GM: Myofascial trigger points show spontaneous needle EMG activitv. *Spine 18*:1803–1807, 1993.

134. Inman VT, Saunders JB: Referred Pain from skeletal structures. *J Nerv Ment Dis 99*:660–667, 1944.

135. Institute of Medicine: *Pain and Disability: Clinical Behavioral and Public Policy Perspectives.* National Academy Press, Washington, DC., May 1987.

136. International Anatomical Nomenclature Committee: *Nomina Anatomica.* Excerpta Medical Foundation, Amsterdam, 1966 (pp. 38–43).

137. Ito Y, Miledi R, Vincent A: Transmitter release induced by a "factor" in rabbit serum. *Proc R Soc Lond B 187*:235–241, 1974.

138. Ivanichev GA: [*Painful Muscle Hypertonus*]. Russian. Kazan University Press, Kazan, 1990.

139. Jacob AT: Myofascial pain. In: *Physical Medicine and Rehabilitation: State of the Art Reviews*, Volume 5/Number 3. Edited by Schwab CD. Hanley & Belfus, Inc., Philadelphia, 1991, pp. 573–583.

140. Jaeger B: Differential diagnosis and management of craniofacial pain, Chap. 11. In: *Endodontics*, Ed. 4. Edited by Ingle JI, Bakland LK. Williams & Wilkins, Baltimore, 1994 (pp. 550–607).

141. Jaeger B, Skootsky SA: Double blind, controlled study of different myofascial trigger point injection techniques. *Pain 4 (Suppl)*:S292 (Abstr.) 1987.

142. Janda V: Evaluation of muscular imbalance, Ch. 6. In *Rehabilitation of the Spine: A Practitioner's Manual*. Edited by C. Liebenson. Williams & Wilkins, Baltimore, 1996 (pp. 97–112).

143. Janssens LA: Trigger points in 48 dogs with myofascial pain syndromes. *Vet Surg 20:*274–278, 1991.

144. Jayson MI: Fibromyalgia and trigger point injections. *Bull Hosp Joint Dis 55(4):*176–177, 1996.

145. Jensen R: Mechanisms of spontaneous tension-type headaches: an analysis of tenderness, pain thresholds and EMG. *Pain 64:*251–256, 1995.

146. Johnson EW: The myth of skeletal muscle spasm [Editorial]. *Am J Phys Med 68(1):*1, 1989.

147. Jones RV Jr, Lambert EH, Sayre GP: Source of a type of "insertion activity" in electromyography with evaluation of a histologic method of localization. *Arch Phys Med Rehabil 36:*301–310, 1955.

148. Katz J, Jackson M, Kavanagh BP, Sandler AN: Acute pain after thoracic surgery predicts long-term post-thoracotomy pain. *Clin J Pain 12:*50–55, 1996.

149. Kellgren JH: Observations on referred pain arising from muscle. *Clin Sci 3:*175–190, 1938.

150. Keligren JH: Deep pain sensibility. *Lancet 1:*943–949, 1949.

151. Kelly M: The treatment of fibrositis and allied disorders by local anesthesia. *Med J Aust 1:*294–298, 1941.

152. Kelly M; The relief of facial pain by procaine (novocain) injections. *J Am Geriatr Soc 11:*586–596, 1963.

153. Kimura J: *Electrodiagnosis in Diseases of Nerve and Muscle*, Vol. 2. F.A. Davis, Philadelphia, 1989.

154. Korr IM, Thomas PE, Wright HM: Clinical significance of the facilitated state. *JAOA 54:*277–282, 1955.

155. Kraft GH, Johnson EW, LaBan MM: The fibrositis syndrome. *Arch Phys Med Rehabil 49:*155–162, 1968.

156. Kraus H: Behandlung akuter Muskelhärten. *Wien Klin Wochenschr 50:*1356–1357, 1937.

157. Kraus H: Diagnosis and treatment of low back pain. *GP 5(4):*55–60, 1952.

158. Kraus H: Evaluation and treatment of muscle function in athletic injury. *Am J Surg 98:*353–361, 1959.

159. Kraus H: *Clinical Treatment of Back and Neck Pain*. McGraw-Hill, New York, 1970 (pp. 95, 107).

160. Kraus H, Fischer AA: Diagnosis and treatment of myofascial pain. *Mt Sinai J Med 58:*235–249, 1991.

161. Kruse RA Jr, Christiansen JA: Thermographic Imaging of myofascial trigger points: a follow-up study. *Arch Phys Med Rehabil 73:*819–823, 1992.

162. Lange F: Die Muskelhärten der Beinmuskeln. *Münch Med Wochenschr 72:*1626–1629, 1925.

163. Lange F, Eversbusch G: Die Bedeutung der Muskelhärten für die allgemeine Praxis. *Münch Med Wochenschr 68:*418–420, 1921.

164. Lange M: *Die Muskelhärten (Myogelosen)*. München, J. F. Lehmann's Verlag, 1931.

165. Lawrence RM: Osteopuncture: theory and practice. Presented at the annual meeting of the North American Academy of Manipulative Medicine, 1977.

166. Leriche R: Des effetes de l'anesthesie a la novocaine des ligament et des insertions tendineuses peri-articulaires dans certaines maladies articulaires et dans vices de position fonctionnels des articulations. *Gazette des Hopitaux 103:*1294, 1930.

167. Lewis C, Gevirtz R, Hubbard D, *et al.:* Needle trigger point and surface frontal EMG measurements of psychophysiological responses in tension-type headache patients. *Biofeedback Self Regul 19(3):*274–275, 1994.

168. Lewit K: *Manipulative Therapy in Rehabilitation of the Locomotor System*. Butterworth, London, 1985.

169. Lewit K: Cham reactions in disturbed function of the motor system. *Manual Medicine 3:*27–29, 1987.

170. Lewit K: *Manipulative Therapy in Rehabilitation of the Locomotor System*, 2nd Ed., Butterworth Heinemann, Oxford, 1991.

171. Liley AW: An investigation of spontaneous activity at the neuromuscular junction of the rat. *J Physiol 132:*650–666, 1956.

172. Llewellyn LJ, Jones AB: *Fibrositis*. London, Heinemann, 1915.

173. Lockhart RD, Hamilton GF, Fyfe FW: *Anatomy of the Human Body*. Ed. 2. J.B. Lippincott, Philadelphia, 1969 (p. 144).

174. Lob L, Nathan PW, Schott GD, *et al.:* Acupuncture versus medical treatment for migraine and muscle tension headaches. *J Neurol Neurosurg Psych 47:*333–337, 1984.

175. Lowe JC: The subluxation and the trigger point: measuring how they interact. *Chiropractic Journal 8(10):*32–35, 1993.

176. Lowe JC, Cullum ME, Graf LH Jr. *et al.:* Mutations in the c-erbA beta 1 gene: do they underlie euthyroid fibromyalgia? *Medical Hypothesis 48(2):*125–135, 1997.

177. Macdonald AJ: Abnormally tender muscle regions and associated painful movements. *Pain 8:*197–205, 1980.

178. Maloney M: Personal communication, 1976.

179. Mannion AF, Dolan P: Relationship between mechanical and electromyographic manifestations of fatigue in the quadriceps femoris muscle of humans. *Muscle Nerve 4 (Suppl):*S46, 1996.

180. Margoles MS: Stress neuromyelopathic pain syndrome (SNPS). *J Neurol Orthop Surg 4:*317–322, 1983.

181. Margolis M: Personal communication, 1996.

182. Masi AT: Review of the epidemiology and criteria of fibromyalgia and myofascial pain syndromes: Concepts of illness in populations as applied to dysfunctional syndromes. *J Musculoske Pain 1(3/4):*113–157, 1993.

183. McCain GA: A clinical overview of the fibromyalgia syndrome. *J Musculoske Pain 4(1/2):*9–34, 1996.

184. McClaflin RR: Myofascial pain syndrome. Primary care strategies for early intervention. *Postgrad Med 96(2):*56–59, 63–66, 69–70, 1994.

185. McMillan AS, Hannam AG: Motor-unit territory in the human masseter muscle. *Arch Oral Biol 36(6):*435–441, 1991.
186. McNulty WH, Gevirtz RN, Hubbard DR, *et al.:* Needle electromyographic evaluation of trigger point response to a psychological stressor. *Psychophysiology 31(3):*313–316, 1994.
187. Melzack R, Stillwell DM, Fox EJ: Trigger points and acupuncture points for pain: correlations and implications. *Pain 3:*3–23, 1977.
188. Mense S: Nociception from skeletal muscle in relation to clinical muscle pain. *Pain 54:*241–289, 1993.
189. Mense S: Peripheral mechanisms of muscle nociception and local muscle pain. *J Musculoske Pain 1(1):*133–170, 1993.
190. Mense S: Referral of muscle pain: new aspects. *Am Pain Soc J 3:*1–9, 1994.
190a. Mense S: Pathophysiologic basis of muscle pain syndromes. *Phys Med Rehabil Clin N Amer 8:* 23–53, 1997.
191. Mense S, Simons DG: *Muscle Pain.* Williams & Wilkins, Baltimore (in press).
192. Michele AA, Davies JJ, Krueger FJ, *et al.:* Scapulocostal syndrome (fatigue-postural paradox). *NY State J Med 50:*1353–1356, 1950.
193. Miehlke K, Schulze G, Eger W: Klinische und experimentelle Untersuchungen zum Fibrositissyndrom. *Z Rheumaforsch 19:*310–330, 1960.
194. Miller B: Manual therapy treatment of myofascial pain and dysfunction, Chap. 13. In: *Myofasciel Pain and Fibromyalgie.* Edited by Rachlin ES. Mosby, St. Louis, 1994 (pp. 415–454).
195. Mitchell FL Jr, Moran PF, Pruzzo NA: *An Evaluation and Treatment Manual of Osteopathic Muscle Energy Procedures.* Mitchell, Moran and Pruzzo, Associates. Valley Park, MO, 1979.
196. Moldofsky H: The contribution of sleep-wake physiology to fibromyalgia. Chapter 13. In: *Advances in Pain Research and Therapy.* Vol. 17: Myofascial Pain and Fibromyalgie. Edited by Fricton JR. Awad EA. Raven Press, New York, 1990 (pp. 227–240).
197. Needham DM: Biochemistry of muscle, Chapter 8. In: *The Structure and Function of Muscle,* Ed. 2, Vol. 3. Edited by Bourne GH. Academic Press, New York, 1973 (p. 377).
198. Nice DA, Riddle DL, Lamb RL, *et al.:* Intertester reliability of judgments of the presence of trigger points in patients. *Arch Phys Med Rehebil 73:*893–898, 1992.
199. Nielsen AJ: Spray and stretch for myofascial pain. *Phys Ther 58:*567–569, 1978.
200. Nielsen AJ: Case study: myofascial pain of the posterior shoulder relieved by spray and stretch. *J Orthop Sports Phys Ther 3:*21–26, 1981.
201. Njoo KH, Van der Does E: The occurrence and interrater reliability of myofascial trigger points in the quadratus lumborum and gluteus medius: a prospective study in non-specific bw back pain patients and controls in general practice. *Pain 58:*317–323, 1994.
202. Olesen J, Jensen R: Getting away from simple muscle contraction as a mechanism of tension-type headache [editorial]. *Pain 46:*123–124, 1991.
203. Ormandy L: Scapulocostal Syndrome. *Va Med Q Spring 121(2):*105–108, 1994.
204. Pace JB: Commonly overlooked pain syndromes responsive to simple therapy. *Postgrad Med 58:*107–113, 1975.
205. Partanen JV, Nousiainen U: End-plate spikes in electromyography are fusimotor unit potentials. *Neurology 33:*1039–1043, 1983.
206. Pellegrino MJ, Waylonis GW, Sommer A: Familial occurrence of primarv fibromyalgia. *Arch Phys Med Rehabil 70:*61-63, 1989.
207. Perrv F, Heller PH. Kamiya J, *et al.:* Altered autonomic function in patients with arthritis or with chronic myofascial pain. *Pain 39:*77–84, 1989.
208. Pomeranz BH: Acupuncture in America: a commentary. *APS Journal 3(2):*96–100, 1994.
209. Popelianskii II, Zaslavskii ES, Veselovskii VP: [Medicosocial significance, etiology, pathogenesis, and diagnosis of nonarticular disease of soft tissues of the limbs and back.] (Russian) *Vopr Revm 3:*38–43, 1976.
210. Price DD, Rafii A, Watkins LR, *et al.:* A psychophysical analysis of acupuncture analgesia. *Pain 19:*27–42, 1984.
211. Radziemski A, Kędzia A, Jakubowicz M: Number and localization of the muscle spindles in the human fetal sternocleidomastoid muscle. *Folia Morphol 50(1/2):*65–70, 1991.
212. Reeves JL, Jaeger B, Graff-Radford S: Reliability of the pressure algometer as a measure of myofascial trigger point sensitivity. *Pain 24:*313–321, 1986.
213. Reiter RC, Gambone JC: Nongynecologic somatic pathology in women with chronic pelvic pain and negative laparoscopy. *J Reprod Med 36(4):*253–259, 1991.
214. Reitinger A, Radner H, Tilscher H, *et al.:* Morphologische Untersuchung an Triggerpunkten [Morphologic study of trigger points]. *Manuelle Medizin 34:*256–262, 1996.
215. Reynolds MD: Myofascial trigger point syndromes in the practice of rheumatology. *Arch Phys Med Rehabil 62:*111–114, 1981 (Table 2).
216. Reynolds MD: The development of the concept of fibrositis. *J Hist Med Aliied Sci 38:*5–35, 1983.
217. Rogers EJ, Rogers R: Fibromyalgia and myofascial pain: either, neither, or both? *Orthop Rev 18(11):*1217–1224, 1989.
218. Romano TJ: Non-articular rheumatism. *J Musculoske Pain 1(2):*133–143, 1993.
219. Rosen NB: Myofascial pain: the great mimicker and potentiator of other diseases in the performing artist. *Md Med J 42(3):*261–266, 1993.
220. Rosen NB: The myofascial pain syndromes. *Phys Med Rehabil Glin North Am 4(Feb):*41–63, 1993.
221. Rosomoff HL, Fishbain DA, Goldberg M, *et al.:* Physical findings in patients with chronic intractable benign pain of the neck and/or back. *Pain 37(3):*279–287, 1989.
222. Roy RR, Garfinkel A, Ounjian M, *et al.:* Three-dimensional structure of cat tibialis anterior motor units. *Muscle Nerve 18:*1187–1195, 1995.

223. Rubin D: Myofascial trigger point syndromes: an approach to management. *Arch Phys Med Rehabil 62*:107–110, 1981.

224. Russell IJ: Neurochemicab pathogenesis of fibromyalgia syndrome. *J Musculoske Pain 4(1/2)*:61–92, 1996.

225. Salpeter MM: Vertebrate neuromuscular junctions: General morphology. molecular organization, and functional consequences, Chap. 1. In: *The Vertebrate Neuromuscular Junction*. Edited by Salpeter MM. Alan R. Liss, Inc., New York, 1987 (pp. 1–54).

226. Schade H: Beiträge zur Umgrenzung und Klärung einer Lehre von der Erkältung. *Z Ges Exp Med 7*:275–374, 1919.

227. Schade H: Untersuchungen in der Erkältungsfrage: III. Über den Rheumatismus, insbesondere den Muskelrheumatismus (Myogelose). *Münch Med Wochenschr 68*:95–99, 1921.

228. Schiffman EL, Fricton JR, Haley DP, *et al.*: The prevalence and treatment needs of subjects with temporomandibular disorders. *J Am Dent Assoc 120*:295–303, 1990.

229. Schmidt A: Zur Pathologie und Therapie des Muskelrheumatismus (Myalgie). *Münch Med Wochenschr 63*:593–595, 1916.

230. Schneider MJ: Tender points/fibromyalgia vs. trigger points/myofascial pain syndrome: a need for clarity in terminology and differential diagnosis. *J Manip Physiol Ther 18(6)*:398–406, 1996.

231. Schwarzacher VH: Zur Lage der motorischen Endplatten in den Skelettmuskeln. *Acta Anat 30*:758–774, 1957.

231a. Scudds RA, Heck C, Delaney G, *et al.*: A comparison of referred pain, resting skin temperature and other signs in fibromyalgia (FM) and myofascial pain syndrome (MPS). *J Musculoske Pain 3 (Suppl 1)*:97, 1995.

232. Scudds RA, Landry M, Birmingham T, *et al.*: The frequency of referred signs from muscle pressure in normal healthy subjects. *J Musculoske Pain 3(Suppl 1)*:99, 1995 (Abstract).

233. Shenoi R, Nagler W: Trigger points rebated to calcium channel blockers. Letter to the Editor. *Muscle Nerve 19(2)*:256, 1996.

234. Simms RW, Goldenberg DL, Felson DT. *et al.*: Tenderness in 75 anatomic sites distinguishing fibromyalgia patients from controls. *Arthritis Rheum 31*:183–187,1988.

235. Simons DG: Muscle pain syndromes – Parts I and II. *Am J Phys Med 54*:289–311, 1975; 55:15–42. 1976.

236. Simons DG: Electrogenic nature of palpable bands and "Jump Sign" associated with myofascial trigger points. In: *Advances in Pain Research and Therapy*, Vol. 1, edited by Bonica JJ, Albe-Fessard D. Raven Press, New York, 1976 (pp. 913–918).

237. Simons DC: Myofascial pain syndrome due to trigger points, Chapter 45. In: *Rehabilitation Medicine*. Edited by Goodgold J. C. V. Mosby Co., St. Louis, 1988 (pp. 686–723).

238. Simons D: Muscular Pain Syndromes, Chapter 1. In: *Myofascial Pain und Fibromyalgia, Advances in Pain Research and Therapy*, Vol. 17. Edited by Fricton JR. Awad EA. Raven Press, New York, 1990 (pp. 1–41).

239. Simons DC: Referred phenomena of myofascial trigger points, Chap. 28. In: *Pain Research und Clinical Management: New Trends in Referred Pain and Hyperalgesia*, Vol. 27. Edited by Vecchiet L, Albe-Fossard D, Lindblom U, *et al.* Elsevier Science Publishers, Amsterdam, 1993, (pp. 341–357).

240. Simons DC: Neurophysiological basis of pain caused by trigger points. *Am Pain Soc J 3*:17–19, 1994.

241. Simons DG: Myofascial pain syndrome: one term but two concepts: a new understanding [Editorial]. *J Musculoske Pain 3(1)*:7–13, 1995.

242. Simons DG: Clinical and etiological update of myofascial pain from trigger points. *J Musculoske Pain 4(1/2)*:97–125, 1996.

243. Simons DG: Taut band tenderness. *J Musculoske Pain 4(3)*:137–140, 1996.

244. Simons DG: Myofascial trigger points: the critical experiment. *J Musculoske Pain 5(4)*:1 13–118, 1997.

245. Simons DC: Triggerpunkte und Myogelose [trigger points and myogelosis] J. *Manuelle Medizin 35(6)*:190–294, 1997.

246. Simons DC, Dexter JR: Comparison of local twitch responses elicited by palpation and needling of myofascial trigger points. *J Musculoske Pain 3(1)*:49–61, 1995.

247. Simons DC, Hong CZ: Comment to Dr. Baldry's dry needling technique. *J Musculoske Pain 3(4)*:81–85, 1995.

248. Simons DG, Hong CZ, Simons LS: Prevalence of spontaneous electrical activity at trigger spots and control sites in rabbit muscle. *J Musculoske Pain 3(1)*:35–48, 1995.

249. Simons DC, Hong CZ, Simons LS: Nature of myofascial trigger points, active loci. *J Musculoske Pain 3(Supplement 1)*:62, 1995. (Abstract)

250. Simons DC, Hong CZ, Simons LS: Spontaneous electrical activity of trigger points. *J Musculoske Pain 3(Supplement 1)*:1 24, 1995. (Abstract)

251. Simons DC, Hong CZ, Simons LS: Spike activity in trigger points. *J Musculoske Fam 3(Supplement 1)*:125, 1995. (Abstract)

252. Simons DC, Hong CZ, Simons LS: Presence of electrically active loci in human trigger points, endplate zones, and taut bands. (In press).

253. Simons DG, Stolov WC: Microscopic features and transient contraction of palpable bands in canine muscle. *Am J Phys Med 55*:65–88, 1976.

254. Simons DC, Travell JG: Myofascial trigger points, a possibbe explanation. *Pain 10*:106–109, 1981.

255. Simons DC, Travell JG: Myofascial origins of low back pain. Parts 1, 2, 3. *Postgrad Med 73*:66–108, 1983.

256. Sinclair DC: The remote reference of pain aroused in the skin. *Brain 72*:364–372, 1949.

257. Skootsky SA, Jaeger B, Oye RK: Prevalence of myofascial pain in general internal medicine practice. *West J Med 151*:157–160, 1989.

258. Smythe HA, Moldofsky H: Two contributions to understanding the "fibrositis syndrome." *Bull Rheum Dis 28:*928–93 1, 1977.

259. Sola AE: Personal communication, 1981.

260. Sola AE, Bonica JJ: Myofascial pain syndromes, Chap. 21. In: *The Management of Pain*, Ed. 2. Edited by Bonica JJ, Loeser JD, Chapman CR, *et al.* Lea & Febiger, Philadelphia. 1990, (pp. 352–367).

261. Sola AE, Rodenberger ML, Cettys BB: Incidence of hypersensitive areas in posterior shoulder muscles. *Am J Phys Med 34:*585–590, 1955.

262. Sørensen J, Bengtsson A, Backman E, *et al.:* Pain analysis in patients with fibromyalgia. Effects of intravenous morphine, lidocaine, and ketamine. *Scand J Rheumatol 24(6):*360–365, 1995.

263. Starlanyl D, Copeland ME: *Fibromyalgia & Chronic Myofascial Pain Syndrome: A Survival Manual.* New Harbinger Publications, Oakland, 1996.

264. Stockman R: Chronic rheumatism, chronic muscular rheumatism, fibrositis, Ch. 2. In: *Rheumatism and Arthritis.* Edited by Stockman R. W. Creen & Son, Edinburgh, 1920 (pp. 41–56).

265. Swerdlow B, Dieter JN: An evaluation of the sensitivity and specificity of medical thermography for the documentation of myofascial trigger points. *Pain 48:*205–213, 1992.

266. Swett JE, Eldred E, Buchwald JS: Somatotopic cord-to-muscle relations in efferent innervation of cat gastrocnemius. *Am J Physiol 219(3):*762–766, 1970.

267. Tonndorf ML, Hannam AL: Motor unit territory in relation to tendons in the human masseter muscle. *Muscle Nerve 17:*436–443, 1994.

268. Travell J: Basis for the multiple uses of local block of somatic trigger areas (procaine infiltration and ethyl chloride spray). *Miss Valley Med J 71:*13–22, 1949.

269. Travell J: Pain mechanisms in connective tissue. In *Connective Tissues, Transactions of the Second Conference*, 1951. Edited by Ragan C. Josiah Macy, Jr. Foundation, New York, 1952 (pp. 96–102, 105–109, 111).

270. Travell J: Introductory Comments. In: *Connective Tissues, Transactions of the Fifth Conference, 1954.* Edited by Ragan C. Josiah Macy, Jr. Foundation, New York, 1954 (pp. 12–22).

271. Travell J: Temporomandibular joint pain referred from muscles of the head and neck. *J Prosthet Dent 10:*745–763, 1960.

272. Travell J: Mechanical headache. *Headache 7:*23–29, 1967.

273. Travell J: Myofascial trigger points: clinical view. In: *Advances in Pain Research and Therapy*, Vol. 1. Edited by Bonica JJ, Albe-Fessard D. Raven Press, New York, 1976, pp. 919–926 (Fig. 10).

274. Travell J: Identification of myofascial trigger point syndromes: a case of atypical facial neuralgia. *Arch Phys Med Rehabil 62:*100–106, 1981.

275. Travell JG: Chronic Myofascial Pain Syndromes. Mysteries of the History, Chapter 6. In: *Advances in Pain Research and Therapy: Myofascial Pain and Fibromyalgia*, Vol. 17. Edited by Fricton JR, Awad EA. Raven Press, New York, 1990 (pp. 129–137).

276. Travell J, Rinzler S: Herman M: Pain and disability of the shoulder and arm: treatment by intramuscular infiltration with procaine hydrochloride. *JAMA 120:*417–422, 1942.

277. Travell J, Bobb AL: Mechanism of relief of pain in sprains by local injection techniques. *Fed Proc 6:*378, 1947.

278. Travell J. Rinzier SH: The myofascial genesis of pain. *Postgrad Med 11:*425–434, 1952.

279. Travell JG, Simons DC: *Myofascial Pain and Dysfunction: The Trigger Point Manuel*, Vol. 1. Williams & Wilkins, Baltimore, 1983.

280. Travell JG, Simons DC: *Myofascial Pain and Dysfunction: The Trigger Point Manual*, Vol. 2. Williams & Wilkins, Baltimore, 1992.

281. Trommer PR, Gellman MB: Trigger point syndrome. *Rheumatism 8:*67–72, 1952.

282. Van Stolk I: Personal communication, 1997.

283. Vecchiet L, Gabbetti R, Giamberardino MA, *et al.:* Modifications of cutaneous, subcutaneous, and muscular sensory and pain thresholds after the induction of an experimental algogenic focus in the skeletal muscle. *Clin J Pain 4:*55–59, 1988.

284. Vecchiet L, Giamberardino MA, de Bigontina P, *et al.:* Comparative sensory evaluation of parietal xtissues in painful and nonpainful areas in fibromyalgia and myofascial pain syndrome, Chapter 13. In: *Proceedings of the 7th World Congress on Pain: Progress in Pain Research and Management*, Vol. 2. Edited by Gebhart GF, Hammond DL, Jensen TS. IASP Press, Seattle, 1994, (pp. 177–249).

285. Walsh EG: *Muscles. Masses & Motion. The Physiology of Normality, Hypotonicity, Spasticity & Rigidity.* MacKeith Press, Distributed by Cambridge University Press, 1992. ISBN (UK) 0 901260 97 5, (USA) 0 521 43229 4.

286. Ward AA: Spontaneous electrical activity at combined acupuncture and myofascial trigger point sites. *Acupuncture Med 14(2):*75–79, 1996.

287. Webber TD: Diagnosis and modification of headache and shoulder-arm-hand syndrome. *J Am Osteopath Assoc 72:*697–710, 1973.

288. Weeks VD, Travell J: How to give painless injections. *AMA Scientific Exhibits 1957*, Grune & Stratton, New York, 1957 (pp. 318–322).

289. Weiser HI: Semimembranosus insertion syndrome: a treatable and frequent cause of persistent knee pain. *Arch Phys Med Rehabil 60:*317–319, 1979.

290. Weiss S, Davis D: The significance of the afferent impulses from the skin in the mechanism of visceral pain, skin infiltration as a useful therapeutic measure. *Am J Med Sci 176:*517–536, 1928.

291. Wiederholt WC: "End-plate noise" in electromyography. *Neurology 20:*214–224, 1970.

292. Wilkins JC, Meerschaert JR: Hypermobility syndrome–prevalence and manifestations. *Arch Phys Med Rehabil 76:*1047, 1995. [Abstract]

293. Wolfe F, Simons D, Fricton J, *et al.:* The fibro-myalgia and myofascial pain syndromes: a preliminary study of tender points and trigger points in persons with fibromyalgia, myofascial pain syndrome and no disease. *J Rheumatol 19:*944–951, 1992.

294. Wolfe F, Smythe HA, Yunus MB, *et al.:* American College of Rheumatology 1990 Criteria for the Classification of Fibromyalgia: Report of the Multicenter Criteria Committee. *Arthritis Rheum 33:*160–172, 1990.

295. Yaksh TL, Abram SE: Focus Article: Preemptive analgesia: a popular misnomer, but a clinically relevant truth? *Am Pain Soc J 2:*116–121, 1993.

296. Yu XM, Sessle BJ, Hu JW: Differential effects of cutaneous and deep application of inflammatory irritant on mechanoreceptive field properties of trigeminal brain stem nociceptive neurons. *J Neurophysiol 70(4):*1704–1707, 1993.

297. Yue SK: Initial experience in the use of botulinum toxin A for the treatment of myofascial related muscle dysfunctions. *J Musculoske Pain 3(Supplement 1):*22, 1995 (Abstract).

298. Yunus MB: Research in fibromyalgia and myofascial pain syndrome: current status, problems and future decision. *J Musculoske Pain 1 (1):*23–41, 1993.

299. Yunus MB: Understanding myofascial pain syndromes: a reply. *J Musculoske Pain 2(1):*147–149, 1994.

300. Yunus M, Masi AT, Calabro JJ, *et al.:* Primary fibromyalgia (fibrositis): clinical study of 50 patients with matched normal controls. *Semin Arthritis Rheum 11:*151–171, 1981.

Grundsätze der Diagnostik und Therapie

Übersicht: In diesem Kapitel finden sich allgemeine Überlegungen, die für alle Muskeln gelten. Die Kenntnis des für den einzelnen Muskel charakteristischen **Übertragungsmusters für Schmerzen** (und Druckempfindlichkeit) liefert meistens wertvolle Anhaltspunkte, um zu bestimmen, in welchem Muskel (welchen Muskeln) der myofasziale Triggerpunktschmerz seinen Ursprung hat. Der Patient benennt, wo er Schmerz empfindet. Seine Angaben werden *präzise* in ein Körperschema eingezeichnet, das die Diagnose erleichtert und auf das später zurückgegriffen werden kann. Der Bereich übertragener Druckempfindlichkeit stimmt ungefähr mit der Ausdehnung des Übertragungsschmerzes überein, die der Patient beschreibt. Die profunde Kenntnis der **Anatomie der Muskeln** erlaubt es, die wichtigste(n) Aktion(en), funktionellen Beziehungen zu anderen Muskeln und ihre räumliche Lage zu Untersuchungszwecken zu einem Bild zusammenzuführen. Auf dieser Grundlage wird entschieden, wie ein bestimmter Muskel am besten gedehnt (verlängert) wird und seine Triggerpunkte infiltriert werden. Die **Funktion** eines Muskels zeigt, welche Bewegungen und Belastungen geeignet sind, vorhandene Triggerpunkte zu aktivieren und aufrecht zu erhalten. Die **funktionelle Einheit** gibt Aufschluss über andere Muskeln, die in funktionell enger Beziehung zum untersuchten Muskel stehen, und in denen durch übertragene motorische Auswirkungen und interagierende Stressfaktoren ebenfalls mit der Entstehung von Triggerpunkten gerechnet werden kann. Schmerz und Dysfunktion als **Symptome** mit myofaszialem Ursprung können unvermittelt auftreten. Oft erinnert sich der Patient in diesem Fall deutlich mit Angabe von Ort und Zeit an eine auslösende Bewegung oder ein auslösendes Ereignis. In anderen Fällen entwickeln sich die Triggerpunkte in den überforderten Muskeln schleichend durch übermäßig lang andauernde oder wiederholte Anstrengung. Die überlastende Bewegung oder Situation, die Triggerpunkte in einem bestimmten Muskel **aktiviert und aufrecht erhält,** muss unbedingt erkannt und ausgeschaltet oder abgewandelt werden. Nur so ist gewährleistet, dass die Triggerpunkte im Anschluss an die Behandlung nicht reaktiviert bzw. aufrecht erhalten werden. Bei der **Untersuchung des Patienten** ist zwischen primären und sekundären Auswirkungen zu unterscheiden, d. h. zwischen Muskelhypertension und einer Muskelverkürzung bei primärer Triggerpunktpathophysiologie und Folgeerscheinungen wie Verspannung, Reflexphänomenen und Sensibilisierung der Nerven. Zu Beginn der Untersuchung des Patienten werden seine Haltung, seine Bewegungen, Körperstruktur und -symmetrie inspiziert. Außerdem wird bei Testbewegungen ermittelt, welche Muskelgruppen nur eingeschränkt dehnbar sind. Schmerzen in einem von Triggerpunkten betroffenen Muskel lassen sich im Allgemeinen auslösen, indem man ihn in der angenäherten Stellung kontrahiert. Die **Untersuchung auf Triggerpunkte** in einem Muskel setzt voraus, dass Lage und Richtung seiner Fasern in Beziehung zu denen benachbarter Muskeln bekannt sind. Durch eine spezielle Untersuchungstechnik, mit der das verspannte Faserbündel, das Knötchen und der druckschmerzhafte Bereich palpiert werden, ist das Vorliegen eines Triggerpunktes zu objektivieren. Ein aktiver Triggerpunkt gilt als identifiziert, wenn der Patient den Schmerz wiedererkennt, der durch Druck auf den Triggerpunkt ausgelöst wird. Eine lokale Zuckungsreaktion (LZR) erhärtet den Befund. Zu **Engpässen** kann es kommen, wenn ein Nerv zwischen palpierbar verspannten Muskelfasern verläuft, die auf myofasziale Triggerpunkte zurückgehen, oder wenn er zwischen einem derartigen Faserbündel und Knochen eingeklemmt wird. Wird der Ursprung der resultierenden Neurapraxie nicht erkannt, besteht die Gefahr, die neurologischen Symptome falsch zu interpretieren. Im Rahmen der **Differenzialdiagnose** sind Symptome abzuklären, denen zwar Triggerpunkte zu Grunde zu liegen scheinen, die jedoch eine andere Ursache haben. Gleiches gilt für andere Diagnosen, mit denen die Triggerpunktsymptomatik bezeichnet wurde. Das **Lösen der Triggerpunkte** wird mit verschiedenen Techniken erreicht. Dazu zählen Sprühen und Dehnen, die willkürlich An- und Entspannung (z. B. postisometrische Relaxation, reziproke Inhibition, Anspannen-Entspannen und Muskelenergietechniken). Direkte manuelle Techniken sind die Triggerpunktlösung durch Druckanwendung, die tief streichende Massage und die Zupfmassage. Auch indirekte und andere Techniken, Heil- und Hilfsmittel finden Verwendung. Voraussetzung für die **Infiltration des Triggerpunktes** ist seine genaue palpatorische Lokalisation. Die exakte Platzierung der Kanüle wird durch den von ihr ausgelösten Schmerz sowie eine lokale Zuckungsreaktion bestätigt. Ausreichender Fingerdruck sorgt anschließend für Blutstillung. Im Anschluss an die Infiltration sollte der Patient den Muskel dreimal aktiv im gesamten Ausmaß bewegen, um die normale Muskelfunktion wiederherzustellen. Zu den **korrigierenden Maßnahmen** zählen ein Programm mit Dehnungsübungen, die der Patient zu Hause ausführen kann, sowie die Ausschaltung begünstigender und aufrecht erhaltender Faktoren (Kapitel 4). Vor allem bei Patienten mit chronischen myofaszialen Schmerzen entscheidet dies darüber, wie langfristig die durch die Behandlung erzielte Besserung ist.

Inhaltsübersicht

3.1 Übertragungsschmerz (und übertragene Empfindlichkeit)

Das Muster, in dem Übertragungsschmerz und übertragene Druckempfindlichkeit bei einem Patienten auftreten, gibt oft Aufschluss darüber, in welchem Muskel (welchen Muskeln) das myofasziale Schmerzsyndrom seinen Ursprung hat. Im folgenden Abschnitt wird erläutert, wie der Schmerz des Patienten graphisch dargestellt und die Schmerzlokalisation interpretiert wird. Die übertragene Druckempfindlichkeit wird in Kapitel 3.8 in gleicher Weise besprochen.

3.1.1 Schmerzanamnese

Erstaunlicherweise ist sich der Patient selten bewusst, dass der den myofaszialen Schmerz verursachende Muskel einen Triggerpunkt enthält. Ein nächtlicher Schmerz, der auftritt, weil der Patient auf einem Infraspinatus-Triggerpunkt liegt, wird in der Schulter und nicht am Ort des verantwortlichen Triggerpunktes im Muskel über dem Schulterblatt wahrgenommen. Wenn der Patient allerdings den betroffenen Muskel dehnt oder belastet, spürt er Missempfindungen an den Ansatzstellen der verspannten Faserbündel. Die in diesem Handbuch aufgeführten Triggerpunkt-Schmerzmuster wurden von Patienten als tief liegend (subkutan und muskulär) und der Schmerz als heftig beschrieben. Abweichungen hiervon werden ausdrücklich erwähnt.

Unabhängig davon, ob der von myofaszialen Triggerpunkten ausgelöste Übertragungsschmerz abrupt oder schleichend einsetzt, wird er übereinstimmend als andauernd, tief und schneidend, selten als brennend *charakterisiert*. Er unterscheidet sich von dem stechenden Schmerz und dem Taubheitsgefühl, die bei Parästhesien und Dysästhesien als Folge von Engpässen der peripheren Nerven oder Reizungen der Nervenwurzeln auftreten. Zwei Hautmuskel, das Platysma und der M. palmaris longus, übertragen ein oberflächliches Gefühl des „Nadelstechens". Klopfende Schmerzen deuten eher auf eine Erkrankung oder Funktionsstörung der Gefäße hin. Gelegentlich löst ein myofaszialer Triggerpunkt einen scharfen, blitzartig auftretenden Schmerz wie von einem Messerstich aus.

Das Übertragungsschmerzmuster des Triggerpunktes in einem Muskel ist reproduzierbar und vorhersagbar. Daher dienen diese Muster der Lokalisierung der Muskeln, von denen der spontane Schmerz wahrscheinlich ausgeht, so wie man die Erkrankung eines inneren Organs an seinem spezifischen Schmerzübertragungsmuster erkennt. Der diagnostische Wert eines Schmerzmusters hängt überwiegend davon ab, wie genau und eingehend Lage und Ausbreitung des Schmerzes aufgezeichnet werden.

Die Eigenschaften der in diesem Handbuch aufgeführten Schmerzmuster wurde erfasst, indem

zunächst der den Triggerpunkt enthaltende Muskel durch die Bewegungsrichtung einer lokalen Zuckungsreaktion bestimmt wurde, bzw. (falls sich diese an einem Muskel nicht auslösen ließ) wurden beim Infiltrieren bestimmte anatomische Anhaltspunkte vermerkt. Außerdem wurde der Patient aufgefordert, während der Infiltration genau anzugeben, wo assoziierte Schmerzempfindungen auftraten, wenn die Kanüle am jeweiligen Triggerpunkt eine lokale Zuckungsreaktion auslöste. Diese Schmerzlokalisation galt als Übertragungsschmerzmuster des Triggerpunktes im betroffenen Muskel des Patienten.

Eine allgemein gültige Regel, nach der sich auf Grund der Lage des Muskels vorhersagen ließe, in welche Richtung sich der Übertragungsschmerz eines Triggerpunktes ausbreitet, wäre hilfreich und wurde untersucht [144]. In Band 1 und 2 des *Handbuchs der Triggerpunkte* sind 147 Übertragungsschmerzmuster abgebildet. Ihre Übertragungsrichtung war a) peripher (vom Körperzentrum weg), b) überwiegend zentral (zur Körpermitte hin) und c) lokal (nur in unmittelbarer Nachbarschaft und Umgebung des Triggerpunktes). Abbildung 3.1 gibt Beispiele für die drei Ausbreitungsrichtungen, die von einigen Triggerpunkten kombiniert werden. Viele Muster umfassen den Triggerpunkt, der die schmerzhafteste Stelle im Areal ist. Andere Muster schließen den Triggerpunkt dagegen nicht ein, was Untersucher und Patienten irritieren kann.

Im Allgemeinen ist eine zumindest teilweise Übertragung in die Peripherie am häufigsten

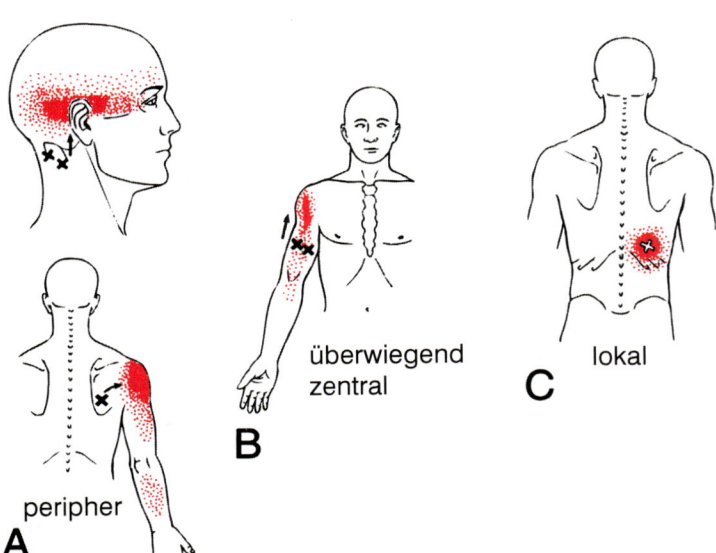

überwiegend zentral

lokal

peripher

A   **B**   **C**

Abb. 3.1: Beispiele für drei Richtungen, in die Triggerpunkte (**X**) Schmerzen übertragen können. **A:** periphere Schmerzausbreitung von Triggerpunkten in den Mm. suboccipitalis und infraspinatus. **B:** überwiegend zentrale Schmerzausbreitung von Triggerpunkten im M. biceps brachii und relative Schmerzausstrahlung in den Bereich der sehnigen Ansatzstelle des Muskels. **C:** lokaler Schmerz auf Grund eines Triggerpunktes im M. serratus posterior inferior.

(85% der Muster). Bei der Hälfte der Muster (48%) erfolgt die Übertragung *ausschließlich* in die Peripherie. Weitere 20% der Muster zeigen sowohl eine periphere als auch eine zentrale Ausbreitung, und in 17% der Fälle wird ein ausgeprägtes lokales Muster festgestellt. Lediglich 10% der Muster sind lokal begrenzt und nur 5% weisen eine ausschließlich zentrale Übertragungsrichtung auf.

Diese Daten weisen darauf hin, dass man einen Triggerpunkt eher zur Körpermitte hin als peripher von der Schmerzzone findet, sobald festgestellt wurde, wo der Patient Schmerzen hat. Auf Grund dieser Daten ist weiterhin zu bedenken, dass das jeweilige Schmerzmuster in nur 27% der Fälle den Triggerpunkt einschließt. Falls ein Arzt davon ausgeht, dass der Triggerpunkt an der Stelle liegt, die der Patient als schmerzhaft angibt, dürfte er in ungefähr drei Vierteln der Fälle einem Irrtum erliegen. Hier sind die vom Verlag Williams & Wilkins herausgegebenen Triggerpunkt-Schmerzmuster-Wandtafeln und Flipcharts eine große Hilfe.

Je aktiver die Triggerpunkte sind, desto weiter dehnt sich der Übertragungsschmerz aus und desto stärker ist der in Ruhe anhaltende Schmerz. Zudem sind die Triggerpunkte druckempfindlicher, die verspannten Faserbündel hypertoner, und die lokale Zuckungsreaktion fällt heftiger aus [71].

Im vorliegenden Buch entspricht der *flächige rote* Bereich in einer Abbildung der Hauptschmerzzone. Sie findet sich bei nahezu jedem Patienten mit einem aktiven Triggerpunkt. Nebenschmerzzonen können, müssen aber nicht vorhanden sein. Sie werden *rot punktiert* wiedergegeben. Ein schwarzes (oder weißes) **X** markiert die häufigste Lage eines Triggerpunktes bzw. von Triggerpunkten eines Muskels. Diese Markierungen sind nur als allgemeine Hinweise zu verstehen. Triggerpunkte können sich an jeder Stelle innerhalb der Endplattenzone(n) eines Muskels befinden. Die Lage der Endplattenzone(n) wiederum hängt von der Faseranordnung des Muskels ab (Kapitel 2.4).

3.1.2 Graphische Darstellung des Schmerzmusters

Die Körperhaltung des Patienten und mögliche Einschränkungen seines Bewegungsausmaßes (Kapitel 3.8) geben wichtige Aufschlüsse. Eine zusätzliche Hilfe bei der Lokalisation von Triggerpunkten, die myofaszialen Schmerz verursachen, bietet die genaue graphische Zuordnung des Schmerzes anhand einer Körperskizze. Verbale Beschreibungen sind oft ungenau und irreführend. Es empfiehlt sich, die Schmerzangaben des Patienten routinemäßig in einer Körperskizze festzuhalten. Die Abbildung 3.2, 3.3 und 3.4 sind Beispiele für solche Skizzen. Hier kann der Therapeut außerdem Lage und Grad der Druckschmerzhaftigkeit der Triggerpunkte vermerken, sobald diese lokalisiert sind. Die Skizze wird somit zu einem aussagekräftigen medizinischen Dokument.

Eine Verständigung über Schmerzempfindungen ist im besten Falle schwierig. Wenn ein Patient angibt, „meine Schulter schmerzt", können Schmerzen vor oder hinter der Schulter gemeint sein. Der eine Patient zeigt vielleicht zur Skapula, ein anderer umfasst die gesamte Schulter, um einen tiefen Gelenkschmerz anzuzeigen, der dritte reibt sich den Oberarm. Es empfiehlt sich, den *Patienten* aufzufordern, den schmerzenden Bereich mit einem Finger an seinem eigenen Körper zu zeigen, während der *Arzt* den entsprechenden Eintrag in die Skizze vornimmt. Der Patient prüft anschließend, ob die Eintragung *exakt* und *vollständig* ist. Auf diese Weise erhöht man die Genauigkeit und verbessert die Verständigung zwischen Patient und Arzt. Es werden *alle* vom Patienten erwähnten Schmerzmuster eingetragen und das Datum des ersten Auftretens vermerkt. Auch andere Autoren betonen nachdrücklich den Nutzen von Schmerzskizzen [12, 113, 117]. Die Eintragungen müssen sehr genau sein, damit sie mit den bekannten Schmerzmustern einzelner Muskeln vergleichbar sind und Fortschritte erkennbar machen können.

Es ist allgemein üblich, die Patienten in eine leere Körperskizze eintragen zu lassen, wo sie Schmerzen empfinden. Auf diese Weise können schnell Patienten identifiziert werden, deren ausgedehnte Schmerzen auf eine Fibromyalgie und nicht auf myofasziale Triggerpunkte hinweisen, die einen räumlich umschriebenen Schmerz verursachen. Diese allgemeinen Skizzen sagen jedoch wenig darüber aus, in welchem Muskel oder welchen Muskeln die Triggerpunkte tatsächlich liegen. Dagegen ermöglicht das spezifische, detaillierte Schmerzmuster oft eine schnelle Diagnose.

Zur Darstellung der Schmerzverteilung empfiehlt sich das Verfahren, das in diesem Buch verwendet wurde: Das am heftigsten und/oder am häufigsten schmerzende Areal wird flächig rot markiert. Regionen, die nur manchmal oder weniger ausgeprägt schmerzhaft sind, werden gepunktet. Das Rot bleibt der Schmerzkennzeichnung vorbehalten. Mit anderen Farben

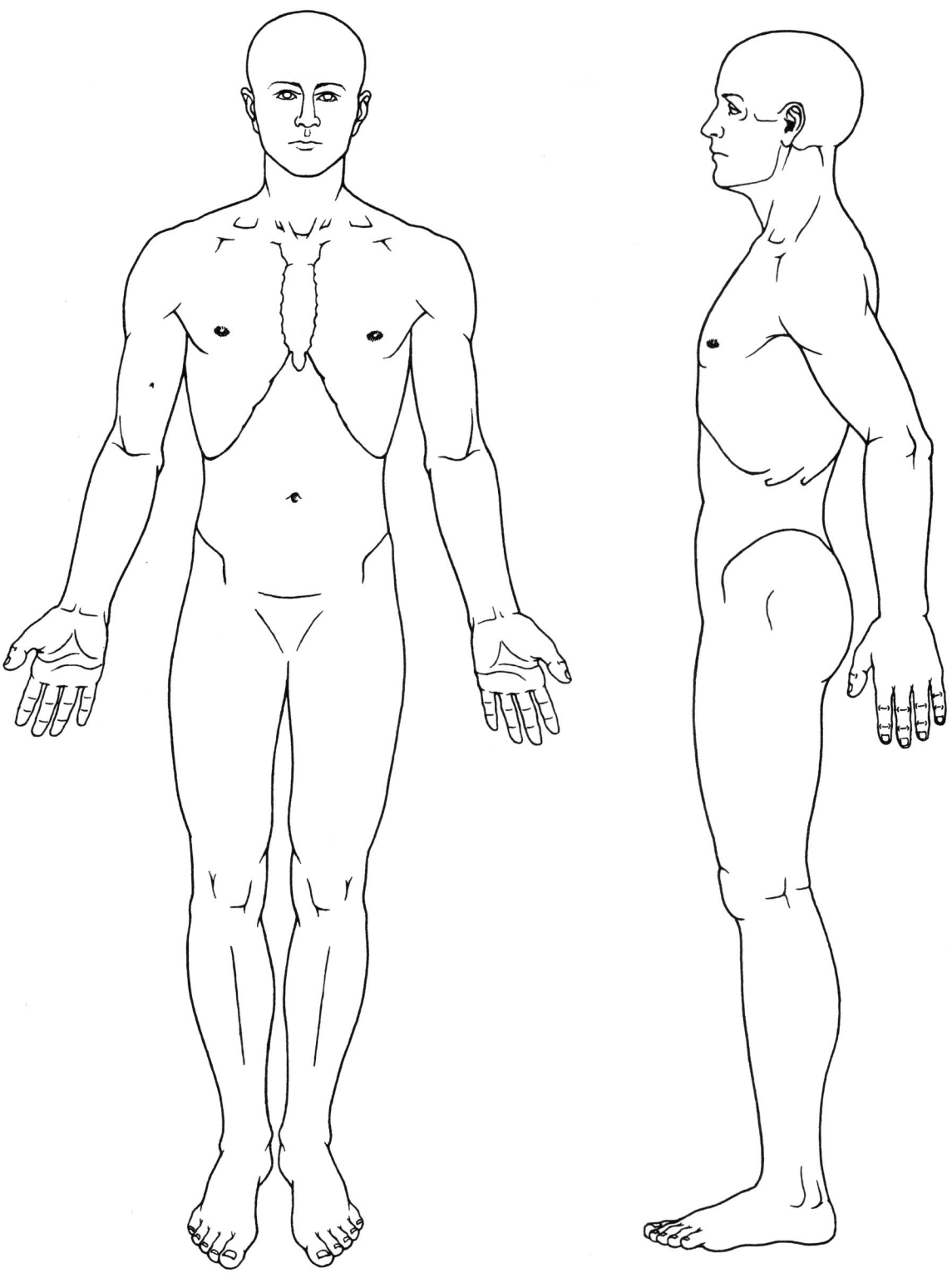

Abb. 3.2: Körperskizze. Ansicht von vorn und von links.

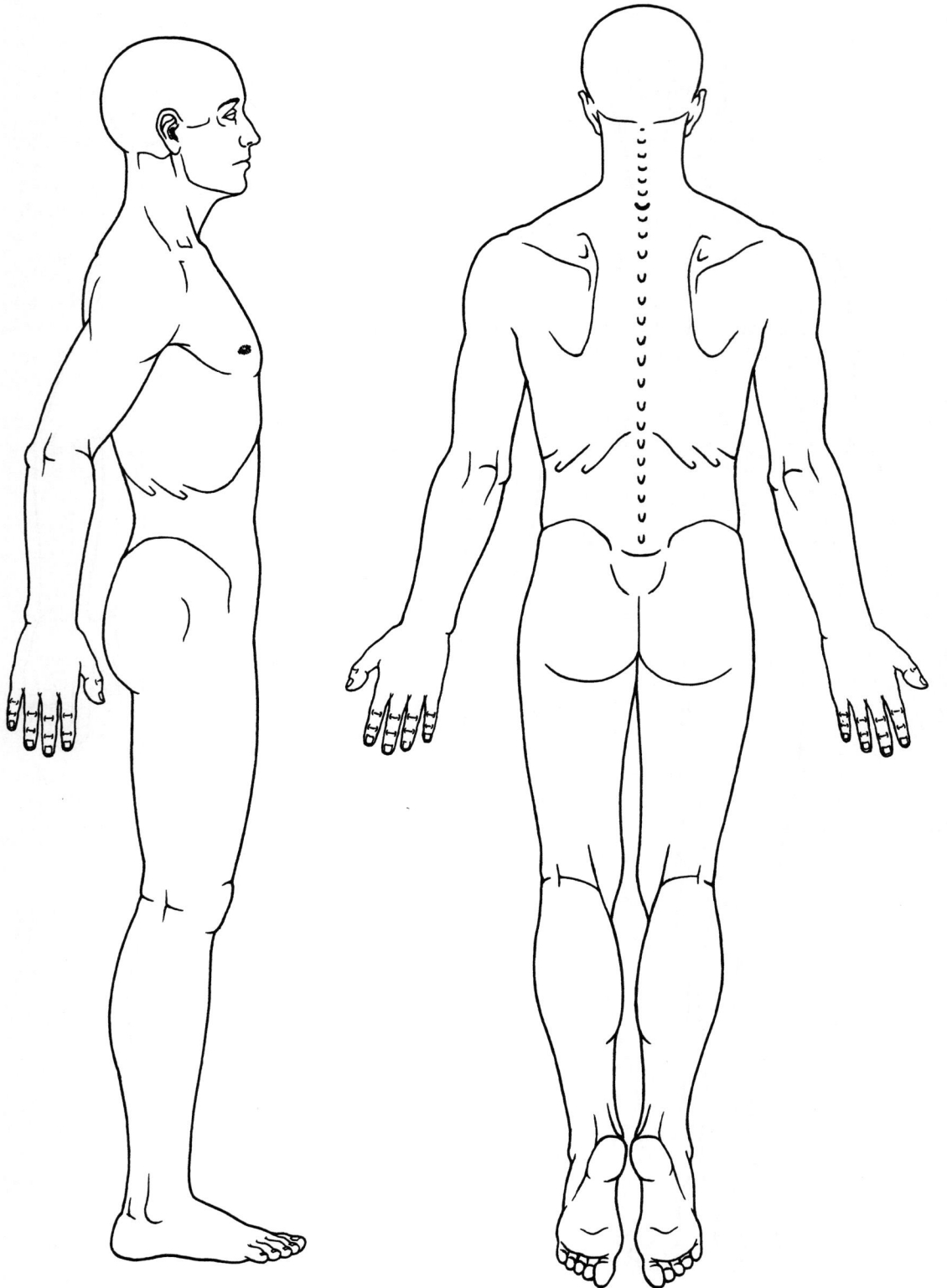

Abb. 3.3: Körperskizze. Ansicht von rechts und von hinten.

oder Markierungszeichen werden Taubheitsgefühl oder Kribbeln vermerkt.

Nach der Untersuchung wird die Stelle mit einem **X** gekennzeichnet, wo ein Triggerpunkt lokalisiert wurde. Eingezeichnete parallele schwarze Linien markieren, welche Bereiche durch Sprühen und Dehnen behandelt wurden. Ein **X** in einem Kreis markiert die Einstichstelle zur Infiltration eines Triggerpunktes. In Randnotizen wird das Datum des Krankheitsausbruchs und (gegebenenfalls) der Begleiterscheinungen festgehalten, z. B. eine ungewöhnliche Lage der Schmerzen (oberflächlich oder tief in Knochen oder Gelenken), sowie andere außergewöhnliche Qualitäten neben dem Schmerz. Die Erfassung des Zeitpunktes, an dem alles begann, erlaubt nachzuvollziehen, wie sich eine Reihe von Schmerzmustern entwickelt hat. Beim Notieren von Rückenschmerzen ist auf die Schmerzrichtung zu achten, die der Patient durch seine Fingerbewegung von oben nach unten oder quer über den Rücken angibt.

Gelegentlich sagt ein Patient, „es tut überall weh". Fragt man ihn dann, ob die Nase auch schmerze, lautet die Antwort meist „nein". Auch Schmerzen in den Fingernägeln werden selten angegeben. Durch dieses Vorgehen begreift der Patient, dass differenzierte Antworten möglich sind. Er versteht, dass der Arzt jede Einzelheit seiner Angaben ernst nimmt und keine Aspekte der Schmerzschilderung übergeht, wie er das vielleicht bei anderer Gelegenheit erlebt hatte. Sobald die Schmerzlokalisationen notiert sind, ist es für den Patienten (und den Arzt) oft erhellend, das Schmerzmuster auf einem Flipchart oder einer Wandtafel wiederzuerkennen. Es erleichtert die Patienten, wenn ihnen klar wird, dass sie sich ihre Schmerzen nicht eingebildet hatten, wie ihnen oft genug nahe gelegt worden war, sondern dass sie unter Beschwerden leiden, wie viele andere Patienten auch. Insbesondere bei einem komplexen Schmerzmuster, das von mehreren Triggerpunkten verursacht wird, erweist es sich als günstig, den Muskel genau benennen zu können, der für den Schmerz verantwortlich ist. Einzelheiten, z. B. welche Seite der Gliedmaßen schmerzt, ob der Schmerz ein Gelenk überspringt oder sich im Gelenk konzentriert, sind wichtig. Es wird weder dem Patienten noch der Diagnose gerecht, wenn man sich mit verallgemeinernden Aussagen begnügt.

Nachdem ein Triggerpunkt identifiziert und seine Lage auf der Körperskizze des Patienten mit einem **X** vermerkt wurde, kann man daneben den Messwert aus einer algometrischen Prüfung der Druckschmerzhaftigkeit mit Datumsangabe notieren.

3.1.3 Interpretation des Anfangsschmerzmusters

Ergibt die Skizze ein einfaches Schmerzmuster von einem einzigen myofaszialen Triggerpunkt in einem einzelnen Muskel? Handelt es sich um ein komplexes Muster aus mehreren, sich überlagernden Mustern? Ist die Verteilung für Schmerzmuster von Triggerpunkten ungewöhnlich und weist daher auf eine andere als eine myofasziale Ursache? Um diese Fragen beant-

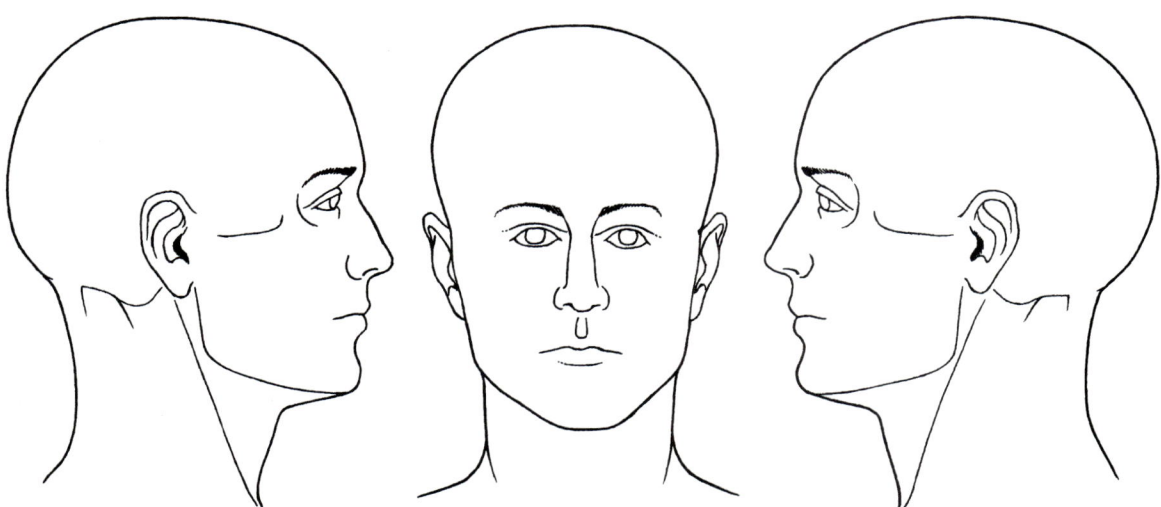

Abb. 3.4: Körperskizze. Ansicht des Kopfes von vorn und von den Seiten.

worten zu können, muss der Untersucher mit den einzelnen Übertragungsschmerzmustern vertraut sein. Er muss wissen, dass der myofasziale Schmerz von Triggerpunkten selten symmetrisch ist, wie ein Handschuh oder Strumpf Gliedmaßen umfasst oder als Halbseitenschmerz auftritt [175]. Tendenziell ist das Übertragungsschmerzmuster um so ausgedehnter, je reizbarer (aktiver) der auslösende Triggerpunkt ist.

Ein Übertragungsschmerzmuster kann auf zweierlei Weise zusammengesetzt sein. Das Gesamtmuster kann aus den sich überlagernden Mustern verschiedener Muskeln bestehen und über die jeweiligen Einzelmuster der Muskeln hinausgehen [80]. Abbildung 3.5 veranschaulicht dies am Beispiel von Kopfschmerzen.

Leiten dagegen Triggerpunkte aus verschiedenen Muskeln Schmerzen in dasselbe Areal (z. B. in die Schulter), wird die Übertragungszone ausgedehnter und gleichzeitig druckempfindlicher und hyperästhetischer sein, als wenn die Symptome nur von einem einzelnen Muskel stammen. Sofern nur einer der verantwortlichen Trigger-

punkte inaktiviert wird, wird der Schmerz vermutlich nur wenig gelindert. Durch die Inaktivierung aller beteiligten Triggerpunkte ist dagegen vielleicht eine vollständige Heilung zu erzielen.

Die Beschwerden von zwei Patienten sind niemals identisch. Bei manchen Patienten sind deutliche Abweichungen vom erwarteten Schmerzmuster festzustellen, die gelegentlich auf genetische Varianten der Impulsleitung im Zentralnervensystem zurückgehen. Das entspricht der Inzidenz variabler Muskeln. Solche Varianten der Symptommuster haben nur selten einen hysterischen Ursprung.

Aus der Krankengeschichte sollte hervorgehen, ob das Schmerzmuster unverändert geblieben ist, oder ob es sich im Verlauf von Monaten oder Jahren entwickelt hat. Bei einem stabilen Schmerzmusters wird der Schmerz wahrscheinlich sofort unter der spezifischen myofazialen Triggerpunkttherapie verschwinden. Bei einer zunehmenden Beteiligung vieler Muskeln muss man wahrscheinlich zunächst die Faktoren ausschalten, die das Geschehen aufrecht erhalten (Kapitel 4), bevor eine anhaltende Schmerzlinderung erzielt werden kann.

3.1.4 Interpretation des Schmerzmusters bei erneuter Konsultation

Die Behandlung war erfolgreich, wenn der Patient bei seiner nächsten Vorstellung in der Sprechstunde schmerzfrei ist, sein Bewegungsausmaß nicht mehr eingeschränkt ist und die Stellen, an denen Triggerpunkte vorlagen, nicht mehr übermäßig druckschmerzhaft sind. Behauptet der Patient bei der Wiedervorstellung jedoch, es sei „keine Besserung" eingetreten, wird die genaue Dokumentation des ursprünglichen Schmerzmusters von entscheidender Bedeutung sein. Die frühere Skizze wird mit der aktuellen graphischen Darstellung der Schmerzverteilung nach den Angaben des Patienten und algometrischen Werten für die Druckschmerzhaftigkeit am Ort der Triggerpunkte verglichen. Wenn derselbe Grad von Druckschmerzhaftigkeit an denselben Triggerpunkten und dasselbe Schmerzmuster wie vor der Behandlung festgestellt werden, muss erfragt werden, über welchen Zeitraum nach der Behandlung weniger Schmerzen bestanden. Sofern der Schmerz für einige Stunden oder Tage vollständig erloschen war, kann der Arzt dem Patienten versichern, es liege eine *muskuläre* Ursache vor, die sich zumindest zeitweilig ausschalten lasse. Auch wiederholte Behandlungsversuche sind jedoch

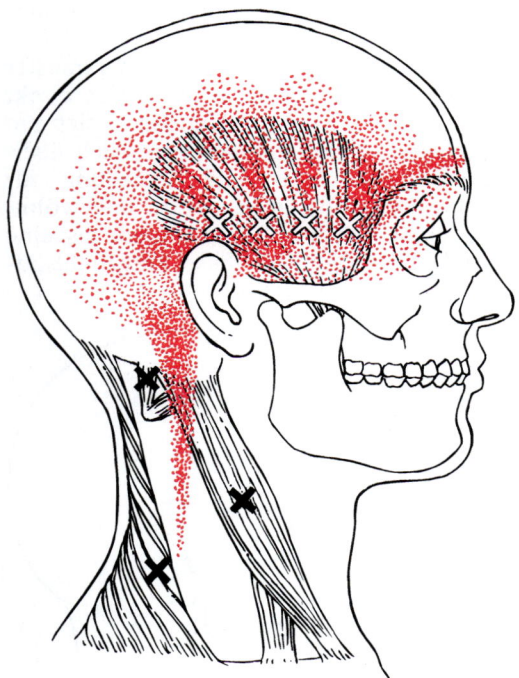

Abb. 3.5: Häufiges Schmerzmuster bei „Spannungskopfschmerz". Es setzt sich aus dem sich überlagernden Übertragungsschmerzzonen (*rot*) von Triggerpunkten in den Mm. temporalis (*weiße* **X**), suboccipitalis (*oberes schwarzes* **X**), sternocleidomastoideus (*mittleres schwarzes* **X**) und trapezius, Pars superior (*unteres schwarzes* **X**) zusammen (Mit freundlicher Genehmigung nach [80]).

fruchtlos, sofern nicht zuvor die begünstigenden und das Geschehen aufrecht erhaltenden Faktoren behoben wurden, die die Triggerpunkte hochgradig reizbar machen. Diese Faktoren zu identifizieren und auszuschalten, muss daher vorrangiges Ziel sein.

Wenn sich dagegen beim Vergleich des aktuellen, als „unverändert" bezeichneten Schmerzmusters mit dem von einer vorausgegangenen Konsultation eine deutliche Besserung herausstellt, und wenn einige der Muskeln, die zuvor behandelt wurden, keine druckschmerzhaften Triggerpunkte mehr enthalten, ist dies als zufriedenstellender Fortschritt zu werten. Ein Vergleich der neuen mit der ursprünglich angefertigten Schmerzskizze lässt vielleicht ein Wiederaufflammen im Bereich eines alten Schmerzmusters erkennen. In diesem Fall wurde tatsächlich eine Gruppe von Triggerpunkten inaktiviert. Nachdem der von ihnen verursachte Schmerz behoben war, konnte das Schmerzmuster der nächsten aktiven Triggerpunkte zu Tage treten. Oft ist sich der Patient der geringfügigen Verlagerung seiner Schmerzen nicht bewusst, bis er die alte mit der neuen Skizze vergleichen kann. Ohne diese würden Arzt und Patient vielleicht den tatsächlich erzielten Fortschritt verkennen. Gelegentlich tritt auch ein neues Schmerzmuster auf. Dann wurde ein Triggerpunkt erstmals aktiviert und muss wie jedes andere akute myofasziale Triggerpunktsyndrom behandelt werden.

▬ 3.2 Anatomie

Kennt man alle Ansatzstellen eines Muskels, kann man seine Hauptfunktionen ableiten, ihn palpatorisch auffinden und erkennen, wie seine Fasern ausgerichtet sind. Die anatomischen Zeichnungen in diesem Buch geben die einzelnen Muskeln mit ihren knöchernen Ansätzen wieder. Knochen, an denen ein Muskel ansetzt, sind dunkler getönt als andere. Soweit erforderlich, verdeutlichen weitere Zeichnungen der regionalen Anatomie die Beziehung des jeweiligen Muskels zu anderen Muskeln und Strukturen. Die Muskeldarstellungen stützen sich auf die anatomische Literatur. Bei Unklarheiten wurden anatomische Präparate herangezogen. Eine anatomische Variante mag nur in einem Bruchteil der Bevölkerung auftreten. Für den betreffenden Patienten und für den behandelnden Arzt macht sie in jedem Falle 100% aus.

Es steht nunmehr außer Zweifel, dass der Arzt wissen muss, wo die Endplattenzone(n) in einem Muskel lokalisiert sind, um einschätzen zu können, wo mit zentralen Triggerpunkten zu rechnen ist. Die Lage von Muskel-Sehnen-Übergängen und Ansatzstellen der Sehnen an den Knochen muss bekannt sein, um Insertionstriggerpunkte ausfindig zu machen. In Kapitel 2 sind diese Zusammenhänge dargelegt. Einige der nachfolgenden Muskelkapitel stellen die neuen Erkenntnisse umfassender dar als andere.

3.2.1 Terminologie

Die Bezeichnung der einzelnen Muskeln folgt den Nomina Anatomica (der englische Gebrauch lehnte sich an Gray's Anatomy of the Human Body an [33]). In diesem Handbuch werden „Ursprung" und „Ansatz" nicht unterschieden, sofern die Verhältnisse nicht eindeutig sind, wie bei den Ansatzstellen am Finger. Oft kehrt sich die Funktion des sogenannten Ursprungs oder Ansatzes bei Bewegungen um, insbesondere wenn die Muskeln angespannt und Triggerpunkte aktiviert werden. Die Beschränkung auf den Begriff „Ansatzstelle" verhilft zu Unvoreingenommenheit und einer realistischen Betrachtung der Muskelfunktionen, was es erleichtert, die vom Patienten beschriebenen, spezifischen Belastungssituationen zu verstehen. Für eine Dehnungsbehandlung ist es zudem unwichtig, welches Ende des Muskels fixiert und welches beweglich ist.

Sofern nicht anders erwähnt, beziehen sich die Beschreibungen der Muskelansätze auf ein Individuum in aufrechter Körperhaltung mit gestreckten Beinen. Das Gesicht zeigt direkt nach vorn. Die Ober- und Unterarme hängen an den Körperseiten herab, der Unterarm ist supiniert (anatomische Position, Abb. 3.2). *Oben* bedeutet daher kranial oder proximal, *unten* entspricht kaudal oder distal.

3.2.2 Faseranordnung

In Lehrbüchern der Anatomie wird die Anordnung der Muskelfasern meist übergangen – das Thema fällt gewissermaßen in die Lücke zwischen makroskopischer und mikroskopischer Anatomie. Mit Ausnahme einiger älterer Texte wie den Büchern von Bardeen [6] und Eisler [43] findet sich selten eine hinreichende Beschreibung. Alle Fasern der Muskeln haben annähernd dieselbe Länge, sind jedoch an den Enden versetzt befestigt. Muskelfasern inserieren meistens in einer an ein Parallelogramm erinnernden Anordnung an Aponeurosen oder an Knochen. Bei langen Muskeln mit kurzen Fasern, wie dem M. gastrocnemius, überlagern die Aponeurosen einander, oder die Aponeurose an einem Ende der Fasern überlagert eine knöcherne Ansatzstelle am anderen Ende [22, 27]. Einzelne Muskelfasern können so spitzwinklig verlaufen, wie im M. soleus, dass ihre Länge ungefähr der Hälfte der Muskelgesamtlänge entspricht.

1851 untersuchte Weber die Muskelstruktur und ihr Verhältnis zur Funktion, indem er das Gewicht und die mittlere Faserlänge jedes Muskels bestimmte [184]. Tabelle 3.1 gibt die Daten für einige der größeren Muskeln wieder. Die Querschnittsfläche wurde mit der Formel $S = P/pL$ berechnet, wobei S die Querschnittsfläche in cm^2, P das Gesamtgewicht des Muskels in Gramm, p das spezifische Gewicht des Muskels = 1,0583 g/cm^3 und L die mittlere Faserlänge eines Muskels in cm meint. Diese Messwerte können interindividuell und in Abhängigkeit von Körperbau, Berufstätigkeit, Art und Grad der körperlichen Aktivität stark variieren. Nachfolgende Studien [22, 181] sind zu ähnlichen Ergebnisse wie Weber gekommen.

Geht man davon aus, dass die Faserquerschnitte bei verschiedenen Muskeln gleich sind, ist die Querschnittsfläche annähernd proportio-

Tab. 3.1: Einige der kräftigsten Muskeln. Die Reihenfolge beruht auf ihren errechneten Querschnittsflächen. Nach Weber [184]			
Muskel	Querschnittsfläche (cm^2)	mittlere Faserlänge (cm)	Muskelgesamtgewicht (g)
Mm. intercostales externi	79	1,5	126
M. multifidus	68	2,9	210
Mm. intercostales interni	47	1,5	77
M. longissimus thoracis	32	7,2	223
M. deltoideus	32	9,0	305
M. triceps brachii, Caput breve	26	5,8	161
M. subscapularis	25	6,2	164
Mm. infraspinatus und teres minor	17	7,4	132
M. biceps brachii, Caput longum	16	9,7	168
M. triceps brachii, Caput longum	16	7,7	131
M. obliquus internus abdominis	14	7,0	107
M. serratus anterior	13	13,7	186
M. trapezius	13	10,9	146
M. brachialis	13	8,4	117
M. pectoralis major, Pars sternalis	12	14,7	187
M. obliquus externus abdominis	10	10,9	115
M. flexor digitorum profundus	10	6,7	68

nal zur relativen Kraft jedes Muskels, da diese Fläche auch proportional zur Anzahl der sich parallel kontrahierenden Myofibrillen ist. Diese Überlegung spielt eine Rolle, wenn Muskeln zur Verlegung von Sehnenansätzen ausgewählt werden [22].

Die relative Länge einzelner Fasern im Verhältnis zur Gesamtlänge des Muskels ist funktionell von Bedeutung [105]. Muskeln wie die Mm. quadriceps, scaleni und gastrocnemius weisen relativ kurze Fasern auf (niedriger Quotient aus Faserlänge und Muskellänge) und müssen große Kraftleistung erbringen. Muskeln wie die Mm. biceps, ischiocrurales und tibialis anterior sind so aufgebaut, dass sie Beschleunigungskräfte produzieren können. Die Endplattenzonen von krafterzeugenden Muskeln liegen tendenziell entlang seiner Längsausdehnung, wohingegen die Endplatten von Muskeln, die schnelle Bewegungen auslösen, eher seinem Querdurchmesser folgen (abhängig von der Muskelstruktur), jedoch immer nahe dem Mittelpunkt der Muskelfasern liegen (Kapitel 2.3).

3.2.3 Weiterführende Literatur

Für Leser, die sich als Lehrkräfte mit der Muskelanatomie befassen und an unterschiedlichen anatomischen Sichtweisen oder einem weitergehenden Verständnis der Muskulatur interessiert sind, befindet sich jeweils am Ende des zweiten Abschnitts jedes Muskelkapitels unter der Überschrift „weiterführende Literatur" eine Liste weiterer Abbildungen.

3.3 Innervation

In diesem Abschnitt eines Kapitels werden die Spinal- und peripheren Nerven benannt, die den besprochenen Muskel normalerweise versorgen. In vielen Fällen gibt es beträchtliche individuelle Unterschiede, und auch unter Anatomen herrscht selten völlige Übereinstimmung hinsichtlich der segmentalen Innervation eines Muskels.

3.4 Funktion

Da die Aktion und Funktion eines Muskels untrennbar miteinander verbunden sind, wird in der vorliegenden Auflage des Handbuches nicht zwischen ihnen unterschieden.

Ein Verständnis der Muskelaktion ist unter diagnostischen und therapeutischen Gesichtspunkten nützlich. Auf der Grundlage einer detailgetreuen Beschreibung der Bewegung, die der Patient bei der Aktivierung eines Triggerpunktes ausführte, sowie der Kenntnis der Muskeln, die diese Bewegung hervorrufen oder begrenzen, ist leichter zu ermitteln, welche Muskeln zu diesem Zeitpunkt wahrscheinlich überlastet wurden. Sie werden anschließend auf ein eingeschränktes Bewegungsausmaß und druckschmerzhafte Knötchen mit Triggerpunkten untersucht.

Im Hinblick auf die Therapie ist die Kenntnis der Bewegungen und Aktivitäten, die für die behandelten Muskeln typisch sind, wichtig, um dem Patienten verdeutlichen zu können, wie die Körperteile am besten zusammenwirken. Der Patient muss verstehen, welche Bewegungen und Aktivitäten er verändern oder vermeiden muss, um eine fortgesetzte Muskelüberlastung und Begünstigung von Triggerpunkten zu verhindern.

Im vorliegenden Handbuch werden Muskelaktionen als Bewegungen von Gelenkpartnern beschrieben. So flektiert z. B. der M. brachioradialis den Unterarm im Ellenbogen. In Kapitel 1 wurden die Bewegungsrichtungen definiert und beschrieben.

In die Ausführungen über die Aktionen eines Muskels fließen Angaben aus vier Quellen ein: 1) Aussagen der anatomischen Literatur über die Aktionen eines Muskels auf Grund seiner Ansatzstellen; 2) durch elektrische Reizung des Muskels hervorgerufene Bewegungen; 3) elektromyographische Untersuchungsberichte des Zusammenhangs zwischen Bewegungen oder Anspannung und der Ableitung von motorischen Aktionspotenzialen in einem bestimmten Muskel; 4) Patientenberichte über Bewegungen, die bei häufiger Wiederholung oder in einem überlasteten Muskel zur Bildung von Triggerpunkten führten.

3.5 Funktionelle Einheit

Die funktionelle Einheit, zu der ein Muskel gehört, umfasst den Muskel oder die Muskeln, die seine Aktion unterstützen oder hemmen, sowie das Gelenk oder die Gelenke, über das/die der Muskel zieht. Die wechselseitige funktionelle Abhängigkeit dieser Strukturen spiegelt sich in der Organisation und den neuralen Verbindungen im sensomotorischen Kortex wider.

Wir heben die Bedeutung der funktionellen Einheit besonders hervor, da das Vorhandensein eines aktiven Triggerpunktes in einem Muskel der Einheit die Wahrscheinlichkeit erhöht, dass auch andere Muskeln der funktionellen Einheit Triggerpunkte entwickeln werden. Die Funktionsstörung des betroffenen Muskels (Schwäche, Verkürzung) überlastet andere Muskeln der funktionellen Einheit. Bei der Inaktivierung eines Triggerpunktes in einem Muskel, muss man stets bedenken, welche Triggerpunkte sich sekundär in wechselseitig abhängigen Muskeln entwickelt haben könnten.

Die physiologische Definition einer myotatischen Einheit (in der ersten Auflage synonym für funktionelle Einheit gebraucht) schließt die Synergisten, die den Hauptmuskel (Agonist) unterstützen und die Antagonisten [135] ein, da diese Muskeln durch sich gegenseitig beeinflussende Reflexbahnen verbunden sind [106, 188]. Für die vorliegende Ausgabe des Handbuchs wurde der Begriff funktionelle Einheit gewählt. Damit sind die oben erwähnten und andere Muskeln gemeint, die zwar nicht notwendigerweise gemeinsame Reflexe haben, aber in enger funktioneller Beziehung zueinander stehen. Zum Beispiel können Muskeln die Zugrichtung des betroffenen Muskels bei Ganzkörperbewegungen fortsetzen. (Der M. obliquus externus abdominis setzt z. B. die Zugrichtung des M. serratus anterior fort.) Ein anderes Beispiel sind sich gegenseitig stabilisierende Muskeln, wie die Pars superior m. trapezius und der M. levator scapulae, die eine sichere Führung des Schulterblattes gewährleisten, wenn schwer mit dem Arm gehoben wird.

▬▬ 3.6 Symptome

Eine gründliche Kenntnis der einzelnen myofaszialen Schmerzsyndrome und der Übertragungsschmerzmuster der Triggerpunkte sowie eine sorgfältige Anamnese sind der Schlüssel zur Diagnose. Oft erlauben sie sogar die Bestimmung der Muskeln, von denen der Schmerz vermutlich ausgeht. In den nachfolgenden Kapiteln werden die spezifischen Merkmale der verschiedenen Muskelsyndrome dargestellt. Im Abschnitt „Symptome" werden typische Eigenheiten in Krankengeschichten der Patienten wiedergegeben, mit deren Hilfe sich myofasziale Schmerzsyndrome identifizieren und gegenüber anderen Schmerzzuständen abgrenzen lassen.

Zur Aktivierung von myofaszialen Triggerpunkten kann es akut durch ein offensichtliches Ereignis wie eine Muskelzerrung kommen. Es ist jedoch auch ein schleichender Beginn infolge einer weniger augenfälligen, chronischen Überlastung der Muskulatur möglich. In beiden Fällen können die Symptome monate- oder jahrelang persistieren, wenn die Triggerpunkte als Schmerzursache nicht erkannt und behandelt werden. Daraus entwickelt sich oft ein chronisches myofasziales Schmerzsyndrom, das häufig zu einem festen Bestandteil des Lebens wird [156]. In diesem Fall muss in der Therapie nicht nur der auslösende Triggerpunkt ausgeschaltet, sondern auch auf das erlernte Schmerzverhalten eingegangen werden. Im vorliegenden Handbuch konzentrieren wir uns auf den erstgenannten Aspekt.

3.6.1 Anamnese

Travell betonte wiederholt, wie wichtig eine sorgfältige und umsichtige Anamnese insbesondere bei Patienten mit chronischen muskuloskelettalen Schmerzen ist. Die nachstehenden Ausführungen basieren auf einem Text, den sie im Jahre 1990 verfasste [172].

Vorbereitende Sichtung von Dokumenten
Der Arzt erhält ein vollständigeres Bild von der Krankengeschichte, wenn er vorab die Befunde und persönlichen Angaben sichten kann. Der Patient wird daher aufgefordert, vor dem ersten Besuch in der Sprechstunde einen chronologischen Lebenslauf und einen chronologischen Abriss seiner medizinischen Geschichte abzugeben, sowie eine Liste mit allen aktuell und kürzlich eingenommenen Medikamenten, einschließlich Nahrungsmittelzusätzen.

Lebenslauf
Der Lebenslauf enthält Angaben über Wohnorte, Ausbildung, Eheschließung(en), lebende Kinder (Alter und Wohnort), sportliche Aktivitäten, Reisen, Berufstätigkeit (Art, Ort, Auftraggeber) mit Zeitangabe.

Krankengeschichte
Dieser chronologische Abriss der medizinischen Vorgeschichte umfasst Krankheiten, Infektionen Unfälle (Frakturen, Stürze etc.), chirurgische und zahnmedizinische Eingriffe, Schwangerschaften und Fehlgeburten, Allergien (Tests und Hyposensibilisierung) und Impfungen. Da der Patient vielleicht einen wichtigen Unfall ver-

gisst, weil es dabei zu keiner Fraktur kam, wird die Krankengeschichte durch gezieltes Nachfragen ergänzt.

Allergische Reaktionen der Atemwege sind den Patienten normalerweise präsent. Dagegen muss meist gezielt nach Lebensmittelallergien und anderen von Lebensmitteln hervorgerufenen Symptome gefragt werden. Myofasziale Triggerpunkte werden durch hohe Histaminspiegel und floride Allergien verschlimmert. Mit Hilfe einer Dermographie lassen sich hohe Histaminspiegel schnell feststellen.

Bei einer Allergie der Atemwege bewirkt die Verwendung von elektrostatischen Luftreinigern eine Verringerung der Exposition und damit Erleichterung. Gelegentlich reicht eine elektrostatische Luftreinigung jedoch nicht aus. Eine Patientin beteuerte, sie benutze das Gerät jede Nacht – allerdings öffnete sie nachts auch immer das Fenster. Sie genoss die frische Luft und war sich nicht bewusst, das ihr Luftreiniger gegen die von draußen kommenden Pollen nichts ausrichten konnte.

Medikamentenanamnese
In die Arzneimittelliste sollten alle zum aktuellen Zeitpunkt eingenommenen Präparate aufgenommen werden, einschließlich Vitamin- und Mineralpräparaten. Der Patient wird gebeten, die Packungen mitzubringen, damit die aktuelle Dosierung ermittelt werden kann. Dies bezieht sich sowohl auf rezeptpflichtige als auch auf rezeptfreie Medikamente und Nahrungsergänzungsstoffe. Eine Liste der Arzneimittel, die in der Vergangenheit eingenommen wurden, Nebenwirkungen hervorriefen oder *nicht schmerzlindernd* wirkten, ist unerlässlich.

Medizinische Unterlagen
Der Patient wird aufgefordert, vorab alle zu Hause archivierten medizinischen Unterlagen einzureichen bzw. von derzeit behandelnden Ärzten anzufordern. Besonders wichtig sind orthopädische und neurologische Unterlagen. Mit diesen Dokumenten muss sich der Arzt vor dem ersten Patientenbesuch eingehend auseinandersetzen.

Patientengespräch
Während die Anamnese aufgenommen wird, sollte für die Bequemlichkeit des Patienten gesorgt sein. Dazu werden ihm in Grundzügen günstige Bewegungen und Körperhaltungen veranschaulicht. Er darf eine Fußstütze benutzen, wenn die Füße im Sitzen nicht fest auf den Boden aufgesetzt werden können. Falls die Ellen-

bogen die Armlehnen des Stuhles nicht erreichen, werden diese bis zur erforderlichen Höhe aufgepolstert. Bei schiefer Körperhaltung wegen ungleicher Beckenhälften hilft ein untergelegtes Sitzkissen. Ein kleines Kissen im Bereich der Lendenwirbelsäule unterstützt die normale Lendenlordose und sorgt dafür, dass der Patient aufrecht sitzt und Kopf und Schultern nicht nach vorn sinken lässt. Die Patienten sind oft überrascht, wie gut es ihnen tut, wenn sie der Muskulatur die Belastung durch solche mechanischen Faktoren ersparen. Es leuchtet ihnen dann eher ein, wie sich derartige Faktoren auf ihren Schmerz auswirken können.

Wenn ein frischer Luftzug die Muskeln auskühlt, wird dem Patienten ein Handtuch oder ein Schal um die Schultern gelegt. Bei kalten Händen oder Füßen sorgt ein trockenes Heizkissen auf dem Abdomen für Erwärmung des Körperzentrums und bessere Durchblutung der Extremitäten (Reflexwärme). Entgegen ihren früheren Erfahrungen sitzen die Patienten vom Anfang bis zum Ende der intensiven, 45–60 Minuten dauernden Befragung bequem, wenn solche Korrekturen von Haltung und Umfeld vorgenommen wurden.

Will der Arzt die Krankengeschichte wirklich begreifen, muss er für den Patienten Empathie aufbringen, darf sich jedoch nicht mit ihm identifizieren. Er muss sich in die Situation des Patienten versetzen, dessen Lebensprobleme aus dessen Blickwinkel betrachten, seine beruflichen Aufgaben, persönlichen Beziehungen und emotionalen Anforderungen verstehen. Die Identifikation mit dem Patienten zieht oft eine emotionale Verquickung mit sich, schadet der Arzt-Patient-Beziehung und kann die psychische Gesundheit des Arztes gefährden.

Schmerzmanifestationen
Bei persistierendem Schmerz an zahlreichen Körperstellen wird der Patient vielleicht sagen, „ich habe überall Schmerzen" oder die schmerzhafteste Stelle hervorheben und auf alle anderen erst eingehen, wenn der stärkste Schmerz ausgeschaltet ist.

Die exakte Schmerzlokalisation ist entscheidend. Eine Patientin berichtete, sie habe Schmerzen im „TMG". Man hatte bei ihr ein Arthrogramm des Temporomandibulargelenks vorgenommen und den „TMG-Schmerz" mit verschiedenen Untersuchungen und Behandlungsansätzen zu bekämpfen versucht. Als sie gebeten wurde, die schmerzende Stelle genau zu bezeichnen, legte sie einen Finger auf den Proc. mastoideus hinter dem Ohr. Sie hatte nie unter

Schmerzen im Bereich des Temporomandibulargelenks gelitten. Derartige ungenügende anatomische Kenntnisse, wie sie sich hier offenbaren, führen an Schulter, Gesäß, Lumbalbereich und anderen Körperteilen zu ähnlichen Problemen.

Wenn der Patient angibt, dass er „überall" Schmerzen hat, muss der Arzt fragen, ob er auch Schmerzen in der Nase, im Ohrläppchen oder im Knie hat. Verneint der Patient dies mehrmals, wird ihm bewusst, dass seine Schmerzen nicht am ganzen Körper auftreten, und dass der Arzt genau wissen muss, wo sie sich manifestieren. Nachdem die spezifischen Schmerzmuster in eine Körperskizze eingetragen wurden, kann er damit beginnen, die verantwortlichen Triggerpunkte zu identifizieren.

Der Arzt muss sich ein genaues Bild von allen Schmerzarealen machen. Nachdem in einer Körperskizze (es kann dieselbe sein, die auch als „Schmerztagebuch" bei den einzelnen Besuchen dient) vermerkt und in Rotschattierungen gekennzeichnet wurde, wo der Patient Schmerzen empfindet, könnte es zu folgendem Dialog kommen:

„Haben wir jetzt alle Stellen gekennzeichnet, an denen Sie Schmerzen haben?"

„Ja."

„Tun Ihre Füße weh?"

„Ja, natürlich. Schon immer."

„Warum haben Sie das nicht erwähnt?"

„Ich dachte, jeder hat Probleme mit den Füßen."

Ein anderer Patient übergeht vielleicht seine Kopfschmerzen und antwortet auf die entsprechende Frage:

„Die sind schon normal. Die habe ich, seit ich denken kann."

Aufschlüsse gibt auch die Frage, was die Patienten unternehmen, um den Schmerz zu lindern. So bekannte eine Frau, dass sie ihre Rückenschmerzen (zwischen den Schulterblättern) bekämpft, indem sie sich auf ein warmes Bügeleisen legt und den Schmerz „wegbügelt".

„Das habe ich noch nie jemandem erzählt. Sie halten mich bestimmt für verrückt."

„Durchaus nicht. Das ist genau die richtige Maßnahme gegen ihre Schmerzen im oberen Rücken."

Sie müssen Ihre Patienten davon überzeugen, dass Ihnen die Schmerzgeschichte einleuchtet, wie sonderbar sie auch klingen mag.

Manche Patienten befürchten, als Hypochonder oder „Psychos" abgestempelt zu werden, wenn sie erwähnen, wo sie überall Schmerzen empfinden. Gelegentlich wurde ihnen gegenüber von anderen Ärzten angedeutet, dass mit ihnen irgendetwas nicht in Ordnung ist, wenn sie derartig viele Schmerzen spüren.

Außerdem muss den Patienten verständlich gemacht werden, dass ihnen kein „Doctor Shopping", ein mutwilliger Arztwechsel, unterstellt wird, weil sie wegen ihrer Langzeitbeschwerden schon so viele Ärzte aufgesucht haben. Vielmehr sollte der Therapeut ausdrücklich anerkennen, dass sie sich unbeirrt um Besserung und Wiederherstellung ihrer Körperfunktionen bemüht haben.

Überprüfung der Körpersysteme

Mit dieser Maßnahme wird sichergestellt, dass kein wesentliches medizinisches Problem übersehen wurde. Im Hinblick auf den Verdauungstrakt sollte nach Durchfall, Verstopfung, Übelkeit, Sodbrennen, Bauchschmerzen, Hämorrhoiden, Blut im Stuhl und dergleichen gefragt werden. Bei Folsäuremangel ist zwischenzeitlich mit Durchfällen mit heftig abgehenden, wässrigen Stühlen zu rechnen. Verstopfung steht oft im Zusammenhang mit einer Schilddrüsenunterfunktion und/oder einem Vitamin-B-Mangel. Übermäßiger Meteorismus kann mit Ernährungsgewohnheiten oder einer anormalen Darmflora zusammenhängen.

Zu einfache Fragen führen leicht in die Irre. Auf die Frage, ob sie unter Durchfall leide, antwortete eine Patientin negativ. Bevor sie dann die Praxis verließ, bat sie um die Rezeptur von Loperamid zur Beruhigung des Darms. Auf Nachfrage sagte sie: „Ich gehe heute Abend ins Theater. Wenn ich das Medikament vorher nicht nehme, muss ich zwischendurch bestimmt auf die Toilette." Die Patientin litt nicht an Durchfall, da sie regelmäßig vorbeugend Loperamid einnahm.

Schlaf

Wenn Patienten angeben, dass sie „schlecht" schlafen, muss obligatorisch nachgehakt werden, ob die Patienten unter einer Einschlafstörung oder Durchschlafstörung leiden, ob sie früh aufwachen und nicht mehr einschlafen können und vor allem, was den Schlaf stört. Außerdem ist die Schlafstellung von Interesse (vielleicht gibt es eine mechanische, den Schlaf störende Ursache) sowie die Frage nach restless legs (Folsäuremangel), einer chronischen Harnwegsinfektion, einer Nykturie oder einer Prostatahyperplasie, die sie zwingt, nachts aufzustehen und die Harnblase zu leeren.

Auf die Frage, ob er nachts zum Wasserlassen aufstehen müsse, antwortete ein Patient:

„Nein, nie."

„Hat es das irgendwann einmal gegeben?"

„Ja, immer, sogar mehrmals in der Nacht."

„Aber sagten Sie nicht, Sie müssten nicht aufstehen?"

„Stimmt. Ich habe jetzt eine Urinflasche neben dem Bett stehen."

Oft lässt sich die Ursache der Schlafstörung identifizieren und beheben. Ein Baby schreit nachts, weil es nicht gut zugedeckt ist und friert. Auch für Patienten mit myofaszialem Schmerz ist Körperwärme wichtig. Sobald die Muskeln nachts auskühlen, kontrahieren sie sich, um Wärme zu erzeugen, und diese Spannung kann latente Triggerpunkte aktivieren. In einem durch eine Klimaanlage gekühlten Raum empfiehlt sich sogar im Sommer die Benutzung einer elektrischen Heizdecke. Oft bemerkt nur der Partner oder die Partnerin die schmerzlosen Zuckungen der restless legs. Durch die Gabe von einigen Milligramm Folsäure täglich ist diese Ursache von Schlafstörungen zu beheben.

Ernährung

Fragen nach Nahrungsmitteln, die der Patient nicht zu sich nimmt, sind oft ebenso aufschlussreich wie solche nach den Ernährungsgewohnheiten. Vielleicht versichert der Patient, dass er sich ausgewogen ernährt. Als Dr. Travell einen Patienten einmal nach seiner Ernährung fragte, antwortete er, „Ich habe guten Appetit." Als sie die Frage mit anderen Worten wiederholte und wissen wollte, was er zu sich nahm, lautete die Antwort: „Ich habe immer Hunger." Sie formulierte ihre Frage neu: „Gibt es etwas, was Sie nie essen?" „Oh ja, ich bin strikter Vegetarier", bekam sie zur Antwort.

Im Rahmen einer vorausgegangenen Befragung hatte der konsultierte Arzt vermerkt, der Patient ernähre sich normal. Die myofaszialen Schmerzen hatten schleichend eingesetzt, seit der Patient Fleisch, Geflügel, Fisch und Milchprodukte von seinem Speiseplan abgesetzt hatte. Er nahm keine Vitaminpräparate oder andere Nahrungsergänzungsstoffe zu sich und wies einen ausgeprägten Vitamin-B$_{12}$-Mangel auf.

Im Rahmen der Anamnese sollte auch erfragt werden, ob die Patienten ihre Mahlzeiten vorkochen und auf Wärmeplatten und unter fluoreszierendem Licht aufbewahren. Dergleichen findet sich häufig in den Kantinen für Ärzte und Krankenschwestern oder in Schulen, Altenheimen und Schnellgaststätten, aber auch an den Buffets von Erste-Klasse-Hotels. Durch diese Art der Aufbewahrung gehen Vitamin C und einige Vitamine des B-Komplexes rasch verloren.

Die Ernährungsqualität ergibt sich nicht nur aus dem, was der Patient zu sich nimmt, sondern auch daraus, wie er es zubereitet. Werden Kartoffeln gebraten oder geschält und gekocht? Werden sie vor dem Kochen wegen der kürzeren Garzeit in kleine Stücke geschnitten? Dadurch werden wasserlösliche Vitamine ausgelaugt. Gibt man frische Spinatblätter vor der Zubereitung ins Wasserbad, wird Folsäure ausgewaschen. Frische, grüne Salate, Obst, Milch, Gemüse und dergleichen garantieren daher nicht unbedingt eine angemessene, ausgewogene Ernährung. Zudem haben manche Menschen einen überdurchschnittlich hohen, spezifischen Vitaminbedarf.

Berufstätigkeit

Außerordentlich wichtig ist eine gründliche Anamnese der Tätigkeiten, denen der Patient im Rahmen der Berufsausübung (oder zu Hause) nachgeht. Insbesondere bei intervallartig auftretenden Schmerzen hat es sich als nützlich erwiesen, wenn der Patient ein Tagebuch führt, in dem er vermerkt, wann im Tagesverlauf und im Zusammenhang mit welchen Tätigkeiten der Schmerz auftritt. Eine muskuläre Überlastung kann viele Ursachen haben: eine ungünstige Position von Tastatur, Akten, Monitor, Lese- und Schreibutensilien, einen ungünstig platzierten Besuchersessel, der den Patienten zwingt, beim Gespräch Kopf und Hals zu verdrehen, ein Telefonhörer, der zwischen Kopf und Schulter geklemmt wird, oder besonders anstrengende Hausarbeit.

Häufig übersehen wird, wie ein langfristig reduziertes Bewegungsausmaß in einem Arm zur kompensatorischen Überlastung des anderen führen kann. Ein Patient, ein Zahnarzt, litt unter myofaszialem Schmerz im nichtdominanten Arm. Der Mittelfinger der dominanten rechten Hand war schmerzfrei, konnte jedoch nicht weiter als 90° gebeugt werden. Nach dem Grund befragt, antwortete der Patient: „Ich habe mir diesen Finger gebrochen, als ich noch ein Junge war, vor 50 Jahren. Seither ist das Gelenk blockiert."

Während der Patient noch sprach, wurde der Finger behutsam untersucht, und es stellte sich heraus, dass er sich durchaus flektieren ließ. Im M. extensor digitorum longus fanden sich latente Triggerpunkte, die die Bewegung einschränkten, jedoch keine Schmerzen verursachten. Die Muskeln des Mannes hatten gelernt, diesen Teil des Körpers zu schützen. Es genügte eine kurze Behandlung durch Sprühen und Dehnen, und der Finger war wieder uneingeschränkt flektierbar. Wie sich herausstellte, wurde die nichtdominante linke Hand durch die Funktionsstörung der dominanten rechten Hand kompensatorisch überlastet und hatte ein myofasziales Schmerzsyndrom entwickelt.

Zeitliche Manifestation

Myofasziale Triggerpunkte können persistierende, intermittierende oder keine Schmerzen hervorrufen [172]. Entsprechend unterschiedlich präsentieren sich auch die diagnostisch verwertbaren Symptome. Patienten mit *persistierenden* Schmerzen auf Grund von Triggerpunkten sind sich im Allgemeinen nicht bewusst, welche Tätigkeiten den Schmerz verstärken. Die Schmerzen sind dermaßen intensiv, dass eine Verstärkung kaum mehr ins Gewicht fällt und daher auch nicht mit auslösenden Faktoren in Zusammenhang gebracht wird. Außerdem sind sie sich zwar der erhöhten Druckempfindlichkeit im Bereich des Triggerpunktes vielleicht bewusst, spüren jedoch keine Veränderung des Übertragungsschmerzes, wenn Druck auf den Triggerpunkt ausgeübt wird. Dies erklärt sich teilweise durch die extreme Hypersensibilität des Triggerpunktes, wodurch die Schmerztoleranzgrenze schon mit geringfügigem Druck überschritten wird.

Bei den meisten Patienten mit aktiven Triggerpunkten treten die Schmerzen intermittierend auf, werden meist durch bestimmte Bewegungen verstärkt und gelegentlich in bestimmten Körperhaltungen zumindest zeitweilig gelindert. Diese Patienten erleben gelegentlich schmerzfrei Tage, vor allem, wenn ein Zusammenhang zwischen dem Schmerz und muskulärer Überforderung am Arbeitsplatz besteht. Im Allgemeinen wissen sie, welche Bewegungen den Schmerz verstärken, und in welchen Positionen oder Situationen sie Erleichterung finden. Der Patient muss lernen, nicht spartanisch mit sich umzugehen, nicht „den Harten" herauszukehren, sondern den überlasteten Muskel oder die überlasteten Muskeln vor unnötiger Anstrengung zu schützen. Diese Patienten sind das ideale Klientel für eine Patientenschulung, denn sie können lernen, auf ihre Muskeln zu „hören" und sich angemessen zu verhalten.

Latente Triggerpunkte machen nicht durch Schmerzen auf sich aufmerksam, sondern müssen anhand von Veränderungen der Körperhaltung, Funktionsstörungen der Muskeln und auf dem Wege einer körperlichen Untersuchung aufgespürt werden.

Arzt und Patient sollten wissen, dass Schmerzen mit einer Verzögerung von 12–20 Stunden nachdem Muskeln überlastet und dadurch Triggerpunkte aktiviert wurden auftreten können.

Auf Grund dieses zeitlichen Abstandes wird der Zusammenhang mit dem schmerzauslösenden Triggerpunkt schnell übersehen. Wird zusätzlich ein latenter Triggerpunkt aktiviert, macht sich der Schmerz meist unmittelbar bemerkbar. Sobald ein Patient schwere Schmerzrezidive in Abständen von wenigen Tagen erlebt, sollte der Arzt eine episodische Hypoglykämie in Betracht ziehen. Dabei sollte sich ein Zusammenhang zwischen Auftreten des Schmerzes und Nahrungsaufnahme und/oder körperlicher Betätigung nachweisen lassen. Die Glukosetoleranz des Patienten sollte auf Überreaktionen untersucht werden. Die Energiekrise am Triggerpunkt verschärft sich, wenn die systemische Energieversorgung deutlich herabgesetzt ist.

Durch Festhalten der Schmerzmuster in der Körperskizze des Patienten bei einer Reihe von Besuchen kann der Arzt Fortschritte sichtbar machen: Manche Schmerzareale verschwinden vollständig, andere schrumpfen. Ein neues Schmerzareal kann auftreten, weil sich ein weniger aktiver Triggerpunkt nach Linderung schwerer Schmerzen durch einen anderen in derselben funktionellen Einheit „demaskiert".

Ungefähr zu der Zeit, als Travell [172] die oben wiedergegebene klinische Beschreibung veröffentlichte, wiesen andere Autoren experimentell nach, dass Patienten mit latenten Triggerpunkten gelegentlich lokal auftretende und übertragene Druckschmerzhaftigkeit empfinden [177]. Zudem ist das Bewegungsausmaß durch Beschwerden eingeschränkt. Da die Patienten jedoch Bewegungen vermeiden, die Missempfindungen auslösen, werden sie nicht wegen eines Schmerzsyndroms vorstellig. Es ist jedoch nicht nur die Funktion des jeweiligen Muskels beeinträchtigt, der latente Triggerpunkt kann die motorische Funktionsstörung auch in andere Muskeln leiten, ohne Schmerzen zu verursachen. Auf Grund der Schmerzfreiheit wird oft nicht bedacht, dass ein latenter Triggerpunkt für die übertragene motorische Funktionsstörung verantwortlich sein könnte. Dies ist oft bei der Kaumuskulatur der Fall.

Myofaszialer Schmerz kann abrupt oder allmählich einsetzen. Nach *abruptem Beginn* erinnert sich der Patient genau, wann der Schmerz erstmalig auftrat, und kann das entsprechende Ereignis oder die Bewegung exakt beschreiben – z. B. wie er hinter sich griff, um einen Gegenstand zu erreichen. Allmählich einsetzender Schmerz ist meistens auf eine chronische Überlastung der Muskeln zurückzuführen. Myofaszialer Schmerz kann auch im Verlauf einer Virusinfektion, im Anschluss daran oder im Gefolge einer viszeralen Erkrankung auftreten. Er kann auf psychogenen Stress zurückzuführen sein und sich im Rahmen einer Reizung der zuständigen Nervenwurzel entwickeln [31, 32].

Unabhängig von einem abrupten oder allmählichen Beginn wird Übertragungsschmerz von den Patienten als gleichbleibend, tief und dumpf, selten als brennend beschrieben. Er ist von dem kribbelnden Schmerz und dem Taubheitsgefühl zu unterscheiden, wie sie für Parästhesien und Dysästhesien im Zusammenhang mit einer Kompression peripherer Nerven oder bei Nervenwurzelreizung typisch sind. Zwei Hautmuskeln allerdings, das Platysma und der M. palmaris longus, übertragen ein oberflächliches Gefühl wie von Nadelstichen. Klopfender Schmerz ist eher auf eine Gefäßerkrankung oder -funktionsstörung zurückzuführen. Gelegentlich lösen myofasziale Triggerpunkte einen scharfen, schneidenden, blitzartig auftretenden Schmerz aus.

Wenn Triggerpunkte aus verschiedenen Muskeln Schmerz in ein bestimmtes Areal übertragen, z. B. in die Schulter oder in einen von Natur aus empfindlichen Bereich wie die Mamille, kann die Übertragungszone schon bei der geringsten Berührung überempfindlich reagieren, und extrem empfindlich auf Druck.

Ein unabdingbarer Teil der Anamnese sollte der Ermittlung von Tätigkeiten und Körperhaltungen dienen, die den Schmerz verstärken oder lindern. Folgende Faktoren führen bei myofaszialen Triggerpunkten typischerweise zur *Schmerzverstärkung:*

- Anstrengender Gebrauch des Muskels, insbesondere in der angenäherten Stellung. Die exakte Beschreibung der Bewegung, die den Schmerz verstärkt, liefert einen wichtigen Hinweis auf den von Triggerpunkten betroffenen Muskel.
- Passive Dehnung des Muskels. Aktive Dehnung durch willkürliche Kontraktion des Antagonisten verursacht dagegen nicht notwendigerweise Schmerzen, da der Patient unbewusst lernt, diese Bewegung zu beschränken. Er ist sich des reduzierten Bewegungsausmaßes und der „Schwäche" bewusst, nimmt den betroffenen Muskel jedoch vielleicht nicht als schmerzhaft wahr.
- Druck auf den Triggerpunkt.
- Haltung des betroffenen Muskels für längere Zeit in der angenäherten Stellung. Schmerz und Steifigkeit sind oft am unangenehmsten,

wenn der Patient morgens aufsteht, oder wenn er sich nach längerem, unbeweglichen Sitzen vom Stuhl erhebt.
- Anhaltende oder wiederholte Kontraktionen des betroffenen Muskels.
- Kaltes, feuchtes Wetter, Virusinfektionen und Phasen ausgeprägter nervlicher Anspannung.
- Zugluft, insbesondere wenn der Muskel ermüdet ist.

Folgende Faktoren *verringern* den myofaszialen Schmerz:
- Kurze Ruhephasen.
- Langsames, stetiges, passives Dehnen des betroffenen Muskels. Besonders günstig ist es, wenn der Patient dabei unter einer heißen Dusche oder in warmem Badewasser sitzt.
- Anwendung von feuchter Wärme über dem Triggerpunkt. Über der Schmerzübertragungszone ist solch eine Anwendung weniger erfolgreich.
- *Kurze* Phasen leichter körperlicher Betätigung (keine isometrischen Kontraktionen).
- Spezifische myofasziale Therapie (Kapitel 3.12 und 3.13).

Wenn während der Behandlung ein neuer Schmerz auftritt, muss dieser für sich betrachtet und diagnostiziert werden. Er kann andere als myofasziale Ursachen haben.

3.6.2 Einschränkung des Bewegungsausmaßes

Selten ist dies das Hauptsymptom, aber es handelt sich um eines der wesentlichen Merkmale von Triggerpunkten. Die Einschränkung ist sofort offensichtlich, weil der Muskel schmerzt, wenn er zu voller Länge gedehnt wird. Bewegungseinschränkung und Steifigkeit sind morgens am ausgeprägtesten und treten im Tagesverlauf nach Phasen übermäßiger körperlicher Aktivität oder Immobilität wieder auf. Die schmerzhafte Steifigkeit dürfte auf die anormale Spannung in den palpierbaren Faserbündeln und die spannungsinduzierte Empfindlichkeit an den Ansatzstellen dieser verspannten Bündel zurückgehen.

3.6.3 Schwäche

Oft wissen die Patienten, dass sie durch eine gewisse Schwäche an bestimmten Bewegungen gehindert werden, etwa wenn sie Milch aus einem Tetrapack einschenken, einen Türknopf drehen oder eine Einkaufstüte in einem Arm tragen wollen. Hieraus lässt sich ableiten, welche Muskeln betroffen sind. Der Muskel lernt, seine Kontraktionskraft so zu begrenzen, dass die Schmerzschwelle des zentralen oder des Insertionstriggerpunktes nicht überschritten wird.

Der Schwäche kann auch eine Inhibition durch einen Triggerpunkt in einem anderen Muskel zu Grunde liegen (z. B. werden die anterioren Fasern des M. deltoideus durch einen Triggerpunkt im M. infraspinatus inhibiert) [64].

3.6.4 Andere schmerzlose Symptome

Manche Patienten erwähnen übermäßige Tränensekretion, Nasensekretion, pilomotorische Aktivität und gelegentlich Veränderungen der Schweißabsonderung. Selten jedoch werden diese Symptome mit Triggerpunkten in Verbindung gebracht. Auf Grund einer reflektorischen Vasokonstriktion kann sich eine Extremität kälter anfühlen als die andere Seite. Der Untersucher sollte auf Symptome wie Haltungsschwindel, gestörte Raumorientierung und Gewichtswahrnehmung achten. Diesen Phänomenen können myofasziale Triggerpunkte zu Grunde liegen. In manchen Fällen sind sie für bestimmte Muskeln spezifisch, in anderen nicht.

3.6.5 Depression

Chronischer Schmerz ist anerkanntermaßen ein wichtiger Faktor in der Entstehung von Depressionen. Diese wiederum können die Schmerzschwelle senken, die Schmerzempfindung intensivieren und die Reaktion auf die spezifische myofasziale Therapie beeinträchtigen. Patienten mit seit Monaten oder Jahren anhaltenden myofaszialen Schmerzen haben mit einiger Wahrscheinlichkeit eine sekundäre Depression entwickelt, leiden unter Schlafstörungen und haben ihre Alltagsaktivitäten und ihr Bewegungsprogramm eingeschränkt. Die Reduktion der körperlichen Bewegung und die vermehrte psychische Spannung verschlimmern die Triggerpunktsymptomatik, und initiieren einen Teufelskreis. *Alle* einschlägigen Faktoren müssen erkannt und Gegenmaßnahmen ergriffen werden.

Eine Depression darf nicht verkannt werden. Unbehandelt oder nicht ausreichend behandelt verhindert sie eine Genesung von myofaszialen Syndromen. Eine Vielzahl diagnostischer Anhaltspunkte sollte den Untersucher aufmerksam

machen. Zu den physiologischen Befunden zählen: Schlaflosigkeit, Anorexie und Gewichtsverlust, Impotenz oder herabgesetzte Libido sowie Sehstörungen. Unter den psychischen Symptomen sind zu nennen: eine gedrückte Stimmung, Todes- oder Suizidgedanken und starke Schuldgefühle. Weitere klinische Anzeichen sind Konzentrationsstörungen, Gedächtnisschwäche, Unentschlossenheit, undeutliches Sprechen und negative Reaktion auf alle Vorschläge. Der Patient vernachlässigt seine sozialen Kontakte, verliert das Interesse an einstigen Lieblingsbeschäftigungen, zeigt unzulängliche Leistungen am Arbeitsplatz und vernachlässigt sein Äußeres und die Körperpflege.

Ein Folsäure- oder Pyridoxinmangel (Vitamin B_6) und eine Schilddrüsenunterfunktion verschlimmern depressive Zustände erheblich und können sich zudem negativ auf neuromuskuläre Reizbarkeit und Triggerpunktschmerzen auswirken. Im Zuge der Problemanalyse sollte sich der Untersucher fragen: „Welches sind die persönlichen Charakteristika dieses Schmerzpatienten?" Und nicht nur: „Welche Triggerpunktproblematik liegt bei diesem Patienten vor?"

Patienten, die eine Depression entwickeln, geben an, dass sie sich weniger bewegen und ihre Aktivitäten zurückschrauben, um Schmerzen zu vermeiden. Nach wenigen Wochen haben sie ihr bisheriges Trainingsprogramm aufgegeben. Dadurch werden die ungedehnten Muskeln zunehmend leistungsschwächer und reizanfälliger, wodurch Triggerpunkte leichter entstehen können und schlechter zu therapieren sind.

3.6.6 Schlafstörungen

Im Rahmen einer sorgfältigen Anamnese wird abgeklärt, wie ernst und von welcher Art die Schlafstörungen sind. Depressive Patienten schlafen meistens schnell ein, wachen jedoch nachts auf und finden dann nur schwer wieder Schlaf. Beim Aufstehen am Morgen sind sie müder als beim Schlafengehen, wodurch der Verdacht einer Fibromyalgie entsteht. Manche Patienten werden durch myofaszialen Schmerz andere durch Geräusche geweckt. Auf beides muss ursachenspezifisch eingegangen werden.

3.6.7 Prognose

Akuter myofaszialer Schmerz bei Triggerpunkten, die sich auf eindeutige Überlastung eines Muskels zurückführen lassen, kann normalerweise restlos behoben und die Funktionsfähigkeit des Muskels vollständig wiederhergestellt werden. Je länger der zeitliche Abstand zwischen dem akuten Auftreten des Schmerzes und dem Behandlungsbeginn ist, um so mehr Behandlungseinheiten sind über einen längeren Zeitraum erforderlich [73].

Patienten, deren Übertragungsschmerzmuster von einem Triggerpunkt monatelang oder länger stabil geblieben ist und sich nicht auf andere Muskeln ausgeweitet hat, sprechen auf die Behandlung voraussichtlich besser an als solche, deren Symptome sich progredient verschlechtern. Wenn sich der Schmerz ausbreitet und immer mehr Muskeln in das Geschehen einbezogen werden, sind vorab zahlreiche begünstigende Faktoren zu beheben, bevor die spezifische myofasziale Therapie eine dauerhafte Besserung schaffen kann.

3.7 Aktivierung und Aufrechterhaltung von Triggerpunkten

Nachstehend soll sowohl auf akute auslösende Ereignisse im Vorfeld des plötzlich auftretenden Schmerzes als auch auf chronische Belastungsfaktoren eingegangen werden, die wahrscheinlich zur schleichenden Entstehung von Triggerpunkten führen. Einmalige traumatische Vorfälle können Triggerpunkte aktivieren, werden sie jedoch nicht aufrecht erhalten. Dies erfolgt durch andere Faktoren, die in Kapitel 4 besprochen werden. Bei einer chronischen Überlastung der Muskulatur können dagegen Triggerpunkte aktiviert und aufrecht erhalten werden. Dann wirken die Belastungsfaktoren der Muskeln als aktivierende und begünstigende Faktoren. Unter klinischem Gesichtspunkt kann die unterschiedliche Entstehung zu unterschiedlichen Problemen führen, auf die mit differenzierten therapeutischen Überlegungen und Verfahren reagiert werden muss. Daher werden der akute und schleichende Beginn der Triggerpunktsymptomatik im folgenden Abschnitt getrennt besprochen.

3.7.1 Akuter Beginn

Auf die Frage, „erinnern Sie sich, wann der Schmerz einsetzte?" werden die meisten Patienten entweder eindeutig positiv oder unklar negativ antworten. Bei einer positiven Antwort kann der Untersucher anhand der detaillierten Beschreibung von Körperhaltung und Bewegungen zum kritischen Zeitpunkt abschätzen, wie stark die verschiedenen Muskeln überlastet waren. Manchmal tritt der Schmerz im Augenblick der Belastung auf. Andere Patienten wiederum erinnern sich nur, dass „etwas passierte". Vielleicht hörten sie ein „Schnappen", aber der Schmerz setzte erst einige Stunden später allmählich ein und steigerte sich im Verlauf von 12–24 Stunden auf ein Maximum. Beide Varianten werden als akuter Beginn mit singulärem auslösendem Ereignis gewertet. Der verzögerte Beginn kann auf eine zusätzliche Verletzung von Weichteilgewebe zurückgehen (wie in Kapitel 41 beschrieben). Dadurch kann es zu reflexhaften Spasmen und zur Entstehung von sekundären Triggerpunkten kommen.

Folgende mechanische Belastungsfaktoren können myofasziale Triggerpunkte akut *aktivieren*: Distorsionsbewegungen, Verkehrsunfälle, Stürze, Frakturen (einschließlich Abrissfrakturen), Torsion und Dislokation von Gelenken oder eine direkte Traumatisierung des Muskels. Zum akuten Beginn kann es auch bei übermäßiger oder ungewohnter körperlicher Betätigung kommen, z. B. wenn man Umzugskartons packt und bewegt [165]. Myofasziale Triggerpunkte mit einer derartigen, einmaligen Ursache sind normalerweise problemlos zu inaktivieren, sobald die assoziierte Weichteilverletzung ausgeheilt ist. Unbehandelt kann der Triggerpunkt dagegen jahrelang fortbestehen.

Unter Umständen wird ein latenter Triggerpunkt durch eine versehentlich intramuskuläre Injektion in sein Areal aktiviert [163, 166]. Sobald die Kanülenspitze den Triggerpunkt erreicht spürt der Patient einen lokalisierten Schmerz bevor die Injektionslösung austritt. Wird dann die Injektion einige Sekunden lang verzögert, lässt sich dieser Schmerz von einem anderen, intensiven Übertragungsschmerz unterscheiden. Er tritt auf, wenn der Triggerpunkt durch ein lokal reizendes Medikament aktiviert wird. Es empfiehlt sich, ein Injektionsfeld auf Druckschmerzhaftigkeit zu palpieren, bevor die Kanüle eingestochen wird, und diese zu verschieben, falls eine durch Triggerpunkte bedingte Empfindlichkeit auftritt. Durch Zugabe von Procain (0,5%ig) zur Injektionslösung lässt sich die Aktivierung latenter Triggerpunkte vermeiden. Durch das Procain wird auch der Injektionsschmerz vermindert, der nach trockener Nadelung auftritt [67].

Latente Triggerpunkte können versehentlich während einer Therapie aus Sprühen und Dehnen aktiviert werden, denn während eine Muskelgruppe passiv gedehnt wird, verkürzen sich die Antagonisten mehr als gewöhnlich. Glücklicherweise lassen sich auf solche Weise aktivierte latente Triggerpunkte in den Antagonisten umgehend inaktivieren, indem man nun auch sie der Sprüh- und Dehntherapie unterzieht.

Wenn ein besonders aktiver Triggerpunkt infiltriert wird, kann der intensive Übertragungsschmerz latente Triggerpunkte in der Übertragungszone aktivieren. Beispielhaft sei die Infiltration der Mm. scaleni genannt, wodurch Triggerpunkte im M. brachialis aktiviert werden können. Dies kann zur Kompression des N. radialis mit Parästhesien und Kribbeln im Daumen führen. Außerdem kann eine Übertragung nach einem akuten viszeralen Geschehen, etwa einem Myokardinfarkt oder einer Appendizitis, Triggerpunkte im schmerzhaften Bereich der Brustkorbwand oder der Bauchdecke aktivieren [165].

Latente Triggerpunkte in ermüdeten Muskeln, insbesondere in Wade, Nacken oder Schultern, werden bei direkter Kühlung der Haut durch die Zugluft einer Klimaanlage oder bei offenem Autofenster aktiviert.

3.7.2 Schleichender Beginn

Oft ist schwierig zu ermitteln, was zur Bildung von aktiven Triggerpunkten geführt hat, wenn sie sich allmählich infolge chronischer Überlastung entwickelt haben. Die präzise Ursachenbestimmung ist jedoch wichtig, weil chronische Überlastung die Triggerpunkte aufrecht erhält und sogar verstärken kann. Zur Dauerbelastung der Muskeln auf Grund von Fehlhaltungen kommt es oft durch die Situation am Arbeitsplatz: Häufig ist die Sitzhaltung nachlässig, und der Körper sinkt in sich zusammen, oder eine Tastatur steht so hoch, dass sie nur bedient werden kann, indem man die Schultern hoch zieht. Wenn die Belastungsquelle nicht offensichtlich ist, muss der Patient dazu beitragen, sie herauszufinden. Er wird informiert, welche Art von Bewegung den betroffenen Muskel überlastet, und hat dann die Aufgabe herauszufinden, wann es in seinem Tagesablauf zu diesen Bewegungen kommt. Außerdem sollte er darauf achten, welche Tätigkeiten oder Bewegungen den Übertragungsschmerz verstärken, sodass er sie unterlassen oder gegebenenfalls auf eine weniger anstrengende Weise verrichten kann. Es lohnt den Zeitaufwand, genau zu bestimmen, was die Triggerpunkte aktivierte, da sich so Rezidive verhindern lassen, frustrierende Behand-

lungszeit eingespart und ein Therapieversagen verhindert werden kann.

Synergistisch wirkende Muskeln werden überlastet, weil sie die Arbeit des betroffenen Muskels übernehmen oder ihn durch einen Hartspann sozusagen schienen. Dadurch sind sie anfällig für die Bildung von Triggerpunkten.

In einem Muskel, der über einen längeren Zeitraum in der angenäherten Stellung immobilisiert wird, kommt es häufiger zur Entwicklung von aktiven Triggerpunkten [165]. Dies ließ sich an Patienten mit einer akuten Koronarthrombose zeigen. Wenn sie im Bett flach gelagert und nicht regelmäßig mit sanfter, aktiver Gymnastik für die obere Extremität beübt wurden, kam es bei ihnen vermehrt zum schmerzhaften Syndrom der „frozen shoulder" [169].

Triggerpunkte sind außerdem die bevorzugte Folge von Nervenkompressionen, wie sie bei einem Dikusprolaps vorkommen können. Sie treten in den Muskeln auf, die von der komprimierten Nervenwurzel versorgt werden (Wurzelkompressionssyndrom) [165, 190]. Auch weniger schwer wiegende Radikulopathien können Triggerpunkte aktivieren [31, 32].

Die „nervöse Anspannung", die bei emotionalem Stress oder psychischer Anspannung auftritt, kann zur Bildung von Triggerpunkten führen [80, 96, 165]. Damit assoziiert ist eine vermehrte Aktivität der Triggerpunkte [97, 116], die wahrscheinlich durch das autonome Nervensystem vermittelt wird.

Muskelschmerzsyndrome sind häufig bei Patienten zu beobachten, die unter Virusinfektionen, einschließlich akuter Infektionen der oberen Atemwege leiden [38].

3.8 Untersuchung des Patienten

In diesem Abschnitt wird die Untersuchung des Patienten auf Funktionsstörungen und weitere Phänomene als typischen Begleiterscheinungen von Triggerpunkten erörtert. Wir setzen voraus, dass der Untersucher eine eingehende Anamnese erhoben und eine allgemeinmedizinische Basisuntersuchung vorgenommen hat, wobei er besonders auf neurologische Funktionen geachtet hat und neurologische Ursachen streng vom Triggerpunktgeschehen getrennt hat. Die spezifische Untersuchung eines Muskels auf Anzeichen für Triggerpunkte wird in Kapitel 3.9 besprochen. In Kapitel 3.8 wird zwischen primären und sekundären Triggerpunktfolgen unterschieden. Erstere sind direkte Folge der Triggerpunktpathophysiologie, letztere werden durch die Triggerpunktaktivität hervorgerufen. Es ist wichtig, sich diese Grundsätze klar zu machen, denn alle Patienten sind unterschiedlich. Lediglich eineiige Zwillinge verfügen über ein identisches Genom, aber keine zwei Menschen sind im Verlaufe ihrer Entwicklung identischen Umwelteinflüssen ausgesetzt. Selbst bei eineiigen Zwillingen weichen die Fingerabdrücke ab. Für die Behandlung von muskuloskelettalen Schmerzen gibt es kein Allheilmittel.

3.8.1 Beweglichkeit und Körperhaltung des Patienten

Der Untersucher sollte die spontanen Bewegungen und Körperhaltungen des Patienten beobachten, während dieser sich im Raum bewegt, sitzt oder Kleidungsstücke ablegt (siehe die Ausführungen zu Körperhaltung und Bewegungen in Kapitel 41.3). Menschen mit schmerzhaft aktiven Triggerpunkten bewegen sich im Allgemeinen langsam und vorsichtig. Sie vermeiden Bewegungen, die die Triggerpunkte enthaltenden Muskeln dehnen oder stärker beanspruchen könnten. Gelegentlich versuchen sie, durch Triggerpunkte in derselben oder anderen Partien reflexiv inhibierte und daher geschwächte Muskeln durch kompensatorische Bewegungen zu entlasten. Nachstehend sind Schlüsselfragen zu den Beobachtungen aufgeführt: Benutzt der Patient beide Hände und Arme im vollen Bewegungsausmaß? Dreht der Patient eher den gesamten Körper als nur den Kopf, wenn er sich umsieht? Ist die Wirbelsäule im Sitzen gekrümmt, und steht eine Schulter tiefer als die andere? Ist das Gesicht symmetrisch? Verschafft sich der Patient durch spontane Dehnbewegungen Erleichterung. Wenn ja, welche Muskeln werden dabei gedehnt?

3.8.2 Neuromuskuläre Funktionen

In diesem Unterabschnitt werden die Untersuchungen auf eingeschränktes Bewegungsausmaß, Schwäche, verzerrte Gewichtswahrnehmung und schwache Muskeleigenreflexe besprochen. Eine verringerte Dehnbarkeit ist die primäre Folge vermehrter Muskelspannung und der durch den Triggerpunktmechanismus

ausgelösten Muskelverkürzung. Zu der Dehnbarkeitseinschränkung tritt sekundär der Schmerz auf Grund der Sensibilisierung von Nozizeptoren im Bereich von zentralen und Insertionstriggerpunkten. Schwäche dagegen tritt sekundär bei einer motorischen reflektorischen Inhibition auf, die von Triggerpunkten in demselben oder in anderen Muskeln ausgelöst wird.

Bei manchen Menschen ist die Muskelkoordination von Natur aus wenig ausgeprägt. Sie bewegen sich ruckhaft und hastig. Andere wiederum sind hyperton. In diesen Fällen weisen die Antagonisten ständig eine unnötige Restspannung auf. Diese Patienten sind besonders schwer zu behandeln, da sie immer zum Fehl- oder Missgebrauch ihrer Muskeln neigen. Die Muskeln sehr gut koordinierter Sportler lernen dagegen schnell, bestimmte Bewegungen zu hemmen. Sie vermeiden dadurch Schmerzen um den Preis der Abschwächung. Bei problemgemäßer Behandlung können diese sportlichen Patienten ihre normale Muskelfunktion jedoch meist rasch wiederherstellen.

Bewegungseinschränkung

Ein Muskel mit aktiven Triggerpunkten ist funktionell verkürzt und in bestimmtem Umfange geschwächt. Versuche, ihn auf seine vollständige Länge zu dehnen, rufen Schmerzen hervor, noch bevor die Normallänge erreicht ist. Diese schmerzhafte Einschränkung der passiven Dehnbarkeit ist schnell durch eine Übersichtsuntersuchung festzustellen. Es zeigt sich meist keine Einschränkung, wenn die Gelenkpartner einander angenähert werden. Eine zusätzliche Kontraktion in dieser Stellung ist jedoch wahrscheinlich schmerzhaft. Macdonald hat die typische Schmerzhaftigkeit bei Dehnung in die eine und Kontraktion in die andere Richtung für zehn Muskeln beschrieben [109]. Jede schnell ausgeführte Bewegung, die die Spannung im Muskel entweder durch Dehnung oder durch Kontraktion steigert, kann Schmerzen hervorrufen.

Boeve empfiehlt, bei der Untersuchung folgende Aspekte zu berücksichtigen, um aktive oder latente Triggerpunkte zu identifizieren, die das Bewegungsausmaß beeinträchtigen und dadurch zur Funktionsstörung beitragen: 1) die Bestimmung einer Bewegungseinschränkung durch Testbewegungen für ein bestimmtes Segment; 2) die Aufnahme einer Vorspannung bis zum Einsetzen des Widerstands, bevor die Stellung geändert wird; 3) die Frage an den Patienten, *wo genau* die Muskelspannung oder Schmerzen auftreten; 4) die Palpation *dieser*

Stelle auf ein verspanntes Muskelfaserbündel oder einen Triggerpunkt. Boeve bezeichnet die auf diese Weise identifizierten Triggerpunkte als *relevant*. Diese Triggerpunkte können Funktionsstörungen mit und ohne begleitende Schmerzen hervorrufen [18].

Beim Übersichtstest auf Bewegungseinschränkungen in der Kopf- und Halsmuskulatur sollte der sitzende Patient das Kinn fest auf die Brust pressen, direkt an die Decke blicken und den Kopf um mindestens 90° drehen können, sodass sein Kinn über dem Akromion steht. Außerdem sollte er ein Ohr der Schulter derselben Seite annähern können, ohne diese hoch zu ziehen. Die Muskulatur der Schultergürtels wird überprüft (Abb. 18.2), indem der Arm *hinter* den Kopf herum geführt und die Hand dem Mund angenähert wird. Der Mund sollte zumindest zur Hälfte abgedeckt werden können. Wenn die Hand zum Schulterblatt geführt wird (Abb. 22.3) erreichen die Fingerspitzen der nichtdominanten Seite normalerweise die Spina des kontralateralen Schulterblattes, während die dominante Hand in der Regel 1–2 cm weniger weit reicht. Wenn die Hand hinter dem Kopf zum Mund geführt wird, schränken eher Triggerpunkte im M. subscapularis die Bewegung ein als solche in anderen Schultermuskeln. Triggerpunkte in den Mm. infraspinatus und der Pars anterior m. deltoideus sind verantwortlich, wenn die Hand nicht zum Schulterblatt geführt werden kann. Supination und Pronation des Unterarmes werden ebenfalls geprüft. Liegt dort eine Bewegungseinschränkung vor, können die Schultermuskeln beim Kompensationsversuch überlastet werden.

Steifigkeit und relativ schmerzfreie aber progrediente Bewegungseinschränkung, wie sie für alte, hinfällige Menschen kennzeichnend sind, gehen oft auf latente Triggerpunkte zurück. Latente Triggerpunkte verursachen keinen spontanen Übertragungsschmerz. Sie führen zur Muskelverkürzung und limitieren die Dehnbarkeit eines Muskels, ohne dass sich der Patient einer Einschränkung bewusst wird, da die Muskeln gelernt haben, das Bewegungsausmaß auf den schmerzfreien Bereich zu begrenzen. Diese Triggerpunkte sprechen auf die spezifische myofasziale Therapie und das übliche Dehnungsprogramm ebenso gut an wie aktive Triggerpunkte. Somit lässt sich dieses Anzeichen der Altershinfälligkeit mildern.

Bei der passiven Untersuchung ist das Bewegungsausmaß eines Muskels, der Triggerpunkte enthält, in der *Annäherung* nicht eingeschränkt. Dieser Muskel toleriert jedoch eine längere Ruhephase in der angenäherten Stellung schlecht und verursacht einen krampfartigen Schmerz, wenn er in dieser Stellung willkürlich kontrahiert wird. Der Schmerz ist aus der intensivierten Verkürzung an den Kontraktionsknoten erklärbar, die für das Triggerpunktphänomen verantwortlich sind: Sobald der Muskel in die angenäherte Stellung gebracht wird, verringert sich der Tonus des verspannten Faserbündels. Dadurch ist eine weitere Kontraktion der Sarkomere im Bereich des Kontraktionsknotens möglich, was den Energiebedarf erhöht und die lokale Energiekrise verschärft. Hierauf wiederum reagieren die lokalen Nozizeptoren mit erhöhter Empfindlichkeit (Kapitel 2.4). Wird jedoch der Muskel in der verlängerten Stellung sanft kontrahiert, müsste sich die Sarkomerlänge in allen Muskelfasern mit ihren Kontraktionsknoten normalisieren. Damit würde die Wiederherstellung eingeleitet.

Der Skalenus-Krampftest (Abb. 20.4) ist ein Beispiel dafür, wie durch Kontraktion eines Muskels mit Triggerpunkten in der angenäherten Position Krämpfe ausgelöst werden. Triggerpunkte in einem der Mm. scaleni können derartige Krämpfe hervorrufen und überdies eine Schwäche und ein eingeschränktes Bewegungsausmaß des M. extensor digitorum nach sich ziehen, wie der Finger-Flexionstest zeigt (Abb. 20.6). Die Schwäche lässt sich durch eine reflektorische motorische Inhibition erklären, die von Triggerpunkten in den Mm. scaleni zum M. extensor digitorum übertragen wird. Die Einschränkung des Bewegungsausmaßes geht von Satellitentriggerpunkten im M. extensor digitorum aus, die vom auslösenden Triggerpunkt in den Mm. scaleni abhängen. Diese übertragenen motorischen Phänomene sind dem Übertragungsschmerz von Triggerpunkten in den Mm. scaleni in dieselbe Region vergleichbar.

Schwäche

Der Arzt darf sich nicht nur auf die offensichtlich Funktionsschwäche eines Muskels konzentrieren und davon ausgehen, mit gezielten Kräftigungsübungen sei es getan. *Er muss herausfinden, weshalb der Muskel geschwächt ist und welche Art von Schwäche vorliegt.* Myofasziale Triggerpunkte, die zur Schwächung führen oder zu ihr beitragen, können in demselben Muskel und/oder in funktionell verwandten Muskeln liegen.

Eine durch Triggerpunkte hervorgerufene Schwäche wird durch Überprüfung des Muskels auf statische und dynamische Kraft festgestellt. Die Ergebnisse können stark differieren. Beim statischen Test der herkömmlichen Kraftmessung wird nur der untersuchte Muskel kontrahiert, was nur bei einer unmittelbar kortikalen Kontrolle der Kontraktion möglich ist. Im dynamischen Test wird die Muskelaktivität überprüft, während der Patient eine funktionell sinnvolle Aufgabe löst, die gelernt wurde und muskuläre Koordination erfordert. Solche Aktivitäten unterliegen weitgehend zerebraler Kontrolle und sind für eine Reflexinhibition sehr viel anfälliger. Man kann eine dynamische Schwäche in der Palpation erkennen. Die quantitative und zuverlässigere Messung erfolgt durch Ableitung eines Oberflächen-Elektromyogramms (EMG).

Es kann mehrere Gründe geben, weshalb der Patient bei einem statischen Test plötzlich seine Bemühungen abbricht: die schmerzhafte Belastung entfernter, stabilisierender Muskeln; die schmerzhafte Belastung des untersuchten Muskels; die plötzliche Inhibition kurz vor Erreichen der Belastungsschmerzgrenze, die der untersuchte Muskel zu erkennen „gelernt" hat. Mit einiger Mühe kann der Patient diese erlernte, schmerzabhängige Inhibition zumindest teilweise überspielen. Schmerzlokalisation und -ausmaß können im Zusammenhang mit diesem forcierten Krafttest zur Identifikation der inhibierenden Triggerpunkte beitragen. Sobald sie inaktiviert sind, kann die normale Kraft vollständig wiederhergestellt werden.

Die reflexinduzierte Schwäche dagegen, die im dynamischen Untersuchungsgang ermittelt wird, unterliegt nicht der direkten kortikalen Kontrolle. Daher müssen die verantwortlichen Triggerpunkte inaktiviert werden, und oft muss der Patient zusätzlich ein neues motorisches Verhalten erlernen und das vom Triggerpunkt aufgezwungene dysfunktionale, mangelhaft koordinierte Aktivitätsmuster „löschen".

Verzerrte Gewichtswahrnehmung
In Kapitel 7.8 wird ein Untersuchungsverfahren zur Bestimmung einer Verzerrung der Gewichtswahrnehmung bei Triggerpunkten im M. sternocleidomastoideus beschrieben. In Kapitel 5 wird der Verlust der Feinkoordination der Kaumuskulatur bei Triggerpunkten in den Muskeln dieser Gruppe dargestellt.

Schwache Muskeleigenreflexe
Myofasziale Triggerpunkte in einem Muskel können Muskeleigenreflexe abschwächen. Sie werden durch einen leichten Schlag auf die Sehne des jeweiligen Muskels ausgelöst. Am Beispiel eines schwachen oder sogar aufgehobenen Achillessehnenreflexes sei der Zusammenhang verdeutlicht: Sobald die verantwortlichen aktiven Triggerpunkte im M. soleus inaktiviert sind, gleicht sich der zuvor schwache Achillessehnenreflex innerhalb von Minuten dem der gesunden Seite an.

3.8.3 Übertragener Druckschmerz

Übertragungsschmerz und übertragene Druckschmerzen sind neurophysiologisch eng verwandt. Bei den meisten Untersuchungen an Tiermodellen, die im Hinblick auf den neurophysiologischen Mechanismus als relevant gelten, der dem Übertragungsschmerz zu Grunde liegt, handelt es sich tatsächlich um Untersuchungen zum übertragenen Druckschmerz [120, 145]. Uns ist lediglich eine Studie von Vecchiet et al. an Menschen bekannt [177], bei der aktive und latente Triggerpunkte untersucht wurden. (Druck auf erstere induzierte lokale und Übertragungsschmerzen, Druck auf latente Triggerpunkte rief lediglich einen lokalisierten Schmerz hervor.) Die Autoren untersuchten die Empfindlichkeit gegenüber einer elektrischen Reizung im Bereich des Triggerpunktes, in der Schmerzübertragungszone und in kontralateralen Kontrollgebieten. In allen Zonen wurde die Sensibilität gegenüber elektrischen Reizen subkutan, an der Haut und intramuskulär ermittelt. Sowohl für aktive als auch für latente Triggerpunkte war die Schmerzschwelle in der Triggerpunktregion und in der Schmerzübertragungszone niedrig. Besonders niedrig war sie bei aktiven Triggerpunkten, und hier wiederum am Triggerpunkt selbst niedriger als in der Schmerzübertragungszone. Die subkutanen Schwellenwerte zeigten dasselbe Muster, waren jedoch nur in der Umgebung der aktiveren Triggerpunkte deutlich erniedrigt. Die Schmerzschwelle war bei Patienten mit besonders aktiven Triggerpunkten immer auch besonders niedrig. Die Schmerzhaftigkeit der Übertragungszone steht in engem Zusammenhang mit der Reizbarkeit des Triggerpunktes.

Eine nachfolgende Studie kam zu ähnlichen Ergebnissen. Es wurden stark erniedrigte Schmerzschwellen an Triggerpunktlokalisationen in Haut, subkutanem und Muskelgewebe erwähnt, verglichen mit nicht affizierten Kontrollpunkten in einem anderen Muskel [178].

Von einem Triggerpunkt übertragene Druckschmerzen müssen von einer Erkrankung des Muskelansatzes abgegrenzt werden. Sie sind nicht umschrieben sondern manifestieren sich diffus im betroffenen Gebiet. Bei einer Erkrankung des Muskelansatzes trat der Druckschmerz spezifisch und umgrenzt an den Muskelansätzen auf. Falls es auf Grund eines zentralen Triggerpunktes zur Erkrankung des Muskelansatzes gekommen ist, ist die Druckschmerzhaftigkeit auf die Stelle begrenzt, wo die verspannten Faserbündel (des betreffenden Triggerpunktes) ansetzen.

3.8.4 Kutane und subkutane Symptome

Dermographismus

Dieses Phänomen wurde mit dem Fibrositissyndrom annähernd gleichgesetzt [91]. (Von Fibrositis wurde im Zusammenhang mit myofaszialen Triggerpunkten gesprochen.) Wir stellten Dermographismus am häufigsten an Nacken, Schultern und Rumpf und seltener an den Gliedmaßen fest, und zwar in der Haut über Muskeln mit einem aktiven myofaszialen Triggerpunkt. Die regelmäßige Anwendung eines Antihistaminikums kann notwendig sein. Uns sind keine experimentellen Studien bekannt, in denen dem Zusammenhang zwischen myofaszialen Triggerpunkten und diesem Phänomen nachgegangen wird. Hier besteht Forschungsbedarf.

Pannikulose

Abweichend von der früheren Anwendung des Begriffes der „Pannikulitis" [5, 114] und der später wahlweise mit Pannikulose und Pannikulitis bezeichneten *diffusen* subkutanen Verhärtungen [21], bezeichnet Pannikulitis in einem neueren Lehrbuch der Rheumatologie [126] eine knotige Beschaffenheit der Haut, die als Begleiterscheinung zum Erythema nodosum und nach Beendigung einer Kortikoidtherapie auftritt. Dies entspricht nicht dem Zustand, den wir als Pannikulose bezeichnen. Bei einer Pannikulose liegt eine ausgedehnte, flache Verdickung des subkutanen Bindegewebes mit erhöhter Festigkeit vor. Das Gewebe fühlt sich grob granulär an [21]. Entzündliche Prozesse sind nicht vorhanden. Eine Pannikulose wird im Allgemeinen festgestellt, weil die Haut überempfindlich ist, und weil sich das subkutane Bindegewebe nicht „rollen" lässt.

Für das Hautrollen wird eine Haut- und Unterhautfalte mit Daumen und Fingern abgehoben. Die Hand wird dann über die Körperoberfläche bewegt, indem die Hautfalte vorwärts gerollt wird, wie Maigne beschreibt und illustriert [111]. Die eigenartig gesprenkelte, mit Grübchen versehene Haut bei einer Panni-

kulose deutet auf den Verlust der normalen Elastizität des subkutanen Gewebes hin – von Turgor und Kongestion [114]. Diese „Orangenhaut" oder der Orangenschalen-Effekt und die anhaltenden Eindellungen beim „Streichholztest", jedoch ohne Hinweis auf ein eindellbares Ödem, wurden unter dem Begriff Trophödem für die Rückenhaut sehr anschaulich dargestellt [62]. Dorland definiert das Trophödem jedoch als „eine durch ein permanentes Ödem der Füße und Beine gekennzeichnete Krankheit" [3]. Dies entspricht dem von Gunn und Milbrandt beschriebenen Zustand [62].

Boos beobachtete einen Zusammenhang zwischen Pannikulose und den Symptomen von „Muskelrheumatismus", „Muskelhartspann" und „Myogelosen", da die topographische Verteilung der Pannikulose in diesen Fällen ähnlich ist [21]. McKeag betrachtet die Pannikulose als eine Form der Fibrositis [114]. Alle vier diagnostischen Begriffe wurden häufig zur Beschreibung von Befunden benutzt, die für myofasziale Triggerpunkte kennzeichnend sind. Boos vermerkt, dass frei bewegliches Hautgewebe eine Pannikulose ausschließt [21]. Wir finden Pannikulose etwa in derselben Verteilung und ebenso häufig wie Dermographismus (s.o.), jedoch nicht unbedingt bei denselben Patienten.

Eine Pannikulose muss von einer Adipositas dolorosa [21] und von der Fetthernienbildung [35, 114] abgegrenzt werden.

Es ist nicht bekannt, weshalb manche Patienten mit myofaszialen Triggerpunkten einen Dermographismus und/oder eine Pannikulose aufweisen, andere dagegen nicht. Es könnte sich um milde Erscheinungsformen eines Autoimmungeschehens handeln. Bei der Pannikulose weist das Unterhautgewebe eine erhöhte Festigkeit auf. Das Gewebe spricht in einer Weise auf die Anwendung eines die Barriere lösenden Drucks an, die an eine Thixotropie erinnert. Die erhöhte Gewebefestigkeit könnte mit der Aktivität des sympathischen Nervensystems zusammenhängen und scheint durch Kanäle mit dem Triggerpunktmechanismus zu interagieren. Eine Reihe von Behandlungseinheiten, bei denen die Technik des Hautrollens angewendet wird, kann die Pannikulose normalisieren und auch die Aktivität darunter liegender Triggerpunkte dämpfen, bzw. die Ansprechbarkeit der Triggerpunkte auf die spezifische Behandlung verbessern. Wünschenswert wäre eine gut angelegte Studie, um den Zusammenhang zwischen Triggerpunktaktivität und Pannikulose zu erforschen. Es könnten zunächst Triggerpunkte und Pannikulose getrennt therapiert werden, wobei die Kreuzwirkungen besonders zu beachten wären.

3.8.5 Kompressionstest

Wenn ein Patient nur während der Bewegung (nicht in Ruhe) über myofasziale Schmerzen klagt, kann man den Übertragungsschmerz gelegentlich unterbinden, indem man den verantwortlichen Muskel manuell komprimiert (während die Bewegung ausgeführt wird). Verursachen z. B. Triggerpunkte im M. sternocleidomastoideus beim Schluckakt Schmerzen, wird dieser unterdrückt und das Schlucken kurzfristig beschwerdefrei, indem man eine Hautfalte über dem Muskel fest zusammendrückt. In Kapitel 34.8 wird der Kompressionstest für die Handextensoren beschrieben. Triggerpunkte in diesen Muskeln machen das Zugreifen schmerzhaft. Schmerzen bei der Abduktion des Armes durch Triggerpunkte im oberen Anteil des M. trapezius werden durch festen Druck auf diese Muskelfasern gelindert. Dafür legt der Therapeut die Handfläche auf die Mittellinie des Schulterblattes und übt kräftigen Druck aus, während der Patient den Arm abduziert [89].

Dieser Kompressionstests kann dem Patienten verdeutlichen, dass seine Beschwerden myofaszialen Ursprungs sind, ohne zusätzliche Schmerzen zu provozieren. Patienten, die bereits von vielen Ärzten zahlreiche Erklärungen für ihre Schmerzen gehört haben, sind natürlich jeder weiteren und noch dazu fremden Auffassung gegenüber skeptisch. Indem man die Schmerzen zunächst durch Druck auf den Triggerpunkt steigert und anschließend durch den Kompressionstest lindert, sind sie davon zu überzeugen, dass die Schmerzen eindeutig myofaszialer Genese sind und auf die Behandlung ansprechen werden. Zwischen den neurologischen Mechanismen, die einerseits den Kompressionstest und andererseits das Sprühverfahren erfolgreich machen, könnte ein Zusammenhang bestehen. Es wäre lohnend, dem experimentell nachzugehen.

3.8.6 Gelenkspiel

Eine schmerzhafte Funktionsstörung der Gelenke geht oft auf den Verlust des Gelenkspiels zurück, der wiederum eindeutig in Beziehung zu myofaszialen Triggerpunkten steht. Jacobs und Falls betrachten diese Gelenkdysfunktion als eine wichtige Komponente osteopathischer Funktionsstörungen. Sie schreiben: „Die Wiederherstellung des Gelenkspiels scheint für eine erfolgreiche Mobilisation von Synovialgelenken mittels direkter oder indirekter Behandlungstechniken im Rahmen der osteopathischen Manipulation grundlegend zu sein" [79]. Die Untersuchung auf ein ausreichendes Gelenkspiel und die einschlägige Behandlung sind oft einfach durchzuführen. Die vollständige Wiederherstellung wird beschleunigt, wenn man die Patienten vor allem bei unvollständigem Bewegungsausmaß nach Inaktivierung der Triggerpunkt oder sofortiger Neubildung von Triggerpunkten unverzüglich nach einer Einschränkung des Gelenkspiels untersucht.

1964 beschrieb Menell, wie die Gelenke des Körpers auf einen Verlust des Gelenkspiels zu untersuchen sind und wie es wiederherzustellen ist [118]. Seither ist die Bedeutung des Gelenkspiels bei den Vertretern der Osteopathie [59, 79] und bei vielen Physiotherapeuten unumstritten, wird in anderen Kreisen jedoch oft nicht zur Kenntnis genommen. Das Gelenkspiel kann nicht durch willkürliche Muskeltätigkeit oder durch passive Bewegungen eines Gelenks in seinem funktionellen Umfang induziert werden. Es handelt sich hier um eine schmerzfreie zusätzliche Bewegung von entscheidender Bedeutung für die normale, schmerzfreie Gelenkfunktion. Es ist nur passiv durch einen Untersucher induzierbar und beträgt im Allgemeinen nur wenige Millimeter ungefähr senkrecht zu einer der Hauptbewegungsebenen des Gelenks. Das Gelenkspiel lässt sich oft von einem Praktiker durch eine einfache, sanfte Manipulation wiederherstellen, der in der Technik geschult ist.

■■■ 3.9 Untersuchung auf Triggerpunkte

Eine eingeschränkte Dehnbarkeit und Angaben über das Übertragungsschmerzmuster zeigen, welche Muskeln nach Triggerpunkten untersucht werden sollten. Der vorläufige Befund wird durch Palpation und Beobachtung von Triggerpunktphänomenen bestätigt.

Dieser Abschnitt erläutert, wie der Muskel auf Triggerpunkte untersucht wird. Die anatomische(n) Zeichnung(en) in den einzelnen Kapiteln helfen dem Untersucher, einen bestimmten Muskel zu lokalisieren. Die Lokalisation wird bestätigt, indem er mit einer Hand Widerstand gegen eine vom Patienten willkürlich ausgeführte Bewegung gibt, während er mit der anderen Hand die resultierende Muskelkontraktion palpiert.

Während der Untersuchung auf Triggerpunkte sollte der Patient bequem und warm gelagert sein. Der Muskel *muss unbedingt* entspannt sein, weil ansonsten schwer oder gar nicht zwischen verspannten Muskelfaserbündeln und benachbarten normalen Fasern unterschieden werden kann.

Vor der Palpation eines Muskels *muss* der Untersucher seine Fingernägel stark gekürzt haben. Das gilt insbesondere bei der Zangengriffpalpation und wenn durch Fingerdruck eine lokale Zuckungsreaktion ausgelöst werden soll. Fingernägel von üblicher Länge verursachen dem Patienten unnötige (manchmal starke) Schmerzen. Vor allem aber wird der Hautschmerz leicht als Druckschmerz eines Triggerpunktes fehlinterpretiert. Unzuverlässige Ergebnisse beim Versuch, lokale Zuckungsreaktionen auszulösen, beruhen oft darauf, dass die Fingerspitzen wegen zu langer Fingernägel nicht eingesetzt werden können. Der Fingernagel ruft bereits solche Schmerzen hervor, dass kein für eine lokale Zuckungsreaktion ausreichender Druck ausgeübt werden kann und stört zudem mechanisch die Druckübertragung durch die Fingerspitze. Kurze Fingernägel sind bei der Untersuchung obligatorisch, was oft vergessen wird.

Untersucher, denen es schwer fällt, Triggerpunkte palpatorisch zu bestimmen, können ein Dermometer oder ein Gerät zur Hilfe nehmen, das Leitfähigkeit oder Widerstand der Haut misst. Damit lässt sich die Haut auf Punkte hoher Leitfähigkeit (bzw. niedrigen Widerstands) prüfen, die anscheinend oft über Triggerpunkten anzutreffen sind. Dieses Hilfsmittel ist allerdings erfahrungsgemäß nicht sehr zuverlässig. Das Dermometer als Instrument zur Bestimmung von Triggerpunkten müsste experimentell auf seine Zuverlässigkeit überprüft werden. Bei positiven Ergebnissen wäre deren neurophysiologische Grundlage zu erforschen.

Die Palpationsuntersuchung kann den Übertragungsschmerz für die Dauer von einem oder mehreren Tagen erheblich steigern. Deshalb sollte ein Muskel *unbedingt nur dann* auf Triggerpunkte untersucht werden, wenn der Arzt anschließend die spezifische myofasziale Triggerpunkttherapie einsetzt, z. B. Sprühen und Dehnen, gefolgt von Wärmeanwendung. Wenn der Untersucher diese Einschränkung außer Acht lässt, bekommen die Patienten Angst vor einer körperlichen Untersuchung. Für die kli-

nische Praxis gilt der Grundsatz: Es wird nur in solchen Muskeln auf Triggerpunkte palpiert, die noch bei demselben Patientenbesuch behandelt werden können. Entsprechendes sollte nach Möglichkeit auch in allen einschlägigen Forschungsprotokollen verankert werden.

3.9.1 Diagnostische Kriterien

Vier praktisch versierte Ärzte, die unmittelbar vor Beginn der Studie drei Stunden lang geschult worden waren, stellten sich zur Verfügung, um zu testen, wie zuverlässig die physischen Merkmale von Triggerpunkten bestimmt werden können. Sie untersuchten jeweils fünf Muskelpaare von zehn Personen auf Triggerpunktcharakteristika: die Mm. infraspinatus, latissimus dorsi, trapezius (Pars superior), extensor digitorum und sternocleidomastoideus [52]. Die Ergebnisse stimmten im Wesentlichen überein. Bei umschriebenen Druckschmerzen, dem verspannten Muskelfaserbündels, dem Übertragungsschmerz und der Reproduzierbarkeit des symptomatischen Schmerzes war die Übereinstimmung annähernd perfekt. Weniger zufriedenstellend war die Übereinstimmung hinsichtlich der lokalen Zuckungsreaktion als klinisch verwertbares diagnostisches Kriterium für einen Triggerpunkt. Am schwächsten fielen die Ergebnisse in dieser Hinsicht für den M. infraspinatus aus. Bei manueller Provokation eignet sich die lokale Zuckungsreaktion wenig als diagnostischer Test, denn sie ist schwierig auszulösen. Sie eignet sich dagegen ausgezeichnet zur Bestätigung eines Befundes, sowohl bei manueller Provokation als auch, wenn sie während der Nadelung eines Triggerpunktes auftritt.

Das zuverlässigste diagnostische Kriterium bei der Untersuchung eines Muskels auf Triggerpunkte ist ein *außerordentlich druckempfindliches Knötchen innerhalb eines verspannten Muskelfaserbündels*. Wenn zudem durch Fingerdruck auf den Triggerpunkt (oder durch seine Nadelung) ein Schmerz ausgelöst wird, den der Patient wiedererkennt, handelt es sich um einen klinisch *aktiven* und nicht nur latenten Triggerpunkt. Assoziierte Phänomene wie das charakteristische Übertragungsschmerzmuster oder eine lokale Zuckungsreaktion sichern den Befund ab. Eine eingeschränkte Dehnbarkeit und vermehrte Muskelspannung, die bei der Untersuchung des Patienten festgestellt werden, stellen eindeutige Triggerpunktmerkmale dar, obwohl ihre Relevanz noch nicht endgültig geklärt ist.

Untersuchung auf Triggerpunkte

123

3.9.2 Palpierbares druckempfindliches Knötchen und verspanntes Muskelfaserbündel

Auch andere Autoren haben erkannt, wie wichtig die Details der Palpationstechnik beim Auffinden von Triggerpunkten sind [131, 158]. Optimal für das Palpieren verspannter Faserbündel (meist der erste Schritt im Palpationsverfahren) ist eine Muskellänge, die die Ruhelänge nur wenig überschreitet. In dieser Position sind alle nicht betroffenen Fasern noch schlaff. Die verspannten Faserbündel dagegen geraten bereits unter vermehrte Spannung, wenn der Muskel nur so weit verlängert wird, dass der Untersucher einen ersten Widerstand wahrnimmt. Die verspannten Faserbündel stehen dann unter Spannung, während die nicht betroffenen unbeeinträchtigt bleiben (Abb. 3.6A). Dies garantiert eine bestmögliche palpatorische Unterscheidbarkeit zwischen dem normalen Tonus der nicht betroffenen und der vermehrten Spannung der betroffenen Faserbündel. Dieser Spannungszustand ist ebenfalls bestens geeignet, um lokale Zuckungsreaktionen hervorzurufen und sichtbar zu machen. Die Dehnung darf sich der Schmerzgrenze annähern, sollte jedoch nicht mehr als ein leichtes, lokales Unbehagen hervorrufen. Die optimale Spannung wird normalerweise bei zwei Dritteln der normalen Dehnbarkeit des Muskels erreicht. Falls sehr aktive Triggerpunkte vorliegen, können es auch nur ein Drittel oder weniger sein. Die Einschränkung des Bewegungsausmaßes schwankt sehr bei verschiedenen Muskeln.

Ein verspanntes Faserbündel imponiert als straffer Strang zwischen den normal elastischen Fasern. Wilson beschrieb diese palpierbar verspannten Muskelfasern als „miteinander verfilzt" [189]. Der Untersucher palpiert das Faserbündel in seiner ganzen Länge, um das Knötchen zu lokalisieren, dem eine umschriebene, leicht vergrößerte Region verminderter Gewebecompliance entspricht. Hier ist auch der Punkt maximaler Druckschmerzhaftigkeit (der Triggerpunkt) lokalisiert.

Der Untersucher kann drei Palpationsverfahren anwenden: flächige, Zangengriff- und tiefe (sondierende) Palpation. Eine flächige Palpation bietet sich bei oberflächlichen Muskeln an, von denen nur eine Seite palpatorisch zugänglich ist (z. B. der M. extensor digitorum). Eine Zangengriffpalpation wird verwendet, wenn die gegenüber liegenden Seiten eines Muskels palpierbar sind und man den Muskelbauch mit den Fingern umfassen kann (z. B. der M. sternocleidomastoideus, der laterale Rand der Mm. la-

tissimus dorsi, biceps brachii und Teile des M. pectoralis major). Eine tiefe oder sondierende Palpation ist bei tief liegenden Muskeln angebracht, die unter der Haut von weiteren Gewebeschichten überdeckt sind (z. B. die Mm. quadratus lumborum, gluteus minimus und piriformis).

Eine **flächige Palpation,** wie sie im vorliegenden Handbuch gebraucht wird, meint den Einsatz einer Fingerspitze, die die Verschieblichkeit des subkutanen Gewebes nutzt, um die Haut über die Muskelfasern gleiten zu lassen. Diese Bewegung lässt Veränderungen in den darunter liegenden Strukturen erkennen (Abb. 3.7). Die Haut wird über dem zu palpierenden Areal zu einer Seite verschoben (Abb. 3.7A), und der Finger gleitet über die zu untersuchenden Fasern (Abb. 3.7B), wodurch die Haut auf der anderen Seite zusammengeschoben wird (Abb. 3.7C). Jede strangartige Struktur (verspanntes Faserbündel) im Muskel ist tastbar, wenn sie unter dem Finger rollt. Ein verspanntes Faserbündel fühlt sich wie eine Schnur an. Je nach Aktivität des Triggerpunktes kann es einen Durchmesser zwischen einem und vier Millimetern haben. Die schnellende Palpation eines verspannten Faserbündels vermittelt ein Gefühl, als würde eine in den Muskel eingelagerte Geigen- oder Gitarrensaite gezupft. In einem Muskel mit vielen Triggerpunkten können fünf oder sechs solcher Faserbündel oder Stränge so nahe aneinander liegen, dass sie zu verschmelzen scheinen. Wenn der Untersucher eine Fingerspitze flektiert, um mit ihr zu palpieren, lassen sich vielleicht einzelne Bündel unterscheiden. Zuvor müssen die Fingernägel *stark gekürzt* werden.

Bei der Untersuchung des Abdomens lokalisiert man einen *umschriebenen* Druckschmerz in der Bauchwand mit flächiger Palpation durch die Fingerspitze, während sich bei flächigem Druck mit den Fingern oder der Hand eher ein Druckschmerz der inneren Organe erkennen lässt [158]. Durch statischen Druck mit dem flachen Finger wird wenig mehr als die Druckempfindlichkeit des darunter liegenden Muskels festgestellt.

Für die **Zangengriffpalpation** ergreift der Untersucher mit Daumen und Fingern (Abb. 3.8A) den Muskelbauch und drückt ihn mit einer hin- und her rollenden Bewegung, um verspannte Faserbündel zu lokalisieren (Abb. 3.8B). Anschließend wird das Faserbündel über seine Gesamtlänge hinweg untersucht, um die Lage des Knötchens und den Punkt maximaler Druckempfindlichkeit, d. h. den Triggerpunkt, zu bestimmen.

Sofern der Muskel von anderem Gewebe überlagert wird und nicht flächig oder mit Zangengriff palpiert werden kann, muss mit **tiefer Palpation** untersucht werden. Dafür wird die Fingerspitze auf ein Hautareal aufgesetzt, das über der Region des motorischen Nervenpunktes oder der Ansatzstelle des wahrscheinlich mit Triggerpunkten behafteten Muskels liegt. Sofern der Fingerdruck in eine bestimmte Richtung gegeben und dabei umschriebene Druckschmerz-

haftigkeit festgestellt wird, und wenn der so ausgelöste Schmerz dem Patienten bekannt ist, wird ein zentraler oder Insertionstriggerpunktes diagnostiziert. Weitere Anzeichen wie eine herabgesetzte Dehnbarkeit des Muskels und das typische Übertragungsmuster flankieren eine vorläufige Diagnose, wenn der übliche Palpationsbefund nicht erhoben werden kann. Auch eine positive Reaktion auf die spezifische myofasziale Therapie untermauert die Diagnose.

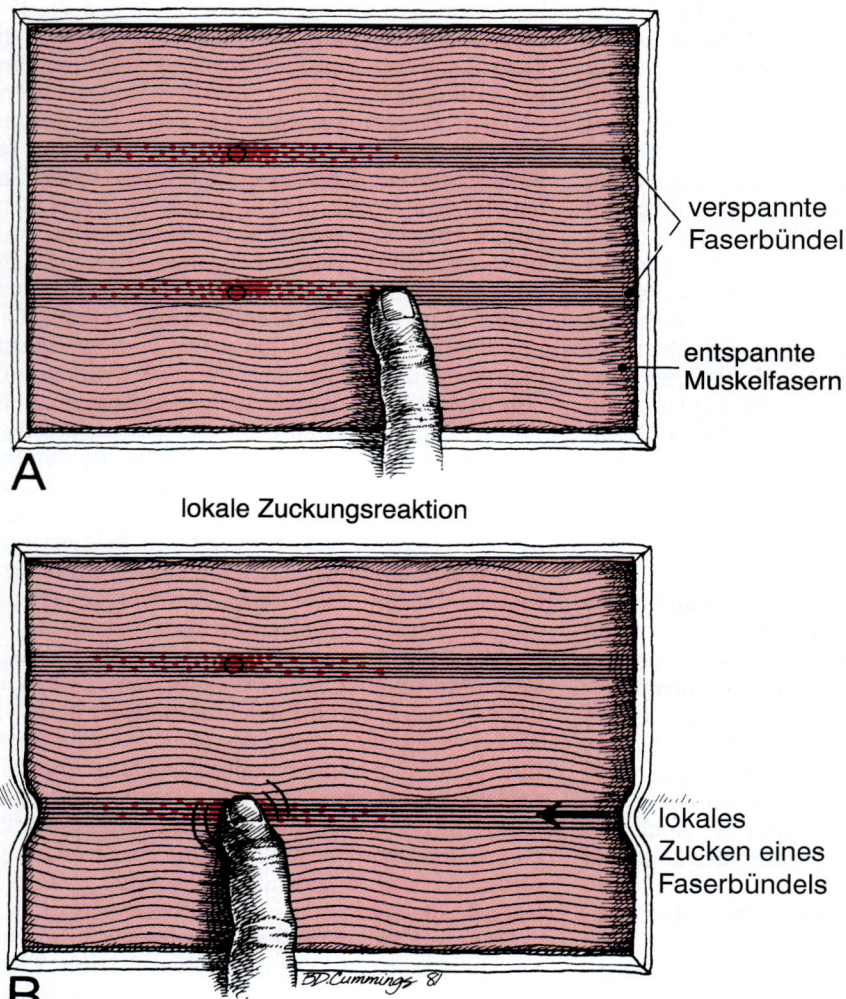

Abb. 3.6: Schematische Zeichnung von verspanntem Faserbündel, myofaszialen Triggerpunkten (*dunkelrote Punkte*) und einer lokalen Zuckungsreaktion im Längsschnitt durch den Muskel (*hellrot*). **A:** Palpation eines verspannten Faserbündels (*gerade Linien*) umgeben von schlaffen, entspannten Muskelfasern (*wellenförmige Linien*). Die Dichte der *roten Punktierung* gibt den Grad der Druckempfindlichkeit des verspannten Faserbündels wieder. Der Triggerpunkt ist die druckempfindlichste Stelle im Faserbündel. **B:** Indem das Faserbündel am Ort des Triggerpunktes rasch unter der Fingerspitze gerollt wird (schnellende Palpation) löst man oft eine lokale Zuckungsreaktion aus, die sich am deutlichsten als Hautbewegung zwischen dem Triggerpunkt und der Ansatzstelle der Muskelfasern zeigt.

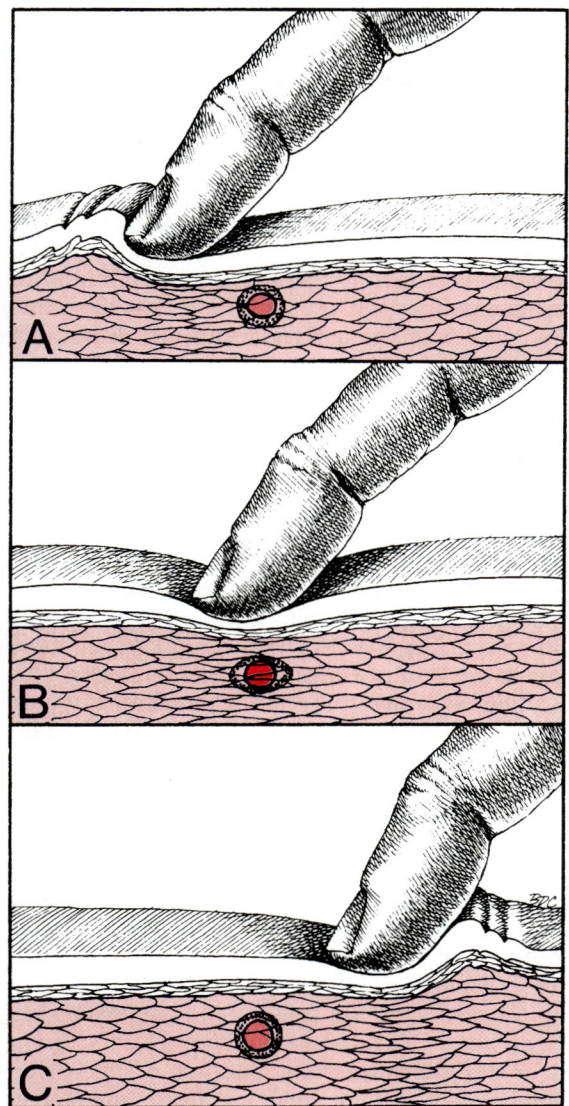

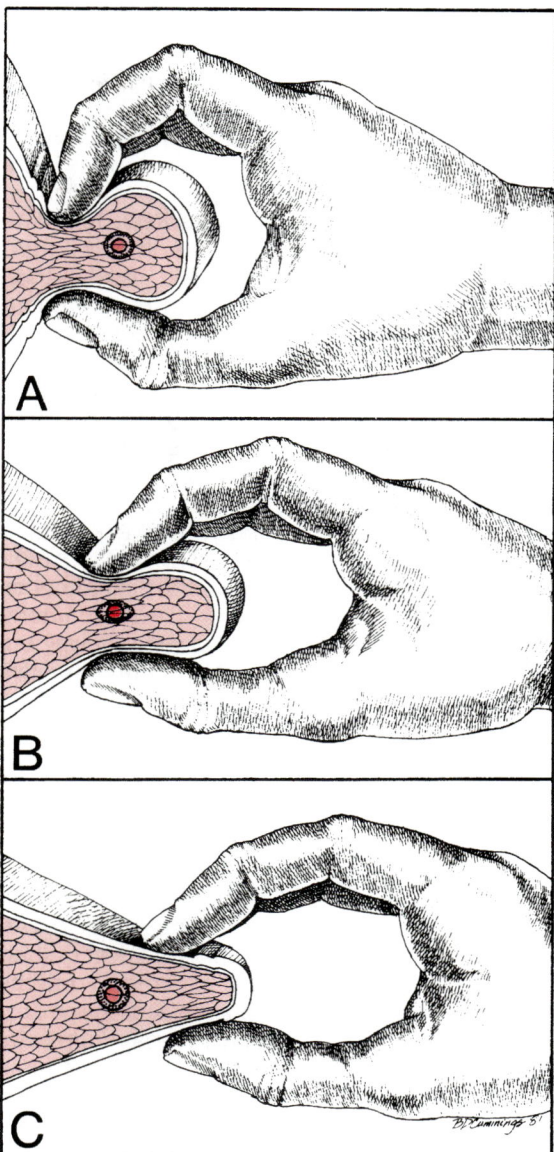

Abb. 3.7: Schematischer Querschnitt, der die flächige Palpation eines verspannten Muskelfaserbündels (*schwarzer Ring*) und seines Triggerpunktes (*roter Fleck*) zeigt. Flächige Palpation wird bei Muskeln (*hellrot*) eingesetzt, die nur von einer Seite zugänglich sind, wie der M. infraspinatus. **A:** Zu Beginn der Palpation wird die Haut weggeschoben. **B:** Die Fingerspitze gleitet über die Muskelfaser. Ein verspanntes Faserbündel ist an seiner strangartigen Textur zu erkennen. **C:** Abschließend wird die Haut zur anderen Seite verschoben. Dieselbe Bewegung, wird als schnellende Palpation bezeichnet, wenn sie schneller durchgeführt wird.

Abb. 3.8: Schematischer Querschnitt, der die Zangengriffpalpation eines verspannten Muskelfaserbündels (*schwarzer Ring*) am Triggerpunkt (*roter Fleck*) darstellt. Die Zangengriffpalpation eignet sich für Muskeln (*hellrot*), die mit den Fingern erfasst werden können. Das gilt z. B. für die Mm. sternocleidomastoideus, pectoralis major und latissimus dorsi. **A:** Muskelfasern im Zangengriff von Daumen und Fingern. **B:** Die Festigkeit des verspannten Faserbündels ist deutlich spürbar, wenn es zwischen den Fingern gerollt wird. Durch Veränderung des Stellungswinkels der Fingerendglieder entsteht eine Schaukelbewegung, die Einzelheiten besser erkennen lässt. **C:** Der palpierbare Rand des verspannten Faserbündels hebt sich deutlich ab, wenn es zwischen den *Fingerspitzen* entweicht. Oft erfolgt gleichzeitig eine lokale Zuckungsreaktion.

Bei ausreichend starkem Druck auf einen aktiven Triggerpunkt wird der Patient fast immer zurückzucken, eine Ausweichbewegung machen oder einen Laut von sich geben. Wenn diese Ausweichreaktion heftig erfolgte, wurde in der Vergangenheit von einer „unwillkürlichen Ausweichbewegung" („jump sign") gesprochen. Good erwähnte diese Reaktion 1949 im Zusammenhang mit einem Triggerpunktcharakteristikum, das er als „myalgischen Schmerz" bezeichnete [55]. Kraft et al. berichteten 1968 in Verbindung mit Fibrositis darüber, wie sie die entsprechenden Triggerpunktmerkmale benannten [91]. Kraft fand hierfür später die Bezeichnung „unwillkürliche Ausweichbewegung". Die Reaktion lieferte einen groben Anhaltspunkt für den Grad der Schmerzhaftigkeit des Triggerpunktes. Sie hing entscheidend von der Stärke des ausgeübten Druckes ab. Heute lässt sich die Druckschmerzhaftigkeit mit Hilfe eines Algometers quantifizieren. Ein extremer Druckschmerz, dem eine unwillkürliche Ausweichbewegung folgt, gilt nicht mehr als hinreichendes diagnostisches Kriterium für einen Triggerpunkt, wohl aber als Charaktristikum eines aktiven Triggerpunktes.

3.9.3 Übertragungsschmerz

Übertragungsmuster, wie sie in diesem Handbuch als für myofasziale Triggerpunkte typisch vorgestellt werden, sind kein exklusives Triggerpunktphänomen. Ähnliche oder annähernd identische Muster können auch von anderen Strukturen ausgelöst werden, zu denen die Artt. zygapophyseales [19], Muskelgewebe, das sich in 2 cm Entfernung vom Triggerpunkt aber noch im verspannten Faserbündel befindet [71], sowie erkrankte Bereiche in den Ansatzstellen des Muskels zählen.

Die Kompression eines aktiven oder latenten zentralen Triggerpunktes *kann* das für einen bestimmten Muskel typische Übertragungsschmerzmuster hervorrufen. Gelegentlich reagieren auch andere druckempfindliche Stellen im Muskel (z. B. bei einer Tendopathie) mit ähnlichen Übertragungsschmerzmustern auf Druck und immer nach der Infiltration eines Muskels mit hypertoner Kochsalzlösung. Wenn von einer bestimmten Stelle im Muskel ein typisches Übertragungsschmerzmuster ausgelöst werden kann, entspricht dies der Reaktion eines Triggerpunktes. Der Befund an sich ist jedoch zur Diagnose eines Triggerpunktes nicht hinreichend.

Diese typischen Schmerzübertragungspunkte liefern erste Hinweise auf den Muskel oder die Muskeln, in denen sich die schmerzauslösenden Triggerpunkte befinden könnten. Außerdem erleichtern sie dem Patienten das Verständnis seiner Schmerzentstehung.

Gerwin et al. vermerkten in ihrer vergleichenden Studie zur Zuverlässigkeit verschiedener Tester, dass das einzige Kriterium, anhand dessen sich aktive von latenten Triggerpunkten unterscheiden lassen, der dem Patienten bekannte Schmerz war, der auftrat, wenn Druck auf den aktiven Triggerpunkt ausgeübt wurde [52].

3.9.4 Lokale Zuckungsreaktion

1955 berichteten Travell [165, 166] sowie Weeks und Travell [185] über ein Zucken in Teilen des Muskels, wenn sein Triggerpunkt unter den Fingern gerollt wurde. Diese Zuckung war manchmal so heftig, dass ein wahrnehmbarer Ruck durch das jeweilige Körperteil ging. Travell hatte zuvor solche Zuckungen beobachtet, wenn eine Kanüle in eine Triggerzone eingeführt wurde [163]. Simons beschrieb 1976 die EMG-Charakteristika von lokalen Zuckungsreaktionen, die damals jedoch fälschlicherweise als „unwillkürliche Ausweichbewegungen" bezeichnet wurden [143]. Dieser Begriff kennzeichnet ein anderes Phänomen, wie oben ausgeführt.

Bei der lokalen Zuckungsreaktion handelt es sich um eine kurzfristige Kontraktion von Muskelfasern in dem mit einem Triggerpunkt assoziierten, verspannten Faserbündel (Abb. 3.6B). Sie ist als Zucken oder Eindellen der Haut nahe dem Ende des Muskel-Sehnenüberganges *sichtbar* oder wird durch die Haut hindurch *palpiert*. Hervorgerufen wird diese Reaktion durch eine plötzliche Druckänderung auf den Triggerpunkt. Hierzu kommt es gewöhnlich durch schnellende Palpation quer zur Faserrichtung (des verspannten Bündels) oder durch Penetration des Triggerpunktes mit einer Injektionsnadel [143, 149]. Optimal zum Auslösen einer lokalen Zuckungsreaktion ist dieselbe Muskellänge, die vorab auch für die Untersuchung auf verspannte Faserbündel empfohlen wurde. Die lokale Zuckungsreaktion fällt um so heftiger aus, je näher am Triggerpunkt das verspannte Faserbündel schnellend palpiert wird.

In Muskeln, die sich per Zangengriffpalpation untersuchen lassen, ist eine lokale Zuckungsreaktion leicht auszulösen und gut zu beobachten. Oberflächlich gelegene Muskeln wie die Mm. deltoideus, gluteus maximus, vastus medialis und die Extensoren von Fingern und Handgelenk zeigen meist kräftige lokale Zuckungsreaktionen, wenn sie schnellend mit einer Fingerspitze palpiert werden. Eher unwahrscheinlich ist eine lokale Zuckungsreaktion in tief liegenden Muskeln wie den Mm. subscapularis oder multifidi, es sei denn, sie würde durch Penetration des Triggerpunktes mit der Injektionsnadel ausgelöst.

Meist kommt es in Muskeln nur dann zu einer kräftigen lokalen Zuckungsreaktion, wenn sie aktive Triggerpunkte enthalten. Eine Ausnahme bildet der Extensor des Mittelfingers. Bei den meisten Erwachsenen enthält er einen latenten Triggerpunkt, der eine gut sichtbare lokale Zuckungsreaktion hervorruft. Im Rahmen einer Studie ließ sich diese im Gegensatz zu vier anderen Untersuchungen [52] eindeutig feststellen, vermutlich weil sie an dieser Stelle gut sichtbar, häufig und leicht auslösbar ist. Eine lokale Zuckungsreaktion in diesem Muskel extendiert den Mittelfinger, was nicht zu übersehen ist. Bei diesem Test ruht der *entspannte* Arm auf einem Tisch oder der Armlehne eines Sessels, und das Handgelenk hängt herab. Der druckempfindliche Punkt wird in einem palpierbaren Faserbündel etwa 2 cm distal des Epicondylus lateralis lokalisiert (Abb. 351A). Unterarm und Hand der untersuchten Extremität bleiben vollständig entspannt, während der Triggerpunkt zügig mit kräftiger schnellender Palpation unter der Fingerspitze gerollt (Abb. 35.4) und die Streckreaktion des Mittelfingers beobachtet wird [143, 149].

Es liegen elektromyographische Untersuchungen der durch schnellende Palpation ausgelösten lokalen Zuckungsreaktion vor [149]. Bei Penetration mit einer Injektionsnadel wurde eine Dauer von 12–76 ms gemessen. Klinische Indizien [69] und die Ergebnisse von Untersuchungen am Tiermodell [74, 75] lassen darauf schließen, dass die lokale Zuckungsreaktion einem spinalen Reflexbogen folgt.

Gershwin et al. [52] kommen zu dem Schluss, dass für viele Muskeln dermaßen umfangreiche Schulungen und besondere Fertigkeiten erforderlich sind, damit per Palpation zuverlässig eine lokale Zuckungsreaktion ausgelöst werden kann, dass sie sich den meisten Klinikern nicht als hinreichendes Kriterium zur Diagnose myofaszialer Triggerpunkte anbietet. Wenn dagegen palpatorisch weitere Indikatoren für Triggerpunkte gefunden wurden, stellt die lokale Zuckungsreaktion einen klaren bestätigenden Befund dar. Hong konnte belegen, dass eine lokale Zuckungsreaktion beim Nadeln von Triggerpunkten sicher einen „Treffer" anzeigt [67].

3.9.5 Zentrale und Insertionstriggerpunkte

Die Aufschlüsse, die hinsichtlich der Pathophysiologie von zentralen und Insertionstriggerpunkten gewonnen wurden, wie in Abbildung 2.25 veranschaulicht (und im begleitenden Text erläutert), verlangt es, zwischen zentralen Triggerpunkten in der Endplattenzone eines Muskels und solchen an der Ansatzstelle zu unterscheiden. Fischer hob die Bedeutung dieser Unterscheidung unter therapeutischem Gesichtspunkt hervor [46]. Die unterschiedlichen pathophysiologischen Mechanismen sind nicht weniger wichtig.

Die zentrale Triggerpunktanomalie steht im Zusammenhang mit einzelnen dysfunktionalen Endplatten in der Endplattenzone. Durch diese Funktionsstörung kommt es zu einer lokalen Energiekrise, in deren Folge lokale Nozizeptoren sensibilisiert werden. Die Funktionsstörung kann zur Bildung von Kontraktionsknoten führen, die ein Knötchen und ein Bündel aus verspannten Muskelfasern entstehen lassen.

Insertionstriggerpunkte entstehen bei anhaltend vermehrter Spannung von Muskelfasern, die sich an deren Ansatzstelle auswirkt. Diese Dauerspannung kann zu einer Insertionstendopathie führen. Sie äußert sich durch Schwellung und Druckschmerzhaftigkeit an der Stelle, wo die Muskelfasern in eine Aponeurose, Sehne oder in Knochen einstrahlen. Bei einigen Muskeln besteht ausreichend Abstand zwischen dem Muskelfaser-Sehnenansatz und dem Sehnen-Knochenansatz, sodass an den beiden Enden des Muskels gänzlich verschiedene Insertionstriggerpunkte auftreten können.

Abbildung 3.9 veranschaulicht die Lage von einem zentralen und zwei Insertionstriggerpunkten im M. temporalis. Durch Reizung der Nozizeptoren werden beide Triggerpunkte schmerzhaft, der Prozess der Sensibilisierung verläuft jedoch unterschiedlich. Tabelle 3.2 stellt die typischen klinischen Befunde für zentrale und Insertionstriggerpunkte einander gegenüber und nennt die Ursache der einzelnen Befunde.

In der Erstausgabe dieses Handbuches wurde nicht zwischen zentralen und Insertionstriggerpunkten unterschieden. Leider war es aus Zeitgründen nur begrenzt möglich, die neuen Erkenntnisse in die einzelnen Muskelkapitel einzuarbeiten, die Autoren haben sich jedoch bemüht, den Unterschied in den wichtigsten Fällen herauszuarbeiten. Wenn sich diese neuen Erkenntnisse und ihre therapeutischen Implikationen durchsetzen, dürfte in den kommenden Jahren ein erheblicher Fortschritt im klinischen Umgang mit myofaszialem Schmerz zu erwarten sein.

3.9.6 Schlüssel- und Satellitentriggerpunkte

Ein Schlüsseltriggerpunkt ist für die Aktivität von einem oder mehreren Satellitentriggerpunkten verantwortlich. Klinisch fällt er dadurch auf, dass seine Satellitentriggerpunkte ihre Aktivität ohne gezielte Behandlung beenden, sobald der Schlüsseltriggerpunkt inaktiviert wurde. Dieser Zusammenhang wurde bereits in der Erstauflage dieses Handbuches gelegentlich erwähnt. Tabelle 3.3 führt zahlreiche weitere auslösende und Satellitentriggerpunkte auf. Die Liste basiert weitgehend auf den Beobachtungen von Hong [68]. Abbildung 3.10 veranschaulicht auslösende Triggerpunkte in den Mm. trapezius (Pars superior) und sternocleidomastoideus sowie die entsprechenden Satellitentriggerpunkte in den Mm. digastricus, masseter und temporalis.

Auslösende und Satellitentriggerpunkte sind *verwandt*. Manchmal ist die „Hierarchie" offensichtlich, aber nicht immer ist ersichtlich, welcher Triggerpunkt zuerst da war (bzw. der wichtigere ist). Offensichtlich ist dagegen, dass zwischen Triggerpunkten in bestimmten Muskeln und solchen in bestimmten anderen eine Beziehung besteht. Durch die erfolgreiche Be-

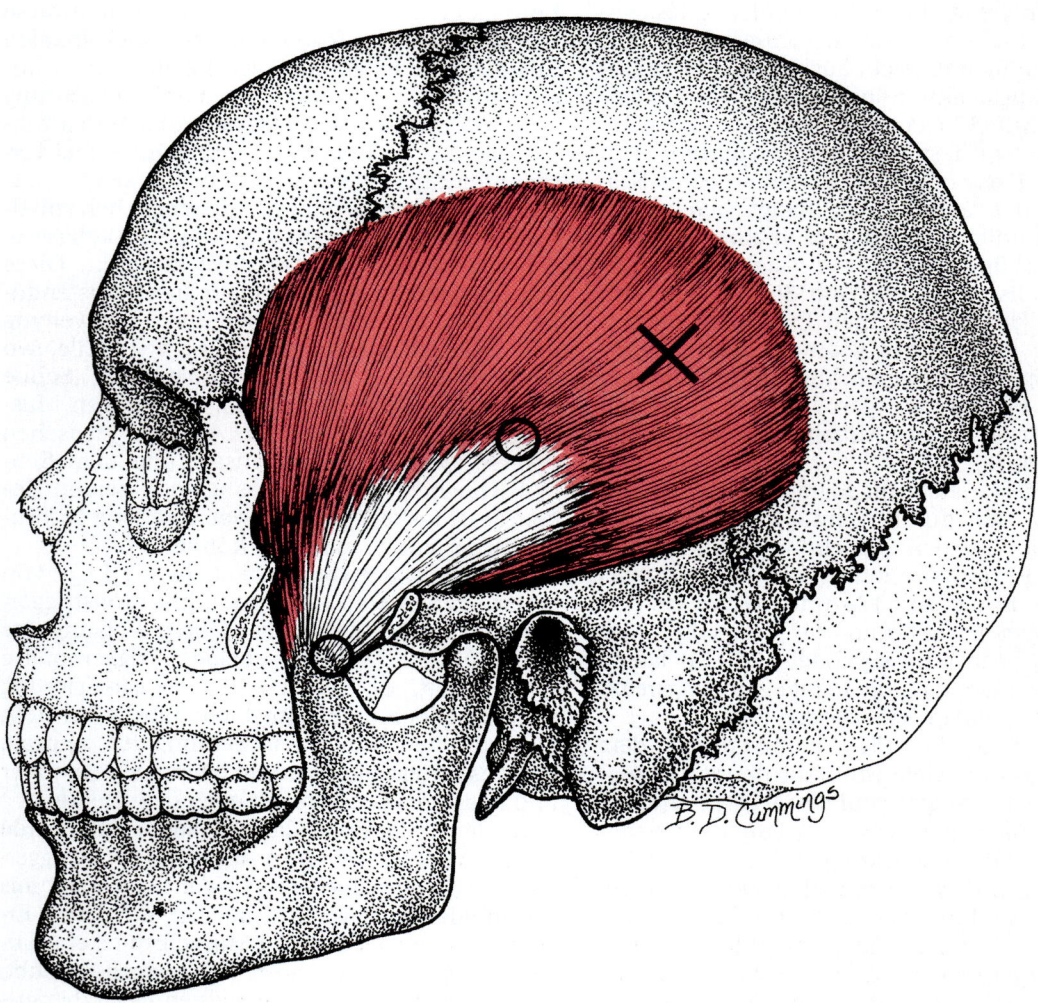

Abb. 3.9: Beispiel für einen zentralen Triggerpunkt **X** und zwei Insertionstriggerpunkte (*schwarze Kreise*), die beide zu Spannungsbezirken gehören, für die der zentrale Triggerpunkt verantwortlich ist. Der obere Insertionstriggerpunkt liegt im Muskel-Sehnenübergang, der untere an der Ansatzstelle der Sehne am Knochen. Unter diesen Gegebenheiten könnte ein dritter Insertionstriggerpunkt (nicht eingezeichnet) an der Stelle vorliegen, wo sich das verspannte Faserbündel oberhalb des Triggerpunktes direkt an den Schädelknochen heftet.

Tab. 3.2: Gegenüberstellung von zentralen und Insertionstriggerpunkten		
	Befund	Wahrscheinliche Ursache
Zentrale Triggerpunkte	Lokalisation in motorischer Endplattenzone	dysfunktionale Endplatten
	Knötchen	Kontraktionsknoten
	lokaler und Übertragungsschmerz	Nozizeptoren durch lokale Energiekrise sensibilisiert
	verspanntes Faserbündel hinter dem Knötchen	Spannung der Kontraktionsknoten
Insertionstriggerpunkte	Lokalisation im Bereich der Ansatzstelle	Spannung des verspannten Faserbündels
	palpierbare Verhärtung	entzündliche Reaktion
	lokaler und Übertragungsschmerz	Sensibilisierung der Nozizeptoren durch anhaltende Spannung der verspannten Faserbündel
	verspanntes Faserbündel beim Insertionstriggerpunkt	Kontraktionsknoten im zentralen Triggerpunkt

Tab. 3.3: Aufstellung von Muskeln nach auslösenden und Satellitentriggerpunkten	
Auslösender Triggerpunkt	Satellitentriggerpunkte
M. sternocleidomastoideus	M. temporalis* M. masseter* M. pterygoideus lateralis* M. digastricus M. orbicularis oculi* M. frontalis*
M. trapezius (Pars superior)	M. temporalis* M. masseter M. splenius M. semispinalis capitis M. levator scapulae* M. rhomboideus minor* M. occipitalis*
M. trapezius (Pars inferior)	M. trapezius, Pars superior
Mm. scaleni	M. serratus posterior superior* Mm. pectoralis major* et minor* M. deltoideus M. extensor digitorum communis* M. extensor carpi radialis et ulnaris M. triceps brachii, Caput longum*
M. infraspinatus	M. deltoideus, Pars anterior* M. biceps brachii
M. latissimus dorsi	M. triceps brachii, Caput longum* M. flexor carpi ulnaris
*nach [68]	

handlung des einen wird womöglich auch der andere Triggerpunkt inaktiviert. Manchmal kehrt sich die Regel um, nach der zu bestimmen ist, in welchem Muskel der auslösende Triggerpunkt liegt [102]. Durch Kenntnis dieser Zusammenhänge kann der Arzt nach möglicherweise übersehenen Schlüsseltriggerpunkten suchen, wenn der Patient hauptsächlich über Symptome klagt, die von einem Satellitentriggerpunkt hervorgerufen werden.

Whiteside gibt ein interessantes Beispiel für ein dreistufiges Triggerpunktphänomen. Eine Physiotherapiestudentin im Abschlussjahr ihrer Ausbildung klagte über Zahnschmerzen im rechten Oberkiefer und begleitende Schmerzen im rechten oberen M. trapezius, wenn sie lange lernen musste. Sie hatte erfolglos eine eingehende Zahnbehandlung einschließlich einer Wurzelbehandlung hinter sich gebracht. Als auf einen Triggerpunkt im rechten *unteren* M. trapezius kräftiger Druck ausgeübt wurde, sagte sie: „Jetzt spüre ich den dumpfen Schmerz im

oberen Trapezius, den ich immer beim Lernen habe." Bei Druck auf einen Triggerpunkt im oberen M. trapezius gab sie an: „Jetzt schmerzt die rechte Temporalregion. In der Gegend hatte ich noch nie Schmerzen." Druck auf einen Triggerpunkt im rechten M. temporalis führte zu der Angabe: „Jetzt habe ich dieselben Zahnschmerzen wie beim Lernen" [187].

3.10 Engpässe

Wenn ein Nerv zwischen verspannten Faserbündeln in einem Muskel oder zwischen verspannten Faserbündeln und Knochen verläuft, kann der anhaltende Druck eine auf den komprimierten Abschnitt beschränkte Neurapraxie (Verlust der Nervenleitfähigkeit) bewirken. Tabelle 3.4 führt Nerven auf, die durch einen derartigen Engpass gefährdet sind. Gelegentlich wird im EMG zusätzlich zur Neurapraxie eine

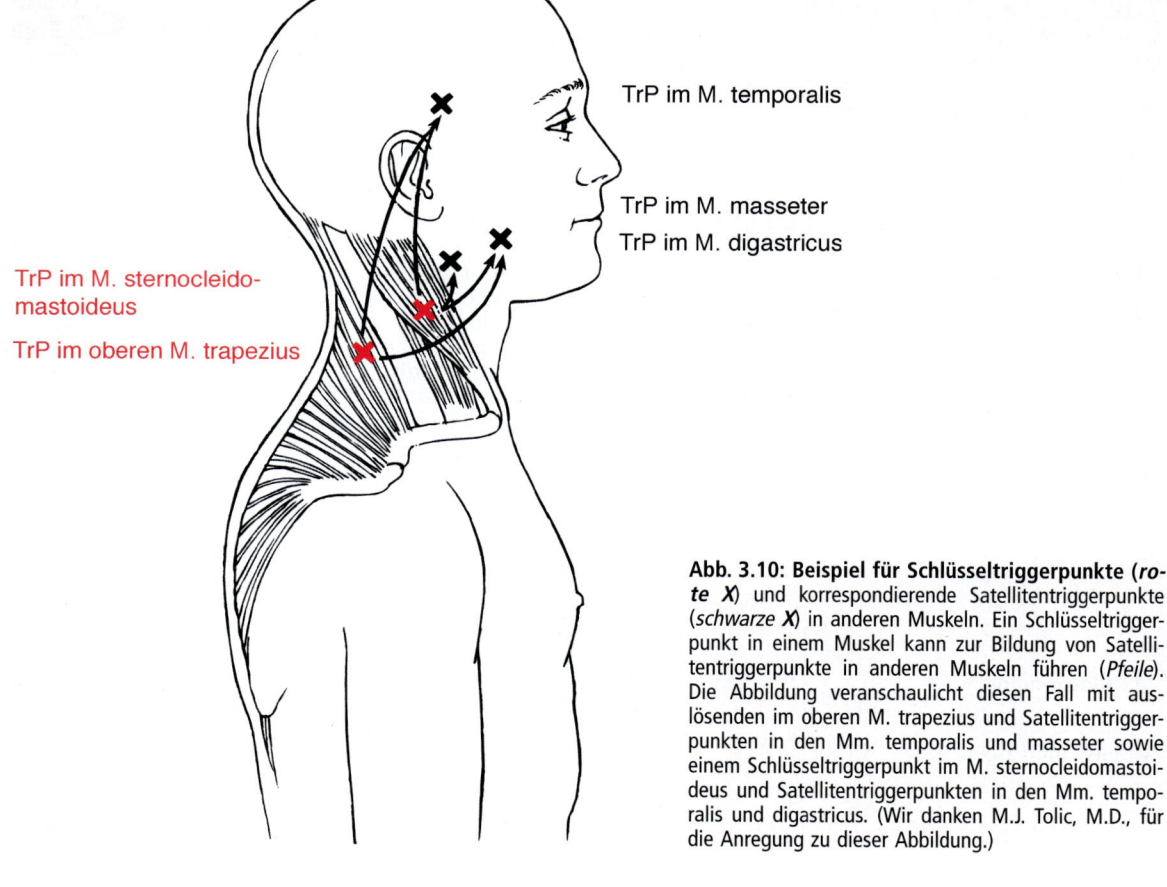

TrP im M. temporalis

TrP im M. masseter
TrP im M. digastricus

TrP im M. sternocleido-
mastoideus

TrP im oberen M. trapezius

Abb. 3.10: Beispiel für Schlüsseltriggerpunkte (*rote X*) und korrespondierende Satellitentriggerpunkte (*schwarze X*) in anderen Muskeln. Ein Schlüsseltriggerpunkt in einem Muskel kann zur Bildung von Satellitentriggerpunkte in anderen Muskeln führen (*Pfeile*). Die Abbildung veranschaulicht diesen Fall mit auslösenden im oberen M. trapezius und Satellitentriggerpunkten in den Mm. temporalis und masseter sowie einem Schlüsseltriggerpunkt im M. sternocleidomastoideus und Satellitentriggerpunkten in den Mm. temporalis und digastricus. (Wir danken M.J. Tolic, M.D., für die Anregung zu dieser Abbildung.)

Neurotmesis (Durchtrennung eines Axons) nachgewiesen.

Bei diesen Engpässen klagt der Patient voraussichtlich über dumpfe Schmerzen, die von den Triggerpunkten im betroffenen Muskel fortgeleitet werden, Taubheitsgefühl, Kribbeln, Hypästhesie und manchmal Hyperästhesie als typischen Kompressionsfolgen. Patienten mit Nervenengpässen empfinden Kühlung der neurogen schmerzhaften Region als angenehm. Bei myofaszialen Schmerzen steigert Kälte das Unbehagen, die Patienten finden dagegen durch Wärmeanwendung Erleichterung.

Gelegentlich schwächen sich die Anzeichen und Symptome der Neurapraxie innerhalb von Minuten ab, nachdem die verantwortlichen myofaszialen Triggerpunkte inaktiviert wurden und sich die verspannten Faserbündel lösen. Bei schwer wiegenderen Kompressionsfolgen kann die Wiederherstellung Tage oder Wochen dauern.

3.11 Differenzialdiagnose

Dieser Abschnitt steht in Abänderung der Erstauflage des Handbuches nicht mehr unter dem Titel „assoziierte Triggerpunkte", sondern ist mit „Differenzialdiagnose" überschrieben. Informationen zu assoziierten Triggerpunkten finden sich jetzt unter der Überschrift „Verwandte Triggerpunkte". Hier werden weitere Muskeln der funktionellen Einheit besprochen, in denen sich ebenfalls Triggerpunkte entwickeln können.

In der Erstauflage wurden Aspekte der Differenzialdiagnose unter einem Untertitel in Abschnitt 7 erörtert (Aktivierung von Triggerpunkten) oder tauchten verstreut im gesamten Kapitel auf. In der bearbeiteten Fassung des Handbuches werden nun Diagnosen genannt, die üblicherweise beim Patienten gestellt werden, obwohl Triggerpunkte Ursache seiner Beschwerden sind. In Tabelle 2.5 sind 24 derartige Krankheitsbilder

Tab. 3.4: Nervenengpässe bei verspannten myofaszialen Faserbündeln in Muskeln, die im vorliegenden Buch diskutiert werden		
Betroffener Nerv	Muskel	Kapitel
N. accessorius	M. sternocleidomastoideus	7
Plexus brachialis, unterer Stamm	M. pectoralis minor	43
Plexus brachialis	Mm. scalenus anterior et medius	20
N. digitalis	Mm. interossei manus	40
N. occipitalis major	M. semispinalis capitis	16
N. intercostalis	Mm. intercostales	45
N. musculocutaneus	M. coracobrachialis	29
N. radialis	M. triceps brachii	32
N. radialis, Ramus sensorius	M. brachialis	31
N. radialis, Ramus sensorius superficialis	M. extensor carpi radialis brevis	34
N. radialis profundus	M. supinator	36
N. serratus posterior, motorischer Ast	M. scalenus medius	20
N. spinalis, Rami dorsales primarii	Mm. paraspinales thoracolumbales	48
N. supraorbitalis	M. frontalis	14
N. ulnaris	Mm. flexor digitorum profundus et superficialis	38
	M. flexor carpi ulnaris	38
N. ulnaris, Ramus profundus, motorischer Ast	M. opponens digiti minimi	40

aufgeführt. Außerdem wird in Abschnitt 11 auf die Gefahr eingegangen, ein Krankheitsbild als von Triggerpunkten verursacht zu verkennen und folglich inadäquat zu behandeln.

◼ 3.12 Lösen von Triggerpunkten

Unter Mitwirkung von Mary L. Maloney, P.T.

Dieser Abschnitt steht jetzt statt unter „Sprühen und Dehnen" unter der Überschrift „Lösen von Triggerpunkten". Darin drückt sich die Schwerpunktverlagerung von nur einer manuellen therapeutischen Technik zu den vielen anderen therapeutischen Möglichkeiten aus, deren klinischer Nutzen erwiesen ist. Den Bezugsrahmen dieser Diskussion bilden die neuen Erkenntnisse zur Beschaffenheit von Triggerpunkten [147, 148]. Besondere Aufmerksamkeit wird der Beziehung zwischen häufig eingesetzten Behandlungsverfahren und myofaszialen Triggerpunkten geschenkt.

Es wurden zahlreiche Techniken entwickelt und in der Literatur diskutiert, um Gewebeverspannungen herabzusetzen, die muskuloskelettale Schmerzen begleiten. Die einzelnen Fachgruppen, die sich mit diesem Problem beschäftigen, haben jeweils ihre eigene Terminologie und favorisierten Methoden. Nur selten können diese Praktiker die Schmerzursache bestimmen oder überzeugend erklären, wieso ihr Behandlungsverfahren die Schmerzen lindert. Einige Praktiker erklären zwar, weshalb es ihrer Ansicht nach zu Gewebeverspannungen kommt, aber diese Erklärungen lassen sich kaum auf den Muskel selbst anwenden. Viele dieser Verfahren eignen sich durchaus zur Behandlung von Triggerpunkten, obwohl ihren Urhebern selten bewusst ist, dass Triggerpunkte ein Kernstück des Beschwerdebildes sind oder sein könnten.

Im folgenden Abschnitt werden die einzelnen Verfahren zur Linderung der schmerzhaften Verspannungen bei Triggerpunkten vorgestellt, und es wird diskutiert, inwiefern sie zur Schmerzlinderung beitragen. Zu nennen sind: passive Muskeldehnungstechniken, willkürliche Muskelanspannung, Manipulation des Triggerpunktes und verschiedene Hilfsmittel. Außerdem werden nützliche Hilfsverfahren und Methoden erörtert, die eher zur Schmerzlinderung als zur Ursachenbeseitigung beitragen und Warnhinweise gegeben.

Sofern der Patient unter chronischen myofaszialen Schmerzen oder einem progredienten Geschehen leidet, muss eingehend geprüft werden, welche begünstigenden und aufrecht erhaltenden Faktoren vorliegen könnten.

Für die Wahl der therapeutischen Methode ist es wichtig, ob ein zentraler, in der Endplattenzone des Muskels gelegener Triggerpunkt oder ein Insertionstriggerpunkt behandelt werden soll, der in der Ansatzstelle an einer Aponeurose, Sehne oder an einem Knochen liegt. Durch Dehnung (Verlängerung) des Muskels werden zentrale Triggerpunkte inaktiviert, jedoch kann es dabei zur Überlastung der Muskelansätze kommen. Insertionstriggerpunkte sprechen eher auf manuelle Therapieverfahren an, die auf Regionen mit zentralen Triggerpunkten gerichtet sind. Günstig sind außerdem Verfahren zur Entlastung der Ansatzstellen vom Zug der durch Triggerpunkte verkürzten und verspannten Fasern.

Im Allgemeinen reduziert Wärme die Reizbarkeit zentraler Triggerpunkte. Gelegentlich jedoch ist Patienten eine Kälteanwendung angenehmer. Insertionstriggerpunkte sprechen, insbesondere wenn sie besonders reizbar sind, auf Kühlung möglicherweise besser an als auf Wärmeanwendung. Da Insertionstriggerpunkte eine Folge des Zuges sind, den auf Grund eines zentralen Triggerpunktes verspannte Muskelfaserbündel ausüben, müssen die zentralen Triggerpunkte vorrangig inaktiviert werden. Andererseits erleichtert es deren Inaktivierung, wenn die Empfindlichkeit der Insertionstriggerpunkte herabgesetzt wird. Es bedarf noch eingehender Untersuchungen, um verbindlich sagen zu können, welche die therapeutisch optimale Vorgehensweise bei zentralen und Insertionstriggerpunkten ist.

Insbesondere bei chronischen Schmerzpatienten kann zur vollständigen Wiederherstellung der Funktion mehr erforderlich sein als nur die Inaktivierung der Triggerpunkte. Wenn sich der Muskel ein dysfunktionales Verhalten angewöhnt hat, das seine Kraft und Koordination bei der Arbeit einschränkt, muss er ein funktionsgerechtes Verhalten neu erlernen. Es ist dann sorgfältig zu überwachen, wie schnell der Muskel beim Training und bei funktionaler Tätigkeit ermüdet und an Kraft verliert. Durch ein Oberflächen-EMG lässt sich die Ermüdung quantifizieren und zusätzlich ein Biofeedback geben.

3.12.1 Sprühen und Dehnen

1952 beschrieb Karl Kraus, wie der muskuloskelettaler Schmerz durch Aufsprühen von Ethylchlorid auf die Haut gelindert werden kann. Kraus suchte nach einem Ersatz für die alkoholgetränkten, in heißen Dampf gehaltenen Tücher, mit denen man damals in Deutschland schmerzhafte Zerrungen bei Ringern behandelte [123]. Er empfahl ein Ethylchloridspray zur Erstbehandlung, in der Rekonvaleszenzphase aktive Bewegungen im gesamten Bewegungsausmaß sowie körperliches Training. Dr. Travell wurde durch seine 1941 veröffentlichte Arbeit über „Oberflächenanästhesie" [92] auf seine Kühlspray-Technik aufmerksam. Erstmals erprobte sie diese an einem jungen Mädchen, das sich das Grundgelenk eines Mittelfingers verrenkt hatte. Im ersten Moment, als das Kühlspray ihre Haut berührte, zog das Mädchen erschrocken die Hand weg. Dann sagte sie verwundert: „Das tut gut. Sprühen Sie bitte auch hier." Ein weiterer Sprühstoß auf der anderen Gelenkseite nahm ihr auch noch den restlichen Schmerz, und das Gelenk war wieder im vollen Umfang beweglich [169]. Unterkühlungsanästhesie in Form von Vereisung der Haut war kein wesentlicher Teil des Vorgangs.

Rinzler und Travell [138] und Travell [162, 169] konnten Schmerzen bei einer akuten Koronarthrombose durch Besprühen der Haut über der Schmerzübertragungszone des Herzens lindern. Die Wirksamkeit von Kühlspray zur Schmerzlinderung bei Ischämie des Herzmuskels wurde experimentell nachgewiesen [137]. Das Spray hatte keinen Einfluss auf die Ischämie sondern wirkte lediglich schmerzlindernd. Es hemmte die Wahrnehmung des übertragenen Organschmerzes.

Unserer Erfahrung nach ist Sprühen und Dehnen die wirksamste noninvasive Methode zur Inaktivierung von Triggerpunkten. Andere noninvasive Techniken kommen ohne Geräte und Präparate aus und eigenen sich besser für die Anwendung durch den Patienten. Wenn die schlichteren Ansätze fehlschlagen, bringt häufig zusätzliches Sprühen und Dehnen (oft in Kombination mit anderen Techniken) den gewünschten Erfolg.

Bei noch nicht chronifizierten Einzelmuskelsyndromen ist oft mit zwei oder drei Sprühbahnen über den behutsam zu voller Länge gedehnten Muskel eine vollständige Schmerzfreiheit zu erreichen [160]. Wenn in einem anders gelagerten Fall viele Muskeln in einer Körperregion, z. B. der Schulter, betroffen sind und sich die Triggerpunkte wechselseitig beeinflussen, wird mit Sprühen und Dehnen auf praktische Weise eine funktionelle Muskelgruppe gelöst und rascher Fortschritt im Sinne der Schmerzfreiheit erzielt.

Für das Sprühen und Dehnen muss der Triggerpunkt nicht so präzise geortet werden wie für eine Infiltration. Der Behandler muss sich lediglich vergewissern, wo die verspannten Faserbündel im Muskel liegen, um diese auch wirklich zu lösen.

Ausschlaggebend ist bei diesem Behandlungsansatz das Dehnen. „Dehnen ist Handlung, Sprühen ist Ablenkung". Wir sprechen dennoch lieber von „sprühen und dehnen" als von „dehnen und sprühen". Es ist wichtig, vor oder gleichzeitig mit dem Dehnen zu sprühen und nicht anschließend. Eine Dehnung, die nicht von Maßnahmen zur Muskelentspannung und Schmerzlinderung begleitet wird, könnte insbesondere zusätzliche Insertionstriggerpunkte aktivieren.

Myofasziale Triggerpunkte in den Muskeln von Kleinkindern oder Babys sprechen auf die Therapie mit Sprühen und Dehnen besonders gut an [10]. Für diese Altersgruppe sind andere Techniken ungeeignet, bei denen sie mitarbeiten müssen. Die meisten Kinder haben bereits Angst vor der Injektionsnadel.

Unmittelbar nach der Infiltration eines Triggerpunktes und solange das Lokalanästhetikum wirkt, ist Sprühen und Dehnen besonders wirkungsvoll. Durch Kombination der Verfahren gelingt es, etwa verbliebene Triggerpunkte zu inaktivieren und wieder eine maximale Dehnbarkeit herzustellen.

Ein großer Teil der Schulterschmerzen, unter denen Hemiplegiker leiden, stammt von Triggerpunkten in noch funktionsfähigen Muskeln, da diese durch die von der Spastik ausgehende Überlastung überlastet werden. In den ersten Wochen nach einem Schlaganfall kann man den Patienten vorübergehend erhebliche Erleichterung verschaffen, indem man zweimal täglich die Agonisten und Antagonisten der Schulterregion mit Sprühen und Dehnen behandelt. Liberson beschreibt, wie er einen Behälter mit dem Sprühmittel, bestückt mit einem Schlauch und einer Düse, zweimal täglich über die Station für physikalische Medizin und Rehabilitation rollte, um die Hemiplegiepatienten zu sprühen und zu dehnen und dadurch in den ersten Wochen der Genesung ihren Schmerz zu lindern und die Funktionen schneller wiederherzustellen [104]. Nach 4–8 Wochen, wenn sich das Ausmaß von Paralyse und Spastizität stabilisiert hat, lassen sich die von Triggerpunkten verursachten Schmerzen dauerhafter lindern. Das ermutigt den Patienten, sich körperlich zu betätigen und wirkt sich positiv auf die Rehabilitationsmaßnahmen aus, da sich der Patient bemüht, selbst marginal vorhandene Muskelfunktionen zu nutzen [35].

Die Muskeln sollten unmittelbar nach einem schweren Trauma, wie einer Fraktur, einer Verrenkung oder einem Peitschenschlagtrauma, gekühlt werden, damit es nicht zu stärkeren Gewebeschwellungen kommt. Dehnen, Sprühen und Wärmeanwendungen sollten erst 3–5 Tage später begonnen werden, wenn die lokale Reaktion auf das Trauma abgeklungen ist. Die entzündungshemmende Wirkung des Kühlsprays, wenn es allein und unverzüglich eingesetzt wird, ist erstaunlich und trägt zur Linderung von Schmerzen bei Gelenkverletzungen und Verbrennungen bei.

Gichtpatienten, die gleichzeitig an Triggerpunkten leiden, sprechen auf das Sprühen und Dehnen u. U. nicht gut an, und der Schmerz flammt rasch wieder auf. Hier erzielt man mit Infiltration günstigere Ergebnisse. Das mag mit der Ablagerung von Harnsäurekristallen in der sauren Umgebung des Triggerpunktes zu erklären sein.

Vermutlich unterstützt das Kühlspray die Dehnungstherapie beim Lösen zentraler Triggerpunkte (sofern außerdem Insertionstriggerpunkte vorliegen), indem der von den Insertionstriggerpunkten ausgehende Schmerz gedämpft wird, der andernfalls jede weitere Muskelspannung unerträglich machen würde. Das entspräche der analgetischen Wirkung des Sprays bei Verbrennungen, Verstauchungen, Ischämie der Herzkranzgefäße und einen übertragenen Schmerz der inneren Organe. Weitere Einzelheiten hierzu findet der Leser in Kapitel 2.2.

Kühlmittel

Wenn triggerpunktbedingte Verspannungen gelöst werden sollen, um den Muskel wieder dehnbar zu machen, muss das Kühlmittel in einem *feinen Strahl* aufgebracht werden. Es darf sich nicht breitflächig verteilen, wie es für Farb- oder Haarsprays verlangt wird. Derzeit sind zwei Kühlmittel auf dem Markt: Fluormethan® und Ethylchlorid. Beide Mittel sind beim Aufbringen steril. Sie können auf eine Fläche aufgebracht werden, ohne diese zu kontaminieren [1]. Die beiden Mittel gelten jedoch nicht als Antiseptika und töten keine Erreger ab.

Beide Stoffe sind flüchtig und stehen in einem geschlossenen Behälter bei Raumtemperatur unter Druck. Der Druck treibt einen feinen Strahl der Flüssigkeit mit Raumtemperatur aus einer Düse, sobald diese geöffnet und der Behälter nach unten gehalten wird. Je wärmer der Behälter, desto höher der Druck. Direkt außerhalb der Düse beginnt der Flüssigkeitsstrahl zu verdampfen und verliert an Temperatur. Auf einer Strecke von ungefähr 50 cm kühlt er sich zunehmend ab, bis er auf die Haut trifft. Bei geringerem Abstand von der Haut kann der Strahl weniger stark abkühlen und trifft die Haut fast mit Raumtemperatur. Wenn der Behälter weit genug entfernt gehalten und der Strahl exakt auf einen Punkt gerichtet wird, können Minusgrade erreicht werden. Dies ist zu vermeiden.

Da Ethylchlorid potentiell gesundheitsschädlich und kälter ist als gewünscht, unterstützte Travell [169] die Entwicklung einer unbedenklichen Alternative, des Fluormethans. Hierbei handelt es sich um eine Mischung aus zwei Fluorkarbonen: 85% Trichlormonofluormethan und 15% Dichlordifluormethan. Fluormethan ist nicht entflammbar, chemisch stabil, nicht toxisch, nicht explosiv und reizt die Haut nicht.

Leider tragen die Fluorkarbone maßgeblich zum Abbau der Ozonschicht in der oberen Atmosphäre bei, werden nicht mehr hergestellt und sind kommerziell nicht mehr zugelassen. Für den Einsatz von Fluormethan für medizinische Zwecke wurde eine zeitweilige Ausnahme erwirkt, bis ein Ersatzstoff zur Verfügung steht. Ein vielversprechender Stoff ist derzeit in Erprobung. Entwickelt hat ihn der Hersteller von Fluormethan. Sobald er Marktreife erlangt, soll er unter der Bezeichnung „Gebauer Spray and Stretch" angeboten werden. Der neue Stoff wird in einer Dose anstelle der gewohnten Glasflasche aufbewahrt und wird durch eine anders konstruierte Düse versprüht. Auf den meisten Abbildungen im vorliegenden Handbuch ist die Verwendung des neuen Produktes dargestellt.

Ethylchlorid ist in der üblichen Anwendungsform für das optimale Lösen von Triggerpunkten zu kalt. Es ist ein schnell wirkendes Allgemeinanästhetikum mit bedenklich geringer Sicherheitsspanne, entflammbar und explosiv, wenn der Spraynebel sich mit 4–15% Luft mischt [123]. Unfälle mit Todesfolge für Patienten und einen Arzt sind belegt [169]. Bei der Verwendung von Ethylchloridspray sind strengste Sicherheitsvorkehrungen zu beachten. Jede Brandgefahr ist auszuschließen, und weder Arzt noch Patient dürfen den Nebel einatmen [160, 170]. Keinesfalls darf der Stoff einem Patienten zur Selbstbehandlung ausgehändigt werden.

Eine Urtikaria bei Kälteallergie wurde nach dem Kontakt mit Fluormethan im Rahmen der myofaszialen Therapie nicht beobachtet; für Ethylchlorid liegt nur ein einziger entsprechender Bericht vor [170]. Es gibt keine Hinweise, dass Fluormethan in den Dosen und Konzentrationen, denen Patienten während der Triggerpunktbehandlung ausgesetzt sind, toxisch wirkt. Der Geruch des Stoffes ist manchen Patienten unangenehm. Unnötige Exposition sollte vermieden werden.

In den meisten Beiträgen von Travell zum Sprühverfahren ist von Ethylchlorid die Rede, denn sie wurden vor der Entwicklung von Fluormethan verfasst. Die Autorin ermahnte die Leser dieser Artikel, Ethylchlorid durch Fluormethan zu ersetzen.

Sprühverfahren

Es liegen detaillierte Beschreibungen des Sprühverfahrens vor [51, 119, 160, 164, 170, 171, 193]. Indem der Arzt durch Druck auf einen Triggerpunkt Übertragungsschmerzen auslöst, sieht der Patienten ein, weshalb in erster Linie der druckschmerzhafte Bezirk im Muskel therapiert wird und nicht der schmerzhafte Bereich.

Vorbereitung des Patienten

Die richtige Körpertemperatur beeinflusst die Reaktion der Muskeln auf die Behandlung entscheidend. Wenn der Patient fröstelt oder kalte Hände oder Füße hat, schafft ein trockenes Heizkissen auf dem Abdomen Abhilfe, da es die Kerntemperatur erhöht und eine reflexartige Vasodilatation in den Gliedmaßen herbeiführt. Bei kaltem Wetter, in kühlen Räumen und wenn der Patient friert ist dies besonders zu beachten. Alle nicht behandelten Körperteile sollten bedeckt werden.

Einfacher zu erzielen und oft schon ausreichend ist die neutrale Erwärmung, bei der die Patienten mit einem Wolltuch, einem Pullover oder einer Decke zugedeckt werden, sodass ihre Körpertemperatur erhalten bleibt. Die so erreichte Entspannung der Muskulatur geht jedoch schnell verloren, wenn der Wärmeschutz plötzlich entzogen wird.

Eine Hypoglykämie verschlimmert Triggerpunkte. Bevor der Arzt eine spezifische myofasziale Therapie wie das Sprühen und Dehnen beginnt, sollte er den Patienten fragen, ob dieser kürzlich etwas gegessen hat. Im Zweifelsfall sollte der Patient eine Banane, ein Glas Milch, Trinkgelatine in Orangensaft oder eine Tasse Instantbrühe zu sich nehmen, damit es nicht zu einer schmerzhaften negativen Reaktion auf die Therapie kommt.

Die zur Sprühtherapie vorgesehenen Hautflächen müssen entblößt sein. Das Kühlmittel durchdringt das Haupthaar, sofern es nicht besonders dicht oder mit Pomade versehen ist. Perücken und Toupets müssen allerdings entfernt werden.

Man sollte den Patienten einen initialen Bezugsmarker nennen, an dem sie die Veränderung des Bewegungsausmaßes nach der Behandlung festmachen können, damit ihnen die Fortschritte bewusst werden. Subjektiv stuft der Patient eine Bewegung als „so groß wie möglich" ein, unabhängig davon, ob sie nur eingeschränkt oder im vollen Ausmaß ausgeführt werden kann. Während der Erstuntersuchung lernen die Patienten ihren Bewegungsumfang durch die Beantwortung bestimmter Fragen kennen: „Wie weit können Sie den Mund öffnen? Passen zwei oder drei Handknöchel hinein?" „Wie weit können Sie den Kopf zur Seite drehen?" „Können Sie mit der Hand von hinten um den Kopf greifen und den Mund zur Hälfte abdecken?" „Kommen Sie an Ihre hinteren Hosentaschen?" Ein Spiegel erleichtert es dem Patienten, zu sehen und zu erinnern, welche Bewegung möglich war. Nach der Behandlung sollten die Untersuchungen wiederholt werden, sodass dem Patienten die Veränderungen deutlich werden. Da die Funktion im Behandlungskonzept nicht weniger wichtig ist als der Schmerz, muss der Patient die Funktionsverbesserung erkennen.

Der betroffene Muskel ist nicht ausreichend dehnbar, wenn er nicht vollständig entspannt ist. Voraussetzung dafür ist wiederum, dass der Patient sich warm, bequem und gut aufgehoben fühlt. Die Gliedmaßen müssen in Rückenlage entspannt gelagert sein. Im Sitzen müssen sich Becken und Schultergürtel des Patienten in einer Ebene befinden. Gegebenenfalls sind mit Hilfe eines Kissens ungleich große Beckenhälften auszugleichen. Durch ein Polster im Bereich der Lendenwirbelsäule wird eine Vorneigung des Oberkörpers korrigiert (Kapitel 41.3). Wenn die Halswirbelsäule des Patienten extendiert werden soll, lehnt er seinen Kopf nach hinten gegen den Therapeuten, der ihn so abstützt dass sich die Nackenmuskeln vollständig entspannen können.

Wenn der Patient angespannt den Atem anhält, kann der Therapeut ihn darauf mit Bemerkungen wie „Vergessen Sie nicht zu atmen" aufmerksam machen und zum Spannungsabbau veranlassen. Wie Basmajian zeigen konnte, handelt es sich bei der Entspannung nicht um einen passiven, sondern um einen aktiven Prozess [9]. Er gelingt nur, wenn gelernt wurde, wie man bewusst die Aktivität motorischer Einheiten beendet.

Manchen Patienten hilft es, wenn sie sich nicht mehr auf sich selbst, sondern auf das konzentrieren, was ihren Körper momentan *unterstützt*. Sie müssen spüren, wie die Armlehne des Stuhles ihren Unterarm oder wie die Matte, auf der sie liegen, den ganzen Körper trägt. Tiefe Zwerchfellatmung wird allen denen empfohlen, denen solche Methoden schwer fallen. Während die Patienten langsam ausatmen, wird der betroffene Muskel besprüht und gedehnt. Die meisten Patienten erleben die normale Zwerchfell-(Abdominal-)Atmung als viel entspannender als die paradoxe Brustkorbatmung.

Zur wirksamen Dehnung eines Muskels wird dieser an einem Ende fixiert, sodass der Therapeut zum anderen Ende hin Zug ausüben kann. Oft kann das Körpergewicht des Patienten oder die Schwerkraft die Fixierung übernehmen. Manchmal kann der Patient das eine Muskelende fixieren, indem er sich auf die gleichseitige Hand setzt, z. B. wenn einer der Mm. scaleni oder die oberen Anteile des M. trapezius gedehnt werden sollen.

Sprühverfahren

In Abbildung 3.11 ist die Abfolge der Schritte beim Sprühen und Dehnen des M. trapezius dargestellt. Zunächst muss der Patient *bequem* und gut abgestützt gelagert werden, damit er sich bewusst entspannen kann. Ein Ende des Muskels sollte fixiert sein. Dadurch kann mit der entsprechenden Kopfbewegung immer wieder Vorspannung aufgenommen werden. Einleitend werden Sprühbahnen über den *M. trapezius* und weiter über die *Fläche des gesamten Schmerzmusters* gezogen, bevor Vorspannung aufgenommen und der Muskel verlängert wird. Das Kühlspray (oder Eis) wird nur in der Richtung des Übertragungsschmerzes in parallelen Bahnen aufgebracht. Das Sprühverfahren kann *wiederholt* werden, bis die maximale Muskellänge erreicht ist oder keine Fortschritte mehr erzielt werden. Die einzelnen Hautareale sollten jedoch nur zwei- bis dreimal besprüht und dann erwärmt werden. Mit anschließenden Bewegungen im vollen Ausmaß wird eine Behandlungseinheit durch Sprühen und Dehnen für den betreffenden Muskel abgeschlossen.

Die Federverschlusskappe vor der Düse erlaubt lediglich „Ein" oder „Aus" und keine Regulation des Strahls. Wird die Düse nur halb geöffnet, tropft das Kühlmittel heraus und der Strahl knickt ab. Der Behälter muss umgekehrt gehalten werden, sodass die Flüssigkeit herausfließt; andernfalls entweicht nur Gas. Das noch in Entwicklung befindliche Produkt wird in Dosen abgefüllt, die aufrecht gehalten und bedient werden können wie eine Dose mit Haarspray oder Farbe. Auch bei diesem Produkt wird der Strahl vermutlich nicht regulierbar sein.

Je geringer der Abstand zwischen Behälter und Haut ist, desto wärmer ist der Strahl beim Auftreffen. Man kann das leicht im Selbstversuch prüfen. Beachten sie den scharfen Schmerz, der auftritt, wenn eine Stelle zu lange besprüht wird (ungefähr sechs Sekunden) und deshalb vereist. *Das darf auf keinen Fall geschehen* [186]. Kurzfristiges Vereisen ist schmerzhaft aber folgenlos. Längeres Vereisen führt zu Blasenbildung und möglicherweise zu Ulzerationen.

Wenn das Spray erstmals aufgebracht wird, kann die Haut über hochgradig erregbaren Trig-

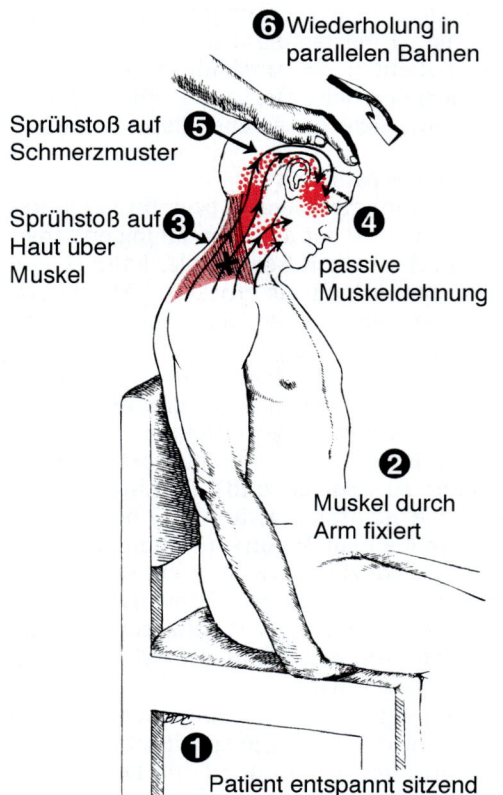

Abb. 3.11: Reihenfolge der Verfahrensschritte beim Sprühen und Dehnen zur Behandlung von myofaszialen Triggerpunkten. Hier: partielle Dehnung der oberen Anteile des M. trapezius. *1.* Der Patient wird in einer bequemen, *entspannten* Haltung abgestützt. *2.* Ein Ende des Muskels (*hellrot*) ist fixiert. *3.* Wiederholtes paralleles Besprühen der Haut über dem gesamten Muskel und in Richtung des Schmerzmusters (*dunkelrote Punkte*). Der gesamte Muskelbauch und die Ansatzstellen werden erfasst. *4.* Nach dem ersten Besprühen wird Druck gegeben und Vorspannung aufgenommen. Dies wird nach weiteren Sprühstößen fortgesetzt. *5.* Mit dem Kühlmittel werden Bahnen über die Fläche des Übertragungsschmerzmusters des Muskels gezogen. *6.* Die Schritte 3, 4 und 5 können zwei- bis dreimal wiederholt werden, bis sich die Haut kalt anfühlt oder bis das maximale Bewegungsausmaß erreicht ist. Anschließend erfolgen Wärmeanwendung und aktive Bewegungen im vollen Umfang. Zu Einzelheiten des Sprühverfahrens siehe Abb. 3.12.

gerpunkten unerträglich kälteempfindlich sein. Dem lässt sich begegnen, indem man einen Behälter mit besonders feiner Düse wählt, ihn in geringem Abstand von der Haut hält oder die Sprühbahnen besonders rasch zieht.

Viele Patienten erschrecken bei der ersten Anwendung des Sprühverfahrens, wenn das Kältegefühl unvorbereitet eintritt. Daher sollte der Arzt die Wirkung des Kühlmittels zunächst durch einen Sprühstoß auf die eigene Hand und einen unempfindlichen Körperteil des Patienten demonstrieren. Das Kühlmittel ist am wirkungsvollsten, wenn es im spitzen Winkel (ungefähr 30°) und in parallelen Bahnen in Faserrichtung der Muskelfasern aufgetragen wird. Die Sprühbahnen werden nur in eine Richtung gezogen. Sie bedecken zunächst den Muskel in voller Länge und anschließend die gesamte Schmerzübertragungszone. Die Ansatzstellen beider Muskelenden müssen ebenso besprüht werden wie der Muskelbauch.

Der Behälter wird in ungefähr 30 cm Abstand von der Haut gehalten (Abb. 3.12). Man zieht die gleichmäßigen Bahnen langsam mit einer Geschwindigkeit von etwa 10 cm/s so über die Haut, dass sie geringfügig überlappen. Zwei bis drei Spraybahnen über demselben Gebiet sind im Allgemeinen ausreichend. Anschließend muss die Haut erwärmt werden. Sechs Bahnen über demselben Gebiet ohne zwischenzeitliche Erwärmung sind zu viel, denn der unter der Haut liegende Muskel könnte zu stark abkühlen (Abb. 3.13). Am besten besprüht man eine Fläche, die etwas größer als die Schmerzübertragungszone ist. Es schadet nicht, wenn eine etwas größere Fläche in die Behandlung einbezogen wird. Unter Umständen wird dadurch eine von Triggerpunkten hervorgerufene Verspannung in benachbarten Muskeln reduziert.

Wenn das Spray für den Patienten zu kalt ist, empfiehlt es sich, die Sprühbahnen schneller über die Haut zu ziehen. Falls das Kältegefühl auch dann noch zu stark ist, sollte der Arzt den Abstand zwischen Behälter und Haut verkürzen (weniger als 30 cm). Im umgekehrten Fall kann der Abstand auf 45–50 cm vergrößert werden.

Der Patient sollte dem Arzt mitteilen, sobald er das Gefühl hat, das Muskelfasern ausgelassen wurden. Oft spürt er genau, wo noch Spannung

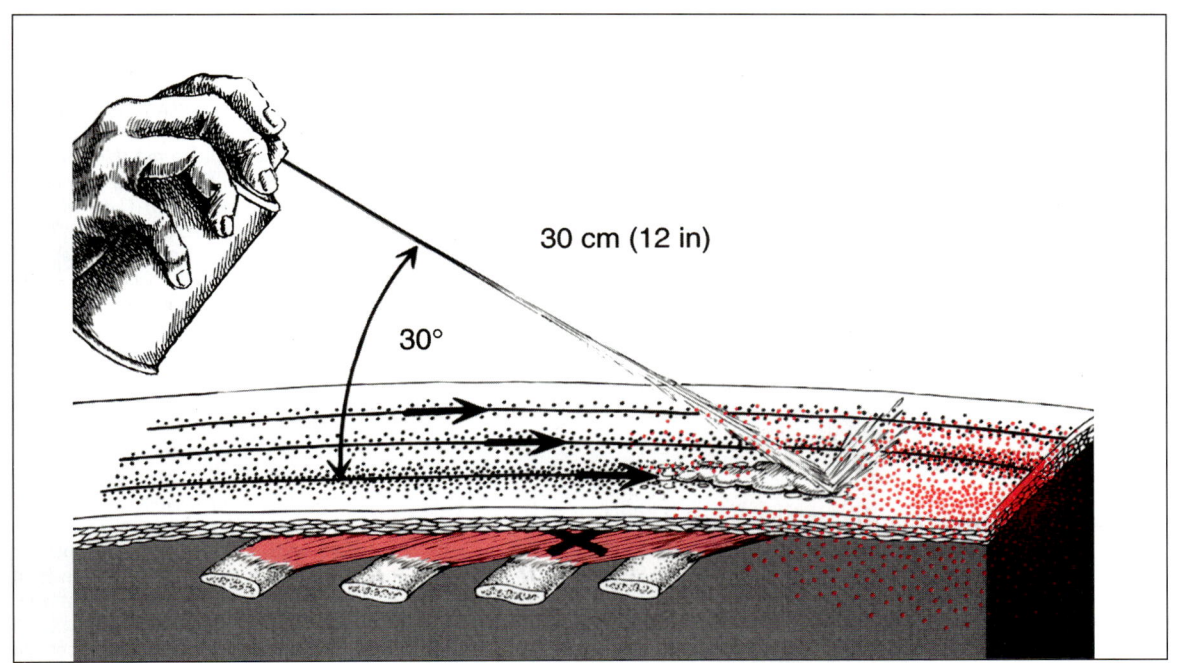

30 cm (12 in)

30°

Abb. 3.12: Die schematische Zeichnung zeigt, wie der Kühlstrahl aufgebracht wird. Zunächst wird die Hautfläche über den am stärksten verspannten Muskelfasern in einer Richtung parallel besprüht, danach der restliche Muskel und sein Schmerzmuster. Die Sprühbahnen (*dicke schwarze Pfeile*) folgen der Verlaufsrichtung der Muskelfasern und setzen sich zur Schmerzübertragungszone (*rote Punktierung*) fort. Der Kühlmittelbehälter wird im spitzen Winkel von normalerweise 30° zur Körperoberfläche gehalten. Die Sprühgeschwindigkeit beträgt ungefähr 10 cm/s. Bei geringerem Abstand des Behälters von der Haut ist der Sprühstrahl wärmer, bei größerem Abstand kälter.

gelöst werden muss und kann die Stellen benennen oder zeigen. Wird dieser Bereich dann ebenfalls besprüht, verringert sich die Muskelspannung weiter, und das Bewegungsausmaß erweitert sich. Es ist bemerkenswert, wie präzise deckungsgleich verspannte Muskelfasern und Hautareale sind, die der Patient noch besprüht haben möchte. Nicht weniger bemerkenswert ist, wie die Muskelverspannung manchmal geradezu abschmilzt, wenn die Sprühbahn den entferntesten Abschnitt des Schmerzübertragungsmusters erreicht.

Wenn das Gesicht mit Kühlmittel behandelt wird, sollte man das Auge der betreffenden Gesichtshälfte abdecken. Es ist erschreckend für den Patienten, schädigt ihn aber nicht, wenn Konjunktiva oder Trommelfell versehentlich mit Fluormethan in Kontakt kommen. Patienten mit Asthma oder einer anderen Erkrankung der Atemwege ertragen das Kühlmittel im Gesicht vielleicht nur, wenn der Arzt ihre Nase mit einem leichten Tuch abdeckt oder mit der Hand schützt. Bei diesen Patienten kann eine Behandlung mit Eis anstelle von Kühlspray angeraten sein (*siehe* unten).

Das Kühlspray kann außerdem sinnvoll als *vorbereitende Maßnahme* für andere manuelle Therapieverfahren eingesetzt werden, z. B. für manuelle Entspannung, myofasziale Entspannung, Muskelenergietechnik oder andere Verfahren, bei denen der Therapeut beide Hände zur Behandlung des Patienten benötigt.

Eine Selbstbehandlung des Patienten mit Fluormethan kann sinnvoll sein. Dies gilt insbesondere für die Übergangsperiode, während der nach begünstigenden Faktoren gesucht oder diese ausgeschaltet werden. Es bietet sich auch für Patienten an, die zu einer rezidivierenden Aktivierung von Triggerpunkten neigen und diese deshalb unverzüglich selbst inaktivieren müssen. Die Patienten lernen im Allgemeinen schnell, wie sie ihre Kau- oder Wadenmuskulatur besprühen müssen. Am Schultergürtel ist dagegen eine ungewöhnlich geschickte partielle Entspannungstechnik erforderlich, um Arm- und Nackenmuskeln in Selbstbehandlung wirkungsvoll zu besprühen und zu dehnen. Falls sich die Selbstbehandlung mit dem Kühlmittel für einen Patienten nicht anbietet, stehen glücklicherweise andere Verfahren zur Verfügung.

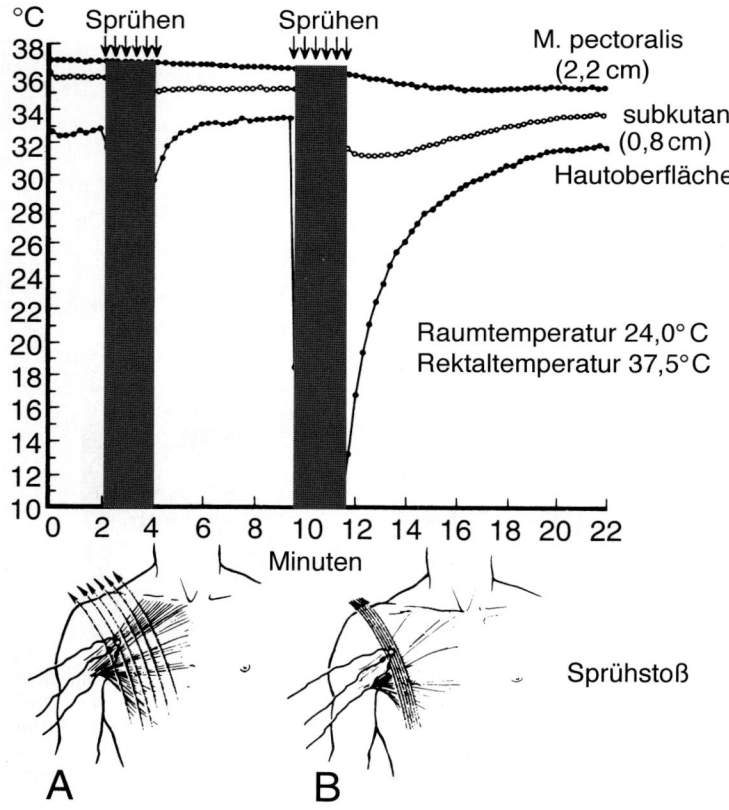

Abb. 3.13: Temperaturänderungen an Haut, Subkutis und Muskel durch richtige (**A**) und fehlerhafte (**B**) Verwendung des Kühlmittels. Die Temperaturen wurden mit Hilfe von drei Nadelsensoren an einer Stelle in unterschiedlicher Tiefe gemessen: 1) im M. pectoralis (*obere Linie*) in 2,2 cm Tiefe, 2) im subkutanen Gewebe (*mittlere Linie*) bei 0,8 cm und 3) an der Hautoberfläche (*untere Kurve*). Der Kühlmittelstrahl wurde für insgesamt 2 Minuten (*Schattierung*) in sechs gleichmäßigen Bahnen mit einer Geschwindigkeit von 10 cm/s in einer Richtung über die Haut gelenkt. **A** (*unten links*): Die Bahnen überziehen angrenzende, parallele Hautareale. Nur eine der Bahnen kreuzt die Reihe der Sensoren. **B** (*unten rechts*): Alle sechs Bahnen verlaufen über den Sensoren. Wenn ein bestimmtes Hautareal nur einmal besprüht wird, fällt die Muskeltemperatur nur unwesentlich um 0,2 °C ab. Wenn Haut und Sensorenreihe sechsmal besprüht werden (**B**), beträgt der Temperaturabfall 1,5 °C. Er setzt zu Beginn der Anwendung ein und hält an, während die Kälte in das Gewebe eindringt. Folglich ist es wichtig, dass die richtigen Abstände für die Kühlungsbahnen gewählt werden, dass sie nicht zu stark überlappen und dass dasselbe Hautareal innerhalb kurzer Zeit nicht zu häufig gekühlt wird.

Bestreichen mit Eis

Die sensorische und Reflexwirkung der Behandlung mit einem Kühlspray (wie Fluormethan) ist in erheblichem Ausmaß auch durch gezieltes Bestreichen mit Eis zu erreichen. Es empfiehlt sich, Wasser in einem Plastik- oder Pappbecher gefrieren zu lassen. Ein eingefrorener kleiner Rührstab dient später als Griff. Man kann auch eine gut isolierte Tasse aus aufgeschäumtem Kunststoff benutzen. Vor der Anwendung wird ein Teil des Pappe- oder Plastikbehälters entfernt. Mit einer *Ecke* des Eisstückes werden dann in einer Richtung parallele Bahnen über die Haut gezogen. Sie entsprechen dem Sprühmuster, das in den einzelnen Muskelkapiteln angegeben ist. Die Bewegung mit dem Eisstück erfolgt langsam, mit derselben Geschwindigkeit, mit der auch gesprüht wird (10 cm/s). Die Striche mit der scharfen Kante des Eisstückes ahmen den Kühlflüssigkeitsstrahl nach. Der Therapeut sollte ein kleines Handtuch bereithalten und das Schmelzwasser von der Haut abtupfen.

Die Haut muss trocken bleiben, da Feuchtigkeit das Ausmaß der Temperaturveränderung herabsetzt, die das Eisstück bewirken soll.

Feuchtigkeit verlängert außerdem den Kühlungseffekt und streut ihn, weshalb es länger dauert, bis sich die Haut wieder erwärmt. Man kann das Eisstück mit einer dünnen Folie umkleiden, sofern die zur Anwendung bestimmte Ecke scharf und kalt genug ist. Unabhängig davon, ob Kühlspray oder Eis verwendet werden, sollte der Therapeut darauf achten, dass der Muskel unter der Haut nicht auskühlt.

Hintergrundinformation zur Kühlung mit Spray oder Eis

Bei richtiger Anwendung lösen das Kühlspray oder die Bahnen mit dem Eisstück einen plötzlichen Abfall der Hauttemperatur aus. Der Druck beim Auftreffen auf die Haut wirkt zusätzlich taktil stimulierend. Die gleichmäßig fortgesetzte Bewegung des Kühlmittels hemmt die Leitung von Alarmsignalen in das Rückenmark. Dadurch wird lokaler Schmerz gedämpft, wie an der Schmerzlinderung bei Verstauchungen, Verbrennungen und der ischämischen Kontraktion der Unterarmmuskulatur und der schematischen Darstellung in Abbildung 3.14 zu sehen ist. Auf Grund dieser neuralen Vor-

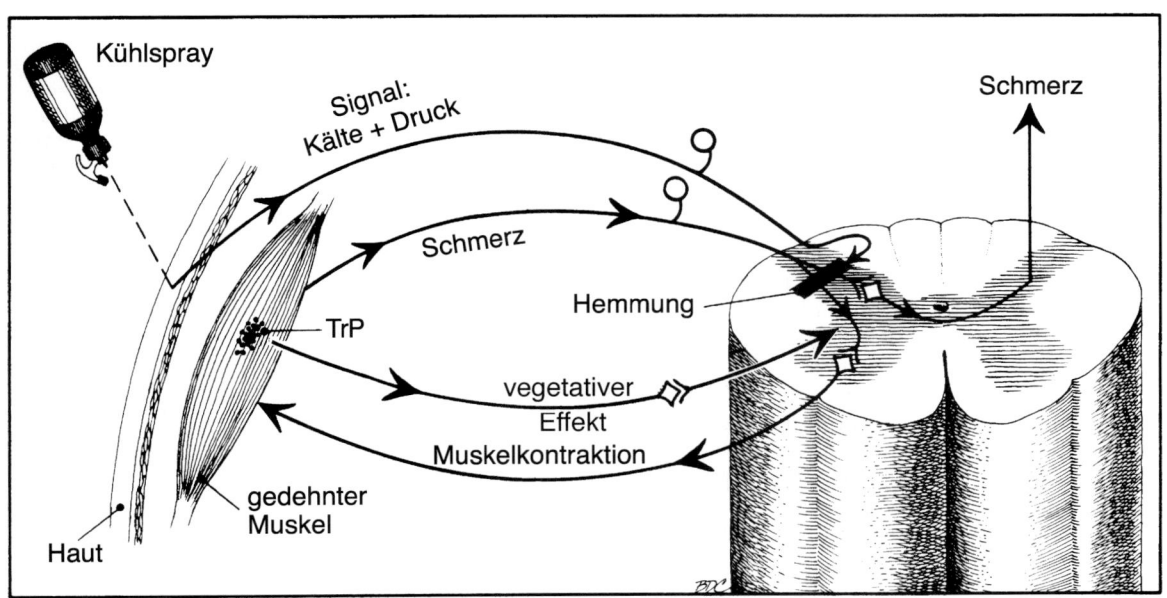

Abb. 3.14: Schematische Darstellung der Nervenverbindungen, die wahrscheinlich für die Wirkung des über einem aktiven zentralen myofaszialen Triggerpunkt (*dunkelrot*) aufgebrachten Kühlsprays maßgeblich sind. Der Triggerpunkt schränkt den Bewegungsumfang des Muskels ein. Jeder Versuch, den Muskel über diesen beschränkten Umfang hinaus zu dehnen, verursacht Schmerzen. Dieser Dehnungsschmerz kann zu unwillkürlichen Muskelkontraktionen führen, durch die der Muskel in eine weniger unangenehme Länge zurückgeführt werden soll. Außerdem kann es dadurch zu einer vermehrten Aktivität des sympathischen Nervensystems kommen, das den Triggerpunktmechanismus stimuliert. Der Schmerz verhindert demnach die Verlängerung des Muskels. Die abrupten Kälte- und Berührungsreize des Sprays hemmen den Schmerz und die autonomen Reflexe im Zentralnervensystem (*schwarzer Balken*). Durch diese Schmerzunterdrückung kann der Muskel besser entspannen und ist leichter zu verlängern. Zudem scheint sich die sensorische Reizbarkeit von Insertionstriggerpunkten zu reduzieren, wenn auch die Muskelansätze besprüht werden.

gänge bleibt der behandelte Muskel entspannt. Andernfalls würde er durch das Unbehagen, dass bei der Dehnung entsteht reaktiv kontrahieren, um sich vor einer Überdehnung zu schützen. Wie in Kapitel 2.3 ausgeführt, kann das autonome Nervensystem die Intensität, mit der die Triggerpunktaktivität an der motorischen Endplatte abläuft, erheblich beeinflussen. Wie Abbildung 3.14 zeigt, ist auch durch die Hautkühlung eine Inhibition autonomer Prozesse auf Rückenmarksebene möglich.

Durch Ersatzreize werden dieselben Wirkungen erzielt wie mit Kühlspray. Zu ihnen zählen die Auftragung von Eis in Bahnen oder die Abfolge kleiner Stiche, die durch das Zahnrädchen der Neurologen entsteht, das entlang der Sprühbahnen über die Haut gerollt wird.

Die enge reflexartige Beziehung zwischen Hautempfindungen und Funktionen des darunter liegenden Muskels wurde in Studien nachgewiesen. Gemessen wurden Ausweichreaktionen von Rumpf und unterer Extremität, wenn die Haut in diesem Bereich schädigenden Reizen ausgesetzt war. Elektromyographische Ableitungen zeigten anhaltende leichte, willkürliche Kontraktionen zahlreicher Muskeln im Gebiet und ein Ansteigen und Abflauen der EMG-Aktivität bei plötzlicher Hautreizung. Die Muskelaktivität unterhalb der stimulierten Hautstelle wurde angeregt, die der anderen Muskeln im Allgemeinen gehemmt [63, 95]. Es konnten Früh- und Spätreaktionen abgeleitet werden. Frühreaktionen führten zu Bewegungen, durch die ein Bein die Körperlast nicht mehr übernehmen konnte. Dabei blieben die Reaktionen auch dann konstant, wenn der Reiz andere Orte traf. Verzögerte Reflexantworten waren modifizierbar. Nach mehreren Versuchen adaptierten sie sich und entzogen die betreffenden Gliedmaßen dem Reiz [63]. Hautreflexe an Rücken und Abdomen induzierten eine den Körper vom Reiz weg führende Bewegung [95].

Die optimale Sprührichtung, die zunächst über den Muskel und anschließend über das Schmerzmuster erfolgt, ermittelte Dr. Travell ursprünglich durch Erfahrungswerte bei ihren Patienten. Sie beobachtete, welche Richtung die Patienten bevorzugten und welche am besten gegen Schmerzen und Verspannungen wirkte. Sprühen kann insbesondere die Aktivität von Insertionstriggerpunkten dämpfen, während Dehnung spezifisch auf zentrale Triggerpunkte wirkt. Der Wert der Kombinationstechnik liegt darin, dass mit ihr beide Arten von Triggerpunkten bekämpft werden können. Offensichtlich wirkt die Dehnung besser, wenn die überreizten Nozizeptoren der Insertionstriggerpunkte zuvor desensibilisiert wurden. Diese Überlegungen müssten durch experimentelle Forschung belegt werden, wobei der Unterschied zwischen zentralen und Insertionstriggerpunkten und deren relativer Empfindlichkeit bei demselben Patienten zu berücksichtigen ist.

Weitere Verwendungszwecke von Kühlspray

Ethylchlorid wurde anfänglich bei **Gelenkverstauchungen** eingesetzt [123]; Fluormethan ist für diesen Zweck ebenso geeignet. Je früher das Kühlmittel aufgebracht wird, desto zuverlässiger werden Schmerzen und Schwellungen verhindert. Dadurch ist das Gelenk sofort wieder so weit belastbar, dass es bald seine normale Funktion zurückgewinnt. Bei Gewebeläsionen sind starke Dehnungen zu vermeiden. Die Gelenkbeweglichkeit sollte jedoch schrittweise in Abstimmung mit dem Genesungsprozess wiederhergestellt werden.

Ausgesprochen wirkungsvoll ist Kühlspray bei der Kälteanästhesie vor einer **Triggerpunktinfiltration** [186] sowie zur Schmerzlinderung und Vorbeugung von Blasen bei Verbrennungen. Im Experiment konnte nachgewiesen werden, dass sich durch diese Art der Kühlung sekundäre Hyperalgesien, Ery̲theme und Schwellungen vermeiden lassen [163, 173]. Hautflächen mit Verbrennungen 2. Grades, die wiederholt besprüht wurden (um den Schmerz zu dämpfen), zeigten im Gegensatz zu anderen Hautstellen keine Blasenbildung. Die schmerzhafte Hautzone wird so bald wie möglich nach der Verbrennung besprüht (möglichst innerhalb von fünf oder zehn Sekunden), bis der Schmerz nachlässt. Es empfiehlt sich, zu Hause im Schrank neben dem Küchenherd einen Kühlmittelbehälter zu lagern. Es wird sofort erneut gesprüht, sobald der Schmerz wieder auftritt. Es hängt vom Grad der Verbrennung ab, wie oft die Anwendung wiederholt werden muss. Bei kleinflächigen Verbrennungen ersten Grades kann eine einzige Behandlung genügen, um den Schmerz augenblicklich und vollständig auszuschalten.

Bei **akutem Myokardinfarkt** kann die Behandlung der schmerzhaften Körperregion mit dem Kühlspray den Schmerz schnell lindern, ohne den Verlauf der Herzpathologie zu beeinflussen [137, 162]. Oft wird durch wenige Anwendungen die Gabe von Morphin oder eines anderen, entsprechenden Analgetikums entbehrlich.

Kühlspray linderte oder verzögerte das Auftreten von Schmerzen während einer **experi-**

mentellen ischämischen Kontraktion der Unterarmmuskeln [174]. Ursache dürfte derselbe Mechanismus sein, durch den auch die Druckschmerzhaftigkeit bei Insertionstriggerpunkten gelindert wird. Linderung bringt das Kühlspray auch bei Insektenstichen und soll gute Dienste leisten, um die Schmerzen einer **postherpetischen Neuralgie** zu beherrschen [157]

Einige Tierärzte und -trainer benutzen Kühlsprays gegen myofasziale Triggerpunkte und druckschmerzhafte Stellen an den Muskeln von Pferden [123] und Hunden [83, 84]. Da einige Tiere auf das Kühlspray sehr heftig reagieren, verlegen sich mache Tierärzte darauf, die Tiere lediglich zu beruhigen, um die Triggerpunkte dann manuell durch Druckanwendung und Dehnungstechniken zu lösen. Wie die Dres. Travell und Simons feststellen konnten, ist das Sprühen und Dehnen bei Katzen und Hunden sehr wirkungsvoll, sofern die Temperatur des Sprays durch entsprechende Anwendung nicht zu niedrig liegt und die Tiere immer wieder beruhigt werden. Der Tierarzt Dr. Frank beendet derzeit eine Forschungsarbeit, in der die Wirksamkeit der Triggerpunktlösung durch Druckanwendung nachgewiesen wird. Er demonstriert, dass damit myofasziale Triggerpunkte beseitigt und bei schwer erkrankten Hunden die volle Bewegungsfähigkeit wiederhergestellt werden kann [48].

Dehnungs-(Verlängerungs-)Technik

Geeignet ist fast jede Methode, die einen Muskel mit Triggerpunkten behutsam dehnt (verlängert) und sein schmerzfreies Bewegungsausmaß vergrößert. Im Rahmen eines kontrollierten Versuchs ließ sich zeigen, dass das Sprühen und Dehnen die Intensität des Übertragungsschmerzes und die Empfindlichkeit der behandelten Triggerpunkte beträchtlich verringert [81]. Eine schnell und kräftig ausgeführte Dehnung allein verursacht dagegen Schmerzen, eine Schutzkontraktion und eine reflektorische Muskelspastik. Diese Reaktionen sind für den Patienten so schmerzhaft, dass der Muskel nicht weiter verlängert werden kann. Sie müssen durch spezifische Methoden unterdrückt werden, damit die durch den Triggerpunkt bedingte Verspannung gelöst werden kann. Schnelle Dehnungen und „Federungen" müssen vermieden werden, da sie die Triggerpunkte eher reizen als lösen. Wenn sich ein Triggerpunkt erst kürzlich gebildet hat oder nur mäßig gereizt ist, kann man ihn manchmal durch langsames, passives Dehnen des Muskels auch ohne Kühlmittel inaktivieren. Beschleunigt und weniger unangenehm für den Patienten wird die Triggerpunktlösung ohne Verwendung von Kühlspray durch begleitende vertiefende Entspannungsmethoden. Dazu gehören die koordinierte Ausatmung, die postisometrische Relaxation, das Verfahren aus Anspannung und Entspannung und die reziproke Inhibition. Sie sollten an sich selbst *umgehend* eine dieser Methoden ausprobieren, falls Sie einmal in ihrer Muskulatur einen Triggerpunkt aktivieren.

Es gibt zwei Muskeldehnungsverfahren: die Muskelverlängerung durch Bewegung des Gelenkes/der Gelenke, über das/die der Muskel zieht, und die direkte manuelle Traktion. In der Erstauflage dieses Buches wurde besonders die Verlängerung durch Gelenkbewegungen betont. Diese Methode kann der Patient im Heimprogramm nutzen. In der Neuauflage des Handbuches wird auch die direkte Traktion empfohlen sowie verschiedene andere Methoden, die das Dehnen abgesehen vom Sprühverfahren unterstützen, wie die postisometrische Relaxation, die reziproke Inhibition, das langsame Ausatmen, die gerichtete Augenbewegung und das Verfahren aus Anspannen und Entspannen. Die genannten Techniken lassen sich verschieden kombinieren und in andere vertiefende Entspannungstechniken integrieren.

Die integrierte Hypothese (Kapitel 2.4) erklärt, wie es zu der bemerkenswerten Wirkung fast aller Techniken kommt, mit denen ein Muskel verlängert und seine volle Dehnbarkeit wiederhergestellt wird. Es gilt, die Kontraktion der Sarkomere in den Kontraktionsknoten zu lösen. Durch behutsame Dehnung der kontrahierten Sarkomere in den Kontraktionsknoten mithilfe vertiefender Entspannungsverfahren wird anscheinend die Überlappung der Aktin- und Myosinmoleküle reduziert und dadurch der Energieverbrauch verringert. Bei maximaler Verlängerung der Sarkomere ist die Überlappung gering, und es wird sehr viel weniger Energie verbraucht. Dadurch wird der Teufelskreis der Energiekrise an einer entscheidenden Stelle unterbrochen. Die *anhaltend* vermehrte Spannung der kontrahierten Sarkomere kann zum Abriss des Aktins von seiner Ansatzstelle an der Z-Bande führen, wie es Fassbender elektronenmikroskopisch beobachtete [44]. Kommt es zum vollständigen Abriss, können leere Sarkolemmschläuche entstehen, die lichtmikroskopisch in Präparaten von Triggerpunktstellen bei Hunden [152] und von Myogelosen beim Menschen [136] zwischen den Muskelfasern gefunden wurden.

**Dehnen als Komponente des
Sprüh- und Dehnverfahrens**

Ausschlaggebend bei der Behandlung von Triggerpunkten ist die *Verlängerung* des verkürzten Muskels. Entsprechend der Erstauflage dieses Buches war beim Auftragen des Kühlsprays häufig eine ausgesprochen kräftige passive Dehnung notwendig. In der Neuauflage befürworten wir ein sanfteres Vorgehen. Mit dem Begriff „Vorspannung aufnehmen" wird ausgedrückt, dass lediglich so viel Kraft einzusetzen ist, um den Muskel an die nächste Barriere zu führen (beginnender Widerstand gegen eine weitere Verlängerung).

Der Therapeut sollte den Muskel zunächst behutsam verlängern, bis er die Barriere erreicht, die sich als schnell zunehmender Widerstand gegen eine weitere Bewegung bemerkbar macht, und diese Spannung halten. Diese Dehnung sollte für den Patienten nicht schmerzhaft, eine Dehnungsspannung jedoch durchaus spürbar sein. Ohne Hast, rhythmisch und in intermittierenden Bahnen wird nun das Kühlmittel aufgebracht und gleichzeitig sanfter Zug ausgeübt, um den Muskel bis zur Barriere gedehnt zu halten. Der Patient muss sich stark konzentrieren und der Therapeut ihn ständig beobachten und gegebenenfalls verbal unterstützen, damit der behandelte Muskel vollständig entspannt bleibt. Sobald der Muskel „nachgibt" und sich etwas entspannt, nimmt der Therapeut sofort die neue Vorspannung auf und findet eine neue Dehnungsposition an der Barriere.

Oft lässt sich das Sprühen und Lösen des Muskels optimieren, indem man alternierend eine postisometrische Relaxation einsetzt, die durch eine koordinierte verstärkt wird. Nach jeder Phase mit Anspannung und Relaxation wird der Muskel erneut am Bewegungsende eingestellt.

Keinesfalls darf der Muskel während und nach der Dehnung vom Patienten ruckhaft bewegt oder belastet werden. Wenn Triggerpunkte dauerhaft inaktiviert und die Übertragungsschmerzen behoben werden sollen, muss unbedingt die volle normale Muskellänge erreicht werden. Insbesondere die letzten Bewegungsgrade können entscheidend sein.

Manchem Behandler fällt es nicht leicht, sich in die Muskelspannung seines Patienten „einzufühlen" und die Barriere präzise zu erfassen, die in spezifischen Positionen zu spüren ist. Einige Muskeln, insbesondere die langen und starken, benötigen vielleicht etwas „Überredung", damit sie an der Barriere nachgeben. Zu viel Krafteinsatz ist jedoch für den Patienten unangenehm, verursacht posttherapeutische Schmer-

zen und vermehrt die Reizbarkeit von Insertionstriggerpunkten. Der Behandler muss dem Patienten klar machen, dass er nicht stoisch leiden soll, sondern vielmehr Schmerzen bei der Behandlung *sofort* angeben muss. „Ohne Schmerz kein Gewinn" ist in diesem Falle das *falsche* Motto.

Nachdem die vollständige Dehnung erreicht ist, muss der Muskel allmählich und in einer gleichmäßigen Bewegung in die Ruhelänge zurückgeführt werden. Der Patient darf einen Muskel nicht überlasten, indem er plötzlich ein Körperteil anhebt.

Wenn „nichts mehr geht", bevor der Muskel das volle Bewegungsausmaß erreicht hat, nutzt es wenig, dasselbe Sprüh- und Dehnverfahren ständig zu wiederholen. Stattdessen sollte man mit Modifikationen und alternativen Techniken arbeiten: 1) Das Kühlspray wird über funktionell parallelen oder benachbarten Muskel aufgebracht, die vielleicht ebenfalls durch Triggerpunkte verkürzt sind und den behandelten Muskel dadurch „ausbremsen". 2) Der Patient wird gebeten, die Dehnung *vorsichtig* zu unterstützen, indem er den Antagonisten kontrahiert und sich dadurch die Wirkung der reziproken Inhibition zu Nutze macht. (Versucht der Patient zu energisch mitzuhelfen und spannt auch den behandelten Muskel an, konterkariert er seine Absichten.) 3) Der Patient übt einige Male eine postisometrische Relaxation aus, die von gerichteten Augenbewegungen und koordinierter Atmung unterstützt wird, wobei er auf eine koordinierte „Bauch"-Atmung (Zwerchfellatmung) achtet. 4) Der Therapeut praktiziert die Triggerpunktlösung durch Druckanwendung. 5) Der Patient führt einige Male spezifische Bewegungen im vollen Umfange für den behandelten Muskel aus, bevor das Sprühen und Dehnen fortgesetzt wird.

Lösen durch direkte Dehnung

Eine Muskeldehnung durch direkten Einsatz von Handkraft wird im vorliegenden Buch als Lösen durch Dehnung bezeichnet. Dazu benötigt der Therapeut beide Hände. Sie werden nahe der Ansatzstellen des Muskels angelegt und ziehen ihn behutsam auseinander, bis eine Gewebebarriere erreicht wird. Durch diese Spannung werden der *Muskel und das ihn umgebende Bindegewebe* verlängert. Zur Vorbehandlung wird der Muskel mit Kühlmittel besprüht oder mit Eis bestrichen, um den Tonus herabzusetzen.

Autoren, die sich mit **myofaszialer Entspannung** befassen, beschreiben eine ähnliche Technik, die sie aber selten mit der Inaktivierung von Triggerpunkten in Zusammenhang bringen. Auch die intermittierende Kälteanwendung ist nicht geläufig. Die Autoren benutzen eine allgemeiner gefasste Terminologie und betonen eher die Entspannung der Faszien als der Muskeln. Es müssen jedoch beide Gewebetypen entspannt werden.

Perkussion und Dehnung

Bei dieser Technik wird der Muskel zunächst passiv bis zum Bewegungsende gedehnt. Mit einem harten Gummi- oder Reflexhammer schlägt der Behandler oder der Patient selbst ungefähr zehnmal genau auf die Stelle oberhalb des Triggerpunktes. Die Schläge müssen langsam gegeben werden: nicht häufiger als ein Schlag pro Sekunde und mindestens ein Schlag alle fünf Sekunden. Die langsameren Schläge scheinen dabei wirkungsvoller zu sein. Dieses Verfahren kann die intermittierende Kühlung und Dehnung unterstützen oder sogar ersetzen. Dr. Travell hielt es für eine geeignete Methode zur Selbstbehandlung, insbesondere der Mm. quadratus lumborum, brachioradialis, der langen Extensoren der Finger sowie der Mm. peroneus longus und brevis. *Kontraindiziert* ist diese Methode für die Muskeln im vorderen Unterschenkelkompartiment, da ein Kompartmentsyndrom entstehen kann, falls es zu intramuskulären Blutungen oder Schwellungen kommt.

Vorgehen nach dem Dehnen

Für den Therapieerfolg entscheidend ist, dass der Patient nach dem Dehnen (bzw. der Infiltration) drei *aktive* Bewegungszyklen im *vollen* Bewegungsausmaß ausführt und dabei jeden zuvor behandelten Muskel vollständig verlängert und verkürzt. Durch diese Bewegungen wird die Muskelfunktion auf Ebene der Sarkomere normalisiert und die normale Koordination mit anderen Muskeln der funktionellen Einheit wiederhergestellt. Der Patient wird dadurch ermutigt, den Muskel auch im Alltag im vollen Bewegungsumfang einzusetzen. Bei dieser Gelegenheit sollte der Therapeut dem Patienten zeigen, wie er die Bewegung(en) alleine zu Hause ausführen sollte.

Ein **Heimprogramm zur Dehnung** ist insbesondere dann wichtig, wenn die Haltemuskulatur von Rumpf und unterer Extremität betroffen ist. Es tut dem Patienten gut, wenn er zu Hause möglichst bald nach der Behandlung durch Sprühen und Dehnen ein ausgedehntes Vollbad in warmem Wasser nimmt. Anstrengende Aktivitäten sind zu vermeiden. Der Patient

sollte demnach *nicht* unmittelbar nach der Behandlung verreisen, eine Stadtbesichtigung oder einen Einkaufsbummel unternehmen. Die Muskeln sollten ruhen und ihre normale Funktionsfähigkeit wiedererlangen dürfen. Der Patient muss rechtzeitig darüber informiert werden, damit er für die Phase nach der Therapie nur beschränkte Tätigkeiten einplant. Ein anstrengendes Schwimmtraining ist im Gegensatz zu entspannten, schmerzfreien Bewegungen im vollen Umfange in einem Becken mit warmem Wasser nicht zu empfehlen. „Genüssliches" Dehnen, während der Körper durch den Auftrieb im Wasser gehalten wird, ist ausgezeichnet. Gezielte Dehnungsübungen, die der Patient zu Hause ausführt, sind unverzichtbar. Er sichert und erweitert hierdurch den Bewegungsspielraum, der durch die Therapie erreicht wurde.

Zwar sind uns keine kontrollierten Versuche zur Wirkung von **Wärme** nach der Triggerpunkttherapie bekannt, aber Dr. Travell war davon überzeugt, dass trockene Wärme weniger wirkungsvoll ist als feuchte. Muskelschmerzen im Anschluss an die Therapie sind demnach am besten durch ein Heizkissen zu bekämpfen, das unmittelbar nach dem Sprühen und Dehnen (oder der Infiltration) für einige Minuten aufgelegt wird. Außerdem erwärmen heiße Auflagen natürlich die Haut, sodass gegebenenfalls erneut mit Kühlspray oder Eis behandelt werden kann. Eine Wärmepackung zum Abschluss der Behandlung verschafft dem Patienten Wohlbehagen und verhilft zu einer weiteren Muskelrelaxation durch mentale Entspannung. Die medizinischen Fertigkeiten können gelegentlich genauso wichtig sein wie die Wissenschaft.

Im vorliegenden Buch werden unter **feuchter Wärme** heiße Auflagen (Packungen) wie Dampfkompressen oder Vergleichbares verstanden. Für den Hausgebrauch eignet sich ein gegen Feuchtigkeit isoliertes Heizkissen, über das ein feuchtes Flanelltuch gedeckt wird. Eine Plastikplane der entsprechenden Größe, die um die Packung geschlagen wird, schützt Betttücher, Kleidung und Haare vor Feuchtigkeit.

Patienten, die zu Hause ein Heizkissen benutzen sollen, dürfen nur die niedrigste Heizstufe einschalten. Außerdem sollten sie ausdrücklich davor gewarnt werden, unter dem Kissen einzuschlafen, da sie schwere Verbrennungen erleiden können. Mit einem handbetriebenen Wasserzerstäuber kann der Überzug des feuchtigkeitsisolierten Heizkissens immer wieder befeuchtet werden. Alternativ tut auch eine herkömmliche Wärmflasche ihren Dienst, um die ein dünnes Handtuch gewickelt wird.

3.12.2 Methoden mit willkürlicher Muskelan- und -entspannung

Die Verfahren dieser Gruppe nutzen in unterschiedlichem Ausmaß die willkürliche (aktive) Muskelkontraktion und anschließende Relaxation. Die Kontraktion reduziert die Muskelsteifigkeit (Verspannung), sodass sich das Bewegungsausmaß in der Entspannungsphase vergrößert. Dies ist die Grundlage für einige der einfachsten, jederzeit anwendbaren, verbreitetsten und effektivsten Verfahren, um myofasziale Triggerpunkte zu inaktivieren. Zu nennen sind: die Kombination aus Kontraktion und Relaxation (An- und Entspannen), die postisometrische Relaxation, die reziproke Inhibition, die Kombination aus Halten und Entspannen sowie Muskelenergietechniken.

Das neue Verständniss von der Beschaffenheit der Triggerpunkte erklärt die Wirksamkeit dieser Ansätze. Im Kern des Triggerpunktgeschehens scheinen Kontraktionsknoten im Bereich dysfunktionaler motorischer Endplatten zu liegen. Daher können sanfte, intermittierende Kontraktionen die Sarkomerlänge in den betroffenen Muskelfasern vergrößern. Die willkürliche Anstrengung löst Aktionspotenziale aus, die zur Kontraktion der verlängerten Sarkomere zu beiden Seiten des Kontraktionsknotens führen. Diese zusätzlich Spannung löst die Kontraktur der Sarkomere im Kontraktionsknoten. Sobald sich die Aktin- und Myosinmoleküle im Kontraktionsknoten zu trennen beginnen, verbrauchen diese Sarkomere weniger Energie, da weniger Myosinköpfchen mit dem Aktin interagieren. Dadurch schwächt sich die Energiekrise ab, wodurch der Acetylcholinüberschuss abgebaut wird. Sofern diese Analyse korrekt ist, *müsste* es von Vorteil sein, wenn in jeder Entspannungsphase erneut Vorspannung aufgenommen, d. h. die erzielte Nachgiebigkeit des Gewebes genutzt wird. In Kapitel 2.4 sind die Details der Ätiologie erläutert.

Postisometrische Relaxation (PIR)

Die Methode der postisometrischen Relaxation wurde von Karel Lewit entwickelt [99]. Sie ist eine Weiterführung der Methode aus Kontraktion und Relaxation. Bei den meisten Muskeln wird die Entspannung durch koordinierte Atmung und Augenbewegungen vertieft. Lewit bezeichnet diese Methode als besonders zur Behandlung von myofaszialen Triggerpunkten geeignet und gibt umfangreiche und eingehende Anregungen zur Behandlung vieler Einzelmuskeln [101].

Grundgedanke der postisometrischen Relaxation ist die isometrische Kontraktion des verspannten Muskels gegen Widerstand und seine anschließende Verlängerung in einer Phase vollständiger, willkürlicher Entspannung. Sofern es möglich ist, wird zum Lösen der Muskelverspannung und beim Aufnehmen der Vorspannung die Schwerkraft genutzt. Die Methode setzt voraus, dass der Patient entspannt und sein Körper gut abgestützt gelagert ist. Der Muskel wird behutsam passiv verlängert bis Vorspannung aufgenommen ist (elastische Barriere). Falls während dieser einleitenden Lagerung Schmerzen auftreten, war entweder das Bewegungsausmaß zu groß, oder der Patient hemmt die Bewegung aktiv.

Die postisometrische Relaxation beginnt damit, dass der Patient die bis zur maximalen schmerzfreien Länge gedehnten Muskeln isometrisch kontrahiert. Gleichzeitig fixiert der Therapeut den entsprechenden Körperteil, damit der Muskel nicht verkürzen kann. Es sollte mit geringem Kraftaufwand kontrahiert werden (10–25% der willkürlichen Maximalkraft). Der Patient hält diese Kontraktion für drei bis zehn Sekunden. Dann „lässt er los" und entspannt den Körper vollständig. In dieser Relaxationsphase nimmt der Arzt neue Vorspannung auf und registriert die Erweiterung des Bewegungsausmaßes. Es wird sorgfältig darauf geachtet, dass der Muskel seine Dehnungslänge beibehält und während nachfolgender Behandlungszyklen nicht in eine der Neutralposition angenäherte Stellung kommt [101].

Die Wirkung der postisometrischen Relaxation wird durch *reflektorische Vertiefung* der Entspannung beträchtlich gesteigert [100, 101]. Die Vertiefung wird, wie unten beschrieben, durch eine koordinierte Atmung und Augenbewegungen erreicht. Auch mit reziproker Inhibition lässt sich der Muskel zusätzlich entspannen. Die Wirksamkeit der Kontraktions-Relaxations-Technik, die in der *postisometrischen Relaxation* eingesetzt wird, wurde experimentell als *präisometrische Kontraktion* vorgeführt [110]. Es handelt sich um zwei unterschiedliche Bezeichnungen grundsätzlich derselben Technik. In der erwähnten kontrollierten Studie [110] zeigten die Autoren, dass eine schmerzhafte Dehnungseinschränkung der ischiokruralen Muskeln nach einer sechs Sekunden dauernden willkürlichen Kontraktion signifikant (p < 0,01) zurückgegangen war. Zu ihrer Überraschung leiteten die Autoren vor und nach Dehnungen unter allen Bedingungen im Wesentlichen dieselben Aktionspotenziale ab. Sie waren entsprechend dem allgemeinen Konsens davon ausgegangen, dass der vermehrte Dehnungswiderstand auf Aktivität der motorischen Einheit zurückzuführen ist. Ihre Ergebnisse bestätigen unsere Auffassung, derzufolge die vermehrte Steifigkeit schmerzhafter Muskeln zu einem Großteil auf die viskoelastischen Eigenschaften des Muskels zurückgeht, die erheblich durch eine von Triggerpunkten induzierte Verspannung der assoziierten Faserbündel beeinflusst werden kann [151a].

Man kann sich mit der postisometrischen Relaxation vertraut machen, indem man sie an sich selbst ausprobiert und mit ihrer Hilfe längere Zeit hindurch immobilisierte und daher steife Muskeln löst. Diese Steifigkeit wird mit steigendem Alter offensichtlicher, zu einem Zeitpunkt, an dem es besonders wichtig ist, den Bewegungsumfang der Muskeln und insbesondere der posturalen Muskulatur im ganzen Körper zu erhalten.

Reziproke Inhibition
Bei der reziproken Inhibition handelt es sich nicht nur um einen unwillkürlichen Reflex auf Rückenmarksebene sondern auch um eine kortikal initiierte Kontraktion. Wird ein Muskel aktiviert, wird sein Antagonist reflektorisch inhibiert. Die reziproke Inhibition bietet sich an, um die Entspannung eines Muskels zu vertiefen und seine Anspannung zu reduzieren. Um eine reziproke Inhibition herbeizuführen, werden die *Gegenspieler* des gedehnten Muskels willkürlich kontrahiert und unterstützen die Dehnungsbewegung aktiv. Reziprok inhibiert wird demnach der Muskel, der gedehnt werden soll.

Die Methode eignet sich isoliert zur Intensivierung einer einfachen Dehnung, sie kann jedoch auch mit anderen Techniken kombiniert werden, z. B. mit dem Sprühen und Dehnen. Offensichtlich geht es bei diesem neuromuskulären Verfahren zum Lösen von Triggerpunktverspannungen nicht nur um die Inhibition der Aktivität von α-Motoneuronen. Der Mechanismus, durch den die Verspannung gelöst wird, könnte mit autonomen Vorgängen zusammenhängen. In Frage kommt die Inhibition von spontaner elektrischer Aktivität und Spikes in Triggerpunkten beim Ausatmen und deren Steigerung beim Einatmen und unter geistiger Belastung.

Kontraktion und Relaxation
Das Prinzip dieses Verfahrens erscheint in vielfältiger Form unter verschiedenen Bezeichnungen in der gesamten Literatur zur Therapie des Bewegungsapparates. Ärzte für Osteopathie schätzen die „Muskelenergietechniken" besonders. Sie werden weiter unten unter einem eigenen Titel erläutert. Das Verfahren aus Kontraktion und Relaxation, wie Knott und Voss [90, 180] es ursprünglich lehrten, wurde als Behandlungsform empfohlen, wenn das passive Bewegungsausmaß stark eingeschränkt und im Antagonisten des verspannten Muskels kein aktives Bewegungspotenzial zu rekrutieren war. Ihrer Beschreibung zufolge besteht das Verfahren aus Kontraktion und Relaxation in einer *maximalen* Kontraktion im Rahmen eines *Bewegungsmusters*, woraufhin sich der verspannte Muskel entspannt, sodass sich der geschwächte Gegenmuskel aktiv verkürzen kann. Durch Lösen der Verspannung in diesem hypertonen Muskel konnte das Bewegungsausmaß erweitert werden. Im Laufe der Jahre ist die exakte Bedeutung des Begriffes unscharf geworden. Derzeit sind zahlreiche Abwandlungen (in Theorie und Praxis) des Prinzips, wonach die Spannung in einem Muskel im unmittelbaren Anschluss an eine willkürliche Kontraktion abnimmt, im Umlauf.

In diesem Handbuch verstehen wir unter Kontraktion und Relaxation zur Therapie von Triggerpunkten eine *sanfte*, willkürliche Anspannung des hypertonen Muskels gegen geringen Widerstand. Auf die Anspannung folgt die Entspannung mit passiver Verlängerung des Muskels bis zu einer neuen Dehnungslänge. Kontraktion und Relaxation bilden die Grundlage der von Lewit entwickelten Methode der postisometrischen Relaxation [101].

Halten und Entspannen
Dies ist eine Variante der Methode aus Kontraktion und Relaxation. Normalerweise wird sie zur Behandlung von Triggerpunkten nicht eingesetzt, bietet sich jedoch an, wenn während oder nach der Anwendung keine Gelenkbewegung erwünscht ist. Der hypertone Muskel wird isometrisch kontrahiert und anschließend entspannt, jedoch *nicht* verlängert. Für die Triggerpunkttherapie wird diese Methode meist mit manuellen Techniken kombiniert, die den Muskel direkt ansprechen, z. B. mit tief streichender Massage oder Triggerpunktlösung durch Druckanwendung.

Muskelenergietechniken
Muskelenergietechniken sind den spezifischen Techniken verwandt, die zum Lösen von Triggerpunkten eingesetzt werden, und daher von beträchtlichem Interesse. Es handelt sich um osteopathische Verfahren, die per definitionem [57] „geeignet sind, in ihrer Beweglichkeit eingeschränkte Gelenke zu mobilisieren, verspannte Muskeln und Faszien zu dehnen, die lokale

Durchblutung zu verbessern und die neuromuskulären Beziehung auszugleichen, um den Muskeltonus zu beeinflussen."

Kuchera und Kuchera [94] unterscheiden drei Arten der Muskelenergietechnik: 1) *isometrische Kontraktion:* Diese Technik wird meistens eingesetzt, um Bewegungseinschränkungen eines Gelenkes aufzuheben. Sie entspricht der oben beschrieben Methode aus Kontraktion und Relaxation, die der Wiederherstellung eingeschränkter Beweglichkeit (auf Grund einer von Triggerpunkten verursachten Muskelverspannung) an einer gelenkigen Verbindung dient. 2) *isotone Kontraktion:* Diese Technik ist als konzentrische (verkürzende) Kontraktion gegen einen vom Therapeuten gegebenen Widerstand definiert. 3) *isolytische Kontraktion:* Sie entspricht dem unter der Bezeichnung „exzentrische Kontraktion" bekannten Verfahren. Hierbei kontrahiert der Patient eine vom Arzt geleistete Kraft. Die korrigierende Kraft wird vom Arzt und nicht vom Patienten aufgebracht.

Da zwei der vier Zielvorgaben der Muskelenergietechniken implizieren, dass muskuläre Anomalien korrigiert werden müssen, um eine eingeschränkte Gelenkbeweglichkeit zu beheben, dehnen viele Verfahren den verantwortlichen, verspannten Muskel und seine Faszie. Vielfach kommt es durch die vom Patienten ausgeführte Kontraktionen gegen Widerstand zur wirkungsvollen Kontraktion und Relaxation. Da sich viele dieser Verfahren für das Lösen von Triggerpunkten eignen, kann es nicht verwundern, dass laut Greenman eine Triggerpunktproblematik durch die geeignete Behandlung der somatischen Dysfunktion behoben werden kann [59]. Kuchera und Kuchera beschreiben das Triggerpunktkonzept in einem eigens dieser Thematik gewidmeten Kapitel ihres Buches mit Beispielen für verschiedene Muskeln und heben die Bedeutung des Geschehens hervor [94].

Es wäre wünschenswert, wenn Ärzte den aktiven Triggerpunkt *und* eine möglicherweise begleitende Gelenkdysfunktion identifizieren würden, sodass beide spezifisch und mit den geeigneten Methoden therapiert werden können. Oft behebt eine Technik gleichzeitig (und unerwartet) beide Zustände.

3.12.3 Triggerpunktlösung durch Druckanwendung

Der neu geprägte Ausdruck *Triggerpunktlösung durch Druckanwendung* ersetzt begrifflich und konzeptionell die *ischämische Kompression.* Nachweislich und begründetermaßen ist die Triggerpunktlösung durch Druckanwendung bei zentralen Triggerpunkten wirksam. Ob das auch für Insertionstriggerpunkte gilt, muss noch experimentell überprüft werden. Die klinische Erfahrung zeigt, und aus der Kenntnis der Beschaffenheit der Triggerpunkte ist abzuleiten, dass sich Triggerpunkte durch Druck lösen lassen, ohne dass dazu eine Ischämie hervorgerufen werden muss. Da der Kernbereich des Triggerpunktes ohnehin bereits unter schwerer Hypoxämie leidet und das umgebende Gewebe mit Sauerstoff gesättigt ist, gibt es keinen Grund zur Annahme, dass eine zusätzliche Ischämie positiv wirkt. Die Behandlung muss die Kontraktur der Sarkomere in den Kontraktionsknoten des Triggerpunktes lösen können.

Die in der früheren Auflage des Buches als ischämische Kompression bezeichnete Technik entspricht im Wesentlichen dem, was Prudden [133] als Myotherapie beschrieben. Einige Therapeuten, die sich selbst als Myotherapeuten bezeichneten, übernahmen diese Behandlungsform.

Wir empfehlen die Triggerpunktlösung durch Druckanwendung statt der ischämischen Kompression. Sie ist weniger rigoros und verschiebt die Gewebebarriere [101]. Sie ist klinisch ebenso oder sogar besser wirksam und ruft voraussichtlich *keine* zusätzliche Ischämie hervor. Der neue Ansatz ist auf die Muskeln des jeweiligen Patienten zugeschnitten, „patientenfreundlicher" und wird daher von den Patienten selbst auch eher genutzt. Der Patient lernt, wie sich optimaler Druck anfühlen soll und kann ihn dann selbst einsetzen. Erheblich mehr Geschick ist dagegen erforderlich, um die Gewebebarriere zu verschieben.

Zu Beginn der Triggerpunktlösung durch Druckanwendung verlängert der Arzt den Muskel, bis er Widerstand spürt, aber ohne einen für den Patienten gut akzeptablen Rahmen zu überschreiten. Der Arzt übt dann allmählich zunehmenden Druck auf den Triggerpunkt aus, bis die Finger deutlichen Gewebewiderstand wahrnehmen (die Barriere ist eingestellt). Dieser Punkt ist für den Patienten vielleicht unangenehm, sollte jedoch nicht schmerzhaft sein. Der Druck wird beibehalten (aber nicht erhöht) bis der Arzt mit dem palpierenden Finger spürt, wie die Verspannung nachlässt. Er erhöht dann den Druck, indem er die neue Vorspannung nutzt und die Barriere neu einstellt (der palpierende Finger „folgt" dem nachgebenden Gewebe). Wiederum hält er den Druck, bis die Muskelspannung unter dem Finger weiter nachlässt. In dieser Phase kann er die Richtung des Druckes verändern, um bessere Ergebnisse zu erzielen. Dieses Verfahren kann bei jedem verspannten Faserbündel im Muskel angewendet werden. Vorteil dieser Technik ist, dass sie keine Schmerzen und keine zusätzliche Belastung für Insertionstriggerpunkte mit sich bringt. Diese Fingertechnik eignet sich besonders für Muskeln wie die Mm. infraspinatus und serrati, die relativ flach sind und über Knochen liegen.

Die Wirkung lässt sich oft mit ergänzenden Techniken steigern, die ebenfalls keine Schmerzen hervorrufen sollten. Anstatt lediglich zu Beginn der Behandlung Vorspannung aufzunehmen, kann man dafür sorgen, dass der gesamte Muskel im Zuge des Verfahrens verlängert bleibt. Kontraktion und Relaxation können die Triggerpunktlösung im Wechsel mit reziproker Inhibition begünstigen. Ziel ist es, die Kontraktionsknoten im Triggerpunkt zu lösen und die Verspannung aufzuheben, die sie in den Muskelfasern verursachen, in die sie eingebettet sind.

Ein Therapieversagen ist bei dieser Methode aus mehreren Gründen möglich: 1) Der Triggerpunkt ist extrem reizbar und toleriert keine weitere mechanische Stimulierung. 2) Der Therapeut hat den zum Einstellen der Barriere erforderlichen Druck falsch eingeschätzt. 3) Der Therapeut hat zu stark gedrückt und damit Schmerzen, eine autonome Reaktion und eine unwillkürliche Verspannung des Patienten ausgelöst. 4) Es wirken Faktoren, die den Triggerpunkt hyperirritabel und therapieresistent machen.

Shiatzu

Die Begriffe Shiatzu [77] und Akupressur [28] beschreiben Techniken, bei denen ähnlich wie bei der ischämischen Kompression vorgegangen wird. Sie beruhen jedoch nicht auf dem Triggerpunktkonzept. Den Beschreibungen ist zu entnehmen, dass bei den mit Shiatzu behandelten Leiden oft Triggerpunkte eine Rolle spielen. Diese Behandlungsformen sind neben der Schmerzlinderung zur Behandlung anderer Erkrankungen geeignet. Von den konzeptionellen Grundlagen her sind Shiatzu und Akupressur einerseits und die Triggerpunkttherapie andererseits völlig verschieden, obwohl sich viele der Behandlungsverfahren auf den ersten Blick ähneln.

3.12.4 Tief streichende Massage und andere Massageformen

Die tief streichende (auch „stripping" genannte) Massage, war die erste allgemein akzeptierte Massagetechnik zur Behandlung der Fibrositis (die vielen Beschreibungen zufolge dem Triggerpunktphänomen entspricht [142]). Zu Beginn des 20. Jahrhunderts war sie weit verbreitet. Es handelt sich wohl um die wirkungsvollste, direkte manuelle Methode, um zentrale Triggerpunkte zu inaktivieren, ohne übermäßige Gelenkbewegungen zu induzieren.

Tief streichende Massage ist in der Hand von entsprechend geschulten, geschickten Therapeuten ein wirkungsvolles Instrument. Während der Massage muss sorgfältig auf restriktive Barrieren und ihre Verschieblichkeit geachtet werden. Der Patient nimmt eine bequeme Lage ein, sodass der zu behandelnde Muskel vollständig entspannt ist und schmerzfrei bis zu dem Punkt verlängert werden kann, an dem die gesamte Vorspannung im Muskel aufgenommen ist. Falls das subkutane Gewebe unelastisch und unbeweglich ist, wird die Haut geölt. Der Therapeut legt die Daumen oder je einen Finger einer Hand so an, dass sie ein verspanntes Faserbündel direkt hinter dem betreffenden Triggerpunkt umfassen. Sobald die von den Kontraktionsknoten hervorgerufene (Abb. 2.25) knötchenartige Struktur des Triggerpunktes palpiert wurde, wird die restriktive Barriere durch Druck eingestellt. Die Finger bewegen sich mit derselben Geschwindigkeit, mit der sich das Gewebe entspannt und die Knötchen „nachgeben". Durch Druckausübung entlang des Faserbündels sollen sich die maximal verkürzten (kontrahierten) Sarkomere der Kontraktionsknoten lösen. Die Massagestriche sollten vom Triggerpunkt aus entlang der gesamten Länge des verspannten Faserbündels bis zur Ansatzstelle geführt werden. Mithilfe anhaltender Traktion, die auf die verkürzten Kontraktionsknoten ausgeübt wird, können die Sarkomere ihre normale Länge wiederherstellen. Die Verspannung im Faserbündel wird abgebaut und etwaige Schäden an den Ansatzstellen werden verhindert.

Der nächste Massagestrich wird in der Gegenrichtung ausgeführt. Er setzt an demselben Faserbündel, aber auf der anderen Seite des Knotens an, um die kontrahierten Sarkomere weiter zu entspannen. Mit diesem Strich wird die anormale Spannung im zweiten Teil des Faserbündels und an dessen Ansatzstellen verringert.

Wird der Massagestrich mit zu viel Druck oder zu schnell ausgeführt, können die Kontraktionsknoten reißen, die motorischen Endplatten als entsprechende funktionelle Struktur zerstört und die Schmerzen verstärkt werden. Falls die Sarkolemmmembran in den Kontraktionsknoten reißt, tritt Myoglobin aus der Muskelfaser aus. Neben der Dehnungswirkung kann dieser Zerreißungsprozess zur Effektivität einer nachdrücklichen tief streichenden Massage beitragen, wie auch den nachfolgenden Studien zu entnehmen ist.

Danneskiold-Samsoe und Mitarbeiter stellten fest, dass sich die Anzeichen und Symptome bei den meisten Patienten mit den für „Fibrositis" oder „myofaszialen Schmerz" typischen „empfindlichen Knötchen" (sie wiesen die klinischen Merkmale von Triggerpunkten auf) nach zehn Sitzungen mit tiefer Massage besserten. In Fällen, bei denen Schmerzlinderung erzielt wurde, war der Serummyoglobinspiegel nach den ersten Therapiesitzungen vorübergehend erhöht, nicht mehr jedoch nach den letzten Sitzungen, wenn die Symptome sich gebessert hatten und die Spannung der massierten Knoten behoben war [40, 41]. Abbildung 2.29 veranschaulicht diesen Vorgang. Eine zur Kontrolle vorgenommene Massage gesunder Muskelfasern konnte den Serummyoglobinspiegel nicht nachweisbar erhöhen. Hieraus ist zu entnehmen, dass Muskelfasern, die Triggerpunkte und Kontraktionsknoten enthalten, leichter mechanisch traumatisierbar sind als gesunde Fasern, und dass sich die symptomproduzierenden Triggerpunkte durch lokale Gewebemanipulation inaktivieren lassen.

Bei der erwähnten Technik handelt es sich *nicht* um die von Cyriax [37] entwickelte Friktionsmassage, die *quer* zur Längsachse der Muskelfasern erfolgt.

Zupfmassage („strumming")
Diese Massagetechnik ähnelt der tief streichenden Massage. Allerdings werden die Finger auf Höhe der Triggerpunkte und der Knötchen von einer Seite des Muskels zur anderen über die verspannten Faserbündel hinweggezogen. Der Therapeut bewegt seine Finger *rechtwinklig* zu den Muskelfasern und nicht entlang ihres Verlaufs. Diese Technik eignet sich insbesondere für zentrale Triggerpunkte, die in der Mitte des Muskelbauches liegen.

Bei der Zupfmassage wird der Finger langsam über die Mitte der Muskelfaser gezogen, bis der Knoten des Triggerpunktes gefunden wurde. Anschließend hält der Therapeut leichten Kontakt, bis er spürt, wie die Gewebespannung nachlässt. Der Finger wird weiter schrittweise über den Knoten gezogen, während das Gewebe nachgibt. Entspannte, tiefe Zwerchfellatmung erleichtert die allgemeine Relaxation des Patienten während der Ausatmung.

Diese Technik eignet sich besonders für Muskeln wie die Mm. masseter und pterygoideus medialis, die nicht von dichtem kutanen oder subkutanen Gewebe überlagert sind und daher annähernd direkt nur durch eine dünne Schleimhautschicht palpiert werden können.

Friktionsmassage
Mit dieser Massagetechnik sollen oberflächliche Gewebeschichten mobilisiert und ihre Beweglichkeit verbessert werden [11]. Der Ansatz ist ähnlich dem des Hautrollens zur Lockerung der bei einer Pannikulose auftretenden Gewebeverfestigung (Kapitel 3.8) und als adjuvantes Verfahren. Es handelt sich nicht um eine spezifische Triggerpunkttherapie.

Eismassage
Eismassage wird in zwei unterschiedlichen Formen und mit unterschiedlicher Zielsetzung ausgeführt. Zum einen wird Eis anstelle des Kühlsprays intermittierend eingesetzt und stellt dann eine Variante des zuvor beschriebenen Sprühens und Dehnens dar. Zum anderen wird Eis zur Schmerzlinderung eingesetzt. In dieser Anwendung wird das Verfahren weiter unten in diesem Abschnitt erörtert.

Periostbehandlung
Hierbei handelt es sich im Wesentlichen um eine rhythmische Massagetechnik, die auf Knochenvorsprünge im Körper angewandt wird [179]. Sie ist nicht mit der myofaszialen Triggerpunkttherapie zu verwechseln. Für die Dauer von zwei bis vier Minuten wird wellenförmig Druck ausgeübt. Jede halbe Welle aus zunehmendem oder abnehmendem Druck dauert vier bis zehn Sekunden. Druck wird mit einem der Finger, dem Daumen oder einem Fingerknöchel gegeben, und zwar auf das Periost in der Nähe schmerzhafter Stellen. Wir pflichten den Autoren [179] bei, dass die Schmerzlinderung in diesem Falle ganz anders erfolgt als bei den Druckpunkten, die nach der üblichen Beschreibung myofaszialen Triggerpunkten entsprechen dürften.

3.12.5 Indirekte Techniken

Jones beschrieb 1981 die Strain-Counterstrain-Technik [85]. (Der Ausdruck wird weiterhin von Ärzten der Osteopathie benutzt [53].) Ihre Weiterentwicklung findet sich in einem Buch aus dem Jahre 1997 über spezifische Repositionstechniken, das von einem Chiropraktiker und einem Physiotherapeuten verfasst wurde

[39] und auf der Grundaussage der Osteopathie über die somatische Dysfunktion beruht. Für die indirekte Technik wird der Körper so gelagert, dass Druckpunkte (tender points) entspannen können, die als verspannte Bereiche im myofaszialen Gewebe verstanden werden. Die von den Autoren beschriebenen Druckpunkte haben mit den für Fibromyalgie typischen druckschmerzhaften Punkten wenig gemein, könnten dagegen eher in das Konzept der myofaszialen Insertionstriggerpunkte passen. Die Autoren [39] unterscheiden nicht deutlich zwischen druckschmerzhaften Punkten bei Fibromyalgie und myofaszialen Triggerpunkten.

Kuchera und Kuchera stellen die Strain-Counterstrain-Technik von Jones folgendermaßen dar: Es lassen sich 146 Druckpunkte definieren. Muskelschmerz, Schwäche und subjektives Schmerzempfinden sind auf einer Seite des Körpers lokalisiert, die Jones-Druckpunkte auf der anderen Seite des betreffenden Körperteils, normalerweise in einem antagonistischen Muskel. In der Entlastungsposition erweist sich der Punkt bei mehrfachem Nachtesten als aufgeweicht. Die Position selbst ist wenig belastend. Die Entlastungsposition wird im Allgemeinen für bis zu 90 Sekunden gehalten. Sobald eine Entspannung palpierbar ist, wird der jeweilige Körperteil *langsam* in seine Neutralstellung zurückgebracht. Haltungsfehler können zu Rezidiven dieser „myofaszialen Punkte" führen, für deren Entstehung funktionelle Überlastung der einen oder anderen Art verantwortlich gemacht wird [94].

Jones selbst benennt und beschreibt in seinem Buch über Strain und Counterstrain die Lage von 65 Druckpunkten [85]. Er ordnet sie in den meisten Fällen knöchernen Strukturen zu und erwähnt nicht, welcher Muskel bzw. welche Muskeln dort ansetzen. Von diesen 65 Druckpunkten liegen neun eindeutig an Muskelansatzstellen, wo auch Insertionstriggerpunkte entstehen können. Gelegentlich wird ein Muskelbauch benannt, in dem ein zentraler Triggerpunkt liegen könnte. Zwölf Druckpunkte werden ausschließlich knöchernen Stellen zugeordnet, an denen nicht mit einem Muskelansatz zu rechnen ist.

Lewit hält die Jones-Druckpunkte für druckschmerzhafte Punkte im Weichteilgewebe. Sie befinden sich häufig an Ansatzstellen von Muskeln, wo es zu Erkrankungen mit Druckschmerzen kommen kann [101].

Da Jones-Druckpunkte und Insertionstriggerpunkte oft an der gleichen Stelle liegen, sollten sie nicht schwer zu identifizieren sein. Zunächst muss überprüft werden, ob sich ein zentraler Triggerpunkt in verspannten Faserbündeln befindet, die im Bereich des Jones-Druckpunktes ansetzen. In diesem Falle wäre es aufschlussreich, die Reizbarkeit des zentralen und des Insertionstriggerpunktareals vor und nach der Behandlung zu erfassen. Zu Vergleichszwecken könnte man den zentralen Triggerpunkt spezifisch therapieren (durch Infiltration oder Formen der lokalen Druckanwendung). Der Jones-Druckpunkt könnte auch durch Halten und Entspannen behandelt werden, *oder* eine dritte Patientengruppe könnte in den Genuss beider Therapieformen kommen. Möglicherweise ergänzen sich die Vorteile der einzelnen therapeutischen Ansätze.

3.12.6 Myofasziale Entspannung

In diesem Therapiesystem verbinden sich Grundsätze und Praxis von Weichteiltechnik und Muskelenergietechnik. Außerdem werden natürlicherweise vorhandene Kräfte eingesetzt, wie sie von der Kraniosakraltechnik bekannt sind [59]. Das schließt die überaus subjektive Energieübertragung vom Therapeuten auf den Patienten ein [141]. Dieses Verfahren wird insbesondere von John Barnes befürwortet und von vielen Physiotherapeuten praktiziert. Es ist ein weiteres Beispiel für ein klinisches Verfahren mit manchmal guten Erfolgen bei myofaszialen Triggerpunkten. Da der Patient jedoch keiner spezifischen Untersuchung unterzogen wird, lässt sich nicht mit Sicherheit beurteilen, wie weit die erzielte Besserung auf dem Lösen von Triggerpunkten beruht. Leider wird die Chance nicht genutzt, das Therapieergebnis durch eine spezifische Behandlung der Triggerpunkte zu optimieren.

3.12.7 Adjuvante Techniken

Die oben beschriebenen spezifischen Triggerpunktherapien können durch zahlreiche adjuvante Verfahren optimiert werden. Kontrollierte Atmung und gerichtete Augenbewegungen sind in diesem Zusammenhang ausgesprochen hilfreich. Andere Verfahren eignen sich dagegen nur begrenzt.

Koordinierte Atmung
Beim *langsamen Ausatmen* entspannen normalerweise alle Muskeln im Körper, während das Einatmen die Muskelaktivität anregt [101].

Eine bemerkenswerte Ausnahme ist die entspannende Wirkung eines sehr tiefen Atemzuges (Gähnen), wobei die kieferschließende Hebemuskulatur entspannt. In Anbetracht der entspannenden Wirkung des Ausatmens sollte man sie mit der Entspannungsphase der meisten zuvor beschriebenen Dehnungstechniken koordinieren. Der Patient muss in jedem Fall langsam und tief atmen [101] und sollte dabei möglichst das Zwerchfell einsetzen. Bauchatmung ist besonders wichtig, wenn die Nackenmuskulatur entspannt werden soll. Paradoxe Atmung muss vermieden werden, da sie ineffizient ist und dem Zentralnervensystem nicht eindeutig signalisiert, ob das Individuum ein- oder ausatmet.

Soll die koordinierte Atmung Anspannungs- und Entspannungstechniken unterstützen, muss die Kontraktionsphase der Muskulatur mit dem Einatmen und die Relaxation mit dem Ausatmen synchronisiert werden. Falls Patienten nur schlecht langsam und tief Atmen können, sind zwischenzeitliche Pausen möglich, in denen sie normal atmen und zwischen den einzelnen Kontraktion-Relaxationszyklen entspannen können.

Am Rumpf unterstützt die Einatmung das Aufrichten in der Neutralstellung und die Ausatmung das entspannte Vorbeugen. Dieses Vorbeugen geht selbstverständlich mit Ausatmen und Entspannen einher.

Es scheint eine signifikante Beziehung zwischen Atmung und Triggerpunktaktivität zu geben, wie die folgenden Untersuchungsergebnisse zeigen. Die Studienleiter untersuchten aktive Foki in Triggerpunkten beim Menschen [151] und konnten dabei Beobachtungen anderer Autoren bestätigen [76]. Bei zahlreichen Versuchspersonen traten während normaler Ruheatmung beim Einatmen vermehrt Spikes innerhalb der abgeleiteten spontanen elektrischen Aktivität an Triggerpunkten im oberen M. trapezius auf. Ausatmung dämpfte die Spikes. Die Autoren beobachteten eine korrespondierende Erweitung und Reduktion der Amplitude der spontanen elektrischen Aktivität. Übertriebene Atmung konnte diesen Effekt steigern. In keinem Fall handelte es sich bei den abgeleiteten Potenzialen um solche von nahe gelegenen oder entfernteren motorischen Einheiten.

Gerichtete Augenbewegung
Wir wissen aus klinischer Beobachtung, dass die Blickrichtung die Bewegung von Kopf und Rumpf in dieselbe Richtung unterstützt und in die Gegenrichtung hemmt. Dasselbe trifft auf das Anheben von Kopf und Rumpf, auf das Bücken und die Rumpfrotation zu. Die Seitneigung wird durch die Blickrichtung dagegen nicht erleichtert, wohl aber die Aufrichtung aus der Seitneigung. Diese Augenbewegungen sollten jedoch nicht übertrieben werden, denn eine mit maximaler Anstrengung ausgeführte Bewegung kann inhibierend wirken [100, 101].

Der therapeutische Nutzen dieses Phänomens besteht in der Intensivierung der entsprechenden Relaxationsverfahren, mit denen die von Triggerpunkten hervorgerufene Verspannungen gelöst werden soll: Der Blick in die erforderliche Bewegungsrichtung vertieft die Entspannung.

Hier könnte ein ähnlicher Mechanismus wirken, wie er zuvor für den Zusammenhang von Atmung und elektrischer Aktivität in aktiven Foki von Triggerpunkten beschrieben wurde. Die Wirkung der Blickrichtung wurde allerdings in den erwähnten Untersuchungen nicht berücksichtigt. Dies sollte dringend nachgeholt werden, da Augenbewegungen und Atmung zusammenhängen. Lewit et al. konnten eine signifikante Korrelation zwischen einem Blickrichtungswechsel von oben nach unten und der Respirationsrate zeigen. Das Verhältnis Atmung zu Augenbewegung betrug 2:1 [103].

Hautrollen
Die manuelle Technik des Hautrollens, die in Kapitel 2 dieses Buches im Zusammenhang mit der Pannikulose beschrieben wurde, hat sich für dieses Krankheitsbild diagnostisch und therapeutisch als nützlich erwiesen. Als therapeutisches Verfahren eignet sich das Hautrollen offenbar am besten an Schultern und oberem Rücken und am wenigsten am Gesäß [108]. Die Natur der Pannikulose und der Grund, weshalb eine günstige Beeinflussung dieser Krankheit sich anscheinend auch positiv auf die Triggerpunktaktivität auswirkt, bleibt spekulativ und bedarf weiterer Untersuchungen.

Biofeedback
Für sich genommen stellt das Biofeedback keine spezifische myofasziale Triggerpunkttherapie dar, kann diese jedoch unterstützen. Mit seiner Hilfe lernt der Patient, eine im Ruhezustand unnötige Muskelaktivität zu vermeiden, die Triggerpunkte reizt und stärker aktiviert. Viele Patienten drücken Angst und Anspannung bekanntlich durch einen generalisierten Hypertonus aus, womit sie ihre Muskulatur auf Dauer überfordern. Mit Hilfe des Biofeedback werden sich diese Patienten der überflüssigen, anhaltenden Muskelaktivität bewusst. Sie können ler-

nen, übermäßige Spannung wahrzunehmen und zu korrigieren. Meditation dient demselben Zweck und kann zur besseren muskulären Entspannung und mentaler Ausgeglichenheit verhelfen.

Künftig noch wichtiger könnte die Kopplung von Biofeedback und dem Oberflächen-EMG zur Bestimmung von muskulären Koordinationsstörungen, übertragener Inhibition und übertragener Spastik auf Grund von Triggerpunkten werden. Ein als Biofeedback eingesetztes Oberflächen-EMG kann ein wichtiges Werkzeug bei der Umerziehung von betroffenen Muskeln sein, bei der sie lernen, Tonus und Funktion auszugleichen, nachdem die verantwortlichen Triggerpunkte inaktiviert wurden (Kapitel 2.2.3).

Wärme und Kälte
Auf die Hautoberfläche aufgebrachte Wärme dringt nur wenig ein. Die Blutgefäße in der Haut weiten sich reflektorisch, die Durchblutung wird angeregt, die Wärme vom Blut abtransportiert und im Körper verteilt. Die einzige Wirkung auf tiefer liegende Triggerpunkte ergäbe sich demnach durch eine verbesserte Durchblutung des Körperteils. Außerdem schenkt Wärme dem Patienten Wohlbefinden und unterstützt auf diese Weise die Entspannung.

Kälte dagegen dringt allgemein um so tiefer durch die Haut in das Gewebe ein, je länger sie einwirkt. Sie führt zu Vasokonstriktion und reduziert dadurch die sonst von den Gefäßen bereit gestellte Wärme. Kälte betäubt die Gewebe, weshalb sie oft erfolgreich bei neurogenen Schmerzen eingesetzt wird.

Unmittelbar nach einem schweren Trauma, z. B. einer Fraktur, einer Verrenkung oder einem Schleudertrauma, sollten die traumatisierten Muskeln gekühlt werden, um den Schmerz zu lindern und eine Gewebeschwellung zu verhindern. Triggerpunkte sind in dieser Situation nicht in Betracht zu ziehen. Wenn die akute Phase nach einigen Tagen abgeklungen ist, sollte eine Triggerpunkttherapie erwogen werden.

In der Vergangenheit konnten viele Ärzte feststellen, dass die meisten Patienten zur Linderung der durch Triggerpunkte hervorgerufenen Missempfindungen die Anwendung von Wärme der Kälteanwendung vorziehen. Manche Patienten bevorzugten jedoch Kälte zur Linderung ihrer myofaszialen Beschwerden. Dies erschien widersprüchlich und rätselhaft. Möglicherweise sprechen zentrale Triggerpunkte besser auf Wärme, Insertionstriggerpunkte dagegen besser auf Kälte an.

Uns sind keine kontrollierten Untersuchungen zur Überlegenheit von Wärme oder Kälte in der Triggerpunkttherapie bekannt. Es ist denkbar, dass die im Gefolge des Krankheitsgeschehens in diesem Bereich entstandene Hyperirritabilität bei Insertionstriggerpunkten durch Kälteanwendung gedämpft wird. Es müsste genauer untersucht werden, wieso Patienten so unterschiedlich auf Wärme- bzw. Kälteanwendung auf die Triggerpunktregion reagieren.

Iontophorese und Phonophorese
Bei der Iontophorese wird Gleichstrom von wenigen Volt genutzt, um Ionen in einer Lösung durch eine Membran zu befördern. Bei der Triggerpunkttherapie verläuft die Passage durch Epidermis und Dermis in darunter liegendes Gewebe. Die Eindringtiefe hängt unter anderem davon ab, welchen Widerstand die Gewebe den zur Passage vorgesehenen Substanzen entgegensetzen. Die maximale Tiefe liegt wahrscheinlich bei 1 cm. Gleichstrom wirkt ätzend und sklerosierend, was zu berücksichtigen ist [140]. Die Iontophorese wurde benutzt, um ionisierte Arzneimittel ins Gewebe einzubringen, z. B. Hydrocortison, Lidocain und Salizylate. Die Gentechnologie lässt die Herstellung von Arzneimitteln auf der Basis von Proteinen und Peptiden erhoffen, die auf diese Weise verabreicht werden könnten [153].

Wirkungsweise und Effektivität dieser Form, Insertionstriggerpunkte medikamentös zu behandeln, muss in einschlägigen, kontrollierten Untersuchungen nachgewiesen werden. Die Infiltration des Zielgebietes mit einem Medikament ist grundsätzlich die direktere, zuverlässigere und hinsichtlich der Dosierung am besten kontrollierbare Verabreichungsform, bei der auch nur die zur Behandlung vorgesehenen Gewebe angezielt werden. Andererseits ist eine Infiltration ein invasives Verfahren.

Bei der Phonophorese wird Ultraschall eingesetzt, um eine Substanz durch die Dermis zu transportieren. Dieses Verfahren wird häufig in der Behandlung von muskuloskelettalen Erkrankungen mit Hydrocortison, Lidocain oder Acetylsalicylsäure [140] eingesetzt. In einer kontrollierten Studie konnte der erfolgreiche Transport von Dexamethason und Hydrocortisonacetat mittels Ultraschall ins subkutane Gewebe, nicht jedoch ins Muskelgewebe nachgewiesen werden [26]. Die einzelnen Verfahrensschritte könnten für den Erfolg ausschlaggebend sein [87].

Uns ist keine wissenschaftliche Publikation zum Wert eines der beiden Verfahren für die Triggerpunkttherapie bekannt. Einige Kliniker berichten jedoch über ihren Nutzen, wenn Kortikoide in einen aktiven Triggerpunktbereich eingebracht werden sollen. Da eine Infiltration zentraler Triggerpunkte mit Kortikoiden klinisch selten nutzbringender ist als eine Nadelung ohne Kortikoidgabe, ist der Sinn einer Medikation der zentralen Triggerpunktregion auf dem geschilderten Wege eher zu bezweifeln. Durchaus anders kann sich die Kortikoidgabe bei Insertionstriggerpunkten darstellen. Möglicherweise stammen die positiven Beobachtungen in der klinischen Praxis auch von solchen Fällen. In jedem Fall sind die Risiken einer Kortikoidbehandlung zu bedenken.

Da schmerzhaft aktive Insertionstriggerpunkte Dehnungsverfahren nur begrenzt zulassen, wäre eine noninvasive Methode durchaus begrüßenswert, mit der sich ihre Reizbarkeit herabsetzen ließe. Unter diesem Gesichtspunkt müssten Vor- und Nachteile der Kortikoidgabe mittels eines Phoreseverfahrens im Vergleich zur Infiltration genauer betrachtet werden.

Mikroamper-Reizstrom

Die Einsatzmöglichkeiten einer Elektrotherapie mit Strom im Mikroamperbereich bei myofaszialen Triggerpunkten wurde von den Geräteherstellern enthusiastisch propagiert. Uns liegen jedoch keine kontrollierten Studien vor, die die Wirksamkeit belegen, ebenso wenig eine überzeugende Argumentation, um eine derartige Therapie zu begründen. Alle über die Haut vermittelten Verfahren zur Behandlung darunter befindlicher Triggerpunkte müssen kritisch überprüft werden. Es gilt abzuklären, ob dabei bislang übersehene Faktoren wirksam werden, bzw. wodurch die möglicherweise klinisch positiven Resultate zustande kommen [150].

3.12.8 Heilmittel und Anwendungsweisen

Therapeutische Verwendung von Ultraschall

Viele Therapeuten halten Ultraschall für ein klinisch gut geeignetes Mittel zur Inaktivierung von Triggerpunkten. Leider liegen uns keine *kontrollierten* Untersuchungen zu diesem Thema vor. Durch Ultraschall werden auf molekularer Ebene Schwingungen übertragen, von denen ungefähr 50% eine Tiefe von bis zu 5 cm erreichen. Diese Vibrationen führen zu einer Temperatursteigerung im Gewebe und zu anderen, weniger gut verstandenen chemischen Wirkungen durch die intensive molekulare Anregung. Sie könnten im Zusammenhang mit Triggerpunkten eine Rolle spielen. Santiesteban gibt ei-

ne gute Zusammenfassung der klinischen Verwendungsmöglichkeiten von Ultraschall [140].

Klinisch erfolgreich ist eine Anwendungsweise, die mit 0,5 W/cm^2 und langsamen, kreisförmigen Bewegungen arbeitet, wobei in ein bis zwei Sekunden ein Kreis gezogen wird [193]. Der Zirkel wird so eng gewählt, dass er den Triggerpunkt in seinem Zentrum geringfügig überschneidet. Eine weitere Anwendungsweise sieht eine entsprechende Handhabung des Applikators vor. Die Energie wird dabei zunächst bis an die Schmerzschwelle gesteigert (ca. 1,5 W/cm^2) und dann auf 50% dieses Wertes reduziert. In den folgenden zwei bis drei Minuten wird die Intensität allmählich wieder gesteigert, bis die ursprüngliche Schmerzschwelle erreicht wird, die jedoch nicht überschritten wird. Der Patient wird dabei laufend nach seinen Empfindungen gefragt. Normalerweise spürt er auf diesem Stimulationsniveau keine Schmerzen mehr, und der Triggerpunkt ist weniger reizbar [128].

Einige Verfahren (z. B. diadynamische Ströme oder Ultrareizstrom) kombinieren Ultraschall mit ausreichend starkem Reizstrom, der im Hautareal mit niedrigem Widerstand (häufig, aber nicht mit Sicherheit liegt er über einem Triggerpunkt) ein prickelndes Gefühl hervorruft. Diese Technik ist für Therapeuten nützlich, die noch nicht über ausreichendes Geschick verfügen, um Triggerpunkte palpatorisch zu lokalisieren. Berichten zufolge hat sich die Kombinationstherapie klinisch als hilfreich erwiesen [20, 129].

Es ist nicht geklärt, wie Ultraschall Triggerpunkte inaktiviert. Ultraschall erhöht erwiesenermaßen die Gewebetemperatur. Folglich könnte es durch Steigerung des Stoffwechsels im Triggerpunkt zur Verschärfung der Energiekrise kommen, wodurch das Gewebe eines auslösenden Triggerpunktes bis zum Punkt der irreversiblen Schädigung belastet wird. Die Wärme könnte sich auch spezifischer auf die Ausschüttung von Acetylcholin auswirken und die Dysfunktion an der Endplatte abschwächen. Bei allen Vorgängen könnte die Anregung des Gewebes auf molekularer Ebene eine Rolle spielen.

Die Wissenslücken müssen durch gut konzipierte und kontrollierte Untersuchungen zur Wirkung von Ultraschall auf mit Gewissheit identifizierte Triggerpunkte geschlossen werden.

Galvanischer Hochvoltstrom

Diese Form der elektrischen Reizung hat eine typische Wellenform mit kurzen, relativ hochfrequenten Spikes von mindestens 150 V. Sie steigen steil an und fallen ebenso steil wieder ab. Diese Form der Reizung eignet sich eher für motorische Nerven mit großem Durchmesser als für sensorische Nerven mit kleinem Querschnitt. Sie wird zur elektrischen Stimulierung von Muskelnerven besser toleriert als Potenziale mit breitem Plateau [140]. Kahn beschreibt die Parameter verschiedener Formen der elektrischen Stimulation [86].

Einige Therapeuten benutzen routinemäßig (hochfrequenten) galvanischen Hochvoltstrom zur Inaktivierung von Triggerpunkten. Gelegentlich wird er zur vorbereitenden Behandlung, häufiger jedoch im Anschluss an eine Dehnungs- und/oder Infiltrationsbehandlung eingesetzt [134]. Klinischer Erfahrung zu Folge ist es günstig, die Intensität der zyklischen (nicht gleichmäßigen) elektrischen Reizung so weit zu erhöhen, dass leichte Muskelkontraktionen ausgelöst werden.

Rachlin empfiehlt die Elektrostimulation zur routinemäßigen Behandlung nach Infiltration und Nadelung. Er setzt 15 Minuten lang pulsierenden Strom (sinusförmig, wellenförmig oder schräg) ein [134]. Bei einer Spastik empfiehlt er, dem pulsierenden Strom eine zehnminütige tetanisierende Elektrotherapie bis zur Ermüdung des Muskels vorauszuschicken, um anschließend eine gründlichere Entspannung zu erzielen. Falls der Patient eine Elektrostimulation ablehnt (weil sie ihm unangenehm ist), empfiehlt Rachlin die Anwendung von feuchter Wärme.

Durch galvanischen Hochvoltstrom lassen sich Muskelspasmen lösen [140], sofern der Muskel anhaltend und bis zur Erschöpfung gereizt wird [112].

Man kann die Therapie aus pulsierendem oder zyklischem Reizstrom, der leichte Muskelkontraktionen hervorruft, und anschließender Entspannung als eine unwillkürlich (da ohne Eigenanstrengung ablaufende) Kontraktions-Relaxations-Methode bezeichnen, die in ihrer willkürlichen Form sehr wirkungsvoll ist. Durch den Reizstrom erfährt der Patient, wie sich die Kontraktion eines Muskels anfühlt. Das hilft ihm, die geeignete Kontraktion zum Bestandteil seines häuslichen Trainingsprogramms zu machen.

3.12.9 Schmerzbekämpfung

Transkutane elektrische Nervenstimulation (TENS)
Die transkutane elektrische Nervenstimulation ist ein bewährtes Verfahren zur zeitweiligen und manchmal anhaltenden Schmerzlinderung. Für myofasziale Triggerpunkte stellt sie kein spezifisches Behandlungsverfahren, wohl aber eine adjuvante Maßnahme dar. Der elektrische Reiz wird in Wellenform mit relativ breitem Plateau und wenigen Volt gegeben. Polarität, Dauer und Frequenz sind variabel. Dieser Reiz eignet sich nicht zur Muskelerregung, da er eher die kleinen, sensorischen Nerven anspricht als die größeren motorischen und daher relativ schmerzhafter als die Reizung mit galvanischem Hochvoltstrom ist. Santiesteban hat eine Übersicht der Therapieparameter und der klinischen Anwendung dieser Art der Elektrostimulation vorgelegt [140].

Die auf diesem Weg erzielte unspezifische Schmerzlinderung verbessert die Lebensqualität des Patienten. Sie verschafft ihm zusätzlich bessere Beweglichkeit und Dehnbarkeit der Muskulatur, die sich anderweitig vielleicht nicht erreichen ließe.

Gelegentlich erfolgt die Reizung entlang der Wirbelsäule, an Akupunkturpunkten, in einer Übertragungszone, in der sich der Schmerz manifestiert, oder über dem Triggerpunkt, an dem er entsteht. Die Platzierung der Elektroden erfolgt generell empirisch in Abhängigkeit davon, von welcher Anordnung der Patient am meisten profitiert. Eine Reizung oberhalb eines zentralen Triggerpunktes führt möglicherweise zu anderen Resultaten als über dem dazugehörigen Insertionstriggerpunkt. Dies muss experimentell überprüft werden.

Pharmakotherapie
Bei Patienten mit myofaszialem Schmerzsyndrom muss die Rolle von Arzneimitteln unter den Aspekten Schmerzlinderung, Muskelrelaxation, Schlafqualität und Nebenwirkungen betrachtet werden.

Schmerzlinderung
Uns sind keine Betäubungsmittel bekannt, die gezielt gegen den von zentralen myofaszialen Triggerpunkten ausgelösten Schmerz wirken. Auf Grund des neuen Verständnisses von der Triggerpunktpathophysiologie kann nach Arzneimitteln gesucht werden, die den Triggerpunktmechanismus ausschalten. Die spezifische Wirkungsweise von Arzneimitteln auf Insertionstriggerpunkte ist noch nicht erforscht. Das krankhafte Geschehen an dieser Stelle, das Schmerzen und Druckempfindlichkeit hervorruft, ist als Folge der Belastung zu verstehen, die ein verspanntes Muskelfaserbündel ausübt. Folglich müssten einige entzündungshemmende Substanzen, darunter auch die Kortikoide, die

Beschwerden bei lokaler Applikation in angemessener Dosierung lindern können.

Herkömmliche, oral verabreichte nichtsteroidale Antiphlogistika können den von zentralen Triggerpunkten ausgelösten Schmerz nur unwesentlich lindern. Sie empfehlen sich jedoch bei Schmerzen, die ein oder zwei Tage nach der Infiltration am stärksten sind, insbesondere nach trockener Nadelung ohne Lokalanästhetikum. Das erklärt sich aus dem Umstand, dass die Gewebeläsion während der Nadelung einen Entzündungsreiz setzt, der sich grundsätzlich von der Pathophysiologie des Triggerpunktes unterscheidet.

Wenn der Triggerpunkt mit einem nichtsteroidalen Antiphlogistikum in hoher Konzentration infiltriert wurde, scheint sich die prostaglandinunterdrückende Wirkung lindernd auf den vom Triggerpunkt ausgelösten Schmerz auszuwirken [49]. Die Prostaglandine spielen wahrscheinlich bei der Sensibilisierung der Nozizeptoren in einem Triggerpunkt eine vorrangige Rolle. Das Arzneimittel dürfte keinen Einfluss auf die primäre Endplattendysfunktion haben.

Die erfolgreiche Behandlung eines *chronischen* myofaszialen Schmerzsyndroms lindert den Schmerz so weit, dass der Patient auf Analgetika verzichten kann. Zu Beginn der Behandlung, bevor der Patient anhaltende Linderung erfährt, kann eine medikamentöse Therapie nötig sein. Um den Patienten von Arzneimitteln zu entwöhnen, sollte ein zeitlich gestufter statt des üblichen, am Schmerzauftreten orientierter Einnahmeplan aufgestellt werden. Oft ist ein Analgetikacocktail sinnvoll [47].

In Kapitel 5.4 dieses Handbuches wird ein allgemeiner Behandlungsplan bei chronischen Kopfschmerzen, Gesichts-, Nacken- oder Schulterschmerzen mit erheblicher Triggerpunktkomponente vorgestellt. Er lässt sich leicht an die Gegebenheit bei anderen Muskeln anpassen.

Die erfolgreiche Behandlung muskuloskelettaler Schmerzen setzt eine genaue Diagnose voraus: Wird der Schmerz von Muskeln oder von Gelenken ausgelöst, und/oder hat er neurologische Ursachen? Die meisten derzeit praktizierenden Allgemeinmediziner sind in der manuellen Behandlung der häufigsten muskulären und artikulären Schmerzquellen nur ungenügend ausgebildet. Mit Vorliebe reagieren sie auf die rätselhaften Beschwerden am Bewegungsapparat, indem sie die Sache entweder, in der Hoffnung, dass sich das Problem spontan löst, verschleppen, ein Rezept ausstellen, einen chirurgischen Eingriff erwägen oder die Angelegenheit als psychogen oder verhaltensabhängig de-

klarieren, was einer Verleugnung gleichkommt. Das haben die Patienten nicht verdient.

Muskelrelaxantien

Die Gabe von Muskelrelaxantien wurde irrtümlicherweise damit begründet, dass Muskelschmerzen zur Spastik eben dieses Muskels führt, was wiederum weitere Muskelschmerzen auslöst. Da dieses Modell aus Schmerz, Spasmus und Schmerz experimentell nicht bestätigt werden konnte [121] (Kapitel 2.3), sehen wir keinen Anlass zur Behandlung des durch Triggerpunkte ausgelösten myofaszialen Schmerzes mit Muskelrelaxantien.

Oft ist der gesteigerte Muskeltonus, der im Zusammenhang mit dem Muskel-Skelett-Schmerz als „Spasmus" bezeichnet wird, tatsächlich auf verspannte Faserbündel bei Triggerpunkten zurückzuführen. Muskelrelaxantien wirken nicht auf Fasern, die auf Grund von dysfunktionalen Endplatten kontrahiert sind. Echte Spasmen dagegen (im EMG als Aktivität der motorischen Einheit erkennbar) können durch Triggerpunkte oder andere Ursachen wie eine Gelenkdysfunktion oder Einrisse im Faserring einer Bandscheibe (Kapitel 41.2) induziert werden. Diese Spasmen lassen sich durch Muskelrelaxantien beeinflussen. Auch hier ist die Ursachenbestimmung von entscheidender Bedeutung.

Schlafstörungen

Die meisten Patienten, die unter anhaltenden myofaszialen Schmerzen leiden, werden auch von Schlafstörungen beeinträchtigt und zeigen während der Überwachung in einem Schlaflabor anormale Schlafmuster [4]. Bei vielen Patienten stört der durch aktive Triggerpunkte ausgelöste Übertragungsschmerz den Schlaf. Bei Schmerzpatienten steigert eine Schlafstörung ebenso wie bei gesunden Personen tendenziell die Schmerzempfindlichkeit am folgenden Tag [125]. Moldofsky hat diesen Zusammenhang eingehend untersucht [127].

Bei der Behandlung von Patienten, deren Schlaf durch myofaszialen Schmerz gestört wird, besitzt die Inaktivierung der dafür hauptsächlich verantwortlichen Triggerpunkte höchste Priorität. Der Patient lernt, welche Schlafstellung den myofaszialen Schmerz am besten vermindert, und wird ermutigt, die erforderlichen Arzneimittel einzunehmen, damit er im Schlaf Ruhe findet.

Für einen besseren Schlaf werden zwei Antihistaminika, Diphenhydramin (z. B. Dormutil®, Dolestan®) und Doxylaminsuccinat (z. B. Sedaplus®, Hewedormir® forte), empfohlen, die nicht abhängig machen und ein Histamin enthalten, das auf die meisten Menschen schlaffördernd wirkt. Die Dormutil®-Tabletten zu 50 mg und die Dolestan®-Tabletten zu 25 mg sind ebenso rezeptfrei erhältlich wie die Sedaplus®-Tabletten zu 25 mg und die Hewedormir®-forte-Tabletten zu 30 mg und alle anderen Präparate, die diese Wirkstoffe enthalten. Generell sollten Schlafmittel eine halbe Stunde vor dem Schlafen eingenommen werden.

Promethazin (z. B. Atosil®) hat eine länger anhaltende Wirkung als Dimenhydrinat und eignet sich für Personen, die leicht einschlafen, jedoch nicht durchschlafen können. Dieses Antihistaminikum wirkt zudem stark beruhigend und eignet sich daher für ängstliche Patienten. Für gewöhnlich genügt eine Tablette von 12,5 g zur Schlafenszeit.

Ein natürliches schlafförderndes Hormon, das Melatonin, ist inzwischen in den USA rezeptfrei erhältlich. Es ist in Tablettenform mit befremdlich variabler Dosierung (sie reicht von wenigen hundert Mikrogamm bis zu mehr als einem Milligramm) auf dem Markt, ohne dass den Konsumenten Anleitungen zur Einnahme gegeben werden. Es eignet sich insbesondere, um den normalen Schlaf-Wach-Zyklus wiederherzustellen. Die Einnahme von 200–500 Mikrogramm eine halbe Stunde vor dem Schlafengehen erleichtert das Einschlafen und verhindert ein vorzeitiges Aufwachen. Besonders angenehm ist, dass am folgenden Morgen keine Restwirkungen bleiben, da Tageslicht die Melatoninwirkung unterbindet. Wir empfehlen, nur die zur erwünschten Wirkung erforderliche Minimaldosis und diese auch nur vorübergehend einzunehmen, da keine Untersuchungen über die Auswirkungen bei Langzeiteinnahme und hoher Dosierung (1 mg und mehr) vorliegen.

Nebenwirkungsreiche Substanzen

Kleine bis moderate Koffeinmengen können in der Skelettmuskulatur durch Vasodilatation zur Reduktion von Triggerpunkten beitragen. Übermäßiger Genuss von Kaffee und/oder Colagetränken (mehr als zwei bis drei Tassen, Flaschen oder Dosen täglich) verstärken die Triggerpunktaktivität. Eine Tasse Kaffee kann zwischen 50 und 150 mg Koffein enthalten. Grundsätzlich enthält Filterkaffe mehr Koffein als aufgebrühter und dieser wiederum mehr Koffein als Instantkaffee [34]. Die meisten koffeinhaltigen Erfrischungsgetränke enthalten 30–50 mg Koffein. Es sind jedoch inzwischen zahlreiche koffeinfreie Getränke auf dem Markt.

Viele analgetische Kombinationspräparate enthalten Koffein, was die insgesamt konsumierte Koffeindosis beträchtlich erhöhen kann, ohne dass der Patient sich dessen bewusst ist, bevor nicht jemand seine Koffeinaufnahme eingehend hinterfragt.

Regelmäßig und im Übermaß konsumierter Alkohol kann Triggerpunkte indirekt aufrecht erhalten. Grund ist ein reduzierter Folsäurespiegel in Serum und Gewebe bei ungünstigen Ernährungsgewohnheiten. Alkoholkonsum vermindert die Resorption von Folsäure und steigert gleichzeitig deren Bedarf.

Tabakrauchen steigert den Bedarf an Vitamin C erheblich, das im Körper nur in geringen Mengen gespeichert wird. Durch die ausgeprägte Fragilität der Kapillaren bei niedrigem Ascorbinsäurespiegel, ist die Neigung zu Gewebeblutungen an der Injektionsstelle deutlich erhöht. Triggerpunktinfiltrationen bei Rauchern sollten daher unterbleiben, bis befriedigende Vitamin-C-Gewebespiegel gesichert sind (Kapitel 4, Vitamine). Klinischer Erfahrung zufolge verschlimmert das Tabakrauchen Triggerpunkte unmittelbar.

3.12.10 Vorbehalte

Hypermobilität

Die Dehnungstherapie zur vollständigen Verlängerung von Muskeln, die über ein eindeutig hypermobiles Gelenk ziehen, ist *kontraindiziert*. Für solche Muskeln sollten Techniken eingesetzt werden, die den zentralen Triggerpunkt direkt ansprechen, ohne den Muskel insgesamt zu dehnen. Zu nennen sind in diesem Zusammenhang die Triggerpunktlösung durch Druckanwendung, die tief streichende Massage, das Verfahren aus Halten und Lösen mit leichten (keinen forcierten) Kontraktionen, indirekte Techniken, die Triggerpunktinfiltration, die Reizung mit galvanischem Hochvoltstrom und Ultraschall. Unter Umständen müssen die Muskeln dieser Patienten durch Stabilisationsübungen gekräftigt werden.

In Band 2 (Kapitel 2.7) dieses Handbuches wird ausführlich auf das Hypermobilitätssyndrom eingegangen.

Verkürzungsaktivierung (reaktiver Krampf)

Wenn ein verspannter Muskel (z. B. der rechte M. scalenus medialis) plötzlich entspannt wird, kann es in seinem Antagonisten zu einer Verkürzungsaktivierung (reaktiver Krampf) kommen (z. B. im linken M. levator scapulae). Während (in diesem Beispiel) der verspannte rechte M. scalenus medialis durch die Triggerpunktinaktivierung weit über sein übliches Maß hinaus verlängert wird, wird gleichzeitig sein Antagonist, der linke M. levator scapulae, auf weniger als seine übliche Länge verkürzt. Falls im Antagonisten latente (oder geringfügig aktive) Triggerpunkte liegen, können sie durch die ungewohnte plötzliche Verkürzung (in der sie kurzfristig gehalten werden) aktiviert werden. Der Patient empfindet dann im Antagonisten des behandelten Muskels einen schweren, krampfartigen Übertragungsschmerz. Diese Reaktion kann unmittelbar oder auch mit einer Verzögerung von ungefähr einer halben Stunde nach der Therapie auftreten. Zur verzögerten Reaktion kann es kommen, weil der Patient die neu gewonnene Dehnbarkeit des therapierten Muskels nutzt und daher den Antagonisten nach der Therapiesitzung in eine verkürzte Stellung bringt.

Eine Verkürzungsaktivierung lässt sich vermeiden, indem agonistische und antagonistische Muskelgruppen systematisch nacheinander behandelt werden. Diese Reaktion tritt häufiger in Flexoren auf als in deren antagonistischen Extensoren, also z. B. in den Mm. biceps brachii, flexor digitorum und ischiocrurales. Bei einer verlängernden Behandlung der Mm. sternocleidomastoideus oder quadratus lumborum der einen Seite, muss mit einer Aktivierung von Triggerpunkten im kontralateralen Muskel gerechnet werden. Die Behandlung des M. subscapularis kann Triggerpunkte in den Mm. supraspinatus und infraspinatus aktivieren. Gelegentlich führt die Dehnung der Abdominalmuskulatur zu Krämpfen in den paraspinalen Muskeln.

Gründe für ein Therapieversagen

Wenn ein Patient nach der Behandlung durch Sprühen und Dehnen keine dauerhafte Besserung verzeichnen kann (vorausgesetzt, myofaszialer Schmerz auf Grund von Triggerpunkten war die richtige Diagnose, und es wurde tatsächlich der die Dysfunktion verursachende Muskel behandelt) sollten folgende Faktoren in Betracht gezogen werden:

Begünstigende und unterhaltende Faktoren

Normalerweise sind ein oder mehrere begünstigende Faktoren wirksam, wenn aktive myofasziale Triggerpunkte nicht auf korrekt durchgeführtes Sprühen und Dehnen ansprechen.

Unvollständiges Besprühen der relevanten Bereiche

Wenn nur die Übertragungszone besprüht wird, in der sich der Schmerz manifestiert, wird meist die Region oberhalb des Triggerpunktes ausgelassen, in dem er entsteht. Sofern Triggerpunkte in verschiedenen, weit voneinander entfernten Muskeln Schmerzen in dasselbe Areal leiten, wird nur teilweise eine Besserung erreicht, wenn man einige, aber nicht alle betroffenen Muskeln durch Sprühen und Dehnen therapiert.

Anspannung des Patienten

Eine wirkungsvolle passive Dehnung ist nur möglich, wenn der Patient die behandelten Muskeln vollständig entspannen kann. Häufig breitet sich ein Spannungszustand von der Haltemuskulatur aus. Der Patient muss daher eine entspannte Körperhaltung einnehmen und sich vollständig entspannen, damit die behandelten Muskeln nachgeben können.

Unzulängliche Sprühtechnik

Die Wirkung des Kühlmittels nimmt ab, wenn der Strahl zu rasch über die Haut geführt oder der Kühlmittelbehälter zu nahe an die Körperoberfläche gehalten wird. Andererseits darf ein- und dasselbe Hautareal nicht so oft oder so langsam besprüht werden, dass der darunter liegende Muskel auskühlt. Der Strahl des Kühlmittels muss die am stärksten verspannten Muskelfasern in ganzer Länge erreichen, damit sie durch Reflexe der topographisch verwandten Hautbezirke gelöst werden können.

Unvollständiges Sprühen und Dehnen

Weiteres Sprühen und Dehnen mit dazwischen liegenden Erwärmungsphasen ist erforderlich, solange sich das Bewegungsausmaß erheblich erweitern lässt, bzw. bis das vollständige Bewegungsausmaß erreicht ist.

Unzulängliche Dehnungstechnik

Ein Triggerpunkt persistiert, wenn der Muskel mit zu viel Kraft oder ruckhaften Bewegungen gedehnt wird. Nachdrückliches Dehnen *vor* dem Sprühen kann zu schmerzhaften Spasmen führen und dem Patienten die Entspannung sehr erschweren.

Unvollständige Dehnung

Wenn der Muskel nicht im *vollen* Ausmaß gedehnt wird, bleibt eine Reststeifigkeit zurück. Oft müssen zunächst benachbarte Muskeln gelöst werden, bis das vollständige Bewegungsausmaß erreicht werden kann. Wenn die Dehnung durch strukturelle Faktoren behindert wird, z. B. eine ausgeheilte Fraktur, eine Osteoarthritis oder idiopathische Skoliose [164], muss auf lokale manuelle Lösungstechniken zurückgegriffen werden.

Unzureichende Nachbehandlung

Ein dem Muskelkater ähnlicher Schmerz ist wahrscheinlicher, wenn die Hauttemperatur im Anschluss an die Behandlung nicht sofort mit einem Heizkissen oder einer warmen Packung wieder angehoben wird. Zu Rezidiven kommt es eher, wenn der Patient den betreffenden Körperteil nicht mehrmals von der vollständigen Verkürzung in die vollständige Verlängerung bringt und damit die uneingeschränkte Funktionsfähigkeit sicherstellt.

Chronizität

Sofern verschlimmernde oder den Zustand aufrecht erhaltende Faktoren vorliegen und die Triggerpunkte reaktivieren, wird der Schmerz wieder aufflammen. Die Chronizität *allein* verhindert *nicht unbedingt* eine unmittelbare, befristete günstige Reaktion auf die spezifische myofasziale Therapie.

3.13 Infiltration von Triggerpunkten

Es haben sich drei verschiedene Verfahrensweisen zur Inaktivierung aktiver Foki in einem zentralen Triggerpunkt per Nadelung bewährt. Generell empfehlen wir die Injektion eines Lokalanästhetikums ohne Beigabe von Kortikoiden oder Adrenalin. Die ebenfalls erfolgreiche trockene Nadelung ruft stärkere Postinjektionsschmerzen hervor. Botulinumtoxin A ist nur unter besonderen Umständen indiziert. Die Wirkung sowohl der trockenen Nadelung als auch der Infiltration mit einem Lokalanästhetikum beruht auf der mechanischen Zerstörung der aktiven Foki eines Triggerpunktes. Bei einer Infiltration mit Botulinumtoxin A kommt die spezifische pharmakologische Wirkung auf die motorischen Endplatten hinzu.

Vorab muss geklärt werden, was unter einer einzelnen Infiltration zu verstehen ist: Gezählt wird, wie viele Triggerpunktlokalisationen infiltriert werden, nicht jedoch, wie oft eine Menge des verwendeten Lokalanästhetikums in einen Triggerpunkt injiziert wird. Ein Triggerpunktbereich kann eine höchst variable Anzahl aktiver Foki enthalten, die möglichst bei einem Einstich inaktiviert werden sollten. Sowohl bei Injektion eines myotoxisch unbedenklichen An-

ästhetikums (wie wir empfehlen) als auch bei trockener Nadelung sind normalerweise Mehrfachbewegungen mit der Nadel im Triggerpunkt erforderlich. An den einzelnen Stellen im Triggerpunkt sollte jeweils nur eine geringe Menge des verwendeten Lokalanästhetikums gespritzt werden. Der Arzt muss von allen aktiven Foki eines Triggerpunktes lokale Zuckungsreaktionen erzielen, um eine erfolgreiche Infiltration zu gewährleisten.

Manche Ärzte injizieren große Mengen myotoxisch sehr bedenklicher Substanzen wie Botulinumtoxin A oder eines konzentrierten Lokalanästhetikums mit Langzeitwirkung in die weitere Umgebung einer druckschmerzhaften Stelle und hoffen, dabei einen Triggerpunkt zu infiltrieren. Sofern die Injektion myotoxischer Substanzen unvermeidlich erscheint, empfiehlt sich die Infiltration *exakt* eines Kontraktionsknotens mit *kleinen Mengen* dieser Substanz. Es schadet dem Muskel insgesamt weitaus weniger und ist ebenso wirkungsvoll, wenn jeweils geringe Mengen injiziert werden, *sobald die Nadel eine lokale Zuckungsreaktion auslöst*, als wenn der Triggerpunkt sozusagen überflutet wird. Die EMG-Kontrolle der spontanen elektrischen Aktivität eines aktiven Fokus erlaubt die präzise Bestimmung der Injektionsstelle.

Im Therapieprotokoll sollte der Arzt vermerken, welcher Muskel jeweils infiltriert wurde, und ob es sich um einen zentralen oder einen Insertionstriggerpunkt handelte.

3.13.1 Indikationen

Bei der Entscheidung, ob ein Triggerpunkt mit manuellen Methoden (wie in Kapitel 3.12 beschrieben) oder durch Infiltration behandelt wird, geben Ausbildungsstand und Geschicklichkeit des Therapeuten den Ausschlag. Im Idealfall sollten ihm beide therapeutische Alternativen zur Verfügung stehen. Manuelle Methoden sind nichtinvasiv und haben den Vorteil, dass der Patient lernt, sich bei Bedarf selbst zu behandeln. Sie eignen sich, um zahlreiche Triggerpunkte in einem Muskel oder eine Gruppe von Triggerpunkten in verschiedenen Muskeln einer funktionellen Einheit gleichzeitig zu lösen. Im Gegensatz zur Infiltration sind bei manuellen Methoden meist mehrere Sitzungen erforderlich, und der Behandlungserfolg zeigt sich vielleicht auch erst nach ein bis zwei Tagen. Die effiziente Therapie von Triggerpunkten, sei es mit manuellen Techniken oder per Infiltration, setzt auf Seiten des Therapeuten in jedem Fall eine zeitaufwändige, gründliche Schulung voraus.

Manuelle Methoden sind insbesondere dann angeraten, wenn der Triggerpunkt akut ist, der Patient wirkungsvolle Methoden erlernen soll, um mit Schmerzen und Dysfunktion umzugehen, große Angst vor Spritzen hat oder wenn die zentralen Triggerpunkte in der Mitte des Muskelbauches nicht gut mit der Spritze zu erreichen sind (z. B. in den Mm. iliacus und psoas).

Mit einer richtig vorgenommenen Infiltration lässt sich ein Triggerpunkt sofort und vollständig inaktivieren, was für Arzt und Patienten gleichermaßen erfreulich ist. Die Resultate sind oft beeindruckend. Der Erfolg hängt von der Präzision des Vorgehens ab, das heißt, von der Genauigkeit, mit der der Arzt den Triggerpunkt bestimmt, und dem Geschick, mit dem er infiltriert.

Eine Infiltration ist angezeigt, wenn einige wenige Triggerpunkte zurückbleiben und auf manuelle Verfahren nicht ansprechen, nicht kompetent manuell therapiert werden kann, nur wenige, relativ akute Triggerpunkte in einem kurzen Behandlungszeitraum therapiert werden müssen, und wenn der Patient unter Hyperurikämie und Symptomen der Gicht leidet. Infiltrationen sind außerdem angebracht, wenn der Muskel aus mechanischen Gründen nicht dehnbar ist oder wegen hypermobiler Gelenke nur eingeschränkt gedehnt werden darf.

Patienten, die sowohl unter einer Fibromyalgie als auch unter Triggerpunkten leiden, reagieren sehr viel empfindlicher auf schmerzhafte therapeutische Verfahren (die sich bei ihnen wahrscheinlich auch ungünstig auswirken) als Patienten, bei denen ausschließlich Triggerpunkte vorliegen. Patienten mit beiden Krankheitsbildern sprechen zwar auf die Infiltrationstherapie an, jedoch weniger gut, als wenn nur Triggerpunkte zu behandeln sind [72].

Es wäre ein schwer wiegender Fehler, die Wirksamkeit der Triggerpunktbehandlung mit manuellen Methoden oder per Infiltration gegeneinander abzuwägen, wenn der Therapeut in der für den betreffenden Muskel gewählten Technik nicht gut geschult *und* erfahren ist. Es kann schwierig sein, einen informierten und versierten Therapeuten für die Behandlung von Triggerpunkten zu finden. Wenn Patienten von erfolglosen Therapieversuchen berichten, zeigt sich bei vorsichtigem Nachfragen oft nur allzu deutlich, dass die Behandlung ohne vorherige eingehende Untersuchung oder in erkennbar unzulänglicher Weise durchgeführt wurde.

3.13.2 Substanzauswahl

Eine trockene Nadelung kann Triggerpunktsymptome ebenso gut beheben wie die Infiltration mit einem Lokalanästhetikum, *sofern* die Nadel lokale Zuckungsreaktionen auslöst. Das geschieht, wenn sie auf einen aktiven Fokus im Triggerpunkt stößt. Andernfalls ist die trockene Nadelung ebenso wirkungslos wie die Injektion eines Lokalanästhetikums. Nach trockener Nadelung ist mit größerer Wahrscheinlichkeit ein stärkerer und länger anhaltender Postinjektionsschmerz zu erwarten [67].

Infiltriert wird mit Procain, Lidocain, Lokalanästhetika mit Langzeitwirkung, sowie mit isotoner Kochsalzlösung, Adrenalin, einem Kortikoid oder Botulinumtoxin A. Außerdem kennen wir verschiedene Verfahren der trockenen Nadelung. Jedes dieser Verfahren wird im Folgenden vorgestellt.

Trockene Nadelung oder Infiltration

In vergleichenden Untersuchungen [67, 82] erwies sich die trockene Nadelung unter dem Gesichtspunkt der unmittelbaren Inaktivierung des Triggerpunktes als ebenso wirkungsvoll wie die Infiltration mit einem Lokalanästhetikum wie Procain oder Lidocain. Hong untersuchte die Reaktion von Triggerpunkten im M. trapezius auf die Infiltration mit Lidocain 0,5% bzw. auf trockene Nadelung. Beide Patientengruppen erfuhren unmittelbar und zwei Wochen nach der Therapie im Wesentlichen eine Besserung im gleichen Umfang. Jedoch traten bei 42% der mit Lidocain behandelten und 100% der trocken genadelten Patienten Postinjektionsschmerzen auf. In der trocken genadelten Patientengruppe waren diese Schmerzen stärker und anhaltender als in der mit Lidocain behandelten Gruppe [67].

Demzufolge stellt die mechanische Zerreißung den therapeutischen Hauptfaktor dar. Dieses Ergebnis stimmt mit der Erkenntnis überein, wonach die Zerstörung des Kontraktionsknotens in einem Triggerpunkt der lokalen Energiekrise die Basis entzieht und dadurch die Sensibilisierung benachbarter Nerven beendet.

Infiltration mit Procain

Dr. Travell empfahl zur Infiltration Procain 0,5% in physiologischer Kochsalzlösung, da höhere Konzentrationen keine merklich bessere anästhetische Wirkung erzielten [167]. Eine Lösung mit 1% ist nicht schädlich, soweit bekannt allerdings auch nicht vorteilhafter. Eine versehentlich herbeigeführte Nervenblockade hält dabei länger an, und die systemische und muskelspezifische Toxizität ist größer. Pro Infiltration sollte maximal 1 g Procain injiziert werden [176], entsprechend 100 ml 1%iger Procainlösung. Da jeweils nur wenige Zehntel Milliliter des Lokalanästhetikums in einen Triggerpunkt gespritzt werden, beläuft sich die Gesamtmenge selten auf mehr als 20 ml pro Therapiesitzung.

Bei einer Procainkonzentration von 0,5% treten keine Komplikationen auf, falls versehentlich in eine Arterie oder Vene injiziert wird, sofern am betreffenden Gefäß sofort für Hämostase gesorgt wird. In der Umgebung eines Nerven verursacht eine Lösung dieser Konzentration geringfügige sensorische Ausfälle, die nach maximal 20 Minuten abklingen. Wenn der Patient darauf vorbereitet wurde, dass dergleichen passieren kann, nimmt er solch ein Vorkommnis gelassen hin. Die eben getroffenen Feststellungen sind *hinfällig*, falls die Injektionslösung Epinephrin enthält. Diese Substanz wird zur Infiltration von Triggerpunkten *keinesfalls* empfohlen.

Procain ist unter den häufig verwendeten Lokalanästhetika die Substanz mit der geringsten myotoxischen Wirkung. Nach der Infiltration und Nervenblockade mit 1%iger Procainlösung dauert es 19 Minuten, bis wieder Schmerzen auftreten; nach 1%iger Lidocainlösung vergehen 40 Minuten [36]. Procain und Chlorprocain [in Dtl. nicht im Handel; *Anm. d. Red.*] weisen unter allen herkömmlichen Lokalanästhetika die geringste systemische Toxizität auf [29].

Procain ist der Ester der p-Aminobenzoesäure mit Ethanol, mit einer am anderen Ende des Alkohols angefügten tertiären Diethylamingruppe. Im Serum wird es schnell durch Procain-Esterase zu p-Aminobenzoesäure und Diethylaminoethanol hydrolysiert [56]. Diethylaminoethanol ist ein antiarrhythmisches Mittel, wirkt jedoch schwächer als Procain. Glücklicherweise ist es ein wirksames Antikonvulsivum, denn Konvulsionen gehören zu den toxischen Wirkungen des Procainmoleküls [56]. Das zweite Hydrolyseprodukt, die p-Aminobenzoesäure, wurde früher als Bestandteil des Vitamin-B-Komplexes angesehen, da es von den zuständigen, vitaminproduzierenden Bakterien für die Synthese von Folsäure benötigt wird [56]. Das Kaliumsalz der p-Aminobenzoesäure wird unter dem Namen Potaba® als antifibrotischer Wirkstoff verkauft.

Die meisten Lokalanästhetika, einschließlich Procain, blockieren die Nervenleitung, indem sie Kalzium kompetitiv am Ort seiner Membranbindung ersetzen [36]. Die Depolarisierung der Nervenmembran ist Voraussetzung für die Ausbreitung eines Aktionspotenzials. Sie hängt vom Einstrom der Natriumionen durch Natriumkanäle von der Außen- zur Innenseite der Membran ab. Normalerweise erleichtert die Ablösung des Kalziums vom Ort seiner Bindung den Strom der Natriumionen durch die Membrankanäle. Durch Blockieren der Stelle, an der die Kalziumbindung erfolgt, wird der Strom der Natriumionen gehemmt und dadurch die Depolarisierung und die Ausbreitung des Aktionspotenzials unterbunden [29, 56].

Lokalanästhetika mit diesem Wirkmechanismus wirken selektiv eher auf dünne, für gewöhnlich marklose Nervenfasern als auf die dicken, markhaltigen Fasern. Sie blockieren damit die Schmerzwahrnehmung stärker als die willkürliche motorische Steuerung [56]. Im Unterschied zu den meisten herkömmlichen Lokalanästhetika wird Procain von den Schleimhäuten *langsam* absorbiert [29].

Manche Therapeuten kombinieren Procain mit dem Bakteriostatikum Natriumbisulfit. Dieser Stoff wirkt reizend und steigert den Postinjektionsschmerz. Stattdessen empfiehlt es sich, 2%ige Procainlösung in isotoner Kochsalzlösung auf 0,5% zu verdünnen. Diese Lösung reizt die Muskeln weniger als Natriumbisulfit und wirkt ebenfalls lokal anästhetisch [56, 193].

Infiltration mit Lidocain

Statt Procain wird häufig 1%ige Lidocainlösung zur Infiltration von Triggerpunkten eingesetzt. Es wurde bislang nicht experimentell verglichen, welches der beiden Anästhetika den Postinjektionsschmerz wirkungsvoller unterbindet.

Beim Lidocain handelt es sich nicht nur um eine länger wirkende Form von Procain. Die beiden Stoffe haben unterschiedliche intermediäre Ketten und aromatische Reste [56]. Im Unterschied zu anderen Lokalanästhetika ist Lidocain ein Aminoacylamid. Es ist in neutraler Lösung wirksamer, während Procain in alkalischer Lösung stärker wirkt [36, 139]. Procain wird im Blutstrom hydrolysiert. Lidocain wird durch seine Fettlöslichkeit aus dem Gewebe entfernt und überwiegend in der Leber abgebaut [29].

Infiltration mit isotoner Kochsalzlösung

Sola und Kuitert behandelten 100 Patienten mit myofaszialen Triggerpunkten durch Infiltration mit einer physiologischen Kochsalzlösung (die außerdem ein Bakteriostatikum enthielt). Sie stachen dafür die Kanüle mehrfach in einem fächerförmigen Muster ein. Die therapeutischen Ergebnisse entsprachen den zuvor erwähnten bei Infiltration mit einem Lokalanästhetikum [154]. Frost et al. verglichen in einem kontrollierten Doppeltblindansatz die Wirkung von isotoner Kochsalzlösung und dem lang wirkenden Anästhetikum Mepivacain. Sie infiltrierten druckschmerzhafte Bereiche des Muskels, dessen Konsistenz an diesen Stellen verändert war. An diesen Stellen (Triggerpunkte) ließ sich der typische Schmerz des Patienten auslösen. Unter Verwendung dieser Triggerpunktkriterien zur genauen Lokalisierung der Injektion stellten sie fest, dass die physiologische Kochsalzlösung den Schmerz gleich gut oder besser lindert als eine Injektion derselben Menge von 0,5%iger Mepivacainlösung, die zudem myotoxisch wirkt [50]. Die meisten zur Injektion vorgesehenen bakteriostatischen Kochsalzlösungen enthalten mindestens 0,9% Benzylalkohol als bakterienhemmendes Mittel, das außerdem lokal anästhesierend wirkt [56, 193].

Infiltration mit Kortikoiden
Kortikoide wirken stark antiinflammatorisch und eignen sich daher zur Behandlung von entzündlichen Prozessen. Für die Pathophysiologie eines zentralen Triggerpunktes in der Endplattenzone eines Muskels ist die Sensibilisierung der Nozizeptoren durch eine lokale Energiekrise kennzeichnend. Nach bisherigen klinischen Erfahrungen können nichtsteroidale Antiphlogistika die Sensibilisierung der Nerven in zentralen Triggerpunkten nicht dämpfen. Hier sind offensichtlich zusätzliche Injektionen eines Kortikoids nicht von Vorteil. Andererseits ist die Sensibilisierung der Nerven im Umfeld von Insertionstriggerpunkten Ergebnis einer mechanischen Belastung, die zu einer entzündlichen Reaktion führen kann, die auch auf Kortikoide anspricht. Diese Annahme wird durch die herkömmliche Praxis gestützt, zur Schmerzlinderung bei Erkrankungen im Muskel-Sehnen-Übergang Kortikoide zu spritzen.

Für die Behandlung von Insertionstriggerpunkten ist es entscheidend, dass der entsprechende zentrale Triggerpunkt inaktiviert wird. Trotzdem ist es therapeutisch ratsam, Druckschmerzhaftigkeit und Reizbarkeit des erkrankten Bereichs am Insertionstriggerpunkt zu bekämpfen. Das verschafft dem Patienten Erleichterung und dämpft die Reizbarkeit des entsprechenden zentralen Triggerpunktes.

Uns ist keine kontrollierte Studie bekannt, in der die Wirksamkeit einer Kortikoidtherapie insbesondere im Hinblick auf Insertionstriggerpunkte evaluiert wurde. Der Bericht von Day et al. zur Behandlung des Tennisellenbogens gibt jedoch überzeugende Anhaltspunkte für eine positive Auswirkungen der Kortikoidtherapie unter diesen Gegebenheiten [42]. Die Studie wird in Kapitel 36.13 zusammenfassend und im Hinblick auf Insertionstriggerpunkte diskutiert.

Die Injektion von Kortikoiden mit Langzeitwirkung (Depot) bei Triggerpunkten wird nicht empfohlen, da sie die Muskelfasern schädigen können [132]. Es besteht die Gefahr von Einrissen in Muskel- und Bindegewebe. Depot-Kortikoide reizen grundsätzlich die Nerven und können zu Komplikationen führen [58]. Je häufiger die Injektion von Depot-Kortikoiden wiederholt wird, desto größer ist die Gefahr einer systemischen Cushing-Reaktion.

Es liegen Berichte vor, wonach wiederholte Injektionen mit Kortikoiden mit nachfolgendem Ultraschall zu einer Atrophie von Haut und subkutanem Gewebe führten, was einen chirurgischen Eingriff erforderlich machte [88].

Myotoxizität
Procain und Lidocain sind unter den gewöhnlich intramuskulär injizierten die am wenigsten myotoxischen Lokalanästhetika, wobei Lidocain die höhere Myotoxizität aufweist. Die Myotoxizität insbesondere von Lokalanästhetika mit Langzeitwirkung ist eindeutig von deren Konzentration abhängig. Höhere Konzentrationen als 0,5% haben bei der Infiltration von Triggerpunkten kaum eine bessere Wirkung. Lösungen mit einer Konzentration von mehr als 1% wirken zunehmend und signifikant myotoxisch. Langzeitanästhetika weisen tendenziell deutlichere myotoxische Wirkungen auf als kurzfristig wirkende Substanzen. Epinephrin erhöht die Myotoxizität beträchtlich und ohne erkennbare klinische Vorteile für die Infiltration von Triggerpunkten.

Die intramuskuläre Injektion einer 1- oder 2%igen Procain- oder einer 1%igen Lidocainlösung rief bei Ratten innerhalb von 24–72 Stunden eine leichte Infiltration von neutrophilen Leukozyten, Lymphozyten und Makrophagen hervor [132]. Gelegentlich kam es zu Muskelfaserschäden mit Phagozytose der Fasern. Nach sieben Tagen waren außer einigen zurückgebliebenen Leukozyten keinerlei Veränderungen feststellbar. Durch perineurale Injektionen der gleichen Lösungen wurden keine histologischen Veränderungen in den anästhesierten Nerven hervorgerufen. Dagegen kam es im Verlauf von 24–72 Stunden zu einer temporären Entzündungsreaktion, die jedoch nach zwei Wochen fast vollständig abgeklungen war. Wiederholte intramuskuläre Injektionen einer isotonen

Kochsalzlösung riefen ähnliche Reaktionen hervor [132]. Vereinzelte intramuskuläre Injektionen von 2%iger Procain- oder physiologischer Kochsalzlösung riefen keine Muskelnekrose hervor [25]. Die Ergebnisse berechtigen zu der Annahme, dass es sich hierbei im Wesentlichen um temporäre, harmlose Antikörperreaktionen handelte.

Die intramuskuläre Injektion länger wirkender Lokalanästhetika wie 0,5%igem Dibucain und 1%igem Tetracain rief in den folgenden 24–48 Stunden eine mäßige Infiltration des Muskels mit Lymphozyten und Makrophagen als vorherrschenden Zellen und gelegentlich eine (schwere) Nekrose des zentralen Muskelgewebes hervor. Zudem wiesen benachbarte Muskeln eine verstärkte Eosinophileninfiltration mit Vakuolisierung, Verlust der Querstreifung und eine gewisse Phagozytose von Muskelfasern (minimale Nekrose) auf. Nach ungefähr sieben Tagen hatte sich der Muskel vollständig regeneriert.

Die intramuskuläre Injektion von 2%igem Lidocain [13, 15, 25], Cocain [16], Bupivacain [13, 16] und Mepivacain [16] verursachte hauptsächlich an weißen Muskelfasern Nekrosen [16]. Die intramuskuläre Injektion von 0,5%igem Bupivacain schädigte hauptsächlich rote Muskelfasern [16].

Vier Tage, nachdem Kaninchen und Mäusen [24] intramuskulär 1,5- und 2%iges Lidocain injiziert wurde, ließen sich wegen der ausgeprägten entzündlichen und anderen degenerativer Veränderungen vieler Fasern mit reichlich endomysialer Zellproliferation kaum Muskelatrophien feststellen. Die Reaktion klang 16 Tage nach der Injektion ab. Im Muskelzentrum blieben Faserkerne und kleine, runde Fasern mit signifikanter Atrophie ohne Fibrose zurück [24]. Eine nachfolgende Untersuchung ergab nur geringfügige oder gar keine Schäden an begleitendem Gewebe und der Versorgung mit Gefäßen, sodass sich der Muskel rasch regenerierte [13]

Keine derartige Faserzerstörung erfolgte auf die Injektion von Procain in 2%iger Lösung [16, 24], Lidocain [13, 16], Cocain [16], Mepivacain [13, 16] oder Prilocain [13] in 0,5%iger Lösung im Gegensatz zu stärkeren (2%igen) Konzentrationen. Der Muskel wies 48 Stunden nach intramuskulärer Injektion von 3%igem Mepivacain eine ausgeprägte Nekrose auf, die spezifisch mit der dadurch hervorgerufenen erhöhten intrazellulären Konzentration von freiem Kalzium zusammenhing.

Durch Zugabe von Epinephrin im Verhältnis 1 : 100 000 oder mehr wurde die schädigende Wirkung von Lokalanästhetika auf den Muskel verstärkt. Eine supramuskuläre Injektion von 2%igem Lidocain und 1 : 50 000 Epinephrin rief eine Muskelnekrose hervor, die sich innerhalb von 16 Tagen vollständig regenerierte [14]. An fünf aufeinander folgenden Tagen vorgenommene Injektionen führten dagegen zur verzögerten Regeneration und hinterließen in einigen Bereichen Mikrovernarbungen [15].

Der M. gastrocnemius von Ratten war 24 Stunden nach intramuskulärer Injektion von 0,5 ml 2%igem Lidocain 1 : 100 000 mit Epinephrin versetzt fast vollständig nekrotisch [191]. Achtzehn Stunden nach einer entsprechenden Injektion in den M. sternocleidomastoideus von Menschen war die Nekroseregion, die sich entlang der Faszien ausbreitete, sehr viel ausgedehnter, jedoch weniger schwer wiegend als in den kleineren Rattenmuskeln. In beiden Gruppen war die Muskelenzymkonzentration im Serum erhöht und für die Muskelzerstörung charakteristisch [191].

Infiltration mit Botulinumtoxin A

Botulinumtoxin vom Typ A (BTA) bindet irreversibel an präsynaptische cholinerge Nervenendigungen, darunter auch die Endigungen motorischer Nerven, von denen die Endplatten der Skelettmuskelfasern versorgt werden. Im Körper blockiert BTA die Exozytose des Neurotransmitters Acetylcholin. Dadurch wird jede über die betroffenen Endplatten vermittelte neurogene Kontraktion der Muskelfasern dauerhaft unterbunden. Ein auf diese Weise chemisch denervierter Skelettmuskel bleibt paralysiert, bis ein Motoneuron aussprosst und neue synaptische Kontakte herstellt, sodass für jede der betroffenen Muskelfasern wieder eine funktionelle neuromuskuläre Verbindung besteht.

Die Potenz eines Toxins wird in Mauseinheiten ausgedrückt. Eine Einheit entspricht der geschätzten LD_{50} (mittlere letale Dosis) für eine weibliche Swiss-Webster-Maus von 18–20 g Körpergewicht, entsprechend ungefähr 0,4 ng BTA [30]. Typischerweise vergehen 24–72 Stunden zwischen Verabreichen des Toxins und Beginn der klinischen Wirkung. Bei Patienten ist auch eine unmittelbare Wirkung möglich. Aussprossende Axone und Reinnervation der Muskelfasern beenden den klinischen toxischen Effekt von BTA normalerweise im Verlauf von 2–6 Monaten [23].

Botulinumtoxin A gilt als wirkungsvolles Therapeutikum gegen Spastik bei Läsionen des ersten Motoneurons z. B. bei einer Wirbelsäulenverletzung, da es die motorische Aktivität der betroffenen motorischen Endplatten ausschaltet. Die zunehmende Verwendung von BTA in der Behandlung der Spastizität wurde kürzlich eingehend überprüft [23].

Da die primäre Dysfunktion der motorischen Endplatten im Zusammenhang mit dem Triggerpunktphänomen offenbar in der übermäßigen Freisetzung von Acetylcholin besteht, darf die Infiltration eines Triggerpunktes mit einer Substanz, die lediglich die ACh-Ausschüttung unterbindet, als spezifische Triggerpunkttherapie gelten. Mehrere Autoren berichten über die klinisch erfolgreiche Infiltration myofaszialer Triggerpunkte mit Botulinumtoxin A [2, 30, 192].

Bei einer randomisierten Doppelblindstudie an sechs Personen wurde die Wirkung einer Triggerpunktinfiltrationen in die zervikale paraspinale sowie die Schultergürtelmuskulatur untersucht. Bei vier Patienten reduzierten sich die Triggerpunktsymptome nach der Injektion von BTA um mindestens 30%, nicht jedoch nach der Infiltration mit physiologischer Kochsalzlösung. Die Bewertung erfolgte anhand einer visuellen Analogskala, verbaler Deskriptoren für Schmerzintensität und Missempfindungen, palpierbarer Muskelverfestigung und des Schwellenwertes für Druckschmerz. 30 Minuten nach der Injektion war keine signifikante Symptomreduktion festzustellen, wohl aber eine, zwei, drei, vier und acht Wochen später. Das entspricht dem üblichen um ein bis drei Tage verzögerten Eintreten der klinischen Wirkung. Eine Versuchsperson zeigte bei keiner der beiden Injektionen eine Reaktion, eine weitere reagierte auf beide Injektionen [30]. In dieser Studie wurden die Triggerpunkte anhand valider Kriterien diagnostiziert. Allerdings wurde nicht bestätigt, dass die Injektion tatsächlich in einen Triggerpunkt erfolgt war. Bekanntermaßen sind die trockene Nadelung und die Infiltration mit physiologischer Kochsalzlösung bei genauer Platzierung ebenfalls therapeutisch wirksam. Daher könnte auch das Plazebo positiv gewirkt haben. Die referierte Studie stützt die Annahme, dass sich Botulinumtoxin A zur Infiltration von Triggerpunkten eignet.

Bei der Verwendung von Botulinumtoxin A muss darauf geachtet werden, dass nur die absolut notwendige Menge ausschließlich in den Triggerpunkt injiziert wird, da BTA sowohl funktionale als auch dysfunktionale Endplatten zerstört. Ottaviani und Childers betonen, dass BTA nur unmittelbar an motorische Endplatten injiziert werden darf. Sie empfehlen dort zu injizieren, wo bei systematischer Suche Endplattenpotenziale anzutreffen sind [130]. Da eine hohe

Korrelation zwischen diesen Endplattenpotenzialen und Triggerpunkten besteht [151], lässt sich so zuverlässig bestimmen, wo das BTA am wirkungsvollsten zu spritzen ist, ohne unauffällige Endplatten unnötig zu schädigen.

Es entzieht sich unserer Kenntnis, ob die nach einer Denervierung durch Botulinumtoxin A neu entstandenen Endplatten für eine Triggerpunktdysfunktion mehr oder weniger anfällig sind als ihre Vorgänger.

Trockene Nadelung
Erfahrungsgemäß ist die trockene Nadelung therapeutisch wirksam [67, 82, 98, 167]. Kraus merkt an, dass die trockene Nadelung zwar erfolgreich, aber von sofort einsetzenden Schmerzen begleitet ist [93]. Berges unterstützt diese Aussage und stellt fest, dass ein Lokalanästhetikum den Schmerz nach Triggerpunktinfiltration im Unterschied zu trockener Nadelung und Infiltration mit physiologischer Kochsalzlösung mildert [17]. Hong berichtet über Linderung des Postinjektionsschmerzes durch die Gabe von Lidocain [67].

Lewit stellte fest, dass die *genau lokalisierte* trockene Nadelung wirksam ist [98], stellt jedoch keinen quantitativen Vergleich mit der Procaininjektion an. Er gibt der trockenen Nadelung den Vorzug vor der Lokalanästhesie, da hierbei alle Schmerzreaktionen erhalten bleiben und somit die Triggerpunkte einer Region besser lokalisiert werden können.

Viele Akupunkteure benutzen Triggerpunktkriterien zur Bestimmung von Schmerz-Akupunkturpunkten. Sie praktizieren eine trockene Nadelung von Triggerpunkten und bezeichnen sie als Akupunkturtherapie (Kapitel 2.2).

3.13.3 Auswahl des Verfahrens

Vorbereitung
Bevor der Therapeut Triggerpunkte des Patienten infiltriert oder trocken nadelt, muss er die Lagerung des Patienten bedenken, die Wirkungen von Vitamin C und Acetylsalicylsäure, um einer eventuellen vermehrten Blutungsneigung entgegenzuwirken, die Nadel auswählen, das Einstichgebiet reinigen, das Einstechen der Kanüle schmerzlos durchführen und eine Präinjektionsanästhesie bedenken.

Lagerung des Patienten
Bei Infiltrationen sollte der Patient immer liegen, um psychogene Synkopen und Stürze zu verhindern. Sitzt der Patient auf einem Stuhl

(oder, schlimmer noch, im Stand), sind Infiltrationen bei empfindlichen Personen riskant [155, 159]. Zudem ist die Lokalisation von Triggerpunkten am liegenden Patienten einfacher, da er in dieser Position entspannter ist. Dadurch heben sich hypertone Muskelfaserbündel mit Triggerpunkte deutlicher vom übrigen Gewebe ab.

Synkopen kommen vorzugsweise bei ängstlich angespannten Patienten vor. Berichtet wird von einem Fall von Kreislaufversagen bei einem liegenden Patienten, dem venöses Blut abgenommen werden sollte. Ein Autor [159] führt diesen Vorfall auf einen Herzstillstand zurück. Ein Kardiologe, der während der Ableitung eines EKG einen ähnlichen Vorfall beobachtete, interpretiert ihn als extreme Sinusbradykardie [155].

Vitamin C und Acetylsalicylsäure

Wegen der Dünnwandigkeit der Kapillaren bei einem niedrigen Vitamin-C-Serumspiegel kann es bei der Triggerpunktinfiltration zu starken intramuskulären Blutungen kommen. Diese steigern den Postinjektionsschmerz und rufen unansehnliche Ekchymosen hervor. Häufig ist Tabakkonsum die Ursache eines niedrigen Vitamin-C-Spiegels. Durch die tägliche Einnahme einer hohen Dosis von Vitamin C über eine Woche sollte der Mangel behoben sein. Empfehlenswert sind 500 mg Vitamin C in Depotform täglich an drei Tagen vor der Infiltration von Triggerpunkten. Auf die Bedeutung von Vitamin C für Raucher wurde in Kapitel 3.12 eingegangen.

Die tägliche Einnahme von Acetylsalicylsäure erhöht die Blutungsneigung. Der Patient sollte sie daher drei Tage vor einer Infiltration oder Nadelung absetzen.

Auswahl der Kanüle

Für die hier empfohlenen Techniken muss die Kanüle lang genug sein, um den Kontraktionsknoten in den Triggerpunkten zu erreichen und zu zerstören. Der Durchmesser der Kanüle ist eine Frage persönlicher Präferenz und Geschicklichkeit des Behandlers. Ausnahme sind Körperregionen, in denen ein Pneumothoraxrisiko besteht. In diesen Fällen sind absolut präzises Vorgehen und maximale Kontrolle geboten.

Tabelle 3.5 stellt die Nadeldurchmesser in Millimetern (metrisches System) und Gauge (englisches System) einander gegenüber. Kanülen mit dem größeren Durchmesser von 22 G werden sich im Gewebe weniger verbiegen und erlauben daher einen genaueren Eindruck von der Beschaffenheit des Gewebes, das die Kanüle durchdringt. Sie erlauben zudem mehr taktile Rückschlüsse auf Dichte und Beschaffenheit

des durchstochenen Gewebes. Dagegen schädigen die dünneren Kanülen mit 27 G (annähernd die Dicke einer Akupunkturnadel) das Gewebe weniger und eignen sich besser, wenn sie schnell eingeführt und wieder herausgezogen werden sollen [68].

Für oberflächlich liegende Muskeln wird gewöhnlich eine Kanüle von 22 G und 3,8 cm Länge verwendet. Besonders schmerzempfindliche Patienten haben vielleicht weniger Beschwerden bei einer Kanüle von 25 G und 3,8 cm Länge, sie vermittelt jedoch dem Therapeuten ein weniger klares „Gefühl" der durchstochenen Strukturen und kann sich leichter verbiegen, wenn sie auf die dichten Kontraktionsknoten stößt. Bei besonders starker Blu-

Tab. 3.5: Entsprechung der Kanülengrößen in Millimetern und in Gauge	
Millimeter	Gauge
0,3	30
0,33	29
0,36	28
0,4	27
0,45	26
0,5	25
0,55	24
0,6	23
0,7	22
0,8	21
0,9	20
1,1	19
1,2	18
1,3	17
1,6	16
1,8	15
2,1	14
2,4	13
2,7	12
3,0	11
3,4	10

tungsneigung, oder wenn möglichst keine Ekchymose auftreten soll, ist die dünnere Kanüle mit 25 G von Vorteil. Eine Kanüle von 27 G und 3,8 cm Länge ist noch flexibler. Ihre Spitze wird von einem Kontraktionsknoten wahrscheinlich abgelenkt. Außerdem gewährt sie keinen klaren taktilen Eindruck, der für eine präzise Infiltration unabdingbar ist.

Für dicke, subkutan liegende Muskeln, z. B. für den M. gluteus maximus oder die Mm. paraspinales, ist normalerweise bei nichtkorpulenten Personen eine Kanüle von 21 G und 5 cm Länge erforderlich. Zur Triggerpunktinfiltration sollte die Kanüle so lang sein, dass sie den Triggerpunkt erreicht, *ohne dass der Konus die Haut eindrückt*.

Eine Kanüle von 21 G und 6,4 cm ist im Allgemeinen lang genug, um Triggerpunkte in den tiefsten Muskeln wie den Mm. gluteus minimus und quadratus lumborum zu erreichen. Diese Kanüle ist als *subkutane* Einwegkanüle erhältlich. Bei korpulenten Patienten benötigt man für Triggerpunkte in diesen tief liegenden Muskeln manchmal eine Kanüle von 8,9 cm Länge. Die längeren Einwegkanülen sind nur als 22-G-Spinalkanülen und nicht als Subkutankanülen erhältlich. Die Punktionsnadel eignet sich für eine Triggerpunktinfiltration weniger als eine Subkutankanüle, da sie biegsam ist und eine rhombische Spitze hat. Es besteht die Gefahr, dass sie den Triggerpunkt zur Seite schiebt, statt ihn zu durchdringen. Gegebenenfalls muss daher auf wiederverwendbare Subkutankanülen von 8,9 cm Länge zurückgegriffen werden, die sehr sorgfältig sterilisiert werden müssen. Durch Verwendung der Injektionstechnik mit Eindellen der Haut, die später beschrieben wird, kann auch eine Kanüle von 2,5 cm Länge ausreichen. Wenn die Kanüle durch das Eindellen der Haut nicht mehr optimal eingestochen werden kann, und wenn es keine Möglichkeit gibt, eine subkutane Kanüle angemessen zu sterilisieren, ist ein manueller Behandlungsansatz zu wählen (Kapitel 3.12).

Reinigung

Aseptische Bedingungen werden gewährleistet durch 1) sorgfältige Hautreinigung mit einem geeigneten Antiseptikum; 2) Auslassen von möglicherweise infizierten Hautarealen; 3) Verwendung von sterilen Lösungen und standardgemäß sterilisierten Spritzen und Kanülen bzw. von entsprechenden Einwegprodukten.

Schmerzloses Durchstechen der Haut

Manche Patienten fürchten sich extrem vor dem Hautschmerz beim Einstechen der Kanüle. Diese Furcht stammt meist noch aus der Kindheit und kann eine gute Arzt-Patient-Beziehung empfindlich stören [106, 169]. Die meisten Patienten finden den scharfen Hautschmerz bedrohlicher als den tiefen (und oft stärkeren) Schmerz, der auftritt, wenn die Kanüle den Triggerpunkt berührt. Der Hautschmerz lässt sich durch eine Kälteanästhesie verhindern (wie unten beschrieben), die Furcht vor dem Schmerz leider nicht.

Zunächst sollte der Arzt dem Patienten versichern, dass das Durchstechen der Haut kaum schmerzhaft ist. Zur Anschauung wird etwas Kühlspray auf den M. brachialis des Patienten aufgebracht, *nachdem* ihm erklärt wurde, dass eine Demonstration beabsichtigt ist und dass überhaupt kein Schmerz auftreten wird. Für diese Gelegenheit empfiehlt sich die Verwendung von Kühlspray, denn bei richtiger Sprühtechnik ist es zuverlässig wirksam. Der Patient gewinnt so die Überzeugung, dass etwas zur Schmerzbekämpfung unternommen wird.

Bei entspannteren Situationen eignet sich ein althergebrachtes Vorgehen: Man überdeckt den Hautschmerz durch einen starken, ablenkenden Reiz, etwa durch Dehnen, Kneifen oder leichte Schläge auf die Haut in der Umgebung der Einstichstelle, während die Kanüle eingestochen wird. Dieses Vorgehen verlangt viel Koordination und Geschicklichkeit.

Bei Erwachsenen erreicht man die erwünschte Unterkühlungsanästhesie durch ein Kühlspray [92, 166, 186], da die Nervenleitung blockiert ist, sobald die Hauttemperatur unter 10 °C sinkt. Zunächst wird die Haut sorgfältig mit Alkohol desinfiziert. Anschließend wird das Kühlmittel aus etwa 45 cm Abstand für fünf oder sechs Sekunden aufgesprüht (unmittelbar vor dem Moment der Vereisung). Sobald der Strahl verdunstet und die Haut fast getrocknet ist, wird schnell die Kanüle eingestochen [166, 186].

Bei kleinen Kindern, die es nicht mögen, wenn sie der kalte Sprühstrahl plötzlich trifft, tränkt man einen Wattebausch mit dem Kühlmittel und drückt ihn für ungefähr zehn Sekunden leicht auf die Hautstelle, an der die Kanüle sobald die Haut getrocknet ist schmerzfrei eingestochen wird [186].

Weniger zuverlässig aber einfacher zu handhaben sind folgende drei Verfahren, die sich auch kombinieren lassen: 1) Mit einer Bewegung aus dem Handgelenk wird die Kanüle *sehr schnell* eingestochen. 2) Die Haut wird unter merkliche Spannung gesetzt, sodass die zusätzliche Spannung durch den Einstich kaum noch spürbar ist (dazu spreizt der Arzt zwei Finger auf der Haut und dehnt sie. Die Kanüle wird zwischen den Fingern eingestochen). 3) Man klemmt eine Hautfalte wird zwischen Daumen und Finger und sticht die Kanüle dort ein. Die beiden letztgenannten Techniken sollten *ausschließlich* angewandt werden, wenn zum ersten Mal eine Einwegkanüle benutzt wird. Es muss ausgeschlossen sein, dass sie beim vorausgegangenen Einstechen versehentlich den Finger des Arztes verletzt hatte.

Wenn die Haut mit einem in Alkohol getränkten Tupfer gereinigt wurde, verbleibt an dieser Stelle für einige Zeit ein flüssiger Alkoholfilm. Wird die Kanüle durch den feuchten Alkohol eingestochen, empfindet der Patient ein Stechen, weil eine Spur der Substanz unter die Haut transportiert wird. Dem beugt man vor, indem man wartet, bis die Haut getrocknet ist. Man kann den Alkohol auch durch einen Sprühstoß entfernen. Das Kühlmittel ist bei Austritt steril, und verdampft schneller als Alkohol. Die jeweils eingesetzte Technik ist weniger wichtig als die Gewissheit für den Patienten, dass der Arzt *vorsichtig* sein wird und *weiß*, wie er die Kanüle schmerzlos einstechen muss.

Vor der Infiltration wird der Patient darauf aufmerksam gemacht, dass es zu einem an entfernter Stelle auftretenden, blitzartigen Schmerz kommen und der Muskel zusammenzucken kann. Der Patient wird gebeten darauf zu achten, wo genau der Schmerz auftritt, damit er später das Übertragungsschmerzmuster des Triggerpunktes genau angeben kann. Dem Therapeuten dient diese Beschreibung zur Absicherung, und der Patient erkennt den Zusammenhang zwischen Triggerpunkt und Schmerzen in einem bestimmten Muskel. Das verdeutlicht sowohl dem Arzt als auch dem Patienten, wie wichtig es ist, den Triggerpunkt zu inaktivieren. Die Patienten lernen diesen schmerzhaften Vorboten einer erfolgreichen Infiltration und Schmerzlinderung zu schätzen.

Vorbeugende Nervenblockade
Bekanntermaßen kann schon ein kurzzeitiger, heftiger Schmerz langfristige neuroplastische Veränderungen im Rückenmark auslösen, die ihn verstärken. Besonders schmerzempfindliche Patienten oder solche, für die der Schmerz beim Kontakt von Kanüle und Triggerpunkt besonders unangenehm ist, können daher von einer Leitungsanästhesie vor der Infiltration profitieren. Dieses Verfahren wurde erst kürzlich entwickelt und muss sorgfältig durchgeführt werden. Fischer gibt eine eingehende Darstellung und beschreibt zwei Methoden. Bei der Ersten wird die Umgebung der vorgesehenen Einstichstelle mit einem Lokalanästhetikum diffus infiltriert, bei der Zweiten wird der gesamte Triggerpunktbereich mit einem Lokalanästhetikum infiltriert, bevor die einzelnen aktiven Foki genadelt werden [46]. Wer sich für dieses Verfahren entscheidet, sollte unbedingt mit 0,5%iger Procainlösung infiltrieren. Diese Substanz ist kaum myotoxisch, hat relativ unverfängliche Auswirkungen, falls versehentlich ein Gefäß angestochen wird, und erlaubt eine rasche Erholung der Nervenfunktion.

Präzisisionstechnik
Inzwischen sind zahlreiche alternative Techniken zur Infiltration von Triggerpunkten gebräuchlich. Das nachfolgend vorgestellte Verfahren wurde bereits in der Erstauflage dieses Buches empfohlen. Es kann immer und bei allen zentralen Triggerpunkte in jedem, mit der Kanüle erreichbaren Muskel angewendet werden.

Lokalisieren des Triggerpunktes
Ein Triggerpunkt wird in erster Linie durch den Tastsinn des Therapeuten lokalisiert, der zusätzliche Informationen durch Schmerzäußerungen des Patienten und eine sichtbare lokale Zuckungsreaktion erhält. Zunächst wird behutsam nach einem verspannten Faserbündel im Muskel getastet, dann nach einem festeren Knötchen und schließlich nach einer extrem druckempfindlichen Stelle in diesem Knötchen. Von dieser Stelle (dem Triggerpunkt) lässt sich auch am ehesten per schnellender Palpation oder bei Kontakt mit der Kanüle eine lokale Zuckungsreaktion auslösen. In Kapitel 3.9 werden unter dem Titel „palpierbares druckempfindliches Knötchen und verspanntes Muskelfaserbündel" drei Palpationsmethoden (flächige, Zangengriff und tiefe Palpation) ausführlich beschrieben. Je genauer der Triggerpunkt lokalisiert wird, desto befriedigendere Ergebnisse erzielt die Infiltration.

Wenn ein Triggerpunkt mit der flächigen Palpation lokalisiert wird, vergewissert sich der Therapeut der Position, indem er die knotige Struktur zwischen zwei Fingern hin- und herrollt (Abb. 3.15A und B). Zur Infiltration wird der Triggerpunkt dann zwischen den Fingerspitzen fixiert (Abb. 3.15C). Dadurch erhält der Therapeut eine rechtwinklig zur Hautoberfläche durch den Triggerpunkt verlaufende Ebene. In dieser Ebene und direkt zwischen den fixierenden Fingern wird die Kanüle eingestochen und so weit in die Tiefe vorgeschoben, bis der Triggerpunkt erreicht ist.

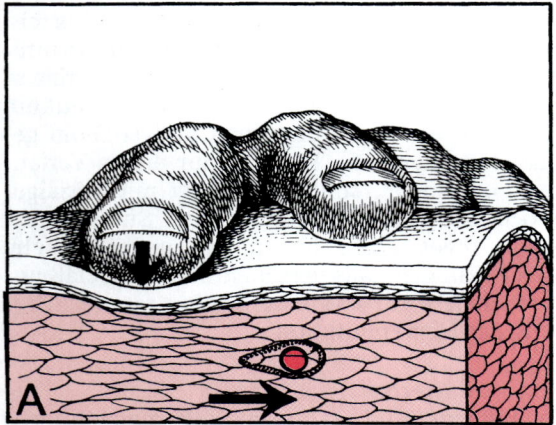

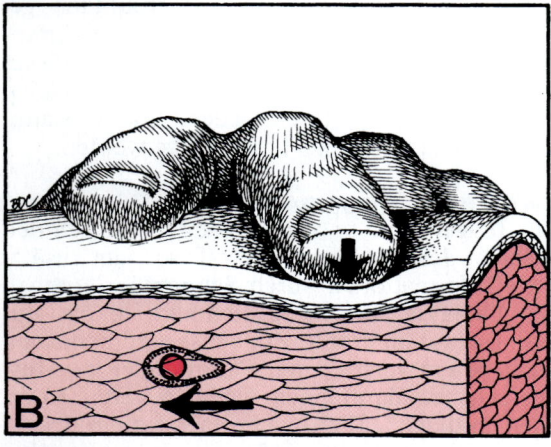

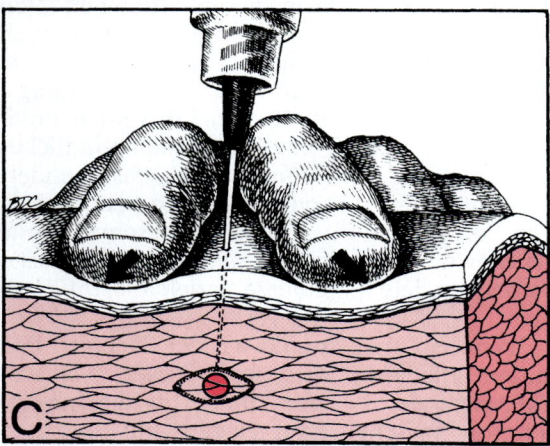

Abb. 3.15: Schematische Querschnittszeichnung der flächigen Palpation zur Lokalisierung und Fixierung eines Triggerpunktes (*dunkelroter Fleck*) vor der Infiltration. **A** und **B:** Beide Finger geben abwechselnd Druck, um das palpierbare Knötchen im Triggerpunkt zu lokalisieren. **C:** Fixieren des Triggerpunktes zwischen den Fingern, um während der Infiltration keine Seitverlagerung zu erlauben.

Wenn das Knötchen und sein Triggerpunkt mit Hilfe der Zangengriffpalpation lokalisiert werden, erreicht der Behandler eine Feinabstimmung der Spannung, unter die er den Muskel setzt, indem er ihn während der Untersuchung unterschiedlich weit vom darunter liegenden Gewebe abhebt. Er findet das Knötchen, indem er das verspannte Faserbündel abschnittsweise zwischen den Fingern rollt (Abb. 3.8). Das Knötchen befindet sich in der Endplattenzone, nahe dem Zentrum der Muskelfasern. Zur Infiltration wird der Triggerpunkt zwischen Daumen und Fingerspitzen fixiert. In Kapitel 23.13 wird diese Methode für den M. teres minor dargestellt.

Muss ein Triggerpunkt tief palpiert werden, sind die Position der Finger auf der Haut und die genaue Richtung zu beachten, in der ein maximaler Druckschmerz ausgelöst wird. Die Kanüle wird exakt dort eingestochen, wo die Fingerspitze lag, und in Richtung des maximalen Druckschmerzes vorgeschoben.

Bei den drei erwähnten Palpationsmethoden wird zwar vollständige Vorspannung an den Muskelfasern des verspannten Bündels aufgenommen, beim Patienten jedoch keine Schmerzen durch zusätzliche Dehnung verursacht. Diese Spannung erleichtert es, den Triggerpunkt in Position zu halten. In einem schlaffen Muskel verhalten sich die straffen Kontraktionsknoten gern wie eine derbe Vene und verlagern sich, wenn die Nadelspitze sie anstößt.

Zur Infiltration von Triggerpunkten in oberflächlichen Muskelschichten unmittelbar unter der Haut wird die Kanülenspitze präzise an den Triggerpunkt herangeführt, indem man zunächst das druckempfindliche Knötchen mit dem Finger lokalisiert. Sobald die Kanüle die Haut durchstochen hat, wird sie leicht gegen den Finger gedrückt, damit sie direkt auf den Triggerpunkt zielt. Anschließend wird sie unterstützt von diesem „tastenden Sehen" durch gleichzeitiges Palpieren von Kanüle und Triggerpunkt in den Triggerpunkt vorgeschoben.

Sofern eine Zangengriffpalpation vorgenommen werden kann, lassen sich mit demselben Verfahren Triggerpunkte in einem Muskelbereich infiltrieren, der gegenüber von der Einstichstelle liegt. Die Lage von Kanüle und Triggerpunkt wird palpatorisch kontrolliert, während die Kanüle durch den Muskel vorgeschoben wird.

Insertionstriggerpunkte sind als Stellen ausgeprägter Druckschmerzhaftigkeit mit für gewöhnlich palpierbaren Verhärtungen im Bereich eines Muskelansatzes erkennbar. In der Palpation wird festgestellt, wo die kontraktionsfähigen

Fasern des Muskel auslaufen und in andere Strukturen einstrahlen. Es wird geprüft, ob ein verspanntes Faserbündel im Muskelgewebe in den druckschmerzhaften Bereich zieht. Dieser Bereich wird dann mit einem Anästhetikum infiltriert.

Durch kontrollierte Untersuchungen müsste überprüft werden, welchen Vorteil eine trockene Nadelung bzw. die Infiltration einer Insertionstendopathie mit Lösungen wie physiologischer Kochsalzlösung, Lokalanästhetika und Kortikoiden hat. Es gibt *kein Argument* für die Infiltration von Insertionstriggerpunkten mit Botulinumtoxin A.

Hämostase

Bei der Infiltration von Triggerpunkten sind beide Hände des Therapeuten vollauf beschäftigt. Die injizierende Hand setzt die Kanüle auf und kontrolliert den Spritzenkolben. Die palpierende Hand sorgt ständig für Hämostase und muss zudem oft den Triggerpunkt fixieren, damit ihn die Kanüle durchstechen kann. Zudem muss sie gegebenenfalls weitere Triggerpunkte ausfindig machen. Hämostase ist wichtig [193]: Lokale Blutungen reizen den Muskel, erzeugen Postinjektionsschmerzen und womöglich eine unansehnliche Ekchymose. Letztere ist meistens vermeidbar. Sollte es dennoch dazu kommen, kann man nur abwarten, bis sie verschwindet (und den Ablauf mit Ultraschall unterstützen, *sofern keine Kortikoide injiziert wurden*).

Um Blutungen zu unterbinden, werden die Finger der palpierenden Hand gespreizt und die Haut gespannt (Abb. 3.16A), damit es an der Einstichstelle möglichst nicht zur subkutanen Blutung kommt. Während der Infiltration üben die Fingerspitzen um die Kanüle herum Druck aus, um Blutungen in tieferen Gewebeschichten zu verhindern. Entsprechend dem Einstichwinkel der Kanüle wird auch die Druckrichtung abgewandelt. Der Druck sollte während des gesamten Infiltrationsvorganges gehalten werden. Sobald die Kanüle zurückgezogen wird, legt der Therapeut sofort einen Finger auf die Einstichstelle und komprimiert sie. Falls es zu einer sichtbaren Blutung kommt, sollte sofort mit Druck und Kälteanwendung reagiert werden. Der Patient muss darauf vorbereitet werden, dass er einen „blauen Fleck" bekommen wird.

Durchstechen des Triggerpunktes

Es ist unergiebig, einen diffus druckschmerzhaften Bereich ohne palpierbares Faserbündel oder die Ansatzstelle eines Muskels blind zu sondie-

ren. Es handelt sich dann wahrscheinlich um eine Schmerzübertragungszone, und nicht um einen Triggerpunkt. Deren Infiltration mit einem Lokalanästhetikum kann den Übertragungsschmerz vorübergehend dämpfen, verfehlt jedoch die Schmerzursache.

Fischer hat darauf hingewiesen und illustriert (Abb. 3.19), weshalb es wichtig ist, beim Infiltrieren zwischen zentralen Triggerpunkten (die

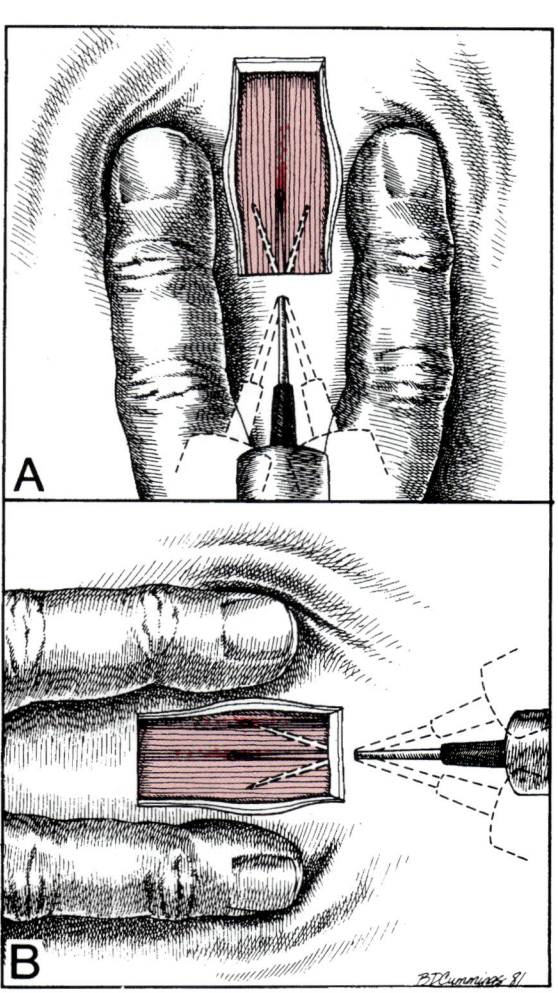

Abb. 3.16: Schematische Aufsicht. Abgebildet sind zwei Varianten der oberflächlichen Infiltration einer Triggerpunktzone (*dunkelroter Fleck*) in einem verspannten Muskelfaserbündel (*eng gezeichnete schwarze Linien*). **A:** Injektion von den Fingern weg, die den Triggerpunkt fixieren, sodass er nicht vor der Nadel wegleiten kann. Die *punktierten Spritzenumrisse* bedeuten weitere Sondierungsrichtungen auf der Suche nach benachbarten Triggerpunkten. Durch Fingerdruck nach unten und außen wird Hämostase ausgeübt. **B:** Injektion auf die Finger zu, bei gleichem Fingerdruck. Durch zusätzliche Sondierung findet man in der unmittelbaren Umgebung des Ersten oft weitere Triggerpunkte.

im Zentrum dies Muskelbauches liegen) und Insertionstriggerpunkten zu unterscheiden [46].

Einen Triggerpunkt mit der Nadel zu durchstechen verlangt eine Genauigkeit, die Geschick und viel Übung voraussetzt. Wie sicher sind Sie in der Venenpunktion? Ein Triggerpunkt fühlt sich manchmal wie eine derbe Vene an, die von der Kanüle weggrollt und weggleitet und mit den palpierenden Fingern fixiert werden muss. Bei flächiger Palpation wird die Kanüle, wie die Abbildungen 3.15C, 3.16A und B veranschaulichen, zwischen den Fingern eingestochen, die einen Triggerpunkt lokalisiert haben. Die Einstichstelle wird in 1–2 cm Abstand vom Triggerpunkt gewählt, sodass die Kanüle sich ihm im spitzen Winkel von ungefähr 30° zur Hautoberfläche nähert. Die Muskelfasern müssen die richtige Spannung aufweisen, damit die Kanüle den Triggerpunkt durchstechen kann, die sowohl die tiefen als auch die oberflächlichen Fasern des Muskels sondieren sollte. Die übliche und auch überwiegend in den Illustrationen dieses Buches gezeigte Haltung sieht vor, dass die Finger der injizierenden Hand die Spritze halten, und der Daumen gegen den Kolben drückt. Auf diese Weise können ständig geringe Mengen der 0,5%igen Procainlösung injiziert werden, während die Kanüle vorgeschoben wird, und das Procain kann seine schmerzlindernde Wirkung entfalten, wenn die Kanüle auf den aktiven Fokus eines Triggerpunktes trifft.

Der Arzt sollte die Kanüle auf keinen Fall bis zum Konus einführen, wo sie am ehesten abbricht. Die Kanüle dringt ohne ein entsprechendes Risiko tiefer ein, wenn die Finger Haut und Unterhautgewebe in der Umgebung der Einstichstelle eindrücken, wie es Abbildung 3.17 veranschaulicht.

Wenn die Kanüle einen der dichten Kontraktionsknoten in einem Triggerpunkt berührt, hat der Therapeut oft das Gefühl, auf hartes Gummi zu treffen, das sich nicht durchstechen lässt und zur Seite weicht. Gold und Travell haben dieses Phänomen bereits vor Jahren beschrieben [54]. Durch die Nadel als Sonde fühlt sich der Triggerpunkt manchmal wie eine dichte Kugel von 2–3 mm Durchmesser an [54]; sie ist an ihrem Widerstand gegen das Durchstechen zu erkennen. Manchmal scheint man durch Sand zu stechen, wenn die Nadel auf den Triggerpunkt trifft. Insbesondere bei tief liegenden Triggerpunkten, die palpatorisch nicht leicht fixiert werden können, trägt die richtige Muskelspannung zur Fixierung des Triggerpunktes bei, sodass er präzise durchstochen werden kann.

Wenn vor der Infiltration von einem Triggerpunkt Übertragungsschmerzen und eine lokale Zuckungsreaktion ausgelöst werden konnten, muss beim Durchstechen auf beide Reaktionen geachtet werden. Hong zeigte, dass eine größere Aussicht auf Schmerzlinderung besteht, sobald beim Durchstechen eines Triggerpunktes eine lokale Zuckungsreaktion auftritt, als wenn diese ausbleibt [67]. Nach gelungener Nadelung sollten die meisten Triggerpunktmerkmale verschwunden sein. Es sollten weder eine lokale Zuckungsreaktion, noch Übertragungsschmerz noch punktuelle Druckschmerzhaftigkeit auslösbar bzw. feststellbar sein [17, 93]. Das zuvor hypertone Faserbündel ist nach erfolgreicher

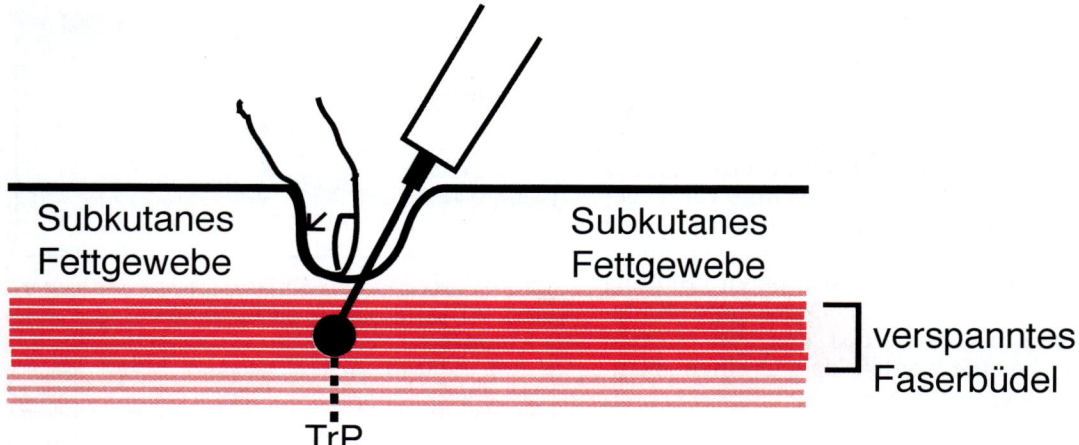

Abb. 3.17: Durch Fingerdruck neben der Nadel wird Unterhaut- und Fettgewebe eingedrückt. So erreicht die Nadel einen Triggerpunkt in einem Muskel, der andernfalls für eine Infiltration zu tief liegt (Wiedergabe mit freundlicher Genehmigung durch C.Z. Hong, M.D.).

Nadelung entspannter und kann palpatorisch nicht mehr abgegrenzt werden.

Sofern es zu einer lokalen Zuckungsreaktion oder einer Schmerzreaktion kommt, sollten zusätzlich 0,1–0,2 ml Procainlösung injiziert werden, um den Postinjektionsschmerz zu dämpfen. Wenn er oder sie vorab darum gebeten wurde, darauf zu achten, kann der Patient/die Patientin die Ausdehnung des Übertragungsschmerzes genau angeben, der durch Kontakt der Kanüle mit einem aktiven Fokus des Triggerpunktes ausgelöst wird.

Häufig findet sich bei der erstmaligen Palpation auf Druckschmerzhaftigkeit in einem Muskelbezirk ein Cluster von Triggerpunkten, wobei zu jedem Triggerpunkt ein verspanntes Muskelfaserbündel gehört. Man inaktiviert dann zunächst einen Triggerpunkt und „sprenkelt" [54] anschließend den gesamten Bezirk, indem man die Kanüle fächerförmig [17] oder in einem vollständigen Kreis [93] bewegt, um alle verbliebenen Triggerpunkte zu inaktivieren. Abbildung 3.16B illustriert den Vorgang. Nach jeder Sondierungsbewegung muss die Nadel ins subkutane Gewebe zurückgezogen und neu ausgerichtet werden. Sobald der Vorgang abgeschlossen ist, wird der Bezirk nochmals auf Druckschmerzhaftigkeit palpiert, die präzise mit den Fingern lokalisiert und dann infiltriert wird. *Alle* druckschmerzhaften Stellen im jeweiligen Bezirk sollten eliminiert sein, bevor die Kanüle endgültig zurückgezogen wird [185].

Techniken nach Hong

Hong entwickelte zwei neue Infiltrationstechniken. Eine ist eine sicherere Handhabung der Spritze, die andere ein alternatives Infiltrationsverfahren [68].

Spritzenhandhabung

Wenn in einem riskanten Gebiet liegende Triggerpunkte infiltriert werden müssen, empfiehlt Hong eine Spritzenhaltung, die mehr Sicherheit bietet, falls der Patient sich überraschenderweise bewegt – z.B. in einer Schreckreaktion, oder weil er niesen oder husten muss [66, 68]. Hongs Spritzenhaltung gewährleistet, dass sich die Spritze mit dem Patienten bewegt und nicht unbeabsichtigt in Gewebe eindringt und dass der Finger auf dem Kolben der Bewegung der Spritze folgt, und es nicht zu einer versehentlichen Injektion kommt. Die Hand mit der Spritze muss gut auf dem Körper des Patienten abgestützt werden. Der genaue Vorgang ist in Abbildung 3.18 veranschaulicht. Der Konus wird zwischen Daumen, Mittel- und Ringfinger gehalten,

während der Zeigefinger den Kolben herabdrückt. Dieses Verfahren empfiehlt sich insbesondere, wenn über der Lunge oder in der Umgebung einer größeren Arterie oder eines Nerven infiltriert werden muss.

Schnellausführung

Außerdem beschrieb Hong ein Infiltrations-Schnellverfahren bei palpatorisch genau lokalisierten Triggerpunkten. Dabei bleibt der palpierende Finger auf dem hypertonen Faserbündel liegen oder spreizt es, um die Kanüle präzise zum Triggerpunkt zu führen. Die Spritze wird mit der anderen Hand gehalten. Die dünne (27 G) Kanüle verbleibt im Unterhautgewebe, während der Muskel sorgfältig in verschiedenen Richtungen nach Triggerpunkten überprüft wird [68].

Die Kanüle wird schnell eingestochen und wieder zurückgezogen. Hong hat die ursprüngliche Technik modifiziert. Er lässt zwei oder drei Sekunden zwischen zwei Einstichen verstreichen [70]. Das gibt ihm Zeit, sich der Beschaffenheit des Gewebes bewusst zu werden, durch das die Kanüle vorab geführt wurde, eine lokale Zuckungsreaktion wahrzunehmen und darauf gegebenenfalls sofort mit der Injektion des Lokalanästhetikums zu reagieren.

Die Kanüle wird so weit eingeführt, dass sie das gesamte verspannte Faserbündel (die Triggerpunktregion) durchsticht und dann bis ins Unterhautgewebe zurück, jedoch nicht aus der Haut herausgezogen. Nach jeder lokalen Zuckungsreaktion wird ein Tropfen der 0,5%igen Procain-

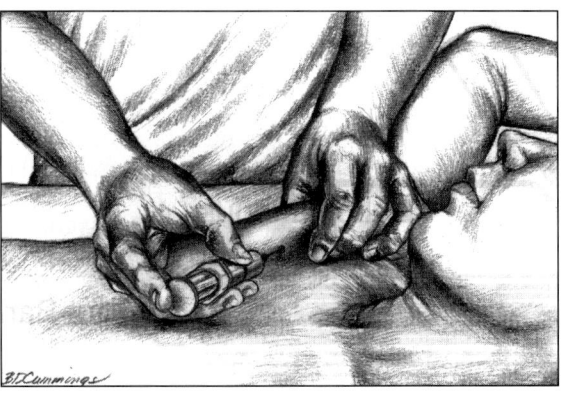

Abb. 3.18: Infiltration eines Triggerpunktes mit einer speziellen Spritztechnik. Auch bei plötzlichen, überraschenden Bewegungen des Patienten besteht hier kaum Gefahr, die Kanüle tiefer als beabsichtigt vorzuschieben. Zeichnung nach dem Originalfoto. Wiedergabe mit freundlicher Genehmigung durch John Hong, M.D., den Urheber dieser Methode [66].

(bzw. Lidocain-)Lösung in das verspannte Faserbündel injiziert. Eine Bewegung der Kanülenspitze (durch die Hand, die die Spritze hält), eine Zuckungsreaktion (mit der palpierenden Hand wahrgenommen) oder eine sichtbare Bewegung verraten die lokale Zuckungsreaktion. Das Lokalanästhetikum sollte nur injiziert werden, wenn durch den Kontakt mit der Kanüle eine lokale Zuckungsreaktion ausgelöst wurde.

Die Schnellausführung trägt dazu bei, Gewebeschäden durch lokale Zuckungsreaktionen zu vermeiden. Im Experiment zeigten sich bei schneller Spritzenführung häufiger lokale Zuckungsreaktionen als bei langsamem Vorschieben. Bei der Schnellausführung wird die Kanüle meist ganz gerade geführt, und sie gleitet seltener an einem dichten Kontraktionsknoten ab. Daher eignet sich die Schnellausführung besonders bei Verwendung von Akupunkturnadeln. Es bedarf vermutlich einiger Übung, um diese Technik zu beherrschen [68].

Trockene Nadelung

Wie bereits erwähnt, konnte experimentell nachgewiesen werden, dass Triggerpunkte und der von ihnen ausgelöste Schmerz ebenso gut durch trockene Nadelung wie durch Infiltration mit einem Lokalanästhetikum (Lidocain) bekämpft werden können. Eine trockene Nadelung verursacht bei den behandelten Patienten jedoch erheblich häufiger stärkere und länger anhaltende Postinjektionsschmerzen [67].

Viele Therapeuten, die sowohl mit Akupunkturtechniken als auch mit Methoden zur Identifikation von myofaszialen Triggerpunkten vertraut sind, halten Akupunkturnadeln für sehr geeignet, um Triggerpunkte zu nadeln. Als zusätzliches Therapeutikum wird gelegentlich hochfrequenter Gleichstrom in die Nadel geleitet, sobald sie im Triggerpunkt liegt [60].

Gunn empfiehlt, Triggerpunkte anhand der Druckschmerzhaftigkeit in einem palpierbar verspannten Muskelfaserbündel zu bestimmen und dann Akupunkturverfahren anzuwenden. Er verfährt entsprechend und bestimmt anschließend mithilfe eines Dermometers (Gerät zur Bestimmung des Hautwiderstandes) exakt die Hautstelle oberhalb des Triggerpunktes. Dort sticht er die Nadel ein und schiebt sie bis zum Triggerpunkt vor, den er an einer Art „Umklammerung" der Nadelspitze erkennt. Der Eintritt der Nadel in den Triggerpunkt ist oft von dumpfem Schmerz begleitet, und oft ist eine lokale Zuckungsreaktion zu beobachten. Gunn bezeichnet diese Art der Triggerpunktinfiltration als „intramuskuläre Stimulation" [61].

Besondere Vorkehrungen

Kontraindikationen der Triggerpunktinfiltration
- Gleichzeitige Antikoagulanzientherapie.
- Einnahme von Acetylsalicylsäure innerhalb der letzten drei Tage vor der Infiltration.
- Tabakkonsum, sofern das Rauchen nicht eingestellt und drei Tage vor der Infiltrationsbehandlung täglich mindestens 500 mg Vitamin C in Depotform gegeben wurden.
- Extreme Spritzenangst des Patienten.

Vorbehalte
- Wenn der Arzt die Nadel *niemals* auf den Rippenzwischenraum richtet, kann er die qualvolle Komplikation eines *Pneumothorax* vermeiden. Die einzige Ausnahme ist gegeben, wenn Interkostalmuskeln infiltriert werden müssen. In diesem Fall ist *äußerste* Sorgfalt geboten. Der Patient kann niesen oder zusammenzucken; der Arzt kann erschrecken. Während ihrer Zeit als Assistenzärztin beobachtete Dr. Travell bei vielen Pleurapunktionen nach Pleuralergüssen immer wieder, dass die Patienten beim Durchstechen der Pleura angaben, sie hätten einen salzigen Geschmack im Mund. Sie sagten z. B.: „Oh, ich kann die Lösung schmecken." Wenn die Lunge punktiert wird und kollabiert, folgen Dyspnoe, Husten und Brustschmerz als charakteristische Anzeichen eines Pneumothorax.
- Die wahrscheinliche *Bruchstelle* einer Kanüle liegt an ihrem Übergang in den Konus. Sie sollte daher niemals bis zum Konus eingestochen werden, um die Komplikation zu vermeiden, dass sie abbricht und unter der Haut verschwindet. Es kann langwierig und mühevoll sein, eine abgebrochene Nadel wieder aufzufinden und herauszuziehen. Entweder wählt man ein Nadel von ausreichender Länge, oder man dellt die Haut entsprechend ein, sodass die Nadel geringfügig über die Haut herausragt. In Abbildung 3.17 ist dargestellt, wie das Unterhautgewebe an beiden Seiten der Nadel durch Fingerdruck eingedellt wird.
- Bei Verwendung einer langen, dünnen Nadel wird die *Lokalisation der Nadelspitze* im Gewebe leicht falsch eingeschätzt. Es muss daher besonders auf einen geraden Einstichkanal geachtet werden. Seitlicher Druck, der die Nadel biegen und die Spitze in schwer einzuschätzendem Umfang ablenken könnte, muss unbedingt vermieden werden.
- Nadeln mit einer *verbogenen Spitze* dürfen nicht verwendet werden. Wenn die Spitze ei-

ner Einwegkanüle auf Knochen trifft, verbiegt sie sich oft und bildet einen „Angelhaken". Er ruft ein „Kratzgefühl" hervor, führt zu Zerreißungen, wenn sie durch Gewebe geführt wird, und es resultieren unnötige Blutungen. Eine derartige Kanüle muss umgehend ausgetauscht werden und darf vor allem nicht benutzt werden, wenn Triggerpunkte in Muskeln wie den Mm. scaleni infiltriert werden sollen, die in der Nachbarschaft von Nerven liegen.

3.13.4 Anzahl der Injektionen

Vergegenwärtigen Sie sich nochmals die Definition einer Injektion, wie sie am Anfang von Kapitel 3.13 gegeben wurde. Es hängt im Wesentlichen vom Befinden des Patienten, der Geschicklichkeit und der Einschätzung des Arztes ab, wie viele Triggerpunktstellen bei einer Therapiesitzung infiltriert werden und wie viele Besuche erforderlich sind. Bislang hat noch kein medizinischer Fachbereich Diagnose und Therapie der Triggerpunkte in ihren offiziellen Ausbildungskatalog aufgenommen. Es gibt auch noch keine *Standards der Spezialgebiete* für Ausbildung und Praxis bei dieser Diagnose. Die *International Association for the Study of Pain* veröffentlichte kürzlich Empfehlungen für die Ausbildung in der Triggerpunkttherapie [45].

Da einige Ärzte Triggerpunktinjektionen in unsinniger Anzahl berechnen, und da es keinerlei gesicherte Anhaltspunkte für die Kompetenz eines beliebigen Arztes gibt, gehen einige Versicherer dazu über, die Anzahl der Infiltrationen willkürlich festzusetzen. Leider ist derzeit nur mit größerem Aufwand zu ermitteln, ob gelegentlich zahlreiche Infiltrationen vorgenommen wurden, weil es an Ausbildung und Fertigkeiten des Arztes mangelte, ob auf Seiten des Patienten ein besonderer Bedarf vorlag, oder ob einfach nicht klar war, was unter einer Triggerpunktinfiltration zu verstehen ist.

Erst kürzlich aktivierte (akute) myofasziale Triggerpunkte ohne begleitende begünstigende Faktoren oder zusätzliche Gewebeschäden auf Grund mechanischer Verletzung (d. h. unkomplizierte Triggerpunkte) sollten nach ein bis zwei Infiltrationen ausgeschaltet sein. Dies gilt insbesondere, wenn der Patient im Anschluss an die Infiltration Übungen erlernt und dann auch selbstständig ausführt, mit denen das vollständige Bewegungsausmaß des betroffenen Muskels oder der betroffenen Muskeln erhalten

wird. Wenn sowohl zentrale als auch Insertionstriggerpunkte vorliegen (Abb. 3.19) müssen beide Bezirke infiltriert werden, was dann als je eine Injektion zählt.

Wenn nicht umgehend mit einer Triggerpunkttherapie begonnen wurde und eine spontane Remission der Symptome ausgeblieben ist, muss mit einer um so größeren Anzahl von Infiltrationen in einem um so längeren Zeitraum gerechnet werden, je länger die Verzögerung dauerte [73]. Die Therapie einer chronifizierten Triggerpunktproblematik kann sich über Monate hinziehen und dutzende von Infiltrationen erforderlich machen. Orientierungsmarke in dieser Situation ist, dass die Phasen mit Linderung von Triggerpunktschmerz und -dysfunktion mit jeder Infiltration länger werden sollten.

Befinden sich in funktionell verwandten Muskeln zahlreiche Triggerpunkte, ist es vorteilhaft, sie als Gruppe zu inaktivieren. Dazu sind fünf oder sogar zehn Infiltrationen während einer Sitzung gerechtfertigt. Da eine richtig ausgeführte und erfolgreiche Infiltration eine lokale Zuckungsreaktion hervorruft, die oft mit erheblichen Schmerzen einhergeht, ist der Anzahl der schmerzhaften Infiltrationen durch die emotionale und die Belastung des autonomen Systems des Patienten eine Grenze gesetzt.

Unnötige Infiltrationen sind die Folge, wenn aufrecht erhaltende Faktoren (Kapitel 4) übersehen werden. Liegt eine begleitende Gelenkdysfunktion vor, die manuell manipuliert werden müsste, kann der Triggerpunkt nur schlecht auf die Infiltration ansprechen und prompt rezidivieren. Nachdem die Gelenke angemessen behandelt wurden, sollten ein oder zwei Infiltrationen ausreichen, um das Problem zu beseitigen. Bei einer gleichzeitigen Fibromyalgie kann die Anzahl der erforderlichen Infiltrationen zunehmen. Möglicherweise sind auch wiederholte Infiltrationen im Abstand von sechs bis acht Wochen gerechtfertigt, da die Fibromyalgie als begünstigender Faktor wirkt, der sich nicht ausschalten lässt. Unter Umständen werden die Schmerzen dieser Patienten jedoch deutliche gelindert, sobald ihre Triggerpunkte inaktiviert werden.

3.13.5 Bänderzerrung

Die Schmerzen nach Verstauchungen von Hand- oder Sprunggelenken lassen sich in den meisten Fällen durch eine Injektion mit Procain mit [127] oder ohne Zugabe von Epinephrin [115, 161, 163] lindern. Procain ist in 0,5%iger

[161] oder 1%iger [115] Lösung ist wirksam. Die besten Ergebnisse erzielt man, wenn alle druckschmerzhaften Stellen im verstauchten Gelenk so bald wie möglich (innerhalb von zwölf Stunden) nach der Verletzung infiltriert werden. Nach der Infiltration sollte das Gelenk schmerzfrei und sofort beweglich sein. Der Patient sollte sogar langsam eine kurze Strecke gehen können. Gestützt von einem elastischen Verband, der den Patienten daran erinnert, das Gelenk zu schonen, sollte es vorsichtig in seinem normalen Bewegungsausmaß bewegt werden, um schmerzfrei zu bleiben.

3.13.6 Vorgehen nach der Infiltration

Das Dehnen nach einer Triggerpunktinfiltration ist integraler Bestandteil dieser Therapie. Zohn und Menell weisen darauf hin, dass es einen therapeutischen Fehlschlag nach sich ziehen kann, wenn nach der Infiltration nicht gedehnt wird [193]. Kraus widmet den Dehnungs- und Kräftigungsübungen, die der Patienten nach der

Infiltration myofaszialer Triggerpunkte ausführen muss einen Großteil seiner therapeutischen Instruktion [93].

Unmittelbar im Anschluss an die Infiltration (bevor die Wirkung des injizierten Lokalanästhetikums abgeklungen ist), sollte der Patient den infiltrierten Muskel dreimal im *gesamten* Bewegungsausmaß bewegen und dabei jedes Mal von der vollständigen Verkürzung in die vollständige Verlängerung bringen. Anfangs fühlt sich der Muskel oft steif an, wenn er sich dem Ende seiner Dehnbarkeitsspanne nähert. Bei der zweiten Wiederholung geht es meist besser, bei der dritten Wiederholung bewältigt der Muskel seine Arbeit allmählich problemlos. Der Patient muss den Muskel unbedingt langsam bewegen, damit er das Bewegungsende bei einer späteren Erweiterung des Bewegungsausmaßes erkennt.

Der Vorgang wird begünstigt, wenn der Therapeut den betroffenen Muskel und sein Übertragungsschmerzmuster vor den ersten Bewegungen im vollen Ausmaß mit einigen Bahnen des Kühlmittels besprüht. Anschließend sollte eine Wärmepackung auf die gekühlten Zonen

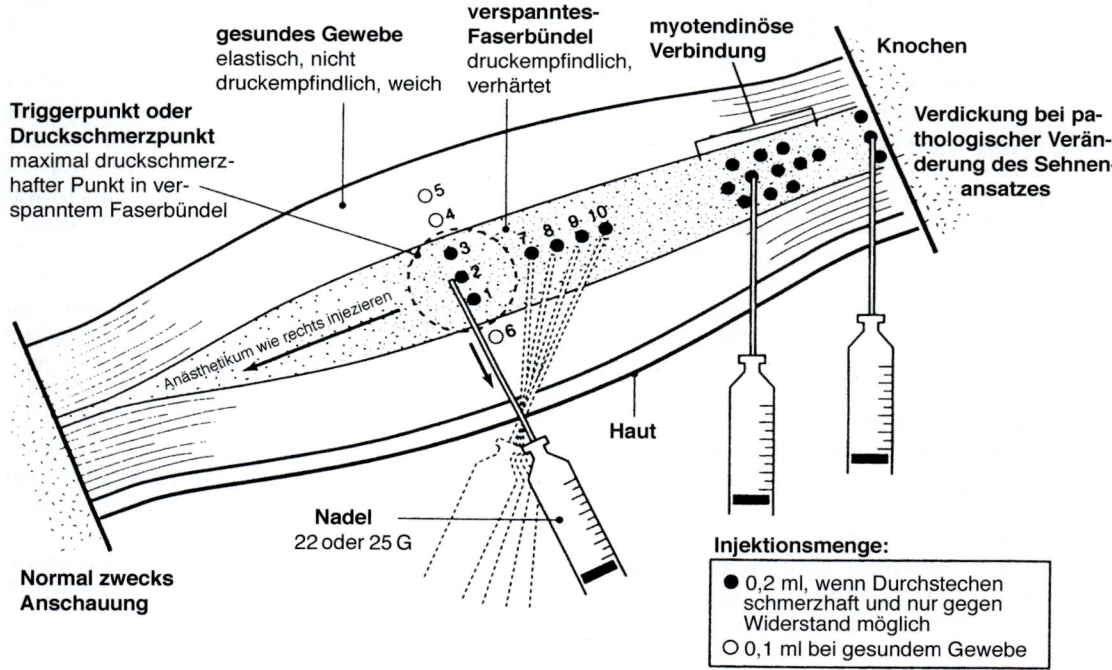

Abb. 3.19: Schematische Darstellung von nichtinfiltrierten (*leere Kreise*) und infiltrierten Bezirken (*ausgefüllte Kreise*) im Verhältnis zum Triggerpunkt (*großer gestrichelter Kreis*). Das verspannte Faserbündel ist durch die abgegrenzte, gepunktete Fläche wiedergegeben. In der Darstellung sind der zentrale Triggerpunkt innerhalb des gestrichelten Kreises sowie die Insertionstriggerpunkte zu erkennen, die im Muskel-Sehnen-Übergang und in der Ansatzstelle der Sehne am Knochen liegen. Jede dieser drei Triggerpunktzonen kann anhand ihrer spezifischen punktuellen Druckschmerzhaftigkeit und anatomischen Lage identifiziert werden. Es gibt keinen ersichtlichen Grund, den Abschnitt des verspannten Faserbündels zu infiltrieren, der zwischen zentralem und Insertionstriggerpunkt liegt. Wiedergabe mit frdl. Gen. durch [46].

gelegt werden. Die feuchte Wärme scheint zudem den Postinjektionsschmerz zu lindern.

Die Dehnung im Anschluss an die Infiltration ist wichtig, weil sie dazu beiträgt, die Länge der Sarkomere im gesamten Muskel auszugleichen, deren überhöhte Spannung dadurch reduziert und die palpierbar verspannten Faserbündel gelöst werden. Die willkürliche Bewegung beseitigt zudem eine im vollen Bewegungsausmaß des Muskels etwa noch vorhandene Reststeifigkeit, lässt den Patienten diesen Bewegungsumfang bewusst wahrnehmen und ermöglicht ihm Dehnungsübungen, die er in sein Heimprogramm aufnehmen kann. All dies führt dem Patienten zudem vor Augen, was normales Funktionieren des betreffenden Muskels bedeutet und programmiert das Zerebellum neu, sodass die neu gefundenen Bewegungsmöglichkeiten des Muskels in die Alltagsaktivitäten des Patienten integriert werden.

Lewit erwähnt eine Empfindlichkeit der Muskeln nach trockener und Nadelung mit Gabe eines Lokalanästhetikums [98]. Er geht nicht darauf ein, ob in diesen Fällen mit Wärme nachbehandelt wurde. Der Postinjektionsschmerz an sich ist nicht ungünstig, wenn das Schmerzübertragungsmuster des Patienten gelindert wurde. Allerdings sollte man ihn vollständig abklingen lassen, was normalerweise drei oder vier Tage dauert, bevor erneut Triggerpunkte infiltriert werden. Zum Postinjektionsschmerz kann es auch dadurch kommen, dass dicht neben, aber nicht in die Triggerpunkte genadelt wird. Wenn der Postinjektionsschmerz zu störend ist, schafft Paracetamol Abhilfe. Dieses Präparat ist im Allgemeinen ebenso wirksam wie Acetylsalicylsäure und reizt den Magen weniger. Der Therapeut sollte den Patienten in ein Heimprogramm einweisen, das auch die Dehnungsübungen enthält, die er unmittelbar nach der Infiltration ausgeführt hatte.

Wenn zwei oder drei Infiltrationsbehandlungen die Triggerpunkte in einem Muskel nicht inaktivieren können, sind weitere Injektionen kaum das Mittel der Wahl. Dann müssen die aufrecht erhaltenden und begünstigenden Faktoren, die für die Empfindlichkeit der Triggerpunkte verantwortlich sind, identifiziert und behandelt werden.

3.13.7 Gründe für ein Therapieversagen bei der Infiltration von Triggerpunkten

- Von einer Fehldiagnose abgesehen, ist das Verkennen von *aufrecht erhaltenden Fakto-*

ren wohl die wichtigste Ursache für ein Therapieversagen.
- Infiltration eines latenten und nicht des verantwortlichen aktiven Triggerpunktes.
- Infiltration nicht des Triggerpunktes, sondern der Zone, in der sich Übertragungsschmerz und übertragene Überempfindlichkeit manifestieren [193]. Durch diesen Fehler wird nur eine unvollständige und kurzfristige Linderung erreicht.
- Nadelung der Triggerpunktumgebung und des verspannten Faserbündels, ohne den Triggerpunkt selbst zu treffen.
- Bei Verwendung einer Nadel mit weniger als 25 g für eine Präzisionsinfiltration kann die Nadelspitze durch die dichten Kontraktionsknoten verbogen werden. Diese Knoten befinden sich im Kern des Triggerpunktes und müssen zerstört werden, um ein optimales Ergebnis zu erzielen.
- Infiltration mit einer Lösung, die ein reizendes oder allergisierendes Bakteriostatikum wie Natriumbisulfit enthält. Natriumhyposulfit ist weniger reizend.
- Unzureichende Hämostase mit nachfolgender Reizung des Triggerpunktes durch eine lokale Blutung [193]
- Übersehen anderer aktiver Triggerpunkte, die ebenfalls Schmerz auslösen.
- Es wurde vergessen, den Patienten nach der Infiltration aktive Bewegungen im vollen Ausmaß durchführen zu lassen. Demzufolge wurde die betreffende Muskeltätigkeit im vollen Bewegungsausmaß nicht in die Alltagsaktivitäten des Patienten integriert.
- Der Patient hat es versäumt, zu Hause regelmäßig passive Dehnungsübungen auszuführen, die die volle Muskellänge erhalten und weitere Triggerpunktaktivität unterbunden hätten.

▬▬▬ 3.14 Korrigierende Maßnahmen

Dieser Abschnitt gibt einen Überblick aller Maßnahmen des *Patienten* zur dauerhaften Genesung. In Kapitel 4 werden aufrecht erhaltende und begünstigende Faktoren besprochen, die *Arzt und Therapeut* identifizieren müssen. Um den Therapeuten geht es auch in Kapitel 5.4. Dort wird ein Therapieansatz bei *chronischen* Kopfschmerzen sowie Schmerzen in Gesicht, Nacken oder Schultern diskutiert, wenn myofasziale Triggerpunkte erheblich am Geschehen beteiligt sind.

Die Patienten müssen lernen, ihre Muskeln zu respektieren. Muskeln sind dazu da, zu kontrahieren, zu entspannen und sich im vorgesehenen Ausmaß voll zu bewegen. Sie sind *nicht* dazu geschaffen, lange Zeit hindurch ununterbrochen zu kontrahieren oder in fixierter Stellung zu verharren, insbesondere nicht in der vollständigen Verkürzung. Die meisten Patienten müssen zu Hause eine myofasziale Selbstbehandlung durchführen, etwa indem sie feuchte Wärme anwenden, Dehnungsübungen ausführen und die Triggerpunkte durch Druck lösen (wie in Abb. 3.20 dargestellt). Die Patienten müssen außerdem eine gute Bewegungsdurchführung erlernen, die ihrer Muskulatur übermäßige Spannung und Belastung erspart (Kapitel 41.3).

3.14.1 Mitwirkung des Patienten

Übertriebener Enthusiasmus, Missverständnisse oder Mangel an Interesse und Motivation können eine Rolle spielen, wenn der Patient korrigierende Maßnahmen mangelhaft vornimmt.

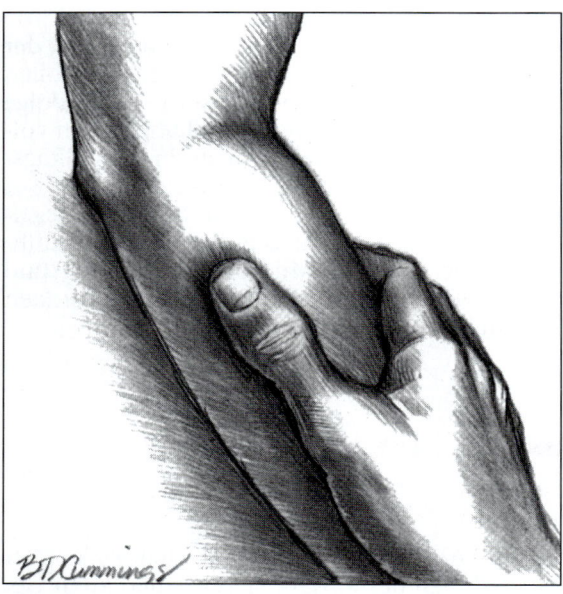

Abb. 3.20: Ablauf der Triggerpunktlösung durch Druckanwendung am rechten M. extensor carpi radialis. Der Druck wird allmählich gesteigert, bis der Finger die deutlich spürbare Barriere (Gewebewiderstand) erreicht. An diesem Punkt wird der Druck gehalten. Wenn das Gewebe nachgibt, folgt der Finger behutsam bis zur nächsten Barriere. Bei diesem Verfahren sollte der Patient (wenn überhaupt) leichte Missempfindungen, aber keine Schmerzen spüren.

Übertriebener Enthusiasmus

Manche Patienten legen eine übersteigerte Leistungsorientierung an den Tag. Sie leben nach der Devise „viel hilft viel", legen hohe Maßstäbe an sich an, wollen „ganze Kerle" sein, gehen ihrer Beschäftigung ohne Rücksicht auf Erschöpfung und Schmerz nach und wollen nicht aufgeben. Diese Patienten missbrauchen ihre Muskeln, anstatt sie im Rahmen ihrer naturgegebenen Beschränkung zu gebrauchen.

Missverständnisse

Missverständnisse bei sprachlichen Anweisungen sind an der Tagesordnung, selbst wenn die Patienten sie in schriftlicher Form erhalten (was wünschenswert ist). Es ist ratsam, sich beim nächsten Besuch des Patienten vorführen zu lassen, wie er eine Übung zu Hause ausgeführt hat. Der Therapeut erhält dadurch Aufschluss in dreierlei Hinsicht: 1) Welche Übung der Patient tatsächlich ausgeführt hat, 2) wie er sie ausgeführt hat und 3) welche Funktionsverbesserung er – wenn überhaupt – dadurch erzielt hat. Wenn man sieht, wie unzureichend eine Dehnungsübung ausgeführt wird, leuchtet es oft unmittelbar ein, dass der Schmerz nicht gelindert wurde. Auf dieser Grundlage kann der Therapeut dem Patienten erklären, welchen Zweck bestimmte Übungen verfolgen, welcher Muskel bzw. welche Muskeln angesprochen werden und weshalb es so außerordentlich wichtig ist, die Übungen bewusst und sorgfältig auszuführen. Vielen Patienten hilft die Überlegung, wie sie sich selbst dafür belohnen können, wenn sie jede Woche zuverlässig ihre Übungen machen. Bei der Frage nach Medikamenten und Nahrungsergänzungsmitteln muss der Therapeut zwischen dem unterscheiden, was der Patient *einnehmen soll* und was er letztendlich *eingenommen hat*. Die Frage „Wann haben Sie Ihr Folsäurepräparat zuletzt eingenommen?" oder „Wann nehmen Sie es gewöhnlich ein?" zeigt, ob die Einnahme regelmäßig oder nach dem Zufallsprinzip erfolgt. Medikamentenpackungen mit einzelnen Fächern für jeden Wochentag erleichtern die regelmäßige Einnahme und erinnern den Patienten daran, wenn er sie einmal versäumt hat.

Mangel an Interesse und Motivation

Patienten mit einem myofaszialen Schmerzsyndrom werden keine Fortschritte erzielen, sofern sie nicht begreifen, dass *sie selbst* für ihr Problem zuständig sind und dass es die Hauptaufgabe des Therapeuten ist sie anzuleiten, damit sie künftig mit ihren Muskeln vernünftig umgehen können. Es ist integraler Bestandteil der medizinischen Aufgaben des Therapeuten, dem Patienten nahe zu bringen, wie er zwischen Muskelgebrauch und -missbrauch unterscheiden kann.

Häufig haben die Patienten schon zahlreiche Ärzte aufgesucht, haben viele Diagnosen gehört und Therapien verordnet bekommen, von denen keine durchschlagende Erfolge erzielte. Welchen Anlass hätten sie zu glauben, dass der nächste Arzt alles besser macht? Diese Patienten müssen umgehend und unmissverständlich lernen, dass ihr Schmerz von der Muskulatur und nicht aus Knochen, Nerven oder Kopf stammt, und dass er durch die myofasziale Triggerpunkttherapie beeinflusst werden kann.

Verständlicherweise sind viele Patienten frustriert und trauen der Ärzteschaft nicht mehr zu, die Ursache ihrer Beschwerden und eine wirkungsvolle Therapie dafür zu finden. Medizinische Aussagen auf der Grundlage von Röntgenaufnahmen wie, der Patient habe sich „einen Nerv eingeklemmt" oder leide unter „Arthritis der Wirbelsäule", veranlassen ihn zu der Annahme, dass dies die Ursache seines Schmerzes ist, einem Schmerz ohne Hoffnung auf Heilung mit dauerhaften körperlichen Einschränkungen, der nur durch Schmerztabletten beeinflusst werden kann.

Patienten, die einen Rentenantrag wegen Erwerbsunfähigkeit gestellt haben, sind gegenüber der Aussicht auf Befreiung von ihren Schmerzen vermutlich unterbewusst ambivalent. Diese Ambivalenzproblematik kann man durchbrechen, indem man ihnen die Möglichkeit vor Augen führt, ihr Leben auf Funktionsfähigkeit und nicht auf Behinderung auszurichten. Der Therapeut muss den Zeitaufwand und die Mühe auf sich nehmen, um den Patienten verständlich zu machen, dass ihr Schmerz myofaszialen Ursprungs ist, welchen Gesetzen er gehorcht und wie er voraussichtlich auf die Therapie ansprechen wird. Dabei ist die Wiederherstellung der *Funktion* das Hauptziel; prompte Schmerzlinderung wird nur *unter Vorbehalt* zugesagt.

Der Patient muss entscheiden, was er eigentlich anstrebt, die Rente oder ein voll funktionsfähiges Leben. Falls es zum Rechtsstreit kommt, sollte sinnvollerweise darauf hingewiesen werden, dass ein Anwalt die Aspekte Schmerz und Behinderung in den Vordergrund stellen wird, während der Arzt sich bemüht, Symptome und den Zustand der Behinderung bei seinem Patienten aufzuheben oder doch zu minimieren. Diese beiden Ziele widersprechen einander.

Bei einer erfolgreichen Behandlung klingen die Schmerzen ab, sobald die myofaszialen Triggerpunkte inaktiviert werden und der Patient das erlernte Schmerzverhalten durch die normale Funktion ersetzt [47]. Die Behandlung erstreckt sich sowohl auf die Triggerpunkte als Schmerzursache, als auch auf das chronische Schmerzverhalten, das vermeidbar gewesen wäre, wenn die myofasziale Ursache rechtzeitig erkannt und richtig und rechtzeitig therapeutisch darauf reagiert worden wäre.

3.14.2 Geeignete Bewegungen

Nach jeder Therapiesitzung muss dem Patienten dargelegt werden, in welchem Umfang Aktivität angemessen ist, und welche seiner Bewegungsgewohnheiten er abstellen oder abändern muss, da sie die Triggerpunkte aufrecht erhalten.

Aktivitäten nach Behandlung
Der Patient sollte sich zumindest während der ein bis zwei Tage, in denen der Muskelschmerz anhält, eher jedoch in der gesamten folgenden Woche nicht körperlich anstrengen. Er sollte z. B. nicht Tennis spielen, schwere Gartenarbeit leisten, Möbel rücken oder längere Geschäfts- und Dienstreisen unternehmen. Andererseits sollte man ihn dazu ermutigen, seine Muskeln vorsichtig normal in ihrem vollen Bewegungsausmaß zu gebrauchen. Eine längere Fixierung der Muskeln in verkürzter Stellung muss vermieden werden.

Der Patient sollte lernen sich so zu bewegen, dass die kürzlich infiltrierten Muskeln nicht stark beansprucht werden. Wenn z. B. ein M. sternocleidomastoideus infiltriert wurde, kann er sich bei Aufstehen aus dem Bett so drehen, dass statt des infiltrierten der kontralaterale M. sternocleidomastoideus und andere Muskeln das Gewicht des Kopfes übernehmen.

Beschwerdeträchtige Bewegungen
Wenn die Triggerpunkte des Patienten extrem reizbar sind, werden die Muskeln geradezu *überwältigt* und schmerzen ständig, sogar im Ruhezustand. Beinahe jede Muskelarbeit steigert den Schmerz. In der Heilungsphase vertragen die Muskeln durchaus eine gewisse Belastung. Sobald der Patient eine *falsche* Bewegung macht und der Schmerz wieder auftritt, begreift er allmählich, was für den Muskel erträglich und was schmerzauslösend ist [172]. In dieser Phase der Unterscheidens lernt der Patient zu erkennen, wann die Muskeln über-

beansprucht werden und wie er das verhindern kann. Jede Tätigkeit, nach der länger als wenige Sekunden Schmerzen auftreten, sollte vermieden werden [122]. Wurden alle verbliebenen Triggerpunkte inaktiviert, *erholt* sich der Patient vollständig und kann wieder alles wie *vor Ausbruch* der Schmerzen tun – aber nicht mehr: Ein Klavier wird er nicht anheben können!

In dieser Phase des Differenzierens und Abschätzens lernt der Patient mit Unterstützung des Therapeuten, welche seinen Zustand verschlimmernden Tätigkeiten überflüssig sind und welche sich nicht umgehen lassen. (Er sollte z. B. nicht 50mal am Tag einen Briefbeschwerer anheben, um zu prüfen, ob es noch schmerzt.) Diese muss er dann so abändern, dass sie ihn nicht mehr beeinträchtigen. Der Patient lernt, innerhalb der funktionelle Grenzen seiner Muskulatur wieder voll funktionsfähig zu sein.

Einige Grundregeln sind zu beherzigen: *niemals* einen Gegenstand mit gebeugtem Rücken anheben oder mit verdrehtem Rumpf ziehen. *Immer* einen Gegenstand anheben, indem Knie- und Hüftgelenke gestreckt werden und der Rücken gerade gehalten und nach vorn ausgerichtet ist. *Niemals* mit vorgebeugtem oder verschraubtem Rumpf hinsetzen oder vom Sitzen aufstehen – damit fordert man Rückenschmerzen heraus.

Damit der Patient lernt, beschwerdeträchtige Tätigkeiten zu erkennen, sollte er darauf vorbereitet werden, welche Bewegungen die betroffenen Muskeln überbeanspruchen und folglich die Triggerpunkte reaktivieren könnten. Er wird gebeten, beim nächsten Besuch über alle Tätigkeiten zu berichten, die Übertragungsschmerzen der beanspruchten Muskeln hervorriefen und auf jede gewohnheitsmäßig wiederholte Bewegung zu achten, die diese Muskeln überlastet.

Sofern es sich dabei um entbehrliche Bewegungen handelt, muss sich der Patient bemühen, die schlechten Gewohnheiten in seinem Bewegungsrepertoire zu löschen. Ist die Tätigkeit unvermeidbar, wie etwa die Drehbewegung am Türknopf, um eine Tür zu öffnen, sollte er nach einer brauchbaren Alternative suchen. (Man kann die andere Hand benutzen, die Schulter statt des Unterarmes rotieren oder dem Übel auf den Grund gehen, indem man den Schließmechanismus der Tür ölt und dadurch leichtgängiger macht).

Für manche Menschen sind schnelle, ruckhafte Bewegungen typisch. Solche Bewegungen sind schlecht koordiniert und können reflektorische Muskelkontraktionen und unnötige Belastungen verursachen. Der Patient sollte sich lang-

samere, geschmeidigere und besser koordinierte Bewegungen angewöhnen. (Dafür gibt es Übungen und Geräte.) Biofeedback durch ein Oberflächen-EMG kann dabei hilfreich sein.

Niesen und Husten kann für Menschen mit Triggerpunkten in den Mm. scaleni, serratus anterior oder quadratus lumborum außerordentlich schmerzhaft sein und die Triggerpunktaktivität verschlimmern. Der Niesreiz lässt sich unterdrücken, indem sich der Patient schnell und kräftig auf die Oberlippe beißt, bzw. diese oder die Nasenlöcher fest zusammendrückt und dadurch einen ablenkenden Schmerz hervorruft. Solche schmerzhaften Reize gegen das Niesen wirken allerdings nur, wenn sie rechtzeitig gegeben werden. Der Patient kann auch lernen, während des Niesens die Glottis geöffnet zu halten. Damit reduziert er den Druck im Brustraum, der bei geschlossener Glottis die akzessorische Atemmuskulatur überlastet.

Studenten und andere Leser legen ihr Buch gern auf eine ebene Fläche oder auf den Schoß und beugen Kopf und Hals beim Lesen darüber. Diese Haltung verlangt der Nackenmuskulatur eine Dauerkontraktion ab, um das schwere Gewicht des Kopfes gegen die Schwerkraft zu halten. Es empfiehlt sich, der zwangsläufigen Nackenverspannung zuvorzukommen, indem man ein Büchergestell benutzt oder das Buch auf Augenhöhe abstützt. Bei richtigem Neigungswinkel kann man so mit aufrecht und ausbalanciert gehaltenem Kopf lesen.

3.14.3 Bewegungsziele

Es geht nicht nur darum, *welche* Aktivitäten, sondern vor allem *wie* man sie ausführt. Womit sich der Patient auch immer beschäftigt, er *muss* lernen, seine Muskeln zu bewegen und nicht in einer kontrahierten Stellung zu fixieren. Muskelfasern müssen sich im Wechsel anspannen und entspannen, um ihre Durchblutung zu gewährleisten und ihre Energievorräte zu ergänzen. Bei Anwendung der Trainingstechnik einzelner motorischer Einheiten nach Basmajian wird auch eine motorische Einheit vom Typ I nicht fortgesetzt minimal kontrahieren [9]. Vielmehr stellt sie irgendwann die Arbeit ein, die dann von einer anderen motorischen Einheit übernommen wird. Wenn jedoch im Zuge einer starken Muskelkontraktion die meisten motorischen Einheiten gleichzeitig aktiviert sind und die Entladungsdichte anhaltend mäßig hoch ist, können die kurzen Ruhephasen durch den Wechsel zwischen den motorischen Einheiten möglicherweise nicht ausreichen, um die Energievorräte wieder aufzufüllen.

Ermüdung durch Anstrengung

Der Patient darf seine Muskeln nicht maximal anstrengen, da sie dies leicht überlasten kann. Beim Heben, Ziehen oder Schieben sollte er stets weniger als Maximalkraft einsetzen und immer eine gewisse Kraftreserve einbehalten. Dies gilt insbesondere für Muskeln, die für Triggerpunkte anfällig sind.

Eine chronische Überlastung der anterioren und lateralen Halsmuskulatur durch paradoxe Atmung muss korrigiert werden, indem der Patient lernt, die Zwerchfellkontraktionen mit denen der Interkostalmuskulatur zu koordinieren (koordinierte Abdominal- und Thorakalatmung; Kapitel 20.14 und 45.14).

Beweglichkeit

Bettruhe bei verkürzter Stellung der Muskeln verschlimmert die Aktivität von Triggerpunkten. Es ist besser aufzustehen und leichte Tätigkeiten auszuführen, dadurch die Muskeln in Bewegung zu halten und so die Triggerpunktaktivität zu reduzieren. Entspannend und mobilisierend ist z. B. das Schaukeln in einem gut konstruierten Schaukelstuhl. Muskeln müssen einmal pro Tag in ihrem vollen Bewegungsausmaß gedehnt werden, wenn sie nicht unelastisch und in der Bewegung eingeschränkt werden sollen. Ein Muskel ist leistungsfähiger, wenn er mit *geringfügiger* Belastung gedehnt wird. Der Patient sollte es sich zur Regel machen, den Körperteil im Tagesverlauf des Öfteren so zu bewegen, dass alle Muskeln, insbesondere die für Triggerpunkte anfälligen, sanft aber vollständig gedehnt werden. *Dehnungen sollten immer unterhalb der Schmerzgrenze bleiben und kein nachfolgendes Unbehagen auslösen.*

Travell machte Vorschläge zur Umsetzung dieser Grundsätze bei der Hausarbeit [168, 169]:

- Teilen Sie sich Ihre Arbeit so ein, dass Sie keine Muskelgruppe durch sich wiederholende Tätigkeiten überlasten, z. B. indem Sie stundenlang bügeln. Erledigen Sie vor allem nicht zu viele Arbeiten neben- und nacheinander, bei denen Sie stehen und sich bücken müssen, denn dadurch werden die unteren Rückenmuskeln stark belastet. Abwechslung erreichen Sie, indem Sie Ihre Hausarbeit einteilen.
- Arbeiten Sie nur so schnell, wie Ihre Muskeln es zulassen. Wenn einer Ihrer Muskeln ermüdet, ist das ein Warnsignal – achten Sie darauf und beherzigen Sie es.

- Eignen Sie sich einen Bewegungsrhythmus an. Dadurch kommt es nicht zu anhaltenden, unveränderten Kontraktionen, die einen Muskeln ermüden. Vielmehr ergeben sich Pausen, in denen die arbeitenden Muskeln Blut und frische Nährstoffe auftanken. Machen Sie einen Tanz aus Ihrer Hausarbeit – Musik erleichtert die Sache.
- Gönnen Sie sich häufiger kurze Ruhepausen. Legen Sie sich nach höchstens einer Stunde Hausarbeit für einige Minuten hin, und sei es auf den Fußboden. Die Muskeln von Nacken und Rücken, die Ihren Körper gegen die Schwerkraft aufrecht halten, können nur entspannen, wenn Sie eine annähernd horizontale Stellung einnehmen.
- Verharren Sie beim Sitzen nicht zu lange in einer Haltung. Bewegen Sie sich auf Ihrem Platz, gleichgültig ob Sie fernsehen, im Kino oder Theater sitzen. Drehen Sie Ihren Kopf immer wieder einmal von einer Seite zur anderen und rotieren Sie die Schulterblätter. Halten Sie bei weiten Autofahrten stündlich an und gehen Sie einige Male um Ihr Auto herum; das kostet nicht viel Zeit. Benutzen Sie zu Hause einen Schaukelstuhl. Durch die fortlaufende Positionsänderung vermeiden Sie in den ruhenden (elektrisch stummen) Muskeln einen Spannungsaufbau (elektrische Aktivität), der unvermeidlich ist, wenn Sie minutenlang oder bis zu einer halben Stunde reglos sitzen, wie man aus elektromyographischen Untersuchungen weiß [107].
- Versuchen sie nicht, ein schweres Möbelstück ohne Hilfe anzuheben oder große, sperrige Gegenstände zu tragen, die die Hebelkraft Ihrer Arme übersteigen. Die Überlänge vervielfacht das auf Ihre unteren Rückenmuskeln übertragene Gewicht. Halten Sie die Last nahe am Körper. Bevor Sie sie anheben, heben Sie kurz Ihren Kopf und blicken Sie nach oben. Das strafft die langen Rückenstrecker und bereitet Ihren Rücken auf die Belastung vor.

Entspannung

Wer sich im Sitzen entspannen will, benötigt eine gut konstruierte Sitzgelegenheit mit geeigneter Lendenstütze und Armlehnen in der richtigen Höhe (Kapitel 41.3).

Beim Stehen oder Gehen sollte sich der Patient auf den Untergrund konzentrieren und versuchen, mit den Füßen Struktur und Härte von Teppich, Linoleum oder Bodenbelag zu erspüren. Dadurch wird unnötige Muskelspannung abgebaut. Beim Ruhen sollte sich der Patient auf das Bett konzentrieren, das seinen Körper trägt, auf die Beschaffenheit der Laken und auf die Form der ihn abstützenden Fläche. Diese Konzentration auf die *Stützfläche* unter dem Körper erleichtert die Entspannung.

Muskeln entspannen besser, nachdem sie leicht kontrahiert wurden. Wenn man sich hinlegt und versucht zu entspannen, spürt man die unterschiedliche Spannung vor und nach der Kontraktion einzelner Muskelgruppen. Entspannung ist ein aktiver Prozess, der intensive Konzentration erfordert. Es klärt den Geist und macht ihn zum Einschlafen bereit, wenn man sich auf das Entspannen konzentriert.

Durch Biofeedback und mentale Schulung, etwa in Form der Meditation, können Menschen lernen, ihre Muskeln zu entspannen.

Es unterstützt die Muskelentspannung und die Kreislauferholung und schult den Patienten, anhaltende Muskelspannung abzubauen, wenn zwischen einzelnen Übungsphasen Pausen eingelegt und mehrmals tief eingeatmet wird.

3.14.4 Wärmeanwendung

Wenn man den Körper z. B. durch Zugluft über den Schultern abkühlen lässt, provoziert man die Aktivierung von Triggerpunkten. Ein Pullover, tagsüber in der Wohnung getragen, und eine Heizdecke bei Nacht entscheiden über Wohlbehagen oder Schmerzen.

Auf die Haut einwirkende Kälte dringt schnell durch eine fortschreitende Vasokonstriktion in den Körper ein, wohingegen überschüssige Wärme mit dem durch Vasodilatation beschleunigten Blutfluss rasch abtransportiert wird. Eine länger anhaltende Kühlung oberhalb eines Triggerpunktes wird dessen Aktivität wahrscheinlich steigern, während die Kühlung der Schmerzübertragungszone möglicherweise Beschwerden lindert, da die sensorischen Nerven lokal anästhesiert werden.

Insbesondere ein nach sportlicher Betätigung ausgekühlter Muskel sollte durch eine warme Dusche oder ein Vollbad erwärmt und entspannt werden. Professionelle Sportler warten nach einem Wettkampf nicht lange: Sie duschen sofort heiß.

Die Patienten sollten ihre schmerzenden Muskeln lieber mit feuchter als mit trockener Wärme behandeln. Am besten eignen sich eine in heißes Wasser getauchte Packung oder ein in ein feuchtes Tuch geschlagenes, feuchtigkeitsisoliertes Heizkissen. Sofern die Lage des Triggerpunktes bekannt ist, wird die feuchte Wärme direkt darüber aufgebracht. Falls ein Schmerzpatient sich erkundigt, wo er feuchte Wärme aufbringen soll, sollte man ihm empfehlen, es für jeweils fünf Minuten an verschiedenen Körperregionen auszuprobieren und zu ermitteln, wo die größte Erleichterung erzielt wird. Die tägliche Behandlung aktiver Triggerpunkte mit feuchter Wärme kann diese allmählich beruhigen.

3.14.5 Haltung und Lagerung des Körpers

Haltung bei körperlicher Tätigkeit
Eine gute Körperhaltung verhindert anhaltende Kontraktionen oder Verkürzungen der Muskeln. Die absteigenden Fasern des M. trapezius werden durch Armlehnen entlastet, auf denen die Ellenbogen abgestützt werden können. Das ist beim Sitzen und Lesen, Telefonieren, oder Auto fahren wichtig. Dem gleichen Zweck dient eine Einstellung der Arbeitsplatte (z. B. für eine Tastatur), die das Hochziehen der Schultern bei der Arbeit unnötig macht.

Korrekte Haltung im Stehen und Sitzen
In Kapitel 41.3 wird dargelegt, was eine gute Haltung ausmacht und wie sie zu erreichen ist.

Haltung beim Lesen
Durch Ankippen der Lesebrille, sodass der untere Brillenrand auf den Wangen aufliegt, kann der Patient den Zeilen eines Textes durch Augenbewegungen folgen und muss nicht den Nacken beugen, wie in Kapitel 16.7 beschrieben (Abb. 16.4).

Schlaflage
Während der Nachtruhe sollten die Muskeln neutral gelagert oder leicht gedehnt sein, *niemals* dagegen vollständig verkürzt. Es provoziert Wadenkrämpfe, wenn die Wadenmuskeln beim Schlafen verkürzt gehalten werden.

Die Schultern dürfen im Liegen nicht an die Ohren gezogen werden. Man begünstigt eine gute Lagerung, wenn man die Ecken des Kopfkissens auf beiden Seiten zwischen Kinn und Schultern schiebt. In Seitenlage sollte der Patient die Kissenecken zwischen die unten liegende Schulter und das Kinn schieben, damit die vordere Halsmuskulatur nicht verkürzen kann, und um den Unterkiefer abzustützen. Auf die gesamte Halsmuskulatur wird eine sanfte Traktion ausgeübt, wenn man das Bett vom

Kopfende aus um ca. 10 cm anhebt. Dabei werden die Mm scaleni und sternocleidomastoideus verlängert.

Grundsätzlich ist die Seitenlage am bequemsten, während in der Bauchlage und mit seitwärts verdrehtem Kopf und Hals Triggerpunkte in diesem Bereich am stärksten gereizt werden. Vielen Patienten mit einem Skalenus-Triggerpunktsyndrom liegen bevorzugt auf der betroffenen Seite. Voraussetzung ist, dass die Muskulatur des Schultergürtels die Körperlast über längere Zeit übernehmen kann.

Die Kissenfüllung sollte aus einem unelastischen Material bestehen, z. B. aus Federn oder gezupftem Dacron. Schaumgummi ist ungeeignet. Spezialkopfkissen, die den Kopf optimal zum Körper ausrichten und eine leichte Zervikallordose gewährleisten, sind z. B. das von Ruth Jackson, M.D. entworfene „Cervipillo" [78] oder das „Wal-Pi-O" von Lionel Walpin, M.D. [182]. Auch andere derartige Produkte sind im Handel erhältlich.

Die Ellenbogen und Handgelenke sollten während der Nacht nicht stark flektiert werden. Ein Polster in der Achselhöhle zwischen Arm und Brustwand verhindert bei Triggerpunktsyndromen unter Beteiligung der Mm. subscapularis, pectoralis major, latissimus dorsi, triceps brachii, infraspinatus sowie teres major und minor schmerzhafte Verkürzungen. Ein Kissen unter den Fußsohlen verlängert den M. soleus in der Wade und verhindert eine anhaltende Plantarflexion.

3.14.6 Übungen

Eine Übung sollte entweder vorrangig auf die Dehnung, Kräftigung oder Ausdauerleistung bestimmter Muskeln abzielen. Dehnungsübungen für betroffene Muskeln sind die Grundlage einer dauerhaften Linderung myofaszialer Schmerzen. Bessere Ausdauerleistung (Belastungstoleranz, Kondition) und durch das Training erzielte größere Kraft einer Muskelgruppe bewahren diese eher vor Triggerpunkten. Sind allerdings bereits *aktive* Triggerpunkte vorhanden, fördern Kraft- und Kraftausdauerübungen deren Aktivität noch, weshalb andere Muskeln zu substituieren versuchen und sich die Symptome verschlimmern. Andererseits und wenn die Anforderungen solcher Übungen nur allmählich gesteigert werden, reduzieren sie das Risiko für die Aktivierung latenter Triggerpunkte.

Es hängt überwiegend von der Reizbarkeit der für den Schmerz ursächlichen Triggerpunkte ab, zu welchen Übungen dem Patienten geraten werden sollte. Empfindet der Patient noch längere Zeit nach der Übung Ruheschmerzen, sind die Triggerpunkte sehr reizbar und werden vermutlich nur auf vorsichtige Entspannungsübungen und feuchte Wärme ansprechen. Für dieses Stadium bieten sich Bewegungen in warmem Wasser und rhythmische, behutsame aktive und passive Dehnungen an. Ziel ist es, die überanstrengten, schmerzenden Muskeln zu entlasten und das normale Bewegungsausmaß wiederherzustellen. Ein aktives Training unter Belastung kontrahierender Muskeln ist in diesem Stadium nicht angezeigt.

Die Übungen sollten als Verordnung verstanden werden, als würde ein Arzneimittel verschrieben. Auch hier sind die richtige Auswahl, Dosierung und der zeitliche Ablauf entscheidend. Der Therapeut demonstriert und erläutert dem Patienten die jeweilige Übung genau, und der Patient führt sie dann *sofort* aus und zeigt, dass er die Anleitung verstanden hat. Geschwindigkeit, Anzahl der Wiederholungen, Häufigkeit der Ausführung pro Tag und Bedingungen der Ausführung (z. B. nicht mit müden oder kalten Muskeln) müssen betont werden. Bei allen Wiederholungen sowohl von Dehnungs- als auch von Kräftigungsübungen sollten regelmäßige Pause zum Entspannen und Durchatmen eingelegt werden. Die Pausen sollten ebenso viele Zählzeiten dauern wie die Übungsausführung.

Nachdem die Triggerpunkte inaktiviert wurden und der Ruheschmerz nachlässt, sollte mit einem *sorgfältig abgestuften* Trainingsprogramm für bessere Ausdauer und Belastbarkeit begonnen werden. Einleitend sind *verlängernde* und keine verkürzenden Übungen angezeigt.

Die Patienten sollten Tätigkeiten vermeiden, bei denen die Muskeln wiederholt einseitig belastet werden, wie etwa beim Schnee schippen, Laub harken, Staub saugen, Streichen einer Wand oder beim Ausräumen der Geschirrspülmaschine. Wenn sich dergleichen nicht umgehen lässt, sollten die Bewegungen variiert und abwechselnd mit den Muskelgruppen beider Körperseiten ausgeführt werden. Eine Bewegung sollte nicht häufiger als sechs- oder siebenmal mit eingeschobenen Erholungspausen wiederholt werden.

Dehnungsübungen

In diesem Handbuch werden Dehnungsübungen detailliert beschrieben und illustriert, da sie für die Genesung von den durch Triggerpunkte hervorgerufenen Funktionsstörungen und

Schmerzen von entscheidender Bedeutung sind. Außerdem ist es oft die einzige Art von Übungen, die in Anbetracht der hyperirritablen Triggerpunkte möglich ist. Ein täglich auszuführendes Heimprogramm mit Dehnungsübungen, die das *gesamte* Bewegungsausmaß der betroffenen Muskeln wiederherstellen, trägt zur dauerhaften Befreiung von Beschwerden bei. Dem Patienten ist ein objektives Maß für das jeweils volle Bewegungsausmaß an die Hand zu geben, damit ihm auffällt, falls es allmählich zurückgeht.

Dehnungsübungen sollten täglich ausgeführt werden, wobei zwischen den Bewegungen abzuwechseln ist. Zu den Dehnungsübungen gehören auch die postisometrische Relaxation und andere, die Entspannung vertiefende Übungen. Sollte eine Übung während oder nach der Ausführung Schmerzen hervorrufen, muss sie reduziert oder abgebrochen werden.

Postisometrische Relaxation

Dieses Verfahren (PIR [101]) eignet sich auch in Kombination mit reziproker Inhibition besonders für ein Heimprogramm. Wenn möglich, sollte man die Schwerkraft nutzen, um immer wieder Vorspannung aufzunehmen. Auch die Kontraktion antagonistisch arbeitender Muskeln trägt zum Lösen von Triggerpunkten und Aufnahme von Vorspannung bei. Der Patient kann bei diesen Entspannungsübungen ein leichtes Unbehagen empfinden. *Auf keinen Fall* dürfen sie jedoch Schmerzen hervorrufen. Manche „Spartaner" handeln nach der Devise: „Gute Medizin schmeckt bitter". Sie verschlimmern damit jedoch ihre Triggerpunkte anstatt sie zu inaktivieren.

Wer zur Entwicklung von Triggerpunkten neigt, tut gut daran, es den Katzen nachzumachen: Normalerweise strecken diese Tiere nach dem Aufwachen ihre Beinmuskeln, bevor sie sich auf die Pfoten machen. Die Patienten sollten sich in eben dieser Weise strecken: langsam, weich und ohne ruckhafte Bewegungen.

Nicht zu empfehlen sind Übungen, bei denen der Kopf im vollen Bewegungsausmaß nach allen Seiten gerollt wird. Durch die plötzliche Belastung eines verspannten, verkürzten Muskels könnten Triggerpunkte aktiviert werden.

Kräftigungsübungen

Zur Kräftigung eines Muskels genügt es, ihn einmal am Tag maximal zu kontrahieren und diese Kontraktion über fünf bis zehn Sekunden zu halten. Dazu eignen sich isotonische und isometrische Übungen. Bei isotonischen Übungen bewegt sich der Muskel gegen einen gleich-

bleibenden Widerstand. Bei isometrischen Übungen bringt er in derselben fixierten Position unterschiedlich viel Kraft auf. Wenn Muskeln mit myofaszialen Triggerpunkten trainiert werden sollen, sollte das isotonische Training gegenüber dem isometrischen in der fixierten Position vorgezogen werden.

Ein Muskel ist bei exzentrischen (verlängernden) Kontraktionen erheblich stärker und leistungsfähiger als bei konzentrischen (verkürzenden) Kontraktionen. Normalerweise verkürzt sich der arbeitende Muskel. Zur verlängernden Kontraktion kommt es, wenn der Widerstand größer ist als die Kraft, die der Muskel aufbringen kann. Seine Kontraktionskraft kontrolliert (gibt Widerstand gegen) die Verlängerung (z. B. der M. quadriceps, wenn man einen Abhang hinabgeht). Beim „Aufrollen zum Sitz" (Abb. 49.13C) muss die Abdominalmuskulatur konzentrisch kontrahieren, beim „Abrollen zum Liegen" (Abb. 49.13A) dagegen kontrahiert sie exzentrisch. Bei einer verlängernden Kontraktion wird mit weniger Energie mehr Kraft aufgebracht als bei einer verkürzenden Kontraktion. Anfangs sind für den Patienten nicht belastende Übungen sicherer, die den Muskel verlängern als solche, die ihn verkürzen. Der Muskel muss dabei weniger arbeiten, und die verlängernden Kontraktionen können dazu beitragen, die Sarkomerlänge in den Muskelfasern auszugleichen.

Hill konstruierte ein spezielles Fahrradergometer, auf dem zwei Personen gleichzeitig Muskelarbeit in unterschiedlicher Richtung leisten. Im Test bei hohen Tretgeschwindigkeiten überstieg der Sauerstoffverbrauch der Versuchsperson, die konzentrische Kontraktionen ausführte, den der Versuchsperson mit exzentrischen Kontraktionen um das Sechsfache [65]. Dieser Wert stimmte mit der subjektiven Einschätzung überein, die die Versuchspersonen zum erforderlichen Kraftaufwand gaben.

Eine verlängernde Kontraktionsübung für die Mm. biceps brachii und brachialis ist z. B. ein „negativer" anstatt eines „positiven" Klimmzugs: Anstatt den Körper hochzuziehen, bis sich das Kinn auf Höhe der Reckstange befindet, steigt der Patient auf einen Kasten und steuert mit den Armen, wie schnell der Körper von der Ausgangshöhe unter der Reckstange herabgelassen wird. Eine entsprechende verlängernde Kontraktionsübung für den M. quadriceps ist es, wenn man „absteigt" anstatt „aufzusteigen", wie es beim Treppensteigen geschieht.

Sobald der Patient problemlos zehn exzentrische Kontraktionen ausführen kann, kann man sie durch eine konzentrische Kontraktion ersetzen. An den folgenden Tagen wird die Wiederholungsfrequenz allmählich gesteigert. Bei diesem Vorgehen besteht nur geringe Gefahr, dass der Patient schwache oder ermüdete Muskeln mit Triggerpunkten überfordert, und die normale Muskelfunktion wird schneller wiederhergestellt als durch ein Programm mit ausschließlich konzentrischen Übungen.

Übungen, die Schmerzen hervorrufen, die noch nach ihrem Abschluss anhalten, sollten reduziert oder aufgeschoben werden. Leichte Muskelschmerzen, die nach dem ersten Tag abklingen, sind kein Hinderungsgrund, die auslösende Übung am Folgetag zu wiederholen. Falls die Missempfindungen einen weiteren Tag anhalten, sollte die nächste Übungseinheit auf den dritten Tag verschoben und die Übungsfrequenz herabgesetzt werden. Wenn die Muskeln auch am dritten Tag noch schmerzen, muss die Übung ersetzt werden. Gelegentlich beklagen sich Patienten darüber, dass das Heimprogramm unangenehme (aber nicht unerträgliche) Muskelschmerzen verursacht, weil sie mit übertriebenem Eifer vorgegangen sind. Man sollte ihn oder sie zur Mäßigung anhalten und daran erinnern, dass Muskelkater und -steifigkeit mit Hilfe von feuchter Wärme innerhalb von 72 Stunden abklingen müssten.

Ausdauerübungen

Um die Ausdauerleistung sowohl des kardiovaskulären Systems als auch einer bestimmten Muskelgruppe zu fördern, müssen Übungen mit mäßigem Kraftaufwand bis zur Ermüdung ausgeführt werden. Dazu eignen sich Schwimmen, Rad fahren, Tennis, Joggen und Seil springen. Für die Genesung von myofaszialen Triggerpunkten sind Ausdauerübungen zwar nicht zwingend erforderlich, ein regelmäßiges Ausdauertraining, das mindestens zweimal wöchentlich am besten an jedem zweiten Tag ausgeführt wird, ist jedoch im Interesse der Gesundheit nachdrücklich zu empfehlen. Es verringert zudem das Risiko, Triggerpunkte erneut zu aktivieren.

Sofern ein beheiztes Schwimmbecken zur Verfügung steht, bietet Schwimmen für viele Muskelgruppen hervorragende Übungsmöglichkeiten bei geringem Überlastungsrisiko. Rad fahren ist weniger problematisch als Joggen, am wenigsten auf einem Standgerät, auf dem der Patient aus einer halb liegenden Position in die Pedale tritt. Wenn er auf einem herkömmlichen Standfahrrad fährt, sollte er sich nicht über den Lenker beugen, sondern aufrecht sitzen und von Zeit zu

Zeit die Arme schwingen. Die übliche Radfahrerhaltung, wobei der Rumpf vorgebeugt und der Kopf in den Nacken gelegt ist, überlastet die Nackenmuskulatur. Unabhängig von der Übung sollten die ersten Versuche unbedingt innerhalb der Toleranzgrenze des Patienten liegen. Anfänglich ist es besser, bezüglich der Belastbarkeit zu unter- als zu übertreiben. Auf dem Standfahrrad oder dem „Stepper" wird stets nur *allmählich* und immer nur um einen Trainingsfaktor gesteigert – entweder die Dauer (Geschwindigkeit) oder die Last (Spannung). Wer wenig Kondition hat, kann sich durch übertriebenes Training ernstlich schaden. Beim Joggen sollte man eine Strecke wählen, die sich notfalls abkürzen lässt, um sich nicht zu überanstrengen.

Literatur

1. Abeles M, Garjian P: Do spray coolant anesthetics contaminate an aseptic field? [Letter]. *Arth Rheum* 29:576, 1986.
2. Acquadro MA, Borodic GE: Treatment of myofascial pain with botulinum A toxin [letter]. *Anesthesiology* 80(3):705–706, 1994.
3. Agnew LR, Aviado DM, Brody JI, *et al.*: *Dorland's Illustrated Medical Dictionary*. Ed. 24. W.B. Saunders, Philadelphia, 1965.
4. Baker B: Personal Communication, 1981.
5. Baker DM: Changes in the corium and subcutaneous tissues as a cause of rheumatic pain. *Ann Rheum Dis* 14:385–391, 1955.
6. Bardeen CR: The musculature. Sect. 5. In: *Morris's Human Anatomy*. Ed. 6. Edited by Jackson CM. Blakiston's Son & Co., Philadelphia, 1921.
7. Bargmann W, Batrawi AM, Beau A, *et al.*: *Nomina Anatomica*. Excerpta Medica Foundation, Amsterdam, 1966.
8. Barnes J: *Myofascial Release: the Search for Excellence*. Self-published, 1990.
9. Basmajian JV: *Muscles Alive*. Ed. 4. Williams & Wilkins, Baltimore, 1978 (pp.103–114, 115–129).
10. Bates T, Grunwaldt E: Myofascial pain in childhood. *J Pediatr* 53:198–209, 1958.
11. Beard G, Wood EC: *Massage: Principles and Techniques*. W.B. Saunders, Philadelphia, 1964 (pp. 38–45, 51).
12. Bell WH: Nonsurgical management of the pain-dysfunction syndrome. *J Am Dent Assoc* 79: 161–170, 1969.
13. Benoit PW: Effects of local anesthetics on skeletal muscle. *Anat Rec* 169:276–277, 1971.
14. Benoit PW: Reversible skeletal muscle damage after administration of local anesthetics with and without epinephrine. *J Oral Surg* 36:198–201, 1978.
15. Benoit PW: Microscarring in skeletal muscle after repeated exposures to lidocaine with epinephrine. *J Oral Surg* 36:530–533, 1978.
16. Benoit PW, Belt WD: Same effects of local anesthetic agents on skeletal muscle. *Exp Neurol* 34:264–278, 1972.

17. Berges PU: Myofascial pain syndromes. *Postgrad Med 53:*161–168, 1973.
18. Boeve M: Personal communication, 1990.
19. Bogduk N, Simons DG: Neck pain: joint pain or trigger points? Chapter 20. In: *Progress in Fibromyalgia and Myofascial Pain*, Vol. 6 of Pain research and Clinical Management. Edited by Vaerøy H, Mersky H. Elsevier, Amsterdam, 1993 (pp. 267–273).
20. Bonica JJ: Management of myofascial pain syndromes in general practice. *JAMA 164:*732–738, 1957.
21. Boos R. Pannikulose und Pannikulitis. In: *Fortbildungskurse für Rheumatologie, Der Weichteilrheumatismus*. Edited by Kaganas G, Müller W, Wagenhäuser F, Vol. 1. S. Karger, Basel, 1971 (pp. 35–48).
22. Brand PW, Beach RB, Thompson DE: Relative tension and potential excursion of muscles in the forearm and hand. *J Hand Surg 6:*209–219. 1981.
23. Brin MF (Ed.): Spasticitv: etiology, evaluation, management, and the role of Botulinum toxin type A. *Muscle & Nerve* Suppl. 6, 1997.
24. Brun A: Effect of procaine, carbocaine and xylocaine on cutaneous muscle in rabbits and mice. *Acta Anaesthesiol Scand 3:*59–73, 1959.
25. Burke GW, Jr., Fedison JR. Jones CR: Muscle degeneration produced by local anesthetics. *Va Dent J 49:*33–37, 1972.
26. Byl NN, McKenzie A, Halliday B, *et al.:* The effects of phonophoresis with corticosteroids: a controlled pilot study. *J Orthop Sports Phys Ther 18(5):*590–600, 1993.
27. Cardenas DD, Stolov WC. Hardy MS: Muscle fiber number in immobilization atrophy. *Arch Phys Med Rehabil 58:*423–426, 1977.
28. Chan P: *Finger Acupressure*. Ballantine Books, New York, 1975.
29. Chernick WS: Local anesthetics. Chapter 11. In: *Drill's Pharmacology in Medicine*. Ed. 4. Edited by DiPalma JR. McGraw-Hill, New York, 1971 (pp. 190–193, 196–199).
30. Cheshire WP, Abashian SW, Mann JD: Botulinum toxin in the treatment of myofascial pain syndrome. *Pain 59:*65–69, 1994.
31. Chu J: Dry needling (intramuscular stimulation) in myofascial pain related to lumbosacral radiculopathy. *Eur J Phys Med Rehabil 5(4):*106–121, 1995.
32. Chu J: Twitch-obtaining intramuscular stimulation: its effectiveness in the long-term treatment of myofascial pain related to lumbosacral radiculopathy. *Arch Phys Med Rehabil 78:*1024, 1997 (Abstr).
33. Ciemente CD: *Gray's Anatomy of the Human Body*, American Ed. 30. Lea & Febiger, Philadelphia, 1985.
34. Consumer Reports: Caffeine: how to consume less. *Consumer Reports* 597–599, October, 1981.
35. Copeman WS, Ackerman WL: "Fibrositis" of the back. *Q J Med 13:*37–51, 1944.
36. Covino BG: Local anesthesia (Parts One and Two). *N Engl J Med 286:*975–983, and 1035–1042, 1972.
37. Cyriax JH: Clinical applications of massage, Chapter 7. In: *Manipulation, Traction and Massage*. Ed. 2. Edited bv Rogoff JB. Williams & Wilkins, Baltimore, 1980 (pp.152–155).
38. Dalessio DJ: *Wolff's Headache and Other Head Pain*. Ed. 3. Oxford University Press, New York, 1972 (p. 553).
39. D'Ambrogio KJ, Roth GB: *Positional Release Therapy*. Mosby, St. Louis, 1997.
40. Danneskiold-Samsøe B, Christiansen E, Andersen RB: Regional muscle tension and pain ("Fibrositis"). *Scand J Rehab Med 15:*17–20, 1983.
41. Danneskiold-Samsøe B, Christiansen E, Andersen RB: Myofascial pain and the role of myoglobin. *Scand J Rheumatol 15:*174–178, 1986.
42. Day BH, Govindasamy N, Patnaik R: Corticosteroid injections in the treatment of tennis elbow. *Practitioner 220:*459–462, 1978.
43. Eisler P: Die Muskeln des Stammes. Gustav Fischer, Jena, 1912.
44. Fassbender HG: Non-articular rheumatism. Chapter 13. In: *Pathology of Rheumatic Diseases*. Springer-Verlag, New York, 1975 (pp. 303–314).
45. Fields HL (Editor). *Core Curriculum for Professional Education of the International Association for the Study of Pain*. IASP Press, Seattle, 1995.
46. Fischer AA: New approaches in treatment of myofascial pain. In: *Myofascial Pain–Update in Diagnosis and Treatment*. Edited by Fischer AA. *Phys Med Rehabil Glin North Am 8(1):*153–169. 1997.
47. Fordyce WE: *Behavioral Methods for Chronic Pain and Illness*. C.V Mosby, St. Louis, 1976.
48. Frank E: Personal Communication, 1997.
49. Frost A: Diclofenac versus lidocaine as injection therapy in myofascial pain. *Scand J Rheumatol 15:*153–156, 1986.
50. Frost FA, Jessen B, Siggaard-Anderson J: A control, double-blind comparison of mepivacaine injection versus saline injection for myofascial pain. *Lancet 1:*499–501, 1980.
51. Gardner DA: The use of ethyl chloride spray to relieve somatic pain. *JAOA 49:*525–528, 1950.
52. Gerwin RD, Shannon S, Hong CZ, *et al.:* Interrater reliability in myofascial trigger point examination. *Pain 69:*65–73, 1997.
53. Glover JC, Yates HA: Strain and counterstrain, Chap. 58. In: *Foundations for Osteopathic Medicine*. Edited by Ward RC. Williams and Wilkins, Baltimore, 1997 (pp. 809–818).
54. Gold H, Travell J: Cornell conference on therapy: management of pain due to muscle spasm. *NY State J Med 45:*2085–2097, 1945 (pp. 2095–2096).
55. Good MG: Acroparaesthesia – an idiopathic myalgia of elbow. *Edinburgh Med J 56:*366–368, 1949.
56. Goodman LS, Gilman A: *The Pharmacological Basis of Therapeutics*. Ed. 4. Macmillan, London, 1970 (pp. 372–376, 382, 1662–1663).
57. Goodridge JP: Muscle energy technique procedures. Chapter 53. In: *Foundations for Osteopathic Medicine*. Edited by Ward RC. Williams and Wilkins, Baltimore, 1997 (pp.691–696).

58. Gottlieb NL, Riskin WG: Complications of local corticosteroid injections. *JAMA 243*:1547–1548, 1980.

59. Greenman PE: *Principles of Manual Medicine*. Ed. 2. Williams & Wilkins, Baltimore, 1996 (pp. 39–49, 99–103, 539).

60. Gunn C. Chan: Personal Communication, 1995.

61. Gunn CC: *The Gunn Approach to the Treatment of Chronic Pain–Intramuscular Stimulation for Myofascial Pain of Radiculopathic Origin*. Churchill Livingstone, London, 1996.

62. Gunn CC, Milbrandt WE: Early and subtle signs in low-back sprain. *Spine 3*:267–281, 1978.

63. Hagbarth KE, Finer B: The plasticity of human withdrawal reflexes to noxious skin stimuli in lower limbs. *Prog Brain Res 1*:65–78, 1963.

64. Headley BJ: EMG and myofascial pain. *Clinical Manage 10*:43–46, 1990.

65. Hill AV: The mechanics of voluntary muscle. *Lancet 2*:947–951, 1951.

66. Hong CZ: Myofascial trigger point injection. *Crit Rev Phys Med Rehabil 5*:203–217, 1993.

67. Hong CZ: Lidocaine injection versus dry needling to myofascial trigger point: the importance of the local twitch response. *Am J Phys Med Rehabil 73*:256–263, 1994.

68. Hong CZ: Considerations and recoinmendations regarding myofascial trigger point injection. *J Musculoske Pain 2(1)*:29–59, 1994.

69. Hong CZ: Persistence of local twitch response with loss of conduction to and from the spinal cord. *Arch Phys Med Rehabil 75*:12–16, 1994.

70. Hong CZ: Personal Communication, 1998.

71. Hong CZ, Chen YN, Twehous D, *et al.*: Pressure threshold for referred pain by compression on the trigger point and adjacent areas. *J Musculoske Pain 4(3)*:61–79, 1996.

72. Hong CZ, Hsueh TC: Difference in pain relief after trigger point injections in myofascial pain patients with and without fibromyalgia. *Arch Phys Med Rehabil 77(11)*:1161–1166, 1996.

73. Hong CZ, Simons DG: Response 10 treatment for pectoralis minor myofascial pain syndrome after whiplash. *J Musculoske Pain 1(1)*:89–131, 1993.

74. Hong CZ, Torigoe Y: Electrophysiological characteristics of localized twitch responses in responsive taut bands of rabbit skeletal muscle. *J Musculoske Pain 2(2)*:17–43, 1994.

75. Hong CZ, Torigoe Y, Yu J: The localized twitch responses in responsive taut bands of rabbit skeletal muscle fibers are related to the reflexes at spinal-cord level. *J Musculoske Pain 3(1)*:15–34, 1995.

76. Hubbard D: Personal Communication, 1994.

77. Irwin Y, Wagenvoord J: *Shiatzu*. J.B. Lippincott, Philadelphia, 1976.

78. Jackson R: *The Cervical Syndrome*. Ed. 4. Charles C. Thomas. Springfield, Ill., 1977 (pp. 310, 311).

79. Jacobs AW, Falls WM: Anatomy, Chapter 3. In: *Foundations for Osteopathic Medicine*. Edited by Ward RC. Williams & Wilkins, Baltimore, 1997, pp. 27–43 (see p. 35).

80. Jaeger B: Differential diagnosis and management of craniofacial pain, Chapter 11. In: *Endodontics*. Ed. 4. Edited by Ingle JI, Bakland LK. Williams & Wilkins, Baltimore, 1994 (pp. 550–607).

81. Jaeger B, Reeves JL: Quantification of changes in myofascial trigger point sensitivity with the pressure algometer following passive stretch. *Pain 27*:203–210, 1986.

82. Jaeger B, Skootsky SA: Double blind, controlled study of different myofascial trigger point injection techniques [Abstract]. *Pain 4(Suppl)*:S292, 1987.

83. Janssens LA: Trigger points in 48 dogs with myofascial pain syndromes. *Vet Surg 20*:274–278, 1991.

84. Janssens LA: Trigger point therapy. *Probl Vet Med 4*:117–124, 1992.

85. Jones LH: *Strain and Counterstrain*. The American Academy of Osteopathy, Colorado Springs, 1981.

86. Kahn J: Electrical modalities in the treatment of myofascial conditions, Chapter 15. In: *Myofascial Pain and Fibromyalgia*. Edited by Rachlin ES. Mosby, St. Louis, 1994, pp. 473–485.

87. Kahn J: Phonophoresis technique questioned. *Physical Therapy 76(12)*:1348–1349, 1996. [Letter]

88. Kamen LB, Miller LT: Complications of trigger point steroid injections and therapeutic ultrasound. *Arch Phys Med Rehabil 69*:778, 1988. [Abstract]

89. Kelly M: New light on the painful shoulder. *Med J Aust 1*:488–493, 1942 (Case 2, p. 489).

90. Knott M, Voss DE: *Proprioceptive Neuromuscular Facilitation*. Ed. 2. Harper & Row, New York, 1968 (pp. 97–99).

91. Kraft GH, Johnson EW, LeBan MM. The fibrositis syndrome. *Arch Phys Med Rehabil 49*:155–162. 1968.

92. Kraus H: The use of surface anesthesia in the treatment of painful motion. *JAMA 16*:2582–2583, 1941.

93. Kraus H: *Clinical Treatment of Back and Neck Pain*. McGraw-Hill, New York, 1970.

94. Kuchera WA, Kuchera ML: *Osteopathic Principles in Practice*. Second Edition Revised, Greyden Press, Columbus, 1994.

95. Kugelberg E, Hagbarth KE: Spinal mechanism of the abdominal and erector spinae skin reflexes. *Brain 81*:290–304, 1958.

96. Laskin DM: Etiology of the pain-dysfunction syndrome. *Am Dent Assoc 79*:147–153, 1969.

97. Lewis C, Gevirtz R, Hubbard D, *et al.*: Needle trigger point and surface frontal EMG measurements of psychophysiological responses in tension-type headache patients. *Biofeedback Self Reg 19(3)*: 274–275, 1994.

98. Lewis K: The needle effect in the relief of myofascial pain. *Pain 6*:83–90, 1979.

99. Lewit K: Muskelfazilitations- und Inhibitionstechniken in der Manuellen Medizin. Teil II. Postisometrische Muskelrelaxation. *Manuelle Med 19*:12–22, 1981.

100. Lewit K: Postisometric relaxation in combination with other methods of muscular facilitation and inhibition. *Manual Med 2*:101–104, 1986.

101. Lewit K: *Manipulative Therapy in Rehabilitation of the Locomotor System*. Ed. 2. Butterworth Heinemann, Oxford, 1991 (pp. 11, 81, 186).
102. Lewit K: Personal Communication, 1996.
103. Lewit K, Berger M, Holzmüller G, *et al.:* Breathing movements: the synkinesis of respiration with looking up and down. *J Musculoske Pain* 5(4):57–69, 1997.
104. Liberson WT: Personal communication, 1979.
105. Lieber RL: *Skeletal Muscle Structure and Function*. Williams & Wilkins, Baltimore, 1992 (*see* pp. 42–45).
106. Lloyd DP: Integrative pattern of excitation and inhibition in two-neuron reflex arcs. *J Neurophysiol* 9:421–438, 1946.
107. Lundervold AJ: Electromyographic investigations during sedentary work, especially typewriting. *Br J Phys Med* 14:32–36, 1951.
108. Lynn, Paulette: Personal Cummunication, 1993.
109. Macdonald AJ: Abnormally tender muscle regions and associated painful movements. *Pain* 8:197–205, 1980.
110. Magnusson SP, Simonsen EB, Aagaard P, *et al.:* Mechanical and physiological responses to stretching with and without preisometric contraction in human skeletal muscle. *Arch Phys Med Rehabil* 77:373–378, 1996.
111. Maigne R: Low back pain of thoracolumbar origin. *Arch Phys Med Rehabil* 61:389–395, 1980.
112. Maloney, M: Personal Communication, 1996.
113. Margoles MS: Letter to the editor. *Pain* 8:115–117, 1980.
114. McKeag PW: Fibrositis and panniculitis. Br J Phys Med 8:107–109, 1933.
115. McLaughlin CW Jr: Procaine infiltration in treatment of acute sprains. *Millt Surg* 97:457–460, 1945.
116. McNulty WH, Gevirtz RN, Hubbard DR, *et al.:* Needle electromyographic evaluation of trigger point response to a psychological stressor. *Psychophysiology* 31(3):313–316, 1994.
117. Melzack R: The McGill pain questionnaire: major properties and scoring methods. *Pain* 1:277–299, 1975.
118. Mennell JM: Joint Pain: *Diagnosis and Treatment Using Manipulative Techniques*. Little, Brown and Company, Boston, 1964 (see pp. 3–5).
119. Mennell J: Spray-stretch für relief of pain from muscle spasm and myofascial trigger points. *J Am Podiatry Assoc* 66:873–876, 1976.
120. Mense 5: Referral of muscle pain: new aspects. *Am Pain Soc J* 3:1–9, 1994.
121. Mense S, Simons DC: *Muscle Pain*. Williams & Wilkins, Baltimore. In Press.
122. Modell W, Travell J, *et al.:* Treatment of painful disorders of skeletal muscle. *NY State J Med* 48:2050–2059, 1948.
123. Modell W, Travell J, Kraus H, *et al.:* Relief of pain by ethyl chloride spray. *NY State J Med* 52:1550–1558, 1952.
124. Moldofsky H: The contribution of sleep-wake physiology to fibromyalgia, Chapter 13. In: *Myofascial Pain and Fibromyalgia, Advances in Pain Research and Therapy*, Vol. 17. Edited by Fricton JR. Awad EA. Raven Press, New York, 1990 (pp. 227–240).
125. Moldofsky H, Scarisback P, England R, *et al.:* Musculoskeletal symptoms and non-REM sleep disturbance in patients with "fibrositis syndrome" and healthy subjects. *Psychosom Med* 37:341–351, 1975.
126. Morgan GJ Jr: Panniculitis and erythema nodosum, Chapter 75. In: *Textbook of Rheumatology*. Edited by Kelley WN, Harns ED, Ruddy S, *et al.*, Vol. 2. W.B. Saunders, Philadelphia, 1981 (pp. 1203–1207).
127. Nagler JH: Injection treatment of sprains. *Milit Surg* 96:528–529, 1945.
128. Nielsen AJ: Personal communication, 1981.
129. Novich MM: Physicah therapy in treatment of athletic injuries. *Tex State J Med* 61:672–674, 1965.
130. Ottaviani LB, Childers MK: Localization of neuromuscular junctions through needle electromyography. *Arch Phys Med Rehabil* 76:1045, 1995. (Abstr)
131. Patton IJ, Williamson JA: Fibrositis as a factor in the differential diagnosis of visceral pain. *Can Med Assoc J* 58:162–166, 1948.
132. Pizzolato P, Mannheimer W: *Histopathologic Effects of Local Anesthetic Drugs and Related Substances*. Charles C Thomas, Springfield, Ill., 1961 (pp. 40, 41, 60, 71).
133. Prudden B: *Pain Erasure: The Bonnie Prudden Way*. M. Evans & Co., New York, 1980 (pp. 18, 19).
134. Rachlin ES: Trigger point management. Chapter 9. In: *Myofascial Pain and Fibromyalgia*. Edited by Rachhin ES. Mosby, St. Louis, 1994 (pp. 173–195).
135. Rasch PJ, Burke RK: *Kinesiology and Applied Anatomy*. Ed. 6. Lea & Febiger, Philadelphia, 1978 (pp. 46, 47).
136. Reitinger A, Radner H, Tilscher H, *et al.:* Morphologische Untersuchung an Triggerpunkten [Morphologic study of trigger points]. *Manuelle Medizin* 34:256–262, 1996.
137. Rinzler SH, Stein I, Bakst H, *et al.:* Blocking effect of ethyl chloride on cardiac pain induced by ergonovine. *Proc Soc Exp Biol Med* 85:329–333, 1954.
138. Rinzler SH, Travell J: Therapy directed at the somatic component of cardiac pain. *Am Heart J* 35:248–268, 1948 (p. 250).
139. Ritchie JM, Ritchie BR: Local anesthetics: effect of pH on activity. *Science* 162:1394–1395, 1968.
140. Santiesteban AJ: Physical agents and musculoskeletal pain, Chapter 9. In: *Orthopaedic and Sports Physical Therapy*. Vol. 2. Edited by Gould JA III, Davies GJ, CV Mosby, St. Louis, 1985:199–211.
141. Shea MJ, Keyworth D: Myofascial release: blending the somatic and orthopedic models. *Clin Bull Myofascial Ther* 2(1):65–75, 1997.
142. Simons DC: Muscle pain syndromes–parts I and II. *Am J Phys Med* 54:289–311, 1975, and 55:15–42, 1976.
143. Simons DG: Electrogenic nature of palpable bands and "Jump Sign" associated with myofas-

cial trigger points. In: *Advances in Pain Research and Therapy*. Edited by Bonica JJ, Albe-Fessard D. Raven Press, New York, 1976 (pp. 913–918).

144. Simons DG: Referred phenomena of myofascial trigger points. Chap. 28. In: *New Trends in Referred Pain and Hyperalgesia, No. 27 in the series Pain Research and Clinical Management*. Edited by Vecchiet L, Albe-Fessard D, Lindblom U, *et al.* Elsevier Science Publishers, Amsterdam, 1993:341–357.

145. Simons DC: Neurophysiological basis of pain caused by trigger points. *Am Pain Soc J 3:*17–19, 1994.

146. Simons DG: Book Review of: Muscles, Masses and Motion. The Physiology of Normality, Hypotonicity, Spasticity and Rigidity, by E.G. Walsh. *J Musculoske Pain 2(4):*153–1 54, 1994.

147. Simons DG: Triggerpunkte und Myogelose [Trigger points and myogelosis]. *Manuelle Medizin 35(6):*190–294, 1997.

148. Simons DG: Myofascial trigger points: the critical experiment. *J Musculoske Pain 5(4):*113–118, 1997.

149. Simons DG, Dexter JR: Comparison of local twitch responses elicited by palpation and needling of myofascial trigger points. *J Musculoske Pain 3(1):*49–61, 1995.

150. Simons DG, Hong CZ: Comment to Dr. Baldry's dry needling technique. *J Musculoske Pain 3(4):*81–85, 1995.

151. Simons DG, Hong CZ, Simons LS: Nature of myofascial trigger points, active loci [Abstract]. *J Musculoske Pain 3(Suppl 1):*62, 1995.

151a. Simons DG, Mense S: Understanding and measurement of muscle tone related to clinical muscle pain. *Pain 75:*1–17, 1998.

152. Simons DG, Stolov WC: Microscopic features and transient contraction of palpable bands in canine muscle. *Am J Phys Med Rehabil 55:*65–88, 1976.

153. Singh P, Maibach HI: Iontophoresis in drug delivery: basic principles and applications. *Crit Rev Ther Drug Carrier Sys J 1(2–3):*161–213, 1994.

154. Sola AE, Kuitert JH: Myofascial trigger point pain in the neck and shoulder girdle. *Northwest Med 54:*980–984, 1955.

155. Stern S, Keren A: Extreme sinus bradycardia following routine venipuncture. *JAMA 239:*403–404, 1978.

156. Sternbach RA: *Pain Patients*. Academic Press, N.Y., 1974 (pp. 5–11).

157. Tavernor D: Alleviation of postherpetic neuralgia. *Lancet 2:*671–673, 1960.

158. Telling WH: The chinical importance of fibrositis in general practice. *Br Med J 1:*689–692, 1935.

159. Tizes R: Cardiac arrest following routine venipuncture. *JAMA 236:*1846–1847, 1976.

160. Travell J: Rapid relief of acute "stiff neck" by ethyl chhoride spray. *J Am Med Wom Assoc 4:*89–95, 1949.

161. Travell J: Basis for the multiple uses of local block of somatic trigger areas (procaine infiltration and ethyl chloride spray). *Miss Valley Med 171:*13–22, 1949.

162. Travell J: Early relief of chest pain by ethyl chloride spray in acute coronary thrombosis, Case Report. *Circulation 3:*120–124, 1951.

163. Travell J: Pain mechanisms in connective tissue. In: *Connective Tissues, Transactions of the Second Conference, 1951*. Edited by Ragan C. Josiah Macy, Jr. Foundation, New York, 1952 (pp. 90, 92–94, 105, 119, 121).

164. Travell J: Ethyl chlorides spray for painful muscle spasm. *Arch Phys Med Rehabil 33:*291–298, 1952.

165. Travell J: Referred pain from skeletal muscle: the pectoralis major syndrome of breast pain and soreness and the sternomastoid syndrome of headache and dizziness. *NY Stute J Med 55:*331–339, 1955 (pp. 332, 333).

166. Travell J: Factors affecting pain of injection. *JAMA 158:*368–371, 1955.

167. Travell J: Temporomandibular joint pain referred from muscles of the head and neck. *J Prosthet Dent 10:*745–763, 1960.

168. Travell J: Use and abuse of the muscles in housework. *J Am Wom Med Assoc 18:*159–162, 1963.

169. Travell J: *Office Hours: Day und Night*. The World Publishing Company. New York. 1968 (pp. 260, 262, 269, 270, 272. 273, 276, 283).

170. Travell J: Myofascial trigger points: clinical view. In: *Advances in Ruin Research and Therapy* Vol. 1. Edited by Bonica JJ, Albe-Fossard D, Raven Press, New York, 1976 (pp. 919–926).

171. Travell J: Identification of myofascial trigger point syndromes: a case of atypical facial neuralgia. *Arch Phys Med Rehabil 62:*100–106, 1981.

172. Travell JG: Chronic myofascial pain syndromes: mysteries of the history. Chapter 6. In: *Advances in Ruin Research und Therapy*, Vol. 17. Edited by Fricton JR, Awad li. Raven Press, Ltd., New York, 1990 (pp. 129–137).

173. Travell J, Koprowska J, Hirsch BB, *et al.:* Effect of ethyl chloride spray an thermal burns. *J Pharmacol Exp Ther 101:*36, 1951.

174. Travell J, Rinzler SH: Influence of ethyl chloride spray an deep pain and ischemic contraction of muscle. *Fed Proc 8:*339, 1949.

175. Travell J, Rinzler SH: The myofascial genesis of pain. *Rostgrud Med 11:*425–434, 1952.

176. Vandam LD: Local anesthetics, I. *N Engl J Med 263:*748–750, 1960.

177. Vecchiet L, Giamberardino MA, Dragani L, *et al.:* Latent myofascial trigger points: changes in muscular and subcutaneous pain thresholds at trigger point and target level. *J Man Med 5:*151–154, 1990.

178. Vecchiet L, Giamberardino MA, de Bigontina P, *et al.:* Comparative sensory evaluation of parietal tissues in painful and nonpainful areas in fibromyalgia and myofascial pain syndrome, Chapter 13. In: *Proceedings of the 7th World Congress on Ruin, Progress in Ruin Research und Management*, Vol. 2. Edited by Gebhart GF, Hammond DL, Jensen TS. IASP Press, Seattle, 1994, pp. 177–249.

179. Vogler P, Kraus H: *Periostbehandlung, Kolonbehandlung: Zwei reflextherapeutische Methoden*. George Thieme, Leipzig, 1975 (pp. 52–69).

180. Voss DE, Ionta MK, Myers 8): *Proprioceptive Neuromuscular Facilitation*. Ed. 3. Harper & Row, Philadelphia, 1985.

181. Voss H: Tabelle der Muskelwichte des Mannes, berechnet und zusammengestellt nach der Untersuchungen von W. Thiele (1884). *Anat Anz 103*:356–360, 1956.

182. Walpin LA: Bedroom posture: the critical role of a unique pillow in relieving upper spine and shoulder girdle pain. *Arch Phys Med Rehabil 58*:507, 1977.

183. Walsh EG: *Muscles, Masses & Motion. The Physiology of Normality, Hypotonicity, Spasticity & Rigidity*. MacKeith Press, Distributed by Cambridge University Press, 1992.

184. Weber EF: Über die Längenverhältnisse der Fleischfasern der Muskeln in Allgemeinen. Berichte uber die Verhandlungen der Königlich Sächsischen Gesellschaft der Wissenschaften Zu Leipzig 3:63–86, 1851.

185. Weeks VD, Travell J: Postural vertigo due to trigger areas in the sternocleidomastoid muscle. *J Pediatr 47*:315–327, 1955.

186. Weeks VD, Travell J: How to give painless injections. In *A.M.A. Scientific Exhibits 1957*. Grune & Stratton, New York, 1957 (pp. 318–322).

187. Whiteside J: Personal communication, 1995.

188. Willis WD Jr. Grossman RG: *Medical Neurobiology*. CV. Mosby, St Louis, 1973 (p. 103).

189. Wilson TS: Manipulative treatment of subacute and chronic fibrositis. *Br Med J 1*:298–302, 1936.

190. Wu CM, Chen HH, Hong CZ: Inactivation of myofascial trigger points associated with lumbar radiculopathy: surgery versus physical therapy [Abstract]. *Arch Phys Med Rehabil 78*:1040–1041, 1997.

191. Yagiela JA, Benoit PW, Buoncristiani RD, *et al.*: Comparison of myotoxic effects of lidocaine with epinephrine in rats and humans. *Anesth Analg 60*:471–480, 1981.

192. Yue SK: Initial experience in the use of botulinum toxin A for the treatment of myofascial related muscle dysfunctions [Abstract]. *J Musculoske Pain 3(Suppl 1)*:22, 1995.

193. Zohn DA, Mennell JM: *Musculoskeletal Pain: Diagnosis und Physical Treatment*. Little, Brown and Company, Boston, 1976 (pp. 126–129, 190–193).

Suppliers

Cervipillo, TRU-EZE Mfg. Co., 27635 Diaz, Temecula, CA 92390

Dramamine, Searle Pharmaceuticals, Inc., Box 5110, Chicago, IL 60680

Fluori-Methane and ethyl chloride spray, Gebauer Chemical Co., 94100 St. Catherine Ave., Cleveland, OH 44104

Hydrocollator Steam Pack, Chattanooga Corporation, 101 Memorial Drive, Chattanooga, TN 37405

Medco-sonolator, Medco Products Co., Inc., P.O. Box 50070, Tulsa, OK 74150

Phenergan, Wyeth Laboratories, P.O. Box 8299, Philadelphia, PA 19101

Potaba, Glenwood, Inc., 83 N. Summit St. Tenafly, NJ 07670

Wal-Pil-O, RoLoke Co., Box 24DD3, West Los Angeles, CA 90024

Aufrecht erhaltende und begünstigende Faktoren

Unter Mitwirkung von Robert D. Gerwin, M.D.

Übersicht: Die **klinische Bedeutung** der zahlreichen Faktoren, die myofasziale Triggerpunkte aufrecht erhalten und begünstigen, wird meist unterschätzt. Oft sind besondere Kenntnisse erforderlich, um ihre Relevanz für das Triggerpunktgeschehen zu erkennen. Meistens werden sie übersehen oder nicht beachtet. Für Patienten, die unter myofaszialem Schmerz leiden, bedeutet es oft den Unterschied zwischen Behandlungserfolg und Therapieversagen, ob diese Faktoren beachtet werden. Bei Patienten mit persistierenden (chronischen) myofaszialen Schmerzsyndromen ist oft **mechanische Belastung** für therapieresistente Triggerpunkte verantwortlich. Die häufigste Quelle einer solchen Belastung ist ein asymmetrisches, disproportionales Skelett. Zu den Asymmetrien zählen die Beinlängendifferenz, bei der ein Unterschied von 0,5 cm kritisch sein kann, und eine kleinere Beckenhälfte. Zu den skelettalen Disproportionen zählen ein langer zweiter Mittelfußknochen (Dudley-J.-Morton-Fuß) und zu kurze Oberarme. Andere häufige Ursachen muskulärer Belastung wie ergonomisch ungeeignete Möbel, ungünstige Körperhaltungen, ein falscher Gebrauch der Muskeln, einengender Druck auf Muskeln und eine längere Immobilisation lassen sich fast immer beeinflussen bzw. korrigieren. **Nährstoffmangelerscheinungen** sind oft für das Fortbestehen von Triggerpunkten entscheidend und wirken normalerweise mit mechanischen Belastungsfaktoren zusammen. An der unteren Grenze der „Norm" liegende Spiegel der Vitamine B_1, B_6, B_{12} und/oder Folsäure sind ungünstig und oft verantwortlich, wenn die spezifische myofasziale Therapie betroffener Muskeln nur vorübergehende Besserung erzielt. Stark erniedrigte Werte verstärken das Triggerpunktgeschehen in jedem Fall. Ein Vitamin-C-Mangel verstärkt die Blutungsneigung an der Einstichstelle bei Infiltrationen. Insbesondere Raucher weisen oft einen Vitamin-C-Mangel auf. Abweichungen der Vitaminspiegel lassen sich durch Messung der Serumspiegel ermitteln. Die Symptome sprechen normalerweise auf die orale Ersatztherapie an. Eisenmangel und Anämien verschlimmern Triggerpunkte. Eine ausreichende Versorgung mit Kalzium, Kalium, Eisen und verschiedenen Spurenelementen ist für die normale Muskelfunktion essenziell. Eine subklinische Anämie ist ein wichtiger Faktor. Zu den **endokrinen und Stoffwechselstörungen,** die das Triggerpunktgeschehen begünstigen, zählen eine Stoffwechselunterfunktion bei Hypothyreose, Hyperurikämie und Hypoglykämie. Offensichtlich besteht ein direkter kausaler Zusammenhang zwischen Faktoren wie Anämie und Hypothyreose, die sich negativ auf den Muskelstoffwechsel auswirken, und persistierenden Triggerpunkten. Inzwischen stehen geeignete Laborverfahren zur Diagnose einer die Triggerpunkte beeinflussenden Hypothyreose zur Verfügung. **Psychologische Faktoren,** die die Genesung verzögern können, sind Depressionen, eine ängstliche Anspannung, das Selbstbild vom „ganzen Kerl", ein sekundärer Krankheitsgewinn und ein erlerntes Krankheitsverhalten. Eine **chronische Infektion** mit Bakterien, Viren oder Parasiten kann die Genesung vom myofaszialen Schmerzsyndrom verhindern. **Andere Faktoren** wie Allergien, Schlafstörungen, eine Radikulopathie und chronische innere Erkrankungen verlängern den erforderlichen Therapiezeitraum. Routinemäßig sollten bestimmte **Laboruntersuchungen** durchgeführt werden, um Faktoren, die das Triggerpunktgeschehen aufrecht erhalten, aufzudecken: die Bestimmung der Serumvitaminspiegel und der Serumchemie, ein Differenzialblutbild, eine Blutsenkungsgeschwindigkeit sowie die Bestimmung der Schilddrüsenhormonspiegel.

4

Inhaltsübersicht

4.1 Klinische Bedeutung

Die Geschichte eines unbekannten Mannes, der in ein Loch im Gehweg trat und sich ein Bein brach verdeutlicht, wieso Faktoren, die Triggerpunkte aufrecht erhalten, ausgeschaltet werden müssen. Er wurde behandelt, und sein Bein heilte. Zwei Monate später trat er jedoch erneut in das Loch und brach sich wieder das Bein, *denn niemand hatte das Loch im Gehweg verschlossen.* Wenn wir myofasziale Schmerzsyndrome behandeln, ohne die „Löcher zu stopfen", indem wir die multiplen Faktoren ausschalten, die die Triggerpunkte reaktivieren, sind die Patienten zu einem Kreislauf zwischen Therapie und Rückfall verdammt. Unserer Erfahrung nach entfiel bei Patienten, die seit Monaten oder Jahren unter myofaszialen Schmerzen gelitten hatten, der größte Teil der Behandlungszeit darauf, Löcher zu stopfen. Für Patienten mit chronischen myofaszialen Triggerpunkten ist dieses das *wichtigste Einzelkapitel* dieses Handbuches, da es den am stärksten vernachlässigten Aspekt der Behandlung des myofaszialen Schmerzsyndroms betrifft.

Die Antwort auf die Frage: „Wie lange wird die Besserung nach einer myofaszialen Therapie anhalten?" richtet sich weitgehend danach, wie lange die aktiven Triggerpunkte bereits persistieren und welche Faktoren das Geschehen begünstigen. Fehlen solche Faktoren und sind alle Triggerpunkte inaktiviert, dürfte der Muskel nicht rückfallgefährdeter sein als vor Krankheitsausbruch.

Man kann begünstigende Faktoren auch als prädisponierend bezeichnen, da sie den Muskel empfindlicher für eine Aktivierung von Triggerpunkten machen können.

In diesem Kapitel befassen wir uns mit mechanischen und biochemischen Faktoren, die zum Fortbestehen von Triggerpunkten beitragen. Im letzten Kapitel wurden zahlreiche mechanische Belastungsfaktoren erwähnt, durch die es zur Überlastung der Muskeln und nachfolgend zur Entwicklung von Triggerpunkten kommt (Kapitel 3.7). Häufig aktiviert ein bestimmter Belastungsfaktor den aktiven Triggerpunkt, und andere Faktoren erhalten ihn aufrecht. Gelegentlich ist die Wirkung aufrecht erhaltender Faktoren so ausgeprägt, dass Triggerpunkte spontan verschwinden, sobald die Faktoren ausgeschaltet wurden.

4.2 Mechanische Belastung

Nachstehend werden drei Arten der mechanischen Belastung besprochen: strukturelle Mängel, haltungsbedingte Belastung und Einschnürung von Muskeln.

4.2.1 Strukturelle Mängel

Strukturelle Mängel treten häufig auf und können erheblich zum Fortbestand von Triggerpunkten beitragen. Bei einer Beinlängendifferenz (ein Bein ist kürzer als das andere) ist das Becken im Stand gekippt. Dies führt in der Regel zu einer kompensatorischen Skoliose, die durch eine dauernde Muskelanspannung erzeugt wird, die wiederum ein starker begünstigender Faktor für Triggerpunkte in diesen Muskeln ist. Eine kleine Beckenhälfte kann die Kreuzbeinbasis (im Stand und im Sitzen) kippen, was ebenfalls zu einer kompensatorischen Skoliose mit denselben Begleiterscheinungen führt. Zu kurze Oberarme (im Verhältnis zur Länge des Oberkörpers) können die Schultern in den meisten Sitzpositionen nicht abstützen und die Schulterelevatoren werden überlastet. Eine weitere Folge sind kompensatorische Fehlhaltungen, die die Rumpfmuskulatur überfordern und ihre Triggerpunkte aufrecht erhalten. Die Fußform mit kurzem ersten und langem zweiten Mittelfußknochen (Dudley-J.-Morton-Fuß, Morton-Anomalie) führt zu einer muskulären Dysbalance, die sich vom Unterschenkel bis zum Kopf auswirken und Triggerpunkte in den beteiligten Muskeln aufrecht erhalten kann.

Beinlängendifferenz
Bedeutung

Klinische Erfahrungen praktischer Ärzte zeigen deutlich, dass eine Beinlängendifferenz häufig für die Aufrechterhaltung von Triggerpunkten ausschlaggebend ist. Oft muss zunächst diese Differenz ausgeglichen werden, damit Triggerpunkte in den dadurch überlasteten Muskeln dauerhaft inaktiviert werden können. In Band 2 (Kapitel 4.8 und 4.14) werden Diagnose und Therapie der Beinlängendifferenz ausführlich besprochen, weitere Informationen befinden sich in Kapitel 48.14 des vorliegenden Bandes.

Obwohl keine kontrollierten Studien über den Zusammenhang zwischen Beinlängendifferenz und der Persistenz von Triggerpunkten vorliegen, lässt die vorhandene Literatur jedoch den Schluss auf einen derartigen Zusammenhang zu. Triggerpunkte in der Hüft- und Rumpfmuskulatur (Kapitel 41) rufen normalerweise Rückenschmerzen hervor. In zahlreichen Studien wird auf die enge Korrelation zwischen Beinlängendifferenz und Rückenschmerzen hingewiesen, der man häufig mit einer Absatzverstärkung begegnet [90, 135, 195, 215, 246]. Mit größter Wahrscheinlichkeit sind myofasziale Triggerpunkte die eigentliche muskuläre Schmerzursache. Die Wiederherstellung der Körpersymmetrie wirkt hier lindernd.

Hudson et al. berichten über einen Versuch, bei dem der linke Absatz im Schuh einer gesunden, schmerzfreien Versuchsperson um 1,9 cm erhöht wurde. Am dritten Tag spürte die Versuchsperson Schmerzen im Gesäß. Eine Woche später war der dorsolumbale Bereich angespannt, und die Versuchsperson hatte dort ziehende Schmerzen. Nach drei Wochen litt die Versuchsperson regelmäßig unter nächtlichen Schmerzen in diesem Bereich. Nachdem der Absatz wieder gekürzt worden war, klangen die Symptome innerhalb von zwei Wochen ab [129]. Maigne berichtet über die Linderung von unklaren Kopfschmerzen durch Ausgleich der Beinlängen der Patienten mit einer Absatzerhöhung [171].

Bemerkenswert ist Redlers Beobachtung: Eine Beinlängendifferenz von 1,3–1,9 cm bei Kindern im Alter zwischen 1,5 und 15 Jahren wuchs sich bei 7 von 11 Kindern aus, nachdem sie über 3–7 Monate Schuhe mit einer Absatzerhöhung getragen hatten [215]. Eine später durchgeführte Untersuchung an männlichen Schulkindern der Grundstufe, Sekundarstufe I und Sekundarstufe II, die sich über 3 Jahre hinzog, bestätigte diese Ergebnisse und unterstrich dadurch die Notwendigkeit, eine strukturelle Asymmetrie durch eine befristet getragene Absatzverstärkung auszugleichen [149]. Dabei müsste genauer untersucht werden, wieso Beinlängendifferenzen bei Kindern verschwinden, wenn man sie korrigiert.

Diagnose einer Beinlängendifferenz

Es ist nicht ungewöhnlich, dass eine Körperseite geringfügig kleiner ist als die andere: Ein Bein ist kürzer als das andere, die ipsilaterale Beckenhälfte ist kleiner und auch die entsprechende Gesichtshälfte. Fragt man nach, so erinnern sich die Patienten häufig, bei früheren Untersuchungen auf die Beinlängendifferenz aufmerksam gemacht worden zu sein. Sie wissen auch, dass ein Hosenbein immer verlängert bzw. gekürzt werden muss und dass sie unterschiedlich große Schuhe benötigen.

Bei der Erstuntersuchung dieser Patienten können asymmetrische Gesichtshälften auf eine Körperasymmetrie hinweisen. Der Abstand zwischen Augen- und Mundwinkel auf der einen Seite ist geringer als auf der anderen. Sie können beim Gehen taumeln oder sich zur Seite neigen [21, 215]. Im Stand verlagern sie ihr Gewicht auf das kurze Bein und schieben den Fuß des längeren Beines entweder mit leicht gebeugtem Knie nach vorn [215] oder stellen es schräg seitlich vom Körper ab.

Bei Verdacht auf eine Beinlängendifferenz sollte der Patient zunächst auf Triggerpunkte im M. quadratus lumborum untersucht und diese gegebenenfalls inaktiviert werden [247]. Der Befund kann leicht durch eine Verkürzung des M. quadratus lumborum bei Triggerpunkten verfälscht werden (Band 2, Kapitel 4, Abb. 4.9).

Für die Untersuchung entkleidet sich der Patient und stellt sich möglichst vor einen großen Spiegel mit gestreckten Beinen und geschlossenen Füßen mit dem Rücken zum Untersucher. Die Beinlängendifferenz wird abgeschätzt, indem man die Cristae iliacae und die Spinae iliacae posteriores superiores palpiert. Unter das kürzere Bein wird eine Unterlage geschoben, z. B. eine Lage Filz oder eine dünne Zeitschrift. Diese Korrektur muss für den Patienten angenehm sein. Währenddessen unterhält sich der Untersucher mit dem Patienten und veranlasst ihn, für ein bis zwei Minuten entspannt zu stehen und die Körperlast auf beide Füße zu verteilen. Wenn die Muskeln die Beinlängendifferenz nicht mehr ausgleichen müssen, geben sie die Schutzspannung auf und lösen sich. Erst danach kann man eine noch vorhandene Beinlängendifferenz korrigieren, sodass Beckenkamm und Schultergürtel parallel stehen und vor allem die Wirbelsäule senkrecht ausgerichtet ist.

Die Richtigkeit der Korrektur wird durch die Gegenprobe bestätigt: Man überhöht probehalber die Unterlage um ein bis zwei Millimeter und beobachtet, ob sich Becken und Schultergürtel zur anderen Seite neigen. Viele Patienten registrieren die ungewohnte Anspannung augenblicklich.

Man kann dem Patienten schnell veranschaulichen, wie notwendig die Korrektur der Beinlängendifferenz ist, wenn man die Unterlage wieder beseitigt und ihn im Spiegel beobachten lässt, wie sich die Körperhaltung verändert. Unterlegt man kurzfristig das längere Bein (und verstärkt somit die Differenz), spüren die meisten Patienten die verstärkte Körperasymmetrie unmittelbar als sehr unangenehm. Nun wird die Unterlage rasch wieder unter das kürzere Bein geschoben und die Muskelspannung aufgehoben.

Bei der Untersuchung sind einige weitere Anhaltspunkte hilfreich. Der Arm auf der Seite des kürzeren Beines hängt etwas vom Körper ab, während der andere dem Körper anliegt. Auf der längeren Körperseite wirkt die Taille stärker eingezogen und die Hüfte prominenter. Die Glutealfalte der kürzeren Seite steht tiefer [135, 246]. Auf der konkaven Seite der Lendenwirbelsäule entstehen Hautfalten oder treten dort vermehrt auf.

Es kann erforderlich sein, die Haut der Flanken beidseitig nach oben zu schieben, damit der Untersucher die Zeigefinger möglichst nahe an den oberen Rand der Beckenkämme anlegen und deren Ausrichtung prüfen kann [21, 39, 135, 215, 246]. Die beiden prominentesten Knochenvorsprünge der Ossa ilia (die Spinae iliacae posteriores superiores) können palpiert und mit den Daumen exakt lokalisiert werden, sodass sich ihre Höhe vergleichen lässt [39, 148, 246]. Bei guter Ausprägung können auch die Grübchen oberhalb der Spinae iliacae posteriores superiores gute Anhaltspunkte bieten. Der Höhenunterschied der beiden Spinae iliacae kann manchmal besser herausgearbeitet werden, wenn sich der Patient aus den Hüftgelenken um 90° nach vorn beugt während der Untersucher vom Kreuzbein ausgehend vergleicht, ob ein Höhenunterschied vorliegt [21, 39].

In gleicher Weise kann die Höhe der beiden großen Trochanteren verglichen werden [246]. Bei adipösen Patienten werden sie palpiert, während sich der Patient vorbeugt und die Hüftgelenke flektiert [21].

Außerdem kann man den Patienten auffordern, die Beine nacheinander von vorn nach hinten zu schwingen. Dabei kann der Fuß des kürzeren Beines problemlos und ohne Störung der Körperhaltung bewegt werden, während das Becken auf der längeren Seite angehoben werden muss, damit der Fuß nicht über den Boden schleift [171].

Die Wirbelsäule sollte auf eine Skoliose untersucht werden. Sofern die Dornfortsätze schwer zu erkennen sind, fordert man den Patienten auf, sich vorzubeugen und dabei den Rücken leicht zu runden. Eine Skoliose zeigt sich an einem einseitig prominenten Brustkorb am Rücken.

Am stehenden Patienten ist eine Neigung der Schultergürtelachse oft sofort sichtbar. Wenn allerdings der obere Anteil des M. trapezius auf einer Seite stark verspannt und die Schultersilhouette verzerrt ist, wird der Eindruck verfälscht. Die Stellung der Schulterblätter lässt sich am besten bestimmen, indem man die relative Höhe der unteren Spitzen palpiert. Eine Neigung der Schultergürtelachse ist insbesondere bei Patienten mit Schmerzen in Kopf, Hals, Schulter, Arm und oberem Rücken ein aussagekräftiger Befund.

Wenn sich verschiedene Indikatoren einer Beinlängendifferenz widersprechen, insbesondere bei anhaltender Skoliose nachdem die Beckenkämme auf eine Höhe gebracht wurden, muss entweder eine Neigung des Kreuzbeines zwischen den beiden Ossa ilia oder eine Abwinkelung der Lendenwirbelsäule in Betracht gezogen werden. Beide Sachverhalte werden in Band 2 (Kapitel 4) eingehend erörtert.

Korrektur

In Kapitel 48.12 dieses vorliegenden Buches, sowie in Band 2 (Kapitel 4.14) wird dargelegt, wie eine Beinlängendifferenz korrigiert wird. Gelegentlich hat ein Ausgleich von nur 3 mm beachtliche Auswirkungen auf die Reizbarkeit von Triggerpunkten.

Patienten mit einem zuverlässigen Körpergefühl nehmen im Stand und beim Aufsetzen der Ferse beim Gehen wahr, um wie viel weniger sie ihre Muskeln anstrengen müssen, nachdem die Beinlängen ausgeglichen wurde. Manche Patienten gewöhnen sich erst nach einigen Tagen an die veränderten Verhältnisse. Solche Patienten sollten nie barfuß gehen und auch ihre Hausschuhe entsprechend korrigieren lassen. Wer auf geneigten Flächen z. B. an einem Strand geht, sollte bedenken, dass dabei die Auswirkungen der Beinlängendifferenz jeweils verstärkt bzw. aufgehoben werden.

Alle dauerhaften Schuhkorrekturen sollten auf ihre Passgenauigkeit überprüft werden.

Zu kleine Beckenhälfte

Wenn eine Beckenhälfte kleiner ist als die andere, neigt sich die Kreuzbeinbasis, sodass im Sitzen und im Stehen eine kompensatorische Skoliose auftreten kann. Bei einer Beinlängendifferenz ist dies nur im Stand der Fall. Das einschlägige Untersuchungsverfahren wird in Kapitel 48.14 und ausführlicher in Band 2 (Kapitel 4.8) erläutert. In Kapitel 14 der beiden genannten Kapitel werden die einschlägigen Korrekturmaßnahmen dargestellt.

Patienten mit einem Becken, das auf einer Seite einen geringeren vertikalen Durchmesser hat, sitzen mit Vorliebe „schief" und lehnen sich zur kleineren Beckenseite. Oft schlagen sie die Beine übereinander, um die kleinere Seite anzuheben (Abb. 48.10A). Der Größenunterschied lässt das Becken im Sitzen schaukeln. Der Beckenschiefstand wird verstärkt, wenn die lasttragenden Tubera ischiadica einen normalen Abstand zueinander haben. Die Auswirkungen dieser Neigung (Abb. 48.10B) auf Wirbelsäule und Muskulatur oberhalb des Beckens entsprechen denen des Beckenschiefstandes bei einer Beinlängendifferenz (Abb. 48.9B). Im Sitzen beeinträchtigen ungleich große Beckenhälften die Haltung, im Stand haben Größenunterschiede der Beckenhälften und eine Beinlängendifferenz gleichermaßen negative Auswirkungen. Asymmetrien dieser beiden Körperteile liegen in der Regel auf derselben Körperseite vor.

Bei Achsenabweichungen im Bereich von Lendenwirbelsäule und Becken ist vorrangig der M. quadratus lumborum in Mitleidenschaft gezogen [277]. Die Mm. scaleni und sternocleidomastoideus werden durch eine Neigung des oberen Thorax stark überlastet. Ein Größenunterschied der Beckenhälften wird häufiger als eine Beinlängendifferenz als wahrscheinliche strukturelle Ursache chronischer muskulärer Überlastung verkannt. Lowman zufolge wiesen 20–30% der darauf untersuchten Patienten einer orthopädischen Praxis eine kleinere Beckenhälfte auf [169]. Dieser Befund ist oft, aber nicht zwingend, von einer ipsilateralen Beinlängendifferenz begleitet.

Die Erstuntersuchung auf ungleiche Beckenhälften kann verwirrende Befunde ergeben, wenn das Becken in den Iliosakralgelenken um die Querachse verdreht ist. Man ermittelt eine derartige Torsion, indem man die Daumen auf die Spinae iliacae posteriores superiores und die Hände auf die Cristae iliacae legt, wobei die Zeigefinger jeweils zu einer Spina iliaca anterior superior weisen und die Fingerspitzen gleichen Abstand zu den Spinae haben. Der Patient kippt das Becken im Sitzen nach hinten, und der Arzt vermerkt die relative Höhe der anterioren und posterioren Spinae im Seitenvergleich. Zum Vergleich kippt der Patient anschließend das Becken nach vorn. Wenn ungeachtet der Beckenstellung alle Punkte einer Seite niedriger liegen als die entsprechenden Punkte der anderen, ist jene kleiner. Sinkt dagegen beim Vorkippen des Beckens eine Spina anterior viel stärker ab als die andere, ist das Becken verdreht. Schon diese Torsion kann Schmerzen hervorrufen und stört bei der Bestimmung der Beckenmaße. Vor der abschließenden Befunderhebung sollte die Torsion durch die von Bourdillon [40] und Maigne [172] beschriebenen Verfahren behoben werden.

Die erforderliche Höhe der Sitzkorrektur bei einer kleineren Beckenseite wird bestimmt, indem der Patient auf einer harten Fläche Platz nimmt. Nun werden zunehmend dickere Unterlagen unter den Sitzbeinhöcker der kleineren Seite gelegt, bis die Wirbelsäule aufgerichtet und die Beckenkämme auf eine Ebene gebracht sind. Die so ermittelte Korrekturhöhe muss ungefähr verdoppelt werden, wenn der Patient auf einem normal gepolsterten Stuhl sitzen will, für ein sehr weiches Sofa ist sie zu verdreifachen. Da sich der Rumpf zur kleineren Seite neigt (Abb. 48.10B), trägt diese den größten Teil der

Körperlast, und die Gesäßhälfte wird tiefer in ein weiches Sitzkissen gedrückt. Daher ist eine entsprechend dickere Unterlage zum Ausgleich erforderlich, wie Abb. 48.10D veranschaulicht. Einmal auf die resultierende Muskelbelastung aufmerksam geworden, spüren viele Patienten sehr genau, ob ihr Körper ausbalanciert ist, und sie lernen, die unnötige Belastung im Sitzen zu vermeiden.

Zur permanenten Korrektur benutzt der Patient ein Sitzpolster [169]. Es kann aus einer Lage Filz der erforderlichen Stärke bestehen, die in die Unterwäsche eingenäht oder in die Gesäßtasche der Hosen geschoben wird. Man kann auch eine dünne Zeitschrift unter den betreffenden Sitzbeinknochen legen. Auf einer konvexen oder konkaven Sitzfläche wählt man die Seite, die das Becken in die horizontale Stellung bringt. Eine regelmäßig benutzte Sitzgelegenheit kann man mit einem geteilten, aufblasbaren Kissen ausstatten.

Weiche Autositze bieten schlechten Halt. Dem begegnet man am besten mit einer speziellen Sitzauflage. In den USA wird ein entsprechendes Modell unter dem Produktnamen SACRO-EASE vertrieben. Empfehlenswert ist das breite Modell „BR", das eine stabile Sitzfläche und gleichzeitig eine Stütze für den oberen Rücken bietet. Diesen Sitzeinsatz kann man schräg stellen, indem man ein Buch oder einen anderen Gegenstand unterlegt und damit die Beckenasymmetrie ausgleicht. Eine versehentliche Beckenschiefstellung resultiert, wenn der Patient auf einer Brieftasche sitzt, die in seiner Gesäßtasche steckt [103], auf einem geneigten Bürosessel, dem auf einer Seite die Fußstützen fehlen, oder auf einer seitlich abfallenden Klavierbank. Der Patient sollte diese Risiken kennen und möglichst vermeiden.

Kurze Oberarme
Durch kurze Oberarme im Verhältnis zur Rumpflänge werden Muskeln überlastet und Triggerpunkte in der Muskulatur des Schultergürtels aufrecht erhalten. Dieser Zusammenhang ist zwar verbreitet, wird aber meistens verkannt. Das Missverhältnis überlastet die Muskeln, die den Schultergürtel anheben, und begünstigt dadurch das Fortbestehen von Triggerpunkten im oberen Anteil des M. trapezius und im M. levator scapulae. Die Oberarme gelten als im Verhältnis zum Rumpf zu kurz, wenn sich die Ellenbogen im Stand nicht auf Höhe der Beckenkämme befinden und im Sitzen nicht auf den Armlehnen handelsüblicher Sessel abgelegt werden können (Abb. 6.13C). Für die meisten Erwachsenen eignet sich eine Armlehnennenhöhe von 22 cm über der zusammengedrückten Sitzfläche. Die Schwankungsbreite reicht von 18–25 cm [70].

In Band 2 (Kapitel 4.8) wird der Befund „kurze Oberarme" ausführlich behandelt und in Abb. 4.13 gut veranschaulicht. In Kapitel 4.14 des zweiten Bandes wird gezeigt, wie man diese Körperstruktur kompensieren kann. Therapievorschläge finden sich im vorliegenden Buch, in Kapitel 6.14. und Abbildung 6.13 gibt die entsprechende Illustration.

Kurzer erster und langer zweiter Metatarsalknochen
Bei einem relativ kurzen ersten und langem zweiten Mittelfußknochen, der „klassischen griechischen Fußform", sprechen wir von einem Dudley-J.-Morton-Fuß oder einer Morton-Anomalie. Diese Fußform begünstigt myofasziale Schmerzen im lumbalen Rücken, in den Oberschenkeln, Knien, Unterschenkeln und im Spann und kann von Taubheitsgefühl und Kribbeln begleitet werden [274]. Patienten mit dieser Fußform weisen in der Anamnese grundsätzlich schwache Sprunggelenke auf, und berichten, dass sie häufig umknicken oder die Gelenke verstauchen und Schwierigkeiten hatten, Schlittschuhlaufen zu erlernen.

Wir besprechen die Morton-Anomalie an dieser Stelle, weil durch die Fußanomalie Asymmetrien (in der unteren Extremität und weiter proximal) auftreten können, die die Haltung der oberen Körperhälfte weit reichend beeinträchtigen. Diese haltungsbedingte Belastung kann wiederum Triggerpunkte in der Muskulatur von Rumpf, Hals und Schultern und auch in der unteren Extremität aktivieren oder aufrecht erhalten.

In Band 2 wird die klinische Diagnose dieses Krankheitsbildes eingehend in Kapitel 20.8 beschrieben und die entsprechenden Korrekturmaßnahmen in Kapitel 20.14.

Morton zufolge sollte das erste Metatarsalköpfchen bei normaler Gewichtsverteilung die Hälfte der Körperlast tragen [182, 183]. Andere Autoren stimmen dem nicht zu [109]. Wenn der erste Mittelfußknochen relativ kurz ist, trägt der zweite mehr Last. Der Fuß muss auf dem zweiten Mittelfußknochen ausbalanciert werden und schaukelt dabei wie auf einem schmalen Grat [183]. Zum Ausgleich wird der Gang meist so geändert, dass sich die Außenseite des Absatzes und die Innenseite der Schuhsohle stärker ablaufen. Der Fuß wird beim Aufsetzen der Ferse und in der Standphase meist leicht nach außen gedreht. In der Standphase kippt das Sprunggelenk nach innen (übermäßige Pronation) und das Knie nähert sich dem anderen Knie an, da der Oberschenkel übermäßig innenrotiert wird.

Diese Gangart aktiviert myofasziale Triggerpunkte im hinteren Anteil des M. glutaeus medius, die den Schmerz in den lumbalen Rücken leiten. Das Fußschaukeln überlastet zudem den M. peronaeus longus, wodurch dessen Triggerpunkte aktiviert werden, die Schmerzen zum Sprunggelenk leiten [276]. Die verspannten Faserbündel dieser Triggerpunkte können den N. fibularis unmittelbar unterhalb des Fibulaköpfchens gegen die Fibula drücken. Dieser Nervenengpass führt zu Taubheitsgefühl und Kribbeln auf dem Fußrücken und gelegentlich zu einer motorischen Schwäche, die sich in einem Spitzfuß äußert. Wenn sich die Triggerpunktaktivität auf den hinteren Anteil des M. glutaeus minimus ausweitet, der den Oberschenkel im Hüftgelenk außenrotiert, spürt der Patient Schmerzen im dorsalen Oberschenkel und in der Wade. Die Ausbreitung der Triggerpunkte in den M. vastus medialis hat Schmerzen an der Knieinnenseite [276] zur Folge und kann zum überraschenden Einknicken des Knies („Kniemacke") führen [274]. Diese Symptomatik ahmt eine Radikulopathie nach, die oft fälschlicherweise bei den betroffenen Patienten diagnostiziert wird.

Im Rahmen einer kanadischen Studie wurden die Füße von 3619 Wehrpflichtigen ungeachtet etwaiger Symptome untersucht. Bei 1596 Füßen (22%) waren der erste und zweite Mittelfußknochen gleich lang, bei 2878 Füßen (40%) war der erste Mittelfußknochen um 0,1–1,2 cm kürzer als der zweite und bei 2693 Füßen (38%) um 0,1–1 cm länger als der zweite Mittelfußknochen. Die relative Länge der Mittelfußknochen wurde von der Rückfläche des Kalkaneus bis zum Köpfchen des jeweiligen Mittelfußknochens gemessen [109]. Bei der Morton-Anomalie des Fußes handelt es sich folglich um eine gängige Variante, die klinische Symptome verursachen kann.

Dieses Syndrom wird durch zu enge Schuhe erheblich verschärft, unabhängig davon, ob der Schuh insgesamt zu klein ist oder die Kappe die Zehen einengt. Auch hohe Absätze sind ungünstig. Bei gleichzeitiger Beinlängendifferenz treten die Symptome in erster Linie im kürzeren Bein auf (das beim Auftreten stärker belastet wird), auch wenn beide Füße dieselbe Anomalie des ersten und zweiten Mittelfußknochens aufweisen.

Obwohl Morton niemals behauptet hat, dass Schwielen unter dem zweiten Metatarsalköpfchen durch einen langen Knochen verursacht werden, kommen zahlreiche Autoren auf Grund seiner ausführlichen Beschreibung der resultierenden Gewichtsverlagerung zu diesem Schluss [182, 183]. In der erwähnten Studie von Harris und Beath an 3619 kanadischen Wehrpflichtigen wurde die Gewichtskonzentration auf der Fußsohle graphisch dargestellt und in Beziehung zur röntgenologisch bestimmten Länge des ersten und zweiten Mittelfußknochens sowie zur Schwielenbildung gesetzt. Wenn sich die Körperlast unter dem mittleren Metatarsalköpfchen konzentrierte, ergab sich eine deutliche Korrelation mit der Schwielenbildung, dagegen fehlte eine überzeugende Beziehung zur relativen Länge von erstem und zweitem Mittelfußknochen. An den 35 Füßen, bei denen sich die Körperlast unter dem zweiten bis vierten Mittelfußköpfchen konzentrierte, war in 14 Fällen (40%) der erste Mittelfußknochen zu kurz, in 21 weiteren Fällen (60) jedoch nicht. Dies entsprach dem prozentualen Vorkommen von kurzen ersten Mittelfußknochen in der Studie insgesamt [109]. Offensichtlich war für die Schwielenbildung unter den Mittelfußköpfchen dieser Soldaten ein anderer Faktor maßgeblich. Wie die klinische Erfahrung zeigt, könnte eine gleichzeitige Pilzinfektion des Fußes ausschlaggebend gewesen sein.

In einer Studie der US-amerikanischen Armee entwickelten 332 von 10 000 Soldaten im Verlauf von sechs Monaten militärischer Ausbildung Fußschmerzen [109]. In 34 Fällen (10%) wurden die Symptome auf eine Morton-Anomalie zurückgeführt. Aus dieser Gruppe konnten 76% den Dienst wieder aufnehmen, nachdem die von Morton empfohlene Schuhzurichtung vorgenommen worden war. Sie gleicht offenbar eine schmerzhafte muskuläre Dysbalance aus. Mortons Annahme, dass die anormale Lage des Sesambeines proximal vom ersten Metatarsalköpfchen die unausgeglichene Gewichtsbelastung des Fußes verursacht [182], wurde durch die erwähnte Studie nicht verifiziert.

Erfahrungsgemäß reicht eine stützende Einlage unter dem kurzen ersten Mittelfußknochen aus, um die Schwielenbildung an den Fußkanten zu verhindern. Das Problem der Druckschwielen unter den langen Metatarsalköpfen ist damit jedoch nicht gelöst. Die Schwielen sollten von einer Fußpflegerin abgetragen und gegebenenfalls eine Hautpilzinfektion behandelt werden.

Selbst Kleinkinder profitieren davon, wenn eine Morton-Anomalie durch eine entsprechende Schuhzurichtung korrigiert wird, wie der Fall eines zweijährigen Kindes zeigt, das die Zehen einwärts drehte und häufig über die eigenen Füße stolperte. Nachdem seine Schuhe mit Polstern unter dem ersten Mittelfußknochen und an der Innenseite des Fersenbettes versehen wurden, lief das Kind sofort ohne Einwärtsdrehung und stolperte auch nicht mehr.

Erstaunlicherweise können Triggerpunkte in der unteren Extremität und solche in der Kopf- und Halsmuskulatur interagieren und die Halsbewegungen einschränken. Eine zuvor durch Triggerpunkte reduzierte Mundöffnung, die zwischen den Schneidezähnen gemessen wurde, vergrößerte sich um 20–30%, nachdem man die entsprechenden Triggerpunkte in der unteren Extremität (z. B. solche, die sich aus der oben besprochenen Fußform ergeben hatten) inaktiviert hatte und die damit einhergehende muskuläre Verspannung gelöst worden war.

Es besteht kein Zusammenhang zwischen der Morton-Anomalie und der Morton-Neuralgie. Letztere wurde von Thomas G. Morton [2] beschrieben. Sie entsteht in der Regel durch Druck auf die Nn. plantares zwischen dem dritten und vierten Metatarsalköpfchen.

4.2.2 Haltungsbelastung

In diesem Abschnitt befassen wir uns mit haltungsbedingten Belastungen, die durch ungeeignete Möbel, schlechte Körperhaltung, Fehlgebrauch der Muskeln, Bewegungsmangel und Überlastung durch ständig wiederholte Bewegungen verursacht werden. In Kapitel 41 dieses Buches wird auf weitere wichtige Aspekte dieses Themas eingegangen.

Ergonomisch ungeeignete Möbel

Langes Sitzen auf einem unbequemen oder gut konstruierten, aber zweckentfremdeten Stuhl ermüdet und strapaziert die Muskeln schnell. Die Sitzgelegenheit sollte eine korrekte Haltung gewährleisten, wenn die Muskeln im Sitzen entspannen und der Körper dazu tendiert, in sich zusammenzusinken. Der Stuhl sollte die Arbeit leisten und nicht die Muskulatur.

Travell zählt die neun verbreitetsten Mängel der meisten Sitzmöbel in den Haushalten auf [273]: „Keine Stützung des unteren Rückens, die Armlehnen sind entweder zu hoch oder zu niedrig, die Rückenlehne ist im oberen Abschnitt zu konkav, die Rückenlehne verläuft annähernd vertikal oder ist zu kurz, um den oberen Rücken abzustützen, eine starke Beugung

von Hüft- und Kniegelenken wird gefördert, eine hohe Vorderkante der Sitzfläche beeinträchtigt die Durchblutung der Beine; die Sitzfläche ist in der Mitte weich, sodass ein Schalensitz entsteht und die Körperlast auf die Außenseite der Oberschenkel statt auf die Sitzbeinknochen verlagert wird. Ein vorzüglicher Stuhl kann die falsche Größe für den Benutzer haben" [273]. Ergonomisch geformte, bequeme Sitzmöbel werden auf der Grundlage genauestens und in allen Einzelheiten erfasster Körperproportionen konstruiert [70]. Abbildung 41.4E verdeutlicht den Wert einer geeigneten Stütze für die Lendenwirbelsäule. Autositze weisen in dieser Hinsicht die schwersten Mängel auf.

Schlechte Körperhaltung

Dies ist eine weitere häufige Ursache für die Überlastung von Muskeln und Aufrechterhaltung von myofaszialen Triggerpunkten. Weit verbreitete Beispiele einer schlechten Haltung, die eine anhaltende Triggerpunktaktivität fördern, sind eine unphysiologische Positionierung an Schreibtisch oder anderen Arbeitsflächen (Abb. 16.4C) und eine Neigung des Kopfes infolge einer unzureichend fokussierten Lesebrille (Abb. 16.4A), wie in Kapitel 16.14 beschrieben.

Material, das gelesen oder abgeschrieben werden soll, sollte auf Augenhöhe angebracht werden, damit der Kopf nicht ständig geneigt werden muss, was die Muskulatur von Nacken und oberem Rücken zu einer anstrengenden Haltearbeit zwingt [268]. Durch Korrektur der kyphotischen Haltung mit runden, hängenden Schultern im Stand (Abb. 41.4A, B und C sowie Abb. 41.6 und 41.8) und im Sitzen (Abb. 41.4D und E sowie Abb. 41.5) entlastet den oberen Rücken und die weiter kaudal gelegenen Muskeln. Gleichzeitig wird damit eine chronische Verkürzung der Mm. pectoralis als Folge der rundschultrigen Haltung verhindert. Sofern das Körpergewicht im Stand auf den Fersen ruht, wird gern der Kopf als Gegengewicht nach vorn geschoben. Dadurch flacht die Lordose von Hals- und Lendenwirbelsäule ab.

Eine Behinderung, die sich ständig auf die Haltung auswirkt, wie eine einseitige Taubheit oder eine alte, die Beweglichkeit einschränkende Verletzung, kann zur gewohnheitsmäßigen Muskelüberlastung führen.

Eine andere häufige Ursache haltungsbedingter Fehlbelastungen ist die ungünstige Anordnung von Arbeitsmaterialien. So wird z. B. ein Skript nicht in einen Manuskripthalter gestellt, sondern flach auf den Tisch neben die Tastatur gelegt, man legt die Schreibunterlage auf den Schoß oder drückt sich mit Hilfe der Nacken- und Schultermuskulatur den Telefonhörer ans Ohr.

In Kapitel 41 werden verschiedene Verfahren beschrieben und illustriert, durch die Haltungsfehler behoben werden können.

Fehlgebrauch der Muskeln

Die Menschen setzen ihre Muskeln auf vielerlei Weise falsch ein und begünstigen damit das Fortbestehen von Triggerpunkten: Durch eine ungünstige Körpermechanik werden Bewegungen unnötig anstrengend. Anhaltende isometrische Kontraktionen, Bewegungsmangel, zu viele Wiederholungen derselben Bewegung sowie übertrieben schnelle und ruckhafte Bewegungen überfordern die Muskeln.

Ein gutes Beispiel für *schlechte Körpermechanik* ist eine Hebetechnik, wobei man sich vornüber beugt und gleichzeitig seitlich verdreht, um einen Gegenstand vom Boden aufzuheben oder aus einem Regal zu holen [268]. Dieselbe Wirkung hat es, wenn man sich beim Zähneputzen über das Waschbecken beugt oder den Oberkörper beim Aufstehen oder Hinsetzen vorlehnt (Abb. 48.12A), anstatt sich zu setzen und aufzustehen, wie in Kapitel 48.14 bzw. in Kapitel 41 beschrieben (Abb. 48.12B).

Wer beim Ankleiden von Rock oder Hose auf einem Bein steht, riskiert eine Überanstrengung der Muskeln von Gesäß und unterem Rücken. Besser ist es, sich im Sitzen anzukleiden oder zumindest den Körper irgendwo anzulehnen. Wer beim Schreiben einen dünnen Kugelschreiber vertikal hält und kräftig auf das Papier drückt, überlastet die kleinen Handmuskeln. Ein flach gehaltener Filzstift senkt das Risiko fortbestehender Triggerpunkte.

Anhaltende Kontraktionen mit ihren Folgen werden erforderlich, wenn eine Tastatur zu hoch steht, man eine Zimmerdecke streicht oder Vorhänge aufhängt, eine Kettensäge oder ein anderes Motorwerkzeug in fixierter Stellung hält oder die Leinen auf einem Segelboot straff hält. Nicht weniger folgeträchtig ist regloses Stillstehen – sei es in militärischer Hab-Acht-Haltung oder in ungeduldiger Anspannung.

Manche Personen sorgen durch ruckhafte Bewegungen für den Fortbestand ihrer Triggerpunkte. Schnelle, unvermittelt einsetzende und endende Bewegungen überfordern die Muskeln. Fließende und koordinierte Bewegungen sind sehr viel effizienter – so wie man Treibstoff optimal ausnutzt, wenn man ein Auto gleichmäßig in gemäßigtem Tempo fährt, anstatt die Geschwindigkeit ständig und plötzlich zu ändern.

Hochhackige Schuhe oder Cowboystiefel führen zur anhaltenden Verkürzung der Wadenmuskulatur.

Bewegungsmangel

Bewegungsmangel verschlimmert oder begünstigt myofasziale Triggerpunkte insbesondere dann, wenn sich der Muskel in verkürzter Stellung befindet. Dazu kommt es häufig, wenn jemand eine Schlafstellung bevorzugt, in der die Muskeln stark verkürzt sind, oder wenn der Muskel bei einer Fraktur, Fehlbildung oder Gelenkerkrankung nicht in seinem vollen Umfang bewegt werden kann. Diese Gefahr besteht auch für Menschen, die sich so sehr z. B. auf das Lesen oder Schreiben konzentrieren, dass sie vergessen, regelmäßig die Haltung zu ändern. Dasselbe gilt für Patienten, die zum Schutz vor Schmerzen bestimmte Bewegungsgewohnheiten angenommen haben oder die angewiesen wurden, die Bewegung eines bestimmten Körperteils einzuschränken.

Häufige Wiederholung

Eine häufig wiederholte Bewegung kann die Muskeln überlasten und zur Entstehung von Triggerpunkten führen. Häufig werden Triggerpunkte aktiviert, weil bestimmte Bewegungen längere Zeit hindurch ständig wiederholt werden müssen. Das gilt z. B. für Sortierarbeiten in einer Postdienststelle, für die Arbeit am Fließband oder für Tätigkeiten darstellender Künstler [257]. Der Beitrag der Triggerpunkte zu Schmerzen bei ständig wiederholten Bewegungen bleibt in der Regel unbeachtet, weshalb eine unzureichende Therapie eingeleitet wird.

Wenn ein Patient sagt: „Ich kann das nicht machen, ohne dass es weh tut", hat er vielleicht ausprobiert, ob eine bestimmte Bewegung sich nicht doch schmerzfrei ausführen lässt. Geschieht dies täglich einige dutzend Male, kann es ausreichen, um Triggerpunkte fortbestehen zu lassen.

Wenn Bruxismus und emotionale Anspannung zusammenwirken, kann die Kau- und Halsmuskulatur überlastet werden, was Triggerpunkte aufrecht erhält, die Schmerzen in Kopf und Gesicht hervorrufen (Kapitel 5).

4.2.3 Einschnürung von Muskeln

Myofasziale Triggerpunkte bestehen fort, wenn ein Muskel anhaltend abgeschnürt wird, z. B. durch die Riemen einer schweren Schultertasche [83] oder schmale Büstenhalterträger, die sich bei schweren Brüsten in den oberen M. trapezius eindrücken. Ein straffes Gummiband an Kniestrümpfen beeinträchtigt den M. gastrocnemius, ein am Brustkorb zu enger Büstenhalter den M. latissimus dorsi, ein enger Hemdkragen oder Schlips den M. sternocleidomastoideus und ein eng geschnürter Taillengürtel ist für die Mm. paraspinales, obliquus abdominis und rectus abdominis ungünstig. Wenn der Abstand der Vorderkante einer Sitzfläche vom Boden so groß ist, dass die Füße nicht mehr fest aufgesetzt werden können, werden die Mm. ischiocrurales komprimiert. Der Raum zwischen Sitzfläche und Beinen ist ausreichend, wenn man im Sitzen mühelos eine Hand unter die Oberschenkel schieben kann [5].

4.3 Unzureichende Nährstoffzufuhr

Die wasserlöslichen Vitamine B_1, B_6, B_{12}, Folsäure, Vitamin C und bestimmte Mineralstoffe wie Kalzium, Eisen und Kalium spielen für Patienten mit myofaszialen Triggerpunkten eine besondere Rolle. Im Anschluss an einige allgemeine Bemerkungen werden diese Substanzen einzeln besprochen.

Der Umfang des hier ausgebreiteten Materials über Vitamine rechtfertigt sich aus deren Bedeutung bei der Behandlung des myofaszialen Schmerzsyndroms. Ein Nährstoffmangel insbesondere der wasserlöslichen Vitamine tritt oft z. B. bei Fehlernährung, übermäßigem Alkoholkonsum und chronischen Begleiterkrankungen auf [69, 110, 128, 231]. Bei annähernd der Hälfte der Patienten, die uns wegen chronischen myofaszialen Schmerzen aufsuchen, müssen Vitaminmangelzustände behoben werden, um einen dauerhaften Therapieerfolg zu erzielen. Die Komplexität des Themas entspricht seiner Bedeutung. Sie wird noch dadurch erhöht, dass viele Vitamine zueinander in Wechselbeziehung stehen, durch die individuellen Varianten des menschlichen Enzymsystems sowie durch die individuell unterschiedlichen Reaktionsweisen auf Stoffwechselstörungen. Zwar wird in vielen Kapiteln dieses Handbuches nicht ausdrücklich auf Ernährungsfaktoren eingegangen, sie *müssen* jedoch bei den meisten Patienten mit myofaszialen Triggerpunkten in Betracht gezogen werden, um eine dauerhafte Schmerzlinderung zu erreichen.

Vitamine sind Nährstoffe, die im normalen Stoffwechsel des Körpers als Koenzyme für Apoenzyme (die das Koenzym zur Erfüllung ihrer Stoffwechselfunktion benötigen) eine essenzielle Rolle spielen, vom Körper jedoch nicht synthetisiert werden können. Eine unzureichende Vitaminversorgung, Vitaminmangel und Vitaminabhängigkeit sind drei graduell verschiedene Zustände, auf die mit einer Verbesserung der Vitaminversorgung eingegangen werden muss.

Ein Apoenzym, das ein verknapptes Vitamin als Koenzym benötigt, wird in seiner Stoffwechselaktivität um so weniger beeinträchtigt, je größer seine Affinität zu diesem Vitamin ist: Je größer die Affinität, desto geringer die benötigte Vitaminmenge. Enzymsysteme mit geringer Affinität kommen bereits bei unzureichender Vitaminversorgung fast vollständig zum Erliegen. Bei fortschreitendem Vitaminmangel kommen auch vitaminabhängige Enzymreaktionen mit höherer Affinität zum Stillstand. Im Allgemeinen versagen die lebenswichtigsten Reaktionen zuletzt.

Eine *unzureichende Vitaminversorgung* verlangt vom Körper ein gewisses Maß an Stoffwechselanpassung, weil die Menge der verfügbaren Koenzyme (Vitamine) begrenzt ist. Ungenügende Spiegel von mindestens vier der oben genannten Vitamine des B-Komplexes verschlimmern das myofasziale Schmerzsyndrom.

Eine unzureichende Vitaminversorgung geht nicht notwendigerweise mit einer offensichtlichen Erkrankung einher, wie es beim Vitaminmangel der Fall ist. Ein Vitamin-C-Mangel kann zu Skorbut führen, einer Krankheit, die mit der täglichen Zufuhr von 10 mg Ascorbinsäure (Vitamin C) verhindert werden kann. Die empfohlene minimale Tagesdosis liegt jedoch zehnfach höher. Die Anzeichen für einen Vitaminmangel sind oft kaum wahrnehmbar, lassen sich jedoch durch sorgfältige Anamnese und körperliche Untersuchung aufdecken. Levine und Hartzell vertieften diese Überlegung im Zusammenhang mit Vitamin C. Sie betonten, dass Vitamin C für den entscheidende Vitamin-Kofaktor für acht verschiedene Enzymreaktionen darstellt, darunter die Synthese von Noradrenalin und Serotonin, die bei der zentralen Modulation der Schmerzleitung eine entscheidende Rolle spielen [158]. Ein optimaler Ascorbinsäurespiegel erlaubt demzufolge zu jedem Zeitpunkt die maximale Reaktion der abhängigen Enzyme. Umgekehrt müsste sich die Ascorbinsäurekonzentration überall dort reaktionsbegrenzend auswirken, wo sie der ausschlaggebende Kofaktor ist. Es ist noch nicht geklärt, welcher Ascorbinsäure-Serumspiegel limitierend wirkt.

Herbert führte zusätzliche Laboruntersuchungen außerhalb der üblichen Routine durch. In einem Falle kam er zu anormalen Ergebnissen, bevor die Werte unter den für Standardlabortests akzeptierten Referenzbereich fielen [113]. Das ist möglich, weil der individuelle Normbereich oft schmal ist und innerhalb des größeren, im Bevölkerungsdurchschnitt berechneten Referenzbereichs liegen kann. Bei den wasserlöslichen Vitaminen ist die untere Grenze des Normbereichs von besonderer Bedeutung.

Mit dem Ausdruck *unzureichende Vitaminversorgung* bezeichnen wir im vorliegenden Text Vitaminspiegel im unteren Referenzbereich, normalerweise in dessen unterem Viertel. Meistens gehen sie mit biochemischen oder Stoffwechselveränderungen einher, die auf eine unzureichende Funktion hinweisen, sind aber nicht notwendigerweise von eindeutigen klinischen Symptomen begleitet. In dieser Situation sind Triggerpunkte vermehrt reizbar. Der Ausdruck wird außerdem angewendet, wenn ein niedriger Serumvitaminspiegel mit subtilen klinischen Symptomen einhergeht, sich jedoch keine Erkrankung manifestiert. Mit dem Begriff des Vitaminmangels wird dagegen ein Serumvitaminspiegel bezeichnet, der unterhalb des akzeptierten Referenzbereichs liegt und mit einer manifesten klinischen Erkrankung wie Pellagra oder perniziöser Anämie einhergeht.

Offensichtlich erhöht eine unzureichende Vitaminversorgung die Reizbarkeit von Triggerpunkten. Dabei kommen verschiedene Mechanismen zum Tragen. Da die Energiekrise ein Schlüsselfaktor in der für einen Triggerpunkt kennzeichnenden Kette histologischer Veränderungen ist, muss davon ausgegangen werden, dass Triggerpunkte durch alles verschlimmert werden, was die Energieversorgung eines Muskels beeinträchtigt. Außerdem verhalten sich die Muskeln, als ob die neuronale Rückkopplung verstärkt wird, durch die Triggerpunkte fortbestehen, und als ob von Triggerpunkten übertragene Phänomene intensiviert werden.

Die unzureichende Vitaminversorgung wird zum *Vitaminmangel*, wenn Auswirkungen der Funktionsbeeinträchtigung essenzieller Enzyme manifest werden und bereits viele der weniger entscheidenden Enzymfunktionen in Mitleidenschaft gezogen wurden [19]. Ein Vitaminmangel wird diagnostiziert, wenn die Laborwerte der Serum- und Gewebespiegel für ein Hormon [282] anormal niedrig sind, anhand der Ausscheidung anormaler Stoffwechselprodukte sowie auf Grund des therapeutischen Effekts einer Vitaminsubstitution. Sicheren Auf-

schluss erhält man durch die Kombination dieser Punkte.

Serumvitaminspiegel innerhalb des Referenzbereichs sind nicht notwendigerweise Ausdruck einer *optimalen* Ernährungssituation. Probanden, die als gesunde Kontrollpersonen ausgewählt wurden, werden selten auf die subtilen Symptome einer unzureichenden Vitaminversorgung untersucht, insbesondere auf ein chronisches Schmerzsyndrom, Wadenkrämpfe, depressive Verstimmungen oder auf Leistungsminderung. Bei den Mitgliedern einer gesunden Kontrollgruppe wurde eine Reduktion der Glutamat-Oxalacetat-Transaminase und ein Mangel an Pyridoxalphosphat in den Erythrozyten festgestellt. In dieser „gesunden" Kontrollgruppe war das Gewebereservoir an Vitamin B_6 so erschöpft, dass zumindest eine pyridoxalabhängige Enzymfunktion erheblich reduziert ablaufen musste [13].

Die Streitfrage, ob eine durchschnittliche Vitaminversorgung genügt oder eine optimale Vitaminversorgung anzustreben ist, erhält zusätzliche Brisanz, wenn die Verfügbarkeit eines Koenzyms in Verbindung mit der Produktion eines seiner Apoenzyme gesehen wird. Bei zehn Patienten mit Vitamin-B_6-Mangel stieg die spezifische Aktivität der Glutamat-Oxalacetat-Transaminase der Erythrozyten um 55–68% an, nachdem sie mit Pyridoxin behandelt wurden. Dies ist als Hinweis auf eine vermehrte Biosynthese des Apoenzyms in Reaktion auf eine angemessene Versorgung mit dem Koenzym zu werten [80]. Möglicherweise kann die körpereigene Produktion eines Enzyms, das durch ein Vitamin aktiviert wird, durch die Substitution dieses Vitamins angeregt werden. Dadurch würde ein zweifacher Mangel behoben.

In einer Gruppe von zwölf älteren Personen, die mindestens ein Jahr lang täglich 50–300 mg Pyridoxin eingenommen hatten, war die spezifische Aktivität der Glutamat-Oxalacetat-Transaminase der Erythrozyten bemerkenswert konstant. Die Pyridoxinsubstitution musste über 5–11 Wochen erfolgen, um bei Personen mit einem Pyridoxinmangel denselben Spiegel zu erreichen [88].

Anhand der Messwerte für zirkulierende Vitamine *per se* lässt sich ein Vitaminmangel feststellen, bevor biochemische und charakteristische klinische Anzeichen auftreten. So sank der Plasmaaskorbatspiegel nach 41 Tagen Vitamin-C-Entzug auf ein nicht mehr messbares Niveau, klinische Anzeichen für Skorbut traten jedoch innerhalb von 134 Tagen nicht auf [19]. Bei einem ähnlichen Versuch, bei dem der Nahrung Folat entzogen wurde, zeigten sich bereits nach drei Wochen erniedrigte Serumfolatspiegel. Biochemische Auswirkungen waren dagegen erst nach 14–18 Wochen zu erkennen, und die klinischen Symptome entwickelten sich ab der 20. Woche [115].

Vitaminabhängigkeit wird lediglich bei Personen mit einem angeborenen entsprechenden Enzym*defekt* beobachtet. Derartige Defekte können eine Vitamingabe in pharmakologischen Mengen (Megadosierung) erforderlich machen, um den angeborenen, vitaminspezifischen Enzymmangel auszugleichen [124]. Zahlenmäßig größer ist die Gruppe der Personen mit angeborener *Enzyminsuffizienz*. Bei ihnen liegt ein gesteigerter Bedarf an den entsprechenden Vitaminen vor.

Im Zusammenhang mit myofaszialen Schmerzsyndromen sind fünf Vitamine von besonderer Bedeutung. Es handelt sich um die Vitamine B_1, B_6, B_{12}, Folsäure und Vitamin C. Damit ist nicht gesagt, dass die übrigen Vitamine für eine optimale Gesundheit weniger wichtig sind. Sie scheinen lediglich – dem derzeitigen Kenntnisstand zufolge – für die Bekämpfung myofaszialer Triggerpunktsyndrome weniger bedeutend zu sein. Jedes Vitamin erfüllt zahlreiche Stoffwechselfunktionen, da es mehreren Enzymsystemen als essenzielles Koenzym dient.

Vitamin B_1 (Thiamin) ist für den Energiestoffwechsel und die Synthese von Neurotransmittern entscheidend. Mit steigendem Kalorienverbrauch des Körpers steigt auch der Bedarf an diesem Vitamin. Vitamin B_6 (Pyridoxin) ist für den Stoffwechsel vieler Proteine und verschiedener Neurotransmitter wichtig. Cobalamine (Formen von Vitamins B_{12}) sind für den Energie- und Proteinstoffwechsel essenziell. Cobalamine und Folate sind für die Synthese der Desoxyribonukleinsäure (DNA) erforderlich und damit eine Voraussetzung für die Zellteilung. Sowohl ein Folatmangel als auch ein -überschuss erhöht die Reizbarkeit des Zentralnervensystems, für dessen normale Entwicklung ausreichende Folatmengen unabdingbar sind.

In der Muskulatur beugt Vitamin C dem belastungsabhängigen Muskelschmerz vor und verringert die Brüchigkeit der Kapillaren, zu der es bei einem Mangel an diesem Vitamin kommt. Ausreichende Gewebespiegel sind Bedingung einer erfolgreichen Behandlung des myofaszialen Schmerzsyndroms und für den Gesundheitszustand der Patienten grundsätzlich wichtig.

Verschiedene Faktoren können zu einer *Vitaminunterversorgung* beitragen: 1) eine ungenügende Zufuhr des Vitamins; 2) eine Resorptionsstörung; 3) eine unzureichende Verwertung im Körper; 4) ein erhöhter Stoffwechselbedarf; 5) eine vermehrte Ausscheidung und 6) ein vermehrter Abbau im Körper [119, 121]. Bestimmte Personengruppen sind für Vitaminmangelzustände besonders anfällig: ältere Menschen [217], schwangere und stillende Frauen [17], Menschen mit kulturell bedingten Ernährungsgewohnheiten [18], Drogenabhängige (überwiegend Alkoholkranke) [119, 202], Personen, die „Blitzdiäten" oder Ernährungsmoden mitmachen, ökonomisch Benachteiligte sowie depressiv Verstimmte [53] und nicht zuletzt schwer Kranke – insgesamt ein nicht unerheblicher Anteil der Bevölkerung.

Einige der genannten Faktoren treten oft kombiniert auf (z. B. bei alten, wirtschaftlich bedürftigen Menschen) und erhöhen das Risiko eines Vitaminmangels. Die Vitaminversorgung alter Menschen ist oft in dreifacher Hinsicht gefährdet: Aus einer Reihe von Gründen essen sie zu wenig, die Nährstoffe werden unzulänglich resorbiert (zumindest teilweise wegen eines Folatmangels) und auf Grund der altersbedingt abnehmenden Effizienz einiger Enzymsysteme steigt der Vitaminbedarf.

Nicht erkannte Hypovitaminosen sind erschreckend häufig. Unter den zufällig ausgewählten Patienten eines städtischen Krankenhauses [17] stellte man bei 105 von 120 Personen (88%) für eines oder mehrere von elf Vitaminen anormal niedrige Spiegel fest. Bei mehr als der Hälfte der Patienten lagen die Werte für zwei oder mehr Vitamine zu niedrig. In 45% der Fälle war der Serumfolatspiegel erniedrigt. Folatmangel war damit der häufigste Befund. Trotz der niedrigen Blutspiegel war der Krankengeschichte von nur 39% der Patienten mit Hypovitaminose eine unzureichende Nahrungszufuhr zu entnehmen. Nur bei 38% der Mitglieder der untersuchten Gruppe konnte überhaupt eine Hypovitaminose festgestellt werden [17].

Es ist nicht bekannt, welche Vitaminspiegel für einen optimalen Gesundheitszustand unabdingbar sind. Relativ unerforscht sind auch die gesundheitlichen Beeinträchtigungen bei unzureichender Vitaminversorgung (Werte im unteren Referenzbereich). Es ist daher anzunehmen, dass die Vitaminunterversorgung verbreiteter und der von ihr geforderte Tribut höher ist, als allgemein angenommen.

Die fettlöslichen Vitamine A, D und E besitzen eine erheblich größere *Toxizität* als der wasserlösliche Vitamin-B-Komplex. Überschüssige fettlösliche Vitamine werden im Körperfett gespeichert und können sich rasch zu toxischen Mengen anreichern, wohingegen ein Überschuss an wasserlöslichen Vitaminen weitgehend mit dem Urin ausgeschieden wird. Eine *Hyper*vitaminose A kann Knochen- und Gelenkschmerzen und heftige, pochende Kopfschmerzen hervorrufen, die leicht mit myofaszialen Symptomen verwechselt werden können [170].

Beim Menschen sind keine toxischen Auswirkungen nach oraler Verabreichung von Thiamin (Vitamin B_1) bekannt. Ratten erhielten über drei Generationen hinweg das Einhundertfache der erforderlichen Tagesdosis, ohne dass unerwünschte Nebenwirkungen auftraten [190]. Bei der Gabe von Pyridoxin (Vitamin B_6) in Tagesdosen von 500 mg oder gelegentlich sogar nur 200 mg kann es zu einer peripheren Neuropathie kommen. Cyanocobalamin (Vitamin B_{12}), das in zehntausendfacher Überhöhung der erforderlichen Tagesdosis gegeben wurde, hatte keine unerwünschten Nebenwirkungen [121]. Dies gilt auch für einen Patienten, dem ein Jahr lang täglich 1 mg dieses Vitamins injiziert wurde. Folsäure gilt als potenziell toxisch. Falls sich diese Vermutung erhärtet, wären hoch dosierte Folsäuregaben kontraindiziert, sofern keine spezifische Indikation vorliegt. 13 von 14 gesunden Freiwilligen entwickelten unter der täglichen Gabe von 15 mg dieses Vitamins gastrointestinale Symptome, psychische Veränderungen und gelegentlich Schlafstörungen [131]. Andere Autoren dagegen halten eine Tagesdosis von 15 mg für unschädlich [121].

Sehr hohe Dosen von Vitamin C können nachweislich theoretisch zur Bildung von Zystin- und Oxalatsteinen im Harntrakt führen. Patienten mit normaler Nierenfunktion vertragen jedoch augenscheinlich auch sehr hohe Vitamin-C-Dosen. In einem Fall nahm ein Patient vier Monate lang täglich 15 g Vitamin C ohne Nebenwirkungen ein [289].

Will man den Vitaminbedarf abschätzen, ist der interindividuell stark schwankende Nahrungsbedarf zu berücksichtigen. So wurden 64 vom Muttertier entwöhnte Jungratten aus vier Stämmen ausschließlich mit Weißbrot ernährt. Die Lebensdauer der Tiere lag zwischen sechs und 144 Tagen, die Gewichtszunahme zwischen zwei und 212 g. Diese angeborenen individuellen Unterschiede haben eine solide biologische Grundlage – ohne sie wäre kein evolutionärer Prozess möglich gewesen [290]. Mit anderen Worten erlauben die Laborwerte eines bestimmten Patienten bestenfalls eine statistische Aussage über die Wahrscheinlichkeit, dass die Standardlaborwerte seine Bedürfnisse widerspiegeln.

Wenn eine Vitaminunterversorgung oder ein Vitaminmangel das Triggerpunktgeschehen verschlimmern, entwickeln die Betroffenen mit großer Wahrscheinlichkeit aktive Triggerpunkte. So erklärt sich, weshalb ein überdurchschnittlich hoher Prozentsatz von Triggerpunktpatienten einen Mangel an einem oder mehreren der genannten Vitamine aufweisen.

4.3.1 Thiamin (Vitamin B_1)

Entdeckung
Der Japaner Takaki dämmte 1884 die verheerende Verbreitung von Beriberi in der japanischen Marine ein, indem er die Grundnahrung Reis, von der die Seeleute lebten, mit Fleisch, Gemüse und Kondensmilch anreicherte [190]. Um 1912 war die therapeutische Wirkung der beim Polieren anfallenden Reisschalen nachgewiesen worden. Im Jahre 1936 klärten Williams und seine Mitarbeiter die chemische Struktur des wirksamen Stoffes Thiamin auf und konnten ihn synthetisieren [283].

Funktionen
Die aktive Form von Vitamin B_1 im Körper ist Thiaminpyrophosphat. Die Rolle von Thiamin bei myofaszialen Schmerzsyndromen ist noch relativ unerforscht. Es gilt als potenziell wichtig, da es die Grundlage des Oxidationsstoffwechsels von Glukose bildet, der die Synthese von Pyruvat einleitet. Pyruvat wiederum wird in Acetylcoenzym A umgewandelt, das im Zuge einer weiteren Thiaminpyrophosphat (TPP)-abhängigen Reaktion in den Krebs- oder Zitronensäurezyklus eintritt. TPP ist auch für eine weitere Reaktion innerhalb des Zitratzyklus erforderlich, desgleichen bei anaerobem Glukoseabbau als Koenzym der Transketolase. Es ist daher für die normale Energiegewinnung innerhalb der Zelle essenziell und könnte einen Faktor der Energiekrise darstellen, die Teil der Pathophysiologie eines Triggerpunktes ist (Kapitel 2). Außerdem ist Thiamin für eine normale Nervenfunktion unerlässlich. Eine Neuropathie kann bei der Entwicklung von myofaszialen Triggerpunkten eine wichtige Rolle spielen [59, 60]. Diese Probleme müssen unbedingt in sorgfältig angelegten Untersuchungen genauer betrachtet werden.

Unterversorgung
Wir sehen viele Patienten mit einer Thiaminunterversorgung, die sich durch Serumthiamin-

spiegel im unteren Normbereich oder leicht anormale Serumthiaminspiegel bemerkbar macht. Die Muskeln dieser Patienten sind anfälliger für myofasziale Triggerpunkte, die so lange gegen eine lokale Therapie resistent sind, bis der Serumthiaminspiegel auf mittlere Normwerte oder darüber gestiegen ist. Bei der klinischen Untersuchung ist die Unterversorgung mit Thiamin an einer peripheren Neuropathie erkennbar. Sie ist durch eine herabgesetzte Empfindlichkeit für Schmerz und Temperaturschwankungen in den Unterschenkeln und Füßen sowie den Verlust der Vibrationsempfindung gekennzeichnet. Auch der Achillessehnenreflex kann verloren gehen, was jedoch bei milden Formen einer sensorischen Neuropathie nicht zwangsläufig der Fall ist.

Einige mit Thiamin unterversorgte Patienten und viele von denen mit Thiaminmangel leiden unter nächtlichen Wadenkrämpfen, geringgradigen Ödemen, Obstipation, Ermüdungserscheinungen und verminderter Vibrationsempfindung im Verhältnis zur Nervenfaserlänge. Nach parenteraler Thiamingabe können diese Patienten umgehend mehrere Pfund Gewicht durch Diurese und Ausschwemmung des Ödems verlieren. Außerdem haben sie einen weicheren Stuhl (da der Körper dem Darminhalt keine Flüssigkeit zur Versorgung des Ödems mehr entzieht), und die nächtlichen Wadenkrämpfe lassen nach.

Im Gegensatz zu den *schmerzhaften* Wadenkrämpfen bei Thiaminmangel können *schmerzlose* Kontraktionen in Hand- oder anderen Muskeln auf einen Mangel an Pantothensäure zurückgehen. Sie werden durch orale Zufuhr behoben. Ein Tinnitus kann auf die Kombinationstherapie mit Thiamin *und* Niazin ansprechen, nicht jedoch auf die Gabe von nur einem Vitamin, falls beide Spiegel erniedrigt sind.

Mangel
Alkoholmissbrauch kann zu Symptomen führen, die variable Bestandteile von drei verschiedenen Krankheiten darstellen: Alkoholismus, Thiaminmangel und Leberfunktionsstörungen. Der Alkoholkranke ernährt sich in der Regel thiaminarm, und der Ethylalkohol reduziert zusätzlich weitgehend die Thiaminresorption, unabhängig davon, ob die Leber geschädigt [20] oder nicht geschädigt [265] ist. Eine Lebererkrankung ihrerseits beeinträchtigt die Umwandlung des aufgenommenen Thiamins in seine aktive Form erheblich und verschärft dadurch den Thiaminmangel [239]. 74% von 43 alkoholkranken Patienten mit enzymatisch nachgewiesenem Thiaminmangel litten sowohl unter Gang- als auch unter okulomotorischen Störungen [19].

Laboruntersuchungen
Zu den Untersuchungen auf Thiamin zählen der chemische Nachweis, die mikrobiologische Analyse, die Bestimmung der Aktivität der Erythrozytentransketolase sowie die Bestimmung der Blutspiegel von Pyruvat und α-Ketoglutarat. Unter den chemischen Thiamintests ist das photometrische Thiochromverfahren am weitesten verbreitet. Seine Ergebnisse werden jedoch leicht durch interferierende Substanzen verfälscht. Für die mikrobiologische Analyse wird meistens *Lactobacillus viridescens* eingesetzt. Allerdings scheint die Geißelalge *Ochromonas danica* der empfindlichere Indikator für einen Thiaminmangel zu sein, insbesondere bei einer schweren Lebererkrankung [19].

Bei einem Thiaminmangel nimmt die Aktivität der Erythrozytentransketolase (ETK) ab, was gut mit den klinischen Symptomen korreliert [34, 165]. Sie sollte mehr als 800 µg/ml/h Hexose betragen [283]. Zusätzlichen Aufschluss erhält man durch die In-vitro-Zugabe von Thiaminpyrophosphat zur Messung der stimulierenden Wirkung auf die Transketolaseaktivität. Steigt diese Aktivität nach Thiaminzugabe, ist dies ein Hinweis entweder auf einen Thiaminmangel oder auf einen hohen Anteil an jungen Erythrozyten [267].

Bei Patienten mit einem Thiaminmangel ist der Pyruvatblutspiegel während einer Fastenperiode über 1,0 mg/dl erhöht [283]. Innerhalb etwa einer Stunde nach Aufnahme von Glukose weist das Serumpyruvat infolge der gestörten Glykogenbildung den Höchststand auf. Dieser Indikator für einen Thiaminmangel ist zuverlässiger als das erhöhte Serum-α-Ketoglutarat [43].

Bedarf und Vorkommen
Der Thiaminbedarf steht in direktem Zusammenhang mit der Kalorienaufnahme, sofern diese dem Energieverbrauch entspricht. Die von der National Academy of Sciences für Erwachsene empfohlene Tagesmenge (RDA – required daily allowance) [189] beträgt 0,5 mg/1000 kcal verausgabter Energie. Das Minimum liegt bei 1 mg Thiamin/Tag für ältere Menschen, ohne Berücksichtigung ihres Aktivitätsgrades. Die meisten Erwachsenen verbrauchen 1500–2500 kcal/Tag. Bei schwangeren und stillenden Frauen steigt die erforderliche Tagesmenge [189]. Normalerweise vorhandene Thiaminreserven schützen gewöhn-

lich mindestens fünf Wochen lang vor ernsthaften Thiaminmangelerscheinungen [292].

Thiamin kommt weit verbreitet sowohl in tierischen als auch in pflanzlichen Nahrungsmitteln vor, jedoch nur selten in größeren Mengen. Mageres Schweinefleisch, Nüsse und bestimmte Vollkorngetreideprodukte sind die besten Lieferanten. Niere, Leber, Rindfleisch, Eier und Fisch enthalten ausreichende Mengen [101]. Im Getreide ist das Vitamin fast ausschließlich in Keim und Schale enthalten. Da beides beim Mahlen und Raffinieren verloren geht, muss verarbeiteten Getreideprodukten Thiamin zugesetzt werden [7].

Gründe einer Unterversorgung

Thiamin wird durch Erhitzen über 100 °C zerstört und den Nahrungsmitteln beim Waschen und Kochen schnell entzogen [7]. Es ist in sauren Lösungen bei Temperaturen bis zum Siedepunkt beständig, wird dagegen rasch abgebaut, wenn Nahrungsmittel in einer heißen Pfanne gebraten, im Drucktopf gekocht (erhöhte Temperatur) und in ein alkalisches Milieu eingebracht werden.

Gemüsekonserven enthalten normalerweise nur noch rund 30% des ursprünglich verfügbaren Thiamins, vorbehandeltes Fleisch zwischen 40 und 85%. Durch Erhöhen der Brattemperatur für Rind- und Schweinefleisch wurde der Thiamingehalt um 60–51% des Ausgangswertes verringert. Beim Pasteurisieren von Kuhmilch gehen 3–10% des Thiamingehaltes verloren, das zusätzliche Erhitzen bei der Herstellung von Kondensmilch reduziert den Thiamingehalt um 30% [7].

Eine Reihe von Faktoren – abgesehen von einer unzureichenden Aufnahme – können den Thiaminbedarf steigern. Alkoholkonsum [265], Leberschäden [20], Magnesiummangel [264], das Tannin im Tee [285] und auch Antazida beeinträchtigen die Thiaminresorption. Folglich sollten bei der Nahrungsaufnahme kein Tee getrunken, keine alkalisierenden Magenpräparate eingenommen und kein Alkohol konsumiert werden. Vitamin B_1 wird durch Thiaminase zerstört, die in vielen Fischen und dem auf Hochlandweiden wachsenden Adlerfarn vorkommt, der eine Gefahr für die grasenden Tiere darstellt [190]. Diuretika erhöhen die Ausscheidung (Verlust) von Thiamin [100, 286]. Gleiches gilt wenn jemand große Wassermengen trinkt, was ebenfalls zu einer Diurese führt.

Bei Lebererkrankungen ist die Umwandlung des natürlichen oder synthetisierten Thiamins in Thiaminpyrophosphat, seine physiologisch aktive Form, stark beeinträchtigt. Dadurch steht weniger Thiamin zur Verfügung, was wiederum den Leberschaden verschlimmert. Eine Überlastung der Gewebe mit Glukose kann plötzlich zu einem Thiaminmangel führen, wenn der Thiaminspiegel an der unteren Grenze liegt [100].

Therapie

Thiamin ist in Tabletten zu 10, 100 und 200 mg im Handel erhältlich. Es wird außerdem als Injektionslösung mit Konzentrationen von 25 mg/ml oder 100 mg/ml in Ampullen mit 1 ml oder 2 ml vertrieben. Die gewöhnlich empfohlene orale Dosis beträgt 10 mg/Tag über einen Zeitraum von mehreren Wochen oder bis zum Verschwinden der Mangelerscheinungen. Eine Dosissteigerung auf 50 mg täglich ist unschädlich und sichert die Reserven bei Patienten mit besonderem Bedarf. Ein B-50-Vitaminpräparat enthält 50 mg Thiamin. Dies ist eine großzügig bemessene Dosis, die nahezu jeden vor einer Thiaminunterversorgung bewahrt. Diese Menge kann unbedenklich und zeitlich unbeschränkt als eine preisgünstige Form der Gesundheitsvorsorge eingesetzt werden.

In bedeutend größeren Mengen eingenommenes Thiamin wird über den Urin ausgeschieden und hat keine nachteiligen Wirkungen auf den menschlichen Organismus. Unverträglichkeit von oral zugeführtem Thiamin ist außerordentlich selten. Es wurden durchaus Tagesdosen von 500 mg bis zu einem Monat lang ohne schädigende Wirkung verabreicht [7]. In seltenen Fällen hat intravenös verabreichtes Thiamin jedoch einen lebensgefährlichen anaphylaktischen Schock ausgelöst. In den meisten Fällen waren Patienten betroffen, denen bereits zuvor hohe Thiamindosen injiziert wurden [100]. Wahrscheinlich sensibilisierten sie sich gegen Zusätze der Injektionslösung.

Nach Erfahrung der Autoren kann die Resorption von oral verabreichtem Thiamin selbst bei einer Dosis von dreimal täglich 100 mg unzureichend sein. Da keine Toxizität zu befürchten ist, bestehen bei dieser Dosierung keine Bedenken. Eine Studie zeigte, dass eine Dosissteigerung von oral verabreichtem Thiamin über 10 mg hinaus weder den Blutspiegel noch die über den Urin ausgeschiedene Menge erhöhte [265]. Vermutlich stellt die intestinale Thiaminresorption den begrenzenden Faktor dar.

Durch die Injektion von Thiamin wird das Resorptionsproblem umgangen. Es wird jedoch stets nur ein Teil des injizierten Thiamins im Körper zurückbehalten. Um den Serumspiegel dieses Vitamins auf ein optimales Niveau zu heben, werden über drei oder vier Wochen zweimal wöchentlich 100 mg intramuskulär injiziert. Möglicherweise sind auch kleinere Mengen wirksam. Anhand dieser Verabreichungsform lässt sich zudem überprüfen, ob oral gegebene Dosen, die eigentlich genügen sollten, bei Patienten mit gestörter Resorption oder besonders hohem Bedarf tatsächlich ausreichen.

Thiamin scheint die Wirksamkeit von Schilddrüsenhormonen zu verstärken. Beide sind für den Energiestoffwechsel unentbehrlich. Nach unserer Erfahrung verschwinden bei Patienten mit niedrigem Thiaminspiegel und nachweislich geringer Schilddrüsenfunktion die entsprechenden Symptome, wenn Thiamin substituiert wird. Zugleich verbessern sich die Schilddrüsenwerte, ohne dass eine spezifische Therapie eingeleitet wurde. Umgekehrt kann es bei Patienten, deren Schilddrüsenhormone bereits substituiert werden, unter Thiamingabe zwecks Korrektur des entsprechenden Vitaminmangels zu einer Hyperthyreose kommen. In diesem Fall muss die Dosierung des Schilddrüsenhormons angepasst werden.

Bei einer Thiaminunterversorgung kann selbst eine kleine Dosis Schilddrüsenhormon die Symptomatik eines akuten Thiaminmangels verschärfen. Gelegentlich entsteht der Anschein einer Thyreotoxikose, die als Unverträglichkeitsreaktion gegen das verabreichte Schilddrüsenhormon fehlgedeutet werden kann. Sobald der Thiaminmangel behoben ist, werden dieselben kleinen und oft auch größeren Dosen des Schilddrüsenhormons gut vertragen.

4.3.2 Pyridoxin (Vitamin B$_6$)

Auf Grund seiner Bedeutung für den Energiestoffwechsel und die Nervenfunktion wird dem Pyridoxin (Vitamin B$_6$) beim myofaszialen Schmerzsyndrom eine wichtige Rolle zugeschrieben. Außerdem ist es für die Synthese und/oder den Stoffwechsel annähernd aller Neurotransmitter ausschlaggebend. Hierzu zählen auch Noradrenalin und Serotonin, die die Schmerzwahrnehmung erheblich beeinflussen. Es liegen bislang keine klinischen Untersuchungen vor, in denen überprüft wurde, in welchem Umfang niedrige Pyridoxinspiegel den Fortbestand von Triggerpunkten unterstützen.

Entdeckung
1934 identifizierte Szent Györgyi einen Nährstoff, der die Rattenakrodynie verhindert, eine

Dermatitis an Schwanz, Ohren, Schnauze und Pfoten der Tiere, die durch Ödeme und schuppige Haut gekennzeichnet ist. Er bezeichnete diese Substanz später als Vitamin B$_6$ [206]. Vitamin B$_6$ ist ein Substanzkomplex, der aus drei verschiedenen, chemisch unterschiedlichen Bestandteilen gebildet wird: Pyridoxol (Alkohol), Pyridoxal (Aldehyd) und Pyridoxamin (Amin). Die drei Vorstufen des aktiven Koenzyms befinden sich in der Nahrung. Sie werden im Körper, hauptsächlich in der Leber, durch Pyridoxalkinase in die aktiven Koenzyme Pyridoxalphosphat und Pyridoxaminphosphat umgewandelt [155, 230]. Die Aktivität der Pyridoxalkinase steigt mit sinkender Konzentration von Pyridoxalphosphat. Der Prozess wird durch einen unspezifizierten Rückkopplungsmechanismus gesteuert [288].

Anfang der 1950er Jahre wurde offensichtlich, wie wichtig das Vitamin für die menschliche Ernährung ist. Damals wurde es aus der Rezeptur einer Kinderfertignahrung herausgenommen, was epidemisch auftretende Krämpfe zur Folge hatte, die durch Pyridoxininjektionen bekämpft werden konnten [62, 230]. 1968 bestätigte die National Academy of Sciences, dass Pyridoxin für die menschliche Ernährung unentbehrlich ist und legte eine erforderliche Tagesdosis fest [189].

Funktionen
Pyridoxalphosphat gilt als entscheidend für den Fettstoffwechsel, da sein Mangel beim Menschen zur Myelindegeneration führt [62, 230]. Weitere Anzeichen für einen Vitamin-B$_6$-Mangel sind eine Anämie und Hormonstörungen, die sich als eine Wachstumsverzögerung manifestieren [79]. Bei einem Pyridoxinmangel ist die Aktivität der Glutamat-Oxalacetat-Transaminase im Blut und seinen Bestandteilen reduziert [230].

Ein Pyridoxinmangel zieht die Funktion auch anderer Vitamine in Mitleidenschaft: Die Resorption und Speicherung von Cobalamin ist verzögert, Vitamin C wird vermehrt ausgeschieden und die Synthese von Nikotinsäure ist blockiert. Vitamin B$_6$ wirkt synergistisch mit Vitamin E zur Regulation des Stoffwechsels ungesättigter Fettsäuren und mit Vitamin C beim Tyrosinmetabolismus [79].

Beim Menschen sind mehr als 100 pyridoxalphosphatabhängige Enzyme bekannt. Viele der wichtigsten Funktionen des Vitamins betreffen den *Aminosäuremetabolismus*, zu dem Pyridoxin essenzielle Koenzymreaktionen beisteuert: die Transaminierung (reversibler Transfer einer α-Aminogruppe zwischen Aminosäuren und α-Ketonsäuren), die oxidative Desaminierung von Aminosäuren in ein Aldehyd, die gegenseitige Umwandlung der L- und D-Isomere einer Aminosäure, die Decarboxylierung, die gegenseitige Umwandlung von Glyzin und Serin und die Umwandlung von Homozystein und Zystathionin in Zystein. Ein Versagen des Stoffwechselweges von Methionin zu Zystein führt zur Homozystinurie. Beim Misslingen der Zystathionumwandlung entsteht eine Zystathioninurie. Pyridoxalphosphat ist für einen entscheidenden Schritt in der Synthese von Niazin aus Tryptophan erforderlich. Sofern nicht von außen ausreichend Niazin zugeführt wird, verstärkt ein Pyridoxinmangel den Niazinmangel [62].

Obwohl Vitamin B$_6$ den Energiestoffwechsel nicht primär beeinflusst, wirkt sich ein Mangel indirekt auf den anaeroben und aeroben Stoffwechsel aus. Pyridoxalphosphat spielt für das Enzym Phosphorylase eine wichtige gestaltende oder strukturelle Rolle. Phosphorylase ist für die Freisetzung von Glukose aus Glykogen im *anaeroben* Metabolismus unentbehrlich. Pyruvat ist normalerweise das wichtigste Substrat des *oxidativen* Muskelstoffwechsels [155].

Das Vitamin trägt durch Abbau von mindestens elf Aminosäuren zum aeroben Metabolismus bei, indem es die entsprechenden α-Ketonsäureanaloga der Aminosäuren für den Eintritt in den Zitratzyklus aufbereitet. Ein Pyridoxalphosphatmangel stört den Abtransport der Aminosäuren und deren Umformung für die Synthese neuer Aminosäuren ernstlich [155]

Fast alle als Neurotransmitter im Gehirn bekannten Verbindungen werden mithilfe von Pyridoxalphosphat synthetisiert und/oder metabolisiert. Dazu gehören Dopamin, Noradrenalin, Serotonin, Tyramin, Tryptamin, Taurin, Histamin, γ-Aminobuttersäure (GABA) sowie indirekt Acetylcholin [79]. Serotonin wird mithilfe von Pyridoxalphosphat aus 5-Hydroxytryptophan gebildet. Glutaminsäure-Dekarboxylase katalysiert gemeinsam mit Pyridoxalphosphat die Bildung von GABA, einem aus Glutaminsäure abgeleiteten Hemmstoff im Zentralnervensystem [7].

Bei der Hämoglobinsynthese spielt Pyridoxalphosphat als Kofaktor für die Synthese von Porphyrin eine essenzielle Rolle. Letzteres ist Teil des Hämoglobinmoleküls [230]. Erwachsene mit nachgewiesenem Pyridoxinmangel können eine mikrozytäre hypochrome Anämie aufweisen, die nicht auf Eisen anspricht. Dagegen hat eine Therapie mit niedrig dosiertem Pyridoxin durchschlagenden Erfolg [62].

Unterversorgung und Mangel

Es ist nicht nachgewiesen, welche spezifischen enzymatischen Pyridoxinfunktionen ausfallen müssen, um eine vermehrte neuromuskuläre Reizbarkeit zu verursachen und Triggerpunkte aufrecht zu erhalten. Eindeutige Symptome eines Pyridoxinmangels sind selten. Der Mangel tritt selten isoliert auf sondern meistens im Zusammenhang mit dem Mangel anderer Vitamine des B-Komplexes. Zu milderen, unbestimmten Symptomen kommt es bei einer Unterversorgung mit dem Vitamin. Ein Risiko der Pyridoxinunterversorgung besteht bei alten Menschen [76] und Frauen, die ein orales Kontrazeptivum benutzen [221].

Bei schlecht ernährten Patienten wurden zunächst schwer bestimmbare zentralnervöse Syndrome, wie Schwäche, Reizbarkeit und Nervosität, Schlaflosigkeit, Gangstörungen, Verlust des „Verantwortungsgefühls" und Normabweichungen im Enzephalogramm, beobachtet. Diese Veränderungen reagierten nicht auf andere Komponenten des Vitamin-B-Komplexes, ließen sich aber durch Zufuhr von Pyridoxin innerhalb von 24 Stunden beheben.

Umstritten ist, ob Pyridoxin ein wichtiger Faktor beim Karpaltunnelsyndrom ist und daher therapeutisch eingesetzt werden sollte. Laut den Ergebnissen einer Studie war eine über zwölf Wochen durchgeführte Pyridoxinsubstitution im Vergleich zu einem Plazebo in der Therapie des Karpaltunnelsyndroms erfolgreich [82]. Diese Ergebnisse konnten in einer nachfolgenden Studie nicht bestätigt werden [94]. Gelegentlich könnte eine Pyridoxinunterversorgung die Empfindlichkeit peripherer Nerven gegen Kompression so weit steigern, dass es zur Symptomatik des Karpaltunnelsyndroms kommt.

In einer Gruppe von 154 Patienten der psychiatrischen Abteilung eines allgemeinen Krankenhauses wurde bei Pyridoxinmangel unverhältnismäßig häufiger eine Depression diagnostiziert [53] als bei psychiatrischen Patienten ohne diesen Mangel [163]. Ein gewisser Grad an depressiver Verstimmung und Pyridoxinunterversorgung ist bei Patienten mit chronischen myofaszialen Schmerzen häufig. Es empfiehlt sich daher, bei depressiv verstimmten Patienten mit chronischen myofaszialen Triggerpunkten den Pyridoxinblutspiegel zu überprüfen.

Diabetespatienten, die über Krämpfe in den Beinen, angeschwollene Hände und gestörte Tastempfindung klagten, wurden durch eine orale Dosis von 50 mg Pyridoxin täglich von ihren Symptomen befreit [81].

Da Vitamin B_6 für die Umwandlung von Tryptophan in Nikotinsäure erforderlich ist, kann es bei Vitamin-B_6-Mangel sekundär zu den dermatologischen Veränderungen einer Pellagra (Niazinmangel) mit Mischbildern von Pyridoxin- und Niazinmangel kommen [62].

Abhängige Stoffwechselreaktionen

Bei einem angeborenen Stoffwechseldefekt, der eines der spezifischen Enzymsysteme beeinträchtigt, entsteht ein sehr großer Pyridoxinbedarf. Megadosiertes Pyridoxin (zehnfacher Tagesbedarf oder mehr) gleicht derartige Stoffwechselanomalien zumindest teilweise aus. Der klinische Beleg für die Pyridoxinabhängigkeit ist gegeben, wenn sowohl die Symptome als auch die anormalen Stoffwechselzwischenprodukte nach Wiederaufnahme einer nichtsubstituierten Kost sofort wieder auftreten. Der Pyridoxinbedarf der Patienten ist interindividuell außerordentlich variabel [290]. Patienten mit myofaszialen Schmerzen stellen eine besondere Gruppe mit einer hohen Prävalenz für eine Vitaminunterversorgung dar. In vielen Fällen verbessert sich der Zustand unter hohen Vitamingaben beträchtlich. Die teilweise Pyridoxinabhängigkeit einer Anzahl von Patienten wäre plausibel erklärt, würde man sie als partiellen Ausdruck von einer oder mehreren der hier beschriebenen genetischen Enzymmangelerscheinungen verstehen. Das entspräche der unvollständigen Symptommanifestation, die oft in Familien mit erblichen Myopathien und Neuropathien beobachtet wird [42].

Laboruntersuchungen

Ein experimentell hervorgerufener, ausgeprägter Mangel wird durch Messung des zirkulierenden Vitamins B_6 im Serum festgestellt, bevor biochemische und klinische Anzeichen auftreten. Der Abfall des Blutvitaminspiegels ist das erste Warnsignal für einen klinisch akuten Mangel. Bei leichtem bis mäßigem chronischem Mangel können die Symptome sowohl von sekundären Mangelzuständen als auch vom Blutspiegel des Pyridoxalphosphates abhängen.

Eine stichhaltige biologische Untersuchung auf Vitamin B_6 ist zeitaufwändig und/oder bedarf besonderer Sorgfalt [111]. Üblicherweise wird eine Hefe, *Saccharomyces carlsbergensis*, als Testorganismus verwendet, da sie auf Pyridoxal, Pyridoxol und Pyridoxamin reagiert. Im Gegensatz zu den meisten anderen für Tests verwendeten Mikroorganismen kann diese Hefe kein D-Alanin zur Deckung seines Vitamin-B_6-Bedarfs nutzen und eignet sich daher für Tests mit menschlichem Blut. Anhand der Pyridoxalphosphatkonzentration im Plasma, bestimmt durch einen Test mit radioaktiv markiertem Tyrosin und Apodecarboxylase, ist der Vitamin-B_6-Spiegel beim Menschen zuverlässig zu erkennen.

Bedarf und Vorkommen

Vitamin B_6 wird im Körper gut gespeichert. Seine Ausscheidung und die seiner Metaboliten wird schnell an eine veränderte Vitaminaufnahme angepasst. Der Bedarf an Vitamin B_6 steigt ungefähr im Verhältnis zur Steigerung der Proteinaufnahme [48, 162] sowie mit zunehmendem Alter [189]. Das National Research Council legte 1980 die empfohlene Tagesmenge von Vitamin B_6 für weibliche Erwachsene auf 1,6 mg und für männliche Erwachsene auf 1,4 mg fest [93]. Die von der National Academy of Sciences empfohlene Tagesmenge liegt seit 1989 unverändert bei 1,4 mg für weibliche und bei 2,0 mg für männliche Erwachsene. Eine Tagesmenge von 2 mg dürfte zur grundsätzlichen Aufrechterhaltung der Gesundheit beim normalen Erwachsenen (sofern kein besonderer Bedarf besteht) mehr als ausreichen [77].

Vitamin B_6 ist in der Natur weit verbreitet, kommt aber nicht in großen Mengen vor. Die am besten zugänglichen Quellen sind Leber, Niere, weißes Hühnerfleisch, Heilbutt, Tunfisch, Walnüsse, Sojamehl, weiße Bohnen, Bananen und Avocados. Hefe, mageres Rindfleisch, Eigelb, Weizenvollkorn und Milch sind weitere Lieferanten [61, 230].

Frischmilch enthält 0,6 mg/l Vitamin B_6. Bei der Milchverarbeitung geht nur ein geringer Anteil des Vitamins verloren, viel dagegen, wenn sie länger als einige Minuten dem Sonnenlicht ausgesetzt wird.

Die übliche synthetische Form von Vitamins B_6 ist Pyridoxinhydrochlorid. Es ist in saurer Lösung stabil, wird aber in neutraler oder alkalischer Lösung schnell durch das Sonnenlicht zerstört [230]. Diese synthetische Form ist bei den meisten Vorgängen der Lebensmittelverarbeitung hitzebeständig. Tierisches Vitamin B_6 geht beim Kochen oder Konservieren langsamer verloren als pflanzliches [62].

Oral aufgenommenes Vitamin B_6 wird überwiegend im oberen Dünndarm gut durch passiven Transport aufgenommen. Hier erleichtert der relativ hohe pH-Wert die Resorption. Nach der Resorption werden alle drei Formen des Vitamins B_6 in Pyridoxalphosphat umgewandelt.

Die Körperspeicher enthalten normalerweise ungefähr 0,60 mg (0,55–0,66 mg) Pyridoxalphosphat/0,45 kg Körpergewicht. Bei einem Menschen von 82 kg Körpergewicht beläuft sich die Gesamtmenge auf etwa 108 mg Pyridoxin. Der Großteil (90%) ist in Gewebe mit langsamem Stoffwechsel und einer Umsatzhalbwertszeit von annähernd 33 Tagen gespeichert und fest an das Gewebe gebunden. Die verbleibenden 10% liegen in Gewebe mit schnellem Umsatz und einer Halbwertszeit von ungefähr 16 Stunden. In diesem Zeitraum wird das exogene Vitamin entweder ausgeschieden oder in den Langzeitspeicher überführt. *Muskeln*, Leber und Blut sind die wichtigsten Speicher [237].

Gründe einer Unterversorgung

Abgesehen von der unzureichenden Aufnahme mit der Nahrung kommt es bei einer Störung der Vitamin-B$_6$-Resorption durch tropische Sprue und Alkohol zum Mangel. Verschiedene Faktoren steigern den Bedarf an Vitamin B$_6$: orale Kontrazeptiva, Schwangerschaft und Stillen, übermäßiger Alkoholkonsum, Antituberkulotika, Kortikoide, eine Hyperthyreose und eine Urämie.

Die Mehrzahl der Frauen, die orale Kontrazeptiva benutzt, wies einen anormalen Tryptophanstoffwechsel auf, wie er für einen Pyridoxinmangel typisch ist. Verantwortlich ist die Östrogenkomponente des Kontrazeptivums [221], eine Resorptionsstörung war nicht nachweisbar [200]. Es sind keine Kontraindikationen gegen eine regelmäßige Substituierung mit 5–10mg Vitamin B$_6$/Tag bekannt, von geringen Kosten ganz abgesehen. Die Vorteile für viele Menschen sind erheblich. *Frauen, die orale Kontrazeptiva benutzen, sollten dringend mindestens 10 mg Vitamin B$_6$ /Tag substituieren.*

Während *Schwangerschaft* und *Stillzeit* ist der Pyridoxinbedarf deutlich erhöht. Die Steigerung der Grundversorgung von 2,0 mg Vitamin B$_6$/Tag auf 4,5 mg/Tag reichte nicht aus, um den Pyridoxalphosphatspiegel von schwangeren auf das Niveau von nichtschwangeren Frauen zu heben. Die Stoffwechselursache für den erhöhten Bedarf ist unklar [68]. Gynäkologen versuchen seit vielen Jahren, Übelkeit und Erbrechen im ersten Trimenon mit Pyridoxin zu bekämpfen [81, 230]. Nach Dr. Travells Erfahrung lassen sich diese häufigen, unangenehmen Begleiterscheinungen einer Frühschwangerschaft durch ein- bis zweimalige Injektionen von 100 mg Pyridoxin ausschalten. Eine Vitamin-B$_6$-Therapie hat sich auch gegen die Seekrankheit bei nichtschwangeren Personen, und zwar Erwachsenen ebenso wie Kindern, bewährt.

Der enge Zusammenhang zwischen Pyridoxinmangel und *übermäßigem Alkoholkonsum* ist allgemein anerkannt [62, 160, 230]. Folgende Faktoren verstärken den Pyridoxinmangel bei Alkoholikern: 1) die verminderte Zufuhr des Vitamins mit der Nahrung, da Lebensmittel durch Alkohol ersetzt werden; 2) die gestörte Resorption des in der Nahrung vorkommenden Vitamins B$_6$; 3) die gestörte Umwandlung von Vitamin B$_6$ in die aktive phosphorylierte Form sowohl durch den Alkohol als auch durch die Lebererkrankung. Azetaldehyd, ein Oxidationsprodukt des Ethanols, beeinträchtigt den Stoffwechsel von Vitamin B$_6$, indem es den Abbau von Pyridoxalphosphat unterstützt [240].

Zwei *Antituberkulotika*, das Isonicoticinsäurehydrazid (INH oder Isoniacid) und das Cycloserin, sind starke Pyridoxinantagonisten [254]. Pyridoxinmangelerscheinungen durch eine Wechselwirkung mit INH lassen sich durch 50 mg/Tag Pyridoxin, oral gegeben, verhindern [254]. Höhere Dosen würden das INH wahrscheinlich neutralisieren.

- Die Gabe von Kortikoiden steigert den Pyridoxinbedarf.
- Der Bedarf an Vitamin B$_6$ steigt bei Patienten mit Schilddrüsenüberfunktion [102, 230]
- Zum Pyridoxinmangel kommt es oft bei dialysierten und nichtdialysierten Patienten mit Niereninsuffizienz.

Therapie

Pyridoxin ist in Tabletten zu 20 mg, 40 mg, 100 mg und 300 mg im Handel erhältlich. In höherer Dosierung ist es verschreibungspflichtig. Pyridoxinhydrochlorid zur parenteralen Verwendung in einer Konzentration von 12,5 mg/ml, 25 mg/ml und 50 mg/ml steht in Ampullen zu 2 ml zur Verfügung. Bereits eine einzige intramuskuläre Injektion von 100 mg Pyridoxin hebt den Serumspiegel des Vitamins erkennbar an.

Für bestimmte Personengruppen empfiehlt sich eine ausreichende Pyridoxinsubstitution: Menschen, die sich quantitativ und qualitativ kaum ausreichend ernähren, die viel Protein zu sich nehmen, schwangere und stillende Frauen und Frauen, die orale Kontrazeptiva benutzen. Wechselwirkungen mit anderen Arzneimitteln können ins Gewicht fallen. Pharmakologische Vitamin-B$_6$-Dosen von 10–100 mg und mehr pro Tag sind bei den beschriebenen pyridoxinabhängigen Krankheiten angezeigt. Sie sind nicht toxisch. Eine B-50-Vitamindosis enthält 50 mg Pyridoxin. Diese Tagesdosis reicht deutlich aus, um in annähernd jedem Fall vor einem Pyridoxinmangel zu schützen. Das Vitamin kann zeitlich unbegrenzt als eine kostengünstige Form der Gesundheitsvorsorge eingenommen werden.

Eine längerfristige Gabe von 500 mg/Tag (sechs Monate und mehr) löst eine periphere sensorische Neuropathie und eine Ataxie aus [233]. Eine höhere Dosierung als 100 mg/Tag ist nicht erforderlich. Bereits bei einer Dosierung von 200 mg/Tag wurden sensorische Neuropathien beobachtet [202]. Dies sollte eine Warnung vor einer überhöhten Dosierung dieses Vitamins sein.

4.3.3 Cobalamin (Vitamin B_{12}) und Folsäure

Cobalamin und Folsäure werden an dieser Stelle gemeinsam besprochen, da sie im Hinblick auf Stoffwechsel und Funktion eng miteinander verflochten sind. Jeder dieser beiden Enzymkofaktoren ist für sich genommen essenziell (da beide von außen zugeführt werden müssen, und der Körper sie nicht synthetisieren kann). Sie sind für die DNA-Synthese bei der Erythropoese und bei sich schnell teilenden Zellen wie denen im Gastrointestinaltrakt ebenso unabdingbar wie für die Fettsäuresynthese, die bei der Myelinbildung eine entscheidende Rolle spielt.

Entdeckung
1926 erzielten Minot und Murphy einen Behandlungserfolg bei perniziöser Anämie, indem sie den Patienten Leber zu essen gaben. Bis dahin war diese Krankheit ausnahmslos tödlich verlaufen [22]. 1948 wurde schließlich das verantwortliche Agens, ein Cobalamin, entdeckt und in kristalliner Form gewonnen. Hodgkin erhielt 1964 den Nobelpreis für Chemie für die Strukturaufklärung dieses komplexen Moleküls. Es besitzt ein zentrales Kobaltatom, das mit einer variablen Anionengruppe verbunden ist. Beim Cyanocobalamin (der üblichen synthetischen Form) handelt es sich um eine –CN-Gruppe, um eine –OH-Gruppe beim Hydroxycobalamin (der Hauptform im Plasma) und beim Methylcobalamin um CH_3. Es sind noch mindestens drei weitere Formen bekannt [121]. Offiziell wurde empfohlen, die Bezeichnung „Vitamin B_{12}" speziell auf das Cyanocobalamin anzuwenden, während „Cobalamin" alle Formen bezeichnen kann [73]. Methylcobalamin und 5'-Desoxyadenosincobalamin sind die beiden einzigen physiologisch aktiven Formen des Vitamins [124]. Cyanocobalamin ist physiologisch inaktiv und muss in andere Formen umgewandelt werden, bevor es resorbiert und stoffwechselwirksam werden kann.

Nur langsam entwickelte sich ein Verständnis für die sich überschneidenden Wirkungen von Folsäure und Vitamin B_{12} in der Ätiologie der makrozytären Anämie. Pteroylglutaminsäure (Folsäure) wurde 1943 von Stokstad isoliert und in demselben Jahr von Pfiffner und Mitarbeitern in kristalliner Form aus der Leber gewonnen. Angier und seinen Mitarbeitern gelang es 1948, sie zu synthetisieren und die Struktur aufzuklären. Damit wurde offenbar, dass es sich hier um den Wills-Faktor handelte, das Vitamin M, das zuvor in Bierhefe gefunden worden war und identisch mit Vitamin B_c aus Experimenten mit Hühnern ist [121].

Bedeutung für das myofasziale Schmerzsyndrom
Bei chronischen myofaszialen Schmerzsyndromen sind Unterversorgung mit und Mangel von Vitamin B_{12} und Folsäure festzustellen. In einer Studie wurde der Vitamin-B_{12}-Spiegel von Patienten mit chronischem myofaszialem Schmerzsyndrom bzw. Fibromyalgie untersucht. 16 % der 57 Patienten mit myofaszialem Schmerz wiesen einen Vitamin-B_{12}-Serumspiegel von unter 261 pg/ml auf, bei drei von sieben (43 %) Fibromyalgiepatienten (ohne myofasziale Triggerpunkte) lag er unterhalb von 258 pg/ml [95]. 10 % der Patienten mit myofaszialen Schmerzen hatten niedrige Serumfolat- oder Erythrozytenfolatspiegel. Wegen der geringen Fallzahlen für Fibromyalgie sind diese Zahlen für die Patienten mit myofaszialem Schmerz überzeugender. Sie deuten klar auf eine Beziehung zwischen den Auswirkungen niedriger Vitamin-B_{12}- und Folsäurespiegel und dem Fortbestand eines chronischen myofaszialen Schmerzsyndroms hin. Zwei der drei Fibromyalgiepatienten mit Vitamin-B_{12}-Mangel wurden nach Cobalaminsubstitution beschwerdefrei (Gerwin, unveröffentlichte Angabe).

Es ist unklar, weshalb ein Mangel an einem der beiden Vitamine die Schmerzhaftigkeit von Triggerpunkten steigert. Hier besteht noch Forschungsbedarf. Durch einen Mangel an diesen Vitaminen nimmt die Produktion der Blutzellen ab. Diese transportieren Sauerstoff zu den Muskeln, der für deren Energiestoffwechsel unentbehrlich ist. Im Bereich der dysfunktionalen Endplatten von Triggerpunkten herrscht eine schwere Energiekrise. Diese wiederum führt zur Freisetzung von Substanzen, die die lokalen Nozizeptoren sensibilisieren und somit Schmerzen und lokale Druckempfindlichkeit hervorrufen. Jeder Faktor, der eine Hypoxie verstärkt und damit die Energiekrise verschärft, müsste die Sensibilität der Nozizeptoren steigern. Je nach Umfang, in dem die sensibilisierten Nozizeptoren durch Rückkopplung die Freisetzung von Acetylcholin an den Nervenendigungen verstärken, müsste sich das Triggerpunktgeschehen verschlimmern. Die Frage, wann und wie es zu diesem zweiten Schritt kommt, sollte durch geeignete wissenschaftliche Untersuchungen zu beantworten sein.

Außerdem ist es durch die Rolle, die Vitamin B_{12} und Folsäure bei der Nervenfunktion spielen, denkbar, dass sie zentral oder peripher eine Funktionsstörung auslösen, die für eine Veränderung des Nerven-Muskelüberganges oder eine Dysfunktion der motorischen Endplatte anfällig machen (Kapitel 2.4). Seit langem ist bekannt, dass eine Unterversorgung mit Vitamin B_{12} oder ein Mangel zur Myelopathie führt. Inzwischen ist man sich auch über den Zusammenhang zwischen dem Vitamin-B_{12}-Mangel und einer peripheren Neuropathie im Klaren. Auch ein Folsäuremangel wurde als ursächlich für eine periphere Neuropathie angeführt, die jedoch seltener auftritt als die durch Vitamin B_{12} verursachte [35, 36]. Eine Neuropathie geht mit erhöhter Reizbarkeit der Triggerpunkte einher [59, 60]. Der Mechanismus bei Patienten mit myofaszialen Schmerzsyndromen ist noch nicht durchschaut.

Personen, die an akuter lumbaler oder zervikaler Radikulopathie erkrankt sind, können noch vor ersten klinischen Anzeichen der Radikulopathie ein akutes myofasziales Schmerzdrom aufweisen. Auch Narben, die sich nach einer Laminektomie im Lumbalbereich gebildet haben und Nervenwurzeln komprimieren, können ein myofasziales Schmerzsyndrom im Ausbreitungsbereich der komprimierten Nervenwurzel nach sich ziehen. Diese Beobachtungen gehen auf Dr. Gerwin zurück. Sie stützen die Annahme, dass es sich beim myofaszialen Schmerzsyndrom in einigen Fällen um die Folge einer Nervenläsion handelt. Entsprechend wäre denkbar, dass eine stoffwechselbedingte Nervendysfunktion (Läsion) der Bildung oder dem Fortbestehen von Triggerpunkten Vorschub leistet.

Funktionen

Zu den zahlreichen essenziellen Stoffwechselfunktionen der Cobalamine zählen: 1) die Synthese der Desoxyribonukleinsäure (DNA); 2) die Regeneration des essenziellen Folats, das ebenfalls von entscheidender Bedeutung für die DNA-Synthese ist; 3) der Transport von Folat in die Zellen und seine Speicherung dort; 4) der

Fett- und Kohlenhydratstoffwechsel; 5) der Proteinstoffwechsel; 6) die Reduktion von Sulfhydrylgruppen. Da Cobalamin und Folsäure für die DNA-Synthese erforderlich sind, bilden sie auch die Voraussetzung für ein normales Gewebewachstum [121] und die Reparatur von Gewebe.

Ein Folatmangel beeinträchtigt die *Synthese von Desoxyribonukleinsäure.* Bei allen sich schnell teilenden Zellen des Körpers kommt es dadurch zur Megaloblastose, am häufigsten in Knochenmarkszellen. Die beeinträchtigte Hämatopoese hat eine Panzytopenie zur Folge.

Die Cobalamine spielen sowohl beim Fettals auch beim Kohlenhydratstoffwechsel eine Rolle, da die Umwandlung von Methylalanat in Succinat cobalaminabhängig ist. Es wird angenommen, ist jedoch nicht bewiesen, dass die für einen Cobalaminmangel kennzeichnenden neurologischen Ausfallerscheinungen auf einer Schädigung des Lipidanteils in der Myelinscheide beruhen, die die betroffenen Nervenfasern umgibt. Im zentralen und im peripheren Nervensystem kommt es bei Cobalaminmangel zu einer unvollständigen Myelinsynthese. Sie führt zunächst zur Demyelinisierung, im Weiteren zur axonalen Degeneration und letztlich zum Absterben der Nervenzellen [14]. Bei einem Folatmangel ist eine vergleichbare neurologische Erkrankung seltener [121]. Läsionen der markhaltigen peripheren Nerven treten bei Cobalaminmangel früher und häufiger auf als Schädigungen des Zentralnervensystems an den myelinisierten Hinter- und Seitensträngen des Rückenmarks. Die Folgen des letztgenannten, fortgeschrittenen Mangels sind unter den Bezeichnungen subakute Degeneration der Hinter- und Seitenstränge oder funikuläre Spinalerkrankung (Myelose) bekannt [121].

Die Stoffwechselwege von Cobalamin und Folsäure sind miteinander verflochten. Cobalamin ist für die Methylierung von Homocystein in Methionin entscheidend. Die Reaktion erfolgt unter Mitwirkung der Methioninsyntase mit Methylcobalamin als Kofaktor.

Die Umwandlung von Homocystein in Methionin ist ein entscheidender Schritt in der DNA-Synthese, für den sowohl Met-Cbl als auch Tetrahydrofolat (THF) erforderlich sind. Das Methyl entstammt dem Met-THF (Methyltetrahydrofolat). Folsäure wird intrazellulär als Polyglutamat gespeichert. In dieser Form übt es auch seine Funktion als enzymatischer Kofaktor aus. In Abwesenheit von Cobalamin kann Met-THF nicht demethyliert werden, womit ein entscheidender Schritt auf dem Weg zum Poly-

glutamat ausfällt. Folglich wird bei Cobalaminmangel die Polyglutamat-Form von THF im Serum und intrazellulär abgebaut. Bei einer Unterversorgung mit Cobalamin kann Met-THF die
Schritte des Methylgruppentransfers nicht
durchlaufen, um letztlich Desoxyuridilat in
Thymidylat umzuwandeln. Damit ist die DNA-
Synthese gestört. THF kann jedoch die Beeinträchtigung der Thymidylatsynthese bei Vita-
min-B_{12}-Mangel ausgleichen [127]. Es gibt
starke Anhaltspunkte für die Annahme, dass eine Beeinträchtigung der Methioninsynthese bei
Cobalaminmangel zu einer peripheren Neuropathie führen kann [107, 281]. Methionin wird
zu S-Adenosylmethionin verstoffwechselt, das
für die Myelinsynthese erforderlich ist.

Im Serum liegt Vitamin B_{12} in zwei Fraktio-
nen vor. Eine ist an Transcobalamin II gebunden,
das Transportprotein für Cobalamin, die Andere
an Haptocorrin als Speichermedium. Sobald der
Vitamin-B_{12}-Speicher erschöpft ist, fällt zunächst
der Spiegel von Holotranscobalmin II ab (an
Transcobalamin II gebundenes Cobalamin), bevor sich eine Abnahme des Haptocorrins oder
des Cobalaminserumspiegels bemerkbar macht
[114]. Wenn Homozystein auf Grund einer Co-
balaminknappheit nicht in Methionin oder Methylmalonyl-CoA nicht in Succinyl-CoA umgewandelt werden können, reichern sich
Homozystein und Methylmalonsäure an.

Folat ist für die Entwicklung des Gehirns
und dessen normale Funktion nach der Geburt
unentbehrlich [178].

Unterversorgung

Die Symptomatik, die durch grenzwertig im
Körper vorhandenes Cobalamin hervorgerufen
wird, kann außerordentlich variabel und
schwierig zu interpretieren sein. Unspezifische
Depressionen, Ermüdbarkeit und vermehrte
Anfälligkeit für myofasziale Triggerpunkte stehen wahrscheinlich im Vordergrund. Heftige
Schreckreaktionen auf laute Geräusche oder
unerwartete Berührung sind gelegentlich hilfrei-
che Hinweise.

Eine Folatunterversorgung ist der häufigste
Fall einer Vitaminknappheit und wahrscheinlich am ehesten der Grund, wenn myofasziale
Triggerpunkte fortbestehen. Die Symptome, die
Patienten mit myofaszialen Schmerzen beschreiben, die gleichzeitig einen niedrigen Serumfolatspiegel aufweisen, ähneln in vielerlei
Hinsicht den Symptomen von Patienten mit
manifesten neurologischen Störungen, die auf
eine Folsäuretherapie ansprechen. Die Symptome der ersten Gruppe sind jedoch weniger stark

ausgeprägt. Patienten, deren Serumfolsäurespie-
gel im unteren Normbereich (unterstes Viertel)
liegt, zeigen oft eine erhöhte muskuläre Reizbarkeit und Anfälligkeit für myofasziale Triggerpunkte. Sie ermüden schnell, schlafen schlecht,
sind mutlos und verstimmt. Nach unseren Erfahrungen frieren diese Patienten häufig und haben eine niedrige Basaltemperatur, wie es auch
bei einer Hypothyreose beobachtet wird. Eine
Vitamintherapie unter Einschluss von Folsäure
kann die Symptome oft lindern.

Mangel

Unter dem Gesichtspunkt seines allgemeinen
Gesundheitszustandes ist es für den Patienten
überaus wichtig, dass ein Cobalamin- und/oder
Folatmangel umgehend erkannt und behoben
wird. Dies ist auch Voraussetzung einer wirksamen Behandlung von myofaszialen Triggerpunkten. Man geht heute davon aus, dass sich
ein Cobalaminmangel neurologisch am stärksten auf das Rückenmark und die peripheren
Nerven auswirkt, während affektive und intel-
lektuelle Störungen eher Folge eines Folatmangels sind [121].

Vitamin-B_{12}-Mangel

Die durch Vitamin-B_{12}-Mangel hervorgerufenen
Krankheitsbilder der megaloblastären Anämie
(Perniziosa) und der neurologischen Funktionsstörungen manifestieren sich als zwei unterschiedliche Syndrome [241]. Allerdings ergeben
sich beträchtliche Überschneidungen: 67% der
Personen mit perniziöser Anämie und begleitender Panzytopenie zeigen auch die eine oder andere neurologische Störung [245]. Neurologische Funktionsstörungen ohne megaloblastäre
Anämie sind ebenfalls bekannt und nehmen einen von dieser unabhängigen Verlauf [112,
141]. Die Symptome sind die einer funikulären
Spinalerkrankung mit Verlust des Vibrationsempfindens und des Stellungssinns im Raum
(Funktionen des posterioren Stranges), Schwäche und Spastizität (motorische Funktionen des
Lateralstranges im Rückenmark) sowie krankhaften Veränderungen der peripheren Nerven.
Letztere äußern sich sowohl als axonale als
auch als demyelinisierende Neuropathie [176],
die vorwiegend, jedoch nicht ausschließlich die
sensorischen Nerven betrifft. Gangataxie und
Spastizität in Verbindung mit Schwäche bewirken zusätzlich zu dem Stress durch die eigentliche Nervenerkrankung eine neuromuskuläre
Belastung und können damit zur Entwicklung
von myofaszialen Triggerpunkten prädisponieren. Diarrhoe, Glossitis und andere gastrointes-

tinale Beschwerden sind Ausdruck der gestörten DNA-Synthese in den sich schnell teilenden Zellen des Gastrointestinaltraktes. Wenn die Darmbewegungen beeinträchtigt sind, kommt es zur Obstipation. Müdigkeit, Synkopen, Persönlichkeitsveränderungen und Gedächtnisverlust zählen zu den weniger spezifischen Symptomen, die an einen Vitamin-B_{12}-Mangel denken lassen. Begleiterscheinungen werden in schwereren Fällen beobachtet, die sich eher nicht als Muskelschmerzsyndrom manifestieren, dazu zählen Demenz, Visusverlust und Psychosen. In der Vergangenheit sah man die neurologischen Symptome im Zusammenhang mit einer Anomalie des Fettstoffwechsels und einer anormalen Myelinbildung. Untersuchungen aus jüngerer Zeit deuten darauf hin, dass die Neuropathie vermutlich durch eine Störung der Methioninsynthese entsteht [263].

Eine perniziöse Anämie auf Grund eines Cobalaminmangels tritt bei 1–3% der Bevölkerung europäischer Abstammung mit einem Lebensalter von ≥ 60 Jahren auf [55]. Häufiger ist sie dagegen bei jüngeren Menschen, insbesondere bei Frauen hispanischer und afrikanische Abstammung [49, 251]. Ein Mangel von Vitamin B_{12} und Folsäure ist in der älteren Bevölkerung sehr viel weiter verbreitet: Ein Vitamin-B_{12}-Mangel, der anhand der Spiegel von Homozystein und Methylmalonsäure bestimmt wurde [134, 161, 294], liegt bei 40% der Mitglieder dieser Personengruppe vor; 5% der gesunden alten und 19% der hospitalisierten alten Menschen wiesen einen Folsäuremangel auf. Wenn ein Mangel sowohl an Vitamin B_{12} als auch an Folsäure bestand, zeigten sich Stoffwechseldefizite auch bei Personen mit normalen Serumvitaminspiegeln. Die Ursache des Mangels lag häufiger in Ernährungsfehlern als im Fehlen des intrinsic factors. Bei alten Patienten mit niedrigem Cobalaminspiegel aber ohne megablastäre Anämie fällt der Schilling-Test in der Regel normal aus [232].

Eine Malabsorption bei endogenen Störungen (z. B. Magenanazidität), Parasitosen oder Erkrankungen des Gastrointestinaltraktes wie Morbus Crohn, die die Resorption beeinträchtigen, können zu einem Cobalaminmangel führen [86].

Folsäuremangel

Ein Folsäuremangel geht mit Müdigkeit, diffusen Muskelschmerzen und restless legs [35] einher. Außerdem können eine megaloblastäre Anämie, eine Depression, ein Verlust der peripheren Empfindungsfähigkeit und eine Diarrhoe auftreten. Ein subnormaler Serumfolatspiegel führt im Laufe der Zeit zu einer megaloblastären Hämatopoese [117] und Anämie. Eine gute Darstellung der Differenzialdiagnosen der Anämie findet sich bei Herbert [119]. Bei 21% einer Gruppe von Patienten mit Folatmangel fanden sich Hinweise auf eine periphere Neuropathie [244]. Patienten mit ähnlichen Befunden aus einer anderen Gruppe sprachen auf eine Folsäuretherapie an [37]. Wie auch beim Vitamin-B_{12}-Mangel kann es bei Folatmangel zu den Symptomen einer funikulären Spinalerkrankung kommen [36, 106, 207, 208].

Ein experimenteller, sechsmonatiger Folatentzug hatte folgende Auswirkungen: nach drei Wochen ein niedriges Serumfolat, nach sieben Wochen eine Hypersegmentierung der Granulozyten, nach 14 Wochen eine vermehrte Ausscheidung von Formininoglutaminsäure mit dem Urin, nach 18 Wochen ein niedriges Erythrozytenfolat und eine Megalozytose, nach 19 Wochen ein megaloblastäres Knochenmark und eine Anämie. Im vierten Monat traten Schlaflosigkeit und Vergesslichkeit auf, die sich während des fünften Monats verstärkten. Die psychischen Symptome verschwanden innerhalb von 48 Stunden nach Beginn der Folsäuretherapie [115, 116].

Bei einem überproportional hohen Prozentsatz psychiatrischer Patienten ist ein Folsäuremangel vorhanden [52, 139, 266]. Eine Depression ist dabei die wahrscheinlichste psychiatrische Diagnose [52]. Der Schmerz, über den diese Patienten klagen, dürfte von Triggerpunkten stammen.

Abhängige Stoffwechselreaktionen
Vitamin-B_{12}-Abhängigkeit

Die milde Beeinträchtigung eines der Stoffwechselwege, für die Cobalamin erforderlich ist, steigert den Bedarf an diesem Vitamin über die Norm hinaus. Je nachdem, welches cobalaminabhängige Enzym betroffen ist, zeigen sich gegebenenfalls niedrige Serumspiegel des Vitamins [6].

Folatabhängigkeit

Kongenitale Anomalien bei folatabhängigen Stoffwechselwegen werden allgemein zuerst bei Kindern mit ernster und oft irreversibler geistiger Unterentwicklung und/oder megaloblastärer Anämie beobachtet. Einige dieser Kinder erholen sich weitgehend unter Megadosen von Folsäure oder Folacin. Eine Leberenzymstudie ließ eine stark verminderte Aktivität der *5-Methyltetrahydrofolattransferase* [217] erkennen. Patienten mit einem Mangel an Methylentetrahydrofolatreduktase zeigen eine auf Folattherapie reagierende Homozystinurie. Im Gegensatz dazu erfordert der Zystathioninsynthetase-Mangel, der ebenfalls eine Homozystinurie hervorruft, die Substitution mit Vitamin B_6 [84, 124, 196, 224]. Ein Mangel an Glutaminformimintransferase ist häufiger. Er blockiert die Bildung von Glutamat aus Histidin [84, 124], wodurch vermehrt Formiminglutamat (FIGLU) mit dem Urin ausgeschieden wird [196, 224]. Die unvollständige Manifestation derartiger kongenitaler Enzymmangelerscheinungen kann den täglichen Folatbedarf erheblich steigern.

Laboruntersuchungen und Diagnose

Die erforderlichen klinischen Bedingungen vorausgesetzt, sollten bei jedem Patienten mit myofaszialem Schmerzsyndrom, insbesondere bei begleitender Mattigkeit, leichter Ermüdbarkeit, Obstipation und einer Beeinträchtigung des Vibrationsempfindens in den Zehen, die Spiegel für Vitamin B_{12} und Folsäure, sowie das Erythrozytenfolat bestimmt werden. Liegt der Vitamin-B_{12}-Spiegel bei $\leq$ 350 pg/ml, sollten Serum und Urin auf Homozystein und Methylmalonsäure untersucht werden. Falls diese Werte im Normbereichen liegen, jedoch starke klinische Verdachtsmomente für einen Vitamin-B_{12}-Mangel vorliegen, sollte auf Zystathionin und Holotranscobalamin II (HTC II) untersucht werden. Der Schilling-Test eignet sich, um die Erhaltungstherapie festzulegen, da sie sich nach der Möglichkeit des betreffenden Patienten richtet, oral gegebenes Vitamin B_{12} zu resorbieren [12]. Es sind jedoch die zuvor formulierten Warnhinweise zu beachten, denn die Vitamin-B_{12}-Werte können trotz beeinträchtigter Resorption im Normbereich liegen.

Cobalamine

In der Vergangenheit hielt man es für relativ einfach, den Mangel von Cobalamin zu diagnostizieren. Eine megaloblastäre Anämie oder Anzeichen für eine funikuläre Spinalerkrankung mit Neuropathie, eine belegte Zunge und zitronengelb verfärbte Haut legten die Diagnose nahe, die durch einen niedrigen Vitamin-B_{12}-Serumspiegel erhärtet wurde. Inzwischen ist offensichtlich, dass sich ein Cobalaminmangel auf sehr viel subtilere Weise äußern kann, und dass es oft nicht ausreicht, die Diagnose auf den Vitamin-B_{12}-Serumspiegel zu stützen [212]. Mehrere von Dr. Gerwins Patienten kamen wegen Müdigkeit, Schlafstörungen und diffuser Muskelschmerzen in seine Sprechstunde. Allen konnte durch Cobalaminsubstitution geholfen werden.

Die Bestimmung des Vitamin-B_{12}-Serumspiegels erfolgt mittels kompetitiver Inhibition von radioaktiv markiertem Cobalamin und cobalaminbindenden Proteine durch Serumcobalamin. Sofern im Nachweisverfahren R-bindende Proteine verwendet werden, die andere Cobalaminanaloga binden, erzielt man falsch hohe Vitamin-B_{12}-Werte. Sie können sogar trotz eines Cobalaminmangels im Normbereich liegen. Selbst Tests unter Verwendung des gereinigten intrinsic factors kommen zu falsch negativen Ergebnissen, die trotz eines Mangels normale Vitamin-B_{12}-Spiegel anzeigen. Cobalaminähnliche, inaktive Vitamin-B_{12}-Analoga können überhöhte Vitamin-B_{12}-Serumwerte vortäuschen, wenn im Nachweisverfahren nicht mit gereinigtem intrinsic factor gearbeitet wurde. Große Mengen von Vitamin C oder anderen reduzierenden Substanzen können Vitamin B_{12} zerstören und so zu falsch niedrigen Messwerten führen [120, 243]. Auch ein erworbenes Immunmangelsyndrom kann Ursache eines falsch niedrigen Cobalaminserumspiegel sein [145]. In wissenschaftlichen Untersuchungen wurde nachgewiesen, dass bei Personen mit Vitamin-B_{12}-Spiegeln im Normbereich durchaus andere klinische Indizien oder Laborergebnisse einen Vitamin-B_{12}-Mangel anzeigen können. In einer Studie wiesen 14% der untersuchten Personen mit Vitamin-B_{12}-Spiegeln über 350 pg/ml einen Mangel an diesem Vitamin auf [197].

Ein Vitamin-B_{12}-Mangel ist nicht nur anhand des Serumvitaminspiegels zuverlässig zu diagnostizieren. Man hat Messwerte für andere, am Cobalaminstoffwechsel beteiligte Metaboliten herangezogen, um die Diagnose zu präzisieren und ihre Zuverlässigkeit zu erhöhen. Cobalamin ist für die Umwandlung von Homozystein in Methionin unentbehrlich. Diese Reaktion ist folatabhängig, während die Umwandlung von Methylmalonyl-CoA in Succinyl-CoA folatunabhängig verläuft. Folglich reichern sich bei Cobalaminmangel sowohl Homozystein als auch Methylmalonsäure in Urin und Serum an. Ein erhöhtes Homozystein ist dagegen nur bei Folatmangel nachweisbar [212]. Die Messwerte der Serum- und Urinspiegel für Homozystein und Methylmalonsäure lassen also nicht nur den Stoffwechselmangelzustand erkennen, sondern erlauben auch eine Differenzierung zwischen Folsäure- und Vitamin-B_{12}-Mangel. Die Messwerte für HTC II (ein am Cobalamintransport beteiligtes bindendes Protein) zeigt frühe oder milde Formen eines Cobalaminmangels an [123]. Bei Folsäure- und bei Vitamin-B_{12}-Mangel ist Zystathionin, ein Homozysteinmetabolit, erhöht

[134]. Der Desoxyuridin-Suppressionstest, mit dem die Suppression von radioaktiv markiertem Cobalamin in der DNA gemessen wird, ist ein sensitiver Indikator eines Vitamin-B_{12}- oder Folsäuremangels [50]. Es handelt sich jedoch um einen In-vitro-Test an Knochenmark, der nicht immer durchführbar ist [241].

Weiteren Aufschluss über den Vitamin-B_{12}- und Folsäurestatus gibt die Auswertung der Antikörper gegen den intrinsic factor [55] und gegen die Parietalzellen des Magens. Bei mehr als der Hälfte der Patienten mit perniziöser Anämie sind Antikörper gegen den intrinsic factor nachweisbar. Diese Angabe ist jedoch diagnostisch kaum verwertbar, da die Antikörper bei ungefähr 40% der Patienten mit perniziöser Anämie fehlen. Antikörper gegen Parietalzellen des Magens (PCA) können bei 90% der Patienten mit perniziöser Anämie nachgewiesen werden, sind diagnostisch jedoch unspezifisch. Dennoch erleichtern diese Tests die Diagnose einer perniziösen Anämie. Hinsichtlich eines ernährungsbedingten Cobalaminmangels sind sie nicht aussagekräftig.

Der Schilling-Test zeigt an, ob dem Cobalaminmangel eine Resorptionsstörung zu Grunde liegt. Mit dem Test wird die Resorption einer oral verabreichten Dosis radioaktiv markierten Vitamins B_{12} bestimmt, indem man die innerhalb von 24 Stunden mit dem Urin ausgeschiedene Fraktion der aufgenommenen Dosis misst. Bei einer perniziösen Anämie müsste der Test der Stufe I, ohne intrinsic factor, immer anormal sein und sich im Test der Stufe II durch Zugabe des intrinsic factors normalisieren lassen. Die Aussagekraft des Tests wird jedoch dadurch begrenzt, dass die kristalline Form von Vitamin B_{12} nicht mit der in Nahrungsmitteln gebundenen identisch ist und leichter resorbiert wird [113]. Somit kann der Schilling-Test der Stufe I auch bei einer perniziösen Anämie normal ausfallen, zumal lediglich 10% der üblichen Menge des intrinsic factors erforderlich sind, damit Vitamin B_{12} resorbiert wird. Ein physiologisch angemessener Schilling-Test der Stufe I sieht vor, ein rohes Ei mit dem Vitamin anzureichern, daraus ein Omelett zu backen und dies dem Patienten als Vitamin-B_{12}-Dosis zu verabreichen.

Folsäure

Inzwischen stehen standardisierte Labortests zur Bestimmung des Gehalts von Folat in Blutserum und -zellen (Gewebespiegel) zur Verfügung. Normales menschliches Serum enthält ungefähr 7–16 ng/ml Folat. Abweichend von den Erwartungen wies ein hohes mittleres Korpuskularvolumen (MCV) von 95 mm^3 und mehr bei Krankenhauspatienten nur eine Korrelation von 0,18 zu einem Folatmangel auf. Dieser Test eignet sich daher nicht zum Screening auf Folatmangel [105]. Bei einigen Patienten riefen andere Bedingungen die Makrozytose hervor oder blockierten sie trotz Folatmangels. Bei anderen Patienten war das Gewebefolat noch nicht so weit erschöpft, dass es zu einer Makrozytose gekommen wäre.

Bei 46 Patienten korrelierten niedrige Serumcholesterolspiegel mit niedrigen Serumfolatwerten $\leq$ 6,2 ng/ml (r = 0,58). Eine entsprechende Korrelation von Cobalaminmangel und Serumcholesterolspiegel war nicht nachweisbar [30]. Das erhöhte Serumcholesterol hängt wahrscheinlich mit einer Hypothyreose, die durch das Organ selbst und nicht durch die Hypophyse verursacht wird, zusammen [133].

Bedarf
Vitamin B_{12}

Um die Vitaminspeicher des Körpers für Vitamin B_{12} zu erhalten, wird eine Tagesdosis von 1–6 mg empfohlen [104, 212]. Der enterohepatische Kreislauf ist so sparsam, dass täglich nur wenig Vitamin B_{12} verloren geht. Es dauert annähernd ein Jahr, bis die Körperspeicher erschöpft sind [22]

Folsäure

Für Erwachsene und Jugendliche werden 400 mg aktives Gesamtfolat pro Tag in der Nahrung empfohlen. Während der Schwangerschaft werden 800 µg, während der Stillzeit 500 µg pro Tag empfohlen [187]. Anzeichen für erschöpfte Folatspeicher des Körpers treten nach zwei Monaten auf. Nach viermonatigem Folatentzug entwickeln sich schwere Symptome [115, 116].

Vorkommen
Cobalamine

Die Cobalamine nehmen unter den Vitaminen eine Sonderstellung ein, da sie als Nahrungsbestandteil ausschließlich von Bakterien hergestellt werden. Cobalamine werden von bestimmten Mikroorganismen synthetisiert, die sich im Erdreich, in Abwasser, Wasser, Gedärm oder Pansen finden. Pflanzenfressende Tiere sind bezüglich ihrer Versorgung mit Cobalamin vollständig auf mikrobiellen Lieferanten angewiesen [22]. Das Vitamin kommt nicht in pflanzlichen Nahrungsmitteln vor. Dem Menschen ist es nur durch tierische Nahrungsmittel oder als Medikament verfügbar. Bierhefe, die gelegentlich noch als Vitamin-B_{12}-Quelle verwendet wird, enthält dieses Vitamin nicht, sofern sie nicht auf einem speziellen, cobalaminhaltigen Medium gezüchtet wurde.

Folsäure

Blattgemüse (von lat. Folium = Blatt) sind die Folatlieferanten der Ernährung, daneben Hefe, Leber und andere Innereien, frisches oder ungekocht eingefrorenes Obst und Obstsäfte, sowie bissfest gekochtes grünes Gemüse wie Brokkoli und Spargel. Folate sind zwar überall in der Natur zu finden und kommen in nahezu allen natürlichen Nahrungsmitteln vor, werden aber schnell durch Oxidation zerstört: 50–95% des in Lebensmitteln enthaltenen Folats können bei Verarbeitung und Zubereitung verloren gehen. In hoch aufbereiteten Lebensmitteln wie Spirituosen und harten Süßigkeiten ist kein Folat mehr vorhanden [119, 121, 217].

Gründe einer Unterversorgung
Cobalamin

Die Resorption des Cobalamins setzt eine komplizierte Kette von Ereignissen voraus, in der das eine oder andere Glied leicht gestört werden kann. Die Resorption beginnt mit der Freisetzung des aufgenommenen Cobalamins aus seiner Polypeptidbindung in der Nahrung durch Magensäure und Verdauungsenzyme. Die freien Cobalamine bilden mit dem von gesunden Parietalzellen gebildeten intrinsic factor Komplexe. Wenn das Cobalamin einen Proteinrezeptor an den Mikrovilli in der Endsektion des Ileums erreicht und sofern bei einem pH-Wert von ungefähr 6 ionisiertes Kalzium zur Verfügung steht, tritt es durch die Mukosa in das Pfortaderblut ein. Dort muss es sich an das Transportprotein Transcobalamin II heften, um in die Leber zu gelangen.

Durch Wechselwirkung mit verschiedenen Medikamenten kann der Serumcobalaminspiegel absinken. Für mehrere cobalaminabhängige Stoffwechselschritte ist Folat unentbehrlich. Bei einem Folsäuremangel erhöht sich daher unter hohen Folsäuredosen die Nutzung des Cobalamins, und wenn diese Reserven bereits erschöpft sind, kommt es beschleunigt zum Cobalaminmangel. Medikamente wie Neomycin, Colchicin, p-Aminosalicylsäure, retardiert freigesetztes Kaliumchlorid, Biguanide (z. B. Metformin) [142, 218, 271] und Ethanol werden im Zusammenhang mit einer unvollständigen Cobalaminresorption gesehen. Wer über lange Zeiträume Vitamin C in hoher Dosierung zu sich nimmt riskiert einen Cobalaminmangel [119].

Folsäure

Ein Gewebefolatmangel ist selbst in höheren Einkommensgruppen häufig, nämlich bei 15% der weißen und mehr als 30% der afrikanischen und hispanoamerikanischen Bevölkerung [223]. Die vier häufigsten Ursachen eines Folatmangels sind fortgeschrittenes Alter (das betrifft einen zunehmenden Anteil unserer Bevölkerung), Schwangerschaft oder Stillzeit, Ernährungsfehler und Drogenmissbrauch, in der Regel Alkoholmissbrauch.

In einer Studie an 210 alten Patienten wurde bei 24% der Bewohner von Altenheimen und 7,8% derjenigen, die in ihrer eigenen Wohnung lebten, sowie 5% einer jüngeren Kontrollgruppe ein Folatmangel festgestellt [177]. Es wird in bedenklicher Weise unterschätzt, wie negativ sich eine körperliche Behinderung auf die Ernährungsweise auswirkt. Verschärft wird diese Situation durch die soziale Isolation, Verwirrtheitszustände und Medikamentenwechselwirkungen, die insbesondere bei alten Menschen vorkommen [227].

Bei einem Drittel aller schwangeren Frauen auf der Welt entwickelt sich ein so gravierender Folsäuremangel, dass es zur megablastären Anämie kommt [119]. Wenn der *Folatmangel*, insbesondere in den genannten anfälligen Gruppen so weit verbreitet ist, bei wie vielen Menschen ist dann mit einer *Folatunterversorgung* zu rechnen? Die nachstehend zitierte Studie vermittelt eine Vorstellung von den Dimensionen: Von 269 Schwangeren aus unteren Einkommensgruppen in Gainesville/Florida wiesen 15% bei ihrer ersten Schwangerschaftsuntersuchung einen *Serumfolatmangel* auf (< 3 ng/ml) und 48% hatten einen niedrigen (*unzureichenden*) Serumfolatspiegel (3–6 ng/ml) [15]. Man sollte bei Patienten mit chronischen myofaszialen Triggerpunkten immer nach einem grenzwertigen oder anormal niedrigen Serumfolatspiegel suchen.

Therapie

Nur tierische Nahrungsmittel enthalten Vitamin B_{12}, während Folsäure sowohl in tierischen als auch in pflanzlichen Lebensmitteln vorkommt. Personen, die sich überwiegend ohne tierische Produkte ernähren, riskieren einen Vitamin-B_{12}-Mangel. Der Mangelzustand wird therapiert, indem man die entsprechenden Körperspeicher auffüllt und dann für eine optimale Speichermenge sorgt. Bei einer perniziösen Anämie muss die Therapie lebenslang erfolgen. Bei Fehlernährung kann eine Ernährungsumstellung ausreichen, sobald die Körperspeicher wieder aufgefüllt sind. Anfängliche intramuskuläre Gaben von 1000 µg Cyanocobalamin wöchentlich sind allgemein akzeptiert. Einige

Behandlungsschemata sehen eine Tagesdosis vor. Durch wöchentlich Injektionen von 1000 µg Vitamin B_{12} werden die körpereigenen Reserven im Allgemeinen auf Normalniveau gebracht, und anschließende monatliche Injektionen gewährleisten den Erhalt eines günstigen Blutspiegels. Sofern der Patient oral verabreichtes Vitamin B_{12} resorbiert, kann die orale Gabe von 500–1000 µg ausreichen, um den Serumspiegel zu erhalten. Dabei sollte der Arzt jedoch über einen Zeitraum von zwei Jahren alle sechs Monate die Serumspiegel von Vitamin B_{12}, Homozystein und Methylmalonsäure kontrollieren, um die ausreichende Resorption des Vitamins zu gewährleisten, da der Schilling-Test die Resorption nicht zuverlässig erkennen lässt. Die passive Resorption von oral zugeführten 1000 µg von Vitamin B_{12} ohne intrinsic factor liefert verwertbare 3 µg/Tag. Daher wird bei Patienten mit perniziöser Anämie statt der parenteralen Gabe von Cyanocobalamin eine orale Vitaminersatztherapie durchgeführt.

Durch einen genetischen Defekt im Cobalaminstoffwechsel können einige Menschen Cyanocobalamin nicht in Hydroxycobalamin umwandeln. Für diese Personengruppe eignet sich Hydroxycobalamin als Substitutionstherapie. Diese Praxis war in der Vergangenheit in den USA gängig, wird derzeit jedoch nur noch – dort jedoch weit verbreitet – in Europa verfolgt.

Die Bestimmung der Substitutions- und Erhaltungsdosis für Folsäure muss mehrere Gegebenheiten berücksichtigen: der Tagesbedarf muss gedeckt werden, um das Risiko eines Neuralrohrdefektes bei Neugeborenen zu minimieren und es muss bedacht werden, dass hoch dosierte Folsäure die neurologischen Ausfälle auf Grund eines Vitamin-B_{12}-Mangels verstärken und die frühen Alarmzeichen für eine funikuläre Spinalerkrankung überdecken kann, indem allein die megaloblastäre Anämie behoben wird. Letzteres sollte irrelevant sein, denn jedem Arzt müsste klar sein, dass er Folsäure *nie* verordnen darf, ohne zuvor den Vitamin-B_{12}-Spiegel überprüft zu haben. Die tägliche Aufnahme von 400 µg Folsäure kann die Auswirkungen eines Vitamin-B_{12}-Mangels verstärken und reduziert einen erhöhten Homozysteinspiegel, der bei Folsäure- und Vitamin-B_{12}-Mangel vorliegt. Um jedoch erhöhte Homozysteinspiegel so weit zu senken, dass keine Mortalitätssteigerung auf Grund einer Herz- oder Zerebralthrombose zu erwarten ist [199], muss die Tagesdosis auf ungefähr 700 µg gesteigert werden. Eine Tagesdosis von 1 mg gilt daher als angemessen. Höhere Folsäuredosen können in Abstimmung auf den Homozysteinspiegel erforderlich werden, sollten jedoch nur verabreicht werden, wenn auch der Vitamin-B_{12}-Spiegel im Normbereich liegt. Die Patienten müssen darauf aufmerksam gemacht werden, dass die Folsäureresorption durch eine gleichzeitige Einnahme von Antazida beeinträchtigt wird.

Nach Dr. Gerwins Erfahrungen ist nach zwei bis vier Wochen Folatersatztherapie mit einer Abnahme von Müdigkeit und Schlafstörungen zu rechnen. Nach vier bis sechs Wochen verringert sich die Reizbarkeit von myofaszialen Triggerpunkten.

Zusammenfassung und praktische Erwägungen

Eine unzureichende Versorgung mit Vitamin B_{12} oder ein entsprechender Mangel sollten bei folgenden Personengruppen in Betracht gezogen werden: Personen mit klinischen Anzeichen einer peripheren Neuropathie, Veganer oder Anhänger einer vorwiegend vegetarischen Ernährungsweise, die kein Vitamin B_{12} substituieren, Diabetiker und andere Patienten mit einer Resorptionsstörung von Cobalamin, Menschen über 50 Jahren, da die Magenschleimhaut mit zunehmendem Alter atrophiert und die Vitamin-B_{12}-Resorbtion dadurch beeinträchtigt wird. Auch bei Personen mit makrozytärer Anämie besteht ein Verdacht. Serumspiegel für Vitamin B_{12}, Folat und Erythrozytenfolat (was ein großes Blutbild erforderlich macht) müssen erhoben werden. Sobald der Serumspiegel für Vitamin B_{12} unter 300 pg/ml liegt, sollte mit Cyanocobalamin substituiert werden. Bei einem Serumspiegel zwischen 300 und 400 pg/ml werden die Spiegel für Homozystein und Methylmalonsäure in Serum und Urin ermittelt. Falls einer der Werte erhöht ist, sollte substituiert werden. Unter unklaren Gegebenheiten (grenzwertige oder normale Homozystein- oder Methylmalonsäurespiegel bei starken Verdachtsmomenten) sollten die Werte für Zystathionin und HTC II bestimmt werden. Es werden zehn Wochen lang 1000 µg Cyanocobalamin intramuskulär gegeben, gleichzeitig mit 1 mg/Tag oral verabreichter Folsäure. Der Schilling-Test ist kein zuverlässiger Indikator für die Resorption von oral zugeführtem Vitamin B_{12}. Bei oraler Gabe sollte der Serumspiegel des Vitamins fortlaufend kontrolliert werden.

Es ist ratsam, die angemessenen Dosen von Vitamin B_{12} und Folsäure immer gemeinsam und nicht nur eine Substanz zu verordnen. Beide sind wasserlösliche Vitamine, kostengünstig, nicht verschreibungspflichtig und können oral in Tablettenform von 500 µg Vitamin B_{12} und

1 mg Folsäure täglich eingenommen werden. Diese Dosierung ist unbedenklich und wirksam. Manche Ärzte erliegen der Versuchung, die Vitamine ohne vorherige Überprüfung des Grades von Unterversorgung oder Mangel zu verordnen. Man muss jedoch die Laborwerte kennen, um die Ursache der Symptome zu verstehen. Wenn dem Patienten bekannt ist, dass seine Vitaminspiegel bei der üblichen Ernährungsweise unzureichend waren (in diesem Falle ist von Fehlernährung auszugehen), kann dies helfen, einen stark erhöhten Vitaminbedarf zu erkennen. Diese Patienten müssen erfahren, in welchem Umfang sie für den Rest ihres Lebens substituieren müssen. Wenn sie ihre bisherige Ernährungsweise nicht umstellen, bleibt der die Triggerpunkte begünstigende Faktor erhalten. Bei den meisten Patienten ist viel Überzeugungsarbeit und Zusprache erforderlich, bevor sie ihre Ernährungsgewohnheiten grundlegend ändern.

4.3.4 Ascorbinsäure (Vitamin C)

Dieses Vitamin ist für die Muskeln von klinischer Bedeutung, weil es weitgehend belastungsabhängige Muskelschmerzen oder -steifigkeit verhindern kann. Außerdem korrigiert es eine Kapillarbrüchigkeit, wie sie bei Ascorbinsäuremangel auftritt, und es interagiert stark mit zahlreichen anderen, für die Muskelfunktion wichtigen Vitaminen.

Entdeckung

Albert Szent-Györgyi isolierte 1928 einen Stoff, der einige Obstsorten gegen Verfärbung und Fäulnis schützte, wenn sie gequetscht wurden. Dieser Stoff wurde als Ascorbinsäure oder Vitamin C bezeichnet [46]. Szent-Györgyi erhielt für seine Entdeckung 1937 den Nobelpreis.

Einige Vögel [57] und manche Säugetiere können D-Glucuronsäure nicht in L-Ascorbinsäure umwandeln. Menschen, Affen, das Meerschweinchen und der indische Flughund können Ascorbinsäure nicht synthetisieren und sind daher von der exogenen Zufuhr abhängig [154]. Drei von mehreren tausend Meerschweinchen waren offenbar doch in der Lage, Ascorbinsäure zu synthetisieren [97]. Auch andere Forscher beobachteten gelegentlich entsprechendes bei dieser Art [159]. Auch einzelne Menschen könnten diese Fähigkeit besitzen.

In der Geschichtsschreibung war Skorbut stets die Geißel der Armen, der Forscher und Seeleute auf ausgedehnten Reisen, auf denen sie keine frischen Nahrungsmittel zu sich nehmen konnten. Erst allmählich lernten sie, sich durch geeignete Vitamin-C-Träger wie Zitronensaft zu schützen. Vasco da Gama z. B. verlor bei einer Reise 100 von 160 Seeleuten durch Skorbut [126].

Funktionen

Ascorbinsäure ist an einer beachtlichen Anzahl essenzieller Körperfunktionen beteiligt. Dazu zählen die Kollagensynthese, der Aminosäurenabbau und die Synthese von zwei Neurotransmittern. Sie ist zudem eines der aktivsten bekannten und natürlichen Reduktionsagenzien in lebenden Geweben [235]. Da sie eine hohe Oxidationsbereitschaft besitzt, stellt sie eine leicht zugängliche Quelle für Wasserstoffatome dar [284]. Damit schützt sie viele lebenswichtige Gewebe vor Oxidationsschäden.

Kollagen ist das bei Säugetieren überwiegende Protein. Es stellt annähernd ein Viertel der Gewebeproteine des Körpers [235]. Die starke Reduktionswirkung von Ascorbinsäure ist für die Hydroxylierung der Aminosäuren Lysin und Prolin zur Bildung des Protokollagenmoleküls erforderlich. Diese Wirkung kann durch Hemmung der Hyaluronidase durch Ascorbinsäure unterstützt werden [45]. Mindestens zwei weitere Komponenten des Körpers weisen eine dem Kollagen ähnliche Aminosäurensequenz auf: der C1q-Bestandteil des Komplements und die Basalmembran der Zellen [61, 130].

Fehlt Vitamin C in der Synthese des für eine widerstandsfähige Gefäßwand erforderlichen Kollagens, zeigt der Patient eine erhöhte Kapillarbrüchigkeit und neigt zu Blutergüssen, wobei es schon nach geringfügigen Traumen zu diffusen Gewebeblutungen kommt [235]. Insbesondere Skorbutpatienten neigen nach Injektionen zu Hämatomen und Ekchymosen, einer Komplikation nach Triggerpunktinjektionen, die vermieden werden sollte.

Als Beispiel für die strukturelle Bedeutung des Vitamins C und die klinische Unzuverlässigkeit *normaler* Laborwerte sei angeführt, dass sich die Heilungsrate von Dekubitalgeschwüren annähernd verdoppeln ließ, wenn der Serumascorbinspiegel, der noch innerhalb des Normbereiches lag, von niedrig normal auf hoch normal angehoben wurde [262]. Die niedrigen Normalwerte waren somit eindeutig unzureichend. Kollagen (und folglich Vitamin C) ist im Prozess der Knochenbildung für die Ablagerung von Kalziumphosphatkristallen unentbehrlich [235]. Laut klinischer Erfahrung der Autoren kann Vitamin C die Behandlung von Kreuzschmerzen unterstützen, vermutlich, indem es die Qualität des Bindegewebes verbessert.

Ein 70 kg schwerer Mensch, der sich durchschnittlich ernährt, metabolisiert ungefähr 400 g Protein/Tag, wobei 100 g *Aminosäuren* einen komplizierten oxidativen Abbau durchlaufen, in dem viele Bausteine zur Regeneration von Proteinstrukturen anfallen. Wird kein Protein zugeführt, baut der Körper ungefähr 30 g seines Proteins oxidativ ab. Ascorbinsäure ist für den oxidativen Abbau der Aminosäuren Phenylalanin und Tyrosin unentbehrlich [61, 126, 154].

Das Vitamin ist außerdem für die Synthese der Neurotransmitter Noradrenalin und Serotonin erforderlich [61, 126], die bei der Modulation der Schmerzempfindung im Zentralnervensystem eine wichtige Rolle spielen. Vitamin C ist die einzige reduzierende Substanz, die bei der Synthese von Noradrenalin spezifisch die Aktivität der Dopamin-β-Monooxygenase in den chromaffinen Zellen reguliert (Nebennieren und Markzellen) [158].

Ascorbinsäure wird *leicht zu Dehydroascorbinsäure* oxidiert, die 80% ihrer Wirksamkeit beibehält, durch weitere Oxidation jedoch inaktiviert wird [235]. Das Vitamin schützt außerdem die Gewebethiol-(SH-)gruppen. Diese wiederum sind zur Umwandlung von Plasmatransferrin in Leberferritin erforderlich [61], verbessern die Eisenresorption im Magen-Darmtrakt [235] und tragen durch die Synthese von Carnitin zum Fettsäurestoffwechsel bei [192].

Außerdem ist das Vitamin an den Stressreaktionen des Körpers beteiligt. Seine Gewebespiegel in der Nebenniere entsprechen denen der Kortikoide: Beide sinken in Reaktion auf Stress merklich ab [150]. Da Ascorbinsäure an der Synthese von Corticosteron und 17-Hydroxycorticosteron beteiligt ist, kann die in der Nebenniere gespeicherte Ascorbinsäure durch Abgabe in den Kreislauf, durch Ersetzen der Kortikoide oder durch beides erschöpft werden [130, 235].

Ascorbinsäure ist wichtig für Enzyme, die Tiere vor gewissen toxischen Substanzen schützen. Sie konnte z. B. bei Versuchstieren die Bildung von Blasentumoren durch Hydroxyanthranilsäure und die hepatotoxische Wirkung von kombiniertem Natriumnitrit und Aminopyren unterbinden [130].

Bei Skorbutkranken wurde durchweg eine erhöhte Anfälligkeit für Infektionskrankheiten beobachtet [126]. Die Behauptung von Linus Pauling, dass Megadosen von Vitamin C vor Erkältungen schützen [204], provozierte eine

heftige Kontroverse. Die Immunsysteme von Mädchen und jungen Frauen reagieren offenbar empfindlicher auf Ascorbinsäure als die von Männern [235]. Der Einfluss des Vitamins auf das Immunsystem ist offenkundig, aber es bleibt ungewiss, welche Rolle es genau spielt [280]. Ascorbinsäure stimulierte in Kombination mit Acetylsalicylsäure Interleukin-6 erheblich [125]. Denkbar ist auch eine Stimulierung der Lymphozytentransformation sowie der Beweglichkeit der Granulozyten [5].

Die Autoren konnten die klinische Erfahrung machen, dass Ascorbinsäure Diarrhoen bei Lebensmittelallergien beendet, und die Toxizität und Triggerpunktreizbarkeit bei chronischen Infektionen herabsetzt.

Offenkundig sinken die Gewebespiegel von Ascorbinsäure mit zunehmendem Lebensalter ab. Die Schädigung von membranösen Zellstrukturen durch Peroxidation der Lipide scheint zum Verfall der Zellen beizutragen, wenn Ascorbinsäure fehlt und seine reduzierende Wirkung zum Schutz der Thiolgruppen somit ausfällt [130, 203]. Vitamin C hebt auch einige der mit zunehmendem Alter einhergehenden elektrokardiographischen Veränderungen auf [58]. Bei Meerschweinchen löste ein Mangel eine Dystrophie von Muskelstrukturen mit Fragmentierung der Myofilamente, Anschwellen der Mitochondrien und Glykogenüberschuss aus [146].

Belastungsabhängige Muskelschmerzen und -steifigkeit am Tag nach ungewohnt anstrengender körperlicher Betätigung lassen sich verhüten oder merklich abschwächen, wenn kurz vor oder während der Belastung 1 g oder mehr Ascorbinsäure eingenommen werden. Vor allem ein exzentrisches Training ist für die beschriebenen Phänomene verantwortlich [193]. Durch Substitution mit 3 g Ascorbinsäure pro Tag wurden die Muskelschmerzen behoben. Die stärkste Wirkung zeigte sich am Höhepunkt der verzögert einsetzenden Muskelschmerzen (Muskelkater) [138]. Im Anhang des zweiten Bandes dieses Handbuches werden die belastungsabhängigen Muskelschmerzen erörtert. Sie stehen offenbar in keinem Zusammenhang mit Triggerpunkten.

Unterversorgung und -mangel

In den Vereinigten Staaten besteht am ehesten für Raucher, Alkoholkranke, ältere Menschen, vorwiegend mit Kuhmilch ernährte Säuglinge (meist im Alter zwischen 6 und 12 Monaten), Anhänger bestimmter Ernährungsvorschriften und psychiatrische Patienten ein Skorbutrisiko auf Grund unzureichender Vitaminzufuhr mit der Nahrung. In einer Gruppe von 35 Patienten mit alkoholbedingten Erkrankungen lag bei 91% ein Ascorbinsäuremangel vor [16]. Antazida unterbinden die Wirkung von Ascorbinsäure und sollten daher getrennt eingenommen werden, sodass sich die Substanzen im Magen nicht mischen.

Skorbut entwickelt sich, wenn sich eine Person über vier bis sieben Monate unzureichend ernährt [235]. Alte Patienten in einem Krankenhaus für chronisch Kranke, die durch die Krankenhauskost nur wenig frisches Obst zu sich nahmen, wiesen einen durchschnittlichen Vitamin-C-Blutspiegel von nur 0,35 mg/dl auf. Der Spiegel stieg nach täglicher Zufuhr von 230 ml Orangensaft auf 1,52 mg/dl an [54].

Bei Durchfallerkrankungen wird Vitamin C vermindert resorbiert, und bei Thyreotoxikose ist der Bedarf erhöht. Zigarettenrauchen ist eine häufige Ursache für Vitamin-C-Mangel [32, 44, 130, 192]. Entweder verbraucht ein Raucher mehr Ascorbinsäure, oder er kann sie bei gleicher Aufnahme mit der Nahrung schlechter verwerten [205].

Die Symptome eines manifesten Skorbuts sind leicht diagnostizierbar, während Grenz- oder subklinische Fälle schwerer zu erkennen sind [235]. Skorbutpatienten kommen zunächst mit unspezifischen Symptomen wie Schwäche, Mattigkeit, Reizbarkeit und unbestimmten Schmerzen in Gelenken und Muskeln in die Sprechstunde. Gelegentlich klagen sie auch über Gewichtsverlust. Wenn die Krankheit fortschreitet, treten häufiger blaue Flecken und sogar Hämatome in Haut und Muskeln auf. Das Zahnfleisch schwillt an, wird rot und blutet leicht. Die Zähne lockern sich und können sogar ausfallen. Zahnfleischsymptome entwickeln sich nur in Reaktion auf den Kontakt mit Reizstoffen (Plaques) und fehlen bei zahnlosen Patienten [235].

Im Experiment waren perifollikuläre hyperkeratotische Papeln an Gesäß, Oberschenkel, Beinen und später auf Armen und Rücken die ersten Anzeichen von Skorbut. Wenn die Papeln sich um Haare herum bildeten, traten an dieser Stelle punktförmige Hautblutungen auf [235].

In vitro blockiert Ascorbinsäure die Bildung des kanzerogenen Nitrosamins und steigert die zytotoxische Wirksamkeit bestimmter Chemotherapeutika. Die Spekulationen über die Rolle von Ascorbinsäure zur Vorbeugung und Behandlung von Krebs stützen sich auf diese Fähigkeit des Vitamins.

Laboruntersuchungen

Die Bestimmung der Plasma-L-Ascorbinsäure beruht auf ihren reduzierenden Eigenschaften und ist in medizinischen Labors möglich [126]. Außerdem gibt es einen einfachen Screeningtest auf Ascorbinsäuremangel anhand eines Zungenabstrichs [164, 291].

Bedarf und Vorkommen

Der Ascorbinvorrat des Körpers beträgt durchschnittlich 1500 mg, und die tägliche Stoffwechselrate liegt bei 3% der vorhandenen Reserven. Bei diesem Umsatz sind 45 mg/Tag nötig, um die Vorräte aufzufüllen. Ohne jeden Nachschub ist ein gefüllter Körperspeicher innerhalb von zwei Monaten so weit erschöpft, dass Skorbut auftritt [126].

In den Vereinigten Staaten werden 200 mg als Tagesdosis empfohlen.

Nutztiere wie Pferde und Schweine, die Ascorbinsäure synthetisieren, weisen durchschnittliche Plasmakonzentrationen von 0,33–0,40 mg/dl auf. Nachstehend sind die Vergleichswerte beim Menschen aufgeführt [126]:
- Überernährung > 1,0 mg/dl;
- Normale Ernährung 0,6–1,0 mg/dl;
- Schlechte Ernährung 0,3–0,6 mg/dl;
- Unterernährung < 0,3 mg/dl.

Brokkoli, Rosenkohl, Kohlrabi, Winterkohl, Rübenkraut, Guajava und Gemüsepaprika sind hervorragende Ascorbinsäureträger und enthalten mehr als 100 mg/100 g rohen Gemüses. Weniger reiche aber dennoch wertvolle Ascorbinsäurequellen sind Kartoffeln und Weißkohl, vor allem weil davon meistens größere Mengen verzehrt werden [126]. Zitrusfrüchte sind als Vitamin-C-Lieferanten allgemein bekannt. Der *frisch gepresste* Saft einer großen Orange liefert ungefähr 50 mg des Vitamins. Mit vier Apfelsinen könnte man folglich einen Tagesbedarf von 200 mg decken. Allerdings kann durch Verarbeitung und Lagerung viel Vitamin verloren gehen.

Konservierte Tomaten enthalten auf Grund des sauren Milieus einen großen Teil ihres Ascorbinsäuregehaltes (20 mg/100 g) [61].

Vitamin C wird im oberen Dünndarm leicht resorbiert. Überschüsse werden hauptsächlich durch die Nieren, weniger auf anderem Wege ausgeschieden. Das Vitamin wird nicht in großem Umfange gespeichert. Der *maximale* Körpervorrat liegt zwischen 1,5 und 5 g [99], kann jedoch auch nur 1 g betragen [1]. Beim Menschen liegt die Halbwertszeit zwischen 13 und 30 Tagen. Je größer die Aufnahme, desto geringer ist die Halbwertszeit. Nach der Aufnahme wird der größte Teil des Vitamins mit dem Urin und auch durch die *ausgeatmete Luft* [1] ausgeschieden. Der letzte Weg wird oft übersehen. Die Nebennierenrinde gehört zu den normalerweise mit Ascorbinsäure reichlich versehenen Geweben [126]. Der menschliche Verdauungskanal resorbiert Ascorbinsäure bei geringer Zufuhr sehr gut, bei steigender Zufuhr sinkt die Resorptionsrate dagegen: von 180 mg werden ungefähr 70%, von 1,5 g 50% und von 12 g 16% resorbiert. Nichtresorbiertes Vitamin C kann infolge des Osmoseeffektes Diarrhoen hervorrufen [126].

Die Konzentration von isotopenmarkierter Ascorbinsäure in Nebennierenrinde, Leber und Nieren verlief bei Ratten in den 24 Stunden nach einer intravenösen Injektion parallel zur abnehmenden Konzentration im Serum [175]. Die Werte im Gehirn und in einem Muskel stiegen in dieser Zeitspanne kontinuierlich an, was auf ein aktives Transportsystem hinweist. In einem anderen Muskel blieb der Wert konstant. Daraus ist zu entnehmen, dass dort in dieser Zeitspanne kein aktives Transportsystem wirkte [175]. Für wasserlösliche Vitamine, einschließlich Vitamin C, wurde zwar beim Menschen ein aktives Transportsystem vom Serum in den Liquor nachgewiesen, jedoch korrelierten niedrige Liquorkonzentrationen mit niedrigen Serumspiegeln. Daraus lässt sich folgern, dass hohe Vitamin-C-Serumspiegel erforderlich sind, um hohe Liquorkonzentrationen zu gewährleisten [261].

Gründe einer Unterversorgung

Das Zigarettenrauchen ist eine der Hauptursachen für einen Ascorbinsäuremangel, wie an Meerschweinchen nachgewiesen werden konnte, die man zweimal täglich zehn Minuten lang Zigarettenrauch aussetzte [85]. Nach 28 Tagen wiesen sowohl die Gruppe der „Raucher" als auch die nichtrauchende Kontrollgruppe gleich hohe Ascorbinsäurekonzentrationen in Leber und Hoden auf. Die Konzentration in der Nebennierenrinde lag bei den „Rauchern" jedoch 29% unter der der Kontrolltiere, und das Körpergewicht war um 30% niedriger [85].

Eine Untersuchung mit 17 freiwilligen Versuchspersonen, die mehr als 20 Zigaretten täglich rauchten, ergab einen Bedarf von 140 mg Vitamin C pro Tag zur Sicherung eines gleichbleibenden Plasmapiegels verglichen mit einer Aufnahme von nur 100 mg Ascorbinsäure bei Nichtrauchern [137]. Einer anderen Studie zufolge benötigten Raucher durchschnittlich zusätzlich 65 mg Ascorbinsäure täglich, um einen den Nichtrauchern entsprechenden Ascorbinsäureserumspiegel zu halten [249].

Ascorbinsäure oxidiert in Wasser schnell zu Dehydroascorbinsäure, die biologisch nur 80% der Aktivität der Ascorbinsäure besitzt. Eine weitere Oxidation inaktiviert sie. Die Oxidation wird in Lösungen durch Hitze, Licht, ein alkalisches Milieu und die Gegenwart von Metallen (z. B. in Gefäßen aus Eisen oder Kupfer) beschleunigt. Das Vitamin ist sehr gut wasserlöslich und wird oft mit der Kochflüssigkeit weggeschüttet.

Therapie

Ascorbinsäure kann auf der Grundlage der neuen Empfehlung mit einer Tagesmenge von 200 mg verordnet werden [157]. Bei Einzeldosen von 500 mg und mehr sank die Resorptionsrate. Eine Dosis von 200 mg wird vollständig resorbiert, bei einer Dosis von 1250 mg sind es dagegen nur 50%. Das Vitamin-C-Plasmaplateau ist bei 200 mg täglich annähernd maximal, und es treten keine unerwünschten Nebenwirkungen auf; maximal ist es bei 400 mg täglich.

Tagesdosen von mehr als 400 mg haben keinen erkennbaren Wert. Bei Tagesdosen von 1000 mg war die Ausscheidung von Oxalat und Urat erhöht, womit sich das Risiko von Nierensteinen erhöht. Unbedenkliche Dosen liegen folglich unter 1000 mg täglich. Es besteht daher kein Anlass, gesunden Menschen höhere oder Megadosen des Vitamins zuzuführen. Für den Ascorbinsäurestoffwechsel bei Menschen in schlechtem Gesundheitszustand liegen keine Vergleichsdaten vor. Eine physiologische Dosis von 400 mg täglich sichert einen normalen Stoffwechselvorrat an Ascorbinsäure, aus dem der Bedarf auch im Notfall gedeckt werden kann [98].

Es hängt von höchst variablen Stressfaktoren ab, wie groß die optimale Zufuhr sein sollte. Ein kranker Mensch verträgt mehr Vitamin C als ein Gesunder. Daraus lässt sich folgern, dass Megadosen im Krankheitsfall therapeutisch angezeigt sein können [144]. Der Vitamin-C-Bedarf von Frauen, die Östrogenpräparate oder orale Kontrazeptiva einnehmen, kann um das Drei- bis Zehnfache ansteigen und damit Tagesdosen von bis zu 500 mg notwendig machen [235]. Bei Personen, die plötzlich eine Therapie mit Megadosen von Vitamin C beenden, können Skorbutsymptome auftreten, ebenso bei Neugeborenen, deren Mütter Megadosen erhalten hatten [289].

Ascorbinsäure weist zahlreiche Wechselwirkungen mit anderen Vitaminen auf. Anscheinend ist es für die Resorption von Folsäure und deren Umwandlung in die Koenzymform wichtig. Daher kann ein Ascorbinsäuremangel bei Säuglingen im Alter zwischen sechs Monaten und einem Jahr die hämatologischen Anzeichen eines Folsäuremangels hervorrufen. Die Skorbutanämie kann infolge eines begleitenden, durch Blutverluste hervorgerufenen Eisenmangels mikrozytär oder infolge eines Folsäuremangels makrozytär sein [235].

Bei Lebererkrankungen wird die Resorption von Ascorbinsäure durch orale Vitamingaben gesteigert [28]. Man war davon ausgegangen, dass Ascorbinsäure den Vitamin-B_{12}-Gehalt von Nahrungsmitteln zerstört; dies gilt inzwischen als unwahrscheinlich [174]. Die vermehrte Resorption einiger Metallionen durch Ascorbinsäuresubstitution ist bei Eisen wünschenswert, bei Quecksilber dagegen unerwünscht. Unter Ascorbinsäuresubstitution erhöht sich die Menge des erforderlichen Warfarins, um dessen Wirkung auf die Blutgerinnung zu erhalten [235]. Bei Patienten unter Warfarinmedikation verringert eine Vitamin-C-Substitution die Prothrombinzeit [72].

Eine tägliche Megadosis kann wässrige Durchfälle hervorrufen [72], die gelegentlich als spastisches Kolon fehldiagnostiziert wurden. Sie können auch eine unspezifische Urethritis auslösen, was unnötigerweise zu Untersuchungen auf eine venerische Infektion geführt hat [89].

Es gibt viele Gründe, Patienten zur Rauchentwöhnung zu ermuntern. Der niedrige Ascorbinsäurespiegel ist nur einer davon. Wer mit dem Rauchen aufgehört hat, sollte die Hände beschäftigen. Geeignet sind hierfür alle Formen des Stickens und Strickens. Andere lassen vielleicht lieber eine Perlenschnur durch die Hände gleiten, wenn der Drang zum Rauchen zu groß wird. Kaugummi hat schon manchem geholfen, mit dem Rauchen aufzuhören. Übermäßig betrieben, können jedoch alle diese Tätigkeiten die Muskeln überfordern und Triggerpunkte aktivieren.

4.3.5 Mineralstoffe und Spurenelemente

Verschiedene Mineralstoffe, insbesondere Eisen, Kalzium, Kalium und Magnesium, sind für eine normale Muskelfunktion unverzichtbar. Klinischen Erfahrungen zufolge erhöht der Mangel an den drei erstgenannten Mineralstoffen die Reizbarkeit myofaszialer Triggerpunkte. Eisen ist ein wesentlicher Bestandteil der Hämoglobin- und Myoglobinmoleküle, die den Sauerstoff zur und innerhalb der Muskelfaser trans-

portieren. Kalzium ist für die Freisetzung von Acetylcholin an der Nervenendigung sowie für den Mechanismus von Erregung und Kontraktion innerhalb der Muskelfasern unerlässlich. Kalium wird für die schnelle Repolarisierung der Nerven- und Muskelzellmembran nach einem Aktionspotenzial benötigt. Magnesium ist für den Kontraktionsmechanismus der Myofilamente essenziell.

Andere Elemente sind lebenswichtig, jedoch im Hinblick auf Muskelkontraktionen und Reaktionsbereitschaft der Triggerpunkte weniger entscheidend: Zink, Jod, Kupfer, Mangan, Chrom, Selen und Molybdän. Bei einigen Patienten besteht ein enger Zusammenhang zwischen Hypomagnesiämie, Hypokaliämie und Hypokalziämie.

Eisen

Zwischen Eisen und Muskelschmerzen besteht in mehrfacher Hinsicht eine Verbindung. Zum einen spielt Eisen bei der Energiegewinnung und Sauerstoffversorgung eine Rolle und bestimmt damit die Möglichkeit des Muskels, seinen Energiebedarf zu decken. Hier besteht ein deutlicher Zusammenhang mit dem Triggerpunktmechanismus (Kapitel 2.4). Ein weiterer wichtiger Aspekt ist die Rolle des Eisens bei der Regulation von hormonellen Funktionen wie bei der Schilddrüse. Auch die Schilddrüsenhormone sind für den Energiestoffwechsel essenziell und beim chronischen myofaszialen Schmerzsyndrom klinisch wichtig. Schließlich beeinflusst Eisen die Regulation der Körpertemperatur. Es kann sowohl die Körpertemperatur selbst als auch die Kältewahrnehmung verändern, was häufig bei Patienten mit chronischen myofaszialen Schmerzen beobachtet wird.

Funktionen

Bekanntermaßen ist Eisen für den Sauerstofftransport wichtig. Außerdem wird es für enzymatische Reaktionen benötigt, die bei der Zellatmung, oxidativen Phosphorylierung (zytochrome Oxidasereaktionen sind eisenabhängig), dem Porphyrinmetabolismus, der Kollagensynthese sowie bei Synthese und Katabolismus der Neurotransmitter eine Rolle spielen [29].

Unterversorgung und Mangel

Man schätzt, dass in den USA 9–11% der jungen Mädchen und Frauen im gebärfähigen Alter unter Eisenmangel leiden [166]. Weltweit liegt dieser Wert mit 15% etwas höher [67]. Ein Eisenmangel manifestiert sich mit einer Anämie, was den mit chronischen Schmerzen befassten Arzt interessiert, sowie mit einer verminderten Leistungsfähigkeit, einer Temperaturderegulation und einer Störungen des Katecholaminstoffwechsels.

Es werden mehrere Stadien des Eisenmangels unterschieden: 1) die Erschöpfung der Gewebespeicher, nachweisbar am Serumferritinspiegel; 2) die Erschöpfung essenzieller Eisenspeicher, die für Stoffwechsel und enzymatische Prozesse benötigt werden, und 3) die mangelhafte Erythropoese mit nachfolgender Eisenmangelanämie [278]. Es ist wichtig, eine Eisenunterversorgung aufzudecken, bevor es zur Anämie kommt, denn die Leistungsminderung und Energiestoffwechseleinschränkung kann zu einer den gesamten Körper erfassenden „Energiekrise" führen. Sie prädisponiert für Triggerpunkte, ist jedoch leicht zu beeinflussen.

Hämoproteine, die am Sauerstofftransport beteiligt sind, sind wichtige Eisenspeicher, desgleichen non-Hämoproteine und eisenabhängige Enzyme. Nichtessenzielles Eisen wird hauptsächlich als Ferritin gespeichert und bei Bedarf an essenziellem Eisen mobilisiert. Eine Erschöpfung des Gewebeeisens spiegelt sich im Absinken des Serumferritinspiegels wider, da die nichtessenziellen Eisenreserven zuerst angegriffen werden.

Eine Eisenmangelanämie geht mit einer Temperaturderegulation einher, d. h. es ist nicht mehr uneingeschränkt möglich, die Körpertemperatur konstant zu halten. Außerdem ist die Trijodothyroninreaktion auf Kältestress sowie die Katecholaminreaktion auf eine Abnahme der Umgebungstemperatur beeinträchtigt [23, 24, 25, 71]. Erhöhte Katecholaminspiegel können anzeigen, dass der Körper versucht, die Kerntemperatur anzuheben [71]. Nachweislich können junge Frauen mit Eisenmangelanämie die Körpertemperatur nur unzulänglich aufrecht erhalten, wenn sie mäßig niedrigen Umgebungstemperaturen ausgesetzt sind [25]. Bei Frauen mit einer Eisenmangelanämie waren Plasmatrijodthyronin und -thyroxin erniedrigt.

Bei chronischen Schmerzpatienten wurde keine Beeinträchtigung der Thermoregulation beobachtet. In einer Studie gaben allerdings 57% der Patienten mit myofaszialem Schmerzsyndrom Kälteempfindungen an. Bei 65% dieser Personen war das Gewebeeisen erschöpft [96]. Frauen mit einem Eisenmangel weisen eine Leistungsminderung auf [140]. Hier könnte ein Zusammenhang mit der klinisch beobachteten vermehrten Ermüdbarkeit und verringerten Ausdauer bestehen. Die herabgesetzte körperliche Leistungsfähigkeit könnte ihren Grund im beeinträchtigten Sauerstoffwechsel der Mitochondrien der Skelettmuskulatur haben, was mit einer Funktionseinschränkung der eisenabhängigen Elektronentransportkette (Atmungskette) zusammenhängt, wie sie von Tieren mit Eisenmangel bekannt ist [173]. Bei diesen Tieren reichert sich durch die beeinträchtigte Glykolyse Milchsäure an, die für die Abnahme der körperlichen Leistungsfähigkeit verantwortlich sein soll [87]. Die Rolle des Eisens im Energiestoffwechsel ist insbesondere im Hinblick auf die Hypothese interessant, derzufolge es sich beim myofaszialen Triggerpunkt um den Ort einer regionalen „Energiekrise" handelt, wo sich eine Stoffwechselproblematik in Muskelstress ausdrückt.

Laboruntersuchungen

Mithilfe des Serumferritinspiegels lässt sich genau bestimmen, wie groß das Eisenreservoir des Körpers ist [122]. Normale Serumferritinwerte erreichen bis zu 300 ng/ml. Ein Spiegel von 30–50 ng/ml deutet auf hohe Eisenverluste ohne entsprechenden Ersatz hin. Das Gewebereservoir an nichtessenziellem Eisen ist erschöpft, wenn der Serumferritinspiegel auf 20 ng/ml absinkt [113]. Die Serumeisenspiegel variieren im Tagesverlauf zweifach und sind gegenüber der Höhe des Gewebeeisenspiegels unempfindlicher als Ferritin.

Bedarf

Der Eisenbedarf richtet sich nach dem täglichen Verlust, der bei ungefähr 0,8–1,0 mg/Tag liegt. Bei menstruierenden Frauen beträgt er 1,4–2,4 mg/Tag. Ungefähr 10% des mit der Nahrung aufgenommenen Eisens werden resorbiert, maximal 4–5 mg/Tag bei anämischen Personen [38]. Bei einem Eisenmangel müssen die Speicher aufgefüllt werden, auch wenn eine Eisensubstitution nicht unbedingt angenehm ist, da es in der Hälfte der Fälle zu Magenreizung, Verstopfung oder Durchfällen kommt.

Vorkommen

In der Nahrung kommt Eisen als leicht resorbierbares zweiwertiges Eisen und als schlecht resorbierbares dreiwertiges Eisen vor. Letzteres kann durch die Resorption anregende Agenzien angereichert werden, deren wirksamstes Ascorbinsäure (Vitamin C) ist [56]. Phytinsäuresalze und Kalzium hemmen die Resorption von dreiwertigem Eisen [38]. Mit Milch und Käse aufgenommenes oder substituiertes Kalzium kann die Resorption von dreiwertigem Eisen um bis zu 50% reduzieren und auch die Resorption von zweiwertigem Eisen stark beeinträchtigen [108]. Kalzium und Eisen sollten nicht gleichzeitig als Nahrungsergänzung zugeführt werden. Phytinsäuren sind in Getreideprodukten enthalten. Sie machen 1–2% vieler Getreide, Nüsse und Gemüse aus. Sie bilden mit Schwermetallen Chelate und hemmen die Resorption von Eisen nachhaltig. Der Anteil der Phytinsäuren in Nüssen und Soja wird jedoch durch den hohen Eisengehalt dieser Nahrungsmittel ausgeglichen. Ascorbinsäure kann die Hemmfaktoren in der Nahrung als wirkungsvoll die Eisenresorption unterstützender Faktor weitgehend überspielen.

Ursachen von Eisenunterversorgung und -mangel
Sofern menstruierende Frauen nicht genügend Eisen mit der Nahrung zu sich nehmen, riskieren sie eine Eisenunterversorgung oder einen Eisenmangel. Bei Männern deutet ein Eisenmangel im Allgemeinen auf bestimmte Krankheiten wie ein Karzinom hin, was abzuklären ist. Zur Reizung der Magenschleimhaut mit mikroskopisch nachweisbarem Blutverlust kann es bei Männern und Frauen kommen, die nichtsteroidale Antiphlogistika einnehmen. Eisenmangel ist auch eine Begleiterscheinung der perniziösen Anämie und in 43% dieser Fälle nachweisbar [51]. Auch mäßiges körperliches Training reduziert die Eisenreservoirs nachweisbar, wie sich am Serumferritinspiegel ablesen lässt [186, 198, 213, 269]. Andererseits steigert maßvolle körperliche Betätigung die Eisenresorption [234].

Therapie: Hinweise für die Praxis
Erwägen Sie einen Eisenmangel, wenn myofasziale Triggerpunkte trotz angemessener Therapie persistieren, bei Müdigkeit und Kältegefühl als vordergründigen Symptomen, wenn regelmäßig nichtsteroidale Antiphlogistika zur Schmerzlinderung eingenommen wurden, sowie bei menstruierenden Frauen, insbesondere bei starken Monatsblutungen. Ein niedriges MCV oder ein niedriger MCH zeigen eine Erschöpfung der Eisenvorräte des Körpers an.

Messen Sie den Zustand der Eisenspeicher durch Ermittlung des Serumferritinspiegels. Ein Spiegel von 20 ng/ml oder weniger bedeutet eine Erschöpfung der Vorräte. Bei einem Spiegel von 30–50 ng/ml sollten die Speicher aufgefüllt werden.

Behandeln Sie einen Eisenmangel ab einem Ferritinspiegel von 30 ng/ml, gegebenenfalls so-

gar 40 ng/ml, um eine Erschöpfung der Speicher zu verhindern. Bei einem Ferritinspiegel von 30 ng/ml oder weniger wird mit 150 mg Eisen substituiert (entsprechend 50 mg Gesamteisen). Diese Dosis wird nach Möglichkeit zweimal täglich zugeführt, bzw. einmal, falls Magenschleimhautreizungen oder Obstipation dies erforderlich machen. Gleichzeitige Kalziumgaben oder der Verzehr von Milchprodukten sind zu vermeiden. Vitamin C hingegen unterstützt die Resorption. Die zusätzliche Gabe von 1 mg zum Eisen reduziert die Magenreizung. Eisen wird in Präparaten zusammen mit Substanzen angeboten, die weichere Stühle bewirken, sowie in weiteren Zubereitungen, sodass jeder Patient ein bekömmliches Präparat finden sollte. Sobald der Serumferritinspiegel auf 30–40 ng/ml angestiegen ist, reichen normalerweise Dosierungen, die dem Gehalt der meisten Vitamin- und Mineralstoffpräparate entsprechen, um eine optimale Speichermenge zu sichern.

Cave: Eine Eisensubstitution sollte *immer* überwacht werden, damit es nicht zu übermäßiger Speicherung und Hämochromatose kommt. Bei höherer Dosierung ist eine Kontrolle des Serumferritinspiegels in Abständen von drei Monaten ausreichend. Anschließend sollten die Kontrollen alle sechs Monate erfolgen, bis auf eine niedrige Erhaltungsdosis übergegangen werden kann. Eisen sollte nicht substituiert werden, solange anhand des Serumferritinspiegels keine Eisenunterversorgung nachgewiesen wurde. Eine Eisenschwemme kann zur Hämochromatose, zu einer ischämischen Herzerkrankung und ungünstiger Erholung nach einem Schlaganfall führen [65].

Kalzium
Die optimale tägliche Kalziumzufuhr beträgt schätzungsweise 1200–1500 mg für Jugendliche und junge Erwachsene, 1000 mg für Frauen im Alter zwischen 25 und 50 Jahren und für Frauen über 50 Jahren unter Hormonersatztherapie, 1500 mg für Frauen ohne Hormonersatztherapie und 1000 mg für erwachsene Männer. Die empfohlene Tagesdosis für Männer und Frauen über 65 Jahren liegt bei 1500 mg. Vitamin D ist für eine optimale Kalziumresorption unerlässlich. Bei gesunden Personen führen Tagesdosen ≤ 2500 mg nicht zu einer Hyperkalzämie [12].

Es liegen keine Untersuchungen vor, die einen anormalen Kalziumstoffwechsel mit dem myofaszialen Schmerzsyndrom in Zusammenhang bringen. Nach der Erfahrung eines der Autoren (R.D.G.) sind Störungen des Serumkalziumspiegels bei Patienten mit chronischem myofaszialen Schmerzsyndrom extrem ungewöhnlich. Der Stoff ist wegen seiner Rolle bei der Muskelkontraktion im Zusammenhang mit diesem Leiden trotzdem von Interesse (Kapitel 2), sowie wegen der Modulation der Schmerzreaktion an den Nozizeptoren durch spannungsabhängige Kalziumkanäle an der Triade, wo das sarkoplasmatische Retikulum mit den T-Tubuli kommuniziert, und am Hinterhorn des Rückenmarks.

Ein normaler Gesamtserumkalziumspiegel bedeutet keine bedarfsgerechte Versorgung mit Kalzium. Die physiologischen Kalziumwirkungen hängen vom freien ionisierten Kalzium ab. Das Gesamtkalzium, das überwiegend an Protein gebunden ist, korreliert nicht direkt mit der Konzentration des ionisierten Serumkalziums [12].

Man deckt den Tagesbedarf an Kalzium am einfachsten, indem man täglich mindestens zwei Portionen Milchprodukte zu sich nimmt. Fettreduzierte oder fettarme Produkte schützen vor einer erhöhten Zufuhr ungesättigter Fettsäuren. Wer wegen einer Allergie oder Laktoseintoleranz keine Milch zu sich nehmen darf, kann seinen Bedarf mit 30 g Hartkäse, einem Jogurt oder zwei Bechern Hüttenkäse decken. Viele Menschen sind laktoseintolerant. Sie können Kalzium mit einer Milch aufnehmen, die mit dem Enzym Laktase behandelt wurde. Dadurch wird ein Teil der Laktose hydrolysiert, die unabgebaut Durchfälle hervorrufen kann. Fettfreie Trockenmilch kann bei der Nahrungszubereitung ohne Bedenken zugegeben werden. Einige andere Lebensmittel wie grünes Blattgemüse, Hülsenfrüchte, Lachskonserven, Muscheln, Austern, Trockenfrüchte und Sojaquark (Tofu) sind ebenfalls Kalziumträger.

Wenn der Patient die Kalziumträger der Nahrung nicht verträgt, sollte ihm Kalziumphosphat oder Kalziumcarbonat verordnet werden, z. B. in Form von Calcivit®D Brausetabletten. Eine Tablette enthält 600 mg ionisiertes Kalzium und 400 IE Vitamin D_3. Außerdem ist die Bedeutung von Fluoriden, Phosphaten, Magnesium und gelegentlich Östrogen für Resorption und Verwertung des Kalziums belegt. Substituiertes Kalzium besitzt dieselbe Bioverfügbarkeit wie über Milch aufgenommenes Kalzium [181].

Es zeigt sich immer deutlicher, wie wichtig Kalzium für eine normale Membranfunktion ist. Seit langem ist seine Rolle bei der Übertragung von Aktionspotenzialen über die myoneuralen Verbindungen hinweg und bei der normalen Erregung und Kontraktion der Myofilamente in den Muskeln bekannt [4].

Bei Erregung und Kontraktion der Skelettmuskeln werden die Ca^{2+}-Kanäle (ionisiertes Kalzium) im sarkoplasmatischen Retikulum durch Depolarisierung der T-Tubulimembran geöffnet. Intrazelluläres Ca^{2+} spielt bei dieser Reaktion auf eine neurale Stimulierung eine größere Rolle als extrazelluläres Ca^{2+}. Entzug von Ca^{2+} unterdrückt die Zuckungsspannung, und die Muskelkontraktion wird von extrazellulären Kalziumkonzentrationen abhängig [167]. Extrazelluläre Kalziumkonzentration oder eine Blockade des Ca^{2+}-Zustroms können die Kontraktionsreaktion modulieren. (In Kapitel 2 wird der Zusammenhang zwischen Kalzium und Muskelkontraktion ausführlich diskutiert.)

Eine Hypokalzämie auf Grund eines Magnesiummangels bessert sich nur, wenn sowohl Magnesium als auch Kalzium verabreicht werden [242]. Niedrige Werte für Serumkalzium normalisieren sich meistens innerhalb einer Woche nach Beginn der Magnesiumsubstitution mit oral verabreichten Antazida oder Laxanzien, die Magnesium enthalten [242].

Kalium

Die empfohlene Tagesmenge Kalium beträgt mindestens 2 g (50 mval). Bei ungewöhnlich hohen Verlusten sind auch höhere Dosen erforderlich [188]. Der normale Serumkaliumspiegel liegt bei 3,5–5,0 mval/l. Bei einer Hypothyreose ist das Gesamtkalium erniedrigt, bei Hyperthyreose erhöht. Klinischen Beobachtungen zufolge verschlimmert eine Hypokaliämie myofasziale Triggerpunkte. Außerdem beeinträchtigt ein Kaliummangel die Funktion der glatten und der Herzmuskulatur, wie sich an einem anormalen EEG ablesen lässt [214]. Wissenschaftliche Untersuchungen zu den klinischen Auswirkungen einer Hypokaliämie auf die Triggerpunktaktivität stehen noch aus.

Die gesunde Ernährung eines durchschnittlichen Menschen enthält viel Kalium und wenig Natrium. Dies gilt nicht für Menschen mit Nebenniereninsuffizienz. Besonders kaliumreich sind Obst (insbesondere Bananen und Zitrusfrüchte), Kartoffeln, grünes Blattgemüse, Weizenkeime, Bohnen, Linsen, Nüsse, Datteln und getrocknete Pflaumen. Das Gemüsekochwasser sollte aufbewahrt und wiederverwendet werden, um sein Kalium zu verwerten.

Bei einer sehr fettreichen Ernährung, Verwendung von raffiniertem Zucker und zu stark gesalzenen Speisen wird viel Natrium und wenig Kalium aufgenommen, was zu einem Kaliummangel führen kann [206]. Durchfälle, Laxanzien und bestimmte Diuretika erhöhen den Kaliumverlust.

Patienten, die an der autosomal-dominant vererbten dyskaliämischen Lähmung leiden, haben zwischenzeitlich niedriges Serumkalium und weisen Funktionsanomalien der Natrium- und Kaliumkanäle auf. Während einer paralytischen Episode ist die Muskelmembran deutlich erregbarer, was sich an zahlreichen Fibrillationspotenzialen und scharfen Zacken zeigt. Entsprechend der Verringerung von Anzahl, Amplitude und Dauer der Aktionspotenziale einer motorischen Einheit versagt die neuromuskuläre Weiterleitung an der Endplatte. Die genaue Untersuchung zeigt eine schwieriger aufzufindende reduzierte Endplattenaktivität mit verminderter Amplitude [78]. Dies deutet auf die Freisetzung einer geringeren als der sonst üblichen exzessiven Acetylcholinmenge, was ein Merkmal aktiver Foki in Triggerpunkten ist. Es ist unklar, weshalb sich das Triggerpunktgeschehen bei normalen Patienten durch niedrige Kaliumspiegel verschlimmert. Wenn weniger ACh ausgeschüttet wird, sollte dies die Reizbarkeit von Triggerpunkten verringern und nicht steigern. Untersuchungen an Tiermodellen mit normalen Natrium- und Kaliumkanälen, wobei der Kaliumspiegel manipuliert wird, könnten zur Klärung dieser Frage beitragen.

Magnesium

Auswirkungen eines Magnesiummangels wurden im Zusammenhang mit der Fibromyalgie untersucht. Romano und Stiller ermittelten niedrige Erythrozyten-Magnesiumspiegel [220]. Einer der Autoren dieses Handbuches (R.D.G.) konnte die niedrigen Spiegel, die angeblich beim Fibromyalgiesyndrom auftreten, nicht nachweisen (unveröffentlichte Daten). Derselbe Autor überprüfte den Magnesiumspiegel bei Patienten mit myofaszialem Schmerzsyndrom und stellte weder in den Erythrozyten noch im Serum erniedrigte Werte fest. Romano ermittelte dagegen einen erheblich erniedrigten Erythrozytenmagnesiumspiegel bei myofaszialen Schmerzpatienten [219].

Die Messung von Magnesiumspiegeln und ihr Bezug zur Muskelfunktion ist fehlerträchtig [229] und erschwert die Interpretation von Untersuchungen der Magnesiumkonzentrationen bei Erkrankungen der Skelettmuskulatur, z. B. beim Fibromyalgiesyndrom und beim myofaszialen Schmerzsyndrom. Mithilfe der Phosphor-31-Magnetresonanzspektroskopie zur Messung von ionisiertem Magnesium in Skelettmuskeln konnten Ryschon et al. keine Korrelation zwischen Erythrozytenmagnesium, mononukleä-

rem Zellmagnesium und ionisiertem Muskelmagnesium finden. Zwischen Serummagnesium und ionisiertem Muskelmagnesium bestand eine negative Korrelation [229]. Im Rahmen künftiger Untersuchungen zur Rolle von Magnesium beim myofaszialen Schmerzsyndrom und Fibromyalgiesyndrom sollte man mit Hilfe des MRI das Magnesiumvorkommen in der Skelettmuskulatur exakt bestimmen.

Magnesium ist in der intrazellulären Flüssigkeit das zweithäufigste Kation und dient über 300 Zellenzymen als Kofaktor, überwiegend im Zusammenhang mit dem Energiestoffwechsel [229]. Ungefähr 50–60 % des Magnesiums liegt in Knochen, der Rest ist überwiegend intrazellulär und nur zu 1 % extrazellulär gespeichert. Die Magnesiumbalance wird in erster Linie durch die Ausscheidung über die Nieren und durch die Reabsorption gewahrt. Ein Magnesiumüberschuss ist selten, ein Magnesiummangel tritt dagegen im Zusammenhang mit zahlreichen klinischen Erkrankungen auf [185]. Zu einem Magnesiummangel kommt es in der Gesamtbevölkerung vermutlich weniger durch reine Ernährungsfehler als durch Malabsorption und Verlust von Flüssigkeit und Elektrolyten und durch Mangelernährung (z. B. bei Alkoholkranken) [75]. Symptomatisch für einen Magnesiummangel sind neuromuskuläre Anfälle und Übererregbarkeit mit Chvostek- und Trosseau-Zeichen, eine Schwäche und faszikuläre Zuckungen. Ein Magnesiummangel wird oft durch eine sekundäre Hypokaliämie verschärft, die die Muskelschwäche verstärkt. Entsprechend tritt eine Hypokalzämie häufig in Verbindung mit leichterem bis schwerem Magnesiummangel auf. Beide Zustände können erst beeinflusst werden, nachdem der Magnesiummangel aufgehoben wurde.

Dreosti überprüfte die Rolle von Magnesium bei körperlicher Belastung [75]. Es wird über Magnesiumverluste nach anstrengender körperlicher Betätigung berichtet, die monatelang anhalten kann. Magnesiumarme Tiere sind körperlich weniger belastbar. Untersuchungen zur Magnesiumsubstitution und körperlichen Belastung zeigen einen verbesserten aeroben Stoffwechsel und verbesserte kardiorespiratorische Leistung.

Die empfohlene tägliche Zufuhr beträgt 4,5 mg Magnesium pro Kilogramm Körpergewicht, d. h. ungefähr 250–350 mg für Erwachsene. Viele ältere Menschen benötigen weniger und nehmen trotzdem Kalziumpräparate ein. Dabei wird das optimale Verhältnis von Kalzium und Magnesium von 2 : 1 nicht erreicht. Dadurch kann die Magnesiumresorption herabgesetzt werden, die Auswirkungen eines niedrigen Östrogenspiegels werden verschärft, und es kann weniger Magnesium in den Knochen eingelagert werden, was das Osteoporoserisiko erhöht.

4.3.6 Therapeutisches Vorgehen bei Nährstoff-mangelzuständen

Patienten mit myofaszialen Schmerzen bilden nach unserer Erfahrung eine besondere Gruppe, die bemerkenswert oft eine Vitaminunterversorgung oder einen Vitaminmangel aufweist. Wenn ein Patient nicht auf die spezifische myofasziale Therapie anspricht oder nur vorübergehende Linderung erfährt, muss ein Vitaminmangel als eine der Hauptursachen ausgeschlossen bzw. gegebenenfalls behoben werden.

Ein Folat- oder Cobalamin-(Vitamin-B_{12}-) Mangel sollte nicht behandelt werden, bevor nicht der Spiegel des jeweils anderen Vitamins bestimmt bzw. dieses substituiert wurde. Die Symptome überlagern sich so weit reichend und die Substanzen haben so starke Wechselwirkungen, dass die Behandlung des einen den Mangel des anderen überdecken oder herbeiführen kann [119].

Ein vollständiger Vitaminstatus ist bei einem Patienten aus verschiedenen Gründen schwierig. Viele Anzeichen und Symptome eines Vitaminmangels überschneiden sich oder sind unspezifisch, die Zeichen der Unterversorgung sind vielfältig, der individuelle Tagesbedarf variiert beträchtlich, Unterversorgungen haben zahlreiche Ursachen, und die Laborkosten sind erheblich. Einige Labors stellen Vitaminprofile zur Verfügung. Um zuverlässige Aussagen über die Vitaminversorgung eines Patienten treffen zu können, müssen bei jedem Untersuchungsschritt hohe Qualitätsnormen eingehalten werden.

Ist die Bestimmung eines Vitaminprofils nicht möglich, halten wir eine umfassende und ausgewogene Substitution für eine sichere und normalerweise wirksame Maßnahme. Williams empfiehlt, bei den wasserlöslichen Vitaminen das Mehrfache der empfohlenen Tagesdosis zuzuführen, aber deutlich unter möglicherweise toxischen Mengen zu bleiben [290]. Es muss unbedingt darauf geachtet werden, dass der Körper nicht mit fettlöslichen Vitaminen überladen wird, insbesondere nicht mit Vitamin A. Die Zufuhr sollte die lebenswichtigen Mineralstoffe in einer Menge im Bereich der empfohlenen Tagesdosis einschließen. Dies ist eine kos-

tengünstige Form der Gesundheitsvorsorge. Solche Mengen sind unschädlich, wenn das Substitutionspräparat die einzige Vitaminquelle darstellt, und es ist damit eine Sicherheitsspanne gegen eine Unterversorgung mit lebenswichtigen Nährstoffen gegeben.

Wenn das klinische Bild auf eine Unterversorgung oder den Mangel eines Vitamines schließen lässt, Blut für Vitamintests entnommen wurde und eine möglichst umgehende Linderung angezeigt erscheint, sind zusätzlich zur oralen Gabe auch intramuskuläre Vitamininjektionen möglich. Eine Mischung aus je 100 mg Vitamin B_1 und B_6, 5 mg Folsäure, 1 mg Vitamin B_{12} und 2 mg Procain wird intramuskulär injiziert. Folsäure wird gelegentlich weggelassen, da sie in leichten bis mäßigen Mangelzuständen bei oraler Gabe gut resorbiert wird. Es können vier bis fünf Injektionen erforderlich sein, um stark erschöpfte Vitaminspeicher in funktionell ausreichendem Umfang aufzufüllen.

Bei den B-Vitaminen werden anstelle der Substituierung von nur einem oder zwei Vitaminen ausgewogene B-Komplexkombinationen bevorzugt. Mehrfachmängel im Vitamin-B-Komplex sind sehr häufig. Zudem kann es durch Wechselwirkung zwischen diesen Vitaminen auf Grund der Verflechtung ihrer Stoffwechselfunktionen zu einem Mangel an nichtzugeführtem Vitamin kommen [119]. Der Therapieplan kann daher durch eine B-Komplex-Mischung zur intramuskulären Injektion ergänzt werden.

Für eine optimale Gesundheit ist ein ausreichender Vitamin-C-Blutspiegel wichtig. Dieses Vitamin wird kaum gespeichert und mit der Nahrung oft nur unzureichend zugeführt. Wir halten es für ratsam, die Nahrung routinemäßig mit 500 mg eines zeitlich reguliert freigesetzten Präparats zu ergänzen. Auch diese Substitution stellt eine kostengünstige Form der Gesundheitsvorsorge dar. Mit steigendem Alter wird eine Vitamin-C-Substitution wichtiger.

4.4 Metabolische und endokrine Funktionsstörungen

Klinisch scheint jede Beeinträchtigung des Energiestoffwechsels der Muskeln Triggerpunkte zu verschlimmern und ihren Fortbestand zu begünstigen. Die Anämie wurde in diesem Kapitel im Zusammenhang mit Vitamin B_{12} und Eisen besprochen. An dieser Stelle soll die Hypothyreose (Stoffwechselunterfunktion) eingehend besprochen werden, da es zu enttäuschenden Fehlschlägen der spezifischen Triggerpunkttherapie kommen kann, solange sie nicht behoben ist. Sie ist als aufrecht erhaltender Faktor nicht ungewöhnlich. Außerdem muss die Hypoglykämie als Störung des Energiestoffwechsels erwähnt werden. Die Hyperurikämie, das letzte Mitglied dieser Faktorengruppe, ist eine Stoffwechselstörung ohne direkten Bezug zum Energiestoffwechsel.

4.4.1 Hypothyreose

Die Ausdrücke „Stoffwechselunterfunktion" und „Hypothyreose" beschreiben einen Zustand, bei dem sich die Serumspiegel der Schilddrüsenhormone im unteren euthyreoten Bereich oder unmittelbar unterhalb der Grenze von „normalen" zwei Standardabweichungen befinden. Der TSH-Spiegel kann dabei erhöht sein oder auch nicht. Bei eindeutig hypothyreoten Patienten sind ein Hormonspiegel unter der Norm und ein erhöhtes TSH nachweisbar [133]. Patienten, die uns wegen eines myofaszialen Schmerzsyndroms überwiesen werden, sind trotz einer niedrigen Schilddrüsenfunktion oft unbehandelt, weil ihre Symptomatik kaum auffällig ist und der Schilddrüsentest an der unteren Grenze oder im unteren Normalbereich liegt. Erfahrungsgemäß sind diese Patienten für myofasziale Triggerpunkte anfälliger [275], und die spezifische myofasziale Therapie ist bei ihnen nur vorübergehend schmerzwirksam. Die erhöhte Reizbarkeit ihrer Muskeln und die unbefriedigende Reaktion auf die Therapie verändern sich unter der entsprechenden Substitutionstherapie deutlich positiv, sofern kein anderer wesentlicher Faktor die Triggerpunkte aufrecht erhält [275]. Bei einer *Hyperthyreose* sind aktive Triggerpunkte selten, und sprechen gut auf die Therapie an. Dr. Travell konnte sich an keinen hyperthyreoten Patienten erinnern, dessen Triggerpunkte nicht auf die spezifische myofasziale Therapie reagiert hätten.

Muskelschmerzen, Steifigkeit, Schwäche, Krämpfe und Belastungsschmerzen sind häufig erwähnte Manifestationen einer Hypothyreose [136, 168, 226, 260]. Einige Studien konnten eine Funktionsstörung der Schilddrüse bei Fibromyalgie nachweisen. Es wurde betont, wie subtil sich die Störung bemerkbar macht, und dass die Schilddrüsenfunktionsstörung im Labortest an

einer anormalen Reaktion auf die Gabe von TSH ablesbar war. In einigen Fällen war dies nachweislich die Folge einer primären Hypothyreose, etwa infolge einer Thyreoiditis.

In anderen Fällen war das Funktionsdefizit durch eine Störung der Hypothalamus-Hypophysen-Schilddrüsen-Achse oder durch eine Regulationsstörung des Schilddrüsenhormons bedingt, wie sich an einer abgestumpften Reaktion auf TRH zeigte. Neek und Riedel zufolge neigen Patienten mit myofaszialem Schmerzsyndrom zu niedrigen Schilddrüsenhormonspiegeln, mit Ausnahme des freien Levothyroxins (fT_4), zeigen nicht den normalen Anstieg des freien 3,5,3'-Triiodthyronins oder des fT_4 in Reaktion auf eine Stimulierung mit TRH und weisen keinen erhöhten TSH-Spiegel auf [191].

Als dritte Störung wurde eine periphere Resistenz gegen Schilddrüsenhormone festgestellt.

Bedeutung der Stoffwechselunterfunktion bei myofaszialen Schmerzen

Da viele Fibromyalgiepatienten unter persistierenden oder rezidivierenden Triggerpunkten leiden [95] und da in keiner der Studien myofasziale Triggerpunkte als Ursache von Druckschmerzpunkten ausgeschlossen wurden, dürften die im Zusammenhang mit der Fibromyalgie erhobenen Befunde auch für das myofasziale Schmerzsyndrom relevant sein. Trotzdem bleibt strittig, in welcher Beziehung eine Hypothyreose zu generalisierten Muskelschmerzen bei Fibromyalgie oder myofaszialen Schmerzen steht. Endokrinologen vertreten hierzu verständlicherweise meist unterschiedliche Ansichten, da die auslösenden Faktoren für die beiden Schmerzdiagnosen bis vor kurzem nicht überzeugend bestimmt werden konnten.

Anhand der klinischen Symptomatik und der Bestimmung von T_3, T_4, fT_4, TSH oder eines TRH-Tests fand Gerwin in einer Kohortenstudie bei 10% der untersuchten Patienten mit chronischen myofaszialen Schmerzen eine Hypothyreose [95]. Auffallend war bei diesen Patienten die starke Verbreitung myofaszialer Triggerpunkte (Gerwin, unveröffentlichte Daten).

Rosen berichtete über Muskelödeme nach Triggerpunktinjektionen [222], die er auf eine Histaminüberempfindlichkeit zurückführte. Beim Muskelödem handelt es sich jedoch um ein im Zusammenhang mit einer Hypothyreose oft beschriebenes Phänomen. Es tritt allerdings auch bei anderen Erkrankungen wie der Mangelernährung auf. In jedem Falle sollten solche Patienten auf eine Hypothyreose untersucht werden.

Sonkin betont bei der Zusammenfassung seiner Erfahrungen zu myofaszialen Schmerzen und Hypothyreose den Wert der basalen Stoffwechselrate zur Bestimmung des aeroben Stoffwechsels. Dieser Test steht allerdings nicht mehr zur Verfügung. Er misst die generelle Leistungsfähigkeit des aeroben Stoffwechsels und bestimmt eine Hypothyreose, die auf eine Erkrankung der Schilddrüse, ein Versagen der Hypophyse oder eine periphere Resistenz gegen das Schilddrüsenhormon zurückgeht, was sonst schwierig zu erfassen ist. In diesem Beitrag referiert Sonkin seine Untersuchung über 174 Therapieversuche bei symptomatischen, chemisch jedoch euthyreoten Patienten. Das zweithäufigste Symptom war myofaszialer Schmerz (am häufigsten wurde Müdigkeit genannt). Bei 73% der mit Schilddrüsenhormonen substituierten Patienten besserten sich die Symptome. Die Besserung korrelierte mit dem Umfang der Veränderung der basalen Stoffwechselrate und der Cholesterolspiegel [252].

Sonkin hält eine diffuse Druckschmerzhaftigkeit der Muskulatur für den hauptsächlichen Befund bei leichter Hypothyreose [252]. In solchen Fällen können die Serumspiegel für Thyroxin (T_4), fT_4-Index und TSH durchaus im Normalbereich liegen. Einen Anhaltspunkt liefert die Messung der Serumkreatinkinase (CK) und des Serumcholesterols, die bei Hypothyreose erhöht sind. Bei einer Hypothyreose führt der TRH-Test zu einem anormalen TSH-Anstieg. Sonkin hält diese Werte für nützlich, um leichte Formen einer Hypothyreose zu bestimmen. Eine leichte Hypothyreose, die in diesem Kapitel noch besprochen wird, kann entstehen, wenn ein bestimmtes Individuum zu wenig Schilddrüsenhormone hat, obwohl die Ergebnisse des Schilddrüsenfunktionstests im Normbereich liegen. Außerdem kann es dazu kommen, wenn Schilddrüsenhormone in der Peripherie nicht optimal genutzt werden (periphere Resistenz), obwohl ausreichende Hormonmengen zirkulieren.

Nach den Erfahrungen eines Autors (R.D.G.) sprechen Triggerpunkte nach der Behandlung einer leichten oder schwereren Hypothyreose besser auf eine physikalische und Injektionstherapie an. Allerdings dürfte die alleinige Therapie mit Schilddrüsenhormonen bei hypothyreoten Patienten ebenso wenig gegen deren Triggerpunkte ausrichten, wie diese bei euthyreoten Personen spontan heilen würden. Andererseits beobachtete ein Autor (R.D.G.) wiederholt eine erhebliche Abnahme der Triggerpunkte bis hin zu einer vollständigen Erholung von den myofaszialen Schmerzen innerhalb von vier bis sechs Wochen, nachdem ein TSH-Spiegel von 0,52–2,0 mU/l bei hypothyreoten myofaszialen Schmerzpatienten erreicht wurde. Das entspricht der spontanen Erholung von akuten Triggerpunkten bei Patienten, bei denen kein aufrecht erhaltender oder begünstigender Faktor vorliegt. Andere Autoren (J.G.T. und D.G.S.) konnten bei einer Thyroxinsubstitution vielfach ähnliche Erfahrungen machen.

Formen der Hypothyreose
Leichte Hypothyreose
Sofern bei Patienten mit chronischen myofaszialen Schmerzen von einer Hypothyreose gesprochen wird, sind meist milde Ausprägungen und nicht die klinisch manifesten, fortgeschrittenen Fälle gemeint. Eine milde Hypothyreose wird oft auch als subklinische Hypothyreose bezeichnet. Danese et al. definierten diesen Zustand durch ein erhöhtes Serum-TSH bei normalem fT_4 [4]. Symptome können, müssen aber nicht auftreten. Die Störung betrifft häufiger Frauen als Männer und tritt mit höherem Alter häufiger auf. In einigen Studien wird eine Prävalenz von bis zu 17% bei Frauen und 7% bei Männern angegeben [201]. Wird die subklinische Hypothyreose erkannt und behandelt, lassen sich die leichten Symptome beheben [253], so auch die myofaszialen Triggerpunkte in vielen Muskeln, die vielleicht gar nicht als Manifestation einer Schilddrüsenerkrankung betrachtet worden waren.

Thyreoiditis
Die Immunthyreoiditis (Hashimoto-Thyreoiditis) tritt häufig auf und ist die häufigste Ursache einer Schildrüsenunterfunktion. Autopsiedaten zeigen eine Prävalenz von 15% bei Frauen und 5% bei Männern. Sofern kein Iodmangel vorlag, wiesen 50% der Personen mit Serum-TSH-Spiegeln > 5 mU/l und 80% mit TSH-Spiegeln > 10 mU/l die für eine Thyreoiditis typischen Antikörper auf [66]. Antithyroidale mikrosomale Antikörpern deuten auf eine Immunthyreoiditis hin.

Wirkung der Schilddrüsenhormone
Die Schilddrüsenhormone beeinflussen das Wachstum und den Energiehaushalt (Energieproduktion und -verbrauch). Thyroxin (T_4) beeinflusst das Wachstum, indem es die mikrosomale Proteinsynthese steigert, sowie über eine direkte Einwirkung auf die Translation, die keine RNA-Synthese benötigt. T_3 andererseits verstärkt sowohl die Synthese von Ribosomen-

RNA als auch die Proteinsynthese durch Aktivitätssteigerung der RNA-Polymerase. Thyroxin steigert die Aktivität einiger Enzyme um das Fünf- bis Zehnfache [216]. Daraus erklärt sich, wieso für die Teilung vieler Zellarten ausreichende Mengen von Schilddrüsenhormonen ausschlaggebend sind.

Hauptprodukt der oxidativen Phosphorylierung ist Adenosintriphosphat (ATP), die wichtigste Energiequelle für Muskelarbeit [26]. Die Mitochondrien stellen deutlich mehr ATP her, wenn die T_3-Konzentration ansteigt. Das Hormon wirkt an der inneren Membran des Mitochondriums, wo die oxidative Phosphorylierung abläuft [255].

Einer der wichtigsten Mechanismen, durch den es unter Einfluss von T_3 zu einem vermehrten Energieverbrauch kommt, ist die Aktivitätssteigerung der Adenosintriphosphatase in der Zellmembran. ATP liefert die Energie für Muskelkontraktionen und treibt die Natrium-Kalium-Pumpe an, die die Gradienten dieser Ionen in der Zellmembran stabil hält [216]. Diese Gradienten sind Voraussetzung für die Erregbarkeit von Muskel- und Nervenfasern und besitzen anscheinend ein „Ventil"-System, sodass es trotz der durch Überaktivität der Pumpe zusätzlich verbrauchten Energie nicht zu einer schwer wiegenden Hyperpolarisation der Membran kommt.

Die Muskelveränderungen bei einer Hypothyreose können sich durch Schwäche und Ermüdbarkeit bemerkbar machen. Myosin entwickelt die Charakteristika von langsam zuckenden Fasern [132]. Bestimmte Mitochondrienenzyme verringern ihre Aktivität [194]. Argov et al. untersuchten die Bioenergetik von Muskeln mithilfe des Phosphor-31-MRI. Bei zwei Patienten mit Hypothyreose war das Verhältnis von Phosphokreatin zu anorganischem Phosphat (PCr/Pi) im Ruhezustand erniedrigt. Während körperlicher Betätigung wurde vermehrt PCr verbraucht, und die anschließende Erholung des PCr/Pi-Verhältnisses erfolgte verzögert [10]. Zu ähnlichen Befunden kam man bei thyreodektomierten Ratten nach körperlicher Betätigung, nicht jedoch im Ruhezustand. Diese Veränderungen könnten aus einer Beeinträchtigung der Mitochondrienfunktion resultieren, die zu einem anormalen aeroben Stoffwechsel hauptsächlich in den Typ-I-Fasern führt, sowie aus einer Störung des Glukosestoffwechsels, der die Typ-II-Fasern betrifft.

Kälteempfindlichkeit
Patienten mit einer Stoffwechselunterfunktion sind fast immer *kälteempfindlich,* einige vertra-

gen weder Hitze noch Kälte. Sie ziehen sich gern besonders warm an (tragen zusätzlich Pullover, Jacke etc.), schwitzen selten und klagen oft über kalte Hände und insbesondere über kalte Füße. Diese Patienten sind „wetterfühlig". Ihre Muskelschmerzen verstärken sich bei kühlem, regnerischem Wetter.

Verwirrende Symptome
Eine Stoffwechselinsuffizienz kann *weitere Symptome* hervorrufen, die an ein Myxödem oder bei anderen Patienten gerade an das Gegenteil denken lassen. Patienten der letzteren Gruppe sind dünn, nervös und hyperaktiv, als müssten sie sich warm halten. Es kommt eher zu Obstipation als zu Diarrhoe. Zyklusstörungen können sich durch Menorrhagie [133], Amenorrhoe oder unregelmäßige Monatsblutungen bemerkbar machen. Falls diese Unregelmäßigkeiten hypometabolisch bedingt sind, lassen sie sich durch Zufuhr von Schilddrüsenhormon beseitigen. Patienten mit einer Stoffwechselunterfunktion haben meist eine raue, trockene Haut. Sie verwenden Cremes, die die Haut weich und geschmeidig machen sollen. Einige Mitglieder dieser Gruppe nehmen nur schwer ab. Ein Thiaminmangel kann diese Situation verschärfen, wie man aus Experimenten an Ratten weiß [9].

Molekulare Grundlagen
Brent hat die molekulare Grundlage der Hypothyreose untersucht. Hauptprodukt der Schilddrüse und Hauptform des zirkulierenden Schilddrüsenhormons ist das inaktive Thyroxin (T_4). Es wird durch die Thyroxin-5'-Deiodinase in aktives Triiodthyridin (T_3) umgewandelt. T_3-Rezeptoren im Zell*kern* sind die hauptsächlichen Mediatoren der Schilddrüsenhormone. Bei diesen Rezeptoren handelt es sich um hormonempfindliche Transkriptionsfaktoren im Kern, die festlegen, welche Gene durch T_3 aktiviert oder unterdrückt werden. Die Wechselwirkung zwischen dem T_3-Rezeptorkomplex und den regulierenden Abschnitten der DNA modifiziert die Genexpression. Der Transport des T_3 von außerhalb der Zelle in den Zellkern erfolgt über eine komplizierte Ereigniskette, die sich derzeit im Labor noch nicht nachvollziehen lässt. Die Freisetzung von Thyreoliberin wird durch analoge Interaktion von T_3 mit seinen Rezeptoren im Gehirn reguliert [41].

Das klinische Syndrom der Hypothyreose ist somit Ausdruck der kombinierten Auswirkungen zahlreicher Genprodukte, die durch T_3 reguliert werden und sich z. B. als Hypercholesterinämie und Bluthochdruck manifestieren. Die Muskelentspannung wird vom Gleichgewicht zwischen der schnellen und der langsamen Form der ATPase im sarkoplasmatischen Retikulum der Skelettmuskeln gesteuert. Die Transkriptionsgene für diese beiden Formen der ATPase werden wiederum von T_3 kontrolliert. Auch die Lipogenese, Lipolyse und das gesamte Serumcholesterol sowie das HDL unterliegen von T_3-Rezeptoren gesteuerten Genen.

Die Wärmeerzeugung wird teilweise von T_3, sowie durch adrenerge Rezeptoren des braunen Fettgewebes reguliert, die bei Nagetieren und kürzlich auch beim Menschen gefunden wurden [152]. Die Synthese des Wachstumshormons in der Hypophyse wird von T_3 gesteuert und bei einer Hypothyreose vermindert, so auch die nächtliche Ausschüttung des Wachstumshormons und des insulinähnlichen Wachstumsfaktors 1. Interessanterweise sind das Wachstumshormon und der insulinähnliche Wachstumsfaktor 1 bei Patienten mit Fibromyalgiesyndromen erniedrigt [27, 228]. Dies lässt vermuten, dass ein T_3-Genrezeptor an dieser Facette des Syndroms regulierend wirkt. T_3 wirkt im Sinne einer negativen Rückkopplung auf die Transkription der Gene für Thyreotropin. Brent weist weiterhin darauf hin, dass eine Resistenz gegen das Schilddrüsenhormon mit Anomalien des T_3-Rezeptor-β-Gens gekoppelt ist. Für dieses Gen wurden zahlreiche Mutationen gefunden [41].

Messung der Schilddrüsenfunktion

Die Verfahren zur Messung der Hormonfunktion haben sich in den vergangenen zwei oder drei Jahrzehnten grundlegend gewandelt. Die Untersuchung des Grundumsatzes wurde durch einen Thyroxin-Test abgelöst und dieser wiederum von den neueren, TSH-sensitiven Analysen (TSH), wie Klee und Hay darlegen [147]. Das TSH-Verfahren ist zuverlässig und eignet sich für gut eingestellte ambulante Patienten mit normaler Hypophysenfunktion, denn diese Drüse gibt differenzierten Aufschluss über den Bedarf des Körpers an Schilddrüsenhormon. Lineare Konzentrationsveränderungen von freiem Thyroxin (fT_4) führen bezogen auf den Thyroxin-„Ausgangspunkt" einer Person zu logarithmische Veränderungen der TSH-Insekretion.

Die Messung der Thyroxinkonzentration bei kranken oder hospitalisierten Patienten ist durch Veränderungen der Bindung von Thyroxin an die Serumthyreoidtransportproteine weniger zuverlässig als der TSH-Wert. Fast das gesamte T_4 und T_3 sind an eines der drei wichtigsten Transportproteine gebunden, vorrangig an das thyroxinbindende Globulin (TBG). Aktiv ist jedoch nur das 1% freie Hormon. Medikamente, die die Bindung von T_4 und T_3 beeinflussen, verändern den Serumspiegel des Gesamt-T_4 und -T_3, nicht jedoch die Serumkonzentration von fT_4 und T_3. Ein erhöhtes TSH ist ein Hinweis auf eine primäre Schilddrüsenunterfunktion oder unzureichende Substitutionstherapie mit dem Schilddrüsenhormon. Ein sehr niedriger TSH-Spiegel von weniger als 0,1 mU/l ist ein Indiz für Hyperthyreose exogener oder primärer Genese.

Die Messwerte für freies Thyroxin (fT_4) geben Aufschluss über den Schweregrad der Schilddrüsenfunktionsstörung. Bei einer Überfunktion ist der Wert erhöht, bei einer Unterfunktion erniedrigt. Freies Triiodthyronin (fT_3) eignet sich zur Bestimmung einer Hyperthyreose und sollte untersucht werden, falls TSH niedrig und fT_4 normal ist.

Die jüngste, dritte Generation der TSH-Analysetechniken ist einhundert Mal empfindlicher als die der ersten Generation und erfasst noch 0,01 mU/l. Dieser Grad an Sensitivität ist hilfreich, wenn eine primäre Schilddrüsenüberfunktion eingeschätzt und sichergestellt werden soll, dass TSH in der Tat unterdrückt wird oder um den Erfolg einer Suppressionstherapie mit Schilddrüsenhormon zu überwachen. Eine Nieren- oder Lebererkrankung oder eine Östrogentherapie beeinflussen die gemessenen TSH-Werte nicht. Hypophysentumore können gelegentlich TSH produzieren und eine Hyperthyreose hervorrufen. Ein Versagen der Hypophyse führt zu einer sekundären Hypothyreose, wobei begleitend zum niedrigen TSH-Wert ein niedriges fT_4 gemessen wird.

Vorsicht ist bei Personen mit akuten neuropsychiatrischen Störungen geboten, da die Schilddrüsenfunktionstests hier abweichende Ergebnisse zeigen können, auch hinsichtlich des TSH. Unter Umständen ist ein Profil erforderlich, um den Funktionsstatus der Schilddrüse abzuklären. Bei myofaszialen Schmerzpatienten stellt sich dieses Problem jedoch kaum.

Empfehlungen

Klee und Hay empfehlen die Verwendung eines TSH-Tests der zweiten Generation, der bis 0,1 mU/l misst zur Bestimmung der Schilddrüsenfunktion [147]. Wenn dieser Wert normal ist, erübrigen sich weitere Laboruntersuchungen. Falls er erhöht ist, werden fT_4 und mikrosomale Antikörper untersucht. Sofern der Wert erniedrigt ist (< 0,3 mU/l), wird fT_4 bestimmt. Wenn der TSH-Test der zweiten Generation unter 0,1 mU/l liegt, wird der entsprechende Test der dritten Generation durchgeführt. Ein Labor kann dieses „Schilddrüsentestprofil" an einer einzigen Blutprobe durchführen. Dadurch kommt man schnell zu Ergebnissen, und der Patient wird nicht übermäßig strapaziert.

Medikamenteneinfluss auf die Schilddrüsenfunktion
Einige Medikamente können sich auf die Schilddrüsenhormone auswirken und den Serumspiegel des proteingebundenen T_3 und T_4 abwandeln. Sie können auch den Spiegel des freien Schilddrüsenhormons verändern und damit die Schilddrüsenfunktion. Substanzen wie Lithium wirken auf die Sekretion des Schilddrüsenhormons, was eine Funktionsanomalie der Schilddrüse nach sich zieht.

Antikonvulsiva (Phenytoin und Carbamazepin) lösen das Schilddrüsenhormon aus seiner Bindung an das Trägerprotein, wodurch der Serumspiegel für T_3 und T_4 absinkt. Dadurch steigt der Anteil freier Hormonfraktionen und es resultieren normale fT_3- und fT_4-Konzentrationen [258]. Die genannten Medikamente erhöhen außerdem ebenso wie Phenobarbital die T_3- und T_4-Stoffwechselrate, wodurch es bei Patienten unter Thyroxinbehandlung zu einer Hyperthyreose kommen kann. Freies T_3 und T_4 im Serum sind jedoch normal, wenn sie an unverdünntem Serum bestimmt werden [259]. Die TSH-Werte erlauben korrekte Aussagen über die Schilddrüsenfunktion bei diesen Patienten.

Lithium inhibiert die Sekretion von Schilddrüsenhormon. Bei Patienten, die langfristig Lithium einnehmen, kommt es in 20% der Fälle jeweils zu einer subklinischen Hypothyreose (Abweichungen im Schilddrüsenfunktionstest) und zur klinisch manifesten Hypothyreose [33, 259].

Eine Hypothyreose kann entstehen, wenn anorganisches Jod in höheren Dosen als den normalerweise in der Nahrung enthaltenen zugeführt wird. Ursache kann auch organisches Jod sein, das in pharmakologischen Zubereitungen enthalten ist, wie in dem antiarrhythmisch wirkenden Amiodaron sowie in intravenösen Kontrastmitteln. Dies gilt insbesondere für Patienten mit einer autoimmunen Schilddrüsenerkrankung oder einer anderweitig beeinträchtigten und geschädigten Schilddrüse.

Bei Patienten unter Androgen- und Glukokortikoidmedikation ist die TBG-Konzentration herabgesetzt, obwohl die Konzentration von freiem T_3 und T_4 unverändert bleibt. Die ständige Einnahme hoher Salizylatdosen (> 2,0 g/Tag)

verhindert die Bindung von T_3 und T_4 an TBG, hat jedoch keinen Einfluss auf die Serumkonzentration von fT_4 [31].

Östrogen erhöht die Serum-TBG-Konzentration. Dadurch kommt es bei der üblichen Dosierung (20–35 µg/Tag Östradiol) zu einer Steigerung der T_4-Serumkonzentration um 20–35%. Nach den klinischen Erfahrungen der Autoren leiden Frauen mit einem chronischen Östrogenmangel häufiger unter Triggerpunkten, deren Aktivität unter Östrogensubstitution abnimmt. Sonkin beobachtete eine Zunahme von Triggerpunkten mit Beginn der Menopause, die sich durch eine Hormonersatztherapie korrigieren ließ [252]. In der Schwangerschaft müssen hypothyreote Patientinnen mit höheren Schilddrüsenhormonmengen substituiert werden. Die Dosiserhöhung ergibt sich aus dem Serum-TSH-Spiegel.

Zunehmend häufig werden gutartige Schmerzen mit Opiaten behandelt. Daher sehen Ärzte, die sich auf myofaszialen Schmerz spezialisiert haben, häufiger als früher Patienten unter einer Medikation mit retardiert freigesetzem Morphin und Kodein. Methadon erhöht die TBG-Serumkonzentration und steigert somit die Serum-T_4-Kontentration, erhöht aber nicht unbedingt die aktive, freie Fraktion dieses Hormons. Wie auch bei anderen Medikamentenwirkungen empfiehlt es sich, bei den betreffenden Personen den Serum-TSH-Spiegel zu bestimmen, um die Schilddrüsenfunktion abschätzen zu können.

Glukokortikoide in hohen Dosen verringern die Aktivität von 5'-Dejodinase und hemmen die Umwandlung von T_4 in T_3, was zu einer erhebliche Abnahme des Serum-T_3-Spiegels führt. Es liegen keine Daten vor, aus denen ersichtlich wird, ob sich dies auf das Vorkommen von Triggerpunkten auswirkt. Der Serumspiegel für freies T_3 sinkt im Allgemeinen auf niedrig normale Werte ab, und das Serum-TSH bleibt normal.

Therapie der Hypothyreose
Bei einer Hypothyreose ist die Gabe von Levothyroxin (T_4) Therapie der Wahl [248, 270, 279]. Sofern ein vollständiger Ersatz erforderlich ist, benötigen Erwachsene täglich 1,7 µg/kg Körpergewicht des Hormons. Bei jüngeren Menschen kann die Behandlung sofort in der maximalen Dosierung erfolgen, bei Personen über 50 Jahren kann eine niedrigere Dosierung ausreichen, weshalb eine Anfangsdosis von 0,025–0,05 mg Levothyroxin pro Tag gewählt werden sollte. Bei einer peripheren Resistenz gegen das Schilddrüsenhormon kann letztlich eine sehr hohe T_4-Dosis erforderlich sein, um die Funktion zu normalisie-

ren. Die Höhe der Erhaltungsdosis wird durch regelmäßige Messungen des Serum-TSH-Spiegels überwacht, dessen Werte im unteren Normalbereich liegen sollten. Thyroxin hat eine Halbwertszeit von einer Woche, weshalb ein beständiger Serum-T_4-Spiegel erst ungefähr vier Wochen nach Behandlungsbeginn erreicht wird. Der Serum-TSH-Spiegel zur Überwachung der Thyroxindosis sollte nur alle vier bis fünf Wochen gemessen werden. Die Rate, in der T_4 zu T_3 umgesetzt wird, richtet sich nach der Verfassung der betreffenden Person. Mehr als 80% des zirkulierenden T_3 wird durch Dejodierung von extrathyreoidalem T_4 gewonnen. Die physiologisch geeignete Weise, T_3 bereitzustellen, besteht folglich darin, Thyroxin zuzuführen und die Konversionsrate von T_4 zu T_3 durch den Körper bedarfsgemäß regulieren zu lassen.

Eine „Unverträglichkeit" bei niedrig dosiertem Schilddrüsenhormon resultierte wiederholt daraus, dass die Therapie die Symptome eines Vitamin-B_1-Mangels verschärfte. Unter begleitender Zufuhr von Thiamin wird Schilddrüsenhormon in derselben oder sogar höherer Dosierung gut vertragen. Bei einer Hypothyreose muss das Hormon in der Regel lebenslang zugeführt werden. Es liegen Vergleichsuntersuchungen zu verschiedenen Levothyroxinpräparaten vor. Sie wurden alle als bioäquivalent befunden [74]. Insbesondere bei Präparaten, die von vielen Menschen über lange Zeiträume hinweg eingenommen werden müssen, ist dies ein wichtiger Gesichtspunkt.

Vor Beginn der Behandlung mit Schilddrüsenhormon sollte sich der Arzt vergewissern, dass der Vitamin-B_1-Spiegel des Patienten ausreicht. Da Schilddrüsenhormone den Stoffwechsel anregen und der Thiaminbedarf stoffwechselabhängig ist, kann eine Therapie mit Schilddrüsenhormon eine Vitamin-B_1-Unterversorgung in einen schwer wiegenden Mangel verwandeln. In Zweifelsfällen sollte man die Patienten zunächst ausreichend substituieren, um einen stabilen Spiegel zu gewährleisten (25–100 mg dreimal täglich, mindestens zwei Wochen vor Beginn der Therapie mit Schilddrüsenhormonen). Während der gesamten Schilddrüsentherapie sollte Thiamin in reduzierter Dosierung zugeführt werden.

Rauchen beeinträchtigt die Aktivität der Schilddrüsenhormone und akzentuiert die klinischen Symptome einer Hypothyreose. Zu nennen sind ein erhöhter TSH-Spiegel, ein erhöhtes Gesamtcholesterol und LDL, ein erhöhter CK-Spiegel und eine Verzögerung des Achillessehnenreflexes [184]. Patienten sollten unbedingt zur Rauchentwöhnung ermuntert und Nichtraucher vor dem Abgleiten in diese Sucht bewahrt werden.

Praktische Überlegungen

Eine Hypothyreose sollte bei allen Patienten in Betracht gezogen werden, die unter ausgedehnten myofaszialen Schmerzen oder zahlreichen Triggerpunkten leiden. Symptome wie chronische Müdigkeit, Kältegefühl oder Kälteempfindlichkeit, Obstipation, Anzeichen von trockenem Haar und trockener Haut, Heiserkeit, ein leichtes prätibiales Ödem und ein verzögerter Achillessehnenreflex sind Anhaltspunkte einer Hypothyreose. In diesen Fällen sollte das TSH gemessen werden. Sofern dessen Wert deutlich erhöht ist, sollte die Behandlung mit Levothyroxin (T_4) begonnen werden. Bei einem TSH-Wert zwischen 4,0 und 6,0 mU/l sollten TSH und fT_4 bestimmt werden. Falls diese Werte im Grenzbereich liegen, geben die Spiegel für CK und Serumcholesterol Hinweise auf den Schilddrüsenstatus. Falls beide erhöht sind, kann die Behandlung beginnen. Anschließend wird TSH zur Kontrolle des Therapieerfolges benutzt, wobei Werte zwischen 0,5–2,5 mU/l angestrebt werden.

4.4.2 Hypoglykämie

Eine Hypoglykämie verstärkt die Aktivität von Triggerpunkten und reduziert oder verkürzt den Erfolg der spezifischen myofaszialen Therapie. Wiederholte hypoglykämische Attacken tragen zum Fortbestand von Triggerpunkten bei. Die Verbreitung der Hypoglykämie ist umstritten, vor allem, da ihre Symptome durch vermehrt zirkulierendes Adrenalin verstärkt werden. Auch andere Zustände wie Angst erhöhen den Adrenalinspiegel, gehen jedoch nicht mit einer Hypoglykämie einher. Klinisch sind die Reaktionen oft kaum zu unterscheiden. Allgemein werden zwei Formen der Hypoglykämie unterschieden: die postprandiale und die Nüchternhypoglykämie. Sie unterscheiden sich ursächlich, sind jedoch symptomatisch gleich.

Symptome

Die Anfangssymptome einer Hypoglykämie oder eines erhöhten Adrenalinspiegels sind Schwitzen, Tremor und Bewegungsunsicherheit, beschleunigter Herzschlag und Angstgefühl. Durch Aktivierung der Triggerpunkte im M. sternocleidomastoideus können Kopfschmerzen und Schwindelgefühle auftreten. So-

fern sich die Hypoglykämie auf Grund unge-
wöhnlicher Umstände verstärkt, entwickeln sich
Symptome, die an eine Hypoxie erinnern, da
nicht genügend Energie zur Verfügung steht,
um die Hirnfunktion aufrecht zu erhalten. Die
Folge sind Sehstörungen, Ruhelosigkeit, Beeinträchtigung von Sprache und Denken sowie gelegentlich auch Bewusstlosigkeit [92].

Nüchternhypoglykämie

Zeitweiliges Hungern (Fasten) hat bei gesunden
Menschen keine Hypoglykämie zur Folge, denn
sobald die Blutglukose absinkt, setzt die Leber
Glukose frei. Falls die Leber diese Funktion
nicht erfüllt, falls das Nebennierenmark kein
Adrenalin ausschüttet, das die Leber zur Gluko-
sefreisetzung anregt, oder falls der Hypophysen-
vorderlappen die Nebenniere nicht stimuliert,
kann eine Nüchternhypoglykämie resultieren.
Eine Lebererkrankung kann deren Funktion beeinträchtigen. Bei erschöpften Glykogenspei-
chern der Leber kann Alkoholkonsum zu einer
schweren Hypoglykämie führen. Nur selten
dürfte eine Hypoglykämie auf einen Enzymmangel zurückgehen [92].

Postprandiale (reaktive) Hypoglykämie

Symptome einer postprandialen Hypoglykämie
treten typischerweise zwei oder drei Stunden
nach einer kohlenhydratreichen Mahlzeit auf,
durch die zu viel Insulin freigesetzt wurde. Das
Insulin löst eine kompensatorische Adrenalin-
reaktion aus. Die durch eine Insulinämie hervorgerufene Hypoglykämie hält 15–30 Minuten
an und wird durch die Reaktion der Leber auf
den Adrenalinanstieg beendet. Normalerweise
ist das Adrenalin für die meisten Zustände verantwortlich, die der Hypoglykämie zugeschrieben werden. Diese Form der Hypoglykämie
geht mit starken Angstgefühlen einher und tritt
am ehesten in Zeiten hoher emotionaler Belastung auf.

Wenn ein Teil des Magens entfernt oder ein
anderer chirurgischer Eingriff am Magen vorgenommen wurde, kann er sich zu schnell
entleeren. Auch hierbei kommt es zu einem
schnellen Anstieg des Blutzuckerspiegels, mit
derselben Abfolge der Ereignisse und denselben
Symptomen. Die Ursache der Symptome wird offensichtlicher, wenn sie während eines Glukosetoleranztests mit periodisch erhobenen Messwerten von Blutglukose und Seruminsulin korreliert
werden. Die Dres. Travell und Simons folgerten
aus ihren praktischen Erfahrungen, dass ein Test
auf Nüchternhypoglykämie eher positiv ausfällt

(sehr niedriger Glukosewert), wenn der Patient
in den Intervallen zwischen den Blutabnahmen
körperlich aktiv ist, anstatt zu ruhen.

Eine Nüchternhypoglykämie tritt viele Stunden nach dem Essen auf und hält normalerweise lange an, während die postprandiale Hypoglykämie selbstlimitierend ist. Eine reaktive
Hypoglykämie als Sekundärerscheinung bei mil-
dem Diabetes folgt wahrscheinlich drei bis fünf
Stunden nach einem Glukosetoleranztest [92].

Ursache einer Nüchternhypoglykämie ist normalerweise eine diagnostizierbare Organerkrankung, nicht jedoch bei der postprandialen
Form. Um eine postprandiale oder Nüchternhypoglykämie zu diagnostizieren, muss die Hypoglykämie bei bestehenden Symptomen nachgewiesen werden.

Therapie

Sowohl bei postprandialer als auch bei Nüchternhypoglykämie sollte nach Möglichkeit die
Ursache ausfindig gemacht werden. Beide Zustände lassen sich abschwächen, indem man
häufiger kleinere und kohlenhydratärmere
Mahlzeiten zu sich nimmt (75–100 g), die
dagegen mehr Protein und ausreichend Fett
enthalten, um den Kalorienbedarf zu decken.
Körperliche Betätigung verschlimmert den hy-
poglykämischen Zustand. Andererseits hilft
Bewegung beim Angstabbau und mildert daher die durch eine angstbedingt vermehrte
Adrenalinausschüttung hervorgerufenen Symptome. Die Patienten sollten sich vergegenwärtigen, dass Kaffee, Tee und Colagetränke
Koffein oder Theophyllin enthalten, die die
Adrenalinausschüttung anregen. Alkoholische
Getränke sollten insgesamt und insbesondere
auf leeren Magen gemieden werden. Da das
im Tabak enthaltene Nikotin die Adrenalinausschüttung stimuliert, sollte das Rauchen
und die Exposition gegen Zigarettenrauch vermieden werden.

4.4.3 Hyperurikämie

Hyperurikämie und Gicht verschlimmern die klinischen Symptome myofaszialer Triggerpunkte
aus unbekannten Gründen. Hyperurikämische
Patienten sind anfällig für Triggerpunkte und
sprechen auf die myofasziale Therapie, insbesondere auf Sprühen und Dehnen, nur schlecht an.
Gicht ist Ausdruck einer Störung des Purinstoff-
wechsels. Erstes Anzeichen ist meistens ein erhöhter Serumharnsäurespiegel (> 7,0 mg/dl bei
Männern, > 6,0 mg/dl bei Frauen) [143].

Diagnose

Ungefähr 5% der asymptomatischen Hyperurikämiker (bestimmt nach den o. a. Kriterien) entwickeln eine akute Gichtarthritis mit Ablagerung von Mononatriumurat-Monohydrat in den Gelenken und deren Umgebung sowie gelegentlich in anderen Geweben [143].

Der Sättigungswert von Mononatriumurat beträgt beim pH-Wert des Serums ungefähr 7,0 mg/dl [143]. Im eher sauren Milieu von verletztem Gewebe ist es schlechter löslich. Seit Einführung wirksamer Medikamente zur Steuerung der Hyperurikämie werden fortgeschrittene Gichtstadien mit Tophi nur noch selten gesehen [143]. Die Symptome treten eher bei Patienten auf, die viel purinhaltige Nahrung zu sich nehmen.

Die endgültige Diagnose der Gicht erfolgt anhand des Harnsäurenachweises in der Gewebeflüssigkeit von entzündetem Gewebe. Die Kristalle können auch aus asymptomatischen Metatarsophalangealgelenken von Patienten gewonnen werden, die einmal Symptome einer Gichtarthritis mit Hyperurikämie hatten [3].

Die Ablagerung von Kalziumpyrophosphatkristallen ruft gichtähnliche Symptome hervor. Soweit bekannt, kommt dabei kein Metabolit im Übermaß vor.

Therapie

Sofern vermutlich eine Hyperurikämie zum Fortbestand von Triggerpunkten beiträgt, sollte sie nach den bewährten Prinzipien behandelt werden [143]. Viele Diuretika erhöhen den Serumharnspiegel. Relativ hohe Dosen von Vitamin C (mehrere Gramm pro Tag) verstärken die Harnsäureausscheidung deutlich.

Die Triggerpunkte von Patienten mit einer Hyperurikämie sprechen besser auf die Behandlung an, wenn diese unter Kontrolle ist, und reagieren besser auf eine Infiltration als auf Sprühen und Dehnen.

▬▬ 4.5 Psychologische Faktoren

Zahlreiche psychologische Faktoren können zum Fortbestand myofaszialer Triggerpunkte beitragen. Am wichtigsten ist jedoch, dass der Arzt *nicht unterstellt*, dass diese psychologischen Faktoren vorrangig sind. Gar zu einfach wird die Psyche des Patienten verantwortlich gemacht, wenn der Arzt nicht imstande ist, die muskuloskelettale Ursache der Schmerzen zu erkennen. Diese Unterstellung kann für den Patienten niederschmetternd sein, und ist es oft auch. Wir müssen noch viel über Schmerzen, insbesondere Muskelschmerzen, lernen!

Patienten, die die Art ihres Zustandes missverstehen, sind vielleicht deprimiert, leiden unter ängstlicher Anspannung oder stellen sich als „ganzer Kerl" dar. In einigen Fällen können sie einen sekundären Krankheitsgewinn erzielen oder ein bestimmtes Krankheitsverhalten entwickeln. Nur in weniger Fällen dürfte es zu einer Konversionshysterie kommen. Jeder Patient muss individuell betrachtet werden.

4.5.1 Hoffnungslosigkeit

Manche Patienten haben sich davon überzeugen lassen, dass die körperlichen Ursachen ihres Schmerzes nicht zu beeinflussen sind – z. B. bei einer degenerativen Gelenkerkrankung, einem inoperabel „eingeklemmten" Nerv oder „Rheuma", womit sie nun leben müssen. Durch diese Fehlinformationen leben sie oft in ständiger Angst, dass jede Bewegung oder Aktivität, die den Schmerz auslöst, ihren Zustand weiter verschlechtert. Daher vermeiden sie alle schmerzhaften Bewegungen und damit auch solche, die ihre Muskeln dehnen und dazu beitragen könnten, die Muskelfunktion wiederherzustellen. Wird der Schmerz hauptsächlich durch myofasziale Triggerpunkte ausgelöst, verschlimmert dieses übertriebene Schonen die Triggerpunkte und sichert ihren Fortbestand.

Der erste und wichtigste Schritt besteht darin, diese Patienten davon zu überzeugen, dass ihre Schmerzen muskulären Ursprungs und therapierbar sind, und dass sie ihre Muskeln verstehen und respektieren müssen. Wenn die Patienten dies akzeptieren, verändern sich ihre Erwartungen: Sie lernen, welche Aktivitäten sie vermeiden sollten und was sie selbst tun können, um die Triggerpunkte zu inaktivieren. Sie begreifen auf diesem Wege, dass sie Herr über die Schmerzursachen sind. Diese neue Zuversicht in die Zukunft ihrer neuromuskulären Funktionen nimmt ihnen eine große Last ab.

4.5.2 Depression

Depressionen und chronische Schmerzen sind eng mit einander verflochten [256]. Dies gilt insbesondere, wenn sich die Patienten die

Schmerzursache nicht erklären können, wenn sie sich vor einer möglichen Verschlechterung ihres Zustandes fürchten, wenn sie davon überzeugt sind, dass nichts getan werden kann, um die Schmerzursache zu beseitigen, und dass sie deshalb mit dem Schmerz leben müssen. Zum Teil ist die Depression Produkt der chronischen Schmerzen und der Funktionsstörungen. Je länger diese bereits anhalten und je intensiver der Schmerz ist, desto ausgeprägter wird die Depression sein [91]. Umgekehrt nehmen depressiv verstimmte Patienten ihren Schmerz deutlicher wahr [238, 256], was die Funktionsstörung verstärkt.

Die Genesung vieler Patienten mit myofaszialen Triggerpunkten, die zusätzlich unter Depressionen leiden, lässt sich durch eine Kombination von Antidepressiva und spezifischen myofaszialen Therapien beschleunigen. In solchen Fällen werden üblicherweise trizyklische Medikamente verordnet. Dabei muss auf eine ausreichende Dosierung geachtet werden, von der die Wirkung abhängt. Sobald die Depression aufgehellt ist, kann sich der Patient wieder für seine Muskeln verantwortlich fühlen und Übungen ausführen bzw. Aktivitäten nachgehen, die den Heilungsprozess unterstützen. Diese Aktivitäten sind, vor allem wenn sie unter Anleitung eines Therapeuten erfolgen, an sich schon ein wirksames Antidepressivum. In einer Dosierung unterhalb der antidepressiven Menge wirken trizyklische Medikamente schmerzlindernd und schlaffördernd.

4.5.3 Angst und Anspannung

Bei einigen Menschen drückt sich ein hohes Angstniveau durch Muskelspannung aus. In solchen Fällen sind viele Muskeln ständig kontrahiert und damit überlastet, was den Fortbestand ihrer Triggerpunkte begünstigt. Man erkennt diese Patienten leicht, denn sie sitzen sehr steif und aufrecht, lehnen sich mit dem Rücken nicht an, haben die Schultern hochgezogen, und ihre Gesichtszüge wirken angespannt. Ihnen ist normalerweise nicht bewusst, dass ihre Muskeln die Anspannung widerspiegeln. Viele lernen durch Biofeedback und Relaxationstherapien zwischen unnötig angespannten und entspannten Muskeln zu unterscheiden. Nachfolgend müssen sie bewusste Techniken erlernen, die ihnen zu Entspannung und dem Abbau übermäßiger Spannung verhelfen. Im Interesse einer dauerhaften Besserung und um begünstigende Faktoren auszuschalten, kann es erforderlich

sein, den wichtigsten Ursachen von Angst und Anspannung auf den Grund zu gehen und die Lebensweise so zu ändern, dass sie nicht mehr zum Tragen kommen.

4.5.4 Das Syndrom des „ganzen Kerls"

Bei diesem Syndrom handelt es sich um das Gegenteil der Hypochondrie. Der „ganze Kerl" hat sich eine stoische Haltung zugelegt und ist entschlossen, seine Schmerzen zu ignorieren. Er setzt seine gewohnten Aktivitäten fort, ohne Rücksicht auf und oft mit einer Art Trotzhaltung gegenüber dem Schmerz, überlastet seine Muskeln damit vollständig und verschlimmert die Triggerpunkte.

„Ganze Kerle" halten ihren Schmerz oft für ein Zeichen von „Schwäche". Sie meinen, sie müssten nun erst recht weitermachen um zu beweisen, dass sie den Schmerz im Griff haben. Diese Menschen müssen lernen, dass der Missbrauch ihrer Muskeln Schmerzen intensiviert und wie sie alles, was ihnen wichtig ist, künftig ausführen können, ohne sich zu gefährden und zu strapazieren.

4.5.5 Psychologische und Verhaltensaspekte

Ein psychisch gesunder Mensch erlebt die von einem myofaszialen Schmerzsyndrom aufgezwungenen funktionellen Einschränkungen als frustrierend und hinderlich. Gelegentlich jedoch veranlasst ein sekundärer Krankheitsgewinn die Entwicklung eines spezifischen Schmerzverhaltens. Es ist oft schwierig herauszufinden, ob Funktionsverlust und Schmerzverhalten in erster Linie psychologische oder neurophysiologische Ursachen haben. Dies zu unterscheiden wird auch erst dann nötig, wenn der Patient nicht auf die myofasziale Therapie anspricht. Drei Fragen können weiterhelfen:
- Wie erfolgreich bewältigte der Patient sein Leben, bevor die Schmerzen einsetzten? Unzureichende Bewältigungsstrategien fördern eine Behinderung. Eine funktionsorientierte Beratung ist hier die günstigste Form der Intervention.
- Bemüht sich der Patient, Wege zu finden, auf denen er den Schmerz umgehen kann, oder konzentriert er sich darauf, weshalb ihm manches nicht mehr möglich ist? Letzteres würde bedeuten, dass ihm die Leistungseinschränkung aus psychologischen Gründen entgegenkommt.

- Will der Patient seine Funktion wirklich wiederherstellen oder nur darüber reden? Letzteres kann, muss jedoch nicht bedeuten, dass er die Funktionsstörung emotional benötigt.

Psychologisch ausgedrückt spricht man von einem **primären Krankheitsgewinn,** wenn ein neurotischer Patient *unbewusst* psychosomatische Symptome entwickelt (einen körperlichen Ausdruck), mit deren Hilfe es ihm teilweise gelingt, sein hohes Angst- und Spannungsniveau abzubauen [47]. Einen **sekundären Krankheitsgewinn** erhält man in diesem Zusammenhang, wenn *einige* Patienten merken, dass die Privilegien eines Kranken einen Ausweg aus den Verpflichtung des Arbeitslebens und/oder der reifen sozialen Interaktion bieten. Sie gewöhnen sich dann daran, Vorteile aus ihren Schmerzen zu ziehen. Gleichzeitig können diese Patienten andere unbewusste Bedürfnisse befriedigen, etwa nach einer abhängigen Beziehung zu einer Leitfigur. Das kann ein Arzt sein, der Partner oder eine andere Person aus dem pflegerischen Bereich. Psychiater betrachten den sekundären Krankheitsgewinn vorrangig als Resultat einer psychogenen Funktionsstörung [47]. So kompliziert muss es jedoch nicht immer sein.

Einige Patienten, die seit langem unter einem stark einschränkenden myofaszialen Schmerz leiden, der nicht umgehend diagnostiziert und behandelt wurde, können Vorteile für sich entdecken, die dem Muster des sekundären Krankheitsgewinns entsprechen. So kann die Aussicht auf den für sie günstigen Ausgang eines Berentungsverfahrens in einigen, wenngleich durchaus nicht allen Fällen eindeutig attraktiv sein. Bei einer neurologischen oder anderen Schädigung, die eine völlige Wiederherstellung ausschließt, sind die finanziellen Fragen sehr real. Wird dieses Thema offen diskutiert, und wird die Patienteneinschätzung richtig verstanden, zeigt sich, ob es eher im Interesse des Patienten liegt, so behindert wie möglich oder zwischen dem gegebenen Zeitpunkt und dem Abschluss des Verfahrens so funktionsfähig wie möglich zu sein.

Ein Krankheitsverhalten ist angemessen, wenn jemand unter Schmerzen leidet. Das Leiden ist Gesprächsthema, die Körperhaltung drückt es aus, Medikamenteneinnahme, Einschränkung des Aktionsrahmens, vermehrte Ruhebedürftigkeit stehen im Zentrum. Mit der Zeit können sich diese Reaktionen auf die Erkrankung verselbstständigen [91]. Die Auflösung eines Triggerpunktes als Schmerzquelle ist eine große Erleichterung, kehrt den Prozess aber nicht unbedingt um. Der Patient und seine Kontaktpersonen (einschließlich des Arztes) müssen die Verstärkungen, die das Krankheitsverhalten einbrachte, gegen Gratifikationen für normales, produktives Verhalten austauschen. In solchen Fälle bietet sich das operante Konditionieren als Behandlungsmethode an [91].

Es ist schwierig und riskant zu bestimmen, wann ein Krankheitsverhalten nicht mehr in Relation zu Schmerz und Leidenserfahrung steht. Nur der Patient erlebt die Schmerzen. Für den Angehörigen eines Gesundheitsberufes ist es ein Leichtes, ein Therapieversagen auf psychogene Faktoren zurückzuführen, vor allem wenn der betreffende Fachmann keine organische Schmerzursache wie etwa Triggerpunkte ausfindig machen konnte. Die objektiven und semiobjektiven Merkmale von Triggerpunkten wie motorische und autonome Funktionsstörungen helfen hier weiter.

Sinnvoll ist es zudem, die folgenden zwei Fragen zu beantworten:
- Wie leistungsfähig war der Patient vor Eintritt des Ereignisses, das den Schmerz auslöste? Es wäre unrealistisch, ein höheres Leistungsniveau anzustreben.
- Wendet sich der Patient nach dem Inaktivieren der Triggerpunkte wieder seinen gewohnten Aktivitäten und Verpflichtungen zu, oder sucht er nach Ausreden, weshalb es sich verbietet, einen Schritt in diese Richtung zu tun? In diesem Fall müssen nicht nur die Triggerpunkte therapiert werden.

Myofasziale Schmerzpatienten mit anhängigen Rechtsverfahren wegen Erwerbsminderung oder Berufsunfähigkeit befinden sich in einem Dilemma, da eine erfolgreiche Therapie von Schmerz und Behinderung ihre Aussicht auf Rentenzahlungen verringert. Manche Patienten erkennen intuitiv, wie wichtig die Symptomatik für den für sie günstigen Ausgang ihres Verfahrens ist. Daher konzentrieren sie sich unbewusst und vielleicht unbeabsichtigt mehr auf die Symptomatik als auf die Funktion. Die Höhe der vom Patienten erwarteten Zahlungen spielt dabei eine große Rolle. Falls es um eine große Summe geht, kann sich der Patient eine gesundheitliche Besserung buchstäblich *nicht leisten.* Oft hilft es in solchen Fällen, wenn die Betroffenen sich nüchtern vor Augen führen, welchen Anteil des Streitwertes sie selbst in die Hand bekommen werden, und welchen die Rechtsanwälte beanspruchen werden. Für den Umgang mit diesen Patienten und ihre medizinische Behandlung ist es ausschlaggebend, dass sie ihr Dilemma erkennen. Man sollte ihnen nachdrücklich ans Herz legen, diesen Punkt zu klären, bevor mit der Therapie fortgefahren wird.

4.6 Chronische Infektion und Parasitenbefall

Verschiedene persistierende Krankheitszustände verschlimmern das myofasziale Triggerpunktgeschehen: Viruserkrankungen (insbesondere durch Herpes simplex), jeder chronische bakterielle Infektionsherd, sowie die Besiedlung mit bestimmten Parasiten. Es ist nicht klar, wie diese Krankheiten Triggerpunkte aufrecht erhalten. Nachgewiesen ist dagegen, dass sie im Interesse einer dauerhaft erfolgreichen Bekämpfung der Triggerpunkte behoben werden müssen [287].

4.6.1 Viruserkrankungen

Tendenziell steigt die Aktivität von Triggerpunkten und nehmen Muskelschmerzen bei einer systemischen Viruserkrankung zu. Die vermehrte Empfindlichkeit und Steifigkeit der Muskeln nach einer akuten Virusinfektion, z. B. einer „Grippe", kann mehrere Wochen anhalten. Sehr häufig ist eine Herpes-simplex-Infektion vom Typ 1 Ursache für die gesteigerte Anfälligkeit gegenüber Triggerpunkten oder für ihr Fortbestehen. Weder Herpes genitalis (Typ 2) noch Herpes zoster scheinen sich auf Triggerpunkte so negativ auszuwirken wie das Herpes-simplex-Virus Typ 1.

Diagnose
Wegen seiner Rezidivneigung ist es wichtig, Infektionen mit dem Herpes-simplex-Virus Typ 1 zu erkennen und zu bekämpfen. Dieses Virus verursacht den gemeinen Gesichtsherpes, Aphthen und oft aphtöse Mundgeschwüre. Es kann sich außerdem auf der Haut von Rumpf oder Extremitäten als Ansammlung einzelner, mit einer klaren Flüssigkeit gefüllter Bläschen zeigen. Um diese Bläschen herum bildet sich ein geröteter Hof, und es entsteht ein ekzematöser Hautfleck [156], der unbehandelt mehrere Wochen lang sichtbar ist. Wenn die mit wässriger Flüssigkeit (niemals mit Eiter) gefüllten Bläschen aufplatzen, trocknen sie zu verkrusteten roten Flecken ein.

Es wurden Läsionen des Ösophagus durch dieses Virus beschrieben. Erbrechen und Diarrhoe sprechen sehr für eine gastrointestinale Beteiligung, vergleichbar der der Mundhöhle.

Therapie
Bislang kann kein Medikament eine Herpes-simplex-Infektion ausheilen. Es ist jedoch mithilfe eines gefächerten Ansatzes möglich, Häufigkeit und Schweregrad der Rezidive einzudämmen. Ein solches Vorgehen umfasst die Behandlung der Hauterscheinungen, die orale Gabe von Nikotinamid und Lactobacillus-Präparaten sowie, falls erforderlich, die intramuskuläre Injektionen mit menschlichem Immunglobulin. Da die Muskeln während einer Infektion mit Herpes-simplex-Virus Typ 1 reizbarer sind, sollte die Infiltration erst einige Wochen nach Abklingen der Infektion erfolgen. Vorher sprechen die Muskeln nur wenig auf eine lokale Therapie an und sind im Anschluss wahrscheinlich übermäßig empfindlich.

Zur Behandlung der Haut- und Mundschleimhautläsionen durch Herpes-simplex-Virus Typ 1 wird mehrmals täglich Idoxuridin (als Salbe oder Lösung) aufgetragen. Zwar fehlt noch der Nachweis, aber bisher gewonnene Erfahrungen lassen vermuten, dass Adenin-Arabinosid (Vidarabin) bei akuten Infektionen mit Herpes-simplex-Virus Typ 1 nützlich ist [156]. Das Präparat ist als 3%ige Augensalbe im Handel und wird ebenfalls zwei- bis dreimal täglich aufgetragen. Unserer Ansicht nach ist Vidarabin ebenso wirksam wie Idoxuridin. Die Packungsbeilage vermerkt, dass selbst bei Verbrauch einer ganzen Tube nicht mit unerwünschten Nebenwirkungen zu rechen ist. Aciclovir (z. B. Zovirax®) ist gegen Infektionen mit Herpes-simplex-Virus Typ 1 und 2 wirksam und sollte bei den ersten Anzeichen einer Infektion aufgetragen werden.

Die tägliche Einnahme von 300–500 mg Nikotinamid unterstützen die Schleimhaut bei der Abwehr der Gingivostomatitis durch oralen Herpes-simplex-Virus Typ 1. Gleichzeitig sollte ein eventueller Folsäuremangel ausgeglichen werden.

Erfahrungsgemäß bewährt es sich, gegen eine Ausbreitung der Herpesläsionen in den Dünndarm mindestens einen Monat lang drei- oder sechsmal täglich einen Beutel Acidophilus-Zyma®-Granulat einzunehmen. Danach wird die Dosierung reduziert, sofern nicht erneut orale Läsionen auftauchen. Eine Behandlung mit Acidophilus-Zyma® (oder Jogurt mit lebenden, aktiven Kulturen) ist nach einer Antibiotikabehandlung sinnvoll, durch die die normalen Darmbakterien unterdrückt werden. Acidophilus-Zyma® enthält lebende Lactobacillus-acidophilus-Keime. Eine Darminfektion mit Herpes-simplex-Virus Typ 1 ist nicht sichtbar und bleibt normalerweise unerkannt. Die Behandlung mit Milchsäurebakterien ist ein wichtiger Bestandteil des Gesamttherapieplanes. Patienten, bei denen wiederholt Durchfälle und oraler Herpes auftreten, trinken im Allgemeinen keine Milch. Auf Nachfrage können sie dafür keinen Grund angeben: „Ich mag Milch einfach nicht", heißt es dann. Möglicherweise liegt bei ihnen eine Laktoseintoleranz vor, sodass Milch Durchfälle auslöst. Bei diesen Patienten sollte unbedingt das *ionisierte* Kalzium gemessen werden, das oft erniedrigt ist, auch wenn das *Gesamt*kalzium im Normalbereich liegt. Eine ausreichende Kalziumaufnahme muss gewährleistet werden.

Wenn bei einem Patienten wiederholt Herpesinfektionen aufgetreten sind oder eine Gruppe von Herpesbläschen Triggerpunkte reaktiviert, kann man 0,04 cm³ ml/kg Körpergewicht menschliches Immunglobulin intramuskulär injizieren. Die Gesamtdosis beträgt gewöhnlich 2–3 ml/Injektion. Die viralen Antikörper aus dem Serumgemisch wirken zeitlich begrenzt.

4.6.2 Bakterielle Infektion

Toxisches Bakterien- (und Viren-)Material im Körper begünstigt das Entstehen von aktiven Triggerpunkten, wenn gleichzeitig geringfügige mechanische Belastungen einwirken [272]. Herde einer chronischen bakteriellen Infektion sind häufig Zahnabszesse, verstopfte Nebenhöhlen und der Harntrakt. Derartige chronische Infektionen können die Blutsenkungsgeschwindigkeit erhöhen, die sich damit als Screeningtest anbietet. Es ist kaum mit anhaltenden Erfolgen der spezifischen myofaszialen Therapie zu rechnen, solange ein chronischer Infektionsherd vorliegt.

Zahnabszess und verkeilter Zahn
Der Verdacht auf eine chronische Infektion eines Zahnes ergibt sich aus einer sorgfältigen Zahnanamnese und wird durch Röntgenuntersuchungen der Zähne abgeklärt. Wenn sich ein Weisheitszahn im Kieferknochen verkeilt, werden Triggerpunkte in der Kaumuskulatur auch ohne eine begleitende Infektion aufrecht erhalten.

Sinusitis
Eine Sinusitis ist durch ein Gefühl der Schwellung im Nebenhöhlenbereich, durch nach hinten ablaufendes, möglicherweise eitriges Sekret sowie dadurch gekennzeichnet, dass sich die verstopften Nasenhöhlen nicht durchleuchten lassen. Bei einer allergischen Komponente kann wahrscheinlich eine Eosinophilie nachgewiesen werden. Die Beherrschung von Inhalationsallergien ist eine allgemeine Voraussetzung für die dauerhafte Heilung einer Sinusitis. Falls der Abfluss aus der Nebenhöhle zudem mechanisch verlegt ist, z. B. durch eine Verkrümmung der Nasenscheidewand, kann eine Korrektur erforderlich sein, um Rezidive der Nebenhöhleninfektion zu verhindern.

Chronische Harnwegsinfektionen
Insbesondere bei Frauen sollte ein chronischer Harnwegsinfekt in Betracht gezogen werden, wenn sie über Nykturie, Dysurie und Harndrang berichten. Der Verdacht wird durch Urinuntersuchung und Urinkultur abgeklärt, die Patientin/der Patient wird am besten an einen Urologen überwiesen. Der Facharzt ermittelt das Ausmaß der Infektion und ob der Harnwegsinfektion eine unvollständige Entleerung der Blase oder andere Ursachen zu Grunde liegen.

4.6.3 Parasitenbefall

Vor allem drei Formen des Parasitenbefalls lassen das myofasziale Schmerzsyndrom persistieren. Am problematischsten ist der Fischbandwurm, gefolgt von Giardia lamblia. Gelegentlich werden myofasziale Triggerpunkte auch durch Amöbenbefall begünstigt. Die beiden erstgenannten Parasiten beeinträchtigen die Resorption von Nährstoffen oder entziehen dem Körper Vitamin B_{12}, während die Letztgenannten Myotoxine produzieren, die der Körper resorbiert.

Fischbandwurm
Der ausgewachsene Wurm *Diphyllobothrium latum* lebt im Darmlumen. Zum Befall kommt es nach dem Verzehr von rohem, infiziertem Fisch. In einigen Ländern der gemäßigten Klimazonen, wo häufig roher Fisch gegessen wird, sowie in Florida, den nördlichen zentralen Bundesstaaten der USA sowie im südlichen zentralen Kanada ist der Befall häufig.

Ein hoch im Jejunum lebender Wurm kann 80–100% des aufgenommenen markierten Vitamins B_{12} verbrauchen und es so seinem Wirt entziehen [118]. Da der Wurm große Mengen von Eiern in den Stuhl abgibt, sind sie dort leicht mit entsprechenden Untersuchungen nachweisbar [211].

Giardiasis
Das einzellige Protozoon *Giardia lamblia* ist eine häufige Ursache für Reisedurchfälle insbesondere in der Karibik, in Lateinamerika, In-

dien, Russland und dem fernen Osten [210]. Der Parasit ist ein birnenförmiges Geißeltierchen, das im Duodenum und Jejunum des Menschen lebt und sich dort auch vermehrt. In den USA wurde es bei 3,8% der untersuchten Stuhlproben identifiziert.

Die Infektion verläuft asymptomatisch, es kann jedoch auch zu Übelkeit, Blähungen, Oberbauchschmerzen, wässrigen Durchfällen mit voluminösen, übel riechenden Stühlen kommen. Die akuten Symptome halten für gewöhnlich nur wenige Wochen an, die chronische Giardiasis kann dagegen zur Malabsorption von Kohlenhydraten, Fett und Vitamin B_{12} führen. Ein Vitamin-B_{12}-Mangel lässt Triggerpunkte fortbestehen.

Die Diagnose wird durch Nachweis von Zysten in geformtem Stuhl oder Trophozoiten in diarrhoeischem Stuhl, Duodenalsekreten oder in Biopsien des Jejunums gestellt. In chronischen Fälle wird der Parasit oft in Intervallen ausgeschieden. Daher muss der Stuhl über vier bis fünf Wochen einmal wöchentlich untersucht werden, um die Diagnose auszuschließen [210].

Amöbiasis

Unter den Amöben, die im menschlichen Darmtrakt leben, ist nur *Entamoeba histolytica* humanpathogen. Die reife E. histolytica lebt im Dickdarmlumen und ernährt sich von Bakterien und Zelltrümmern. Gelegentlich dringt sie in die Darmschleimhaut ein und ruft Ulzerationen hervor [209].

Stuhluntersuchungen ließen einen Befall von 1–5% der Bevölkerung der USA erkennen. In tropischen Gegenden mit niedrigem Hygienestandard sowie in Bevölkerungsgruppen, die den Erreger durch direkten fäkal-oralen Kontakt zwischen Sexualpartnern verbreiten, ist die Rate sehr viel höher [209].

Die Diagnose stützt sich auf den Nachweis des Organismus im Stuhl bzw. in Gewebeproben aus dem Dickdarm. Ein mikroskopischer Nachweis des Befalls kann schwierig sein. Serologische Tests unter Verwendung gereinigter Antigene sind bei den meisten Patienten mit akuter Amöbendysenterie positiv, bei asymptomatischen Ausscheidern der Zysten jedoch im Allgemeinen negativ.

Bei Patienten mit myofaszialen Schmerzsyndromen sollten diese Tests jedoch sinnvoll sein, da die Verschlimmerung myofaszialer Triggerpunkte durch E. histolytica eine Gewebeinvasion voraussetzt. Die Antikörpertiter können noch Monate bis Jahre nach der vollständigen

Ausheilung erhöht sein. Eine Behandlung ist aufwändig und erfordert meistens den kombinierten Einsatz mehrerer Medikamente [209].

4.7 Andere Faktoren

Bei der Behandlung des myofaszialen Schmerzsyndroms sind drei weitere Faktoren zu berücksichtigen: die allergische Rhinitis, Schlafstörungen und eine Nervenkompression.

4.7.1 Allergische Rhinitis

Viele Patienten mit aktiven myofaszialen Triggerpunkten, die gleichzeitig akute Symptome einer allergischen Rhinitis zeigen, reagieren erfahrungsgemäß nur kurzfristig auf die spezifische myofasziale Therapie. Sobald die allergischen Symptome behoben wurden, verbessert sich die Reaktion der Muskeln auf die lokale Therapie erheblich. Eine Allergenüberempfindlichkeit unter Ausschüttung von Histamin scheint als begünstigender Faktor für myofasziale Triggerpunkte zu wirken.

König et al. untersuchten 20 „Fibrositis"-Patienten, deren Krankengeschichte die Diagnose von myofaszialen Triggerpunkten nahe legt. Sie wiesen druckschmerzhafte Bereiche auf, an denen beim Palpieren eine unwillkürliche Ausweichbewegung („jump sign") ausgelöst wurde. Aus den Krankengeschichten war in 9 der 20 Fälle (45%) eine zurückliegende oder aktuelle allergische Rhinitis zu entnehmen. In 11 von 20 Fällen lag eine familiäre Belastung vor. Bei keinem der 20 Patienten waren jedoch ein erhöhter Immunglobulin-E-Spiegel oder eine erhöhte Gesamtzahl der Eosinophilen feststellbar. Aus diesen Daten schlossen die Autoren, dass wahrscheinlich eine Überempfindlichkeit des Typs 1 keine Rolle bei der Pathogenese der Fibrositis spielt [151]. Auch myofasziale Schmerzsyndrome werden wahrscheinlich nicht durch eine Allergie aktiviert. Unseren Beobachtungen zufolge trägt die Allergie jedoch bei einigen Patienten mit aktivem Allergiestatus beträchtlich zum Fortbestand der Triggerpunkte bei. In der zitierten, nichtkontrollierten Studie [151] wurde nicht auf die Frage eingegangen, ob die Allergie die Reaktion auf die Triggerpunkte beeinträchtigt. Diese Frage sollte in einer wissenschaftlichen Untersuchung näher betrachtet werden.

Diagnose

Merkmale der allergischen Rhinitis sind episodisches Niesen, Schnupfen, Verlegung der Nasenwege, Juckreiz an Binde- und Rachenhaut und tränende Augen. Eine allergische Rhinitis erhöht die Anfälligkeit für Infektionen der oberen Atemwege [11]. Die Ausgangsdiagnose hängt weitgehend von der Korrelation zwischen der Exposition gegen das Allergen und dem zeitlichen und räumlichen Auftreten der Symptome ab. Eosinophile sind im peripheren Blut und im Nasensekret von Patienten mit allergischer Rhinitis in großer Anzahl nachweisbar. Das Gesamtimmunglobulin E ist oft erhöht. Entscheidend ist der Nachweis von Antikörpern gegen ein spezifisches Allergen. Eine Reihe von Radioimmuntests sichert die Diagnose [11].

Hauttests eignen sich, um die Sensitivität gegenüber einem Inhalationsallergen zu bestimmen, sind bei Nahrungsallergenen dagegen von fraglichem Nutzen. Nahrungsmittelallergien sind verbreitet und haben starke Auswirkungen [63]. Sie sollten als mögliche begünstigende Faktoren für myofasziale Triggerpunkte in Betracht gezogen werden. Manche Patienten zeigen eine ideosynkratische Reaktion auf alkoholische Getränke: Kurz nachdem oder einen Tag, nachdem sie Alkohol zu sich genommen haben, erleiden sie einen myofaszialen Schmerzanfall.

Bei den meisten Menschen sind die oberen Atemwege, die Augen, die Bronchien, die Haut oder die Gelenke Manifestationsorgane einer allergischen Reaktion. Bei anderen wiederum scheinen die Muskeln in dieser Weise zu fungieren.

Therapie

Am wichtigsten ist die Vermeidung der Allergenexposition. Bei Inhalationsallergien bewährt sich ein elektrostatischer Luftfilter, sofern die Raumluft in dem betreffenden Zimmer von der Luftzirkulation im Haus getrennt ist.

Antihistaminika beherrschen einen der Mediatoren der Allergie, die Mastzellenreaktion, und sind für die Symptombekämpfung bei allergischer Rhinitis hilfreich. 50 mg Dimenhydrinat oder 12,5 bzw. 50 mg Promethazin, die kurz vor der Nachtruhe eingenommen werden, helfen beim Einschlafen. Die Wirkung von Dimenhydrinat hält relativ kurz an, daher kann das Präparat nachts nötigenfalls nochmals genommen werden. In Kapitel 3.12.9 werden diese Antihistaminika im Unterabschnitt „Medikamente" besprochen.

Falls die Allergie mit Antihistaminika nicht beherrschbar ist, kann eine Desensibilisierungsbehandlung angezeigt sein [11].

4.7.2 Schlafstörungen

Nach unseren Erfahrungen ist vor allem bei Patienten mit schwereren myofaszialen Schmerzsyndromen der Schlaf häufig gestört oder unterbrochen. Im Zusammenhang mit der Neudefinition der „Fibrositis" befand Smythe Schlafstörungen für so wichtig, dass er sie zu einem der unabdingbaren diagnostischen Kriterien erhob [250]. Schlafuntersuchungen an zehn Patienten mit „Fibrositis" zeigten eine Abnahme der langsamen Wellen und die Beimischung eines raschen Alpharhythmus in den Schlafstadien drei und vier. Bei allen Patienten war die Druckschmerzhaftigkeit an den empfindlichen Stellen der Muskulatur während der Nacht erhöht [180]. Das besagte Krankheitsbild wird jetzt als Fibromyalgie bezeichnet.

In vielen Fällen hängen die Schlafstörungen, unter denen Patienten mit myofaszialen Triggerpunkten leiden, mit dem Übertragungsschmerz zusammen. Er entsteht, wenn sie auf einem Triggerpunkt liegen oder der betroffene Muskel während der Nachtruhe in vollständig verkürzter Stellung bleibt. Sobald der Triggerpunkt inaktiviert wurde, kehrt sich auch das klinisch normale Schlafmuster zurück. Andere Patienten werden durch Lärm gestört. Sie sollten ihre Ohren durch Stöpsel aus Baumwolle oder einem anderen Material schützen. Schlafstörungen bei Depressionen sollten je nach Indikation mit einem Antidepressivum behandelt werden.

Moldofsky und Scarisbrick stellten bei gesunden Universitätsstudenten morgens eine Druckschmerzhaftigkeit der Muskulatur und ein Gefühl der körperlichen Müdigkeit fest, wenn die langsam welligen Schlafphasen (non-REM-Phasen) während der Nacht unterbrochen wurden [179]. Hier wird ein Teufelskreis offensichtlich: Die schmerzenden Muskel stören den Schlaf, und die Schlafstörung verstärkt den Muskelschmerz.

Anamnese

Durch eine eingehende Befragung lässt sich genau ausmachen, worin die Schlafstörung besteht: Liegt die Schwierigkeit vor allem im Einschlafen oder im Durchschlafen? Ängstliche und angespannte Patienten haben Einschlafschwierigkeiten, depressive Patienten können wahrscheinlich nicht durchschlafen. Wann im Verlauf der Nacht wacht der Patient auf? Diese Angabe gibt Aufschluss über die Ursache. War dem Patienten kalt? Hatte er Schmerzen? Wie sah die Schlafstellung aus? Die Antworten geben Hinweise auf die möglicherweise verantwortlichen Triggerpunkte. Einige Patienten, die unter einem schweren myofaszialen Schmerzsyndrom leiden, können nur im Sitzen schlafen. Wie findet der Patient wieder in den Schlaf? Wird nächtlicher Schlafentzug durch Schlaf während des Tages ausgeglichen?

Therapie

Das Inaktivieren der schlafstörenden Triggerpunkte genießt höchste Priorität. Bei Einschlafstörungen hilft ein warmes Bad und/oder ein Glas warme Milch, bevor der Patient zu Bett geht (vorausgesetzt, Milch wird vertragen).

Eine elektrische Heizdecke schützt den Körper vor dem Auskühlen und verhindert, dass die Muskeln immer wieder kontrahieren, um Wärme zu erzeugen. Der Thermostat sollte kaum höher als auf Zimmertemperatur eingestellt und die Temperaturregelung gerade eben angeschaltet werden.

Die Lage des Kopfkissens kann der Schlüssel für einen erholsamen Schlaf sein. Wenn die Hals- und Schultermuskeln betroffen sind, kann der Patient sich die Ecken des Kissens zwischen Schulter und Ohr klemmen. Er vermeidet so, dass Kopf und Hals geneigt und die Schultern hochgezogen werden. Außerdem ist es nützlich, das Kopfende des Bettes mithilfe von Holzklötzen höher zu stellen, wie in Kapitel 3.14 beschrieben. Der Nacken sollte nicht zu stark gebeugt werden. Das Kopfkissen muss so flach sein, dass die normale Halslordose erhalten bleibt. Ein zusätzliches kleines Kissen hilft zu verhindern, dass die Muskeln von Schultergürtel und Arm während der Nacht verkürzt werden. Einzelheiten sind in den jeweiligen Muskelkapiteln beschrieben.

Über die Medikamenteneinnahme wurde bereits im vorausgegangenen Abschnitt gesprochen. Dieses Thema wird in Kapitel 3 ausführlicher besprochen. Die Zweckmäßigkeit von Melatonin zur Neueinstellung gestörter Schlafzyklen wird in Kapitel 3.12.9 besprochen.

4.7.3 Nervenkompression

Sowohl myofasziale Triggerpunkte als auch eine Kompression peripherer Nerven einschließlich Radikulopathien kommen sehr häufig vor. Bei einer EMG-Untersuchung auf Triggerpunkte in den Lendenmuskeln wurde im EMG gleichzeitig auf frühe Anzeichen einer Nervenkompression geachtet. Man fand eine signifikante Korrelation [59], die durch nachfolgende Untersuchungen bestätigt werden konnte [60]. Die Autoren einer weiteren Studie untersuchten Patienten mit einer durch eine Bandscheibenläsion bedingten Radikulopathie vor und vier Wochen nach dem chirurgischen Eingriff. Tendenziell entwickelten sich Triggerpunkte in den Muskeln der gleichseitigen Extremität, entsprechend der Höhe des betroffenen Segments. Dies galt insbesondere für Muskeln, die aus dem Segment L_5 innerviert wurden. Die Operation inaktivierte die Triggerpunkte [293].

Man kann nicht davon ausgehen, dass eine bestehende Radikulopathie Triggerpunkte aktiviert hat, weil beide Ereignisse bei demselben Menschen auftraten, obwohl die erwähnten Studien dafür stichhaltige Anhaltspunkte liefern. Eine Differenzierung wird zudem dadurch erschwert, dass die durch die ursprüngliche Radikulopathie als Satelliten aktivierten Triggerpunkte Schmerzen in Mustern übertragen können, die den radikulären Schmerz nachahmen. Einer der Autoren (R.D.G.) fand jedoch bei einer Reihe von Personen akute Triggerpunktsyndrome in Schulter, Hüfte oder unterer Extremität, die zwar auf manuelle und Infiltrationstherapie ansprachen, innerhalb von ein bis zwei Tagen jedoch rezidivierten und sich innerhalb von Tagen bis zu einer Woche zum vollständigen klinischen Bild einer Radikulopathie entwickelten, das zuvor nicht bestanden hatte (Schwäche, Veränderung des Achillessehnenreflexes, sensorische Einbußen). Diese Befunde legen nahe, dass sich eine Radikulopathie als myofasziales Schmerzsyndrom darstellen kann.

Das Diskektomiesyndrom kann zwei Zustände vereinen, die nichts miteinander zu tun haben. Die Patienten leiden auch nach einer notwendigen und erfolgreich und kompetent durchgeführten Laminektomie weiterhin unter Schmerzen. Hierin drückt sich die fortgesetzte Aktivität von myofaszialen Triggerpunkten aus. Der Übertragungsschmerz von den betroffenen Muskeln hat ungefähr dieselbe Ausbreitung, die zuvor der durch die Radikulopathie verursachte Schmerz aufwies. Das lumbale Postlaminektomiesyndrom, das Rubin [225] beschrieben hat, entspricht dem Diskektomiesyndrom der Lendenwirbelsäule. Wiederholte Läsionen der Bandscheiben und die postoperative Narbenbildung mit nachfolgender Kompression von Nervenwurzeln müssen selbstverständlich identifiziert und behandelt werden. Doch selbst in diesen Fälle gehen die Schmerzen oft von einem myofaszialen Triggerpunkt aus. Beim Bandscheibensyndrom der Lendenwirbelsäule unter Einbeziehung der Nervenwurzel im Segment S_1 verursachen meist Triggerpunkte in den Mm. ischiocrurales die anhaltenden Schmerzen.

Durch Identifikation und Inaktivierung der myofaszialen Triggerpunkte, die nach einer erfolgreichen Laminektomie bei Wurzelkompression zurückgeblieben sind, konnten viele Patienten vollständig und nachhaltig von ihren Schmerzen befreit werden.

4.8 Labor-Screening

Die folgenden Tests eignen sich, um aufrecht erhaltende Faktoren bei Patienten mit chronischen myofaszialen Schmerzen oder bei anderen Patienten aufzudecken, deren myofasziale Triggerpunkte ungenügend auf die spezifische myofasziale Therapie ansprechen. Das hämatologische Profil, die Blutchemie und die Vitamintests werden routinemäßig durchgeführt. Schilddrüsenuntersuchungen werden nur vorgenommen, wenn sie auf Grund von Krankengeschichte und körperlicher Untersuchung angeraten scheinen.

4.8.1 Hämatologisches Profil

Die Blutkörperchensenkungsgeschwindigkeit ist bei einem unkomplizierten myofaszialen Schmerzsyndrom normal und schließt somit eine chronische bakterielle Infektion aus. Eine Erhöhung ist unspezifisch und kann auf andere Krankheitszustände hinweisen, z. B. auf Polymyositis, Polymyalgia rheumatica, rheumatoide Arthritis oder Krebs.

Eine verringerte Erythrozytenzahl, ein zu niedriger Hämoglobinspiegel und/oder eine Mikrozytose weisen auf eine Anämie hin, die zur Hypoxie der Muskeln und damit zur gesteigerten Reizbarkeit der myofaszialen Triggerpunkte beiträgt. Eisenmangel ist an einem niedrigen Serumferritinspiegel abzulesen. Der Anämie kann ein Folat- und oder Cobalaminmangel zu Grunde liegen. Beides wiederum macht Triggerpunkte reizbarer. Ein mittleres MCV > 92 fl ist verdächtig. Mit einem Anstieg von 95 auf 100 fl steigt auch die Wahrscheinlichkeit eines Folat- oder Cobalaminmangels.

Eine Eosinophilie kann auf eine aktive Allergie oder auf den Befall mit Parasiten zurückgehen, z. B. mit Entamoeba histolytica oder einem Bandwurm.

Ein hoher Anteil mononukleärer Zellen (> 50%) kann auf eine Hypothyreose, eine aktive infektiöse Mononukleose oder eine akute Virusinfektion zurückgehen.

4.8.2 Serumchemieprofil

Das automatisiert hergestellte Serumchemieprofil liefert eine nützliche Übersicht. Ein erhöhtes Serumcholesterol kann durch eine Hypothyreose verursacht werden, während ein reduziertes Serumcholesterol Ausdruck eines Folatmangels sein kann. Erhöhte Harnsäurespiegel lassen eine Hyperurikämie erkennen, die gelegentlich eine Gichterkrankung nach sich zieht. Ein niedriges Serumgesamtkalzium lässt auf einen Kalziummangel schließen. Um zu bestimmen, ob ausreichend Kalzium verfügbar ist, muss jedoch das *ionisierte* Kalzium im Serum gemessen werden.

Bei einem niedrigen Serumkalium kann es zu Muskelkrämpfen kommen, und vorhandene Triggerpunkte werden aufrecht erhalten.

Ein erhöhter Nüchternblutzucker sollte weiter untersucht werden, um einen Diabetes mellitus auszuschließen. Das geschieht mithilfe einer Blutzuckerbestimmung zwei Stunden postprandial oder eines Glukosetoleranztests. Die Messung der Nervenleitgeschwindigkeit kann eine diabetische Neuropathie ausschließen.

4.8.3 Vitaminspiegel

Die Serumspiegel der Vitamine B_1, B_6, B_{12}, Folsäure und Vitamin C sind für eine sinnvolle Therapie von Patienten mit myofaszialen Schmerzsyndromen außerordentlich wichtig. Ungewöhnlich niedrige Serumspiegel aller genannter Vitamine unterstützen den Fortbestand von Triggerpunkten. Werte im unteren Normbereich sind unzureichend und als aufrecht erhaltende Faktoren verdächtig. Es kann sich bei der nicht unerheblichen Anzahl von Patienten, die unter *chronischem* myofaszialem Schmerz leiden, als kostensenkend erweisen, diese Personengruppe zu Beginn einer Behandlung routinemäßig den besagten Tests zu unterziehen. Es handelt sich bei diesen Menschen mit ihrem chronischen Triggerpunktproblem um eine besondere Patientengruppe, bei der häufiger als bei anderen mit einer Vitamininunterversorgung gerechnet werden muss.

4.8.4 Schilddrüsenhormonspiegel

Anhand des TSH-Wertes kann festgestellt werden, ob die Hormonproduktion der Schilddrüse adäquat ist. Bei einem geringen TSH-Wert und niedrigen T_4-Spiegeln liegt ein Versagen der Hypophyse vor. Mit der dritten Generation der Tests für TSH und T_3 kann eine Hyperthyreose festgestellt werden, wohingegen die Messung von TSH und fT_4 anzeigt, ob die Substitutionstherapie ausreichend ist.

Literatur

1. Abt AF, von Schuching S, Enns T: Vitamin C requirements of man re-examined. *Am J Clin Nutr* 12:21–29, 1963.
2. Adams RD, Asbury AK: Diseases of the peripheral nervous system. Chapter 377. In: *Harrison's Principles of Internal Medicine*. Ed. 9. Edited by Isselbacher KJ, Adams RD. Braunwald E, et al. McGraw-Hill, New York, 1980 (p. 2039).
3. Agudelo CA. Weinberger A, Schumacher HR, *et al.:* Definitive diagnosis of gout by identification of urate crystals in asymptomatic metatarsophalangeal joints. *Arthritis Rheum* 22:559–560, 1979.
4. Aidley DJ: *The Physiology of Excitable Cells*. Cambridge University Press, Cambridge, 1971 (pp. 115, 228).
5. Akerblom B: *Standing and Sitting Posture*. A.B. Nordiska Bokhandein, Stockholm, 1948.
6. Ampola MG, Mahoney MJ, Nakamura E, *et al.:* Prenatal therapy of a patient with vitamin B_2 responsive methylmalonic acidemia. *N Engl J Med* 293:314–317, 1975.
7. Anderson CE: Vitamins. Chapter 3, In: *Nutritional Support of Medical Practice*. Edited by Schneider HA, Anderson CE, Coursin DB, Harper & Row, Hagerstown, Md. 1977 (pp. 25–27).
8. Anderson R: Ascorbic acid and immune function. In: *Vitamin Ascorbic Acid*. Edited by Counsell JN, Hornig DH. London, 1981.
9. Appledorf H, Newberne PM, Tannenbaum SR: Influence of altered thyroid status on the food intake and growth of rats fed a thiamine-deficient diet. *J Nutr* 97:271–278, 1969.
10. Argov Z, Renshaw PF, *et al.:* Effects of thyroid hormones on skeletal muscle bioenergetics. In vivo phosphorous-31 magnetic resonance spectroscopy of humans and rats. *J Clin Invest* 81:1695–1701, 1988.
11. Austen KF: Diseases of immediate type hypersensitivity. In: *Harrison's Principles of Internal Medicine*. Ed. 9. Edited by Isselbacher KJ, Adams RD, Braunwald E, et al. McGraw-Hill, New York, 1980 (pp. 345–347).
12. Avioli LV: Calcium and phosphorous. Chapter 7A. In: *Modern Nutrition in Health ond Diseases*. Ed. 6. Edited by Goodhart RS, Shils ME. Lea & Febiger, Philadelphia, 1980 (pp. 298, 305).
13. Azuma J, Kishi T, Williams RH, *et al.:* Apparent deficiency of vitamin B_6 in typical individuals who commonly serve as normal controls. *Res Commun Chem Pathol Pharmacol* 14:343–348, 1976.
14. Babior BM, Bonn HF: Megaloblastic anemias. Chapter 311. In: *Harrison's Principles of Internal Medicine*. Ed. 9. Edited by Isselbacher KJ, Adams RD, Braunwald E, *et al*. McGraw-Hill, New York, 1980 (pp. 1518–1524).
15. Bailey LB, Mahan CS, Dimperio D: Folacin and iron status in low-income pregnant adolescents and mature women. *Am J Clin Nutr* 33:1997–2001, 1980.
16. Baines M: Detection and incidence of B and C vitamin deficiency in ahcohol-related illness. *Ann Clin Biochem* 15:307–312, 1978.
17. Baker H, Frank O: Vitamin status in metalbolic upsets. *World Rev Nutr Diet* 9:124–160, 1968.
18. Baker H, Frank O, Feingold S, *et al.:* Vitamins, total cholesterol, and triglycerides in 642 NY City school children. *Am J Clin Nutr* 20:850–857, 1967.
19. Baker H, Frank O, Hutner SH: Vitamin analyses in medicine. Chapter 20. In: *Modern Nutrition in Health and Disease*. Ed. 6. Edited by Goodhart RS, Shils ME. Lea & Febiger. Philadelphia, 1980 (pp. 612, 621–624).
20. Baker H, Frank O, Zetterman RK, *et al.:* Inability of chronic alcoholics with liver disease to use food as a source of folates, thiamin, and vitamin B_6. *Am J Clin Nutr* 28:1377–1380, 1975.
21. Beal MC: A review of the short-leg problem. *JAOA* 50:109–121, 1950.
22. Beck WS, Goulian M: Drugs effective in pernicious anemia and other megaloblastic anemias. Chapter 51. In: *Drill's Pharmacology in Medicine*. Ed. 4. Edited by Dipalma JR. McGraw & Hill, New York, 1971 (pp. 1062–1074).
23. Beard J, Borel M: Iron deficiency and thermoregulation. *Nutrition Today* 23:42–45, 1988.
24. Beard J, Tobin B, *et al.:* Norepinephrine turnover in iron deficiency at three environmental temperatures. *Am J Physiol* 255:R90–R96, 1988.
25. Beard JL; Borel MJ, *et al.:* Impaired thermoregulation and thyroid function in iron-deficiency anemia. *Am J Clin Nutr* 52:813–819, 1990.
26. Bendall JR: *Muscles, Molecules and Movement*. American Elsevier Publishing Company. New York, 1969 (p. 162).
27. Bennett RM, Clark SR, *et al.:* IGF-1 assays and other GH tests in 500 fibromyalgia patients [Abstract]. *J Musculoske Pain* 3:109, 1995.
28. Berger L, Gerson CD, Yu T: The effect of ascorbic acid on uric acid excretion with a commentary of the renal handling of ascorbic acid. *Am J Med* 62:71–76, 1977.
29. Bernat I: Iron metabolism. Plenum Press, New York, 1983.
30. Bezzano G: Effects of folic acid metabolism on serum cholesterol levels. *Arch Intern Med* 124:710–713. 1969.
31. Bishnoi A, Carlson HE, *et al.:* Effects of commonly prescribed nonsteroidal anti-inflammatory drugs on thyroid hormone measurements. *Am J Med* 96:235–238, 1994.

32. Blum A: Do cigarette smokers need vitamin C supplementation? *JAMA 244:*193, 1980.
33. Bochetta A, Bernardi F, *et al.:* Thyroid abnormalities during lithium treatment. *Acta Psychiatr Scand 83:*193–198, 1991.
34. Boni L, Kieckens L, Hendrikx A: An evaluation of a modified erythrocyte transketolase assay for assessing thiamine nutritional adequacy. *J Nutri Sci Vitaminol 26:*507–514, 1980.
35. Botez MI. Cadotte M, Beaulieu R. *et al.:* Neurologic disorders responsive tu folic acid therapy. *Can Med Assoc 1115:*217–222, 1976.
36. Botez MI, Peyronnard JM, Bachevalier J, *et al.:* Polyneuropathy and folate deficiency. *Arch Neurol 35:*581–585, 1978.
37. Botez MI, Peyronnard JM, Charron L: Polyneuropathies responsive to folic acid therapy. Chapter 36. In: *Folic Acid in Neurology. Psychiatry, and Internal Medicine.* Edited by Botez MI, Reynolds EH. Raven Press, New York, 1979 (p. 411).
38. Bothwell TH: Overview and mechanisms of iron regulation. *Nutrition Rev 53:*237–245, 1995.
39. Bourdillon JF: *Spinal Manipulation.* Ed. 2. Appleton-Century-Crofts. New York, 1973 (pp. 39–43, Figs. 5–10).
40. *Ibid.* (pp. 82–86).
41. Brent GA: The molecular basis of thyroid hormone action. *N Engl J Med 331:*847–853, 1994.
42. Brooke MH: *A Clinicians View of Neuromuscular Disease.* Williams & Wilkins, Baltimore, 1977.
43. Bueding E, Stein MH, Wortis H: Blood pyruvate curves following glucose ingestion in normal and thiamine-deficient subjects. *J Biol Chem 140:*697–703, 1941.
44. Calder JH, Curtis RC, Fure H: Comparison of vitamin C in plasma and leucocytes of smokers and non-smokers. *Lancet 1:*556, 1963.
45. Cameron E: Biological function of ascorbic acid and the pathogenesis of scurvy. *Med Hypotheses 2:*154–163, 1976.
46. Cameron E, Pauling L: *Cancer and vitamin C.* Linus Pauling Institute of Science and Medicine, Menlo Park, Calif. 1979.
47. Cameron N: *Personality Development and Psychopathology: A Dynamic Approach.* Houghton Mifflin, Boston, 1963.
48. Canham JE, Baker EM, Harding RS, *et al.:* Dietary Protein its relationship to vitamin B_6 requirements and function. *Ann NY Acad Sci 166:*16–29, 1969 (pp. 16–29).
49. Carmel R, Johnson CS: Racial patterns in pernicious anemia. *N Engl J Med 298:*647–650, 1978.
50. Carmel R, Sinow RM, *et al.:* Atypical cobalamin deficiency. Subtle biochemical evidence of deficiency is commonly demonstrable in patients without megaloblastic anemia and is often associated with prutein-bound cobalamin malabsorption. *J Clin Med 109:*454–463, 1987.
51 Carmel R; Weiner JM, *et al.:* iron deficiency uccurs frequently in patients with pernicious anemia. *JAMA 257:*1081–1083, 1987.
52. Carney MW: Psychiatric aspects of folate deficiency. Chapter 42. In: *Folic Acid in Neurology, Psychiatry, and Internal Medicine.* Edited by Botez MI, Reynolds EH. Raven Press, New York, 1979 (pp. 480–482).
53. Carney MW, Williams DC, Sheffield BF: Thiamine and pyridoxine lack in newly-admitted psychiatric patients. *Br J Psychiatry 135:*249–254, 1979.
54. Cass LJ, Frederik WS, Cohen ID: Chronic disease and vitamin C. *Geriatrics 9:*375–380, 1954.
55. Chanarin I: *The megaloblastic anemias.* Ed. 2. Blackwell: Oxford, 1979.
56. Charlton RW, Bothwell TH: Iron absorption. *Ann Rev Med 34:*55–68, 1983.
57. Chaudhuri CR, Chatterjee IB: L-Ascorbic acid synthesis in birds: phylogenetic trend. *Science 164:*435–436, 1969.
58. Cheraskin E, Ringsdorf WM Jr: A relationship between vitamin C intake and electrocardiography. *J Electrocardiol 12:*441, 1979.
59. Chu J: Dry needling (intramuscular stimulation) in myofascial pain related to lumbosacral radiculopathy. *Eur J Phys Med Rehabil 5(4):*106–121, 1995.
60. Chu J: Twitch-obtaining intramuscular stimulation: its effectiveness in the long-term treatment of myofascial pain related to lumbosacral radiculopathy [Abstract]. *Arch Phys Med Rehabil 78:*1024, 1997.
61. Ciaccio EI: The vitamins. Chapter 62. In: *Drill's Pharmacology in Medicine.* Ed. 4. Edited by DiPalma JR. New York, McGraw-Hill, 1971 (pp. 1293–1294) a
62. *Ibid.* (pp. 1282–1284, 1287–1290) b
63. Crook WG: Can what a child eats make hirn dull, stupid, or hyperactive? *J Learn Disabil 13:*281–286, 1980.
64. Danese MD, Powe NR, *et al.:* Screening for mild thyroid failure at the periodic health exam. *JAMA 276:*285–292, 1996.
65. Davalos A, Fernandez-Real JM, *et al.:* Iron-related damage in acute ischemic stroke. *Stroke 25:*1543–1546, 1994.
66. Dayan CM, Daniels GH: Chronic autoimmune thyroiditis. *N Engl J Med 335:*99–107, 1996.
67. DeMaeyer E, Adiels-Tegman M: The prevalence of anemia in the world. *World Health Statist Q 38:*302–316, 1985.
68. Dempsey WB: Vitamin B_6 and pregnancy. Chapter 12. In: *Human Vitamin B_6 Requirements*: National Academy of Sciences, Washington, 1978 (pp. 202, 203).
69. Dickerson JW: Vitamin requirements in different clinical conditions. *Biblthca Nutr Dicta 35:*44–52, 1985.
70. Diffrient N, Tilley AR, Bardagiy JC: *Humanscale 1/2/3.* Massachusettes Institute of Technology Press, Cambridge, 1974 (pp. 19–22).
71. Dillman E, Johnson DC, *et al.:* Catecholamine elevation in iron deficiency. *Am J Physiol 237:*R297–R300, 1979.
72. Dipalma JR: Vitamin toxicity. *Am Pain Phys 18:*106–109, 1978.
73. Donaldson RM Jr.: Serum B_1. and the diagnosis of cobalamin deficiency. *N Engl J Med 299:*827–828, 1978.

74. Dong BJ, Hauck WW, *et al.:* Bioequivalence of generic and brand-name levothyroxine products in the treatment of hypothyroidism. *JAMA 277:*1205–1213, 1997.

75. Dreosti IE: Magnesium status and health. *Nutrition Reviews 53:*S23–S27, 1995.

76. Driskell JA: Vitamin B_6 status of the elderly. Chapter 16. In: *Human Vitamin B_6 Requirements*. National Academy of Sciences, Washington, 1978 (pp. 252–255).

77. Driskell JA, Chrisley BM, *et al.:* Plasma pyridoxal phosphate concentrations of men fed different levels of vitamin B-6. *Am J Clin Nutr 48:*122–126, 1988.

78. Dumitru D: *Electrodiagnostic Medicine*. Hanley & Balfus, Philadelphia, 1997 (pp. 1083–1084).

79. Ebadi M: Vitamin B_6 and biogenic amines in brain metabolism. Chapter 8. In: *Human Vitamin B_6 Requirements*, National Academy of Sciences, Washington, 1978 (pp. 129–150).

80. Ellis JM, Kishi T, Azuma J, *et al.:* Vitamin B_6 deficiency in patients with a clinical syndrome including the carpal tunnel effect. Biochemical and clinical response to therapy with pyridoxine. *Res Commun Chem Pathol Pharmacol 3:*743–757, 1976.

81. Ellis JM, Presley J: *Vitamin B_6: The Doctor's Report*. Harper & Row, New York, 1973 (pp. 74–78).

82. Ellis JM, Folkers K, *et al.:* Response of vitamin B-6 deficiency and the carpal tunnel syndrome to pyridoxine. *Proc Natl Acad Sci USA 79:*7494–7498, 1982.

83. Engle WK: Ponderous-purse disease. *N Engl J Med 299:*557, 1978.

84. Erbe RW: Inborn errors of folate metabolism. *N Engl J Med 293:*753–758, 807–811, 1975.

85. Evans JR, Hughes RE, Jones PR: Some effects of cigarette smoke on guinea-pigs. *Proc Nutr Soc 26:*36, 1967.

86. Festen HP: Intrinsic factor secretion and cobalamin absorption. Physiology and pathophysiology in the gastrointestinal tract. *Scand J Gastroenterol 188(Suppl):*1–7 1991.

87. Finck CA, PD G *et al.:* Lactic acidosis as a result of iran deficiency. *J Clin Invest 64:*129–137, 1979.

88. Folkers K, Watanabe T, Ellis JM: Studies on the basal specific activity of the glutamic oxaloacetic transaminase of erythrocytes in relation to a deficiency of vitamin B_6. *Res Commun Chem Pathol Pharmacol 17:*187–189, 1977.

89. Fong T: Problems associated with megadose vitamin C therapy. *West J Med 134:*264, 1981.

90. Ford LT, Goodman FG: X-ray studies of the lumbosacral spine. *South Med J 59:*1123–1128, 1966.

91. Fordyce WE: *Behavioral Methods for Chronic Pain and Illness*, C. V. Mosby, Saint Louis, 1976 (pp. 72–73).

92. Foster DW, Rubenstein AH: Hypoglycemia, insulinoma, and other hormone-secreting tumors of the pancreas. Chapter 340. In: *Harrison's Principles of Internal Medicine*. Ed. 9. Edited by Isselbacher KJ, Adams RD, Braunwald E, *et al.* McGraw-Hill, New York, 1980 (pp. 1758–1762).

93. Fox BA, Cameron AG: *Food Science, Nutrition and Health*. Ed. 6. Edward Arnold, London, 1995.

94. Franzblau A, Rock CL, *et al.:* The relationship of vitamin B_6 status to median nerve function and carpal tunnel syndrome among active industrial workers. *JOEM 38:*485–491, 1996.

95. Gerwin R: A study of 96 subjects examined both for fibromyalgia and myofascial pain. *J Musculoske Pain 3:*121, 1995.

96. Gerwin RD, Gevirtz R: Chronic myofascial pain: iron insufficieny and coldness as risk factors. *J Musculoske Pain 3:*120, 1995.

97. Ginter E. Ascorbic acid synthesis in certain guinea pigs. *Int J Vitamin Res 46:*173–179, 1976.

98. Ginter E: Chronic marginal vitamin C deficiency: biochemistry and pathophysiology. *World Rev Nutr Diet 33:*104–141, 1979.

99. Ginter E: What is truly the maximum body Pool size of ascorbic acid in man? *Am J Clin Nutr 33:*538, 1980.

100. Goldsmith GA: Curative nutrition: vitamins. Chapter 7. In: *Nutritional Support of Medical Practice*. Edited by Schneider HA, Anderson CE, Coursin DB. Harper & Row, Hagerstown, MD., 1977 (pp. 103–106).

101. *Ibid*. (pp. 108, 109).

102. *Ibid*. (pp. 113, 114).

103. Gould N: Back-pocket sciatica. *N Engl J Med 290:*633, 1974.

104. Green R, Kinsella LJ: Current concepts in the diagnosis of cobalamin deficiency [Editorial]. *Neurology 45:*1435–1440, 1995.

105. Griner PF, Oranburg PR: Predictive values of erythrocyte indices for tests of iron, folic acid, and Vitamin B_{12} deficiency. *Am J Clin Pathol 70:*748–752, 1978.

106. Guard O, Dumas R, Audry D, *et al.:* [Clinical and pathological study of a case of subacute combined degeneration of the cord with folic acid deficiency]. *Rev Neurol (Paris) 137:*435–446, 1981.

107. Hall CA: Function of vitamin B_{12} in the central nervous system as revealed by congenital defects. *Am J Anaesth 34:*121–127, 1990.

108. Hallberg L, Brune M, Erlandsson M, *et al.:* Calcium effect of different amounts on nonheme and hemeiron absorption in humans. *Am J Clin Nutr 53:*112–119, 1991.

109. Harris RI, Beath T: The short first metatarsal, its incidence and clinical significance. *J Bone Joint Surg 31-A:*553–565, 1949.

110. Harris AD, Heatley RV: Nutnitional disturbances in Crohn's disease. *Postgrad Med 59:*690–697, 1983.

111. Haskell BE: Analysis of Vitamin B_6. Chapter 4. In: *Human Vitamin B_6 Requirements*. National Academy of Sciences, Washington, 1978 (pp. 61, 67).

112. Healton EB, Savage DG, *et al.:* Neurologic aspects of cobalamin deficiency. *Medicine 70:*229–245, 1991.

113. Herbert V: The 1986 Herman Award Lecture. Nutrition science as a continually unfolding story: the folate and vitamin B-12 paradigm. *Am J Clin Nutr 46:*387–402, 1987.

114. Herbert V: Staging Vitamin B-12 (cobalamin) status in vegetarians. *Am J Clin Nutr 59:*1213S–1222S, 1994.

115. Herbert V: Experimental nutritional folate deficiency in man. *Trans Assoc Am Phys 75:*307–320, 1962.

116. Herbert V: Biochemical and hematologic lesions in folic acid deficiency. *Am J Clin Nutr 20:*562–569, 1967.

117. Herbert V: Drugs effective in megaloblastic anemias; vitamin B_{12} and folic acid. Chapter 64. In: *The Pharmacological Basis of Therapeutics.* Ed. 4. Edited by Goodman LS, Gilman A. Macmillan, New York, 1970 (pp. 1431–1441).

118. Herbert V: Malnutrition and the immune response. *Infect Dis 7:*4–10, 1977.

119. Herbert V: The nutritional anemias. *Hosp Pract 15:*65–89, 1980.

120. Herbert V, Colman N: Hematological aspects of folate deficiency. Chapter 9. In: *Folic Acid in Neurology, Psychiatry, and Internal Medicine.* Edited by Botez MI, Reynolds EH, Raven Press, New York, 1979 (pp. 67–72).

121. Herbert V, Colman N, Jacob E: Folic acid and Vitamin B_{12}. Chapter 6J. In: *Modern Nutrition in Health and Disease.* Ed. 6. Edited by Goudhart RS, Shils ME. Lea & Febiger, Philadelphia, 1980 (pp. 229–255).

122. Hercberg S, Galen P, *et al.:* Essential mineral and trace element nutritive methodology: iron. In: *Nutritional Status Assessment.* Edited by Fidanza F. London, Chapman & Hall, 1991.

123. Herzlich B, Herbert V: Depletion of serum holotranscobalamin II: an early sign of negative vitamin B_{12} balance. *Lab Invest 58:*332–337, 1988.

124. Hillman RE: Megavitamin responsive aminoacidopathies. *Pediatr Clin North Am 23:*557–567, 1976.

125. Hockertz S, Schettler T, *et al.:* Effect of acetylsalicylic acid, ascorbate and ibuprofen on the macrophage system. *Arzneimittel-Forschung 42:*1062–1068, 1992.

126. Hodges RE: Ascorbic acid. Chapter 6K. In: *Modern Nutrition in Health and Disease.* Ed. 6. Edited by Goodhart RS, Shils ME. Lea & Febiger, Philadelphia 1980 (pp. 259–273).

127. Hoffbrand AV, Jackson BF: Correction of the DNA synthesis defect in vitamin B12 deficiency by tetrahydrofolate: evidence in favour of the methylfolate trap hypothesis as the cause of megaloblastic anaemia in Vitamin B12 deficiency. *Br J Haematol 83:*643–647, 1993.

128. Hoyurnpa AM: Alcohol and thiamine metabolism. *Alcohol Clin Exp Res 7:*11–14, 1983.

129. Hudson OC, Hettesheimer CA, Robin PA: Causalgic backache. *Am J Surg 52:*297–303, 1941.

130. Hughes RE: Nonscorbutic effects of Vitamin C: biochemical aspects. *Proc R Soc Med 70:*86–89, 1977.

131. Hunter R, Barnes J, Oakeley HF, *et al.:* Toxicity of folic acid given in pharmacological doses to healthy volunteers. *Lancet 1:*61–63, 1970.

132. Ianuzzo D, Patel P, *et al.:* Thyroidal trophic influence on skeletal muscle myosin. *Nature 270:*74–76, 1977.

133. Ingbar SH, Woeber KA: Diseases of the thyroid. Chapter 335. In: *Harrison's Principles of Internal Medicine.* Ed. 9. Edited by Isselbacher KJ, Adams RD, Braunwald E, *et al.* McGraw-Hill Book Company, New York, 1980 (pp. 1696, 1698–1699, 1701–1703, 1711).

134. Joosten E, van den Berg A, *et al.:* Metabolic evidence that deficiencies of vitamin B-12 (cobalamin), folate, and vitamin B-6 occur commonly in elderly people. *Am J Clin Nutr 58:*468–476, 1993.

135. Judovich B, Bates W: *Pain Syndromes.* Ed. 3. F. A. Davis, Philadelphia, 1949 (pp. 46–51, Figs. 31–35).

136. Jurell KC, Zanetos MA, *et al.:* Fibroinyalgia: a study of thyroid function and symptoms. *J Musculoskel Pain 4:*49–60, 1996.

137. Kallner AB, Hartman D, Hornig DH: On the requirements of ascorbic acid in man: steady-state turnover and body pool in smokers. *Am J Clin Nutr 34:*1347–1355, 1981.

138. Kaminski M, Boal R: An effect of ascorbic acid on delayed-onset muscle soreness. *Pain 50:*317–321, 1992.

139. Kariks J, Perry SW: Folic-acid deficiency in psychiatric patients. *Med J Aust 1:*1192–1195, 1970.

140. Karamizrak SO, Islegen C, *et al.:* Evaluation of iron metabolism indices and their relation with physical work capacity in athletes. *Br J Sports Med 30:*15–19, 1996.

141. Karnaze DS, Carmel R: Neurologic and evoked potential abnormalities in subtle cobalamin deficiency states, including deficiency without anemia and with normal absorption of free cobalamin. *Arch Neurol 47:*1008–1012, 1990.

142. Keiser G, Berchtold P, Bolli P, *et al.:* Störung der Vitamin B_{12}-Absorption infolge Biguanidtherapie. *Schweiz Med Wochenschr 100:*351–353, 1970.

143. Kelley WN: Gout and other disorders of purine metabolism. Chapter 92. In: *Harrison's Principles of Internal Medicine.* Ed. 9. Edited by Isselbacher KJ, Adams RD, Braunwald E, *et al.* McGraw-Hill, New York, 1980 (pp. 479–486).

144. Kent S: Vitamin C therapy: colds, cancer and cardiovascular disease. *Geriatrics 33:*91–105, 1978.

145. Kieburtz KD, Giang DW, *et al.:* Abnormal vitamin B12 metabolism in human immunodeficiency virus infection: association with neurologic dysfunction. *Arch Neurol 48:*312–314, 1991.

146. Kirn JC: Ultrastructural studies of vascular and muscular changes in ascorbic acid deficient guinea-pigs. *Lab Anim 11:*113–117, 1977.

147. Klee GG, Hay ID: Biochemical thyroid function testing. *Mayo Clin Proc 69:*469–470, 1994.

148. Klein KK: A study of the progression of lateral pelvic asymmetry in 585 elementary, junior and senior high school boys. *Am Correct Ther J 23:*171–173, 1969.

149. Klein KK, Redler J, Lowman CL: Asymmetries of growth in the pelvis and legs of children: a clinical and statistical study 1964–1967. *J Am Osteopath Assoc 68:*153–156, 1968.

150. Knigge KM, Penrod CH, Schindler WJ: *In vitro* and *in vivo* adrenal corticosteroid secretion following stress. *Am J Phys* 196:579–582, 1959.

151. Koenig WC Jr, Powers JJ, Johnson EW: Does allergy play a role in fibrositis? *Arch Phys Med Rehabil* 58:80–83, 1977.

152. Krief S, Lonnqvist F, *et al.:* Tissue distribution of beta3-adrenergic receptor mRNA in man. *J Clin Invest* 91:344–349, 1993.

153. Langohr HD, Petruch F, Schroth G: Vitamin B_1, B_2 and B_6 deficiency in neurological disorders. *J Neurol* 225:95–108, 1981.

154. Lehninger AL: *Biochemistry.* Worth, New York, 1970 (p. 204).

155. *Ibid.* (pp. 383, 550).

156. Lerner AM: Infections with herpes simplex virus. Chapter 193. In: *Harrison's Principles of Internal Medicine.* Ed. 9. Edited by Isselbacher KJ, Adams RD, Braunwald E, *et al.* McGraw-Hill, New York, 1980 (pp. 847–851).

157. Levine M, Conry-Cantilena C. *et al.:* Vitamin C pharmacokinetics in healthy volunteers: evidence for a recommended dietary allowance. *Proc Natl Acad Sci* 93:3704–3709, 1996.

158. Levine M, Hartzell W: Ascorbic acid: the concept of Optimum requirements. Third Conference on Vitamin C. *Ann NY Acad Sci* 498:424–444, 1987.

159. Lewis A, Wilson CW: The effect of vitamin C deficiency and supplementation on the weight pattern and skin potential of the guinea-pig (proceedings). *Br J Pharmacol* 67:457P–458P, 1979.

160. Li TK: Factors influencing vitamin B_6 requirement in alcoholism. Chapter 13. In: *Human Vitamin B_6 Requirements.* National Academy of Sciences, Washington, 1978 (p. 210).

161. Lindenbaum J, Rosenberg IH, *et al.:* Prevalence of cobalamin deficiency in the Framingham elderly population. *Am J Clin Nutr* 60:2–11, 1994.

162. Linkswiler HM: Vitamin B_6 requirements of men. Chapter 19. In *Human Vitamin B_6 Requirements.* National Academy of Sciences, Washington, 1978 (pp. 282–288).

163. Lipton MA, Kane FJ Jr: Psychiatry. Chapter 30. In: *Nutritional Support of Medical Practice.* Edited by Schneider HA, Anderson CE, Coursin DB. Harper & Row, Hagerstown, Md., 1977 (pp. 468–469).

164. Loh HS: Screening for vitamin C status. *Lancet* 1:944–945, 1973.

165. Lonsdale D, Shamberger RJ: Red cell transketolase as an indicator of nutritional deficiency. *Am J Clin Nutr* 33:205–211, 1980.

166. Looker AC, Dallman PR, *et al.:* Prevalence of iron deficiency in the United States. *JAMA* 277:973–976. 1997.

167. Louboutin JP, Fichter-Gagnepain V, *et al.:* Comparison of contractile properties between developing and regenerating soleus muscle influence of external calcium concentration upon the contractility. *Muscle Nerve* 18:1292–1299, 1995.

168. Lowe JC: Thyroid status of 38 fibromyalgia patients: implications for the etiology of fibromyalgia. *Clin Bull Myofasc Ther* 2:36–40, 1996.

169. Lowman CL: The sitting position in relation to pelvic stress. *Physiother Rev* 21:30–33, 1941.

170. Lui NST, Roels OA: Vitamin A and carotene. Chapter 6A. In: *Modern Nutrition in Health and Disease.* Ed. 6. Edited by Goodhart RS, Shils ME. Lea & Febiger, Philadelphia, 1980 (p. 154).

171. Maigne R: *Orthopedic Medicine, A New Approach to Vertebral Manipulation,* translated by W. T. Liberson. Charles C Thomas, Springfield, 111., 1972 (pp. 192, 292, 390).

172. *Ibid.* (pp. 392–394).

173. Macdonald VW, Charache S, *et al.:* Iron deficiency anemia: mitochondrial alpha-glycerophosphate dehydrogenase in guinea pig skeletal muscle. *J Lab Clin Med* 105:11–18, 1985.

174. Marcus M, Prabhudesai M, *et al.:* Stability of vitamin B12 in the presence of ascorbic acid in food and serum: restoration by cyanide of apparent loss. *Am J Clin Nutr* 33:137–143, 1980.

175. Martin GR: Studies an the tissue distribution of ascorbic acid. *Ann NY Acad Sci* 92:141–7, 1961.

176. McCombe PA, McLeod JG: The peripheral neuropathy of vitamin B12 deficiency. *J Neurol Sci* 106:117–126, 1984.

177. Meindok H, Dvorsky R: Serum folate and vitaminB$_{12}$ levels in the elderly. *J Am Geriatr Soc* 18:317–326, 1970.

178. Middaugh LD, Grover TA, Zemp JW: Effects of dietary folic acid reduction on tissue folate concentrations and on neurochemical and behavioral aspects of brain function in adult and developing mice. Chapter 24. In: *Folic Acid in Neurology, Psychiatry. and internal Medicine.* Edited by Botez MI, Reynolds EH. Raven Press, New York, 1979 (p. 226, 227).

179. Moldofsky H. Scarisbnick P: Induction of neurasthenic musculoskeletal pain syndrome by selective sleep stage deprivation. *Psychosom Med* 38:35–44, 1976.

180. Moldofsky H, Scarisbrick P, England R, *et al.:* Musculoskeletal symptoms and non-REM sleep disturbance in patients with "fibrositis syndrome" and healthv subjects. *Psychosom Med* 37:341–351, 1975.

181. Mortensen L, Charles P: Bioavailability of calcium supplements and the effect of vitamin D: comparisons between milk, calcium carbonate. and calcium carbonated plus vitamin D. *Am J Clin Nutr* 63:354–357, 1996.

182. Morton DJ: *The Human Foot.* Columbia University Press, New York, 1935 (pp. 156–157, Figs 76, 77).

183. Morton DJ: Foot disorders in women. *J Am Med Wom Assoc* 10:41–46, 1955.

184. Muller B, Zulewski H, *et al.:* Impaired action of thyroid hormone associated with smoking in women with hypothyroidism. *N Engl J Med* 333:964–969, 1995.

185. Nadler JL, Rude R: Disorders of magnesium metabolism. *Endocrin Metabol Clin North Am* 24:623–641, 1995.

186. Naimark BJ, Ready AE, *et al.:* Serum ferritin and heart disease: the effect of moderate exercise on stored iron levels in postmenopausal women. *Can J Cardiol* 12:1253–1257, 1996.

187. National Research Council. Committee an Dietary Allowances: *Recommended Dietary Allowances*. Ed. 9. National Academy of Sciences, Washington, 1980 (pp. 75–77, 108–110, 117, 118).

188. *Ibid.* (pp. 125–164).

189. *Ibid.* (pp. 84, 85, 99–102).

190. Neal RA, Sauberlich HE: Thiamin. Chapter 6E. In: *Modern Nutrition in Health and Disease*. Ed. 6. Edited by Goadhart RS, Shils ME. Lea & Febiger, Philadelphia, 1980 (pp. 191, 193–196).

191. Neeck G, Riedel W: Thyroid function in patients with fibromyalgia syndrome. *J Rheumatol 19:* 1120–1122, 1992.

192. Nelson PJ, Pruitt RE, Henderson LL, *et al.:* Effect of ascorbic acid deficiency on the in vivo synthesis of carnitine. *Biochem Biophys Acta 672:*123–127, 1981.

193. Newham DJ, Janes DA, *et al.:* Repeated high-force eccentric exercise: effects on muscle pain and damage. *J Appl Physiol 63:*1381–1386, 1987.

194. Nichol CJ, Johnson IA: Energy metabolism of fastand slow-twitch skeletal muscle in the rat: thyroid hormone induced changes. *J Comp Physiol 142:*465–472, 1981.

195. Nichols PJ: Short-leg syndrome. *Br Med J 1:* 1863–1865, 1960.

196. Niederwiesner A: Inborn errors of pterin metabolism. Chapter 33. In: *Folic Acid In Neurology, Psychiatry, and Internal Medicine.* Edited by Botez MI, Reynolds EH. Raven Press, New York, 1979 (pp. 351, 354, 364, 365).

197. Norman EJ, Morrison JA: Screening elderly populations for cobalamin (vitamin B12) deficiency using the urinary methylmalonic acid assay by gas chromatography mass spectrometry. *Am J Med 94:*589–594, 1993.

198. Nuviala RJ, Castilla MC, *et al.:* Iron nutritional status in female karatekas, handball and basketball players, and runners. *Physiol Behav 59:* 449–453, 1996.

199. Nygard O, Nordrehaug JE, *et al.:* Plasma homocysteine levels and mortality in patients with coronary artery disease. *N Engl J Med 337:*230–236. 1997.

200. Paine CJ, Grafton WD, Dickson VL, *et al.:* Oral contraceptives, serum folate, and hematologic status. *JAMA 231:*731–733, 1975.

201. Parle JV. Fanklyn JA, *et al.:* Prevalence and follow up of abnormal thyrotropin (TSH) concentrations in the elderly in the United Kingdom. *Clin Endocrinol 34:*77–83, 1991.

202. Parry GJ, Bredesen DE: Sensory neuropathy with low-dose pyridoxine. *Neurology 35:*1466–1468, 1985.

203. Passeri M: [Preventive role of vitamins in same old age diseases (author's translation)]. *Acta Vitaminol Enzymol 2:*147–62, 1980.

204. Pauling L: *Vitamin C and the Common Cold.* W.H. Freeman, San Francisco, 1970.

205. Pelletier O: Vitamin C status of cigarette smokers and nonsmokers. *Am J Clin Nutr 23:*520–524, 1970.

206. Pfeiffer CC: *Mental and Elemental Nutrients.* Keats Publishing, New Canaan, Conn., 1975 (pp. 146, 251, 280, 281, 469).

207. Pincus JH: Folic acid deficiency: a cause of subacute combined system degeneration. Chapter 39. In: *Folic Acid in Neurology, Psychiatry, and Internal Medicine.* Edited by Botez MI. Reynolds EH. Raven Press, New York, 1979 (p. 432).

208. Pincus JH, Reynolds EH, Glaser GH: Subacute combined system degeneration with folate deficiency. *JAMA 221:*496–497, 1972.

209. Plorde JJ: Amebiasis. Chapter 199. In: *Harrison's Principles of Internal Medicine.* Ed. 9. Edited by Isselbacher KJ, Adams RD, Braunwald E, *et al.* McGraw-Hill, New York, 1980 (pp. 863–864).

210. Plorde JJ: Minor protozoan diseases. Chapter 205. In: *Harrison's Principles of Internal Medicine.* Ed. 9. Edited by Isselbacher KJ, Adams RD, Braunwald E, *et al.* McGraw-Hill, New York, 1980 (pp. 887–888).

211. Plorde JJ: Cestode (tapeworm) infections. Chapter 213. In: *Harrison's Principles of Internal Medicine.* Ed. 9. Edited by Isselbacher KJ, Adams RD, Braunwald E, *et al.* McGraw-Hill, New York, 1980 (pp. 916–917).

212. Pruthi RK, Tefferi A: Pernicious anemia revisited. *Mayo Clin Proc 69:*144–150, 1994.

213. Rajaram S, Weaver CM, *et al.:* Effects of long-term moderate exercise an iron status in young women. *Med Sci Sports Exerc 27:*1105–1110, 1995.

214. Randall HT: Water, electrolytes and acid-base balance. Chapter 8. In: *Modern Nutrition in Health and Disease.* Ed. 6. Edited by Goodhart RS, Shils ME. Lea & Febiger, Philadelphia, 1980 (pp. 368, 378).

215. Redler I: Clinical significance of minor inequalities in leg length. *New Orleans Med Surg J 104:*308–312, 1952.

216. Robbins J, Rau JE, Gorden P: The thyroid and iodine metabolism. Chapter 19. In: *Metabolic Control and Disease.* Ed. 8. Edited by Bondy PK, Rosenberg LE. Saunders, Philadelphia, 1980 (pp. 1333, 1343–1345).

217. Roe DA: *Drug-induced Nutritional Deficiencies.* AVI Publishing, Westport, Conn., 1976 (pp. 7–17, 72, 73, 79–81, 85, 96–99, 150, 151, 160–167, 215–216, 223–227).

218. *Ibid.* (pp. 72, 83, 120, 217).

219. Romano TJ: Magnesium deficiency in patients with mvofascial pain. *J Myofasc Ther 1:*11–12, 1994.

220. Romano TJ, Stiller JW: Magnesium deficiency in fibromyalgia syndrome. *J Nutr Med 4:*165–167, 1994.

221. Rose DP: Oral contraceptives and vitamin B6. Chapter 11. In: *Human Vitamin B6 Requirements.* National Academy of Sciences, Washington, 1978 (pp. 193–201).

222. Rosen NB: Physical medicine and rehabilitation approaches to the management of myofascial pain and fibromyalgia syndromes. *Clin Rheum 8:*881–916, 1994.

223. Rosenberg IH, Dyer J: The prevalence and causes of folic acid deficiency in the United States. Chapter 4. In: *Folic Acid in Neurology, Psychiatry and Internal Medicine.* Edited by Botez MI, Reynolds EH. Raven Press, New York, 1979 (pp. 19–22).

224. Rosenblatt DS, Cooper BA: Methylenetetrahydrofolate reductase deficiency: clinical and biochemical correlations. Chapter 34. In: *Folic Acid in Neurology, Psychiatry, and Internal Medicine.* Edited by Botez MI, Reynolds EH. Raven Press, New York, 1979 (p. 389).

225. Rubin D: Myofascial trigger point syndromes: an approach to management. *Arch Phys Med Rehabil 62:*107–110, 1981.

226. Ruff RL, Weissmann J: Endocrine myopathies. *Neurol Clin North Am 6:*575–592, 1988.

227. Runcie J: Folate deficiency in the elderly. Chapter 45. In: *Folic Acid in Neurology, Psychiatry, and Internal Medicine.* Edited by Botez MI, Reynolds EH. Raven Press, New York, 1979 (pp. 493–499).

228. Russell IJ, Vipraio GA, et al.: Insulin-like growth factor (IGF1) in fibromyalgia, rheumatoid arthritis, osteoarthritis and healthy normal controls: Roles of diagnosis, age, sex and ethnic origin [Abstract]. *Arthritis Rheum 35:*S160, 1992.

229. Ryschon TW, Rosenstein DL, et al.: Relationship between skeletal muscle intracellular ionized magnesium and measurements of blood magnesium. *J Lab Clin Med 127:*207–213, 1996.

230. Sauberlich HE, Canham JE: Vitamin B$_6$. Chapter 61. In: *Modern Nutrition in Health and Disease.* Ed. 6. Edited by Goodhart RS, Shils ME. Lea & Febiger. Philadelphia, 1980 (pp. 219–225).

231. Sauberlich HE: Implications of nutritional status on human biochemistry, physiology and health. *Clin Biochem 17:*132–142, 1984.

232. Scarlett JD, Read H, et al.: Protein-bound cobalamin absorption declines in the elderly. *Am J Hematol 39:*79–83, 1992.

233. Schaumberg H, Kaplan J, et al.: Sensory neuropathy from pyridoxine abuse: a new megavitamin syndrome. N Engl J Med 309:445–448, 1983.

234. Schmid A, Jakob E, et al.: Effect of physical exercise and vitamin C on absorption of ferne sodium Nitrate. *Med Sci Sports Exerc 28:*1470–1473, 1966.

235. Schneider HA, Anderson CE, Coursin DB: *Nutritional Support of Medical Practice.* Harper & Row, Hagerstown, Md., 1977 (pp. 37. 38, 111, 115–118, 131, 436, 450, 480–482).

236. Shackleton PJ, Fish DI, et al.: Intrinsic factor antibody tests. *J Clin Pathol 42:*2 10–212, 1989.

237. Shane B: Vitamin B$_6$ and blood. Chapter 7. In: *Human Vitamin B$_6$ Requirements.* National Academy of Sciences, Washington, 1978 (pp. 115, 122–124).

238. Sharav Y, Tzukert A, Refaeli B: Muscle pain index in relation to pain, dysfunction, and dizziness associated with the myofascial pain-dysfunction syndrome. *Oral Surg 46:*742–747, 1978.

239. Shaw S, Lieber CS: Nutrition and alcoholism. Chapter 40. In: *Modern Nutrition in Health and Disease.* Ed. 6. Edited by Goodhart RS, Shils ME. Lea & Febiger, Philadelphia, 1980 (pp. 1225, 1226).

240. *Ibid.* (p. 1235).

241. Shevell MI Rosenblatt DS: The neurology of cobalamin. *Can J Neurol Sci 19:*472–486, 1992.

242. Shils ME: Magnesium. Chapter 7B. In: *Modern Nutrition in Health and Disease.* Ed. 6. Edited by Goodhart RS, Shils ME. Lea & Febiger, Philadelphia, 1980 (pp. 315, 317).

243. Shils ME: Nutrition and neoplasia. Chapter 38. In: *Modern Nutrition in Health and Disease.* Ed. 6. Edited by Goodhart RS, Shils ME. Lea & Febiger, Philadelphia, 1980 (pp. 1179, 1180).

244. Shorvon SD, Reynolds EH: Folate deficiency and peripheral neuropathy. Chapter 37. In: *Folie Acid in Neurology, Psychiatry, and Internal Medicine.* Edited by Botez MI, Reynolds EH. Raven Press, New York. 1979 (p. 420).

245. Shorvon SD, Carney MW, et al.: The neuropsychiatry of megaloblastic anemia. *Br Med J 281:*1036–1038, 1980.

246. Sicuranza BJ, Richards J, Tisdall LH: The short leg syndrome in obstetrics and gynecology. *Am J Obstet Gynecol 107:*217–219, 1970.

247. Simons DG, Travell J: Common myofascial origins of low back pain. *Postgrad Med 73:*66–108, 1983.

248. Singer PA, Cooper DS, et al.: Treatment guidelines for patients with hyperthyroidism and hypothyroidism. *JAMA 273:*808–812, 1995.

249. Smith JL, Hodges RE: Serum levels of vitamin C in relation to dietary and supplemental intake of vitamin C in smokers and non-smokers. *Ann NY Acad Sci 498:*144–152, 1987.

250. Smythe HA: Fibrositis and other diffuse musculoskeletal syndromes. In: *Textbook of Rheumatology,* Vol 1. Edited by Kelley WN, Harris ED Jr, Ruddy S, et al. W. B. Saunders, Philadelphia, 1981 (p. 489).

251. Solanki DL, Jacobson RJ, et al.: Pernicious anemia in blacks: a study of 64 patients from Washington, DC, and Johannesburg, South Africa. *Am J Clin Pathol 75:*96–99, 1981.

252. Sonkin LS: Myofascial pain due to metabolic disorders: diagnosis and treatment. Chapter 3. In: *Myofascial Pain and Fibromyalgia.* Edited by Rachlin ES. Mosby, St. Louis, 1994 (pp. 45–60).

253. Staub JJ, Althaus BU, et al.: Spectrum of subclinical and overt hypothyroidism. *Am J Med 92:*631–641, 1992.

254. Stead WW: Tuberculosis. Chapter 156. In: *Harrison's Principles of Internal Medicine.* Ed. 7. Edited by Wintrobe MM, Thorn GW, Adams RD, et al. McGraw-Hill, New York, 1974 (p. 867).

255. Sterling K: Thyroid hormone action at the cell level. *N Engl J Med 300:*117–123, 173–177, 1979.

256. Sternbach RA: *Pain Patients, Traits and Treatment,* Academic Press, New York, 1974 (pp. 40–51).

257. Sternbach DJ: Stress in the lives of musicians – on stage and off. In: Bejjani FJ. *Current Research in Arts Medicine.* Chicago: A Capella Books, 1993.

258. Surks MI, DeFesi CR: Normal serum free thyroid hormone concentrations in patients treated with phenytoin or carbamazepine. *JAMA 275:*1495–1498 1966.

259. Surks MI, Sievert R: Drugs and thyroid function. *N Engl J Med* 333:1688–1694, 1995.

260. Swanson JW, Kelly JJ, *et al.:* Neurologic aspects of thyroid dysfunction. *Mayo Clin Proc* 56:504–512, 1981.

261. Tallaksen CM, Bohmer T, *et al.:* Concentrations of the water-soluble vitamins thiamin, ascorbic acid, and folic acid in serum and cerebrospinal fluid of healthy individuals. *Am J Clin Nutr* 56:559–564, 1992.

262. Taylor TV, Rimmer S, Day B, *et al.:* Ascorbic acid supplementation in the treatment of pressuresores. *Lancet* 2:544–546, 1974.

263. Tefferi A, Pruthi RK: The biochemical basis of cobalamin deficiency. *Mayo Clin Proc* 69:181–186, 1994.

264. Theuer RC, Vitale JJ: Drug and nutrient interactions. Chapter 18. In: *Nutritional Support of Medical Practice.* Edited by Schneider HA, Anderson CE, Coursin DB. Harper & Row, 1977 (pp. 299, 300, 302).

265. Thomson AD, Baker H, Leevy CM: Patterns of ^{35}S-thiamine hydrochloride adsorption in the malnourished alcoholic patient. *J Lab Clin Med* 76:34–45, 1970.

266. Thornton WE, Thornton BP: Folic acid, mental function, and dietary habits. *J Clin Psychiatry* 39:315–319, 322, 1978.

267. Thurnham DI: Red cell enzyme tests af vitamin status: do marginal deficiencies have physiological significance? *Proc Nutr Soc* 40:155–163, 1981.

268. Tichauer ER: Industrial engineering in the rehabilitation of the handicapped. *J Industr Eng* 19:96–104, 1968.

269. Timmerman MG: Medical problems of adolescent female athletes. *Wis Med J* 95:351–354, 1996.

270. Toft AD: Thyroxine therapy. *N Engl J Med* 1994 331:174–180 (1994).

271. Tomkin GH, Hadden DR, Weaver JA, *et al.:* Vitamin B[12] status of patients on long-term metformin therapy. *Br Med J* 2:685–687, 1971.

272. Travell J: Referred pain from skeletal muscle: the pectoralis major syndrome of breast pain and sareness and the sternomastoid syndrome of headache and dizziness. *NY State J Med* 55:331–339, 1955.

273. Travell J: *Office Hours: Day and Night.* The World Publishing Company, New York, 1968.

274. Travell J: Low back pain and the Dudley J. Morton foot (long second toe). *Arch Phys Med Rehabil* 56:566, 1975.

275. Travell J: Identification of myofascial trigger point syndromes: a case of atypical facial neuralgia. *Arch Phys Med Rehabil* 62:100–106, 1981.

276. Travell J, Rinzler SH: The myofascial genesis of pain. *Postgrad Med* 11:425–434, 1952.

277. Travell JG: The quadratus lumborum muscle: an overlooked cause of low back pain. *Arch Phys Med Rehabil* 57:566, 1976.

278. Uchida T: Overview of iron metabolism. *Int J Hematol* 62:193–202 1995.

279. Utiger RD: Therapy of hypothyroidism. *N Engl J Med* 323:126–127, 1990.

280. Vallance S: Relationships between ascorbic acid and serum proteins af the immune system. *Br Med J* 2:437–438, 1977.

281. van der Metz J, Westhuyzen J: The fruit bat as an experimental model of the neuropathy of cobalamin deficiency. *Comp Biochem Physiol* 88:171–177, 1987.

282. Van Itallie TB: Assessment of nutritional status. Chapter 75. In: *Harrison's Principles of Internal Medicine.* Ed. 7. Edited by Wintrobe MM, Thorne GW, Adams RD, *et al.* McGraw-Hill, New York, 1974 (p. 419).

283. Van Itallie TB, Follis RH Jr: Thiamine deficiency, ariboflavinosis, and Vitamin B[6] deficiency. Chapter 78. In: *Harrison's Principles of Internal Medicine.* Ed. 7. Edited by Wintrobe MM, Thorne GW, Adams RD, *et al.* McGraw-Hill, New York, 1974 (pp. 430–432).

284. Vilter RW: Nutritional aspects of ascorbic acid: uses and abuses. *West J Med* 133:485–492, 1980.

285. Vimokesant SL, Nakarnchai S, Dhanamitta S, *et al.:* Effect of tea consumption an thiamin status of man. *Nutr Rep Int* 9:371–3 76, 1974.

286. Wakabayashi A, Yui Y, Kawai C: A clinical study on thiamine deficiency. *Jpn Circ J* 43:995–999, 1979.

287. Weeks VD, Travell J: Postural vertigo due to trigger areas in the sternocleidomastoid muscle. *J Pediatr* 47:315–327, 1955.

288. Weiner WJ: Vitamin B[6] in the pathogenesis and treatment of diseases or the central nervous system. Chapter 5. In: *Clinical Neuropharmacology,* Vol 1. Edited by Klawans HL. Raven Press, New York, 1976 (pp. 107–136).

289. White JD: No ill effects fram high-dose vitamin C. *N Engl J Med* 304:1491, 1981.

290. Williams RJ: *Physicians Handbook of Nutritional Science.* Charles C Thomas, Springfield, Ill., 1975 (pp. 48, 70–82).

291. Wilson CM, Kevany JP: Screening for vitamin C status. *Br J Prev Soc Med* 26:53–54, 1972.

292. Wood B, Breen KJ: Clinical thiamine deficiency in Australia: the size of the problem and approaches to prevention. *Med J Aust* 1:461–462, 464, 1980.

293. Wu CM, Chen HH, Hong, CZ: Inactivation of myofascial trigger points associated with lubar radiculopathy: surgery versus physical therapy [Abstract]. *Arch Phys Med Rehabil* 78:1040–1041, 1997.

294. Yao Y, Yao SL *et al.:* Prevalence of vitamin B12 deficiency among geriatric outpatients. *J Pain Pract* 35:524–528, 1992.

Teil 1

Kopf- und Halsschmerzen

Teil 1 dieses Handbuches befasst sich mit den Muskeln von Kopf und Hals, sofern sie Schmerzen in den obersten Körperbereich übertragen. In diesem zweiten von fünf Teilen werden alle Kopfmuskeln und die meisten Halsmuskeln behandelt, einschließlich der Mm. sternocleidomastoideus, trapezius, digastricus und anderer Halsmuskeln der Vorderseite sowie die subokzipitalen und paraspinalen Nackenmuskeln. Unberücksichtigt bleiben die Mm. scaleni und levator scapulae, da sie den Schmerz nach kaudal leiten. Diese zuletzt genannten Muskeln müssen trotzdem bei Schmerzen im Kopf- und Halsbereich berücksichtigt werden und werden im dritten Teil dieses Handbuches besprochen. Sie können eine ausschlaggebende Rolle bei der Behandlung anderer Kopf- und Halsmuskeln, einer Funktionsstörung oder eines Schmerzproblems spielen. Zum Beispiel lässt sich der M. sternocleidomastoideus nicht ausreichend dehnen, wenn sich im kontralateralen M. levator scapulae Triggerpunkte befinden. Wenn das Caput claviculare des M. sternocleidomastoideus gedehnt wird, kann es im kontralateralen M. levator scapulae zu einer schmerzhaften reaktiven Verkürzung kommen, sodass der M. sternocleidomastoideus nicht vollständig gedehnt werden kann. Unbehandelte Triggerpunkte im M. levator scapulae können die Aktivität von Triggerpunkten im oberen Anteil des M. trapezius begünstigen.

Man darf nicht vergessen, dass Triggerpunkte in erster Linie die Spannung (den Tonus) eines Muskels erhöhen. Außerdem können sie die Muskelfunktion hemmen. Vorrangiges Behandlungsziel ist es, die normale Funktion wiederherzustellen.

Übersicht der Kopf- und Halsregion

Von Bernadette Jaeger
Unter Mitwirkung von David G. Simons und Lois Simons

Übersicht: Das folgende Kapitel gliedert sich in vier große Abschnitte. Abschnitt 5.1 beinhaltet eine **Schmerz- und Muskelübersicht.** Ausgehend von der Schmerzlokalisation findet der Leser hier Anhaltspunkte dafür, welche Muskeln untersucht werden müssen. In Abschnitt 5.2 schließt sich die **Differenzialdiagnose** des Schmerzes im Bereich von Kopf, Hals und Gesicht an. In diesem Zusammenhang werden verschiedene Manifestationsformen von Kopfschmerzen und temporomandibulären Störungen erörtert und die neuere Literatur zum Muskelschmerz und dem myofaszialen Triggerpunktschmerz in diesem Kontext zusammengetragen. Im dritten Abschnitt wird eine **Screeninguntersuchung** vorgestellt und Aspekte der Therapie temporomandibulärer Störungen sowie eine unkomplizierte Methode besprochen, um die vorgeschobene Kopfhaltung und eine ungünstige Körpermechanik zu korrigieren, soweit sie zu myofaszialen Triggerpunkte in Beziehung stehen. Der vierte und letzte Abschnitt stellt einen **allgemeinen Therapieansatz** vor, der sich bei Patienten mit chronischen Kopf-, Hals- und Gesichtsschmerzen bewährt hat, wenn diese ganz oder teilweise von myofaszialen Triggerpunkte verursacht werden.

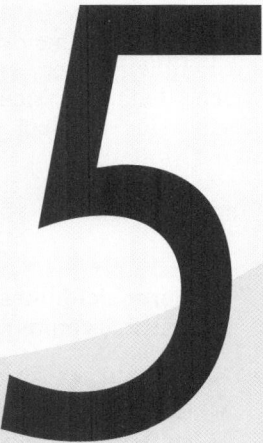

Inhaltsübersicht

▬▬ 5.1 Schmerz- und Muskelübersicht

In der folgenden Übersicht sind die Muskeln aufgeführt, die Schmerzen wie in Abb. 5.1 dargestellt in bestimmte Bereiche von Kopf und Hals leiten können. Diese Abbildung wird folgendermaßen angewendet: Man sucht die Region auf, die bei dem Patienten schmerzhaft ist. Unter der zugehörigen Überschrift sind in der Übersicht alle Muskeln aufgeführt, die dorthin Schmerzen leiten können. Die hinter dem Muskelnamen in Klammern gesetzte Zahl bezieht sich auf das Kapitel, in dem der Muskel besprochen wird. In Fettdruck sind solche Muskeln aufgeführt, die in der Regel ihr Hauptschmerzmuster in den entsprechenden Bereich übertragen, während Normaldruck Muskeln kennzeichnet, die ein Nebenschmerzmuster dorthin übertragen.

Die Muskeln sind in einer unserer Erfahrung entsprechenden hierarchischen Reihenfolge angeordnet: Je höher ein Muskel in der Liste steht, desto häufiger ist er verantwortlich für Schmerzen im entsprechenden Bereich. Die fachliche Ausrichtung einer Praxis beeinflusst jedoch, welche Patienten sich vorstellen und folglich, welche Muskeln dem Anschein nach am häufigsten betroffen sind.

Schmerzübersicht

Scheitelschmerz

M. sternocleidomastoideus (sternal)   (7)
M. splenius capitis

Hinterkopfschmerz

M. trapezius (Triggerpunkt$_1$)   (6)
M. sternocleidomastoideus (sternal)   (7)

M. sternocleidomastoideus (klavikulär)   (7)
M. semispinalis capitis   (16)
M. semispinalis cervicis   (16)
M. splenius cervicis   (15)
subokzipitale Muskelgruppe   (17)
M. occipitalis   (14)
M. digastricus   (12)
M. temporalis (TrP$_4$)   (9)

Schläfenkopfschmerz

M. trapezius (TrP$_1$)   (6)
M. sternocleidomastoideus (sternal)   (7)
M. temporalis (TrP$_{1,2,3}$)   (9)
M. splenius cervicis   (15)
subokzipitale Gruppe   (17)
M. semispinalis capitis   (16)

Stirnkopfschmerz

M. sternocleidomastoideus (klavikulär)   (7)
M. sternocleidomastoideus (sternal)   (7)
M. semispinalis capitis   (16)
M. frontalis   (14)
M. zygomaticus major   (13)

Ohr- und Kiefergelenkschmerz

M. pterygoideus lateralis   (11)
M. masseter (profundus)   (8)
M. sternocleidomastoideus (klavikulär)   (7)
M. pterygoideus medialis   (10)

Augen- und Augenbrauenschmerz

M. sternocleidomastoideus (sternal)   (7)
M. temporalis (TrP$_1$)   (9)
M. splenius cervicis   (15)
M. masseter (superficialis)   (8)
subokzipitale Gruppe   (17)
M. occipitalis   (14)
M. orbicularis oculi   (13)
M. trapezius (TrP$_1$)   (6)

Kopf/Hals

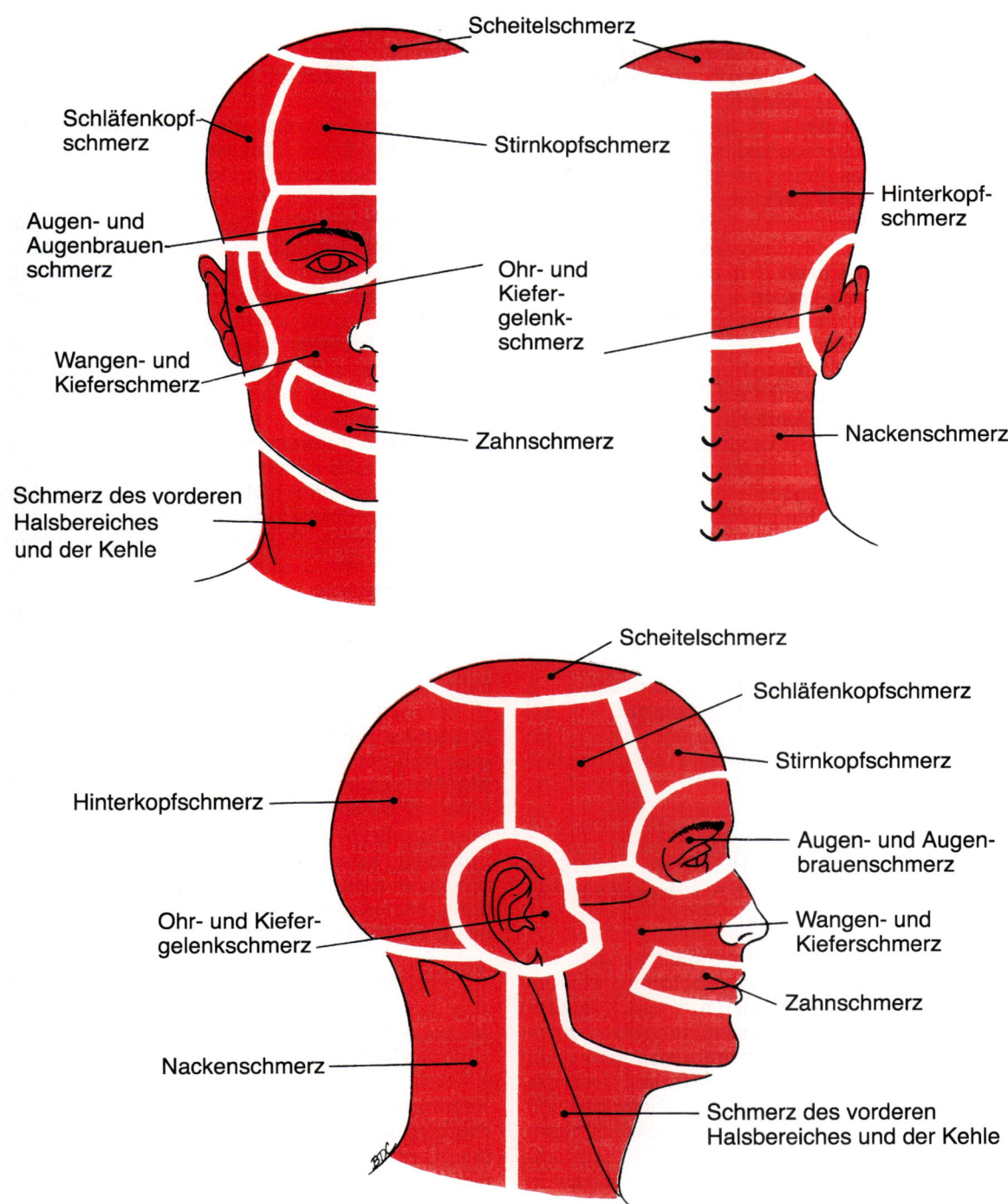

Abb. 5.1: Bereiche an Kopf und Hals, in die myofasziale Triggerpunkte Schmerz übertragen können. Siehe die Liste der schmerzauslösenden Muskeln.

Wangen- und Kieferschmerz

M. sternocleidomastoideus (sternal)	(7)
M. masseter (superficialis)	(8)
M. pterygoideus lateralis	(11)
M. trapezius (TrP$_1$)	(6)
M. masseter (profundus)	(8)
M. digastricus	(12)
M. pterygoideus medialis	(10)
M. buccinator	(13)
Platysma	(13)
M. orbicularis oculi	(13)
M. zygomaticus major	(13)

Zahnschmerz

M. temporalis (TrP$_{1,2,3}$)	(9)
M. masseter (superficialis)	(8)
M. digastricus (anterior)	(12)

Nackenschmerz

M. trapezius (TrP$_1$)	(6)
M. trapezius (TrP$_2$)	(6)
M. trapezius (TrP$_3$)	(6)
Mm. multifidi	(16)
M. levator scapulae	(19)
M. splenius cervicis	(15)
M. infraspinatus	(22)

Schmerz der vorderen Halsseite und der Kehle

M. sternocleidomastoideus (sternal)	(7)
M. digastricus	(12)
M. pterygoideus medialis	(10)

▬ 5.2 Myofasziale Kopf-, Hals- und Gesichtsschmerzen

Myofasziale Triggerpunkte gehören zu den vorrangigen Schmerzursachen. Sie können sich im gesamten Körper manifestieren, wie den Berichten aus vielen Fachrichtungen zu entnehmen ist [28, 110]. Es wird inzwischen niemanden mehr überraschen, dass bei bis zu 80% der Patienten in einer Einrichtung für chronisch Schmerzkranke die primäre Diagnose „myofasziale Triggerpunkte" lautete [28]. Aber auch bei bis zu 30% der Patienten, die sich wegen ihrer Schmerzen in der poliklinischen Ambulanz einer Universitätsklinik vorstellten, waren myofasziale Triggerpunkte die Schmerzursache, interessanterweise besonders häufig, wenn sich der Schmerz in Oberkörper und Kopf und nicht im Unterkörper manifestierte [110]. Vielleicht erklärt dieser Umstand, wieso vor allem die Zahnärzte Dr. Travells wegweisende Arbeiten aufgriffen und der Fach-

welt mitteilten, wie oft Muskeln an kraniomandibulären Störungen sowie an Schmerzen im Bereich von Kopf und Hals beteiligt sind. Berichten zufolge sind myofasziale Triggerpunkte die häufigste Ursache schmerzhafter Symptome bei temporomandibulären Störungen. (Der Ausdruck beschreibt eine klinische Problematik, an der die Kaumuskulatur, das Temporomandibulargelenk oder beide beteiligt sind.) [31, 79, 112]. Zudem ist hinreichend belegt, dass myofasziale Triggerpunkte eine erhebliche Rolle bei chronischen Zuständen wie Kopfschmerzen vom Spannungs- und Migränetyp spielen [51].

Bei myofaszialen Schmerzen durch Triggerpunkte können die vordergründigen Beschwerden, bei denen es sich normalerweise um übertragene Symptome handelt, in ansonsten unauffälligen muskulären oder nichtmuskulären Strukturen oder in deren Nachbarschaft auftreten. An Kopf und Hals klagen die Patienten dann über Kopfschmerzen, Zahnschmerzen, Schmerzen in den Nebenhöhlen oder dem Kiefergelenk, obwohl keine klinischen Hinweise auf pathologische Veränderungen vorliegen. Bei jedem nichtdiagnostizierten Schmerz, vor allem, aber nicht ausschließlich, wenn der Patient ihn als tief, dumpf und bohrend beschreibt, sollte man myofasziale Triggerpunkte als Verursacher in Betracht ziehen. Wenn ein Patient zwei der genannten Schmerzkomponenten erwähnt, oder wenn er auf Nachfrage zusätzlich zu anderen Merkmalen den Schmerz als dumpf und bohrend beschreibt, könnte es sich um einen myofaszialen Triggerpunktschmerz handeln. Die Intensität dieses Schmerzes darf nicht unterschätzt werden. Patienten haben ihn als ebenso heftig wie oder sogar etwas heftiger als Schmerzen anderer Genese eingestuft [110].

5.2.1 Diagnose-Kategorien von Kopf-, Hals- und Gesichtsschmerzen

Nachstehend werden verschiedene Diagnose-Kategorien für chronische orofaziale, Kopf- und Halsschmerzen vorgestellt. Krankheiten mit einem möglicherweise myofaszialen Schmerzanteil werden ausführlich besprochen. Außerdem werden Fallbeispiele angeführt und einschlägige Fachbeiträge zitiert. Sie zeigen, wie myofasziale Triggerpunkte diese Erkrankungen vortäuschen, hervorrufen oder zu ihnen beitragen. In Kapitel 5.3 wird auf Untersuchungstechniken eingegangen, mit deren Hilfe der Arzt unterscheiden kann, ob die Schmerzen des

Patienten eher vom Kiefergelenk oder von myofaszialen Triggerpunkten stammen.

Tabelle 5.1 wurde nach Daten der International Headache Society Classification for Headache Disorders, Cranial Neuralgias and Facial Pain [81] zusammengestellt. Neben jeder Kategorie ist die Wahrscheinlichkeit angegeben, mit der eine Beteiligung von myofaszialen Triggerpunkten angenommen werden kann.

Anschließend werden die Kategorien diskutiert, für die hohe bis sehr hohe Wahrscheinlichkeit einer myofaszialen Triggerpunktbeteiligung besteht.

Migräne

Bei Migränepatienten, insbesondere wenn die Kopfschmerzen nicht von einer Aura begleitet wurden (unkomplizierte Migräne), wurden punktförmige druckschmerzhafte Stellen in der Nacken- und Kaumuskulatur (perikraniale Muskulatur) und damit einhergehend übertragene Phänomene festgestellt, die den Kopfschmerz reproduzierten [42, 55, 66, 80, 118]. Diese Stellen sind bei Migränepatienten auch dann druckempfindlicher als bei Kontrollpersonen, wenn sie keine Kopfschmerzen haben [55, 66] und werden mit zunehmender Intensität der Kopfschmerzen druckschmerzhafter [56, 61]. Eine Infiltration dieser Stellen mit einer Kochsalzlösung oder mit Lidocain konnte die Kopfschmerzen bei 60% der untersuchten Patienten vollständig beheben [118].

Die druckschmerzhaften Stellen, die bei Migränepatienten mit und ohne Aura beschrieben und untersucht wurden, ähneln in vieler Hinsicht myofaszialen Triggerpunkten. Diese werden als eng umschriebene druckschmerzhafte Stellen in der Skelettmuskulatur definiert, die bei Palpation regelhaft übertragene Symptome hervorrufen. Sich überschneidende Übertragungsschmerzmuster von myofaszialen Triggerpunkten in verschiedenen perikranialen Muskeln produzieren das typische Bild einer uni- oder bilateralen Migräne (Abb. 5.2). Erwiesenermaßen sind *aktive* Triggerpunkte (die spontane klinische Schmerzen hervorrufen, z. B. Kopfschmerzen) druckempfindlicher als *latente* Triggerpunkte (die keine spontane Symptomatik verursachen, aber alle übrigen Triggerpunktkriterien erfüllen, einschließlich des Übertragungsschmerzes bei Palpation) [52]. Dem entspricht die Beobachtung, dass die perikraniale Muskulatur von Migränepatienten selbst in beschwerdefreien Intervallen druckempfindlicher ist als die von gesunden Kontrollpersonen und dass die Druckschmerzhaftigkeit mit steigender

Schmerzintensität während einer Attacke zunimmt [55]. Durch Infiltration oder trockene Nadelung konnten übertragene Symptome und lokale Druckschmerzhaftigkeit bei myofaszialen Triggerpunkten verringert oder behoben werden [33, 39, 44, 63, 111]. Das erklärt die 60%ige Reduktionsrate bei Kopfschmerzen aus der oben zitierten Studie [118]. Die Symptomatik von Migränepatienten ohne Aura sowie die positive Reaktion auf die Infiltrationsbehandlung sprechen deutlich für die Diagnose „myofaszialer Triggerpunkte". In der Forschung und unter Klinikern herrscht inzwischen weitgehende Übereinstimmung, dass der Migräneschmerz ohne Aura eine myogene/myofasziale nozizeptive Komponente aufweist. Strittig ist dagegen nach wie vor, inwieweit der Muskel als primäre Schmerzursache zu betrachten ist, bzw. ob die myofaszialen Triggerpunkte durch einen zentralen Mechanismus aktiviert werden [82].

Spannungskopfschmerz

Bei dieser Form des Kopfschmerzes handelt es sich um ein primäres Krankheitsgeschehen, dessen Pathogenese ebenfalls stark umstritten ist. Kopfschmerzen dieser Art treten normalerweise

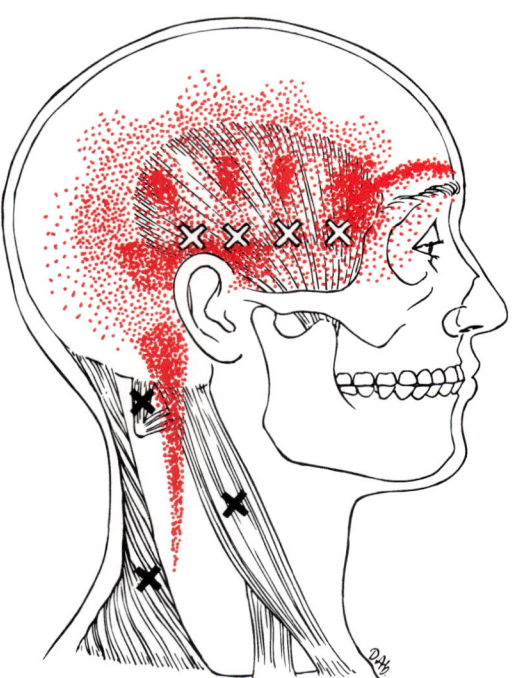

Abb. 5.2: Sich überschneidende Schmerzübertragungsmuster (*rot*) von myofaszialen Triggerpunkten (**X**) in verschiedenen Kau- und Halsmuskeln ergeben das typische Bild der ein- oder beidseitigen Migräne oder des Spannungskopfschmerzes.

Tab. 5.1: Erkrankungen mit Kopf-, Hals- und Gesichtsschmerzen*		
Erkrankung		Wahrscheinlichkeit eines myofaszialen Schmerzes durch Triggerpunkte
Migränekopfschmerz	mit Aura	hoch
	ohne Aura	
	andere	
Spannungskopfschmerz	episodisch	sehr hoch
	chronisch	
Cluster-Kopfschmerz und chronisch paroxysmale Hemikranie		niedrig bis mittel
Unterschiedliche Erscheinungsbilder ohne strukturelle Läsion	Kopfschmerzen durch Kältereiz	niedrig
	gutartiger Hustenkopfschmerz	
	gutartiger Anstrengungskopfschmerz	
	Orgasmuskopfschmerz	
Traumatische Kopf- und Halsschmerzen	akut posttraumatisch	mäßig bis hoch
	chronisch posttraumatisch	
Vaskulärer Kopf- und Gesichtsschmerz	akute ischämische zerebrovaskuläre Erkrankung	niedrig
	intrakranielles Hämatom	
	Subarachnoidalblutung	
	Riesenzellarteritis	
	Schmerzen der Aa. carotis oder vertebralis	
Kopf- und Gesichtsschmerzen bei nichtgefäßbedingten intrakraniellen Erkrankungen	hoher oder niedriger Liquordruck	niedrig
	Hydrozephalus mit erhöhtem intrakraniellen Druck	
	intrakranielle Infektion oder Neoplasma	
Medikamenten- oder Entzugskopfschmerz	akuter Substanzkonsum oder –exposition (Alkohol, Koffein, Nitrite, Glutamat)	niedrig bis hoch
	chronischer Substanzkonsum –exposition (Ergotamine, Analgetika)	
	akute Entzugserscheinungen (Alkohol)	
	Entzugserscheinungen nach chronischem Konsum (Ergotamine, Koffein, Narkotika)	
Kopfschmerz bei nichtenzephalitischen Infektionen	viral	niedrig
	bakteriell	
	andere	

Kopf/Hals

Tab. 5.1: Erkrankungen mit Kopf-, Hals- und Gesichtsschmerzen* (Fortsetzung)		
Erkrankung		Wahrscheinlichkeit eines myofaszialen Schmerzes durch Triggerpunkte
Metabolische Kopfschmerzen	Hypoxie, Hyperkapnie oder Mischform	niedrig
	Hypoglykämie	
	Dialyse	
	andere	
Kopf-, Hals- oder Gesichtsschmerzen bei Erkrankungen von Schädel, Hals, Augen, Ohren, Nase, Nebenhöhlen, Zähnen, Mund oder anderen fazialen oder kranialen Strukturen einschließlich des Temporomandibulargelenks		hoch
Kraniale Neuralgie, Nervenwurzelschmerzen, Deafferenzierungsschmerz	persistierende oder kontinuierliche Neuralgien	niedrig bis mäßig
	paroxysmale Neuralgien	
Nicht klassifizierbare Schmerzen Kopf-, Hals- und Gesichtsschmerzen		fraglich
	zervikogener Kopfschmerz	hoch

*nach [81]. Die Angabe neben jeder Hauptkategorie bezeichnet die Wahrscheinlichkeit, mit der im jeweiligen Zusammenhang mit assoziiertem myofaszialem Schmerz zu rechnen ist.

beidseitig auf. Sie werden als Druck ohne Pulsation beschrieben, der zwischen 30 Minuten und sieben Tagen anhält (episodische Form) oder regelmäßig täglich auftritt (chronische Form). Zwar wird eine psychogene Ursache angenommen [108a], in der Vergangenheit wurden Spannungskopfschmerzen jedoch vornehmlich mit anhaltenden Kontraktionen der Hals- und Schädelmuskulatur erklärt [1]. Elektromyographische Untersuchungen aus den letzten 10–15 Jahren stützen die Hypothese einer Muskelkontraktion als auslösendem Mechanismus bei Spannungskopfschmerzen jedoch nicht [10, 43, 83, 86, 97]. Es zeichnet sich vielmehr immer deutlicher eine ätiologisch wichtige Rolle des myofaszialen Triggerpunktschmerzes ab [51, 81].

Die sich überlagernden Übertragungsschmerzmuster von myofaszialen Triggerpunkten in der Hals- und Schädelmuskulatur rufen nicht nur einen Schmerz in der für Migräne typischen Ausbreitung hervor, sondern produzieren auch das typische Bild des Spannungskopfschmerzes, vor allem wenn sie beidseitig auftreten (Abb. 5.2). Selbst die „gleichmäßige, tiefe" Qualität, die dem myofaszialen Triggerpunktschmerz attestiert wird, erinnert an das „Zusammendrücken und Verengen" von dem die International Association for the Study of Headache Classification [81] spricht. Zudem

war in EMG-Studien zwar keine positive Korrelation zwischen Spannungskopfschmerzen und dem Anstieg der EMG-Werte, *wohl aber* mit Druckschmerzhaftigkeit der Muskulatur zu erkennen [41, 53].

In zahlreichen Studien konnte nicht nur bei Migräne sondern auch beim Spannungskopfschmerz eine Druckschmerzhaftigkeit der Schädelmuskeln nachgewiesen [3, 54, 61, 66, 119, 123] und beim Palpieren dieser Muskeln Übertragungsschmerzen ausgelöst werden [54, 66]. Wie auch bei der Migräne ergab sich beim Spannungskopfschmerz eine positive Korrelation zwischen dem Grad der Muskeldruckschmerzhaftigkeit und der Kopfschmerzintensität [8, 60, 61]. Dies wiederum korreliert mit den bekannten Gegebenheiten bei latenten und aktiven myofaszialen Triggerpunkten [52].

Verspannte Muskelfaserbündel sind ein weiteres Charakteristikum der Triggerpunkte, das auch bei Spannungskopfschmerzen nachgewiesen wird. Durch diese Faserbündel wirkt der Muskel verspannt, sie zeigen jedoch keine EMG-Aktivität, wie sie in den Triggerpunkten nachweisbar ist [46, 106]. Myofasziale Triggerpunkte werden in Reaktion auf psychologischen Stress sehr aktiv und schwächen sich mit fortschreitender Entspannung ab [73]. Gleiches gilt für den Spannungskopfschmerz [41, 94].

Man gewinnt den Eindruck, dass viele Wissenschaftler, die sich mit Kopfschmerzen befassen, in ihrer Faszination über zentralnervöse und intrakranielle neurovaskuläre Ereignisse die Triggerpunktkomponente des Spannungskopfschmerzes und der meisten Migräneformen übersehen, obwohl es dafür überzeugende Belege gibt. Olesen schlug ein Erklärungsmodell vor, das die Rolle myofaszialer Triggerpunkte bei Kopfschmerzen unterstreicht, und gleichzeitig den vielen verschiedenen Erscheinungsformen des Kopfschmerzes Rechnung trägt und neurovaskulären Aspekte soweit sie bekannt ebenso wie „perikraniale Muskeldruckschmerzen" berücksichtigt. In diesem Modell sind das kraniale Gefäßsystem und die perikranialen Muskeln (myofasziale Triggerpunkte) die beiden wichtigsten nozizeptiven Systeme, und das Schmerzgeschehen wird durch supraspinale (emotionale oder psychologische) Faktoren angetrieben oder gedämpft [82]. Die gemeinsame Endstrecke ist das zweite Neuron der nozizeptiven Bahn, in dem nach Olesons Ansicht das Input von den primären afferenten Nozizeptoren des kranialen Gefäßsystems, der extrakranialen Muskulatur (myofasziale Triggerpunkte) und der supraspinalen „Schalt-Zellen" zusammenläuft. Die Stärke des Inputs von den einzelnen Neuronen entscheidet über das klinische Bild des Kopfschmerzes (Abb. 5.3). Eine überwiegend von myofaszialen Triggerpunkten stammende Nozizeption wird z.B. einen Spannungskopfschmerz auslösen. Dieses Modell erklärt, weshalb bei manchen Patienten sowohl Migräne als auch Spannungskopfschmerzen auftreten und weshalb andere Patienten, die uns wegen eines chronischen Spannungskopfschmerzes aufsuchen, über zwischenzeitlich auftretende Migräne berichten. Sehr wahrscheinlich lässt sich die Anzahl der Fälle verringern, in denen diese Kopfschmerzformen chronifizieren, wenn man die beteiligten myofaszialen Triggerpunkte rechtzeitig erkennt und behandelt.

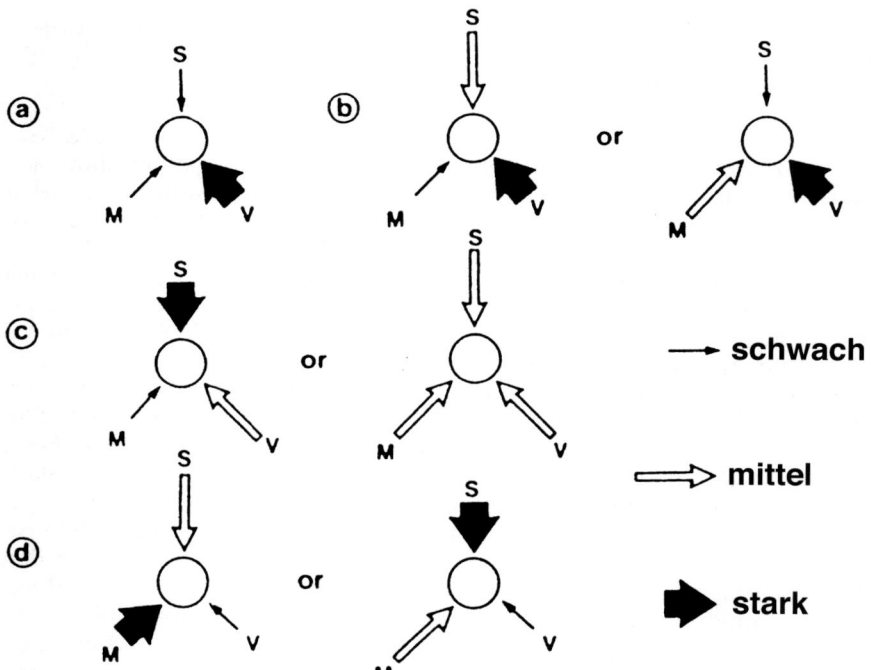

Abb. 5.3: Vorhersagbare Bedeutung supraspinaler, vaskulärer und myofaszialer Inputs in Neuronen des Hirnstammes bei verschiedenen Formen der Migräne und des Spannungskopfschmerzes. Angeführt sind einige Beispiele aus den zahllosen Spielarten, in denen vaskuläre, supraspinale und myogene Faktoren bei Migräne und anderen Kopfschmerzen zusammenwirken. *S*: supraspinaler Netzeffekt (normalerweise Bahnung während des Kopfschmerzes); *M*: myofaszialer nozizeptiver Input, *V*: vaskulärer nozizeptiver Input. Die Breite der Pfeile gibt die relative Intensität des Inputs wieder. **a:** Migräneaura ohne Kopfschmerz. Trotz vaskulärer Beteiligung bleiben die Schmerzen wegen geringer Faktoren S und M aus. **b:** Migräne mit Aura. Stärkerer supraspinaler oder myofaszialer Input führt zu Kopfschmerzen. **c:** Migräne ohne Aura. Der vaskuläre Input ist weniger stark als bei Migräne mit Aura. Trotzdem ist der Kopfschmerz auf Grund supraspinaler Bahnung oder der kombinierten Auswirkungen von V und M nicht weniger intensiv. Hier treten wahrscheinlich alternierend Migräne und Spannungskopfschmerz auf, je nach Ausmaß der Veränderungen der relativen Größe von M und V. **d:** Spannungskopfschmerz. M ist größer als V, und M ist mäßig bis groß (Mit freundlicher Genehmigung nach [82]).

Da Triggerpunkte bei Migräne und Spannungskopfschmerz offenbar eine nicht unwesentliche Rolle spielen, sollten alle Kopfschmerzpatienten danach untersucht werden [59]. Gegebenenfalls sollten Techniken zur Bekämpfung des triggerpunktbedingten Schmerzes in den Behandlungsplan aufgenommen oder direkt ein Therapieprogramm gegen myofasziale Triggerpunktschmerzen eingeleitet werden. Diese Behandlungsstrategien eignen sich ebenso gut für Migräne oder den Spannungskopfschmerz, wenn dieser mit „perikranialer Muskeldruckschmerzhaftigkeit" (myofaszialen Triggerpunkte) einhergeht [37] (Kapitel 5.4).

Cluster-Kopfschmerz und chronische paroxysmale Hemikranie

Zu den Gemeinsamkeiten dieser beiden Formen von Kopfschmerz zählen Lokalisation, Qualität, Intensität und Einseitigkeit des Schmerzes, assoziierte Phänomene, intermittierendes Auftreten und eine Dauer zwischen einigen Minuten und Stunden. Die Forschung konzentrierte sich bislang auf Funktionsstörungen im autonomen System, auf die kranialen Arterien und den Blutstrom, auf biochemische und Veränderungen von Neurotransmittern, auf Neuroendokrinologie, Schlaf und zentralnervöse Mechanismen [23]. Die Rolle der Schädelmuskeln und myofaszialen Triggerpunkte wurde in diesem Zusammenhang noch nicht systematisch untersucht, was auf ein geringes Vorkommen schließen lässt. Vermutlich auf Grund des intermittierenden Auftretens und der kurzen Dauer dieser beiden Kopfschmerzformen entwickeln sich keine myofaszialen Triggerpunkte. Den Erfahrungen der Autorin zufolge können auch beim Cluster-Kopfschmerz myofasziale Triggerpunkte eine Rolle spielen (länger als ein Jahr lang wiederholte Anfälle, Remissionsdauer nicht länger als 14 Tage). Sie können die Behandlung erschweren, wenn sie nicht erkannt und ausgeschaltet werden.

Fallbericht

Der Patient im Alter von 57 Jahren litt seit 38 Jahren unter einem Cluster-Kopfschmerz. Anfangs traten die Cluster-Episoden ungefähr alle 14–16 Monate auf. Als der Patient in die Sprechstunde kam, waren die Kopfschmerzen seit drei Jahren und ohne Remission chronisch. Er bekämpfe sie mit 1–4 Tabletten Verapamil und 1–2 Tabletten Cafergot® täglich. Die Schmerzen begannen immer als dumpfer Subokzipitalschmerz auf der linken Seite, breiteten sich dann aus und schlossen das linke Auge ein. Sie hielten zwischen 75 Minuten und 14 Stunden an (für Cluster-Kopfschmerzen ungewöhnlich) und gingen mit einer leichten Nasenverstopfung ebenfalls der linken Seite einher. Die körperliche Un-

tersuchung ergab nur Befunde im Normbereich, mit Ausnahme eines nichtschmerzhaften Crepitus im linken Kiefergelenk, einer Schiefstellung des Schultergürtels (links höher) und einer vorgeschobenen Kopfhaltung. Relevanter war ein aktiver myofaszialer Triggerpunkt im linken M. sternocleidomastoideus, der Schmerzen in die linke Subokzipitalregion, die linke Maxilla und die Stirn leitete und den linken Nasengang verstopft erscheinen ließ. Die Mm. suboccipitalis und trapezius der linken Seite waren druckempfindlich, leiteten jedoch keinen Schmerz weiter. Die Auswertung der physikalischen Therapie bestätigte eine Steifigkeit der oberen Zervikalgelenke. Es wurde untersucht, in welcher Weise der Cluster-Kopfschmerz mit einer Funktionsstörung der Skelettmuskulatur im Zervikalbereich und mit myofaszialen Triggerpunkten als möglicherweise auslösenden Faktoren zusammenhing. Vermutlich litt der Patient ebenfalls unter Nebenwirkungen der Cafergotmedikation. Die Therapie zielte vorrangig auf die Korrektur der muskuloskelettalen Funktionsstörung. Haltungsverbesserung und Informationen zur Körpermechanik, Mobilisierung der oberen Zervikalsegmente und Übungen zur Selbstdehnung der Muskeln, die myofasziale Triggerpunkte aufwiesen und bei Palpation druckschmerzhaft waren, standen im Vordergrund. Der linke M. sternocleidomastoideus wurde einmal mit Procain infiltriert und die Medikation wurde ausgeschlichen. Innerhalb von sechs Wochen erlebte der Patient deutlich weniger und leichtere Kopfschmerzanfälle. Er schätzte die physikalische Therapie und das Heimprogramm als die hilfreichsten Therapiebestandteile ein. Seiner Ansicht nach kontrollierte er den Kopfschmerz mit den Dehnungsübungen, da er sie oft schon im Ansatz bekämpfen konnte. Die Kopfschmerzen traten nur noch episodisch auf, und sobald sie sich anbahnten, reagierten sie gut auf vorbeugende Medikamente.

Kopfschmerzen ohne morphologische Veränderungen

Hierunter fallen Kopfschmerzen nach Kältereiz, bei gutartigem Husten, körperlicher Anstrengung oder nach einem Orgasmus. Ihrer Natur entsprechend gehen diese Kopfschmerzformen mit einem bestimmten, auslösenden Ereignis einher, und die Behandlung zielt darauf ab, eben dieses Ereignis zu vermeiden. Da diese Kopfschmerzen relativ selten auftreten und nur kurz anhalten, scheinen sich in diesem Zusammenhang nur selten myofasziale Triggerpunkte zu bilden.

Traumatische Kopf- und Halsschmerzen

Nach kleineren, geschlossenen Kopfverletzungen mit direkter Gewalteinwirkung auf den Schädel sowie bei Flexions-Extensionsverletzungen („Schleudertrauma") ohne direkte Beteiligung des Schädels kommt es immer wieder zu bestimmten Formen von Kopfschmerzen und anderen Symptomen. Die Schmerzen manifestieren sich oft innerhalb der ersten 24–48

Tab. 5.2: Organerkrankungen extrakranieller Strukturen	
Strukturen	**Erkrankungen**
Schädelknochen	Entzündung
Hals	Infektion
Augen	Degeneration
Ohren	Obstruktion
Nase und Nebenhöhlen	neoplastische Infiltration
Zähne und angrenzende Strukturen	
Kiefergelenke	
Kopf- und Halsmuskeln	

Stunden überwiegend am Kopf und den angrenzenden Strukturen, dem Hals und den Schultern. Gelegentlich machen sie sich erst Tage oder Wochen später bemerkbar [95]. Die Kopfschmerzen persistieren oft, wenn Weichteilverletzungen längst ausgeheilt sind. Es ist nach wie vor unklar, wie dieser Kopfschmerz zustande kommt, der jede andere primäre Form dieser Beschwerden nachahmen kann. Denkbar ist, dass er aus einer posttraumatischen Aktivierung von myofaszialen Triggerpunkten resultiert. Weitere mögliche Auslöser, die jedoch ebenso wenig gesichert sind, könnten Läsionen des Weichteilgewebes im Nackenbereich und an den Zervikal- und Temporomandibulargelenken sowie physiologische oder mikrostrukturelle Veränderungen an Hirnstamm und Vestibularapparat sein [95].

Wie bekannt und weitgehend akzeptiert, sind muskuläre Überlastungserscheinungen etwa infolge eines Schleudertraumas für die Aktivierung myofaszialer Triggerpunkte verantwortlich. Systematische Blind- oder kontrollierte Studien hierzu stehen jedoch noch aus. Ein posttraumatischer myofaszialer Schmerz wurde als Ursache für Schmerzen im Bereich von Kopf und Hals ermittelt [9, 31]. Eine Studie benennt die Häufigkeit von myofaszialen Triggerpunkten in verschiedenen Muskeln bei 100 Opfern von Verkehrsunfällen [4]. Laut dieser Studie stimmte die Lage der myofaszialen Triggerpunkte mit der dem Unfallgeschehen entsprechenden Gewalteinwirkung und den Bereichen überein, in denen die Patienten Schmerzen empfanden. 44% der Betroffenen klagten über Kopfschmerzen. Die Mm. semispinalis capitis und splenius capitis waren ungeachtet der Richtung, aus der die Aufschlagkraft einwirkte, nach dem M. quadratus lumborum am häufigsten betroffen [4].

Interessanterweise sind die meisten posttraumatischen Kopfschmerzen „klinisch nicht von einem traumaunabhängigen Kopfschmerz bei chronischen Muskelkontraktionen zu unterscheiden" (Spannungskopfschmerz) [117]. Die folgerichtige Erklärung hierfür dürfte sein, dass sich beim posttraumatischen ebenso wie beim Spannungskopfschmerz myofasziale Triggerpunkte gebildet haben. Saper vermerkt neben anderen Erscheinungsformen von Schmerzen einen „an myofasziale Bilder erinnernden Schmerz, begleitet von Triggerpunkten im Bereich von Hinterhaupt, Nacken, Schulter (Mm. trapezius und supraspinatus) und paraspinaler Muskulatur" [95]. Weiterhin schreibt er: „Es wurden übertragene Phänomene aus dem Subokzipitalbereich in die Areale von Stirn, Scheitel und Augenhöhle beschrieben. Sie könnten für die Vielzahl komplexer Schmerzmuster verantwortlich sein", wie sie beim posttraumatischen Kopfschmerz zu beobachten sind. Schon 1946 bemerkten Simons und Wolff, dass die Injektion eines Lokalanästhetikums in „Bereiche mit tiefer Druckschmerzhaftigkeit" posttraumatische Kopfschmerzen linderte [108].

Unabhängig davon, ob die Schmerzursache in diesen Fällen primär oder sekundär ist, sind Triggerpunkte höchstwahrscheinlich maßgeblich an posttraumatischen Schmerzen in Kopf und Hals beteiligt. Die Patienten sollten palpatorisch auf myofasziale Triggerpunkte untersucht werden, die mit den bewährten, einschlägigen Behandlungsstrategien bekämpft werden sollten (Kapitel 5.4).

Medikamenten- und Entzugskopfschmerz

In diese Kategorie fallen Kopfschmerzen die heute als „Analgetikanebenwirkungen" oder „arzneimittelinduzierte refraktäre" Kopfschmerzen bezeichnet werden. Sie gehen auf den übermäßigen Gebrauch von symptomatisch wirkenden Präparaten zurück, z. B. von Acetylsalicylsäure, Paracetamol, nichtsteroidalen Antiphlogistika oder Ergotaminen. Prophylaktische Arzneimittelgaben bleiben in diesen Fällen wirkungslos. Laut klinischer Erfahrung werden die als Nebenwirkung nach Schmerzmittelkonsum auftretenden Kopfschmerzen durch myofasziale Triggerpunkte verstärkt. In den meisten Fälle scheinen sie jedoch spontan abzuflauen, sobald die Substanz eliminiert wurde. Demzufolge sind sie für den durch die Arzneimittel verursachte Kopfschmerz nur sekundär. Es gibt keine wissenschaftlichen Untersuchungen zum Vorkommen von myofaszialen Triggerpunkten in dieser Patientengruppe. Es wurde bislang auch nicht untersucht, wie wirkungsvoll die einfache Entgiftung im Vergleich mit einer Behandlung der myofaszialen Triggerpunkte oder einer Kombination von beidem ist. Solche Studien sind dringend erforderlich.

Kopf-, Hals- und Gesichtsschmerzen bei Erkrankungen von Schädel, Hals, Augen, Ohren, Nase, Nebenhöhlen, Zähnen, Mund und anderen fazialen und kranialen Strukturen, einschließlich des Kiefergelenks

In diese Kategorie fallen verschiedene Organerkrankungen wie Entzündungen, Infektionen, Degenerationen, die Infiltration durch Neoplasmen und obstruktive Veränderungen, die jedes Organ der Kraniofazialregion betreffen können, auch das Kiefergelenk und die Kopf- und Halsmuskulatur. Diese Erkrankungen gehen mehrheitlich mit akuten Symptomen einher und sprechen auf angemessene Therapieformen an. Es sei jedoch daran erinnert, dass der nozizeptive Input sekundär zu reflexhaften Muskelkontraktionen führt. Falls dieser Zustand andauert, entstehen myofasziale Triggerpunkte mit begleitenden Übertragungsschmerzen [24]. Die Schmerzen und Symptomatik dieser myofaszialen Triggerpunkte persistieren oft nachdem die primäre Schmerzquelle beseitigt wurde.

Zähne, Kiefer und benachbarte Strukturen

Nachstehend ist der Fall einer Patientin geschildert, die seit langem Schmerzen in einem Backenzahn des Oberkiefers hatte. Nachdem das Zahnproblem behoben war, klagte sie über Beschwerden in der ipsilateralen Gesichtshälfte und über Ohrsymptome, die sich als triggerpunktbedingt herausstellten.

Fallbericht

Eine 39-jährige Frau kam wegen eines Schwellungsgefühls im linken Ohr und leichter Schmerzen im linken Unterkiefermuskel in die Sprechstunde. Trotz eigener Erfahrung mit otolaryngologischen Untersuchungen wurde die Patientin an einen mit dem orofazialen Schmerzsyndrom vertrauten Kollegen überwiesen, als bei der Untersuchung des linken Kiefergelenkes ein leises Knacken zu hören war. Die Befragung ergab, dass die Patienten wegen des zweiten Backenzahns oben links zwei Jahre lang in zahnärztlicher Behandlung gewesen war, dabei wurde eine Wurzelkanalbehandlung und eine Wurzelspitzenresektion vorgenommen. Schließlich hatte der Zahnarzt den Zahn extrahiert, der während der gesamten Behandlungsdauer immer wieder Schmerzen verursacht hatte. Die körperliche Untersuchung ergab als eindeutigen Befund aktive myofasziale Triggerpunkte in den Mm. trapezius (links), sternocleidomastoideus, masseter und pterygoideus lateralis, auf die das Schwellungsgefühl im linken Ohr und die Schmerzen im linken Kieferknochen zurückgingen. Das Knacken im linken Kiefergelenk war klinisch unerheblich. Das Befinden der Patientin besserte sich im Verlauf der Therapie, die darauf abzielte, die Triggerpunkte auszuschalten. Die Patientin wurde zu richtiger Haltung und Körpermechanik angehalten. Sie wurde mit Sprühen und Dehnen behandelt, lernte, sich selbst zu sprühen und zu dehnen, und es wurden die Triggerpunkte in den Mm. pterygoideus lateralis und masseter infiltriert.

Hals

Der Hals enthält zahlreiche Strukturen, in denen sich schmerzhafte Erkrankungen manifestieren können [6, 21]. Es ist jedoch heftig umstritten, inwieweit er für die unterschiedlichen Kopfschmerzformen mitverantwortlich ist. Die Klassifikation der International Headache Society führt nur zwei Subkategorien für Schmerzen im Halsbereich auf, nämlich die „Halswirbelsäule" und die „Tendinitis der Rachenhinterwand" [81]. Interessanterweise werden unter „Halswirbelsäule" abgesehen von einer lokalen Schmerzausbreitung an Nacken und im Subokzipitalbereich Schmerzen aufgeführt, die in „Stirn, Augenhöhle, Schläfen, Scheitel oder Ohren *ausstrahlen*". Als weiteres unabdingbares Kriterium muss zumindest *eines* der folgenden Symptome vorhanden sein: eine verringerte Beweglichkeit der Halswirbelsäule, Anomalien der Halsmuskulatur hinsichtlich „Muskelprofil, Textur, Tonus oder Reaktionsfähigkeit auf aktive und passive Dehnung und Kontraktion" oder eine „anormale Druckschmerzhaftigkeit der Halsmuskeln". Röntgenuntersuchungen sollten zur Abklärung einer offensichtlichen Pathologie, Haltungsveränderung oder eingeschränkter Beweglichkeit herangezogen werden.

Die Zervikaldermatome erstrecken sich über den Hinterkopf, Teile des Ohres, das Kiefergelenk und den unteren Rand der Mandibula (Abb. 5.4). Nur selten verursacht eine Nervenreizung oder -kompression Schmerzen, die in diesen Zonen wahrgenommen werden [6]. Wie jedoch verhält es sich mit der Schmerzprojektion in die Stirn, die Augenhöhle, zum Scheitel oder den Ohren, wie die International Headache Classification sie beschreibt [81]?

Die primären afferenten Nozizeptoren des Trigeminusnervs münden in die Pars caudalis des Nucleus spinalis nervi trigeminalis. Die Pars caudalis reicht im Rückenmark bis auf Höhe von C_3–C_4. Viele Nozizeptoren in den tiefen zervikalen Strukturen bilden Synapsen mit demselben Schmerztransmissionsneuron zweiter Ordnung wie der Trigeminusnerv [58]. Konvergenz und Modulation eines nozizeptiven Inputs an diesen Stellen, wie er z. B. von myofaszialen Triggerpunkte ausgeht, können durchaus für Übertragungsphänomene verantwortlich sein [26, 45, 75, 103].

Es liegt nahe, dass myofasziale Triggerpunkte als nozizeptive Quellen dieser Schmerzübertragung fungieren, zumal sie sich anscheinend posttraumatisch entwickeln oder aktiviert werden und mit spinalen Funktionsstörungen einherzugehen scheinen (verringertes Bewegungsausmaß der einzelnen Spinalgelenke) [50, 64, 102]. Eine veränderte Druckschmerzhaftigkeit der Muskeln und ein Übertragungsschmerz sind Merkmale, die die International Headache Classification für den von der Halswirbelsäule ausgehenden Schmerz aufführt [81]. Diese Merkmale stimmen mit denen für myofasziale Triggerpunkte überein, was die Annahme stützt, dass sie an zervikalen Schmerzen und damit assoziierten Kopfschmerzen beteiligt sind.

Temporomandibulargelenke

Die Kiefergelenke liegen auf beiden Seiten des Kopfes vor den Ohren. Sie verbinden Unterkiefer und Schädeldach und bilden so einzigartige und komplexe bilaterale Gelenke, dass hier kurz auf ihre funktionelle Anatomie und grundlegende Biomechanik eingegangen werden soll, um die Diskussion der temporomandibulären Störungen leichter nachvollziehbar zu machen.

Anatomie

Die Temporomandibulargelenke sind synoviale Artt. compositae. Die Gelenkflächen auf dem Caput mandibulae und der Fossa glenoidalis des Os temporale sind mit dichtem, fibrösem Bindegewebe überzogen, das keine Gefäße ent-

hält (Abb. 5.5). Das unterscheidet sie von den meisten Synovialgelenken, deren Gelenkflächen mit hyalinem Knorpel bedeckt sind. Die Oberfläche aus fibrösem Gewebe, eine phylogenetische Besonderheit, kann bei Belastung die Form verändern, wozu hyaliner Knorpel nicht in der Lage ist. Zwischen die Gelenkflächen ist ein Diskus eingelagert, der ebenfalls aus dichtem, fibrösem Gewebe ohne Gefäße besteht. Dieser Gelenkdiskus ist fest mit dem lateralen und medialen Pol des Caput mandibulae verbunden und heftet sich anterior an die Gelenkkapsel. Posterior setzt sich der Diskus als eine dicke Doppelschicht von gefäßhaltigem Bindegewebe (bilaminäre Zone) fort, die sich aufteilt und sich superior als eine fibroelastische Schicht an die posteriore Fläche der Fossa glenoidalis anheftet. Inferior setzt sie sich als fibröses Blatt fort und heftet sich an die posteriore Fläche des Collum mandibulae. Zwischen den beiden Schichten befindet sich gefäßhaltiges, innerviertes, lockeres Bindegewebe, das an der Rückwand der Gelenkkapsel befestigt ist. Der Diskus unterteilt das Gelenk in eine obere und eine untere Kammer und fungiert als dritter Knochen im Gelenk, wo-

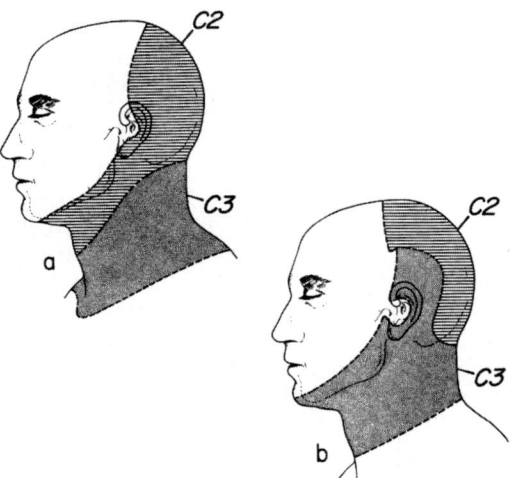

Abb. 5.4: Zervikaldermatome. **a** entspricht den taktilen Dermatomen C_2 und C_3 nach der Definition von Foerster [29]. **b** gibt die Schmerzdermatome von C_2 und C_3 wieder, wie in einer Untersuchung von Polleti definiert [87]. Nicht gezeigt wird, dass C_1 auch die hintere Kopfhaut sensorisch innerviert, und dass von C_1 ausgehende Schmerzen im Bereich des Augenhintergrundes, der Stirn und der Schläfen wahrgenommen werden können. C_1, C_2 und C_3 innervieren gemeinsam und sich überschneidend sensorisch den Hinterkopf, die seitlicher Kopfhaut, den anterolateralen Hals bis in den Bereich der Schlüsselbeine inklusive dieser Knochen, Teile des Ohres, das Kiefergelenk und den unterer Rand der Mandibula.

durch scharnierartig gleitende Bewegungen möglich werden.

Die Verlagerung des Caput nach inferior und posterior wird durch die fibröse Gelenkkapsel und eine verdickte anterolaterale und laterale Wand der Gelenkkapsel verhindert, die als temporomandibuläres Band bezeichnet wird. Stabilität in der Bewegung verleihen der M. temporalis posterior und das Caput inferior des M. pterygoideus lateralis. Eine eingehendere Darstellung des Kiefergelenks und seiner Biomechanik geben Sarnat und Laskin [96], Bell [5], Solberg und Clark [115] und andere [16, 77].

Biomechanik

Die Morphologie eines Gelenks und die Anordnung seiner Strukturen bestimmen seine Bewegungsebenen. Das Kiefergelenk gilt als komplexes Gelenk, da sich seine zwei Teile unterschiedlich bewegen. Biomechanisch entscheidend ist dabei der Diskus. Zu Beginn der Mundöffnung (20–30 mm) artikuliert das Caput mandibulae in einer scharnierartigen Bewegung mit dem Diskus. Diskus und Caput mandibulae führen danach gemeinsam eine translatorische Bewegung über das Tuberculum articulare aus, während sich die Kiefer vollständig öffnen (Abb. 5.6).

Biomechanik innerer Gelenkstörungen

Der Ausdruck „innere Gelenkstörung" kann auf alle Gelenke angewendet werden und bezeichnet Störungen der normalen Gelenkfunktion auf Grund mechanischer Faktoren. Am Kiefergelenk sind damit hauptsächlich Verlagerungen und Verformungen des Gelenkdiskus sowie Verformungen der artikulierenden Flächen und eine Hypermobilität des Gelenks gemeint [113]. Viele Störungen des Kiefergelenks gehen mit einer übermäßigen oder eingeschränkten Beweglichkeit und mit Gelenkgeräuschen einher, sind jedoch relativ schmerzlos. Hierzu zählen angeborene oder entwicklungsbedingte Störungen, Verlagerungen des Diskus, eine Osteoarthritis und eine Ankylose. Falls im Zusammenhang mit diesen Störungen Schmerzen auftreten, sind sie meist kurzfristig und gehen auf Bänderzerrungen oder -überdehnungen zurück. Bei einer Ankylose treten Schmerzen auf, wenn der Kiefer gewaltsam weiter geöffnet wird, als es die durch Verklebung bedingte Gelenkversteifung zulässt. Ein gewaltsames Öffnen kann zu akuten Entzündungserscheinungen führen. Auch eine primäre oder sekundäre Osteoarthritis äußert sich, sofern sie nicht von einer Synovitis begleitet wird, mit geringfügigen Schmerzen und Funktionsstörungen [79], möglicherweise begleitet von Crepitus und

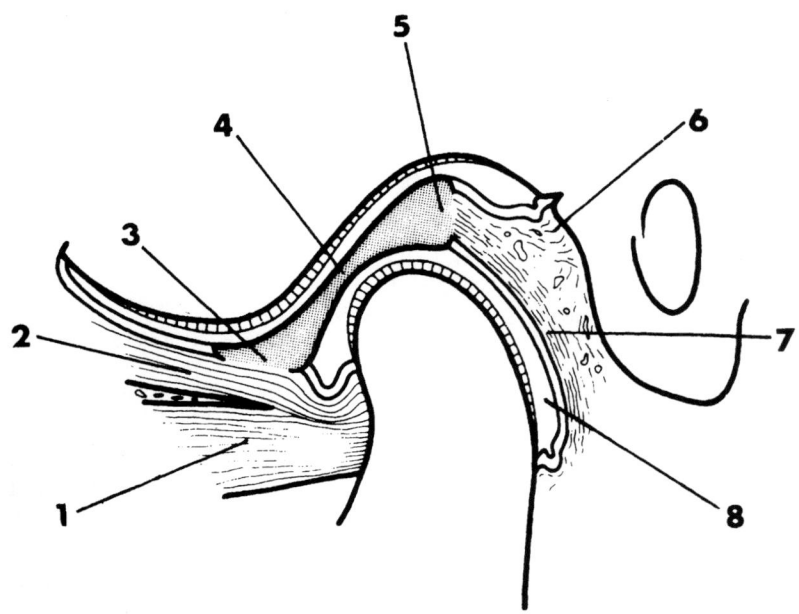

Abb. 5.5: Zeichnung des medialen Drittels eines Temporomandibulargelenks im Sagittalschnitt. 1) Pars inferior und 2) Pars superior des M. pterygoideus lateralis, 3) anteriores Band des Diskus, 4) zentraler Diskusbereich, 5) posteriores Band des Diskus, 6) Lamina superior der hinteren Ansatzstelle, 7) Lamina inferior der hinteren Ansatzstelle, 8) unterer Gelenkspalt. Die linke Seite der Abbildung entspricht der anterioren (Nachdruck mit freundlicher Genehmigung von [113]).

einer Bewegungseinschränkung. Ein Knacken, irreguläre Bewegungen des Caput mandibulae und eine Gelenksperre treten am häufigsten auf und sind frühe Anzeichen einer Gelenkstörung. Zu einer Myalgie, myofaszialen Triggerpunkten und übertragenen Symptomen kommt es jedoch nur, wenn in diesem Zusammenhang entzündungsbedingt Schmerzen auftreten, oder wenn die Gelenkkapsel bei Bewegungen schmerzt.

Erkrankungen des Temporomandibulargelenks

- **Kongenitale oder entwicklungsbedingte Störungen:** Aplasie, Hypoplasie, Hyperplasie, Neoplasie
- **Verlagerung des Diskus:** Diskusverlagerung mit Reduktion, Diskusverlagerung ohne Reduktion
- **Osteoarthritis (nichtentzündliche Erkrankungen):** primäre Osteoarthritis, sekundäre Osteoarthritis
- **Luxation des Temporomandibulargelenks**
- **Ankylose**
- **Fraktur** des Processus condylaris
- **Entzündliche Erkrankungen:** Capsulitis/Synovitis, Polyarthritis

* nach: American Academy of Orofacial Pain [72]. Der Untergruppe Temporomandibulargelenk zuzuordnen, wie in der Klassifizierung der International Headache Society angegeben. Vgl. Kapitelanfang.

Ein Knacklaut ist zu hören, wenn das Caput mandibulae teilweise den nach vorn verlagerten Diskus überwinden muss, damit der Mund vollständig geöffnet werden kann (Abb. 5.7). Er entsteht, wenn Diskus und Kondylus auf das Tuberculum articulare treffen [113]. Dieser Laut ist meist reziprok. Ein zweiter, leiserer Knacklaut tritt auf, wenn der Kondylus beim Schließen wieder vom Diskus gleitet. Zur Gelenksperre kommt es, wenn der Diskus sich nicht mehr über das Caput mandibulae zurückschiebt und die Gelenkbewegung durch den gefalteten, formveränderten Diskus blockiert wird (Abb. 5.8). Da normalerweise sowohl das Knacken als auch die Sperre schmerzfrei sind, kommen die Patienten oft erst in die Sprechstunde, wenn sie das blockierte Gelenk nicht mehr selbst einrasten können. Auch dann steht eher die Blockade als ein Schmerz im Vordergrund der Beschwerden. Wenn es jedoch wiederholt zu Diskusverlagerungen kommt, können durchaus Schmerzen auftreten [113]. Unter Umständen lässt sich der Mund im Laufe der Zeit sogar besser öffnen. Die Bewegung wird jedoch in dem Maße schmerzhaft, wie Entzündungsprozesse und Osteoarthritis die Gelenkstörung begleiten. Chronische in-

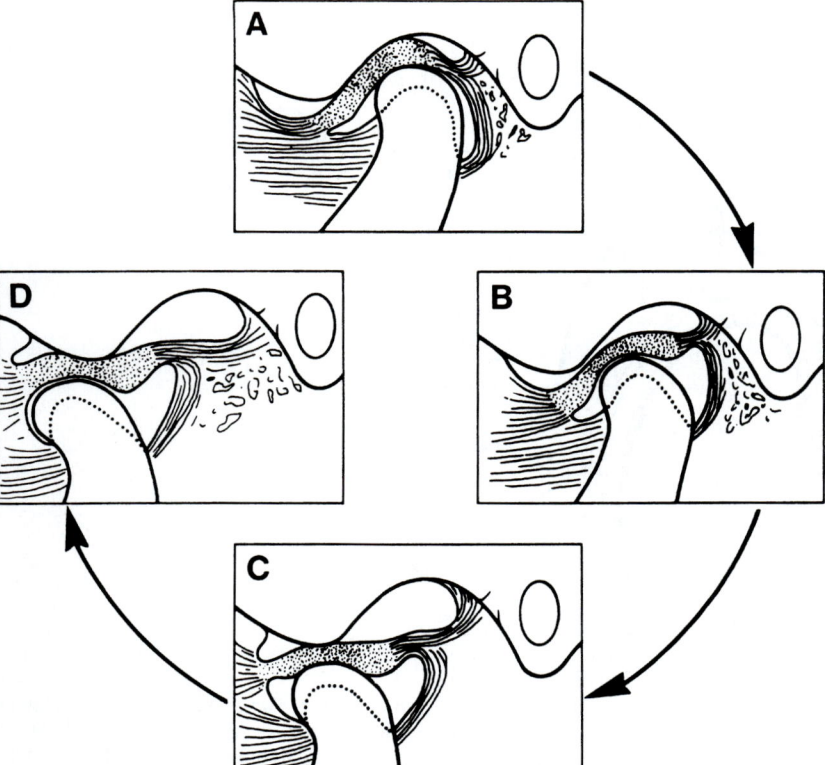

Abb. 5.6: Normale Funktion des Kiefergelenks bei der Mundöffnung, wie es in einer Arthrographie erscheint. Der Diskus (*punktiert*) liegt zwischen dem Caput mandibulae (*unten*) und dem Os temporale (*oben*). **A:** Mandibula in geschlossener Stellung. **B–D:** Erweiterung der Mundöffnung. Der Diskus gleitet mit dem Caput mandibulae zum Tuberculum articulare nach vorn und manchmal darüber hinweg. Das obere Stratum der bilaminären Zone wird gedehnt, das untere nicht (Mit freundlicher Genehmigung nach [115]).

nere Gelenkstörungen sind im Allgemeinen in einem Zeitraum von drei bis fünf Jahren [91] selbstbegrenzend. Da sie schmerzlos oder stumm verlaufen können, suchen die Betroffenen deswegen oft keinen Arzt auf [113].

Die Rolle der Okklusion bei Kiefergelenkstörungen
In der Vergangenheit galten Störungen und Abweichungen des Mundschlusses unter Zahnärzten als ein möglicher primärer ätiologischer Faktor für temporomandibuläre Störungen. Wenn man die einschlägige Literatur sichtet und neuere Studien heranzieht, ist diese Position jedoch nicht zu halten [70, 89, 90, 120]. Selbst der Verlust von Backenzähnen, der mit osteoarthritischen Veränderungen im Kiefergelenk zusammenzuhängen scheint, zeigt keine eindeutigen Auswirkungen, wenn die Daten altersentsprechend korrigiert werden, da sowohl der Zahnverlust als auch die Osteoarthritis mit fortschreitendem Alter zunehmen [121, 122]. Auch eine Okklusionsabweichung von 4–6 mm in der Vertikalen (gemeint ist der Abstand zwischen einem Punkt auf der Maxilla und einem zweiten auf der Mandibula bei Okklusion) ruft keine Hyperaktivität der Kaumuskulatur oder andere Symptome einer Störung des Temporomandibulargelenks hervor [93]. Anhand einer logistischen Regressionsanalyse, wurde die Rolle der Okklusion für die Entstehung von temporomandibulären Störungen eingeschätzt. Es zeigte sich, dass ein Überbiss (kein Zahnschluss der Schneidezähne, während die hinteren Zähne in Okklusion sind) mit Osteoarthritis und myofaszialem Schmerz auf Grund von Triggerpunkten korreliert. Die Autoren dieser Studie halten jedoch Okklusionsveränderungen bei Osteoarthritis nur für sekundäre Folgen der Gelenkveränderungen [90]. Überraschend war dagegen das Zusammentreffen von Überbiss und myofaszialen Triggerpunkten bei fehlender Osteoarthritis. Es war unklar, ob der Überbiss dem Triggerpunktschmerz vorausging, oder ob die myofaszialen Triggerpunkte die Okklusion veränderten.

Die ätiologische Bedeutung der Okklusion für triggerpunktbedingte Schmerzen und temporomandibuläre Störungen bleibt unklar. Hier ist Forschungsbedarf gegeben. Es empfiehlt sich jedoch, Patienten mit Beschwerden im Kiefergelenk, die über Abweichungen beim Zahnschluss klagen oder Anzeichen dafür aufweisen, routinemäßig auf Triggerpunkte in der Kaumuskulatur zu untersuchen. Bei einer triggerpunktbedingten Verkürzung dieser Muskeln kann es zur Verlagerung des Unterkiefers kommen. Die begleitende Ok-

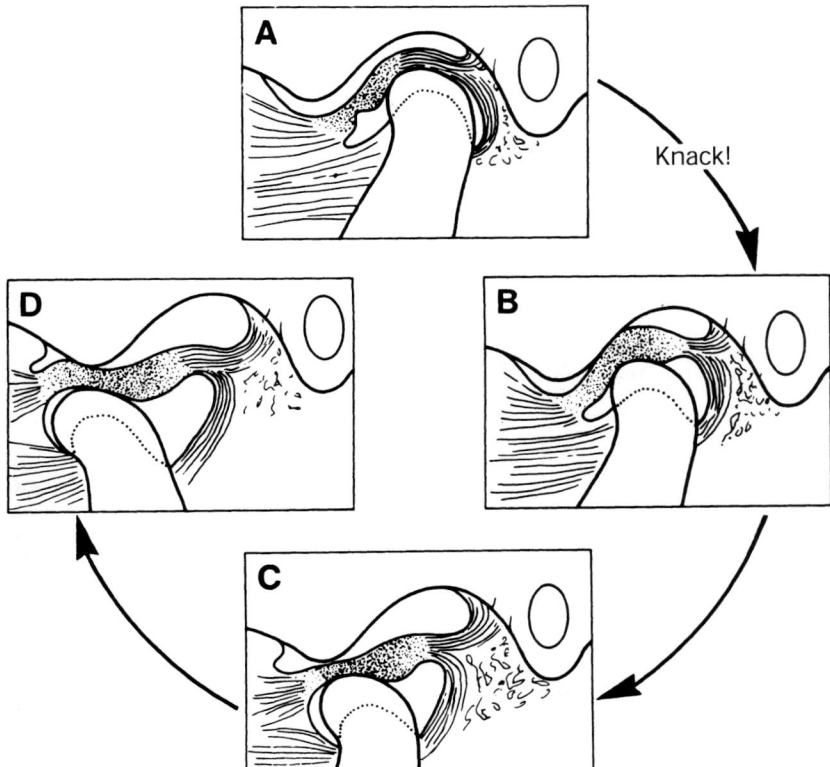

Abb. 5.7: Mechanismus des frühzeitigen Knackens bei einer leichten Vorverlagerung des Diskus. **A:** Ruhestellung. **B:** Sobald das Caput mandibulae nach vorn zu gleiten beginnt, muss es eine Verdickung des Materials im hinteren Diskusteil überwinden, wobei der Knacklaut entsteht. Dadurch gelangt das Caput unter den zentralen, dünnen Teil des Diskus. **C** und **D:** Nach dem Knacken setzen sich Öffnung der Mandibula und Translation des Caput anscheinend im Zuge der normalen Diskusmechanik fort (Mit freundlicher Genehmigung nach [115]).

klusionsveränderung ist problemlos korrigierbar. Myofasziale Triggerpunkte in der Kaumuskulatur sollten inaktiviert werden, bevor eine zahn- und kieferorthopädische Behandlung eingeleitet wird.

Temporomandibuläre Störungen und myofasziale Triggerpunkte

Schmerzlose Gelenkveränderungen führen selten zu myofaszialen Triggerpunkten. Hierzu kommt es eher, wenn entzündliche Prozesse zwischenzeitlich oder dauerhaft mit chronischen Gelenkstörungen einhergehen. Wenn im Gelenk selbst Schmerzen entstehen, sind dafür meist akute lokale Entzündungsprozesse oder ein akuter Arthritisschub verantwortlich. Im Rahmen einer Studie an der Klinik für temporomandibuläre Störungen und Gesichtsschmerz der Universität von Minnesota untersuchten die Ärzte 296 Patienten mit chronischen Kopf- und Halsschmerzen [31]. Nur in 21% der Fälle war die primäre Schmerzursache eine temporomandibuläre Störung. In allen Fällen lag gleichzeitig eine Reizung der Gelenkkapsel des Kiefergelenks oder der hinteren Diskusgewebe vor. Es handelt sich dabei um einen typischerweise periartikulären, bohrenden Schmerz, der auf akute Schmerztherapien gut anspricht (Kapitel 5.4). Da diese Art von Er-

krankung jedoch fast immer von einem reflektorischen Muskelhartspann, einer Spastik oder Schmerzen begleitet wird, findet man häufig gleichzeitig myofasziale Triggerpunkte. Sie entwickeln sich vorzugsweise, wenn die Reizung langfristig besteht oder rezidiviert. Myofasziale Schmerzen bei Triggerpunkten waren bei 54% der Patienten aus der zitierten Studie nachweisbar und damit annähernd dreimal häufiger als der primäre Gelenkschmerz. Bei 30,4% der Patienten wurden schmerzlose innere Veränderungen der Kiefergelenke als begünstigende Faktoren für myofasziale Triggerpunkte diagnostiziert [31]. Im Hinblick auf diese Daten müssen echte Kiefergelenkschemerzen, myofasziale Schmerzen bei Triggerpunkten und triggerpunktbedingte Schmerzen, die durch nichtentzündliche oder zwischenzeitlich entzündliche Gelenkerkrankung aufrecht erhalten werden, sorgfältig gegeneinander abgegrenzt werden. Dementsprechend sind die Behandlungsprioritäten zu setzen. In Kapitel 5.3 wird eine einfache Screeninguntersuchung für das Kiefergelenk beschrieben, die den Umfang aufdeckt, in dem das Gelenk in das Geschehen einbezogen ist.

Nachstehend wird der Fall eines Patienten dargestellt, dessen chronische Kiefergelenkstö-

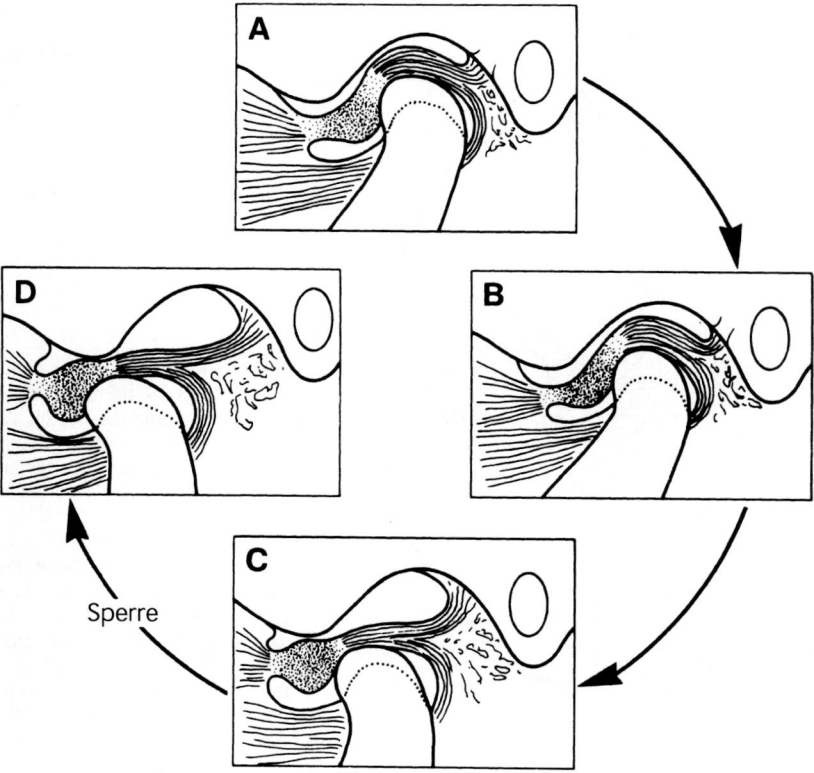

Abb. 5.8: Mechanismus der Kiefersperre ab einem bestimmten Punkt auf Grund einer deutlichen Vorverlagerung des Diskus. **A:** Ruhestellung. **B:** Das Caput mandibulae gleitet nach vorn, trifft auf den Diskus, kann ihn aber nicht überwinden. **C** und **D:** Die vollständige Translationsbewegung ist behindert. Es ist somit unmöglich, den Mund ganz zu öffnen (Mit freundlicher Genehmigung nach [115]).

rung sich akut verschlimmerte. In der Folge kam es zu persistierenden, triggerpunktbedingten Symptomen.

Fallbericht

Ein 47-jähriger Mann, dessen beide Temporomandibulargelenke seit langem Veränderungen aufwiesen, kam wegen einer akuten Entzündung im linken Kiefergelenk in die Sprechstunde. Der Zustand wurde konservativ durch Ruhigstellung und entzündungshemmende Medikamente behandelt. Die schweren Symptome bildeten sich zurück, der Patient klagte jedoch weiterhin über zwar leichte, aber anhaltende „Schmerzen im linken Unterkiefer" und ein Klingelgeräusch im linken Ohr insbesondere beim Zubeißen. Anamnese und körperliche Untersuchung ergaben, dass der Schmerz nicht mehr über dem Gelenk lokalisiert war, sondern unterhalb und vor dem linken Kiefergelenk über dem M. masseter. Das Bewegungsausmaß des Temporomandibulargelenks hatte sich von 41 auf 47 mm erweitert. Beim Palpieren war keine Druckschmerzhaftigkeit feststellbar. Die Palpation des M. masseter jedoch, insbesondere seiner tiefen Fasern, rief die Symptome des Patienten hervor. Berichten zufolge können myofasziale Triggerpunkte in diesem Teil des M. masseter für einseitigen Tinnitus und den hohen Ton verantwortlich sein, den der Patient hört, wenn er die Zahnreihen schließt. Der weniger erfahrene Arzt konzentriert sich in diesem Falle vielleicht auf die Behandlung des Kiefergelenks, da in beiden Gelenken, insbesondere im linken, eine Veränderung gefunden wurde. Die Schmerzquelle hat sich jedoch verlagert und liegt jetzt nicht mehr im Gelenk, sondern in myofaszialen Triggerpunkten des M. masseter. Diese müssen folglich zunächst inaktiviert werden.

Kaumuskulatur und Muskeln von Kopf und Hals

Erkrankungen der Muskeln und anderer Weichteilgewebe sind die häufigste Schmerzursache in der Gesamtbevölkerung [57]. Die Nomenklatur ist nach wie vor ebenso unterschiedlich wie die möglichen Schmerzursachen und die verschiedenen klinischen Erscheinungsbildern, die schwer zu differenzieren sind, wie Hartspann, Spastik, lokalisierte Myalgie oder triggerpunktbedingter myofaszialer Schmerz. Vor kurzem wurde nach einer erneuten gründlichen Durchsicht weitgehend Klarheit in dieses umstrittene Gebiet gebracht [76, 107]. Myofasziale Triggerpunkte als Ursache schmerzhafter Symptome sind ohne Zweifel der häufigste Befund in Einrichtungen für chronischen Schmerz, auch in Universitätskliniken für temporomandibulären und kraniofazialen Schmerz [28, 31, 110, 112].

Es liegt umfangreiche zahnmedizinische Literatur vor, in der ein Zusammenhang zwischen dem Kiefergelenk, der Kaumuskulatur und verschiedenen schmerzhaften Zuständen besprochen wird, die unter dem Überbegriff „tempo-

romandibuläre Störungen" zusammengefasst werden. Leider werden viele Begriffe zur Bezeichnung von myofaszialem Schmerz auf Grund von Triggerpunkten und temporomandibulären Störungen noch immer beliebig benutzt, und es hängt ganz vom Verfasser des jeweiligen Artikels, Kapitels oder Buches ab, wie myofaszialer Schmerz definiert wird.

So prägte Laskin vor wenigen Jahren den Begriff „myofasziales Schmerzdysfunktions-Syndrom" [62]. Für dessen Diagnose verlangt er nur einen der folgenden Befunde: 1) Schmerzen in einem Ohr oder dessen Nachbarschaft, 2) Druckschmerzhaftigkeit der Kaumuskulatur, 3) mit Schmerzen verbundene Gelenkgeräusche im Temporomandibulargelenk, 4) eine eingeschränkte Mundöffnung oder abweichende Bewegungen der Mandibula hierbei. Zudem müssen folgende Befunde negativ sein: 1) röntgenologischer Nachweis einer Erkrankung des Temporomandibulargelenkes und 2) Druckschmerzhaftigkeit des Kiefergelenkes bei Palpation durch den äußeren Gehörgang. Natürlich führen diese breiten und unpräzisen Kriterien zur Verwendung der Diagnose als einer Art Sammeltopf für alle Patienten mit Gesichtsschmerzen unbekannter Genese. Außerdem leistet sie einem Missverständnis in Bezug auf myofasziale Schmerzen Vorschub, wie er heute verstanden wird [104, 105]. Viele Ärzte und Zahnärzte sprechen nach wie vor von *myofaszialem* Schmerz und verstehen darunter eine Myalgie der Gesichts- und Kaumuskulatur. Andere wiederum gehen von einem Syndrom aus, das gewisse Veränderungen im Kiefergelenk und eine Reizung der assoziierten Muskulatur einschließt. Myofasziale Schmerzen bei Triggerpunkten sind jedoch nicht auf den Bereich von Kopf und Hals beschränkt, und stehen auch nicht vorrangig im Zusammenhang mit Veränderungen des Kiefergelenks oder dessen schmerzhaften Funktionsstörungen.

Noch 1992 benutzten Dworkin und Kollegen den Begriff „myofaszialer Schmerz", um jede Art von Schmerz zu beschreiben, der im Gesicht lokalisiert war und von einer palpatorisch schmerzhaften Kaumuskulatur und (nicht zwingend) einem eingeschränkten Bewegungsausmaß der Kiefergelenke begleitet wurde [18]. Es werden weder eine punktförmige Druckschmerzhaftigkeit, palpierbare Knötchen oder verspannte Faserbündel im Muskel, noch Angaben des Patienten über fortgeleitete schmerzhafte Symptome erwähnt, die als diagnostische Schlüsselkategorien für einen triggerpunktbedingten Schmerz gelten, wie er in diesem Handbuch beschrieben wird. Anerkannte Forscher im Bereich des myofaszialen Schmerzsyndroms schlugen vor, den Begriff „myofaszialer Schmerz" für ein Geschehen zu verwenden, das im Wesentlichen eine Allodynie der Kaumuskulatur ist. Sie empfehlen ihn als diagnostischen Begriff für die Forschung. Die Autoren räumen zwar ein, dass die Wahl des Begriffs „myofaszialer Schmerz" statt Myalgie, Fibromyositis oder Fibromyalgie zur Beschreibung von Muskelschmerzen willkürlich ist, dennoch ist zu befürchten, dass er in dieser Definition noch auf Jahre hinaus zum fälschlichen Gebrauch und Missverständnis des Begriffs „triggerpunktbedingter myofaszialer Schmerz" sowie hiermit verwandter Begriffe beitragen wird.

Die Vielfalt der Definitionen desselben Begriffs und die Verwendung unterschiedlicher Begriffe für dasselbe klinische Phänomen erschwert die Interpretation von Daten aus der Forschung, den Vergleich von Studien und ein Verständnis dessen, was die verschiedenen Autoren beschreiben oder therapieren. Unter diesem Gesichtspunkt führen wir nochmals die diagnostischen Kriterien an, anhand derer ein durch Triggerpunkte verursachter Schmerz zu bestimmen ist, und wir empfehlen deren Verwendung nachdrücklich. Diese diagnostischen Kriterien haben ihre Nützlichkeit bereits in diversen Studien bewiesen [52, 92, 110]. Sie erlauben es, zu Forschungszwecken eine einfache Druckschmerzhaftigkeit der Muskulatur (Allodynie) von triggerpunktbedingtem myofaszialem Schmerz zu unterscheiden.

Tabelle 2.4B enthält die vollständige Liste der diagnostischen Kriterien. Mindestens die folgenden Befunde müssen erhoben werden, um die Diagnose „myofaszialer Schmerz aufgrund von Triggerpunkten" zu stellen:

- Regionaler oder lokaler Schmerz in einer beliebigen Struktur des Körpers, meist tief und bohrend.
- Eine eng umschriebene druckschmerzhafte Stelle im verspannten Muskelfaserbündel eines Skelettmuskels (Triggerpunkt). Sie liegt normalerweise, aber nicht zwingend, in einigem Abstand oder außerhalb des schmerzenden Bereichs.
- Ein Druck von 2–4 kg/cm^2 ruft innerhalb von zehn Sekunden den klinischen Schmerz hervor [45a].
- Eine schmerzbedingt verringerte Beweglichkeit des betroffenen Muskels.

Kraniale Neuralgie, Nervenschmerzen, Deafferenzierungsschmerz

Unter diese Schmerzkategorie fallen Störungen bei Verletzungen oder Funktionsstörungen des sensorischen Anteils beliebiger kranialer oder zervikaler Nerven. Der Mechanismus unterscheidet sich von der üblichen nozizeptiven Informationsleitung durch diese primären afferenten Nozizeptoren. Anhand ihres zeitlichen Auftretens werden die Schmerzereignisse zwei Hauptgruppen zugeordnet: den persistierenden und den paroxysmal auftretenden Schmerzen.

Kraniale Neuralgien

- **Persistierend:** postherpetische Neuralgie, posttraumatische Neuralgie, Anaesthesia dolorosa, Neuritis
- **Paroxysmal:** Trigeminusneuralgie, Glossopharyngealneuralgie, Nervus-intermedius-Neuralgie, Neuralgie der oberen Larynx, Hinterhauptsneuralgie, Neurom.

Persistierende Neuralgien

Persistierende Neuralgien rufen ununterbrochene Schmerzen hervor, die typischerweise zu lang anhaltenden reflektorischen Muskelkontraktionen und einer haltungsbedingten Belastung führen können, da der Patient alle Bewegungen vermeidet, die den Nervenschmerz erneut aufflammen lassen oder verschlimmern könnten. Diese Art der kumulativen Mikrotraumatisierung könnte einer Entwicklung von myofaszialen Triggerpunkten vorausgehen [24]. Patienten mit einer postherpetischen Neuralgie klagen fast regelmäßig über ein Brennen, Kribbeln und Dysästhesien, wie sie den Schmerz typischerweise bei einer Nervenfunktionsstörung begleiten. Oft berichten sie auch, dass der Schmerz tief und bohrend ist, was den triggerpunktbedingten muskuloskelettalen und myofaszialen Schmerz charakterisiert [27]. Die körperliche Untersuchung dieser Patienten ergibt oft aktive myofasziale Triggerpunkte als Teil der Beschwerdeursache. Dies ist allerdings bislang noch nicht durch Blind- oder kontrollierte Studien belegt. In einem Artikel werden Triggerpunkte der Interkostalmuskulatur nach einer akuten Herpes-zoster-Infektion beschrieben, die gut auf eine Triggerpunktinfiltrationen ansprachen [11]. Postherpetische Neuralgien ziehen vorwiegend in älteren Bevölkerungsgruppen oft ein lang anhaltendes Leiden nach sich. Daher wäre es von Vorteil, wenn man erfassen könnte, welchen Anteil myofasziale Triggerpunkte an den persistierenden Schmerzen haben. Anhand systematischer Studien muss geklärt werden, wie häufig myofasziale Triggerpunkte bei diesen Patienten sind, ob sie gegebenenfalls therapiepflichtig sind, nachdem der Neuropathieschmerz behoben wurde, oder unter Kontrolle ist, oder ob es klinisch sinnvoll ist, nur die myofaszialen Triggerpunkte zu behandeln, insbesondere wenn der neuropathische Anteil der Beschwerden nur unzureichend beherrscht werden kann.

Paroxysmale Neuralgien

Diese Art der Neuralgien wird wahrscheinlich nicht von einem triggerpunktbedingten myofaszialen Schmerz begleitet, da die Schmerzanfälle nur in Intervallen und kurzfristig auftreten. Unveröffentlichte Daten einer Studie, die an der Universität von California in Los Angeles an 36 Patienten mit einer Trigeminusneuralgie durchgeführt wurde, zeigt keinen direkten Zusammenhang zwischen dieser Neuralgie und triggerpunktbedingtem myofaszialem Schmerz [34]. Erkennbar ist dagegen, dass sich ein „neuer Schmerz" entwickelt. Er wird von myofaszialen Triggerpunkten verursacht und entsteht, weil die Muskeln wiederholt gegen die neuralgischen Schmerzanfälle einen Hartspann annehmen. Siehe den nachstehenden Fallbericht.

Fallbericht

Eine 63-jährige Frau kam wegen einer typischen Trigeminusneuralgie im zweiten und dritten Ast in die Sprechstunde. Sie erhielt einleitend allmählich gesteigerte Dosen Carbamazepin (z. B. Tegretal®), um die Schmerzanfälle zu beherrschen. In der folgenden Woche erschien sie wieder und klagte nun über einen neuen Schmerz in der linken Seite der Kinnspitze. Der Neuralgieschmerz war gelindert, jedoch noch nicht völlig unter Kontrolle. Sie beschrieb den neuen Schmerz als tief und bohrend und fast ständig vorhanden. Es wurde beobachtet, wie die Patientin sich gegen den Neuralgieschmerz wehrte, indem sie den Kopf auf die schmerzende Seite legte und die linke Schulter hoch zog. Die sorgfältige körperliche Untersuchung zeigte einen Triggerpunkt im Muskelbauch des linken M. sternocleidomastoideus. Als er palpiert wurde, verstärkte sich der Schmerz im Kinn. Nachdem dieser Triggerpunkt mit 0,5%igem Procain infiltriert und der Muskel gedehnt worden war, ließen die Kinnschmerzen sofort nach und traten auch nicht wieder auf. Unter Tegretal® in einer Dosierung von 1200 mg/Tag war die Neuralgie unter Kontrolle.

Als Begleitphänomen paroxysmaler kranialer Neuralgien ist myofaszialer Schmerz selten. Dagegen ist beschrieben, wie er eine Neuralgie des Hinterhaupts vortäuschte [36]. Das Klassifizierungskomitee der International Headache Society beschreibt diesen Neuralgieschmerz als anfallsartig und stechend, erwähnt jedoch auch einen bohrenden Schmerz, der zwischen den Anfällen auftreten

kann [61]. In den maßgeblichen Texten wird die Neuralgie des Hinterhaupts als paroxysmal und anhaltend und der Schmerz als brennend und bohrend beschrieben [7, 40, 47]. Häufig strahlt der Schmerz in den Stirnbereich aus. Beide Beschreibungen treffen sowohl auf den neuropathischen und muskuloskelettalen (brennend, stechend, bohrend) als auch auf den myofaszialen Schmerz bei Triggerpunkten zu (bohrender Schmerz und übertragene Symptome). Gelegentlich handelt es sich bei der Neuralgie des Hinterhaupts um ein rein myofasziales Problem [36]. Es kann jedoch auch zur Nervenkompression kommen, wo dieser durch den M. semispinalis capitis verläuft, wenn ihn durch einen Triggerpunkt verspannte Faserbündel „einklemmen". Dies erklärt sowohl den bohrenden Schmerz und die zur Stirn übertragenen Symptome (myofaszialer Triggerpunktschmerz) als auch den durch die Kompression bedingten Nervenschmerz. Das Headache Classification Committee schreibt, „die Neuralgie des Hinterhaupts ist vom Übertragungsschmerz, der sich vom atlantoaxialen Gelenk oder den oberen Facettengelenken oder von druckschmerzhaften *Triggerpunkten in den Nackenmuskeln oder deren Ansatzstellen herleitet* zu unterscheiden" [81].

Die herkömmliche Therapie der echten Neuralgie des Hinterhaupts sieht oft invasive und irreversible chirurgische Eingriffe vor. Der umsichtige Arzt wird daher stets ein Mitwirken von myofaszialen Triggerpunkten ausschließen. Falls diese vorhanden sind, sollte die einschlägige Therapie jeder endgültigen neuroablativen Behandlung vorangehen. Eine wirksame Behandlung des triggerpunktbedingten myofaszialen Schmerzes kann den begleitenden Nervenschmerz beheben, weil der Nervenengpass beseitigt wird. Ein chirurgischer Eingriff erübrigt sich damit.

Nicht klassifizierbare Kopf- und Halsschmerzen

In diese Kategorie fallen laut offizieller Sprachregelung „alle Arten von Kopfschmerz, die nicht die Kriterien eines der zuvor [in der Klassifikation der International Headache Society] beschriebenen Krankheitsbilder erfüllen" [81]. Ein Beispiel dafür ist der zervikogene Kopfschmerz, den Sjaastad und Kollegen 1983 erstmals beschrieben [109], der bisher noch nicht in die Kopfschmerzklassifikation aufgenommen wurde. Zervikogene Kopfschmerzen werden als vorwiegend einseitig im Stirn-Schläfenbereich auftretende Schmerzen beschrieben, die im Übrigen migräneartige Charakteristika besitzen.

Sie unterscheiden sich dadurch, dass sie durchgängig unilateral auftreten, sich bei Halsbewegungen oder bei *Druck gegen bestimmte empfindliche Punkte am Nacken* verschlimmern sowie durch begleitenden Schulter-Armschmerz und Nackensteifigkeit. Oft geht den Beschwerden ein Trauma voraus.

Es ist umstritten, ob es sich beim zervikogenen Kopfschmerz um eine eigenständige Kategorie handelt und welches die schmerzauslösenden Mechanismen sind. Diese Art des Kopfschmerzes ähnelt in vieler Hinsicht der Migräne ohne Aura, dem Spannungskopfschmerz und posttraumatischen Kopfschmerzen, denen myofasziale Triggerpunkte gemeinsam sind. Sjaastad selbst wies an elf Patienten mit zervikogenen Kopfschmerzen, die die beschriebenen Kriterien erfüllten, myofasziale Triggerpunkte nach, die den Kopfschmerz reproduzierten [50]. Andere Autoren weisen darauf hin, dass das diagnostische Merkmal bei zervikogenen Kopfschmerzen ein „Triggerpunkt" ist [30, 85]. Sie beschreiben ihn als „umschriebene, hypersensitive Stelle in der Haut oder einem *Muskel* mit einer reproduzierbaren Schmerzschwelle" [85]. (Diese Beschreibung entspricht der für myofasziale Triggerpunkte, ist jedoch diagnostisch unzureichend). Den besagten Autoren zufolge kann solch ein Punkt über spezifischen anatomischen Orten am Hals und der Linea nuchalis liegen, ohne dass Muskeln, Nerven oder Knochen involviert sind [30].

Der Umstand, dass sich in der Krankengeschichte von Patienten mit zervikogenen Kopfschmerzen oft ein Trauma findet, stützt die Annahme, dass hier eine einseitige Läsion von Weichteilgewebe vorliegt, gefolgt von Muskelhartspann und der Entwicklung von myofaszialen Triggerpunkten. Für die meisten Patienten mit zervikogenen Kopfschmerzen wird eine segmentell verminderte Beweglichkeit der Halswirbelsäule beschrieben [84, 109]. Man hat versucht, dies mit einer „fibrösen Gewebefixierung" zwischen den Zervikalgelenken zu erklären (Gronbaek [38] machte diese Beobachtung während einer Operation), zu der es im Rahmen des Heilungsprozesses nach einem Zervikaltrauma kommt. Diese Annahme ist jedoch problematisch, sofern nicht zuvor die triggerpunktbedingte Spannung und Verkürzung der Muskeln aufgehoben wurde. So konnten bei einer kleinen Patientengruppe mit zervikogenen Kopfschmerzen Verfahren zur Bekämpfung von myofaszialen Schmerzen sowohl die Häufigkeit als auch die Intensität der Kopfschmerzen erheblich senken [50]. Wie auch bei der Neuralgie des Hinterhaupts greift man zur Bekämpfung des zervikogenen Kopfschmerzes meistens auf invasive, neuroablative und chirurgische Verfahren zurück. Dem lässt sich mit bewährten konservativen Methoden begegnen. Es ist bedauerlich, dass die Kopfschmerzen so vieler Patienten als „unklassifizierbar" eingestuft werden, weil der Untersucher noch nicht gelernt hat, myofasziale Triggerpunkte aufzufinden und zu diagnostizieren.

5.3 Screening und therapeutische Aspekte temporomandibulärer Störungen; Bewertung und Korrektur der vorgeschobenen Kopfhaltung und ungünstigen Körpermechanik in Bezug auf myofasziale Triggerpunkte

Der folgende Abschnitt gibt eine Übersicht der bei Verdacht auf temporomandibuläre Störungen und bei einer nach vorn verschobenen Kopfhaltung geeigneten Untersuchungsmethoden sowie über die entsprechenden grundlegenden Behandlungsformen und die Möglichkeiten einer Haltungskorrektur. Ein weiterer Unterabschnitt befasst sich mit der Untersuchung auf eine ungünstige Körpermechanik und deren Korrektur. Unabhängig davon, welche vorläufige Diagnose gestellt wird, und ob die Untersuchung des Kiefergelenks einen positiven Befund erbringt, darf eine Untersuchung aller Muskeln von Kopf und Hals nicht ausgelassen werden, da unbedingt abgeklärt werden muss, ob aktive oder latente myofasziale Triggerpunkte vorhanden sind, um chronische oder persistierende Schmerzen im Bereich von Kopf und Hals umfassend diagnostizieren zu können. In den einzelnen Muskelkapiteln dieses Handbuches finden sich für jeden Muskel von Kopf und Hals die bei einer Untersuchung vorauszusetzenden Informationen. Mit Geduld und einiger Übung erwirbt der Arzt ein hohes Maß an Fertigkeiten und kann während der systematischen Untersuchung Empfindlichkeit und Übertragungsschmerzen, Funktionsstörungen oder andere Symptome erkennen, die von den einzelnen Muskeln ausgehen. Unabhängig von der jeweiligen Diagnose muss davon ausgegangen werden, dass myofasziale Triggerpunkte zum Krankheitsgeschehen beitragen und dieses sowie eine Behandlung der meisten chronischen Schmerzgeschehen verkomplizieren.

5.3.1 Screening von Kiefergelenksstörungen

Wichtigster Bestandteil jeglicher diagnostischer Maßnahmen ist selbstverständlich die Erhebung einer umfassenden Krankengeschichte. Oft erhält der Arzt bereits dadurch genaue Anhaltspunkte und kann die möglichen Ursachen eingrenzen. Wenn sich herausgestellt hat, dass der Patient an einer Störung des Kiefergelenks, einem triggerpunktbedingten myofaszialen Schmerz oder an einer Kombination von beidem leidet, sollten folgende Untersuchungstechniken verwendet werden, um die Beteiligung des Kiefergelenks abzuklären.

Druckschmerzhaftigkeit der Gelenkkapsel
Untersuchung
Sofern die Schmerzen im Temporomandibulargelenk entstehen, gehen sie fast immer mit einer Entzündung der Gelenkkapsel oder des Gewebes im hinteren Diskusteil einher. Es lässt sich palpatorisch leicht abklären, ob die für eine akute Entzündung typische Druckschmerzhaftigkeit vorliegt. Am Kiefergelenk werden zwei Palpationstechniken eingesetzt: 1. Der Palpationspunkt liegt über dem lateralen Pol des Kiefergelenks direkt vor dem Tragus. An dieser Stelle fühlt man die Gelenkbewegung, wenn der Mund geöffnet und geschlossen wird. Diese Untersuchung zeigt Entzündungen der Gelenkkapsel. 2. Ein Finger wird in den äußeren Gehörgang eingeführt, um die Pars posterior superior des Gelenks zu tasten, wo das möglicherweise entzündete Gewebe im hinteren Diskusanteil liegt.

Die lateralen Pole werden durch gleichzeitigen Druck der Zeigefingerspitze gegen das Gelenk auf Höhe des Tragus palpiert. Fester Druck kann für den Patienten vielleicht *unangenehm* sein, ist jedoch nur bei entzündeter Gelenkkapsel *schmerzhaft*. Werden beide Seiten gleichzeitig palpiert, kann der Patient Vergleiche anstellen (Abb. 5.9).

Das hintere Diskusgewebe wird palpiert, indem der Arzt die Kleinfinger in den Gehörgang einführt und behutsam von oben auf das Gelenk drückt. Bei einem gesunden Gelenk ist diese Untersuchung vielleicht unangenehm, aber nicht schmerzhaft (Abb. 5.10).

Interessant ist der persistierende, periartikuläre Schmerz des Kiefergelenks ohne ausgeprägte Gelenkentzündung. Das Gelenk ist beim Palpieren relativ weniger druckschmerzhaft als bei einem akuten Entzündungszustand. In diesem Fall leiten wahrscheinlich myofasziale Triggerpunkte der Mm. masseter, pterygoideus oder M. sternocleidomastoideus Schmerzen ins Gelenk und bewirken eine sekundäre übertragene Empfindlichkeit im kutanen und tiefen Gewebe [25, 75, 79]. Die Diagnose wird durch Sprühen und Dehnen der betroffenen Muskeln bestätigt. Bereits das Sprühen kann den übertragenen Gelenkschmerz und die übertragene Hypersensitivität reduzieren, während durch die Dehnung der Triggerpunkt inaktiviert und damit die Ursache der Druckschmerzhaftigkeit beseitigt wird.

Klinische Relevanz
Bei akuten Entzündungsschmerzen im Kiefergelenk sollte der Patient an einen in der Behandlung von orofazialen Schmerzen und temporomandibulären Störungen erfahrenen Zahnarzt überwiesen werden. Die Gelenkentzündung muss beherrscht werden, bevor begleitende Triggerpunkte in der Kaumuskulatur behandelt werden können. Ein schmerzendes Gelenk hemmt die Dehnung der Kaumuskulatur, und es bilden sich in Reaktion auf den auslösenden Reiz durch die Primärquelle immer wieder Triggerpunkte. Palliative Maßnahmen müssen das Gelenk beruhigen, gleichzeitig kann die Behandlung der myofaszialen Triggerpunkte beginnen: Der Patient wird dazu angeleitet, sich richtig zu halten, die Körperteile richtig einzusetzen (Kapitel 5.4) und bestimmte ungünstige Gewohnheiten abzulegen. Dazu zählen das Kaugummikauen, Fingernägelkauen und Knabbern am Kugelschreiber. Sofern keine Kontraindikationen bei krankhafter Veränderungen der Zervikalgelenke vorliegen, lernt der Patient, die Halsmuskeln sanft zu dehnen. Sobald die Gelenkentzündung abgeklungen ist, können die Triggerpunkte der Kaumuskulatur sofern erforderlich direkt behandelt werden. Wenn die Untersuchung Entzündungsprozesse ausgeschlossen hat, wird durch weitere Tests bestimmt, ob und in welchem Umfange innere Störungen des Kiefergelenks vorliegen.

Gelenkgeräusche
Untersuchung
Bei vielen temporomandibulären Störungen treten begleitend irgendwelche Gelenkgeräusche auf. Dennoch steht uns bis jetzt kein einschlägiges und zuverlässiges, objektives Testverfahren zur Verfügung [14]. Am häufigsten wird die Fingerspitzenpalpation eingesetzt. Einige Ärzte auskultieren zusätzlich unter Verwendung eines Ste-

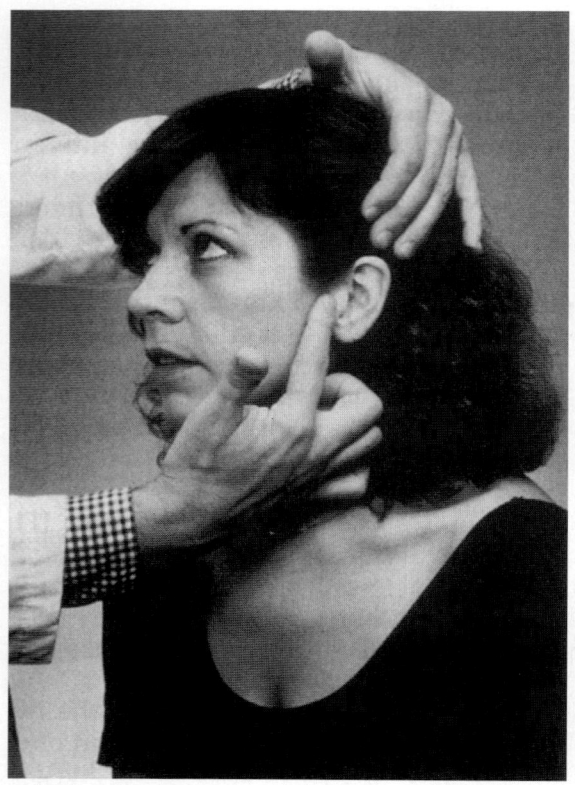

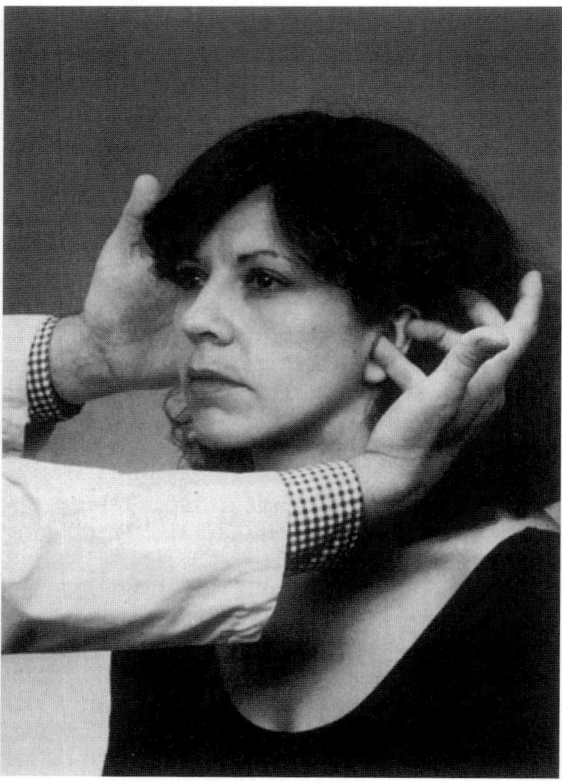

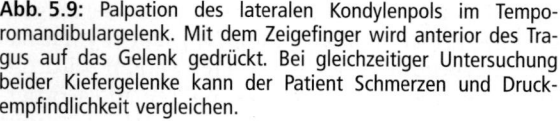

Abb. 5.9: Palpation des lateralen Kondylenpols im Temporomandibulargelenk. Mit dem Zeigefinger wird anterior des Tragus auf das Gelenk gedrückt. Bei gleichzeitiger Untersuchung beider Kiefergelenke kann der Patient Schmerzen und Druckempfindlichkeit vergleichen.

Abb. 5.10: Palpation des hinteren Diskusanteils. Der Arzt führt die Kleinfinger in die Gehörgänge ein und drückt behutsam von oben auf das Gelenk. Auch hier erlaubt die simultane beidseitige Untersuchung dem Patienten einen Vergleich.

thoskops (Abb. 5.11). Zu Forschungszwecken eignen sich beide Verfahren nur bedingt [20], trotzdem sind sie in der Praxis weit verbreitet.

Zum Palpieren werden die Kuppen der Zeigefinger über die Kiefergelenke gelegt (unmittelbar vor dem Tragus), während der Patient den Mund öffnet und schließt. Ein gesundes Gelenk verursacht kaum Geräusche und führt eine glatte Bewegung aus. Ein Crepitus (ein kratzendes, knirschendes oder diffuses Vibrationsgeräusch) ist normalerweise ein Indiz degenerativer Gelenkveränderungen (Osteoarthritis). Ein erkennbares Knacken oder Knallen kann auf ein mechanisches Problem im Zusammenhang mit dem Diskus zurückgehen, bzw. auf Anomalien von Diskus und Gelenkflächen. Zeitliche Abfolge, Qualität und Intensität der Gelenkgeräusche geben Aufschluss über Art und Schweregrad des Gelenkproblems [14]. Ein lautes, unterscheidbares Knacken, wenn der Mund geöffnet und ein weniger lautes, wenn er wieder geschlossen wird (man spricht von einem reziproken Knacklaut)

ist für einen nach vorne verlagerten Diskus mit Reduktion typisch (Abb. 5.7). Das Öffnungsknacken ist meistens bei einer weiteren Mundöffnung zu hören als der Knacklaut beim Schließen. Er ertönt oft erst kurz vor dem Zahnschluss. Ein unterscheidbares Knacken, das beim Öffnen und Schließen in derselben Kieferstellung auftritt, ist wahrscheinlich auf Anomalien des Diskus und der Gelenkflächen zurückzuführen. Nicht alle im Gelenkinneren entstehenden Bewegungsstörungen gehen mit Geräuschen einher. Gelegentlich zeigt die Untersuchung lediglich eine kurze laterale Verschiebung von Unterkiefer oder Kondylus [15]. Ein Gelenkgeräusch allein bedeutet jedoch noch keine temporomandibuläre Störung. Bei vielen Menschen treten derartige Geräusche ohne Gelenkerkrankungen auf [14].

Mithilfe eines Stethoskops, das der Arzt unmittelbar oberhalb des Kiefergelenks auflegt während der Patient den Mund öffnet und schließt, lässt sich das Gelenkgeräusch verstärken (Abb. 5.11). Das Verfahren ist jedoch nur mäßig zuverlässig

Kopf/Hals

(50–65 % Übereinstimmung), selbst wenn es erfahrene Untersucher einsetzten und ein zweiteiliges Stethoskop benutzen, das aus zwei Ohrstücken und einer Membran besteht [19].

Da die Mandibula beide Kiefergelenke verbindet und Vibrationen und Schall weiterleitet, kann oft nur schwierig eingeschätzt werden, von welchem Gelenk die ungewöhnlichen Geräusche und Bewegungen ausgehen, wenn sie nur einseitig verursacht sind. Manchmal spürt der Patient selbst, welches Gelenk betroffen ist. Andernfalls müssen die lateralen Gelenkpole palpiert werden, während der Patient seinen Unterkiefer seitlich verschiebt und den Mund lediglich 1 oder 2 mm weit öffnet. Allgemein geht man davon aus, dass ein betroffenes rechtes Gelenk einen Knacklaut oder Crepitus hören lässt, wenn es nach links bewegt wird, und umgekehrt. Diese Untersuchung liefert jedoch im Vergleich mehrerer Untersucher zu Forschungszwecken völlig unannehmbare Ergebnisse [14].

Klinische Relevanz

Schmerzlose innere Gelenkveränderungen sind *keine* Kontraindikation für eine Behandlung myofaszialer Triggerpunkte. Im Rahmen der Therapie von myofaszialen Triggerpunkten in den Kieferelevatoren wird üblicherweise gedehnt, d. h. der Mund geöffnet. Grundsätzlich schadet eine Dehnung den Gelenken nicht, und die Patienten sollten eher angeregt als davon abgehalten werden, den Mund weit zu öffnen [114]. Selbst knackende Gelenke dürfen gedehnt werden – mit einigen *Ausnahmen:*

- Das Knacken ist schmerzhaft.
- Es kommt häufiger zu einer Gelenksperre (der Mund kann ohne vorhergehende Manipulation nicht geöffnet werden).
- Der Patient hat beim Öffnen des Mundes verschiedentlich das Gelenk luxiert.

Soll der Mund trotz eines schmerzlosen Knackens weit geöffnet werden, muss allerdings darauf geachtet werden, dass sich das Caput mandibulae auf dem Diskus befindet, bevor ganz weit geöffnet wird (d. h., es muss erst knacken).

Wenn der Patient dagegen Schmerzen hat, während es knackt, oder wenn er zunehmend häufiger bei geschlossenem Mund eine Gelenksperre erlebt, sollte er an einen Zahnarzt überwiesen werden, der sich auf orofaziale Schmerzen und temporomandibuläre Störungen spezialisiert hat.

Beweglichkeit der Mandibula
Untersuchung

Als geringster normaler Interzisalabstand gelten allgemein 36–44 mm [79], der maximale Abstand kann bis zu 60 mm betragen. Die normale Mundöffnung kann schnell überprüft werden, indem man den Patienten fragt, ob er die ersten beiden Knöchel der nichtdominanten Hand zwischen die Schneidezähne schieben kann. Sofern nicht Gelenkstörungen oder myofasziale Triggerpunkte in den Kieferelevatoren vorliegen, ist das immer möglich. Manche Menschen können sogar eine Spanne von drei Knöcheln weit öffnen. Um einen genauen, nummerischen Wert zu erhalten, wird der Abstand zwischen den Schneidezähne mit einem sterilisierten Lineal gemessen [18]. Sinnvollerweise benutzt man ein Lineal, bei dem der Nullpunkt direkt an einem Ende liegt. Er wird auf einen der mittleren Schneidezähne gesetzt, und der Abstand zum gegenüberliegenden Schneidezahn gemessen (Abb. 5.12). Es wird immer zwischen denselben Schneidezähne gemessen, um die Werte aus aufeinander folgenden Messungen miteinander vergleichen zu können. Dies ist eine sehr zuverlässige und reproduzierbare Messmethode. Sie stellt den „Goldstandard zur Bewertung mandibulärer Bewegungen" dar [14].

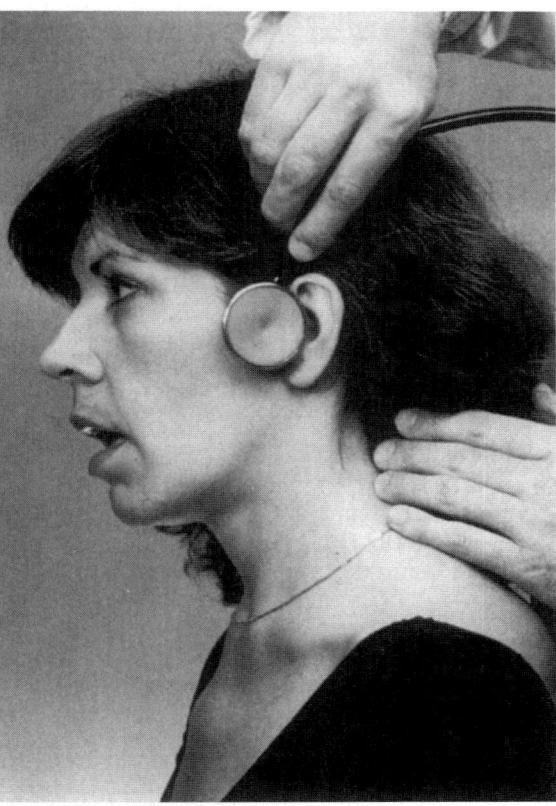

Abb. 5.11: Einsatz des Stethoskops zur Auskultation des Temporomandibulargelenks auf Gelenkgeräusche.

Klinisch sind drei Messwerte aus der Vertikalen aussagekräftig: die maximale, angenehme Öffnung, die vollständige Öffnung ohne Unterstützung (aktives Bewegungsausmaß) und die unterstützte Öffnung (passives Bewegungsausmaß) [18]. Der erste Wert entspricht dem schmerzfreien Bewegungsausmaß und sollte mindestens 36–44 mm betragen [79]. Der Patient öffnet den Mund bis zu der Weite, bei der erstmals Schmerz aufgetreten war, und es wird gemessen. Anschließend öffnet der Patient den Mund ohne Rücksicht auf auftretende Schmerzen so weit wie möglich, und der Abstand zwischen den Schneidezähnen wird erneut gemessen. Abschließend wird das Endgefühl des Gelenks geprüft und das passive Bewegungsausmaß ermittelt. Hierzu wird vorsichtig versucht, den Mund des Patienten weiter zu öffnen. Man legt einen Daumen auf die oberen und einen Mittelfinger auf die unteren Schneidezähne und drückt die Kiefern *behutsam* auseinander.

Einige Autoren halten diesen Test für wenig zuverlässig und schwierig zu interpretieren [65]. Nachstehend werden einige beachtenswerte klinische Varianten aufgezeigt, die auf diesem Wege zu ermitteln sind. Ein gesundes Gelenk hat 1–2 mm „Spielraum". Wenn die Mundöffnung wegen eines Muskelhartspanns eingeschränkt ist, lässt sie sich auf diese Weise beachtlich erweitern, obwohl der Patient Schmerzen hat. Auf Grund der muskulär bedingten Einschränkung kann es auch zu einem Tremor und reflektorischen Kontraktionen gegen den öffnenden Druck kommen. Sofern die Mundöffnung auf eine mechanische Blockade oder Ankylose im Temporomandibulargelenk zurückgeht, ist ein typisches hartes Endgefühl zu spüren, und das Bewegungsausmaß lässt sich nicht erweitern.

Klinische Relevanz

Eine Hypermobilität des Kiefergelenks (der Mund lässt sich 60 mm oder weiter über das normale Maß hinaus öffnen) oder auffällig häufige Luxationen bei geöffnetem Mund gebieten *Vorsicht*, wenn der Mund mit Unterstützung geöffnet werden soll. Eine Bewegungseinschränkung kann auf inneren Veränderungen an den Kiefergelenken oder auf einer Ankylose, einer Schrumpfung der Gelenkkapsel, einem muskulären Hartspann, myofaszialen Triggerpunkte oder einer Kombination aller erwähnter Faktoren beruhen. Die Mittellinie der Mandibula wird zu der Seite hin ausweichen, die die ausgeprägtesten Gelenkveränderungen oder Muskelverkürzungen aufweist.

Grundsätzlich sollten bei einer reduzierten Mundöffnung Übungen in das Programm aufgenommen werden, die sie erweitern und die Elevatoren dehnen. Es sind nur wenige Kontraindikationen zu beachten:

- Echte Arthralgie. Sie geht meistens auf einen Entzündungsprozess zurück. In diesem Fall verbietet sich übermäßiges Dehnen wegen der Schmerzen und des reflektorischen Muskelhartspanns. Sobald die Entzündung abgeklungen ist, darf gedehnt werden. Eine Entzündung des Temporomandibulargelenks wird anhand der Krankengeschichte und mithilfe der beschriebenen Palpationsverfahren diagnostiziert.
- Schmerzhafte Veränderungen im Gelenkinneren.
- Häufigere Gelenksperren in der Vergangenheit (der Mund konnte ohne vorausgehende Manipulation nicht geöffnet werden).

Bei eingeschränkten Kieferbewegungen, die durch Muskeldehnung nur wenig erweitert

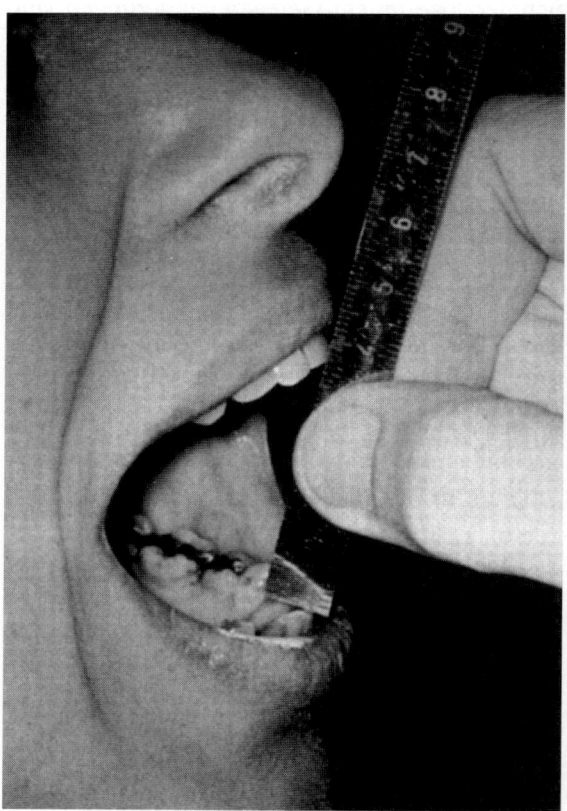

Abb. 5.12: Abstandsmessung zwischen den Schneidezähnen mit einem Lineal in Millimeterskalierung. Ein sterilisiertes Lineal wird auf die unteren Schneidezähne gesetzt. Gemessen wird der Abstand zu den gegenüberliegenden oberen Schneidezähnen.

werden können, sollte man eine Schrumpfung der Gelenkkapsel(n) in Betracht ziehen. Die Kiefergelenke werden mobilisiert, indem man den Daumen hinter den unteren Schneidezähnen platziert und den Kiefer sanft nach vorn zieht, ohne dass der Mund weiter geöffnet wird. Die Muskeln des Patienten müssen dabei völlig entspannt sein. Das wird erleichtert, wenn er die oberen Schneidezähne auf dem Daumennagel des Arztes ruhen lässt. Sobald der Unterkiefer etwas nach vorn gezogen ist, legt der Arzt seinen Daumen auf die Kaufläche des zweiten Backenzahns der zu mobilisierenden Seite. Eine behutsame, abwärts gerichtete Pumpbewegung löst das Gelenk. Danach wird der Daumen an die Innenfläche des letzten Backenzahnes angelegt und *vorsichtig* seitlich Druck gegeben. Sofern der Bewegungseinschränkung eine Kapselschrumpfung (oder Verlust des Gelenkspiels) zu Grunde liegt, sollte sich die Mundöffnung mit diesem Verfahren um mindestens 5–10 mm erweitern lassen [114]. Sofern die Bewegungseinschränkung Mandibula weder auf Sprühen und Dehnen noch auf eine Gelenkmobilisierung anspricht, sollte eine Ankylose des Temporomandibulargelenks oder eine Verlagerung des Diskus ohne Reduktion in Betracht gezogen werden. In diesem Fall ist nachdrücklich zu empfehlen, dass der Patient zur Weiterbehandlung einen Zahnarzt aufsucht, der sich auf temporomandibuläre Störungen spezialisiert hat.

Bewegungsrichtung der Mandibula beim Öffnen und Schließen des Mundes
Untersuchung
Man beobachtet, welchen Weg die Mandibula beim Öffnen und Schließen zurücklegt. Dabei sollte auf Abweichungen und Ausweichbewegungen geachtet werden, da diese mechanische Gelenkprobleme, Koordinationsmängel in der Muskulatur oder eine einseitige Muskelverkürzung anzeigen können.

Klinische Relevanz
Tendenziell weicht der Unterkiefer zu der Seite ab, deren Gelenk von einer inneren Störung oder Ankylose betroffen ist, die sein Bewegungsausmaß beeinträchtigt. Eine Abweichung ist auch zu der Seite wahrscheinlich, auf der die Elevatoren verkürzt sind oder myofasziale Triggerpunkte enthalten. Sofern keine Entzündungen oder schmerzhaften inneren Gelenkveränderungen vorhanden sind, ist dies keine Kontraindikation für die Therapie der myofaszialen Triggerpunkte. Ein erheblich eingeschränktes Bewegungsausmaß (weniger als 36 mm Mundöffnung), eine gleichzeitige Abweichung zur Seite und ein hartes Endgefühl können auf eine einseitige Ankylose oder einen anterior verlagerten Diskus ohne Reduktion hinweisen. Unter diesen Umständen sollte ein Fachmann für temporomandibuläre Störungen herangezogen werden. Dennoch können bereits grundlegende Verfahren zur Behandlung von triggerpunktbedingten myofaszialen Schmerzen eingeleitet werden, so kann man sich z. B. um eine gute Kopfhaltung und Körpermechanik bemühen und die Halsmuskulatur dehnen (Kapitel 5.4).

5.3.2 Therapeutische Aspekte temporomandibulärer Störungen

Sofern die Krankengeschichte des Patienten Schmerzen in den Kiefergelenken oder einen Schmerz beinhaltet, der nach einem Ereignis einsetzte, bei dem die Temporomandibulargelenke in Mitleidenschaft gezogen wurden, *und* wenn die Gelenkbefunde beim Screening positiv waren, sollte der Patient an einen Zahnarzt überwiesen werden, der sich auf die Behandlung von orofazialen Schmerzen und temporomandibulären Störungen spezialisiert hat. Nachstehend sind therapeutische Aspekte bei temporomandibulären Störungen zusammengefasst.

Palliative Versorgung
Eine palliative Versorgung ist bei akut schmerzhaften Erkrankungen angezeigt, z. B. bei Kapselentzündungen, Synovitis oder im akuten Arthritisschub. Palliative Maßnahmen sind u. a. eine Ernährung mit weichen Lebensmitteln und die Ermahnung, für Mund und Kiefer ungünstige Gewohnheiten abzulegen, die Verordnung von Antiphlogistika über einen Zeitraum von sieben bis zehn Tagen und die Empfehlung, die Gelenke zwei- bis dreimal täglich mit einem Kühlpad zu kühlen (zehn Minuten auflegen – zehn Minuten Pause).

Therapie
Ausschalten der Ursachen
Bei der Behandlung schmerzhafter temporomandibulärer Störungen müssen Arzt und Patient ebenso wie bei der Behandlung von triggerpunktbedingten myofaszialen Schmerzen stets berücksichtigen, in welchem Umfang der Patient ursächliche und begünstigende Faktoren bekämpfen

kann. Darunter fallen z. B. Haltung und Körpermechanik, funktionelle Anforderungen und emotionale Anspannung. Es ist außerordentlich wichtig, dass der Patient über alle Aspekte seiner Erkrankung aufgeklärt wird, und dass der Arzt sich seiner aktiven Unterstützung versichert, bevor er die Therapie einleitet. Zu den prädisponierenden Faktoren einer Kiefergelenkerkrankung gehören kraniofaziale und skelettale Fehlbildungen, schädliche biomechanische Belastungen (z. B. durch eine erhebliche Veränderung oder den Verlust der Okklusion) und chronische Mikrotraumen (z. B. bei Bruxismus, gewohnheitsmäßigem Zusammenbeißen der Zähne oder übertrieben häufigem Kaugummi kauen). Makrotraumen, emotionale Anspannung, Arthritis oder anderes, was chronischen tiefen Schmerz induziert, verstärken das Geschehen.

Symptombehebung und Stabilisierung verletzter Strukturen

Sofern es zu strukturellen Veränderungen im Kiefergelenk gekommen ist, werden sich diese nicht spontan zurückbilden, auch wenn die auslösenden Faktoren beseitigt sind. Zwar erfolgt eine Umbildung im fibrösen Gewebe, das die Gelenkflächen verkleidet, aber die Biomechanik des Gelenks kann dauerhaften Schaden genommen haben, und darüber muss der Patient informiert werden. Dabei muss bedacht werden, dass Veränderungen der Biomechanik des Gelenks und Gelenkgeräusche normal und im Allgemeinen auch schmerzfrei sind. Dem Patienten muss klar werden, dass er aktiv daran mitwirken kann, einen schmerzfreien Zustand zu erreichen und zu bewahren.

Oralorthesen

Mit einigen Patienten sollte besprochen werden, ob nicht eine Aufbissvorrichtung indiziert ist. Dies trifft insbesondere auf Patienten mit schmerzhaften inneren Gelenkveränderungen zu und/oder auf Patienten, die über beträchtliche Fehlfunktionen berichten (chronisch oder häufiger am Tag zusammengebissene Zähne, nächtlicher Bruxismus, punktförmig schmerzhafte Gelenke oder Schläfen beim Erwachen, ungünstige Angewohnheiten wie Kaugummi kauen, Fingernägel kauen). Außerdem kommen auch Patienten infrage, bei denen die Untersuchung eine deutliche okklusive Abnutzung ergeben hatte (ein Schloss- und Schlüssel-Muster der vorderen Zähne, Ausweichbewegungen der Backenzähne und Abflachen ihrer Kauflächen) oder auch eine Myalgie. Zwar deuten die Forschungsdaten auf eine eher unspezifische Wirkung von Aufbissvor-

richtungen hin [68, 69], aber sie bewahren die Zähne zumindest vor weiteren Schäden und verhindern, dass die Muskulatur auf Grund des nächtlichen Bruxismus übermüdet [13, 116]. Letzteres hängt sicherlich mit der zeitweiligen Veränderung der Muskelaktivität zusammen [12, 78, 101, 116]. Die Verwendung am Tage kann hilfreich sein, wenn der Patient eine Gedächtnisstütze benötigt, um andere ungünstige Gewohnheiten abzulegen, die den Mund betreffen.

Auch wenn in einem Viertel des Zahnbogens keine Okklusion mehr gegeben ist, kann es insbesondere bei Symptomen einer Kiefergelenkerkrankung sinnvoll sein, eine Oralorthese zu benutzen. Die Orthese vervollständigt den Biss, bis die schmerzhaften Symptome so weit abgeklungen sind, dass ein dauerhafter Zahnersatz integriert werden kann (Krone, Brücke oder Teilprothese).

5.3.3 Screening einer vorgeschobenen Kopfhaltung

Haltung ist „die Einstellung des Körpers." Ein Mensch hat eine gute Körperhaltung, wenn die Körperteile, Muskeln und Knochen richtig ausgerichtet sind und harmonisch zusammenwirken, um den Körper unabhängig von der Haltung vor Verletzungen oder fortschreitender Verformung zu schützen. Eine schlechte Haltung ist letztlich nur eine schlechte, aber veränderbare Angewohnheit, die aus der Fehlstellung verschiedener Körperteile zueinander entsteht. Diese Körperteile sind wegen der vermehrten Belastung, unter der die tragenden Strukturen wegen der Fehlausrichtung stehen, stärker verletzungsgefährdet und schmerzanfälliger.

Normalerweise weist die Wirbelsäule bei Betrachtung von der Seite zwei Lordosen auf: eine im zervikalen, und eine im lumbalen Bereich. Im thorakalen Abschnitt zeigt die Wirbelsäule eine Kyphose. Ein Lot, das vom äußeren Gehörgang aus gefällt wird, sollte durch Schulter und Hüfte bis unmittelbar vor dem oberen Sprunggelenk verlaufen. In frontaler Blickrichtung sollte der Kopf zentriert sein, die Schultern in einer Ebene stehen und die Schlüsselbeine im Wesentlichen parallel zum Untergrund. Interessanterweise ist der Kopf auf der Wirbelsäule nicht perfekt ausbalanciert: Sein Schwerpunkt liegt unmittelbar vor der Schwerkraftlinie. Daher sind die Nackenmuskeln, die den Kopf aufrecht halten müssen, stark ausgeprägt, die vorderen Halsmuskeln dagegen eher zart.

Es gibt verschiedene Parameter der Körperhaltung, die man im Rahmen einer klinischen Untersuchung der Vollständigkeit halber überprüfen kann. Im vorliegenden Kapitel soll lediglich die vorgeschobene Kopfhaltung besprochen werden, denn sie ist nicht unwesentlich beteiligt, wenn myofasziale Triggerpunkte in Kopf-, Hals- und Schultermuskulatur sowie bestimmte temporomandibuläre Störungen entstehen.

Vorgeschobene Kopfhaltung
Untersuchung
Bei Patienten mit Kopf- und Halsschmerzen liefert die Untersuchung auf eine vorgeschobene Kopfhaltung wahrscheinlich die nützlichsten Parameter. Der Patient wird von der Seite betrachtet. Eine Lotlinie wird gedacht bzw. tatsächlich fallen gelassen, sodass sie den vorstehendsten Punkt der Brustwirbelsäule berührt. Der Abstand zwischen Lotlinie und dem tiefsten Punkt der Halslordose wird gemessen. Der Wert sollte ungefähr 6 cm betragen (Abb. 5.13).

Klinische Relevanz
Ein geringerer Abstand als 6 cm deutet auf eine Abflachung der Zervikallordose, wie posttraumatisch häufig zu beobachten. Größere Messwerte als 6 cm deuten dagegen auf eine vorgeschobene Kopfhaltung, meist begleitet von gerundeten, abfallenden Schultern. In diesem Falle müssen die subokzipitalen, die Nackenmuskeln und der M. splenius capitis ständig kontrahieren, um den Kopf in Extension und die Augen so auszurichten, dass der Mensch geradeaus blicken kann. Zwar kann die Halswirbelsäule bei vorgeschobener Kopfhaltung hyperextendieren, häufiger ist jedoch der Verlust der normalen Lordose und eine relative Abflachung der konkaven Krümmung zu beobachten. Diese Position ist für die Mm. sternocleidomastoideus und splenius cervicis mechanisch ungünstig, und sie werden überlastet. Folglich entwickeln sich unter diesen Umständen häufig Triggerpunkte. Die vorgeschobene Kopfhaltung erfordert nicht nur zusätzliche Muskelarbeit, sie belastet außerdem das Atlantookzipitalgelenk, da das Hinterhaupt relativ zu C_1 extendiert wird. Dadurch erhöht sich das Risiko einer Kompressionsproblematik in dieser Region. An der Vorderseite des Halses werden die Mm. suprahyoideus und infrahyoideus anhaltend gedehnt, wodurch eine abwärts gerichtete Zugspannung auf die Mandibula, das Os hyoideum und die Zunge ausgeübt wird. Die Elevatoren der Mandibula kontrahieren reflektorisch, um zu verhindern, dass der Mund sich unter der Arbeit der

Mm. suprahyoideus und infrahyoideus öffnet. Dies spiegelt sich in einer vermehrten EMG-Aktivität der Elevatoren und in einem erhöhten Gelenkinnendruck des Kiefergelenks wider.

Die vorgeschobene Kopfhaltung birgt eine Reihe von Risikofaktoren: die Kompression von Nervenwurzeln, den Druck auf die Facettengelenke und den hinteren Anteil der Wirbelkörper auf Grund der Extension im oberen Abschnitt der Halswirbelsäule. Außerdem ist die resultierende erhöhte Muskelspannung einen begünstigenden Faktor für myofasziale Triggerpunkte in der Hals- und Kaumuskulatur und in den Muskeln des oberen Schultergürtels. Der auf Grund dieses Zusammenhanges gesteigerte Gelenkinnendruck der Kiefergelenke kann dazu beitragen, dass im Gelenk ein vorzeitiger Knacklaut

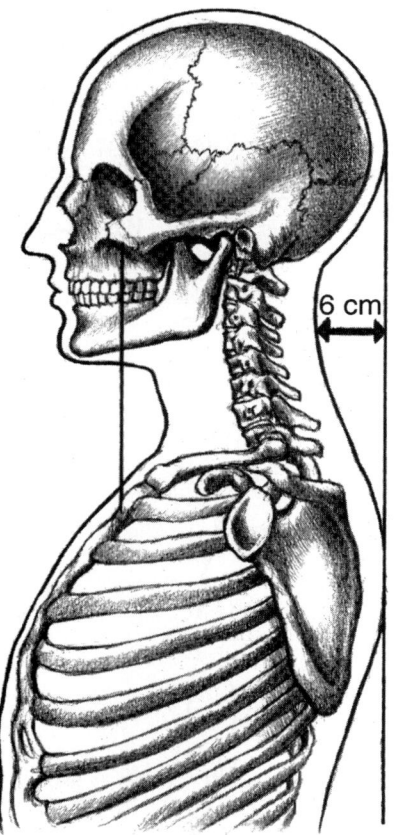

Abb. 5.13: Bei normaler Haltung von Kopf und Hals, wie in der Abbildung dargestellt, sind Kiefer- und Halsmuskeln nur wenig belastet. Das Os zygomaticum (Wangenbein) steht über dem Manubrium sterni. Die Referenzlinien in der Abbildung sind von einer realen oder gedachten Lotlinie abgeleitet, die an einem Punkt Kontakt mit der kyphotischen Kurve der Brustwirbelsäule hat. Ein Abstand von 6 cm zwischen Lotlinie und tiefstem Punkt der Zervikallordose gilt als normal

auftritt, insbesondere wenn der hintere Anteil des Diskus bereits abgeflacht ist.

Die vorgeschobene Kopfhaltung wird nicht nur im Stand, sondern auch im Sitzen und bei Stellungsveränderungen deutlich (Kapitel 41). Bei vielen Gelegenheiten verschlimmert sich die Situation im Tagesverlauf. Im Rahmen der Erstuntersuchung sollte dies genau erfasst werden, da sich hieraus Hinweise auf eine ungünstige Körpermechanik ergeben, die wiederum myofasziale Triggerpunkte aufrecht erhalten kann. Die wichtigsten Problemzonen werden im Abschnitt „Körpermechanik" in diesem Kapitel besprochen.

5.3.4 Therapeutische Aspekte bei vorgeschobener Kopfhaltung

Der erste und wichtigste Schritt bei der Behandlung fast aller Formen von chronischen Schmerzen und Beschwerden im Bereich von Kopf und Hals besteht darin, die Haltung, insbesondere die Kopfhaltung zu normalisieren. Wie erwähnt begünstigt eine vorgeschobene Kopfhaltung myofasziale Triggerpunkte, die in diesem Zusammenhang fast immer zu den Beschwerden beitragen oder diese sogar auslösen.

Haltungsverbessernde Übungen

Haltungsübungen sind nur dann optimal wirksam, wenn man sie im Tagesverlauf mehrfach wiederholt. Als Faustregel gilt, die Übungen alle ein bis zwei Stunden zu wiederholen, also ungefähr sechsmal pro Tag. Es ist besser, eine Haltungsübung sechsmal am Tag auszuführen, als sechs Übungen nur einmal pro Tag. Ebenso unsinnig ist es, morgens sechs Übungen zu turnen, und sich anschließend den ganzen Tag lang schlecht zu halten.

Die nachstehenden Haltungsübungen sprechen die Kopf- und Schulterhaltung an, womit die Gesamthaltung vom Kopf bis zur Brustwirbelsäule verbessert wird. Optimale Wirkung wird bei allen Übungen nur erzielt, wenn der Patient dabei koordiniert atmet.

Schulterhaltung

Diese Übung trägt dazu bei, abduzierte, vorgezogene und hängende Schultern zurück und abwärts zu führen. Dabei werden der M. pectoralis gedehnt und die oberen Rückenmuskeln gekräftigt (Abb. 5.14):
- Patient im Stand mit ca. 6 cm Abstand zwischen den Fußinnenkanten. Die Arme hängen an den Körperseiten, die Daumen weisen nach vorn.

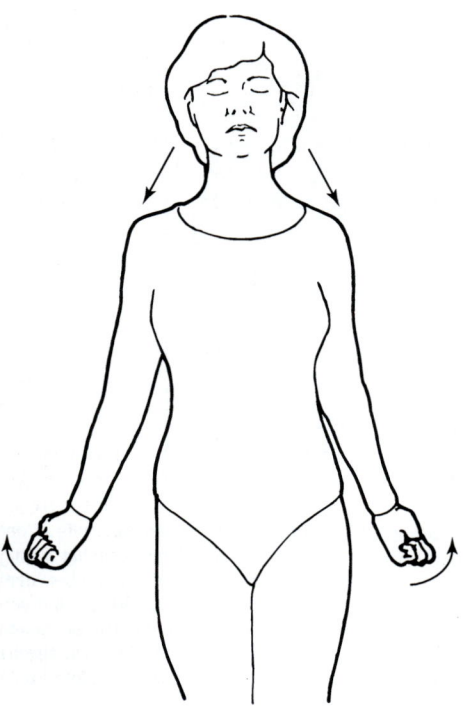
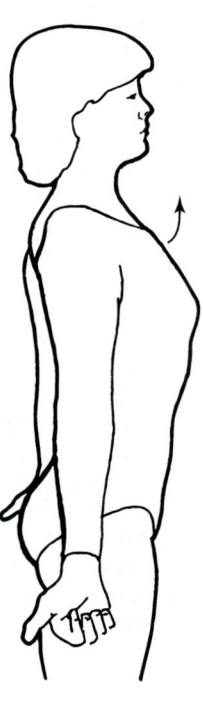

Abb. 5.14: Übung für die Schulterhaltung. Ausführung in Kombination mit der Übung für die Kopfhaltung in Abb. 5.15.

- Gesäß anspannen, um den unteren Rücken zu stabilisieren.
- Arme nach außen rotieren, bis die Daumen nach hinten zeigen, dabei einatmen. Die Schulterblätter werden zusammengeschoben.
- Position halten, Schultern nach unten ziehen, ausatmen.
- Position halten, normal atmen und Kopfhaltung wie nachfolgend beschrieben korrigieren.

Abb. 42.9 veranschaulicht eine weitere Dehnungsübung für die Brustmuskeln.

Kopfhaltung

Diese Übung soll die vorgeschobene Kopfhaltung korrigieren. Sie wird am besten gemeinsam mit der zuvor beschriebenen Übung für den Schultergürtel ausgeführt. Nachdem die Schulterhaltung korrigiert wurde, führt der Patient den Kopf *behutsam* nach hinten, bis die Ohren sich oberhalb der Schultern befinden (axiale Extension). Die Nase darf dabei nicht angehoben oder gesenkt und der Mund nicht geöffnet werden (Abb. 5.15).

Position für mindestens sechs Sekunden halten, dabei normal atmen. Anschließend entspannen, ohne die gute Haltung aufzugeben. Der Patient darf nicht wieder in die gewohnte, schlechte Haltung zurückfallen. Falls er die bessere Haltung als unbequem oder zu militärisch-stramm empfindet, sollte er das Gewicht von den Fersen stärker auf den Vorfuß verlagern. Dadurch wird der Kopf nach hinten und über die Schultern gebracht. Er wirkt somit als Gegengewicht und begradigt die Schwerpunktlinie (Abb. 41.4).

Ergänzend zu den oben beschriebenen Haltungsübungen sollte der Patient lernen, wie die Zunge im Mund platziert werden muss, da eine richtige Zungenhaltung bei geöffnetem Biss die Elevatoren der Mandibula entlastet und verhindert, dass der Patient die Zähne zusammenbeißt.

Zungenhaltung

Die Zunge sollte unter dem Gaumendach gehalten werden, etwa dort, wo sie beim „N" von „Nordpol" liegt. Sie befindet sich dann hinter der oberen Zahnreihe, berührt diese jedoch nicht, und die Zahnreihen haben einen kleinen Abstand. Wenn möglich, sollte der Patient die Lippen schließen und durch die Nase atmen.

5.3.5 Körpermechanik

Die Körpermechanik ist als „Anwendung der Kinesiologie auf den Körper bei Alltagsverrichtungen und zur Vorbeugung und Korrektur von Haltungsproblemen" definiert [17]. Im Tagesverlauf kommt es immer wieder zu Situationen, die den gesamten Körper, verschiedene Gelenke und Muskeln besonders belasten und beanspruchen. Bestes Beispiel ist die oben beschriebene vorgeschobene Kopfhaltung. Diese Haltung wird nicht nur im Stehen eingenommen. Sie kann sogar im Sitzen hinter dem Lenkrad, am Computer, bei der Mahlzeit am Tisch oder vor dem Fernsehgerät ausgeprägter sein. Auch andere Gewohnheiten, z.B. die Schlafstellung oder die Art, wie der Telefonhörer gehalten wird, sollten überprüft werden, wenn ein Patient über chronische Schmerzen in Kopf und Hals klagt, unabhängig davon, ob hierbei myofasziale Triggerpunkte eine Rolle spielen oder nicht.

- Patient im Stand. Abstand zwischen den Fußinnenkanten ca. 6 cm. Arme hängen an den Körperseiten, Daumen nach vorn gerichtet.

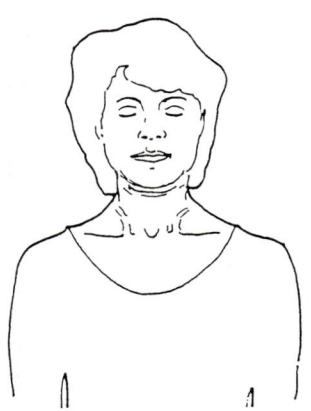
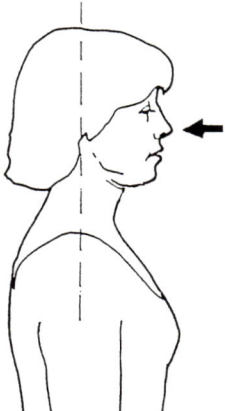

Abb. 5.15: Übung für die Kopfhaltung. Mit dieser Übung wird die vorgeschobene Kopfhaltung sinnvollerweise in Kombination mit der Übung für die Schulterhaltung korrigiert. Sobald die Schulterhaltung optimiert ist, führt der Patient den Kopf behutsam nach hinten, bis sich die Ohren über den Schultern befinden (axiale Extension). Die Nase darf dabei weder angehoben noch gesenkt und der Mund nicht geöffnet werden.

- Gesäß anspannen, um den unteren Rücken zu stabilisieren.
- Daumen, Arme und Schultern *außenrotieren* und nach hinten führen. Dabei einatmen und die Schulterblätter zusammenschieben.
- Position halten, Schultern nach unten ziehen, ausatmen.
- Position halten, normal atmen und mit der Korrektur der Kopfhaltung wie in Abb. 5.15 beschrieben fortfahren.

Beim Erstgespräch mit dem Patienten hat der Arzt ein gute Gelegenheit, sich ein Bild davon zu machen, ob die Körpermechanik des Patienten den Schmerz in Gelenken und Muskeln negativ beeinflusst. Der Arzt sollte sich erkundigen, wie viel Zeit der Patient mit einer beliebigen Tätigkeit verbringt, denn je länger er eine ungünstige Körperhaltung einnimmt, desto mehr Probleme werden wahrscheinlich entstehen.

Schlafhaltung
Hintergrundinformation
Der Arzt erfragt, ob der Patient nachts auf dem Rücken, dem Bauch oder in Seitenlage schläft, wie viele Kopfkissen er benutzt, wie dick oder dünn sie sind und ob mit Kunststoff, Federn oder Schaumstoff gefüllt, und wie weich oder hart die Matratze ist.

Klinische Relevanz
Am besten schläft ein Mensch in Rückenlage auf einer festen Matratze und mit ausreichender Unterstützung der Zervikallordose. Weiche Matratzen können alle Muskeln und Bänder überfordern und sollten deshalb möglichst ausgetauscht werden. Eine Sperrholzplatte von annähernd den Ausmaßen der Matratze, die zwischen diese und die Bettfedern gelegt wird, kann sinnvoll sein. Man kann auch Latten in den Maßen 170 × 15–20 × 1,3 cm längs, nicht quer, einlegen und damit verhindern, dass ein sehr weiches Bett wie eine Hängematte durchhängt. Zur Unterstützung der Zervikallordose empfiehlt sich ein weiches, anschmiegsames Kissen unter Kopf und Nacken, dessen Ecken über die Schultern gezogen werden (Abb. 7.7A).

Wenig empfehlenswert ist es, wenn der Patient in Bauchlage schläft und dabei den Kopf zu einer Seite gedreht hat, da in dieser Lage die Gelenke der Halswirbelsäule und die Nackenmuskeln unnötig strapaziert werden. Überzeugte Bauchschläfer sollten sich ein Kissen unter den Brustkorb legen und damit die Kopfdrehung verringern. Eine andere Möglichkeit ist es, sich diese Schlafstellung abzugewöhnen, indem man sich nachts einen Schal so um die Taille

bindet, dass der Knoten auf dem Bauch liegt. Patienten mit Bandscheibenproblemen im Lendenbereich wurde vielleicht die Bauchlage als therapeutische Maßnahme empfohlen. Sie können die Rotation von Kopf und Hals mit einem Kissen unter dem Brustkorb verringern oder die Stirn auf einem Polster abstützen, damit gar keine Rotation erforderlich wird.

Wer in Seitenlage schläft, sollte darauf achten, dass das Kopfkissen unter Kopf und Hals, nicht jedoch unter der Schulter liegt (Abb. 7.7C) und dass das Bett die Wirbelsäule in Neutralstellung unterstützt. Für manche Patienten sind Schaumstoffkopfkissen ungünstig, da sie durch ihre Elastizität Triggerpunktsymptome insbesondere im oberen M. trapezius und im M. sternocleidomastoideus verstärken.

Sitzhaltung im Auto
Anamnese
Wie viele Stunden des Tages verbringt der Patient hinter dem Lenkrad? Wie stützt der Fahrersitz die Lendenwirbelsäule ab? Meist geschieht das ungenügend oder gar nicht, oder der Patient verwendet eine Stütze falsch.

Klinische Relevanz
Bei unzureichender Unterstützung der Lendenlordose flacht diese ab. Infolgedessen sinkt der Oberkörper in sich zusammen, die Schultern fallen vor, und der Kopf wird nach vorn geschoben und extendiert (Abb. 41.4). Da die meisten Autositze eine „Schüsselform" haben und die Lendenwirbelsäule wenig bis gar nicht unterstützen, spähen viele Menschen viele Stunden des Tages mit vorgeschobenem Kopf über das Armaturenbrett und überfordern dabei alle beteiligten Muskeln und Gelenke in der erwähnten Weise (Abb. 5.16).

Wer Auto fährt, sei es als Fahrer oder als Beifahrer, sollte die Lendenwirbelsäule *unbedingt* abstützen. Das kann durch eine eingebaute, aufblasbare Stütze im Lendenbereich geschehen, über die einige Autositze bereits verfügen, durch eine Handtuchrolle (wie unten beschrieben) oder durch speziell hierfür entwickelte Produkte und Autositze. Diese Hilfsmittel müssen natürlich auch eingesetzt und nicht beim Einsteigen auf den Rücksitz verbannt werden!

Ein fest zusammengerolltes Handtuch eignet sich bestens als Rückenstütze, da es optimal fest und nachgiebig ist. Es sollte *zusammengerollt* 25 cm breit und etwa 6 cm hoch sein und auf Gürtelhöhe in den Rücken gelegt werden (Abb. 16.4D und 41.4). Die Handtuchrolle muss eine dem Benutzer angemessene Größe haben. In einem hübschen Überzug und am jeweiligen Sitz befestigt, wird daraus ein dauerhaft benutzbares Hilfsmittel, sei es für das Auto, den Bürostuhl oder zu Hause. Auf diese Weise wird es eher konsequent benutzt.

Arbeitsplatz Büro
Anamnese
Wie viele Stunden des Tages verbringt der Patient an einem Schreibtisch, vor dem Computer, beim Lesen oder Schreiben? Wie ist der Bürostuhl gestaltet? Können die Füße auf dem Boden aufgesetzt werden? Wie hoch steht der Bildschirm? Spiegelt der Bildschirm? Wie hoch steht die Tastatur?

Klinische Relevanz
Auch hier führt eine ungenügende Unterstützung der Lendenwirbelsäule zum Vorschieben des Kopfes. Lundervold untersuchte elektromyographisch, wie ein Stuhl beschaffen sein muss, damit die Muskeln beim Bedienen der Tastatur geringstmöglich belastet werden. Er kam zu dem Ergebnis, dass die Lehne nach hinten geneigt und der Sitz leicht konkav sein sollte, um das Gesäß aufzunehmen. Der Stuhl sollte keine Rollen haben und fest gepolstert sein. Die Sitzhöhe sollte es erlauben, die Füße fest auf den Boden aufzusetzen, ohne dass die Oberschenkel durch die Sitzflächenkante komprimiert werden [67]. Notfalls kann man eine Fußstütze benutzen, um diesen Druck abzufangen. Der untere Rand der Rückenlehne ist so eingestellt, dass er die Lendenwirbelsäule in dem Abschnitt unterstützt, der am stärksten flektiert, wenn sich die Person vorbeugt. Der Oberrand der Lehne sollte zumindest über die unteren Spitzen der Schulterblätter reichen und diese abstützen.

Zu hoch oder zu niedrig gestellte Bildschirme oder solche, die spiegeln, erzwingen eine anormale Position der Halswirbelsäule, wenn der Arbeitende Informationen abliest. Der Arzt sollte dem Patienten nahe legen, diese Mängel zu beheben. Man kann den Monitor auf ein Telefonbuch und damit höher oder aber die Sitzfläche niedriger stellen; spezielle Bildschirmüberzüge entspiegeln den Bildschirm.

Die Tastatur des Computers, an dem man arbeitet, sollte auf wenig mehr als Schoßhöhe stehen. Falls die Tastatur nicht auf einer eigens dafür vorgesehenen Lade steht, legt man sie sich besser auf die Knie als auf den Schreibtisch. Entsprechendes gilt für eine Schreibmaschine: Die untere Fläche des Schreibmaschinentisches sollte fast die Oberschenkel berühren, sodass der arbeitende Arme und Schultern nicht anzuheben braucht, um die Tasten herunterzudrücken.

Beim Lesen oder Schreiben sollte der Stuhl möglichst nahe an den Schreibtisch herangezogen und die Arbeitsunterlage nahe am Körper platziert werden. Der Blick, nicht der Kopf sollte sich auf die Arbeit senken (Abb. 16.4). Eine geneigte Schreibtischoberfläche oder ein Lesepult, das man sich auf den Schoß setzt, erleichtern das aufrechte Sitzen.

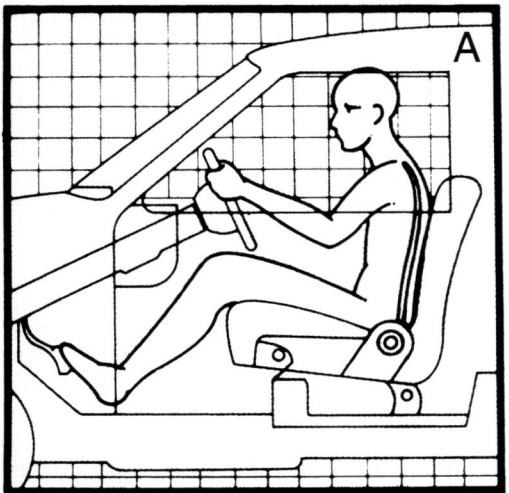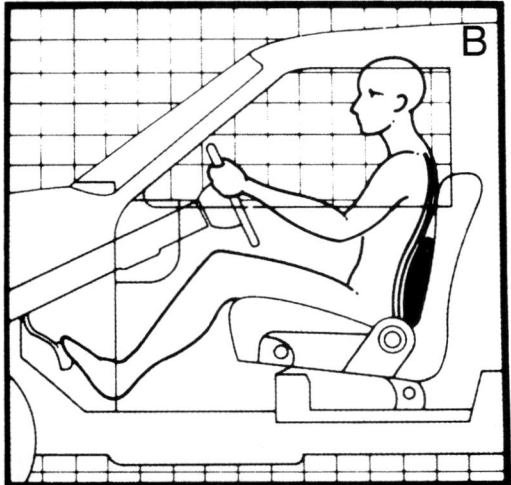

Abb. 5.16: Sitzhaltung im Auto. A: Die unzureichende Unterstützung der Lendenwirbelsäule durch die meisten Autositze führt zu einer abgeflachten Lendenlordose. Infolgedessen sinkt der Oberkörper ein, die Schultern fallen vor, und der Kopf wird in vorgeschobener Haltung extendiert. **B:** Korrektur der Sitzhaltung mithilfe einer Lendenstütze.

Fernseh- und Lesegewohnheiten
Anamnese

Wie lange liest der Patient täglich, bzw. wie viele Stunden verbringt er vor dem Fernsehgerät? Welche Haltung oder Stellung nimmt er dabei ein? Welche Möbel benutzt er? Sitzt oder liegt er auf einem weichen oder harten Sofa, im Bett, im Sessel, auf dem Boden? Muss er den Kopf drehen, um den Fernsehschirm im Blick zu haben?

Klinische Relevanz

Abgesehen von den bereits erwähnten Eigenschaften eines Stuhles sollte eine Sitzgelegenheit die zum Lesen und als Wohnmöbel (jedoch nicht am Esstisch) benutzt wird, folgende Anforderungen erfüllen:

- Die *Stuhllehne* sollte 25–50° nach hinten geneigt sein, damit die Hüften beim bequemen Sitzen nicht nach vorn rutschen müssen.
- Das Sitzmöbel sollte *Armlehnen* haben, auf denen der Sitzende die Unterarme ablegen kann, ohne die Schultern hochziehen zu müssen. Ohne Armlehnen neigt man dazu, die Arme vor der Brust zu verschränken. Dadurch verkürzen sich die Brustmuskeln, und die Schultern fallen vor.

Telefonieren
Anamnese

In welcher Hand hält der Patient den Telefonhörer? Wie viele Stunden pro Tag verbringt der Patient am Telefon? Klemmt der Patient den Telefonhörer zwischen Ohr und Schulter, wenn er beim Telefonieren etwas notieren muss?

Klinische Relevanz

Wenn der Telefondienst Teil der Aufgaben eines Schreibtischarbeiters ist, sollte es so nahe stehen, dass er sich nicht immer wieder danach recken muss. Beim Telefonieren sollte der Hörer in der Hand gehalten und nicht zwischen Ohr und Schulter geklemmt werden. Damit lassen sich Muskelverkürzungen und wiederholte oder anhaltende Kompressionen der Halswirbelgelenke vermeiden. Sofern im Tagesverlauf sehr viel telefoniert werden muss, ist ein Set aus Kopfhörern und integriertem Mikrofon obligatorisch.

Die letzten Abschnitte von Kapitel 41 geben weitere Anregungen zu Körperhaltung und -mechanik im Zusammenhang mit Bewegung und Stellungsveränderung.

5.4 Grundlegender Behandlungsansatz bei chronischen Kopf-, Gesichts-, Hals- und Schulterschmerzen in Bezug auf myofasziale Triggerpunkte

5.4.1 Gegenüberstellung von akuten und chronischen myofaszialen Triggerpunktschmerzen

Akute Einzelmuskelsyndrome

Myofaszialer Triggerpunktschmerz kann sich als regionales Schmerzsyndrom eines einzelnen Muskels äußern, insbesondere bei klar umrissenen ätiologischen Ereignissen, etwa einem lokalisierten Trauma oder einer Infektion. Akute Einzelmuskelsyndrome bilden sich oft spontan zu schmerzlosen, latenten Triggerpunkten zurück, können aber jederzeit reaktiviert werden. Sofern sie rechtzeitig erkannt werden, sprechen Triggerpunkte in einem einzelnen Muskel in der Regel auf die einschlägigen Techniken zur Triggerpunktlösung an und rezidivieren selten. Werden myofasziale Triggerpunkte jedoch nicht korrekt diagnostiziert, wenn sie erstmals auftreten und symptomatisch werden, können sich sekundäre und Satellitentriggerpunkte in Muskeln entwickeln, die in der Schmerzübertragungszone sowie in synergistisch und antagonistisch wirkenden Muskeln liegen. Das verkompliziert das klinische Bild und macht die Behandlung langwierig. Aus einem akuten myofaszialen Triggerpunktschmerzsyndrom entsteht ein chronisches myofasziales Schmerzsyndrom, sofern das akute Problem nicht unverzüglich behoben wird.

Alle einschlägigen Informationen über Triggerpunkte in bestimmten Muskeln, einschließlich der Übertragungsschmerzmuster, den Symptomen aktivierender und aufrecht erhaltender Faktoren, dem Vorgehen bei der Untersuchung, der Differenzialdiagnose, der Triggerpunktlösung und -infiltration sowie der korrigierenden Maßnahmen werden in den einzelnen Muskelkapiteln besprochen. Band I dieses Handbuches umfasst die obere, Band II die untere Körperhälfte. Bei einem komplizierteren Schmerzbild mit multiplen Triggerpunkten, sich überschneidenden Schmerzmustern und zahlreichen aufrecht erhaltenden Faktoren sind Behandlungsstrategien für einzelne Muskeln wenig effizient, sondern eine langfristig konzipierte Schmerztherapie angezeigt.

Chronischer myofaszialer Triggerpunktschmerz

Chronische Schmerzsyndrome entwickeln eine beträchtliche Komplexität, ziehen das Leben des Patienten in allen Aspekten in Mitleidenschaft, und oft spielen myofasziale Triggerpunkte dabei eine beträchtliche, wenn nicht die dominante Rolle [28]. Eine durchgreifende Problemlösung erfordert einen generalisierten Ansatz und die Betreuung durch ein therapeutisches Team. Zu Beginn der Behandlung und um dem Patienten zu verdeutlichen, dass seine Beschwerden grundsätzlich organischer Natur und therapeutisch beeinflussbar sind, kann die Aufmerksamkeit einzelnen Triggerpunkten gelten, aber grundsätzlich ist ein generalisierter Ansatz erforderlich, um das Problem in seinen Teilaspekten zu lösen.

Die erfolgreiche Bekämpfung von chronischen myofaszialen Triggerpunkten hängt wesentlich davon ab, dass der Patient begreift, dass er selber seinen Schmerz beherrschen kann. Der Patient muss lernen, mit seinen Muskeln zu leben, indem er etwas über sie erfährt und ihre Arbeitsweise respektiert. In dieser Art von therapeutischem Programm hat der Arzt *nicht nur* die Aufgabe, die Schmerzen des Patienten zu behandeln. Seine Hauptaufgabe besteht vielmehr darin, den Patienten zu unterweisen und ihm vorzuführen, was er für sich selbst tun kann und muss. Bei der Erstversorgung hilft es oft schon erheblich weiter und kann Schmerzhäufigkeit und -intensität verringern, wenn Körpergrundhaltung und Körpermechanik korrigiert werden.

Bei dem hier skizzierten Programm wird vorausgesetzt, dass der Arzt oder Zahnarzt es gemeinsam mit anderen Fachkräften der Gesundheitsversorgung realisiert. Wenn ein komplexes Schmerzgeschehen vorliegt, an dem multiple begünstigende Faktoren beteiligt sind, kann das Fachwissen eines Arztes mit allen relevanten Aspekten und Komponenten des Geschehens überfordert sein. Psychologische begünstigende Faktoren, wie eine leicht bis stark ausgeprägte Depression oder Angsterkrankung, machen eine Überweisung zum Psychologen oder Psychiater erforderlich. Aufrecht erhaltende Faktoren aus dem Bereich der Zähne, etwa Fehlstellungen innerhalb der Zahnreihe, habituelles Zusammenbeißen der Zähne oder Bruxismus machen die Anfertigung einer Oralorthese erforderlich und vielleicht die Überweisung an einen Zahnarzt, der sich auf orofazialen Schmerz spezialisiert hat.

5.4.2 Quantifizierung des Schmerzerlebens

Ungeachtet seiner Ätiologie ist Schmerz ein subjektives Erleben, das nur verbal und durch das Verhalten mitgeteilt wird. Schmerz zu messen, ist extrem schwierig. Anders als Blutdruck, Körpertemperatur und Blutsenkungsgeschwindigkeit lässt sich nur schwer quantifizieren, wie intensiv der von einer Person erlebte Schmerz ist. Verschiedene psychologische und physiologische Faktoren beeinflussen die Schmerzwahrnehmung und kognitive sowie Verhaltens- und Lernfaktoren bestimmen, wie er mitgeteilt wird.

Die Schmerzquantifizierung ist nicht nur zu Forschungszwecken wichtig, sondern auch zur Einschätzung des Therapieerfolges. Daher wurden zahlreiche Instrumente entwickelt und daraufhin getestet, wie valide und reliabel sie unterschiedliche Aspekte des Schmerzerlebens messen. Jeder Arzt sollte eines oder beide Messverfahren vor Beginn der Behandlung, während und zum Abschluss des sechswöchigen Therapieprogramms einsetzen, um die Fortschritte genauer beurteilen zu können. Diese Messwerte ergänzen die Befunde der körperlichen Untersuchung, z. B. die Erweiterung des Bewegungsausmaßes von Hals und Kiefergelenken oder eine verminderte Druckschmerzhaftigkeit der Triggerpunkte, die sich mit einem Druckalgometer feststellen lässt (Kapitel 2.2).

Visuelle Analogskalen

Unter einer visuellen Analogskala versteht man eine durchgezogene Linie ohne Markierungen, die das Kontinuum einer bestimmten Erfahrung repräsentiert, z. B. einer Schmerzerfahrung. Am gebräuchlichsten ist eine ca. 10 cm lange Linie, die als Vertikale oder Horizontale gezeichnet wird. Die Streckenenden sind mit „kein Schmerz" und „stärkster vorstellbarer Schmerz" markiert (Abb. 5.17). Die Strecke

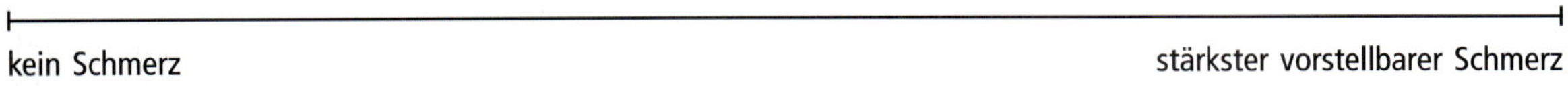

kein Schmerz   stärkster vorstellbarer Schmerz

Abb. 5.17: Visuelle Analogskala. Sie kann horizontal oder vertikal ausgerichtet sein. Beachte, dass keine Ziffern eingetragen sind.

sollte nicht mit Zahlen versehen sein, um die Schmerzzuordnung vorurteilsfreier zu gestalten. Werden Ziffern vorgegeben, wird man überproportional viele Fünfen und Zehnen finden [99]. Die Patienten oder Studienteilnehmer werden aufgefordert, durch einen Querstrich anzugeben, wo auf dieser Strecke sie die Intensität ihres aktuellen Schmerzes einordnen. Mit einem Millimeterlineal wird nachgemessen und der Angabe ein nummerischer Wert zugeordnet. Die meisten Personen verstehen das Prinzip schnell und können ihre Schmerzempfindung ausdrücken. Selbst fünfjährige Kinder sind dazu imstande [98]. Reliabilität und Validität des Verfahrens zur Messung der Schmerzlinderung sind nachgewiesen [48, 88].

Der Patient oder Studienteilnehmer sollte sorgfältig in dieses Testverfahren eingewiesen werden. Wenn es darum geht, Therapieerfolge zu messen, ist wahrscheinlich eine Skala, deren Enden mit „keine Schmerzlinderung" und „vollständige Schmerzlinderung" bezeichnet sind, derjenigen überlegen, die nach einer Einstufung der Schmerzintensität fragt [49]. Manchmal hilft es den Patienten oder Studienteilnehmern, wenn sie vergleichen können, wie sie ihr Schmerzerleben zuvor auf einer visuellen Analogskala bewertet hatten [100]. Fotokopien der Skala eignen sich nur bedingt, da das Kopieren die Linie oft verlängert und damit zu Fehlern führt.

Der McGill-Schmerzfragebogen
Hierbei handelt es sich um eine verbale Schmerzskala. Sie verwendet Wörter in großer Bedeutungsbreite, mit denen üblicherweise Schmerz beschrieben wird. Die Schmerzqualität ist je nach Art des Schmerzes, der Erkrankung oder Störung unterschiedlich. Die Schmerzqualität gibt die wichtigsten Hinweise auf die mögliche Ätiologie des Geschehens, und deshalb sind sensorische Beschreibungen diagnostisch von unschätzbarem Wert. Die Patienten wiederum beschreiben die affektive oder emotionale Komponente ihres Schmerzes mit unterschiedlichen Wörtern. Melzak und Torgerson führten eine Systematik ein, um die Verwendung dieser Wörter zu vereinfachen. Sie ordneten die verbalen Beschreibungen Klassen und Unterklassen zu, die den verschiedenen Aspekten des Schmerzerlebens entsprechen. Abgesehen von Wörtern, mit denen sensorische Schmerzqualitäten beschrieben werden, nahmen sie affektive Bezeichnungen auf, z. B. Furcht und Angst, sowie bewertende Ausdrücke, die allgemein die Intensität des Schmerzerlebens angeben [74].

Diese Wörter sind in der Reihenfolge der Intensität, die mit ihnen ausgedrückt wird, in 20 verschiedene Kategorien eingeteilt (Tabelle 5.3) und nach deutlich unterschiedlichen Schmerzqualitäten gruppiert. Die Patienten oder Studienteilnehmer sollen aus jeder Kategorie jeweils ein Wort einkreisen, *falls* eines auf ihren Fall zutrifft.

In den ersten zehn Kategorien befinden sich verschiedene sensorische Bezeichnungen, die Schmerzqualität im Hinblick auf Zeit, Raum, Druck und Temperatur bezeichnen. Die folgenden fünf Kategorien sind affektiv oder emotional, Kategorie 16 enthält wertende Begriffe (z. B. zur Schmerzintensität), und die letzten vier Kategorien umfassen „Anderes".

Zur Messung ist allen Worten in den verschiedenen Kategorien ein nummerischer Wert zugeordnet. Das erste Wort in jeder Kategorie zählt 1, das zweite 2, usw. Die Werte in den einzelnen Kategorien innerhalb der sensorischen, affektiven, bewertenden und „Anderen" Gruppe werden getrennt addiert. Außerdem wird gezählt, wie viele Wörter insgesamt ausgewählt wurden. Mithilfe dieses Fragebogens kann sich der Arzt ein Bild von der Qualität des Schmerzes machen (Kategorien 1–10), von seiner Intensität (Kategorie 16) sowie von Art und Umfang seiner emotionalen oder psychologischen Belegung (Kategorie 11–15). Wenn der Patient diesen Fragebogen zu verschiedenen Zeitpunkten im Verlauf von Therapie und Nachsorge ausfüllt, werden Veränderungen des Schmerzerlebens deutlich.

5.4.3 Therapieprogramm bei chronischen myofaszialen Schmerzen

Nachstehend wird ein umfassendes sechswöchiges Therapieprogramm dargestellt. Es eignet sich für alle Patienten mit chronischen Schmerzen im Bereich von Kopf, Hals und Schultern unter Beteiligung von myofaszialen Triggerpunkten. Diese müssen anhand einer eingehenden Anamnese und einer triggerpunktorientierten körperlichen Untersuchung diagnostiziert werden. Es ist unerheblich, ob sie eine primäre oder sekundäre Rolle spielen. Alle Patienten, für die eine der in Kapitel 5.2 genannten Diagnosen gestellt wurde, können auf diese Weise behandelt werden, außerdem einige Patienten mit triggerpunktbedingten Schmerzen im Schultergürtel. Dies gilt insbesondere, wenn das dargestellte Programm mit den in den einzelnen Muskel-

Tab. 5.3: McGill Schmerzfragebogen			
Die unten angeführten Wörter beschreiben Schmerzen. Kreisen Sie in den 20 Gruppen *nur* jeweils das Wort ein, das Ihren Schmerz beschreibt. Überspringen Sie alle unpassenden Gruppen.			
1 flackernd zitternd pulsierend pochend schlagend hämmernd	**2** überfallartig blitzartig einschießend	**3** Nadelstechen bohrend tief bohrend stechend durchdringend	**4** scharf schneidend zerreißend
5 kneifend drückend nagend krampfend zerquetschend	**6** ziehend reißend zerrend	**7** heiß brennend brühend heiß sengend	**8** kribbelnd juckend schneidend stechend
9 dumpf wund schmerzhaft bohrend heftig	**10** empfindlich spannend kratzend rasend	**11** ermüdend erschöpfend	**12** Übelkeit erregend erstickend
13 erschreckend beängstigend entsetzlich	**14** zermürbend aufreibend grausam übel mörderisch	**15** gemein blendend	**16** unangenehm störend elend intensiv unerträglich
17 ausbreiten ausstrahlen durchdringen durchstechen	**18** eng gefühllos spannend quetschend zerfetzend	**19** kühl kalt eisig	**20** unablässig störend Übelkeit erregend marternd grauenhaft quälend
Nach: Melzak, R: The McGill pain questionnaire: major properties and scoring methods. Pain 1975, 1:275.			

kapiteln beschriebenen Verfahren kombiniert wird. Die Programmstruktur erfasst annähernd alle üblicherweise wirksamen aufrecht erhaltenden Faktoren des myofaszialen Schmerzes im oberen Körperviertel und lässt Raum, auch einzelne Muskeln zu berücksichtigen. Eine retrospektive Studie an 25 Patienten, die unter chronischem myofaszialem Schmerz im Bereich von Kopf und Hals gelitten hatten, konnte die Effizienz des Programms bestätigen [37]. Bei entsprechender Compliance der Patienten nahmen Schmerzintensität und Medikamentenverbrauch zwischen Beginn und Ende der Behandlung durchschlagend bis erheblich ab. Das Programm hat seine Schwerpunkte in Selbststeuerung und Verhaltensänderungen auf Seiten der Patienten. Vermutlich deshalb blieben Schmerz und Medikamentenverbrauch in den zwölf Monaten, über die sich die Nachfolgeuntersuchungen erstreckten, auf niedrigem Niveau.

Woche 0: Therapieplan
Aufklärung
Der Patient muss genau über die Ursachen seines Schmerzes aufgeklärt werden. Er muss erfahren, wie viele Diagnosen gestellt wurden und welche ursächlichen und begünstigenden Faktoren wirksam sind. Ziel ist es, dem Patienten begreiflich zu machen, dass es auf seine Mitarbeit, die konsequente Ausführung von Übungen und darauf ankommt, dass er eine gesundheitsförderliche Lebensweise aufnimmt, um den Großteil der Faktoren, die das Schmerzgeschehen begünstigen, auszuschalten oder in ihrer Wirkung abzuschwächen. *Alle aufrecht erhaltenden und begünstigenden Faktoren müssen erkannt*

werden. Der Therapieplan muss Mittel und Wege aufzeigen, sie so umfassend wie möglich zu beherrschen (Kapitel 4 und die einzelnen Muskelkapitel). Sobald der Patient verstanden hat, dass ihm eine aktive Rolle im Heilungsprozess zukommt, kann die Behandlung beginnen.

Wechsel zur Medikamenteneinnahme nach Zeitplan

Sofern Patienten täglich Schmerzmittel einnehmen, sollte dies nach einem Zeitplan und nicht auf den Schmerz abgestimmt erfolgen. Diese Strategie ist allgemein akzeptiert, da sie einen mit der Medikamenteneinnahme verbundenen möglichen Verstärkungsmechanismus unterbindet und eine Grundlage herstellt, auf der im Laufe der Zeit die Analgetikamedikation abgebaut werden kann [2, 32]. Sobald die Schmerzmittel nach einem Zeitplan eingenommen werden, entfallen hohe Dosierungen und lange Zeitspannen, bis der Schmerz abklingt, und es kommt nicht zu einem Teufelskreis zwischen Unterdosierung und Schmerz und Überdosierung und Unverträglichkeitsreaktionen [2]. In einfachen Fällen, bei denen der Patient lediglich ein Schmerzmittel einnimmt, wird zunächst die Tagesdosis beibehalten und in kleinere Einzeldosen aufgeteilt. Wurden dagegen verschiedene Schmerzmittel eingenommen, sollte man versuchen, den Patienten auf ein einziges Präparat umzustellen. Das Medikament wird entsprechend dem vereinbarten Zeitplan ungeachtet des aktuellen Schmerzniveaus eingenommen. Die Dosierung wird wöchentlich um mindestens 20% herabgesetzt, *bis der Patient keine Analgetika mehr zu sich nimmt*. Das Verfahren ist schwieriger, wenn der Patient Präparate aus unterschiedlichen Wirkstoffgruppen einnimmt (z. B. nichtsteroidale Analgetika, Opiate, Barbiturate, Benzodiazepine) oder bestimmte Verhaltensgewohnheiten entwickelt hat. Grundsätzlich kann jedoch auch in diesen Fällen in der beschriebenen Weise vorgegangen werden. Es würde den Rahmen dieses Buches sprengen, Behandlungsverfahren bei chronischen Schmerzen in allen Einzelheiten zu besprechen. Gleiches gilt für Fragen der Medikationsumstellung bei arzneimittelbedingten Kopfschmerzen. Auch sie werden an anderer Stelle erörtert [35, 71]. Viele dieser Patienten leiden allerdings auch unter myofaszialen Triggerpunkten.

Führen eines Stundenbuches

Je nach Komplexität des Schmerzgeschehens kann es erforderlich sein, ein Schmerztagebuch mit Stundeneinteilung zu führen. Es trägt dazu bei, die Schmerzmuster zu erkennen, den Schmerz verstärkende und abschwächende Faktoren abzuklären, Arzneimittelverbrauch und Trainingsfrequenzen festzuhalten. Das Tagebuch sollte mindestens vier Spalten umfassen: 1) Tageszeit, 2) Schmerzstärke bewertet auf einer Skala von 1–10, 3) Medikamentenverbrauch, 4) hauptsächliche Beschäftigung am jeweiligen Tag. Der Patient nimmt möglichst stündlich, mindestens jedoch alle drei Stunden Eintragungen vor. Bei nachträglichen Eintragungen am Ende des Tages verliert das Tagebuch an Genauigkeit, denn das Schmerzgedächtnis wird vom Grad der Schmerzen beeinflusst, die der Patient in dem Moment spürt, in dem er die Eintragung vornimmt [22].

Planung aller Arzttermine

Der Patient sollte in regelmäßigen Abständen seinen Arzt aufsuchen. Diese Termine sollten nach Möglichkeit vorab für den gesamten Zeitraum von sechs Wochen geplant werden. Zum einen unterstützt es bestimmte Verhaltensweisen, wenn Patienten den Arzt nur bei Schmerzen aufsuchen, zum anderen lassen sich bei regelmäßigen Besuchen Fortschritte und Compliance überprüfen, Körperhaltung und Trainingsbereitschaft verbessern, die Medikation verringern und der Einfluss anderer begünstigender Faktoren beobachten.

Bei dieser Gelegenheit sollten auch andere Aspekte des Therapiekonzeptes erörtert und geplant werden. Das können physikalische Therapie, Besuche bei einem Psychologen oder eines Kurses für Stressbewältigung sein, oder auch ein Termin beim Zahntechniker zur Anfertigung einer Oralorthese.

Substitution von Vitaminen oder Schilddrüsenhormonen

Falls auf Grund der Krankengeschichte, der körperlichen und der Laboruntersuchung die Substitution mit Vitaminen oder Schilddrüsenhormon erforderlich ist, sollte jetzt damit begonnen werden (Kapitel 4.3 und 4.4).

Erste Woche: mechanische aufrecht erhaltende und begünstigende Faktoren

Compliance überprüfen

Bei jedem Arztbesuch sollte überprüft werden, inwieweit Anordnungen aus der vorangegangenen Woche befolgt wurden. Nur wenn der Patient sein Verhalten ändert und die verordneten Übungen ausführt, ist eine Besserung des Befindens zu erwarten. Der Arzt muss sich vergewissern, dass der Patient mit anderen Mitgliedern des therapeutischen Teams Kontakt aufgenommen und die vorgesehenen Termine vereinbart hat.

Die Medikation überprüfen
Der Arzt überprüft, welche Arzneimittel der Patient einnimmt, und ob er sich an den festgelegten Zeitplan hält. Jetzt sollten gegebenenfalls Anpassungen erfolgen.

Durchsicht der Tagebücher
Wenn der Patient ein Tagebuch führt, lässt sich leicht erkennen, wann und wo sich Schmerzen manifestieren, wann Medikamente eingenommen und welchen Beschäftigungen nachgegangen wird. Auf dieser Grundlage kann der Arzt dem Patienten helfen, Probleme zu lösen und Bewältigungsstrategien zu entwickeln.

Schlafstörungen ansprechen
Wenn der Patient über Schlafstörungen geklagt hatte, muss jetzt darauf eingegangen und Abhilfe geschafft werden. Unter Umständen reichen schon einfache Maßnahmen der Schlafhygiene wie der Verzicht auf Koffein, Alkohol, Schokolade und körperliche Betätigung am Abend aus, um das Problem zu lösen. Wichtig ist in diesem Zusammenhang ein ruhiges, störungsfreies Schlafzimmer. Auch trizyklische Antidepressiva in niedriger Dosierung (10–75 mg) haben sich sowohl als Schlaf- als auch als Schmerzmittel bewährt.

Korrektur einer Beinlängendifferenz
Beinlängenmessung und Korrekturmaßnahmen bei einer Differenz werden in Kapitel 4.2 dieses Buches und in Band 2 (Kapitel 4) des *Handbuches der Triggerpunkte* eingehend dargestellt.

Haltung und Körpermechanik
Der Patient sollte jetzt über die Bedeutung einer guten Haltung und Körpermechanik aufgeklärt werden. Wenn er begreift, welche umfangreichen Veränderungen sich bei der vorgeschobenen Kopfhaltung ergeben, wird er sich verstärkt um eine gute Haltung bemühen.

Anleitung für Haltungsübungen
Vergleiche hierzu Kapitel 5.3 dieses Buches. Es muss unbedingt darauf hingewiesen werden, wie wichtig Atmung und Entspannung bei allen Haltungs- und Dehnungsübungen sind, da sich Stressabbau günstig auf die Triggerpunktaktivität auswirkt, wie sich im EMG nachweisen ließ [73]. Viele Patienten, die in der Vergangenheit in Übungen eingewiesen wurden, ohne dass

man die Bedeutung des richtigen Atmens hervorhob, können bestätigen, wie viel mehr sie von derselben Übung bei richtiger Atmung profitierten. Richtiges, nichtforciertes Atmen fördert die Entspannung. Diese verringert wiederum die Triggerpunktaktivität und erlaubt mehr Muskeldehnung.

Anleitung für eine korrekte Körpermechanik
Vergleiche hierzu Kapitel 5.3.5 und Kapitel 41.

Zweite Woche: Erweiterung des häuslichen Übungsprogramms
Überprüfung der Compliance
Der Arzt überprüft, ob die Anleitungen und Anweisungen vom letzten Besuch befolgt bzw. umgesetzt wurden. Er vergewissert sich, dass die Haltungsübungen korrekt ausgeführt und die empfohlenen Verbesserungen hinsichtlich der Körpermechanik vorgenommen werden.

Überprüfung der Medikation
Der Arzt vergewissert sich, dass die Medikamente in festgelegter Menge und zeitlicher Einteilung eingenommen werden. Die Medikation wird um mindestens 20% reduziert.

Durchsicht des Tagebuches
Siehe 1. Woche.

Anleitung für Dehnungsübungen der Halsmuskulatur
Allgemeine Dehnungsübungen für die Halsmuskulatur, mit denen das Bewegungsausmaß erweitert wird, sind sehr nützlich, da sie aktive und latente myofasziale Triggerpunkte in den Muskeln von Hals und oberem Schultergürtel lösen. Dadurch wiederum wird die Aktivität von sekundären Triggerpunkten in den Kaumuskeln und anderen Schmerzübertragungszonen verringert (Abb. 16.1 und Abb. 17.7). Ausschlaggebend ist dabei die richtige Atmung (Kapitel 20.14 und Kapitel 45). Unter anderem gewährt sie dem Patienten kleine Erholungspausen und hilft bei der Entspannung. Patienten, die diese Anregung aufnehmen, berichten oft, dass ihnen die Entspannung mehr hilft als die Dehnung selbst. Dies ist nicht verwunderlich, da Entspannung die Aktivität von Triggerpunkten verringert [73].

Für alle Dehnungsübungen gelten folgende Grundsätze:
- Die Ausgangshaltung muss korrekt sein. Der Patient sollte deshalb *zunächst* die *Haltungsübung* ausführen, sich dann in guter Haltung hinsetzen und mit der Dehnungsübung fortfahren.

- Der Patient sollte auf einem bequemen Stuhl sitzen, der das Körpergewicht tragen muss, damit die Muskeln entspannt sind und sich besser dehnen lassen.
- Vor jeder Dehnung atmet der Patient langsam und tief ein. Mit dem Ausatmen entspannt er die Muskeln und verlängert sie. Der Therapeut unterstützt ihn, sodass er mit jedem Ausatmen wieder entspannt und die Dehnung spüren kann.
- Der Patient muss lernen, wie er Überdehnungen vermeidet. Alle Bewegungen sollten gleichmäßig, ohne Hast und Anstrengung ausgeführt werden. Hastige, ruckhafte Bewegungen sind zu vermeiden.
- Der Patient sollte während des Tages alle ein bis zwei Stunden die eine oder andere Dehnungsübung ausführen und dabei koordiniert atmen und sich entspannen. Realistischerweise ist nicht zu erwarten, dass ein Patient den gesamten Übungskanon in diesen Abständen bzw. sechsmal pro Tag durchturnt. Er kann jedoch aus den Übungen auswählen und in den genannten Abständen die eine oder andere davon ausführen. Dieses Verfahren ist in zweierlei Hinsicht günstig: Es fällt dem Patienten leichter, sich an die Anweisungen zu halten, und er verschafft sich regelmäßig Pausen um zu dehnen und *dabei richtig zu atmen.*

Gehen oder andere aerobe Übungen

Chronische Schmerzpatienten haben oft eine schlechte Kondition, da sie Übungen und Anstrengungen vermieden haben, um ihren Schmerz nicht zu steigern. Oft leiden sie auch unter unterschiedlich starken depressiven Verstimmungen. Es wirkt sich sicherlich positiv aus, wenn diese Patienten Ausdauerübungen beginnen, z. B. dreimal täglich für zehn Minuten in forschem Tempo gehen. Anhand des Schmerztagebuches findet der Patient leichter einen Zeitraum, in den sich ein gemäßigtes Übungsprogramm einfügen lässt.

Therapieversuch mit Sprühen und Dehnen oder mit einem anderen Verfahren zur Lösung von Triggerpunkten

Sofern es die Zeit erlaubt, kann der Arzt in dieser Phase prüfen, wie der Patient auf die Verfahren zur Triggerpunktlösung reagiert. Bei einer positiven Reaktion wird er bei folgenden Besuchen in geeignete Selbsthilfetechniken eingewiesen. Oft sollte man dem Patienten nun erneut vor Augen halten, dass seine Beschwerden tatsächlich (weitgehend, wenn nicht ausschließlich) auf myofaszialen Triggerpunkten beruhen.

Die Einsicht fördert die Bereitschaft, das Therapieprogramm aktiv mitzugestalten.

Dritte Woche: Einführen in die Handhabung des Sprühens und Dehnens sowie in andere Techniken der Triggerpunktlösung
Überprüfung der Compliance
Der Arzt überprüft, ob Anweisungen befolgt wurden, die der Patient beim Besuch in der vorangegangenen Woche erhalten hatte und ob die Haltungs- und Dehnungsübungen für die Halsmuskulatur richtig ausgeführt werden. Insbesondere ermahnt er ihn, alle Übungen *langsam* auszuführen und dabei *richtig* zu *atmen,* da die Ausführung gegen Ende der Übungen hastiger wird.

Überprüfung der Medikation
Siehe vorangegangene Woche

Überprüfung der Fortschritte
Der Arzt überprüft die Fortschritte des Patienten gemeinsam mit anderen Mitgliedern des therapeutischen Teams, falls dies im Behandlungsplan vorgesehen ist.

Selbstdehnung der wichtigsten Muskeln
Der Patient lernt, wie er die wichtigsten Muskeln im Zusammenhang mit seinen vorrangigen Beschwerden selber dehnen kann (siehe dazu die Übersichtskapitel zu den Teilen 2–5 des vorliegenden Buches).

Auch bei der Anleitung zu diesen Übungen sollte auf richtiges Atmen geachtet werden. Die Übungen werden alternierend mit den allgemeinen Dehnungsübungen für die Halsmuskulatur im Abstand von ein bis zwei Stunden ausgeführt.

Erweiterung des aeroben Trainingsumfangs
Wenn die Patienten gehen, sollten sie dazu ermuntert werden, den Zeitraum jeweils um fünf Minuten zu verlängern oder viermal, anstatt dreimal wöchentlich zügig zu gehen oder zu versuchen, in derselben Zeit eine größere Strecke zu bewältigen. Tempo und Wegstrecke sollten *nicht gleichzeitig* gesteigert werden.

Vierte und fünfte Woche: Beurteilung der Notwendigkeit oder Möglichkeit für die Infiltrationen der Triggerpunkte
Der Arzt setzt die Behandlung in der beschriebenen Weise fort und betont dabei den Aspekt der Selbsthilfe. Er dringt auf Compliance. Er würdigt günstige Verhaltensweisen und übersieht die ungünstigen, soweit dies möglich ist.

Anleitung für weitere erforderliche
Selbstdehnungsübungen
Einschätzung der Notwendigkeit von
Triggerpunktinfiltrationen und
anderen Verfahren der Triggerpunktlösung

Zur Überraschung mancher Ärzte gehen bei Patienten mit guter Compliance die schmerzhaften Triggerpunktsymptome weitgehend zurück, weil sie sich an die Empfehlungen zur Selbsthilfe und verbesserten Lebensführung gehalten haben, die ihnen in den ersten drei Wochen des Programms nahe gelegt wurden. Viele Triggerpunkte sind dann latent und verursachen keine Schmerzen mehr. Die Anzahl der störenden Triggerpunkte kann sich auf einen oder zwei verringert haben. Falls der Patient es wünscht, kann der Arzt sie infiltrieren. Unter Umständen eignen sich andere Verfahren der Triggerpunktlösung für den jeweiligen Muskel besser. Sie sollten in das Heimprogramm des Patienten aufgenommen werden.

Sechste Woche: Erneute Bewertung

Nach sechs Wochen sollte eine erneute Verlaufsabetrachtung durchgeführt werden. Dazu werden objektive und subjektive Werte herangezogen, auf keinen Fall dürfen ausschließlich Angaben des Patienten über sein Befinden einfließen. Es sollten vielmehr zuverlässige subjektive Bewertungsskalen für Schmerz zu Grunde gelegt werden, wie die visuelle Analogskala und der McGill-Schmerzfragebogen, die oben vorgestellt wurden. Falls der Patient ein Tagebuch geführt hat, liefert auch dies nützliche Anhaltspunkte für Veränderungen im subjektiven Schmerzerleben.

Als objektive Daten zählen Befunde der körperlichen Untersuchung. Darunter fallen z. B. eine Verbesserung der Körperhaltung insgesamt und der Kopfhaltung, des Bewegungsausmaßes von Hals und Kiefergelenk, der Druckschmerzhaftigkeit der Triggerpunkte laut druckalgometrischer Messung (Kapitel 2.2) sowie die Medikamenteneinnahme, der Aktivitätsgrad und die allgemeine Lebenseinstellung.

Bei einer guten Compliance und dürftigen Fortschritten sollten nochmals aufrecht erhaltende Faktoren überprüft werden. Falls alle bekannten Faktoren dieser Art unter Kontrolle sind und der Patient nach wie vor über einen gleich oder ähnlich intensiven Schmerz wie zu Beginn des Behandlungsprogramms klagt, müssen andere organische Ursachen in Betracht gezogen und der Patient daraufhin untersucht werden. Hierfür ein Beispiel:

Fallbericht

Ein Mann von 76 Jahren kam vorrangig wegen Schmerzen in Rachen und Gaumen in die Sprechstunde. Er war überwiesen worden, nachdem alle Befunde aus zwei voneinander unabhängig durchgeführte Untersuchungen von Ohren, Nase und Hals einschließlich MRT von Kopf und Hals im Normbereich lagen. Es wurden myofasziale Triggerpunkte in den medialen Anteilen der beiden Mm. pterygoidei gefunden. Außerdem hielt der Patient den Kopf um 15 cm nach vorn geschoben.

Es wurde ein sechswöchiges Behandlungsprogramm entsprechend dem oben skizzierten entworfen. Es umfasste Haltungsübungen, eine Korrektur der Körpermechanik, selbst durchgeführtes Sprühen und Dehnen der Kieferelevatoren und Triggerpunktinfiltrationen der medialen Anteile der Mm. pterygoidei. Der Patient kooperierte hervorragend und korrigierte seine Kopfhaltung um 7 cm. Seine Frau half ihm beim Sprühen und Dehnen. Die Triggerpunktinfiltrationen verschafften deutliche Linderung, jedoch rezidivierten die Schmerzen. Nach sechs Wochen hatte sich die subjektive Schmerzeinstufung trotz befriedigender Kontrolle der bekannten aufrecht erhaltenden Faktoren kaum geändert. Der Patient wurde erneut zu einem Hals-, Nasen-, Ohrenarzt überwiesen. Dieser erkannte bei der Inspektion der Larynx einen Bereich veränderten Gewebes. Die Biopsie ergab ein Plattenepithelkarzinom.

Wenn der Patient gute Fortschritte macht und eine weitere Besserung bei fortgesetzter Behandlung absehbar ist, kann die Therapie um zwei bis vier Wochen verlängert und mit einer weiteren Untersuchung abgeschlossen werden. Es empfiehlt sich, den Patienten in der Folgezeit zunächst für zweiwöchentliche Untersuchungen einzubestellen. Der Zeitraum wird auf Intervalle von drei bis vier Wochen, dann Vierteljahre und schließlich ein ganzes Jahr verlängert, sobald eine befriedigende Besserung erreicht wurde.

Literatur

1. Ad Hoc Committee on Classification of Headache. *JAMA 179*:717–718, 1962.
2. Max MB, Payne R, Shapiro B, *et al.: Principles of Analgesic Use in the Treatment of Acute Pain and Cancer Pain*. Ed 3. Skokie, IL, American Pain Society, 1992.
3. Atkinson R, Appenzeller O: Headache. *Postgrad Med J 60*:841–846, 1984.
4. Baker BA: The Muscle Trigger: Evidence of Overload Injury. *J Neurol Orthoped Med Surg 7(1)*:35–44, 1986.
5. Bell WE: *Clinical Management of Temporomandibular Disorders*. Yearbook Medical Publishers, Inc. 1982.
6. Bland JH: Disorders of the Cervical Spine: *Diagnosis and Medical Management*. W. B. Saunders Company, Philadelphia, 1987.

Kopf/Hals

7. Bogduk N, Lance JW: Pain and pain syndromes including headache, Ch. 8. In: *Current Neurology*. Edited by Appel H. Wiley Medical Publications, New York, 1981.

8. Bovim G: Cervicogenic headache, migraine, and tension-type headache. Pressure-pain threeshold measurements. *Pain 51:*169–173, 1992.

9. Braun B, DiGiovann A, Schiffman E, *et al.:* A cross-sectional study of temporomandibular joint dysfunction in post-cervical trauma patients. *J Craniomandib Disord Oral Facial Pain 6(1):*24–31, 1992,

10. Chapman SL: A review and clinical perspective on the use of EMG and thermal biofeedback for chronic headaches. *Pain 27:*1–43, 1986.

11. Chen SM, Chen JT, Wu YC, *et al.:* Myofascial Trigger Points in Intercostal Muscles Secondary to Herpes Zoster Infection to the Intercostal Nerve. *Arch Phys Med Rehalbil 77:*961, 1996.

12. Clark GT: Occlusal therapy: occlusal appliances. In: *The President's Conference on the Examination, Diagnosis, and Management of Temporomandibular Disorders*. Edited by Laskin DM, Greenfield W, Gale E, *et al.* American Dental Association, Chicago, 1983, pp. 137–146.

13. Clark GT, Beemsterboer PL, Solberg WK, *et al.:* Nocturnal electromyographic evaluation of myofascial pain dysfunction in patients undergoing occlusal splint therapy. *J Am Dent Assoc 99:*607–611, 1979.

14. Clark GT, Delcanho RE, Goulet JP: The utility and validity of current diagnostic procedures for defining temporomandibular disorder patients. *Adv Dent Bes 7(2):*97–112, 1993.

15. Clark GT, Merrill RL: Diagnosis and nonsurgical treatment of internal derangements. In: *The Temporomandibular Joint: A Biological Basis for Clinical Practice*. Ed. 4. Edited by Sarnat BG, Laskin DM. WB Saunders Co, Philadelphia, 1992.

16. Clark GT, Seligman DA, Solberg WK, *et al.:* Guidelines for the examination and diagnosis of temporomandibular disorders. *J Am Dent Assoc 106:*75–78, 1983.

17. *Dorland's Illustrated Medical Dictionary*. Ed. 25. WB Saunders, Philadelphia, 1974.

18. Dworkin SF, LeResche L: Research diagnostic criteria for temporomandibular disorders: Review, criteria, examinations and specifications. *J Craniomand Disord Facial Oral Pain 6:*301–355, 1992.

19. Dworkin SF, LeResche L, DeRouen T: Reliability of clinical measurement in temporomandibular disorders. *Clin J Pain 4:*89–99, 1988.

20. Dworkin SF, LeResche L, DeRouen T, Von Korff M: Assessing clinical signs of temporomandibular disorders: Reliability of clinical examiners. *J Prosthet Dent 63:*574–579, 1991.

21. Edmeads J: Headaches and head pains associated with diseases of the cervical spine. *Med Clin North Am 62:*533–544, 1978.

22. Eich E, Reeves JL, Jaeger B, *et al.:* Memory for pain: Relation between past and present pain intensity. *Pain 23:*375–379, 1985.

23. Ekbom K, Hardebo JE, Waldenlind E: Mechanisms of cluster headache. In *Basic Mechanisms of Headache*. Edited by Olesen J, Edvinsson L. Elsevier Science Publishers B.V., Amsterdam, 1988, pp. 463–476.

24. Fields H: *Pain*. McGraw-Hill Information Services Company, Health Professions Division, New York, 1987, pp. 213–214.

25. *Ibid*. (p. 84).

26. *Ibid*. (p. 91).

27. *Ibid*. (p. 215).

28. Fishbain DA, Goldborg M, Meagher BR, *et al.:* Male and femabe chronic pain patients categorized by DSM-III psychiatric diagnostic criteria. *Pain 26:*181–197, 1986.

29. Foerster O: The dematomes in Man. *Brain 56:* 1–38. 1932.

30. Fredriksen TA, Hovdal H, Sjaastad O: "Cervicogenic headache" Clinical manifestation. *Cephalalgia 7:*147–160, 1987.

31. Fricton J, Kroening R, Haley D, *et al.:* Myofascial pain and dysfunction of the head and neck: A review of the clinical characteristics of 164 patients. *Oral Surg Oral Med Oral Pathol 60:*615–623, 1985.

32. Fordyce WE, Steger JC: Chronic pain. In: *Behavioral Medicine: Theory and Practice*. Edited by Pomerleau OF, Brady JP. Williams & Wilkins, Baltimore, 1979.

33. Frost FA, Jesson B, Siggaard-Andersen J: A control, double-blind comparison of mepivacaine injection versus saline injection for myofascial pain. *Lancet 1:*8167–8168, 1980.

34. Graff-Radford SB: Personal communication.

35. Graff-Radford SB, Bittar G: The use of methylergonovine (Methergine) in the initial control of drug induced refractory headache. *Headache 33(7):*390–393, 1993.

36. Graff-Radford SB, Jaeger B, Reeves JL: Myofascial pain may present clinically as occipital neuralgia. *Neurosurgery 19:*610–613, 1986.

37. Graff-Radford SB, Reeves JL, Jaeger B: Management of head and neck pain: The effectiveness of altering perpetuating factors in myofascial pain. *Headache 27:*186–190, 1987.

38. Gronbaek E: Cervical anterolateral microsurgery for headache. In: *Updating in Headache*. Edited by Pfaffenrath V, Lundberg PO, Sjaastad O. Springer Verlag, Berlin, 1985, pp. 17–23.

39. Hameroff SR, Crago BR, Blitt CD, *et al.:* Comparison of bupivacaine, etidocaine, and saline for trigger-point therapy. *Anesth Analg 60:*752–755, 1981.

40. Hammond SR, Danta G: Occipital neuralgia. *Clin Exp Neurol 15:*258–279, 1978.

41. Hatch JP, Moore PJ, Cyr-Provost M, *et al.:* The use of electromyography and muscle palpation in the diagnosis of tension-type headache with and without pericranial muscle involvement. *Pain 49:*175–178, 1992.

42. Hay KM: Pain thresholds in migraine. *Practitioner 222:*827–833, 1979.

43. Haynes SN, Cuevas J, Gannon LR: The psychophysiological etiology of muscle-contraction headache. *Headache 22:*122–132, 1982.

44. Hendler N, Fink H, Long D: Myofascial Syndrome: Response to trigger point injections. *Psychosomatics 24:*990–999, 1983.

45. Hoheisel U, Mense S, Simons DG, *et al.:* Appearance of new receptive fields in rat dorsal horn neurons following noxious stimulation of skeletal muscle: a model for referred muscle pain? *Neuroscience Letters 153:*9–12, 1993.

45a. Hong CZ, Chen YN, Twehous D, *et al.:* Pressure threshold for referred pain by compression on the trigger point and adjacent areas. *J Musculoske Pain 4(3):*61–79, 1996.

46. Hubbard DR, Berkoff GM: Myofascial Trigger Points Show Spontaneous Needle EMG Activity. *Spine 18:*13:1803–1807, 1993.

47. Hunter CR, Mayfield FH: Role of the upper cervicab roots in the production of pain in the head. *Am J Surg 78:*743–75 1, 1949.

48. Huskisson EC: Visual analog scales. In: *Pain Measurement and Assessment.* Edited by Melzack R. Raven Press, New York, 1973, pp. 33–37.

49. Huskisson EC: Measurement of pain. *Lancet 2:* 127–131, 1974.

50. Jaeger B: Are "cervicogenic" headaches due to myofascial pain and cervical spine dysfunction? *Cephalalgia 9:*157–164, 1989.

51. Jaeger B: Tension-type headache and myofascial pain. In: *Orofacial Pain and Temporomandibular Disorders.* Edited by Frictori JR, Dubner RB. Raven Press, New York, 1995, pp. 205–213,

52. Jaeger B, Reeves JL: Quantification of changes in myofascial trigger point sensitivity with the pressure algometer. *Pain 27:*203–210, 1986.

53. Jaeger B, Reeves JL, Graff-Radford SB: A psychophysiological investigation of myofascial trigger point sensitivity vs. EMG activity and tension headache. *Cephalalgia 5 (Suppl 3):*68–69, 1985.

54. Jaeger B, Skootsky SA, Cueva LA: Myofascial pain is common in tension-type headaches. *Proceedings of the American Pain Society:* 43, 1991.

55. Jensen K, Tuxen C, Olesen J: Pericranial muscle tenderness and pressure pain threshold in the temporal region during common migraine. *Pain Supplement 4:*S574, 1987.

56. Jensen K, Bubow P, Hansen H: Experimental tooth clenching in common migraine. *Cephalalgia 5:*245–251, 1985.

57. Koch H: The management of chronic pain in office-based ambulatory care. National Ambulatory Medical Care Survey. Advance Data from Vital and Health Statistics. No. 123. DHHS Pub. No.(PHS)84–1250. Public Health Service, Hyattsville, MD, 1986.

58. Kunc A: Significant factors pertaining to the resuits of trigeminal tractotomy. In: *Trigeminal Neuralgia.* Edited by Hassler R, Walker AE. Stuttgart. Georg Thieme Verlag, 1970, pp. 90–100.

59. Langemark M, Jensen K: Myofascial mechanisms of pain. In: *Basic Mechanisms of Headache.* Edited by Olesen J, Edvinsson L. Elsevier Science Publishers B.V.. Amsterdam, 1988, pp. 33 1–341.

60. Langemark M, Jensen K, Jensen TS, *et al.:* Pressure pain thresholds and thermal nociceptive thresholds in chronic tension-type headache. *Pain 38:*203–210, 1989.

61. Langemark M, Olesen J: Pericranial tenderness in tension headache. *Cephalalgia 7:*249–255, 1987.

62. Laskin DM: Etiology of the pain-dysfunction syndrome. *J Am Dent Assoc 79:*147–153, 1969.

63. Lewit K: The needle effect in the relief of myofascial pain. *Pain 6:*83–90, 1979.

64. Lewit K: Muscular pattern in thoraco-lumbar lesions. Manual Med 2:105–107, 1986.

65. Lobbezoo-Scholte AM, De Wijer A, Steenks MH, *et al:* Interexaminer reliability of six orthopedic tests in diagnostic subgroups of craniomandibular disorders. *J Oral Rehabil 21:*273–285, 1994.

66. Lous J, Olesen J: Evaluation of pericranial tenderness and oral function in patients with common migraine, muscle contraction headache and combination headache. *Pain 12:*385–393, 1982.

67. Lundervold A: Electromyographic investigations during sedentary work, especially typing. *Br J Phys Med 14:*32–36, 1951.

68. Lundh H, Westesson PL: Long term follow-up after occlusal treatment to correct abnormal temporomandibular joint disc position. *Oral Surg Oral Med Oral Pathol 67:*2–10, 1989.

69. Lundh H, Westesson PL, Kopp S, *et al.:* Anterior repositioning splint in the treatment of temporomandibular joints with reciprocal clicking: Comparison with a flat occlusal splint and an untreated control group. *Oral Surg Oral Med Oral Pathol 60:*131–136, 1985.

70. Magnusson T, Carlsson GE, Egermark I: Changes in clinical signs of craniomandibular disorders from the age of 15 tu 25 years. *J Orofacial Pain 8:*207–215, 1994.

71. Matthew NT, Kurman R, Perez F: Drug induced refractory headache – clinical features and management. *Headache 30(10):*634–638, 1990.

72. McNeill C: *Temporomandibular Disorders: Guidelines for Classification, Assessment, and Management.* Quintessence, Chicago. 1993.

73. McNulty WH, Gewirtz RN, Hubbard DR, *et al.:* Needle electromyographic evaluation of trigger point response to a psychological stressor. *Psychophysiology 31:*313–316, 1994.

74. Melzack R, Torgeson WS: On the language of pain. *Anesthesiology 34:*50, 1971.

75. Mense S: Referral of muscle pain: new aspects. *Am Pain Soc J 3:*1–9. 1994.

76. Mense S, Simons DG, Russell J: *Muscle Pain.* Williams and Wilkins, 1999.

77. Nassif J, Hilsen K: Screening for temporomandibular disorders: History and clinical examination. *J Prosthodont 1:*42–46, 1992.

78. Okeson JP: The effects of hard and soft Splints on nocturnal bruxism. *J Am Dent Assoc 114:*788–791, 1987.

79. Okeson JP (ed): *Orofacial Pain. Guidelines for Assessment, Diagnosis, and Management.* American Academy of Orofacial Pain. Quintessence Publishing Co, Chicago, 1996.

Kopf/Hals

80. Olesen J: Some clinical features of the acute migraine attack. An analysis of 750 patients. *Headache 18:*268–271, 1978.

81. Olesen J: Classification and diagnostic criteria for headache disorders, cranial neuralgias and facial pain. *Cephalalgia 8(Suppl 7),* 1988.

82. Olesen J: Clinical and pathophysiological observations in migraine and tension-type headache explained by integration of vascular, supraspinal and myofascial inputs. *Pain 46:*125–132, 1991.

83. Peterson AL, Taicott GW, Kelleher WJ, *et al.:* Site specificity of pain and tension in tension-type headaches. *Headache 35(2):*89–92, 1995.

84. Pfaffenrath V, Dandekar R, Mayer ET, *et al.:* Cervicogenic headache: Resuits of computer-based measurements of cervical spine mobility in 15 patients. *Cephalalgia 8:*45–48, 1988.

85. Pfaffenrath V, Dandekar R, Pollmann W: Cervicogenic headache – The clinical picture, radiological findings and hypotheses an its pathophysiology. *Headache 27:*495–499, 1987.

86. Piloff H: Is the muscular model of headache still viable? A review of conflicting data. *Headache 15:*186–198, 1984.

87. Poletti CE: C2 and C3 pain dermatomes in man. *Cephalalgia 11:*155–159, 1991.

88. Price DD, McGrath PA, Ralfi R, *et al.:* The validation of visual analogue scale measures for chronic and experimental pain. *Pain 17:*45–56, 1983.

89. Pullinger AG, Seligman DA: Trauma history in diagnostic groups of temporomandibular disorders. *Oral Surg Oral Med Oral Pathol 71:*529–534, 1991.

90. Pullinger AG, Seligman DA, Gornbein JA: A multiple logistic regression analysis of the risk and relative odds of temporomandibular disorders as a function of common occlusal features. *J Dent Res 72:*968–979, 1993.

91. Rasmussen OC: Description of population and progress of symptoms in a longitudinal study of temporomandibular arthropathy. *Scand J Dent Res 89:*196–203, 1981.

92. Reeves JL, Jaeger B, Graff-Radford SB: Reliability of the pressure algometer as a measure of trigger point sensitivity. *Pain 24:*313–321, 1986.

93. Rivera-Morales WC, Mahl ND: Relationship of occlusal vertical dimension to the health of the masticatory system. *J Prosthet Dent 65:*547–553, 1991.

94. Sandrini G, Antonaci F, Pucci E, *et al.:* Comparative study with EMG, pressure algometry and manual palpation in tension-type headache and migraine. *Cephalalgia 14:*451–457, 1994.

95. Saper JR, Silberstein S, Gordon CD, *et al.:* Handbook of Headache Management. Williams & Wilkins, Baltimore, 1993.

96. Sarnat BG, Laskin DM (eds): *The Temporomandibular Joint: A Biological Basis for Clinical Practice.* Ed. 4. WB Saunders Co, Philadelphia, 1992.

97. Schoenen J, Gerard P, De Pasqua V, *et al.:* EMG activity in pericranial muscles during postural variation and mental activity in healthy volunteers and patients with chronic tension-type headache. *Headache 31(5):*321–324, 1991.

98. Scott J, Ansell BM, Huskisson EC: The measurement of pain in juvenile chronic polyarthritis. *Ann Rheum Dis 36:*186–187, 1977.

99. Scott J, Huskisson EC: Graphic representation of pain. *Pain 2:*175–184, 1976.

100. Scott J, Huskisson EC: Accuracy of subjective measurements made with or without previous scores: An important source of error in serial measurements of subjective states. *Ann Rheum Dis 38:*558–559, 1979.

101. Shan SC, Yun WH: Influence of an occlusal splint on integratcd electromyography of the masseter muscle. *J Oral Rehabil 18:*253–256, 1991.

102. Simons DC: Myofascial pain syndromes of head, neck and low back. In: *Pain Research and Clinical Management,* Vol. 3. Edited by Dubner R, Gebhart GF, Band MR. Elsevier Science and Publishers, New York, 1988.

103. Simons DG: Neurophysiological basis of pain caused by trigger points. *Am Pain Soc J 3:*17–19, 1994.

104. Simons DC: Myofascial pain syndrome: One term but two concepts; a new understanding. *J Musculoske Pain 3(1):*7–13, 1995.

105. Simons DC: Clinical and etiological update of myofascial pain from trigger points. *J Musculoske Pain 4(1/2):*93–121, 1996.

106. Simons DG, Hong CZ, Simons LS: Prevalence of spontaneous electrical activity at trigger spots and control sites in rabbit muscle. *J Musculoske Pain 3:*35–48, 1995.

107. Simons DG, Mense S: Understanding and measurement of muscle tone as related to clinical muscle pain. *Pain 75:*1–17, 1998.

108. Simons DJ, Wolff HC: Studies on headache: mechanisms of chronic post-traumatic headache. *Psychosom Med 8:*227, 1946.

108a. Sjaastad O. So-called "tension headache": A term in need or revision? *Curr Med Res Opin 6:*41–54, 1980.

109. Sjaastad O, Saunte C, Hovdal H, *et al.:* "Cervicogenic" headache. An hypothesis. *Cephalalgia 3:*249–256, 1983.

110. Skootsky SA, Jaeger B, Oye RK: Prevalence of myofascial pain in general internal medicine practice. *West J Med 151:*157–160, 1989.

111. Sola AE, Kuitert MC: Myofascial trigger point pain in the neck and shoulder girdle. *Northwest Med 54:*980–984. 1955.

112. Solberg WK: Myofascial pain and dysfunction. In: *Clinical Dentistry.* Edited by Clark JW. Harper & Row, Publishers, Inc, Hagerstown, MD, 1976.

113. Solberg WK: Temporomandibubar disorders. *Br Dent J 1986.*

114. Solberg WK: Personal communication, 1997.

115. Solberg WK, Clark GT: *Temporomandibular Joint Problems. Biologic Diagnosis und Treatment.* Quintessence Publishing Co, Chicago, 1980:69–91

116. Solberg WK, Clark CT, Rugh JD: Nocturnal electromyographic evaluation of bruxism patients undergoing short term splint therapy. *J Oral Rehabil 2:*215–223, 1975,

117. Speed WG: Posttraumatic headache. In: *The Practicing Physician's Approach to Headache*. Ed. 4. Edited by Diamond S, Dalessio DJ. Williams & Wilkins, Baltimore, 1986.

118. Tfelt-Hansen P, Lous I, Olesen J: Prevalence and significance of muscle tenderness during common migraine attacks. *Headache 21*:49–54, 1981.

119. Tunis MM, Wolff HG: Studies on headache. Cranial artery vasoconstriction and muscle contraction headache. *Arch Neurol Psychiatry 71*:425–434, 1954.

120. Verdonck A, Takada K, Kitai N, *et al.:* The prevalence of cardinal TMJ dysfunction symptoms and its relationship to occlusal factors in Japanese female adolescents. *J Oral Rehabil 21*:687–697, 1994.

121. Whittaker DK, Jones JW, Edwards PW, *et al.:* Studies an the temporomandibular joints of an eighteenth century London population (Spitalfields). *J Oral Rehabil 17*:89–97, 1990.

122. Widmalm SE, Westesson PL, Kim IK, *et al.:* Temporomandibubar joint pathology related to sex, age and dentition in autopsy material. *Oral Surg Oral Med Oral Pathol 78*:416–425, 1994.

123. Wolff HC: *Headache and Other Head Pain*. Oxford Universitv Press, New York, 1963:582–616.

M. trapezius

Übersicht: Der M. trapezius ist ein dreiteiliger Muskel. Die Fasern seiner Pars descendens, Pars transversale und Pars ascendens verlaufen in unterschiedlicher Richtung und haben oft unterschiedliche Funktionen. Deshalb werden sie in diesem Kapitel gelegentlich als Einzelmuskeln besprochen. In der Pars descendens des M. trapezius entstehen **Übertragungsschmerzen** häufiger als in jedem anderen Muskel des Körpers. Die Triggerpunkte in den Fasern der Pars descendens übertragen typischerweise entlang der dorsolateralen Halsfläche Schmerzen und Druckschmerzhaftigkeit, bis hinter das Ohr und zur Schläfe. Die Triggerpunkte in der Pars ascendens des M. trapezius leiten Schmerzen und Druckempfindlichkeit hauptsächlich zum Nacken und in den angrenzenden Mastoidbereich, sowie in die Bereiche oberhalb und zwischen den Schulterblättern. Triggerpunkte in der Pars transversale des M. trapezius sind seltener. Sie leiten Schmerzen zu den Wirbeln und zwischen die Schulterblätter. **Anatomie:** Die beiden Mm. trapezii bilden eine Raute, deren Mittellinie sich vom Hinterhaupt bis zum Dornfortsatz von Th_{12} erstreckt. Vorn setzen die Fasern am seitlichen Drittel des Schlüsselbeines an, seitlich am Akromion und hinten an der gesamten Länge der Spina scapulae. Die **Innervation** erfolgt durch den spinalen Ast des N. accessorius (Hirnnerv XI), der den M. trapezius hauptsächlich motorisch versorgt sowie durch den zweiten bis vierten Zervikalnerven, die ihn überwiegend sensorisch versorgen. Die vorrangige **Funktion** des M. trapezius besteht darin, das Schlüsselbein (und indirekt auch die Schulterblätter) nach hinten zu ziehen und beide durch Rotation des Schlüsselbeines in der Art. sternoclavicularis anzuheben. Die Pars descendens des M. trapezius unterstützt den M. serratus anterior bei der Rotation der Skapula, sodass die Fossa glenoidalis nach oben zeigt. Die Pars ascendens des M. trapezius die Skapula während dieser Rotationsbewegung. Die Pars transversale adduziert die Skapula kräftig und stabilisiert die Wirkung der Zugkräfte. Als **Symptom** zeigen sich hauptsächlich Übertragungsschmerzen in charakteristischen Mustern, jedoch nur eine geringfügige Bewegungseinschränkung. Die **Aktivierung und Aufrechterhaltung von Triggerpunkten** beruht teilweise auf Varianten des Skeletts. Zu nennen sind eine Beinlängendifferenz, eine kleinere Beckenhälfte und zu kurze Oberarme. Triggerpunktaktivierend wirkt es auch, wenn die Schultern ständig hochgezogen sind, z. B. wenn der Ellenbogen nicht abgestützt ist, während der Telefonhörer gehalten wird, wenn eine Tastatur zu hoch steht oder die Armlehnen des Stuhls nicht angepasst sind. Ein akutes Trauma wie bei einer seitlichen „Peitschenschlagverletzung" oder ein chronisches Trauma z. B. bei Muskelkompression durch einschneidende Büstenhalterträger oder einen schlecht sitzenden, schweren Mantel kann Triggerpunkte im M. trapezius aktivieren. Triggerpunkte in den Pars transversale und Pars ascendens dieses Muskels werden oft durch verspannte Mm. pectorales begünstigt, die folglich gedehnt werden müssen. Bei der **Untersuchung des Patienten** ist die aktive Rotation von Kopf und Hals gegen Ende des vollen Bewegungsausmaßes schmerzhaft und die Seitneigung in die jeweilige Gegenrichtung leicht eingeschränkt. **Differenzialdiagnose:** Schmerzen durch Triggerpunkte im M. trapezius werden häufig fehldiagnostiziert, wenn diese Schmerzursache nicht beachtet wird. Je nach betroffenem Anteil des M. trapezius finden sich in Hals- und Brustwirbelsäule entsprechende Gelenkdysfunktionen. Für die **Lösung von Triggerpunkten** in diesem Muskel eignen sich Entspannungstechniken, bei denen insbesondere die Pars transversale und Pars ascendens des M. trapezius nicht gewaltsam gedehnt werden. Die **Infiltration der Triggerpunkte** in der Pars descendens des M. trapezius erfolgt von vorn in Rückenlage. Für die Infiltration der anderen Trapeziusanteile liegt der Patient am besten auf der unbehandelten Seite. Nachdem die verspannte Brustmuskulatur gelöst wurde, sprechen Triggerpunkte im M. trapezius meistens gut auf eine lokale Infiltration an. **Korrigierende Maßnahmen** bei Skelettasymmetrien und kurzen Oberarmen bestehen in ausgleichenden Unterlagen, Verstärkungen oder Polstern. Unpassende Möbel sollten geändert oder ausgewechselt werden. Der Muskel sollte durch richtige Körperhaltung entlastet werden, und der Patient sollte zu Hause eine angemessenes Trainingsprogramm durchführen, um die Aktivität der Triggerpunkte im M. trapezius zu kontrollieren.

Inhaltsübersicht

Kopf/Hals

■■■■ 6.1 Übertragungsschmerzen

(Abb. 6.1–6.4)
Wie die Autoren feststellten, ist der M. trapezius der wahrscheinlich am häufigsten von Triggerpunkten befallene Muskel des menschlichen Körpers. Andere Kliniker bestätigen diese Einschätzung [26, 45, 64, 80, 103]. Diese Triggerpunkte sind eine häufig übersehene Ursache temporaler und zervikogener Kopfschmerzen [35]. In den Pars descendens, Pars transversale und Pars ascendens des Muskels befinden sich sechs Triggerregionen mit unterschiedlichen Schmerzmustern, zwei in jeder Region. Ein siebter Triggerpunkt, wahrscheinlich ein Haut-triggerpunkt, überträgt eine schmerzlose, autonome Reaktion. Die Triggerpunkte sind in der Reihenfolge ihrer ungefähren Häufigkeit nummeriert.

Der zentrale TrP_1 im oberen M. trapezius wird wohl am häufigsten diagnostiziert, obwohl ein latenter Triggerpunkt im Extensor des dritten Fingers wahrscheinlich häufiger vorkommt [21]. Der erwähnte Triggerpunkt im oberen Trapezius wurde jedenfalls im Rahmen einer

Reihenuntersuchung an 200 gesunden, asymptomatischen Erwachsenen am häufigsten gefunden [80]. Er trägt wesentlich zum myofaszialen Schmerzdysfunktionssyndrom bei, das Laskin [51] beschreibt und das von Zahnärzten weit gehend anerkannt wird [5, 20, 78, 102]. Heute würde man es der Vielzahl der kraniomandibulären Störungen zuordnen. Das besagte (Schmerzdysfunktions-)Syndrom gehört zu einem überholten Konzept. An seine Stelle sollten spezifische Diagnosen treten, die den muskulären Ursprung des Schmerzes berücksichtigen. Dieser Schmerz wird in den Kopf geleitet. Seltener handelt es sich um eine schmerzhafte Funktionsstörung des Kiefergelenkes [36].

6.1.1 Pars descendens des M. trapezius

(Abb. 6.1 und 6.2)

Triggerpunkt 1
Dieser zentrale Triggerpunkt liegt im Mittelteil des vorderen Randes der oberen Trapeziusfasern und zieht die meisten vertikal verlaufenden

Fasern in Mitleidenschaft, die anterior am Schlüsselbein ansetzen. Nach unserer Erfahrung übertragen Triggerpunkte in diesem Bereich Schmerz durchgängig unilateral nach oben, entlang der posterolateralen Seite des Halses zum Proc. mastoideus. Sie sind die Hauptursache für „Spannungskopfschmerzen", wie auch andere Autoren bestätigen [57, 104]. Wenn der Übertragungsschmerz intensiv ist, breitet er sich zur Seite des Kopfes aus, konzentriert sich an Schläfe und Orbita [48, 105] und kann auch den Kieferwinkel einbeziehen [61, 89, 91, 93, 95, 107], auch als Masseter-Region bezeichnet [10]. Gelegentlich strahlt der Schmerz zum Hinterhaupt und selten bis zu den unteren Molaren aus. Wenn sich die Übertragungsschmerzmuster von Triggerpunkten in der Pars descendens des M. trapezius mit solchen von Triggerpunkten in anderen Muskel überschneiden (insbesondere von den Mm. sternocleidomastoideus, suboccipitalis und temporalis) kann es zum typischen Erscheinungsbild des Spannungskopfschmerzes [36] kommen (Abb. 5.2). Von TrP$_1$ übertragener Schmerz kann sich gelegentlich in der Ohr-

muschel, jedoch nicht tief im Ohr manifestieren. Nadelung oder Infiltration dieses Triggerpunktes löste übertragene vasomotorische Phänomene im gleich- oder gegenseitigen Ohr aus [88, 91, 93, 94].

Andere Autoren beschreiben ein ähnliches postauriküläres Schmerzmuster [22, 46, 69], eines sogar bei einem Kind. Wenn der darunter liegende M. supraspinatus ebenfalls aktive Triggerpunkte enthält [52], sind Schmerzen in der betreffenden Schulter zu erwarten [23, 44]. Gelegentlich wurden aktive Triggerpunkte der Pars descendens des M. trapezius mit Schwindel oder Gleichgewichtsstörungen in Verbindung gebracht, sowie mit einem momentanen Schwindel beim Durchstechen des Triggerpunktes während der Infiltration [22, 27]. Dieser Lagerungsschwindel kann direkt vom M. trapezius

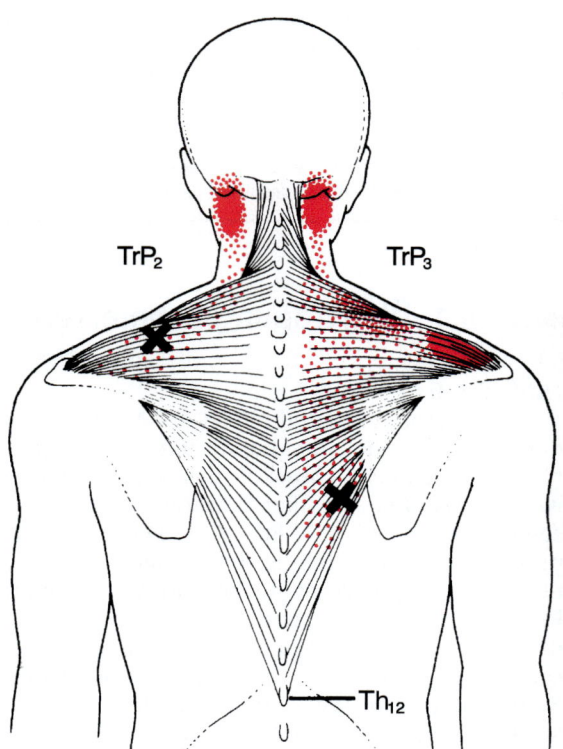

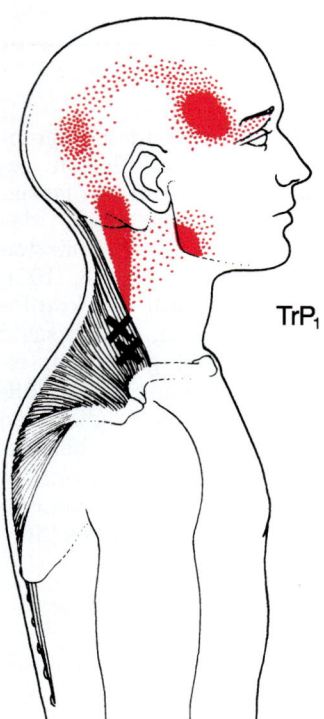

Abb. 6.1: Übertragungsschmerz und Lage (**X**) des zentralen TrP$_1$ in der Mitte der fast vertikal verlaufenden Fasern der Pars descendens des M. trapezius. *Flächiges Rot:* Hauptzone des Übertragungsschmerzes. *Rote Punktierung:* Nebenschmerzzone.

Abb. 6.2: Die linke Seite der Abbildung zeigt Übertragungsschmerzmuster und Lage (**X**) des zentralen TrP$_2$ in der Mitte der eher horizontal verlaufenden Fasern des *oberen* Anteils des linken M. trapezius. Die rechte Seite veranschaulicht Übertragungsschmerzmuster und Lage (**X**) des zentralen TrP$_3$ im rechten *Pars ascendens des M. trapezius.* Hier handelt es sich wahrscheinlich um einen auslösenden Triggerpunkt, der Satellitentriggerpunkte in dem Bereich aktiviert, in den er Schmerz leitet, nämlich im oberen Anteil des M. trapezius (Erklärungen wie in Abb. 6.1).

übertragen werden. Wahrscheinlicher ist jedoch nach unserer Ansicht eine reflektorische Reizung aktiver Triggerpunkte im klavikulären Anteil des synergistischen M. sternocleidomastoideus. Zwischen verwandten Muskelgruppen anderer Körperteile wird manchmal eine vergleichbare sekundäre Ausbreitung von Übertragungsschmerzen beobachtet.

Triggerpunkte in dieser TrP$_1$-Region der Pars descendens des M. trapezius können zusätzlich Schmerzen hervorrufen, indem sie Satellitentriggerpunkte in anderen Muskeln aktivieren. Wenn nach Reizung dieser Triggerpunkte ein Schmerz in den Arm ausstrahlt [83], stammt er meist von Satellitentriggerpunkten im M. scalenus. Eine ähnliche „Ausbreitung" des Übertragungsschmerzmusters von TrP$_1$ des M. trapezius kann von Satellitentriggerpunkten in den Mm. temporalis, masseter, splenius, semispinalis, levator scapulae und rhomboideus ausgehen [30].

Bei Patienten, die gleichzeitig unter Nacken- und Schulterschmerzen litten, waren laut Sola und Kuitert häufiger Triggerpunkte in den Mm. levator scapulae und infraspinatus verantwortlich als solche im M. trapezius [79].

Die experimentelle Infiltration der Pars descendens des M. trapezius mit einer hypertonen Kochsalzlösung rief bei 14 gesunden Personen mit einer Ausnahme Schmerzen am Halsansatz hervor. Bei zwölf Probanden strahlte der Schmerz in dieselbe Seite von Kopf und Gesicht aus, und bei sechs Personen sank die Hauttemperatur oberhalb der Übertragungsschmerzzonen [83].

Triggerpunkt 2

Dieser zentrale TrP$_2$ liegt kaudal und leicht lateral von TrP$_1$ in der Mitte der eher horizontal verlaufenden Fasern der Pars descendens des M. trapezius. Das Übertragungsschmerzmuster dieses Triggerpunktes liegt unmittelbar dorsal der zervikalen Hauptschmerzzone von TrP$_1$ und reicht bis hinter das Ohr.

6.1.2 Pars ascendens des M. trapezius

(Abb. 6.2 und 6.3)

Triggerpunkt 3

Dieser zentrale TrP$_3$ der Pars ascendens des M. trapezius ist sehr häufig, sehr wichtig und wird oft übersehen. Er liegt im mittleren Faserbereich, normalerweise nahe am unteren Muskelrand und überträgt Schmerzen in die obere Nackenmuskeln, in die angrenzende Mastoidregion und zum

Akromion [91]. Außerdem überträgt er einen lästigen, tiefen Schmerz und diffuse Druckempfindlichkeit zur Regio suprascapularis [105]. Diese Druckempfindlichkeit wird von Patienten als ein „wundes Gefühl" beschrieben, und sie reiben diesen Bereich gern. Eine solche diffuse Überempfindlichkeit darf nicht mit dem umschriebenen Druckschmerz eines Triggerpunktes verwechselt werden. TrP$_1$ und TrP$_2$ entstehen jedoch oft als Satelliten innerhalb dieser Schmerz- und Überempfindlichkeitszone im Übertragungsbereich von TrP$_3$. Man unterscheidet Satellitentriggerpunkte von einfacher übertragener Druckschmerzhaftigkeit anhand des tastbaren Knötchens und verspannten Faserbündels, an der lokalen Zuckungsreaktion, einem scharf umschriebenen Druckschmerz, dem übertragenen Schmerz, wenn Druck auf das Knötchen ausgeübt wird sowie an einer gewissen Bewegungseinschränkung bei Rotation des Halses zur Gegenseite.

Triggerpunkt 4

Dieser Insertionstriggerpunkt überträgt einen dauerhaften, brennenden Schmerz nach unten und entlang dem Margo medialis scapulae. In dieser Region kann es auf Grund des zentralen TrP$_3$ zu sekundären, entzündlichen Prozessen kommen, die abklingen, nachdem der ursächliche Triggerpunkt inaktiviert ist.

6.1.3 Pars transversale des M. trapezius

(Abb. 6.3 und 6.4)

Triggerpunkt 5

Diese Gruppe zentraler Triggerpunkte kann an jeder Stelle im mittleren Faserbereich der Pars transversale des M. trapezius auftreten. Sie überträgt oberflächliche, brennende Schmerzen nach medial, die sich zwischen dem Triggerpunkt und den Dornfortsätzen C$_7$–Th$_3$ konzentrieren.

Triggerpunkt 6

Dieser Insertionstriggerpunkt liegt nahe am Akromion im Bereich des Muskel-Sehnenüberganges der Fasern der Pars transversale des M. trapezius und überträgt bohrende Schmerzen zum Akromion. Die hier auftretenden Druckschmerzen gehen höchstwahrscheinlich sekundär auf entzündliche Prozesse bei einem zentralen TrP$_5$ in der Pars transversale des M. trapezius zurück, der nahe dem in Abbildung 6.4 eingezeichneten Oval liegt. Vergleiche dazu auch die rechte Seite von Abbildung 6.3.

Triggerpunkt 7

Bei diesem *oberflächlichen* Triggerpunkt handelt es sich eher um einen Haut- als um einen myofaszialen Triggerpunkt. Er tritt gelegentlich in dem in Abbildung 6.4 mit einem Oval gekennzeichneten Bereich auf. Er kann unangenehm „fröstelnde" Empfindungen und „Gänsehaut" auf der Außenfläche des gleichseitigen Armes hervorrufen. Gelegentlich tritt dieses autonome Phänomen auch am Oberschenkel auf. Manchmal lässt sich diese übertragene Aktivität schon auslösen, indem man über die Haut der Triggerzone streicht. Diese Art von Reiz reicht nicht aus, um Übertragungsschmerzen von zentralen oder Insertionstriggerpunkten auszulösen.

6.2 Anatomie

(Abb. 6.5 und 6.6)

Die Fasern in der Pars descendens, der Pars transversale und der Pars ascendens des M. trapezius verlaufen unterschiedlich und haben oft eine unterschiedliche Funktion. Im vorliegenden Kapitel werden die drei Muskelanteile oft als drei verschiedene Muskeln betrachtet. Die Abgrenzung zwischen zwei Muskelanteilen ist oft nicht palpierbar und nur an den Ansatzstellen der Fasern an den Dornfortsätzen, der Spina scapulae, dem Akromion und der Klavikula zu bestimmen. Von hinten betrachtet bilden der rechte und der linke M. trapezius eine Raute. Die oberen Fasern der beiden Mm. trapezii haben gemeinsam die Form eines Kleiderbügels.

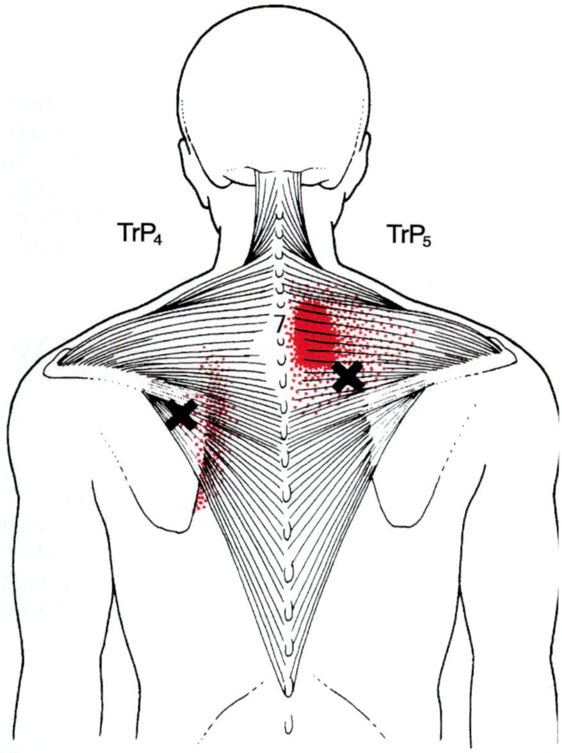

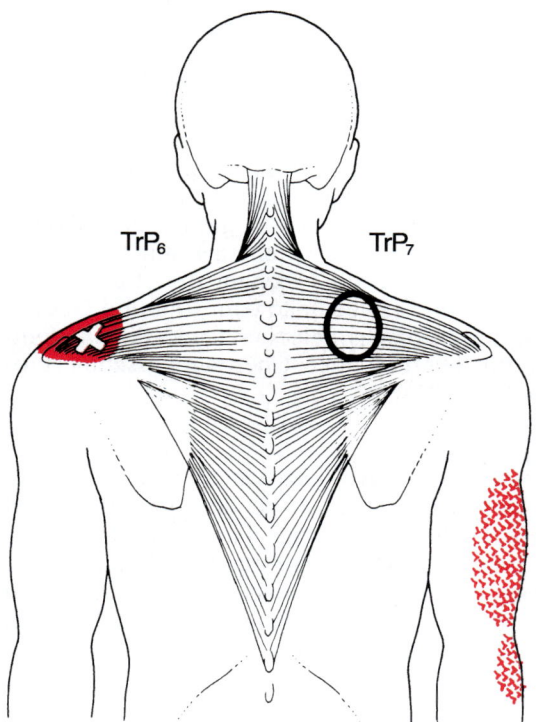

Abb. 6.3: Die linke Seite der Abbildung zeigt Schmerzmuster und Lage (X) von Insertions-TrP₄ im Bereich des lateralen Ansatzes der linken Pars ascendens des M. trapezius. Hier kommt es leicht zu einer entzündlichen Reaktion am Ende der verspannten Faserbündel, die auf einen zentralen TrP₃ zurückgeht (Abb. 6.2, die andere Körperseite). Die rechte Seite der Abbildung zeigt das Übertragungsschmerzmuster und die typische Lage (X) des zentralen TrP₅ im Bereich der mittleren Fasern der Pars transversale des M. trapezius (Erklärungen wie in Abb. 6.1).

Abb. 6.4: Übertragungsschmerzmuster und Lage (X) des Insertions-TrP₆ im Bereich des lateralen Ansatzes der linken Pars transversale des M. trapezius. Druckschmerzen dieser Region gehen wahrscheinlich auf entzündliche Prozesse an den Ansatzstellen verspannter Faserbündel zurück, die mit einem zentralen Triggerpunkt in der Pars transversale des M. trapezius zusammenhängen (rechte Seite von Abb. 6.3; Erklärungen wie in Abb. 6.1). TrP₇ liegt innerhalb des *Kreises* über der Pars transversale des M. trapezius. An dieser Stelle ist manchmal auch ein Hauttriggerpunkt zu finden. Die Zone, in die er pilomotorische Aktivität überträgt („Gänsehaut"), ist am rechten Oberarm durch rote „>" markiert.

6.2.1 Pars descendens des M. trapezius

(Abb. 6.5 und 6.6)
Die Fasern der Pars descendens stammen vom
medialen Drittel der Linea nuchae superior. In
der Mittellinie entspringen sie vom Lig. nuchae.
Sie konvergieren nach lateral und vorn und setzen am lateralen Drittel des hinteren Klavikula-
randes an.

Eine sorgfältige anatomische Analyse der Faserrichtung der Pars descendens des M. trapezius
zeigte, dass im Gegensatz zur Ansicht der meisten
Autoren keine der Fasern der Pars descendens
des M. trapezius über den richtigen Winkel verfügt, um die Klavikula und damit auch die Skapula direkt anzuheben. Die wenigen, dünnen Fasern, die von der Linea nuchae superior vertikal
absteigen, winden sich um den Nacken und ver-

Kopf/Hals

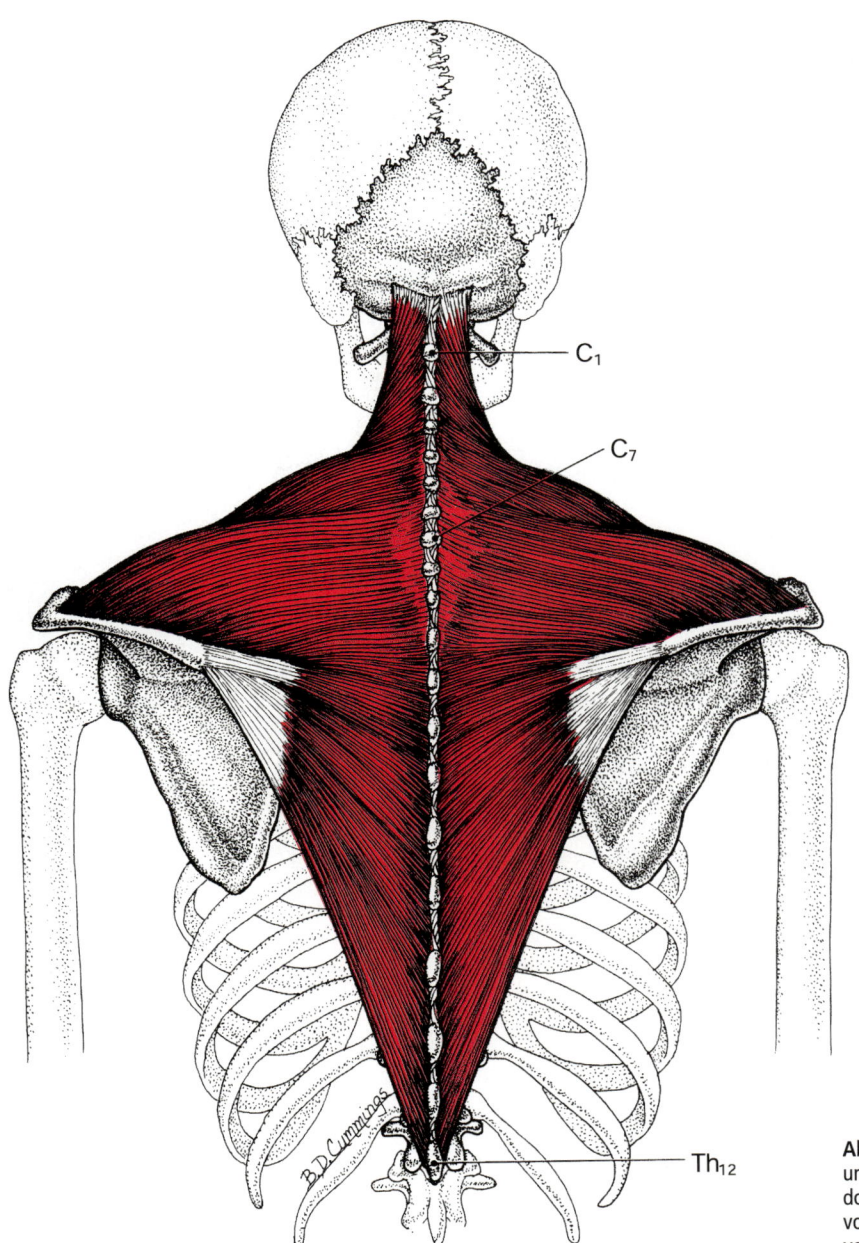

C_1

C_7

Th_{12}

Abb. 6.5: Ansatzstellen des rechten
und linken M. trapezius. Ansicht von
dorsal. Die mittlere Ansatzlinie reicht
vom Hinterhaupt bis zum Dornfortsatz
von Th_{12}.

laufen fast horizontal und nur leicht abwärts gerichtet, bevor sie an der Klavikula ansetzen [40].

Johnson et al. berichteten, dass die schräg ausgerichteten Faszikel in diesem oberen Anteil des M. trapezius von der unteren Hälfte des Lig. nuchae entspringen und am lateralen Drittel der Klavikula inserieren. Die größeren Faszikel der Pars descendens des M. trapezius verlaufen annähernd horizontal (in einem Winkel < 20°) und können daher das laterale Ende der Klavikula nach medial und aufwärts ziehen, indem sie es in seiner Aufhängung in der Art. sternoclavicularis drehen. Auf diese Weise hebt die Pars descendens des M. trapezius Klavikula und Skapula an (indirekt, durch ihre Wirkung auf die Art. acromioclavicularis) [40].

6.2.2 Pars transversale des M. trapezius

(Abb. 6.5)
Diese fast horizontal verlaufenden Fasern setzen *medial* an den Dornfortsätzen und Ligg. interspinalia von C_6–Th_3 an, und *lateral* am medialen Akromionrand sowie am oberen Rand der Spina scapulae. Johnson et al. zogen in Betracht, dass die Faszikel von C_7 und Th_1 zur Pars transversale des M. trapezius gehören könnten, wobei der C_7-Faszikel am Akromion und der Th_1-Faszikel an der Spina scapulae ansetzt [40].

6.2.3 Pars ascendens des M. trapezius

(Abb. 6.5)
Die Fasern dieses fächerartigen Muskelanteils setzen *medial* an den Dornfortsätzen und den Ligg. interspinalia in Höhe etwa der Wirbel Th_4–Th_{12} an. *Lateral* laufen sie zusammen und inserieren im Bereich des Tuberculum am medialen Ende der Spina scapulae, direkt lateral vom kaudalen Ansatz des M. levator scapulae. Johnson et al. rechnen der Pars ascendens des M. trapezius die Faszikeln zu, die ab den Dornfortsätzen Th_2 ansetzen [40].

6.2.4 Weiterführende Literatur

Weitere Abbildungen zeigen den Muskel in der Ansicht von dorsal [1, 11, 12, 17, 62, 71, 82, 85], lateral [2, 13, 63, 86] sowie einen anormalen M. subtrapezius [17]. Eine Darstellung von schräg hinten zeigt die Faserrichtung in der Pars transversale und Pars ascendens des M. trapezius bei um 90° abduziertem Arm [47].

▬▬ 6.3 Innervation

Für die motorische Innervation des M. trapezius sorgt der spinale Anteil des N. accessorius (XI. Hirnnerv). Der Trapeziusanteil des motorischen Nervs entspringt innerhalb des Spinalkanals aus den Vorderwurzeln gewöhnlich der ersten fünf Halssegmente. Er steigt durch das Foramen ma-

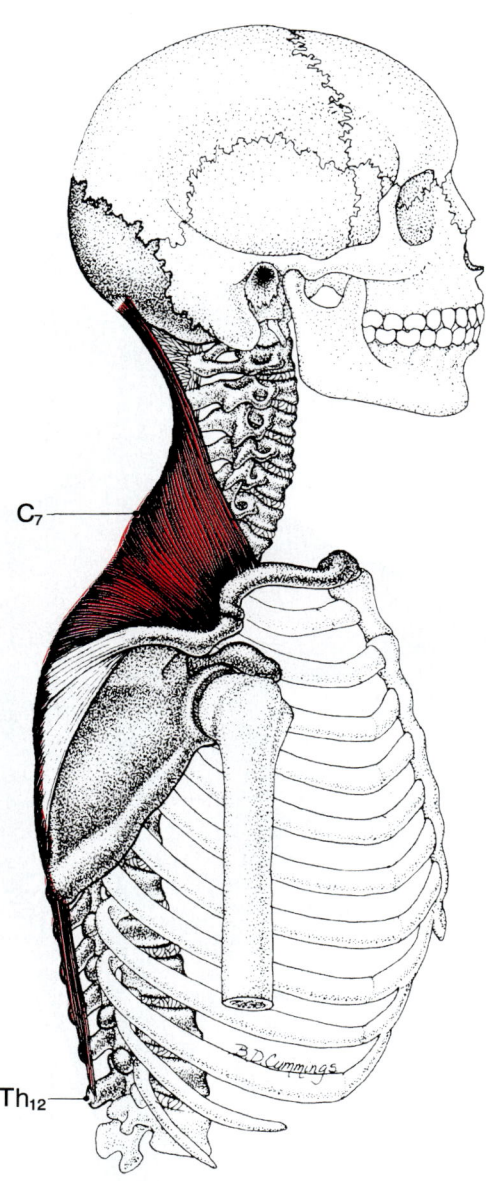

C_7

Th_{12}

Abb. 6.6: Ansatzstellen des rechten M. trapezius, Ansicht von lateral. In den längsten, überwiegend vertikal verlaufenden Fasern (die auch die meisten Gelenke überspringen) entwickeln sich bevorzugt Triggerpunkte.

gnum auf, um den M. sternocleidomastoideus zu versorgen und manchmal zu durchdringen. Der Nerv mündet unterhalb des M. trapezius in einen Plexus.

Ebenfalls in diesen Plexus gehen (primär sensible) Fasern der Spinalnerven C$_2$, C$_3$ und C$_4$ ein. Gemeinsam sorgen sie für die motorische und sensorische Innervation des M. trapezius [11, 56].

Bei 11 von 13 Patienten, bei denen wegen einer Krebserkrankung eine radikale Neck dissection durchgeführt wurde, wobei sowohl der N. accessorius als auch der Plexus cervicis [81] ausgeschaltet wurden, zeigte das EMG eine variable teilweise Denervierung des M. trapezius. Anscheinend werden bei vielen Individuen alle drei Anteile des Muskels zusätzlich motorisch von Spinalnerven aus dem Bereich der Brustwirbelsäule versorgt. Die Kompression dieser Nervenfasern könnte folglich für die Bildung von Triggerpunkten im M. trapezius prädisponieren. Eine Studie bei 54 Neck dissections zeigte, dass die motorische Innervation des M. trapezius bei annähernd zwei Dritteln der Patienten zumindest teilweise erhalten blieb und das ein nachfolgendes Schulter-Arm-Syndrom zwischen schweren oder gar keine Beschwerden auslöste [50].

▬▬ 6.4 Funktion

(Abb. 6.7)
Der M. trapezius ist an folgenden Bewegungen des Schulterblattes beteiligt (Definitionen in Abb. 6.7): Bei der Elevation des Schulterblattes werden die Fasern der Pars descendens und Pars transversale des M. trapezius aktiviert. Die Adduktion aktiviert alle Fasern, hauptsächlich jedoch die der Pars transversale. Bei der Absenkung der Skapula arbeitet die Pars ascendens des M. trapezius [106]. Die Cavitas glenoidalis wird vor allem durch die Fasern der Pars descendens nach kranial, durch die der Pars ascendens des M. trapezius nach kaudal rotiert [43, 73].

Johnson et al. führten eine biomechanische und anatomische Analyse des M. trapezius durch. Ihrer Ansicht nach können die Fasern der Pars descendens und Pars transversale des M. trapezius, da sie überwiegend horizontal verlaufen, Schlüsselbein, Akromion und Spina scapulae (unterstützt durch die Fasern der Pars ascendens des M. trapezius, d.h. des Thorax-Anteils) nach kaudal und medial ziehen. Jede

aufwärts gerichtete Aktion der dünnen Fasern der Pars descendens des M. trapezius müsste sich in der zervikalen Faszie verlaufen, bevor sie das Schlüsselbein erreicht (an dem die Fasern annähernd horizontal ansetzen). Nach Ansicht der Autoren sind die Pars descendens und Pars ascendens des M. trapezius in unterschiedlicher Weise an der kranialen Rotation der Skapula beteiligt, unterstützt vom M. serratus anterior. Die Pars ascendens des M. trapezius sichert die Position der Spina scapulae, die zur Rotationsachse wird, während die oberen Fasern eine kraniale Rotationswirkung um die Achse ausüben und die Wirkung des M. serratus anterior vervollständigen. Die oberen Fasern, so führen sie weiter aus, heben die Skapula (indirekt) an, indem sie das Schlüsselbein in der Art. sternoclavicularis rotieren und keinen kranialen Zug auf die Skapula ausüben [40].

6.4.1 Gesamter Muskel

Wenn der Muskel bilateral aktiviert ist, unterstützt er die Extension von Hals- und Brustwirbelsäule [47].

6.4.2 Pars descendens des M. trapezius

Bei einseitiger Aktivierung extendiert dieser Muskelanteil Kopf und Hals, neigt sie zur selben Seite und unterstützt die extreme Rotation des Kopfes, sodass das Gesicht in die Gegenrichtung weist [3, 16. 47]. Die Fasern ziehen das Schlüsselbein (und *indirekt* auch die Skapula) nach hinten und können sie anheben, indem sie das Schlüsselbein in der Art. sternoclavicularis rotieren [40]. Der Muskelanteil leistet unterstützende Arbeit (was jedoch durch Übung unterbunden werden kann), wenn im Stehen das Gewicht der Arme getragen (indirekt, durch Wirkung auf den Schultergürtel) oder bei hängendem Arm ein Gewicht in der Hand gehalten werden muss [3]. Zusammen mit dem M. levator scapulae und den oberen Zacken des M. serratus anterior ist die Pars descendens des M. trapezius Teil des Kräftepaares, das die Fossa glenoidalis nach kranial rotiert [3, 33, 73]. Es wurde nachgewiesen, dass die EMG-Aktivität in diesem Muskelanteil stetig zunahm, wenn der betreffende Arm flektiert oder abduziert wurde [34]. Sieben gesunde Versuchspersonen, die elektromyographisch untersucht wurden, zeigten innerhalb von einer Mi-

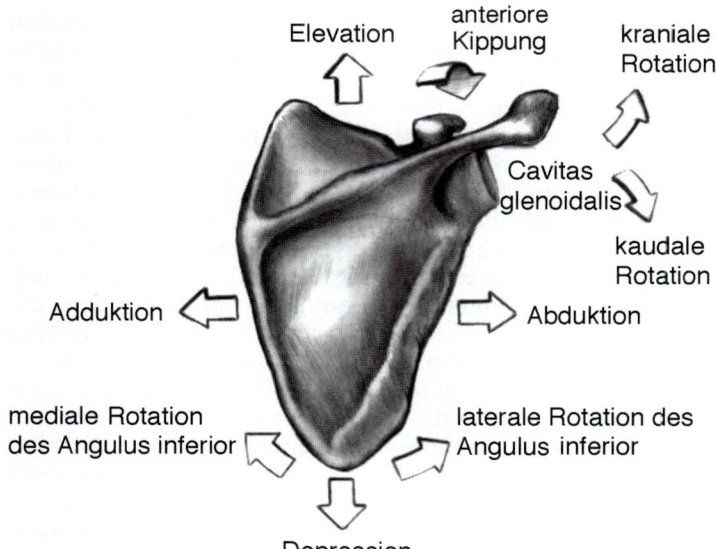

Elevation
anteriore Kippung
kraniale Rotation
Cavitas glenoidalis
kaudale Rotation
Adduktion
Abduktion
mediale Rotation des Angulus inferior
laterale Rotation des Angulus inferior
Depression

Abb. 6.7: Dorsale Darstellung der rechten Skapula und Bezeichnung der Bewegungsrichtungen. „Kippung nach anterior" bezieht sich auf den Oberrand der Skapula. „Kraniale" und „kaudale" Rotation bezieht sich auf die Bewegungsrichtungen der Cavitas glenoidalis. „Mediale" und „laterale" Rotation bezeichnet die Bewegungsrichtung des Angulus inferior. „Adduktion" bezeichnet die Bewegung der Skapula nach medial (zur Wirbelsäule hin), „Abduktion" die Bewegung der gesamten Skapula in seitlicher Richtung (von der Wirbelsäule weg) (Zeichnung nach [47]).

nute, durchschnittlich innerhalb von 30 Sek. Ermüdungserscheinungen (größere Amplitude), wenn sie den Arm aktiv um 90° abduziert halten mussten [28].

In beidseitiger Aktion extendiert die Pars descendens Fasern Kopf und Hals gegen Widerstand [73, 106]. Ein Beitrag zur Atemfunktion konnte durch eine Reizung gezeigt werden [16], wird jedoch entschieden bezweifelt [3, 56]. Es dürfte weitgehend situationsabhängig sein, ob die oberen Fasern des M. trapezius als Atemhilfsmuskeln tätig werden.

Es wurde überzeugend beschrieben, wie die annähernd horizontal ausgerichteten oberen Fasern des M. trapezius die Arbeit des M. serratus anterior unterstützen [40]. Durch einen medial gerichteten Zug auf die Klavikula, die dadurch in der Art. sternoclavicularis rotiert, heben sie ihr laterales Ende (wo sie ansetzen) an und ziehen sie nach medial. Durch die entstandene elevierte Stellung des Akromions wird ein Großteil des Gewichts vom Humerus auf die Art. sternoclavicularis übertragen, wodurch die Halswirbelsäule entlastet wird. Man kann dies am eigenen Körper nachvollziehen, indem man die Schulter gegen Widerstand anhebt und das Muskelbündel palpiert, das sich in den unteren Fasern der Pars descendens des M. trapezius abzeichnet, wo diese am lateralen Klavikulaende ansetzen. Die Fasern sind eher horizontal als vertikal ausgerichtet.

In dem Ausmaß, in dem die Pars descendens des M. trapezius das laterale Ende der Klavikula anhebt, eleviert er (indirekt) auch die Skapula.

6.4.3 Pars transversale des M. trapezius

Auf Grund ihrer Zwischenlage hat die Pars transversale des M. trapezius zwei verschiedene Funktionen. Die weiter oben gelegenen Fasern, die am Akromion ansetzen, unterstützen die Adduktion der Skapula. Sobald die kraniale Rotation eingeleitet ist, können sie als Bestandteil des Kraftpaares wirken, das die Skapula kranial rotiert [40]. Dabei unterstützen sie die Fasern der Pars descendens des M. trapezius und den M. serratus anterior. Die weiter inferior liegenden Fasern, die an der Spina scapulae inserieren, verlaufen eher horizontal und adduzieren die Skapula (ziehen sie zur Körpermittellinie), wie andere Autoren beschrieben [16, 47, 73].

6.4.4 Pars ascendens des M. trapezius

Die Pars ascendens des M. trapezius adduziert die Skapula. Nach Ansicht der meisten Autoren senken sie außerdem die Fossa glenoidalis und rotieren sie nach kranial [3, 47, 73]. Johnson et al. kommen bei ihrer biomechanischen Analyse der relativen Lokalisation von den Ansatzstellen der Pars ascendens des M. trapezius an der Skapula und des Rotationszentrums der Skapula zu einem abweichenden Ergebnis. Ihrer Ansicht nach können diese unteren Fasern nicht zu der erforderlichen Kraft beisteuern, um die Fossa glenoidalis nach kranial zu rotieren. Hierfür ist in erster Linie der M. serratus anterior zuständig, der von der Pars descendens des M. trapezius unterstützt wird. Anfangs befindet sich das Rotationszentrum der Skapula dort, wo die Pars ascendens des M. trapezius an der Spina scapulae ansetzt. Während die Skapula rotiert, wandert das Rotationszentrum in Richtung auf die Art. acromioclavicularis. Dadurch sind Rotationszentrum, Ansatzstelle der Fasern und Faserverlaufsrichtung im Wesentlichen gleichsinnig angeordnet und können keine Rotationswirkung ausüben. Die Autoren folgern daraus, dass die Pars transversale und Pars ascendens des M. trapezius die Skapula *stabilisieren*, während andere Muskeln sie rotieren [40]. In der Bewegung ist für die Pars ascendens des M. trapezius zwar eine EMG-Aktivität nachweisbar, jedoch nicht aus den ehemals angenommenen Gründen.

Bedienung einer Tastatur
Lundervold untersuchte mithilfe von Oberflächenelektroden, unter welchen Bedingungen die EMG-Aktivität in der Pars descendens des M. trapezius zunahm (und damit die Wahrscheinlichkeit, dass Triggerpunkte aktiviert wurden). Die Versuchspersonen schrieben auf einer Schreibmaschine. Unter folgenden Bedingungen wurde deutlich verstärkte Muskelaktivität registriert: Wenn der Proband in gespannter, aufrechter anstatt in entspannter, gut ausbalancierter Haltung saß [59, 60], wenn keine feste Rückenlehne vorhanden war [60], wenn die Tastatur erhöht stand [58, 59], wenn der Proband müde war [58] und wenn der Proband im Maschineschreiben ungeübt war [60]. Wenn eine Taste mit erhöhter Geschwindigkeit angeschlagen wurde, stiegen Amplitude und Dauer der Entladungen im M. trapezius stark an, und die Ruhephasen zwischen den Entladungen nahmen ab [60].

Sportliche Tätigkeiten
Der Vergleich der EMG-Aktivität in der Pars descendens des M. trapezius bei gesunden Leistungsschwimmern und solchen mit einer schmerzenden Schulter zeigte in beiden Gruppen ein annähernd gleiches Verteilungsmuster der Aktivität beim Durchziehen und in der Gleitphase. Die Schwimmer mit schmerzender Schulter wiesen jedoch eine gleichförmigere EMG-Aktivität auf, die auch auf mäßigem Niveau blieb, wenn eine normale Aktivität nicht mehr vorhanden gewesen wäre. Das EMG der schmerzenden Schultern zeigte außerdem weniger hohe Ausschläge [77]. Dem Untersuchungsbericht ist nicht zu entnehmen, ob die schmerzenden Schultern auf Triggerpunkte untersucht wurden, die die normale motorische Koordination erheblich hemmen und verzerren können.

An den Fasern der Pars descendens, Pars transversale und Pars ascendens des M. trapezius wurden bei 13 verschiedenen sportlichen Tätigkeiten, zu denen rechtshändige Würfe über Kopf und aus Hüfthöhe, Tennis- und Golfabschläge und einbeinig durchgeführte Sprungwürfe beim Basketball gehörten, mit Oberflächenelektroden Muskelpotenziale abgeleitet. In allen Ableitungen war die Aktivität der linken Seite ebenso groß wie die der rechten Seite oder größer, insbesondere in den Fasern der Pars transversale und Pars ascendens des M. trapezius. Am deutlichsten war dies beim Basketballwurf [7].

Autofahren
Bei Personen am Autosimulator kontrahierte die Pars descendens des M. trapezius nur schwach, jedoch stärker als die Pars transversale und die Pars ascendens [43].

6.5 Funktionelle Einheit

Die paarigen Mm. trapezii wirken synergistisch bei der Extension von Kopf, Hals- und Brustwirbelsäule sowie bei symmetrischen Armbewegungen.

Einseitig haben die drei Muskelanteile (mit unterschiedlicher Faserrichtung) bei der Adduktion und Rotation der Skapula eine synergistische Wirkung.

6.5.1 Pars descendens des M. trapezius

Dieser Teil des Muskels wirkt bei einigen Kopf- und Halsbewegungen als Synergist des M. sternocleidomastoideus. Während der Rotation der Skapula ist er Antagonist des M. levator scapulae. Bei Abduktion des Armes wirkt die Rotation der Skapula (teilweise durch den M. trapezius verursacht) synergistisch mit der glenohumeralen Bewegung durch die Mm. supraspinatus und deltoideus. Diese koordinierte Bewegung beim Anheben des Armes wird als „skapulohumeraler Rhythmus" bezeichnet" [3, 9].

6.5.2 Pars transversale des M. trapezius

Die annähernd horizontal verlaufenden Fasern adduzieren als Synergisten der Mm. rhomboidei die Skapula. Indem sie die Skapula fixieren (stabilisieren) wirken diese Fasern außerdem als Synergisten der Mm. deltoideus, supraspinatus und des Caput longum m. biceps brachii und elevieren den Arm im Schultergelenk. Antagonistisch wirken sie gegen alle bis auf die am stärksten kaudal ausgerichteten Fasern des M. pectoralis major.

6.5.3 Pars ascendens des M. trapezius

Diese Fasern stabilisieren die Rotationsachse der Skapula. Sie agieren dabei synergistisch mit dem unteren Anteil des M. serratus anterior (und mit den *oberen* Fasern des M. trapezius) und rotieren die Fossa glenoidalis der Skapula nach kranial.

▬▬ 6.6 Symptome

6.6.1 Pars descendens des M. trapezius

Triggerpunkt 1
Wenn TrP_1 aktiv ist, spürt der Patient meist starke Schmerzen im posterolateralen Halsbereich. Der Schmerz ist oft anhaltend und geht normalerweise mit einem Schläfenkopfschmerz derselben Seite einher (Abb. 6.1). Gelegentlich wird der Schmerz zum Kieferwinkel übertragen. Es besteht die Gefahr, dass bei diesem Patienten fälschlicherweise eine zervikale Radikulopathie oder eine atypische Gesichtsneuralgie diagnostiziert werden.

Triggerpunkt 2
TrP_2 verursacht ähnliche Nackenschmerzen, die jedoch normalerweise nicht von Kopfschmerzen begleitet sind (Abb. 6.2). Bewegungsschmerzen allein auf Grund von Triggerpunkten der Pars descendens des M. trapezius treten nur auf, wenn Kopf und Hals aktiv und fast vollständig zur Gegenseite rotiert sind [93], da hierbei die Muskeln in verkürzter Stellung kontrahiert werden. Wenn Triggerpunkte der Pars descendens des M. trapezius sehr aktiv und *zusätzlich* die Mm. levator scapulae und splenius cervicis betroffen sind, kann akut ein „steifer Nacken" auftreten [67, 87, 92]. Hierdurch wird die Rotation des Kopfes zur selben Seite schmerzhaft gehemmt, die die Pars descendens des M. trapezius verlängert.

Sofern TrP_1 und TrP_2 aktiv sind, kann schwere Kleidung unerträglich sein, z. B. ein schlecht sitzender schwerer Mantel, der auf dem M. trapezius („Kleiderbügel-Muskel") und dem Schulter-Nacken-Winkel lastet anstatt auf dem Procc. acromiales.

6.6.2 Pars transversale des M. trapezius

Triggerpunkt 5
Dieser Triggerpunkt verursacht einen brennenden Schmerz zwischen den Schulterblättern (Abb. 6.3).

Triggerpunkt 6
Die Triggerzone 6 gehört wahrscheinlich zu einem Insertionstriggerpunkt. Er projiziert einen eher umschriebenen Schmerz und Überempfindlichkeit zum Akromion (Abb. 6.4). Die Schulter verträgt keinen Druck, z. B. von einem passenden, aber schweren Mantel oder von einer schweren Schultertasche [18].

Triggerpunkt 7
Die Triggerzone 7 kann mit dem episodischen Auftreten eines „sonderbaren Fröstelns" im Zusammenhang stehen, wobei auf den anterolateralen Flächen des ipsilateralen Armes und gelegentlich auch am Oberschenkel eine „Gänsehaut" auftritt (Abb. 6.4). Patienten beschreiben dieses übertragene autonome Phänomen „als wenn einem Schauer über den Rücken laufen", wenn ein Fingernagel oder Kreide über eine Tafel kratzt.

6.6.3 Pars ascendens des M. trapezius

Triggerpunkt 3 und Triggerpunkt 4
Der zentrale TrP_3 und der Insertionstriggerpunkt 4 verursachen Schmerzen oberhalb und zwischen den Schulterblättern und/oder Schmerzen im Nacken, wobei die Halsbewegung allenfalls geringfügig eingeschränkt ist (Abb. 6.2 und 6.3). TrP_3 ist oft „insgeheim" für anhaltende Schmerzen im oberen Rücken und Nacken verantwortlich, nachdem aktive Triggerpunkte in der Pars descendens des M. trapezius und anderen Schulter- und Nackenmuskeln ausgeschaltet wurden. TrP_3 fungiert oft als auslösender Triggerpunkt und lässt Satellitentriggerpunkte in der oberen Rücken- und Halsmuskulatur entstehen.

▬▬ 6.7 Aktivierung und Aufrechterhaltung von Triggerpunkten

Ein plötzliches Trauma, z. B. der Sturz vom Pferd oder auf der Treppe oder eine Peitschenschlagverletzung bei einem Verkehrsunfall [57], kann Triggerpunkte in allen Teilen des M. trapezius aktivieren. Diese Triggerpunkte können durch die in Kapitel 4 besprochenen mechanischen und systemischen Faktoren aufrecht erhalten werden. Bei 35 von 37 Patienten (95%), die wegen einer Peitschenschlagverletzung untersucht wurden, fand man aktive Triggerpunkte im oberen Anteil, jedoch nur bei zweien (5%) in der Pars ascendens des M. trapezius [31].

6.7.1 Pars descendens des M. trapezius

Aufgabe dieses Muskelteils ist es, den Nacken zu stabilisieren. In dieser Funktion wird er häufig überfordert, weil die Schultergürtelachse auf Grund einer Beinlängendifferenz oder einer kleinen Beckenhälfte (Körperasymmetrie) geneigt ist. Wegen der Beinasymmetrie kippt das Becken seitwärts. Die Wirbelsäule bildet eine kompensatorische Skoliose, was wiederum zu einer Neigung und Schiefstellung des Schultergürtels führt. Die Pars descendens des M. trapezius muss dann ständig arbeiten, um Kopf und Hals in der Vertikalen und die Augen in der Horizontalen zu halten. Auch ein Gehstock, der 12–15 cm zu lang ist, neigt die Achse des Schultergürtels und führt zu ähnlichen Problemen, weil er den Schultergürtel in eine Schiefstellung zwingt. Ein Gehstock passender Länge, der neben dem Fuß aufgesetzt wird, belässt die Schultern auf einer Ebene und den Ellenbogen um 30–40° gebeugt [29].

Normalerweise muss die Pars descendens des M. trapezius nur sehr wenig gegen die Schwerkraft arbeiten. Er wird durch jede Stellung oder Aktivität überlastet, die ihn zwingt, über längere Zeit das Gewicht des Armes zu tragen. Das ist der Fall beim Telefonieren, beim Sitzen ohne Armlehnen, insbesondere, wenn jemand kurze Oberarme hat, wenn die Arme angehoben werden müssen, um eine zu hoch gestellte Tastatur oder Arbeitsfläche zu erreichen [59], oder wenn Handarbeiten auf dem Schoß ausgeführt werden, ohne die Ellenbogen abzustützen.

Die Pars descendens des M. trapezius kann durch ein grobes Trauma verletzt werden. Häufiger jedoch sind Läsionen bei chronischer Überlastung oder weniger offensichtlichen Mikrotraumen. Die Ursachen sind vielfältig: Kleidung und Accessoires, Druck durch einschneidende Büstenhalterträger bei schweren Mammae, schwere Schultertaschen oder Rucksäcke oder ein schwerer Mantel. Auch ständig hochgezogene Schultern als Ausdruck von Angst oder einem anderen emotionalen Stress, bei langen Telefonaten, beim Geigespielen oder bei *extremer* Rotation des

Kopfes und fixierter Kopfhaltung (z. B. in einer Gesprächssituation oder auf Grund der Schlafstellung) können sich in dieser Weise auswirken.

Die berufsbedingte Überlastung findet zunehmend mehr Beachtung. Jedoch wird nicht immer berücksichtigt, in welch großem Umfang Triggerpunkte für den Schmerz verantwortlich sein können. Im Rahmen einer prospektiven Studie an Angestellten leiteten die Autoren die Aktionspotenziale der oberen (akromialen) Fasern der Pars transversale des M. trapezius während wiederholter Tätigkeiten ab. Erhöhte statische und durchschnittliche Potenziale und weniger Pausenintervalle von mindestens 0,6 Sek. Dauer korrelierten signifikant mit später auftretenden Klagen über Schmerzen in Nacken und Schultern [98]. Die Betroffenen wurden nicht auf Triggerpunkte untersucht, aber eine derartige chronische Überlastung ohne angemessene Erholungsphasen kann Triggerpunkte aktivieren. In einer vergleichbaren prospektiven Studie wurden 30 Packerinnen beobachtet, die leichte Arbeit mit stereotypen Bewegungen ausübten. Innerhalb eines Jahres kam es bei 17 Frauen zu einer so starken Myalgie des M. trapezius, dass sie als Patientinnen betrachtet werden mussten. Es dauerte durchschnittlich 26 Wochen bis zum Auftreten der Beschwerden [97]. Die Autoren eruierten die Beschwerdeursachen nicht, wobei es sich in vielen Fällen um Triggerpunkte gehandelt haben dürfte. In einer weiteren EMG-Studie wurden Büro- und Handarbeiter verglichen. Wie sich zeigte, konnte man auf Grund der EMG-Befunde nicht ermitteln, bei welchen Personen Muskelschmerzsyndrome entstehen würden [39]. Offensichtlich waren wichtige Faktoren unberücksichtigt geblieben, und es wurde nicht bedacht, dass sich zum Zeitpunkt ihrer Einstellung in der Pars descendens des M. trapezius der Probanden Triggerpunkte befunden haben könnten.

Biopsien aus der Pars descendens des M. trapezius bei zehn Patienten mit einer berufsbedingten, chronischen Trapeziusmyalgie ließen größere Typ-I-Fasern und weniger Adenosintriphosphat und Phosphokreatin in Fasern vom Typ I und II erkennen als bei Kontrollpersonen [55]. Diese Personen wurde nicht auf Myogelosen oder Triggerpunkte untersucht, für die jedoch beide Phänomene charakteristisch sind [74]. Die histochemischen Veränderungen entsprechen der Energiekrise, zu der es nachweislich in Bereichen mit Myogelosen (Triggerpunkten) kommt [8].

Auch andere Faktoren können Triggerpunkte in der Pars descendens des M. trapezius aktivieren: Wenn Armlehnen *zu hoch* sind, schieben sie die Schulterblätter nach oben und verkürzen die Fasern dieses Muskelanteils für längere Zeit. Der Muskel kann in seiner Hilfsfunktion als Kopfrotator überfordert sein, wenn immer wieder durch eine schnelle Kopfbewegung langes Haar aus dem Gesicht geschüttelt wird.

Triggerpunkte der Pars descendens des M. trapezius können durch eine zervikale Radikulopathie aktiviert werden oder als deren Folge zurückbleiben [57].

6.7.2 Pars transversale des M. trapezius

Auch dieser Muskelteil wird überlastet, wenn der Arm zu lange angehoben oder nach vorn gehalten wird. In dieser Stellung werden auch die Fasern des M. pectoralis major überlastet, die zur Bildung von latenten (schmerzlosen) Triggerpunkten neigen. Dadurch vermehrt sich die Spannung in diesen Fasern, und Arm und Skapula werden nach ventral gezogen. Die anhaltende Abduktion der Skapula und das Vorstehen der Schulter überdehnen und schwächen die antagonistischen Fasern der Pars transversale des M. trapezius. Dadurch entsteht eine Körperhaltung mit nach vorn fallenden Schultern. Die Muskelfasern der Pars transversale des M. trapezius (und in den Mm. rhomboidei) werden überlastet und können schmerzhafte aktive Triggerpunkte entwickeln.

Außerdem werden die Fasern der Pars transversale des M. trapezius belastet, wenn der Fahrer eines Autos die Hände oben auf das Lenkrad legt, da auch dabei die Schultern nach vorn fallen.

6.7.3 Pars ascendens des M. trapezius

Die Fasern der Pars ascendens des M. trapezius werden überfordert, wenn sich jemand im Sitzen längere Zeit hindurch vorbeugen und nach vorn greifen muss (z. B. um die Tischplatte zu erreichen, wenn die Knie nicht darunter passen), oder wenn das Kinn in die Hand gestützt wird, während der Ellenbogen auf der Brust ruht, weil die Sitzgelegenheit keine Armlehnen hat [90].

▬▬ 6.8 Untersuchung des Patienten

Nachdem ermittelt wurde, welches Ereignis (welche Ereignisse) den Schmerz auslösten, sollte der Arzt eine detaillierte Zeichnung anfer-

tigen, in die alle Schmerzangaben des Patienten aufgenommen werden. Eine Zeichnung in der in diesem Buch vorgestellten Art ist hilfreich, um die therapeutischen Fortschritte zu überprüfen. Die Abbildungen 3.2–3.4 zeigen geeignete Körperumrisse.

Eine *Schwäche der Pars ascendens des M. trapezius* kann auf eine Hemmung durch Triggerpunkte in diesem Muskelanteil oder andere Ursachen zurückgehen. Dadurch kann die Skapula nach kranial und ventral gleiten (der Proc. coracoideus kippt nach ventral und kaudal), und die Fasern des M. pectoralis minor verkürzen sich reaktiv. Der Untersucher registriert die entsprechende Stellung der Skapula und die Körperhaltung mit „abfallenden Schultern".

Durch ihren Einfluss auf die kraniale Rotation der Skapula können Triggerpunkte im oberen Anteil des M. trapezius die Abduktion des Armes einschränken. Die Pars descendens des M. trapezius wird als tendenziell hyperaktiv und verspannt beschrieben, während die Pars ascendens des M. trapezius eher inhibiert und schwach ist [25, 38, 54]. Hier könnte ein Zusammenhang mit Reflexantworten auf Triggerpunkte in funktionell verwandten Muskeln bestehen, ein Thema, das noch erforscht werden sollte.

Der Untersucher sollte das Gelenkspiel in den Artt. sternoclavicularis, acromioclavicularis und glenohumeralis prüfen. Menell hat diese notwendigen zusätzlichen Gelenkbewegungen beschrieben [65].

6.8.1 Pars descendens des M. trapezius

Patienten mit einem aktiven TrP_1 oder TrP_2 in der Pars descendens des M. trapezius verschränken gern die Arme vor der Brust und stützen das Kinn in eine Hand, insbesondere wenn ihre Oberarme zu kurz sind oder der Stuhl keine Armlehnen hat. Man kann beobachten, wie sie sich den M. trapezius massieren und ständig den Kopf bewegen, als wollten sie den Muskel dehnen. Wahrscheinlich steht eine ihrer Schultern höher als die andere. Dort ist auch die Pars descendens des M. trapezius verdickt, und der Hals neigt sich geringfügig zur stärker betroffenen Seite.

Sofern lediglich der M. trapezius betroffen ist, ist die Rotation von Kopf und Hals nur wenig eingeschränkt. Am stärksten eingeschränkt ist die Seitneigung von Kopf und Hals von den betroffenen Muskelfasern weg. Die passive Seitneigung kann nur 45° oder weniger betragen. Während die Seitneigung geprüft und der Kopf dabei zur Seite des betroffenen Muskels rotiert wird, spürt der Patient vielleicht eine vermehrte Spannung und/oder einen Übertragungsschmerz entlang der Halsseite. Die Nackenflexion ist nur leicht eingeschränkt, desgleichen die Abduktion des Armes auf Grund der schmerzhaft eingeschränkten kranialen Rotation der Skapula. Die aktive Rotation des Kopfes zur *Gegenseite* ist normalerweise erst im extremen Bewegungsausmaß schmerzhaft, wenn der Muskel in dieser sehr verkürzten Stellung stark kontrahiert. Die aktive Rotation zur *selben* Seite ist normalerweise schmerzfrei, sofern sich nicht ebenfalls Triggerpunkte im M. levator scapulae derselben oder im oberen M. trapezius der Gegenseite befinden.

Sofern auch der M. levator scapulae aktive Triggerpunkte enthält, ist die Rotation von Kopf und Hals zur schmerzenden Seite deutlich eingeschränkt. Der Patient hält dann den Kopf lieber still und dreht den ganzen Körper.

6.8.2 Pars transversale des M. trapezius

Sofern ein Patient unter Schmerzen in der Pars transversale des M. trapezius leidet, lässt er wahrscheinlich die Schultern nach vorn fallen, da die antagonistischen Mm. pectoralis major und/oder minor auf Grund aktiver oder latenter Triggerpunkte verkürzt sind. Die starken Brustmuskeln überspielen die Fasern der schwächeren Pars transversale des M. trapezius beim vergeblichen Versuch, die Schulterblätter zu adduzieren und eine aufrechte Körperhaltung herzustellen.

Wenn man leicht über die Haut über einem aktiven TrP_7 streicht (Abb. 6.4), erfolgt eine pilomotorische Reaktion (Gänsehaut, eine autonome Reaktion), die sich ipsilateral über den Arm und manchmal die Außenfläche des Oberschenkels ausbreitet. Der Patient empfindet dabei ein sonderbares, kribbelndes Hautgefühl.

6.8.3 Pars ascendens des M. trapezius

Aktive Triggerpunkte in diesen unteren Muskelfasern beeinträchtigen deren stabilisierende Funktion und können sich daher auf die kraniale Rotation der Skapula auswirken.

Wenn die Pars ascendens des M. trapezius auf Grund von Triggerpunkten inhibiert und schwach ist, kommt es zum Hochstand der Skapula, ihr Oberrand kippt nach ventral (Proc. coracoideus nach vorn und unten gekippt) und der Patient bekommt „Rundschultern".

■■■ 6.9 Untersuchung auf Triggerpunkte

(Abb. 6.8)
Gerwin et al. führten eine Reliabilitätsprüfung durch, um die diagnostisch brauchbarsten Triggerpunktkriterien zu bestimmen: Vier erfahrene Ärzte absolvierten eine dreistündige Schulung und wurden dann aufgefordert, an zehn Versuchspersonen fünf Triggerpunkt-Merkmale in fünf Muskelpaaren (darunter die Pars descendens des M. trapezius) zu finden. Vier dieser Kriterien erlauben für den M. trapezius zuverlässige Aussagen: umschriebene Druckschmerzen, die Palpation eines verspannten Faserbündels, das Auftreten von Übertragungsschmerzen und die Reproduktion des symptomatischen Schmerzes (90% perfekte Übereinstimmung, Kappa 0,61–0,84). Eine palpierte lokale Zuckungsreaktion war für diesen Muskel nicht zuverlässig. Falls sie auftritt, stellt sie jedoch einen deutlich bestätigenden Befund dar. Besonders wertvoll ist sie bei der therapeutischen Nadelung eines Triggerpunktes. Nach wenigen Trainingsstunden können erfahrene Ärzte mit erheblicher Sicherheit anhand der vier zuverlässigen Kriterien Triggerpunkte in diesem Muskel bestimmen [21].

6.9.1 Pars descendens des M. trapezius

Triggerpunkt 1
Am Patienten in Rückenlage oder im Sitzen wird der Muskel leicht entspannt, indem der Patient das Ohr ein wenig der gleichseitigen Schulter annähert (Abb. 6.8A). Der gesamte freie Rand der Pars descendens wird mit einem Zangengriff vom darunter liegenden M. supraspinatus und bis zur Lungenspitze abgehoben. Der Muskel wird zwischen Fingern und Daumen kräftig gerollt und so auf ein Knötchen und straffe Faserbündel palpiert, um die druckschmerzhafte Stelle von TrP_1 ausfindig zu machen. Dieses manuelle Verfahren wurde bereits veranschaulicht [66, 91, 93]. Anhaltender Druck auf den Triggerpunkt ruft oft Übertragungsschmerzen zum Hals, zum Hinterhaupt

und in die Schläfe hervor, wie auch Patton und Williamson [70] beobachteten.

Der bei Belastung des Muskels auftretende Schmerz (Abduktion des Armes über 90°) wird durch festen Druck mit der Handfläche auf den Muskel verhindert [44]. Teilweise kann dieser Schmerz auch auf Triggerpunkte im darunter liegenden M. supraspinatus zurückgehen, der direkter zur Abduktion des Armes beiträgt.

Triggerpunkt 2
Dieser Triggerpunkt in den tiefer liegenden Fasern unterhalb von TrP$_1$ kann durch eine ähnliche Zangengriffpalpation nachgewiesen werden, sofern der Patient verschiebliches Bindegewebe besitzt. Bei Patienten mit festerem Bindegewebe ist flächige Palpation erforderlich. TrP$_2$ liegt auf Höhe der Dornfortsätze C$_5$–C$_6$, ungefähr in der Mitte zwischen Akromion und den Dornfortsät-

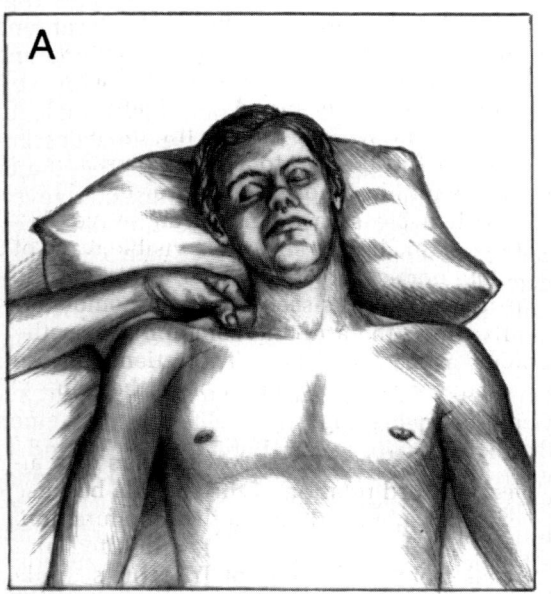

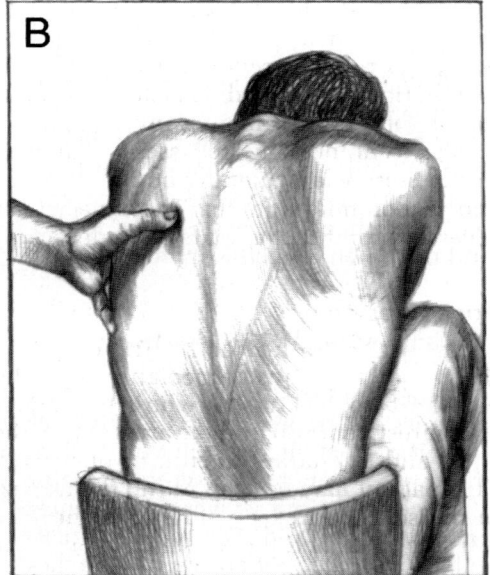

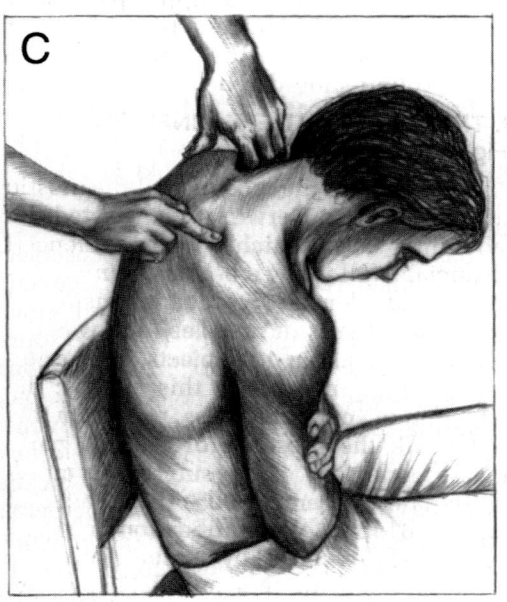

Abb. 6.8: Lagerung des Patienten und Untersuchungstechnik für Triggerpunkte im M. trapezius. **A:** zentraler TrP$_1$ im rechten Pars descendens des M. trapezius. Patient in Rückenlage. Die Zangengriffpalpation eignet sich normalerweise am besten. **B:** zentraler TrP$_3$ in der linken Pars ascendens des M. trapezius. Patient im Sitzen, Arm vor dem Körper, Skapula abduziert, Muskelfasern leicht gedehnt. Mit flächiger Palpation werden verspannte Faserbündel und der knötchenartige Triggerpunkt lokalisiert. Die Lage auf der nicht betroffenen Seite wird meist für die Untersuchung auf Triggerpunkte in der Pars transversale und Pars ascendens des M. trapezius bevorzugt. **C:** TrP$_5$ im mittleren Faseranteil der rechten Pars transversale des M. trapezius. Patient im Sitzen, Arme vor dem Körper verschränkt. Mit flächiger Palpation wird das nahezu horizontal verlaufende, verspannte Faserbündel lokalisiert.

zen. Weber [99] und Long [57] bestätigen die Lokalisation dieses Triggerpunktes.

6.9.2 Pars transversale und Pars ascendens des M. trapezius

Zur Untersuchung auf die restlichen Triggerpunkte im M. trapezius sitzt der Patient, verschränkt die Arme vor dem Körper und abduziert damit die Schulterblätter, wie in Abbildung 6.8B und C gezeigt. Er „macht einen Buckel" und flektiert damit die Brustwirbelsäule. Die Palpation quer über den Muskel identifiziert verspannte Faserbündel, indem diese gegen die Rippen gerollt werden. An den verspannten Faserbündeln lässt sich meistens bei schnellender Palpation des Triggerpunktes eine lokale Zuckungsreaktionen beobachten.

Triggerpunkt 3
Dieser zentrale Triggerpunkt in der *Pars ascendens* des M. trapezius liegt meistens im seitlichen Rand (unterste Fasern) nahe der Stelle, wo die Fasern den Margo medialis scapulae kreuzen, manchmal auch in Höhe des Angulus inferior scapulae oder darunter (Abb. 6.2, rechts). TrP$_3$ fühlt sich manchmal wie ein Knopf oder Knötchen innerhalb des verspannten Faserbündels an und wird leicht übersehen, wenn zuvor keine Vorspannung im Muskel aufgenommen wurde, indem der Patient sich wie in Abbildung 6.8B dargestellt vorbeugt.

Triggerpunkt 4
Es handelt sich um einen Insertionstriggerpunkt im Bereich des lateralen Muskel-Sehnen-Übergangs der Pars ascendens des M. trapezius, nahe der Ansatzstelle an der Spina scapulae (Abb. 6.3, linke Seite). Druckschmerzen in diesem Bereich dürften auf eine Insertionstendopathie bei verspannten Faserbündeln im Zusammenhang mit TrP$_3$ zurückzuführen sein. Abgesehen von seiner Lokalisation am Ende des Muskels statt im Muskelbauch, weist dieser Triggerpunkt oft verwirrende Ähnlichkeit mit einem zentralen Triggerpunkt auf. Die Sensibilisierung der lokalen Nozizeptoren hat jedoch eine andere Ursache. Am Ende des palpierbar verspannten Faserbündels kann eine deutlich druckschmerzhafte Stelle zu ertasten sein, die für die lokale Stressreaktion des Gewebes verantwortlich ist. Die Druckschmerzhaftigkeit kann auf einen Bereich beschränkt sein und Kompression kann einen Übertragungsschmerz

auslösen, den der Patient wiedererkennt. Das Nadeln des empfindlichen Bezirks kann eine lokale Zuckungsreaktion auslösen.

Triggerpunkt 5
Dieser zentrale Triggerpunkt in der *Pars transversale* des M. trapezius wird durch flächige Palpation lokalisiert. Er liegt in der Mitte (Abb. 6.3, rechte Seite) der nahezu horizontal verlaufenden Fasern, ungefähr 1 cm medial der Ansatzstelle des M. levator scapulae an der Skapula (Abb. 6.8C).

Triggerpunkt 6
Dieser Insertionstriggerpunkt ist seltener. Er wird durch flächige Palpation im Bereich der lateralen Ansatzstellen der Pars transversale des M. trapezius aufgesucht (Abb. 6.4, linke Seite). Die Druckschmerzhaftigkeit dieses Insertionstriggerpunktes geht wahrscheinlich auf eine Insertionstendopathie am Ende eines verspannten Faserbündels zurück, in das der zentrale TrP$_5$ eingelagert ist. Die Bestimmung erfolgt wie für TrP$_4$ beschrieben.

Triggerpunkt 7
Dieser Triggerpunkt ist selten. Er liegt in den oberflächlichen Fasern der Pars transversale des M. trapezius (Abb. 6.4, rechte Seite). Man kann ihn reizen, indem man durch die Haut kneift oder ihn nadelt. Es handelt sich vermutlich eher um einen Haut- als um einen Muskeltriggerpunkt.

6.9.3 Weitere Triggerpunkte

Wenn Patienten Schmerzen tief im Bereich oberhalb der Schulterblätter empfinden, im M. trapezius jedoch keine aktiven Triggerpunkte vorliegen, könnte ein Triggerpunkt im M. levator scapulae oder in den Mm. scaleni der Auslöser sein.

▬▬▬ 6.10 Engpass

Eine Autopsiestudie an 40 Nn. occipitales majores [6] zeigte, dass dieser Nerv in 45% der Fälle direkt unterhalb des Hinterhaupts durch den M. trapezius und in 90% der Fälle durch den darunter liegenden M. semispinalis capitis tritt (Abb. 16.5). Wenn der Muskel auf Grund weiter kaudal gelegener Triggerpunkte in der Mitte des Halses verspannt ist (Kapitel 16.19), kann es zu einem Engpass für diesen Nerv kommen. Der M. trapezius selbst komprimiert den Nerv nicht, könnte aber eine Scherbelastung beisteuern.

Der spinale Ast des N. accessorius tritt durch den M. sternocleidomastoideus. Wenn verspannte Faserbündel dieses Muskels seine motorischen Fasern einengen, kann der M. trapezius geschwächt werden [68].

▬ 6.11 Differenzialdiagnose

Wenn Patienten über Schmerzen im Bereich von Kopf und Nacken klagen, können Triggerpunkte im M. trapezius verantwortlich sein. Abzuklären sind außerdem Störungen des Kiefergelenks mit oder ohne Triggerpunkte in der Kaumuskulatur, verwandte Triggerpunkte in anderen Muskeln, Funktionsstörungen in den Gelenken der Halswirbelsäule und/oder eine der unten aufgeführten Diagnosen. Patienten mit chronischen Beschwerden am Achsenskelett, die sich in mehreren Körperregionen manifestieren, sollten auf die für eine Fibromyalgie typischen Druckschmerzpunkte untersucht werden.

6.11.1 Weitere Diagnosen

Wenn Triggerpunkte in der Kau- und Nackenmuskulatur (auch im oberen Anteil des M. trapezius) gleichzeitig Übertragungsschmerzen in den Kopf leiten, wird dies leicht (und oft) als Spannungskopfschmerz fehldiagnostiziert [36, 37]. Der Schmerz bei Triggerpunkten im oberen M. trapezius und im M. splenius capitis kann eine *Okzipitalneuralgie* oder einen *zervikogenen Kopfschmerz* vortäuschen [35]. Ein myofaszialer Schmerz mit Ursprung in einem beliebigen Teil des M. trapezius (oft in Kombination mit anderen Muskeln) wird oft als *chronischer, nicht definierbarer gutartiger Schmerz der Hals und/oder Nackenregion* [73] diagnostiziert. Den Autoren zufolge ist er fast immer myofaszialen Ursprungs, die Diagnose ist daher ungeeignet. Schulterschmerzen bei Triggerpunkten in der Pars ascendens des M. trapezius können als *Bursitis* [100] fehlinterpretiert werden.

6.11.2 Assoziierte Triggerpunkte

Wenn die Pars descendens des M. trapezius Triggerpunkte enthält, bilden sich wahrscheinlich auch welche im funktionell verwandten M. levator scapulae, dem kontralateralen M. trapezius sowie in den ipsilateralen Mm. supraspinatus und rhomboidei. In den Mm. temporalis und occipitalis, die innerhalb der Schmerzübertragungszone von Triggerpunkten der Pars descendens des M. trapezius liegen, können Satellitentriggerpunkte auftreten. Hong fand einige Satellitentriggerpunkte, die sich durch Inaktivieren der auslösenden Triggerpunkte der Pars descendens ausschalten ließen [30]. Diese Satellitentriggerpunkte waren in den Mm. temporalis, masseter, splenius, semispinalis, levator scapulae und rhomboideus minor entstanden.

Sofern die *Pars transversale des M. trapezius* betroffen ist, weisen meist die Brustmuskulatur und die Rückenmuskeln im Bereich Th_1–Th_6 assoziierte Triggerpunkte auf.

In der Pars descendens des M. trapezius können sich außerdem Satellitentriggerpunkte bei auslösenden Triggerpunkten in anderen Muskeln bilden. Die Triggerpunkte in der *Pars ascendens des M. trapezius* fungieren oft als Auslöser und verursachen Triggerpunkte in der Pars descendens dieses Muskels sowie gelegentlich im M. levator scapulae und der Nackenmuskulatur. Daher sollte die Pars ascendens des M. trapezius routinemäßig auf Triggerpunkte untersucht werden, insbesondere wenn Triggerpunkte im oberen Muskelanteil unbefriedigend auf die Behandlung ansprechen. Zu bedenken ist jedoch, dass es sich bei einem Triggerpunkt in der Pars ascendens des M. trapezius wiederum um den Satelliten eines auslösenden Triggerpunktes im M. latissimus dorsi handeln kann.

6.11.3 Assoziierte Gelenkfunktionsstörungen

Pars descendens des M. trapezius
Triggerpunkte in der Pars descendens des M. trapezius können Symptome hervorrufen, die mit einer somatischen oder Gelenkdysfunktion unterhalb der Ebenen C_2, C_3 und C_4 verknüpft sind oder ihr ähneln. Im Allgemeinen müssen parallel zu Triggerpunkten der Pars descendens des M. trapezius eine oder mehrere dieser einschränkenden Gelenkdysfunktionen behandelt werden.

Das Verfahren der Muskelenergietechnik (Kontraktion und Relaxation) [25] behebt nicht nur die einschränkende Dysfunktion, sondern erzieht den Muskel auch „um" und vermeidet Manöver mit hoher Geschwindigkeit. Möglicherweise zurückbleibende assoziierte und andere Triggerpunkte sollten sofort inaktiviert werden. Oft wirkt der kombinierte Ansatz, wenn die Einzelansätze erfolglos geblieben waren.

Eine *Hypermobilität* des Segments C_4 steht laut klinischer Erfahrung im Zusammenhang mit den Mm. trapezii. Eine Gelenkbelastung mit ausstrahlendem Schmerz kann sich auf den M. trapezius auswirken, den Muskel überempfindlich machen und die Entstehung von Triggerpunkten einleiten. Schmerzen mit Ursprung in der Pars descendens des M. trapezius oder in einem Gelenk lassen sich folgendermaßen differenzieren: Prüfung der Seitneigung der Halswirbelsäule auf Schmerzhaftigkeit, danach: 1) passive Unterstützung des Armes und wiederholte Seitneigung der Halswirbelsäule. Bleibt der Schmerz aus oder ist stark vermindert, liegt die Beschwerdeursache wahrscheinlich im M. trapezius. 2) Druck von oben auf die Schulter (wie zur Verlängerung der Pars descendens des M. trapezius). Wenn der Schmerz zunimmt, könnte die Beschwerdeursache in der Pars descendens des M. trapezius liegen. Wenn *keiner* der beiden Tests eine Schmerzänderung bewirkt, könnte eine Gelenkstörung in der Halswirbelsäule (möglicherweise C_4) vorliegen.

Therapieverfahren bei Triggerpunkten werden im folgenden Abschnitt besprochen. Eine Hypermobilität wird mit geeigneten isometrischen (stabilisierenden) Übungen für die Halswirbelsäule behandelt. Außerdem wird darauf geachtet, dass die Halswirbelsäule in Neutralstellung bleibt, während in Übungen für die obere Extremität eingewiesen wird. Man sollte nicht vergessen, dass hypermobile und *hypomobile* Segmente oft aneinander grenzen und letztere deblockiert werden müssen.

Pars transversale des M. trapezius
Der zervikothorakale Übergang ist ein heikler Bereich der Wirbelsäule, in dem es oft zur Dysfunktion kommt, insbesondere in den Segmenten C_6, C_7, Th_1 und gelegentlich Th_2. Dysfunktionen dieser Stellen gehen oft mit adduzierten Schulterblättern und einer Hochstellung der ersten Rippe der ipsilateralen Seite einher. Die Fasern der Pars transversale des M. trapezius werden bilateral mit myofaszialen Lösungstechniken behandelt, sodass die Schulterblätter abduzieren können. Der Patient liegt dabei auf dem Rücken.

Pars ascendens des M. trapezius
Zu einer Gelenkdysfunktion mit begleitenden Schmerzen zwischen den Schulterblättern und Triggerpunkten in der Pars ascendens des M. trapezius [54] kann es im Bereich von Th_4–Th_{12} kommen. Meist findet sich jedoch ein zentrales schmerzhaftes Segment in der Umgebung von Th_6 oder Th_7. Hier liegt die primäre strukturelle Dysfunktion, die parallel zur Inaktivierung der Triggerpunkte behoben werden muss.

▬▬ 6.12 Lösung von Triggerpunkten

(Abb. 6.9, 6.10, 6.11)
Grundlage eines jeden Behandlungsansatzes, gleichgültig ob mit dem Ziel der kurz- oder langfristigen Schmerzlinderung, ist die Korrektur einer schlechten Körperhaltung (insbesondere der „Rundschultern" bei weit vorgeschobenem Kopf). In den Kapiteln 5.3 und 41 werden Körperhaltung und -mechanik eingehend besprochen.

Die Pars descendens des M. trapezius ist für seine tendenzielle Hyperaktivität und vermehrte Spannung bekannt, im Gegensatz zur Pars ascendens des M. trapezius, die eher gehemmt, schwach und überdehnt ist [25, 38, 54]. Verständlicherweise lässt sich die Pars transversale des M. trapezius auf Grund ihrer Doppelfunktion keiner der beiden Kategorien eindeutig zuordnen. Eine vorrangig auf Dehnung beruhende Therapie kann sich bei eher inhibierten, schwachen Muskeln als kontraproduktiv erweisen. Wir empfehlen daher für die Pars transversale und Pars ascendens des M. trapezius die Massage des verspannten Faserbündels, eine Triggerpunktlösung durch Druckanwendung und indirekte Techniken [32, 41, 42]. Forcierte und übermäßige Dehnungen müssen vermieden werden. Vorab kann der Muskel mit Spray oder Eis gekühlt werden.

6.12.1 Pars descendens des M. trapezius

(Abb. 6.9)
Für TrP_1 und TrP_2 werden im Wesentlichen dieselben Lösungsverfahren eingesetzt. Zum Sprühen und Lösen der rechten Pars descendens des M. trapezius nimmt der Patient auf einem Stuhl mit Armlehnen Platz. Er lehnt sich zurück und entspannt sich vollständig. Der Arm der betroffenen Seite wird mit einem Kissen abgestützt. Der Therapeut neigt den Kopf des Patienten zur Gegenseite. Der Kopf ist dabei leicht flektiert und das Gesicht geringfügig zur betroffenen Seite gedreht. Gleichzeitig trägt der Therapeut vom Akromion aus Kühlspray in parallelen Bahnen zum Bereich des Proc. mastoideus, hinter das Ohr, zur Schläfe und manchmal zum Kinn auf (insbesondere, wenn sich der Übertragungs-

schmerz auf diesen Bereich ausdehnt). Mit der führenden Hand nimmt er dabei immer wieder Vorspannung auf.

Anschließend setzt der Therapeut eine myofasziale Lösungstechnik ein. Sie setzt voraus, dass er den zunehmenden Widerstand im Muskel wahrnimmt, wenn beim Verlängern die Barriere erreicht wird, und dass er merkt, wenn sie zurückweicht. Der Patient abduziert die rechte Skapula, indem er den Arm vor sich auf das Kissen legt. Der Therapeut (Abb. 6.9B) fixiert die Kopfstellung des Patienten mit einer Hand. Mit der anderen (in diesem Fall mit der rechten Hand) nimmt er Vorspannung auf, indem er die Skapula sanft nach lateral und kaudal drückt. Der Patient unterstützt das Lösungsverfahren, indem er in der Entspannungsphase den Blick nach unten richtet und langsam ausatmet, und den Blick nach oben und langsames Einatmen mit einer

vorsichtigen Kontraktion des Muskels gegen den Widerstand durch die Hand des Therapeuten koordiniert. Die Atmung wirkt gerade bei diesem Muskel besonders gut, wenn der Patient das Zwerchfell einsetzt und paradoxe Atmung vermeidet. Lewit gibt eine eingehende Beschreibung und Illustration der postisometrischen Relaxation bei der Pars descendens des M. trapezius [53].

Während des gesamten Vorganges und der anschließenden Wärmeanwendung sollten die Ellenbogen des Patienten gut abgestützt sein. Die Armlehnen sollten das Gewicht der Arme tragen (Abb. 6.13A und D).

Die kontralaterale Pars descendens des M. trapezius sollte grundsätzlich ebenfalls mit Sprühen und Dehnen behandelt werden, damit keine möglicherweise vorhandenen Triggerpunkte durch die ungewohnte Verkürzung aktiviert werden, wenn der behandelte Muskelanteil

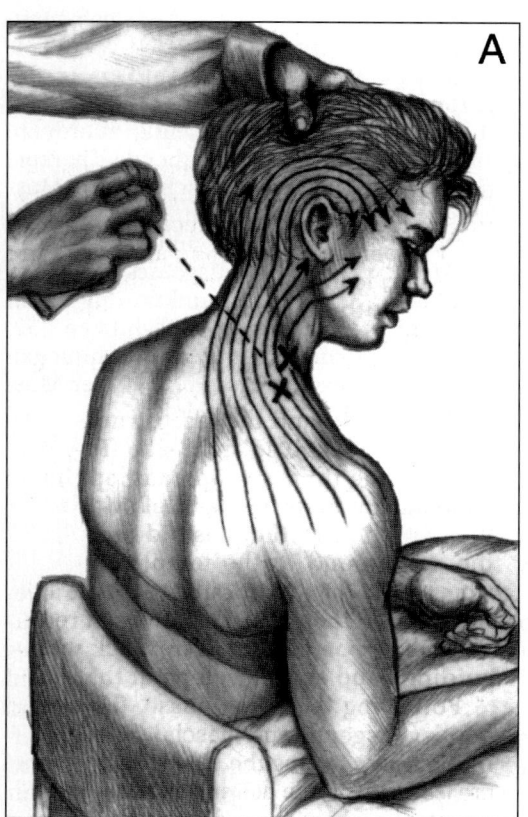
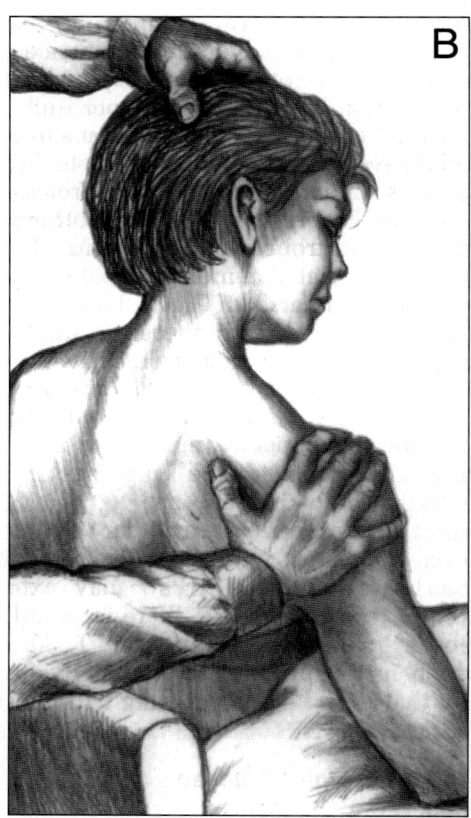

Abb. 6.9: Lösung von Triggerpunkten im rechten oberen M. trapezius mittels Sprühen und Dehnen. **A:** Die Patientin sitzt entspannt und hat den rechten Arm auf einem Kissen abgestützt. Der Therapeut bringt zunächst Kühlspray in den eingezeichneten Bahnen (*Pfeile*) auf, während er den Kopf gleichzeitig von der behandelten Seite weg neigt. Das Gesicht ist leicht zum behandelten Muskel gedreht, der Kopf nach vorn geneigt, *ohne* die Halswirbelsäule zu flektieren. **B:** Die Patientin legt den Arm der behandelten Seite vor sich auf das Kissen und abduziert damit das Schulterblatt. Der Therapeut *fixiert* die Kopfstellung mit der linken Hand und nimmt immer wieder Vorspannung im Muskel auf, indem sie die Skapula behutsam nach lateral und kaudal drückt. Dieses Lösungsverfahren wird wirkungsvoll durch die postisometrische Relaxation ergänzt (siehe Text).

bis zu seiner vollen Länge gedehnt wird. Andere Autoren berichten über eine erfolgreiche Behandlung dieses Muskels mit Sprühen und Dehnen [19, 99, 107].

Wenn Patienten den Arzt wegen eines plötzlich aufgetretenen steifen Halses aufsuchen, wobei mehrere Halsmuskeln von einer schmerzhaften Spastik betroffen sind (z. B. die Pars descendens des M. trapezius, die Mm. levator scapulae, sternocleidomastoideus und die Nackenmuskeln), kann der Hals völlig unbeweglich sein. Dieser Spasmus muss vor jeder weiteren Therapie gelöst werden. Jeder Versuch, die Muskeln zu verlängern und so zu lösen, verschlimmert die Symptome nur. Der schmerzhafte Spasmus kann auch durch eine noch gut erträgliche Reizung mit hochfrequentem Gleichstrom gelöst werden.

6.12.2 Pars transversale des M. trapezius

(Abb. 6.10)
Bei Triggerpunkten der Pars transversale des M. trapezius müssen unbedingt beide Mm. pectorales auf Verspannung (und Triggerpunkte) untersucht werden. Meistens beruht die Dehnungsermüdung der Pars transversale des M. trapezius sekundär auf einer Überlastung. Sofern die Verspannung der Muskeln auf der Körpervorderseite nicht gelöst wird, bleiben die Beschwerden bestehen. Nicht selten handelt es sich bei den ursächlichen Triggerpunkten im M. pectoralis um latente Triggerpunkte, die den Muskel zwar verkürzen, aber keine Schmerzen auslösen. Die von ihnen hervorgerufenen Symptome manifestieren sich sekundär in den überlasteten Muskeln der Körperrückseite.

Triggerpunkte der *Pars transversale* des M. trapezius werden durch *Sprühen und Dehnen* gelöst, indem sich der Patient auf die unbehandelte Seite oder halb auf den Bauch legt, sodass die betroffene Seite zugänglich ist (Abb. 6.10A). Der rechte Arm ist um 90° antevertiert (er setzt den Verlauf der behandelten Muskelfasern fort) und hängt über die Kante des Behandlungstisches herab. Auf diese Weise wird die Skapula abduziert und der Muskel in Vorspannung gebracht. Das Kühlmittel wird ausgehend vom lateralen Ansatzpunkt über der Triggerpunktregion und der gesamten Pars transversale des M. trapezius aufgebracht. Die Sprühbahnen folgen dem Faserverlauf nach medial und decken die Schmerzübertragungszone ab, die sich teilweise mit der Pars ascendens des M. trapezius überschneidet. Häufig ist der gesamte M. trapezius betroffen. In diesem Fall werden die Sprühbahnen von den untersten Fasern ab Th$_{12}$ fächerförmig aufwärts und lateral geführt, sodass sie alle drei Muskelanteile und die Schmerzübertragungszonen abdecken.

Anschließend stabilisiert der Therapeut die mittlere Brustwirbelsäule des Patienten mit einer Hand und legt die andere auf das Schulterblatt. Wenn der Muskel entspannt, nimmt er erneut Vorspannung auf (Abb. 6.10B). Eine vertiefende postisometrische Relaxation wird erreicht, indem er den Patienten auffordert, nach rechts oben zu blicken und einzuatmen, und anschließend nach links unten zu blicken und *langsam* auszuatmen, dann zu entspannen und den Arm zum Boden sinken zu lassen. In dieser Stellung wirkt die Schwerkraft gegen die Verspannung der Pars transversale des M. trapezius und unterstützt deren Lösung. Dieses Verfahren kann zwei- oder dreimal wiederholt werden, um die Muskelfasern vollständig zu entspannen.

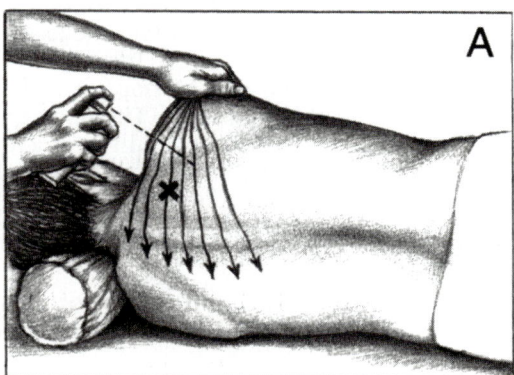

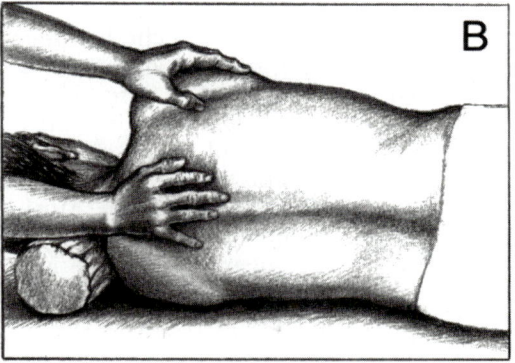

Abb. 6.10: Besprühen und Lösen von Triggerpunkten der rechten Pars transversale des M. trapezius. **A:** Der Patient liegt während des Sprühens auf der nicht betroffenen (linken) Seite. **B:** Lösen der Pars transversale des M. trapezius. Einzelheiten im Text.

Der Therapeut führt die Skapula in Richtung der sich lösenden Muskelfasern (gegebenenfalls gibt er in der Kontraktionsphase leichten Widerstand) und nimmt Vorspannung auf.

Abgesehen vom beschriebenen Verfahren eignet sich für die Pars transversale des M. trapezius auch Lösen durch Druckanwendung und Selbstbehandlung des Patienten mithilfe eines kalten Tennisballs (Abb. 18.4). Auch eine Massage des verspannten Faserbündels im Bereich des Triggerpunktes ist wirksam. Außerdem lassen sich die Fasern der Pars transversale und Pars ascendens des M. trapezius lösen, indem man die Skapula mobilisiert, wie in Abbildung 18.3 beschrieben und veranschaulicht. Unmittelbar im Anschluss an das Lösungsverfahren wird der Muskel im vollen Umfang bewegt und danach feuchte Wärme aufgebracht.

Zur Behandlung von TrP_7 wird das Kühlspray über dem Triggerbereich und den Muskelfasern aufgebracht. Die Bahnen werden dann weiter über die Außenfläche des Armes gezogen und die Übertragungszone für „Gänsehaut" abgedeckt. Dieser Triggerpunkt kann schon durch eine Infiltration vollständig inaktiviert werden.

Lewit beschreibt postisometrische Relaxationsverfahren zur Behandlung von Triggerpunkten der Pars transversale des M. trapezius, die entweder mit Unterstützung eines Therapeuten oder vom Patienten allein durchgeführt werden. Weiterhin beschreibt und illustriert er eine Variante, bei der der Patient die Seitenlage einnimmt und sich die Wirkung der Schwerkraft zunutze macht. Diese Methode eignet sich ausgezeichnet zur Selbstbehandlung [54].

6.12.3 Pars ascendens des M. trapezius

Der Patient legt sich auf die nicht betroffene Seite (halbe Bauchlage), nahe an den Rand des Behandlungstisches. Der rechte Arm wird in ungefähr 135° Elevation gebracht (in Fortsetzung des Faserverlaufs) und hängt über den Rand des Tisches. Dadurch wird die Skapula leicht abduziert und im behandelten Muskel Vorspannung aufgenommen (Abb. 6.11). Der Therapeut bringt das Kühlspray von der Ansatzstelle an Th_{12} in kranial gerichteten Bahnen auf. Er folgt dem Faserverlauf und deckt die Schmerzübertragungszone zwischen Akromion und Hinterhaupt fächerförmig ab (Abb. 6.11A).

Die Fasern der Pars ascendens des M. trapezius werden mithilfe der postisometrischen Relaxation gelöst. Das Kühlspray wird nur aufgebracht, während der Patient ausatmet und den Muskel entspannt. Abbildung 6.11B zeigt eine beidhändige Lösungstechnik, die sich mit postisometrischer Relaxation kombinieren lässt. Der Therapeut fordert den Patienten auf, nach oben rechts zu blicken und einzuatmen, anschließend nach links unten zu blicken, auszuatmen und den Arm gegen den Boden sinken zu lassen. Da die Schwerkraft das Lösen der Pars ascendens des M. trapezius unterstützt, braucht der Therapeut nicht gegen das Schulterblatt des Patienten zu drücken. Durch Handauflegen kann er jedoch die Kontraktion und Relaxation leiten und anregen.

Im Anschluss wird der Muskel sofort im vollen Ausmaß bewegt, und feuchte Wärme aufgebracht. Im Allgemeinen empfiehlt es sich, auch den kontralateralen Trapeziusanteil zu behandeln, der die veränderte Spannung des behandelten Muskels ausbalancieren muss.

Da der M. trapezius in der Pars ascendens oft schwach ist, muss nicht in erster Linie gedehnt, sondern die Verspannung des betreffenden Faserbündels gelöst werden. Hierbei kann der Therapeut den Triggerpunkt durch Druckanwendung oder tiefe Punktmassage inaktivieren. Zur Eigenbehandlung durch gezielten Druck legt sich der Patient auf einen Tennisball, den er direkt unter dem Triggerpunkt platziert.

Die Pars ascendens des M. trapezius liefert oft den Schlüssel zur erfolgreichen Behandlung des oberen Muskelanteils, sowie des M. levator scapulae und einiger Halsextensoren. Diese Muskeln liegen in der Schmerzübertragungszone der Pars ascendens des M. trapezius und können Satellitentriggerpunkte entwickeln. Im M. trapezius selbst (und nachfolgend in den vorgenannten Muskeln) können Schmerz und Triggerpunkte auf Grund von triggerpunktbedingten Verspannungen in den Mm. pectoralis major (Kapitel 42) und pectoralis minor (Kapitel 43) auftreten. Falls die Brustmuskeln betroffen sind, muss ihre ungeminderte Ruhelänge wiederhergestellt werden, um die Pars ascendens des M. trapezius zu entlasten, der anschließend gegebenenfalls gekräftigt werden muss.

Auf jede Art der Faserlösung folgt sofort die aktive Bewegung im vollen physiologischen Umfang und anschließend eine Wärmeanwendung.

Lewit beschreibt eine Kräftigungsübung zur Wiederherstellung der normalen Muskelbalance und richtigen Fixierung der Skapula statt eines Lösungsverfahrens [54]. Bevor man mit derartigen, zweifellos nützlichen Kräftigungsübungen beginnt, sollten jedoch alle Triggerpunkte in der Pars ascendens des M. trapezius inaktiviert sein.

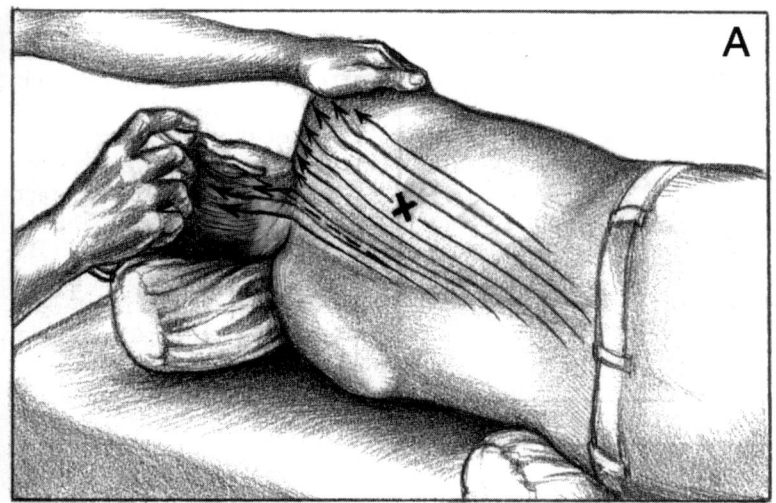

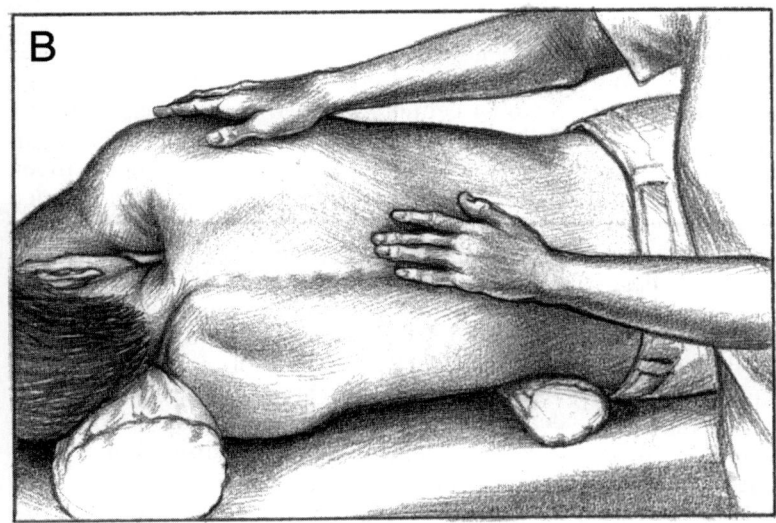

Abb. 6.11: Sprühen und Lösen von Triggerpunkte in der *Pars ascendens* des M. trapezius Anteil des rechten M. trapezius. **A:** Aufsprühen des Kühlmittels. Der Patient liegt auf der nicht betroffenen (linken) Seite. **B:** beidhändiges Lösen der Pars ascendens des M. trapezius. Einzelheiten zum Verfahren im Text.

Gegebenenfalls müssen die Beweglichkeit der Schulterblätter und das Gelenkspiel in den Artt. sternoclavicularis und acromioclavicularis wiederhergestellt werden.

▬▬ 6.13 Infiltration von Triggerpunkten

(Abb. 6.12)
Fasern in einem der Anteile des M. trapezius sollten nur dann infiltriert werden, wenn in einem tastbaren Knötchen oder verspannten Faserbündel punktuelle Druckschmerzhaftigkeit festgestellt wurde und sich der typische Schmerz durch Druck auf diese Stelle hervorrufen lässt. Eine lokale Zuckungsreaktion bei schnellender Palpation bestätigt die Diagnose, ist jedoch für sich genommen kein hinreichender Befund. Diese Reaktion hilft jedoch dabei, die Kanüle zur Infiltration oder trockenen Nadelung zu platzieren. Auf die Infiltration folgen immer und sofort langsame Bewegungen im vollen Ausmaß.

TP_1 und seltener TrP_2 in der Pars descendens des M. trapezius werden von vorn infiltriert, wobei der Patient auf dem Rücken liegt. Es wird eine 0,5%ige Procainlösung injiziert [89, 91].

Zum Infiltrieren weiterer Triggerpunkte des M. trapezius liegt der Patient auf der nicht betroffenen Seite und kehrt dem Arzt den Rücken zu oder liegt auf dem Bauch.

6.13.1 Pars descendens des M. trapezius

(Abb. 6.12, TrP$_1$ und TrP$_2$)
Zur Infiltration des weiter anterior gelegenen TrP$_1$ liegt der Patient auf dem Rücken. Die Schulter ruht auf einem Kissen, sodass der Muskel erschlaffen kann. Der Muskel wird mit festem Zangengriff gehalten, um ihn von darunter liegenden Strukturen zu trennen und die Triggerpunkte genau lokalisieren zu können. Die Kanüle wird aufwärts in die Muskelfalte gestochen, die der Arzt zwischen den Fingern hält. Auf diese Weise besteht kein Risiko, die Lungenspitze zu treffen.

Bei 20 Patienten mit Schmerzen im Bereich des M. masseter wurde TrP$_1$ im M. trapezius infiltriert. Danach stuften die Patienten ihren Schmerz auf einer zehnteiligen Skala anstatt mit durchschnittlich 5,6 nur noch mit 2,8 ein [10].

Der weiter posterior und inferior gelegene zentrale TrP$_2$ ist am besten erreichbar, wenn der Patient auf der nicht betroffenen Seite liegt. Dies gilt nicht für sehr schlanke Patienten. Auch hier wird die Kanüle nach oben und von der Lunge weg gerichtet. Wenn der Patient sehr lockeres Bindegewebe hat, muss darauf geachtet werden, dass die Kanüle beim Infiltrieren von TrP$_2$ nicht zu weit eingestochen wird. Der Arzt schiebt dazu einen Finger unter den vorderen Muskelrand, zwischen Triggerpunkt und Brustkorb.

Oft befindet sich ein Triggerpunkt im M. supraspinatus unterhalb von TrP$_2$ in der Pars descendens des M. trapezius. Wenn der tiefer liegende Triggerpunkt durchstochen wird, spürt der Patient möglicherweise Übertragungsschmerzen im mittleren Anteil des M. deltoideus. Andere Autoren beschreiben und illustrieren eine ähnliche Infiltrationstechnik für TrP$_2$ [49, 72].

Trommer und Gellman linderten Nacken- und Rückenschmerzen, indem sie 15 intrakutane Triggerpunkte *oberhalb* der Pars descendens des M. trapezius mit Procain infiltrierten [96]. Gelegentlich werden Hauttriggerpunkte beobachtet, die einen Übertragungsschmerz auslösen, wie er von Muskeltriggerpunkten bekannt ist.

Möglicherweise ist die Schmerzlinderung darauf zurückzuführen, dass die Autoren das Areal von Übertragungsschmerz und übertragener Druckempfindlichkeit infiltrierten, wie auch Weiss und Davis [101] sowie Theobald [84] beschreiben. Wie bereits erwähnt, übertragen Triggerpunkte der Pars ascendens des M. trapezius oft Schmerzen in diese Region. In diesem Fall wird der Patient erst dann dauerhaft von seinen Beschwerden befreit, wenn die ursächlichen Triggerpunkte in der Pars ascendens des M. trapezius statt des schmerzenden Hautareals über der Pars descendens des M. trapezius infiltriert werden.

6.13.2 Pars transversale des M. trapezius

(Abb. 6.12, TrP$_5$ und TrP$_6$)
Der Patient liegt auf der beschwerdefreien Seite, die Hände ruhen auf den Oberschenkeln oder zwischen den Knien, um die Skapula zu fixieren. Der zentrale TrP$_5$ kann sich oberhalb der Skapula befinden (Abb. 6.3). Falls das nicht der Fall ist, muss die Kanüle im spitzen Winkel angesetzt werden, damit nicht bis zu den Rippen durchgestochen wird. Wenn die Spitze auf den aktiven Fokus eines Triggerpunktes trifft, erfolgt eine lokale Zuckungsreaktion. Falls beim Infiltrieren von TrP$_5$ zufällig TrP$_7$ durchstochen wird, erlebt der Patient zu seiner Überraschung wahrscheinlich Schauer von „Gänsehaut".

Der Insertions-TrP$_6$ (Abb. 6.4, linke Seite) liegt im Bereich des Muskel-Sehnen-Übergangs der Pars transversale des M. trapezius. Wahrscheinlich entsteht er als Ausdruck einer Insertionstendopathie sekundär zu einem TrP$_5$ (Abb. 6.3). Wenn dieser Triggerpunkt wie in Abbildung 6.12 gezeigt infiltriert wird, nimmt die Druckschmerzhaftigkeit in dieser Zone ab. Anhaltende Schmerzlinderung ist jedoch nur zu erwarten, nachdem der zentrale TrP$_5$ als Ursache der Insertionstendopathie inaktiviert wurde. Wenn eine günstige Reaktion nur verzögert eintritt, kann die einmalige Infiltration mit einem Kortikoid erforderlich sein. Zur Infiltration zentraler Triggerpunkte werden Kortikoide *nicht* empfohlen.

6.13.3 Pars ascendens des M. trapezius

(Abb. 6.12, TrP$_3$)
Der Patient liegt auf der beschwerdefreien Seite. Er zieht den Arm vor den Körper. Dadurch wird

Kopf/Hals

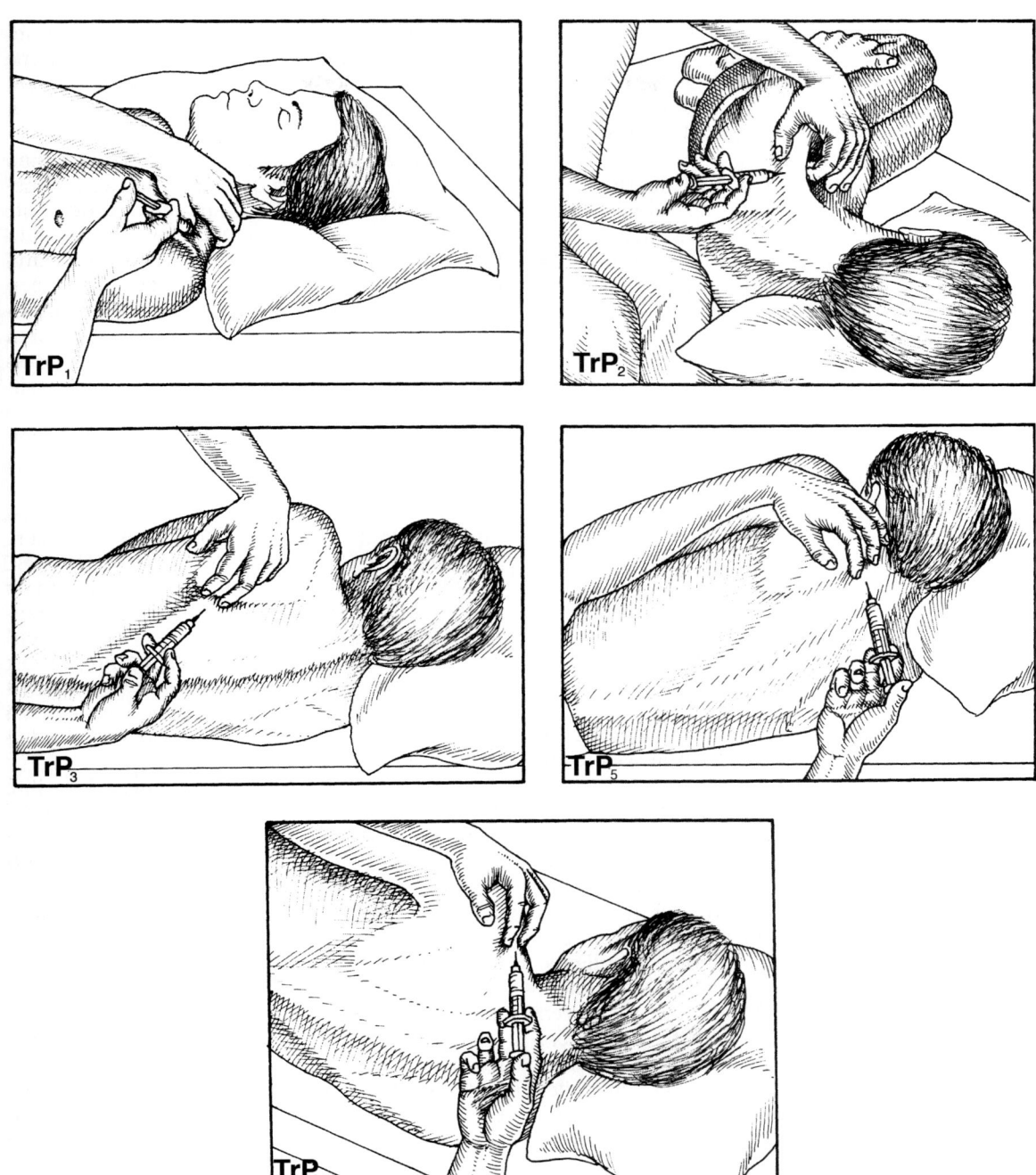

Abb. 6.12: Lagerung des Patienten und Infiltrationstechnik bei Triggerpunkten im linken M. trapezius. Infiltration des zentralen TrP_1: Patient in Rückenlage. Der Arzt erreicht die Pars descendens des M. trapezius von vorn und umgeht so das Risiko, die Lungenspitze zu durchstechen. *Infiltration des zentralen TrP_2:* Patient in Seitenlage. Der Arzt infiltriert den linken oberen M. trapezius von posterior und hebt den Muskel von der Lungenspitze ab. *Zentraler TrP_3 im lateralen Rand der Pars ascendens des M. trapezius:* Der Patient liegt auf der nicht betroffenen Seite. Die Kanüle wird auf eine Rippe gerichtet, um den Interkostalraum nicht zu verletzen. Für diese Triggerpunktlokalisation wird die Hong-Technik empfohlen (Kapitel 3.13). *Zentraler TrP_5 in der Fasermitte der Pars transversale des M. trapezius, nahe dem Margo medialis scapulae:* Der Patient liegt auf der nicht betroffenen Seite. Auch hierfür wird die Hong-Technik empfohlen. *Insertions-TrP_6:* Der Patient liegt auf der nicht betroffenen Seite. Infiltration am lateralen Muskel-Sehnen-Übergang der Pars transversale des M. trapezius.

die Skapula abduziert und die Pars ascendens des M. trapezius leicht gedehnt, was es erleichtert, den Triggerpunkt zu lokalisieren und zu infiltrieren. Die Kanüle wird in Richtung auf eine Rippe eingestochen, um keinesfalls in den Interkostalraum einzudringen.

Insertions-TrP$_4$ (Abb. 6.3) liegt oberhalb der Skapula im Bereich des Muskel-Sehnen-Übergangs, wo die Pars ascendens des M. trapezius an der Wurzel der Spina scapulae ansetzt. Er wird lokalisiert und infiltriert, wie für den Insertions-TrP$_6$ beschrieben und illustriert (Abb. 6.12, TrP$_6$). Die Kanüle wird im Faserverlauf der lateralen Muskelfasern eingestochen und zur Schulter hin ausgerichtet.

▬▬ 6.14 Korrigierende Maßnahmen

(Abb. 6.13, 6.14 und 6.15)

6.14.1 Pars descendens des M. trapezius

Körperbau
Eine Beinlängendifferenz oder eine kleinere Beckenhälfte (Kapitel 6.7) müssen ausgeglichen werden (Abb. 48.9C und 48.10C und D im vorliegenden Buch, sowie Band 2, Kapitel 4).

Wenn die Oberarme des Patienten im Verhältnis zu seinem Rumpf zu kurz sind, kann er die Ellenbogen auf den meisten Armlehnen nicht abstützen (Abb. 6.13C). Der M. trapezius muss dann ständig gegen die Schwerkraft wirken. Ein Sessel wie der „Boston Rocker", der für stillende Frauen entworfen wurde, hat hohe Armlehnen. Er eignet sich bestens für Menschen mit kurzen Oberarmen. Abbildung 6.13D stellt eine weitere Lösungsmöglichkeit dar. In den meisten Fällen ist eine Armlehnenhöhe von 21,6 cm über der komprimierten Sitzfläche angemessen [15]. Man kann die Armlehnen mit Kunststoffauflagen so weit aufpolstern, oder auch eine Schreibfläche, die auf den Armlehnen aufliegt, damit so weit unterlegen, dass die Ellenbogen angemessen unterstützt werden. Der Patient muss sich daran gewöhnen, alle von ihm benutzten Sitzgelegenheiten in dieser Weise anzupassen.

Reduktion der Belastung durch Körperhaltung und Tätigkeiten
Patienten mit Triggerpunkten in der Pars descendens des M. trapezius sollten keinesfalls auf einem Schaumstoffkopfkissen schlafen, da es federt und dadurch die Triggerpunktsymptome verstärkt. Auf Reisen sollte sich der Patient ein bequemes Kissen mitnehmen, um dieses Risiko zu umgehen.

Menschen mit normalem Körperbau gleichen die Belastung der Pars descendens des M. trapezius durch die Schwerkraft aus, indem sie Sessel mit der richtigen Armlehnenhöhe wählen, sodass die Ellenbogen abgestützt sind (Abb. 6.13A), oder sie polstern die Armlehnen auf (Abb. 6.13D) [90]. Zahnärzte, Sekretärinnen, Zeichner, Schriftsteller und Näherinnen sollten ihre Sitzgelegenheit so einrichten, dass die Ellenbogen abgestützt sind. Wer einen sitzenden Beruf ausübt sollte lernen, zwischen passenden Stühlen und solchen zu unterscheiden, die zu einer ungünstigen Körperhaltung zwingen und die Muskeln überlasten [90].

Wenn Patienten sich stark auf ihre Arbeit konzentrieren und darüber die Zeit vergessen, verharren sie oft in einer ungünstigen Haltung. Das kann am Computer ebenso vorkommen wie bei Schreibtischarbeit über längere Zeiträume. Sie sollten einen Wecker auf einen Zeitraum von 20–30 Minuten einstellen und in einer entfernten Zimmerecke deponieren. Das zwingt sie, in diesen Intervallen aufzustehen, sich zu strecken und einige Schritte zu gehen, um den Wecker neu zu stellen.

Sekretärinnen leiden oft darunter, dass ihre Tastatur zu hoch steht. Sie müssen ständig die Schultern hochziehen, um sie zu erreichen. Wenn die Tastatur abgesenkt wird, verringert sich auch die vermehrte Muskelarbeit in der Pars descendens des M. trapezius [58]. Falls die Tastatur nicht niedriger gestellt werden kann, muss die Sitzfläche so weit angehoben werden, bis die Unterarme beim Arbeiten horizontal gehalten werden können, was den M. trapezius entlastet. Mit Hilfe einer gefalteten Zeitung kann man das hintere Drittel des Schreibtischstuhls mehrere Zentimeter anheben. Das vordere Drittel der Sitzfläche wird nicht angehoben, um Druck gegen die Oberschenkelrückseite zu vermeiden. Die Sitzfläche erhält auf diese Weise eine Neigung, und der Winkel von Hüftgelenken und Knien wird vergrößert. Falls dadurch die Füße nicht mehr den Boden erreichen, muss eine Fußstütze benutzt werden. Bei Arbeiten am Bildschirm sollte die Vorlage so nahe wie möglich neben dem Bildschirm und keinesfalls flach neben der Tastatur liegen.

Selbst bei richtiger Arbeitshöhe kann die Pars descendens des M. trapezius überlastet werden, wenn sich der Patient beim Arbeiten von der Rückenlehne weg nach vorn beugt. Man sollte zurückgelehnt sitzen, die Schulterblätter an der Rückenlehne abstützen und die Schultern fallen lassen. Auf den meisten Stühlen sollte die Lendenwirbelsäule mit einem kleinen Kissen unterstützt werden, um für eine gute Haltung zu sorgen. Kapitel 41 gibt weitere Anregungen, wie

eine gute Körperhaltung gewährleistet werden kann.

Die Muskeln sind anhaltender Betätigung besser gewachsen, wenn häufiger kurze Erholungspausen eingelegt werden. Noch besser ist es, die Pausen mit einigen Bewegungen im vol-

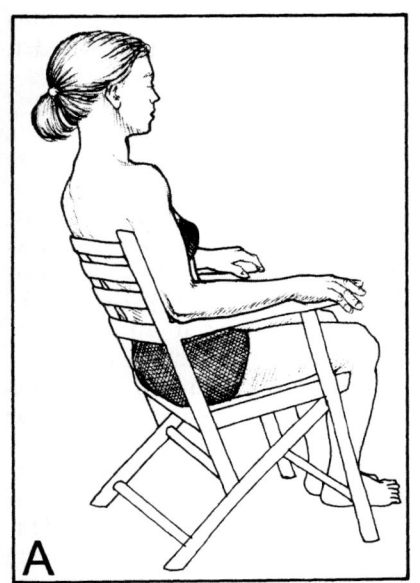
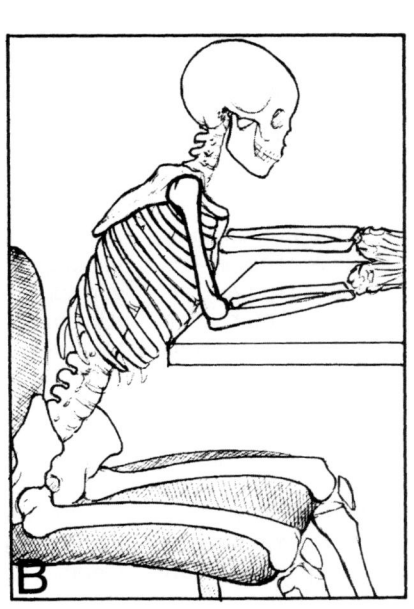
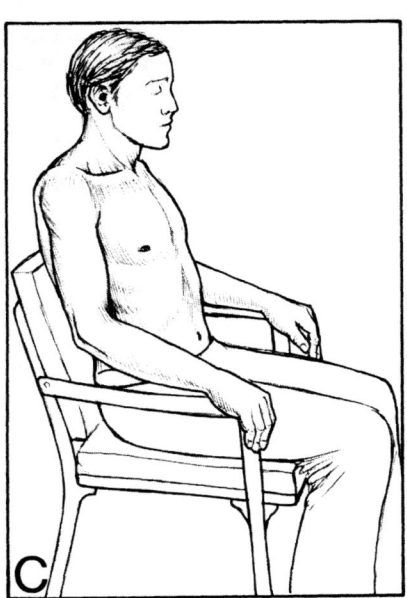
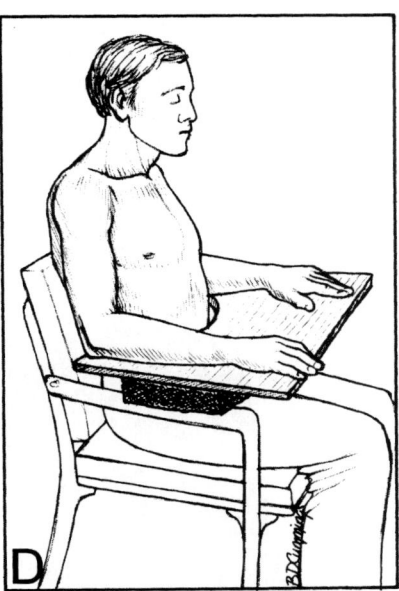

Abb. 6.13: Kurze Oberarme: Das Problem und seine Lösung. **A:** Die Unterarme einer Person mit durchschnittlich langen Oberarmen werden durch die Armlehnen eines gut konstruierten Sessels abgestützt. Die Armlehnenhöhe über der Sitzfläche beträgt normalerweise 23 cm, und die Rückenlehne reicht bis zu einem Teil der Schulterblätter. **B:** kurze Oberarme, verdeutlicht an einem Skelett. Die resultierende belastende Haltung ist offensichtlich. **C:** Die Ellenbogen eines Patienten mit kurzen Oberarmen finden auf den Armlehnen eines Sessels, wie dem in A gezeigten, keine Unterstützung. Die Ellenbogen hängen frei und überlasten die Pars descendens des M. trapezius. **D:** Kunststoffpolster heben eine Schreibfläche auf die erforderliche Höhe an.

len Umfang auszufüllen. Für die Pars descendens des M. trapezius genügt es, die Schultern einige Male erst in die eine, dann in die andere Richtung zu kreisen.

Viele Männer (und Frauen, wenn die Mode Hosentaschen vorsieht) entlasten ihren oberen M. trapezius intuitiv, indem sie im Stehen (Abb. 6.14) oder Gehen die Hände in die Hosentaschen schieben. Diese Entlastungsart ist Menschen mit einer Tendenz für Triggerpunkte im oberen M. trapezius sehr anzuraten.

Wenn Patienten oft und lange telefonieren müssen, empfiehlt sich ein Kopfstück mit Mikrofon, sodass sie den Hörer nicht zu halten brauchen.

Bei langen Autofahrten kann die Handhaltung am Lenkrad die Pars descendens des M. trapezius (und den M. levator scapulae) erheblich überlasten. Am besten legt man eine Hand bei supiniertem Unterarm unten in das Lenkrad und die andere auf den Oberschenkel. So kann man im Bedarfsfall schnell zugreifen und entlastet den M. trapezius einseitig.

Im Gespräch mit einer anderen Person sollte der Patient den Stuhl bzw. den ganzen Körper und nicht nur den Kopf zum Gesprächspartner wenden. Eine Haarspange oder Kurzhaarfrisur hilft, Rotationsstress zu vermeiden, weil man langes Haar immer wieder aus dem Gesicht schütteln muss.

Wenn sich Triggerpunkte im M. trapezius befinden, sollte der Patient möglichst nicht in Bauchlage schlafen. Andernfalls hilft ein Kissen unter Schultern und Brustkorb, die Rotation des Nackens zu verringern. Eine Schlafstellung in halber Bauchlage, wobei Hüft- und Kniegelenke in die Richtung flektieren, in die das Gesicht gedreht ist, stellt eine geeignete Alternative dar, da dabei der Rumpf teilweise gedreht wird.

Ein Gehstock, neben dem Fuß aufgestellt, sollte so lang sein, dass der Ellenbogen des aufgestützten Armes um 30–40° gebeugt ist. Schulter und Schulterblätter dürfen bei Benutzung nicht ständig hochgezogen werden (Abb. 19.3).

Druck und Einschnürung

Der dünne, zu straffe Träger eines Büstenhalters übt unzulässigen Druck aus. Der Druck muss durch einen breiteren Träger oder ein Trägerpolster abgemildert werden [14]. Man kann den Träger auch seitlich verschieben, sodass er auf dem Akromion und nicht auf dem Muskel ruht. Ein trägerloser BH, der die Rippen zu eng umschließt, kann durch seinen Druck in vergleichbarer Weise Triggerpunkte in den Mm. latissimus dorsi, serratus anterior oder serratus posterior inferior aktivieren.

Eine Schultertasche sollte über dem Akromion (nicht der Pars descendens des M. trapezius) der beschwerdefreien Seite getragen werden. Dabei muss auf breite Träger und eine Trägerlänge geachtet werden, die die Tasche bis zur Taille herabhängen lässt. Dadurch ruht sie mit ihrem Gewicht teilweise auf dem Beckenkamm, wenn sie mit dem Ellenbogen gegen den Körper gedrückt wird. Günstiger für die Muskeln ist eine Gürteltasche.

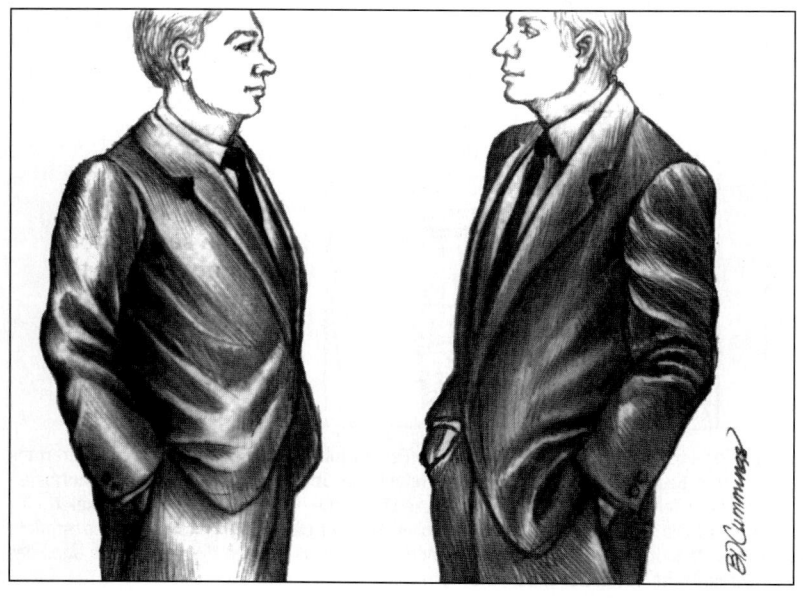

Abb. 6.14: Die Haltung mit den Händen in den Hosentaschen entlastet den oberen Anteil des M. trapezius.

Patienten sollten keine schweren Mäntel tragen, die nicht auf dem Akromion, sondern auf der Pars descendens des M. trapezius lasten. Schulterpolster verteilen das Gewicht besser.

Spannungslösende Übungen

Zwei Übungen eignen sich besonders, um Verkürzungen und Verspannungen der Pars descendens des M. trapezius entgegenzuwirken. Eine Selbstdehnungsübung ist in Abbildung 6.11B beschrieben und illustriert. Lewit beschreibt eine postisometrische Relaxationsübung, die der Patient im Sitzen ausführt [54].

Aktive Übungen

Unbedenklich als Ausdauerübungen, die gleichzeitig die Schultermuskulatur einschließlich des M. trapezius trainieren, sind Schwimmen und

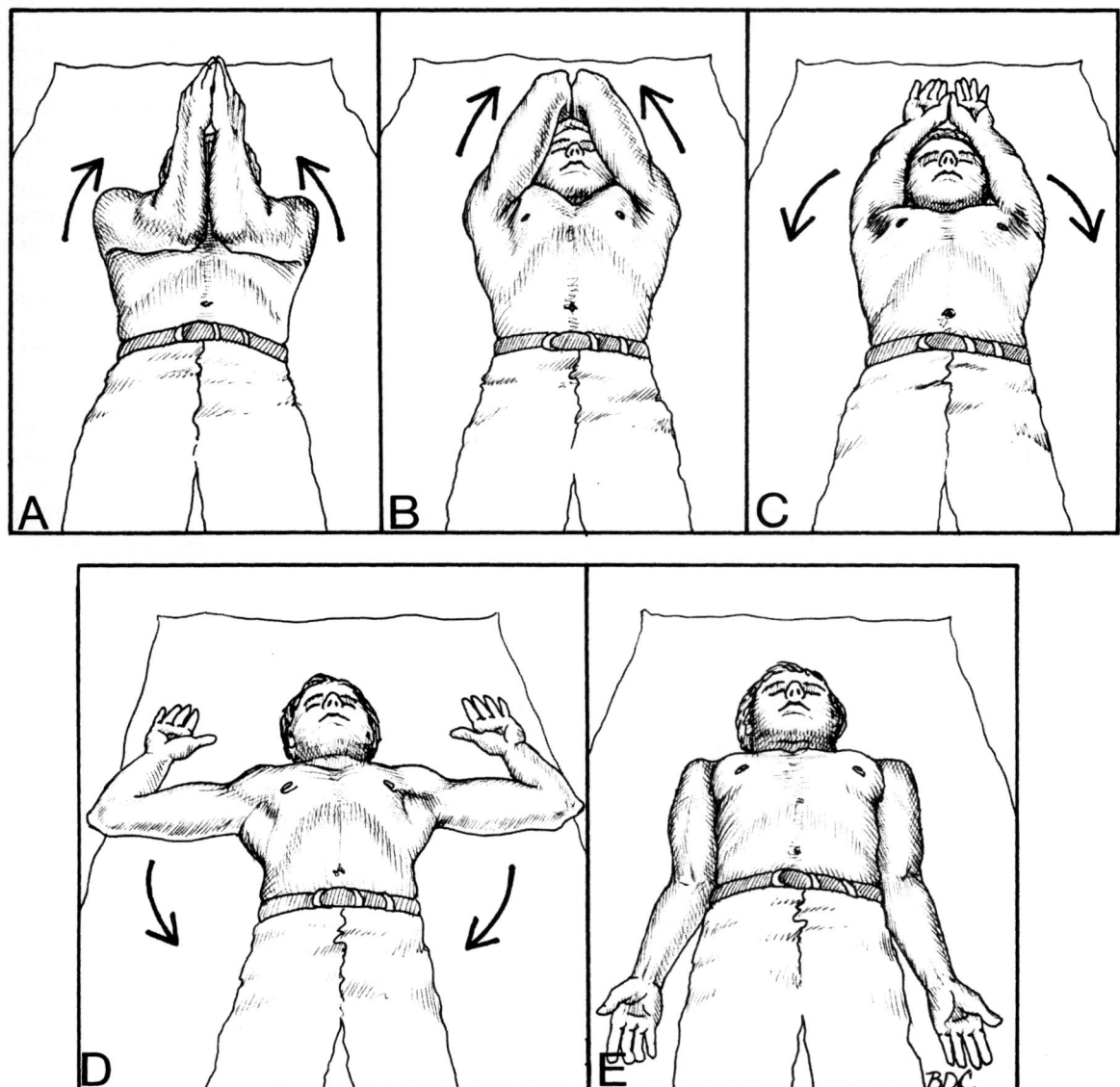

Abb. 6.15: Die abgebildete Übung für die Pars transversale des M. trapezius erhält das volle Bewegungsausmaß von Pars transversale und Pars ascendens des M. trapezius, indem die Schulterblätter abduziert und rotiert werden. Die Übungsteile A–E werden in dieser Reihenfolge ausgeführt. Anschließend pausiert der Patient, atmet tief und entspannt sich und wiederholt dann die gesamte Sequenz (Beschreibung in 6.14).

Seilspringen in der Fortbewegung. Joggen verschlimmert Triggerpunkte im M. trapezius im Allgemeinen.

6.14.2 Pars transversale des M. trapezius

Soll der Arm längere Zeit vor dem Körper ausgestreckt sein, muss der Ellenbogen ausreichend abgestützt werden.

Die Übung für die Pars transversale des M. trapezius (Abb. 6.15) erhält das volle aktive Bewegungsausmaß der Pars transversale und Pars ascendens des M. trapezius. Übungsanleitung: Rückenlage auf dem Boden. Ellenbogen, Unterarme und Handflächen werden vor dem Körper aneinander gelegt (Abb. 6.15A). Ellenbogen so lange wie möglich fest zusammendrücken, während die Unterarme vor das Gesicht geführt werden (Abb. 6.15B). Unterarme hinter den Ohren zu Boden sinken lassen (Abb. 6.15C). Ellenbogen und Handgelenke halten Bodenkontakt. Arme an den Körperseiten nach unten ziehen (Abb. 6.15D und E). Pausieren, entspannen, dabei langsam und tief atmen. Sequenz wiederholen.

Wenn sich in der Pars transversale des M. trapezius Triggerpunkte befinden, müssen normalerweise die antagonistisch arbeitenden Fasern des M. pectoralis major gedehnt werden. Dafür eignet sich die passive Dehnungsübung in einer Türöffnung (Abb. 42.9). Bei mittlerer Handhaltung werden insbesondere die sternalen Fasern des M. pectoralis major gedehnt, die in direkter Opposition zur Pars transversale des M. trapezius.

Die Selbstbehandlung mit dem kalten Tennisball (Abb. 18.4) eignet sich, um die Aktivität von Triggerpunkten in der Pars transversale und Pars ascendens des M. trapezius zu dämpfen. Der Patient kann sie zu Hause ausführen, wann immer es nötig ist.

6.14.3 Pars ascendens des M. trapezius

Jeder Patient sollte darauf achten, dass die Knie unter der Arbeitsfläche ausreichend Platz finden. Der Stuhl sollte so nahe an die Arbeitsfläche herangezogen werden, dass der Patient sich fest gegen die Rückenstütze lehnen kann. Beide Ellenbogen sollten auf der Arbeitsfläche oder auf Armlehnen abgestützt werden können, die ungefähr gleich hoch sind wie die Arbeitsfläche.

Die Übung für die Pars transversale des M. trapezius (Abb. 6.15) eignet sich auch, um das volle Bewegungsausmaß der Pars ascendens des M. trapezius zu sichern. Die Pars ascendens des M. trapezius wird sanft *gedehnt*, wenn man auf einem Stuhl sitzt und eine Hand zu den Zehenspitzen der Gegenseite führt.

Eine muskuläres Ungleichgewicht mit Ursprung in der Pars ascendens des M. trapezius entsteht, weil dieser Muskel tendenziell inhibiert und abgeschwächt wird. Zunächst müssen seine gesamten Triggerpunkte inaktiviert werden. Aktive Kräftigungsübungen für die Pars transversale und die Pars ascendens dieses Muskels können in der Bauchlage ausgeführt werden. Die Arme werden seitlich ausgebreitet (Pars transversale) und vom Boden abgehoben. Um die Pars ascendens des M. trapezius zu trainieren, werden die Arme neben den Ohren ausgestreckt (in der Verlaufsrichtung der Muskelfasern) und dann angehoben. Biofeedback mithilfe eines Oberflächen-EMG zeigt Arzt und Patient an, dass der schwache Muskel während eines progredienten Kräftigungstrainings in der Tat richtig arbeitet.

Wenn der Patient Übertragungsschmerzen von Triggerpunkten in der Pars ascendens des M. trapezius durch ein feuchtes Heizkissen oder eine Wärmepackung lindern möchte, sollte er sie in den mittleren Rücken legen, wo die Triggerpunkte lokalisiert sind, und nicht nur auf Nacken und den Bereich oberhalb der Schulterblätter, wo er die Schmerzen spürt. *Keinesfalls* sollte der Patient sich auf das Heizkissen legen. Vielmehr nimmt er die halbe Bauchlage ein und legt das Heizkissen an die bezeichnete Stelle.

6.14.4 Ergänzende Fallberichte

Travell berichtete über drei Patientenfälle mit Triggerpunkten im M. trapezius [87, 88].

Literatur
1. Agur AM: *Grant's Atlas of Anatomy*. Ed. 9. Williams & Wilkins, Baltimore, 1991:381 (Fig. 6.32).
2. *Ibid.* p. 555 (Fig. 8.4).
3. Basmajian JV. DeLuca CJ: *Muscles Alive*. Ed. 5. Williams & Wilkins, Baltimore, 1985 (p. 263, 265, 267, 268, 426).
4. Bates T: Myofascial pain. Chapter 14. In: *Ambulatory Pediatrics II: Personal Health Care of Children in the Office*. Edited by Green M, Haggerty RJ. W.B. Saunders, Philadelphia, 1977 (pp. 147–148).
5. Bell WE: *Orofacial Pains – Differential Diagnosis*. Denedco of Dallas, Dallas, 1973 (p. 97).
6. Bovim G, Bonamico L, Fredriksen TA, *et al.*: Topographic variations in the peripheral course of the greater occipital nerve. Autopsy study with clinical correlations. *Spine 16(4)*:475–478, 1991.

7. Broer MR, Houtz SJ: *Patterns of Muscular Activity in Selected Sport Skills, An Electromyographic Study.* Charles C Thomas. Springfield, 111., 1967.

8. Brückle W, Suckfüll M. Fleckenstein W, *et al.*: Gewebe-pO2-Messung in der verspannten Rückenmuskulatur (m. erector spinae). *Zeitschrift für Rheumatologie* 49:208–216, 1990

9. Cailliet R: *Shoulder Pain.* FA. Davis, Philadelphia, 1966 (p. 22, Fig. 19).

10. Carlson CR, Okeson JP, Falace DA, *et al.*: Reduction of pain and EMG activity in the masseter region by trapezius trigger point injection. *Pain* 55(3):397–400, 1993.

11. Clemente CD: *Gray's Anatomy,* Ed. 30. Lea & Febiger, Philadelphia, 1985 (pp. 513, 514, 1189; Fig. 6–42).

12. Clemente CD: *Anatomy,* Ed. 3. Urban & Schwarzenberg, Baltimore, 1987 (Fig. 523).

13. *Ibid.* (Figs. 61, 576).

14. De Silva M: The costoclavicular syndrome: a "new cause". *Annals of the Rheumatic Diseases* 45:916–920, 1986.

15. Diffrient N, Tilley AR, Bardagjy JC: *Humanscale 1/2/3.* MIT Press, Cambridge, 1974.

16. Duchenne GB: *Physiology of Motion,* translated by E.B. Kaplan. J.B. Lippincott, Philadelphia, 1949 (pp. 3–5).

17. Eisler P: *Die Muskeln des Stammes.* Gustav Fischer, Jena, 1912 (pp. 344–352, Figs. 43 and 47).

18. Engle WK: Ponderous-purse disease. *N Engl J Med* 299:557, 1978.

19. Gardner DA: The use of ethyl chloride spray to relieve somatic pain. *J Am Osteopath Assoc* 49:525–528, 1950 (Case 4).

20. Gelb H: Patient evaluation. Chapter 3. In: *Clinical Management of Head, Neck and TMJ Pain and Dysfunction.* Edited by Gelb H. W.B. Saunders. Philadelphia, 1977 (p. 73).

21. Gerwin RD. Shannon S, Hong CZ, *et al.*: Interrater reliability in myofascial trigger point examination. *Pain* 69:65–73, 1997.

22. Good MG: What is "fibrositis"? *Rheumatism* 5:117–123, 1949 (pp. 119–121, Fig 2).

23. Good MG: The role of the skeletal muscle in the pathogenesis of diseases. *Acta Med Scand* 138:285–292, 1950 (Fig. 3, Case 2).

24. Graff-Radford SB, Jaeger B, Reeves JL: Myofascial pain may present clinically as occipital neuralgia. *Neurosurgery* 19(4):610–613, 1986.

25. Greenman PE: *Principles of Manual Medicine.* Ed. 2. Williams & Wilkins, Baltimore, 1996 (pp. 146, 147, 454, 488).

26. Gutstein M: Diagnosis and treatment of muscular rheumatism. *Br J Phys Med* 1:302–321, 1938 (pp. 310, 311).

27. Gutstein-Good M: Idiopathic myalgia simulating visceral and other diseases. *Lancet* 2:326–328,1940.

28. Hagberg M: Electromyographic signs of shoulder muscular fatigue in two elevated arm positions. *Am J Phys Med* 60(3):111–121, 1981.

29. Hoberman M: Crutch and cane exercises and use. Chapter 10. In: *Therapeutic Exercise.* Ed. 3. Edited by Basmajian JV. Williams & Wilkins, Baltimore, 1978 (p. 239).

30. Hong CZ: Considerations and recommendations regarding myofascial trigger point injection. *J Musculoske Pain* 2(1):29–59, 1994.

31. Hong CZ, Simons DG: Response to treatment for pectoralis minor myofascial pain syndrome after whiplash. *J Musculoske Pain* 1(1):89–131, 1993.

32. Hoover HV: Functional technic. In: *Yearbook, Academy of Applied Osteopathy.* Carmel, CA. American Osteopathic Association, 1958, (pp. 47–51).

33. Inman VT, Saunders JB, Abbott LC: Observations of the function of the shoulder joint. *J Bone Joint Surg* 26:1–30, 1944 (p. 25, Fig. 31; pp. 26, 27).

34. Ito N: Electromyographic study of shoulder joint. *J Jpn Orthop Assoc* 54:1529–1540, 1980.

35. Jaeger B: Are "cervicogenic" headaches due to myofascial pain and cervical spine dysfunction? *Cephalalgia* 9:157–164, 1989.

36. Jaeger B: Differential diagnosis and management of craniofacial pain. Chapter 11. In: *Endodontics.* Ed. 4. Edited by Ingle JI. Bakland LK. Williams & Wilkins, Baltimore, 1994 (pp. 550–607).

37. Jaeger B, Reeves JL, Graff Greenman-Radford SB: A psychophysiological investigation of myofascial trigger point sensitivity vs. EMG activity and tension headache. *Cephalalgia* 5 *(Suppl 3):*68, 1985.

38. Janda V: Evaluation of muscular imbalance. Chapter 6. In *Rehabilitation of the Spine: A Practitioner's Guide.* Edited by Liebenson C. Williams & Wilkins, Baltimore, 1996 (pp. 97–112).

39. Jensen C, Nilsen K, Hansen K, *et al.*: Trapezius muscle bad as a risk indicator for occupational shoulder-neck complaints. *Int Arch Occup Environ Health* 64(6):415–423, 1993.

40. Johnson G, Bogduk N, Nowitzke A, *et al.*: Anatomy and actions of the trapezius muscle. *Clin Biomech* 9:44–50, 1994.

41. Johnston WL: Functional Technique. Chapter 57. In *Foundations for Osteopathic Medicine.* Edited by Ward RC. Williams & Wilkins, Baltimore, 1997 (pp. 795–808).

42. Jones LH: *Strain and Counterstrain.* The American Academy of Osteopathy, Colorado Springs, 1981.

43. Jonsson S, Jonsson B: Function of the muscles of the upper limb in car driving, I–III *Ergonomics* 18:375–388, 1975 (p. 381).

44. Kelly M: New light on the painful shoulder. *Med J Aust* 1:488–493, 1942 (Cases 1 and 2).

45. Kelly M: Some rules for the employment of local analgesic in the treatment of somatic pain. *Med J Aust* 1:235–239, 1947.

46. Kelly M: The relief of facial pain by procaine (novocaine) injections. *J Am Geriatr Soc* 11:586–596, 1963 (Table 1, Fig. 4, Case 3).

47. Kendall FP, McCreary EK, Provance PG: *Muscles, Testing and Function.* Ed. 4. Williams & Wilkins, Baltimore, 1993 (p. 282).

48. Kraus H: *Clinical Treatment of Back and Neck Pain.* McGraw-Hill, New York, 1970 (p. 98).

49. Kraus H: Trigger points. *NY State J Med* 73(11):1310–1314, 1973.
50. Krause HR: Shoulder-arm-syndrome after radical neck dissection: its relation with the innervation of the trapezius muscle. *Int J Oral Maxillofac Surg* 21(5):276–279, 1992.
51. Laskin DM: Etiology of the pain-dysfunction syndrome. *J Am Dent Assoc* 79:147–153, 1969.
52. Lange M: *Die Muskelhärten (Myogelosen)*. J.F. Lehmanns, München, 1931 (p. 129, Fig. 40b; p. 93, Case 3; p. 118, Case 15; p. 130, Case 21).
53. Lewit K: Postisometric relaxation in combination with other methods of muscular facilitation and inhibition. Manual Med 2:101–104, 1986.
54. Lewit K: *Manipulative Therapy in Rehabilitation of the Locomotor System*. Ed. 2. Butterworth Heinemann, Oxford, 1991 (pp. 24, 195, 196, 207, 208, 219, 220).
55. Lindman R, Hagberg M, Ängqvist KA, *et al.:* Changes in muscle morphology in chronic trapezius myalgia. *Scand J Work Environ Health* 17:347–355, 1991.
56. Lockhart RD, Hamilton GF, Fyfe FW: *Anatomy of the Human Body*. Ed. 2. J.B. Lippincott, Philadelphia, 1969 (pp. 318, 321).
57. Long C II: Myofascial pain syndromes: Part II – Syndromes of the head, neck and shoulder girdle. *Henry Ford Hosp Med Bull* 4:22–28, 1956.
58. Lundervold AJ: Occupation myalgia. Electromyographic investigations. *Acta Psychiatr Neurol* 26:360–369, 1951.
59. Lundervold AJ: Electromyographic investigations during sedentary work, especially typewriting. *Br J Phys Med* 14:32–36, 1951.
60. Lundervold AJ: Electromyographic investigations of position and manner of working in typewriting. *Acta Physiol Scand* 24(Suppl):84, 1951 (pp. 26, 27, 94, 95, 97, 126, 129).
61. Marbach JJ: Arthritis of the temporomandibular joints. *Am Fam Phys* 19:13 1–139, 1979 (p. 136).
62. McMinn RM. Hutchings RT, Pegington J, *et al.:* *Color Atlas of Human Anatomy*, Ed. 3. Mosby-Year Book, Missouri, 1993 (p. 119).
63. *Ibid* (p. 46).
64. Melnick J: Trigger areas and refractory pain in duodenal ulcer. *NY State J Med* 57:1073–1076, 1057.
65. Mennell JM: *Joint Pain: Diagnosis and Treatment Using Manipulative Techniques*. Little, Brown & Co, Boston, 1964.
66. Michele AA, Davis JJ, Krueger FJ, *et al.:* Scapulocostal syndrome (fatigue-postural paradox). *NY State J Meds* 50:1353–1356, 1950 (p. 1355, Fig. 4).
67. Modell W, Travell JT, Kraus H, *et al.:* Contributions to Cornell Conferences on Therapy. Relief of pain by ethyl chloride spray. *NY State J Med* 52:1550–1558, 1952.
68. Motta A, Tainiti G: Paralysis of the trapezius associated with myogenic torticollis. *Ital J Orthop Traumatol* 3:207–213, 1977.
69. Pace JB: Commonly overlooked pain syndromes responsive to simple therapy. *Postgrad Med* 58:107–113, 1975 (Fig. 4).
70. Patton IJ, Williamson JA: Fibrositis as a factor in the differential diagnosis of visceral pain. *Can Med Assoc J* 58:162–166, 1948 (Case 1).
71. Pernkopf E: *Atlas of Topographical and Applied Human Anatomy*, Vol 2. W. B. Saunders, Philadelphia, 1964 (p. 33, Fig. 27).
72. Rachlin ES: Injection of specific trigger points. Chapter 10. In: *Myofascial Pain and Fibromyalgia*. Edited by Rachlin ES. Mosby, St. Louis, 1994, pp. 197–360 (see pp. 300–303).
73. Rasch PJ, Burke RK: *Kinesiology and Applied Anatomy*. Ed. 6. Lea & Febiger, Philadelphia, 1978 (pp. 146–150).
74. Reitinger A, Radner H, Tilscher H, *et al.:* Morphologische Untersuchung an Triggerpunkten [Morphologic study of trigger points]. *Manuelle Medizin* 34:256–262, 1996.
75. Rosomoff HL, Fishbain DA, Goldberg M, *et al.:* Physical findings in patients with chronic intractable benign pain of the neck and/or back. *Pain* 37:279–287, 1989.
76. Rubin D: An approach to the management of myofascial trigger point syndromes. *Arch Phys Med Rehabil* 62:107–110, 1981.
77. Scovazzo ML, Browne A, Pink M, *et al.:* The painful shoulder during freestyle swimming. *Am J Sports Med* 19(6):577–582, 1991.
78. Sharav Y, Tzukert A, Refaeli B: Muscle pain index in relation to pain, dysfunction, and dizziness associated with the myofascial pain-dysfunction syndrome. *Oral Surg* 46:742–747, 1978.
79. Sola AE, Kuitert JH: Myofascial trigger point pain in the neck and shoulder girdle. *Northwest Med* 54:980–984, 1955.
80. Sola AE, Rodenberger ML, Gettys BB: Incidence of hypersensitive areas in posterior shoulder muscles. *Am J Phys Med* 34:585–590, 1955.
81. Soo KC, Guiloff RJ, Oh A, *et al.:* Innervation of the trapezius muscle: a study in patients undergoing neck dissections. *Head Neck* 12(6):488–495, 1990.
82. Spalteholz W: *Handatlas der Anatomie des Menschen*, Ed. 11, Vol. 2, 5. Hirzel, Leipzig, 1922 (pp. 302, 303, Fig. 380).
83. Steinbrocker O, Isenberg SA, Silver M, *et al.:* Observations on pain produced by injection of hypertonic saline into muscles and other supportive tissues. *J Clin Invest* 32:1045–1051,1953 (Fig. 2).
84. Theobald GW: The role of the cerebral cortex in the perception of pain. *Lancet* 2:41–47, 94–97, 1949 (p. 41, Fig. 3).
85. Toldt C: *An Atlas of Human Anatomy*, translated by M.E. Paul, Ed. 2, Vol. 1. Macmillan, New York, 1919 (Fig. 507).
86. *Ibid* (Fig. 534).
87. Travell J: Rapid relief of acute "stiff neck" by ethyl chloride spray. *J Am Med Wom Assoc* 4:89–95, 1949 (Cases 2 and 4).
88. Travell J: Basis for the multiple uses of local block of somatic trigger areas (procaine infiltration and ethyl chloride spray). *Miss Valley Med J* 71:13–22, 1949 (Case 3).
89. Travell J: Pain mechanisms in connective tissues. In: *Connective Tissues, Transactions of the Sec-*

ond Conference, 1951. Edited by Ragan C. Josiah Macy, Jr. Foundation, New York, 1952 (pp. 94–96, Figs. 28 and 29).

90. Travell J: *Chairs are a personal thing.* House Beautiful, pp. 190–193, (Oct.) 1955.

91. Travell J: Symposium on mechanism and management of pain syndromes. *Proc Rudolf Virchow Med Soc 16:*128–136, 1957 (Figs. 1 and 2).

92. Travell J: Temporomandibular joint pain referred from muscles of the head and neck. *J Prosthet Dent 10:*745–763, 1960 (Figs. 1 and 2).

93. Travell J: Mechanical headache. *Headache 7:*23–29, 1967 (Fig. 1).

94. Travell J, Bigelow NH: Role of somatic trigger areas in the patterns of hysteria. *Psychosom Med 9:*353–363, 1947.

95. Travell J, Rinzler SH: The myofascial genesis of pain. *Postgrad Med 11:*425–434, 1952.

96. Trommer PR, Gellman MB: Trigger point syndrome. *Rheumatism 8:*67–72, 1952 (Case 7).

97. Veiersted KB, Westgaard RH: Development of trapezius myalgia among female workers performing light manual work. *Scand J Work Environ Health 19:*277–283, 1993.

98. Veiersted KB, Westgaard RH, Andersen P: Electromyographic evaluation of muscular work pattern as a predictor of trapezius myalgia. *Scand J Work Environ Health 19:*284–290, 1993.

99. Webber TD: Diagnosis and modification of headache and shoulder-arm-hand syndrome. *JAMA 72:*697–710, 1973 (Fig. 28, No. 2).

100. Weed NK: When shoulder pain isn't bursitis. The myofascial pain syndrome. *Post grad Med 74(3):*101–102, 1983.

101. Weiss S, Davis D: The significance of the afferent impulses from the skin in the mechanism of visceral pain. Skin infiltration as a useful therapeutic measure. *Am J Med Sci 176:*517–536, 1928.

102. Wetzler G: Physical therapy. Chapter 24. In: *Diseases of the Temporomandibular Apparatus.* Edited by Morgan DH, Hall WP, Vamvas SJ. G.V. Mosby, St. Louis, 1977 (p. 355).

103. Williams HL, Elkins EC: Myalgia of the head. *Arch Phys Ther 23:*14–22, 1942 (p. 19).

104. Winter Z: Referred pain in fibrositis. *Med Rec 157:*34–37, 1944.

105. Wyant GM: Chronic pain syndromes and their treatment. II. Trigger points. *Can Anaesth Soc J 26:*216–219, 1979 (Case 1, Fig. 1).

106. Yamshon LJ, Bierman W: Kinesiologic electromyography: II. The trapezius. *Arch Phys Med Rehabil 29:*647–651, 1948.

107. Zohn DA: *Musculoskeletal Pain.* Ed. 2. Little, Brown & Company, Boston, 1988 (Figs. 9–2B and 12–1).

M. sternocleidomastoideus

Übersicht: Der M. sternocleidomastoideus ist ein erstaunlich komplexer Muskel. Häufig enthält er in seinem sternalen, dem klavikulären oder in beiden Anteilen multiple Triggerpunkte. Der **Übertragungsschmerz** der beiden anatomisch und funktionell verschiedenen Muskelteile, des Caput sternale und Caput claviculare, tritt in ganz unterschiedlichen Mustern auf. Triggerpunkte aus beiden Anteilen rufen sowohl autonome Phänomene als auch Störungen der Propriozeption hervor. Das Caput sternale leitet Schmerz zum Scheitel, dem Hinterhaupt, über die Wange und das Auge, zur Kehle und zum Sternum. Patienten mit Triggerpunkten im Caput claviculare spüren Schmerzen an der Stirn oder im Ohr. Der von Triggerpunkten im Caput sternale verursachte Übertragungsschmerz zum Auge und ins Gesicht wird leicht als „atypische Gesichtsneuralgie" fehldiagnostiziert. Die vom Caput sternale ausgehenden autonomen Phänomene betreffen die Augen und die Nebenhöhlen, während sich die des Caput claviculare auf Stirn und Ohr konzentrieren. Auf Grund der gestörten Propriozeption und Raumwahrnehmung führen sie zu Schwindel. **Anatomie:** Beide Muskelanteile inserieren am oberen Abschnitt des Proc. mastoideus und an der Linea nuchae superior. Das weiter oberflächlich, anterior und diagonal verlaufende Caput sternale inseriert distal am Sternum, das tiefer liegende Caput claviculare posterior und lateral davon an der Klavikula. Bei einseitiger **Funktion** rotiert der Muskel das Gesicht zur Gegenseite und hebt es zur Decke an. Gemeinsam flektiert der paarige M. sternocleidomastoideus Kopf und Hals und wirkt als Atemhilfsmuskel, der die dorsale Bewegung von Kopf und Nacken begrenzt. **Symptome** wie Lagerungsschwindel und Gleichgewichtsstörungen können den Patienten stärker beeinträchtigen, als der von den Triggerpunkten dieses Muskels zum Kopf übertragene Schmerz. Die **Aktivierung und Aufrechterhaltung von Triggerpunkten** in diesem Muskel erfolgt durch akute Überlastung bzw. durch Dauerüberlastung. Als Ursachen kommen Körperasymmetrien und eine paradoxe Atmung in Frage. Die **Untersuchung auf Triggerpunkte** erfolgt am besten mit der Zangengriffpalpation. Die Muskelanteile werden getrennt erfasst und sorgfältig auf palpierbare Faserbündel, druckschmerzhafte Triggerpunkte und lokale Zuckungsreaktionen abgetastet. Die Techniken zur **Lösung von Triggerpunkten** unterscheiden sich für die beiden Muskelanteile, da sie nur in ganz verschiedenen Kopfstellungen maximal verlängert werden. Bei korrekter Ausführung birgt die **Infiltration von Triggerpunkten** keine Probleme oder Risiken. Gelegentlich können nach der Infiltration jedoch beträchtliche Schmerzen und sehr unangenehme autonome und propriozeptive Phänomene auftreten. **Korrigierende Maßnahmen,** mit denen langfristig der Behandlungserfolg gesichert werden kann, setzen voraus, dass Körperasymmetrien wie eine Beinlängendifferenz, eine zu kleine Beckenhälfte oder zu kurze Oberarme erkannt und ausgeglichen werden. Gegebenenfalls müssen die Körperhaltung verbessert und systemische Faktoren ausgeschaltet werden. Zur nachhaltigen Besserung kann es erforderlich werden, Alltagsgewohnheiten wie häufiges oder langes Telefonieren abzulegen oder zu ändern.

Inhaltsübersicht

Kopf/Hals

▬ 7.1 Übertragungsschmerzen (und Begleiterscheinungen)

(Abb. 7.1)
Das Caput sternale und das Caput claviculare des Muskels verursachen Übertragungsschmerzen und Begleiterscheinungen in einem jeweils eigenen, charakteristischen Muster [65, 66, 69, 72]. Grundsätzlich leitet keiner der beiden Muskelanteile Schmerzen in den Hals, beide dagegen ins Gesicht und zum Schädel. Der Schmerz, den ihre Triggerpunkte ins Gesicht leiten, wird häufig mit Diagnosen wie „atypische Gesichtsneuralgie" [69], „Spannungskopfschmerz" [27, 35, 39] und „Zervikozephalgie" [42] erklärt. Die Zahnärzte kennen den Triggerpunktschmerz aus diesem Muskel sowie die Begleiterscheinungen, autonome und propriozeptive Phänomene als wichtigen Bestandteil der Symptomatologie des Gesichtsschmerzes [48, 57].

Das Übertragungsschmerzmuster des M. sternocleidomastoideus bei Kindern entspricht dem bei Erwachsenen [1, 5].

Williams und Elkins stellten als Begleiterscheinung einer Myalgie des Kopfes umschriebene druckschmerzhafte Bezirke in den Nackenmuskeln im Bereich ihrer Ansatzstellen am Schädel fest. Sie berichteten, dass sie Übertragungsschmerz auslösen konnten, indem sie diese Stellen in den Muskeln komprimierten und hypertone Kochsalzlösung an unbekannter Stel-

le injizierten [76]. Insertionstriggerpunkte befinden sich an der Ansatzstelle des M. sternocleidomastoideus am Proc. mastoideus. Diese Insertionstriggerpunkte beruhen wahrscheinlich auf entzündlichen Prozessen, die eine Folge zentraler Triggerpunkte im Muskelbauch sind.

7.1.1 Caput sternale

(Abb. 7.1A)

Schmerz
Ein Insertionstriggerpunkt am unteren Ende des Caput sternale überträgt Schmerzen abwärts über den oberen Abschnitt des Sternums. Es ist der einzige Fall, in dem Schmerzen von diesem Muskel nach kaudal übertragen werden [65, 69]. Eine echte Trigeminusneuralgie hat keinen sternalen Begleitschmerz. Falls er dennoch auftritt, weist er auf ein myofasziales Syndrom des M. sternocleidomastoideus.

Wenn im *untersten* Teil des Caput sternale ein Insertionstriggerpunkt liegt, sind diese Fasern möglicherweise mit dem variablen M. sternalis verschmolzen. Wird dieser empfindliche Bereich mechanisch gereizt, tritt gelegentlich ein trockener, anfallsartiger Husten auf.

Triggerpunkte in der *Mitte* des Caput sternale übertragen den Schmerz ipsilateral bogenförmig über die Wange (oft greift er wie mit Fingern aus) und zur Maxilla, über den Augenbrauenwulst und tief in die Augenhöhle [77]. Die Patienten beschreiben diesen Schmerz als tief und bohrend. Das entspricht der Beschreibung von Kellgren, der den Muskel vorab mit geringen Mengen hypertoner Kochsalzlösung infiltriert hatte [37]. Die Triggerpunkte am inneren Rand im mittleren Abschnitt dieses Muskelanteils übertragen Schmerzen beim Schlucken zum Pharynx [7] zum Zungenhintergrund (was „Halsschmerzen" hervorruft) sowie zu einem kleinen, runden Areal an der Kinnspitze [69]. Marbach beschreibt ein ähnliches Muster unter Einschluss von Wange, Kiefergelenk und Mastoidregion [43].

Triggerpunkte im *oberen* Abschnitt des Caput sternale leiten eher Schmerzen zur Hinterhauptsleiste hinter dem Ohr, jedoch in einigem Abstand davon, und zum Scheitel in Form einer Scheitelkappe. In der Schmerzübertragungszone ist die Kopfhaut druckschmerzhaft.

Begleiterscheinungen

Autonome Begleitsymptome von Triggerpunkten im Caput sternale betreffen das ipsilaterale Auge und die Nase [65, 69]. Die Augensymptome umfassen eine starke Tränensekretion, eine Rötung (Gefäßerweiterung) der Konjunktiven, eine scheinbare Ptosis (Verschmälerung der Lidspalte) bei normaler Pupillengröße und -reaktion und Sehstörungen. Die Ptosis ist eher Folge von Spasmen im M. orbicularis oculi als einer

Schwäche des M. levator palpebrae. Der Spasmus wird offensichtlich durch eine übertragene erhöhte Erregbarkeit der motorischen Einheiten dieses Muskels verursacht. Da der Patient das obere Augenlid nicht heben kann, muss er den Kopf in den Nacken legen, um nach oben zu blicken. Zu den Sehstörungen zählen verschwommenes Sehen [63, 65] und eine verminderte Helligkeitswahrnehmung [70]. Gelegentlich zeigen sich auf der betroffenen Gesichtsseite Schnupfensymptome, und die Kieferhöhlen verstopfen.

Nach unseren Erfahrungen steht einseitige Taubheit ohne Tinnitus, wie sie bei einigen Patienten auftritt, im Zusammenhang mit Triggerpunkten im M. sternocleidomastoideus. Wyant führte den Tinnitus eines Patienten auf Triggerpunkte entweder in den Mm. sternocleidomastoideus und trapezius (Pars descendens) oder in den Nackenmuskeln zurück [77]. Travell beobachtete eine Beziehung zwischen einseitigem Tinnitus und einem Triggerpunkt in der tiefen Schicht des M. masseter [65]. Im Allgemeinen halten wir diesen Zusammenhang für relevanter als die Auswirkungen von Triggerpunkten im M. sternocleidomastoideus. Ein in seiner Wahrnehmung zuverlässiger Patient berichtete über ein Knistern im homolateralen Ohr. Das Geräusch war reproduzierbar, wenn man in die oberflächlichen Fasern des M. sternocleidomastoideus kniff.

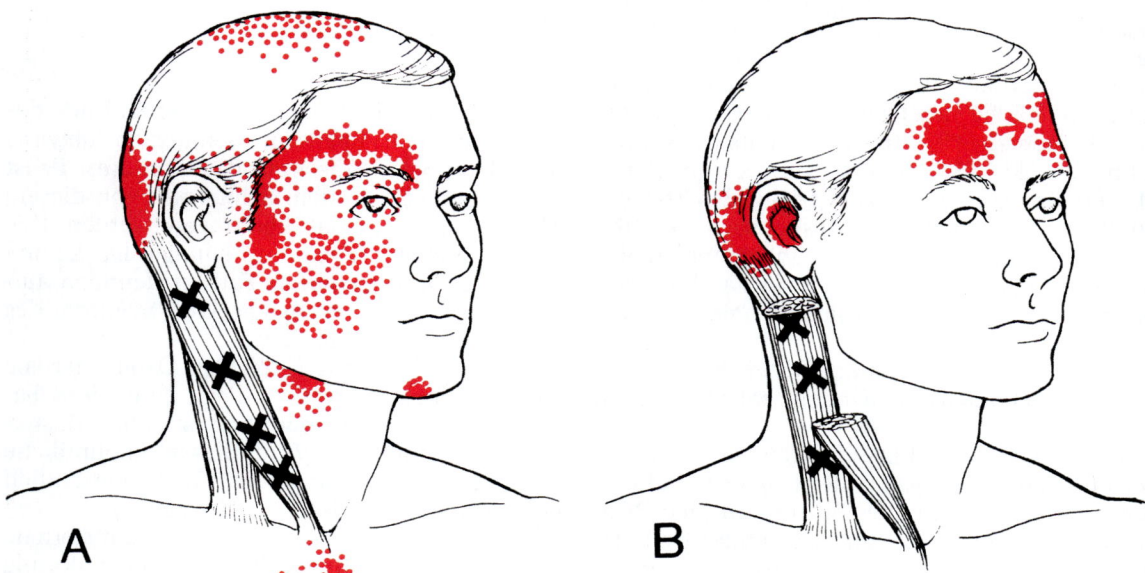

Abb. 7.1: Übertragungsschmerzmuster und Lage häufiger Triggerpunkte (**X**) im rechten M. sternocleidomastoideus (*flächiges Rot:* Hauptschmerzzone. *Punktiertes Rot:* Nebenschmerzzone). **A:** Caput sternale (weiter anterior und oberflächlich gelegener); **B:** Caput claviculare (weiter posterior und tiefer gelegener).

7.1.2 Caput claviculare

(Abb. 7.1B)

Schmerz

Triggerpunkte in der Fasermitte dieses Muskelanteils übertragen Schmerzen in die Stirn. In schweren Fällen breitet sich der Schmerz über die gesamte Stirn bis zur anderen Seite aus (Kreuzübertragung) [64, 65]. Das ist für Triggerpunkte sehr ungewöhnlich. Vom oberen Abschnitt dieses Muskelanteils werden meist ipsilateral Schmerzen tief in das Ohr und in die Region hinter dem Ohr übertragen. Manchmal leiten die zuständigen Triggerpunkte schlecht lokalisierbare Schmerzen in Wange und Backenzähne derselben Seite [69].

Begleiterscheinungen

Die Propriozeption beeinflussende Begleiterscheinungen bei Triggerpunkten im Caput claviculare betreffen hauptsächlich die räumliche Orientierung [63, 74]. Die Patienten klagen über Lagerungsschwindel (in Form einer unangenehmen Bewegung oder Empfindung im Kopf) [38], seltener über Drehschwindel (ein Gefühl, als ob sich die Gegenstände um den Patienten drehten oder er selbst sich dreht) [63, 64]. Wenn es in schweren Fällen nach einer plötzlichen Kopfdrehung zur Synkope kommt, kann dafür ein Dehnungsreiz auf aktive Triggerpunkte im Caput claviculare verantwortlich sein [74]. Schwindelzustände, die sekunden- bis stundenlang dauern können, werden durch einen Stellungswechsel ausgelöst, durch den der M. sternocleidomastoideus kontrahieren muss oder plötzlich gedehnt wird. Gleichgewichtsstörungen können unabhängig von oder im Zusammenhang mit dem Stellungsschwindel auftreten. Sie können den Patienten stürzen lassen, wenn er sich vorbeugt oder bückt, oder eine Ataxie verursachen (unbeabsichtigte seitliche Abweichung beim Gehen mit geöffneten Augen) [62]. Der Patient kann die Gleichgewichtsstörungen und den Schwindel keiner bestimmten Kopfseite zuordnen, obwohl sie nachweislich ein Triggerphänomen aus nur einem der beiden M. sternocleidomastoideus darstellen. Einige Patienten erleben ihre Körperhaltung verzerrt: Wenn sie nach oben blicken, haben sie das Gefühl „rückwärts umzukippen", und wenn sie nach unten sehen, fallen sie fast vornüber. Nicht selten haben sie den Eindruck, dass ihr Bett kippt. Häufig ist ihnen übel, aber nur selten müssen sie sich übergeben. Mit Dimenhydrinat (z. B. Vomex® A) kann zwar die Übelkeit, nicht jedoch das Schwindelgefühl bekämpft werden. Good führt

die Schwindelsymptome auf Triggerpunkte entweder im M. sternocleidomastoideus oder in der Pars descendens des M. trapezius zurück [25]. Wir kennen diese Symptome nur im Zusammenhang mit dem erstgenannten Muskel. Allerdings sind meistens beide Muskeln gleichzeitig von Triggerpunkte betroffen.

Die Symptome basieren offenbar auf einer Störung der Propriozeption und daraus folgend der räumlichen Orientierung des Körpers [17], woran dieser Halsmuskel beteiligt ist. Beim Menschen leistet der M. sternocleidomastoideus offenbar einen wesentlichen Beitrag zur Propriozeption der Kopfstellung. Durch Experimente mit Affen [16, 17] konnte gezeigt werden, dass sich die Funktion der Labyrinthe auf die räumliche Orientierung des Kopfes beschränkt, während die Propriozeptoren des Halses es erlauben, die Kopfstellung in Bezug zum Körper zu regulieren. Wenn eines dieser beiden Systeme ausfällt, kommt es zu räumlichen Fehlorientierungen, die sich in Form und Ausmaß ähneln [16].

Patienten, deren M. sternocleidomastoideus im Caput claviculare Triggerpunkte enthält, können anormale Testergebnisse aufweisen, wenn sie das Gewicht von gleich schweren Gegenständen einschätzen sollen, die sie in den Händen halten. Sofern es darum geht, welcher von zwei gleich aussehenden Gegenständen leichter ist (z. B. zwei Dosen mit Kühlspray, von denen eine teilweise leer ist), zeigen sie eine Dysmetrie, da sie die Dose für leichter halten, die sie auf der Seite des M. sternocleidomastoideus mit Triggerpunkten halten. Nachdem der betreffende Triggerpunkt inaktiviert wurde, kann sofort wieder korrekt Gewicht eingeschätzt werden. Die von diesen Triggerpunkten ausgehenden afferenten Entladungen scheinen die Verarbeitung propriozeptiver Informationen im Zentralnervensystem zu stören, die von den Muskeln der oberen Extremität stammen, und sie scheinen auch mit der vestibulären Funktion in Bezug auf die Halsmuskeln zu interferieren.

Wenn aktive Triggerpunkte im Caput sternale mechanisch gereizt werden, kommt es zur Übertragung von autonomen Phänomenen, z. B. zu lokalisiertem Schwitzen und Vasokonstriktion in der Stirnzone (Blässe und Temperaturabnahme).

▬▬ 7.2 Anatomie

(Abb. 7.2)

Kaudal besteht der M. sternocleidomastoideus aus zwei Anteilen, dem Caput sternale (mit wei-

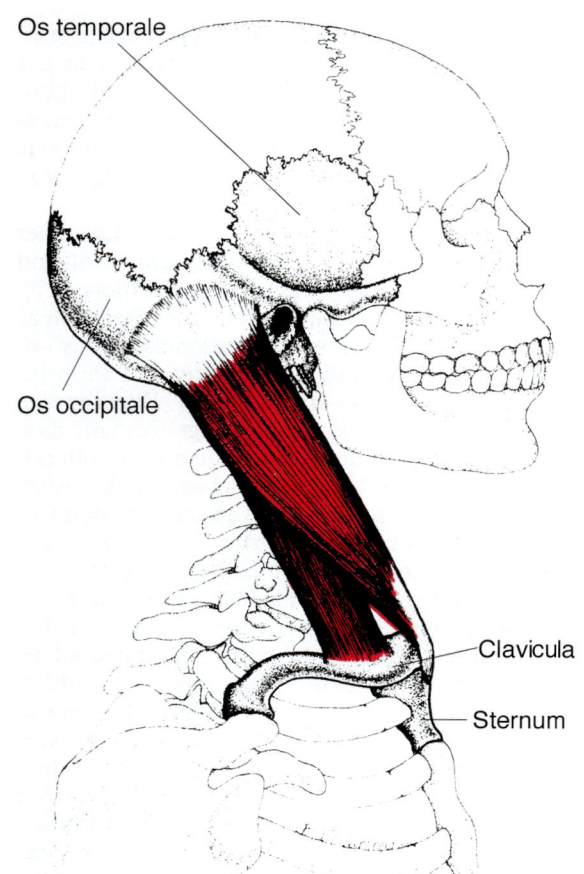

Os temporale

Os occipitale

Clavicula

Sternum

Abb. 7.2: Ansatzstellen der beiden Anteile des M. sternocleido-mastoideus (*dunkelrot*). Das Caput sternale liegt weiter anterior, verläuft eher diagonal und oberflächlich als der Caput claviculare Anteil. Die Knochen, an denen der Muskel ansetzt, sind *dunkler gepunktet*.

ter medialem, diagonalem und oberflächlichem Verlauf) und dem Caput claviculare, das weiter lateral und tiefer liegt. *Kranial* verschmelzen beide Muskelanteile und inserieren gemeinsam am Proc. mastoideus (Abb. 7.2 und 20.7). Die relative Größe der beiden Muskelteile und die Lücke zwischen ihnen an der Klavikula sind variabel.

7.2.1 Caput sternale

Die Fasern dieses Muskelanteils setzen *kaudal* an der Vorderfläche des Manubrium sterni an. *Kranial* inserieren sie an der Außenseite des Proc. mastoideus und an der lateralen Hälfte der Linea nuchae superior des Os occipitale. Der variable M. sternalis kann sich abwärts über

die vordere Thoraxwand erstrecken und wie eine Fortsetzung des sternalen Anteils des M. ster-nocleidomastoideus wirken (Kapitel 44).

7.2.2 Caput claviculare

Dieser Muskelanteil setzt *kaudal* am oberen Rand der Vorderfläche der Klavikula in deren medialem Drittel an. *Kranial* hat er dieselbe Ansatzstelle wie das Caput sternale.

Radziemski et al. untersuchten die Mm. ster-nocleidomastoidei von 16 Föten auf die Vertei-lung der Muskelspindeln. Die größte Konzen-tration fanden sie im mittleren Drittel. Einige wenige Spindeln befanden sich an den krania-len und sternalen Ansatzstellen des Caput sternale und keinerlei Spindeln im Caput clavi-culare. Querschnitte wiesen Muskelspindeln vorrangig in der Peripherie des Muskels auf, ins-besondere in dessen Vorderfläche [53]. Abbil-dung 2.31 zeigt beispielhaft die Verteilung der Muskelspindeln im M. sternocleidomastoideus.

Die Biopsien von sechs Krebspatienten wie-sen ein Verhältnis von annähernd 2:1 der schnell zuckenden Fasern vom Typ II und der langsam zuckenden Fasern vom Typ I auf [9]. Eine derartige Verteilung ist für einen Muskel zu erwarten, der episodisch belastet wird und nicht für lange Kontraktionsphasen ausgelegt ist.

7.2.3 Weiterführende Literatur

Andere Autoren bilden diesen Muskel sehr an-schaulich in der Ansicht von vorn ab [15, 46, 59], annähernd von vorn [13] und in der An-sicht von lateral [12, 14, 22, 45, 60]. Eine Quer-schnittsdarstellung des M. sternocleidomastoi-deus geben die Abbildungen 7.6C und 16.8 sowie andere Autoren [23].

▬▬ 7.3 Innervation

Die motorischen Fasern, die den M. sternoclei-domastoideus (sowie einige Fasern des M. trape-zius) versorgen, sind ungewöhnlich eng mit dem Hirnstamm assoziiert. Das erklärt zum Teil die bemerkenswerten funktionellen Begleiterschei-nungen. Sie verlaufen mit dem zervikalen Anteil des XI. Hirnnervs (N. accessorius). Diese motori-schen Fasern entspringen innerhalb des Spinal-kanals aus den Vorderwurzeln (motorische Fa-sern) der oberen fünf Zervikalsegmente. Sie

Kopf/Hals

steigen dann *auf,* treten durch das Foramen magnum in den Schädel ein und verlaufen dann mit dem kranialen Ast des N. accessorius [12, 50]. Gemeinsam und in enger Nachbarschaft zum N. vagus verlassen sie den Schädel durch das Foramen jugulare. Der kraniale Anteil des N. accessorius innerviert verschiedene Muskeln der ventralen Halsseite und kann auch motorische Fasern zum M. sternocleidomastoideus senden. Der N. accessorius tritt zunächst durch das Caput sternale, dann durch das Caput claviculare [56] des M. sternocleidomastoideus und innerviert die Pars descendens des M. trapezius. Auf diesem Weg versorgt er auch den M. sternocleidomastoideus mit einigen Ästen.

Operativ wurde festgestellt, dass bei mindestens 9 von 15 Patienten eine funktionell erhebliche Anzahl von motorischen Fasern als Teil des N. vagus intrakraniell entspringt, im Foramen jugulare jedoch in den N. accessorius übertritt und den M. sternocleidomastoideus versorgt [29].

Im unteren zervikalen Abschnitt des N. accessorius verlaufen hauptsächlich sensible Fasern [22]. Zentrale Verbindungen der Spinalnervenfasern umfassen auch solche zum Tractus pyramidalis und dem Fasciculus longitudinalis medialis, durch die Kopf- und Augenbewegungen koordiniert werden [26].

▬▬ 7.4 Funktion

7.4.1 Beide Muskeln gemeinsam

- Bei beidseitiger Aktion flektiert der M. sternocleidomastoideus den Hals, zieht den Kopf nach vorn und das Kinn auf die Brust [4, 36, 54], sofern der Kopf nicht zuvor stark extendiert wurde [20].
- Beim Blick nach oben begrenzen die Muskeln die Hyperextension des Halses. Außerdem leisten sie Widerstand gegen eine kraftvolle Dorsalbewegung des Kopfes, zu der es z. B. bei einem Auffahrunfall von rückwärts kommt („Peitschenschlagverletzung").
- Gemeinsam mit dem M. trapezius stabilisieren die beiden Mm. sternocleidomastoidei die Stellung des Kopfes, wenn sich der Unterkiefer beim Sprechen und Kauen bewegt.
- Indem sie den oberen vorderen Brustkorb anheben, wirken die beiden Muskeln als wichtige Atemhilfsmuskeln [4, 11, 20, 36, 54], sofern Kopf und Hals aufgerichtet oder hyperextendiert sind, nicht dagegen bei Flexion des Halses.

- Klinisch beteiligen sich die beiden Muskeln am Schlucken [7] (Kapitel 7.8, Kompressionstest für den M. sternocleidomastoideus).
- Die beiden Mm. sternocleidomastoidei tragen zur räumlichen Orientierung bei, zur Gewichtsabschätzung und zur motorischen Koordination. Im Experiment mit kleineren Affen und Pavianen wurde der sensorische Input bei C_1, C_2 und C_3 unterbrochen. Es resultierten eine räumliche Orientierungsstörung, Gleichgewichtsstörungen und motorische Koordinationsstörungen [16, 17].

7.4.2 Ein Muskel

- Die einseitige Aktion des M. sternocleidomastoideus rotiert das Gesicht zur Gegenseite und hebt es an [4, 36, 54].
- Gemeinsam mit dem oberen Anteil des M. trapezius neigt der M. sternocleidomastoideus die Halswirbelsäule zur Seite und nähert das ipsilaterale Ohr der Schulter an [4, 36, 54].
- Gemeinsam mit den Mm. scaleni und trapezius derselben Seite kompensiert der M. sternocleidomastoideus die Kopfneigung bei Neigung der Schultergürtelachse, die von einer funktionellen Skoliose bei einer Beinlängendifferenz, einer zu kleinen Beckenhälfte und/oder Triggerpunkten im M. quadratus lumborum stammt.

7.4.3 Sport

Zur stärksten elektromyographischen Aktivierung des *linken* M. sternocleidomastoideus kam es beim rechtshändig ausgeführten Aufschlag im Tennis, beim rechtshändigen Golfschlag sowie beim einbeinig ausgeführten Absprung beim Volleyball [8].

▬▬ 7.5 Funktionelle Einheit

Ein M. sternocleidomastoideus wirkt synergistisch mit der gleichseitigen Pars descendens des M. trapezius, wenn Kopf und Hals aktiv zur selben Seite geneigt werden, und um die Seitneigung zur anderen Seite zu begrenzen. Beide Mm. sternocleidomastoidei kontrollieren als Synergisten die Hyperextension von Kopf und Hals. Bei heftiger Thorakalatmung (Inspiration) wirken sie als Synergisten der Mm. scaleni.

Das Caput sternale einer Seite fungiert bei der Kopfdrehung als Antagonist der Gegenseite.

Im Platysma, einem Hautmuskel, der den M. sternocleidomastoideus überdeckt, können sich Triggerpunkte entwickeln, wenn der M. sternocleidomastoideus durchsetzt ist.

7.6 Symptome

Anders als zu erwarten [39], sind Schmerzen und Steifigkeit des Nackens keine herausragenden Merkmale von Triggerpunkten im M. sternocleidomastoideus [10, 61]. Der Patient klagt möglicherweise über „Empfindlichkeit" am Hals, wenn er sich den Muskel reibt. Dieses Symptom bleibt oft unbeachtet, da die für Triggerpunkte typischen Knötchen und die Druckschmerzhaftigkeit einer Lymphadenopathie („Drüsen") zugeschrieben werden. Erstaunlicherweise liegt ein Patient mit Triggerpunkten im M. sternocleidomastoideus am liebsten auf der Seite des betroffenen Muskels, wenn er den Kopf so mit einem Kissen abstützen kann, dass die Übertragungsschmerzzone im Gesicht keinen Druck aushalten muss. Der Muskel kann zusätzlich zum Stiff-neck-Syndrom beitragen, das in erster Linie auf einer Triggerpunktaktivität in den Mm. levator scapulae, trapezius und den Nackenstreckern zurückgeht. Wenn Triggerpunkte im sternalen Anteil des M. sternocleidomastoideus ausreichend aktiv sind, trägt der Patient den Kopf wahrscheinlich zur betreffenden Seite geneigt, weil es schmerzt, wenn er ihn aufgerichtet zu tragen versucht [1]. „Spannungskopfschmerz" ist eine häufige Diagnose bei Patienten mit einem myofaszialen Schmerzsyndrom bei Triggerpunkten des M. sternocleidomastoideus [34, 35, 39]. Dem Patienten fällt vielleicht auf, dass er auf derselben Stirnhälfte schwitzt, dass sich die Konjunktiven röten und das Auge tränt. Auch Schnupfen und eine scheinbare Ptosis (Verengung der Lidspalte) können auftreten. Gelegentlich wird über verschwommenes oder Doppeltsehen berichtet. Die Pupillenreaktion ist jedoch normal. Zur Ausbreitung von Übertragungsschmerzen und Begleiterscheinungen bei Triggerpunkten im M. sternocleidomastoideus siehe Kapitel 7.1.

Nur selten kommt es bei Triggerpunkten im M. sternocleidomastoideus zu einer Bewegungseinschränkung des Halses. Bei sorgfältiger Untersuchung ist allerdings eine endgradige Einschränkung von Rotation, Flexion und Extension feststellbar.

7.6.1 Caput sternale

Übertragungsschmerzen vom Caput sternale des Muskels können unabhängig vom Übertragungsschmerz des Caput claviculare auftreten [69]. Der Schmerz des Caput sternale manifestiert sich, wie in Kapitel 7.1 beschrieben, vornehmlich an Wange, Schläfe und Orbita.

Für einige Patienten sind die autonomen Phänomene, die durch Triggerpunkte in diesem Muskelanteil übertragen werden, unangenehmer als der Schmerz. Am auffälligsten können nicht das verschwommene Sehen oder die verminderte Lichtempfindlichkeit, sondern eine Sehstörung sein, wenn stark kontrastierende parallele Linien z. B. einer Jalousie betrachtet werden. Die Verengung der Lidspalte auf der Seite des M. sternocleidomastoideus mit aktiven Triggerpunkten kann besonders auffällig sein.

7.6.2 Caput claviculare

Triggerpunkte im Caput claviculare des M. sternocleidomastoideus rufen drei Hauptsymptome hervor: Stirnkopfschmerzen, Lagerungsschwindel oder Gleichgewichtsstörungen und Dysmetrie (verzerrte Gewichtswahrnehmung) [28]. Jedes dieser drei Symptome kann das klinische Bild beherrschen. Der Schmerz wird in Kapitel 7.1 beschrieben.

Der Schwindel ist haltungsabhängig und tritt auf, wenn der Muskel wechselnd belastet wird. Eine Überstreckung des Nackens und Überdehnung des Muskels, z. B. weil man mit nicht abgestütztem Kopf auf einem Röntgen- oder Untersuchungstisch liegen muss, können einen Schwindelanfall auslösen. Aktive Triggerpunkte im Caput claviculare können auch für die „Seekrankheit" verantwortlich sein. Die Patienten klagen vielleicht über einen „kranken Magen", begleitet von Übelkeit und Appetitlosigkeit, weshalb sie sich schlecht ernähren. Wahrscheinlich wird dem Patienten schwindelig, wenn er sich im Schlaf umdreht. Er sollte lernen, den Kopf auf dem Kissen zu drehen, ohne ihn anzuheben. Tagsüber kann er vorübergehend das Gleichgewicht verlieren, wenn er Kopf und Hals schnell und kräftig dreht. In einem akuten Anfall von Stellungsschwindel kann der Patient sein Auto plötzlich kaum noch lenken. Das Auto kann sogar ins Schleudern geraten. Möglicherweise ist dies ein wichtiger Faktor bei manchen Verkehrsunfällen, der aber bislang noch nicht gebührend zur Kenntnis genommen wurde [68].

Zu Gleichgewichtsstörungen kann es kommen, wenn jemand lange, z. B. beim Telefonieren, den Kopf zur Seite geneigt hält, oder wenn er Vögel durch ein Fernglas beobachtet. Die verzerrte Propriozeption mit nachfolgendem Stellungsschwindel ist letztlich oft hinderlicher als der von diesem Muskel ausgelöste Kopfschmerz. Die genannten Symptome können in jeder beliebigen Kombination oder alle zusammen auftreten.

Bei einigen wenigen Patienten kam es bei aktiven Triggerpunkten auf der Seite des betroffenen Muskelanteils zu Hörstörungen. Nur selten konnten Triggerpunkte im M. sternocleidomastoideus als Ursache eines Tinnitus nachgewiesen werden. Wahrscheinlich sind dafür Triggerpunkte in den tiefen Schichten des M. masseter verantwortlich.

7.7 Aktivierung und Aufrechterhaltung von Triggerpunkten

(Abb. 7.3)
Wenn eine Körperhaltung oder eine Tätigkeit einen Triggerpunkt aktivieren kann und nicht verändert wird, kann sie ihn auch aufrecht erhalten. Zudem begünstigen viele strukturelle und systemische Faktoren einen Triggerpunkt, der durch eine chronische oder akute Überlastung aktiviert wurde (Kapitel 4). Eine übermäßige Haltung mit vorgeschobenem Kopf verkürzt den M. sternocleidomastoideus und aktiviert (und begünstigt) dessen Triggerpunkte. Auch eine längere Zeit beibehaltene Sitzhaltung mit zur Seite gedrehtem Kopf, z. B. beim Fernsehen oder im Gespräch mit einer anderen Person, aktiviert und begünstigt Triggerpunkte. Wer auf zwei Kopfkissen schläft (z. B. um die „Sinusdrainage" zu verbessern), flektiert dadurch den Hals und verkürzt den M. sternocleidomastoideus, was dessen Triggerpunkte aktivieren kann. Wenn der Kopf hoch gelagert werden muss, empfiehlt es sich, das Kopfende des Bettgestells auf Klötze zu stellen, anstatt zusätzliche Kopfkissen zu verwenden (Kapitel 20).

7.7.1 Mechanische Belastung

Triggerpunkte im M. sternocleidomastoideus werden häufig in Phasen mechanischer Überlastung aktiviert. Dazu kommt es z. B., wenn über Kopf gearbeitet und der Hals daher überstreckt wird (eine Zimmerdecke streichen, etwas an eine Wandtafel schreiben, Vorhänge aufhängen, ein Sitzplatz in den vorderen Reihen eines Theaters mit hoher Bühne). Auch sportliche Überlastung ist häufig (Ringen) oder eine Unfallverletzung (ein Sturz auf den Kopf, eine „Peitschenschlagverletzung" durch einen Verkehrsunfall) [3].

Deformationen oder Verletzungen mit nachfolgender Bewegungseinschränkung der oberen Gliedmaßen und ungelenken kompensatorischen Halsstellungen führen oft zu einer chronischen Haltungsbelastung, die Triggerpunkte im M. sternocleidomastoideus aktiviert und/oder aufrecht erhält. Zu nennen sind außerdem Körperasymmetrien wie eine Beinlängendifferenz und eine zu kleine Beckenhälfte, die eine funktionelle Skoliose hervorrufen und den Schultergürtel kippen (Abb. 48.9 und 48.10). Die Mm. sternocleidomastoidei werden ebenso wie die Mm. scaleni schnell überlastet, wenn sie eine Neigung der Schultergürtelachse kompensieren und eine Kopfstellung mit horizontal ausgerichteten Augen gewährleisten sollen.

Der M. sternocleidomastoideus wird durch alles beeinträchtigt, was zu einer schwerwiegenden Gangabweichung führt. Durch Hinken (und eine damit einhergehende Rumpfanpassung), bei dem sich der Fuß am Ende der Standphase nicht richtig vom Boden abstößt, werden Triggerpunkte im M. sternocleidomastoideus (sowie den Mm. scaleni und levator scapulae) aktiviert. Diese Muskeln kontrahieren dann exzessiv im reflektorischen Versuch, „die Bewegung zu unterstützen" und/oder das Gleichgewicht zu wahren.

Ein straffer (oder verspannter) M. pectoralis major (Caput claviculare), der die Klavikula nach vorn und unten zieht, kann Triggerpunkte im M. sternocleidomastoideus aktivieren und/oder aufrecht erhalten, indem er Zugspannung auf das Caput claviculare des M. sternocleidomastoideus ausübt.

Wenn die Leselampe seitlich am Bett angebracht ist, können Triggerpunkte im M. sternocleidomastoideus aktiviert und aufrecht erhalten werden, da der Muskel der einen Seite, der hauptsächlich das Gewicht des rotierten Kopfes tragen muss, überlastet wird. Eine besser angebrachte Lichtquelle schafft Abhilfe.

Bei einigen Patienten erwies es sich als der entscheidende Muskelstressfaktor, dass sie den Kopf schräg hielten, damit sich die Deckenbeleuchtung nicht in Kontaktlinsen oder Brillengläsern spiegelte [67], oder um eine einseitige Schwerhörigkeit auszugleichen.

Eine paradoxe Atmung, ein Emphysem oder Asthma können diesen wichtigen Atemhilfsmuskel überlasten. Ein Hustenanfall bei einer

Infektion der oberen Atemwege kann Triggerpunkte im M. sternocleidomastoideus aktivieren und bei jedem Hustenstoß überaus unangenehme Kopfschmerzen hervorrufen.

Durch Ziehen und Zerren beim Reiten und im Umgang mit dem Pferd kann der Patient den M. sternocleidomastoideus akut überanstrengen. Auch wenn Triggerpunkte dieses Halsmuskels durch einen engen Hemdkragen oder ein Halstuch komprimiert werden, kann sich ein Übertragungsschmerz entwickeln.

7.7.2 Katerkopfschmerz

Der Kopfschmerz „am Morgen danach" als Reaktion auf übermäßigen Alkoholkonsum kann

tatsächlich ein Übertragungsschmerz durch aktivierte Triggerpunkte im M. sternocleidomastoideus sein [61]. Diese Katerbeschwerden lassen sich rasch beheben, indem man die betroffenen Muskeln besprüht und dehnt.

7.7.3 Kopfschmerzen nach Lumbalpunktion

Wenn nach einer Lumbalpunktion oder einem Myelogramm Liquor nachsickert, können Hirnstammstrukturen irritiert und Triggerpunkte im M. sternocleidomastoideus aktiviert werden [21]. Sofern diese Triggerpunkte persistieren, können sie einen chronischen Kopfschmerz hervorrufen, der Wochen, Monate und Jahre anhält. Trotz seiner Dauer lässt er sich jedoch be-

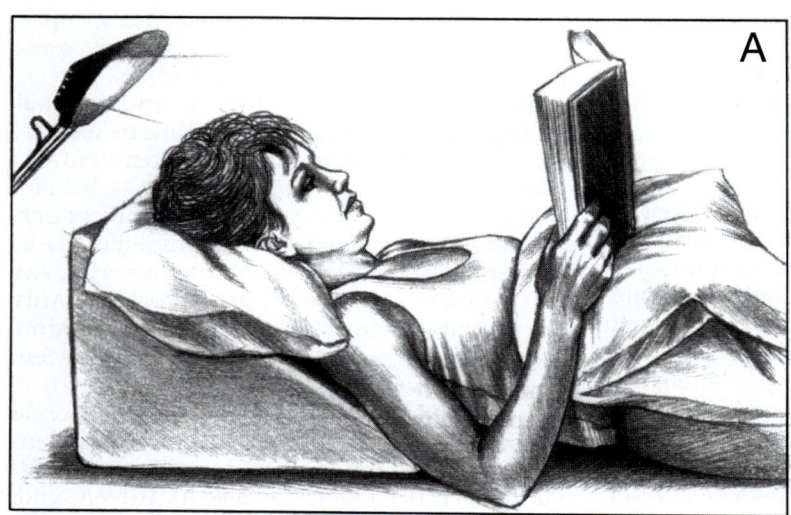

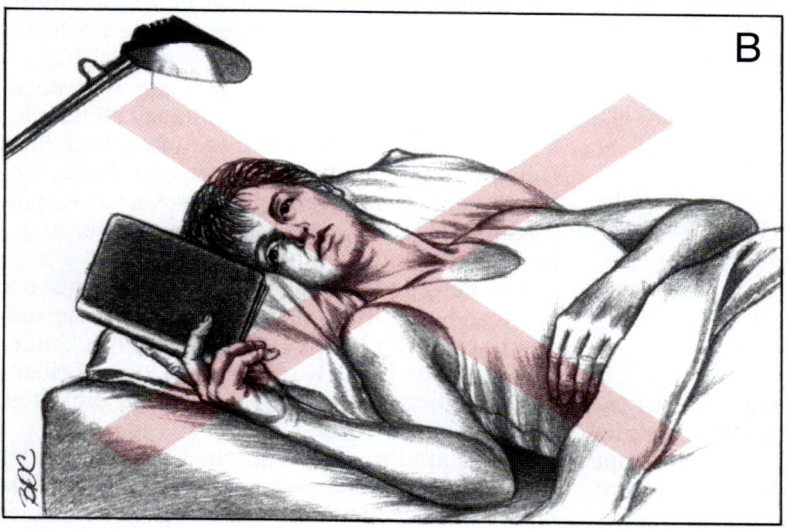

Abb. 7.3: Günstige und weniger günstige (*rotes* X) Position beim Lesen im Bett. **A:** günstige Position. Die Beleuchtung ist gut und der Kopf richtig abgestützt. **B:** ungünstige Position. Der Kopf ist unzureichend abgestützt, das Buch liegt auf einer Seite. Durch anhaltende Kontraktion und Überlastung insbesondere im oberen M. sternocleidomastoideus können Triggerpunkte aktiviert und aufrecht erhalten werden.

heben, indem man die verantwortlichen myofaszialen Triggerpunkte inaktiviert.

7.7.4 Chronische Infektion

Jeder regionale Infektionsherd, etwa eine Sinusitis oder ein Zahnabszess, sollte identifiziert und ausgeräumt werden. Rezidivierende (orale) Herpes-simplex-Infektionen können hartnäckig zum Fortbestand von Triggerpunkten in der Hals- und Kaumuskulatur beitragen.

7.8 Untersuchung des Patienten

Die Stellung von Kopf und Hals und ihr Bewegungsausmaß sollten sorgfältig überprüft werden (Kapitel 5.3). Ein Patient, dessen Kopfschmerzen hauptsächlich auf aktive Triggerpunkte im M. sternocleidomastoideus zurückgehen, weist nur eine geringfügige Einschränkung des aktiven Bewegungsausmaßes von Kopf und Hals auf. Unter Umständen ist die aktive Flexion leicht eingeschränkt (eine Fingerbreite Abstand zwischen Kinn und Sternum). Wenn die Triggerpunkte recht schmerzhaft sind, ist die aktive Rotation zur Gegenseite um etwa 10° verringert. Der kontrahierende M. sternocleidomastoideus wird anscheinend durch die Triggerpunkte reflektorisch inhibiert.

Bei der Untersuchung des stehenden Patienten mit aktiven Triggerpunkten im M. sternocleidomastoideus kann eine Beinlängendifferenz vorliegen. Falls diese weniger als 6 mm beträgt, sinkt die kontralaterale Schulter des kürzeren Beines normalerweise ab. Sofern die Differenz 1,2 cm oder mehr beträgt, sinkt dagegen eher die Schulter derselben Seite.

Wie in Kapitel 7.1 ausgeführt, können in der Schmerzübertragungszone auch autonome Begleiterscheinungen auftreten. Bei einem Patienten, der wegen Triggerpunkten im Caput claviculare des M. sternocleidomastoideus unter Schwindel und Gleichgewichtsstörungen leidet, sind weder ein Romberg-Phänomen noch ein Nystagmus feststellbar. Diese Art der myofaszial bedingten Gleichgewichtsstörung hindert den Patienten, mit fixiertem Blick einen Raum auf einer geraden Linie zu durchqueren. Gewöhnlich schwankt er zu der Seite mit dem von Triggerpunkten betroffenen Caput claviculare

Es wird über einen Mann berichtet, der Stereokopfhörer trug. Er bemerkte eine deutliche Hör-

minderung im rechten Ohr, d. h. auf der Seite des M. sternocleidomastoideus mit Triggerpunkten. Er konnte seine normale Hörfähigkeit wiederherstellen, wie er herausfand, wenn er das Gesicht weit nach rechts drehte und dann das Kinn zur Schulter senkte (also den betroffenen M. sternocleidomastoideus der hörgeminderten Seite aktiv dehnte). Sein Hörverlust ging anscheinend auf eine triggerpunktbedingte reflektorische Störung des M. tensor tympani derselben Seite zurück.

Ein Patient, dessen M. sternocleidomastoideus im Caput claviculare einseitig ausreichend aktive Triggerpunkte enthält, und der zwei gleich schwere Gegenstände in den Händen halten und ihr Gewicht abschätzen muss, empfindet das Objekt auf der betroffenen Seite als leichter [28]. Diese Unterschiede in der Gewichtswahrnehmung treten vermutlich nicht auf, wenn der M. sternocleidomastoideus beidseitig betroffen ist, was häufig vorkommt.

Bei zentralen Triggerpunkten im sternalen Muskelanteil, die für „Halsschmerzen" verantwortlich sind (übertragener Pharynxschmerz beim Schlucken), fällt der Sternocleidomastoideus-Kompressionstest positiv aus. Der Test wird folgendermaßen ausgeführt: Der M. sternocleidomastoideus wird wie zur Untersuchung mit einem Zangengriff fixiert und die empfindliche Zone durch Dauerkompression des Muskelbauches immobilisiert, während der Patient schluckt [7]. Wirkungsvoller oberflächlicher Druck auf den Muskel kann auch gegeben werden, indem der Therapeut die größtmögliche Hautfalte oberhalb des mittleren Muskelanteils aufnimmt und sehr fest zusammendrückt, während der Patient schluckt. Falls die Halsschmerzen auf Triggerpunkte zurückgehen und wenn Muskel oder Haut fest genug komprimiert werden, verschwindet der Schluckschmerz normalerweise.

Als Reaktion auf die Palpation eines Triggerpunktes nahe der sternalen Ansatzstelle des Muskels beginnt der Patient vielleicht zu husten. Klagen über einen anhaltenden Reizhusten sollten den Arzt aufmerksam machen. Es ist dann ratsam, den Bereich der beiden sternalen Muskelansätze auf „Hustentriggerpunkte" zu untersuchen.

7.9 Untersuchung auf Triggerpunkte

(Abb. 7.4)

Gerwin et al. bestimmten das palpierbar verspannte Faserbündel, punktuelle Druckschmerzhaftigkeit, Übertragungsschmerzen und die Reproduktion der symptomatischen Schmerzen als zuverlässigste Kriterien, um die Diagnose eines „Triggerpunktes" zu stellen [24]. Eine lokale Zuckungsreaktion stellt nicht für alle Muskeln einen aussagekräftigen Befund dar. Der M. sternocleidomastoideus wurde in dieser Hinsicht nicht getestet, dürfte aber eher gut geeignet sein. In jedem Fall stellt eine lokale Zuckungsreaktion einen deutlich bestätigenden Befund dar.

Die Untersuchung des M. sternocleidomastoideus erfolgt am sitzenden oder liegenden Patienten. Der Muskel kann geringfügig erschlaffen, wenn der Patient den Kopf neigt und das Ohr der gleichseitigen Schulter annähert. Nötigenfalls dreht er zusätzlich das Gesicht geringfügig von der symptomatischen Seite weg. Der Muskel wird zwischen Daumen und Fingern erfasst und von den darunter liegenden Strukturen des Halses abgehoben (Abb. 7.6C). Die Finger umgreifen zunächst den gesamten Muskelbauch in dessen mittlerem Abschnitt und untersuchen dann den oberflächlichen und tiefen

Anteil getrennt auf palpierbar verspannte Faserbündel [39], tiefe Druckschmerzhaftigkeit und eine lokale Zuckungsreaktion. Wird ein Faserbündel im Bereich eines Triggerpunktes schnellend zwischen den Fingern palpiert, zeigt sich regelmäßig eine lokale Zuckungsreaktion, die an einem leichten Kopfzucken zu erkennen ist. Triggerpunkte können nahe den oberen und unteren Ansatzstellen oder im mittleren Abschnitt eines der beiden Muskelanteile liegen. Beide Muskelanteile müssen gründlich untersucht werden. Die Insertionstriggerpunkte an den proximalen und distalen Ansatzstellen an den Muskel-Sehnen-Übergängen sind wahrscheinlich mit flächiger Palpation besser zu durchsuchen.

Wenn der M. sternocleidomastoideus palpiert wird (Abb. 13.1), kann unbeabsichtigt ein Prickeln über der Mandibula ausgelöst werden. Es handelt sich dabei um eine typische übertragene Reaktion von Triggerpunkten im darüber liegenden Platysma. Sie kann den Patienten erschrecken, falls sie ihm nicht erklärt wird.

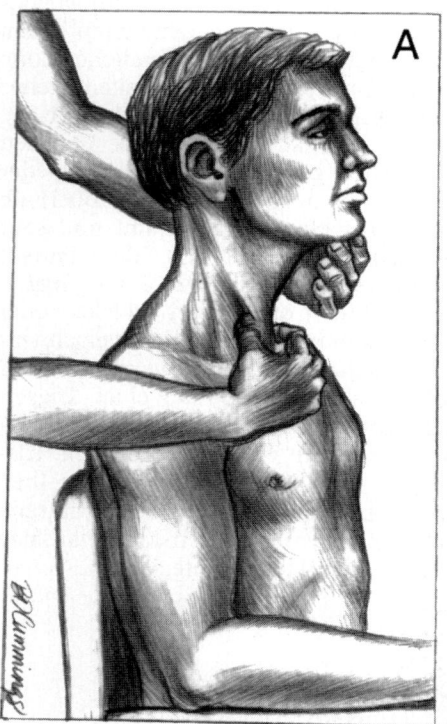
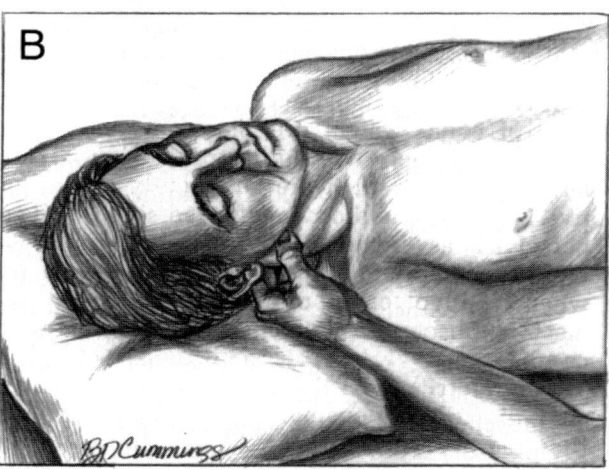

Abb. 7.4: Die Zangengriffpalpation erlaubt die gründlichste Untersuchung beider Anteile des M. sternocleidomastoideus auf Triggerpunkte. Der Patient kann dabei sitzen oder liegen. **A:** Untersuchung des unteren Abschnitts des sternalen Muskelanteils am sitzenden Patienten; **B:** Untersuchung des tiefer liegenden clavikulären Muskelanteils. Der Patient liegt auf dem Rücken, der Kopf ist zur untersuchten Seite geneigt. Dadurch erschlafft der Muskel, und der Untersucher kann ihn von darunter liegenden Strukturen abheben.

7.10 Engpass

Falls der spinale N. accessorius (XI. Hirnnerv) auf dem Wege zum M. trapezius durch den M. sternocleidomastoideus zieht, kann ein myogener Torticollis bei Kontraktur des M. sternocleidomastoideus zur Parese des M. trapezius derselben Seite führen [49].

7.11 Differenzialdiagnose

Die Symptomatologie von Triggerpunkten des M. sternocleidomastoideus kann in verwirrender Weise verschiedene Arten von Kopfschmerzen, vestibulärem Schwindel und atypischen Gesichtsneuralgien vortäuschen. Diese triggerpunktbedingten Phänomene sind von der Ménière-Krankheit, dem Tic douloureux und dem kongenitalen sowie spastischen Torticollis abzugrenzen.

Der von Triggerpunkten im M. sternocleidomastoideus übertragene Kopfschmerz wird leicht als vaskulärer Kopfschmerz oder atypische Gesichtsneuralgie verkannt [69]. Dieser Schmerz kann in seiner Ausbreitung die echte Trigeminusneuralgie und den Arthritisschmerz im Sternoklavikulargelenk nachahmen [55]. Von elf Patienten, die an einer Studie zum zervikogenen Kopfschmerz teilnahmen, wiesen 91% Triggerpunkte im M. sternocleidomastoideus auf, die erheblich zu ihren Beschwerden beitrugen [34].

Anders als bei der Ménière-Krankheit gehen myofasziale Triggerpunkte im Caput claviculare des M. sternocleidomastoideus selten mit einseitiger Taubheit einher. Der Wärmetest ist normal, es ist kein Romberg-Phänomen nachweisbar, die Pupillenreaktion ist normal, es können weder ein Nystagmus noch neurologische Defizite nachgewiesen werden. Bei einem Nystagmus und einem Romberg-Phänomen sollte man immer eine neurologische Läsion in Betracht ziehen. Das Bewusstsein ist nicht getrübt. Alle diese Merkmale unterscheiden die myofaszialen Syndrome von ernsthafteren Erkrankungen wie dem Tic douloureux, der Ménière-Krankheit, von Kleinhirnbrückenwinkeltumoren, intrakraniellen Gefäßstörungen, Labyrinthentzündungen, Ponsblutungen und einer Petit-mal-Epilepsie. Drehschwindel deutet normalerweise auf eine neurologische Erkrankung hin. Der Patient hat dabei das Gefühl, als ob alles um ihn herum oder er selbst sich drehte [18]. Er muss vom Stellungsschwindel abgegrenzt werden, der eine unspezifische Orientierungsstörung ist. Einige Patienten beschreiben den Zustand mit den Worten: „alles verschwimmt im Kopf". Die Gleichgewichtsstörungen bei Triggerpunkten können eine Ataxie vortäuschen.

Wenn bei Schwindel Verdacht auf eine vestibuläre Erkrankung besteht, geben ein Nystagmus und andere vestibuläre Funktionstests Aufschluss. Nichtvestibuläre Ursachen von Schwindel sind Zerumen, das mit dem Trommelfell Kontakt hat, eine Stenose der A. carotis interna, die an einem Geräusch über der Bifurkation der A. carotis oder höher im Hals erkennbar ist, Bluthochdruck, intrakranielle Aneurysmen oder Tumoren sowie ein Subklavian-Steal-Syndrom mit umgekehrtem Blutfluss in der A. vertebralis. Schwindel ist als frühes Anzeichen einer multiplen Sklerose bei Kindern bekannt [42], als Nebenwirkung von Chinin [73], als Ergebnis einer orthostatischen Hypotonie bei Überdosierung von Antihypertensiva [75] oder bei Nebenniereninsuffizienz mit Versagen der orthostatischen Reaktion. Der Blutdruck sollte am liegenden, sitzenden und stehenden Patienten gemessen werden.

Die typischen Grimassen beim Tic douloureux unterscheiden diese neurologische Erkrankung von der atypischen Gesichtsneuralgie und vom Schmerz bei Triggerpunkten im Caput sternale des M. sternocleidomastoideus [69].

Wenn von myofaszialen Triggerpunkten im Caput sternale des M. sternocleidomastoideus autonome Symptome ausgelöst werden, muss anhand der fehlenden Miose und Enophthalmus und den vorhandenen Ziliospinalreflex ein Horner-Syndrom ausgeschlosssen werden. Die Augensymptome müssen außerdem gegen Lähmungen der äußeren Augenmuskeln und von einer Konversionshysterie abgegrenzt werden.

Die Symptome der „Nackenstarre" [41, 61, 67] die sich im Verlauf der Kindheit oder im Anschluss daran in ansonsten normalen Muskeln bei Triggerpunkten entwickeln, sind leicht vom kongenitalen Torticollis abzugrenzen. Dieser ist durch eine Fibrose und eine strukturelle Verkürzung des M. sternocleidomastoideus vom Kleinkindalter an gekennzeichnet [33, 47]. Der Torticollis spasticus, oder paroxysmale Torticollis (Schiefhals), besteht aus klonischen oder tonischen Kontraktionen der Halsmuskeln bei einer Organerkrankung oder einer Dysfunktion des Nervensystems und ist keine Konversionshysterie. Dies ließ sich anhand von Veränderungen der akustisch evozierten Potenziale des Hirnstamms belegen [19]. In einer Studie deuteten somatosensorisch hervorgerufene Potenziale auf eine Läsion der Basalganglien oder ihrer Verbindungen mit dem akzessorischen motorischen Bezirk [44]. Biopsate aus beiden Köpfen des M. sternocleidomastoideus bei Kindern mit idiopathischem Torticollis wiesen im klavikulären Muskelkopf eine ausgeprägtere Denervierung und Nekrosen auf als im sternalen Kopf [56]. Die Autoren vermuten, dass die chronische Spastik des Caput sternale, durch den der N. accessorius tritt bevor er das Caput claviculare erreicht, sowohl den Nerven selbst als auch die Gefäße schwer wiegend schädigt, mit resultierender fokaler Myopathie und Nekrose im Caput claviculare.

Die Symptomatik eines idiopathischen Torticollis geht in die einer Torsionsdystonie des Halses mit Hypertrophie der betroffenen Muskeln über. Der Torticollis spasticus kann durch leichten Druck gegen den Kiefer auf der Seite, zu der der Kopf gedreht ist, gehemmt werden. Die dystone Bewegung erlischt im Schlaf. Insbesondere bei hysterischen Patienten sind klonische Zuckungen häufig [6]. Der Torticollis spasticus im Kleinkindalter [56] und der Spasmus nutans [30] sind als selbstheilende Krankheiten des Kleinkind- und Kinderalters beschrieben. Sie sind durch eine Kopfneigung charakterisiert, die an eine Funktionsstörung des M. sternocleidomastoideus bei Triggerpunkten erinnert. Möglicherweise enthalten die Erkrankungen in der Tat eine wesentliche myofasziale Komponente.

7.11.1 Assoziierte Triggerpunkte

Wenn ein M. sternocleidomastoideus Triggerpunkte enthält, finden sie sich normalerweise auch im kontralateralen. Auch die Mm. scaleni neigen zur Entwicklung von Triggerpunkten, vor allem wenn der M. sternocleidomastoideus schon seit längerem, meist seit einigen Wochen, betroffen ist. Sofern sich der Hals in der Bewegung (Rotation) „steif" anfühlt, können die Mm. levator scapulae, trapezius, splenius cervicis und andere Halsmuskeln Triggerpunkte enthalten [61].

Ein anormaler M. sternalis kann bei primären Triggerpunkten im distalen Ende des sternalen M. sternocleidomastoideus Satellitentriggerpunkte entwickeln. Diese übertragen Schmerzen tief unter das Sternum und quer über die obere Pektoralisregion zum Arm derselben Seite (Kapitel 44). Im M. pectoralis selbst

können sich ebenfalls Satellitentriggerpunkte bilden. Auch die Mm. masseter, temporalis, orbicularis oculi und frontalis neigen zu Triggerpunkten, da sie innerhalb der Schmerzübertragungszonen der Triggerpunkte des M. sternocleidomastoideus liegen. Diese Triggerpunkte können sich ebenso wie ein schmerzendes Kiefergelenk als therapieresistent erweisen und „beruhigen" sich nicht, solange die auslösenden Triggerpunkte im M. sternocleidomastoideus nicht inaktiviert sind. Hong zeigte, dass Triggerpunkte im M. sternocleidomastoideus Satellitentriggerpunkte in den Mm. temporalis, masseter und digastricus hervorrufen können. Wenn er den betreffenden auslösenden Triggerpunkt inaktivierte, war damit automatisch und ohne weitere Behandlung auch der entsprechende Satellitentriggerpunkt inaktiviert [31].

7.12 Lösung von Triggerpunkten

(Abb. 7.5)
Zur dauerhaften Schmerzlinderung müssen mechanische aufrecht erhaltende Faktoren wie eine Körperhaltung mit vorgeschobenem Kopf und runden Schultern ausgeschaltet werden (siehe die entsprechenden Abschnitte in den Kapiteln 5 und 41).

Zur Behandlung der Triggerpunkte des M. sternocleidomastoideus durch Sprühen und Dehnen nimmt der Patient in einem stabilen Sessel mit niedriger Rückenlehne Platz. Er sitzt entspannt und greift mit den Fingern unter die Sitzfläche oder schiebt sie unter die Oberschenkel. Falls eine Beckenhälfte kleiner ist, muss diese Differenz durch eine geeignete Unterlage ausgeglichen werden (Abb. 48.10D). Wenn mehrere Halsmuskeln Triggerpunkte enthalten, werden zunächst diejenigen der Mm. trapezius und levator scapulae mit Sprühen und Dehnen behandelt (Abb. 6.9–6.11 und 19.5). Dadurch wird das Bewegungsausmaß in Rotation so weit wiederhergestellt, dass das Caput sternale des M. sternocleidomastoideus passiv vollständig gedehnt werden kann. Möglicherweise müssen das Caput claviculare des M. sternocleidomastoideus und die Mm. scaleni alternierend behandelt werden, um in beiden Muskeln das volle Bewegungsausmaß wiederherzustellen. Indem der Therapeut den Kopf des Patienten mit seiner Hand stützt und gegen seinen Oberarm oder Brustkorb lehnt, erleichtert er es ihm, die Halsmuskeln zu entspannen. Der Patient wird ermuntert, das Kopfgewicht an den Therapeut abzugeben und langsam mit dem Zwerchfell zu atmen und auch dadurch die Entspannung zu vertiefen.

Das **Caput claviculare** wird allmählich gelöst, indem der Therapeut den Kopf nach posterior und von der betroffenen Seite weg führt. Er rotiert ihn dabei so, dass sich das Gesicht von der betroffenen Seite abwendet. Zohn bildet den Vorgang entsprechend ab [78]. Unmittelbar vor und während dieser Bewegung wird langsam und in parallelen Bahnen Kühlspray oder Eis

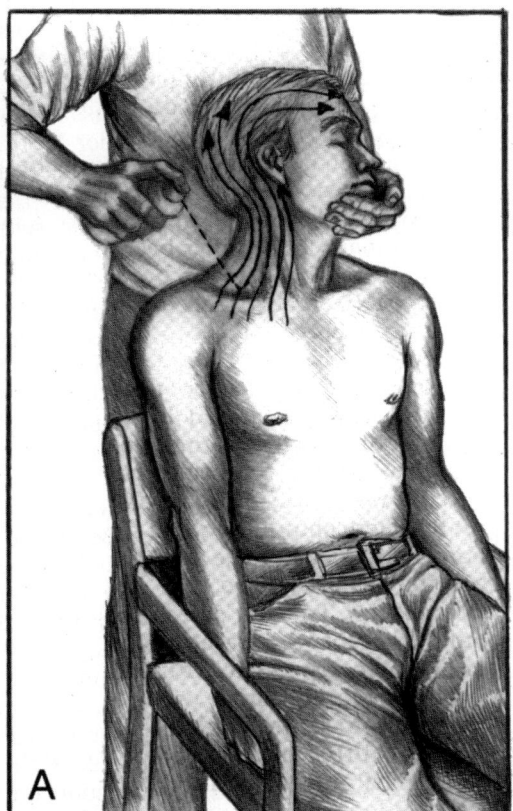

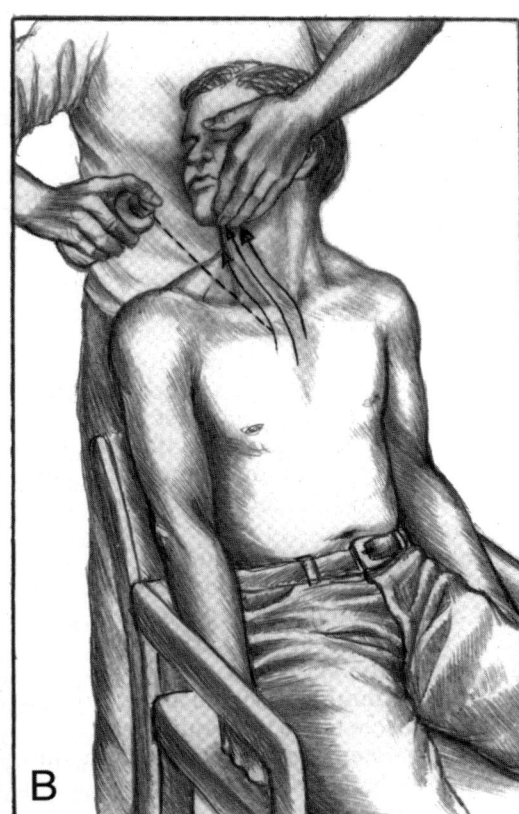

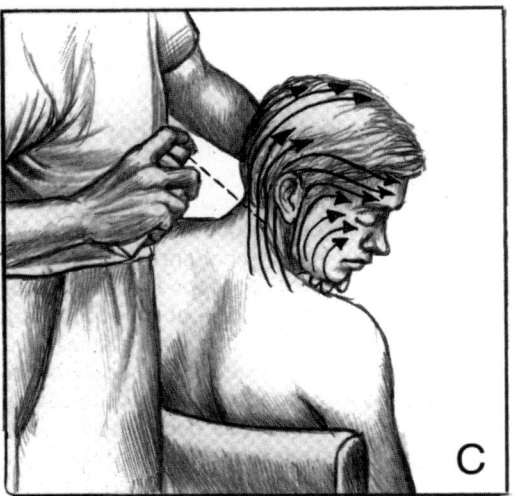

Abb. 7.5: Kopfstellungen und Verlauf der Sprühbahnen (*Pfeile*) für die Behandlung der beiden Anteile des rechten M. sternocleidomastoideus. Die Pfeile zeigen die Richtung an, in der Kühlspray oder Eis aufgebracht werden. **A:** Dehnungsposition und Sprühmuster für das Caput claviculare; **B:** erste Phase des Lösungsverfahrens für das Caput sternale; **C:** zweite Phase. Der Kopf des Patienten ist um 90° gedreht, das Gesicht abwärts gerichtet. Das Auge wird entweder durch ein Gazepad geschützt, oder der Patient schließt die Augen fest. Patienten mit Asthma oder einer anderen Erkrankung der Atmungsorgane sollten das Kühlspray nicht inhalieren. Es wird daher nur gesprüht, während der Patient ausatmet.

von der unteren Ansatzstelle an der Klavikula bis zur Insertion am Proc. mastoideus und zum Hinterhaupt aufgebracht. Die Bahnen werden hinter dem Ohr bis zur Stirn fortgeführt und die Schmerzübertragungszonen abgedeckt [68]. Der Therapeut nimmt immer wieder Vorspannung im Muskel auf. Das Verfahren wird durch post-isometrische Relaxation und koordinierte Zwerchfellatmung intensiviert, wobei Kühlung, Entspannung und Ausatmung in dieser Reihenfolge vonstatten gehen (Kapitel 7.14).

Wenn sich Übertragungsschmerzen tief ins Ohr nicht anders lindern lassen, sollte der Therapeut den Patienten kurz vorbereiten und dann einen Kühlstoß über und in den Gehörgang geben. Da dies für den Patienten sehr ungewohnt ist, darf es keinesfalls zufällig und ohne Vorbereitung geschehen. Schon 1902 empfahl Politzer, den Schmerz bei akuter Mittelohrentzündung durch einen kurzen Sprühstoß mit Ethylchlorid auf das Trommelfell zu lindern [51].

Verspannungen des **Caput sternale** werden gelöst, indem das Kühlspray in gleichmäßigen Bahnen aufwärts über den Hals aufgebracht wird (Abb. 7.5B), während der Therapeut den Kopf des Patienten gleichzeitig zur selben Seite dreht. Am Ende der Rotation lässt er das Kinn des Patienten zum Akromion kippen (Abb. 7.5C), während er Kühlbahnen über den Kopf und hinter das Ohr zieht. Durch diese Kopfbewegung werden die Ansatzstellen des Muskels an Sternum und Hinterhaupt weitestmöglich auseinandergezogen, Hinterhaupt und Proc. mastoideus werden angehoben und gewährleisten somit die maximale Dehnung des Muskels (Abb. 7.5C). Während dieser Dehnung des Caput sternale werden Kühlbahnen über den gesamten Muskel gezogen, von der sternalen Ansatzstelle aufwärts über den Hals bis zu Mastoidregion und Hinterhaupt. Während des gesamten Vorgangs erfolgen Rotation und Sprühstöße in der Weise koordiniert, dass die betreffenden Hautareale immer vor der nächsten Rotationsbewegung gekühlt werden. Weitere Bahnen mit dem Kühlmittel decken die Schmerzübertragungszonen an Wange und Stirn ab. Der Therapeut ermahnt den Patienten, die Augen fest zu schließen und richtet die Sprühbahnen vom Auge weg, damit kein Kühlmittel eindringt. Zusätzliche kann das Auge mit einem Gazepad geschützt werden. Das Kühlmittel schädigt das Auge zwar nicht, kann jedoch für einige Minuten starke Schmerzen verursachen. *Anspannen-Entspannen* und *koordinierte Atmung* ergänzen das Lösungsverfahren wirkungsvoll.

Beim M. sternocleidomastoideus muss das *gesamte* Übertragungsschmerzmuster mit Kühlmittel abgedeckt werden, nicht nur das Schmerzmuster des Patienten.

Falls es dem Arzt schwer fällt, gleichzeitig zu sprühen und zu dehnen, kann er zunächst das Kühlmittel aufbringen und dann beidhändig arbeiten, wobei eine Hand den Kopf des Patienten stabilisiert, während die andere versucht, den Muskel zu verlängern.

Die vollständige Rotation und Dehnung sollten nur wenige Sekunden lang gehalten werden. Andernfalls könnte es zum Verschluss einer atherosklerotische A. vertebralis an der Schädelbasis mit nachfolgenden Sehstörungen und Schwindel kommen.

Zwar ist dieser Muskel im Allgemeinen sehr druckschmerzhaft, aber beidhändig vorsichtig und anhaltend ausgeführt, ist auch hier die Triggerpunktlösung durch Druckanwendung möglich (Kapitel 3.12). In Kapitel 7.14 wird die Triggerpunktlösung mithilfe der Schwerkraft dargestellt, wie Lewit sie empfiehlt. Sie eignet sich für die häusliche Selbstbehandlung und sollte dem Patienten zu Beginn der Behandlung beigebracht werden.

Alle Triggerpunktlösungsverfahren werden immer auf den rechten und den linken M. sternocleidomastoideus angewandt. Das vergrößerte Bewegungsausmaß in der Kopfrotation zu einer Seite löst wahrscheinlich einen reaktiven Krampf im Muskel der plötzlich verkürzten Gegenseite aus. Diese ungewohnte Verkürzung kann Folgeschmerzen und Schwindel hervorrufen, weil im kontralateralen Muskel latente Triggerpunkte aktiviert wurden. Zusätzlich werden einige Kühlbahnen über den Bereich von Sternum und M. pectoralis gezogen. Falls das unterbleibt, können die Palpation und Behandlung von hochgradig reizbaren Triggerpunkten im M. sternocleidomastoideus bereits vorhandene Triggerpunkte in den Mm. sternalis und pectoralis aktivieren, und es kommt innerhalb von Minuten oder Stunden zu einem heftigen Anfall von Brustschmerzen.

Sofort nach der Behandlung durch Sprühen und Dehnen wird eine heiße Packung auf den behandelten Muskel gelegt. Wenige Minuten später folgt der wichtigste Schritt, die aktive Bewegung des Kopfes im vollen Bewegungsausmaß, sodass jeder Muskelanteil dreimal vollständig verkürzt und verlängert wird.

Falls keine vollständige Schmerzlinderung erreicht wird, oder wenn der M. sternocleidomastoideus nach dem Sprühen und Dehnen weiterhin verspannt wirkt, muss möglicherweise ein verspannter M. pectoralis major (insbesondere das Caput claviculare) durch Sprühen und Dehnen, postisometrische Relaxation oder Triggerpunktlösung durch Druckanwendung gelöst werden.

Wenn Triggerpunkte im M. sternocleidomastoideus im akuten posttraumatischen Stadium hyperirritabel sind, sollten sie entlastet werden, indem man den Muskel abstützt, aber nicht immobilisiert. Der Patient kann z. B. einen weichen Kunststoffkragen umgekehrt anlegen, sodass das Kinn darauf ruht, oder er trägt eine weiche, lose Manschette. Es sollte genügend Spielraum vorhanden sein, damit der Kopf rotiert und das Kinn zur Seite geführt werden kann.

Myofasziale Triggerpunkte bei Kindern werden im Allgemeinen verkannt, sofern ein geübter Untersucher nicht speziell auf sie achtet. Aftimos berichtet über fünf Patienten, darunter ein siebenjähriges Kind, bei denen sich der Kopf *plötzlich* und schmerzhaft zur Seite des Caput sternale des M. sternocleidomastoideus mit Triggerpunkten geneigt hatte. Mit Sprühen und Dehnen und einem häuslichen Selbstdehnungsprogramm für diesen Muskel konnten die Schmerzen vollständig behoben werden [1].

7.13 Infiltration von Triggerpunkten

(Abb. 7.6)
Der M. sternocleidomastoideus reagiert auf die Infiltrationstherapie seiner Triggerpunkte oft mit Kopfschmerzen und stärkerer örtlicher Empfindlichkeit als andere Muskeln. Das lässt sich vielleicht mit der Vielzahl der Triggerpunkte erklären, von denen einige die Behandlung überstehen, oder auch mit der ausgeprägten autonomen Wirkung der Triggerpunkte. Die Triggerpunkte sollten erst infiltriert werden, nachdem durch Sprühen und Dehnen des Muskels und andere Lösungsverfahren die bestmögliche Besserung erzielt wurde. Wenn der Patient verreisen muss oder unmittelbar nach der Behandlung bestimmte Dinge zu erledigen hat sollte nur gesprüht und gedehnt werden, und die Infiltration verschoben werden. Pro Sitzung wird nur der Muskel *einer Seite* infiltriert. Triggerpunkte der anderen Seite sollten erst infiltriert werden, nachdem die Nachwirkungen der ersten Infiltration abgeklungen sind und eine durchschlagende Besserung festzustellen ist.

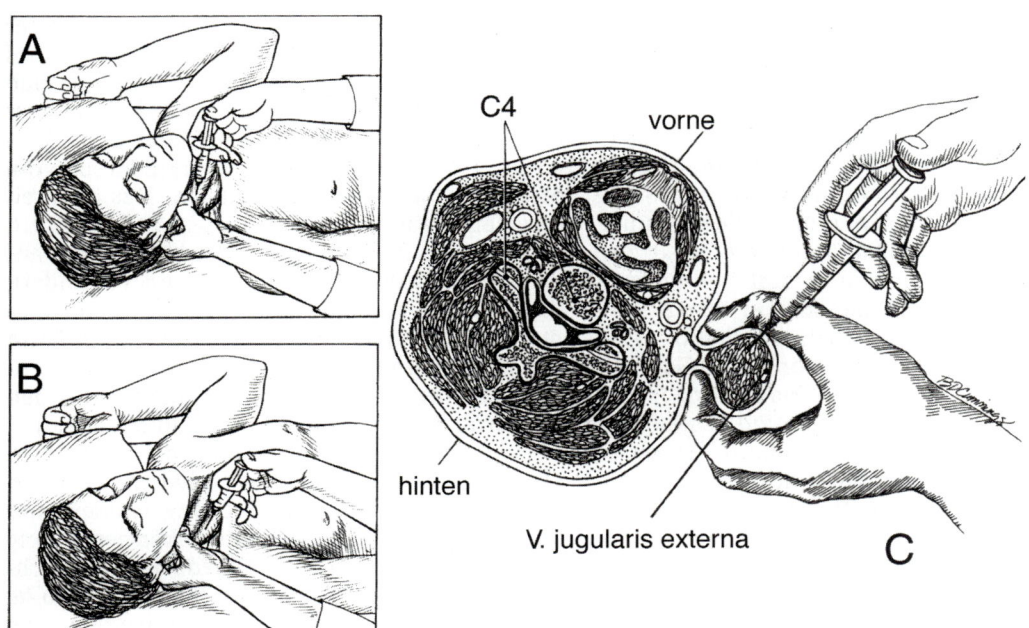

Abb. 7.6: Infiltration zentraler Triggerpunkte im mittleren Muskelbauch des M. sternocleidomastoideus. Der Patient liegt auf dem Rücken, sein Kopf ist leicht zur betroffenen Seite geneigt, das Gesicht ist abgewandt. **A:** mittlerer Teil des Caput sternale (oberflächlicher Muskelanteil); **B:** mittlerer Teil des Caput claviculare (tiefer liegender Muskelanteil); **C:** Infiltrationsdarstellung am anatomischen Querschnitt in Höhe C$_4$. Der Arzt hält beide Muskelanteile im Zangengriff und zieht sie von darunter liegenden neurovaskulären Strukturen ab.

Beide Muskelanteile werden infiltriert, während der Patient auf dem Rücken liegt. Er nähert das Ohr der betroffenen Seite der ipsilateralen Seite an und dreht das Gesicht geringfügig nach oben und zur anderen Seite. Dadurch erschlafft der Muskel. Ein Kissen unter der Schulter der betroffenen Seite hebt den Brustkorb an und lässt den Muskel weiter erschlaffen. Um das tiefer liegende Caput claviculare zu infiltrieren, erfasst der Arzt den gesamt Muskel und hebt ihn von den darunter liegenden Nerven, Blutgefäßen und den Mm. scaleni ab.

Der Arzt orientiert sich über den Verlauf der V. jugularis externa, indem er sie mit einem Finger unmittelbar oberhalb der Klavikula abdrückt. Wenn der mittlere Teil des Muskels infiltriert werden muss, wird die Vene mit dem Finger entweder nach lateral oder nach medial weggeschoben, um sie nicht zu durchstechen. Abbildung 20.8A zeigt den Vorgang.

Zur Infiltration wird eine Kanüle von 22–27 g und 3,8 cm Länge gewählt (möglichst 25 G). Eine lokale Zuckungsreaktion und/oder lokalisierte Schmerzen und Übertragungsschmerzen in dem zu erwartenden Muster bestätigen, dass sie einen Triggerpunkt am Punkt maximaler Druckschmerzhaftigkeit durchstochen hat. Mit einem einzigen Einstich in die Haut werden mehrfach Tropfen von 1 oder 2 ml einer 0,5%igen Procainlösung infiltriert, bis das Sondieren mit der Kanüle weder Schmerzen noch eine lokale Zuckungsreaktion hervorruft [38, 64]. Hong beschreibt eine ähnliche, aber wesentlich ausgefeiltere Technik mit schnellem Einstechen und Herausziehen der Kanüle [31]. Diese Technik ist effektiv und reduziert das infiltrationsbedingte Muskeltrauma. Die Kanüle wird dann bis unmittelbar unter die Haut zurückgezogen und der Muskel auf verbliebene verspannte Faserbündel palpiert, in denen sich noch Triggerpunkte befinden, die lokale Zuckungsreaktionen auslösen könnten. Gegebenenfalls werden auch sie inaktiviert. Normalerweise inaktiviert man zunächst die Triggerpunkte im mittleren Abschnitt des oberflächlicheren Caput sternale und anschließend diejenigen posterior gelegenen Caput claviculare. Rachlin beschreibt und illustriert eine ähnliche Infiltrationstechnik für diesen Muskel [52].

Bei einer wissenschaftlichen Untersuchung konnte gezeigt werden, dass Triggerpunktschmerzen durch trockene Nadelung ebenso gut gelindert werden können wie durch Infiltration mit Lidocain. Die trockene Nadelung verursachte jedoch erheblich stärkere Folgeschmerzen [32]. Da der M. sternocleidomastoideus ohnehin zu einer starken Schmerzreaktion auf die Behandlung neigt, ist von einer trockenen Nadelung abzuraten.

An der Einstichstelle wird der Muskel zwischen den Fingern *während und nach* der Infiltration komprimiert und Hämostase erzielt. Eine Ekchymose ist unansehnlich und vermehrt den posttherapeutischen Schmerz. Falls der Patient raucht oder Tabakrauch ausgesetzt ist, sollte er mindestens drei Tage lang vor der Infiltration dreimal täglich 500 mg Vitamin C zuführen. Es ist ihm nachdrücklich zu raten, sich keinem Tabakrauch auszusetzen.

Nach der Infiltration wird der Muskel mit einer feuchten Wärmepackung abgedeckt. Der Patient liegt dabei auf der behandelten Seite. Ein Kissen zwischen Kopf und Schulter hebt das Kinn an und bringt den M. sternocleidomastoideus in Neutralstellung (Abb. 7.7C). Einige Minuten später wird der Muskel nochmals auf Druckschmerzen und lokale Zuckungsreaktionen überprüft. Im Bedarfsfall wird der Muskel besprüht und gedehnt, wie in Abbildung 7.5 gezeigt. Falls der Muskel noch punktuelle Druckschmerzhaftigkeit aufweist, wird er teilweise gedehnt, und man löst die verbliebenen Triggerpunkte durch Druckanwendung, solange die analgetische Wirkung des Lidocains anhält.

Der Therapeut zeigt dem Patienten, wie er den nichtinfiltrierten M. sternocleidomastoideus einsetzt, um den Kopf zu heben, wenn er sich aus der Rückenlage aufrichten will: Indem er das Gesicht zur behandelten Seite dreht, entlastet er den Muskel, bis sich die Gewebe vom Stress der Nadelung erholt haben. Das kann einige Tage dauern.

Nach der Behandlung stützt eine locker angelegte Halskrawatte den Kopf und verhindert, dass der Patient den Kopf als Beifahrer im Auto rasch rotiert oder zur Seite bewegt. Er kann auch ein Kissen zwischen Kopf und Seitenfenster schieben, den Kopf darauf ruhen und den M. sternocleidomastoideus entspannen lassen.

Nach der Behandlung sollte der Patient zu Hause kurze Zeit Bettruhe einhalten. Er sollte eine möglichst bequeme Stellung wählen und den Muskel mit einer feuchten Wärmepackung (oder einer wasserdichten Heizdecke mit feuchtem Überzug) abdecken. Feuchte Wärme sollte auch zur Nachtruhe angewendet werden. Die Beschwerden nach der Infiltration lassen sich mit einem milden Analgetikum, z. B. Paracetamol in der Dosierung von zwei- bis dreimal täglich 500 mg beherrschen. Einige Tage lang sollte der Patient sich keine Anstrengungen zumuten.

Unter Beachtung derselben Vorsichtsmaßnahmen können anschließend gegebenenfalls Triggerpunkte im kontralateralen M. sternocleidomastoideus infiltriert werden.

Gelegentlich beschreibt ein Patient während der Infiltration von Triggerpunkten im oder oberhalb vom mittleren Abschnitt des M. sternocleidomastoideus ein Taubheitsgefühl im Gesicht, das tiefere Gewebe unter der Haut erfasst. Der Patient spürt noch leichte Berührung, Wärme und Kälte und vielleicht einen prickelnden Schmerz im Kieferwinkel, der Wange und der Ohrmuschel. Diese Symptome können entstehen, wenn der posteriore Ast des N. auricularis magnus in Kontakt mit der Procainlösung gekommen ist. Dieser Nerv schlingt sich um den M. sternocleidomastoideus und kreuzt ihn [2]. Wenn der Nerv durch eine 0,5%ige Procainlösung blockiert wurde, klingt das Taubheitsgefühl innerhalb von 15–20 Minuten ab, wenn auch die Lokalanästhesie nachlässt.

Sehr selten ist es erforderlich, den Insertionstriggerpunkt am unteren Ende des Caput claviculare zu infiltrieren. Dieser Triggerpunkt liegt im Bereich des Muskel-Sehnen-Übergangs. Die dort vorhandenen Druckschmerzen beruhen höchstwahrscheinlich auf einer Insertionstendopathie, die ihrerseits eine Folge von Triggerpunkten im mittleren Muskelabschnitt ist. Diese müssen folglich inaktiviert werden. Falls dennoch eine Infiltration erforderlich wird, ist zu bedenken, dass dieser Muskelanteil oberhalb der Lungenspitze liegt. Es ist daher sehr sorgfältig zu verfahren, um die Lunge nicht anzustechen und einen Pneumothorax zu provozieren.

▬ 7.14 Korrigierende Maßnahmen

7.14.1 Haltungsbelastung vermeiden

(Abb. 7.7)
Eine Haltung mit übermäßig vorgeschobenem Kopf muss korrigiert werden (Kapitel 5 und 41). Der Kopf muss aufrecht und ausbalanciert getragen und darf weder im Sitzen noch im Stand nach vorn geschoben werden. Der Patient erreicht einen guten Stand, wenn er sein Gewicht aus den Sprunggelenken heraus von den Fersen auf die Ballen verlagert. Arme und Schultern sollten entspannt sein.

Unter Umständen muss der Patient seinen Lehnsessel abändern, wenn dessen Kopfstütze den Kopf zu weit nach vorn schiebt. Oft ist ein Lendenkissen erforderlich, um die normale, einer aufrechten Haltung dienliche Lordose wiederherzustellen. Eine Kurzsichtigkeit sollte korrigiert werden, da sie einer Kopfhaltung Vorschub leistet, bei der die M. sternocleidomastoideus verkürzt werden.

Wenn der M. sternocleidomastoideus Triggerpunkte enthält, sollte man den Körper im Sitzen nicht längere Zeit in eine Richtung ausrichten und den Kopf in eine andere drehen. Diese Rotation provoziert Probleme in der Halsmuskulatur. Wer sich in einem längeren Gespräch einer anderen Person zuwenden oder länger fernsehen will, sollte entweder den Stuhl verrücken oder den ganzen Körper drehen und *nicht nur* den Kopf.

Ein Patient mit Triggerpunkten im M. sternocleidomastoideus sollte lernen, den Kopf zur nicht betroffenen Seite zu drehen oder mit der Hand zu stützen, wenn er ihn aus der Rückenlage anheben will, und damit den betroffenen Muskel zu entlasten. Auch bei Sit-backs und Sit-ups empfiehlt es sich, den Kopf leicht gedreht zu halten. Wenn der Patient sich nachts im Bett umdreht, sollte er den Kopf auf dem Kissen rollen, *anstatt* ihn anzuheben. Wenn der Muskel bilateral betroffen ist, muss der Patient sich vielleicht erst auf den Bauch rollen und dann aus dem Bett gleiten, um diese Halsmuskeln nicht zu überlasten.

Ein kleines Kissen im Nacken und ein weiteres an der Seite verhindert, dass der Patient nachts den Kopf rotiert oder zur Seite neigt. Er sollte dich die Ecken des seitlich liegenden Kissens zwischen Schulter und Kinn stecken, *nicht* unter die Schulter. Letzteres würde die Unterseite der vorderen Halsmuskeln beim Schlafen langfristig verkürzen.

Wenn die Bettleuchte neben dem Bett angebracht ist, werden die Muskeln überfordert, die den Kopf tragen (Abb. 7.3B). Die Lichtquelle sollte direkt über dem Kopfteil des Bettes angebracht sein (Abb. 7.3A) oder von der Decke herabhängen.

Der Patient sollte den Telefonhörer in der Hand halten, anstatt ihn zwischen Schulter und Ohr zu klemmen. Gelegentlich sollte er beim Telefonieren die Hand wechseln, die den Hörer hält (nicht das Ohr), denn damit ändert er die Kopfneigung. Wenn der Patient viel telefonieren muss, empfiehlt sich eine Freisprechanlage oder ein Kopfstück mit Mikrofon.

Ein Patient mit Triggerpunkten im M. sternocleidomastoideus sollte beim Schwimmen den Kraulschlag vermeiden, vor allem, wenn er zum Einatmen den Kopf zur Gegenseite des betroffenen M. sternocleidomastoideus dreht, der

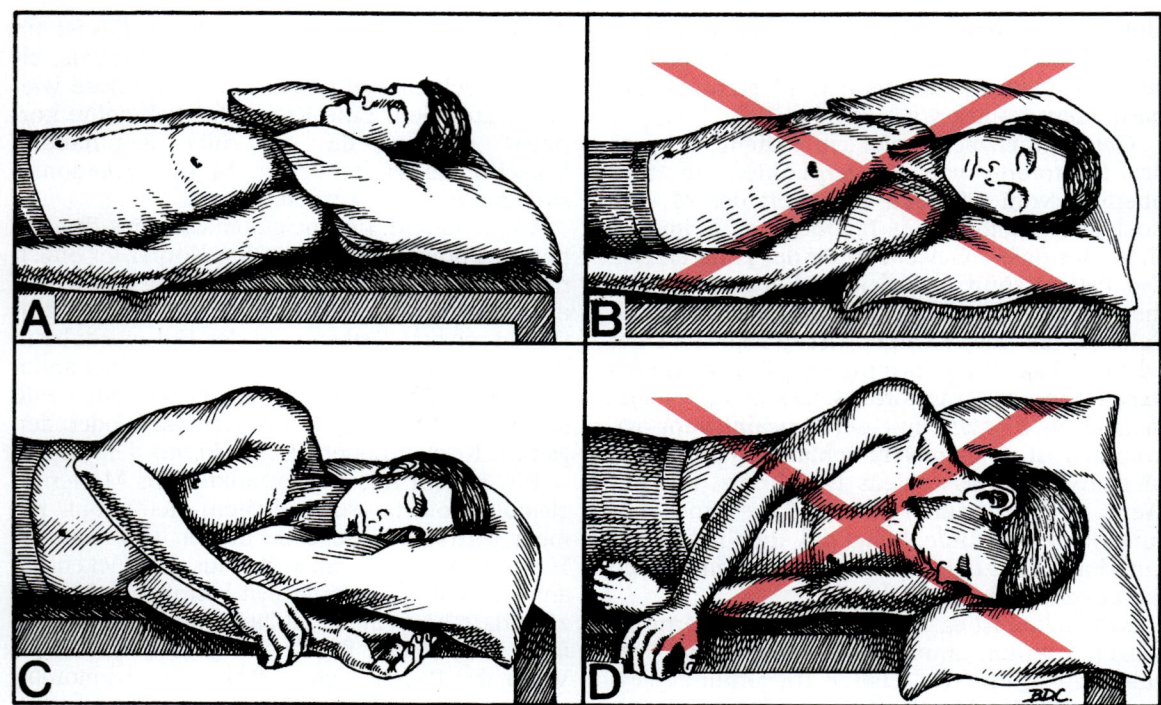

Abb. 7.7: Lagerung des Kopfkissens zur Linderung des myofaszialen Syndroms im M. sternocleidomastoideus. Darstellung der günstigen und ungünstigen (*rotes* **X**) Lage. **A:** *günstig.* Der Patient liegt auf dem Rücken, die Ecken des Kopfkissens sind zwischen Kinn und Schultern gesteckt. **B:** *ungünstig.* Der Patient liegt auf dem Rücken, das Kopfkissen unter seinen Schultern. **C:** *günstig.* Der Patient liegt auf der Seite, das Kopfkissen zwischen Kopf und Schulter. **D:** *ungünstig.* Der Patient liegt auf der Seite. Das Kinn ist gegen die Schulter gedrückt. Das Kopfkissen unter der Schulter bringt den M. sternocleidomastoideus und die Mm. scaleni in die angenäherte Stellung.

dadurch in der verkürzten Stellung kräftig kontrahieren muss. Auch länger dauernde Nackenextension bei einer Über-Kopf-Arbeit wie dem Streichen einer Zimmerdecke sollte zeitlich begrenzt werden.

Keinesfalls sollte der Patient den Kopf rollen. Solche Übungen können betroffene Muskeln schnell überdehnen, da sie ihre Schutzmechanismen unterlaufen.

7.14.2 Ausgleich von Körperasymmetrien

Eine Beinlängendifferenz oder eine zu kleine Beckenhälfte neigen die Schultergürtelachse und sollten angemessen ausgeglichen werden (Kapitel 4 und Abb. 48.9 und 48.10).

7.14.3 Kopfkissen

Im Schlaf ist der M. sternocleidomastoideus dem Schaukeln und den Schwingungen besonders ausgesetzt, die durch Kopfkissen aus einem federnden Kunststoff entstehen, wie sie oft bei Federallergien empfohlen werden. Inzwischen sind verschiedene Füllmaterialien aus Kunststoff auf dem Markt. Triggerpunkte des M. sternocleidomastoideus können sich innerhalb weniger Tage reaktivieren und die Symptome erneut auftreten, wenn der Patient wieder auf einem federnden Kopfkissen schläft. Sein passendes und schützendes Kopfkissen sollte der Patient stets auch auf Reisen mitnehmen.

7.14.4 Einschnürung

Ein enger Hemdkragen kann Druck auf den M. sternocleidomastoideus ausüben und dessen Triggerpunkte aktivieren. Der Untersucher prüft die Kragenweite: Es sollte mindestens ein Finger zwischen Hals und Kragen passen, wenn der Patient geradeaus blickt und wenn er den Kopf dreht, wodurch der Halsumfang zunimmt. Die Krawatte sollte nicht zu eng gebunden werden.

7.14.5 Chronische Infektion

Chronische Infektionsquellen oder Erregerbefall, wie in Kapitel 4 aufgeführt, müssen identifiziert und ausgeräumt werden.

7.14.6 Übungen

Als Selbstdehnungsübung neigt der Patient den Kopf zur Seite. Er nimmt dazu die Rückenlage ein und nähert das Ohr zuerst der einen, dann der anderen Seite der jeweiligen Schulter an (Abb. 20.14). Wenn er die Dehnung am Türrahmen gegen Triggerpunkte des M. pectoralis ausführt, darf er den Kopf nicht vorschieben. Wenn er nach unten blickt, verkürzt er die M. sternocleidomastoideus und steigert deren Aktivität.

Der Patient sollte mit Zwerchfell und Brustkorb richtig koordiniert, keinesfalls paradox atmen (Abb. 20.15 und Kapitel 45). Falls dem Patienten diese Atmung schwer fällt, sollte er in ein geeignetes Übungsprogramm eingewiesen werden.

Lewit beschreibt und illustriert eine postisometrische Relaxationstechnik unter Nutzung der Schwerkraft, die sich für ein häusliches Programm zum Lösen von Triggerpunkte im klavikulären Anteil des M. sternocleidomastoideus eignet. Der Patient nimmt die Rückenlage ein und legt eine Hand um die Kante des Behandlungstisches. Er dreht das Gesicht zu einer Seite. Das Kinn wird von der Tischkante gestützt. Der Patient wendet nur die Augen aufwärts und atmet langsam und tief unter Einsatz des Zwerchfells ein. Dadurch wird der obere M. sternocleidomastoideus leicht aktiviert. Beim langsamen Ausatmen blickt der Patient nach unten, entspannt sich und lässt den Kopf sinken. Mit jedem Atemzug verlängert sich der M. sternocleidomastoideus [40].

7.14.7 Weiterführende Literatur und Fallberichte

In verschiedenen Fallberichten ist die Behandlung von Patienten mit Triggerpunkten des M. sternocleidomastoideus umfassend dargestellt [63, 69, 71, 74]

Literatur

1. Aftimos S: Myofascial pain in children. *N Z Med J 102(874)*:440–441, 1989.
2. Alberti PW: The greater auricular nerve. *Arch Otolaryngol 76*:422–424, 1962.
3. Baker B: The muscle trigger: evidence of overload injury. *J Neurol Orthop Med Surg 7*:35–43, 1986.
4. Basmajian JV, DeLuca CJ: *Muscles Alive*. Ed. 5. Williams & Wilkins, Baltimore, 1985 (pp. 426, 466, 467).
5. Bates T: Myofascial pain. Chapter 14. In: *Ambulatoly Pediatrics II. Personal Health Care of Children in the Office*. Edited by Green M, Haggerty RJ. W.B. Saunders, Philadelphia, 1977 (pp. 147–148).
6. Brain WR, Walton JN: *Brain's Diseases of the Nervous System*. Ed. 7. Oxford University Press, New York, 1969 (pp. 517, 541–543).
7. Brody SI: Sore throat of myofascial origin. *Milit Med 129*:9–19, 1964.
8. Broer MR, Houtz SJ: *Patterns of Muscular Activity in Selected Sports Skill*. Charles C. Thomas, Springfeld, 111., 1967.
9. Brøndo K, Dahl HA, Teig E, *et al.:* The human posterior cricoarytenoid (PCA) muscle and diaphragm. *Acta Otolaryngol (Stockh) 102*:474–481, 1986.
10. Brudny J, Grynbaum BB, Korein J: Spasmodic torticollis: treatment of feedback display of the EMG. *Arch Phys Med Rehabil 55*:403–408, 1974.
11. Campbell EM: Accessory muscles, Chapter 9. In: *The Respiratory Muscles, Mechanics and Neutral Control*. Ed. 2. Edited by Campbell EM, Agostoni E, Davis JN. W.B. Saunders, 1970 (pp. 183–186).
12. Clemente CD: *Gray's Anatomy*. Ed. 30. Lea & Febiger, Philadelphia, 1985 (pp. 457, 1189, 1205).
13. Clemente CD: *Anatomy*. Ed. 3. Urban & Schwarzenberg, Baltimore, 1987 (Fig. 576).
14. *Ibid*. (Figs. 578, 579).
15. *Ibid*. (Figs. 583–585).
16. Cohen LA: Body orientation and motor coordination in animals with impaired neck sensation. *Fed Proc 18*:28, 1959.
17. Cohen LA: Role of eye and neck proprioceptive mechanisms in body orientation and motor coordination. *J Neurophysiol 24*:1–11, 1961.
18. Denny-Brown DE: Neurologic aspects of vertigo. *N Engl J Med 241*:144, 1949.
19. Drake ME Jr: Brain-stem auditory-evoked potentials in spasmodic torticollis [Abstract]. *Arch Neurol 45(2)*:174–175, 1988.
20. Duchenne GB: *Physiology of Motion*, translated by E.B. Kaplan. J.B. Lippincott, Philadelphia, 1949 (p. 479).
21. Dunteman E, Turner S, Swarm R: Pseudo-spinal headache. *Reg Anesth 21(4)*:358–360, 1996.
22. Eisler P: *Die Muskeln des Stammes*. Gustav Fischer, Jena, 1912 (p. 236).
23. Ellis H, Logan B, Dixon A: *Human Cross-Sectional Anatomy: Atlas of Body Sections and CT Images*. Butterworth Heinemann, Boston, 1991 (Sects. 12–19, 23–31).
24. Gerwin RD, Shannon S, Hong CZ, *et al.:* Interrater reliability in myofascial trigger point examination. *Pain 69*:65–73, 1997.
25. Good MG: Senile vertigo caused by curable cervical myopathy. *J Am Geriatr Soc 5*:662–667, 1957.

26. Goss CM: *Gray's Anatomy*. Ed. 29. Lea & Febiger, Philadelphia, 1973 (pp. 944, 945).
27. Gutstein M: Diagnosis and treatment of muscular rheumatism. *Br J Phys Med 1*:302–321, 1938 (p. 311).
28. Halpern L: Biological significance of head posture in unilateral disequilibrium. *Arch Neurol Psychiatr 72*:160–180, 1954 (Case 3).
29. Hayward R: Observations on the innervation of the sternomastoid muscle. *J Neurol Neurosurg Psychiatry 49(8)*:951–953, 1986.
30. Hoefnagel D, Biery B: Spasmus nutans. *Dev Med Child Neurol 10*:32–35, 1968.
31. Hong CZ: Considerations and recommendations regarding myofascial trigger point injection. *J Musculoske Pain 2(1)*:29–59, 1994.
32. Hong CZ: Lidocaine injection versus dry needling to myofascial trigger point: the importance of the local twitch response. *Am J Phys Med Rehabil 73*:256–263, 1994.
33. Horton CE, Crawford HH, Adamson JE, *et al.*: Torticollis, *South Med J 60*:953–958, 1967.
34. Jaeger B: Are "cervicogenic" headaches due to myofascial pain and cervical spine dysfunction? *Cephalalgia 9*:157–164, 1989.
35. Jaeger B: Differential diagnosis and management of craniofacial pain. Chapter 11. In: *Endodontics*. Ed. 4. Edited by Ingle JI, Bakland LK. Williams & Wilkins, Baltimore, 1994 (pp. 550–607).
36. Jenkins DB: *Hollinshead's Functional Anatomy of the Limbs and Back*. Ed. 6. W. B. Saunders, Philadelphia, 1991 (pp. 80, 81, 344).
37. Kellgren JH: Deep pain sensibility. *Lancet 1*:943–949, 1949.
38. Kraus H: *Clinical Treatment of Back and Neck Pain*. McGraw-Hill, New York, 1970 (pp. 97, 104, 105).
39. Lange M: *Die Muskelhärten (Myogelosen)*. J.F. Lehmanns, München, 1931 (pp. 88, 89, Fig. 30).
40. Lewit K: *Manipulative Therapy in Rehabilitation of the Locomotor System*. Ed. 2. Butterworth Heinemann, Oxford, 1991 (p. 197).
41. Llewellyn LJ, Jones AB: Fibrositis. Rebman, New York, 1915 (pp. 201, 203).
42. Long C, II: Myofascial pain syndromes: Part Il Syndromes of the head, neck, and shoulder girdle. *Henry Ford Hosp Med Bull 4*:22–28, 1956 (pp. 23).
43. Marbach JJ: Arthritis of the temporomandibular joints. *Am Fam Physician 19*:131–139, 1979 (Fig. 9D).
44. Mazzini L, Zaccala M, Balzarini C: Abnormalities of somatosensory evoked potentials in spasmodic torticollis. Movement Disord 9(4):426–430, 1994.
45. McMinn RM, Hutchings RT, Pegington J, Abrahams P: *Color Atlas of Human Anatomy*, Ed. 3. Mosby Year Book, Missouri, 1993 (p. 39).
46. *Ibid.* (pp. 41, 116).
47. Middleton DS: The pathology of congenital torticollis. *Br J Surg 18*:188–204, 1930.
48. Mikhail M, Rosen H: History and etiology of myofascial pain-dysfunction syndrome. *J Prosthet Dent 44*:438–444, 1980.
49. Motta A, Trainiti G: Paralysis of the trapezius associated with myogenic torticollis. *Ital J Orthop Traumatol 3*:207–213, 1977.
50. Netter FH: *Nervous System*. Volume 1 of The CIBA Collection of Medical Illustrations. CIBA Pharmaceutical Company, New Jersey, 1972 (pp. 42, 43).
51. Politzer A: *A Textbook of Diseases of the Ear*. Ed. 4. Lea Bros & Co., Philadelphia, 1902 (p. 642).
52. Rachlin ES: lnjection of specifik: trigger points. Chapter 10. In: *Myofascial Pain und Fibromyalgia*. Edited by Rachlin ES. Mosby, St. Louis. 1994, pp. 197–360 (see p. 295).
53. Radziemski A, Kedzia A, Jakubowicz M: Number and localization of the muscle spindles in the human fetal sternocleidomastoid muscle. *Folia Morphol (Warsz) 50(1–2)*:65–70, 1991.
54. Rasch PJ, Burke RK: Kinesiology und Applied Anatomy. Lea & Febiger, Philadelphia, 1967 (pp. 231, 233, 258).
55. Reynolds MD: Myofascial trigger point syndromes in the practice of rheumatology. *Arch Phys Med Rehabil 62*:111–114, 1981 (Tables 1 and 2).
56. Sarnat HB, Morrissy RT: Idiopathic torticollis: sternocleidomastoid myopathy and accessory neuropathy. *Muscle Nerve 4*:374–380, 1981.
57. Sharav Y, Tzukert A, Refaeli B: Muscle pain index in relation to pain, dysfunction, and dizziness associated with the myofascial pain-dysfunction syndrome. Oral Surg 46:742–747, 1978.
58. Snyder CH: Paroxysmal torticollis in infancy. *Am J Dis Child 117*:458–460, 1969.
59. Spalteholz W: *Handatlas der Anatomie des Menschen*. Ed. 11, Vol. 2. 5. Hirzel, Leipzig, 1922 (p. 270).
60. Toldt C: *An Atlas of Human Anatomy*, translated by M.E. Paul. Ed. 2, Vol. 1. Macmillan, New York, 1919 (p. 292).
61. Travell J: Rapid relief of acute "stiff neck" by ethyl chloride spray. *J Am Med Wom Assoc 4*:89–95, 1949.
62. Travell J: Pain mechanisms in connective tissue. In: *Connective Tissues, Transactions of the Second Conference, 1951*. Josiah Macy. Jr. Foundation, New York, 1952 (pp. 86–125).
63. Travell J: Referred pain from skelotal muscle: pectoralis major syndrome of breast pain and soreness and sternomastoid syndrome of headache and dizziness. *NY Stute J Med 55*:331–339, 1955.
64. Travell J: Symposium on mechanism and management of pain syndromes. Proc Rudolf Virchow Med Soc 16:128–136, 1957 (pp. 4, 5. Figs. 2, 3).
65. Travell 1: Temporomandibular joint pain referred from muscles of the head and neck. *J Prosthet Dent 10*:745–763, 1960.
66. Travell J: Mechanical headache. *Headache 7*:23–29, 1967.
67. Travell J: *Office Hours: Day and Night*. The World Publishing Company, New York, 1968 (p. 271).
68. *Ibid.* (pp. 293–294).
69. Travell J: Identification of myofascial trigger point syndromes: a case of atypical facial neuralgia. *Arch Phys Med Rehabil 62*:100–106, 1981.

70. Travell J, Bigelow NH: Role of somatic trigger areas in the patterns of hysteria. *Psychosom Med 9:*353–363, 1947.

71. Travell J, Rinzler SH: Pain syndromes of the chest muscles: Resemblance to effort angina and myocardial infarction, and relief by local block. *Can Med Assoc 159:*333–338, 1948 (pp. 334, 335, Case 2).

72. Travell J, Rinzler SH: The myofascial genesis of pain. *Postgrad Med 11:*425–434, 1952.

73. Webber TD: Diagnosis and modification of headache and shoulder-arm-hand syndrome. *JAOA 72:*61–74, 1973 (p. 8. Figs. 20–23).

74. Weeks VD, Travell J: Postural vertigo due to trigger areas in the sternocleidomastoid musclc. *J Pediatr 47:*315–327, 1955.

75. Williams HL: The syndrome of physical or intrinsic allergy of the head: myalgia of the head (sinus headache). *Proc Staff Meet Mayo Clinic 20:*177–183, 1945.

76. Williams HL, Elkins, EC: Myalgia of the head. *Arch Phys Ther 23:*14–22, 1942.

77. Wyant GM: Chronic pain syndromes and their treatment. II. Trigger points. *Can Anaesth Soc J 26:*216–219, 1979 (Patient 1, and Fig. la).

78. Zohn DA: *Musculoskeletal Pain: Diagnosis und Physical Treatment*, Ed. 2. Little, Brown & Company, Boston, 1988 (Figs. 9–2C, 12–1).

Kopf/Hals

M. masseter

Mit Beiträgen von Bernadette Jaeger und Mary Maloney

Übersicht: Bei einer stark eingeschränkten Kieferöffnung spielt vermutlich der M. masseter die Hauptrolle. Triggerpunkte in diesem Muskel erhöhen seine Spannung und führen dadurch zu Fehlfunktionen und oft zu Schmerzen. **Übertragungsschmerzen** von Triggerpunkten in der oberflächlichen Schicht des M. masseter können zu den Augenbrauen, zur Maxilla und nach vorn zur Mandibula sowie zu den oberen oder unteren Backenzähnen geleitet werden, die dann für Druck und Temperaturveränderungen überempfindlich werden. Triggerpunkte in den tiefen Muskelschichten können Schmerzen tief ins Ohr und in die Region des Kiefergelenks leiten. **Anatomie:** Die Ansatzstellen des M. masseter befinden sich oben an Arcus zygomaticus und Proc. zygomaticus der Maxilla und unten an der Außenfläche des Unterkieferastes und des Kieferwinkels. Der M. masseter (oberflächliche Fasern) hat in erster Linie die **Funktion,** die Mandibula anzuheben, während die tiefe Faserschicht an deren Retrusion beteiligt ist. **Symptome** aktiver Triggerpunkte in diesem Muskel sind hauptsächlich Schmerz und eventuell deutliche Schwierigkeiten bei der Mundöffnung. Ein *unilateraler Tinnitus* kann auf Triggerpunkte im oberen Anteil der tiefen Muskelschicht zurückgehen. Die Triggerpunkte werden durch grobe Traumen, durch das Mikrotrauma des Bruxismus, durch chronische und akute Überlastung, Haltungsfehler, erhebliche Okklusionsstörungen und eine länger dauernde Fixierung der Mandibula in einer von der Ruhestellung abweichenden Haltung **aktiviert und aufrecht erhalten.** Bei der **Untersuchung des Patienten** kann sich eine Einschränkung der Mundöffnung auf weniger als die 40 mm zeigen, die für Männer und Frauen als minimal gilt. Im Normalfall sollte man mindestens zwei Fingerknöchel zwischen obere und untere Schneidezähne schieben können. Die **Untersuchung auf Triggerpunkte** ist effizienter, wenn der Mund teilweise geöffnet ist. Die oberflächlichen anterioren Muskelfasern werden mit Zangengriff palpiert, während sich für einige der weit posterioren Fasern der tiefen Schicht eine flächige Palpation gegen die Mandibula besser eignet. **Differenzialdiagnostisch** müssen ein Tinnitus neurologischen Ursprungs und schmerzhafte Störungen des Kiefergelenks ausgeschlossen werden. Letztere sind bei Triggerpunkten im M. masseter und in anderen Kaumuskeln häufig und können die Beschwerden verstärken. Schmerzen bei Triggerpunkten im M. masseter spielen oft beim Spannungskopfschmerz und möglicherweise auch beim zervikogenen Kopfschmerz eine Rolle. Assoziierte Triggerpunkte entwickeln sich wahrscheinlich in den ipsilateralen Mm. temporalis und pterygoideus medialis sowie im kontralateralen M. masseter. Die Aktivität von Triggerpunkten im M. masseter tritt oft sekundär zu Triggerpunkten im M. sternocleidomastoideus auf. Die **Lösung von Triggerpunkten** erfolgt durch Sprühen und Dehnen, Druckanwendung und durch reziproke Inhibition zur Muskelentspannung. Energische Dehnungsverfahren müssen vermieden werden, insbesondere wenn eine Funktionsstörung des Kiefergelenks in Betracht gezogen werden muss. Wenn der Muskel im Zangengriff erfasst wird, ist eine präzise **Infiltration der Triggerpunkte** möglich. Ein Finger lokalisiert von der Mundhöhle aus den Triggerpunkt gegen den Daumen, der von außen Widerstand bietet. Vor Infiltration der posterioren (tiefen) Fasern von außen muss der Gesichtsnerv lokalisiert werden. Als **korrigierende Maßnahmen** muss sich der Patient angewöhnen, Kopf, Hals und Zunge optimal zu halten und sich übermäßiges Kauen, Zusammenbeißen oder Knirschen der Zähne, Kaugummikauen, Zerbeißen von Eisstückchen oder Fingernägeln u. ä. abgewöhnen. Außerdem müssen assoziierte Triggerpunkten in Muskeln, die Schmerz ins Gesicht übertragen, inaktiviert werden, regelmäßige Selbstdehnungsübungen durchgeführt werden und gegebenenfalls eine vorzeitige Okklusion beseitigt werden.

Inhaltsübersicht

Kopf/Hals

8.1 Übertragungsschmerzen

(Abb. 8.1)
Triggerpunkte verursachen Funktionsstörungen (da sie die Muskelspannung erhöhen) und rufen oft Schmerzen hervor. Die oberflächliche und die tiefe Faserschicht des M. masseter haben unterschiedliche Schmerzübertragungsmuster. Außerdem sind die Fasern der beiden Schichten unterschiedlich ausgerichtet, und unterscheiden sich folglich auch funktionell.

8.1.1 Oberflächliche Faserschicht

Myofasziale Triggerpunkte in der oberflächlichen Schicht des M. masseter übertragen hauptsächlich Schmerzen zum Unterkiefer, zu den Backenzähnen und deren Zahnfleisch und zur Maxilla [45, 79, 81]. Sofern die Triggerpunkte im vorderen Rand und *oberen* Teil der Schicht liegen, übertragen sie Schmerzen zu den oberen Prämolaren [41], den Molaren mit ihrem Zahnfleisch und zur Maxilla [45, 79]. Die Patienten beschreiben den Oberkieferschmerz oft als „Sinusitis". Triggerpunkte direkt unterhalb des mittleren Muskelbauchs übertragen Schmerzen in die unteren Molaren und in die Mandibula [79, 86]. Triggerpunkte am unteren Rand der Mandibula in der Nähe des Angulus übertragen bogenförmige Schmerzen über Schläfe und Augenbrauen sowie zum Unterkie-

fer [40, 79, 81]. Diese Schmerzübertragungsmuster wurden kürzlich von Sola und Boncia bestätigt [68]. Eine Triggerzone am Angulus mandibulae (es handelt sich wahrscheinlich um die Manifestation einer Insertionstendopathie) kann präaurikulär Schmerzen in den Bereich des Kiefergelenks übertragen [69]. Triggerpunkte in den Mm. masseter (oder temporalis) mit ihrem übertragenen Schmerz und übertragener Druckempfindlichkeit können die Zähne entweder gegen Okklusionsdruck, Klopfen, Wärme und Kälte oder gegen jeden dieser Reize sensibilisieren.

8.1.2 Tiefe Faserschicht

Triggerpunkte in der tiefen Schicht des M. masseter über dem Ast der Mandibula übertragen einen diffusen Schmerz in die mittlere Wange im Bereich des M. pterygoideus lateralis und manchmal in den Bereich des Kiefergelenkes. Wenn ein Triggerpunkt der tiefen Faserschicht an einem bestimmten Punkt nahe am hinteren Jochbogenansatz liegt, überträgt er wahrscheinlich Schmerzen tief ins Ohr, wie Abbildung 8.1D veranschaulicht [8, 33, 58, 61, 79, 80]. Dieser Triggerpunkt kann auch einen Tinnitus im ipsilateralen Ohr auslösen [79]. Der Tinnitus kann durch Druck auf den Triggerpunkt hervorgerufen werden, oder er besteht fortwährend, und der Patient bemerkt ihn erst, wenn er ausbleibt, sobald der zuständige Triggerpunkt inaktiviert ist. Wenn der Muskel beim weiten Mundöffnen gedehnt wird, kann das ebenfalls einen Tinnitus auslösen oder unterbrechen. Der Tinnitus wird allgemein als „leises Röhren" beschrieben. Er steht in keinem Zusammenhang mit Taubheit und Drehschwindel, die bei einer zentralen oder vestibulären Läsion auftreten.

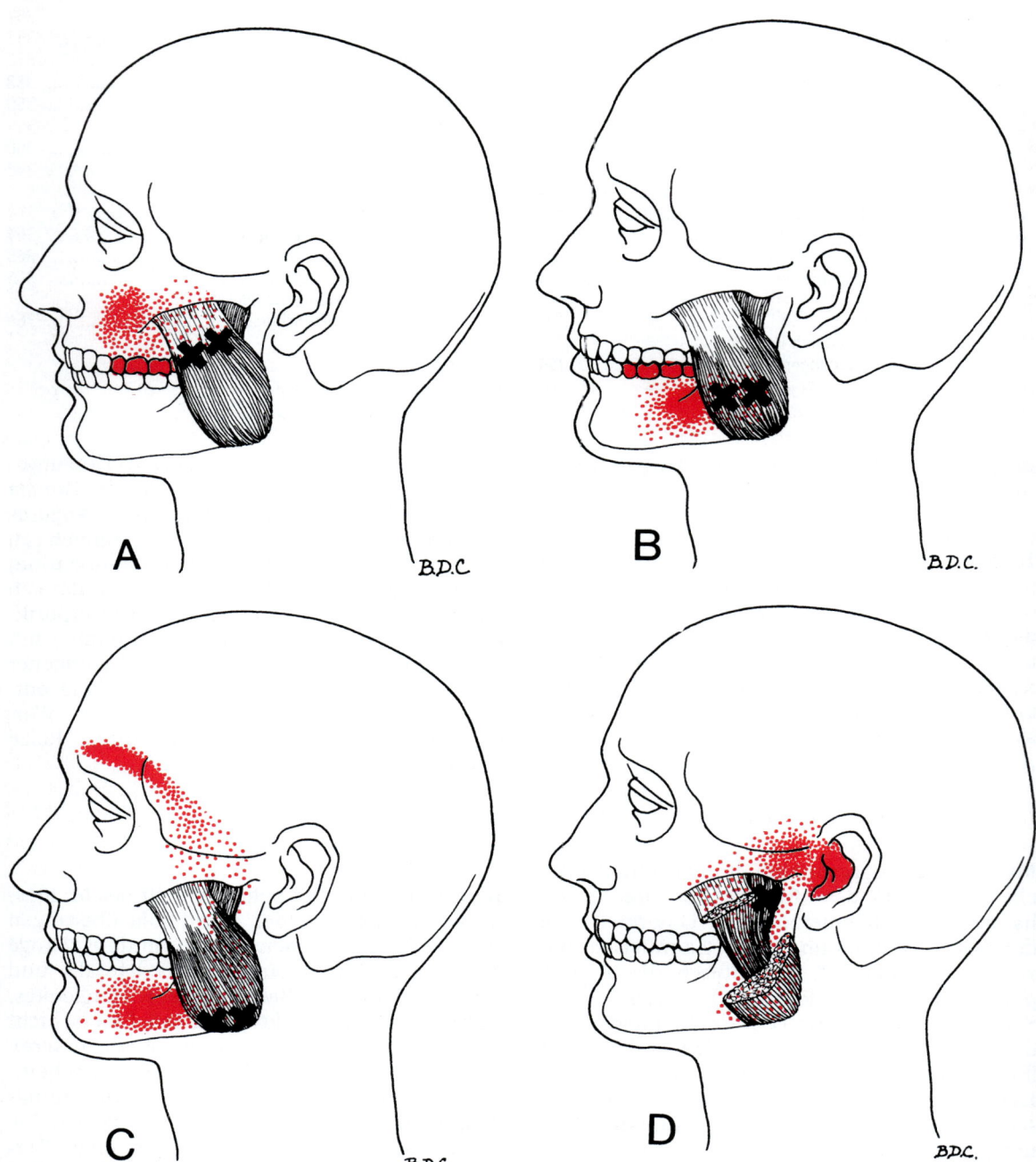

Abb. 8.1: Die **X** bezeichnen Triggerzonen und Triggerpunkte in verschiedenen Teilen des M. masseter. *Flächiges Rot:* Haupt-Übertragungsschmerzzonen. *Gepunktete Fläche:* Nebenschmerzzonen. **A:** Insertionstriggerpunkt nahe dem Muskel-Sehnen-Übergang der oberflächlichen Schicht, oberer Teil; **B:** zentrale Triggerpunkte im mittleren Muskelbauch, obere Schicht; **C:** Insertionstriggerpunkte im untersten Teil der oberen Schicht, nahe der Ansatzstelle; **D:** Triggerpunkt im obersten, hinteren Teil der tiefen Schicht unterhalb des Kiefergelenks.

Kopf/Hals

8.1.3 Prävalenz

Der M. masseter ist unter den Kaumuskeln besonders häufig von Triggerpunkten befallen. An einer Studie nahmen 56 Patienten mit dem myofaszialen Schmerzdysfunktionssyndrom nach der Definition von Laskin [3] teil (Kapitel 5). Die oberflächliche Schicht des M. masseter war am häufigsten, die tiefe Schicht am fünfthäufigsten von Triggerpunkten betroffen [14]. In einer weiteren Studie an 277 Patienten mit ähnlichem Beschwerdebild klagten 81% über Schmerzen. Bei diesen Schmerzpatienten war der M. masseter am zweithäufigsten (70%) druckschmerzhaft. Bei 84% der Schmerzpatienten war es der M. pterygoideus lateralis [35]. Sharav und Mitarbeiter untersuchten 42 Patienten mit myofaszialem Schmerzdysfunktionssyndrom. Mit 69% war der M. masseter am zweithäufigsten von aktiven Triggerpunkte betroffen, der M. pterygoideus lateralis mit 83% am häufigsten [64]. Solberg und Koautoren beobachteten viermal häufiger bei Personen, die von ihrem Bruxismus wussten als bei solchen, denen ihr Leiden unbekannt war, einen Druckschmerz in der oberflächlichen Schicht des M. masseter in Verbindung mit einer eingeschränkten Mundöffnung [70].

8.1.4 Experimentelle Untersuchungen

Kellgren löste bei einer gesunden Versuchsperson Übertragungsschmerzen vom M. masseter aus, indem er den Muskel unmittelbar oberhalb des Angulus mandibulae mit 0,1 ml 6%iger Kochsalzlösung infiltrierte. Der Patient empfand daraufhin „Zahnschmerzen" im Oberkiefer sowie Schmerzen im Bereich des Kiefergelenkes und im äußeren Gehörgang [40].

Bei maximalem Zusammenbeißen der Zähne korrelierten die elektromyographischen Veränderungen im M. masseter mit einsetzender Müdigkeit und Erschöpfung des Muskels, nicht jedoch mit den einsetzenden Muskelschmerzen [15]. Dieser Befund deckt sich mit anderen Studien, in denen keine Korrelation zwischen Spannungskopfschmerzen und EMG-Aktivität festgestellt wurde [55]. Es handelte sich also eher um einen Übertragungsschmerz von Triggerpunkten als um eine Folge unwillkürlicher motorischer Aktivität bei einem Muskelspasmus.

Nozizeptive Neuronen in der Pars caudalis des Nucleus spinalis nervi trigeminalis zeigen eine starke Konvergenz von Kiefergelenk und M. masseter [42]. Mehr als 154 sensible Neuronen besaßen nozizeptive Felder in beiden peripheren Strukturen. Das berechtigt zu der Annahme, dass diese Konvergenz für Übertragungsschmerzen bei einem nozizeptiven Stimulus verantwortlich ist, der vom Muskel ausgehend das Gelenk anspricht (oder umgekehrt).

8.2 Anatomie

(Abb. 8.2)
Der oberflächliche und mittlere Muskelanteil werden hier gemeinsam als *oberflächliche Schicht* behandelt, da sie beide *oben* an den anterioren zwei Dritteln des Arcus zygomaticus ansetzen und eine ähnliche Faserrichtung aufweisen. *Unten* setzt die oberflächliche Schicht an der Außenfläche der Mandibula an, und zwar am Kieferwinkel und der unteren Hälfte des Ramus mandibulae. Die *tiefe Schicht* setzt *oben* am posterioren Drittel des Arcus zygomaticus an und *unten* an der lateralen Fläche des Proc. coronoideus mandibulae sowie an der oberen Hälfte von deren Ramus [17, 66]. Diese Ansatzstelle kann sich bis zum Kieferwinkel ausdehnen [29]. Die tiefen Fasern verlaufen vertikaler als die oberflächlichen, und die am weitesten posterior liegenden Fasern sind wesentlich kürzer als die im übrigen Muskel.

8.2.1 Muskelstruktur

Wie in einer Studie festgestellt wurde, sind nahezu 78% der anterioren Fasern des M. masseter (oberflächliche und tiefe Schicht) vom Typ I (langsam zuckend) und annähernd 7% vom Typ II (schnell zuckend) [30]. Auch die posterioren Fasern gehören überwiegend zum Typ I (70% der oberflächlichen, 77% der tiefen Fasern). Der posteriore Anteil hatte allerdings mehr Typ-II-Fasern (20% oberflächlich, 15% tief) [30] als der anteriore. Verglichen mit den meisten Muskeln an Rumpf und Extremitäten ist das ein ungewöhnlich hoher Anteil langsam zuckender Fasern. Der Muskel ist folglich in erster Linie für Haltearbeiten ausgelegt und schnellen Anpassungen nur wenig gewachsen.

Die Anzahl der intrafusalen Fasern pro Muskelspindel in diesem Muskel war ungewöhnlich hoch (bis zu 36) [31]. Dieser Befund untermauert, dass die Muskelspindeln des M. masseter großen propriozeptiven Einfluss auf die Feinabstimmung beim Kieferschluss haben.

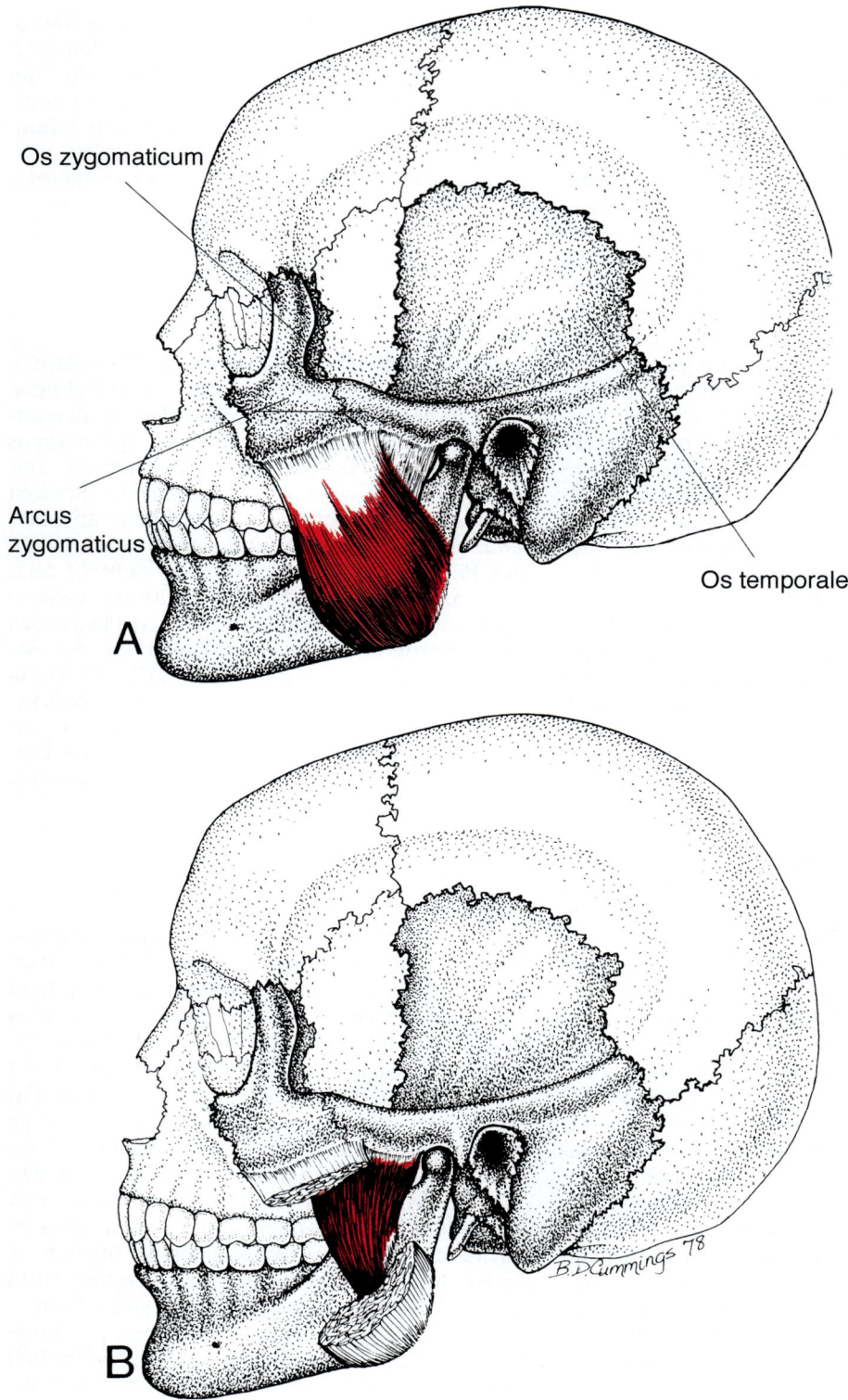

Abb. 8.2: Ansatzstellen des M. masseter. **A:** oberflächliche Schicht; **B:** tiefe Schicht. Die oberflächliche Schicht wurde teilweise entfernt.

8.2.2 Weiterführende Literatur

Der M. masseter ist deutlich im Frontal- und im Querschnitt abgebildet [2, 5, 22], in der Ansicht von vorn [20], von der Seite [4, 21, 28, 72, 76], von unten [25, 75] und von hinten [73]. Der oberflächliche Anteil wurde mit den darüber liegenden Strukturen dargestellt (Nerven und Glandula parotis) [2, 48]. Die Fasern des tiefen Anteils wurden gesondert abgebildet [22, 29, 77].

8.3 Innervation

Der M. masseter wird vom N. massetericus innerviert, der vom vorderen Ast des N. mandibularis des N. trigeminus (V. Hirnnerv) entspringt [18].

8.4 Funktion

Hauptaufgabe des Muskels ist es, die Mandibula anzuheben und die Kiefer zu schließen, etwa beim Zusammenbeißen in zentrischer Okklusion [7, 20, 54, 85]. Die *tiefen* Fasern ziehen außerdem die Mandibula nach hinten. Normalerweise muss der M. masseter nicht aktiv sein, um die Kiefer in Ruhestellung zu halten [7]. Im Allgemeinen wirken die Mm. masseter und temporalis mit nur geringen Unterschieden in der Aktivität ihrer motorischen Einheiten zusammen. Der M. temporalis ist eher für das mandibuläre Gleichgewicht und die Regulation der Stellung zuständig. Der M. masseter wird eingesetzt, um die Kiefer kraftvoll zu schließen [74]. Wenn weiche oder harte Speisen gekaut wurden, reagierte der M. masseter immer vor dem M. temporalis. Moller et al. untersuchten die elektrische Aktivität des M. masseter in Ruhestellung an sitzenden und liegenden Probanden. Sie stellten nur geringe Unterschiede fest. Wenn der Proband saß und sein Kopf abgestützt war, konnte der M. temporalis nicht entspannen, wohl aber nahm die elektromyographische Aktivität insbesondere im anterioren Muskelteil beträchtlich ab [50].

Die tiefen Schichten dieses Muskels enthalten zahlreiche relativ komplexe Muskelspindeln. Das korrespondiert mit dem bemerkenswerten Überwiegen von Typ-I-Fasern [30] und könnte die Feinabstimmung erleichtern, wenn sich die Molaren beim Kauen in Okklusion bewegen. Ein ähnliches Muster ist im M. masseter des Kaninchens nachweisbar [13]. Die hohe Dichte an Muskelspindeln findet sich insbesondere in Regionen mit einem großen Anteil an Typ-I-Fasern. Beide nehmen mit zunehmendem Abstand vom Kiefergelenk zu. Daraus ist zu schließen, dass die Spindeln die Bisskraft regulieren. Detaillierte Auszählungen der Muskelspindeln ließen eine heterogene Verteilung zwischen anteriorem und mittlerem Muskelanteil erkennen [13] und keine Konzentration im mittleren Muskelbauch.

Ein objektiver Test belegte die Modulation der Reflexaktivität bei Patienten, die für aktive Triggerpunkte kennzeichnende Symptome in der Kaumuskulatur aufwiesen. Wie sich zeigte, wird die Aktivität motorischer Einheiten des M. masseter beim Zusammenpressen der Kiefer durch eine „silent period" von ungefähr 25 ms unterbrochen, wenn durch Klopfen gegen das Kinn [6, 12] oder auf einen Zahn [7] ein Mandibulareflex ausgelöst wird. Die „silent period" entsteht in erster Linie durch Stimulation der Rezeptoren des Lig. periodontale, das die Zahnreihen umgibt [12]. Die „silent period" dauerte bei Patienten mit schweren Schmerzsymptomen in der Kaumuskulatur eindeutig länger [46, 67]. Nach erfolgreicher Behandlung verkürzte sie sich [64]. Dieser Befund stimmt mit anderen Daten überein, denen zufolge Triggerpunkte die motorische Kontrolle ebenso wie die Schmerzwahrnehmung beeinflussen.

8.5 Funktionelle Einheit

Als Synergisten der oberflächlichen Schicht beim Anheben der Mandibula wirken der kontralaterale M. masseter und die bilateralen Mm. temporales und pterygoidei mediales [7]. Einige Autoren sprechen dem oberen Anteil des M. pterygoideus lateralis beim aktiven Kieferschluss oder zu Beginn der kraftvollen Mandibulabewegung eine Aktivität zu [34, 44]. Diese Ergebnisse sind jedoch umstritten, da es schwierig ist, die Position der Elektrode während der Ableitung zu objektivieren und EMG-Störgeräusche von anderen Muskeln auszuschließen [84, 87]. Zu den Antagonisten des M. masseter zählen die Mm. geniohyoideus, omohyoideus und hypoglossus, der anteriore Bauch des M. digastricus und der untere Anteil des M. pterygoideus lateralis.

Bei der Retrusion der Mandibula wirkt der posteriore Anteil des M. temporalis synergistisch mit der tiefen Schicht des M. masseter. Wichtigster Antagonist ist der untere Teil des M. pterygoideus lateralis.

■■■ 8.6 Symptome

8.6.1 Schmerzen

Wie in Kapitel 8.1 beschrieben, sind Schmerzen die überwiegenden Beschwerden. In vielen Fällen stehen Symptome des „Kiefergelenks" eher mit schlechter Koordination und vermehrter „Spastik" (Verspannung) der Kaumuskulatur im Zusammenhang als mit einer Gelenkstörung im engeren Sinne [35]. Aktive Triggerpunkte in der tiefen Schicht des M. masseter können den für eine rheumatische Erkrankung typischen Kiefergelenkschmerz nachahmen [58]. Wenn es sich hierbei um einen Übertragungsschmerz handelt, sind mit großer Wahrscheinlichkeit die Mm. masseter und pterygoideus lateralis betroffen [14, 35, 64]. Die *Mundöffnung ist stärker eingeschränkt*, wenn sich die Triggerpunkte in der oberflächlichen Schicht des M. masseter als in dessen tiefer Schicht befinden. Erstaunlicherweise sind sich die Patienten der reduzierten Kieferöffnung nicht bewusst, solange sie problemlos in ein Butterbrot beißen können (erforderliche Öffnung ca. 30 mm) [78].

8.6.2 Unilateraler Tinnitus

Ein unilateraler Tinnitus kann mit Triggerpunkten im oberen posterioren Anteil der tiefen Muskelschicht zusammenhängen. Es kann sich bei diesem Symptom um ein übertragenes autonomes Phänomen oder um eine übertragene motorische Aktivität des M. tensor tympani und/oder des M. stapedius im Mittelohr handeln. Diese Muskeln liegen innerhalb der Schmerzübertragungszone der Triggerpunkte des M. masseter. Ein Spasmus des M. stapedius könnte die Mittelohrknöchelchen in Schwingung versetzen. Ein Tinnitus kann auch bei einer intrakapsulären Kiefergelenkerkrankung entstehen oder mit den Faszienverbindungen von Kiefergelenk und Mittelohr zusammenhängen [56].

Bei einem bilateralen Tinnitus besteht eher Verdacht auf eine systemische als auf eine myofasziale Ursache. Wenn jedoch die tiefe Schicht des M. masseter bilateral betroffen ist, kann sie auch bilateralen Tinnitus auslösen. In diesem Fall wird die Intensität einseitig schwanken. Einem beidseitigen Tinnitus kann ein hoher Serumsalizylatspiegel zu Grunde liegen. Ein medikamentöser Tinnitus tritt meistens bilateral und dosisabhängig auf [51] und nicht in erster Linie einseitig, wie bei Triggerpunkten in der tiefen Schicht des M. mas-

seter. Eine Hörbeeinträchtigung ist kein Merkmal aktiver Triggerpunkte im M. masseter.

8.6.3 Komplexe Symptome und Gesichtsschmerzen

Komplexe Symptome und Gesichtsschmerzen in sich überschneidenden Mustern können von Triggerpunkten in verschiedenen *Kopf- und Halsmuskeln* übertragen werden. Ein gutes Beispiel ist der ein- oder beidseitige Kopfschmerz vom Typ der Migräne oder des Spannungskopfschmerzes, der durch verschiedene, sich überlappende Schmerzmuster von Triggerpunkten in Kau- und Halsmuskeln entsteht (Abb. 5.2). Der Arzt identifiziert die Triggerpunkte, die wahrscheinlich zum Geschehen beitragen, indem er den Schmerz in seiner gesamten Ausbreitung detailliert in eine Körperskizze einträgt (Abb. 3.2–3.4) und diese Skizze mit dem typischen Schmerzmuster der einzelnen Muskeln vergleicht, die an dem gesamten Schmerzbild beitragen können. Die Kapitel mit den Muskelübersichten und die Schmerzmuster-Tafeln, die aus dem Handbuch der Triggerpunkte abgeleitet wurden, leisten hier eine gute Hilfestellung.

■■■ 8.7 Aktivierung und Aufrechterhaltung von Triggerpunkten

8.7.1 Belastung durch Haltung und Bewegungen

Durch eine ausgeprägte Haltung mit vorgeschobenem Kopf (Kapitel 5.3) geraten die Kiefer in eine Stellung, die den M. masseter belastet und seine Triggerpunkte *aktivieren oder aufrecht erhalten* kann. Ständige Mundatmung (z. B. weil jemand eine Gesichtsmaske tragen muss oder wegen einer verlegten Nase) provoziert eine vorgeschobene Kopfhaltung und allgemeine Haltungsveränderungen, durch die die Kaumuskulatur indirekt überlastet wird und Triggerpunkte dieser Muskeln aktiviert und aufrecht erhalten werden können. In Kapitel 41 werden weitere Haltungsfaktoren besprochen, die eine vorgeschobene Kopfhaltung begünstigen.

Zu den akuten Überlastungssituationen, bei denen Triggerpunkte im M. masseter aktiviert werden, zählen plötzliche, kraftvolle Kontraktionen dieses Muskels (z. B. wenn Nüsse oder Eisstückchen zwischen den Zähne „geknackt" werden) und die Angewohnheit, einen Nähfaden abzubeißen.

Triggerpunkte im M. masseter werden durch bestimmte ungünstige Gewohnheiten aktiviert und aufrechterhalten. Zu nennen sind Zähnezusammenbeißen, Bruxismus, Kaugummikauen, Nägelbeißen, einen Pfeifenstiel oder die Zigarettenspitze mit den Zähnen festhalten [47], Daumenlutschen in später Kindheit und erhebliche Okklusionsstörungen, etwa wenn die Vertikale durch Abnutzung der Zähne, Verlust der hinteren Zähne, verschlissenen Zahnersatz oder Rückbildung der Zahnleiste verloren geht.

8.7.2 Psychologische Stressoren

Wenn ein Mensch extreme emotionale Spannung aushalten muss, zu etwas fest entschlossen oder verzweifelt ist, kontrahieren die beiden M. masseter mit als erste, und sie bleiben oft anormal lange kontrahiert [6]. Berichten zufolge sind diese Muskeln bei Patienten mit Kiefergelenkstörungen überaktiv [88]. Aus den von Bell vorgelegten Fallberichten ist ersichtlich, wie Alltagsstress und Bruxismus zur Entstehung und Aufrechterhaltung von Triggerpunktschmerz beitragen [10]. Schwartz et al. beobachteten, welchen Anteil emotionaler Stress an der Entwicklung aktiver Triggerpunkte hat [62]. Leider wird der Anteil der psychologischen Stressoren am chronischen Schmerzgeschehen oft um den Preis überbewertet, dass der Beitrag myofaszialer Triggerpunkte zu Kiefergelenkstörungen unterschätzt wird [49]. Man wird dem Patienten wenig gerecht, und es kostet die Gesellschaft viel Geld, wenn der Schmerz auf psychologische Faktoren zurückgeführt wird, anstatt diese als *Resultate* des Schmerzes zu erkennen, die sich oft nur entfalten konnten, weil die Triggerpunkte als Schmerzursache verkannt oder nicht ausreichend behandelt wurden.

8.7.3 Andere Stressoren

Folgende Faktoren können latente Triggerpunkte im M. masseter *aktivieren*: eine lange andauernde Überdehnung während einer Zahnbehandlung, eine Immobilisierung der Kiefer in der geschlossenen Position (durch die Kopfhalterung bei andauernder Nackentraktion oder durch Verdrahtung der Kiefer), ein direktes Trauma infolge eines Verkehrsunfalls, insbesondere wenn der Kiefer einen Schlag von der Seite bezieht, sowie eine Überlastung des M. masseter

bei einem Verkehrsunfall, bei dem es zu einer Flexions-Extensionsverletzung der Mm. suprahyoideus oder infrahyoideus kommt, was die Kiefer unter Spannung setzt und entsprechend auch den M. masseter. Oft übersehen oder vernachlässigt wird die reflektorische Muskelkontraktion im Zusammenhang mit irgendeiner chronischen Infektion oder Entzündung. Wenn ein derartiger Zustand lange anhält, dürfte er zur Entwicklung von myofaszialen Triggerpunkten beitragen [32]. Chronische Pulpa- und Zahnfleischentzündungen [63] und Kiefergelenkserkrankungen sind häufig verantwortlich, wenn Triggerpunkte in der Kaumuskulatur aktiviert werden und persistieren, nachdem Infektion oder Entzündung längst abgeklungen sind. Da diese Zusammenhänge oft nicht erkannt werden, kommt es zu unnötigen Zahnbehandlungen und -extraktionen oder zur unablässigen Frage, weshalb die Behandlung des Kiefergelenks das Problem nicht lösen konnte. Andererseits ist in Betracht zu ziehen, dass es sich bei Triggerpunkten im M. masseter oft um Satellitentriggerpunkte handelt, die von Triggerpunkten im M. sternocleidomastoideus oder der Pars descendens des M. trapezius ausgelöst wurden [36]. In diesen Fällen macht die geeignete Behandlung der auslösenden Triggerpunkte die Therapie der Triggerpunkte im M. masseter oft entbehrlich.

▬▬ 8.8 Untersuchung des Patienten

(Abb. 8.3)
Der Arzt sollte bedenken, dass Triggerpunkte Funktionsstörungen (wegen vermehrter Muskelspannung) und Schmerzen hervorrufen. Bevor er die körperliche Untersuchung beginnt, von der in diesem Abschnitt die Rede sein soll, muss er eine eingehende Anamnese vornehmen (Kapitel 3). Wenn klar ist, welches Ereignis oder welche Ereignisse mit dem Beginn der Schmerzen einherging(en), sollte der Arzt nach den Angaben des Patienten ein detailliertes Schmerzdiagramm anfertigen. Es sollte sich an die in diesem Handbuch wiedergegebenen Grafiken anlehnen und die in Kapitel 3.1 und den Abbildungen 3.2–3.4 gezeigten Körperskizzen zu Grunde legen.

Da die Mandibula die Mittellinie des Kopfes überspannt und zu beiden Seiten des Schädels ansetzt, wird sich eine einseitige muskuläre oder temporomandibuläre Funktionsstörung immer auch auf die kontralaterale Seite auswirken. Folglich sollten sich Inspektion und Palpation immer auf beide Seiten beziehen. Insbesondere sollte der Untersucher auf eine vorgeschobene Kopfhaltung achten, die indirekt zur Verspannung der Mm. suprahyoideus und infrahyoideus (Kapitel 12) und zu abwärts gerichtetem Zug auf die Mandibula führt, weswegen die Elevatoren der Mandibula kontrahieren müssen, um den Mund geschlossen zu halten. In Kapitel 5 wird beschrieben, wie die Haltung mit vorgeschobenem Kopf überprüft wird. Weitere Haltungsfaktoren (die u. a. indirekt auch die vorgeschobene Kopfhaltung begünstigen) werden in Kapitel 41 besprochen.

Triggerpunkte im M. masseter können unabhängig davon, ob sie ein- oder beidseitig vorliegen, die vertikale Mundöffnung erheblich einschränken. Das zeigt sich bei der Untersuchung, auch wenn der Patient sich darüber noch nicht im Klaren war. Unilaterale Masseter-Triggerpunkte lassen die Mandibula zur betroffenen Seite hin abweichen, was offensichtlich wird, wenn der Patient den Mund langsam öffnet und schließt. Dieses Phänomen ist von einer einseitigen inneren Störung des Kiefergelenks zu unterscheiden, die ebenfalls zu einer Abweichung der Mandibula zur betroffenen Seite führt.

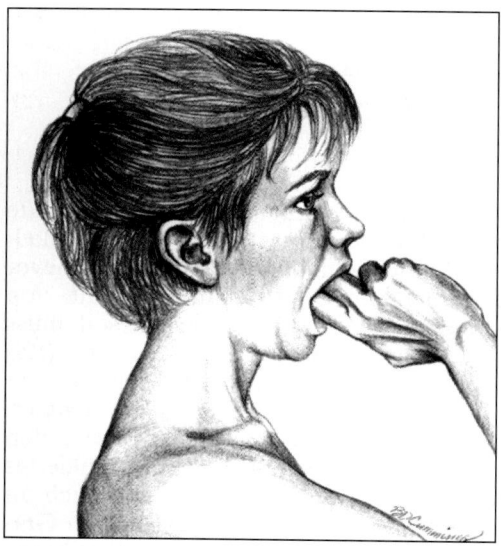

Abb. 8.3: Der einfache 2-Knöchel-Test. Bei entspanntem, vollständig geöffnetem Mund sollten sich die ersten beiden Knöchel (jeder Hand) *problemlos* zwischen die Schneidezähne schieben lassen, sofern die betreffende Person über normale Gelenk- und Knochenstrukturen verfügt und keine Triggerpunkte nachgewiesen werden können.

ren kann (Kapitel 5). Wenn der Patient in der Vergangenheit schmerzhafte Gelenkstörungen erlebt hatte, müssen natürlich beide Faktoren in Betracht gezogen und gegebenenfalls behandelt werden.

Es gibt einen einfachen Weg, klinisch zu prüfen, ob die Interzisalöffnung der Körpergröße des Patienten entsprechend weit genug ist. Der Patient benutzt die eigene Hand als Messinstrument. Zumindest den „2-Knöchel-Test" sollte er problemlos bestehen, d. h. die ersten beiden Knöchel (proximale Interphalangealgelenke des zweiten und dritten Fingers) sollten zwischen die Schneidezähne geschoben werden können, wie in Abbildung 8.3 gezeigt. Aussagekräftiger ist der Test, bei dem die distalen Phalangen (nicht die Knöchel) der ersten drei Finger zwischen die Schneidezähne gelegt werden. Asymptomatische Probanden, die nicht im Hinblick auf Symptome in der Kaumuskulatur und/oder druckschmerzhafte Kaumuskeln ausgewählt worden waren, bestanden diesen Test mit Leichtigkeit [1].

Personen mit aktiven oder latenten Triggerpunkten in den Elevatoren der Mandibula werden kaum den schwierigeren „3-Knöchel-Test" bestehen, den Dorrance erstmals 1929 beschrieb [27]. Dazu schiebt der Patient die Knöchel der ersten drei Finger der nichtdominanten Hand zwischen die Schneidezähne. Bei diesem Test müssen einige Probanden ein bisschen nachhelfen, auch wenn sie nicht von Triggerpunkten betroffen sind. Dieses forcierte Vorgehen ist bei Personen mit einer möglichen Kiefergelenkstörung unangebracht. Falls der Proband den 3-Knöchel-Test problemlos bewältigt, dürften in den Mm. masseter oder temporalis kaum Triggerpunkte vorliegen. Auch eine Kiefergelenkstörung ist nicht anzunehmen, eher schon eine *Hypermobilität* des Kiefergelenks.

Wenn man die Interzisalöffnung misst, indem man drei Knöchel oder ein anderes Messinstrument einführt, wird der Mund etwas weiter geöffnet, und man erhält einen etwas größeren Messwert als mit dem üblichen Boley-Maß oder einem Lineal mit Millimetereinteilung und ohne Druck.

Falls Zweifel hinsichtlich der Mundöffnung bestehen, benutzt man ein sterilisiertes Lineal und misst den maximalen Interzisalabstand (zwischen oberen und unteren Schneidezähnen) und vergleicht ihn mit dem Standardwert von 40 mm (Kapitel 5.3).

Bemerkenswert ist die Beobachtung, wonach eine Triggerpunktaktivität in den Beinmuskeln bei einer Morton-Fußanomalie [52, 53] oder eine Triggerpunktaktivität in bestimmten Muskeln von Hals und Schultergürtel (Mm. sternocleidomastoideus, trapezius und scaleni) die Mundöffnung einschränkt. Wenn die Triggerpunkte in diesen Muskeln, die mit dem Kauvorgang nichts zu tun haben, inaktiviert werden, kann sich die maximale Interzisalöffnung spontan erweitern. Eine Vorverlagerung des Gelenkdiskus im Kiefergelenk und ein postoperativer Trismus auf Grund der Aktivierung von Triggerpunkten des M. pterygoideus medialis können die Mundöffnung ebenfalls stark einschränken. Triggerpunkte im M. temporalis beschränken sie dagegen im Allgemeinen nur geringfügig.

8.9 Untersuchung auf Triggerpunkte

(Abb. 8.4)
Für fast den gesamten mittleren Anteil des M. masseter eignet sich die Zangengriffpalpation am besten, um den Muskel auf Triggerpunkte zu untersuchen. Dabei liegt ein Finger außen

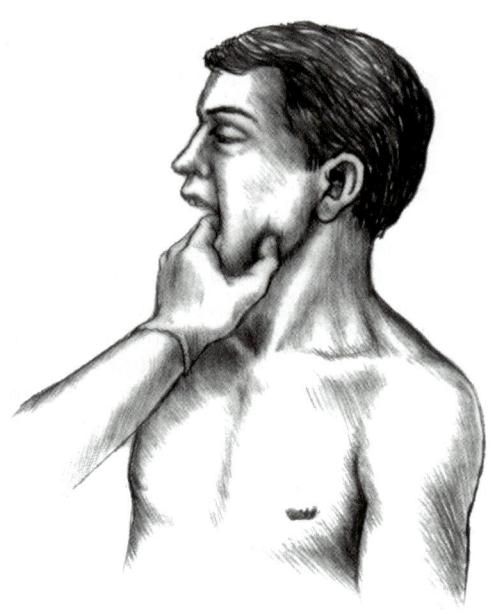

Abb. 8.4: Zangengriff zur Lokalisation von Triggerpunkten in der oberflächlichen Schicht des M. masseter. Der Patient hält den Mund entspannt offen und verlängert den Muskel auf diese Weise, sodass Vorspannung aufgenommen werden kann. Der Untersucher trägt Handschuhe. Mit einem Finger streicht er rechtwinklig zum Verlauf der Fasern und sucht nach Triggerpunkten.

und der andere innen an der Wange, wie Abbildung 8.4 zeigt und wie auch Ingle und Beveridge darstellten [37]. Zwischen dem Finger und dem mittleren Muskelbauch liegt nur eine dünne Mukosaschicht. Falls der Untersucher Schwierigkeiten hat, den Muskel zu lokalisieren, kann er den Patienten bitten, *vorsichtig* auf ein Stück Gummi oder einen Korken zu beißen. Falls der Muskel Triggerpunkte enthält, sind sie an verspannten Faserbündeln im Muskel und an punktuell außerordentlich druckschmerzhaften Stellen zu erkennen. Bei entspanntem M. masseter spürt der Untersucher diese verspannten Faserbündel auf, indem er den Muskel zwischen den Fingern reibt. Die Triggerpunkte werden noch druckempfindlicher, wenn der Patient den Mund so weit öffnet, dass Vorspannung im Muskel aufgenommen wird. Hierfür eignet sich auch ein Spatel, der zwischen obere und untere Schneidezähne gesteckt wird. Der Finger innerhalb des Mundes tastet die Muskelstruktur deutlicher als der an der Außenseite der Wange. Zwischen Haut und Muskelfasern befindet sich nämlich die Glandula parotis und deckt einen großen Teil des mittleren Muskelbauches ab, wo viele Triggerpunkte des M. masseter liegen. Druckschmerzen im Bereich des Muskelansatzes an der Mandibula sind Ausdruck einer Insertionstendopathie und nicht vorrangig von Triggerpunkten. Diese krankhaften Veränderungen gehen auf anhaltende Zugspannung der Muskelfasern an ihrer Ansatzstelle zurück. Es ist daher nicht erstaunlich, dass Druckschmerzen am Angulus mandibulae, die durch flächige Palpation gefunden werden, mit Bruxismus assoziiert sind [71].

Gelegentlich lassen sich Triggerpunkte in der *tiefen* Schicht des M. masseter besser mit der flächigen Palpation gegen den hinteren Abschnitt des Ramus zygomaticus und die Jochbeinbasis lokalisieren. Druck auf einen Triggerpunkt im oberen hinteren Abschnitt der tiefen Schicht kann einen unilateralen Tinnitus hervorrufen.

8.10 Engpass

Die V. maxillaris kann durch Triggerpunkte des M. masseter an der Stelle komprimiert werden, wo sie zwischen diesem Muskel und der Mandibula hindurchtritt [24]. Der venöse Plexus pterygoideus, der sich hauptsächlich in die V. maxillaris entleert, liegt zwischen den Mm. temporalis und pterygoideus lateralis und zwischen den beiden Mm. pterygoidei. Über die tiefe Schläfenvene leitet er Blut aus dem M. temporalis und durch die V. orbitalis aus der Regio infraorbitalis ab [18].

Die Blutfülle in der tiefen V. temporalis und im Plexus pterygoideus begünstigt Blutungen und Ekchymosen, wenn Triggerpunkte im M. temporalis infiltriert werden.

Die durch Triggerpunkte verspannten Faserbündel im M. masseter können den venösen Abfluss aus den subkutanen Infraorbitalgeweben behindern. Die Stauung in der Orbitalvene macht die betroffene Seite unter dem Auge aufgedunsen („Säcke" unter den Augen), was die Lidspalte verschmälert. Diese Verschmälerung kann auch auf einen Spasmus zurückgehen, wenn Satellitentriggerpunkte im M. orbicularis oculi aktiviert werden, die in der Schmerzübertragungszone der Triggerpunkte im sternalen Anteil des M. sternocleidomastoideus liegen.

■■■ 8.11 Differenzialdiagnose

Ein *Tinnitus* neurologischer Genese ist von solchem mit myofaszialer Ursache zu unterscheiden, wie oben in diesem Kapitel bereits dargelegt wurde. Interessanterweise reagierte von Hörverlust begleiteter Tinnitus häufig positiv auf eine Therapie mit Vitamin B_{12}. Bei einem niedrigen Vitamin-B_{12}-Spiegel ist die Substitutionstherapie auch bei triggerpunktbedingtem Tinnitus wirkungsvoll (Kapitel 4).

Anhaltende Schmerzen nach einem Wärmereiz gegen einen Zahn kann auf eine *Pulpitis* hinweisen, während Empfindlichkeit gegen Klopfen und Druck mit einer *Apizitis des Lig. periodontale* zusammenhängen kann [11]. Durch übertragene Schmerzen und Druckschmerzen bei Triggerpunkten im M. masseter (oder M. temporalis) können die Zähne gegen den einen oder anderen oder alle der nachstehend genannten Reize überempfindlich werden: Okklusionsdruck, Perkussion, Wärme und Kälte. Die Therapie der Pulpitis, der Entzündung des Lig. periodontale und der Triggerpunkte des M. masseter unterscheiden sich grundlegend.

Wenn Patienten den Mund nicht weiter oder weniger als 30 mm weit öffnen können, muss eine unilaterale oder bilaterale *anteriore Dislokation der Gelenkdiski* in den Kiefergelenken in Betracht gezogen werden, insbesondere falls zuvor Knackgeräusche aufgetreten waren. Diese Patienten sollten an einen Facharzt überwiesen

werden, der mit Diagnose und Therapie von Kiefergelenkstörungen vertraut ist.

Beim *Trismus* handelt es sich um einen festen Kieferschluss bei einem Spasmus in der Kaumuskulatur, wie sie für Tetanus typisch ist. Dem Tetanus wiederum kann eine Sepsis im Zahnbereich, eine Verletzung, ein chirurgischer Eingriff, ein Nadelabszess oder ein Morgagni-Syndrom bei einem malignen Tumor zu Grunde liegen. Insbesondere kann ein Trismus auf einen Spasmus im M. masseter zurückgehen, der durch eine Zellulitis der angrenzenden Gewebe, einen Spasmus im M. pterygoideus medialis bei einer Zellulitis im pterygomandibulären Zwischenraum entsteht, sowie auf einen Spasmus des M. temporalis bei einer Zellulitis in der Fossa infratemporalis [9]. Der Spasmus vereitelt durch Schmerzen jeden Versuch, den Mund zu öffnen. Der Schmerz wird verstärkt, wenn der spastische Muskel außerdem Triggerpunkte enthält. Falls im Zielgebiet keine Infektion vorliegt, können die Triggerpunkte infiltriert werden. Eine Therapiemöglichkeit bei Spasmen (etwa bei Trismus) besteht in der Anwendung von tetanisierendem elektrischem Strom bis zur Ermüdung und nachfolgende Entspannung des Muskels [57]. Anschließende Muskelentspannungstechniken können wirksam sein.

Wenn das Gelenkspiel im Kiefergelenk aufgehoben ist, ist die Mundöffnung eingeschränkt. Dies lässt sich anhand von Mobilisationsverfahren bestimmen, wie sie in Kapitel 5.3 erläutert werden.

8.11.1 Fehldiagnosen

Triggerpunkte im M. masseter rufen Symptome hervor, die leicht (und häufig) fehlinterpretiert werden. Zu den häufigsten Beschwerdebildern, bei denen Triggerpunkte des M. masseter eine Rolle spielen, zählt der Spannungskopfschmerz. Das gilt insbesondere, wenn Triggerpunkte in der Halsmuskulatur beteiligt sind [39]. Der zervikogene Kopfschmerz stellt ein ähnliches Phänomen dar, bei dem häufig zusätzlich eine Dysfunktion der Halswirbelsäule vorliegt, die ebenfalls behandlungsbedürftig ist [38]. Ohrenschmerzen *unklarer Genese* beruhen wahrscheinlich auf Triggerpunkten in der tiefen Schicht des M. masseter oder im Caput claviculare des M. sternocleidomastoideus (Abb. 7.1B). Ein von Triggerpunkten zu einem Zahn übertragener Schmerz wird leicht als genuiner Zahnschmerz verkannt [41]. Das kann für den betroffenen Zahn höchst nachteilige Folgen haben.

Kopf/Hals

8.11.2 Assoziierte Triggerpunkte

Die wichtigsten Synergisten des M. masseter (die Mm. temporalis und M. pterygoideus medialis) neigen ebenso wie der kontralaterale M. masseter zur Entwicklung assoziierter Triggerpunkte.

Triggerpunkte im M. masseter können sich als Satelliten entwickeln. Grund ist eine vermehrte Aktivität motorischer Einheiten bei Triggerpunkten im Caput sternale des M. sternocleidomastoideus und in der Pars descendens des M. trapezius [36].

■ 8.12 Lösung von Triggerpunkten

(Abb. 8.5 und 8.6)
Der Erfolg von Lösungsverfahren bei myofaszialen Triggerpunkten und die anschließende Linderung von Schmerzen und Dysfunktion hängt immer davon ab, ob aufrecht erhaltende und begünstigende Faktoren vorab und überwiegend ausgeschaltet werden konnten (Kapitel 8.7). Sobald dies erfolgt ist, sind die nachstehend beschriebenen Lösetechniken sehr viel wirksamer.

Bei der Behandlung von Kiefergelenkstörungen stehen die Korrektur der vorgeschobenen Kopfhaltung sowie gegebenenfalls der Zungenhaltung im Vordergrund (Kapitel 5.3). Manchmal verschwindet ein vom M. masseter übertragener Schmerz einfach durch eine Haltungskorrektur. Muskelspannung und/oder Triggerpunkte in diesem Muskel (infolge reflektorischer Aktivität im M. masseter, mit der den leichten Zugkräften entgegengewirkt wird, welche die Mm. supra- und infrahyoidei bei Extension des Kopfes auf die Mandibula ausüben) wurden dann durch eine optimale Ausrichtung des Kopfes eliminiert. Außerdem entsteht im Kiefergelenk durch den nach vorn verschobenen Kopf und die resultierende reflektorische Aktivität der Kieferelevatoren ein erhöhter Druck, der zu leichten Gelenkstörungen und einer Diskusschädigung führen kann. Daher kann sich durch eine Korrektur der Kopfhaltung auch das Kiefergelenkknacken beseitigen lassen. Falls eine Haltungskorrektur und andere Behandlungsverfahren für den M. masseter (oder andere Kieferelevatoren) nicht in erhoffter Weise erfolgreich sind, müssen Verspannungen und/oder Triggerpunkte in den Mm. supra- und infrahyoidei behoben werden (Kapitel 12). Da

Triggerpunkte im M. masseter auch als Satelliten von Triggerpunkten in den M. sternocleidomastoideus und trapezius entstehen können, müssen diese behandelt werden, bevor die Therapie des M. masseter anschlägt. Oft bilden sich Triggerpunkte im M. masseter und in anderen Kaumuskeln nach der Behandlung der Halsmuskulatur soweit zurück, dass sich eine spezifische Therapie erübrigt.

Eine Fehlfunktion der Halswirbelgelenke kann die Sachlage schwierig machen. Die meisten Patienten sprechen erfahrungsgemäß auf die oben erwähnten, einfachen Verfahren an, auch wenn eine Dysfunktion an der Halswirbelsäule vorliegt. Falls jedoch Dysfunktion und Triggerpunktschmerz auch nach der Haltungskorrektur und guter Kooperation des Patienten bei anderen Korrekturverfahren gegenüber aufrecht erhaltenden Faktoren für die Hals- und Kaumuskulatur persistieren, ist es ratsam, den Patienten an einen Facharzt zu überweisen, der mit zervikalen Funktionsstörungen und myofaszialen Triggerpunkten vertraut ist.

Fehlfunktionen der Kaumuskeln liegen normalerweise bilateral vor. Die Mandibula ist ein Knochen, der beidseitig am Schädel befestigt ist. Daher hängen alle normalen oder abnormalen Bewegungen und Funktionen der einen Seite stets mit denen der anderen zusammen oder hängen von ihr ab. Auch wenn eine Seite Hauptproblemträger ist, müssen stets beide Seiten behandelt werden. So wäre es nicht zulässig, nur den einen M. masseter oder temporalis, nicht jedoch den kontralateralen zu dehnen.

Myofasziale Triggerpunkte im M. masseter lassen sich durch eine Kombination aus Sprühen und manuellem Dehnen erfolgreich inaktivieren (Abb. 8.5), durch Sprühen und ein spezifisches Lösungsverfahren für den M. masseter, durch Druckanwendung und durch ein als Strumming („Klimpern") bekanntes Verfahren (Beschreibung weiter unten in diesem Kapitel unter „andere Lösungsverfahren"). Feuchte Wärme vor dem Einsatz der Triggerpunktlösungstechniken ist dem Patienten angenehm und erleichtert ihm die Entspannung.

Dehnungstechniken (etwa beim Sprühen und Dehnen) sollten vorsichtig eingesetzt werden, wenn das Kiefergelenk geschädigt sein könnte. In Zweifelsfällen und wenn fraglich ist, ob eine weite Mundöffnung dem Kiefergelenk schaden könnte, sollte auf die nachstehend beschriebenen noninvasiven Techniken ohne Dehnung zurückgegriffen werden. Dazu zählen die Triggerpunktlösung durch Druck, die isometrisch ausgeführte reziproke Inhibition und indirekte

Techniken. In Kapitel 3.12 werden diese Techniken beschrieben. Alle Verfahren werden wirkungsvoll durch langsame, nichtforcierte Atmung ergänzt.

8.12.1 Sprühen und Dehnen

Zwei Lösungstechniken werden eingehend dargestellt, denen intermittierendes Kühlen durch ein Spray oder Eis vorangeht. Die erste ist ein kombiniertes Dehnungsverfahren. Es inaktiviert Triggerpunkte und löst die Faserspannung gleichzeitig in den Mm. temporalis, masseter, M. pterygoideus medialis und dem Platysma (Abb. 8.5A und B). Bei der zweiten Technik werden mit Sprühen und Dehnen spezifisch die Triggerpunkte des M. masseter behandelt (Abb. 8.6). In jedem Fall müssen beide Gesichtshälften *vor* Beginn der Dehnung und Mundöffnung in der vorgeschriebenen Weise mit Spray oder Eis behandelt werden, da man nicht eine Seite allein dehnen kann. Grundsätzlich sollte der *Therapeut* die Muskeln mit seinen Händen passiv dehnen, während der *Patient* den Mund aktiv öffnet. Der Therapeut sollte ihn dabei allenfalls sehr behutsam und mit wenig oder gar keinem Kraftaufwand unterstützen. Eine passive Unterstützung der Mundöffnung erfolgt am besten auf den hinteren Molaren und nicht auf den Schneidezähnen.

Für beide Verfahren nimmt der Patient eine bequeme Rückenlage ein. Der Kopf ruht auf einem Kissen, sodass der Körper entspannt ist.

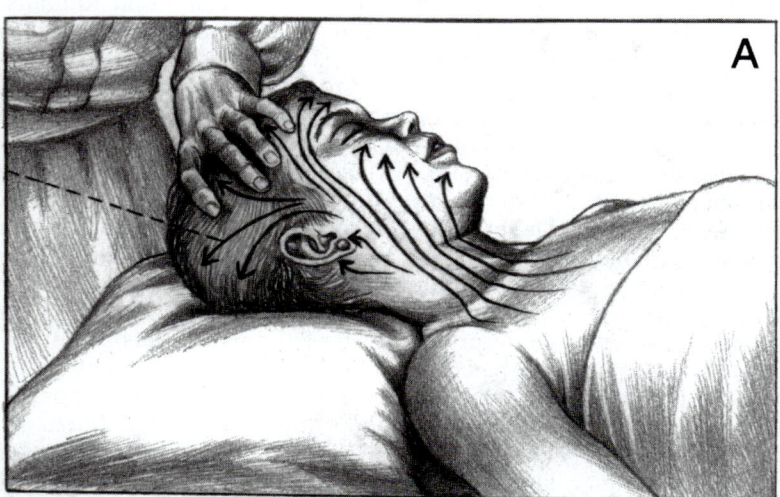

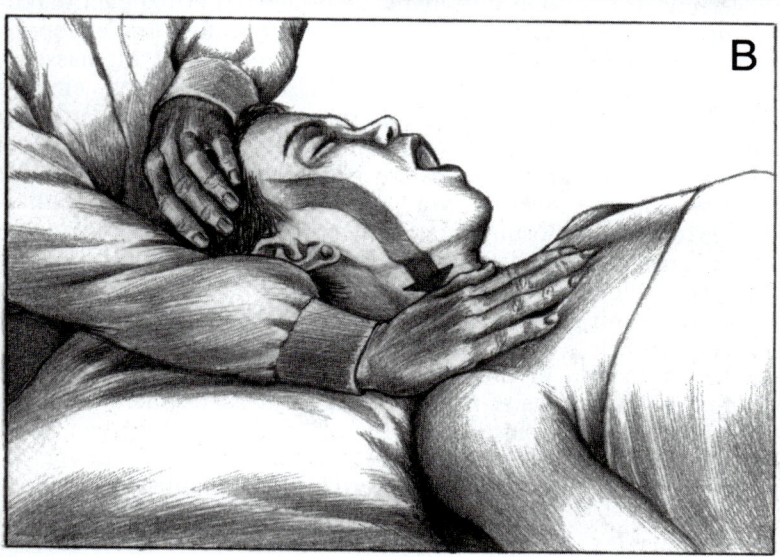

Abb. 8.5: Sprühen und kombiniertes Dehnen zur Behandlung von Triggerpunkten in den Mm. temporalis, masseter, pterygoideus medialis und dem Platysma der rechten Gesichtshälfte. Der Patient befindet sich in Rückenlage. **A:** vollständiges Kühlmuster (*dünne Pfeile*). Die Kühlung erfolgt vor dem Dehnen. Die Augen des Patienten sind geschlossen und abgedeckt. Der Therapeut vermeidet es, in Augennähe zu sprühen. Das Spray sollte über allen Gebieten aufgebracht werden, in denen der Patient Übertragungsschmerzen von einem der genannten vier Muskeln empfindet. Speziell für den M. masseter zieht der Therapeut Kühlbahnen von der Mandibula nach oben über Muskel und Wange und schließt Stirn und Schläfe ein. **B:** Unmittelbar nach dem Kühlen weist der Therapeut den Patienten an, den Kiefer zu entspannen. Er nimmt Vorspannung im M. temporalis auf, indem er mit einer Hand Traktion auf diesen Muskel gibt (in diesem Falle mit der linken Hand). Mit der anderen löst der Therapeut die Muskeln, indem er langsame, nachdrückliche Traktion ausübt (*breiter Pfeil*). Er beginnt am M. temporalis weiter abwärts über den M. masseter und das Platysma. Während der Therapeut die Dehnung hält, atmet der Patient ein und öffnet den Mund. Er nutzt dabei Atmung und reziproke Inhibition, um die Elevatoren der Mandibula weiter zu entspannen. Der Therapeut richtet die Traktion nach unten, jedoch nicht nach medial, aus, um eine *Abweichung* zur anderen Seite zu *vermeiden*, wodurch das kontralaterale Kiefergelenk belastet und komprimiert würde.

Kühlspray (oder Eis) wird in parallelen Bahnen vom oberen Brustkorb ausgehend über die Muskeln aufgebracht. Dabei werden Mandibula und Wange ebenso abgedeckt wie alle Schmerzübertragungszonen einschließlich Schläfe, Stirn, Haaransatz und dem Bereich hinter dem Ohr (Abb. 8.5A). Es müssen unbedingt alle Bezirke abgedeckt werden, in denen der Patient Übertragungsschmerzen von einem dieser Muskeln empfindet, und das Kühlmittel muss beidseitig aufgetragen werden. Der Patient sollte die Augen fest geschlossen halten (es ist ratsam, sie mit einem Gazepad zu schützen), damit kein Kühlmittel ins Auge dringt. *Cave:* Patienten mit Asthma oder einer Lungenerkrankung vertragen möglicherweise das Spray wegen seiner Dämpfe nicht. In diesem Falle bietet sich Eis als Alternative an (Kapitel 3). Falls dennoch Spray verwendet wird, sollte der Therapeut Mund und Nase des Patienten mit einer Hand oder mit einem Tuch schützen.

Die kombinierte Dehnung der rechten Mm. temporalis, masseter, pterygoideus medialis und des Platysmas wird wie in Abbildung 8.5B gezeigt vorgenommen. Um insbesondere den M. masseter durch Dehnen zu lösen, bringt der Therapeut zunächst Kühlspray oder Eis bilateral von der Mandibula aufwärts auf. Er deckt vorrangig den Muskel und die Wange ab und schließt die Stirn und gegebenenfalls das Ohr mit ein (Abb. 8.5A). Bevor das Ohr besprüht wird, muss der Patient auf die sekundenlang an-

haltende, sonderbare Empfindung vorbereitet werden, die ausgelöst wird, wenn das Spray in den Gehörgang eindringt. Unmittelbar nach dem Sprühen verfährt der Therapeut wie in Abbildung 8.6 gezeigt.

Nachdem die Hauttemperatur durch eine feuchte Wärmepackung reguliert wurde, kann man die Dehnung wiederholen, sofern die Mundöffnung weiterhin eingeschränkt ist oder punktuelle Druckschmerzen fortbestehen. Der Patient sollte den Mund dreimal möglichst weit (aber nicht gewaltsam) öffnen, um die normale Muskelkoordination wiederherzustellen.

Warnung: Gähnen entspannt und dehnt den M. masseter sehr wirkungsvoll, kann aber Probleme verursachen, weil dabei der Gelenkdiskus eine maximale Translationsbewegung nach vorn ausführt. Sollte der Diskus in irgendeiner Weise vorgeschädigt sein, ist eine derartige Translationsbewegung nicht unbedenklich. Sie sollte deshalb nur dann therapeutisch verwendet werden, wenn sich der Therapeut sicher sein kann, dass keine Störung vorliegt (zur Untersuchung des Kiefergelenks siehe Kapitel 5). Damit insbesondere ein *hypermobiles* Gelenk nicht überdehnt und der Mund zu weit geöffnet wird, setzt der Patient die Zungenspitze hinter der oberen Zahnreihe an den Gaumen und öffnet den Mund nur so weit, wie es diese Zungenhaltung erlaubt. Falls ein schmerzhaftes Gelenkgeräusch hörbar ist, darf der Mund *nicht weit* geöffnet werden (Kapitel 5.3).

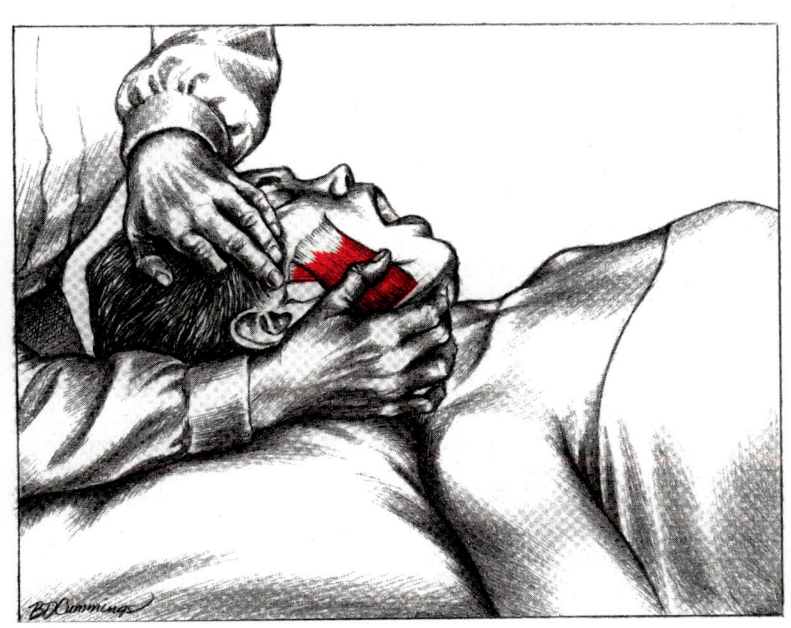

Abb. 8.6: Spezifisches Dehnungs-Lösungsverfahren für den M. masseter unmittelbar nach Kühlung durch Spray oder Eis (siehe Abb. 8.5A zum Kühlungsmuster). Der Therapeut fixiert die Ansatzstelle des Muskels am Arcus zygomaticus mit einer Hand, mit der anderen reibt er langsam und mit kräftigem Druck von oben nach unten über den Muskel. Am hinteren Kieferwinkel wird leichter abwärts gerichteter Druck gegeben und Vorspannung im M. masseter aufgenommen. Der Therapeut weist den Patienten an, den Mund zu öffnen und tief einzuatmen, um die Muskelentspannung zu unterstützen (siehe Warnhinweise im Text).

8.12.2 Andere Lösungsverfahren

Triggerpunktlösung durch Druck
Die Lösung von Triggerpunkten durch Druck ist am M. masseter besonders wirkungsvoll, weil der Therapeut die verspannten Faserbündel entweder direkt gegen die Mandibula drücken oder im Zangengriff zwischen den Fingern halten kann. In Kapitel 3.12 werden die Grundlagen dieser Technik beschrieben. Sie sollte für den Patienten nicht besonders schmerzhaft sein. Es wird leichter Druck auf den Triggerpunkt gegeben, bis der Therapeut einen Widerstand spürt (die Barriere ist eingestellt). Diese Position wird gehalten, bis sich das Gewebe unter dem palpierenden Finger entspannt. Der Finger folgt dann behutsam dem Gewebe bis zur neuen Barriere.

Strumming („Klimpern")
Strumming ist eine Art der tiefen Massage. Der Therapeut führt seine Finger quer zum Muskel anstatt parallel zu den Fasern. Es eignet sich besonders für die anteriore Hälfte des M. masseter, da der palpierende Finger im Mund direkten Kontakt mit den Muskelfasern hat, die nur von einer dünnen Mukosaschicht überlagert sind. Der Patient hält seinen Mund in entspannter Position leicht geöffnet. Mit dem Daumen gibt der Therapeut von außen Gegendruck. Er zieht die Finger langsam über die Muskelfasern, bis er auf Triggerpunkte und Widerstand trifft. An diesem Punkt hält er leichten Kontakt, bis er spürt, wie sich das Gewebe entspannt, und führt die Bewegung dann fort. Der Patient atmet währenddessen tief und unterstützt damit die allgemeine Entspannung. Einige der am weitesten posterior verlaufenden Fasern müssen eventuell von außen in dieser Weise behandelt werden. Besonders wirkungsvoll ist diese Technik, wenn sie genau über den Triggerpunkten im mittleren Muskelbauch angewendet wird. Es handelt sich hierbei um ein dynamisches Verfahren der Muskellösung und Dehnung. Der Therapeut muss daher behutsam beginnen und die Intensität langsam in dem Maße steigern, in dem die verspannten Muskelfasern nachgeben. Da er in sehr direkten Kontakt mit den hoch empfindlichen Triggerpunkten des M. masseter kommt, ist starker Druck extrem schmerzhaft und kann den Entspannungsprozess verzögern.

Reziproke Inhibition
Willkürliches Mundöffnen bewirkt eine reziproke Inhibition des M. masseter. Der Patient selbst kann dieses Verfahren problemlos ausführen, und es löst den Muskel wirkungsvoll. Der Patient setzt sich dazu und stützt beide Fäuste oder Handballen symmetrisch seitlich unter das Kinn. Er öffnet den Mund zu einer Weite, die sich nicht gezwungen anfühlen sollte, und nimmt damit Vorspannung im M. masseter auf. In dieser Stellung kontrahiert er vorsichtig *isometrisch* die Depressoren der Mandibula, indem er den Kiefer für mindestens fünf Sekunden gegen die Hände drückt. Die Hände lassen keine Bewegung zu. Mit dem Einatmen öffnet der Patient dann wie zuvor den Mund und nimmt erneut Vorspannung im M. masseter auf. Dieser Vorgang wird dreimal oder öfter wiederholt, bis keine Verbesserung mehr erzielt wird. Die tiefe Masseterschicht wird entspannt, indem der Patient behutsam eine *isometrische* Protrusionsbewegung initiiert, die aber unterbunden wird.

Technik ähnlich dem Halten und Entspannen
Für einige Patienten eignet sich eine dem Halten und Entspannen ähnliche Technik (Kurzbeschreibung in Kapitel 3.12) zur Lösung einer triggerpunktbedingten Verspannung im M. masseter. In diesem Fall sollte jedoch nur *minimal* anstatt maximal kontrahiert werden. Der M. masseter wird in eine noch angenehme verlängerte Stellung gebracht und für ungefähr sechs Sekunden sanft isometrisch gegen Widerstand kontrahiert. Anschließend entspannt sich der Patient, atmet aus und verlängert den M. masseter ein wenig mehr, um erneut Vorspannung aufzunehmen. Da der M. masseter jedoch bei den meisten Patienten, bei denen er Triggerpunkte enthält, ständig extrem verspannt ist, dürften andere Lösungsverfahren (z. B. durch Druckanwendung, Strumming und reziproke Inhibition) effizienter sein.

Hochvolt-Gleichstrom
Triggerpunkte des M. masseter reagieren positiv auf äußerliche Reizung mit Gleichstrom, sofern der Therapeut damit umzugehen weiß. Man steigert die Stromstärke allmählich, bis der Patient ein leichtes Kribbeln spürt, der Muskel jedoch nicht kontrahiert bleibt (Maloney, persönliche Mitteilung, 1996).

Übungen
Unabhängig vom zunächst gewählten Verfahren kann sich der Patient das neue Bewegungsausmaß erhalten und die Aktivität von Triggerpunkten im M. masseter beherrschen, wenn er die dafür vorgesehenen Übungen täglich zu Hause ausführt (Kapitel 8.14). Dem muss eine gründliche Einweisung durch den Therapeuten

vorausgegangen sein, und die korrekte Ausführung der Übungen sollte in zumindest zweiwöchentlichen Abständen überprüft werden.

Gelenkspiel wiederherstellen

Ein normales Gelenkspiel ist Voraussetzung für eine normale Gelenkfunktion. Das gilt für alle Gelenke des Körpers, und das Kiefergelenk macht hierbei keine Ausnahme (Kapitel 5.3). Das Gelenkspiel muss wiederhergestellt sein, bevor man mit dem Dehnen von Muskeln beginnt, für die das volle Bewegungsausmaß des betreffenden Gelenks unerlässlich ist. Eine behutsame Art der Mobilisierung erfolgt durch abwärts gerichteten Druck auf die Mandibula: Man legt dazu einen Daumen auf die hinteren Molaren und drückt die Mandibula vorsichtig um 1–2 cm nach unten.

Ist das Kiefergelenk hingegen *hypermobil*, muss der Patient lernen, Translationsbewegungen des Caput mandibulae zu begrenzen, indem er den Mund nicht zu weit öffnet. Er sollte Übungen ausführen (isometrische Übungen in Form der rhythmischen Stabilisierung [82]), um das Gelenk besser zu stabilisieren [59]. Wenn der Mund geöffnet wird, sollte die Zunge wie in Kapitel 5.3 beschrieben, positioniert werden. Wie bei allen hypermobilen Gelenken sollte man auch hier auf Techniken verzichten, die den Muskel vollständig verlängern. Es sollten Lösungsverfahren vorgezogen werden, die den Muskel direkt ansprechen und seine Fasern ohne maximale Gelenkbewegung dehnen und verlängern. Abbildung 8.5 veranschaulicht diesen Ansatz.

▬▬ 8.13 Infiltration von Triggerpunkten

(Abb. 8.7)
Wenn die Triggerpunkte des M. masseter auf manuelle Lösungsmethoden nicht umgehend

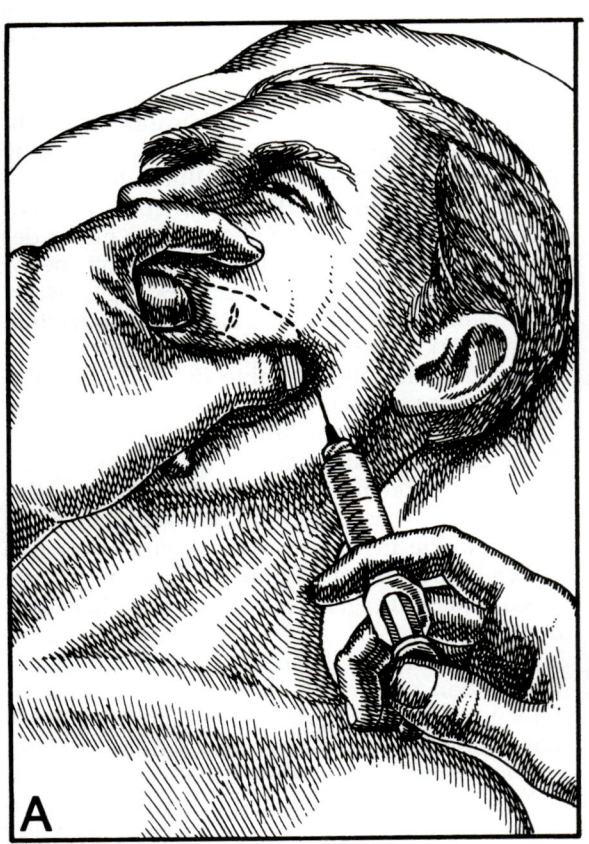
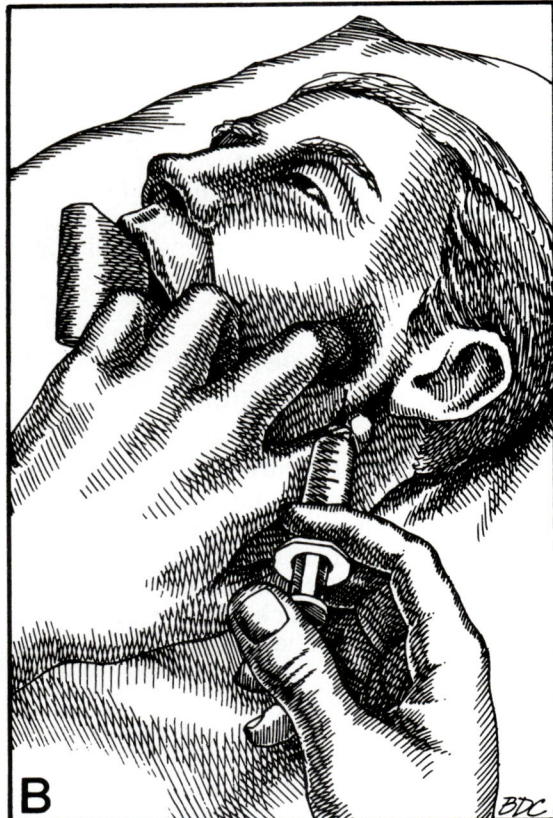

Abb. 8.7: Extraorale Infiltration von Triggerpunkten im M. masseter. **A:** Mittelteil der oberen Faserschicht. Die Triggerpunkte werden mit Zangengriffpalpation exakt lokalisiert. **B:** posteriore Triggerpunkte in der tiefen Muskelschicht, die mit flächiger Palpation gegen den Kieferast lokalisiert und fixiert werden. Der N. facialis darf nicht berührt werden.

befriedigend ansprechen, können sie meist durch Infiltration inaktiviert werden [10]. Zuvor sollte der Arzt jedoch prüfen, ob nicht ein wichtiger aufrecht erhaltender Faktor übersehen wurde (Kapitel 4). In Kapitel 3.13 wird die Infiltration von Triggerpunkten eingehend beschrieben. Die Triggerpunkte des M. masseter werden mit der Zangengriffpalpation identifiziert, wie es in Kapitel 8.9 dargelegt wird. Es hängt vom Geschick des Arztes ab, ob er die Triggerpunkte des M. masseter von der Mundhöhle oder von außen infiltriert. Für die intraorale Infiltration genügt eine dünne, kurze Kanüle (25 oder 27 G, 3 cm). Vorteil der intraoralen Infiltration ist, dass die Glandula parotis nicht durchstochen werden muss, durch die auch der N. facialis verläuft. Der Verlauf des Nerven im Verhältnis zu Glandula parotis und M. masseter wurde anschaulich dargestellt [3, 23].

Wenn die Fingerspitzen des Arztes das verspannte Faserbündel und seine Triggerpunkte durch Zangengriffpalpation eindeutig identifiziert haben, sollte die Kanüle auf diesen Bezirk gerichtet werden. Infiltriert wird mit mehreren Vorschüben („streuen"), ohne die Kanüle vollständig zurückzuziehen. Der Arzt achtet auf lokale Zuckungs- und Schmerzreaktionen, die anzeigen, dass er den aktiven Fokus eines Triggerpunktes getroffen hat. Es werden dann wenige Tropfen einer 0,5%igen Procainlösung oder unverdünntes Lidocain injiziert (Kapitel 2).

Cohan und Pertes beschreiben und illustrieren eine vergleichbare Infiltrationstechnik [26].

8.14 Korrigierende Maßnahmen

Patienten, die unter chronischen myofaszialen Schmerzen bei Triggerpunkten leiden, sollten in ein systematisches sechswöchiges Programm aufgenommen werden, wie es in Kapitel 5 beschrieben wurde. Spezifische korrigierende Maßnahmen im Hinblick auf den M. masseter werden nachfolgend erläutert.

8.14.1 Funktionsbelastung

Vordringlich ist die Korrektur der vorgeschobenen Kopfhaltung, um die Aktivität des M. masseter herabzusetzen (zu Befunderhebung und Korrekturmaßnahmen siehe Kapitel 5, zu anderen Faktoren mit möglichem Einfluss auf die

Kopfhaltung siehe Kapitel 41). Unter anderem muss gewährleistet sein, dass der Patient durch die Nase statt durch den Mund atmet. Der Patient muss ein Bewusstsein dafür entwickeln, wie sein Unterkiefer steht, wie er die Zunge im Mund hält (Kapitel 5.3), und er sollte Gewohnheiten ablegen, wie das Zähnezusammenbeißen während des Tages, Nägelbeißen oder fortwährendes Kauen. Pfeifenraucher sollten den Pfeifenstiel nicht mit den Zähnen festhalten. Das Knacken von Nüssen mit den Zähnen oder Zerbeißen von harten Süßigkeiten sind ebenso wie ständiges Kaugummikauen ungünstige Gewohnheiten und sollten abgelegt werden. Ein Bruxismus muss diagnostiziert und behandelt werden [60], gegebenenfalls durch Anpassen einer Intraoralorthese (Aufbissschiene).

Alltagsstress und ängstliche Anspannung führen bei den Betroffenen zu Bruxismus und veranlassen sie, die Zähnen zusammenzubeißen. Der Therapeut sollte ihnen helfen, den emotionalen Stress herabzusetzen und sich wirksame Formen der Stressbewältigung anzueignen. Manchmal genügen einfach Strategien des Stress- und Zeitmanagements. Es kann auch sinnvoll sein, einen Psychologen oder entsprechenden Fachmann aufzusuchen, um sich bestimmte Schmerz- und Stressbewältigungstechniken anzueignen. Eine nachts getragene Aufbissschiene verhindert den durch hohen Alltagsstress ausgelösten Bruxismus [60]. Es hilft, wenn der Patient seine Zungenspitze hinter der oberen Zahnreihe an den Gaumen legt, bevor er zu Bett geht (oder während des Tages, wenn er Gefahr läuft, mit den Zähnen zu knirschen (Kapitel 5)).

Myofasziale Triggerpunkte in den Mm. sternocleidomastoideus, trapezius (Pars descendens) und in anderen Muskeln, die Schmerz in Kopf und Hals übertragen, sollten inaktiviert werden. Muskeln, die Schmerzen in den Bereich des M. masseter leiten, können Satellitentriggerpunkte in diesem Muskel aktivieren. Anhaltende Besserung ist nur möglich, wenn die auslösenden Triggerpunkte ausgeschaltet werden [36].

Wenn der Hals längerfristig in Traktion gehalten werden muss, sollte der Patient eine Zahnschiene tragen. Sie verhindert einen frühzeitigen Zahnkontakt, stabilisiert die Mandibula und verhindert eine Verkürzung der Elevatoren.

Vor langen Zahnbehandlungen, bei denen der Mund offen stehen muss, sollten die Muskeln besprüht und gedehnt werden. Kurze Unterbrechungen sind zur zwischenzeitlichen Dehnung der Muskeln geboten. Durch milde

Sedierung des Patienten kann verhindert werden, dass sich seine Triggerpunkte aktivieren. Eine schmerzhafte, organisch bedingte intrakapsuläre Kiefergelenkerkrankung muss gemeinsam mit Triggerpunkten in den Kaumuskeln behandelt werden. Ein chronischer Infektionsherd muss als beisteuernder Faktor in Betracht gezogen werden, sofern die Blutsenkung und die Leukozytenzahl bei wiederholten Untersuchungen erhöht sind.

Myofasziale Triggerpunkte in der Kaumuskulatur können oft nur dann dauerhaft inaktiviert werden, wenn geeignete Triggerpunktbehandlung, zahnärztliche Kompetenz im Umgang mit primären Kiefergelenkstörungen und medizinische Kenntnisse zusammenwirken, um mechanische und systemische begünstigende Faktoren auszuschalten. Diese können im unteren Halsbereich und sogar in den Beinen liegen. Zu den oft übersehenen systemischen Faktoren, die eine Triggerpunktproblematik aufrecht erhalten, zählen eine Schilddrüsenunterfunktion, eine Anämie, ein Vitaminmangel, Elektrolytstörungen und Depressionen. Mechanische Faktoren sind eine Beinlängendifferenz und schmerzende Füße bei einer den Fuß destabilisierenden Morton-Fußanomalie [53]. Siehe Kapitel 4 des vorliegenden und Kapitel 20 des zweiten Bandes für Einzelheiten. Durch Substitution mit Niazinamid *und* Thiamin lässt sich zumindest eine Ursache des Tinnitus beseitigen. Bei Patienten mit Tinnitus und begleitendem Gehörverlust, deren Vitamin-B_{12}-Serumspiegel zu niedrig waren, wurde durch Substitution mit diesem Vitamin Besserung erzielt [65].

8.14.2 Übungen

Am wichtigsten ist es, dass der Arzt einen Patienten mit chronischen Kopf- und Halsschmerzen, die ganz oder teilweise auf myofasziale Triggerpunkte zurückgehen, anleitet, den Kopf und die Zunge im Mund richtig zu halten. Einschlägige Übungen sind in Kapitel 5 beschrieben. Auch die Anleitungen für eine korrekte Körpermechanik sind wichtig (Kapitel 5.3 und 41). Außerdem sollten die Patienten Übungen erlernen, um den Hals zu dehnen (ebenfalls in Kapitel 5 beschrieben und in Abbildung 16.11 dargestellt) und die Aktivität primärer Triggerpunkte in der Zervikalmuskulatur zu dämpfen, die zum Fortbestand von Triggerpunkten in den Kaumuskeln beitragen können.

Keinesfalls darf man versuchen, die Elevatoren zu dehnen, indem man den Mund gewaltsam öffnet. Dieser Versuch würde starke Schmerzen und reflektorische Spasmen hervorrufen, die die Muskelspannung weiter erhöhen und das Kiefergelenk schädigen könnten. Grundsätzlich sollten Dehnungsbehandlungen erst erfolgen, nachdem eine *schmerzhafte* Erkrankung des Kiefergelenks ausgeheilt ist.

Der Physiotherapeut oder Arzt sollte den Patienten gründlich in ein für ihn spezifisches häusliches Programm einweisen. In diesem Zusammenhang lernt der Patient, Triggerpunkte durch Druckanwendung zu lösen und Strumming am M. masseter auszuführen, bevor er mit anderen Übungen beginnt. Aktives Mundöffnen bewirkt eine reziproke Inhibition, die den M. masseter löst. Der Patient lernt, den Muskel zu entspannen, indem er den Mund gegen leichten Widerstand (mit zwei Fingern unter dem Kinn gegeben) einige Sekunden lang zu öffnen versucht und ihn dann aktiv öffnet und neue Vorspannung aufnimmt. Indem er die Zungenspitze gegen den Gaumen setzt, erhält er ein Maß dafür, wie weit er den Mund öffnen darf, falls er das Kiefergelenk schützen muss. Auch andere Autoren empfehlen die aktive Mundöffnung gegen Widerstand [83]. Die passive Dehnung des Kiefers erfolgt, indem Therapeut oder Patient zwei Finger auf die hinteren Molaren und nicht auf die Schneidezähne legen. Zur Entspannung der tiefen Schicht des M. masseter kann der Patient eine kurze isometrische Kontraktion erlernen. Dabei ist der Mund teilweise geöffnet. Der Patient versucht, die Mandibula vorzuschieben, gibt aber selber Widerstand und unterbindet jegliche Bewegung.

Sobald das Kiefergelenk beschwerdefrei ist, stellt das Gähnen eine gute Übung im vollen Bewegungsumfang dar. Es sind jedoch die in Kapitel 8.12 angeführten Gesichtspunkte zu berücksichtigen.

Kapitel 5.4 hilft dem Therapeuten im Umgang mit Patienten mit chronischen Schmerzen im Bereich von Kopf und Hals, an denen myofasziale Triggerpunkte beteiligt sind. Kapitel 5.1 erleichtert es, die Triggerpunkte zu identifizieren, die zum myofaszialen Triggerpunktschmerz in Kopf und Hals beisteuern können.

8.14.3 Schlussfolgerung

Die Patienten können ihre maximale Mundöffnung innerhalb des funktionellen Ausmaßes nicht genau einschätzen. Es ist daher ein Richtwert erforderlich, damit sie mit ihrem häusli-

chen Übungsprogramm das volle Bewegungsausmaß erreichen und ihre Fortschritte auch
zur Kenntnis nehmen. Wenn der Mund im vollen Umfang geöffnet werden kann, verringert
sich die Wahrscheinlichkeit, dass Triggerpunkte
und Verspannungen rezidivieren. Der Patient
prüft die Mundöffnung, indem er ausprobiert,
wie viele Knöchel (oder Finger) er zwischen seine Schneidezähne schieben kann. Minimal sollten die ersten beiden Knöchel einer Hand zwischen die Schneidezähne passen, wie in
Abbildung 8.3 dargestellt.

Bell erläutert, weshalb es so wichtig ist, alle
beisteuernden Faktoren zu erfassen. Er empfiehlt, den Alltagsstress zu reduzieren und eine
positive geistige Einstellung anzunehmen [9].
Eine intraoral getragene Orthese kann gegen
Muskelermüdung durch nächtlichen Bruxismus
helfen [16, 70], bis die Triggerpunkte inaktiviert
und die Muskeln entspannt sind. Außerdem
kann der Ausgleich von ernährungsbedingten
Mangelerscheinungen und die gewissenhafte
Ausführung von Dehnungsübungen dazu beitragen, dass die behandelten Muskeln normal
funktionieren.

8.14.4 Weiterführende Literatur und Fallberichte

In einem detaillierten Fallbericht wird eine akute Blockade der Mundöffnung nach einer Zahnbehandlung beschrieben. Die Schmerzen konnten umgehend gelindert und die Mundöffnung
von 15 auf 51 mm erweitert werden, nachdem
Triggerpunkte im M. masseter und M. pterygoideus lateralis wiederholt mit 0,5%iger Procainlösung infiltriert wurden [78, 79].

Ein weiterer Patient litt unter Tinnitus und
einem „verstopften" Ohr bei Triggerpunkten in
der tiefen Schicht des M. masseter. Die Symptome konnten durch eine Procaininfiltration
der Triggerpunkte dauerhaft beseitigt werden
[79].

Literatur

1. Agerberg G, Österberg T: Maximal mandibular movements and symptoms of mandibular dysfunction in 70 year-old men and women. *Swed Dent J 67*:147–164, 1974.
2. Agur AM. *Grant's Atlas of Anatomy*. Ed. 9. Williams & Wilkins, Baltimore, 1991 (p. 463. Figs. 7.12).
3. *Ibid*. (p. 494, Fig. 7.61).
4. *Ibid*. (p. 495, Fig. 7.62).
5. *Ibid*. (p. 531, Fig. 7.128; p. 532, 7.130).
6. Bailey JO Jr. McCall WD Jr, Ash MM Jr.: Eletromyographic silent periods and jaw motion parameters. Quantitative measures of temporomandibular joint dysfunction. *J Dent Res 56*:249–253, 1977.
7. Basmajian JV, DeLuca CJ: *Muscles Alive*, Ed. 5. Williams & Wilkins. Baltimore, 1985 (p. 452).
8. Bell WE: *Orofacial Pains Differential Diagnosis*. Denedco of Dallas, Dallas, Texas, 1973 (p. 94, Fig. 10–1, Case 5).
9. Bell WE: *Orofacial Pains – Classification. Diagnosis, Management*. Year Book Medical Publishers, Inc., Chicago. 1985 (pp. 175, 219, 234).
10. Bell WH: Nonsurgical management of the pain-dysfunction syndrome. *J Am Dent Assor 79*:161–170, 1969 (Cases 3 and 5).
11. Bellizzi R, Hartwell GR, Ingle JI, *et al*.: Diagnostic procedures. Chapter 9. In: *Endodontics*. Edited by Ingle JI, Bakland LK. Ed. 4. Wiiliams & Wilkins, Baltimore, 1994, pp. 465–523 (see pp. 472–474).
12. Bessette RW. Mohl ND, Bishop B: Contribution of periodontal receptors to the masseteric silent period. *J Dent Res 53*:1196–1203, 1974.
13. Bredman JJ, Weijs WA, Brugman P: Relationships between spindle density, muscle architecture and fibre type composition in different parts of the rabbit masseter. *Eur J Morphol 29(4)*:297–307, 1991.
14. Butler JH, Folke JE, Bandt CL: A descriptive survey of signs and symptoms associated with the myofascial pain-dysfunction syndrome. *J Am Dent Assoc 90*:635–639, 1975.
15. Christensen LV: Some electromyographic parameters of experimental tooth clenching in adult human subjects. J Oral Rehabil 7:139–146, 1980.
16. Clark GT, Beemsterboer PL, Solberg WK, *et al*.: Nocturnal electromyographic evaluation of myofascial pain dysfunction in patients undergoing occlusal splint therapy. *J Am Dent Assoc 99*:607–611, 1979.
17. Clemente CD: *Gray's Anatomy*, Ed. 30. Lea & Febiger, Philadelphia, 1985 (p. 449).
18. *Ibid*. (p. 1165).
19. *Ibid*. (pp. 1175, 1176).
20. Clemente CD: *Anatomy*. Ed. 3. Urban & Schwarzenberg, Baltimore, 1987 (Fig. 603).
21. *Ibid*. (Fig. 606).
22. *Ibid*. (Fig. 608).
23. *Ibid*. (Fig. 622).
24. *Ibid*. (Fig. 624).
25. *Ibid*. (Fig. 647).
26. Cohen HV, Pertes RA: Diagnosis and management of facial pain. Chapter 11. In: *Myofascial Pain and Fibromyalgia*. Edited by Rachlin ES. Mosby, St. Louis, 1994 (pp. 361–382).
27. Dorrance GM:. New and useful surgical procedures; the mechanical treatment of trismus. *Pa Med J 32*:545–546, 1929.
28. Eisler P: *Die Muskeln des Stammes*. Gustav Fischer, Jena, 1912 (p. 198).
29. *Ibid*. (p. 204).
30. Eriksson PO: Muscle fiber composition system. *Swed Dent J 12(Suppl)*:8–38, 1982.

31. Eriksson PO, Butler-Browne GS, Thornell LE: Immunohistochemical characterization of human masseter muscle spindles. *Muscle Nerve 17(1):*31–41, 1994.

32. Fields H: *Pain.* McGraw-Hill Information Services Company. Health Professions Division, New York, 1987, pp. 213–214.

33. Gelb H: Patient evaluation. Chapter 3. In: *Clinical Management of Head. Neck and TMJ Pain and Dysfunction.* Edited by Gelb H. W. B. Saunders, Philadelphia, 1977 (p. 82, Fib. 3–4).

34. Gibbs CH, Mahan PE, Wilkinson TM, *et al.* EMG activity of the superior belly of the lateral pterygoid muscle in relation to other jaw muscles. *J Prosthet Dent 51:*691–702, 1983.

35. Greene CS, Lerman MD, Sutcher HD, *et al.* The TMJ pain-dysfunction syndrome. heterogeneity of the patient population. *J Am Dent Assoc 79:*1168–1172, 1969.

36. Hong GZ: Considerations and recommendations regarding myofascial trigger point injection. *J Musculoske Pain 2(1):*29–59, 1994.

37. Ingle JI, Beveridge EE: Endodontics. Ed. 2. Lea & Febiger, Philadelphia, 1976 (p. 520).

38. Jaeger B: Are "cervicogenic" headaches due to myofascial pain and cervical spine dysfunction? *Cephalalgia 9:*157–164, 1989.

39. Jaeger B, Reeves JL, Graff-Radford SB: A psychophysiological investigation of myofascial trigger point sensitivity vs. EMG activity and tension headache. *Cephalalgia 5(Suppl 3):*68–69, 1985.

40. Kellgren JH:. Observations on referred pain arising from muscle. *Clin Sci 3:*175–190, 1938 (p. 180).

41. Kleier DJ: Referred pain from a myofascial trigger point mimicking pain of eridodontic origin. *J Endod 11(9):*408–411, 1985.

42. Kojima Y: Convergence patterns of afferent information from the temporomandibular joint and masseter muscle in the trigeminal subnucleus caudalis. *Brain Res Bull 24(4):*609–616, 1990.

43. Laskin DM: Etiology of the pain-dysfunction syndrome. *J Am Dent Assoc 79:*147–153, 1969.

44. Lipke DP, Gay T, Gross BD, *et al.*: An electromyographic study of the human lateral pterygoid muscle. *J Dent Res 56B:*230, 1977.

45. Marbach JJ: Arthritis of the temporomandibular joints. *Am Fam Phys 19:*131–139, 1979 (Fig. 9F).

46. McCall WD Jr, Goldberg SB, Uthman AA, *et al.*: Symptoms severity and silent periods. Preliminary results in TMJ dysfunction patients. *NY State Dent 144:*58–60, 1978.

47. McInnes B: Jaw pain from cigarette holder. *N Engl J Med 298:*1263, 1978.

48. McMinn RM, Hutchings RT, Pegington J, *et al.*: *Color Atlas of Human Anatomy*, Ed. 3. Mosby-Year Book, Missouri, 1993 (p. 39).

49. Millstein-Prentky S, Olson RE: Predictability of treatment outcome in patients with myofascial pain-dysfunction (MPD) syndrome. *J Dent Res 58:*1341–1346, 1979.

50. Møller E, Sheik-Ol-Eslam A, Lous I: Deliberate relaxation of the temporal and masseter muscles in subjects with functional disorders of the chewing apparatus. *Scand J Dent Res 79:*478–482, 1971.

51. Mongan E, Kelly P, Nies K, *et al.*: Tinnitus as an indication of therapeutic serum salicylate levels. *JAMA 226:*142–145, 1973.

52. Morton DJ: *The Human Foot.* Columbia University Press, New York, 1935.

53. Morton DJ: Foot disorders in women. *J Am Med Wom Assoc 10:*41–46, 1955.

54. Moyers RE: An electromyographic analysis of certain muscles involved in temporomandibular movement. *Am J Orthod 36:*481–515, 1950.

55. Olesen J, Jensen R: Getting away from simple muscle contraction as a mechanism of tension-type headache. *Pain 46:*123–124, 1991.

56. Pinto O: A new structure related to the temporomandibular joint and the middle ear. *J Prosthet Dent 12:*95, 1962.

57. Rachlin ES: Trigger point management. Chapter 9. In: *Myofascial Pain and Fibromyalgia.* Edited by Rachlin ES. Moshy. St. Louis, 1994 (pp. 173–195).

58. Reynolds MD: Myofascial trigger point syndromes in the practice of rheumatology. *Arch Phys Med Rehabil 62:*111–114, 1981.

59. Rocabado M, Iglarsh ZA: *Musculoskeletal Approach to Maxillofacial Pain.* J.B. Lippincott Company. Philadelphia, 1991.

60. Rugh JD, Solberg WK: Electromyographic studies of bruxist behavior before and during treatment. *Calif Dent Assoc J 3:*56–59, 1975.

61. Schwartz LL: Ethyl chloride treatment of limited, painful mandibular movement. J Am Dent Assoc 48:497–507, 1954 (Case 4).

62. Schwartz RA, Greene CS, Laskin DM: Personality characteristics of patients with myofascial pain-dysfunction (MPD) syndrome unresponsive to conventional therapy. *J Dent Res 58:*1435–1439, 1979.

63. Seltzer S: Dental conditions that cause head and neck pain. Chapter 7. In: *Pain Control In Dentistry: Diagnosis and Management.* J.B. Lippincott, Philadelphia, 1978 (pp. 105–136).

64. Sharav Y, Tzukert A, Refaeli B: Muscle pain index in relation to pain. dysfunction, and dizziness associated with the myofascial pain-dysfunction syndrome. *Oral Surg 46:*742–747, 1978 (p. 744).

65. Shemesh Z, Attias J, Ornan M, *et al.*: Vitamin B_{12}. deficiency in patients with chronic-tinnitus and noise-induced hearing loss. *Am J Otolaryngol 14(2):*94–99, 1993.

66. Shore NA: *Temporomandibular Joint Dysfunction and Occlusal Equilibration.* J.B. Lippincott, Philadelphia, 1976 (pp. 61, 62).

67. Skiba TJ. Laskin DM: Masticatory muscle silent peniods in patients with MPD syndrome. *J Dent Res 55:*B249 (Abst 748), 1976.

68. Sola AE, Bonica JJ: Myofascial pain syndromes, Chapter 21. In: *The Management of Pain.* Ed. 2. Edited by Bonica JJ, Loeser JD, Chapman CR, *et al.* Lea & Febiger. 1990 (pp. 352–367).

69. Solberg WK: Personal communication, 1981.
70. Solberg WK, Clark GT, Rugh JD: Nocturnal electromyographic evaluation of bruxism patients undergoing short term splint therapy. *J Oral Rehab* 2:215–223, 1975.
71. Solberg WK, Woo MW, Houston JB: Prevalence of mandibular dysfunction in young adults. *J Am Dent Assoc* 98:25–34, 1979.
72. Spalteholz W: *Handatlas der Anatomie des Menschen.* Ed. 11, Vol. 2. 5. Hirzel, Leipzig, 1922 (p. 264).
73. *Ibid.* (p. 267).
74. Staling LM, Fetchero P, Vorro J: Premature occlusal contact influence on mandibular kinesiology. In: *Biomechanics V-A.* Edited by Komi PV. University Park Press, Baltimore, 1976 (pp. 280–288).
75. Toldt G: *An Atlas of Human Anatomy,* translated by M.E. Paul. Ed. 2, Vol. 1. Macmillan, New York, 1919 (p. 293).
76. *Ibid.* (p. 302).
77. *Ibid.* (p. 303).
78. Travell J: Pain mechanisms in connective tissue. In *Connective Tissues, Transactions of the Second Conference, 1951.* Edited by Ragan C. Josiah Macy, Jr. Foundation, New York, 1952 (pp. 114, 115).
79. Travell J: Temporomandibular joint pain referred from muscles of the head and neck. *J Prosthet Dent* 10:745–763, 1960 (pp. 748, 750, 752–756).

80. Travell J: Mechanical headache. *Headache* 7:23–29, 1967 (p. 27, Fib. 7).
81. Travell J, Rinzler SH: The myofascial genesis of pain. *Postgrad Med* 11:425–434, 1952 (p. 427).
82. Voss DE, Ionta MK, Myers BJ: *Proprioceptive Neuromuscular Facilitation.* Ed. 3. Harper and Row, Philadelphia, 1985.
83. Wetzler G: Physical therapy. Chapter 24. In: *Diseases of the Temporomandibular Apparatus.* Edited by Morgan DH, Hall WP, Vamvas SJ. G.V. Mosby, St. Louis. 1977 (pp. 349–353, Fig. 34–2C).
84. Widman SE, Lillie JH, Ash MM Jr: Anatomical and electromyographical studios of the lateral pterygoid muscle. *J Oral Rehabil* 14:429–446, 1987.
85. Woelfel JB, Hickey JG, Stacey RW, *et al.*: Electromyographic analysis of jaw movements. *J Prosthet Dent* 10:688–697, 1960.
86. Wolff HG: *Wolff's Headache and Other Head Pain,* revised by D.J. Dalessio, Ed. 3. Oxford University Press, 1972 (p. 550).
87. Wood WW, Takada K, Hannam AG: The electromyographic activity of the inferior part of the human lateral pterygoid muscle during clenching and chewing. *Arch Oral Biol* 31:245–253, 1986.
88. Yemm K: Temporomandibular dysfunction and masseter muscle response to experimental stress. *Br Dent J* 127:508–510, 1969.

Kopf/Hals

M. temporalis

Mit Beiträgen von Bernadette Jaeger und Mary Maloney

Übersicht: Der **Übertragungsschmerz** von Triggerpunkten im M. temporalis kann *Schläfenkopfschmerzen* und *Zahnschmerzen im Oberkiefer* auslösen. Das Übertragungsschmerzmuster erstreckt sich hauptsächlich über die Schläfenregion zur Augenbraue, der oberen Zahnreihe und manchmal bis zu Maxilla und Kiefergelenk. Die Triggerpunkte können außerdem zu Schmerzen, Druckschmerzen sowie zu einer Überempfindlichkeit der oberen Zähne gegenüber Wärme und Kälte führen. **Anatomie:** Die Ansatzstellen des Muskels liegen oben an der Fossa temporalis und am tiefen Blatt der Fascia temporalis und unten am Proc. coronoideus mandibulae. Die vorrangige **Funktion** des Muskels ist der Kieferschluss. Bei beidseitiger Aktion retrudieren die hinteren und teilweise auch die mittleren Fasern außerdem die Mandibula. Bei einseitiger Aktion lenken sie die Mandibula zur selben Seite ab. **Symptome** sind Schmerzen in der Schläfenregion, oft eine Überempfindlichkeit und Schmerzen der oberen Zähne sowie gelegentlich ein störender vorzeitiger Zahnkontakt. Die Triggerpunkte werden durch eine längere Immobilisation der Kiefer (bei offenem oder geschlossenem Mund), Bruxismus und festes Zusammenbeißen der Zähne **aktiviert und aufrecht erhalten.** Die gleiche Wirkung können kalter Zug auf den ermüdeten Muskel oder ein direktes Trauma haben. Triggerpunkte des M. temporalis können sich auch sekundär als Satelliten von Schlüsseltriggerpunkten im M. sternocleidomastoideus oder im oberen M. trapezius entwickeln sowie bei Überlastung der Mm. suprahyoideus und infrahyoideus bei einer vorgeschobenen Kopfhaltung oder sekundär nach einem Trauma. Bei der **Untersuchung des Patienten** fällt der 2-Knöchel-Test normal aus (im Allgemeinen ist Platz für 2½ Knöchel). Oft jedoch wird der Mund schlecht koordiniert geöffnet und geschlossen, und die Okklusion weicht von der Norm ab. Die **Untersuchung auf Triggerpunkte** in diesem Muskel setzt voraus, dass der Patient den Mund offen fallen lässt. Die zentralen Triggerpunkte liegen meistens im mittleren Muskelbauch ungefähr zwei Finger oberhalb des Arcus zygomaticus. Zur **Lösung der Triggerpunkte** eignen sich verschiedene manuelle Techniken. Beim Dehnen und Sprühen liegt der Patient auf dem Rücken, und das Kühlspray wird beidseits über dem Muskel und seinen Schmerzreferenzzonen aufgetragen. Anschließend wird der Muskel mit manueller Traktion gedehnt, während der Patient den Mund entspannt sich öffnen lässt. Die **Infiltration von Triggerpunkten** ist im Allgemeinen bei zentralen Triggerpunkten wirkungsvoller als bei Insertionstriggerpunkten, wobei es erforderlich sein kann, zwei oder sogar alle drei zu infiltrieren. Die A. temporalis muss sorgfältig umgangen werden. Für **korrigierende Maßnahmen** müssen mechanische und systemische Faktoren ausgeschaltet werden, die Triggerpunkte aufrecht erhalten, und es muss ein häusliches Übungsprogramm aufgenommen werden, das die Korrektur der Haltung mit vorgeschobenem Kopf und der Zungenhaltung ebenso umfasst wie Selbstdehnungsübungen für den M. temporalis, eine aktive Übung gegen Widerstand unter Verwendung der reziproken Inhibition sowie ausgiebiges Gähnen (sofern dies nicht durch eine Störung des Kiefergelenks kontraindiziert ist).

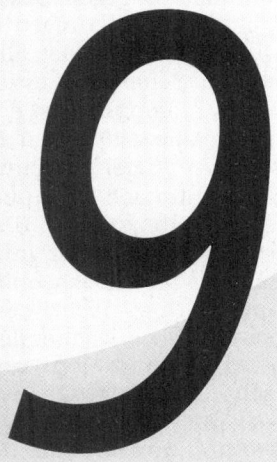

Inhaltsübersicht

9.1 Übertragungsschmerzen

(Abb. 9.1)
Der M. temporalis ist oft bei Patienten betroffen, die unter Störungen des Kiefergelenkes leiden – sowohl unter einer myofaszialen Schmerzdysfunktion, wie sie Laskin [32] definiert hat, als auch unter einem Schmerzdysfunktionssyndrom des Kiefergelenks. Studien haben gezeigt, dass der M. temporalis bei einem bis fast zwei Dritteln der Patienten betroffen ist [10, 22, 31, 45].

Kopfschmerzen bei aktiven Triggerpunkten im M. temporalis sind weit verbreitet [54] und werden als Schmerzen beschrieben, die sich über die gesamte Schläfe ausbreiten, entlang der Augenbraue und hinter dem Auge, und in einem bis allen Zähnen der oberen Zahnreihe auftreten können [41, 48, 49, 51]. Abhängig von ihrer Lage können Triggerpunkte des M. temporalis auch für übertragene Überempfindlichkeit gegen Beklopfen und mäßige Temperaturveränderungen verantwortlich sein, die sich an einem oder allen oberen Zähnen derselben Seite manifestieren [48, 49]. Der TrP_1 des M. temporalis ist ein Insertionstriggerpunkt ($ITrP_1$) im anterioren Muskelteil, der Schmerzen am Augenbrauenwulst entlang nach vorn [55] und nach unten zu den oberen Schneidezähnen [34, 44, 48, 53] überträgt. Die Insertionstriggerpunkte 2 und 3 liegen in den mittleren Muskelabschnitten und übertragen fingerförmig nach oben zum mittleren Schläfenbereich reichende Schmerzen, sowie Schmerzen nach unten zu den Zähnen in der Mitte des gleichseitigen Oberkiefers [5, 7, 34, 44, 48, 53, 58]. Tief liegende Fasern in der Triggerpunktregion 3 können ähnlich wie die tiefs-ten Fasern des M. masseter Schmerzen und Druckempfindlichkeit zur Maxilla und zum Kiefergelenk leiten [7, 48]. Der zentrale Triggerpunkt 4 ($ZTrP_4$) im hinteren Muskelanteil leitet Schmerzen nach hinten und oben [48].

In jeder dieser Schmerzreferenzzonen kann ein tiefer Druckschmerz auftreten, auch wenn die entsprechenden Triggerpunkte latent sind. Manchmal klagen die Patienten mehr über Zahnschmerzen und Überempfindlichkeit der oberen Zähne gegen Stimuli wie Beißen, Wärme und Kälte als über Kopfschmerzen [48].

Die drei anterioren Triggerpunktregionen in Abbildung 9.1 sind Insertionstriggerpunkte an Stellen, an denen man einen Muskel-Sehnen-Übergang erwarten würde. Triggerpunkt 4 liegt im Zentralbereich des Muskelbauches, der für primäre Triggerpunkte typischen Lokalisation.

9.1.1 Experimentelle Untersuchungen

Jensen und Norup verglichen Schmerzen und Druckempfindlichkeit, die durch Injektionen (300 ml und 600 ml hypertone Kochsalzlösung oder 100 ml Kaliumchloridlösung) ausgelöst wurden, mit denen nach Kontrollinjektionen von isotoner Kochsalzlösung bei gesunden Freiwilligen. Die Testlösungen riefen erheblich stärkere Schmerzen hervor als die isotone Kochsalzlösung und senkten die Druckschmerzschwelle signifikant ab (erhöhte Druckschmerzhaftigkeit). 48% der Testinjektionen lösten Übertragungsschmerzen aus, die am häufigsten in die Kiefer ausstrahlten. Schmerzintensität, Übertragungsschmerzen und niedrige Druckschmerzschwelle an der Einstichstelle korrelierten eng [29]. Diese Studie bestätigt die

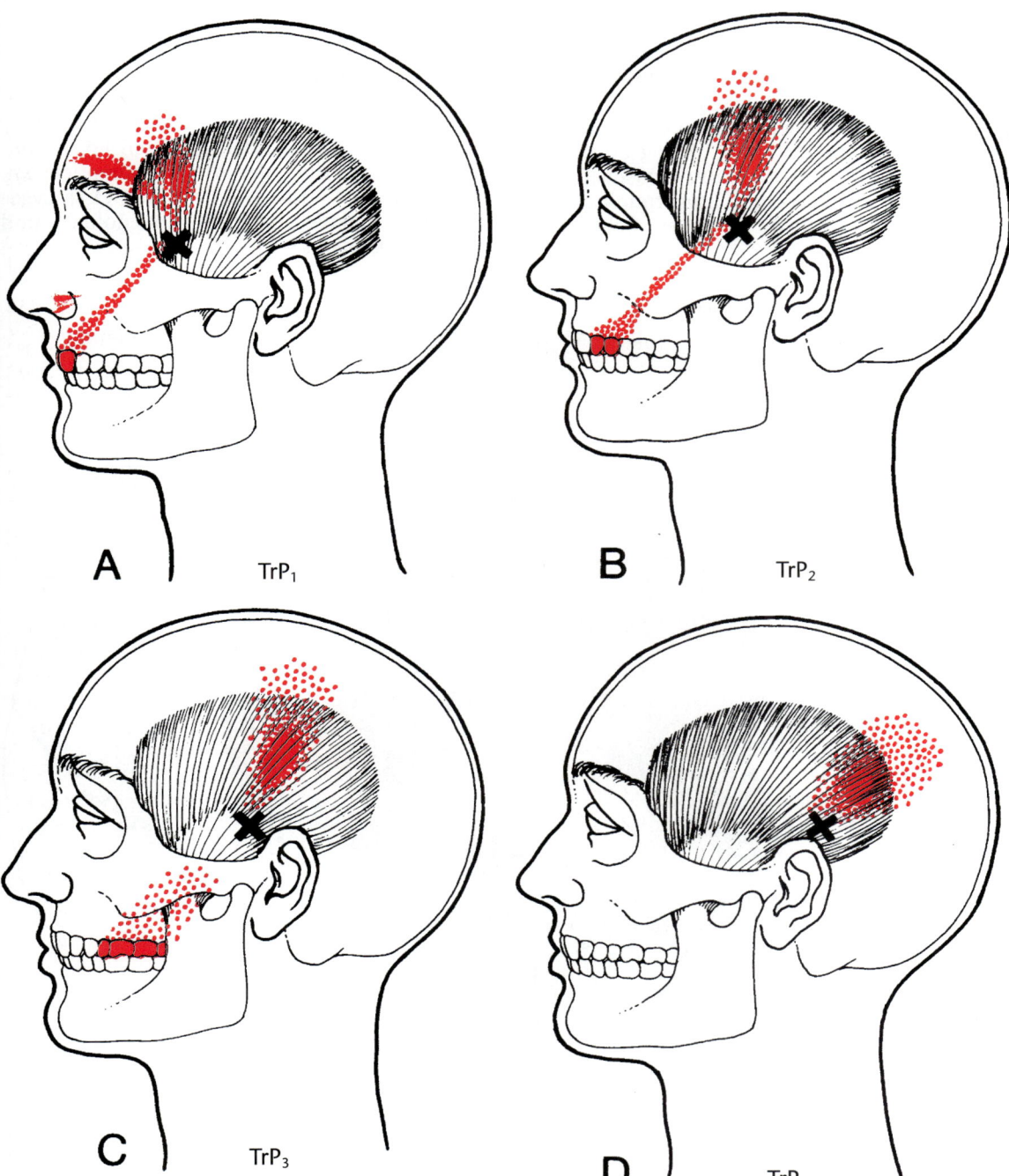

Abb. 9.1: Von Triggerpunkten (**X**) im linken M. temporalis (*flächiges Rot*: Hautschmerzzone, *punktiertes Rot*: Nebenschmerzzone) übertragene Schmerzen und Druckempfindlichkeit. Bei drei der Triggerpunkte handelt es sich um Insertionstriggerpunkte, die in Muskel-Sehnen-Übergängen liegen. Der vierte Triggerpunkt ist ein zentraler Triggerpunkt und liegt im Mittelteil des Muskels. **A:** Die anterioren „Strahlen" repräsentieren Übertragungsschmerzen von TrP_1 ($ITrP_1$) in den anterioren Muskelfasern. **B** und **C:** die mittleren „Strahlen" repräsentieren Übertragungsschmerzen und übertragene Druckempfindlichkeit von TrP_2 und TrP_3. **D:** Der posteriore supraaurikuläre „Strahl" wird von TrP_4 ($ZTrP_4$) übertragen.

klinisch ermittelten Schmerzmuster sowie die klinische Erfahrung, dass Übertragungsschmerzen um so eher ausgelöst werden, je mehr Druck auf einen Triggerpunkt gegeben wird. Eine ähnliche Beziehung konnte in einer weiteren Studie nachgewiesen werden. Hong et al. fanden eine positive Korrelation zwischen der Druckempfindlichkeit eines Triggerpunktes und der Wahrscheinlichkeit, dass er Schmerzen überträgt [25].

9.2 Anatomie

(Abb. 9.2)
Der M. temporalis setzt am tiefen Blatt der Fascia temporalis und an der gesamten Fossa temporalis [11] oberhalb des Arcus zygomaticus an. Der Boden der Fossa wird von den Ossa zygomaticum, frontale, parietale, sphenoidale und temporale gebildet [12].

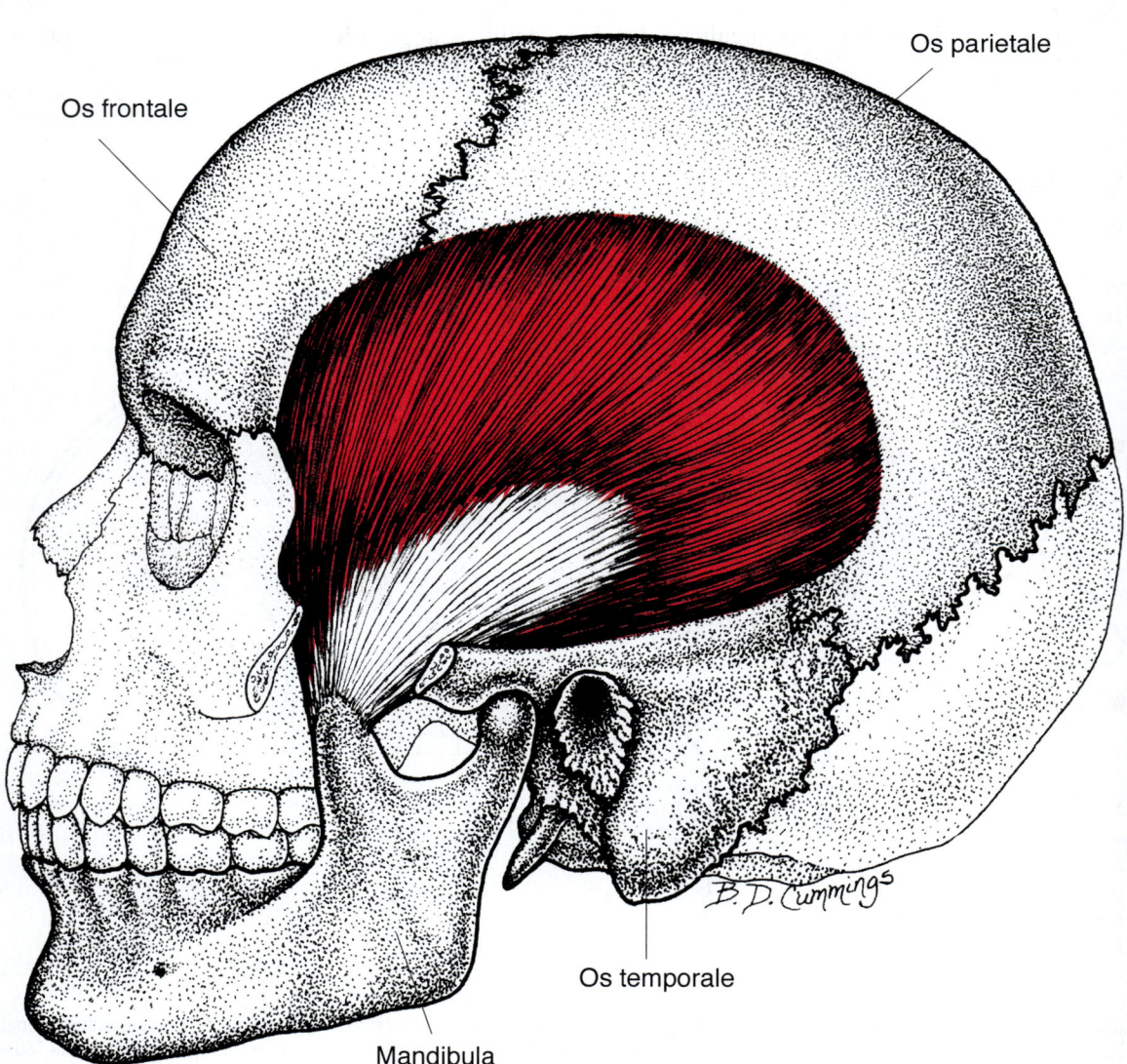

Abb. 9.2: Die Ansatzstellen des M. temporalis liegen unten überwiegend am Proc. coronoideus mandibulae und oben an der Fossa temporalis. Die anterioren Fasern dieses dünnen, fächerförmigen Muskels verlaufen nahezu vertikal, die posterioren Fasern nahezu horizontal, ändern aber die Richtung und üben einen weitgehend aufwärts gerichteten Zug aus. Der Arcus zygomaticus wurde teilweise entfernt. Bei geschlossenem Mund überdeckt er den größten Teil des sehnigen Muskelansatzes am Proc. coronoideus.

Unten inseriert der Muskel an der medialen und lateralen Fläche des Proc. coronoideus mandibulae und entlang der vorderen Kante des Ramus mandibulae, wobei er sich bis fast zum letzten Molaren ausdehnt [11]. Die Fasern des M. temporalis fächern sich anteroposterior in Richtung auf den Proc. coronoideus mandibulae auf und bilden drei funktionell unterschiedliche Gruppen. Die anterioren Fasern verlaufen nahezu vertikal, die mittleren schräg und die hinteren nahezu horizontal [36].

Erikson zufolge enthalten die einzelnen Muskelanteile eine deutlich unterschiedliche durchschnittliche Menge an Typ-I-Fasern (langsam zuckend), was auf Funktionsunterschiede hinweist. Die oberflächlichen anterioren und lateralen Muskelanteile bestehen demnach zu 74% aus Typ-I-Fasern, der oberflächliche posteriore Anteil zu 52% und die tiefe Muskelschicht zu 90% [16].

Weiterführende Literatur
In Anatomielehrbüchern wird dieser Muskel in der Seitenansicht gezeigt [2, 11, 13, 15, 46, 47].

▬ 9.3 Innervation

Der M. temporalis wird durch die Nn. temporalis profundus anterior und posterior aus dem vorderen Anteil des mandibulären Astes des N. trigeminus (V. Hirnnerv), versorgt.

▬ 9.4 Funktion

Alle Fasern des M. temporalis sind an seiner Hauptfunktion beteiligt, der Elevation der Mandibula (Kieferschluss). Sarnat und Laskin schreiben, die posterioren Fasern „... müssten auf Grund ihrer horizontalen Ausrichtung entlang der Schädelseite die Mandibula retrahieren können. Diese Fasern winden sich jedoch um den *hinteren Teil des Arcus zygomaticus und sind dadurch im Wesentlichen vertikal ausgerichtet.* Daher übt dieser Teil des M. temporalis in erster Linie einen nach oben gerichteten oder vertikalen Zug auf die Mandibula aus. Da seine Fasern nahe dem Tuberculum articulare ossis temporalis vorbeiziehen, fungiert der Muskel vermutlich ebenfalls zur Stabilisierung des Kiefergelenks. Die mittleren, schräg verlaufenden Fasern des M. temporalis heben die Mandi-

bula an und retrahieren sie. Dieser Teil des anterioren Mukelanteils, der vom Septum postorbitale kommt, zieht die Mandibula nach oben und geringfügig nach vorn. Die tiefe Faserschicht des vorderen M. temporalis schließlich, die entlang oder unmittelbar oberhalb der Crista infratemporalis ansetzt, zieht die Mandibula nach oben und geringfügig zur Seite. Die Morphologie des gesamten Muskels zeigt somit, dass seine Fasern einen Zug in sehr unterschiedlichen Richtungen ausüben können" [43].

Agur hat diese anatomischen Merkmale sehr deutlich abgebildet [2]. Bei einigen aufrechten Haltungen kann der M. temporalis dazu beitragen, die Mandibula in Ruhestellung zu *halten* [4].

Sofern die Kiefer bei geschlossenem Mund fest in zentraler Okklusion zusammengepresst werden, aktiviert sich der M. temporalis vor dem M. masseter [37, 38, 56], wobei seine gesamten Anteile beteiligt sind [36]. Ein Kieferschluss zum Schneidezahnbiss (vordere Okklusion) wird hauptsächlich von den vorderen Temporalisfasern hergestellt. Bei normaler Zahnstellung und leichtem Schließen werden überwiegend die vorderen Fasern [37] oder die vorderen und mittleren Fasern aktiviert. Wenn der Patient keine Zähne mehr besitzt und einen Zahnersatz trägt, kontrahieren alle drei Anteile des M. temporalis gleichmäßig [4].

Die hinteren Fasern sind während der Retraktion (Retrusion) der Mandibula durchgängig aktiver als die mittleren oder vorderen Fasern [4, 36, 37, 56]. Ein Bruxismus mit einer Dorsalverschiebung der Mandibula beansprucht diese hinteren Fasern sehr stark [1].

Lateralbewegungen zur selben Seite aktivieren den M. temporalis regelhaft [4] insbesondere seine hinteren Fasern und diese stärker als die vorderen [56]. Die Seitbewegungen aktivieren die hinteren Fasern immer, sofern der Unterkiefer nicht gleichzeitig nach vorn geschoben wird. Die Protrusion ist die Gegenbewegung zur Retraktionsfunktion der hinteren Fasern des M. temporalis und hemmt daher deren Aktivität [36].

Es wurde berichtet, dass der M. temporalis während einer geradlinigen Protraktion (Protrusion) im Allgemeinen inaktiv ist [4, 56], in 5% der Fälle dagegen aktiv [36], wahrscheinlich um der öffnenden Wirkung des wichtigsten Protruders, des unteren Anteils des M. pterygoideus lateralis, entgegenzuwirken.

Die wichtige Frage, ob die motorischen Einheiten des M. temporalis in Ruhe normalerweise aktiv sind, ist nur für die Rückenlage eindeutig beantwortet, bei der keine Aktivität beobachtet wurde [35]. Es ist strittig, ob beim aufrecht stehenden Probanden eine Ruheaktivität gemessen wird [4, 52], angeblich soll die Aktivität der hinteren Fasern höher sein als die der vorderen [4, 37]. Basmajian und Deluca vertreten die Ansicht, dass der M. temporalis die Mandibula im aufrechten Stand allein in der Ruhestellung fixiert [4]. Yemm fand bei wiederholten Ableitungen aus drei Mm. temporales bei ruhig, aufrecht und mit aufgerichtetem Kopf sitzenden Probanden keine Aktivität [57]. Diese Differenzen könnten sich aus unterschiedlichen Ruhestellungen, unterschiedlich starker angstbedingter Muskelanspannung, Unterschieden in den Ableitungsverfahren, der Kopfstellung und daraus ergeben, ob die Kaumuskulatur Triggerpunkte enthielt oder nicht.

9.5 Funktionelle Einheit

Synergisten des M. temporalis bei der Mandibularelevation sind der ipsilaterale M. masseter, der obere Anteil des M. pterygoideus lateralis sowie der M. pterygoideus medialis. Kontralateral wirken dieselben Muskeln als Synergisten mit dem entsprechenden M. temporalis.

Antagonisten sind der untere Anteil des M. pterygoideus lateralis, sowie die Mm. digastricus, omohyoideus und mylohyoideus.

9.6 Symptome

Patienten mit Triggerpunkten im M. temporalis können über die in Kapitel 9.1 beschriebenen Kopfschmerzen und Zahnschmerzen klagen, wobei sie sich jedoch oft nicht bewusst sind, dass ihre Mundöffnung behindert ist, die meistens um 5–10 mm reduziert ist. Daher ist eine normale Kieferbewegung nicht schmerzhaft. Die Patienten können angeben, dass ihre Zähne nicht richtig aufeinander treffen. Sofern maxilläre Zahnschmerzes vorhanden sind, können sie periodisch auftreten und von einer Hyperalgesie eines oder mehrerer oberer Zähne begleitet werden, wenn diese einem Klopfreiz, Wärme und Kälte ausgesetzt sind [48]. Wegen dieser Hypersensitivität der Zähne in der Übertragungszone kommt es vor, dass unerfahrene Zahnärzte unnötigerweise Zahnfleischbehandlungen vornehmen oder völlig gesunde Zähne ziehen [49].

9.7 Aktivierung und Aufrechterhaltung von Triggerpunkten

Die neuere Literatur liefert keinen Anhaltspunkt dafür, dass geringfügige (4–6 mm) Abweichungen von der vertikalen Okklusion zur Hyperaktivität der Kaumuskulatur und den Symptomen einer Kiefergelenkstörung führen [39].

9.7.1 Trauma und Immobilisierung

Bruxismus und das Zusammenbeißen der Zähne können Triggerpunkte im M. temporalis aktivieren. Weitere auslösende Faktoren sind ein direktes Trauma, etwa durch einen Sturz auf den Kopf, den Aufprall eines Golf- oder Baseballs oder den Aufprall des Kopfes gegen ein Seitenfenster bei einem Verkehrsunfall, eine langwierige Kieferimmobilisierung z. B. während einer zahnärztlichen Behandlung oder bei einer Zervikaltraktion bei Nackenschmerzen ohne Verwendung einer Aufbissschiene. Die zervikale Traktion immobilisiert die Mandibula *vollständig* in geschlossener Stellung, wobei der M. temporalis und andere Elevatoren der Mandibula maximal verkürzt sind. In diesem Fall können iatrogene Triggerpunkte des M. temporalis zusätzlich zu den ursprünglichen Nacken- und Kopfschmerzen Gesichtsschmerzen, Zahnschmerzen und möglicherweise eine veränderte Okklusion verursachen. Gelegentlich wurde unnötigerweise eine Nackentraktion bei Kopf- und Nackenschmerzen angeordnet, die überwiegend von Triggerpunkten in der Pars descendens des M. trapezius verursacht wurden, die nicht auf Traktion ansprechen.

9.7.2 Belastung durch Körperhaltung und Bewegungen

Die *vorgeschobene Kopfhaltung* (Kapitel 5.3) begünstigt eine Kieferstellung, in der der M. temporalis eine gesteigerte Aktivität aufweist und seine Triggerpunkte folglich aktiviert und/oder aufrecht erhalten werden können. Übermäßiges Kaugummikauen oder Zusammenbeißen der Zähne kann Triggerpunkte in der Kaumuskulatur einschließlich dem M. temporalis aktivieren und aufrecht erhalten.

Bruxismus kann Ursache oder Folge von Triggerpunkten im M. temporalis sein. In beiden Fällen verschlimmern sich die Beschwerden und persistieren bei Muskelüberlastung. Für die Ruhelosigkeit der Kaumuskeln, die sich als Bruxismus äußert, kann eine vermehrte neuromuskuläre Reizbarkeit bei Folsäuremangel verantwortlich sein. Sie ähnelt der von einem Folatmangel ausgelösten Ruhelosigkeit im M. biceps femoris und den Wadenmuskeln, die als restless legs bekannt ist.

Sofern der Diskus im Kiefergelenk nach anterior verlagert ist, empfindet der Patient ein Druckgefühl. Zur Entlastung wird er versuchen, fest zuzubeißen, was das Problem nicht beseitigt, aber das Fortbestehen von Triggerpunkten im M. temporalis (und im M. masseter) begünstigt [33].

9.7.3 Andere Faktoren

Oft wird übersehen oder vergessen, dass jede chronische Infektion oder Entzündung reflektorische Muskelkontraktionen hervorruft. Man nimmt an, dass dieser Vorgang zur Entstehung von Triggerpunkten beiträgt, wenn er längere Zeit anhält [18]. Länger andauernde schmerzhafte Erkrankungen der Pulpa oder eine Kiefergelenkentzündung begünstigen die Entstehung von Triggerpunkten im M. temporalis (oder in anderen Kaumuskeln). Diese Triggerpunkte unterhalten sich schließlich selbst und können auch nachdem die Grunderkrankungen ausgeheilt sind periodische oder anhaltende Schmerzen verursachen, die typischerweise in den Bezirk der ursprünglichen Schmerzlokalisation übertragen werden. Falls der Arzt diesen Zusammenhang übersieht, wird er weiterhin die Zähne oder das Gelenk statt der Triggerpunkte behandeln. Die Konsequenzen sind möglicherweise unerfreulich.

Wenn die Mm. suprahyoideus und infrahyoideus extrem verspannt sind, üben sie leichte, abwärts gerichtete Zugkräfte auf die Mandibula aus. Die Mm. temporalis und masseter wirken dem durch Kontraktion entgegen, um den Mund geschlossen zu halten, was ihre Triggerpunkte aktivieren und/oder aufrecht erhalten kann. Diese Fehlfunktion wird z. B. durch Flexions-Extensions-Verletzungen, etwa bei einem Autounfall, oder durch Überlastung und Stress der Mm. suprahyoideus und infrahyoideus eingeleitet. Auch eine extreme Haltung mit vorgeschobenem Kopf kann auslösend wirken.

Besonders beim ermüdeten Patienten kann ein kalter Luftzug über dem Muskel (z. B. von einem Ventilator, einer Klimaanlage oder durch den Fahrtwind bei offenem Autofenster) Triggerpunkte aktivieren [48]. Patienten, deren Schilddrüsenhormonspiegel (T_3 und T_4, durch Radioimmunoassay bestimmt) an der Untergrenze liegt oder bei denen eine eindeutige Hypothyreose vorliegt, sind für eine derartige Unterkühlung der Muskeln besonders anfällig.

Die Triggerpunkte im M. temporalis können als Satelliten aktiviert werden, wenn sie innerhalb der Schmerzreferenzzone aktiver Triggerpunkte des oberen M. trapezius und des M. sternocleidomastoideus liegen.

Es wurde beobachtet, dass aktive Triggerpunkte in den Beinmuskeln den maximalen Interzisalabstand indirekt verkleinern und auf diese Weise die Funktion der Kaumuskeln beeinflussen können. Dies ist ein Beispiel für eine sich aus einer statischen und dynamischen Asymmetrie ableitenden Fehlfunktion, im erwähnten Fall mit Ursprung im lasttragenden Bein.

▬▬▬ 9.8 Untersuchung des Patienten

Vor der körperlichen Untersuchung muss der Arzt eine umfassende Anamnese erheben (Kapitel 3, Einleitung), wobei auch bisherige gewohnte Abläufe der Körpermechanik berücksichtigt werden (Kapitel 5.3 und 41).

Der Untersucher sollte eine Screening-Untersuchung der Kiefergelenke durchführen und die Körperhaltung des Patienten unter besonderer Berücksichtigung der Stellung von Kopf und Hals beurteilen (Kapitel 5.3). Eine Haltung mit vorgeschobenem Kopf und übermäßiger Anspannung der Mm. suprahyoideus und infrahyoideus sollte dokumentiert werden.

Der Patient führt den 2-Knöchel-Test durch (Abb. 8.3), indem er versucht, die proximalen Interphalangealgelenke des zweiten und dritten Fingers der nichtdominanten Hand zwischen die oberen und unteren Schneidezähne zu schieben. Sofern der M. temporalis und nicht der M. masseter betroffen ist, lässt sich der Mund normalerweise weit genug öffnen, dass ungefähr 2½ Knöchel Platz finden. Wenn die hinteren Fasern des M. temporalis aktive Triggerpunkte enthalten, kann die Mandibula beim Öffnen und Schließen des Mundes zickzackförmig abweichen. Einzelheiten zur Messung der Mundöffnung befinden sich in Kapitel 5.3.

▬▬ 9.9 Untersuchung auf Triggerpunkte

(Abb. 9.3)

Zentrale Triggerpunkte befinden sich im mittleren Faserabschnitt in verschiedenen Teilen dieses Muskels, während die Insertionstriggerpunkte in den Muskel-Sehnen-Übergängen oberhalb des Arcus zygomaticus und am Sehnenansatz am Proc. coronoideus der Mandibula liegen.

Die Kiefer müssen leicht (nicht vollständig) geöffnet sein, damit die Fasern optimal für eine Palpation des M. temporalis gespannt werden. Bei geschlossenem Mund und vollständig erschlafftem und verkürztem Muskel sind seine verspannten Faserbündel nur mühsam zu tasten. Sie sind dann unempfindlicher, und die lokale Zuckungs-

reaktion bei schnellender Palpation kann kaum wahrnehmbar sein. Wenn der Patient die Kiefer dagegen entspannt geöffnet lässt, wird die für die Untersuchung optimale Vorspannung im Muskel aufgenommen (Abb. 9.3). Bei den Insertionstriggerpunkten handelt es sich sehr wahrscheinlich um Manifestationen einer Verspannung in den mit zentralen Triggerpunkten assoziierten Faserbündeln. Alle drei in Abbildung 9.1 gekennzeichneten anterioren Triggerpunktregionen liegen im Bereich des Muskel-Sehnen-Überganges. Wenn der Arzt einen dieser Triggerpunkte in einem verspannten Faserbündel lokalisiert und das Faserbündel weiter palpiert, findet er wahrscheinlich einige Zentimeter weiter kranial im mittleren Faserabschnitt desselben Bündels einen entsprechenden zentralen Triggerpunkt (ca. zwei Fingerbreiten oberhalb des Arcus zygomaticus).

Der in Abbildung 9.1D als TrP_4 bezeichnete Triggerpunkt liegt im mittleren Faserabschnitt des posterioren Muskelanteils, oberhalb und geringfügig hinter dem Ohr. Es besteht anscheinend eine enge Beziehung zwischen dem Trigger-

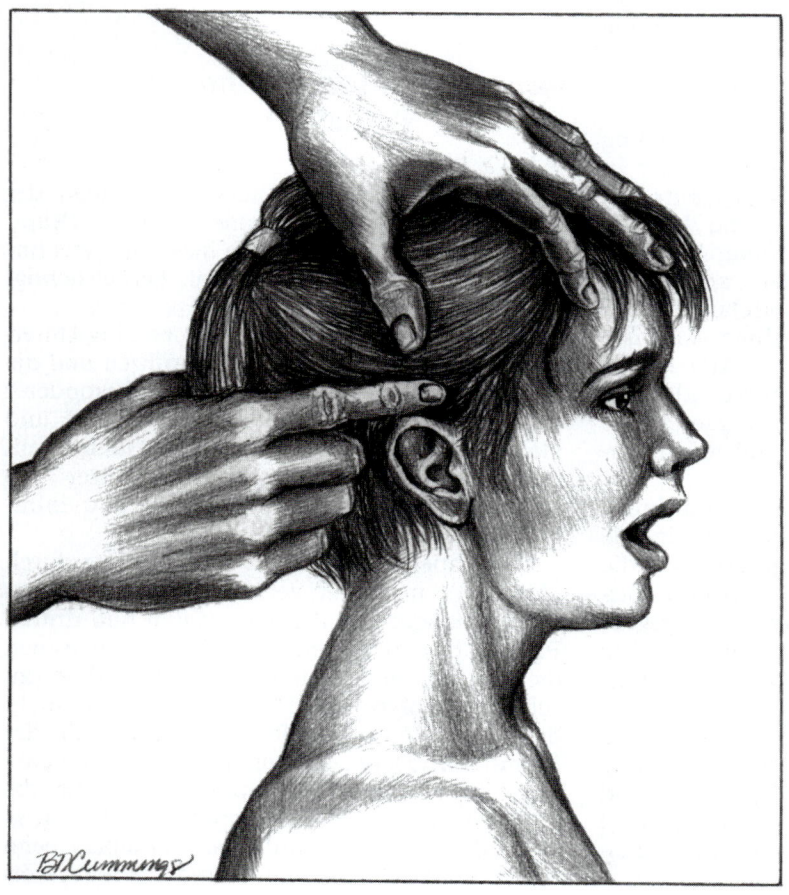

Abb. 9.3: Untersuchung auf Triggerpunkte im hinteren Anteil des M. temporalis. Während der Untersuchung aller Muskelteile lässt der Patient den Mund leicht geöffnet, um den Muskel in Vorspannung zu bringen. Dadurch heben sich besonders straffe Muskelbündel ab, punktuelle Druckschmerzhaftigkeit und Übertragungsschmerz werden prägnanter, wenn Druck auf einen Triggerpunkte ausgeübt wird, und der betreffende Triggerpunkt reagiert empfindlicher auf die schnellende Palpation, mit der eine lokale Zuckungsreaktion in den verspannten Faserbündeln ausgelöst werden soll.

punkt in einem Muskel-Sehnen-Übergang und seinem zentralen Triggerpunkt. Wenn einer von beiden vorhanden ist, aktiviert er den anderen, und Druck auf einen der beiden ruft annähernd dasselbe Übertragungsschmerzmuster hervor.

Zur vollständigen Untersuchung des M. temporalis auf die durch Insertionstriggerpunkte ausgelöste Insertionstendopathie gehört die Palpation von außerhalb und innerhalb der Mundhöhle bei leicht geöffnetem Mund: Extern wird der Muskel unterhalb des Proc. zygomaticus palpiert, intern an der Fläche des Proc. coronoideus. Die interne Palpationstechnik entspricht der für den unteren Anteil des M. pterygoideus lateralis [30] (Kapitel 11.9). Abweichend wird allerdings an der Ansatzstelle des M. temporalis Druck nach außen in Richtung auf den Proc. coronoideus gegeben, anstatt nach innen gegen die Flügelplatte.

Die schnellende Palpation quer zur Faser im Bereich eines Triggerpunktes löst eine lokale Zuckungsreaktionen aus, die in diesem Muskel oft eher zu tasten als zu sehen ist.

9.10 Engpass

Es sind keine Nervenkompressionssyndrome durch den M. temporalis bekannt.

9.11 Differenzialdiagnose

Es gibt andere Erkrankungen, die mit Symptomen ähnlich denen bei Triggerpunkten im M. temporalis einhergehen oder parallel auftreten. Zu den nichtschmerzhaften Begleiterkrankungen kann eine intrakapsuläre Störung des Kiefergelenkes gehören (Kapitel 5.3). Zu den schmerzhaften Beschwerden zählen Zahnerkrankungen, Spannungskopfschmerzen, zervikogene Kopfschmerzen, eine Polymyalgia rheumatica, eine Arteriitis temporalis und eine Tendinitis temporalis.

Ein Knirschen im Kiefergelenk, dass durch manuelle Palpation oder Auskultation mit einem Stethoskop beim Öffnen und Schließen des Mundes oder bei Kaubewegungen erfasst wird, kann auf eine *intrakapsuläre Störung* hinweisen (Kapitel 5.3). Das Knirschen allein ist keine Kontraindikation für eine Dehnungsbehandlung des M. temporalis. Sofern jedoch bei der Palpation oder bei Bewegungen Schmerzen auftreten, sollten das Gebiss und das Kiefergelenk vom Facharzt überprüft werden [21]. Klinische Erfahrun-

gen weisen darauf hin, dass die anhaltende Spannung, unter die das Kiefergelenk bei Triggerpunkten in den Kaumuskeln gesetzt wird, vermutlich durch eine Erhöhung des Gelenkinnendrucks zu einer Gelenkstörung führen kann [19]. Dieser erhöhte Druck wiederum kann einen bereits vorgeschädigten und posterior abgeflachten Diskus nach anteromedial luxieren (Kapitel 5.2 und 5.3).

Ein *erkrankter Zahn*, z. B. bei einer nicht sanierbaren Karies, kann Übertragungsschmerzen über dem M. temporalis verursachen, die den Anschein von Übertragungsschmerzen durch einen Triggerpunkt in dem Muskelteil erwecken können [3].

Der Verdacht liegt nahe, dass ein signifikanter Teil der Schmerzen bei dem häufig diagnostizierten *Spannungskopfschmerz* [28] und dem *zervikogenen Kopfschmerz* [26] von Triggerpunkten im M. temporalis stammt.

Kopfschmerzen bei einer *Polymyalgia rheumatica* unterscheiden sich in einigen Punkten von den von Triggerpunkten in den Mm. temporalis und trapezius ausgelösten Schmerzen: 1) Die größere Ausbreitung des *bilateralen* Polymyalgieschmerzes, der meistens die Schultern [8] und oft den Hals, den Rücken, die Oberarme und die Oberschenkel [23] einschließt. 2) Die erhöhte Blutsenkungsgeschwindigkeit von meistens 50–100 mm in der ersten Stunde, was Zeichen einer Entzündung mit erhöhtem Fibrinogen und α_2-Globulin ist. 3) Eine Anämie bei blockierter Eisenverwertung.

Eine Tendinitis temporalis kann auf einer Insertionstendopathie bei Triggerpunkten im Sehnenansatz des M. temporalis beruhen. Der Arzt sollte dieser Möglichkeit nachgehen, bevor er palliative Maßnahmen, Kortikoidinjektionen oder massivere chirurgische Eingriffe in Erwägung zieht, wie die chirurgische Exzision des kondylären Muskelansatzes [17]. Sofern Triggerpunkte im M. temporalis für die Symptome verantwortlich sind, ist deren Inaktivierung weitaus einfacher, weniger invasiv, weniger schmerzhaft für den Patienten und billiger.

9.11.1 Assoziierte Triggerpunkte

Triggerpunkte des M. temporalis sind oft mit solchen im ipsilateralen M. masseter und im kontralateralen M. temporalis assoziiert. Seltener sind entweder der laterale oder der mediale sowie gelegentlich beide Mm. pterygoidei betroffen, manchmal auch bilateral.

Satellitentriggerpunkte im M. temporalis entstehen oft durch Schlüsseltriggerpunkte in der häufig betroffenen Pars descendens des M. trapezius [24] und durch Schlüsseltriggerpunkte im M. sternocleidomastoideus.

▬ 9.12 Lösung von Triggerpunkten

(Abb. 9.4 und 9.5)
Eine vorgeschobene Kopfhaltung und eine entsprechende Zungenhaltung sollten stets als erstes korrigiert werden, sofern sie zum Gesamtproblem beitragen (Kapitel 5.3). Der Patient muss angewiesen werden, Hals, Kopf und Zunge *immer* optimal zu positionieren. Manchmal verschwinden Übertragungsschmerzen bereits, wenn diese beiden wichtigen begünstigenden Faktoren ausgeschaltet sind.

Falls sich der M. temporalis im Zusammenhang mit einer Malokklusion, z. B. einem retrograden Überbiss, verkürzt hat, sollte er durch Dehnung in seine normale Ruhelänge gebracht werden, *bevor* Korrekturhilfen für das Gebiss angepasst werden, damit diese korrekt angepasst werden können und richtig wirken. Eine korrekte Neutralstellung des Kopfes ist eine weitere Voraussetzung für deren optimale Funktionsfähigkeit. Wenn der Patient auf dem Behandlungsstuhl ausgestreckt liegt, wird die Okklusion anders ausfallen, als wenn der Patient sitzt oder steht und Kopf und Hals korrekt ausgerichtet sind.

Da sich in vielen Elevatoren der Mandibula Triggerpunkte entwickeln können, die miteinander in Verbindung stehen, kann es sinnvoll sein, mit der in Kapitel 8 beschriebenen kombinierten Lösungstechnik zu beginnen (Abb. 8.5). Falls bei der Nachuntersuchung verbliebene Triggerpunkte in einzelnen Muskeln gefunden werden, sprechen sie vermutlich besser auf eine gezielte Therapie dieses Muskels an.

Es gibt zahlreiche Techniken zur Lösung von myofaszialen Triggerpunkten im M. temporalis. Dazu gehören Sprühen und Dehnen (Abb. 9.4), eine Selbstdehnung des Muskels mit Techniken der Entspannungsvertiefung (Abb. 9.5), eine Triggerpunktlösung durch Druckanwendung und die reziproke Inhibition durch willkürliches Mundöffnen.

9.12.1 Sprühen und Dehnen

Zum Sprühen und Dehnen des M. temporalis sollte der Patient auf dem Rücken liegen

(Abb. 9.4). Er kann auch in einem Sessel mit niedriger Rückenlehne (oder in einem Zahnarztstuhl) sitzen und den Kopf an den hinter ihm stehenden Therapeut oder an die Kopfstütze lehnen, sodass das Gesicht nach oben weist und die Haltungsreflexe abgeschwächt sind [20, 35]. Der Patient wird aufgefordert, sich zu entspannen.

Das Kühlspray oder Eis wird beidseitig vom Muskelansatz am Proc. coronoideus ausgehend aufwärts aufgetragen, sodass alle Muskelfasern und alle Schmerzübertragungszonen abgedeckt sind, wie in Abbildung 9.4A gezeigt [48]. Die Augen des Patienten sollten durch eine Kompresse geschützt werden, damit das reizende Kühlmittel nicht eindringen kann. Patienten mit Asthma oder einer anderen Erkrankung der Atemwege können den Kühlmitteldunst nicht gut vertragen. Stattdessen kann man Eis zur intermittierenden Kühlung verwenden (Kapitel 3). Falls doch Kühlspray verwendet wird, sollten Mund und Nase des Patienten mit einem Tuch oder mit einer Hand abgeschirmt werden. Die Dehnung wird wie in Abbildung 9.4B beschrieben und illustriert durchgeführt. Der Therapeut sollte nachmessen, um wie viel die Kieferöffnung erweitert wurde, und dies dem Patienten mitteilen.

Nach Anwendung von feuchter Wärme auf dem Gesicht kann man das Sprühen und Dehnen wiederholen. Anschließend sollte der Patient den Mund vollständig (aber nicht gewaltsam) mehrfach öffnen und schließen, um die normale Muskelfunktion wiederherzustellen. Das gesamte Verfahren kann in Intervallen von fünf Minuten (jedes Mal mit Erwärmung) mehrfach wiederholt werden, bis der Muskel nicht weiter nachgibt. Die minimale Öffnung liegt für erwachsene Frauen und Männer von durchschnittlicher Größe bei 40 mm. Normalerweise sollte der Patient zwei Knöchel seiner Hand zwischen die Schneidezähne schieben können (Abb. 8.3).

Der Patient sollte zu Hause die in Abbildung 9.5 beschriebene und veranschaulichte Selbstdehnung ausführen.

9.12.2 Weitere Gesichtspunkte

Eine Triggerpunkttherapie des M. temporalis ist erst abgeschlossen, wenn auch alle aktiven Triggerpunkte im oberen Anteil des M. trapezius und im M. sternocleidomastoideus inaktiviert wurden. Die Triggerpunkte dieser beiden Halsmuskeln schränken die Mundöffnung *indirekt* ein. Hong stellte außerdem fest, dass bei der Behandlung des Schlüsseltriggerpunktes in der Pars descendens des M. trapezius auch der Satellitentriggerpunkt im M. temporalis inaktiviert wurde [24].

Normalerweise enthalten der M. temporalis oder andere Kaumuskeln immer beidseitig Triggerpunkte. Da die Mandibula sich über die Mittellinie des Kopfes hinweg spannt, hat jede Behandlung der einen Seite Auswirkungen auf die andere. Daher muss der Arzt die Auswirkungen einer Therapie von Muskeln und Kiefergelenk auf beide Seiten berücksichtigen, auch wenn nur eine Seite symptomatisch ist.

Bei einem Therapieversagen oder nur kurzfristiger Besserung sollten außer den Muskeln der funktionellen Einheit auch die Mm. suprahyoideus und infrahyoideus auf eine Verspannung überprüft werden, die gegebenenfalls gelöst werden muss (Kapitel 12).

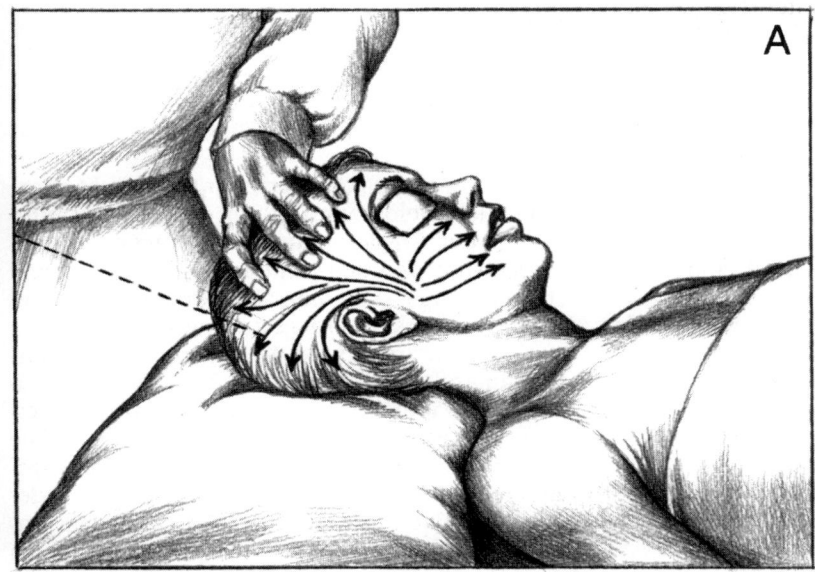

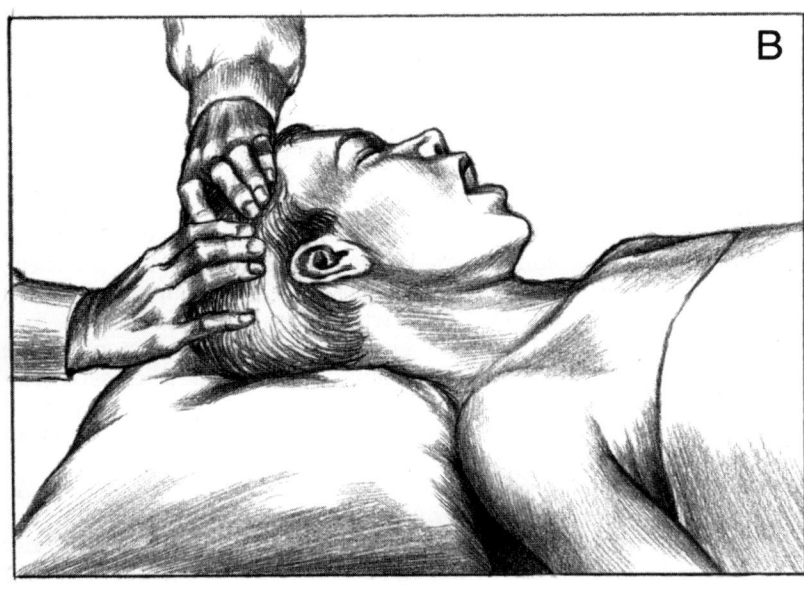

Abb. 9.4: Sprühen und Dehnen des M. temporalis. Patient in Rückenlage. **A:** Der Patient entspannt die Kiefer. Der Therapeut nimmt mit der linken Hand Spannung im M. temporalis auf, indem er nach oben gerichteten Zug ausübt. Mit der rechten Hand bringt er im aufgezeichneten Muster Kühlspray auf. Der gesamt Muskel einschließlich seiner Ansatzstellen und Schmerzübertragungsmuster wird sorgfältig abgedeckt. Das Kühlmittel sollte beidseits aufgetragen werden, auch wenn nur eine Seite symptomatisch ist. Hinweise zur Patientensicherheit im Text. **B:** Nach dem Sprühen gibt der Therapeut mit beiden Händen aufwärts gerichtete Traktion am M. temporalis und verlängert die Muskelfasern passiv. Der Patient atmet ein und öffnet den Mund dabei so weit wie möglich, um den M. temporalis zusätzlich zu verlängern. Anschließend atmet er aus und schließt den Mund. Das Dehnen wird wiederholt, bis keine Erweiterung des Bewegungsausmaßes mehr erzielt wird oder bis die Mundöffnung die normale Weite erreicht hat. Nötigenfalls kann die unter A beschriebene Sprühphase wiederholt werden. Siehe Abbildung 8.5 zur kombinierten Dehnung der Mm. temporalis und masseter.

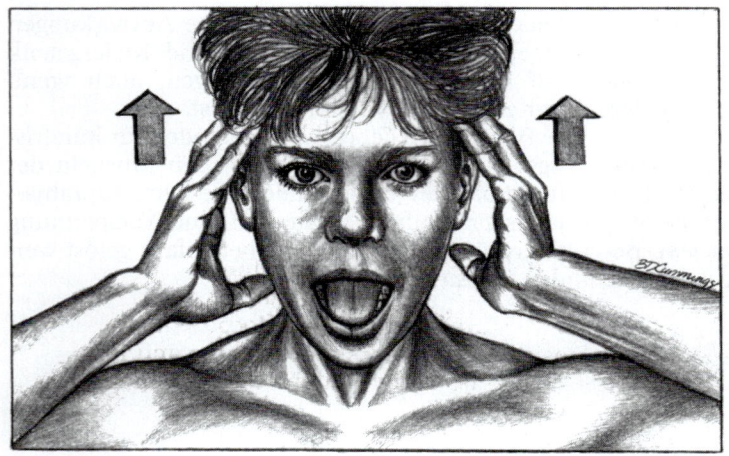

Abb. 9.5: Selbstdehnung des M. temporalis. Die Kieferelevatoren werden verlängert, indem der Patient den Mund so weit öffnet, wie es ihm beschwerdefrei möglich ist. Er presst die gespreizten Finger unmittelbar oberhalb von Schläfen und Ohren mit aufwärts gerichtetem Druck gegen den M. temporalis und atmet dabei langsam und tief ein, um die Muskelentspannung zu unterstützen. Falls vor der Dehnung gekühlt werden soll, ist auf das in Abbildung 9.4 gezeigte Kühlmuster zurückzugreifen.

Die direkten manuellen Techniken ohne Sprühen und Dehnen werden eingehend in Kapitel 3.12 beschrieben. Kapitel 8.12 enthält eine Beschreibung der reziproken Inhibition durch willkürliches Mundöffnen.

Falls erforderlich muss das Gelenkspiel wiederhergestellt werden.

9.13 Infiltration von Triggerpunkten

(Abb. 9.6)
Sobald Fehlhaltungen ausgeglichen, Körpermechanik und Zungenstellung korrigiert und schädliche Kaugewohnheiten abgelegt sind, verschwinden viele Triggerpunkte in der Kaumuskulatur spontan. Auch die erfolgreiche Behandlung von Triggerpunkten in der Pars descendens des M. trapezius und im M. sternocleidomastoideus begünstigt die Therapie von Triggerpunkten in den Kaumuskeln einschließlich des M. temporalis. Wenn Triggerpunkte im M. temporalis trotzdem und trotz Anwendung der Sprüh- und Dehntechnik fortbestehen, kann eine Infiltration in Betracht gezogen werden.

Vor einer Injektion der Triggerpunkte im M. temporalis beseitigt der Therapeut so viele Triggerpunkte wie möglich durch Sprühen und Dehnen und die oben beschriebenen manuellen Verfahren. Außerdem sollte er jegliche Triggerpunktspannung im M. masseter lösen, um Blutungen in der Schläfenregion zu verhindern, da verspannte Masseterfasern den venösen Abfluss aus dem M. temporalis behindern können (Ka-

pitel 8.10). Sofern die Verspannung des M. masseter nicht gelöst wird, kann es nach der Infiltration der Triggerpunkte im M. temporalis zu einer ausgedehnten Ekchymose und einem „blauen Auge" kommen. Der Patient sollte auf diese Möglichkeit vorbereitet werden.

Der Unterkiefer wird wie während der Untersuchung offen gehalten (Abb. 9.3). Die Schläfenarterie ist anhand ihrer Pulsationen zu tasten und darf nicht verletzt werden (Abb. 9.6). Die Kanüle wird unter sterilen Bedingungen eingestochen und von der Arterie weg gerichtet oder unter ihr hindurch geführt, um sie keinesfalls anzustechen, worauf auch Bell hinweist [6]. Nach der palpatorischen Lokalisation der Triggerpunkte im M. temporalis wird ein Finger auf die Arterie gelegt, um ihre Lage ständig zu überwachen, während andere Finger den zur Infiltration vorgesehenen Triggerpunkt tasten und fixieren. Die Infiltration eines zentralen Triggerpunktes in der Fasermitte ist meist effektiver als die des entsprechenden Insertionstriggerpunktes. Eine vollständige und prompte Besserung kann nur durch die Infiltration beider Bezirke möglich sein.

Die Triggerpunkte werden mit einem Lokalanästhetikum unter Verwendung einer Kanüle von 2,5 cm Länge und 23 oder 24 G infiltriert, die nach oben gerichtet zwischen den Fingern eingestochen wird. Eine Injektionsnadel von 27 G ist zu biegsam, sofern der Arzt nicht die von Hong [24] entwickelte Technik einsetzt (Kapitel 3.13). Wir empfehlen zur intramuskulären Infiltration 0,5%iges Procain ohne Epinephrin. Als Alternative empfiehlt sich 1%iges Lidocain gegenüber dem 3%igen Mepivacain, das in praktischen Zahnspritzen vertrieben wird.

Unmittelbar nach der Infiltration wird der Muskel maximal passiv gedehnt (Abb. 9.4), und

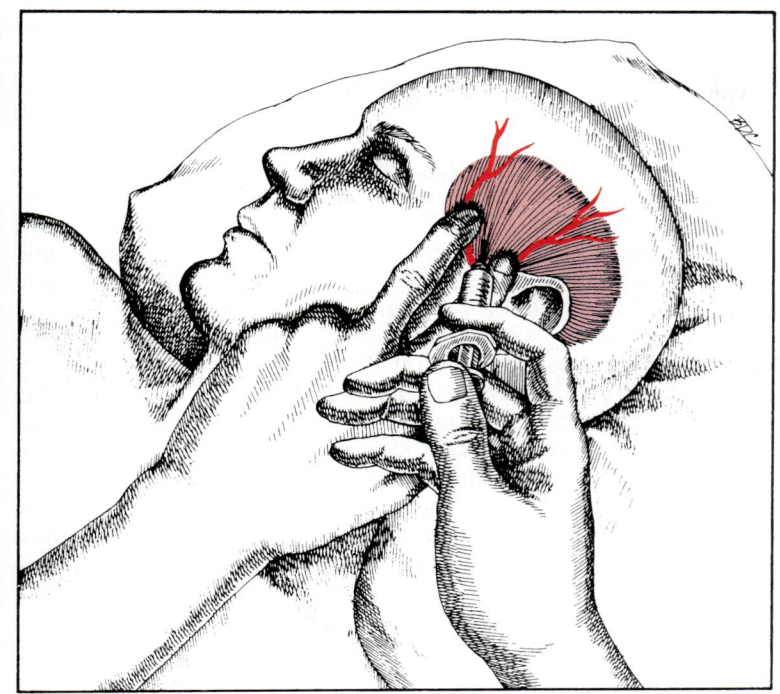

Abb. 9.6: Infiltration eines Triggerpunktes im anterioren Anteil des M. temporalis (*hellrot*). Die A. temporalis (*dunkelrot*) wird umgangen. Ein Finger liegt über der pulsierenden Arterie und kontrolliert ständig ihre Lage, während die anderen Finger einen Triggerpunkt in einem verspannten Faserbündel aufspüren und zur Infiltration fixieren.

gleichzeitig wird beidseitig Kühlspray aufgebracht. Anschließend wird eine warme Packung aufgelegt und danach der Kiefer aktiv im vollen Ausmaß bewegt. Falls die Mundöffnung noch eingeschränkt ist, kann man den M. temporalis nach ausreichendem Aufwärmen erneut beidseitig besprühen und dehnen.

Eine ähnliche Infiltrationstechnik wurde von Zahnärzten anschaulich beschrieben und illustriert [14].

■ 9.14 Korrigierende Maßnahmen

9.14.1 Übungsprogramm

Der Arzt weist den Patienten in eine richtige Zungenstellung und Körperhaltung ein, wie es eingehend in Kapitel 5 beschrieben wird. Auch eine Anleitung zum Erlangen einer guten Körpermechanik ist wichtig (Kapitel 5 und 41). Die meisten Patienten müssen außerdem lernen, wie sie ihre Halsmuskulatur dehnen können (ebenfalls in Kapitel 5 beschrieben und in Abbildung 16.11 veranschaulicht), um gegebenenfalls zentrale Triggerpunkte in den Zervikalmuskeln

zu inaktivieren, die Triggerpunkte im M. temporalis aufrecht erhalten können.

Der Patient lernt, wie er den M. temporalis täglich in Rückenlage mithilfe der Selbstdehnungsübung passiv dehnen kann (Abb. 9.5). Vor dieser Übung kann er vor dem Schlafengehen für 10–15 Minuten eine warme Packung auf die betreffende Kopfseite und das Gesicht legen. Alternativ kann der Muskel mit einem Wolltuch oder einem Pullover neutral gewärmt werden (Bewahren die Körperwärme), die außerdem Bequemlichkeit schaffen.

Sobald diese passive Übung für den Patienten angenehm ist, besteht der nächste Schritt in einer aktiven Mundöffnung gegen Widerstand, die dazu beiträgt, die eingeschränkte Bewegung durch reziproke Hemmung zu überwinden. Der Patient kann den Muskel entspannen, indem er die Mundöffnung für einige Sekunden behindert (mit zwei Fingern unter dem Kinn) und den Mund danach aktiv öffnet, um weitere Vorspannung im Muskel aufzunehmen. Die Weite der Mundöffnung wird durch eine korrekte Zungenhaltung am Gaumen kontrolliert (Kapitel 5.3). Diese Schutzmaßnahme ist bei Patienten mit einer Entzündung oder schmerzhaften Störung des Kiefergelenkes ratsam (z. B. einer Diskusluxation und -reduktion), damit sich die Dehnung im schmerzfreien Rahmen hält und das schmerzhafte Knacken verhindert wird [27].

Wenn die hinteren Fasern des M. temporalis betroffen sind und die Mandibula zur Seite abweicht, sobald der Mund geöffnet wird, muss der Patient die Übung abändern: Er öffnet den Mund erst, nachdem er die eine Hand seitlich gegen die dem betroffenen M. temporalis kontralaterale Maxilla und die andere gegen die ipsilaterale Mandibula gelegt hat. Der Unterkiefer wird von der Seite, zu der er bei der Öffnung abweicht, weggedrückt, während der Patient die Bewegung mit den Kaumuskeln aktiv unterstützt, um eine möglichst wirkungsvolle Dehnung zu erreichen. Die Mandibula wird dann sanft in die Anfangsposition zurückgeführt, bevor der Druck vollständig zurückgenommen wird. Sobald eine umfassende Besserung erreicht ist, brauchen diese Übungen nur noch zwei- oder dreimal wöchentlich zur Gesundheitsvorsorge ausgeführt zu werden, wobei sie Bestandteil des routinemäßigen Dehnungsprogramms nach körperlichem Training werden sollten.

Sofern keine Gelenkdysfunktion vorliegt, sollte der Patient ein weit offenes Gähnen als regelmäßige Übung einsetzen. Die hierbei auftretende reflektorische Inhibition trägt dazu bei, die normale Dehnungslänge des M. temporalis (und anderer Elevatoren der Mandibula) beizubehalten.

Für Patienten mit *chronischen* Kopf- und Nackenschmerzen und begleitenden Funktionsstörungen bei myofaszialen Triggerpunkten empfiehlt sich ein umfassendes Therapieprogramm, wie es in Kapitel 5.4 beschrieben wird. Patienten mit Triggerpunkten in der Kaumuskulatur sollten zusätzlich zu der in diesem Kapitel beschriebenen Triggerpunktlösung das „6 × 6"-Programm durchführen, das einige Physiotherapeuten in solchen Fällen mit Erfolg eingesetzt haben und das von Rocobaldo und Iglarsh beschrieben wurde [40].

9.14.2 Haltungsbelastung

Die Aktivierung von Triggerpunkten während einer längeren Zahnbehandlung lässt sich verhindern, indem man die Behandlung von Zeit zu Zeit unterbricht, damit der Patient den Kiefer im vollen Ausmaß bewegen kann. Außerdem sollte gelegentlich Kühlspray über dem Muskel aufgebracht werden, während der Mund weit offen steht, aber nicht gewaltsam geöffnet wird.

Eine lange andauernde maximale Verkürzung des Muskels im Schlaf wird durch einen „Nacht-

schutz" oder eine Aufbissschiene mit flacher Okklusionsebene verhindert. Sie gewährleistet einige Millimeter Abstand zwischen den oberen und unteren Zähnen und lindert den Bruxismus. In Zeiten starker Anspannung ist das besonders hilfreich [42]. Demselben Zweck dient es, wenn die Zunge am Gaumendach positioniert wird. Vor allem Patienten, die in der Vergangenheit häufig unter Kopfschmerzen gelitten haben, sollten bei einer länger dauernden Halswirbelsäulentraktion eine Zahnschiene benutzen.

Körperasymmetrien und die daraus resultierende funktionelle Skoliose sollten durch entsprechende Unterlagen korrigiert werden, da diese Haltungsbelastung Triggerpunkte in den Halsmuskeln aktivieren kann, die wiederum Satellitentriggerpunkte in den Kaumuskeln hervorrufen. Sofern durch die Angewohnheit der Mundatmung eine Haltung mit vorgeschobenem Kopf begünstigt wird, sollte die Mundatmung durch die Beseitigung auslösender Faktoren, z. B. nasale Obstruktion, beseitigt werden.

Die Lage des Kissens kann von entscheidender Bedeutung sein, wenn er gern auf der Seite schläft und den Mund über lange Zeit offen fallen lässt. Das Problem lässt sich verhindern, indem er eine Ecke des Kissens unter das Kinn stopft und so eine normale Kieferhaltung beibehält.

9.14.3 Bewegungsbelastung

Der Patient sollte davon überzeugt werden, auf Kaugummikauen, das Essen von Bonbons, das Knabbern an Kugelschreiber oder Bleistift, das Kauen von zähem Fleisch und das Zerbeißen von Nüssen oder Eisstückchen zu verzichten. Er sollte Zugluft direkt an seiner Schläfe vermeiden, indem er eine Nachtmütze, eine schützende Kapuze oder ein Tuch trägt. Eine Gesichtsmaske, die die Mundöffnung verhindert, sollte von Zeit zu Zeit abgenommen und die Kiefermuskeln gedehnt werden.

9.14.4 Weitere Maßnahmen

Der Patient sollte auf Anzeichen einer Hypothyreose, andere Stoffwechselstörungen und ernährungsbedingte Mängel untersucht werden, die die neuromuskuläre Irritabilität steigern können (Kapitel 4.3 und 4.4).

In Anbetracht des Einflusses der Stützfläche, kann es zur *dauerhaften* Linderung von myofaszialem Schmerz und Dysfunktion bei Triggerpunkten in der Kaumuskulatur entscheidend sein, dass Triggerpunkte in den Muskeln von Hals, Lumbosakralregion und sogar in den Beinen inaktiviert werden.

9.14.5 Weiterführende Literatur und Fallbericht

Travell beschreibt in einem Fallbericht [50] die Diagnose und Behandlung eines Patienten mit betroffenem M. temporalis.

Literatur

1. Adams SH II: Personal communication, 1981.
2. Agur AM: *Grant's Atlas of Anatomy*. Ed. 9. Williams & Wilkins, Baltimore, 1991 (p. 496, Fig. 7.64).
3. Alling CC: Personal communication, 1985.
4. Basmajian JV, DeLuca CJ: *Muscles Alive*. Ed. 5. Williams & Wilkins, Baltimore, 1985 (pp. 262, 448–452).
5. Bell WE: *Orofacial Pains – Differential Diagnosis*. Denedco of Dallas, 1973 (p. 94, Fig. 10–1).
6. Bell WE: Management of masticatory pain. Chapter 12. In: *Facial Pain*. Ed. 2. Edited by Alling CC III, Mahan PE. Lea & Febiger, Philadelphia, 1977 (pp. 185, 188).
7. Beil WH: Nonsurgical management of the pain-dysfunction syndrome. *J Am Dent Assoc 79*:161–170, 1969 (pp. 165, 169, Case 5).
8. Bird HA, Esselinckz W, Dixon A, *et al.*: An evaluation of criteria for polymyalgia rheumatica. *Ann Rheum Dis 38*:434–439, 1979.
9. Botez MI, Fontaine F, Botez T, *et al.*: Folate-responsive neurological and mental disorders: report of 16 cases. *Eur Neurol 16*:230–246, 1977.
10. Butler MI, Folke LE, Bandt CL: A descriptive survey of signs and symptoms associated with the myofascial pain-dysfunction syndrome. *J Am Dent Assoc 90*:635–639, 1975.
11. Clemente CD: *Gray's Anatomy*. Ed. 30. Lea & Febiger, Philadelphia, 1985 (p. 449, Fig. 6–9).
12. *Ibid*. (p. 160).
13. Clemente CD: *Anatomy*. Ed. 3. Urban & Schwarzenberg, Baltimore, 1987 (Fig. 608).
14. Cohen HV, Pertes RA: Diagnosis and management of facial pain, Chapter 11. In: *Myofascial Pain and Fibromyalgia*. Edited by Rachlin ES. Mosby, St. Louis, 1994, pp. 361–382 (see p. 378).
15. Eisler P: *Die Muskeln des Stammes*. Gustav Fischer, Jena, 1912 (p. 204).
16. Eriksson PO: Muscle fiber composition System. *Swed Dent J 12 (suppl)*:8–38, 1982.
17. Ernest EA, Martinez ME, Rydzewski DB, *et al.*: Photomicrographic evidence for insertion tendinosis: The etiologic factor in pain for temporal tendonitis. *J Prosthet Dent 65*:127–131, 1991.
18. Fields H: *Pain*. McGraw-Hill Information Services Company, Health Professions Division, New York, 1987 (pp. 213–214).
19. Freese AS: Myofascial trigger mechanisms and temporomandibular joint disturbances in head and neck pain. *NY State J Med 59*:2554–2558, 1959 (Fig. 1).
20. Funakoshi M, Amano N: Effects of the tonic neck reflex on the jaw muscles of the rat. *J Dent Res 52*:668–673, 1973.
21. Gelb H: Patient evaluation. Chapter 3. In: *Clinical Management of Head, Neck, and TMJ Pain and Dysfunction*. Edited by Gelb H. W.B. Saunders, Philadelphia, 1977 (pp. 73–116).
22. Greene CS, Lerman MD, Sutcher HD, *et al.*: The TMJ pain-dysfunction syndrome: heterogeneity of the patient population. *J Am Dent Assoc 79*:1168–1172, 1969.
23. Healey LA: Polymyalgia rheumatica. Chapter 50. In: *Arthritis and Allied Conditions*. Ed. 8. Edited by Hollander JL, McCarty DJ Jr. Lea & Febiger, Philadelphia, 1972 (pp. 885–889).
24. Hong CZ: Considerations and recommendations regarding myofascial trigger point injection. *J Musculoske Pain 2(1)*:29–59, 1994.
25. Hong CZ, Chen YN, Twehous D, Hong DH: Pressure threshold for referred pain by compression on the trigger point and adjacent areas. *J Musculoske Pain 4(3)*:61–79, 1996.
26. Jaeger B: Are "cervicogenic" headaches due to myofascial pain and cervical spine dysfunction? *Cephalalgia 9*:157–164, 1989.
27. Jaeger B: Personal communication, 1997.
28. Jaeger B, Reeves JL, Graff-Radford SB: A psychophysiological investigation of myofascial trigger point sensitivity vs. EMG activity and tension headache. *Cephalalgia 5(Suppl 3)*:68, 1985.
29. Jensen K, Norup M: Experimental pain in human temporal muscle induced by hypertonic saline, potassium, and acidity. *Cephalalgia J 2(2)*:101–106, 1992.
30. Johnstone DR. Templeton M: The feasibility of palpating the lateral pterygoid muscle. *J Prosthet Dent 44*:318–323, 1980.
31. Kaye LB, Moran JH, Fritz ME: Statistical analysis of an urban population of 236 patients with head and neck pain. Part II. Patient symptomatology. *J Periodontol 50*:59–65, 1979 (p. 61).
32. Laskin DM: Etiology of the pain-dysfunction syndrome. *J Am Dent Assoc 79*:147–153, 1969.
33. Maloney M: Personal communication, 1995.
34. Marbach JJ: Arthritis of the temporomandibular joints. *Am Fam Phys 19*:131–139, 1979 (p. 137, Fig. 9E).
35. Møller E, Sheik-Ol-Eslam A, Lous I: Deliberate relaxation of the temporal and masseter muscles in subjects with functional disorders of the chewing apparatus. *Scand J Dent Res 79*:478–482, 1971 (p. 481).
36. Moyers RE: An electromyographic analysis of certain muscles involved in temporomandibular movement. *Am J Orthod 36*:481–515, 1950.
37. Munro RR: Electromyography of the muscles of mastication. In: *The Temporomandibular Joint Syndrome*. Edited by Griffin CJ, Harris R. Vol. 4. of *Monographs in Oral Science*. S. Karger, Basel, 1975 (pp. 87–116).
38. Munro RR, Basmajian JV: The jaw opening reflex in man. *Electromyography 11*:191–206, 1971.

39. Rivera-Moralos WC, Mohl ND: Relationship of occlusal vertical dimension to the health of the masticatory system. *J Prosthet Dent 65:*547–553, 1991.

40. Rocabado M, Iglarsh ZA: Musculoskeletal Approach to Maxillofacial Pain. J.B. Lippincott Company, Philadelphia, 1991.

41. Rubin D: An approach to the management of myofascial trigger point syndromes. *Arch Phys Med Rehabil 62:*107–110, 1981.

42. Rugh JD, Solberg WK: Electromyographic studies of bruxist behavior before and during treatment. *Calif Dent Assoc J 3:*56–57, 1975.

43. Sarnat BG, Laskin DM (eds): *The Temporomandibular Joint: A Biological Basis for Clinical Practice.* Ed. 4. W.B. Saunders Co., Philadelphia, 1992.

44. Shaber EP: Considerations in the treatment of muscle spasm. Chapter 16. In: *Diseases of the Temporomandibular Apparatus.* Ed 2. Edited by Morgan DH, House LR, Hall WP, Vamvas SJ. C. V. Mosby, St. Louis, 1982 (p. 281, Fig. 16–2B).

45. Sharav Y, Tzukert A, Refaeli B: Muscle pain index in relation to pain, dysfunction, and dizziness associated with the myofascial pain-dysfunction syndrome. *Oral Surg 46:*742–747, 1978 (Table 1).

46. Spalteholz W: *Handatlas der Anatomie des Menschen.* Ed. 11, Vol. 2, S. Hirzel, Leipzig, 1922 (p. 265).

47. Toldt C: *An Atlas of Human Anatomy,* translated by M.E. Paul, Ed. 2, Vol. 1. MacMillan, New York, 1919 (p. 306).

48. Travell J: Temporomandibular joint pain referred from muscles of the head and neck. *J Prosthet Dent 10:*745–763, 1960 (pp. 748–749, Figs. 3, 13).

49. Travell J: Mechanical headache. *Headache 7:*23–29, 1967 (p. 26).

50. Travell J: Identification of myofascial trigger point syndromes: a case of atypical facial neuralgia. *Arch Phys Med Rehabil 62:*100–106, 1981.

51. Travell J, Rinzler SH: The myofascial genesis of pain. *Postgrad Med 11:*425–434, 1952 (p. 247).

52. Vitti M, Basmajian JV: Muscles of mastication in small children: an electromyographic analysis. *Am J Orthod 68:*412–419, 1975.

53. Wetzler G: Physical therapy, Chapter 24. In: *Diseases of the Temporomandibular Apparatus.* Edited by Morgan DH, Hall WP, Vamvas SJ. C. V. Mosby, St. Louis, 1977 (pp. 356, Fig. 24–4).

54. Williams HL: The syndrome of physical or intrinsic allergy of the head: myalgia of the head (sinus headache). *Proc Staff Meet Mayo Clin 20:*177–183, 1945 (p. 281).

55. Williams HL, Elkins EC: Myalgia of the head. *Arch Phys Ther 23:*14–22, 1942 (pp. 18, 19).

56. Woelfel JB, Hickey JC, Stacey RW, *et al.:* Electromyographic analysis of jaw movements. *J Prosthet Dent 10:*688–697, 1960,

57. Yemm R: The question of "resting" tonic activity of motor units in the masseter and temporal muscles in man. *Arch Oral Biol 22:*349, 1977.

58. Zahn DA: *Musculoskeletal Pain: Diagnosis and Physical Treatment.* Ed. 2. Little Brown & Company, Boston, 1988 (Fig. 12–1).

M. pterygoideus medialis

Mit Beiträgen von Bernadette Jaeger und Mary Maloney

Übersicht: Übertragungsschmerzen dieses Muskels manifestieren sich unscharf an der Rückwand von Mund und Pharynx, unter und hinter dem Kiefergelenk und tief im Ohr. **Anatomie:** Der M. pterygoideus medialis, der zwischen dem Kieferwinkel und der Lamina lateralis des Proc. pterygoideus an der Innenseite des Kiefers verläuft, bildet gemeinsam mit dem M. masseter an deren Außenseite eine Schlinge. Beide Muskeln unterstützen gemeinsam die Mandibula. **Funktionen:** Bei einseitiger Kontraktion lenkt der M. pterygoideus medialis die Mandibula vorwiegend zur Gegenseite ab. Bei beidseitiger Kontraktion trägt er dazu bei, die Mandibula anzuheben und auch zu protrahieren. Zu den **Symptomen** aktiver Triggerpunkte in diesem Muskel gehören Halsschmerzen, Schluckstörungen sowie eine schmerzhafte und geringfügig eingeschränkte Mundöffnung. Triggerpunkte in diesem Muskel werden oft sekundär bei Befall des lateralen M. pterygoideus **aktiviert und aufrecht erhalten**. Selten ist der Muskel allein betroffen. Die **Untersuchung des Patienten** zeigt meistens kurz vor maximaler Mundöffnung eine Abweichung der Schneidezahnführung zur Gegenseite, wobei die Mundöffnung leicht eingeschränkt ist. Bei der **Untersuchung auf Triggerpunkte** sollte von der Mundhöhle her auf zentrale und von außen auf Insertionstriggerpunkte palpiert werden. Die **Lösung von Triggerpunkten** durch Sprühen und Dehnen und andere myofasziale Techniken ist gewöhnlich erfolgreich, wenn zuvor aktive Triggerpunkte in anderen Kau- und Halsmuskeln inaktiviert wurden. Zu den **korrigierenden Maßnahmen** gehören die Korrektur der vorgeschobenen Kopfhaltung, das Inaktivieren von Triggerpunkten in anderen Kaumuskeln und Selbstdehnungsübungen.

Inhaltsübersicht

10.1 Übertragungsschmerzen

(Abb. 10.1)
Der M. pterygoideus medialis überträgt Schmerzen in wenig abgegrenzte Mundregionen (Zunge, Rachen und harter Gaumen), unter und hinter das Kiefergelenk sowie tief in das Ohr, jedoch nicht zu den Zähnen [8, 42, 43]. Auch andere Autoren beschreiben Übertragungsschmerzen zum retromandibulären und infraaurikulären Bereich [7, 8, 22], einschließlich der Region des M. pterygoideus lateralis, des Nasenbodens und des Rachens [37]. Laut der Beschreibung der Patienten ist der Schmerz, der vom M. pterygoideus medialis ausgeht, diffuser als der von Triggerpunkten im M. pterygoideus lateralis übertragene Schmerz.

Ein dumpfes Gefühl im Ohr kann ein Symptom für Triggerpunkte im M. pterygoideus medialis sein. Um die Eustachi-Röhre erweitern zu können, muss der M. tensor veli palatini den angrenzenden M. pterygoideus medialis und die dazwischen liegende Faszie verdrängen. Im Ruhezustand trägt der M. pterygoideus medialis dazu bei, die Eustachi-Röhre geschlossen zu halten. Verspannte Muskelfaserbündel in diesem Muskel können die Öffnung der Eustachi-Röhre durch den M. tensor veli palatini verhindern, sodass ein Unterdruck entsteht, der zu einer reinen Hörminderung führt. Bei allen 31 untersuchten Patienten mit diesem Symptom war der M. pterygoideus medialis druckschmerzhaft [1].

10.2 Anatomie

(Abb. 10.2)
Der M. pterygoideus medialis an der Innenseite der Mandibula hält den Angulus mandibulae gemeinsam mit dem M. masseter an deren Außenseite wie in einer Schlinge. Der Großteil des M. pterygoideus medialis (Abb. 10.2, *dunkelrot*) inseriert *oben* an der medialen (inneren) Fläche der Lamina lateralis des Proc. pterygoideus am Os sphenoidale. Der untere Anteil des M. pterygoideus lateralis (Abb. 10.2A, *hellrot*) inseriert an der lateralen (Außen-)Fläche desselben Knochens.

Oft setzt ein kleiner Anteil des M. pterygoideus medialis an der Außenfläche des Os palatinum an. Er zieht dann über die Außenfläche der Lamina lateralis des Proc. pterygoideus und bedeckt das untere Ende des inferioren Anteils des M. pterygoideus lateralis. Daher entsteht in der Seitenansicht irrtümlich der Eindruck, als ob der gesamte M. pterygoideus medialis an der Außenfläche der Lamina lateralis des Proc. pterygoideus ansetzt [30].

Der M. pterygoideus medialis setzt *unten* über eine kurze Aponeurose am Unterrand des Ramus mandibulae im Bereich des Angulus mandibulae an (Abb. 10.2B).

In der Literatur wurde über einen ungewöhnlich hohen Anteil (79%) von Typ-I-Fasern (langsam zuckend) im anterioren Teil des M. pterygoideus medialis berichtet, während der posteriore Muskelanteil, wie die meisten Skelettmuskeln, ungefähr zur Hälfte (52%) aus Typ-I-Fasern besteht [20].

Weiterführende Literatur
Andere Autoren bilden diesen Muskel in der Seitenansicht ab [13, 15, 16, 30, 41], aus medialem Blickwinkel (vom Mund her) [3, 17, 31], in Rückansicht (vom Mund her) [19, 32, 40] und im Querschnitt [2, 18]. Eine Seitenansicht zeigt auch den darüber liegenden venösen Plexus pterygoideus [16].

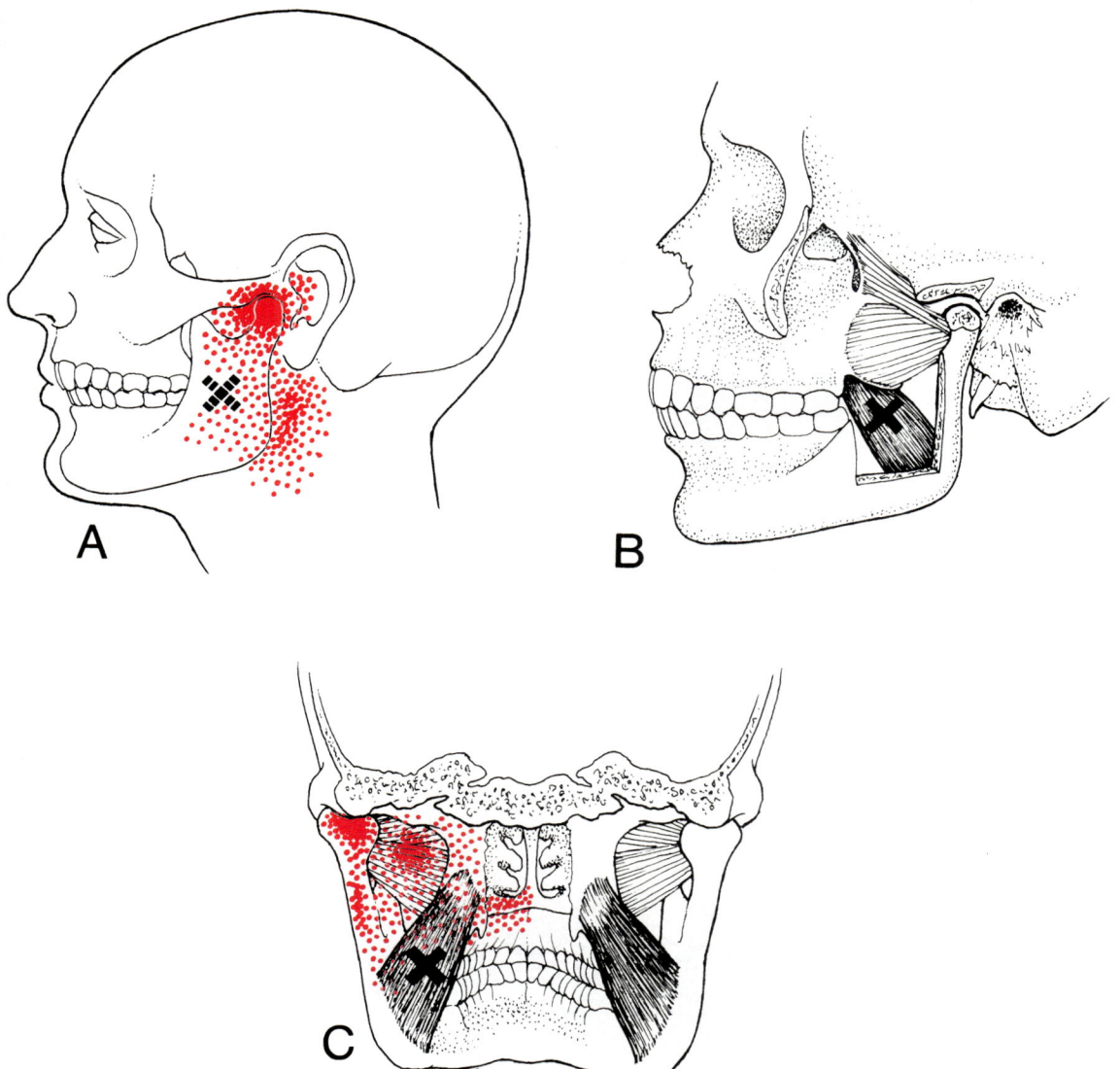

Abb. 10.1: Übertragungsschmerzen (*rot*) und Lage des verantwortlichen Triggerpunktes (**X**) im linken M. pterygoideus medialis. **A:** äußere Schmerzzonen, auf die der Patient zeigen kann; **B:** Knochenfenster an Jochbogen und Unterkiefer zur Demonstration der Triggerpunktlokalisation im Muskel an der Innenseite der Mandibula; **C:** Frontalschnitt durch den Schädel und das Kiefergelenk. Ansicht von vorn. Die inneren Schmerzzonen sind rot punktiert.

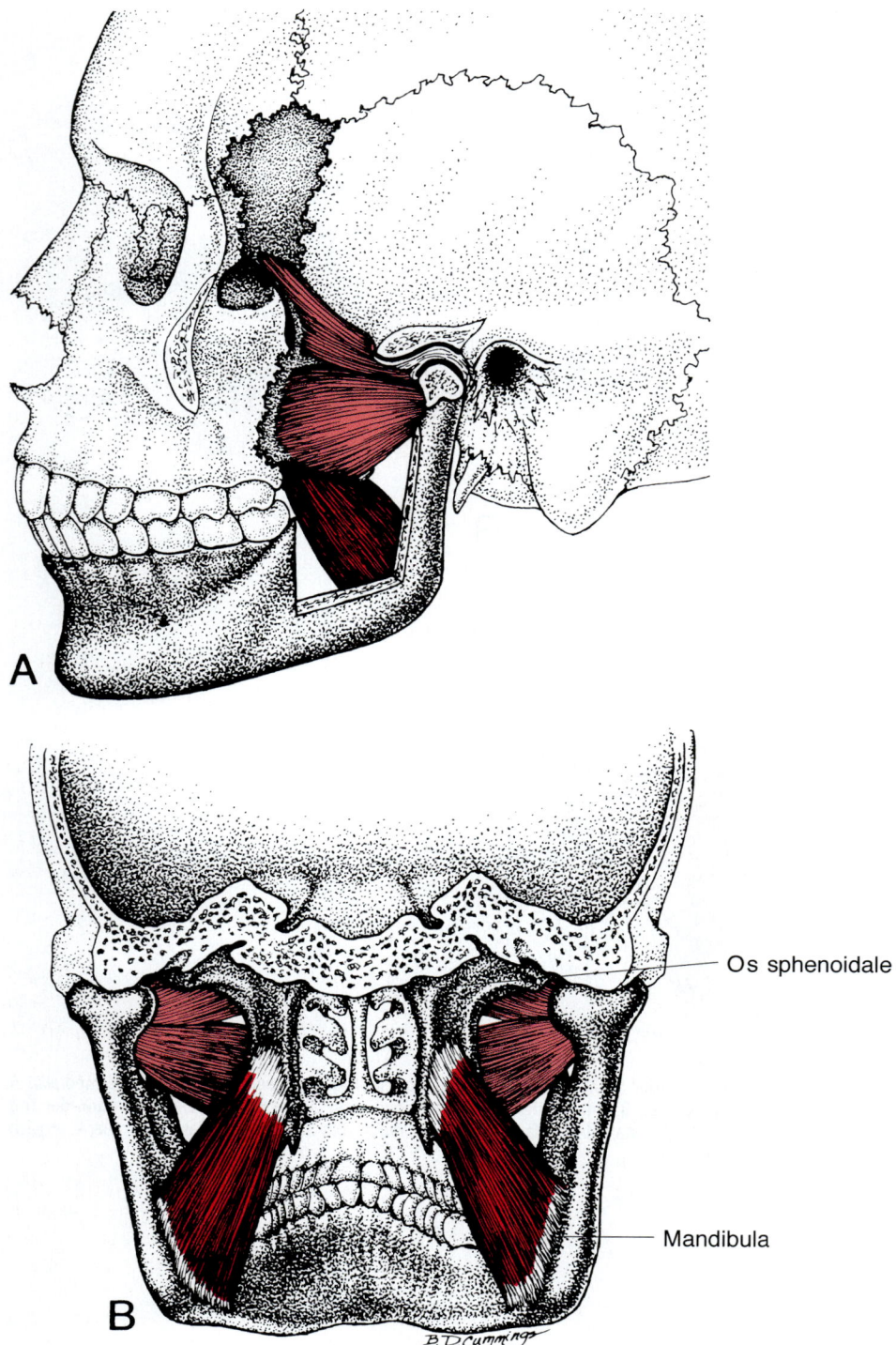

Abb. 10.2: Ansatzstellen des M. pterygoideus medialis (*dunkelrot*) im Verhältnis zum M. pterygoideus lateralis (*hellrot*). **A:** laterale Ansicht. Der M. pterygoideus medialis ist auf der Innenseite der Mandibula zu sehen. Teile der Mandibula und des Arcus zygomaticus wurden entfernt. **B:** Frontalschnitt durch den Schädel, unmittelbar hinter dem Kiefergelenk. Ansicht nach vorn durch den Mund hindurch. Der M. pterygoideus medialis inseriert oben an der medialen (*inneren*) Fläche der Lamina lateralis des Proc. coronoideus des Os sphenoidale und unten an der Facies medialis mandibulae nahe dem Kieferwinkel.

10.3 Innervation

Der Muskel wird vom N. pterygoideus medialis versorgt, der aus dem N. mandibularis, einem Teil des N. trigeminus (V. Hirnnerv), entspringt.

10.4 Funktionen

Bei einseitiger Aktion lenkt der M. pterygoideus medialis die Mandibula zur kontralateralen Seite ab [5, 6, 25, 46]. Diese seitliche Bewegung ist insbesondere während der Mahlbewegungen beim Kauen wichtig, die fein abgestimmt werden müssen. Bilateral trägt der M. pterygoideus medialis gemeinsam mit den Mm. masseter und temporalis dazu bei, die Mandibula anzuheben (den Mund zu schließen) [5, 6, 13, 25, 46]. Der M. pterygoideus medialis ist aktiver, wenn der Unterkiefer während des Anhebens vorgeschoben wird [33].

Der M. pterygoideus medialis wird bei einfacher Protrusion der Mandibula elektromyographisch aktiv, insbesondere wenn der Mund dabei nur leicht geöffnet ist [6]. Die Aktivität ist geringer, wenn die Mandibula willkürlich gesenkt wird [33]. Die Protrusion durch den M. pterygoideus medialis ist gehemmt, während die Mandibula gesenkt wird, da der Muskel Hauptantagonist der Öffnungsbewegung ist und für die Protrusion der Mandibula nur als Hilfsmuskel des M. pterygoideus lateralis fungiert.

10.5 Funktionelle Einheit

Jeder M. pterygoideus medialis wirkt beim Verschieben der Mandibula zur Gegenseite als Synergist des gleichseitigen M. pterygoideus lateralis. Folglich fungieren beide Mm. pterygoidei einer Seite bei der Seitverschiebung der Mandibula als Antagonisten ihrer Partner auf der Gegenseite.

Bei beidseitiger Aktion wirkt der M. pterygoideus medialis synergistisch mit den Mm. masseter und temporalis und schließt den Mund (hebt die Mandibula an). Die beiden Mm. pterygoidei sind Antagonisten des unteren Teils des M. pterygoideus lateralis und des M. digastricus, die die Kiefer öffnen. Bilateral wird der M. pterygoideus medialis als Synergist des M. pterygoideus lateralis aktiv und protrahiert die Mandibula.

10.6 Symptome

Der von den Patienten beschriebene Übertragungsschmerz von Triggerpunkten dieses Muskels manifestiert sich, wie in Abbildung 10.1 veranschaulicht und in Kapitel 10.1 beschrieben. Der Schmerz nimmt zu, wenn der Patient versucht, den Mund weit zu öffnen, beim Kauen oder wenn er die Zähne zusammenbeißt. Außerdem klagen die Patienten über einen wunden Rachen und Schmerzen beim Schlucken. Sobald sie zu schlucken versuchen, strecken sie den Hals und schieben die Zunge vor, offenbar im Versuch, die „Sperre" zu überwinden, die sie daran hindert, den Unterkiefer nach vorn zu schieben.

Eine mäßig eingeschränkte Mundöffnung kann für Triggerpunkte in diesem Muskel symptomatisch sein.

10.7 Aktivierung und Aufrechterhaltung von Triggerpunkten

Ein weit nach vorn geschobener Kopf (Kapitel 5.3) bringt die Mandibula in eine Position, die den M. pterygoideus medialis (wie auch die Mm. masseter und temporalis) leicht aber anhaltend belastet, wodurch seine Triggerpunkte aktiviert oder aufrecht erhalten werden.

Im M. pterygoideus medialis einer Seite können sich aktive Triggerpunkte entwickeln, wenn er durch aktive Triggerpunkte und eine Funktionsstörung im korrespondierenden Muskel der Gegenseite überlastet wird. Triggerpunkte im M. pterygoideus medialis können sekundär bei einer Fehlfunktion im M. pterygoideus lateralis aktiviert und aufrecht erhalten werden.

Das Lutschen am Daumen (nach der frühen Kindheit) und übermäßiges Kauen von Kaugummi sind Angewohnheiten, die Triggerpunkte in diesem Muskel aktivieren oder aufrecht erhalten. Bruxismus (seitliche Verschiebung der Zahnreihen aufeinander) und das Zusammenbeißen der Zähne, Angst und emotionale Anspannung sind häufig relevante Faktoren.

Eine seltenere Ursache für die Aktivierung von Triggerpunkten ist eine anhaltende Kontraktion des M. pterygoideus medialis bei einem Spasmus, der reflektorisch infolge einer Zellulitis im pterygomandibulären Raum entstanden ist [10].

In der Vergangenheit wurde die Ansicht vertreten, dass Okklusionsstörungen Triggerpunkte im M. pterygoideus medialis aktivieren können. Inzwischen geht man davon aus, dass oft die Muskelverspannung bei Triggerpunkten in den Kaumuskeln einschließlich des M. pterygoideus medialis die Okklusionsstörung hervorruft. Bevor eine kieferorthopädische Behandlung eingeleitet wird, sollten zunächst alle myofaszialen Triggerpunkte in der Kaumuskulatur inaktiviert werden (Kapitel 5.2).

10.8 Untersuchung des Patienten

Wenn der M. pterygoideus medialis aktive Triggerpunkte enthält, ist die Mundöffnung meist so stark eingeschränkt [8], dass sich zwei Fingerknöchel kaum zwischen die Schneidezähne schieben lassen (2-Knöchel-Test, Kapitel 8).

Es liegen unterschiedliche Aussagen über die Auswirkungen des Befalls von nur einem M. pterygoideus medialis vor: Ablenkung der Mandibula zur entgegengesetzten Seite [8], Ablenkung zur selben Seite oder keine Ablenkung [35]. Wenn die Abweichung hauptsächlich auf einer Verkürzung des Muskels beruht, erfolgt sie unserer Erfahrung nach am deutlichsten bei fast maximaler Mundöffnung zur kontralateralen Seite. Zu welcher Seite die Mandibula abgelenkt wird hängt weit gehend davon ab, wie stark andere vor-, zurück- und zur Seite schiebende Muskeln betroffen sind. Ein M. pterygoideus medialis allein entwickelt nur selten Triggerpunkte.

10.9 Untersuchung auf Triggerpunkte

(Abb. 10.3)
Zur Untersuchung des M. pterygoideus medialis lässt der auf dem Rücken liegende Patient den Unterkiefer so weit es ihm noch angenehm ist absinken, um den Muskel in Vorspannung zu bringen. *Zentrale Triggerpunkte im Mittelteil des Muskels werden intraoral mit den behandschuhten Fingern palpiert.* Der Mund ist dabei geöffnet. Die Kuppe des palpierenden Zeigefingers zeigt nach außen und gleitet über die Molaren nach hinten, bis sie auf die vordere Kante des Ramus mandibulae trifft, der lateral

hinter dem letzten Backenzahn liegt. Der Muskelbauch des M. pterygoideus medialis liegt unmittelbar hinter (posterior) dieser Knochenleiste. Auch andere Autoren haben diese Technik dargestellt [22, 26, 36]. Der M. pterygoideus medialis kann eindeutig identifiziert werden, wenn der Therapeut den Patienten abwechselnd auf einen zwischen den Zähnen platzierten Korken beißen und wieder entspannen lässt, während er mit dem Finger die Gewebespannung palpiert. Sofern aktive Triggerpunkte vorliegen, ist der Fingerdruck außerordentlich schmerzhaft und dadurch geeignet, ihre Lage präzise zu bestimmen.

Falls es dem Therapeuten als sicherer erscheint, kann der Korken während der gesamten Untersuchung auf Triggerpunkte zwischen den Zähnen des Patienten belassen werden.

Die Faserausrichtung und -beschaffenheit dieses Muskels lassen sich gut tasten, da er nur durch eine dünne Mukosaschicht vom palpierenden Finger getrennt ist. Meistens muss man durch dicke Haut und subkutanes Gewebe, einschließlich Fettgewebe palpieren. Man findet verspannte Faserbündel schneller und benötigt weniger Druck, um Druckschmerzhaftigkeit festzustellen, als bei anderen Muskeln.

Die Palpation des Muskels durch die Rachenschleimhaut kann beim Patienten einen Würgereiz auslösen. Dieser Reflex wird weit gehend abgeschwächt, wenn der Patient während der Untersuchung entweder vollständig ausatmet oder tief Luft holt [1] und sie während der Untersuchung anhält. Man kann auch den ipsilateralen M. temporalis leicht beklopfen und so einen ablenkenden Reiz setzen. Der Würgereflex wird außerdem gehemmt, wenn der Patient die Zungenspitze möglichst weit nach hinten zum Rachen und hinter die Molaren der Gegenseite einrollt. Je nachdrücklicher das geschieht, desto weniger ausgeprägt ist der Reflex. Bei überempfindlichen Personen kann es sinnvoll sein, ein schnell wirkendes Lokalanästhetikum (Spray) auf die Rachenschleimhaut aufzubringen (z. B. Lidocain), um den Würgereflex zu unterdrücken.

Insertionstriggerpunkte an der Mandibula werden von außerhalb der Mundhöhle palpiert. Der Patient neigt den Kopf geringfügig zur palpierten Seite, damit die Gewebe erschlaffen und der Muskel besser zugänglich wird. Mit einem Finger wird die innere (mediale) Fläche der Mandibula durch aufwärts gerichteten Druck gegen ihren Winkel untersucht (Abb. 10.3B) [11, 47]. Die feste Masse, die sich ungefähr 1 cm oberhalb des Angulus mandibulae gerade

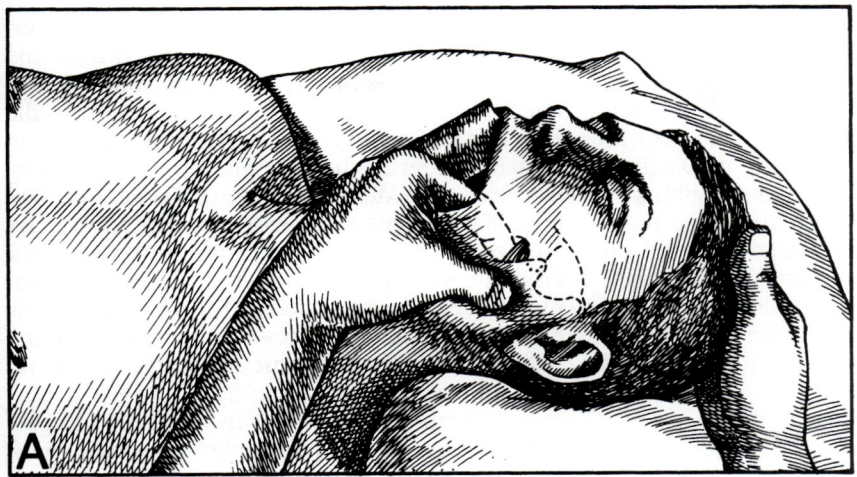

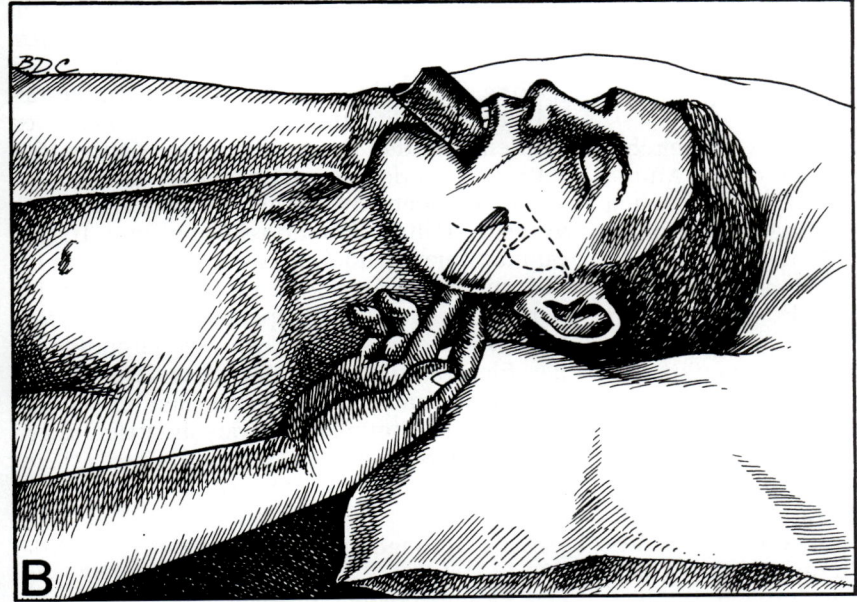

Abb. 10.3: Untersuchung des M. pterygoideus medialis auf Triggerpunkte. **A:** intraorale Triggerpunktpalpation hinter dem letzten Molaren. Muskel und Ramus mandibulae befinden sich zwischen den palpierenden Fingern. Der Untersucher trägt Handschuhe. Der Mund ist so weit geöffnet, dass der Therapeut den Finger zwischen die Molaren legen kann. Wenn es geraten scheint, wird dem Patienten ein Korken zwischen die Zähne geschoben. Er schützt die Finger des Untersuchers und hilft dem Patienten zu entspannen. **B:** extraorale Palpation von Insertionstriggerpunkten im Bereich des Muskelansatzes an der Innenfläche der Mandibula an deren Winkel.

in Reichweite des Fingers tasten lässt, ist der inferiore Teil des mandibulären Muskelansatzes.

Studien belegen, dass dieser Muskel nur selten alleine befallen ist und seltener überempfindlich ist als die meisten anderen Kaumuskeln [12, 21, 24, 38].

10.10 Engpass

Kahn berichtet über einen Fall, in dem ein M. pterygoideus medialis die Chorda tympani des N. lingualis an der Stelle komprimiert haben könnte [28], wo der Nerv zwischen dem

M. pterygoideus medialis und der Mandibula hindurchzieht [14]. Der Patient hatte dadurch einen extrem bitteren Geschmack im Mund, weshalb er nicht mehr normal essen konnte. Vorübergehend verwendete Schienen und dann fixierte Brücken, die den Biss um ca. 3 mm öffneten, lösten das Problem.

10.11 Differenzialdiagnose

Der M. pterygoideus medialis entwickelt normalerweise Triggerpunkte in Verbindung mit funktionell verwandten Muskeln, insbesondere mit den Mm. pterygoideus lateralis und masseter, wie in 10.5 ausgeführt. Ein Schmerz tief im Rachen hinter dem Kieferwinkel kann auf einen Triggerpunkt am posterioren Zungenrand derselben Seite zurückgehen. Das ist in Betracht zu ziehen, wenn es keinen Hinweis auf aktive Triggerpunkte im M. pterygoideus medialis gibt.

Falls der Rachen des Patienten noch schmerzt, nachdem die Triggerpunkte im M. pterygoideus medialis inaktiviert wurden, sollten die Mm. sternocleidomastoideus (Kapitel 7), digastricus und möglicherweise auch longus capitis und longus colli (Kapitel 12) auf Triggerpunkte untersucht werden.

10.12 Lösung von Triggerpunkten

(Abb. 10.4)
Die Korrektur einer Haltung mit vorgeschobenem Kopf und der Zungenstellung im Mund, sowie der Abbau schädlicher Kaugewohnheiten (Kapitel 5 und 41.3) sind wichtige Bestandteile der Behandlung. In Kapitel 5 wird überdies erläutert, wie möglicherweise behandlungsbedürftige Störungen des Kiefergelenks diagnostiziert werden können.

Für die Behandlung von Triggerpunkten in diesem Muskel stehen zahlreiche manuelle Techniken zur Verfügung. Dazu zählen Sprühen und Dehnen, Sprühen und Lösen durch Druck und Strumming (eine Variante des Lösens durch Druck) als direkte Lösungstechniken. Außerdem eignen sich die postisometrische Relaxation und die Mundöffnung gegen Widerstand (unter Nutzung der reziproken Inhibition), um das vertikale Bewegungsausmaß zu erweitern. Physiotherapeuten, die mit dem Einsatz von hochfrequentem Gleichstrom vertraut sind, haben dieses Verfahren erfolgreich zum Lösen von Triggerpunkten in den Kaumuskeln, so auch im M. pterygoideus medialis, eingesetzt [29]. Erfahrungsgemäß wirkt auch Ultraschall schmerzlindernd und löst triggerpunktbedingte Verspannungen. Normalerweise werden zwei Minuten lang 0,8 Watt/cm^2 gegeben [2, 29]. Alle diese Verfahren werden in Kapitel 3.12 beschrieben, einige auch ausführlicher an späterer Stelle im vorliegenden Kapitel. Jedes Verfahren wird unterstützt, wenn der Patient dabei bewusst langsam und nicht forciert atmet.

Vor Beginn eines Lösungsverfahrens, bei dem die Mundöffnung erweitert wird, sollte nötigen-

falls das Gelenkspiel des Kiefergelenkes wiederhergestellt werden. Man kann die Mandibula entlang der Längsachse vertikal um 1–2 mm nach unten drücken. Dazu legt der Arzt die Daumen auf die hinteren Molaren des Patienten und übt ganz leichten Druck nach unten aus, wodurch sich das Kiefergelenk öffnet (die Gelenkflächen entfernen sich voneinander). Der Patient kann jede passive, durch sanften Druck erreichte Bewegung optimieren, indem er währenddessen ausatmet (keine Pressatmung). Falls begleitend zur Bewegungseinschränkung Schmerzen oder Druckempfindlichkeit im Gelenk auftreten, darf nur ein Spezialist für Kiefergelenkstörungen die Mobilisierung in Angriff nehmen. In Kapitel 5.3 werden im Zusammenhang mit der Erörterung des Bewegungsausmaßes gebotene Vorsichtsmaßnahmen genannt und der Aspekt der Hypermobilität in diesem Gelenk angesprochen.

Eine Dysfunktion der Zervikalgelenke erschwert die Situation. Die meisten Patienten werden auf die im vorliegenden Kapitel diskutierten Verfahren auch dann ansprechen, wenn bei ihnen eine zervikale Funktionsstörung vorliegt. Sollten Funktionsstörung und Triggerpunktschmerz jedoch persistieren, nachdem die Haltung korrigiert wurde und obgleich der Patient in allen anderen Aspekten kooperiert, was begünstigende Faktoren für Triggerpunkte in den Elevatoren und der Halsmuskulatur betrifft, sollte man ihn an einen Spezialisten für zervikale Funktionsstörungen und myofasziale Triggerpunkte überweisen.

10.12.1 Sprühen und Dehnen

Der M. pterygoideus medialis wird bei Anwendung *des kombinierten Lösungsverfahrens durch Sprühen und Dehnen* zusammen mit den Mm. masseter und temporalis behandelt, wie in Abbildung 8.5 veranschaulicht. Abbildung 10.4A zeigt das spezifische Sprühmuster für den M. pterygoideus medialis. Beide Gesichtshälften müssen mit Kühlspray oder Eis behandelt werden, bevor man Kieferdehnungen beginnt, denn man kann nicht eine Seite isoliert dehnen. Vorsicht ist beim Sprühen in der Nähe der Nase geboten, insbesondere bei Asthmatikern oder Patienten mit anderen Atemwegserkrankungen. Der Arzt sollte die Nase des Patienten beim Sprühen mit einer Hand abschirmen oder nur sprühen, während der Patient ausatmet, sodass dieser keinen Sprühnebel inhalieren kann. Abwärts gerichteter Druck auf die Mandibula wird über die hinteren Molaren in der Längsachse gegeben.

Intermittierendes Kühlen und Lösen von Triggerpunkten durch Druck (Abb. 10.4). Hier handelt es sich eigentlich nicht um die Dehnung eines über ein Gelenk ziehenden Muskels, sondern um eine direkte Druckanwendung, um einen Triggerpunkt zu lösen. Ein eingeschränktes Bewegungsausmaß anderer Kaumuskeln kann jedoch die Wirksamkeit dieser Technik vermindern. Die Kühlung erfolgt mit Eis oder Kühlspray in den in Abbildung 10.4 gezeigten parallelen Bahnen. Die Kühlung setzt die Empfindlichkeit herab, die gegebenenfalls aus einer Insertionstendopathie resultieren würde. An-

schließend wird im Bereich des Muskel-Sehnen-Überganges an der posterioren Fläche des Kieferwinkels mit den Fingern Druck gegeben (Abb. 10.4B). Der Therapeut versucht dabei, die Fasern des M. pterygoideus medialis so weit wie möglich oben zu erreichen und dort Druck auszuüben. Die Muskelspannung wird durch direkten Druck auf den Triggerpunkt herabgesetzt, wie in der Legende zu Abbildung 10.4 beschrieben (das Verfahren ähnelt dem „Verschieben" der Barriere). Der Patient lässt den Kiefer sinken. Damit wird im Muskel Vorspannung aufgenommen und die neue Mundöffnung genutzt – falls diese nicht durch Einschränkungen in anderen Kieferelevatoren verringert ist.

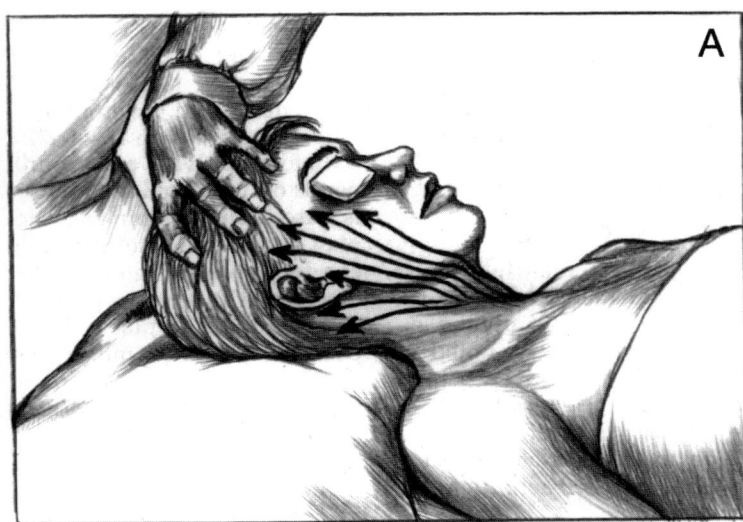

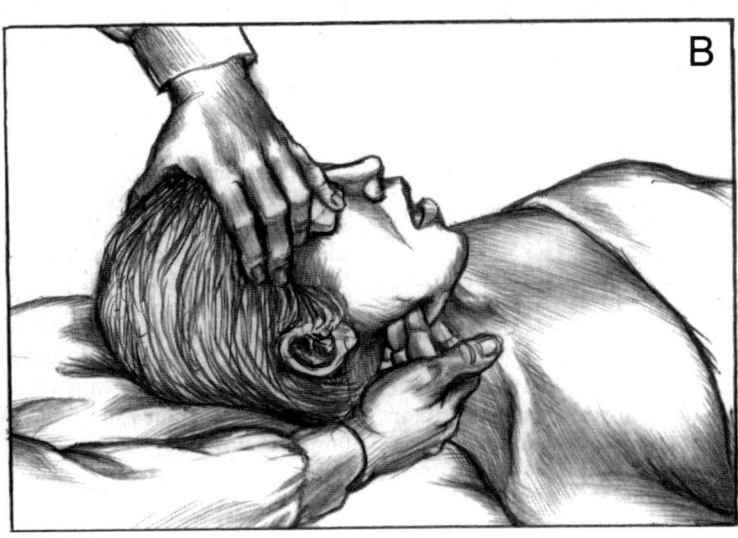

Abb. 10.4: Sprühmuster (*Pfeile*) und Lösen von Triggerpunkten durch Druckanwendung im mandibulären Ansatzbereich des rechten M. pterygoideus medialis. **A:** *Muster für intermittierendes Kühlen* vor dem Dehnen. Patient in Rückenlage. Der Mund ist leicht geöffnet. Das Auge ist durch eine Kompresse geschützt. Der Therapeut trägt Kühlspray oder Eis in den eingezeichneten Bahnen auf. Währenddessen sollte der Patient ausatmen und den Sprühnebel möglichst nicht inhalieren. Für Patienten mit Atemwegserkrankungen kann Eis vorteilhafter sein. **B:** *Lösen von Triggerpunkten durch Druckanwendung.* Der Mund des Patienten ist entspannt geöffnet. Der Therapeut legt die Finger unter dem Kieferwinkel an und gibt Druck gegen die tastbar verspannten Faserbündel am mandibulären Ansatz des M. pterygoideus medialis und so weit wie möglich aufwärts. Sobald die Finger Widerstand im Gewebe (die Barriere) tasten, hält der Therapeut leichten Druck. Wenn er spürt, wie die Gewebespannung nachlässt (und/oder der Mund des Patienten sich weiter öffnet) nehmen die Finger neue Vorspannung auf, bis erneut Widerstand spürbar wird (die nächste Barriere erreicht ist). Der Therapeut verfährt dann wie beschrieben (bis der Muskel „nachgibt"). Dieses Verfahren, Triggerpunkte zu lösen, kann nach Bedarf an verschiedenen Faserbündeln praktiziert werden. Mit seiner anderen Hand stabilisiert der Therapeut den Kopf des Patienten. Anschließend fordert er ihn auf, den Mund willkürlich aber *nicht gewaltsam* zu öffnen. Auf diese Weise wird reziproke Inhibition ausgeübt und der Muskel ohne übermäßige Translationsbewegung der Kondylen in Vorspannung gebracht. Weitere Verfahren zum Lösen von Triggerpunkten im Text. Abbildung 8.5. veranschaulicht die Technik des kombinierten Sprühens und Dehnens unter Einschluss des M. pterygoideus medialis.

10.12.2 Andere Lösungsverfahren

Strumming

Dieses Verfahren für zentrale Triggerpunkte ist eine intraorale Variante der tief streichenden Massage und angebracht, wenn multiple verspannte Faserbündel vorliegen. Anders als die tief streichende Massage, die in Faserrichtung erfolgt (was wegen der Lage des M. pterygoideus medialis schwierig ist), erfolgt Strumming *quer* zur Faser im Bereich zentraler Triggerpunkte. Beim Palpieren des M. pterygoideus medialis von innerhalb der Mundhöhle trennt nur eine dünne Mukosaschicht den behandschuhten Finger von den verspannten Faserbündeln und Triggerpunkten in diesem Muskel. Der Finger gleitet langsam von einer Seite des Muskels zur anderen und löst die verspannten Fasern nacheinander. Wenn Widerstand in einem verspannten Faserbündel getastet wird, genügt minimaler Druck an dieser Stelle. Der Therapeut wartet dann, bis sich die Fasern entspannen. Dieses Verfahren basiert auf der Lösungstechnik durch Druckanwendung und ist in seiner Wirksamkeit von triggerpunktbedingten Verspannungen in anderen Kaumuskeln relativ unabhängig.

Postisometrische Relaxation

In Verbindung mit vertiefter Atmung macht sich die postisometrische Relaxation letztlich die Kontraktion-Relaxations-Technik zunutze, um die Mundöffnung zu erweitern und Verspannung und Verkürzung des Muskels bei Triggerpunkten zu beeinflussen (Einzelheiten in Kapitel 3.12). Der M. pterygoideus medialis entspannt beim Einatmen (z. B. beim Gähnen), während sich der gesamte Körper beim Ausatmen entspannt.

Mundöffnung gegen Widerstand

Dies ist eine erweiterte Dehnungstechnik auf der Grundlage der reziproken Inhibition. Der Patient lernt, den Kiefer *langsam* gegen leichten Widerstand des Arztes zu öffnen (bzw. später des Patienten selbst, im Rahmen einer häuslichen Dehnungsübung). Wenn die Kieferdepressoren (Mm. digastricus, suprahyoideus und infrahyoideus) aktiviert sind, inhibieren sie die Elevation durch den M. pterygoideus medialis (und alle anderen Kieferelevatoren). Daraus ergibt sich ein brauchbares Verfahren, um alle Kieferelevatoren gleichzeitig zu entspannen.

Nachbehandlung

Im Anschluss an alle erwähnten Lösungstechniken sollte der Patient den Mund dreimal *ohne* *Kraftaufwand* vollständig öffnen und schließen und somit den Vorgang in das normale Bewegungsrepertoire aufnehmen. Die Haltungsfragen und Übungen, die im letzten Abschnitt dieses Kapitels aufgeführt werden, haben für das Heimprogramm des Patienten beträchtlichen Stellenwert.

Elektrische Reizung

Reizstrom wird von Physiotherapeuten eingesetzt und kommt ohne Dehnung aus. Man benötigt eine sterile, für den intraoralen Gebrauch geeignete Elektrode [27]. Ein Sinusstrom einer Stärke, die ein leichtes Kribbeln (ohne Muskelkontraktion) auslöst, muss 10 Minuten lang oder länger auf einen Triggerpunkt einwirken [29]. Die Methode sollte nur von speziell dafür ausgebildeten Personen eingesetzt werden. Der Patient darf sie nicht als unangenehm schmerzhaft empfinden.

Ultraschall

Ultraschall wird ebenfalls von Physiotherapeuten benutzt [27]. Er ist wirksamer, wenn er direkt am Triggerpunkt und nicht in der Schmerzübertragungszone eingesetzt wird. Im Falle des M. pterygoideus medialis wird er in Anbetracht seiner Reichweite am besten hinter dem Kieferwinkel gegeben [34].

10.13 Infiltration von Triggerpunkten

(Abb. 10.5)

Der M. pterygoideus medialis muss selten infiltriert werden, da seine Triggerpunkte gut auf Sprühen und Dehnen sowie auf andere manuelle Lösungsverfahren ansprechen, vorausgesetzt, dass vorher die aktiven Triggerpunkte in anderen Kaumuskeln inaktiviert wurden und die Kieferöffnung nicht blockieren. Gelb berichtet, dass der Schmerz durch Triggerpunkte anderer Muskeln dieser Gesichtsseite durch intraorale Infiltration der aktiven Triggerpunkte des M. pterygoideus medialis gelindert wird [23]. Die Kaumuskeln neigen dazu, wechselseitig sekundäre und Satellitentriggerpunkte auszulösen. Sofern eine Infiltration in Betracht gezogen wird, müssen sowohl der mittlere Muskelbereich auf zentrale als auch die Muskel-Sehnen-Übergänge auf Insertionstriggerpunkte untersucht werden.

Die zentralen Triggerpunkte werden entweder von der Mundhöhle aus oder von außen mit der

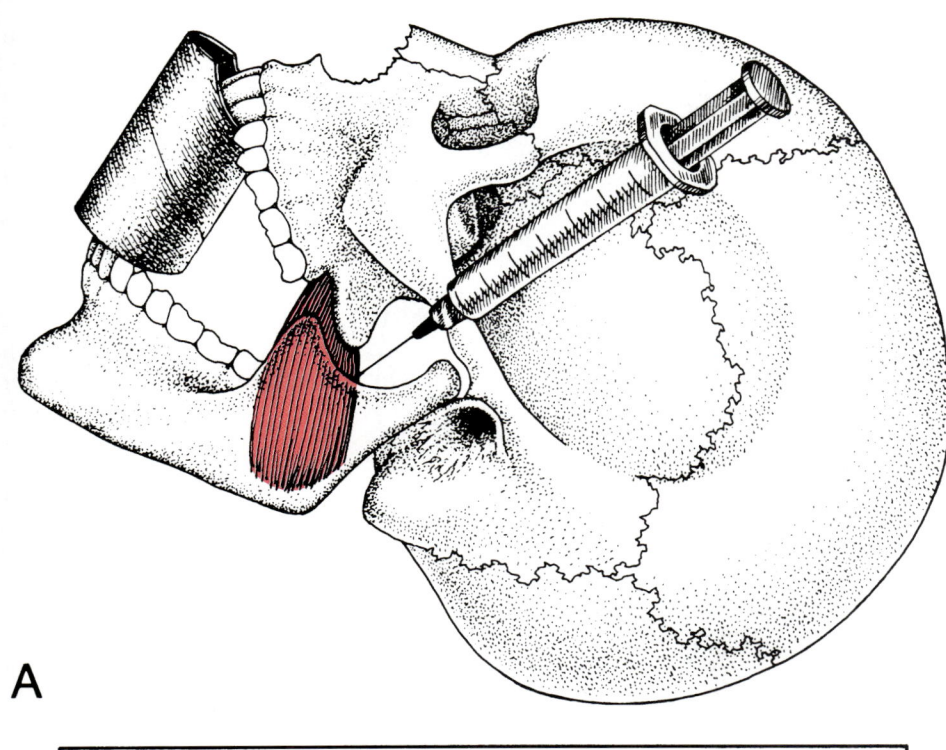

A

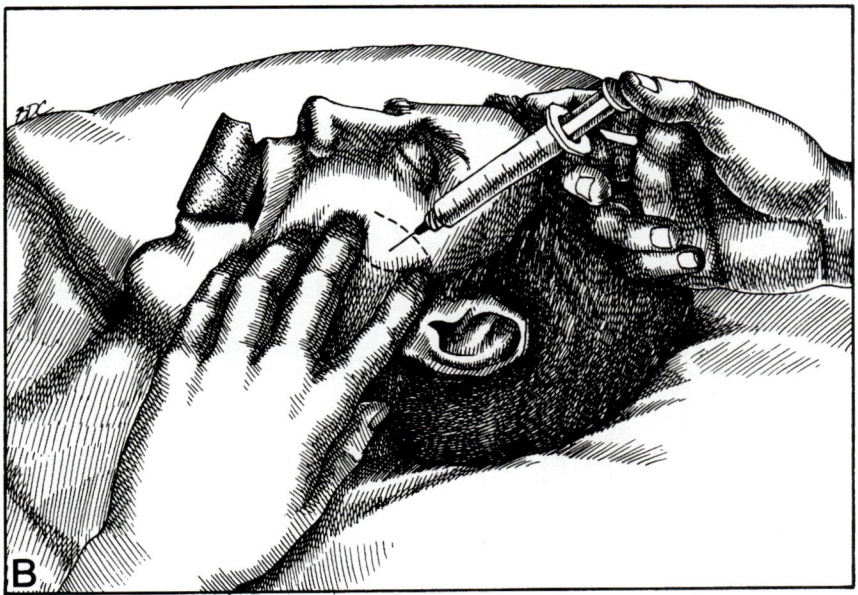

B

Abb. 10.5: Extraorale Injektionstechnik für Triggerpunkte im linken M. pterygoideus medialis. **A:** Seitenansicht. Gezeigt wird der Zugang zum Muskel durch den Raum über der Incisura mandibulae zwischen dem Proc. coronoideus und dem Proc. condylaris mandibulae. Die Kiefer müssen weit geöffnet und abgestützt werden. **B:** Infiltration durch die Öffnung über der Incisura mandibulae. **C:** Injektionstechnik in der Seitenansicht. Es wird die Schnittebene in D verdeutlicht. Um bei diesem Ansatz den M. pterygoideus medialis zu erreichen, muss die Kanüle tiefer als bis zur Flügelplatte eindringen. **D:** Frontalschnitt durch den Schädel, direkt hinter der Einstichebene und mit Blick nach vorn. Beachte: Der M. pterygoideus medialis setzt an der Unterseite der Flügelplatte und der M. pterygoideus lateralis an der Außenfläche dieser Platte an.

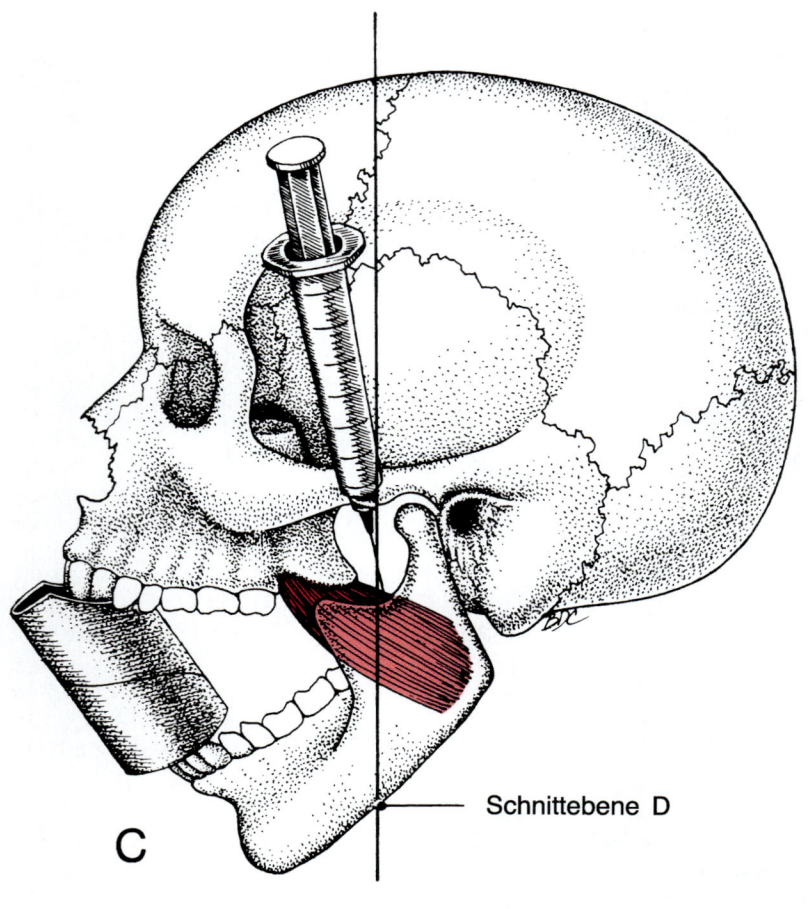

Schnittebene D

C

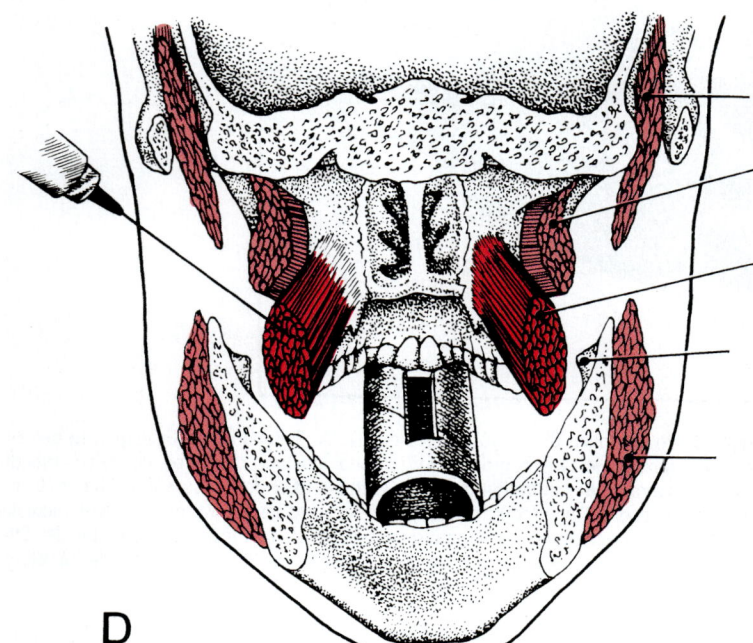

M. temporalis

M. pterygoideus
lateralis

M. pterygoideus
medialis

Proc.
coronoideus

M. masseter

D

Kanüle erreicht. Hier verlaufen keine größeren Arterien oder Nerven in unmittelbarer Nähe des M. pterygoideus medialis (die A. maxillaris verläuft hinter dem Muskel [16]). Die Kanüle muss jedoch das ausgedehnte Geflecht des venösen Plexus pterygoideus durchstechen [4], wobei es zu Blutungen kommen kann. Daher ist dieser Weg weniger günstig. Bei Patienten mit abnormer Blutungsneigung, z. B. mit einem niedrigen Ascorbinsäurespiegel, starkem Tabakkonsum oder unter Antikoagulanzientherapie, ist davon abzuraten.

Wenn für die Infiltration des Muskels der extraorale Zugang gewählt wird, nimmt der Patient die Rückenlage ein [9, 42]. Der Mund wird bei weitestmöglicher Öffnung gesperrt, um die Incisura mandibulae abzusenken. Bei einer Störung des Kiefergelenks ist eine derartig weite Öffnung kontraindiziert. Dies ist vorher sorgfältig abzuklären (Kapitel 5.3). Die Kanüle wird genau auf die Triggerpunkte ausgerichtet, indem die freie (behandschuhte) Hand des Arztes intraoral palpiert. Sie lenkt die Nadel präzise zum Triggerpunkt. Diese Technik ähnelt der beidhändigen Injektionstechnik für den M. piriformis, die in Band 2 (Kapitel 10.13) beschrieben wird. Die Haut wird desinfiziert und danach lokal mit Kühlspray anästhesiert, wie in Kapitel 3.13 beschrieben, um den Einstichschmerz auszuschalten [44]. Die Kanüle wird zwischen dem Caput mandibulae und dem Proc. coronoideus mandibulae eingestochen und nach kaudal parallel zur vertikalen Achse des Ramus mandibulae geführt, wie es die Abbildungen 10.5B, C und D zeigen. Es ist sinnvoll, sich zuvor an einem Schädel den Weg vor Augen zu führen, den sie nehmen muss, sowie die erforderliche Tiefe, in die sie vorgeschoben werden muss, um den Muskelbauch in Höhe und hinter der Lamina lateralis des Proc. pterygoideus zu erreichen.

Die intraorale Infiltration ist günstiger, sofern der Arzt mit diesem Vorgang vertraut ist. Hierfür wird der Triggerpunkt ertastet und wie von Gelb [23] dargestellt, direkt durch die Pharynxwand infiltriert. Falls schnell ein Würgreflex auftritt, muss dieser gedämpft werden, damit der intraorale Weg gangbar ist.

Innerhalb des Kieferwinkels können Insertionstriggerpunkte liegen. Sie sind dort durch Infiltration besser zu erreichen als zentrale Triggerpunkte. Bei heftiger von Insertionstriggerpunkten ausgelöster Druckschmerzhaftigkeit müssen zunächst diese und erst danach die zentralen Triggerpunkte inaktiviert werden. Falls nach der Infiltration zentraler Triggerpunkte ausgeprägte triggerpunktbedingte Druck- und Übertragungsschmerzen persistieren, beschleunigt die Infiltration der Insertionstriggerpunkte den Heilungsprozess. Für die Infiltration dieser Triggerpunkte empfiehlt sich die Injektion eines Lokalanästhetikums statt der trockenen Nadelung.

10.14 Korrigierende Maßnahmen

10.14.1 Bewegungsbelastung

Wenn der Patient den Kopf extrem vorgeschoben trägt (Kapitel 5.3), sollte nach dem Grund für diese Fehlhaltung gesucht und dieser ausgeschaltet werden, um die Aktivität des M. pterygoideus medialis und anderer Kieferelevatoren zu dämpfen. Außerdem sollte sich der Patient eine bessere Zungenstellung im Mund angewöhnen (Kapitel 5.3), die Zähne nicht mehr zusammenbeißen und auch andere schädliche, den Kiefer betreffende Gewohnheiten ablegen. Verspannungen in den Mm. pectoralis major und minor sind kritisch. Diese Muskeln sollten regelmäßig gedehnt werden (Kapitel 42 und 43). Der Patient sollte sich angewöhnen, auf eine gute Sitzhaltung zu achten (Kapitel 41.3).

Wenn der Patient auf der Seite schläft, kann er durch richtige Lagerung seines Kopfkissens dafür sorgen, dass die Muskelaktivität nicht ansteigt, weil der Kiefer im Verlauf der Nacht zu einer Seite absinkt (Abb. 22.6). Eine Kissenecke wird zwischen Gesicht und Schulter gesteckt. Sie hält den Kiefer in Neutralstellung.

Abgesehen vom Inaktivieren der Triggerpunkte in den Kaumuskeln sollte gegebenenfalls ein Bruxismus behandelt werden. Unter Umständen muss eine intraorale Orthese angepasst werden (Kapitel 5)

10.14.2 Übungstherapie

Sobald sich der Muskel verlängert und weniger schmerzt, erlernt der Patient aktive, Widerstands- und Fazilitationsübungen für Kieferöffnung (reziproke Inhibition) und Seitverschiebung. Letztere erfolgen gegen leichten Widerstand, wie in Kapitel 10.12 beschrieben.

10.14.3 Andere Maßnahmen

Mechanische und reflektorische begünstigende Faktoren, etwa aktive Triggerpunkte in den

Hals- und Schultergürtelmuskeln und manchmal sogar in den Beinmuskeln, sollten ausgeschaltet werden. Ernährungsbedingte Faktoren können den Fortbestand von Triggerpunkte
nachhaltig sichern, wie in Kapitel 4 erörtert. Alles, was Angst und emotionale Spannung und
auch depressive Verstimmungen verstärkt, sollte
diagnostiziert und nach Möglichkeit abgebaut
werden. Chronische Infektionen, insbesondere
in der Kopf und Nackenregion, müssen behandelt werden. Gegen rezidivierende orale Herpes-
simplex-Infektionen muss vorgegangen werden
(Kapitel 4.6).

Solange der Patient unter Schluckstörungen
leidet, erleichtert er sich die Medikamenteneinnahme, indem er Tabletten oder Kapseln
unterhalb der Zungenspitze hinter den unteren Schneidezähnen platziert. Bei aufgerichtetem Kopf wird das Medikament mit der ge-
schluckten Flüssigkeit heruntergespült [45].
Wenn die Tablette wie üblich auf die Zunge
gelegt wird, wird sie gegen den Gaumen
gedrückt und bleibt dort beim Schlucken
womöglich kleben.

Literatur

1. Adams SH II. Personal communication, 1981.
2. Agur AM. *Grant's Atlas of Anatomy*. Ed. 9. Williams & Wilkins, Baltimore, 1991:509 (Fig. 7.85).
3. *Ibid*. (p. 467, Fig. 7.20).
4. *Ibid*. (p. 507, Fig. 7.79).
5. Bardeen CR. The musculature. In: *Morris's Human Anatomy*. Ed. 6. edited by Jackson CM.
   Blakiston's Son & Go, Philadelphia, 1921:377.
6. Basmajian JV, DeLuca CJ. *Muscles Alive*. Ed. 5.
   Williams & Wilkins, Baltimore, 1985:453–459.
7. Bell WE. Clinical diagnosis of the pain-dysfunction syndrome. *J Am Dent Assoc 79*:154–160,
   1969 (p. 158).
8. Bell WH. Nonsurgical management of the pain-
   dysfunction syndrome. *J Am Dent Assoc 79*:161–
   170, 1969 (p. 165).
9. Bell WE. Management of masticatory pain. In:
   Facial Pain. Ed. 2. Edited by Alling CC III, Mahan PE. Lea & Febiger. Philadelphia, 1977 (p.
   189, Fig. 12–5).
10. Bell WE. *Orofacial Pains Differential Diagno-
    sis*. Ed. 2. Chicago: Yearbook Medical Publi-
    shers, J 979 (pp. 193, 242, 252).
11. Burch JG. Occlusion related to craniofacial pain.
    In: *Facial Pain*. Ed. 2. Edited by Alling CC III,
    Mahan PE. Lea & Febiger, Philadelphia, 1977
    (p. 171, Fig. 11–10).
12. Butler JH, Folke LE, Bandt CL. A descriptive
    survey of signs and symptoms associated with
    the myofascial pain-dysfunction syndrome. *J Am
    Dent Assoc 90*:635–639, 1975.
13. Clemente CD. *Gray's Anatoiny*. Ed. 30. Lea &
    Febiger, Philadelphia, 1985 (pp. 449. 450, Fig. 6–
    11).
14. *Ibid*. (pp. 1162, 1168).
15. Clemente CD. *Anatomy*. Ed. 3. Urban &
    Schwarzenberg, Baltimore, 1987 (Fig. 614).
16. *Ibid*. (Fig. 624).
17. *Ibid*. (Fig. 722).
18. Eisler P. *Die Muskeln des Stammes*. Jena: Gu-
    stav Fischer, 1912 (Fig. 25).
19. *Ibid*. (Fig. 26).
20. Eriksson PO. Muscle fiber composition System.
    Swed Dent J 12(Suppl):8–38, 1982.
21. Franks AST. Masticatory muscle hyperactivity
    and temporomandibular joint dysfunction. *J Pro-
    sthet Dent 15*:1122–1131, 1965 (p. 1126).
22. Gelb H, (ed). Patient evaluation. In: *Clinical
    Management of Head, Neck, and TMJ Pain
    und Dysfunction*. W.B. Saunders, Philadelphia,
    1977 (pp. 85, 96, Fig. 3–14).
23. Gelb H, (ed). Effective management and treatment
    of the craniomandibular syndrome. In: *Clinical
    Management of Head, Neck und TMJ Pain und
    Dysfunction*. W.B. Saunders, Philadelphia, 1977
    (pp. 299, 301, 302, 309, 314, Fig. 11–61).
24. Greene CS, Lerman MD, Sutcher HD, *et al*. The
    TMJ pain-dysfunction syndrome: heterogeneity
    of the patient population. *J Am Dent Assoc
    79*:1168–1172, 1969.
25. Hollinshead WH. *Functional Anatomy of the
    Limbs and Back*. Ed. 4. W.B. Saunders Philadel-
    phia, 1976:376.
26. Ingle JI, Beveridge EE. *Endodontics*. Ed. 2. Phil-
    adelphia: Lea & Febiger, 1976 (Fig. 11–12B).
27. Kahn J. Electrical modalities in the treatment of
    myofascial conditions. In: *Myofascial Pain und
    Fibromyalgia*. Edited by Rachlin RS. Mosby, St
    Louis, 1994:197–360.
28. Kahn LJ. Altered taste in a 58-year-old patient.
    J Craniomandib Pract 4(4):367–368, 1986.
29. Maloney M. Personal Communication, 1993.
30. McMinn RM, Hutchings RT, Pegington J, *et al*.
    Color Atlas of Human Anutomy. Ed. 3. Mosby-
    Yearbook, St Louis, 1993:40.
31. *Ibid*. (p. 49).
32. *Ibid*. (p. 56).
33. Moyers RE. An electromyographic analysis of
    certain muscles involved in temporomandibular
    movement. *Am J Orthod 36*:481–515, 1950 (pp.
    484, 490, 502).
34. Nel H. Myofascial pain-dysfunction syndrome.
    J Prosthet Dent 40:438–441. 1978 (pp. 440, 441).
35. Schwartz LL, Tausig DP. Temporomandibular
    joint pain-treatment with intramuscular infiltrati-
    on of tetracaine hydrochloride: a preliminary re-
    port. *NY State Dent J 20*:219–223, 1954 (Cases
    3,4 and 5).
36. Seltzer S. Oral conditions that cause head and
    neck pain. In: *Pain Control in Dentistry*.
    J.B. Lippincott, Philadelphia, 1978 (Fig. 8–12).
37. Shaber EP. Considerations in the treatment of
    muscle spasm. In: *Diseases of the Temporoman-
    dibulur Apparatus*. Edited by Morgan DH, Hall
    WP, Vamvas SJ. C. V. Mosby, St Louis, 1977:250.
38. Sharav Y, Tzukert A, Refaeli B. Muscle pain in-
    dex in relation to pain, dysfunction, and dizzi-
    ness associated with the myofascial pain-dys-
    function syndrome. *Oral Surg 46*:742–747, 1978.

39. Spalteholz W. *Handatlas der Anatomie des Menschen*, Vol. 2, Ed. 11. Leipzig: Hirzel, 1922:267.
40. Toldt C. *An Atlas of Human Anatomy,* Translated by M.E. Paul. Ed. 2. MacMillan, New York, 1919:295.
41. *Ibid.* (p. 307).
42. Travell J. Temporomandibular joint pain referred from muscles of the head and neck. *J Prosthet Dent 10:*745–763, 1960 (pp. 749, 750. Fig. 5).
43. Travell J. Mechanical headache. *Headache 7:*23–29, 1967 (pp. 26, 27).
44. Travell J. *Office Hours: Day und Night.* World Publishing Go, New York. 1968:296–297.
45. Travell JG. Nonstick trick for pill swallowing. *Patient Care 9:*17, 1975.
46. Vamvas SJ. Differential diagnosis of TMJ disease. In: *Disease of the Temporomandibular Apparatus.* Edited by Morgan DH, Hall WP, Vamvas SJ. C. V. Mosby, St Louis, 1977:190.
47. Whinery JG: Examination of patients with facial pain. In: *Facial Pain.* Ed. 2. Edited by Alling CC III, Mahan PE. Lea & Febiger, Philadelphia, 1977: 159.

Kopf/Hals

M. pterygoideus lateralis

Mit Beiträgen von Bernadette Jaeger und Mary Maloney

Übersicht: Der M. pterygoideus lateralis (externus) liefert oft den Schlüssel zum Verständnis und für die Behandlung vieler kraniomandibulärer Störungen. Aktive Triggerpunkte in diesem Muskel sind druckschmerzhaft. Ihre verspannten Faserbündel stören die Stellung der Mandibula, die Inzisalführung beim Öffnen und Schließen des Mundes und die Koordination mit anderen Muskeln. Heftige **Übertragungsschmerzen** von Triggerpunkten in diesem Muskel manifestieren sich im Oberkiefer und oft auch im Bereich des Kiefergelenkes. **Anatomie:** Die Pars superior des M. pterygoideus lateralis setzt vorn am Os sphenoidale und hinten an der mittleren Fläche des Collum mandibulae, unterhalb des Discus articularis an. Die Pars inferior inseriert vorn an der Lamina lateralis des Proc. pterygoideus und hinten am Collum mandibulae neben dem oberen Anteil. **Funktion:** Da beide Anteile des Muskels am Collum mandibulae ansetzen, wirkt sich der Zug des oberen Anteils beim Kieferschluss auf Proc. condylaris und Diskus als Gesamtheit aus. Der untere Anteil protrahiert die Mandibula und senkt sie bei gleichzeitiger Seitenverschiebung zur entgegengesetzten Seite, wenn der Muskel einseitig kontrahiert. Zu den **Symptomen** gehören Schmerzen im Bereich des Kiefergelenks und in der Maxilla, Dysfunktionen des Kauapparates und gelegentlich ein Tinnitus. Bruxismus und übermäßiges Kaugummikauen können Triggerpunkte **aktivieren und aufrecht erhalten.** Die Triggerpunkte können sich als Satelliten auslösender Triggerpunkte in den Halsmuskeln bilden. Die **Untersuchung des Patienten** lässt eine leichte Einschränkung der Kieferöffnung, eine unregelmäßige Inzisalführung und oft eine Malokklusion erkennen. **Untersuchung auf Triggerpunkte:** Die anteriore Ansatzstelle des unteren Muskelanteils ist normalerweise direkter intraoraler Palpation nicht zugänglich. Extern sind die Muskelbäuche beider Anteile nur indirekt, durch den M. masseter hindurch tastbar. Hierzu ist eine spezielle Technik erforderlich. Die **Lösung von Triggerpunkten** in diesem Muskel ist durch dessen tiefe Lage und durch die Knochenstruktur eingeschränkt, aber unter Anwendung von Kühlspray und postisometrischer Relaxation möglich. Häufig muss daher **infiltriert und gedehnt** werden. Die Infiltration der Triggerpunkte dieses Muskels ist schwierig, denn sie liegen geschützt hinter dem Arcus zygomaticus und dem Proc. coronoideus mandibulae und unterhalb des M. masseter. **Korrigierende Maßnahmen** können anfänglich eine Aufbissschiene voraussetzen. Später, falls das noch erforderlich ist, nachdem die Triggerpunkte inaktiviert wurden, richtet sich die Aufmerksamkeit auf die Wiederherstellung eines normalen Okklusionsschemas und einer normalen Beziehung zwischen Proc. condylaris und Diskus. Ein häusliches Übungsprogramm zur Funktionsverbesserung der Kaumuskeln und die Ausschaltung von Belastungsfaktoren sichern die dauerhafte Besserung.

Inhaltsübersicht

Kopf/Hals

▬ 11.1 Übertragungsschmerzen

(Abb. 11.1)
Der M. pterygoideus lateralis (externus) überträgt Schmerz tief in das Kiefergelenk [5, 7, 9, 21, 57, 66, 67] und zur Region des Sinus maxillaris [9, 57, 66, 67]. Der Schmerz geht immer mit Funktionsstörungen dieses Gelenks einher [20, 57]. Nach unserer Erfahrung sind die Triggerpunkte in diesem Muskel die wichtigste myofasziale Ur-

sache für Übertragungsschmerzen in den Bereich des Kiefergelenks. Das Syndrom wird leicht mit einer Kiefergelenksarthritis verwechselt [56].

Zwischen den Übertragungsschmerzmustern der beiden Muskelanteile wurden bisher keine Unterschiede festgestellt. Es ist oft schwierig zu bestimmen, in welchen Teil des Muskels die Kanüle eingestochen wurde. Übertragungsschmerzen zu den Zähnen konnten nicht auf Triggerpunkte im M. pterygoideus lateralis zurückgeführt werden.

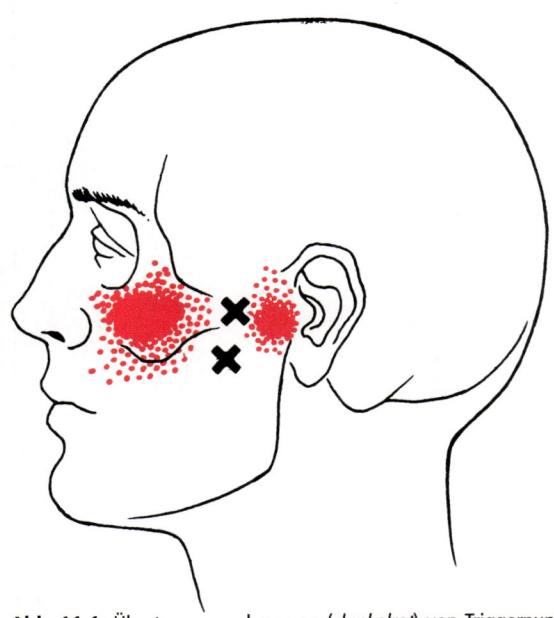
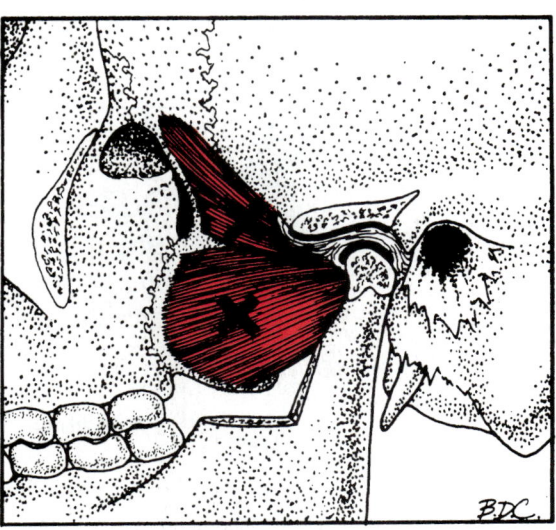

Abb. 11.1: Übertragungsschmerzen (*dunkelrot*) von Triggerpunkten (**X**) im linken M. pterygoideus lateralis (*hellrot*). Anatomische Anmerkungen in der Legende zu Abbildung 11.2.

■■ 11.2 Anatomie

(Abb. 11.2)
Die beiden Anteile des M. pterygoideus lateralis liegen unter und größtenteils hinter dem Arcus zygomaticus und dem Proc. coronoideus mandibulae. Über die *vorderen* Ansätze der Pars *superior* an der Crista infratemporalis und der unteren äußeren Fläche der Ala magna des Os sphenoidale besteht völlige Übereinstimmung, während die Pars *inferior* Anteil an der Außenfläche der Lamina lateralis des Proc. pterygoideus ansetzt (Abb. 11.2) [3, 13, 14, 17, 62]).

Die *hinteren* Ansätze an der Mandibula waren bislang nur unzureichend identifiziert [13, 14, 40]. Gesichert war nur, dass die Fasern hauptsächlich in die mittlere Hälfte des Collum condylare inserieren. Die Fasern des *unteren* Anteils verlaufen diagonal schräg aufwärts und nach hinten. Als Ansatz galten allgemein das Collum mandibulae und der Ramus mandibulae direkt unterhalb des Gelenks [3, 17, 26, 53, 62]. Porter untersuchte

42 Gelenke durch den oberen Zugang. Er fand, dass einige wenige Fasern des unteren Anteils auch am medialen Teil des Proc. condylaris haften können [55]. Die Fasern der Pars *superior* verlaufen diagonal abwärts und nach hinten zum Kiefergelenk. Als die erste Ausgabe des vorliegenden Bandes erschien, war umstritten, wo genau der hintere Ansatz der Pars superior des M. pterygoideus lateralen anzunehmen ist. In jüngerer Zeit führte Klineberg eine Sekundäranalyse der Studien zu diesem Thema durch. Er kommt zu dem Schluss, dass allgemein von einer Insertion beider Muskelanteile in der Fovea auf der Hälfte bzw. Zweidritteln des Collum condylare ausgegangen wird. Bei einigen Personen setzen *wenige* Fasern des oberen Anteils des M. pterygoideus lateralis am Pes disci interarticularis an [35]. Dies widerspricht früheren Berichten, denen zufolge die Fasern *hauptsächlich* an Kapsel und Diskus inserieren. Der Zug der Pars superior des M. pterygoideus lateralis beim Kieferschluss wirkt sich auf Proc. condylaris und Diskus als Einheit und nicht nur auf den Diskus aus [35].

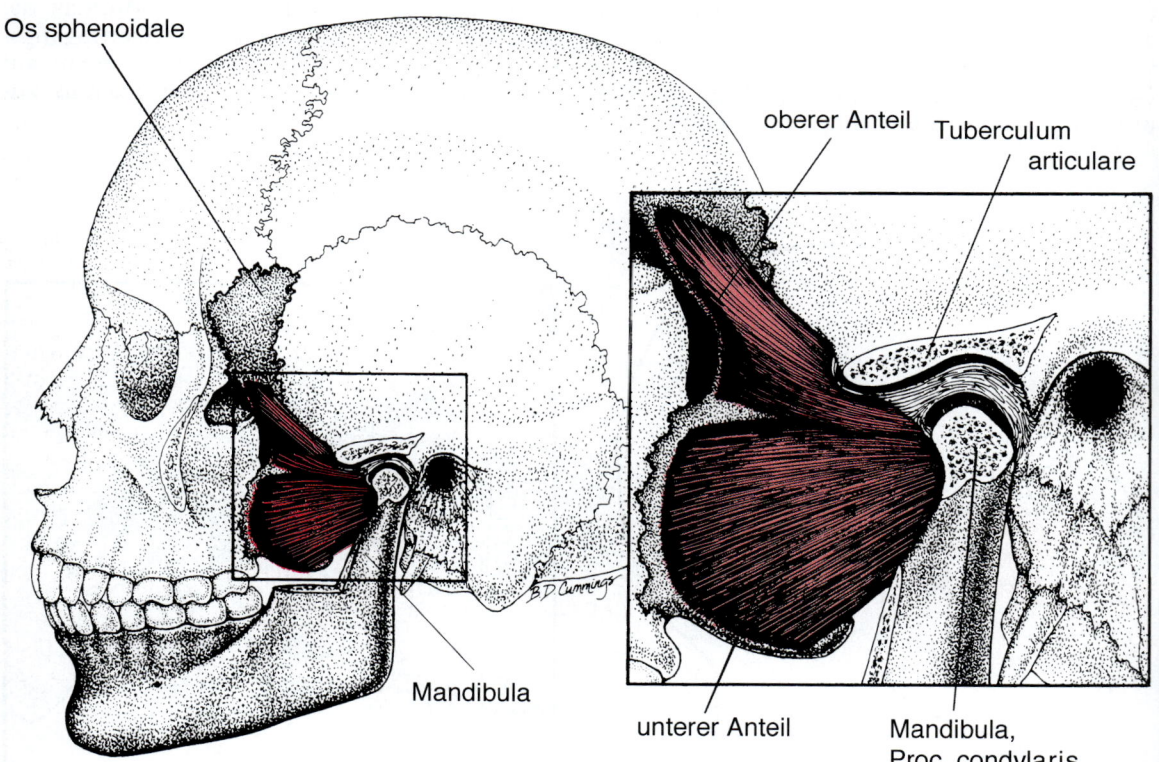

Abb. 11.2: Ansatzstellen des M. pterygoideus lateralis. Arcus zygomaticus und äußerer Anteil des Kiefergelenks wurden entfernt. Beide Muskelanteile inserieren an der Fovea pterygoidea des Proc. condylaris mandibulae. Der Proc. condylaris artikuliert in dieser Stellung normalerweise mit der rückwärtigen Fläche des Tuberculum articulare des Os temporale, bis der Mund wie beim Gähnen geöffnet wird.

Kopf/Hals

In seltenen Fällen kann der M. pterygoideus lateralis mit dem M. temporalis verschmolzen sein. Die Fasern der beiden Anteile des M. pterygoideus lateralis verschmelzen jedoch nicht miteinander [3].

Man sollte sich daran erinnern, dass die vorderen Ansätze des M. pterygoideus *medialis* und die Pars inferior des M. pterygoideus *lateralis* voneinander durch die Lamina lateralis des Os sphenoidale getrennt sind (Abb. 11.5C und D). Die Fasern des M. pterygoideus medialis setzen (tief) an der Facies medialis der Lamina an, und der untere Anteil des M. pterygoideus lateralis (darüber) an der Facies lateralis der Lamina [40].

Das Caput mandibulae muss abgestimmt mit dem Discus interarticularis über die hintere Fläche des Tuberculum articulare nach vorn gleiten, um die Kiefer vollständig zu öffnen (Abb. 11.2 und 5.6). Der Diskus besteht aus Kollagenfasern und nicht aus Knorpel [44]. Für die Gleitbewegung des Kondylen nach vorn ist hauptsächlich der untere Anteil des M. pterygoideus lateralis zuständig. Im M. pterygoideus lateralis, der den Mund öffnet, liegen ein Zehntel oder weniger Muskelspindeln pro Gramm Muskelmasse als in den drei Kieferelevatoren (Tab. 11.1). Von allen Kaumuskeln scheint der M. pterygoideus lateralis für Triggerpunkte am anfälligsten zu sein. Er hat kurze (1,9 cm) aber relativ dicke Fasern (4,8 cm² im Querschnitt) [69] im Verhältnis zu seiner Länge.

Weiterführende Literatur
Der M. pterygoideus lateralis wird von der Seite [1, 3, 13, 15, 17, 40, 48, 61, 64], von hinten [62, 65], im Querschnitt [2, 18, 19] und in einer seitlichen Schnittdarstellung abgebildet.

11.3 Innervation

Beide Anteile des Muskels werden durch den N. pterygoideus lateralis aus dem vorderen Anteil des N. mandibularis des N. trigeminus (V. Hirnnerv) innerviert [13]. Auch die Nn. buccalis und lingualis versorgen den Muskeln gelegentlich mit Fasern [3].

11.4 Funktion

Zu den Funktionen der Pars inferior des M. pterygoideus lateralis gehören die Kieferöffnung, die Protrusion der Mandibula bei beidseitiger Aktion des Muskels und die seitliche Ablenkung der Mandibula zur Gegenseite bei einseitiger Aktion [3, 4, 13, 31, 35, 61, 68]. Moyers bestätigte diese drei Funktionen elektromyographisch, indem er die Elektrode intraoral im unteren Muskelanteil platzierte. Er beobachtete beim Öffnen der Mandibula im Pars inferior des M. pterygoideus lateralis einen verglichen mit dem M. digastricus früheren Beginn und eine vermehrte Aktivität der motorischen Einheiten. Wenn ein Proband den Mund schloss, wurde der untere Anteil nur aktiv, wenn die Mandibula gleichzeitig protrahiert wurde. Der Muskelanteil wurde durch Seitenbewegungen der Mandibula zur Gegenseite verstärkt aktiviert, wenn die Mandibula gleichzeitig gesenkt wurde [52].

Die *Pars superior* unterstützt die Apposition von Proc. condylaris, Diskus und Tuberculum articulare, während der Mund geschlossen wird [35]. Die Muskelaktivität in dieser Zeitspanne kontrolliert die Geschwindigkeit, mit der der Proc. condylaris eine Translationsbewegung ausführt und in seine Ruhestellung zurückkehrt. In seiner Analyse verwendet Klineberg die Bezeichnungen „Pterygoideus superior" und „Pterygoideus lateralis" um den oberen bzw. unteren Muskelanteil zu benennen. Klineberg stellte fest, dass eine Traktion am M. pterygoideus superior (Pars superior des M. pterygoideus lateralis), Proc. condylaris und Diskus als Einheit bewegt [35].

Tab. 11.1 Ungefähre Dichte der Muskelspindeln (Anzahl pro Gramm Muskel)			
Muskel	Gewicht in g [69]	Anzahl der Spindeln [37]	Spindeldichte (Spindeln pro g Muskel)
M. masseter	22	114	5,2
M. temporalis	33	342	10,4
M. pterygoideus medialis	8,1	59	7,3
M. pterygoideus lateralis	9,6	6,0	0,6

Elektromyographisch sind die beiden Anteile bei Rhesusaffen [49] und Menschen [23, 39] Antagonisten. Weitere Untersuchungen mit Feinnadelelektroden am Menschen lassen darauf schließen, dass die beiden Köpfe bei vertikalen und horizontalen Mandibulabewegungen reziprok aktiv werden [43]. Unter anatomischem [12], biomechanischem [23] und elektromyographischem [39, 49] Gesichtspunkt übt die *Pars superior* beim Kieferschluss in der Ebene des Gelenkkopfes eine nach vorn gerichtete Zugwirkung auf den Diskus aus. Es besteht Übereinstimmung darin, dass der obere Muskelanteil nicht durchgängig separat am Diskus ansetzt. Man geht heute von einer gemeinsamen Wirkung der beiden Muskelanteile auf Proc. condylaris und Diskus als Gesamtheit aus. In Anbetracht des unterschiedlich abgewinkelten Faserverlaufs in den beiden Muskelteilen müsste sich eine Neigung zu reziproker Aktivität in mechanischen Vorteilen für den einen oder anderen Teil niederschlagen.

Myofasziale Triggerpunkte in einem der beiden Anteile des M. pterygoideus lateralis können Ursache oder Folge vorzeitiger Zahnkontakte sein [68]. Nach Untersuchung der Pars inferior mit Nadelelektroden ist der Muskel am aktivsten, wenn er die Mandibula beim ipsilateralen Zusammenbeißen einstellt, wobei die Zähne von anderen Muskeln zusammengepresst werden [72]. Der M. pterygoideus medialis und beide Anteile des M. pterygoideus lateralis beteiligen sich an den seitlichen und schließenden Bewegungen der Kiefer während der Mahlbewegungen der Molaren [3, 68].

Wie im M. digastricus liegen auch im M. pterygoideus lateralis nur wenige Muskelspindeln. Es sind ein Zehntel oder weniger pro Gramm Muskelmasse als bei den anderen primären Kaumuskeln (Tab. 11.1) [37, 47]. Folglich müssen die Kieferdepressoren hinsichtlich Stellung und Bewegung eine weniger präzise Kontrollfunktion ausüben als die meisten anderen Skelettmuskeln und die Kieferelevatoren. Der M. pterygoideus lateralis zeigt einen aktiven, koordinierten Wegziehreflex. Wenn der Gaumen schmerzhaft elektrisch stimuliert wurde [71] aktivierte sich der M. pterygoideus lateralis durchgängig, der vordere Anteil des m. digastricus seltener, und die den Kiefer schließenden Muskeln wurden gehemmt. Der M. pterygoideus lateralis reagierte bei allen, der vordere Anteil des M. digastricus nur bei fünf von acht Probanden. Widmer folgert, dass der M. pterygoideus lateralis für den Kieferschluss der primäre und der M. digastricus der Hilfsmuskel ist [71].

11.5 Funktionelle Einheit

Der M. pterygoideus lateralis wirkt bilateral, wenn die Kiefer geöffnet oder geschlossen werden. Um die Mandibula zu senken, wirken die Pars inferior, der M. digastricus und andere suprahyoidale Muskeln synergistisch [3, 39, 49, 68]. Wenn die Mandibula angehoben wird, kontrolliert der M. pterygoideus lateralis die Rückkehr des Caput condylare während der Aktivität der Mm. masseter und temporalis [39, 49]. Die Protrusion der Mandibula wird geringfügig durch die oberflächliche Schicht des M. masseter und durch den M. pterygoideus medialis [68] sowie durch die vorderen Fasern des M. temporalis [3] unterstützt.

Der untere Anteil des M. pterygoideus lateralis einer Seite beteiligt sich an den Mandibulabewegungen zur Gegenseite. Als Hilfsmuskeln wirken der gleichseitige M. pterygoideus medialis, der kontralaterale M. masseter und die vorderen Fasern des kontralateralen M. temporalis [60, 68].

Die paarigen Mm. pterygoidei laterales wirken bei der Protrusion synergistisch. Elektromyographisch sind sie dagegen bei den seitlichen Bewegungen der Mandibula Antagonisten [25, 52, 72].

11.6 Symptome

Die meisten Patienten mit einer Kiefergelenkstörung leiden in erster Linie an einer Muskelstörung, z. B. auf Grund von aktiven Triggerpunkten im M. pterygoideus lateralis [29]. Starke Schmerzen in der Region des Kiefergelenks werden meist von Triggerpunkten im M. pterygoideus lateralis, M. pterygoideus medialis oder in der tiefen Schicht des M. masseter fortgeleitet. Dieser ins Kiefergelenk übertragene Schmerz [56] hat ebenso wie eine Malokklusion auf Grund von triggerpunktbedinger Verspannung und Muskelverkürzung schon oft zu einer irrtümlichen und erfolglosen Behandlung von Gelenk oder Zähnen geführt. Das ist zwangsläufig, wenn die entscheidende Rolle der Triggerpunkte im M. pterygoideus lateralis und in anderen Kaumuskeln verkannt wird oder die Triggerpunkte unzulänglich therapiert werden.

Bei heftigem Übertragungsschmerz zur Maxilla und übermäßiger Sekretion aus dem Sinus maxillaris als autonomer Begleiterscheinung kann eine Sinusitis fehldiagnostiziert werden. Der Patient meint dann, der Schmerz sei einer „Kieferhöhlenentzündung" zuzuschreiben.

Bei Tinnitus sind Triggerpunkte im M. pterygoideus lateralis als für die Beschwerden verantwortlich in Betracht zu ziehen.

Die Stärke des myofaszialen Schmerzes beim Kauen ist gewöhnlich der Kraft proportional, mit der die Kaubewegung ausgeführt wird [7]. Ein Kiefergelenkknacken kann auf eine Dysfunktion der Mm. pterygoidei laterales zurückzuführen sein [46]. Wenn der Kiefer wegen eines Befalls nur des M. pterygoideus lateralis mit aktiven Triggerpunkten aktiv nicht mehr weit geöffnet werden kann, bemerkt der Patient die Einschränkung des Bewegungsausmaßes (die hauptsächlich auf eine schmerzbedingte Inhibition zurückgeht) oft nicht.

In einem Brief an den Herausgeber einer Fachzeitschrift [8] wird ausgeführt: Was immer die Druckschmerzhaftigkeit im M. pterygoideus lateralis verursacht habe, die bei 39 Patienten für einen schwer beeinträchtigenden *Tinnitus* verantwortlich gewesen sei, es habe in 22 Fällen unilateral und in 10 Fällen bilateral gewirkt. Beim Palpieren des M. pterygoideus lateralis sei der Muskel bei Patienten mit einseitigen Symptomen auf der symptomatischen Seite druckschmerzhaft gewesen, bei jenen mit beidseitigen Symptomen bilateral. Die druckschmerzhaften Mm. pterygoidei wurden mit 1,8 ml 2%igem Lidocain infiltriert. In 20–100% der Patienten (100%ige Linderung in 14 Fällen) wurde Schmerzlinderung erzielt. Nach Abklingen des Anästhesieeffektes traten die Symptome erneut auf. Der Autor des Leserbriefes vermerkt, dass bei den Patienten, die nach dieser Behandlung nochmals in die Praxis kamen, der Muskel erblich weniger druckschmerzhaft war. Wo er vollständig schmerzfrei war, verschwand auch der Tinnitus. In diesem Bericht wurden Triggerpunkte nicht erwähnt. Die Resultate sprechen jedoch dafür, dass durch einen glücklichen Zufall bei vielen Patienten Triggerpunkte des M. pterygoideus lateralis infiltriert worden waren.

▬▬ 11.7 Aktivierung und Aufrechterhaltung von Triggerpunkten

Triggerpunkte des M. pterygoideus lateralis können als Satelliten in Reaktion auf die Triggerpunktaktivität der Halsmuskeln, vor allem des M. sternocleidomastoideus entstehen. Dieser wiederum kann durch die mechanische Belastung auf Grund einer Beinlängendifferenz, einer

zu kleinen Beckenhälfte oder anderer Asymmetrien der unteren Körperhälfte beeinträchtigt werden.

Es ist nicht klar, ob die degenerativ-arthritischen Veränderungen im Kiefergelenk mit ihren reibenden, knackenden Geräuschen und dem Krepitus eine Folge oder eine Ursache aktiver Triggerpunkte im M. pterygoideus lateralis sind. Schmerzhafte arthritische Veränderungen und Triggerpunkte scheinen einander zu verstärken (Kapitel 5.3). Mithilfe von Tomogrammen, Computertomographie und Arthrogrammen lassen sich strukturelle Gelenkveränderungen nachweisen.

Bruxismus kann ebenso Ursache wie Folge von Triggerpunkten im M. pterygoideus lateralis sein. In jedem Falle begünstigt er die Überlastung dieses Muskels erheblich.

Verschiedene Angewohnheiten überlasten den M. pterygoideus lateralis stark: Übermäßiges Kaugummikauen, Nägelbeißen, ständiges Daumenlutschen bei einem Kind, das Spielen eines Blasinstrumentes mit vorgeschobenem Unterkiefer, anhaltender Druck mit einer Seite der Mandibula gegen eine Geige.

▬▬ 11.8 Untersuchung des Patienten

Wenn die *Pars inferior* des M. pterygoideus lateralis betroffen ist, kann der Mund nicht vollständig geöffnet werden, und es kann unmöglich sein, zwei übereinander liegende Fingerknöchel zwischen die Schneidezähne zu schieben (Abb. 8.3, 2-Knöchel-Test). Auf Grund der erhöhten Muskelspannung kann die Mandibula zur betroffenen Seite weniger weit verschoben werden. Wenn der Patient die Kiefer langsam öffnet und schließt, weicht die Inzisalführung wellenförmig von der Mittellinie ab. Die deutlichste Abweichung von der Mittellinie führt von der Seite des stärker betroffenen M. pterygoideus lateralis weg. Dieser Befund ist jedoch nicht eindeutig. Er kann auch auf einen Triggerpunktbefall anderer Kaumuskeln, insbesondere des M. pterygoideus medialis, zurückgehen oder davon beeinflusst werden.

Die Funktion des M. pterygoideus lateralis lässt sich nahezu ausschalten, wenn der Patient die Zungenspitze zum Hinterrand des harten Gaumens schiebt. Diese Bewegung hemmt außerdem die Translationsbewegung der Kondylen über das Tuberculum articulare hinweg. Begradigt sich die Inzisalführung, wenn der Mund auf diese Weise geöffnet wird, dann ist vorrangig die Dysfunktion des M. pterygoideus lateralis für die muskuläre Dysbalance zuständig. Verläuft die Inzisalführung dagegen weiterhin zickzackförmig, sind andere Muskeln und/oder eine Kiefergelenkstörung verantwortlich. Die Störung kann, muss den M. pterygoideus lateralis aber nicht einschließen.

Die Verkürzung des unteren Anteils eines M. pterygoideus lateralis verlagert den Proc. condylaris mandibulae, an dem er ansetzt, nach vorn. Dadurch kommt es zu vorzeitigem Kontakt der Vorderzähne auf der Gegenseite und Malokklusion der hinteren Zähne auf derselben Seite. In der veränderten Ruhestellung treten kaum Schmerzen auf, aber der vollständige Zahnschluss ist für gewöhnlich schmerzhaft. Dieser Schmerz wird zum Kiefergelenk der Seite des betroffenen M. pterygoideus lateralis übertragen. Kraftvoller Zahnschluss verstärkt den Schmerz. Ein Spatel, der auf der schmerzhaften Seite zwischen die Molaren gelegt wird, eliminiert den bei kräftigem Zusammenbeißen auftretenden Schmerz. Dieses Ergebnis impliziert die Beteiligung des unteren Anteils des M. pterygoideus lateralis auf der schmerzhaften Seite [7].

■■■ 11.9 Untersuchung auf Triggerpunkte

(Abb. 11.3)
Die interne (intraorale) Palpation des M. pterygoideus lateralis ist direkter und zuverlässiger als die Palpation von außen (extraoral). Allerdings wird damit nur der vordere Ansatzbereich des unteren Muskelanteils erreicht. Die posteriore Ansatzstelle beider Muskelanteile wird von extern am Collum condylare mandibulae, unmittelbar unterhalb des Kiefergelenks palpiert. Beide Muskelbäuche können bei gebotener Vorsicht von extern durch den M. masseter hindurch auf Druckschmerzhaftigkeit und Übertragungsschmerz palpiert werden.

Zur *intraoralen* Untersuchung auf triggerpunktbedingte Druckschmerzen im vorderen Ansatz der Pars inferior des M. pterygoideus lateralis drückt der Finger im Vestibulum oris so weit wie möglich nach hinten, wo es das Dach der Wangentasche bildet. Der Mund ist ungefähr 2 cm weit geöffnet und die Mandibula zur untersuchten Seite hin leicht verschoben. Dadurch wird der Zwischenraum vergrößert, in

den der Finger zwischen Maxilla und Proc. coronoideus mandibulae entlang der Wurzeln der oberen Molaren geschoben werden muss. Dieses Verfahren wurde von mehreren Autoren beschrieben und abgebildet [10, 30, 51, 54, 59]. Falls der Raum zu eng ist, kann der Griff des Zahnarztspiegels oder ein anderes stumpfes Instrument anstelle des Fingers benutzt werden [32, 41]. Solche Instrumente können jedoch ei-

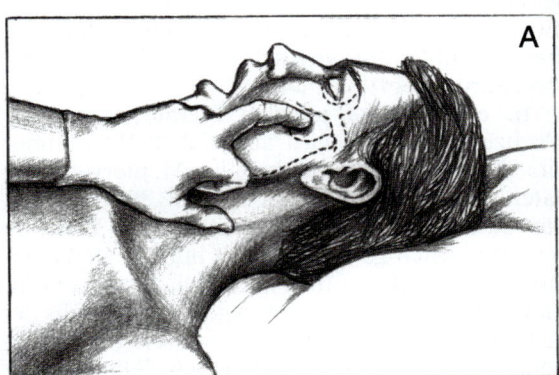

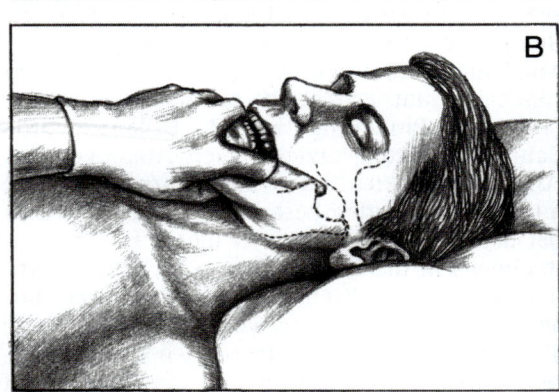

Abb. 11.3: Externe und intraorale Untersuchung des linken M. pterygoideus lateralis. **A:** externe Palpation des posterioren Abschnitts beider Muskelbäuche durch den M. masseter hindurch. Der Patient hält den Mund geöffnet. Dadurch ist der M. masseter entspannt, und es ist möglich, durch ihn hindurch und durch die Öffnung zwischen der Incisura mandibulae und dem Proc. zygomaticus (punktierte Linie) zu palpieren. Durch externe Palpation können die hinteren Abschnitte beider Muskelanteile in der Nähe ihrer Ansatzstelle am Collum condylare unterhalb des Kiefergelenks auf Druckschmerzen überprüft werden. **B:** Die intraorale Palpation gewährt direkteren Zugang zum Bereich des vorderen Ansatzes der Pars inferior. Der Untersucher trägt Handschuhe. Er schiebt einen Finger in die äußerste rechte Backentasche in Richtung auf das Caput mandibulae und gibt dann Druck nach medial in Richtung auf die Lamina lateralis proc. pterygoidei. Die Kiefer sollten um ungefähr 5–8 mm geöffnet sein, damit die Fingerspitze in den Raum unterhalb des Proc. coronoideus eingeführt werden kann. Weitere Hinweise zum Untersuchungsverfahren im Text.

nen konzentrierten, starken Druckreiz erzeugen und eignen sich nicht unbedingt, wenn Strukturen präzise identifiziert werden sollen.

Nachdem der Finger an der Außenwand des Blindsacks entlang möglichst hoch zur Innenfläche des Proc. coronoideus mandibulae vorgeschoben wurde, gibt der Untersucher einwärts gerichteten Druck auf die Lamina lateralis des Proc. pterygoideus (Abb. 11.2 und 11.3B). Wenn sich in diesem Teil des M. pterygoideus lateralis aktive Triggerpunkte befinden, ist dieser Druck *außerordentlich* schmerzhaft [21]. Triggerpunktbedingte Druckschmerzen der Fasern des M. temporalis, die an der Innenfläche des Proc. coronoideus mandibulae ansetzen (neben dem palpierenden Finger oder der Sonde), lassen sich von den Druckschmerzen in Fasern des M. pterygoideus lateralis (medial vom Finger oder der Sonde) anhand der Reaktion des Patienten auf die Druckrichtung abgrenzen [32].

Einige Autoren bezweifeln die Validität der intraoralen Untersuchung [6, 63] vor allem, weil man nicht den Muskelbauch der Pars inferior, sondern nur die Ansatzstelle palpieren kann. Da jedoch Entzündungsprozesse an der Ansatzstelle charakteristische Merkmale von Triggerpunkten sind, kann der Druckschmerz im Bereich des Muskel-Sehnen-Überganges auf Insertionstriggerpunkte dieses Muskels zurückgehen. Ein Arzt beschreibt die intraorale Untersuchung als vollauf zufriedenstellend, wie eingehend im Fallbericht in Kapitel 11.15 dargelegt wird [9]. Ein einfacherer, aber weniger empfindlicher Test auf Triggerpunkte im unteren Muskelanteil sieht vor, Kontraktionsschmerz hervorzurufen, indem der Unterkiefer gegen einen Widerstand am Kinn protrahiert wird [6].

In einer Kontrollgruppe mit 49 Personen war die intraoraler Palpation des M. pterygoideus lateralis bei 27,6% symptomatisch. Es fragt sich, ob der M. pterygoideus lateralis bei einem beträchtlichen Anteil unauffälliger Individuen latente Triggerpunkte enthält, oder ob das Untersuchungsverfahren in erheblichem Umfang falsch-positive Ergebnisse liefert. Keiner der Probanden empfand die Protrusion gegen Widerstand als schmerzhaft. 69,5% von 59 Patienten, die wegen Gesichtsschmerzen oder Kiefergelenkstörungen behandelt wurden, empfanden die manuelle Palpation als schmerzhaft, aber bei nur 27,1% traten Schmerzen auf, wenn sie die Mandibula gegen Widerstand protrahierten [63]. Dieser Funktionstest ist einfach durchzuführen und bei positivem Befund auch zuverlässig. Er kann jedoch zu Fehlschlüssen in Bezug auf Triggerpunkte im M. pterygoideus

lateralis verleiten, falls diese Triggerpunkte zwar aktiv genug sind, um auf manuelle Palpation schmerzhaft zu reagieren, jedoch nicht empfindlich genug, um auf die erhöhte Spannung bei einer willkürlichen Kontraktion anzusprechen. Die Schmerzschwelle ist in diesem Falle von der Stärke der Muskelkontraktion und dem Widerstand durch den Daumen des Untersuchers abhängig. Zwar lösen Kontraktionen in einem Muskel mit Triggerpunkten, der sich in der verkürzten Stellung befindet, häufig Schmerzen aus, es wurde jedoch nie überprüft, wie diagnostisch zuverlässig dieser Test ist.

Bei geschlossenem Mund kann der M. pterygoideus lateralis von extern nicht palpiert werden, da die Pars superior vom Arcus zygomaticus und die Pars inferior vom Ramus mandibulae überdeckt werden. Die *Druckschmerzen* von Fasern in ihrem Verlauf zum Collum condylare lassen sich jedoch durch Palpation feststellen und werden leicht als Gelenkschmerzen fehlinterpretiert. Wenn die Kiefer ungefähr 3 cm geöffnet sind, erreicht man einen hinteren Abschnitt der Pars inferior und auch der Pars superior von außen durch die Fasern des M. masseter und durch die Öffnung zwischen der Inzisura mandibulae und dem Arcus zygomaticus (Abb. 11.3A).

Da man nicht umhinkommt, den M. pterygoideus lateralis von extern durch den M. masseter hindurch zu palpieren, müssen zunächst dort vorhandene Triggerpunkte identifiziert und inaktiviert und die Druckschmerzen im Untersuchungsgebiet behoben werden. Wenn der M. masseter wegen Triggerpunkten druckschmerzhaft ist, lassen sich seine verspannten Faserbündel gut palpieren. Die Triggerpunktfasern des darunter liegenden M. pterygoideus lateralis dagegen lassen sich nur anhand ihrer lokalen Druckschmerzhaftigkeit und des durch Druck ausgelösten Übertragungsschmerzes bestimmen. Aktive Triggerpunkte sowohl im M. temporalis als auch im M. masseter können die Mundöffnung so weit einschränken, dass eine zufrieden stellende Untersuchung der Muskelbäuche des M. pterygoideus lateralis ausgeschlossen ist. Solange diese Triggerpunkte nicht inaktiviert sind, lässt sich nur die hintere Ansatzstelle auf eine Insertionstendopathie untersuchen.

Es ist keine Studie bekannt, in der die Prävalenz von Triggerpunkten in der Kaumuskulatur unter dem Kriterium der verspannten Faserbündel untersucht wurde. Jedoch sind auch andere Studien zu Druckschmerzursachen nützlich, z. B. solche zur Fibromyalgie, denn das Verhältnis von Tenderpoints zu Triggerpunkten in den

Muskeln dürfte in den verschiedenen Studien ungefähr konstant sein.

Untersuchungen an annähernd 300 Personen ergaben für den M. pterygoideus lateralis häufiger als für alle anderen Kaumuskeln einen Druckschmerz [20, 24, 34, 51]. In den verschiedenen Studien war der M. pterygoideus lateralis bei 75–100% der Patienten als druckschmerzhaft. Einige wenige Autoren fanden häufiger Druckschmerzhaftigkeit in anderen Muskeln als im M. pterygoideus lateralis, aber auch sie geben eine Häufigkeit von 31% von 56 Patienten [11] bzw. 20% von 40 Patienten [58] an. Die niedrigeren Angaben spiegeln möglicherweise die Schwierigkeit wider, diesen Muskel zu palpieren, oder auch die unterschiedlichen Patientenpopulationen. In jedem Fall darf der M. pterygoideus lateralis unter den Kaumuskeln als mit am häufigsten von Triggerpunkten befallen gelten.

■■■ 11.10 Engpass

Der N. buccalis entspringt vom vorderen Anteil des N. mandibularis, dem 3. Ast des N. trigeminus (V. Hirnnerv), und verläuft normalerweise zwischen den beiden Anteilen des M. pterygoideus lateralis [13, 65]. Gelegentlich durchquert er jedoch die Pars superior [1]. Er versorgt den M. buccinator, die darüber liegende Wangenhaut, die angrenzende Mundschleimhaut und Teile des Gaumens. Wenn Muskelfasern des M. pterygoideus lateralis auf Grund von Triggerpunkten verspannt sind, könnten sie theoretisch diesen Nerven einklemmen, was eine Schwäche des M. buccinator mit Taubheit und Parästhesien im Versorgungsgebiet des Nerven zur Folge hätte. Mahan erwähnt bei seiner Erörterung dieses Problems ein sonderbares Prickeln bei einigen Patienten in der Wangenregion [42].

■■■ 11.11 Differenzialdiagnose

Triggerpunkte im M. pterygoideus lateralis können einen Übertragungsschmerz hervorrufen, dessen Ursprung leicht im Kiefergelenk gesehen wird. Die Problematik des Kiefergelenks und die einschlägigen Untersuchungstechniken werden in Kapitel 5.3 beschrieben. Die von Triggerpunkten übertragene Druckschmerzhaftigkeit ist weniger abgegrenzt und intensiv als die für eine Gelenkentzündung typische Druckempfindlichkeit.

Der bohrende Gesichtsschmerz, wie ihn Triggerpunkte im M. pterygoideus lateralis hervorrufen, darf nicht mit dem anfallsartig auftretenden und wie elektrische Schläge wirkenden Schmerz des Tic douloureux verwechselt werden. Nur der Schmerz von Triggerpunkten des M. pterygoideus lateralis lässt sich lindern, indem die betreffenden Triggerpunkte inaktiviert werden [9]. Es handelt sich hier um unterschiedliche Erkrankungen, die jeweils spezifischer Therapien bedürfen.

Wenn in der Pars inferior des M. pterygoideus lateralis aktive Triggerpunkte liegen, entwickeln sich in dessen Antagonisten voraussichtlich assoziierte Triggerpunkte. Am anfälligsten sind die Hauptantagonisten der Lateralbewegung der Mandibula, die kontralateralen Mm. pterygoidei medialis und lateralis. Es folgen die Antagonisten der Protrusion, der tiefe Anteil des M. masseter und die hinteren Fasern des M. temporalis auf derselben Seite.

■■■ 11.12 Lösung von Triggerpunkten

(Abb. 11.4)
Die Korrektur der vorgeschobenen Kopfhaltung und der Zungenstellung im Mund ist gegebe-

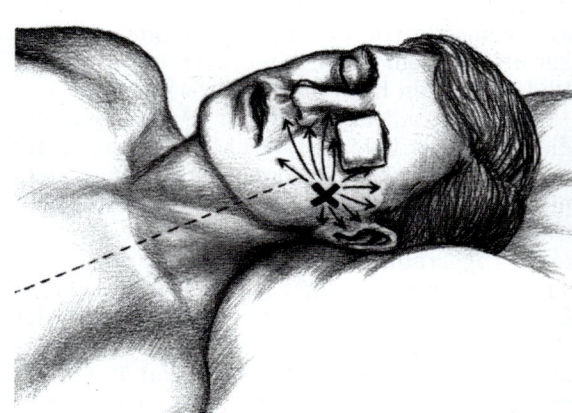

Abb. 11.4: Kühlung des linken M. pterygoideus lateralis vor dem Lösen. Das Kühlspray wird von der Triggerpunktregion ausgehend aufgebracht und deckt den Muskel und das Schmerzübertragungsmuster ab. Eine Kompresse schützt das Auge. Es sollte nur gesprüht werden, während der Patient *ausatmet*, damit er den Sprühnebel nicht inhaliert. Nach dem Kühlen unterstützen tiefes Ein- und Ausatmen die Muskelentspannung. Postisometrische Relaxation kann vertiefend wirken (siehe Text).

nenfalls therapeutisch vorrangig (Kapitel 5.3 und 41.3).

Da ein großer Teil des Muskelbauches des M. pterygoideus lateralis unterhalb des M. masseter liegt, entzieht er sich direkten manuellen Techniken, etwa dem Lösen durch Druckanwendung und Massage. Wenn man die Mandibula gegen ihre stabilisierenden Bänder in die Fossa condylaris drückt, verlängert man den Muskel nur um wenige Millimeter. Sprühen mit anschließender postisometrischer Relaxation und behutsam gegen Widerstand ausgeführter Protrusion und nachfolgender Entspannung kann positiv wirken. Sofern korrekt eingesetzt, ist auch Sprühen mit anschließender Elektrostimulation hilfreich. Bei Kahn [33] und in Kapitel 3.12 werden die Grundsätze der Elektroverfahren beschrieben.

11.12.1 Sprühen und postisometrische Relaxation

Die Kühlung mit Spray oder Eis wird vorgenommen, wie in Abbildung 11.4 veranschaulicht. Der Patient befindet sich in Rückenlage. In dieser Position sind Antigravitationsreflexe gehemmt, und die Kaumuskeln besser entspannt. Das Spray (oder Eis) wird beidseitig aufgebracht, da eine Kieferseite nicht getrennt von der anderen arbeitet. Unmittelbar im Anschluss an die Kühlung beginnt die Behandlung durch postisometrische Relaxation [38].

Der Patient liegt weiterhin auf dem Rücken und hält den Mund leicht geöffnet und entspannt. Der Therapeut steht an der Kopfseite des Behandlungstisches, sodass er mit seinen Daumen oder Fingern Widerstand gegen die Protrusion der Mandibula geben kann. Der Patient atmet ein und rückt dann sein Kinn *behutsam* gegen die Finger des Therapeuten nach vorn. Er hält die (isometrische) Kontraktion für einige Sekunden, atmet dann aus, entspannt sich und lässt den Kiefer zurückgleiten (nicht unterstützte Retrusion). Dieser Wechsel von Kontraktion und Relaxation kann drei- bis fünfmal wiederholt werden, um den M. pterygoideus lateralis zu lösen. Im Rahmen der häuslichen Selbstbehandlung lernt der Patient, mit den eigenen Fingern Widerstand zu geben [38].

11.12.2 Andere Verfahren

Physiotherapeuten, die mit dem Einsatz von Reizstrom vertraut sind, konnten Muskeln mit hochfrequentem Gleichstrom wirksam entspannen [45]. Man benötigt eine intraorale Sonde, die bis an den vorderen Teil des unteren Muskelanteils reichen muss. Es werden 120 Pulse pro Sekunde gegeben, bei einem Pulspaar-Intervall von 230–250 Sek. Die Intensität ist so, dass der Patient den Reiz, jedoch keinen Schmerz spürt. Wenn der Patient merkt, wie der Muskel sich löst, wird die Sonde an eine andere Stelle gelegt.

Physiotherapeuten verwenden außerdem Ultraschall im Bereich oberhalb der Inzisura mandibulae, wobei der Mund offen steht. Die Anwendung erfolgt von außen und muss den M. masseter durchdringen (und die Insertion des M. temporalis). Es wird lediglich 2 Minuten lang Ultraschall niedriger Intensität gegeben (ca. 0,8 Watt/cm^2).

▬▬ 11.13 Infiltration von Triggerpunkten

(Abb. 11.5)

11.13.1 Allgemeine Gesichtspunkte

Da direkte manuelle und Dehnungstechniken für den M. pterygoideus lateralis ungewöhnlich viel Geschicklichkeit voraussetzen, müssen seine Triggerpunkte oft infiltriert werden. Dieser Muskel ist einer der wichtigsten Verursacher von Schmerzen im Kiefergelenk, daher lohnt es sich, die zur Infiltration erforderlichen Fertigkeiten zu erlernen.

Von außen (extraoral) können die zentralen Triggerpunkte in den Bäuchen beider Muskelanteile sowie die Insertionstriggerpunkte im posterioren Muskel-Sehnen-Übergang beider Anteile infiltriert werden. Nur mit intraoraler Infiltration ist der vordere Bereich im Muskel-Sehnen-Übergang des unteren Muskelanteils erreichbar.

Falls aus der Krankengeschichte des Patienten keine Procainallergie bekannt ist, kann man statt eines Lokalanästhetikums mit Langzeitwirkung 0,5%iges Procain in isotoner Kochsalzlösung verwenden. Das verhindert unerwünschte Nebenwirkungen weitgehend. Selbst wenn ein Nerv oder ein Blutgefäß angestochen wird, wird das verdünnte Procain durch Procainesterase schnell abgebaut, sobald es in den Kreislauf gelangt. Andere Kliniker haben mit Erfolg auch 2%iges Lidocain (Xylocain) oder 3%iges Mepivacain

(Carbocain) verwendet. Insbesondere bei dem letztgenannten Präparat ist jedoch größte Sorgfalt geboten, um eine intravaskuläre Infiltration zu vermeiden (Kapitel 3.13). Epinephrin (Adrenalin) enthaltende Lösungen werden *nicht* verwendet.

Die erfolgreiche Behandlung ist hauptsächlich daran zu erkennen, dass der Mund wieder normal weit geöffnet werden kann, die Inzisalführung beim Öffnen und Schließen des Mundes keine seitlichen Abweichungen aufweist, der M. pterygoideus lateralis beim Palpieren nicht mehr schmerzhaft ist und der Übertragungsschmerz nachlässt.

11.13.2 Extraorale Infiltration

Koole et al. haben eine ausgefeilte Einstichtechnik für beide Muskelanteile beschrieben [36]. Die extraorale Infiltration beider Muskelanteile setzt die genaue Kenntnis der anatomischen Gegebenheiten voraus, da es schwierig ist, diesen Muskel zu palpieren und in der Nachbarschaft zahlreiche Nerven und Gefäße verlaufen, darunter der Plexus pterygoideus. Während der Arzt die Kanüle vorschiebt, muss er sich das Verhältnis des Muskels und seiner Triggerpunkte zu den umgebenen Strukturen vor Augen führen. Zuvor hat er am besten eine dreidimensionale Vorstellung vom M. pterygoideus lateralis erworben, indem er einen Schädel untersucht und die Abbildungen 11.2 und 11.5 heranzieht.

Sofern einer der Elevatoren der Mandibula (die Mm. masseter, temporalis und/oder pterygoidei) Triggerpunkte und verspannte Faserbündel enthält, ist die Mundöffnung eingeschränkt. Diese Triggerpunkte sollten inaktiviert werden, damit der Mund ausreichend weit geöffnet werden kann, bevor man versucht, den M. pterygoideus lateralis von außen zu infiltrieren.

Der Raum, den der M. pterygoideus lateralis einnimmt, ist auf allen Seiten von knöchernen Strukturen umgrenzt. Auf Grund dieser räumlichen Enge muss die Triggerpunktempfindlichkeit palpatorisch präzise bestimmt werden, damit nur sehr wenig Anästhetikum benötigt wird. Zur Infiltration beider Muskelanteile muss der Mund 20–30 mm oder weiter geöffnet werden, um das Knochenfenster weit genug zu öffnen. Dieses Knochenfenster wird oben durch den Arcus zygomaticus, die Inzisura mandibulae (semilunaris) unten, durch den Proc. coronoideus vorn und den Proc. condylaris mandibulae hinten begrenzt (Abb. 11.5A). Verspannte Faserbündel und Triggerpunkte im M. masseter erschweren es

festzustellen, ob die Druckschmerzen tatsächlich auf Triggerpunkte im darunter liegenden M. pterygoideus lateralis zurückzuführen ist. Die verspannten Fasern des M. masseter liegen weiter oberflächlich und sind fast im rechten Winkel zu den Fasern des M. pterygoideus lateralis ausgerichtet, wodurch sie voneinander zu unterscheiden sind (Abb. 8.2A und 11.2). Triggerpunkte im M. masseter sollten vorab inaktiviert werden.

Damit die Region nicht mit einer stumpfen Kanüle durchstochen wird, nimmt man zum Durchstechen des Flaschenstopfens eine andere als zur Infiltration. Die Kanüle sollte sofort ausgewechselt werden, sofern sie Knochenkontakt hat und sich anfühlt, als ob die Spitze einen Grat hätte, der „hängen bleibt" oder „kratzt", anstatt reibungslos durch das Gewebe zu gleiten. Eine Injektionsnadel von 3,8 cm Länge und 22–27 G ist geeignet. Eine dünnere würde Blutgefäße zwar eher nicht treffen, könnte aber von Bindegewebe und den Kontraktionsknoten in Triggerpunkten abgelenkt werden, sofern die Kanüle nicht rasch eingestochen und wieder zurückgezogen wird, wie von Hong [27] beschrieben. Wenn mit einem anderen Lokalanästhetikum als 0,5%igem Procain infiltriert wird, darf keinesfalls beim Vorschieben oder Zurückziehen der Kanüle injiziert werden, während sie den Plexus pterygoideus passiert. Vorsichtshalber muss vor der Injektion probehalber Blut aspiriert werden.

Zur Infiltration zentraler Triggerpunkte in der *Pars superior* des M. pterygoideus lateralis wird der Mund geöffnet. Die Kanüle wird unmittelbar vor dem Kiefergelenk eingestochen und unterhalb des Arcus zygomaticus nach oben und vorn gerichtet, wie andere Autoren veranschaulichten [7, 16]. Die Triggerpunkte werden erst erreicht, wenn der gesamte M. masseter durchstochen ist und die Kanülenspitze die Region unterhalb des Arcus zygomaticus erreicht. Das Os sphenoidale bildet den Boden des Raumes, in dem der Muskel liegt. Durch vorsichtiges Sondieren mit der Kanüle erkennt der Arzt die Dicke des Muskels.

Zum Infiltrieren der *Pars inferior* wird die Kanüle direkt vor dem Collum mandibulae eingestochen und auf die Wurzeln der oberen Molaren gerichtet (Abb. 11.5A und B). Sie muss im Allgemeinen durch den M. masseter und einen Teil der Temporalissehne gestochen werden, um die Pars inferior des M. pterygoideus lateralis zu erreichen (Abb. 11.5D). Die Flügelplatte, in die die Pars inferior inseriert, liegt links der punktierten Linie in Abbildung 11.5A.

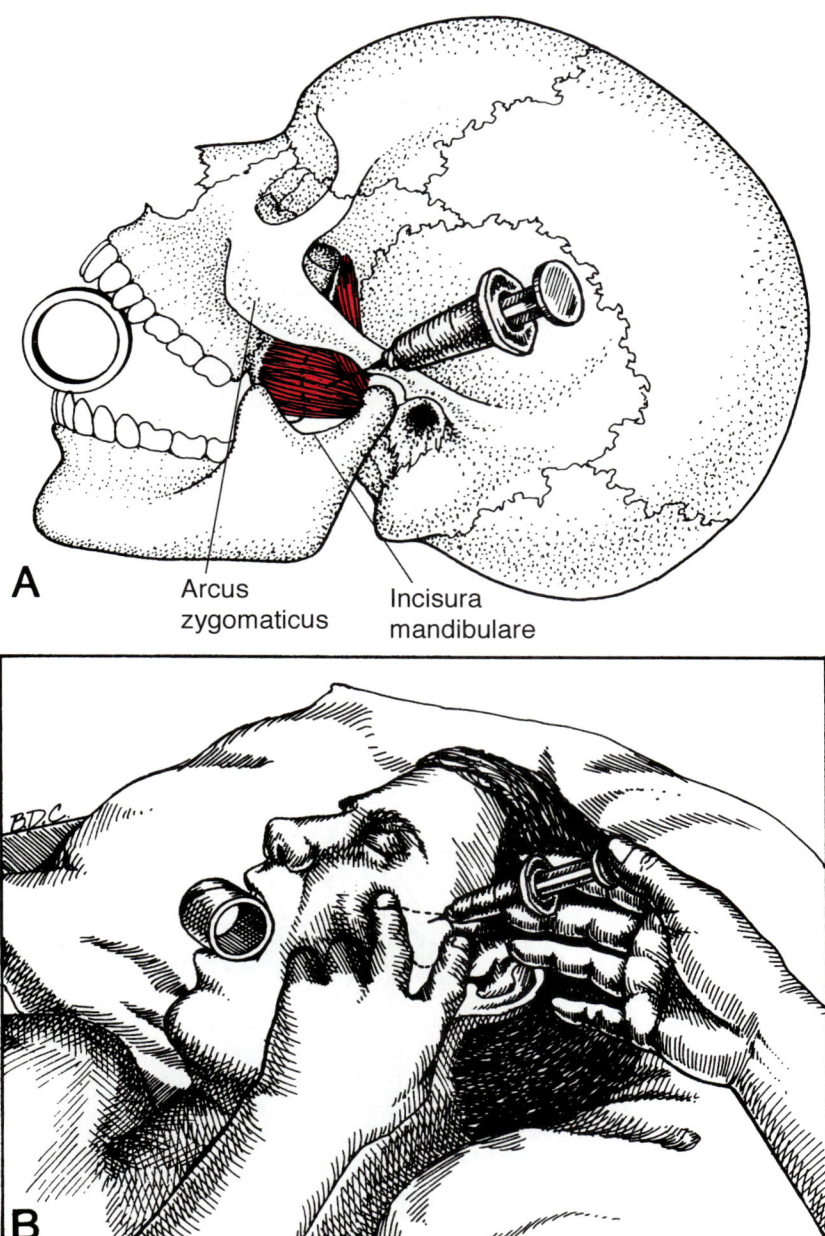

A Arcus zygomaticus | Incisura mandibulare

B

Abb. 11.5: Infiltrationstechnik für zentrale Triggerpunkte im unteren Anteil des linken M. pterygoideus lateralis (*dunkelrot*). **A:** Ansicht von lateral. Es sind die anatomischen Beziehungen bei geöffnetem Mund zu erkennen. Die punktierte Linie markiert den hinteren Rand der Flügelplatte, wo der untere Muskelanteil inseriert. Die Kanüle gelangt durch eine Öffnung zum unteren Muskelanteil, die oben vom Arcus zygomaticus, unten von der Incisura mandibulae (semilunaris), vorn vom Proc. coronoideus und hinten vom Proc. condylaris mandibulae begrenzt wird. **B:** Oberflächenmarkierung. Dieselbe Infiltration wie in A. Punktierte Linien in B bezeichnen die palpierbaren knöchernen Ränder der Öffnung. **C:** Frontalschnitt durch den Schädel auf Höhe des Nadeleinstiches (Querschnittsebene in D gezeigt). Der Blick richtet sich durch den Mund hindurch nach vorn. Das Collum condylare mandibulae überdeckt die Kanüle teilweise, die den unteren Muskelanteil durchsticht. Der M. pterygoideus medialis (*hellrot*) liegt im Vordergrund. Er haftet an der Innenfläche der Flügelplatte. **D:** Querschnitt. Er zeigt, wie die Kanüle vor dem Collum condylare mandibulae die Mm. masseter und temporalis (*hellrot*) oberhalb der Incisura mandibulae durchdringt (**C** zeigt die Querschnittsebene). Die Kanülen erreichen den vorderen und hinteren Abschnitt der Pars inferior des M. pterygoideus lateralis (*dunkelrot*).

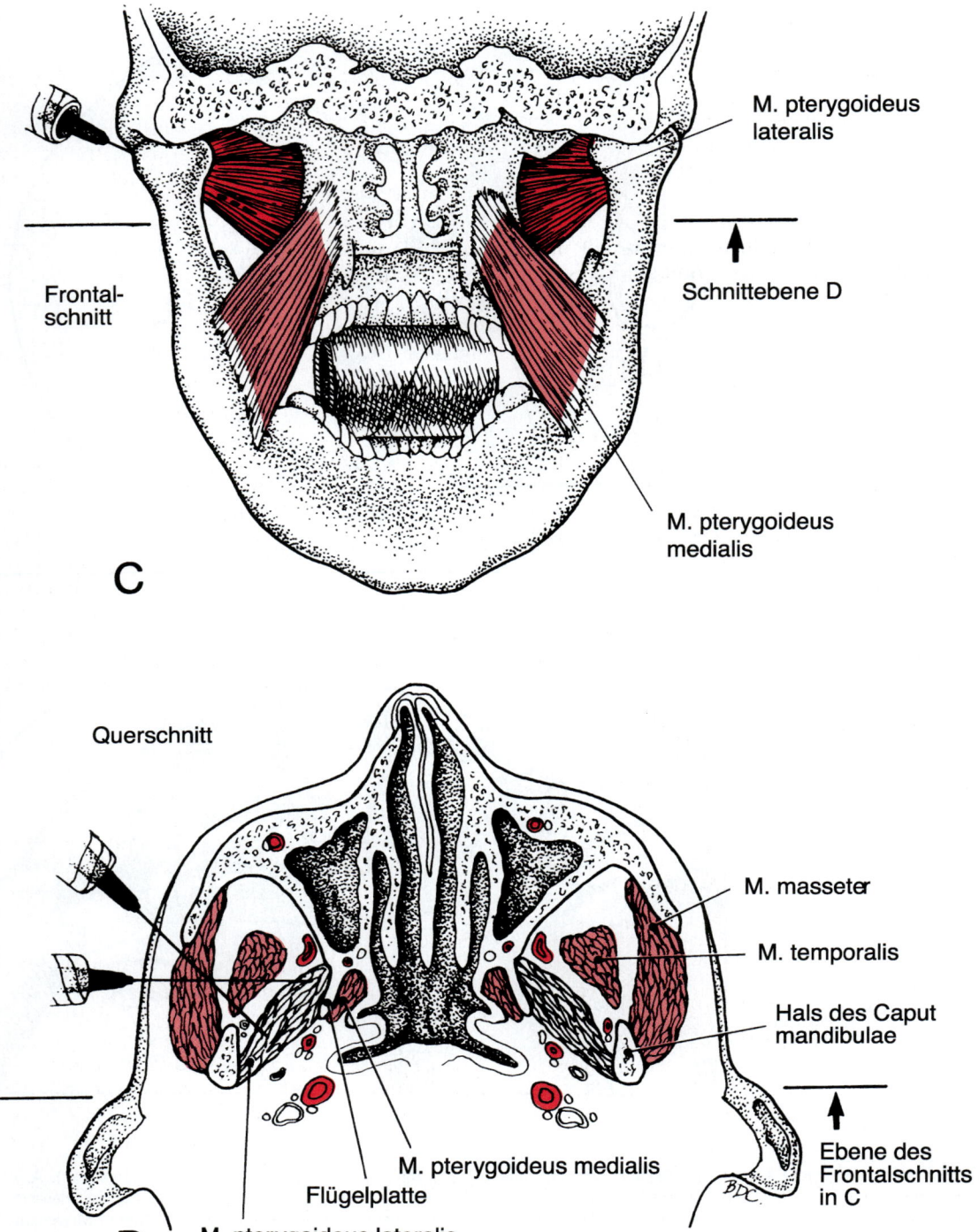

C

M. pterygoideus lateralis

Schnittebene D

Frontal-schnitt

M. pterygoideus medialis

Querschnitt

M. masseter

M. temporalis

Hals des Caput mandibulae

M. pterygoideus medialis

Flügelplatte

Ebene des Frontalschnitts in C

D

M. pterygoideus lateralis (unterer Abschnitt)

Druckschmerzen bei Insertionstriggerpunkten in *beiden* Muskelanteilen nahe dem hinteren Muskel-Sehnen-Übergang (unmittelbar vor der Schnittstelle zwischen Ramus und Proc. condylaris mandibulae) klingen meistens ab, sobald die zentralen Triggerpunkte inaktiviert wurden. Andernfalls wird dieses Gebiet sorgfältig palpiert und extraoral infiltriert. Bei dieser Injektion muss der M. masseter vielleicht nicht durchstochen, die Kanüle aber eventuell nach posterior und tief unter den Ramus mandibulae gerichtet werden.

11.13.3 Intraorale Infiltration

Der vordere Abschnitt (Muskel-Sehnen-Übergang) des unteren Muskelanteils ist für den Therapeut auf dem intraoralen Wege relativ leicht zu erreichen, sofern sie mit dieser Technik vertraut sind, wie von Gel [22] beschrieben und illustriert. Die zentralen Triggerpunkte des unteren Muskelanteils erreicht man erst, wenn man die Kanüle um mindestens 2,5 cm in den Muskel vorschiebt. Auf dem intraoralen Wege ist keiner der Triggerpunkte der Pars superior erreichbar. Falls Bereiche innerhalb des Mundes weiterhin druckschmerzhaft sind, nachdem die zentralen Triggerpunkte im Muskelbauch inaktiviert wurden, beschleunigt man den Heilungsprozess durch Infiltration auch der Insertionstriggerpunkte mit einem Lokalanästhetikum. Koole et al. berichten, dass sie Triggerpunkte des M. pterygoideus lateralis intraoral erfolgreich identifizieren und infiltrieren konnten [36].

▬ 11.14 Korrigierende Maßnahmen

11.14.1 Bewegungsbelastung

Wenn der Patient den Kopf extrem weit vorgeschoben trägt, sollte diese Haltung korrigiert werden, desgleichen die Zungenstellung im Mund (Kapitel 5.3). Außerdem sollte der Patient über gute Körpermechanik informiert werden und lernen, Kopf und Hals richtig zu halten (Kapitel 5.3 und 41.3). Zähnezusammenbeißen, Kaugummikauen, Nägelbeißen und andere ungünstige Angewohnheiten dieser Art sollte er ablegen.

11.14.2 Asymmetrischer Körperbau

Wenn eine Beinlängendifferenz oder eine zu kleine Beckenhälfte zu einem Beckenschiefstand führt, kann sich dies auf die Haltung von Kopf und Nacken ungünstig auswirken und in der Folge die Kaumuskulatur überlasten. Auf derartige mechanische Triggerpunkte begünstigende Faktoren muss eingegangen werden, wie im vorliegenden Band, Kapitel 48.14 und im zweiten Band (Kapitel 4) ausgeführt.

11.14.3 Hyperirritabilität des Zentralnervensystems

Im unteren Referenzbereich liegende Spiegel für die Vitamine B_1, B_6, B_{12} oder Folsäure können sich bei kraniomandibulären Syndromen als systemische aufrecht erhaltende Faktoren erweisen. Ist der Spiegel eines oder mehrerer dieser Vitamine zu niedrig, kann sich dadurch ein Bruxismus verschlimmern, denn es resultiert eine erhöhte zentralnervöse und neuromuskuläre Irritabilität. Dasselbe gilt für emotionalen Stress. Diese Faktoren sollten erkannt und ausgeräumt werden (Kapitel 4).

11.14.4 Übungen

Dehnungsübungen für den M. pterygoideus lateralis sind voraussichtlich wenig sinnvoll. Postisometrische Relaxation kann zu Hause vorgenommen werden, wie in Kapitel 11.12 beschrieben.

Kraft und Ausdauer des Muskels werden durch Übungen gegen Widerstand erreicht. Der Patient lernt, die Mandibula gegen Widerstand zu protrahieren und sie anschließend, ebenfalls gegen Widerstand, zur Seite zu verschieben. Vor allem muss sie von der Seite des betroffenen Muskels weg verschoben werden. Wetzler beschreibt entsprechende Übungen. Sie sollten jedoch zur Erhaltung einer normalen Funktion erst eingesetzt werden, wenn die Triggerpunkte in den Kaumuskeln inaktiviert sind [70].

11.14.5 Fallberichte

Nachstehend referieren wir zusammenfassend drei Fallberichte von Verne L. Brechner, M.D. und geben unseren Kommentar dazu.

Erste Patientin

Die erste Patientin, eine 61jährige Frau, litt unter starken Kopfschmerzen, die die rechte Wange einbezogen. Sechs Monate zuvor hatte sie einen schweren Gegenstand angehoben und auf einem Regal über Kopfhöhe abgestellt. Das hatte Schmerzen in Schulter und Nacken zur Folge, die in die Hinterhauptregion ausstrahlten. Wenig später klangen diese Schmerzen ab, dagegen traten heftige Schmerzen im Bereich des rechten Arcus zygomaticus auf. Laut zahnärztlichem Befund waren der Patientin mehrere Jahre zuvor beide untere Molaren extrahiert und durch eine Prothese ersetzt worden. Ungefähr ab der Zeit, als sie ihre Kopf- und Halsmuskulatur überanstrengte, hatte die Patientin diese Prothese nicht mehr getragen.

Die intraorale Palpation ließ einen druckschmerzhaften M. pterygoideus lateralis erkennen. Nach der Infiltration dieser schmerzhaften Stelle verschwanden die Beschwerden in der Wange prompt. Die Schmerzen an Hinterhaupt und Nacken waren bereits vor der Untersuchung abgeklungen. Es wurde ein Pterygoideus-lateralis-Syndrom diagnostiziert. Die Patientin wurde an ihren Hausarzt mit der Empfehlung zurück überwiesen, eine neue Zahnprothese anzupassen.

Zweite Patientin

Die zweite Patientin, eine 68jährige Frau, litt seit einem Jahr an linksseitigen Gesichtsschmerzen. Sie war seit vielen Jahren zahnlos. Ein Jahr zuvor waren umgrenzte brennende Schmerzen am Zahnfleischrand der linken Maxilla aufgetreten. Ihr Zahnarzt hatte ihr daraufhin geraten, die Oberkieferprothese nicht mehr zu tragen. Ungefähr zur selben Zeit hatte er im Zahnfleischrand eine Abschleifung bemerkt. Im Verlaufe dieses Jahres änderte der Schmerz den Charakter und war nicht mehr umgrenzt. Er wurde zu einem brennenden Schmerz, der sich über den ganzen Oberkieferbereich und ins Auge ausdehnte. Ein Neurologe diagnostizierte einen Tic douloureux und behandelte die Frau ergebnislos mit Carbamazepin. Anschließend wurde sie einer Neurolyse des Ganglion trigeminale mit faradischem Strom unterzogen – auch dies ohne die erhoffte Schmerzlinderung. Sie erhielt von nun an Amitriptylin und die Mitteilung, sie sei austherapiert.

Auch bei dieser Patientin ergab die intraorale Palpation extreme Druckschmerzen im Bereich des M. pterygoideus lateralis. Die Infiltration mit einem Lokalanästhetikum veschaffte der Patientin zeitweilige Schmerzlinderung. Sie wurde an einen Zahnarzt überwiesen. Er passte ihr gut sitzende Prothesen an und verbesserte damit die Okklusion. Diese Maßnahme minderte den Schmerz und verbesserte das Erscheinungsbild und die Lebenseinstellung der Patientin. Sie behielt jedoch ein gutartiges Schmerzverhalten bei und wurde deshalb in ein fünfwöchiges verhaltenstherapeutisches Programm aufgenommen (Centinela Inpatient Programm). Nach Abschluss des Programms besserte ihr Zustand sich weiter.

Dritte Patientin

Die dritte Patientin war eine 37jährige Frau. Sie gehörte zu den leitenden Angestellten einer großen Firma und litt seit 20 Jahren unter Kopfschmerzen. Im Verlauf der vergangenen sieben Jahre waren diese Schmerzen stärker geworden. Sie traten im Allgemeinen begleitend zu emotionaler Anspannung auf und verschlimmerten sich während der Menses extrem. Die Schmerzen waren im Nacken fokussiert und strahlten über das Hinterhaupt in Stirn, Kiefer und Auge aus.

Der Untersuchungsbefund für diese Patientin lautete auf Triggerpunkte in den Mm. splenius capitis, supraspinatus und trapezius. Behandelt wurde durch Triggerpunktinfiltration, psychologische Beratung und Biofeedback. Der Behandlungserfolg war ausgezeichnet. Es wurde mit der Patientin vereinbart, dass sie kurzfristig zur Infiltration kommen könne, wenn die Kopfschmerzen wieder auftreten sollten. Als bei einer dieser Gelegenheiten ein zuvor mit Erfolg infiltrierter Triggerpunkt behandelt wurde, blieb die Wirkung aus. Nachfragen ergaben, dass der Kopfschmerz diesmal anderen Charakter hatte als üblicherweise, da er hauptsächlich die Maxilla erfasste. Außerdem konnte die Patientin den Mund nur ca. 1,5 cm weit öffnen, während die Mundöffnung sonst 3,5 cm betragen hatte. Kräftiger Kieferschluss, Mundöffnung, Protrusion und seitliche Verschiebung der Mandibula verstärkten den Schmerz, eine Aufbissschiene zwischen den Molaren dämpfte ihn. Palpatorisch wurden extreme Druckschmerzen des M. pterygoideus lateralis festgestellt. Der Muskel wurde mit einem Lokalanästhetikum infiltriert, und die Patientin war sofort schmerzfrei. Das myofasziale Schmerzsyndrom im M. pterygoideus lateralis ist seither nicht wieder aufgetreten. Die Patientin erscheint jedoch gelegentlich zur Behandlung ihrer myofaszialen Syndrome in der Stützmuskulatur von Kopf und Hals.

Kommentar

Bei der ersten Patientin ist eine interessante Mischung aus chronischen und akuten Schmerzsyndromen zu beobachten. Auslösend war offenbar ein akutes Syndrom der Muskulatur von Hals und Schultergürtel auf Grund einer einmaligen muskulären Überlastung, das im Verlauf von sechs Monaten spontan ausheilte. Folglich lagen keine aufrechterhaltenden Faktoren vor, die die Spontanheilung vereitelt hätten. Die Triggerpunkte in diesen Muskeln führten jedoch zur Bildung von Satellitentriggerpunkten im rechten M. pterygoideus lateralis. Dieser Muskel war durch eine „Okklusionsveränderung" bereits überlastet, und diese wirkte 6 Monate lang als begünstigender Faktor. In diesem Zeitraum verschlimmerten sich die Symptome nicht und breiteten sich nicht aus. Die Inaktivierung der Triggerpunkte des M. pterygoideus lateralis und Versorgung mit guten Prothesen lösten das Problem.

Auch die zweite Patientin litt unter chronischen Gesichtsschmerzen, die bereits seit einem Jahr andauerten und zeitgleich mit einer Okklusionsveränderung einsetzten. Während dieses Zeitraumes intensivierten sich die Schmerzen und breiteten sich aus, was auf eine fortschreitende Modifikation der zentralen Schmerzbahnen in Anbetracht des persistierenden Schmerzes schließen lässt. Die Liste der Fehldiagnosen und erfolglosen Behandlungsversuche ist beeindruckend und bei Patienten mit fehldiagnostizierten Triggerpunkten und chronifiziertem Schmerz nicht ungewöhnlich. Die Infiltration des M. pterygoideus lateralis erzielte auch nach Korrektur der Malokklusion nur kurzfristige Schmerzlinderung. Ein fünfwöchiges verhaltenstherapeutisches Programm besserte den Zustand der Patientin, konnte die Schmerzen jedoch nicht beseitigen. Es ist bislang noch kein Weg bekannt, auf dem eine normale Schmerzverarbeitung im Zentralnervensystem wiederhergestellt werden kann, wenn Schmerz bereits chronifiziert ist. Gelegentlich ist eine analgetische Behandlung erfolgreich, die über Monate hinweg sofort einsetzt, wenn der Schmerz sich ankündigt. In jedem Falle hilft dies dem Patienten [28].

Der Fall der dritten Patientin ist lehrreich. Hier lag ein 20 Jahre altes Triggerpunktproblem vor, das sich, ähnlich wie bei der zweiten Patientin, durch Nichtbeachtung hatte entwickeln können. Als sie jedoch ein akutes Syndrom des M. pterygoideus lateralis entwickelte und einschlägig behandelt wurde, reagierte es auch als akutes Syndrom. Offenbar verarbeitete das Nervensystem die Muskelschmerzsignale aus diesem Bereich noch als akuten Schmerz [50] und reagierte entsprechend auf die Therapie.

Bei zwei Patientinnen wurden nach intraoral erhobenem Palpationsbefund Triggerpunkte des M. pterygoideus lateralis diagnostiziert. Es wurde mit Infiltration eines Lokalanästhetikums therapiert.

Literatur

1. Agur AM: *Grant's Atlas of Anatomy*. Ed. 9. Williams & Wilkins, Baltimore, 1991 (p. 504, Fig. 7.76).
2. *Ibid*. (p. 531, Fig. 7.128).
3. Bardeen CR: The musculature. Section. 5. In: *Morris' Human Anatomy*. Edited by Jackson CM. Ed. 6. Blakiston's Son & Co., Philadelphia, 1921 (p. 377, Fig. 377).
4. Basmajian JV, DeLuca CJ: *Muscles Alive*. Ed. 5. Williams & Wilkins, Baltimore, 1985 (pp. 453–453).
5. Bell WE: Clinical diagnosis of the pain-dysfunction syndromes. *J Am Dent Assoc 79*:154–160, 1969 (p. 158).
6. Bell WE: *Orofacial Pains – Differential Diagnosis*. Ed. 3. Year Book Medical Publishers, Chicago, 1985 (p. 153).
7. *Ibid*. (p. 351, Fig. 17-11).
8. Bjorne A: Tinnitus aereum as an effect of increased tension in the lateral pterygoid muscle [letter]. *Otolaryngol Head Neck Surg 109(5)*:969, 1993.
9. Brechner VL: Myofascial pain syndrome of the lateral pterygoid muscle. *J Craniomandib Pract 1(1)*:43–45, 1983.
10. Burch JG: Occlusion related to craniofacial pain. Chapter 11. In *Facial Pain*. Ed 2. Edited by Alling CC III, Mahan PE. Lea & Febiger, Philadelphia, 1977 (pp. 170, 174, Fig. 11-5).
11. Butler JH, Folke LE, Bandt CL: A descriptive survey of signs and symptoms associated with the myofascial pain-dysfunction syndrome. *J Am Dent Assoc 90*:635–639, 1975.
12. Christensen FG: Some anatomical concepts associated with the temporomandibular joint. *Ann Aust Coll Dent Surg 2*:39–60, 1969.
13. Clemente CD: *Gray's Anatomy*. Ed. 30. Lea & Febiger, Philadelphia, 1985 (pp. 451, 1167, Fig. 6-11).
14. Clemente CD: *Anatomy*. Ed. 3. Urban & Schwarzenberg, Baltimore, 1987 (Fig. 614).
15. *Ibid*. (Figs. 624, 625).
16. Cohen HV, Pertes RA: Diagnosis and management of facial pain. Chapter 11. In: *Myofascial Pain and Fibromyalgia: Trigger Point Management*. Edited by Rachlin ES. Mosby, St. Louis, 1994, pp. 361–382.
17. Eisler P: *Die Muskeln des Stammes*. Gustav Fischer, Jena, 1912 (p. 212, Fig. 24).
18. *Ibid*. (Fig. 25).
19. Ellis H, Logan B, Dixon A: *Human Cross-Sectional Anatomy: Atlas of Body Sections and CT Images*. Butterworth Heinemann, Boston, 1991 (Sects. 12–14, 20, 21).
20. Franks AS: Masticatory muscle hyperactivity and temporomandibular joint dysfunction. *J Prosthet Dent 15*:1122–1131, 1965 (p. 1126).

21. Gelb H: Patient evaluation. Chapter 3. In: *Clinical Management of Head, Neck and TMJ Pain and Dysfunction.* Edited by Gelb H. W.B. Saunders, Philadelphia, 1977 (pp. 83, 85, 96, Fig. 3–15).

22. Gelb H: Effective management and treatment of the craniomandibular syndrome. Chapter 11. In: *Clinical Management of Head, Neck and TMJ Pain and Dysfunction.* Edited by Gelb H. W.B. Saunders, Philadelphia, 1977 (p. 301, Fig. 11-6G and H).

23. Grant PG: Lateral pterygoid: two muscles? *Am J Anat 138:*1–10, 1973.

24. Greene CS, Lerman MD, Sutcher HD, *et al.:* The TMJ pain-dysfunction syndrome: heterogeneity of the patient population. *J Am Dent Assoc 79:*1168–1172, 1969.

25. Hickey JC, Stacy RW, Rinear LL: Electromyographic studies of mandibular muscles in basic jaw movements. *J Prosthet Dent 7:*565–570, 1975.

26. Honee GL: The anatomy of the lateral pterygoid muscle. *Acta Morphol Neerl Scand 10:*331–340, 1972.

27. Hong CZ: Considerations and recommendations regarding myofascial trigger point injection. *J Musculoske Pain 2(1):*29–59, 1994.

28. Hong CZ, Simons DC: Response to treatment for pectoralis minor myofascial pain syndrome after whiplash. *J Musculoske Pain 1 (1):*89–131, 1993.

29. Ingle JI: "The great imposter." *JAMA 236:*1846, 1976.

30. Ingle JI, Beveridge EE: *Endodontics.* Ed. 2. Lea & Febiger, Philadelphia, 1976 (p. 520, Fig. 11–12).

31. Jenkins DB: *Hollinshead's Functional Anatomy of the Limbs and Back.* Ed. 6. W.B. Saunders, Philadelphia, 1991 (p. 342).

32. Johnstone DR, Templeton M: The feasibility of palpating the lateral pterygoid muscle. *J Prosthet Dent 44:*318–323, 1980.

33. Kahn J: Electrical modalities in the treatment of myofascial conditions. Chapter 15. In: *Myofascial Pain und Fibromyalgia: Trigger Point Management.* Edited by Rachlin ES. Mosby, St. Louis, 1994 (pp. 473–485).

34. Kaye LB, Moran JH, Fritz ME: Statistical analysis of an urban population of 236 patients with head and neck pain. Part II. Patient symptomatology. *J Periodont 50:*59–65, 1979.

35. Klineberg I: The lateral pterygoid muscle: some anatomical, physiological and clinical considerations. *Ann R Aust Coll Dent Surg 11:*96–108, 1991.

36. Koole P, Beenhakker F, de Jongh HJ, *et al.:* A standardized technique for the placement of electrodes in the two heads of the lateral pterygoid muscle. *J Craniomandib Pract 8(2):*154–162, 1990.

37. Kubota K, Masegi T: Muscle spindle supply to the human jaw muscle. *J Dent Res 56:*901–909, 1977.

38. Lewit K: *Manipulative Therapy in Rehabilitation of the Locomotor System.* Ed. 2. Butterworth Heinemann, Oxford, 1991 (pp. 192, 193, Fig. 6.83).

39. Lipke DP, Gay T, Gross RD. *et al.:* An electromyographic study of the human lateral pterygoid muscle [Abstract]. *J Dent Res Special Issue B 56:*B230, 1977.

40. Lockhart RD, Hamilton GF, Fyfe FW: *Anatomy of the Human Body.* Ed. 2. J.B. Lippincott, Philadelphia, 1969 (p. 157, Fig. 266).

41. Mahan PE: Differential diagnosis of craniofacial pain and dysfunction. *Alpha Omegan 69:*42–49, 1976.

42. Mahan PE: The temporomandibular joint in function and pathofunction. Chapter 2. In: *Temporomandibular Joint Problem.* Edited by Solberg WK, Clark GT. Quintessence Publishing, Chicago, 1980 (pp. 33–47).

43. Mahan PE: Personal communication, 1981.

44. Mahan PE, Kreutziger KL: Diagnosis and management of temporomandibular joint pain. Chapter 13. In: *Facial Pain.* Edited by Alling CC III, Mahan PE, Ed. 2. Lea & Febiger, Philadelphia, 1977 (pp. 201–204).

45. Maloney M: Personal communication, 1993.

46. Marbach JJ: Therapy for mandibular dysfunction in adolescents and adults. *Am J Orthod 62:*601–605, 1972.

47. Matthews B: Mastication. Chapter 10. In: *Applied Physiology of the Mouth*, edited by Lavelle CL. John Wright and Sons, Bristol, 1975 (p. 207).

48. McMinn RM, Hutchings RT, Pegington J, *et al.:* *Color Atlas of Human Anatomy.* Ed. 3. Mosby-Year Book, St. Louis, 1993 (p. 40).

49. McNamara JA Jr: The independent functions of the two heads of the lateral pterygoid muscle. *Am J Anat 138:*197–206, 1973.

50. Mense S, Simons DC: *Muscle Pain: understanding its nature, diagnosis, and treatment.* Williams & Wilkins, Baltimore. [In Press].

51. Meyerowitz WJ: Myofascial pain in the edentulous patient. *J Dent Assoc S Afr 30:*75–77, 1975.

52. Moyers RE: An electromyographic analysis of certain muscles involved in temporomandibular movement. *Am J Orthod 36:*481–515, 1950.

53. Perry HT, Marsh EW: Function considerations in early limited orthodontic procedures. Chapter 10. In: *Clinical Management of Head, Neck and TMJ Pain and Dysfunction.* Edited by Gelb H. W.B. Saunders, Philadelphia, 1977 (p. 264).

54. Pinto OF: A new structure related to the temporomandibular joint and middle ear. *J Prosthet Dent 12:*95–103, 1962.

55. Porter MR: The attachment of the lateral pterygoid muscle to the meniscus. *J Prosthet Dent 24:*555–562, 1970,

56. Reynolds MD: Myofascial trigger point syndromes in the practice of rheumatology. *Arch Phys Med Rehabil 62:*111–114, 1981.

57. Shaber EP: Consideration in the treatment of muscle spasm. In: *Diseases of the Temporomandibular Apparatus.* Edited by Morgan DH, Hall WP, Vamvas SJ. C.V. Mosby, St. Louis, 1977 (pp. 237, 249, 250).

58. Sharav Y, Tzukert A, Refaeli B: Muscle pain index in relation to pain, dysfunction and dizziness associated with the myofascial pain-dysfunction syndrome. *Oral Surg 46:*742–47, 1978.

59. Shore NA: Temporomandibular joint dysfunction: medical-dental cooperation. *Int Coll Dent Sci Ed J 7:*15–16, 1974.
60. Silverman SI: Kinesiology of the temporomandibular joint. *Arch Phys Med Rehabil 41:*191–194, 1960.
61. Spalteholz W: *Handatlas der Anatomie des Menschen*, Ed. 11, Vol. 2. S. Hirzel, Leipzig, 1922 (p. 266).
62. *Ibid*. (p. 267).
63. Thomas CA, Okeson JP: Evaluation of lateral pterygoid muscle symptoms using a common palpation technique and a method of functional manipulation. *J Craniomandib Pract 5(2):*125–129, 1987.
64. Toldt C: An *Atlas of Human Anatomy*, translated by M.E. Paul, Ed. 2, Vol. 1. Macmillan, New York, 1919 (p. 307).
65. *Ibid*. (p. 295).
66. Travell JG: Temporomandibular joint pain referred from muscles of the head and neck. *J Prosthet Dent 10:*745–763, 1960 (pp. 746, 749, 753).
67. Travell J: Mechanical headache. *Headache 7:*23–29, 1967 (pp. 26–27).
68. Vanwas SJ: Difterential diagnosis ot TMJ disease. Chapter 13. In: *Diseases of the Temporomandibular Apparatus*. Edited by Morgan DH, Hall WP, Vamvas SJ, CV. Mosby, St. Louis, 1977 (p. 190).
69. Weber EF: Ueber die Längenverhältnisse der Fleischfasern der Muskeln in Allgemeinen. Berichte über die Verhandlungen der Königlich Sächsischen Gesellschaft der Wissenschaften zu Leipzig 3:63–86,1851.
70. Wetzler G: Physical therapy. Chapter 24. In: *Diseases of the Temporomandibular Apparatus*. Edited by Morgan DH, Hall WP, Vamvas SJ, CV. Mosby. St. Louis, 1977 (pp. 350, 351, Fig. 24–2).
71. Widmer CC: Jaw-opening reflex activity in the infenur head of the lateral pterygoid muscle in man. *Arch Oral Biol 32:*135–142, 1987.
72. Woelfel JB, Hickey JC, Stacey RW, *et al.:* Electromyographic analysis of jaw movements. *J Prosthet Dent 10:*688–697, 1960.

M. digastricus und andere Halsmuskeln
(Ventralseite)

Übersicht: Übertragungsschmerzen und Druckschmerzen werden von Triggerpunkten im Venter posterior des M. digastricus zum oberen Abschnitt des M. sternocleidomastoideus projiziert und daher zu Recht als „Pseudo-Sternocleidomastoid-Schmerzen" bezeichnet. Dieser Übertragungsschmerz persistiert, nachdem die Triggerpunkte im M. sternocleidomastoideus inaktiviert wurden. Der Venter anterior des M. digastricus überträgt Schmerzen zu den unteren vier Schneidezähnen. Die übrigen Muskeln an der Ventralseite des Halses übertragen Schmerzen in den Bereich von Larynx, vorderem Hals und Mund. **Anatomie:** Der M. digastricus ist ein wichtiger Kaumuskel. Sein vorderer Bauch setzt vorn neben der Mittellinie der Mandibula und sein hinterer Bauch an der Incisura mastoidea für an. Unten laufen die beiden Bäuche in einer gemeinsamen Sehne zusammen, die indirekt durch eine fibröse Schlinge am Zungenbein inseriert. Weitere Halsmuskeln der Ventralseite sind die Mm. supra- und infrahyoidei sowie die tiefen vorderen Halsmuskeln. Die **Funktion** beider Muskelbäuche ist es, zusammen mit den übrigen Mm. suprahyoidei den Mund zu öffnen, wenn die Mm. infrahyoidei ebenfalls aktiviert sind und das Zungenbein stabilisieren. Die in der Tiefe vor den Halswirbeln liegenden Muskeln flektieren die Halswirbelsäule und kontrollieren die Kopfstellung. Zur **funktionellen Einheit** gehören der untere Anteil des M. pterygoideus lateralis als Synergist für die Mundöffnung, während die kräftigen Elevatoren der Mandibula als Antagonisten die Kiefer schließen. Die tiefen Zervikalflexoren fungieren als Antagonisten der Nackenmuskeln. Die **Aktivierung und Aufrechterhaltung von Triggerpunkten** im M. digastricus erfolgt meistens infolge von Triggerpunkten im antagonistischen M. masseter und in anderen Elevatoren der Mandibula. Zusätzliche Belastung ergibt sich durch habituelle Mundatmung. Die Triggerpunkte in den Mm. suprahyoidei, infrahyoidei und der tiefen ventralen Halsmuskulatur (insbesondere M. longus colli) können durch Flexions-Extensionsverletzungen aktiviert werden, wie sie sich bei Verkehrsunfällen ereignen. Zur **Lösung von Triggerpunkten** im Venter posterior des M. digastricus werden intermittierende Kühlung und anschließende postisometrische Entspannung eingesetzt. Der Venter anterior des M. digastricus und die übrigen suprahyoidalen Muskeln werden als Gruppe behandelt. Es folgen die infrahyoidalen Muskeln als zweite Gruppe, nachdem erneut gekühlt wurde. Die tiefen vorderen Halsmuskeln müssen gesondert behandelt werden. Die **Infiltration der Triggerpunkte** erfolgt unter direkter Kontrolle durch die palpierenden Finger. Zu den **korrigierenden Maßnahmen** gehören Haltungstraining, die Triggerpunktlösung durch direkte, selbst vorgenommene Druckanwendung und passive Dehnungsübungen. Abträgliche Gewohnheiten wie Mundatmung und Bruxismus in Retrusion sollten abgelegt und eine hartnäckige Malokklusion korrigiert werden.

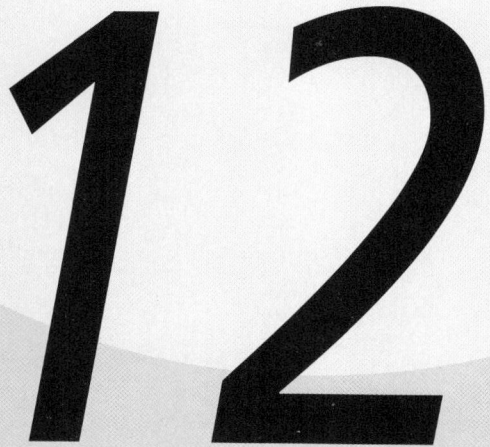

Inhaltsübersicht

Kopf/Hals

12.1 Übertragungsschmerzen

(Abb. 12.1)

12.1.1 M. digastricus

Jeder der beiden Bäuche des M. digastricus hat sein eigenes Übertragungsschmerzmuster. Von den Triggerpunkten im Venter *posterior* Bauch ausgehende Schmerzen (Abb. 12.1A) strahlen in den oberen Abschnitt des M. sternocleidomastoideus aus [13], in geringerem Ausmaß in den Kehlbereich vor diesem Muskel und manchmal bis zum Hinterhaupt [14]. Manchmal wird die Lokalisation des Übertragungsschmerzes zum M. sternocleidomastoideus mit seinem Entstehungsort verwechselt. Allerdings persistiert er, nachdem die Triggerpunkte des M. sternocleidomastoideus gelöst wurden. Hinterhauptschmerzen treten meistens gemeinsam mit einer übertragenen „Überempfindlichkeit" und Druckschmerzen auf, durch die Satellitentriggerpunkte im Venter occipitalis des M. occipitofrontalis aktiviert werden können. Von Triggerpunkten im M. digastricus fortgeleiteter Schmerz kann sich bis zum Ohr ausbreiten [30]. In Kapitel 12.15, Fallberichte, wird über einen Patienten mit dem Styloid-Syndrom berichtet.

Der Übertragungsschmerz von Triggerpunkten im Venter anterior des M. digastricus wird zu den vier unteren Schneidezähnen und dem darunter liegenden Alveolarkamm übertragen (Abb. 12.1C), gelegentlich auch zur Zunge [36]. Der für diesen bilateralen, annähernd mittigen Schmerz verantwortliche Triggerpunkt liegt direkt unterhalb der Kinnspitze im vorderen Muskelbauch entweder der rechten oder der linken Gesichtshälfte (Abb. 12.1C).

12.1.2 Weitere vordere Halsmuskeln

Der M. mylohyoideus kann Schmerzen zur Zunge übertragen [36]. In Kapitel 12.15, Fallbericht 2, wird ein derartiger Fall geschildert.

Schmerzen in Kopf und Hals werden sowohl dem M. stylohyoideus als auch dem Venter posterior des M. digastricus zugeschrieben [49]. Diese beiden Muskeln liegen in enger Nachbarschaft, haben ähnliche Funktion, sind palpatorisch schwer zu unterscheiden und dürften ein ähnliches Schmerzmuster aufweisen.

Es liegen keine Berichte über die spezifischen Schmerzmuster der tiefen vorderen Halsmuskeln vor, und sie sind auch noch nicht eindeutig abgegrenzt. Schmerz kann in den Bereich der Larynx, der Ventralseite des Halses und manchmal in die Mundregion geleitet werden. Wenn die *Mm. longus capitis* und *longus colli* Triggerpunkte enthalten, können Schluckbeschwerden auftreten. Williams beschreibt eine Myalgie (Triggerpunkten entsprechend) des M. crico-arytaenoideus posterior, in deren Zusammenhang das Sprechen und der Hals schmerzten [49]. Andere Ärzte hatten dafür keine Erklärung gefunden.

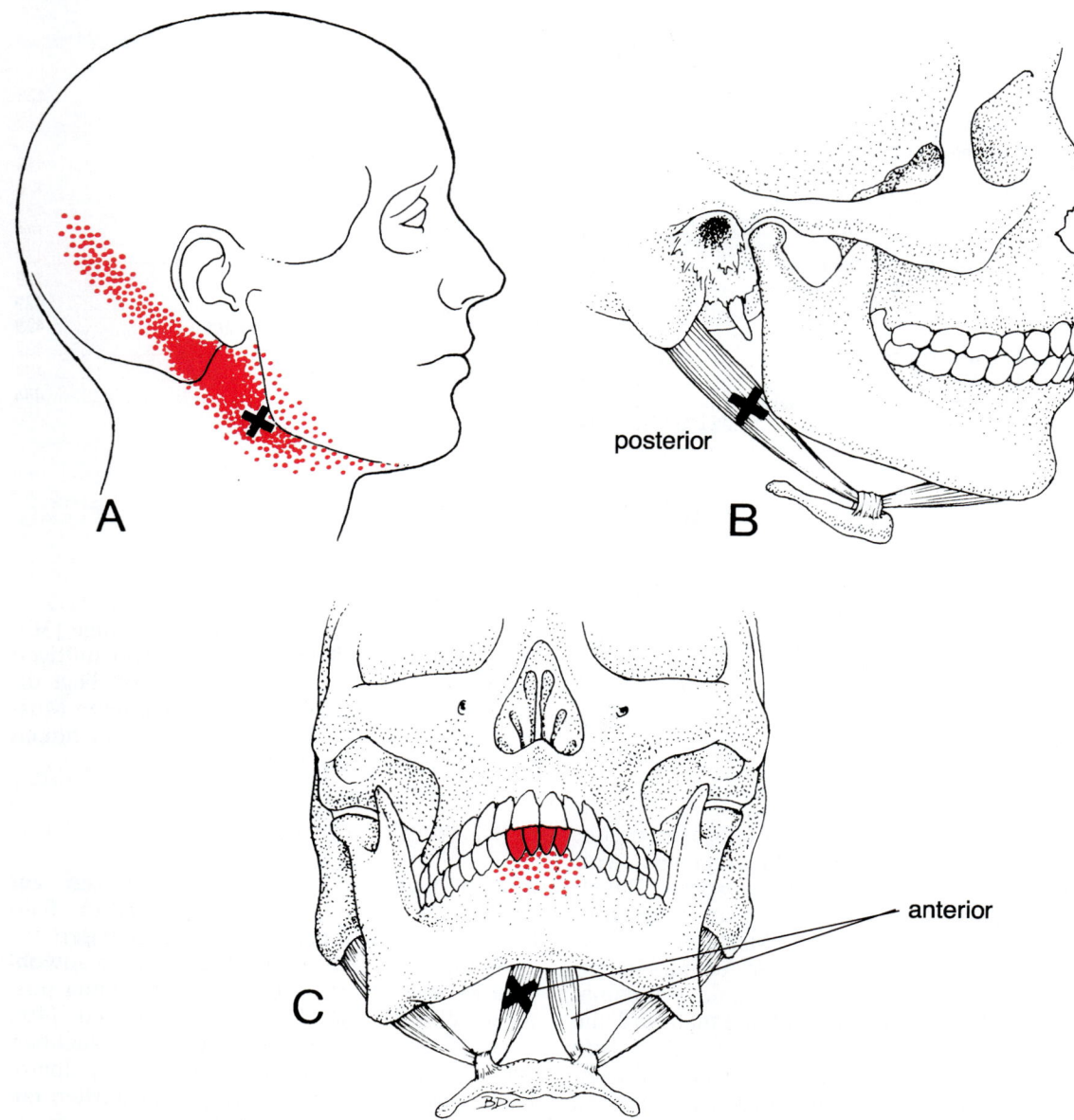

Abb. 12.1: Übertragungsschmerzmuster (Hauptschmerzzonen *flächig rot*, Nebenschmerzzonen *rot punktiert*) von Triggerpunkten (**X**) im rechten M. digastricus. **A** und **B:** Venter posterior in der Seitenansicht. **C:** Venter anterior, Ansicht von vorn.

12.2 Anatomie

(Abb. 12.2–12.4)

12.2.1 M. digastricus

(Abb. 12.2)

Der Venter posterior des M. digastricus inseriert an der Incisura mastoidea am Proc. mastoideus unterhalb der Ansätze der Mm. longissimus capitis, splenius capitis und sternocleidomastoideus. Der Venter anterior des M. digastricus setzt am Margo inferior mandibulae an, unmittelbar neben der Mittellinie. Er verläuft posterior und inferior, der Venter posterior anterior und inferior, um in eine gemeinsame Sehne einzustrahlen, die normalerweise durch eine fibröse Schlinge, die Aponeurosis suprahyoidea, indirekt am Zungenbein inseriert. Die gemein-

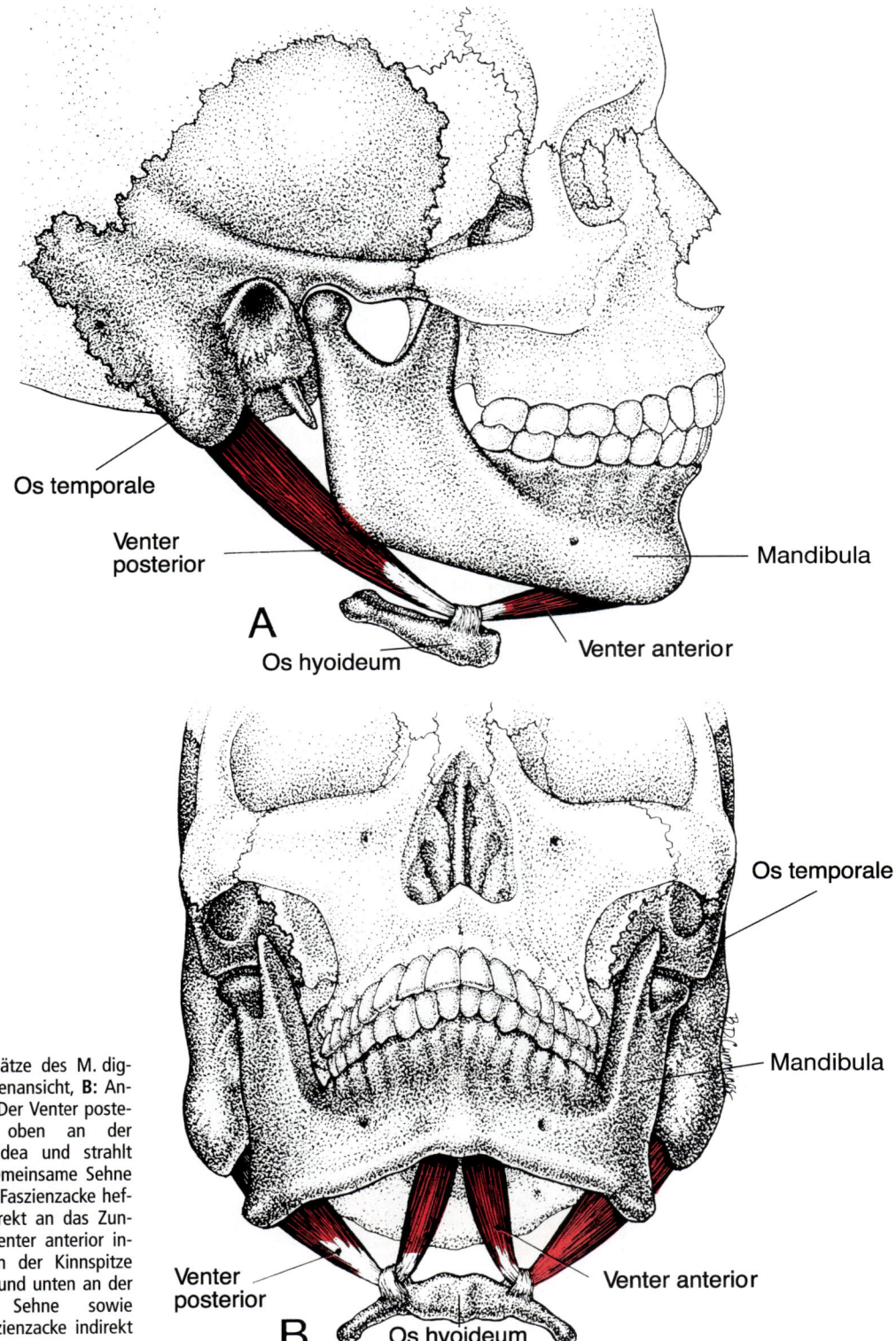

Abb. 12.2: Ansätze des M. digastricus. **A:** Seitenansicht, **B:** Ansicht von vorn. Der Venter posterior inseriert oben an der Incisura mastoidea und strahlt unten in die gemeinsame Sehne ein. Durch eine Faszienzacke heftet er sich indirekt an das Zungenbein. Der Venter anterior inseriert oben an der Kinnspitze der Mandibula und unten an der gemeinsamen Sehne sowie durch eine Faszienzacke indirekt am Zungenbein.

same Sehne kann durch die fibröse Schlinge ziehen [10].

Die gemeinsame Sehne der beiden Bäuche des M. digastricus durchbohrt den M. stylohyoideus, der nahe der vorderen Hälfte des Venter posterior des M. digastricus liegt.

12.2.2 Mm. suprahyoidei

(Abb. 12.3)
Der **M. digastricus** setzt lediglich indirekt am Zungenbein an. Zu den weiteren suprahyoidalen Muskeln, deren untere Ansatzstelle direkt am Zungenbein liegt, gehören der **M. stylohyoideus** [8] mit dem Ansatz oben am Proc. styloideum des Os temporale, der **M. mylohyoideus,** der oben an der gesamten Linea mylohyoidea der Mandibula inseriert, sowie der **M. geniohyoideus,** dessen oberer Ansatz unterhalb des M. mylohyoideus an der Innenfläche des Mittelteils der Mandibula an der Symphysis menti liegt [17]. (Der **M. hyoglossus,** der vom Zungenbein aus annähernd

vertikal nach oben verläuft und in den Zungenrand einstrahlt, wird nicht zu dieser suprahyoidalen Gruppe gezählt [19]).

12.2.3 Mm. infrahyoidei

(Abb. 12.3)
Zu den Mm. infrahyoidei mit ihrem oberen Ansatz am Zungenbein gehören der **M. sternohyoideus,** der unten am Sternum ansetzt, der **M. thyrohyoideus** mit einem unteren Ansatz am Schildknorpel und der **M. omohyoideus** [17]. Außerdem ist der **M. sternothyroideus** zu erwähnen, der oben am Schildknorpel und unten am Sternum inseriert. Er setzt den M. thyrohyoideus fort und liegt unterhalb des M. sternohyoideus.

Der **M. omohyoideus** [18] besteht aus einem Venter superior und inferior, die durch eine zentrale Zwischensehne getrennt werden. Der (kaudale) Venter inferior inseriert am kranialen Rand der Skapula nahe der Incisura scapulae. Er zieht nach vorn und aufwärts zu seiner Ansatzstelle an der Zwischensehne. Mit einer fi-

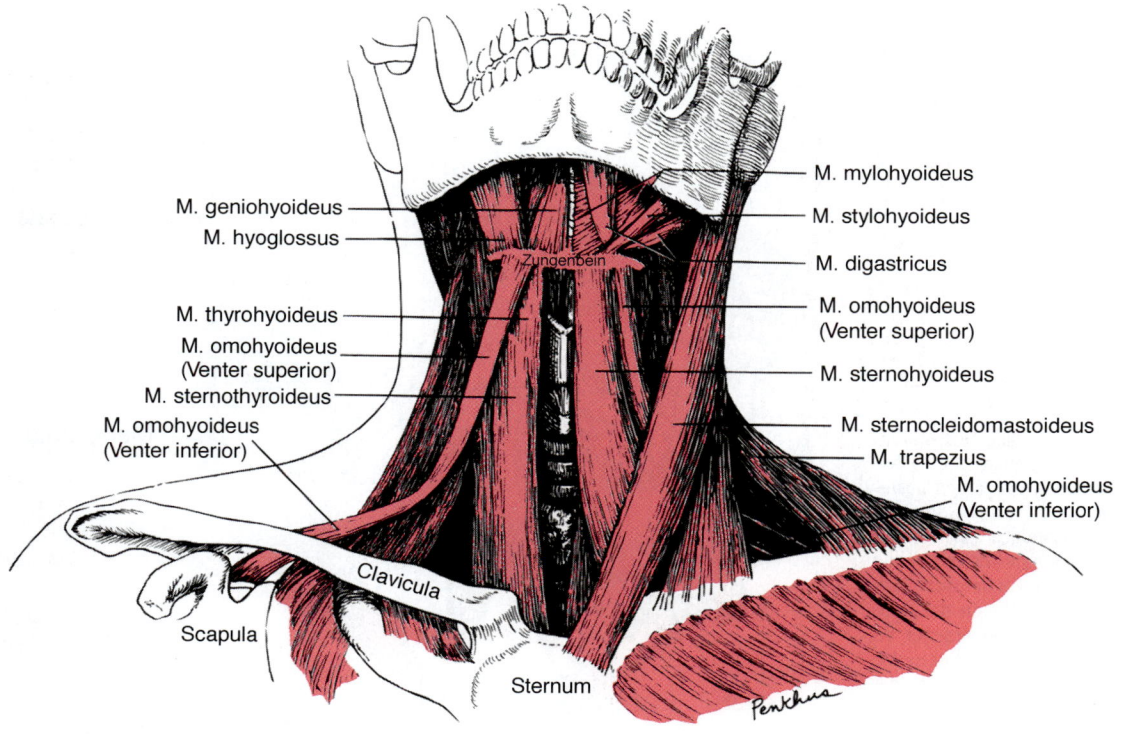

Abb. 12.3: Relativ oberflächliche Muskeln der ventralen Halsseite, einschließlich der supra- und infrahyoidalen Muskelgruppe. Auf der rechten Körperseite wurden einige der oberflächlichen Muskeln entfernt (M. sternocleidomastoideus, M. stylohyoideus und trapezius). (Nachdruck mit freundlicher Genehmigung von [17]).

brösen Zacke inseriert er an der Clavikula und zieht dann schräg über die Mm. scaleni medialis und anterior, verläuft aber unterhalb des M. sternocleidomastoideus. Die zentrale Zwischensehne wird durch eine fibröse Zacke der tiefen Fascia cervicalis fixiert. Diese Faszie verlängert sich nach kaudal und inseriert an Clavikula und erster Rippe. Von dieser Ansatzstelle aus zieht der Venter superior aufwärts und inseriert am Zungenbein (Abb. 12.3 und 20.7) [18].

12.2.4 Prävertebrale Halsmuskeln

(Abb. 12.4)
Die prävertebralen Halsmuskeln [17] verlaufen entlang der Ventralfläche der Halswirbelsäule und unmittelbar unterhalb der hinteren Rachenwand. Zu ihnen gehört der **M. longus colli** (aus einem oberen, schräg verlaufenden, einem unteren schräg verlaufenden und einem vertikal verlaufenden Anteil). Diese Muskelfasergruppen steigen von Th_3 auf und inserieren weit oben,

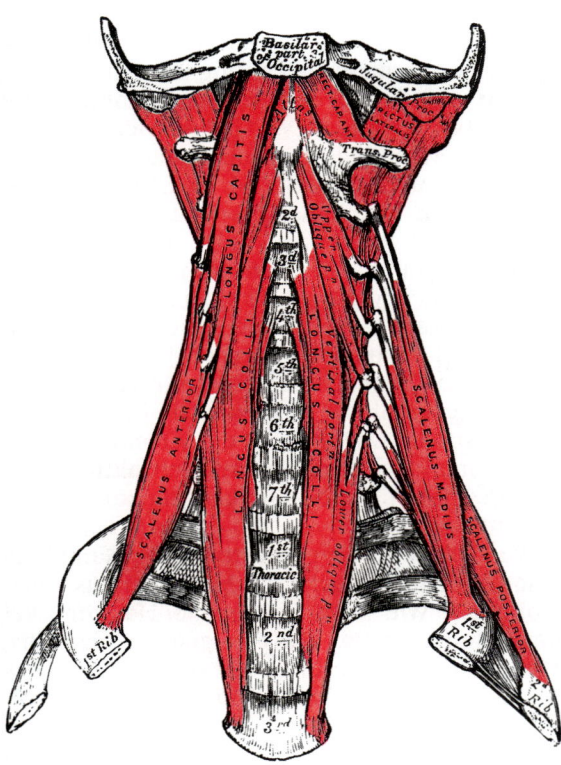

Abb. 12.4: Die tiefsten Muskeln der vorderen Halsseite, einschließlich der anterioren und lateralen prävertebralen Halsmuskeln (Nachdruck mit freundlicher Genehmigung von [17]).

z. T. am Tuberculum des Arcus anterior atlantis. Zu den tiefen Halsmuskeln zählt weiterhin der **M. longus capitis,** der weiter lateral und kranial vom M. longus colli liegend von den Tubercula anteriora der Procc. transversi C_3–C_6 zur Pars basilaris des Os occipitale verläuft. Der kurze **M. rectus capitis anterior** liegt unter dem oberen Anteil des M. longus capitis und zieht unmittelbar medial des lateralen Wirbelkörpers des Atlas zur Pars basilaris des Os occipitale vor dem Foramen magnum. Der ebenfalls kurze **M. rectus capitis lateralis** hat seine Ansätze an der Facies superior des Proc. transversus atlantis und zieht zum lateralen Teil des Os occipitale.

12.2.5 Weiterführende Literatur

In Anatomiebüchern werden beide Bäuche des M. digastricus von der Seite [21, 39, 45, 47], von seitlich und unten [10, 17, 25, 46], von der Mundhöhle aus [2] und von vorn [20] abgebildet. Die Beziehung zwischen dem Muskel und den darunter liegenden neurovaskulären Strukturen wird anschaulich in einer Seitenansicht gezeigt [5, 22]. Der Venter anterior des M. digastricus wird detailliert von lateral[23] und von kaudal dargestellt [3] und der Venter posterior von der Seite [4] sowie von hinten [24].

Die Ansätze der meisten suprahyoidalen und infrahyoidalen Muskeln werden schematisch von der Seite abgebildet [6]. Der M. mylohyoideus wird in Seitenansicht [9] und die Ansatzstellen der suprahyoidalen Muskeln am Zungenbein in schematischer Darstellung gezeigt [8]. Die infrahyoidalen Muskeln werden in einer Seitenansicht wiedergegeben [7].

▬▬ 12.3 Innervation

Der M. genohyoideus aus der Gruppe der *suprahyoidalen* Muskeln wird vom Spinalnerven C_1 versorgt, während alle übrigen suprahyoidalen Muskeln von Hirnnerven innerviert werden.

Der M. mylohyoideus und der vordere Bauch des M. digastricus werden durch den N. mylohyoideus versorgt, der vom Alveolarast des N. trigeminus (V. Hirnnerv), stammt [17]. Der M. stylohyoideus und der Venter posterior des M. digastricus werden durch einen Ast des N. facialis innerviert (VII. Hirnnerv), der den Schädel nahe der Ansatzstellen dieser Muskeln am Schädel durch das Foramen stylomastoideum verlässt.

Die Ansa cervicalis aus den Spinalnerven C_1, C_2 und C_3 versorgt drei der *infrahyoidalen Muskeln,* die Mm. sternohyoideus, sternothyroideus und beide Bäuche des M. omohyoideus [17]. Der M. thyrohyoideus wird durch Fasern des Spinalnerven C_1 versorgt, desgleichen die Mm. recti capitis der *tiefen* Muskelgruppe. Der *M. longus capitis* erhält Fasern der ersten drei Spinalnerven, und der *M. longus colli* wird durch ventrale Äste der Spinalnerven C_2–C_6 innerviert.

12.4 Funktion

12.4.1 Mm. suprahyoidei

Alle vier Mm. suprahyoidei (Abb. 12.3) arbeiten in Paaren zusammen und öffnen als Gruppe den Mund [16]. Die Mm. digastrici arbeiten bei der Mundöffnung mit dem M. stylohyoideus zusammen, werden jedoch nur wirksam, wenn die Mm. infrahyoidei kontrahieren und das Zungenbein stabilisieren. Die beiden Mm. mylohyoidei heben außerdem beim Schlucken den Mundboden an und sind beim Kauen, Saugen und Pusten aktiv [6]. Der M. geniohyoideus ist gemeinsam mit den beiden Mm. digastrici sowohl beim Retrahieren als auch beim Absenken der Mandibula ein Hilfsmuskel [10, 11]. Diese Muskeln heben das Zungenbein an.

12.4.2 Mm. infrahyoidei

Alle vier Muskeln dieser Gruppe fungieren in Paaren. Sie senken das Zungenbein ab, so dass die Mm. suprahyoidei normal fungieren können. Außerdem senkt der M. sternohyoideus den Kehlkopf ab, der zuvor beim Schlucken angehoben worden war. Der M. thyrohyoideus hebt ihn an, wenn das Zungenbein fixiert ist. Die beiden zuletzt genannten Muskeln bilden eine Einheit, die das Zungenbein absenkt (Abb. 12.3) [6]. Beim Schlucken kontrahiert der M. cricothyroideus am stärksten [12]. Clemente vertritt die Ansicht, dass die beiden M. omohyoidei an der tiefen, langen Inspiration beteiligt sind, da sie den unteren Teil der Fascia cervicalis spannen und weitgehend verhindern, dass Weichteile angesaugt werden [18].

12.4.3 Prävertebrale Halsmuskeln

Die tiefste Schicht der ventralen Halsmuskeln flektiert die Halswirbelsäule insgesamt oder in Teilen. Sie arbeiten meist in Paaren. Der M. longus colli ist ein schwacher Halsflexor und lateralflektiert die Halswirbelsäule unter Rotation zur selben Seite [35]. Der M. longus capitis flektiert den Kopf und die obere Halswirbelsäule und rotiert sie zur selben Seite. Der M. rectus capitis neigt hauptsächlich den Kopf zur selben Seite. Der M. rectus capitis anterior flektiert den Kopf, neigt ihn jedoch nicht. Sowohl der M. rectus capitis anterior als auch der M. rectus capitis lateralis sind an der Stabilisierung im Atlantookzipitalgelenk beteiligt. Ihre Fasern verlaufen in unterschiedlichen Richtungen.

12.4.4 M. digastricus

Wenn die Mandibula abgesenkt wird, aktivieren sich die motorischen Einheiten im vorderen Bauch des M. digastricus nach denen des unteren Anteiles des M. pterygoideus lateralis. Der M. digastricus scheint für den Beginn der Kieferöffnung unwichtiger zu sein als der M. pterygoideus lateralis, ist aber unentbehrlich, um die Mandibula maximal abzusenken oder kraftvoll zu öffnen [11]. Die Aktivität des M. digastricus wird während der Depression der Mandibula gehemmt, wenn diese gleichzeitig protrahiert wird. Das ist auf Grund der Retrusionsfunktion des Muskels zu erwarten. Der M. digastricus ist während der Mandibularetrusion immer aktiv [40]. Der rechte und der linke M. digastricus kontrahieren nicht unabhängig voneinander, sondern fast immer gemeinsam [11]. Beim Husten, Schlucken und bei der Retrusion der Mandibula sind die Mm. digastrici sehr aktiv [11, 50]

Gemeinsam lenken beide Bäuche eines Muskels die Mandibula seitwärts ab [10], was zwar klinisch zu beobachten, aber nur gelegentlich elektromyographisch nachweisbar ist [40]. Der M. digastricus war in 85% der Ableitungen bei Zahnkontakt elektromyographisch aktiv, wenn die Elevatoren der Mandibula reflektorisch gehemmt sind [41].

Verglichen mit den Elevatoren der Mandibula sind die beiden Bäuche des M. digastricus ungewöhnlich. Wie auch der zweite Hauptmuskel der Mundöffnung (M. pterygoideus lateralis, Pars inferior) liegen in den beiden Bäuchen des M. digastricus fast keine Muskelspindeln [26], und die Anzahl der Typ-I-Fasern ist ungewöhnlich niedrig (24% im anterioren, 38% im posterioren Muskelbauch). Der Mangel an Muskelspindeln und die geringe Kontrolle durch die Propriozeptoren für den Kieferschluss [48] lassen erkennen, dass bei diesen für die Kieferöffnung zuständigen Muskeln funktionell (verständlicherweise) keine Feinabstimmung ihrer jeweiligen Stellung erforderlich ist. Der relativ hohe Anteil an Typ-II-Fasern im M. digastricus deutet darauf hin, dass dieser Muskel den Mund schnell öffnen soll, aber keine lang anhaltende Spannung aushalten muss. Der entschieden größere Anteil an Typ-I-Fasern im M. pterygoideus lateralis könnte damit zusammenhängen, dass dieser Muskel Traktion nach vorn gewährleisten muss, um den Condylus mandibularis in seiner vorderen Position zu halten, solange der Mund weit geöffnet ist.

12.5 Funktionelle Einheit

Synergistisch mit dem vorderen Bauch des M. digastricus wirken bei der Kieferöffnung (Senken der Mandibula) der untere Anteil des M. pterygoideus lateralis, der M. stylohyoideus (und andere suprahyoidale Muskeln), während die infrahyoidalen Muskeln das Zungenbein stabilisieren. In Kapitel 12.4 wurde eingehend beschrieben, wie die ventralen Halsmuskeln als funktionelle Einheiten zusammenwirken. Bei der Retrusion der Mandibula sind die posterioren Fasern des M. temporalis und die tiefe Schicht des M. masseter Synergisten des M. digastricus.

Antagonisten der Kieferöffnung sind die Elevatoren der Mandibula, die Mm. masseter, temporalis, pterygoideus medialis und die Pars superior des M. pterygoideus lateralis. Die tiefen Mm. longus colli und capitis sowie rectus capitis anterior sind Antagonisten der Nackenmuskulatur.

12.6 Symptome

Ein Patient mit Triggerpunkten im posterioren M. digastricus klagt vielleicht nicht vorrangig über Schmerzen, sondern eher über Schluckbeschwerden und ein Gefühl, als sei ihm etwas „im Halse steckengeblieben". Wahrscheinlich deutet der Patient auf den M. sternocleidomastoideus der betroffenen Seite. Die Kopfrotation ist vielleicht nicht eingeschränkt, trotzdem vermeidet der Patient diese Bewegung wahrscheinlich, da sie Übertragungsschmerz auslöst oder die Schluckbeschwerden verstärkt. Das Schmerzübertragungsmuster des M. digastricus konzentriert sich, wie Abbildung 12.1A zeigt, im Bereich des oberen Anteils des M. sternocleidomastoideus. Der Patient bemerkt jedoch den

Anteil des Digastrikusschmerzmusters erst, wenn gleichzeitig vorhandene Triggerpunkte im M. sternocleidomastoideus inaktiviert wurden. Der obere Anteil des M. sternocleidomastoideus ist dann weiterhin diffus druckschmerzhaft und empfindlich, es sind jedoch keine verspannten Faserbündel tastbar, und man kann keine lokale Zuckungsreaktion auslösen. Diese Situation wird den Arzt überraschen, sofern er nicht einen Triggerpunktbefall des posterioren Digastrikusbauches in Betracht zieht.

Leitsymptom für Triggerpunkte im anterioren Bauch des M. digastricus ist Schmerz im Bereich der unteren Schneidezähne. Die Schmerzquelle kann Rätsel aufgeben, wenn der Arzt sich auf die Zähne konzentriert und es versäumt, den Venter anterior des M. digastricus zu untersuchen. Wie in Kapitel 12.15, Fallbericht 2, beschrieben wird, können Triggerpunkte im Venter anterior eine Glossodynie hervorrufen [36].

Triggerpunktbedingte Verspannungen von Faserbündeln des M. omohyoideus können (durch ihre Zugwirkung auf die fibröse Zacke der Fascia cervicalis, die an der ersten Rippe inseriert) zu der Dysfunktion beitragen, die Folge einer hochgestellten Rippe ist.

Patienten mit Triggerpunkten in den Mm. longus capitis und/oder longus colli klagen über Schluckbeschwerden und einen „Kloß im Hals". Wenn diese Symptome beim Opfer eines Auffahrunfalls von hinten auftreten, wobei es zu einer Flexions-Extensionsverletzung („Peitschenschlagverletzung") kam, liegen dem Problem vielleicht Triggerpunkte im M. longus colli zu Grunde. Rocobado und Iglarsh berichten, dass Patienten mit einem „Spasmus" des M. longus colli (ursächlich sind u. a. Triggerpunkte) als Beschwerden einen trockenen Mund, Halsschmerzen ohne Infektion, ein anhaltendes Kitzeln im Hals oder einen „Kloß im Halse" angeben [43].

Aktive Triggerpunkte in der Kehlkopfmuskulatur können Heiserkeit hervorrufen.

Hartnäckige Schmerzen in der Nackenmuskulatur können auf anhaltenden, triggerpunktbedingten Verspannungen der erwähnten vorderen Halsmuskeln und ihrer Faszien beruhen.

12.7 Aktivierung und Aufrechterhaltung von Triggerpunkten

Triggerpunkte im M. digastricus können sekundär bei einer myofaszialen Dysfunktion der

Muskeln innerhalb seiner myotatischen Einheit aktiviert werden. Für den M. masseter ist dieser Zusammenhang nachgewiesen [14]. Hong fand, dass auslösende Triggerpunkte im M. sternocleidomastoideus Satellitentriggerpunkte im M. digastricus induzierten [31]. Lewit (persönliche Mitteilung, 1993) stellte fest, dass auch das Umgekehrte eintreten kann: Indem er Triggerpunkte im M. digastricus inaktivierte, lösten sich die Satellitentriggerpunkte im M. sternocleidomastoideus.

Wenn der M. digastricus durch Bruxismus, Retrusion der Mandibula und durch Mundatmung (Anzeichen sind eingezogene anstatt geblähte Nasenflügel beim Einatmen) überbeansprucht wird, ist er für eine Aktivierung seiner Triggerpunkte disponiert. Mundatmung kann Folge einer mechanischen Verlegung sein (z. B. durch Polypen), einer strukturellen Veränderung (Septumdeviation), einer Sinusitis oder einer rezidivierenden allergischen Rhinitis.

Ein verlängerter Proc. styloideus, das Styloid-Syndrom gilt als ein mechanischer Reiz, der Triggerpunkte im hinteren Bauch des M. digastricus und im M. pterygoideus medialis aktivieren kann [34]. Ein von diesem Syndrom betroffener Patient klagt über Schmerzen im Kieferwinkel der betroffenen Seite und über Schwindelgefühl. Er sieht vielleicht einseitig verschwommen, und das Auge der betroffenen Seite erscheint ihm „schlechter". Triggerpunkte in den Mm. stylohyoideus und digastricus (Venter posterior) kommen als Schmerzursache in Frage. Durch aktive Triggerpunkte in diesen Muskeln kann das Zungenbein angehoben werden. Die Druckschmerzen am Proc. styloideus können Ausdruck einer Insertionstendopathie sein. Die nachfolgende Verknöcherung des Lig. stylohyoideum kann durch die anhaltende Spannung entstehen, unter der einige Faserbündel wegen ihrer Triggerpunkte stehen. Schwindel und verschwommenes Sehen können auch mit Triggerpunkten im benachbarten M. sternocleidomastoideus zusammenhängen. Eine übermäßige Verlängerung des Proc. styloideus durch die Verknöcherung des Lig. stylohyoideum kann durch die Mundhöhle getastet werden. Unter Umständen ist ein chirurgischer Eingriff unumgänglich, um die Verkalkung zu entfernen und Linderung zu erreichen. Wenn der verkalkte Proc. styloideus bei extremer Kopfdrehung (Kinn auf der Schulter) gegen die A. carotis drückt, können Schmerzen und Schwindel auftreten.

Flexions-Extensionsverletzungen, wie sie durch Verkehrsunfälle entstehen, können Triggerpunkte in den Mm. supra- und infrahyoidei

sowie in den tiefer liegenden Mm. longus colli und longus capitis aktivieren. Eine Haltung mit vorgeschobenem Kopf begünstigt den Fortbestand dieser Triggerpunkte.

▬▬ 12.8 Untersuchung des Patienten

Rocobaldo und Iglarsh schreiben, „das Zungenbein beeinflusst Bewegungen der Mandibula, das Schlucken und die Tonbildung beim Sprechen" [43]. Der Untersucher sollte sich vergewissern, dass dieser Knochen nach beiden Seiten frei beweglich ist. Bei eingeschränkter Beweglichkeit sollte in den supra- und/oder infrahyoidalen Muskeln Spannung palpierbar sein.

Wenn die hinteren Anteile von M. digastricus und M. stylohyoideus bei Triggerpunkten verspannt sind, überlasten sie die Fasern der kontralateralen, antagonistisch wirkenden Mm. temporalis (Pars posterior) und masseter (tiefe Schicht). Die Verspannung dieser Antagonisten kann die Ablenkung der Mandibula annähernd ausgleichen, die durch den M. digastricus hervorgerufen wird. Sobald die Triggerpunkte in den kontralateralen Muskeln inaktiviert werden, kann die Mandibula zur Seite des betroffenen posterioren Muskelbauches des M. digastricus abweichen. Wenn die Abweichung lediglich auf Triggerpunkte im posterioren M. digastricus zurückgeht, wird die Mandibula gleich zu Beginn der Mundöffnung zur Seite gezogen und kehrt zur Mittellinie zurück, wenn der Mund weiter geöffnet wird.

Wenn sich die Schluckbeschwerden des Patienten bessern, sobald er beim Schlucken die Zähne zusammenbeißt, ist dies ein Hinweis auf Triggerpunkte im Venter posterior des M. digastricus, da das Zusammenbeißen der Zähne eine reziproke Inhibition der Digastrikustriggerpunkte bewirkt, die das Problem hervorrufen. Auch Triggerpunkte im M. longus colli können zu Schluckbeschwerden führen.

Wenn der Proc. styloideus des Patienten einen verknöcherten Fortsatz aufweist (Styloid-Syndrom) und die Mm. digastricus (Venter posterior) und stylohyoideus ebenfalls betroffen sind, sollte der Patient auf Triggerpunkte in den Mm. mylohyoideus und longus colli untersucht werden.

Man kann prüfen, ob Triggerpunkte im *Venter anterior des M. digastricus* bei Zahnschmerzen an den unteren Schneidezähnen eine Rolle spielen, indem man den Patienten auffordert, die Mundwinkel so weit herabzuziehen, dass sich die vordere Halsmuskulatur spannt. Der Befund ist positiv, wenn Zahnschmerzen auftreten. Er verweist auf möglicherweise vorhandene Triggerpunkte in zumindest einem Venter anterior des M. digastricus.

Wenn der Hals nur eingeschränkt zur Seite geneigt werden kann, sind oft myofasziale Triggerpunkte in den Mm. trapezius (Pars descendens) und M. sternocleidomastoideus, Pars clavicularis und sternalis beteiligt. Seltener zeichnet sich ein verspannter M. omohyoideus unter der Haut ab. Der Muskel ähnelt einem Seil, das sich über andere Strukturen des Halses spannt und an der Skapula ansetzt. Adson linderte Schmerzen und Dysästhesien, die durch den Druck auf den Plexus brachialis bei einer Verspannung im M. omohyoideus aufgetreten waren, durch die Sektion des Muskels [1].

Wenn der M. omohyoideus Triggerpunkte entwickelt und sich verspannt, legt er sich manchmal wie ein einschnürendes Band über den Plexus brachialis [44]. Ein verspannter M. omohyoideus zeichnet sich deutlich ab, wenn der Patient den Kopf zur Gegenseite neigt. Daher wird er häufig mit dem oberen M. trapezius oder M. scalenus verwechselt. Sofern der M. omohyoideus Triggerpunkte enthält, behindert er die vollständige Dehnung der Mm. trapezius und scaleni und muss daher ebenfalls behandelt werden. Rask berichtet über Diagnose und Therapie bei vier Patienten, deren Schmerzursache in erster Linie in Triggerpunkten in diesem Muskel bestand [42].

In jedem Fall muss man sich über muskuläre Balancen im Klaren sein. Für die Mm. supra- und infrahyoidei gilt dies insbesondere, da (abgesehen von seiner Fixierung an das Lig. stylohyoideum) das Zungenbein „frei" zwischen diesen Muskeln liegt. Die Vorstellung von inhibierten und erregbaren Muskeln, die zu einer muskulären Dysbalance führen [32], wird zunehmend akzeptiert [29]. Der M. digastricus neigt zu Schwäche und Inhibition, wie festgestellt wurde [37]. Soweit uns bekannt, liegen jedoch keine experimentellen Daten vor, die diese Einschätzung bestätigen. Bekanntlich können Triggerpunkte die Reaktionsbereitschaft von Muskeln entscheidend beeinflussen. Da die Beziehung zwischen den Mm. masseter und digastricus auf Grund der kargen Ausstattung des M. digastricus mit Muskelspindeln eng mit einer reflektorischen Interaktion zusammenhängt, wären elektromyographische Vergleichsuntersuchungen an einem oder beiden Muskeln vor

und nach dem Inaktivieren ihrer Triggerpunkte aufschlussreich. Eine derartige Studie könnte problemlos auch auf die Mm. infrahyoidei ausgeweitet werden.

Bei hartnäckigen Schmerzen im Bereich von Nacken, Thorax oder Lumbosakralregion ist es ratsam, die Strukturen an der Ventralseite des Halses auf Triggerpunkte zu untersuchen und die Kopfhaltung des Patienten zu prüfen.

■■■■ 12.9 Untersuchung auf Triggerpunkte

(Abb. 12.5)

Eine Verspannung in einem der Muskelbäuche des M. digastricus ist daran zu erkennen, dass sich das Zungenbein nur gegen Widerstand nach lateral verschieben lässt.

Der *Venter posterior* des M. digastricus wird untersucht, während der Patient auf dem Rücken liegt und den Kopf extendiert, sodass zwischen Hals und Angulus mandibulae ausreichend Raum für die Palpation ist. Der Untersucher tastet diesen Muskelbauch (sowie den M. stylohyoideus; Abb. 12.5A), indem er die Finger quer zur Faserrichtung hinter dem Kieferwinkel über den Muskel führt [15]. Danach lässt er den Finger am Vorderrand des M. sternocleidomastoideus entlang aufwärts zum Ohrläppchen gleiten und drückt nach medial gegen die darunter liegenden Halsmuskeln. Druck auf aktive Triggerpunkte im hinteren Bauch des M. digastricus löst zunächst starke Druckschmerzen aus. Anhaltender Druck reproduziert den Übertragungsschmerz in Hals und Kopf.

Zur Untersuchung des *Venter anterior* des M. digastricus liegt der Patient ebenfalls auf dem Rücken, hat den Kopf zurückgeneigt und den Hals extendiert (Abb. 12.5B). Er entspannt sich, sodass der Untersucher die Weichteile direkt unterhalb der Kinnspitze auf beiden Seiten der Mittellinie palpieren kann. Im zentralen schmerzhaften Muskelbereich ist ein druckempfindliches Knötchen zu tasten. Ein Druckschmerz an der Basis der Cornua majora ossis hyoidei geht wahrscheinlich auf eine Insertionstendopathie zurück. Ernest und Salter legten dafür überzeugende histopathologische Belege vor [28].

Wenn der Venter inferior des M. omohyoideus einen druckempfindlichen Triggerpunkt und ein verspanntes Faserbündel aufweist, kann er leicht mit dem M. scalenus anterior verwechselt werden, obwohl die Fasern der beiden Muskeln in unterschiedlicher Richtung verlaufen. Der M. omohyoideus liegt oberflächlicher als die Mm. scaleni. Er tritt unter dem M. sternocleidomastoideus hervor und überquert (Abb. 20.7) den M. scalenus anterior. Auf dieser Ebene können Skalenustriggerpunkte getastet werden, je nachdem, welcher Teil der Mm. scaleni betroffen und wie der Kopf des Patienten liegt.

Myofasziale Triggerpunkte im M. longus capitis werden durch den geöffneten Mund hin-

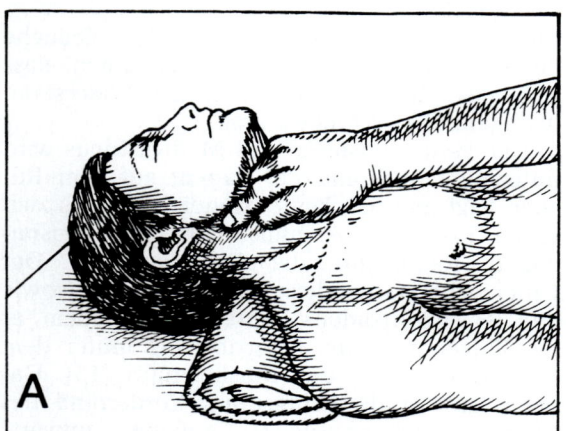

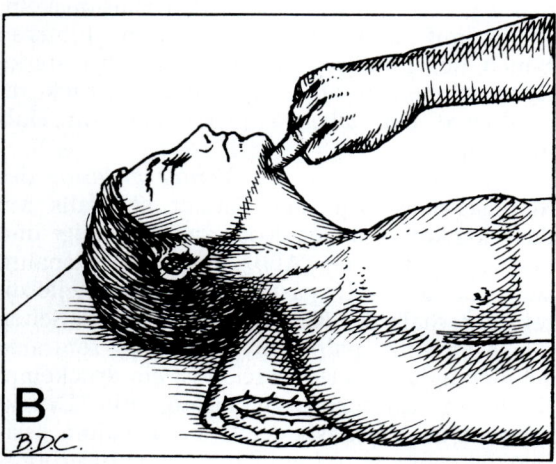

Abb. 12.5: Untersuchung des M. digastricus. **A:** Venter posterior. Es wird zwischen dem Angulus mandibulae und der Incisura mastoidea gegen die darunter befindlichen Halsstrukturen palpiert. **B:** Venter anterior. Der Kopf ist zurückgelegt und der Nacken extendiert. Die Kiefer sind geschlossen, um den Muskel zu dehnen, der gegen das darunter liegende Weichteilgewebe palpiert wird, wie im Text beschrieben.

ter der Rachenrückwand getastet. Die Triggerpunkte im M. longus colli können nur mit Schwierigkeiten palpiert werden. Der untersuchende Finger wird an einen Rand der Trachea zwischen M. sternocleidomastoideus und Schildknorpel gelegt [43]. Von dort aus wird er langsam vorgeschoben und trennt die Muskulatur durch kleine Schaukelbewegungen von der Trachea. Wenn der Finger die Halswirbelsäule erreicht hat, wird dieser Bezirk auf triggerpunktbedingte Druckschmerzen untersucht.

12.10 Engpass

Aktive Triggerpunkte in diesem Muskel verursachen keine neurovaskulären Engpässe. Loch et al. berichten jedoch, dass sie bei 85 anatomischen Untersuchungen in sieben Fällen eine Kompression der A. carotis externa fanden. (In einigen Fällen war zusätzlich die A. auricularis posterior betroffen.) [38]. In allen Fällen verursachte der M. stylohyoideus die Kompression. Eine Verknöcherung des Proc. stylohyoideus spielte keine Rolle.

12.11 Differenzialdiagnose

Aktive Triggerpunkte im *Venter posterior* des M. digastricus sind ein häufiges Problem, wenn die Mundöffnung bei Triggerpunkten in den Mm. masseter und/oder temporalis stark eingeschränkt war. Triggerpunkte im M. digastricus treten selten auf, wenn ansonsten ausschließlich Halsmuskeln betroffen sind, dagegen sind sie übliche Begleiterscheinung von Triggerpunkten in den Elevatoren der Mandibula. Wenn der Venter posterior des M. digastricus betroffen ist, können sich auch in den für die Retrusion zuständigen Synergisten Triggerpunkte bilden. Dazu gehören oft die kontralateralen posterioren Fasern des M. temporalis, die tiefen Fasern des M. masseter. Bei einem schmerzhaften Styloid-Syndroms enthalten wahrscheinlich die Mm. digastricus und stylohyoideus aktive Triggerpunkte, und auch der M. longus colli kann betroffen sein.

Triggerpunkte entwickeln sich voraussichtlich im antagonistischen M. masseter derselben Seite, sofern der Venter anterior des M. digastricus betroffen ist.

12.12 Lösung von Triggerpunkten

(Abb. 12.6–12.8)
Die Halsmuskeln arbeiten häufig paarweise zusammen und sind beidseitig betroffen, weshalb sie auch bilateral behandelt werden müssen. Eine durch einen übermäßig vorgeschobenen Kopf gekennzeichnete Haltung sollte korrigiert werden. Der Patient sollte erfahren, was er zu Hause tun kann, um den Behandlungserfolg zu sichern.

12.12.1 Sprühen und Lösen

M. digastricus
Der Arzt bringt Kühlspray (oder Eis) in den in Abbildung 12.6A gezeigten Bahnen auf. Das Muster deckt die Venter anterior und posterior ab. Es wird immer *vor* dem Lösen (Dehnen) gekühlt. Sofern ein Kühlspray verwendet wird, sprüht der Arzt es auf, während der Patient ausatmet, damit kein Sprühdunst inhaliert werden kann. Bei Patienten mit Problemen der oberen Atemwege sind besondere Vorkehrungen zu beachten. Hier ist eine Vorbehandlung mit Eis angeraten. Die mit Kühlmittel (oder Eis) gezogenen Bahnen verlaufen über den gesamten Muskel einschließlich seiner Schmerzübertragungszone. Sie schließen den Bereich unter dem Kinn, den oberen Teil des M. sternocleidomastoideus, die Regio mastoidea und nötigenfalls das Hinterhaupt mit ein. Wenn der Venter anterior des M. digastricus betroffen ist, wird auch die Haut über den schmerzenden unteren Schneidezähnen gekühlt.

Abbildung 12.6B veranschaulicht das Lösen des rechten M. digastricus durch Dehnen mithilfe der postisometrischen Relaxation. Der Patient befindet sich in Rückenlage. Mit der linken Hand gibt der Arzt Widerstand, während der Patient versucht, den Mund zu öffnen (isometrische Kontraktionsphase). Gleichzeitig drückt der Arzt mit dem rechten Daumen auf der von Triggerpunkten betroffenen Seite geringfügig gegen das Zungenbein. Der Patient wird aufgefordert, den Mund behutsam zu öffnen und einzuatmen, den Atem einen Moment lang anzuhalten, dann auszuatmen und sich vollständig zu entspannen. Sobald die Spannung unter dem leichten Daumendruck des Arztes nachlässt, bewegt sich das Zungenbein nach links (zur kontralateralen Seite). Diese mithilfe der Atmung vertiefte isometrische Kontraktions- und Relaxationssequenz kann wiederholt werden, um die triggerpunktbedingte Verspannung vollständig zu lösen. Lewit hat den Vorgang umfassend beschrieben und illustriert [37].

Mm. suprahyoidei und infrahyoidei
Bevor die *suprahyoidalen* Muskeln besprüht und gedehnt werden, lässt der Arzt den Patienten Kopf und Hals so weit extendieren, dass die vorderen Halsmuskeln in Vorspannung gebracht werden, jedoch nicht weiter. Das Kühlmittel wird in parallelen Bahnen aufgebracht, wie Abbildung 12.7A zeigt.

Der Arzt verlängert und löst dann die suprahyoidale Muskelgruppe (Abb. 12.7B), indem er mit Daumen und Zeigefinger einer Hand (hier der rechten) das Zungenbein stabilisiert (fixiert). Mit der anderen (linken) Hand nimmt er Vorspannung im Weichteilgewebe auf und dehnt in Richtung auf die Mandibula. Mit diesem Verfahren werden der *Venter anterior* des M. digastricus und die übrigen suprahyoidalen Muskeln gedehnt und gelöst.

Der Arzt verlängert die *infrahyoidale Muskulatur* (Abb. 12.7C), indem er mit Daumen und Zeigefinger der einen Hand (in Abb. 12.7C die rechte) das Zungenbein stabilisiert und die andere Hand über die sternoklavikuläre Verbindung legt. Er gibt kaudal gerichteten Druck und bringt die infrahyoidalen Muskeln somit in Vorspannung. Zusätzliches Vorgehen nach dem Kontraktion-Relaxationsverfahren optimiert die Dehnung. Der Patient drückt dabei die Zungenspitze gegen das Gaumendach, hält die Spannung und entspannt sich anschließend.

Der *M. omohyoideus* wird gedehnt, indem der Therapeut den Kopf des Patienten zur kontralateralen Seite neigt, die Skapula nach kaudal drückt und gleichzeitig Kühlmittel in abwärts gerichteten Bahnen aufbringt.

Prävertebrale Halsmuskeln
Diese Muskelgruppe kann ebenfalls durch Sprühen und Dehnen behandelt werden. Es wird verfahren, wie für die supra- und infrahyoidalen Muskeln beschrieben (Abb. 12.7). Sofern nicht kontraindiziert, werden Kopf und Hals des Patienten etwas weiter extendiert. Beide Köpfe des M. sternocleidomastoideus sollten in die Kühlung einbezogen werden.

12.12.2 Weitere Lösungsverfahren

Triggerpunktlösung durch Druck
Das Verfahren der Triggerpunktlösung durch Druck eignet sich ebenfalls für beide Bäuche

des M. digastricus (Grundlagen der Technik in Kapitel 3.12). Hong führt am Venter anterior des M. digastricus eine dehnende Massage aus, wobei ein Finger innerhalb, der andere außerhalb des Mundes angelegt wird [30].

Heiserkeit bei aktiven Triggerpunkten in der Kehlkopfmuskulatur wird behandelt, indem der Patient den Kopf zurücklegt und die vordere Halsmuskulatur gedehnt wird. Der Patient hält singend einen Ton („Aaaahh"), während das Kühlspray beidseitig von Sternum und Klavikula aus aufwärts über die Kehlkopfregion zum Kinn und der Regio mastoidea aufgebracht wird. Gelegentlich klärt sich die Stimme schon,

während noch Sprühbahnen über die Haut gezogen werden.

Patienten mit Triggerpunkten in den Mm. longus capitis und/oder longus colli klagen oft über Schluckbeschwerden. Einige Ärzte haben die Triggerpunkte mit Ultraschall von 1,0 W/cm^2 entlang den Seiten der Wirbelsäule behandelt.

Weitere Lösungsverfahren für die ventralen Halsmuskeln

Wenn Patienten infolge eines Verkehrsunfalls eine Extensions-Flexionsverletzung davongetra-

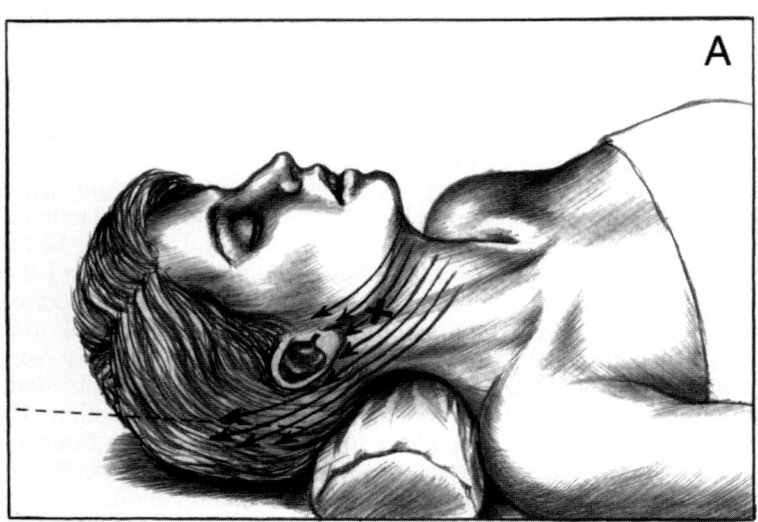

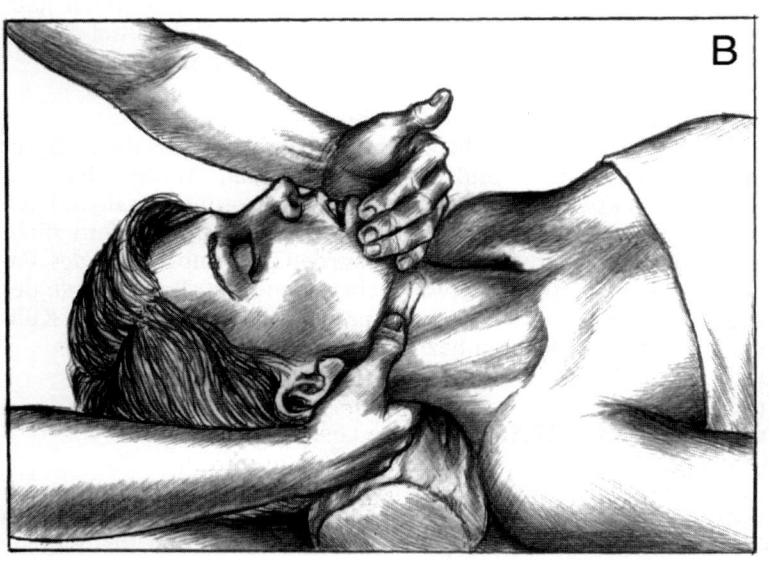

Abb. 12.6: Behandlung des rechten M. digastricus durch intermittierendes Kühlen und Lösen (Dehnen). Beschreibung der Technik im Text. **A:** Sprüh- oder Strichmuster (bei Verwendung von Eis) (*Pfeile*) für die Venter anterior und posterior. **B:** Lösen des rechten M. digastricus durch Dehnen unter Nutzung der postisometrischen Relaxation. Die Patientin befindet sich in Rückenlage. Die Daumenanlage in Beziehung zum Zungenbein ist verdeutlicht (nach [37]).

gen haben, kommt es meist zu einer triggerpunktbedingten Verspannung der Nackenmuskeln sowie der supra- und infrahyoidalen Muskeln, die behandelt werden muss. Meist sind bei diesen Patienten auch Faszien und Muskelgewebe im Bereich von Brust und Abdomen verspannt. Verspannung und Verkürzung von ventralen Strukturen können die Muskeln der Dorsalseite überlasten und zu einer Gelenkdysfunktion führen. Schmerzen auf der Dorsalseite

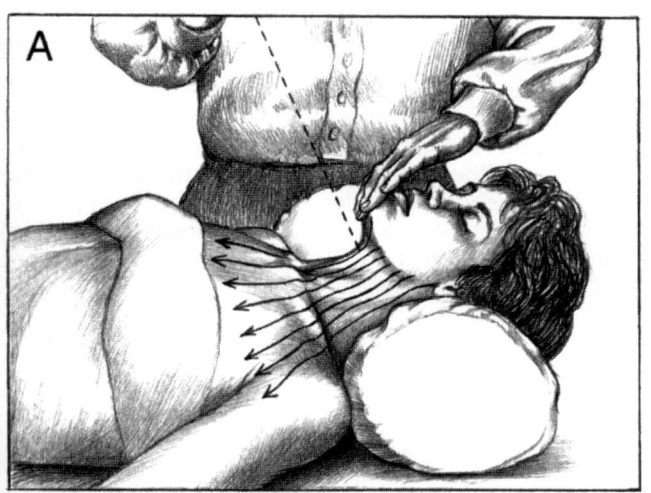

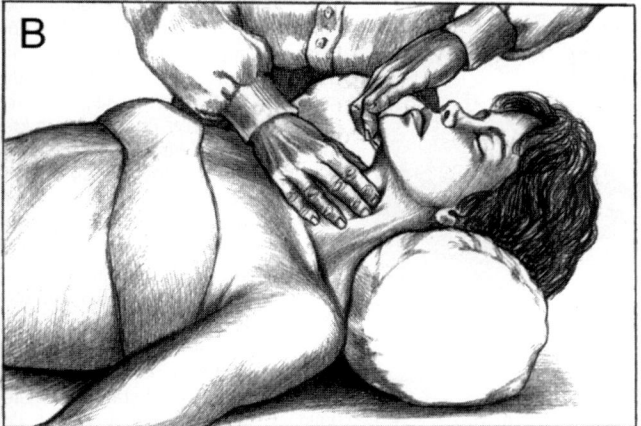

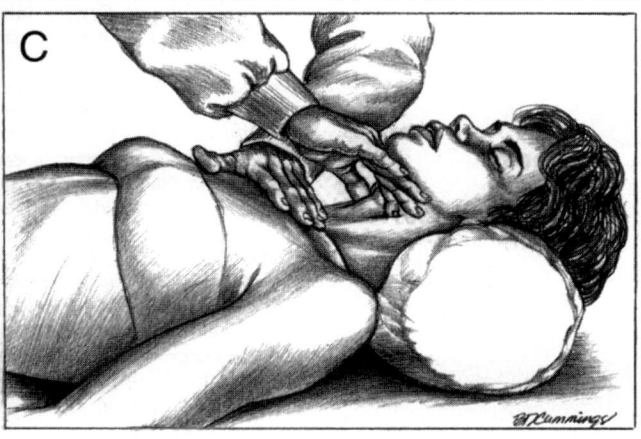

Abb. 12.7: Kühlen und Dehnen der supra- und infrahyoidalen Muskeln. **A:** linke Hälfte des Sprühmusters (*Pfeile*). **B:** manuelle Lösung der suprahyoidalen Muskelgruppe. **C:** manuelle Lösung der infrahyoidalen Muskelgruppe. Einzelheiten im Text.

können persistieren, nachdem deren Strukturen gelöst wurden, wenn es versäumt wurde, die verspannten Strukturen der Ventralseite des Körpers zu behandeln. Die anterioren myofaszialen Strukturen unterhalb des Halses müssen ebenfalls gelöst werden, damit das Unfallopfer funktionell genesen kann. Abbildung 12.8 veranschaulicht die Verfahren, mit denen Verspannungen im Bereich von Brust und Abdomen gelöst werden. Diese zusätzlichen Lösungsverfahren können vor oder nach dem Kühlen und Dehnen der betroffenen Muskeln eingesetzt werden.

Indirekte Techniken eröffnen einen weiteren Behandlungsansatz. Zum Beispiel bewegt man eine Struktur in eine Richtung bis in eine Position, in der sie sich lösen kann. Jones beschreibt indirekte Techniken zur Behandlung ventral ge-

legener Strukturen [33]. Zur Diskussion indirekter Techniken siehe Kapitel 3.12.

12.13 Infiltration von Triggerpunkten

(Abb. 12.9)
Sofern die Triggerpunktempfindlichkeit *nach* dem Dehnen und Sprühen oder dem Lösen durch Druck fortbesteht, kann durch Infiltration behandelt werden. Der Patient nimmt die Rückenlage ein. Der Venter posterior oder anterior des M. digastricus wird zwischen den Fingern fixiert und die Triggerpunkte infiltriert. Beim Infiltrieren des *Venter posterior* muss da-

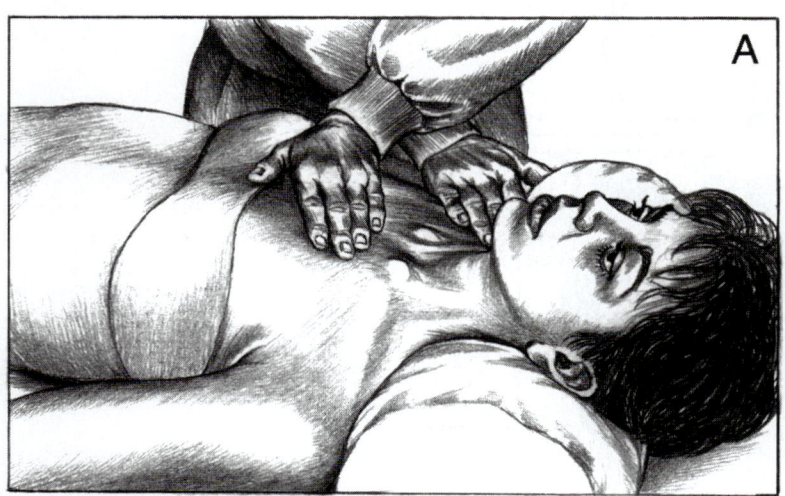

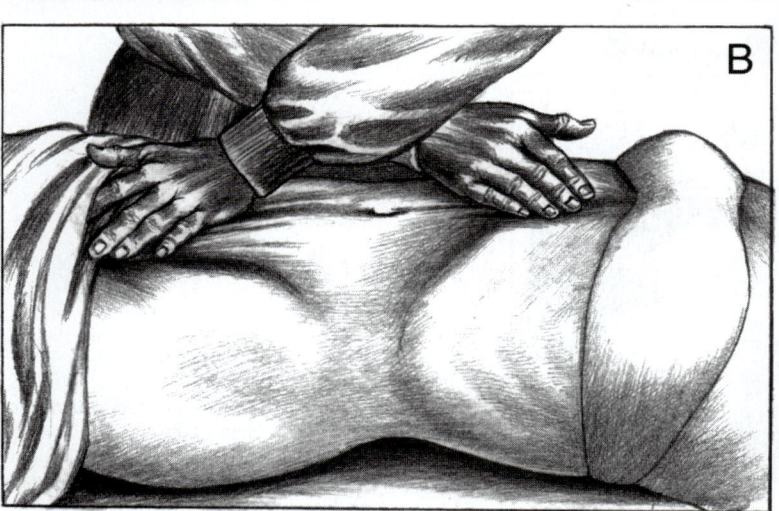

Abb. 12.8: Weitere Verfahren für Strukturen der Ventralseite des Körpers. **A:** myofasziale Lösung in der *Pektoralregion*. Eine Hand übt im Bereich des Schultergelenks sanften Druck in diagonaler Richtung nach kranial und lateral aus. Die andere Hand gibt am Sternum Druck in die Gegenrichtung. Dadurch werden die myofaszialen Gewebe des M. pectoralis gelöst. Der Therapeut erzwingt das Lösen nicht, er ermöglicht es vielmehr, indem er sanften Druck an der Barriere (Widerstand im Gewebe) ausübt. Die Hände folgen dann dem nachgebenden Gewebe (nehmen erneute Vorspannung auf) bis Widerstand (Barriere) palpiert wird. Wiederum wartet der Therapeut, bis sich das Gewebe löst. Der Vorgang wird wiederholt, bis das Gewebe vollständig gelöst und die Gewebebeweglichkeit nicht mehr eingeschränkt ist. Die kontralaterale Körperseite sollte entsprechend behandelt werden. **B:** myofasziale Lösung in der *Abdominalregion*. Eine Hand gibt oberhalb der Regio pubica kaudal gerichteten Druck, während die andere Hand diagonal und kranial gerichteten Gegendruck ausübt. Der kranial geführte Druck folgt der Verlaufsrichtung des M. obliquus externus abdominis zur Schulter derjenigen Seite, die gelöst werden soll (hier die rechte). Die kontralaterale Seite muss in derselben Weise behandelt werden.

rauf geachtet werden, dass die V. jugularis externa nicht angestochen wird. Sie ist leicht zu erkennen, indem man sie weiter unten am Hals abdrückt (Abb. 12.9A). Während der Injektion mit einer Infiltrationsnadel von 3,8 cm Länge und 22 G hält der Arzt die Vene mit einem Finger zur Seite. Zwei andere Finger erfassen die verspannten Muskelbündel mit den schmerzhaften Triggerpunkten und führen die Kanüle. Das neurovaskuläre Bündel um die A. carotis interna liegt unterhalb des Muskels [5, 22]. Der Arzt vermeidet es, hier einzustechen, indem er sich zunächst per Palpation über den Umfang des Muskels informiert und dann nur in diesem Bereich infiltriert. Die Kanüle wird wie abgebildet nach hinten gerichtet (Abb. 12.9B). Eine Injektionsnadel von 27 G eignet sich nur für die Hong-Technik (Kapitel 3.13).

Eine lokale Zuckungsreaktion gibt Hinweis auf die erfolgreiche Infiltration. Beim Infiltrieren dieser Triggerpunkte wird nicht versucht, den hinteren Bauch des M. digastricus vom M. stylohyoideus zu unterscheiden. Wenn die Kanüle in den Triggerpunkt des Venter posterior des M. digastricus eindringt, können sich blitzartig Schmerzen über das Hinterhaupt ausbreiten, sofern dieses Nebenmuster zum Schmerzmuster des Patienten gehört.

Zur Infiltration der Triggerpunkte im *Venter anterior* des M. digastricus sind Kopf und Hals des Patienten extendiert. Die druckschmerzhafte Stelle in den verspannten subkutanen Muskelfasern wird mit zwei Fingern palpiert und für die Infiltration fixiert.

Falls es erforderlich erscheint, auch die anderen supra- oder infrahyoidalen Muskeln zu infil-

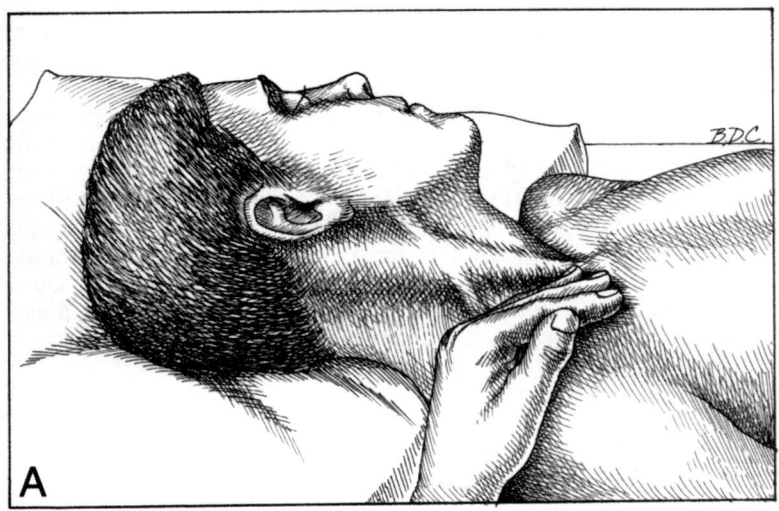

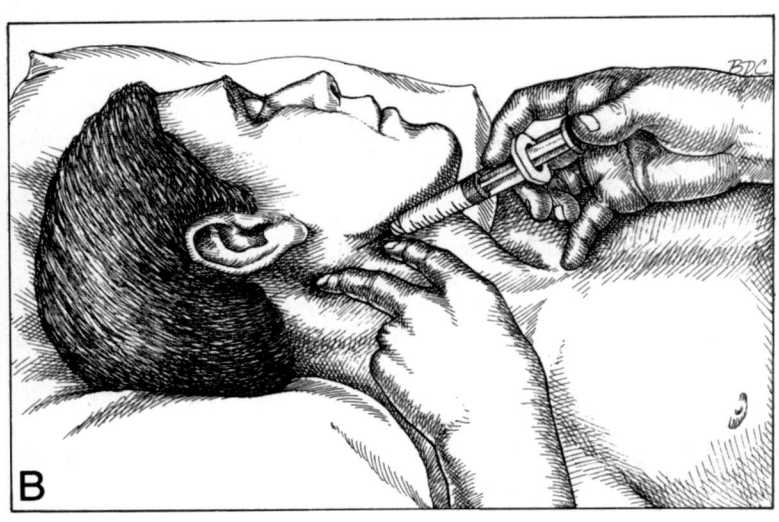

Abb. 12.9: Infiltration von Triggerpunkten im Venter posterior des M. digastricus. **A:** Die V. jugularis externa wird manuell abgedrückt, um ihren Verlauf nahe dem Kieferwinkel darzustellen. **B:** Infiltration des Muskelbauches. Der Zeigefinger schiebt die Vene zur Seite. Der Mittelfinger drückt auf der Rückseite des M. digastricus gegen den M. sternocleidomastoideus. Der Venter posterior wird im Bereich des Triggerpunktes mit beiden Fingern fixiert.

trieren, sollte eine kürzere und dünnere Kanüle (3 cm, 27 G) gewählt werden. Die regionale Anatomie muss gebührend beachtet werden.

Die Infiltration des *M. longus colli* ist schwierig. Sie setzt fortgeschrittene Kenntnisse und Erfahrungen mit dieser Technik voraus. Die palpierenden Finger werden an einem Rand der Trachea angelegt und vorsichtig vorgeschoben, wobei sie mit schaukelnden Bewegungen den Muskel von der Trachea trennen. Sobald die Finger den anterioren Teil eines Wirbels ertasten, hält der Arzt an und vermerkt die Tiefe dieser Stelle unter der Haut. Durch behutsamen Druck in unterschiedliche Richtungen lässt sich der Bereich maximaler Empfindlichkeit lokalisieren. Der M. longus colli kann sehr dünn sein. Hier empfiehlt sich die Hong-Technik (Kapitel 3.13). Die Kanüle wird entlang der palpatorisch gefundenen Bahn vorgeschoben. Das geschieht sehr langsam und vorsichtig, je tiefer sie eindringt, damit es nicht zu einem harten Kontakt mit einem Wirbelkörper kommt. Selbst bei leichtem Kontakt kann sich die Spitze zu einem „Angelhaken" verbiegen. Sie löst dann ein „kratzendes" Gefühl aus, vor allem, wenn sie zurückgezogen wird. In diesem Fall muss sie umgehend ausgewechselt werden. Wenn die Kanüle mit ausreichender Vorsicht und Geschwindigkeit vorgeschoben wird, sollte diese Komplikation ausgeschlossen sein. Die Vorderfläche des M. longus colli wird dann mit der Nadelspitze in den Bereichen behutsam sondiert, in denen zuvor palpatorisch gegen die Vorderfläche der Wirbelsäule die ausgeprägtesten tiefen Druckschmerzen festgestellt wurden. Während des gesamten Infiltrationsvorganges sollte die Fingerspitze des Arztes Kontakt mit dem Triggerpunkt halten.

Nach dem Infiltrieren wird sofort wieder gesprüht und gedehnt, und der Muskel anschließend mit einer warmen Packung abgedeckt.

◼ 12.14 Korrigierende Maßnahmen

In Kapitel 5.3 und 41.3 befinden sich Ausführungen zu Haltungsanalyse und Haltungstraining.

An oberflächlichen Triggerpunkten subkutaner Muskeln kann der Patient selbst die Triggerpunktlösung durch Druckanwendung erfolgreich praktizieren. Er muss verstehen, was Übertragungsschmerzen bedeuten, und lernen, dass er gegen den hinteren Muskelbauch des M. digastricus tief unter dem Kinnwinkel drücken muss, anstatt auf den M. sternocleidomastoideus, wo sich der Übertragungsschmerz manifestiert.

Der Patient kann eine Form der Selbstbehandlung des M. digastricus erlernen, die sich eine Technik zunutze macht, wie sie ähnlich in Kapitel 12.12 und von Lewit [37] beschrieben wurde. Postisometrische Relaxation führt der Patient aus, indem er sich an einen Tisch setzt, das Kinn in eine Hand stützt und die andere Hand an das Zungenbein legt.

Ein Bruxismus mit Retrusion der Mandibula sollte möglichst behoben werden, außerdem sollte erreicht werden, dass der Patient durch die Nase statt durch den Mund atmet. Letzteres begünstigt die Depression und Retrusion der Mandibula, wodurch die beiden Muskelbäuche des M. digastricus aktiviert und verkürzt werden. Wenn die Symptome fortbestehen, nachdem die Triggerpunkte in den Kaumuskeln inaktiviert wurden, muss eine Malokklusion durch eine dauerhafte Vorrichtung korrigiert werden.

Der Patient kann eine aktive Kieferprotrusionsübung ausführen. Wenn die Mandibula beim aktiven Mundöffnen zur Seite abgelenkt wird, sollte der Patient rhythmischen Widerstand geben. Dazu schiebt er die Mandibula mit den Fingern zur entgegengesetzten Seite, während die Kiefer weniger als halb geöffnet sind. Diese Übung dehnt den hinteren Bauch des M. digastricus, falls dieser verspannt ist.

12.14.1 Fallberichte

Fall 1 [30]
Ein 42jähriger Mann klagte über zunehmende Schmerzen am Boden der Mundhöhle, die zu beiden Ohren ausstrahlten. Die Schmerzen bestanden seit 10 Jahren, bevor schließlich das Styloid-Syndrom diagnostiziert wurde. Der verlängerte Proc. styloideus wurde amputiert, aber die Schmerzen persistierten. Die Untersuchung ergab mehrere Triggerpunkte im M. digastricus beidseitig (beide Muskelbäuche). Es konnten deutliche Zuckungsreaktionen und die typischen Übertragungsschmerzen zur Ventralseite des Halses und zu den Ohren ausgelöst werden. Auch andere Muskeln waren betroffen, darunter die Mm. longus colli, M. suprahyoideus und M. infrahyoideus. Die Triggerpunkte am Boden der Mundhöhle wurden infiltriert, der Venter anterior des M. digastricus gedehnt (Fingeranlage des Therapeuten innerhalb und außerhalb des Mundes). Nach zweimonatiger Behandlung

war eine deutliche Besserung erreicht. Subjektiv war der Schmerz auf 50% des Ausgangsniveaus gesunken, und auch die Frequenz der schweren Schmerzattacken hatte sich halbiert. Sechs Monate später hatte der Schmerz nach Angaben des Patienten nur noch 20% seiner ursprünglichen Intensität.

Fall 2 [86]

Die Patientin ist 59 Jahre alt und wurde von ihrem Hausarzt wegen einer schmerzhaft brennenden Zunge und einer Läsion am vorderen Zungenrücken überwiesen. Die brennende Empfindung hielt bereits seit neun Jahren an. Die Patientin bemerkte die Läsion erstmals, als die Schmerzen einsetzten. Sie manifestierte sich als leicht erhabener weißlicher Bezirk mit eingestreutem Erythem.

Auf Grund des Befundes nach Biopsie und histologischer Untersuchung wurde eine milde, unspezifische chronische Entzündung diagnostiziert. Es wurde weiträumig exzidiert und später das Zungenbändchen operativ durchtrennt. Beide Eingriffe verschafften der Patientin keine Erleichterung, und die Läsion trat bald wieder auf. Auch ein vierter chirurgischer Eingriff hatte ein unbefriedigendes Resultat. Es wurden zahlreiche Medikamente verordnet, darunter Kortikoide, Antibiotika, Analgetika und Vitamine. Sie bewirkten keine Besserung.

Laut Angaben der Patientin klangen die Schmerzen zwischenzeitlich in unregelmäßigen Intervallen kurz ab, und Ausbreitung und Stärke der Läsion hatten sich verändert. Kälte, Wärme, Gewürze, Salz und die Nähe flüchtiger Flüssigkeiten, z. B. Reinigungsmittel, verstärkten die lokale Empfindlichkeit.

Untersuchung und Diagnose

Die von Dr. Konzelman durchgeführte Untersuchung befand eine offensichtlich gesunde, kooperative, geistig rege Person. Ihre Krankengeschichte war unauffällig bis auf eine Schilddrüsenoperation wegen eines gutartigen Knötchens im Jahre 1946, Hysterektomie im Jahre 1957 und die Zungenoperationen in den Jahren 1975, 1976, 1980 und 1981. Es waren keine offensichtlichen neurologischen Ausfallserscheinungen zu beobachten. Alle Organsysteme der Patientin arbeiteten normal. Als Laboruntersuchungen wurden ein Blutprofil und eine Serumchemie durchgeführt. Alle Werte lagen im Referenzbereich.

Das orale Gewebe schien normal, abgesehen von Operationsnarben an der ventrolateralen Zunge und der diffusen Läsion am rechten vorderen Zungenrücken und -rand. Die Läsion schlängelte sich über einen Bereich von mehr als 1 cm^2. Sie hatte ein depapilliertes Zentrum und wies peripher eine leichte Hyperkeratose, jedoch keine Verhärtung auf.

Der Palpationsbefund für die Muskeln von Mund und Kiefer lautete auf Triggerpunkte im rechten M. mylohyoideus und vorderen Bauch des M. digastricus, die beim Palpieren Übertragungsschmerzen in die Zunge leiteten.

Auf Grund der Befunde stellte Dr. Konzelman folgende Diagnosen:

- Gutartige migratorische Glossitis, klinisch pathognomonisch
- Sekundäre Glossodynie bei myofaszialen Triggerpunkten.

Therapie

Gemäß der Diagnose wurde eine Stunde transkutane elektrische Nervenstimulation (TENS) gegeben. Die Dioden wurden im Bereich der Incisurae coronoideae, die Erdung an die Halswirbelsäule gelegt. (Zur Beachtung: Die meisten üblichen TENS-Apparaturen erlauben keine transkranielle Anwendung. Unbedenklich verwendbar in dieser Weise sind der Myomonitor, sofern über die Halswirbelsäule geerdet wird, und der Pain Suppressor, ein TENS-Hochfrequenzgerät.) Mit dieser Therapie sollten Muskeln entspannt werden, die von den Hirnnerven V und VII versorgt werden, die durch die Incisura coronoidea zugänglich sind. Die Patientin war sofort und für einen Zeitraum von 48 Stunden vollkommen schmerzfrei. Dr. Konzelman klärte sie über die Art ihrer Zungenläsion auf und riet von jeglicher Behandlung ab.

Eine Woche später erschien die Patientin nochmals und erhielt wiederum 1 Stunde lang TENS. Bei dieser Gelegenheit wurde ihr eine flache intraorale Orthese angepasst, die verhindern sollte, dass sich die Zähne verhaken, und die eine entspanntere Bewegung der Kiefermuskulatur erlaubte. Der Zungenschmerz trat nicht wieder auf.

Anmerkung

Dr. Konzelman weist darauf hin, dass eine sekundäre Glossodynie aufgrund eines übertragenen myofaszialen Schmerzes seit vielen Jahren bekannt ist und behandelt wird (L. A. Funt, persönliche Mitteilung).

Literatur

1. Adson AW: Cervical ribs: symptoms, differential diagnosis and indications for section of the insertion of the scalenus anticus muscle. *J Int College Surg* 16:546–559, 1951 (p. 548).

Kopf/Hals

2. Agur AM: *Grant's Atlas of Anatomy*, Ed. 9. Williams & Wilkins, Baltimore, 1991:507 (Fig. 7.79).
3. *Ibid*. (p. 569, Fig. 8.33).
4. *Ibid*. (p. 496, Fig. 7.64).
5. *Ibid*. (p. 562, Fig. 8.20).
6. *Ibid*. (p. 561, Fig. 8.19).
7. *Ibid*. (p. 563, Fig. 8.24).
8. *Ibid*. (p. 565, Fig. 8.26).
9. *Ibid*. (p. 625, Fig. 9.17).
10. Bardeen CR: The musculature. Section 5. In: *Morris's Human Anatomy*. Ed. 6. Edited by Jackson CM. Blakiston's Son & Co., Philadelphia, 1921 (pp. 378, Fig. 379).
11. Basmajian JV, DeLuca CJ: *Muscles Alive*. Ed. 5. Williams & Wilkins, Baltimore, 1985 (pp. 431, 453–456, 467).
12. *Ibid*. (p. 469).
13. Bell WH: Nonsurgical management of the pain-dysfunction syndrome. *J Am Dent Assoc 79:* 161–170, 1969.
14. Bonica JJ, Sola AE: Neck pain. Chapter 47. In: *The Management of Pain*, Ed. 2. Edited by Bonica JJ, Loeser JJ, Chapman CR, et al. Lea & Febiger, Philadelphia, 1990 (pp. 848–867).
15. Burch JG: *Occlusion related to craniofacial pain*. Chapter 11. In: *Facial Pain*. Ed. 2. Edited by Alling III CC, Mahan PE. Lea & Febiger, Philadelphia, 1977 (p. 171, Fig. 11-11).
16. Carlsöö S: An electromyographic study of the activity of certain suprahyoid muscles (mainly the anterior belly of digastric muscle) and of reciprocal innervation of the elevator and depressor musculature of the mandible. *Acta Anat 26:*81–93, 1956.
17. Clemente CD: *Gray's Anatomy*. Ed. 30. Lea & Febiger. Philadelphia, 1985 (pp. 457–463, Figs. 6-15, 6-16, 6-17).
18. *Ibid*. (pp. 460, 461, Fig. 6-15).
19. *Ibid*. (pp. 1428, 1429).
20. Clemente CD: *Anatomy*. Ed. 3. Urban & Schwarzenberg, Baltimore, 1987 (Figs. 598–600).
21. *Ibid*. (Fig. 608).
22. *Ibid*. (Figs. 580–582).
23. *Ibid*. (Figs. 623, 625).
24. *Ibid*. (Fig. 754).
25. Eisler P: *Die Muskeln des Stammes*. Gustav Fischer, Jena, 1912 (p. 275, Fig. 34).
26. Eriksson PO: Muscle fiber composition System. *Swed Dent J 12(Suppl):*8–38, 1982.
27. Eriksson PO, Eriksson A, Ringvist M, et al.: Histochemical fibre composition of the human digastric muscle. *Arch Oral Biol 27(3):*207–215, 1982.
28. Ernest EA III, Salter EG: Hyoid bone syndrome: a degenerative injury of the middle pharyngeal constrictor muscle with photomicroscopic evidence of insertion tendinosis. *J Prosthet Dent 66(1):*78–83, 1991.
29. Greenman PE: *Principles of Manual Medicine*. Ed. 2. Williams & Wilkins, Baltimore, 1996 (pp. 146, 147).
30. Hong CZ: Eagle syndrome manifested with chronic myofascial trigger points in digastric muscle. *Arch Phys Med Rehabil 70:*A-19, 1989.
31. Hong CZ: Considerations and recommendations regarding myofascial trigger point injection. *J Musculoske Pain 2(1):*29–59, 1994.
32. Janda V: Evaluation of muscular imbalance. Chapter 6. In: *Rehabilitation of the Spine: A Practitioner's Guide*. Edited by Liebenson C. Williams & Wilkins, Baltimore, 1996 (pp. 97–112).
33. Jones LH: *Strain and Counterstrain*. The American Academy of Osteopathy, Colorado Springs, 1981 (pp. 57–59, 66–69).
34. Kelly RJ, Jackson FE, DeLave DP, et al.: The Eagle syndrome: hemicrania secondary to elongated styloid process. *US Navy Med 65:*11–16, 1975.
35. Kendall FP, McCreary EK, Provance PG: *Muscles, Testing and Function*. Ed. 4. Williams & Wilkins, Baltimore, 1993 (pp. 320, 321).
36. Konzelman JL Jr: Glossodynia: a case report. *J Craniomandib Pract 3(1):*82–85, 1984.
37. Lewit K: *Manipulative Therapy in Rehabilitation of the Locomotor System*. Ed. 2. Butterworth Heinemann, Oxford, 1991 (pp. 24, 192, 193, Fig. 6.84a).
38. Loch C, Fehrman P, Dockhorn HU: [Studies on the compression of the external carotid artery in the region of the styloid process of the temporal bone]. *Laryngorhinootologie 69(5):*260–266, 1990.
39. McMinn RM, Hutchings RT, Pegington J, et al.: *Color Atlas of Human Anatomy*. Ed. 3. Mosby-Year Book, St Louis, 1993 (pp. 44, 46).
40. Moyers RE: An electromyographic analysis of certain muscles involved in temporomandibular movement. *Am J Orthod 36:*481–515, 1950.
41. Munro RR, Basmajian JV: The jaw opening reflex in man. *Electromyography 11:*191–206, 1971 (p. 205).
42. Rask MR: The omohyoideus myofascial pain syndrome: report of four patients. *J Cranio Prac 2:*256–262, 1984.
43. Rocabado M, Iglarsh ZA: *Musculoskeletal Approach to Maxillofacial Pain*. J.B. Lippincott Company, Philadelphia, 1991 (pp. 119, 120, 152, Fig. 13.4).
44. Sola AE, Rodenberger ML, Gettys BB: Incidence of hypersensitive areas in posterior shoulder muscles. *Am J Phys Med 34:*585–590, 1955.
45. Spalteholz W: *Handatlas der Anatomie des Menschen*. Ed. 11, Vol. 2, S. Hirzel, Leipzig, 1922 (p. 271).
46. Toldt C: *An Atlas of Human Anatomy*, translated by M.E. Paul, Ed. 2, Vol. 1. Macmillan, New York, 1919 (p. 292).
47. *Ibid*. (p. 297).
48. van Willigen JD, Morimoto T, Broekhuijsen ML, et al.: An electromyographic study of whether the digastric muscles are controlled by jaw-closing proprioceptors in man. *Arch Oral Biol 38(6):*497–505, 1993.
49. Williams HL: The syndrome of physical or intrinsic allergy of the head: myalgia of the head (sinus headache). *Proc Staff Meet Mayo Clin 20:*177–183, 1945 (p. 181).
50. Woelfel JB, Hickey JC, Stacey RW, et al.: Electromyographic analysis of jaw movements. *J Prosthet Dent 10:*688–697, 1960.

Mm. orbicularis oculi, zygomaticus major, buccinator und Platysma

Übersicht: Triggerpunkte können in allen mimischen Muskeln vorkommen. Die Mm. orbicularis oculi, zygomaticus major, das Platysma und der M. buccinator werden hier beispielhaft besprochen. Lediglich der M. orbicularis ori leitet **Übertragungsschmerzen** zur Nase. Der M. zygomaticus major überträgt Schmerzen in einem Bogen in die Nähe der Nasenflügel und aufwärts zur Stirn. Das Platysma überträgt ein Prickeln zum Unterkiefer. **Anatomie:** Die Hautmuskeln inserieren meistens am subkutanen Bindegewebe und nur selten an knöchernen Strukturen. **Funktion:** Der M. orbicularis oculi schließt das Augenlid fest. Der M. zygomaticus major zieht die Mundwinkel z. B. beim Lächeln nach oben und hinten, und das Platysma spannt die Haut der ventralen Halsseite und zieht die Mundwinkel nach unten. Der M. buccinator unterstützt die Zunge, wenn sie den Speisebrei beim Kauen im Mund bewegt. Die **Aktivierung und Aufrechterhaltung von Triggerpunkten** in diesen Hautmuskeln ist häufig zu beobachten, da die Muskeln in Übertragungsschmerzzonen von Triggerpunkten des M. sternocleidomastoideus und der Kaumuskeln liegen. Bei der **Untersuchung auf Triggerpunkte** muss das subkutane Gewebe sorgfältig abgetastet werden. Es wird möglichst die Zangengriffpalpation eingesetzt (intra- und extraoral) und eventuell die flächige Palpation. Als Verfahren zur **Lösung von Triggerpunkten** eignet sich Sprühen und Dehnen für das Platysma eher als für die anderen Muskeln. Die **Infiltration** muss präzise in die Triggerpunkte der Muskeln erfolgen. Die **korrigierenden Maßnahmen** bestehen bei diesen Hautmuskeln hauptsächlich in der Inaktivierung auslösender Triggerpunkte in anderen Muskeln, die für die Zonen extremer Irritabilität verantwortlich sind.

13

Inhaltsübersicht

13.1 Übertragungsschmerzen

(Abb. 13.1 und 13.2)

13.1.1 M. orbicularis oculi

(Abb. 13.1A)
Der M. orbicularis oculi gehört zu den wenigen Muskeln, deren Triggerpunkte Schmerzen zur Nase übertragen. Soweit bekannt ist, leitet kein Muskel Schmerz zur Nasenspitze. Ipsilateral in der Wange neben der Nase und an der Oberlippe kann ein schwächerer Schmerz auftreten [25].

13.1.2 M. zygomaticus major

(Abb. 13.1B)
Die Triggerpunkte dieses Muskels übertragen Schmerzen bogenförmig am Nasenflügel entlang, über die Nasenwurzel bis zur Stirnmitte [25].

13.1.3 Platysma

(Abb. 13.1C)
Aktive Triggerpunkte des Platysmas liegen meistens über dem M. sternocleidomastoideus. Sie übertragen einen sonderbaren, prickelnden Schmerz in die Haut über der Seitenfläche und dem Unterrand der Mandibula derselben Seite. Ein Platysmatriggerpunkt unmittelbar oberhalb der Klavikula kann einen heißen, kribbelnden Schmerz übertragen, der sich über die vordere Brustwand ausdehnt.

13.1.4 M. buccinator

(Abb. 13.2A)
Sofern dieser Muskel Triggerpunkte enthält, spürt der Patient einen lokalen Schmerz in der Wange und einen Übertragungsschmerz tief in der Wange, der sich als subzygomatischer Kieferschmerz bemerkbar macht [16].

13.2 Anatomie

(Abb. 13.2 und 13.3)
Die Fasern dieser Hautmuskeln sind in das subkutane Bindegewebe eingebettet.

Im Mittel betrug der Querschnitt von operativ entnommenen Fasern des Typs I und IIA aus den Mm. levator labii, zygomaticus major, orbicularis oris und Platysma annähernd die Hälfte (32–40 µm) [23] des Faserquerschnitts in der normalen Extremitätenmuskulatur von Erwachsenen (57–69 µm) [6]. Diese Muskeln enthielten außerdem im Vergleich mit Extremitätenmuskeln (29%) einen überproportional hohen Anteil an Typ-IIA-Fasern (48–68%). Sie ersetzten Fasern vom Typ IIB und teilweise vom Typ I. Die Werte des Platysma entsprachen dagegen eher denen der Extremitätenmuskulatur. Die Zuckungen der mimischen Muskulatur dauerten nur halb so lange wie die der Extremitätenmuskeln [17]. Es wurden 25 Biopsaten aus mimischen Muskeln untersucht, die jeweils aus dem mittleren Muskelanteil, in einigem Abstand von der Muskel-Sehnen-Verbindung entnommen wurden. In allen Präparaten lagen z. T. zahlreiche motorische Endplatten und motorische Nervenfasern vor [23].

13.2.1 M. orbicularis oculi

(Abb. 13.3)
Der palpebrale Anteil dieses Muskels liegt in den Augenlidern, der orbitale Anteil umgibt die Lider ringförmig. Gemeinsam bilden die Fasern beider Anteile einen Ring, der die Lidspalte umgibt. Die Fasern des orbitalen Anteiles setzen am oberen medialen Teil der Orbita und medial an einem kurzen, fibrösen Band an, dem Lig. palpebrale mediale. Die Fasern verlaufen konzentrisch um die Lidspalte herum [8].

13.2.2 M. buccinator

Der M. buccinator ist der Hauptmuskel der Wange und bildet die Seitenwand der Mundhöhle [10]. Anteromedial laufen seine Fasern zum Mundwinkel hin zusammen, teilen sich dort auf und setzen den Faserverlauf des M. orbicularis oris fort. Lateral inseriert der M. buccinator hauptsächlich in die pterygomandibuläre Raphe, eine Zwischensehne, an der auch der M. constrictor pharyngis superior ansetzt. Posterolateral inserieren einige Fasern an der Außenflächen der Procc. alveolares der Maxilla bzw. der Mandibula. Der Ductus parotideus führt durch diesen Muskel.

13.2.3 M. zygomaticus major

(Abb. 13.3)
Dieser Muskel für die Mundbewegung setzt *oben* an der Vorderfläche des Os zygomaticum und *unten* am Mundwinkel an, wo er mit den Fasern des M. orbicularis oris verschmilzt [9].

13.2.4 Platysma

(Abb. 13.3)
Die Fasern des Platysma liegen im subkutanen Bindegewebe des unteren Gesichtes und des Halses. *Oben* sind viele seiner Fasern mit dem M. orbicularis oris verflochten, während andere Fasern am Mundwinkel, an anderen Gesichtsmuskeln und am unteren Rand der Mandibula inserieren. *Unten* setzen die Fasern am subkutanen Bindegewebe des oberen Thorax an [11].

13.2.5 Weiterführende Literatur

Andere Autoren haben den M. orbicularis oculi [1, 8, 9, 14, 19, 22], den M. buccinator [3, 10, 20], den M. zygomaticus major [1, 8, 9, 14, 18, 22] und das Platysma [2, 8, 15] anschaulich abgebildet.

13.3 Innervation

Alle drei Muskeln werden vom N. facialis (VII. Hirnnerv) versorgt, der für die motorischen Fasern und die Tiefensensibilität des Gesichtes sorgt [26]. Der Ramus buccalis des N. trigeminus (V. Hirnnerv) innerviert die Haut der Wange und die Mundschleimhaut im Bereich des M. buccinator [12].

13.4 Funktion

Die Potentiale motorischer Einheiten der Gesichtsmuskeln wurden mit konzentrischen Elektroden abgeleitet. Sie wiesen rund 50% der Dauer und Amplitude von Extremitätenmuskeln auf [7].

13.4.1 M. orbicularis oculi

Wenn nur der palpebrale Anteil des M. orbicularis oculi aktiviert wird, schließt sich das Auge mit einer leichten, schnellen Bewegung wie beim Blinzeln. Wird zusätzlich der orbitalen Muskelanteil aktiviert, schließt das Auge kräftig, wobei sich am äußeren Augenwinkel Hautfältchen bilden [4, 8]. Die Lähmung des M. orbicularis oculi verhindert den festen Augenschluss. Dadurch ist die Kornea von Austrocknung bedroht und der Abfluss der Tränen gestört, sodass sie über das untere Lid laufen [18]. Im Hinblick auf die elek-

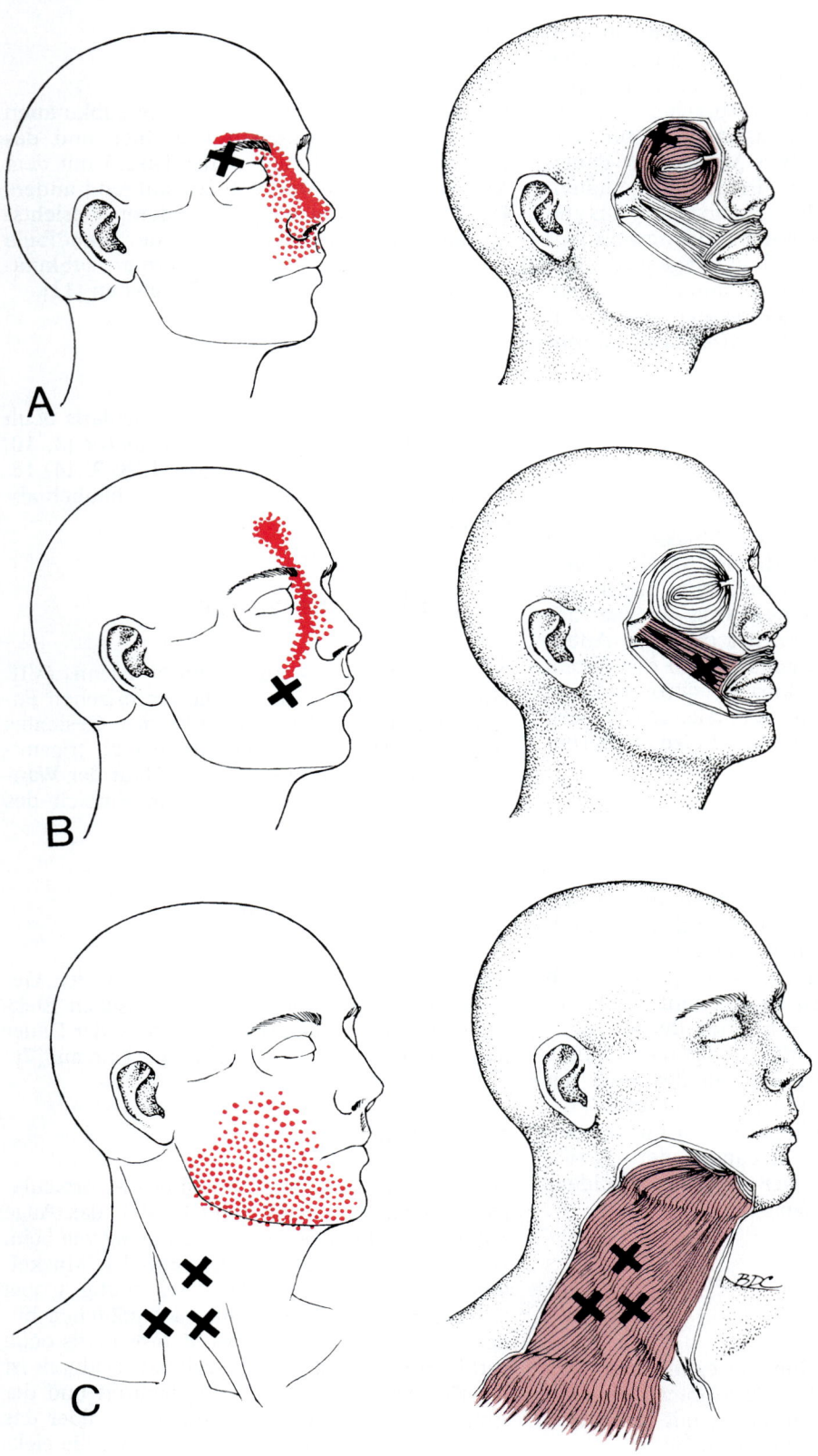

tromyographische Aktivität schließt das Auge normalerweise leicht und ohne Muskelkontraktion, indem das Oberlid passiv herabsinkt.

13.4.2 M. buccinator

Die Zungenmuskeln und der M. buccinator müssen zusammenarbeiten, um den Speisebrei im Mund zu bewegen. Durch Kontraktion des M. buccinator verkleinert sich der Mundraum. Pfeifen, ein Blasinstrument spielen und Schlucken beansprucht diese Muskeln ebenfalls [20]. Die paarigen Mm. buccinatores fungieren auch als mimische Muskeln.

13.4.3 M. zygomaticus major

Dieser Muskel zieht den Mundwinkel nach oben und hinten, z.B. beim Lächeln oder La-

chen [4, 9] oder wenn man das Wort „riesig" ausspricht.

13.4.4 Platysma

Die Kontraktion des Platysma zieht den Mundwinkel nach unten und die Haut des Thorax nach oben [11]. Wie elektromyographische Ableitungen zeigten, wird der Muskel aktiv, wenn der bereits geöffnete Mund noch weiter geöffnet wird, jedoch nicht beim Schlucken oder bei Halsbewegungen [5]. Das Platysma entspricht dem Halsmuskel den Pferde aktivieren, um Fliegen zu verscheuchen.

13.5 Funktionelle Einheit

Beim Oberlidschluss wirkt der M. levator palpebrae dem M. orbicularis oculi entgegen. Die Zun-

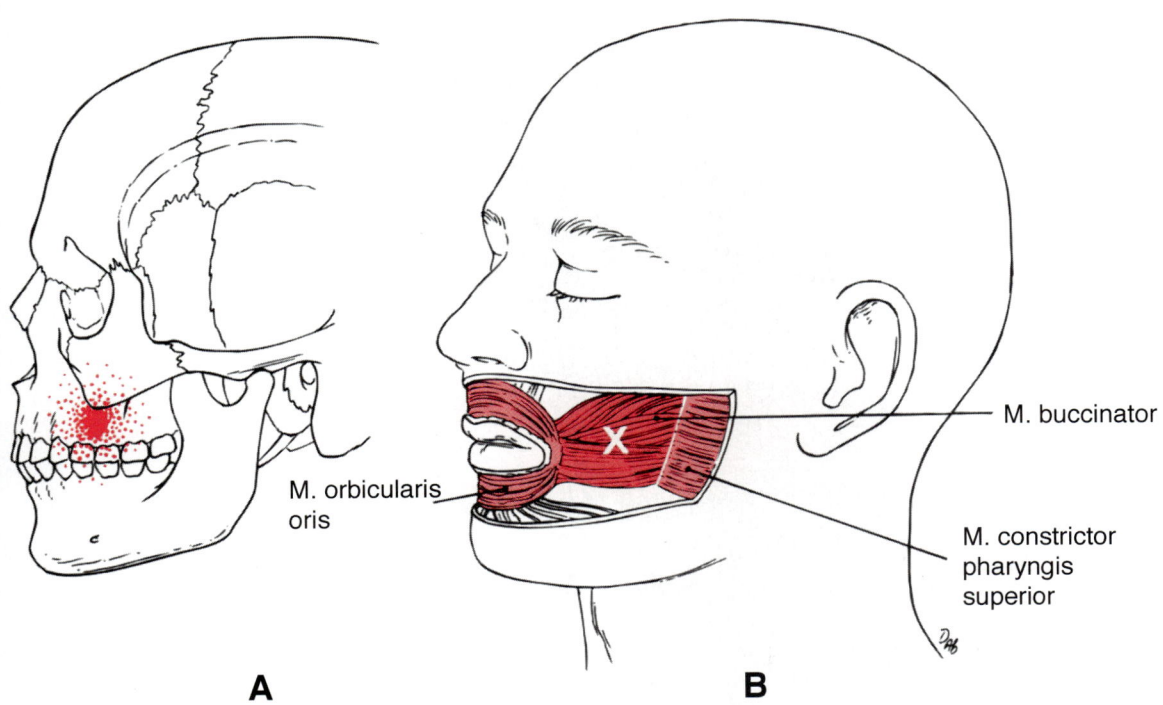

M. orbicularis oris

M. buccinator

M. constrictor pharyngis superior

A   **B**

Abb. 13.2: Schmerzmuster und Ansätze des M. buccinator. **A:** Schmerzmuster (*dunkelrot*). Der Schmerz ist in der Wange und darunter im subzygomatischen Teil des Kiefers lokalisiert. **B:** Triggerpunkt im zentralen Abschnitt des M. buccinator (*mittleres Rot*). Anteromedial verschmelzen die Fasern des M. buccinator mit denen des M. orbicularis oculi (*hellrot*). Posterolateral inseriert der Muskel hauptsächlich an der Zwischensehne, die auch als Ansatz für den M. constrictor pharyngis superior dient (*hellrot*).

◀ **Abb. 13.1:** Schmerzmuster (dunkles *Rot*) und Triggerpunkte (**X**), die den Schmerz übertragen. **A:** Pars orbitalis des rechten M. orbicularis oculi. **B:** rechter M. zygomaticus major. **C:** rechtes Platysma.

Kopf/Hals

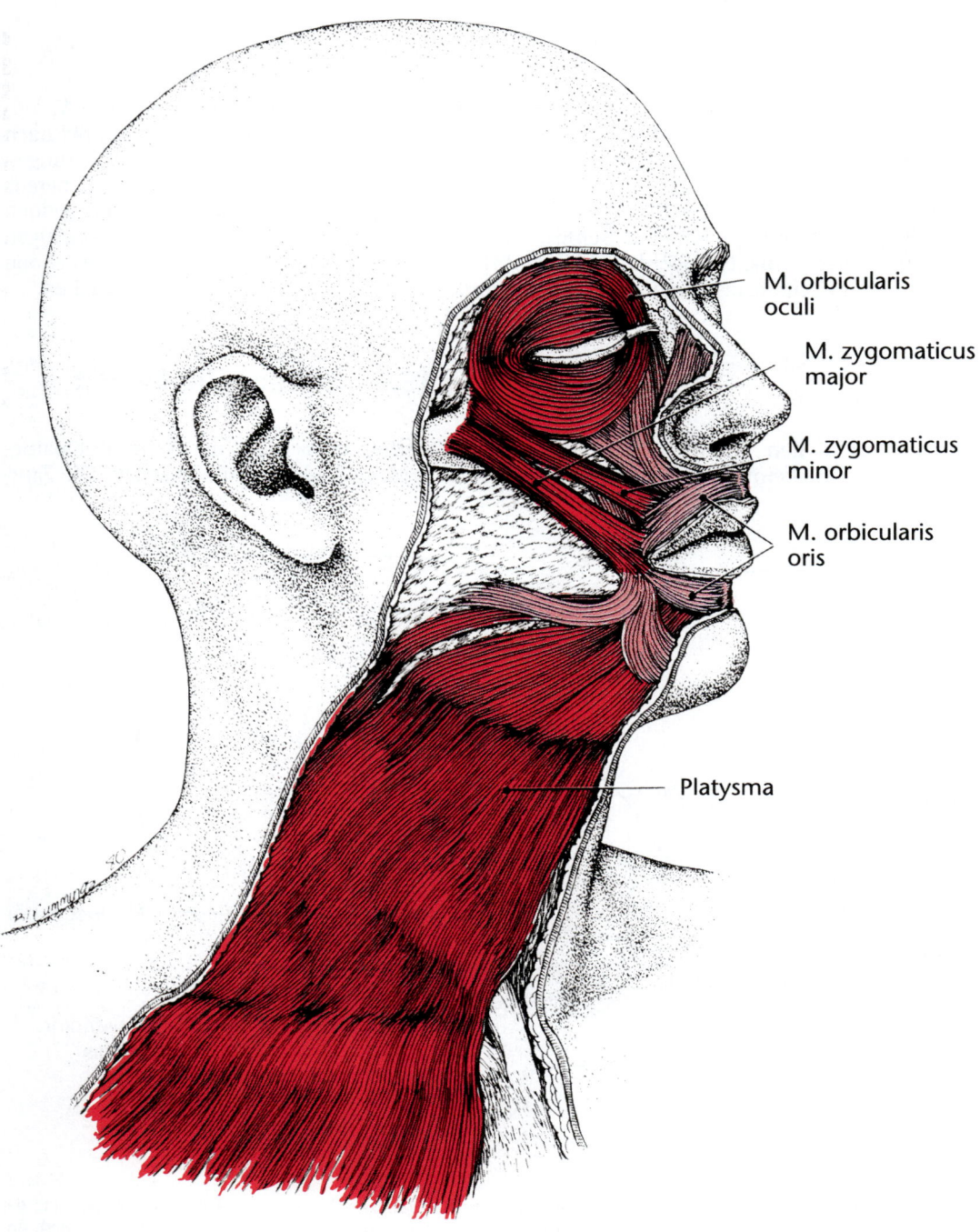

M. orbicularis
oculi

M. zygomaticus
major

M. zygomaticus
minor

M. orbicularis
oris

Platysma

Abb. 13.3: Ansätze ausgewählter Gesichtsmuskeln und mit dem Gesicht verbundener Hautmuskeln. Die Mm. orbicularis oculi, zygomaticus major und das Platysma sind *dunkelrot* eingezeichnet. Die Pars palpebralis des M. orbicularis oculi umfasst nur das Augenlid. Die übrigen Fasern bilden den Orbitalanteil des Muskels. Der M. zygomaticus major reicht vom Jochbein bis zum Mundwinkel. Das Platysma verbindet die den Mund umgebenden Hautmuskeln mit dem subkutanen Bindegewebe des oberen Brustkorbes. Der M. orbicularis oris ist *hellrot* eingezeichnet.

ge und die Mm. buccinatores steuern die Bewegung der Nahrung beim Kauen. Die an der Ausatmung beteiligten Muskeln arbeiten eng mit dem M. buccinator zusammen, wenn jemand ein Blasinstrument spielt. Der M. orbicularis oris arbeitet oft mit den Mm. buccinatores zusammen.

Der M. zygomaticus major wird vom parallel verlaufenden M. zygomaticus minor unterstützt, der auch als Caput zygomaticum des M. quadratus labii superioris bezeichnet wurde.

Das Platysma entwickelt Triggerpunkte offenbar im Zusammenhang mit solchen des M. sternocleidomastoideus, den es überlagert.

13.6 Symptome

Angaben der Patienten über typischen Schmerz werden in Kapitel 13.1 zusammengefasst.

Patienten, die unter einer myofaszialen Dysfunktion des M. orbicularis oculi leiden, berichten vielleicht über „tanzende Buchstaben": Wenn sie Schriften mit starkem Schwarzweißkontrast lesen, scheinen die Buchstaben zu springen und es fällt ihnen schwer, sie zu fokussieren.

Der von Platysmatriggerpunkten hervorgerufene prickelnde Schmerz erinnert an Nadelstiche. Er unterscheidet sich deutlich vom Kribbeln wie „unter Strom", einer Empfindung, die meistens auf einen neurologischen Ursprung hinweist. Patienten, die diesen prickelnden Schmerz im Gesicht und gleichzeitig Kopfschmerzen empfinden, die von Triggerpunkten im M. sternocleidomastoideus herrühren, machen sich oft große Sorgen und sind ratlos – nicht anders als ihre Ärzte.

Wenn der M. buccinator betroffen ist, verstärkt sich der Schmerz unterhalb des Jochbeines meist beim Kauen. Den Patienten kommt es vor, als ob sie Schluckbeschwerden haben, obwohl die Schluckbewegung normal abläuft [16].

13.7 Aktivierung und Aufrechterhaltung von Triggerpunkten

Wenn jemand ständig die Stirn runzelt, blinzelt (bei Lichtempfindlichkeit oder Astigmatismus) oder wenn die Pars sternalis des M. sternocleidomastoideus Triggerpunkte enthält (die Schmerzen zur Orbita übertragen), können Triggerpunkte im M. orbicularis oculi aktiviert werden [25]. Eine myofasziale Dysfunktion der Kaumuskeln,

die stark genug ist, um einen Trismus hervorzurufen, kann Triggerpunkte im M. zygomaticus major aktivieren.

Platysmatriggerpunkte werden sekundär durch Triggerpunkte in den Mm. sternocleidomastoideus und scaleni aktiviert.

Triggerpunkte im M. buccinator können von schlecht sitzendem Zahnersatz aktiviert werden.

13.8 Untersuchung des Patienten

Sofern Triggerpunkte im M. orbicularis oculi aktiv sind, kann die Lidspalte einseitig verschmälert sein. Das Bild erinnert an eine Ptosis beim Horner-Syndrom, wobei jedoch keine Pupillenveränderung vorliegt. Die Patienten legen den Kopf in den Nacken, wenn sie nach oben blicken sollen, denn da sie das obere Augenlid nicht weit genug anheben können, ist der Blick in diese Richtung behindert.

Ein triggerpunktbedingt verspannter M. zygomaticus major kann die normale Kieferöffnung um 10–20 mm einschränken. Die Einschränkung wird durch Inaktivieren der verantwortlichen Triggerpunkte behoben.

13.9 Untersuchung auf Triggerpunkte

13.9.1 M. orbicularis oculi

Die im oberen orbitalen Anteil dieses Muskels liegenden Triggerpunkte werden durch flächige Palpation lokalisiert. Mit der Fingerspitze wird quer über die Muskelfasern palpiert, die über dem Augenlid und direkt unterhalb der Augenbraue liegen, sowie gegen den knöchernen Augenhöhlenrand.

13.9.2 M. buccinator

Die Triggerpunkte dieses Muskels liegen mitten in der Wange, auf halber Strecke zwischen Mundwinkel und Ramus mandibulae. Der Untersucher die Muskelfasern von innerhalb und außerhalb des Mundes mit der Zangengriffpalpation auf verspannte Faserbündel derselben Verlaufsrichtung. Dazu streicht der Finger im Mund mit leichtem Druck quer zum Faserverlauf, während der äußere Finger Gegendruck gibt. Die Druckschmerzhaftigkeit eines Triggerpunkte wird verstärkt, wenn man die Wange nach außen drückt, wodurch der M. buccinator vermehrter Spannung ausgesetzt ist. Schnellende Palpation des Faserbündels an einem druckschmerzhaften, aktiven Triggerpunktes ruft eine schmerzhafte, palpierbare und normalerweise sichtbare lokale Zuckungsreaktion in diesem oberflächlichen Muskel hervor.

13.9.3 M. zygomaticus major

Zur Untersuchung dieses Muskels nimmt der Patient eine entspannte Sitzhaltung oder die Rückenlage ein. Die Kiefer werden so weit wie möglich geöffnet und abgestützt. Der Muskel kann über fast seine gesamte Länge per Zangengriffpalpation auf umschriebene Empfindlichkeit untersucht werden, wobei ein Finger im Mund und ein anderer außen auf der Wange liegt (Abb. 13.6A). Das palpierbare Muskelbündel wird vor allem mit dem äußeren Finger getastet. Zur Lokalisation der Triggerpunkte in diesem Muskel siehe Abbildung 13.1B.

13.9.4 Platysma

(Abb. 13.4)
Lokale Zuckungsreaktionen sind an den Mm. orbicularis oculi und zygomaticus major nicht zu beobachten, wahrscheinlich weil diese Muskeln nur mit Schwierigkeiten ausreichend gedehnt werden können. Beim Platysma dagegen ist die lokale Zuckungsreaktion in einem Faserbündel während der Untersuchung wahrscheinlich zu sehen und zu spüren. Der Patient neigt den Kopf so weit zurück, dass der Muskel gespannt ist. Der Untersucher drückt dann ungefähr 2 cm oberhalb der Klavikula systematisch Hautstreifen quer zu den Muskelfasern ab. Wenn Haut und Platysma zwischen den Fingern gerollt werden, tritt meist das übertragene Prickeln im Gesicht auf (Abb. 13.1C).

▬ 13.10 Engpass

Es wurden keine Nerveneinengungen bei aktiven Triggerpunkten in diesen Muskeln beobachtet.

▬ 13.11 Differenzialdiagnose

Schmerzen durch Triggerpunkte in den Mm. orbicularis oculi, buccinator und/oder zygomati-

cus werden leicht als eine Art des Spannungskopfschmerzes missverstanden. Patienten, deren Schmerzen von Triggerpunkten im M. buccinator herrühren, wird sehr wahrscheinlich die Fehldiagnose „Kiefergelenksyndrom" oder „Kiefergelenksdysfunktion" gestellt, zumal ihnen das Kauen und Schlucken schwerfällt. Eine Funktionsstörung des Kiefergelenks sollte in jedem Falle ausgeschlossen werden.

Die ipsilateralen Mm. sternocleidomastoideus, scaleni und die Kaumuskeln enthalten oft aktive Triggerpunkte. Triggerpunkte des Platysma treten dagegen selten, wenn überhaupt auf, ohne dass sich nicht auch Triggerpunkte in einem dieser Muskeln entwickelt haben.

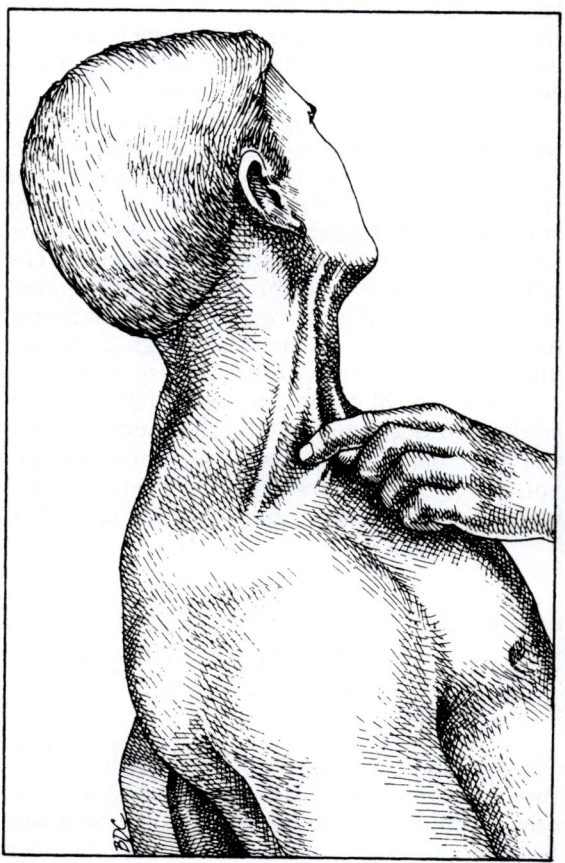

Abb. 13.4: Untersuchung des Platysmas auf Triggerpunkte. Hautfalten am Hals werden zwischen Daumen und Fingern gerollt.

13.12 Lösung von Triggerpunkten

13.12.1 M. orbicularis oculi

Die Sprüh- und Dehntechnik mit Kühlspray ist für diesen Muskel wenig geeignet. Zum einen ist es schwierig, den Muskel im erforderlichen Ausmaß zu dehnen, zum anderen dringt leicht Kühlflüssigkeit ins Auge. Druckanwendung auf Triggerpunkte in diesem Muskel ist eher wirksam. Hierzu werden die Triggerpunkte zwischen den Fingern gerollt und der Druck in dem Maße verstärkt, wie sich das Gewebe löst.

13.12.2 M. buccinator

Sprühen und Dehnen ist für diesen Muskel wirksamer als für den M. orbicularis oculi, da der Therapeut den Muskel dehnen kann, indem er die Wange nach außen drückt. Ergänzend können die postisometrische Relaxation und die Triggerpunktlösung durch Druck eingesetzt werden. Auch die Elektrotherapie hat sich bewährt [16], wie dem Fallbericht am Ende des vorliegenden Kapitels zu entnehmen ist.

13.12.3 M. zygomaticus major

(Abb. 13.5A)
Der Patient sitzt oder liegt entspannt auf dem Rücken. Der Mund ist so weit wie möglich und noch angenehm geöffnet. Die Fasern des M. zygomaticus major werden verlängert, indem der Therapeut die Wange mit einem Finger nach außen schiebt, wie in Abbildung 13.5A dargestellt (der Therapeut trägt Handschuhe). Während er die Muskelfasern unter Spannung hält und der Patient ausatmet, wird Kühlspray aufwärts über den Muskel und dann über die Übertragungsschmerzzone aufgebracht. Es ist allerdings schwierig, diesen langen, schlaffen Muskel ausreichend zu dehnen, daher könnte sich dieses Verfahren als wenig wirkungsvoll erweisen. Falls der Patient unter Asthma oder einer anderen Erkrankung der Atemwege leidet, kann mit Eis statt Spray gekühlt werden. Wenn Spray bevorzugt wird, sollte der Therapeut den Nasenbereich des Patienten mit einem Tuch oder der Hand abschirmen.

Triggerpunkte im M. zygomaticus lassen sich gut durch Druck oder durch tief streichende Massage des Knötchens und verspannten Faserbündels inaktivieren.

13.12.4 Platysma

(Abb. 13.5B)
Der Patient sitzt, der Arm der betroffenen Seite ist fixiert. Der Therapeut dreht das Gesicht des Patienten von der betroffenen Seite weg und extendiert Kopf und Hals. Das Spray wird im Faserverlauf des Platysma in aufwärts gerichteten, parallelen Bahnen aufgebracht. Es deckt den Muskel und sein Übertragungsschmerzmuster ab. Wenn bei der Nachuntersuchung noch Triggerpunktaktivität feststellbar ist, wird der betreffende Triggerpunkt fest zusammengedrückt und der Druck für eine oder zwei Minuten gehalten, bis sich das verspannte Faserbündel löst und der Triggerpunkt inaktiviert ist. Abbildung 8.5 verdeutlicht das kombinierte Dehnungsverfahren unter Einschluss des Platysmas.

13.13 Infiltration von Triggerpunkten

13.13.1 M. orbicularis oculi

Die Triggerpunkte in diesem Muskel werden anhand der umschriebenen Druckempfindlichkeit in einem verspannten Muskelbündel lokalisiert (Abb. 13.1A). Eine Lösung aus 0,5%igem Procain in isotoner Kochsalzlösung wird mit einer Kanüle von 16 mm Länge und 25 oder 26 G in die Triggerpunkte injiziert. Der Patient sollte darauf vorbereitet werden, dass sich im infiltrierten Bereich eine Ekchymose und nachfolgend ein „blaues Auge" bilden kann.

13.13.2 M. buccinator

Falls die noninvasive Therapie unbefriedigend verlaufen ist, kann ein Triggerpunkt in diesem Muskel trocken genadelt werden. Der Therapeut hält den Triggerpunkt dabei im Zangengriff. Eine lokale Zuckungsreaktion zeigt die Inaktivierung an.

13.13.3 M. zygomaticus major

(Abb. 13.6)
Die Infiltration der Triggerpunkte dieses Muskels ist für gewöhnlich wirksamer als eine Behandlung durch Sprühen und Dehnen. Der Triggerpunkt wird mit Zangengriff zwischen den

Fingern gehalten (wie bei der Untersuchung), und das verspannte Faserbündel an seiner druckschmerzhaftesten Stelle unter taktiler Kontrolle infiltriert (Abb. 13.6).

13.13.4 Platysma

Selten ist eine Infiltration erforderlich, um diesen Muskel von aktiven Triggerpunkten zu be-

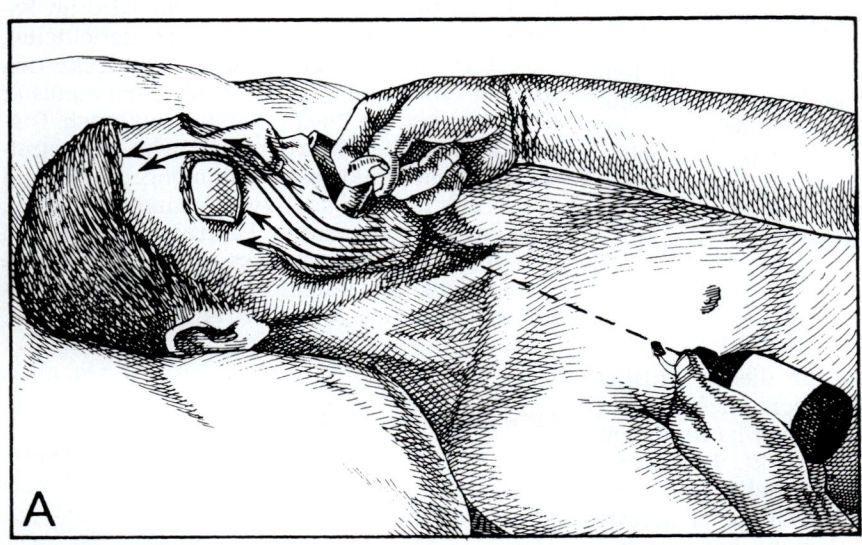

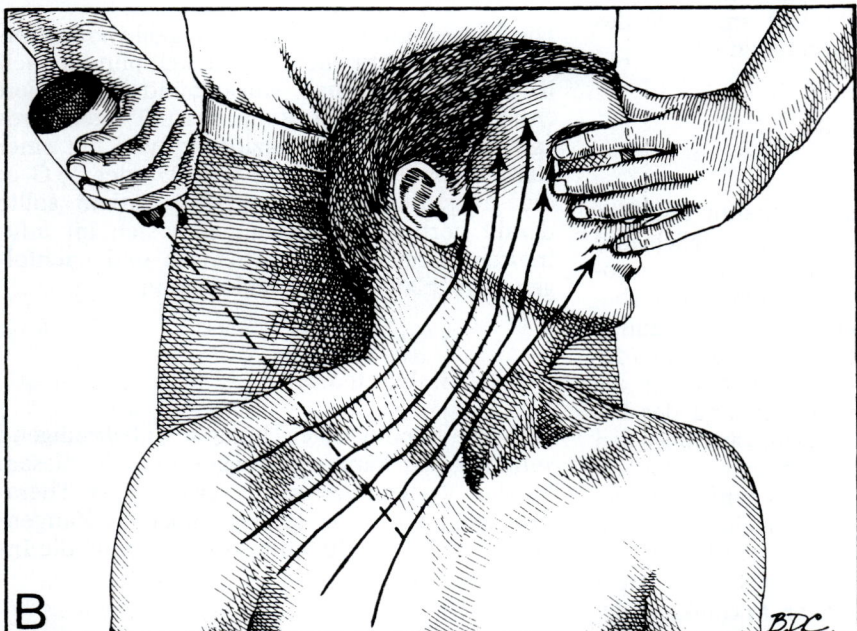

Abb. 13.5: Dehnungsposition und Sprühbahnen (*Pfeile*) für zwei Hautmuskeln. **A:** M. zygomaticus. Der Therapeut trägt Handschuhe. Die Finger ziehen die Mundwinkel des Patienten nach unten und vorn und entfernen den Muskel damit vom Jochbogen. Der Patient atmet dabei aus. In dieser Phase schützt der Therapeut das betreffende Auge des Patienten und besprüht Wange und Gesicht wie in der Abbildung eingezeichnet. Alternativ kann mit Eis gekühlt und anschließend tief streichende Massage eingesetzt werden. **B:** Platysma. Kopf und Hals des Patienten sind extendiert, das Gesicht zur Gegenseite gewendet. Spray wird in aufwärts geführten Bahnen aufgebracht (kombiniertes Dehnungsverfahren unter Einschluss des Platysmas in Abb. 8.5). *Vorsicht:* Nur sprühen, während der Patient ausatmet. Bei Patienten mit Asthma oder einer anderen Atemwegserkrankung ist Unverträglichkeit gegenüber dem Spray möglich. Alternativ kann mit Eis gekühlt werden.

freien. Falls doch darauf zurückgegriffen wird, sollte der Muskel anschließend mehrfach in der verlängerten Stellung kontrahiert und dann entspannt werden.

Lapeer konnte Halsschmerzen lindern, die nach einer Halsoperation bereits acht Monate anhielten, indem er eine Injektionsnadel von 34 G am Punkt des geringsten Hautwiderstands bis zu einer Tiefe einstach, an der der Patient Schmerzen empfand. Nach vier Behandlungen von je 20 Minuten innerhalb von zehn Tagen war der Patient schmerzfrei. Sechs Monate später waren keine Schmerzrezidive aufgetreten [21].

Beim Infiltrieren des darunter liegenden M. sternocleidomastoideus kann man zufällig einen Triggerpunkt des Platysma treffen und das übertragene Prickeln auslösen. Der Patient reagiert auf dieses unerwartete Prickeln im Gesicht vielleicht erschrocken, bis ihm erklärt wird, dass es durch Reizung des Platysmatriggerpunktes mit der Kanüle entstanden ist.

▬▬ 13.14 Korrigierende Maßnahmen

Alle Triggerpunkte in Muskeln, die Schmerzen in dieselbe Gesichtsseite übertragen können,

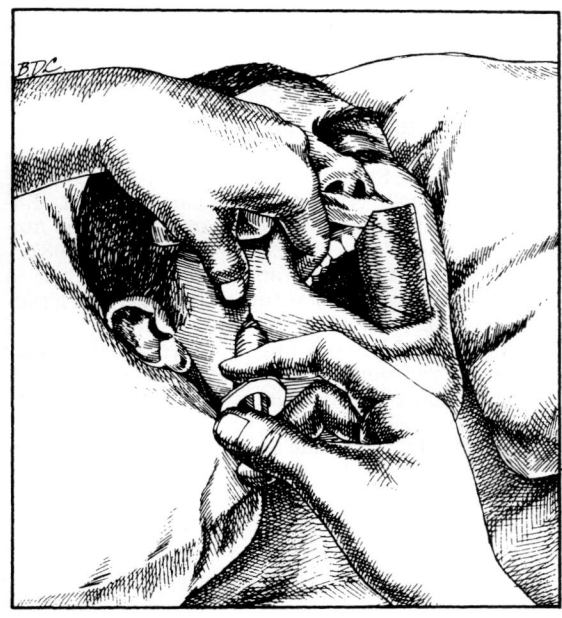

Abb. 13.6: Infiltration des rechten M. zygomaticus major. Die Triggerpunkte werden im Zangengriff zwischen den Fingern lokalisiert.

zum Beispiel in den Kaumuskeln, im M. sternocleidomastoideus und im oberen M. trapezius, sollten inaktiviert werden. Die Infiltration der aktiven Triggerpunkte im M. orbicularis oculi beseitigte das Symptom der „tanzenden Buchstaben".

Nach der Behandlung von Platysma und assoziierten Triggerpunkten in den Kopf- und Halsmuskeln verhindern regelmäßig ausgeführte passive Dehnungsübungen und die Wiederaufnahme aller Aktivitäten, dass sich erneut Platysmatriggerpunkte bilden.

Fallbericht
(Triggerpunkte im M. buccinator. Nach [16])
Eine 23-jährige Frau kaukasischer Abstammung wurde an Dr. Curl überwiesen, nachdem sie acht Monate lang wegen eines „Kiefergelenksyndroms" eine Klammer getragen hatte. Sie litt bereits seit zwei Jahren unter ihren Kopfschmerzen, während sie in kieferorthopädischer Behandlung gewesen war. Nach sieben Monaten Immobilisierungstherapie berichtete die Patientin ihrem Zahnarzt über einen neuen Schmerz in der linken Gesichtshälfte. Der Schmerz reagierte nicht auf eine Abänderung ihrer Okklusionsklammer. Der Zahnarzt war ratlos.

Die Patientin berichtete: „Meine linke Wange tut weh. Vielleicht liegt es an den Zähnen (sie tippt auf den Bereich des linken M. buccinator). Ich kann auch nicht gut schlucken." Weiter beschrieb sie einen plötzlich einsetzenden tiefen, anhaltenden Schmerz unterhalb des linken Jochbogens. Sie litt bereits seit fast zwei Monaten darunter. Der Schmerz verstärkte sich, wenn sie kaute, und das Schlucken war mühsam. Sie erinnerte sich an kein Trauma oder einen anderen Faktor im Zusammenhang mit der Erstmanifestation des Schmerzes.

Die Krankengeschichte wurde sorgfältig erhoben und Kopf und Hals einschließlich des Kiefergelenks und der Hirnnerven gründlich untersucht. Die Befunde waren unauffällig. Palpation auf Triggerpunkte ergab leichtes Missbehagen bei Druck auf den hinteren Anteil des linken M. temporalis, sowie ein tastbar verspanntes Faserbündel mit umschriebener Druckschmerzhaftigkeit im linken M. buccinator. Schnellende Palpation rief eine lokale Zuckungsreaktion hervor. Durch Druck mit zwei Fingern konnten der lokale Wangenschmerz und der Schmerz unterhalb des Jochbogens ausgelöst werden. Eine Infrarotthermographie der rechten und linken Seite von Kopf und Hals ergab erhöhte Temperatur um > 1 °C im Vergleich mit dem umgebenden Gewebe.

Die Patientin wurde einer Elektrotherapie unterzogen. Die Elektroden wurden innerhalb und außerhalb der Mundhöhle auf beiden Seiten der Triggerpunkte des M. buccinator angelegt. Es wurde für jeweils sieben Minuten Gleichstrom von 500 μA und 800 Hz gegeben, wobei alle zwei Sekunden die Stromrichtung von positiv nach negativ geändert wurde. Nach drei Sitzungen im Abstand von zwei Tagen war die Patientin vollständig symptomfrei. Der Gesichtsschmerz war verschwunden, und sie konnte normal schlucken. Es waren weder triggerpunktbedingte Druck- und Übertragungsschmerzen noch Temperaturabweichungen festzustellen. Auch zwei Monate später war die Patientin symptomfrei.

Kommentar

Es ist anzunehmen, dass gegen Ende der kieferorthopädischen Behandlung der Patientin Triggerpunkte im M. buccinator aktiviert wurden, die zur Fehldiagnose „Kiefergelenksstörung" führten. Die Befindlichkeitsschwankungen während der annähernd achtmonatigen Okklusionsbehandlung mit einer festen Klammer lassen sich durch wechselnde Aktivität der Triggerpunkte erklären. Die Erklärung kann jedoch nur spekulativ sein, da der Muskel in diesem Zeitraum nicht spezifisch auf Triggerpunkte untersucht wurde. Nachdem der Triggerpunkt eindeutig aktiviert war, wurde die Patientin an Dr. Curl überwiesen.

Die Diagnose wurde anhand der drei zuverlässigsten Kriterien gestellt: 1) Ein umschriebener, druckschmerzhafter Bereich in 2) einem verspannten Muskelfaserbündel 3) reproduziert den Übertragungsschmerz der Patientin. Die Diagnose wurde anhand einer lokalen Zuckungsreaktion untermauert. Dieses Kriterium erlaubt die schärfste diagnostische Abgrenzung, setzt aber beim Untersucher hoch entwickelte spezifische Fertigkeiten voraus.

Literatur

1. Agur AM: *Grant's Atlas of Anatomy*. Ed. 9. Williams & Wilkins, Baltimore, 1991 (p. 462, Fig 7.10).
2. *Ibid*. (p. 550, Fig. 8.1).
3. *Ibid*. (p. 504, Fig. 7.76; p. 532, Fig. 7.130; p. 584, Fig. 8.54; p. 593, Fig. 8.65)
4. Basmajian JV, DeLuca CJ: *Muscles Alive*. Ed. 5. Williams & Wilkins, Baltimore, 1985 (pp. 462, 478).
5. *Ibid*. (p. 466).
6. Brooke MH: The pathologic interpretation of muscle histochemistry. Chapter 7. In: *The Striated Muscle*. Edited by Pearson CM, Mostofi FK. Williams & Wilkins, Baltimore, 1973 (pp. 86–122).
7. Buchthal F, Rosenfalck P: Action potential parameters in different human muscles. *Acta Psych Et Neurol Scand 30[1/2]*:125–131, 1955.
8. Clemente CD: *Gray's Anatomy*. Ed. 30. Lea & Febiger. Philadelphia, 1985 (pp. 440–443).
9. *Ibid*. (p. 444).
10. *Ibid*. (pp. 446–447).
11. *Ibid*. (pp. 456–457).
12. *Ibid*. (p. 1167).
13. *Ibid*. (p. 1434).
14. Clemente CD: *Anatomy*. Ed. 3. Urban & Schwarzenberg, Baltimore, 1987 (Figs. 576, 603, 604).
15. *Ibid*. (Fig. 575).
16. Curl DD: Discovery of a myofascial trigger point in the buccinator muscle: a case report. *J Craniomandib Pract 7(4)*:339–345, 1989.
17. Hawrylyshyn T, McComas AJ, Heddle SB: Limited plasticity of human muscle. *Muscle Nerve 19*:103–105, 1996.
18. Hollinshead WH: *Anatomy for Surgeons*. Ed. 3, Vol. 1. *The Head and Neck*. Harper & Row, Hagerstown, 1982 (p. 293)
19. *Ibid*. (pp. 95, 297).
20. Jenkins DB: *Hollinshead's Functional Anatomy of the Limbs and Back*. Ed. 6. W.B. Saunders, Philadelphia, 1991 (pp. 339–341).
21. Lapeer CL: Postsurgical myofascial pain resolved with dry-needling. Treatment protocol and case report. *J Craniomandib Pract 7(3)*:243–244, 1989.
22. McMinn RM, Hutchings RT, Pegington J, *et al.*: *Color Atlas of Human Anatomy*. Ed. 3. Mosby-Year Book, St. Louis, 1993 (pp. 38, 39).
23. Schwarting S, Schröder M, Stennert E, *et al.*: Enzyme histochemical and histographic data on normal human facial muscles. *ORL 44*:51–59, 1982.
24. Simons DC: Clinical and etiological update of myofascial pain from trigger points. *J Musculoske Pain 4(1/2)*:97–125, 1996.
25. Travell J: Identification of myofascial trigger point syndromes: a case of atypical facial neuralgia. *Arch Phys Med Rehabil 62*:100–106, 1981 (Fig. 5).
26. Willis WD, Grossman RG: *Medical Neurobiology*. C.V. Mosby, Saint Louis, 1973 (p. 366).

Hautmuskeln II:
M. occipitofrontalis

Übersicht: Übertragungsschmerzen von Triggerpunkten im Venter frontalis des M. occipitofrontalis („Kopfhautspanner") werden zur Stirn, Schmerzen bei Triggerpunkten im Venter occipitalis zum Hinterkopf und durch den Schädel zur Rückseite der Orbita geleitet („hinter das Auge"). **Anatomie:** Die Ansätze dieser epikranialen Muskeln liegen oben an der Galea aponeurotica. Anterior heftet sich der Venter frontalis an die Haut der Stirn, und der Venter occipitalis setzt posterior am Os occipitale an. Beide Muskeln haben die **Funktion,** die Stirn zu runzeln. Der Venter occipitalis fungiert hierbei als Hilfsmuskel des Venter frontalis. Die **Aktivierung und Aufrechterhaltung von Triggerpunkten** im Venter frontalis erfolgt durch ein direktes Trauma, sekundär als Satelliten von Triggerpunkten in der Pars clavicularis des M. sternocleidomastoideus oder infolge einer Überlastung, weil die Stirn gewohnheitsmäßig in Falten gelegt wird. Die **Untersuchung auf Triggerpunkte** ist unproblematisch. Der Muskel wird mit flächiger Palpation gegen den darunter liegenden Schädelknochen auf verspannte Faserbündel, triggerpunktbedingte Druckschmerzen und lokale Zuckungsreaktionen untersucht. Die **Lösung von Triggerpunkten** durch Sprühen und Dehnen ist für diesen Muskel wenig befriedigend. Dagegen werden durch Druckanwendung bemerkenswert gute Erfolge erzielt. Zur **Infiltration der Triggerpunkte** in diesem Muskel ist eine feinere Kanüle erforderlich als bei den meisten anderen Muskeln. Als **korrigierende Maßnahme** erlernt der Patient, die Stirn weniger zu runzeln. Außerdem werden auslösende Triggerpunkte inaktiviert, vor allem solche in der Pars clavicularis des M. sternocleidomastoideus.

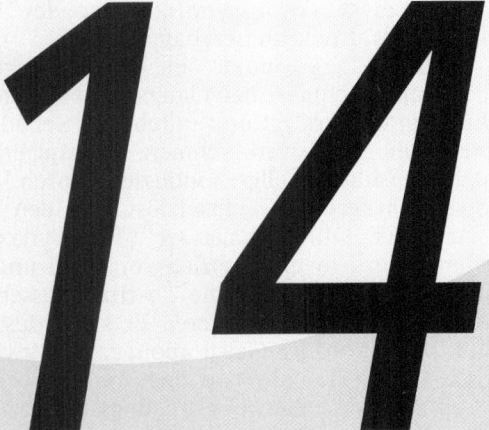

Inhaltsübersicht

14.1 Übertragungsschmerzen

(Abb. 14.1)

14.1.1 Venter frontalis

(Abb. 14.1A)
Die Triggerpunkte im Venter frontalis rufen einen Schmerz hervor, der sich ipsilateral aufwärts über die Stirn ausbreitet. Der Übertragungsschmerz manifestiert sich lokal im Bereich des Muskels, wie auch von Triggerpunkten des M. deltoideus bekannt.

14.1.2 Venter occipitalis

(Abb. 14.1B)
„Fibrositisknötchen" oder eine „Myalgie" (Synonym für myofasziale Triggerpunkte) im Venter occipitalis sind eine anerkannte Kopfschmerzursache [14, 17]. Bei 42% von 42 Patienten mit ipsilateralen Schmerzen in Kopf und Gesicht im Zusammenhang mit einem myofaszialen Schmerzdysfunktionssyndrom war der Venter occipitalis druckschmerzhaft [15].

Aktive Triggerpunkte im Venter occipitalis übertragen Schmerz nach lateral und anterior, diffus zum Hinterkopf und durch den Schädel, wo sie einen intensiven Schmerz im Augenhintergrund auslösen. Kellgren induzierte durch Injektion von hypertoner Kochsalzlösung in den Venter occipitalis „Ohrenschmerzen" [14]. Cyriax infiltrierte Muskeln und Faszien von Kopf und Hals in ähnlicher Weise, um die Übertragungsschmerzmuster kartieren zu können. Er stellte fest, dass die Infiltration der Galea aponeurotica zwischen dem Venter frontalis und dem Venter occipitalis einen homolateralen Übertragungsschmerz hinter das Ohr, in den Augapfel und in die Augenlider

verursachte [9]. Williams konnte diese Übertragungsschmerzmuster später bestätigen [17].

14.2 Anatomie

(Abb. 14.2)
Der M. occipitofrontalis ist der wichtigste Muskel der Kopfhaut (Epikranialmuskel). Er hat zwei Muskelbäuche: Der Venter frontalis liegt anterior, der Venter occipitalis posterior. Beide Muskelbäuche inserieren oben an der Galea aponeurotica, einem großen, flachen Sehnenblatt, das den Scheitel bedeckt. Die Galea ist fest mit der Haut verflochten, jedoch über dem Periost beweglich [16].

Der Venter frontalis setzt *unten und anterior* an der Haut über der Augenbraue an, wo seine Fasern sich mit denen des M. orbicularis oculi verflechten. Der Venter occipitalis inseriert *unten und posterior* an der Linea nuchae superior des Os occipitale [3, 5].

Weiterführende Literatur
Der Venter frontalis wurde von anderen Autoren in der Seitenansicht dargestellt [2, 3, 5, 7], von oben [11], von vorn [6, 16], im Querschnitt [12] und von lateral mit dazugehörigen Gefäßen und Nerven [8].

Der Venter occipitalis wurde von der Seite [3, 5, 7], von hinten [1] und gemeinsam mit den dazugehörigen Gefäßen und Nerven von der Seite [8] dargestellt.

14.3 Innervation

Der Epikranialmuskel wird vom N. facialis (VII. Hirnnerv) versorgt.

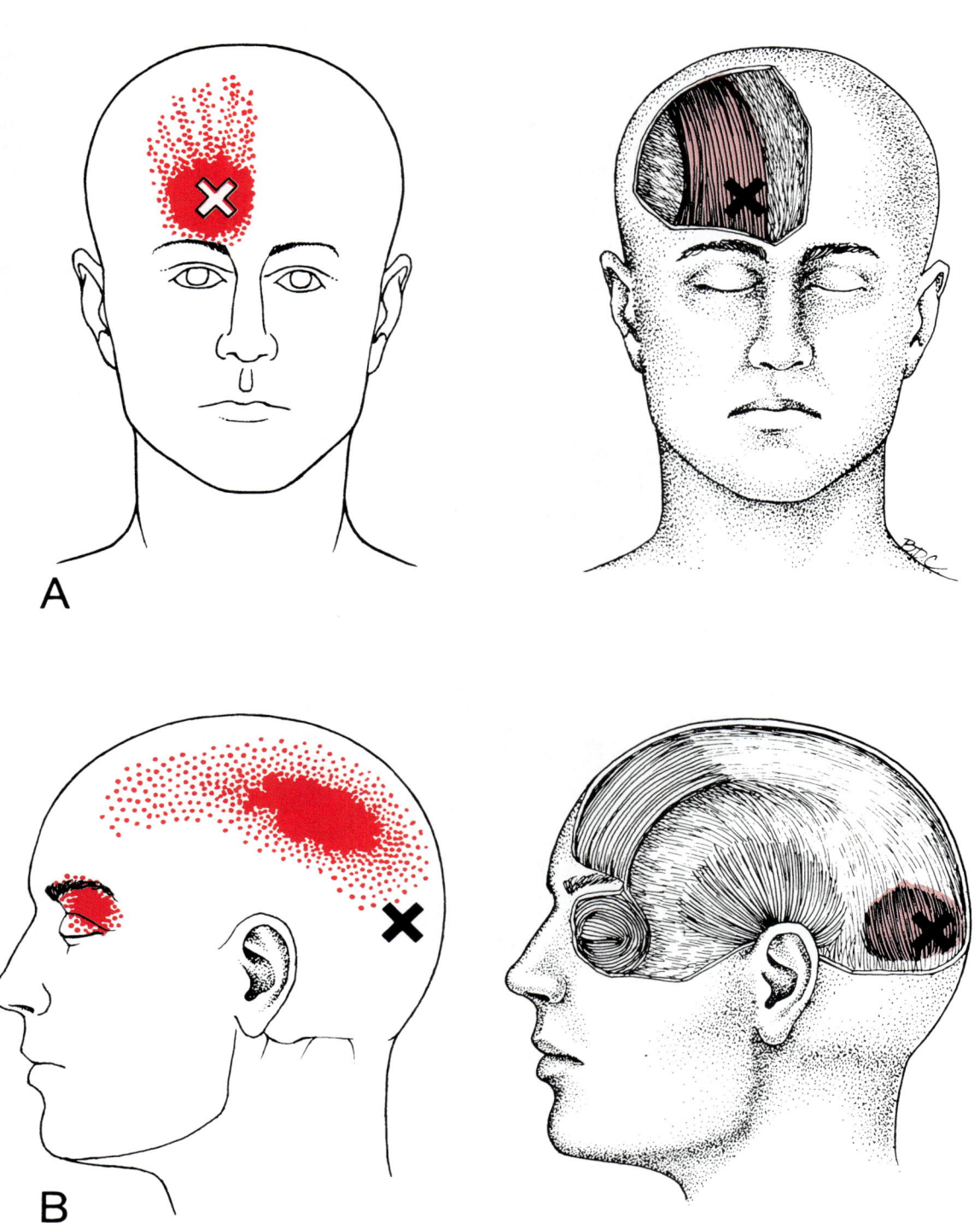

Abb. 14.1: Übertragungsschmerzmuster (*dunkelrot*) durch Triggerpunkte (**X**) im M. occipitofrontalis (*mittleres Rot*). **A:** Venter frontalis, **B:** Venter occipitalis.

14.4 Funktion

Der Venter frontalis des M. occipitofrontalis hebt die Augenbraue an und runzelt die Stirn [13]. Bei bilateraler Aktion entsteht dadurch der Eindruck von Überraschung oder Aufmerksamkeit [5]. Wenn der Venter frontalis und der Venter occipitalis zusammenwirken, ziehen sie die Stirnhaut weiter zurück und öffnen die Augen weit. Es entsteht ein Ausdruck von Entsetzen. Gleichzeitig wird die Kopfhaut zum Hinterhaupt verschoben, wodurch sich die Haare aufrichten, weil die Haarwurzeln in der Regio frontalis schräg nach hinten gerichtet sind [3]. Der Venter occipitalis ist hinten an der Galea aponeurotica verankert und zieht sie nach hinten, sodass der Venter frontalis wirkungsvolleren Gegenzug ausüben kann. Wegen dieser Aktion erhielt der Muskel die zusammengesetzte Bezeichnung „M. occipitofrontalis".

Da die Aktion des Venter frontalis mit der bei Angst erhöhten Muskelspannung zusammenhängt, wird er im Zuge eines Biofeedback gern überwacht. Im Gegensatz zu einigen Aussagen in der Literatur zeigt der Venter frontalis bei gesunden Probanden in vollständiger Ruhe (wenn weder spezifische emotionale Zustände oder Ausdrücke vorliegen) keinerlei elektrische Aktivität [4].

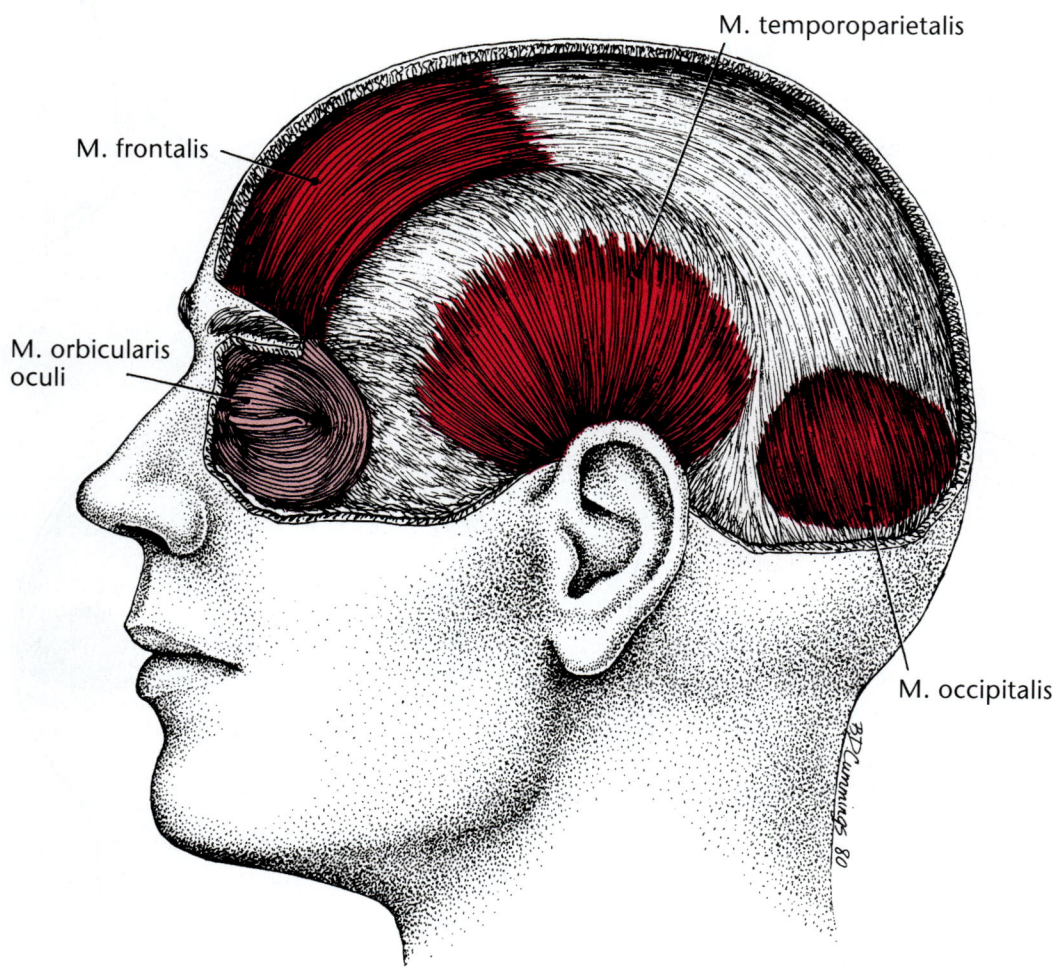

Abb. 14.2: Ansätze der linken epikranialen Muskeln (*dunkelrot*): *Venter frontalis* und *Venter occipitalis* des M. occipitofrontalis und M. *temporoparietalis*. Alle Muskeln inserieren oben an der sehnigen Galea aponeurotica. Unten und anterior inseriert der Venter frontalis in der Haut über der Augenbraue, der Venter occipitalis an der Linea nuchae superior und der M. temporoparietalis an der Haut über dem Ohr. Der Hautmuskel *M. orbicularis oculi* ist hellrot eingezeichnet.

▬▬ 14.5 Funktionelle Einheit

Der Venter frontalis und der Venter occipitalis des M. occipitofrontalis fungieren als Synergisten. Der frontale Muskelbauch kann sich unabhängig vom vertikal ausgerichteten M. corrugator kontrahieren, der die Augenbraue beim Stirnrunzeln verkürzt; er kann jedoch auch mit diesem gemeinsam kontrahieren.

Der Venter frontalis ist Antagonist des M. procerus, der das mediale Ende der Augenbraue abwärts zieht [4].

▬▬ 14.6 Symptome

Das Leitsymptom ist Schmerz, wie in Kapitel 14.1 dargelegt. Wenn Triggerpunkte im Venter occipitalis vorliegen, erträgt der Patient den Druck des Hinterkopfes auf dem Kopfkissen nicht und muss nachts in Seitenlage schlafen.

Der tiefe, dumpfe Hinterkopfschmerz ist von dem mehr oberflächlichen Kribbeln und brennenden Prickeln der Kopfhaut zu unterscheiden, das auftritt, wenn der N. occipitalis major durch Nackenmuskeln komprimiert wird. In der Regel findet ein Patient mit Übertragungsschmerzen bei myofaszialen Triggerpunkten Linderung durch feuchte Wärme. Einem Patienten, dessen Kopfschmerzen auf einen Nervenengpass zurückgehen, ist Wärme unerträglich. Er bevorzugt eine Kühlpackung.

▬▬ 14.7 Aktivierung und Aufrechterhaltung von Triggerpunkten

Triggerpunkte im Venter frontalis können sich als Satelliten von Triggerpunkten in der Pars clavicularis des M. sternocleidomastoideus entwickeln, die Schmerzen in die Stirnseite des Kopfes leiten. Außerdem werden Triggerpunkte in diesem Muskelteil durch Überarbeitung aktiviert. Dies gilt vor allem für ängstliche oder angespannte Personen mit lebhafter Mimik sowie für Menschen, deren Gesichtsausdruck ständig Aufmerksamkeit signalisiert, indem sie die Augenbrauen angehoben haben und die Stirn runzeln.

Triggerpunkte im Venter occipitalis treten gern bei Patienten auf, die an Sehschärfe eingebüßt haben oder unter einem Glaukom leiden, da sie die Muskeln von Stirn und Kopfhaut ständig kräftig kontrahieren. Auch diese Triggerpunkte können als Satelliten der Nackenmuskulatur aktiviert sein, die Schmerzen und Druckempfindlichkeit in die Okzipitalregion leiten.

▬▬ 14.8 Untersuchung des Patienten

Die körperliche Untersuchung ermittelt keine spezifischen Anzeichen für dieses myofasziale Syndrom. Wenn der Patient über Stirnkopfschmerzen klagt und häufig die Stirn runzelt, sollten Triggerpunkte im Venter frontalis in Betracht gezogen werden.

▬▬ 14.9 Untersuchung auf Triggerpunkte

Ein aktiver Triggerpunkt im Venter frontalis wird mittels flächiger Palpation als umschrieben druckschmerzhafter Bereich über dem medialen Ende der Augenbraue lokalisiert (Abb. 14.1A).

Ein aktiver Triggerpunkt im Venter occipitalis liegt in der kleinen Grube direkt oberhalb der Linea nuchae, ungefähr 4 cm lateral der Mittellinie (Abb. 14.1B). Umschriebene Druckschmerzen werden durch flächige Palpation lokalisiert.

▬▬ 14.10 Engpass

Aktive Triggerpunkte in der medialen Hälfte des Venter frontalis können den N. supraorbitalis einengen. Dieser Engpass hat einen einseitigen frontalen „Kopfschmerz" mit eher neuritischen als myofaszialen Merkmalen zur Folge. Symptomfreiheit wird durch Inaktivieren der verantwortlichen Frontalistriggerpunkte erreicht (durch Fingerdruck, Massage oder Infiltration).

▬▬ 14.11 Differenzialdiagnose

Schmerzen bei Triggerpunkten in den Kopfhautmuskeln werden gern als Spannungskopfschmerz fehldiagnostiziert, wobei die therapierbare Ursache unbeachtet bleibt.

Aktive Triggerpunkte im Venter frontalis sind oft Satellitentriggerpunkte, die sich bei länger vorhandenen Triggerpunkten in der Pars clavicularis des ipsilateralen M. sternocleidomastoideus gebildet haben. Eine dauerhaft Besserung setzt voraus, dass Triggerpunkte in den Halsmuskeln inaktiviert werden.

Wenn Patienten unter starken Hinterhauptschmerzen leiden, sollten alle Muskeln auf Triggerpunkte und triggerpunktbedingte Druckschmerzhaftigkeit untersucht werden, die Schmerzen zum Hinterhaupt übertragen können, vor allem die Mm. digastricus (Pars posterior) und semispinalis cervicis. Außerdem sollte die Möglichkeit einer Okzipitalneuralgie mit neurologischem oder myofaszialem Hintergrund erwogen werden. Vergleiche hierzu Kapitel 16.6, 16.10 und 16.11.

14.12 Lösung von Triggerpunkten

Der Venter frontalis reagiert nur wenig auf Sprühen und Dehnen, da er sich schlecht dehnen lässt. Er spricht jedoch gut auf Massage und/oder Druck auf seine Triggerpunkte an. In derselben Weise kann gegen Triggerpunkte im Venter occipitalis vorgegangen werden. Die tief streichende Massage ist bei diesem Muskel wirksam und wurde auch von anderen Autoren empfohlen [9, 17].

14.13 Infiltration von Triggerpunkten

Die Muskelfasern des Venter frontalis sind dünn und liegen sehr oberflächlich, weshalb ihre Triggerpunkte mit der Nadelspitze schwer zu lokalisieren sind. Zur Infiltration wird eine Kanüle von 2,5 cm und 24 oder 25 G verwendet. Sie wird quer zum Verlauf der Muskelfasern (parallel zur Augenbraue) und annähernd tangential zur Haut eingestochen. Trockene Nadelung mit einer Akupunkturnadel ist ebenfalls wirksam, falls dadurch eine lokale Zuckungsreaktion ausgelöst wird.

Der Venter occipitalis ist dicker als der Venter frontalis, weshalb eine längere Nadel (3,7 cm) erforderlich sein kann. Die Infiltration dieser posterioren Triggerpunkte ist technisch befriedigender, da sie in einer kleinen Grube und in ausreichend Muskelmasse liegen, sodass die Kanüle gut eingestochen werden kann. Unter Umstän-

den muss der Bereich ausführlich sondiert werden, um die Triggerpunkte aufzufinden.

14.14 Korrigierende Maßnahmen

Wenn der M. occipitofrontalis betroffen ist, sollte der Patient nicht ständig die Stirn runzeln und in Falten legen. Zusätzlich sollte er lernen, wie er durch Fingerdruck Triggerpunkte lösen bzw. deren erneutem Auftreten vorbeugen kann.

Alle auslösenden Triggerpunkte in der Pars clavicularis des M. sternocleidomastoideus und in der Nackenmuskulatur, die sich auf den M. occipitofrontalis auswirken, sollten inaktiviert werden.

Literatur
1. Agur AM: *Grant's Atlas of Anatomy*. Ed. 9. Williams & Wilkins, Baltimore, 1991 (p. 240, Fig. 4.56).
2. *Ibid*. (p. 462, Fig. 7.10).
3. Bardeen CR: *The musculature*. Section 5. In: *Morris's Human Anatomy*. Ed. 6. Edited by Jackson CM. Blakiston's Son & Co., Philadelphia, 1921 (pp. 364, 371, Fig. 372).
4. Basmajian JV, DeLuca CJ: *Muscles Alive*. Ed. 5. Williams & Wilkins, Baltimore, 1985 (p. 463).
5. Clemente CD: *Gray's Anatomy*. Ed. 30. Lea & Febiger, Philadelphia, 1985 (pp. 438–441).
6. Clemente CD: *Anatomy*. Ed. 3. Urban & Schwarzenberg, Baltimore, 1987 (Fig. 603).
7. *Ibid*. (Figs. 604, 608).
8. *Ibid*. (Fig. 623).
9. Cyriax J: Rheumatic headache. *Br Med J* 2:1367–1368, 1938.
10. Eisler P: *Die Muskeln des Stammes*. Gustav Fischer, Jena, 1912 (p. 170, Fig. 18).
11. *Ibid*. (p. 184, Fig. 20).
12. Ferner H, Staubesand J: *Sobotta Atlas of Human Anatomy*. Ed. 10, Vol. 1, *Head, Neck, Upper Extremities*. Urban & Schwarzenberg, Baltimore, 1983 (p. 67).
13. Jenkins DB: *Hollinshead's Functional Anatomy of the Limbs and Back*. Ed. 6. W.B. Saunders, Philadelphia, 1991 (pp. 340, 341).
14. Kellgren JH: Observations on referred pain arising from muscle. *Clin Sci* 3:175–190, 1938 (p. 181).
15. Sharav Y, Tzukert A, Refaeli B: Muscle pain index in relation to pain, dysfunction, and dizziness associated with the myofascial pain-dysfunction syndrome. *Oral Surg* 46:742–747, 1978.
16. Spalteholz W: *Handatlas der Anatomie des Menschen*. Ed. 11, Vol. 2. S. Hirzel, Leipzig, 1922 (p. 260).
17. Williams HL: The syndrome of physical or intrinsic allergy of the head: myalgia of the head (sinus headache). *Proc Staff Meet Mayo Clin* 20:177–183, 1945 (p. 181).

Mm. splenius capitis und splenius cervicis

Übersicht: Übertragungsschmerzen von Triggerpunkten des M. splenius capitis manifestieren sich auf dem Scheitel des Kopfes. Übertragungsschmerzen von Triggerpunkten des M. splenius cervicis werden nach oben zum Hinterhaupt und diffus durch den Schädel geleitet und als heftiger Schmerz im Augenhintergrund empfunden – ein „Schmerz im Inneren des Schädels". Gelegentlich werden Schmerzen vom M. splenius cervicis abwärts zum Schultergürtel und zum Schulter-Nacken-Winkel übertragen. **Anatomie:** Die Mm. splenii setzen unten an den Dornfortsätzen der unteren Hals- und oberen Brustwirbel an. Oben inseriert der M. splenius cervicis an den Querfortsätzen der oberen Halswirbel und der M. splenius capitis am Proc. mastoideus. Die Mm. splenius cervicis und splenius capitis überlagern den M. semispinalis capitis und die anderen Nackenmuskeln. Sie werden ihrerseits vom M. trapezius überdeckt und liegen dorsomedial zum M. levator scapulae. **Funktion:** Die Mm. splenii extendieren gemeinsam Kopf und Hals. Einzeln drehen sie diese Körperteile, wobei das Gesicht zur Seite des kontrahierenden Muskels gewendet wird. **Symptome** wie Kopf und Nackenschmerz und einseitig verschwommenes Sehen können auf aktive Triggerpunkte in den gleichseitigen Mm. splenius cervicis und splenius capitis zurückgehen. Die **Aktivierung und Aufrechterhaltung von Triggerpunkten** in diesen Muskeln erfolgt oft durch ein plötzliches, direktes Trauma (Peitschenschlagverletzung) oder wenn der Kopf längere Zeit hindurch vorgebeugt oder vorgeschoben gehalten wird. Besonders anfällig sind diese Nackenmuskeln, wenn sie ermüdet sind und die darüber liegende Haut einem kalten Luftzug ausgesetzt ist. Die **Untersuchung des Patienten** zeigt eine mäßige Einschränkung der passiven Flexion von Kopf und Hals und eine Rotationseinschränkung zur Seite des betroffenen Muskels. Die *aktive* Rotation von Kopf und Hals zur selben Seite ist schmerzhaft eingeschränkt. Bei der **Untersuchung auf Triggerpunkte** muss die Beziehung der Mm. splenii zu den benachbarten Muskeln genau beachtet werden. Sie verlaufen größtenteils zwischen und unter anderen Muskeln. **Differenzialdiagnostisch** wird zwischen Triggerpunkten und anderen Schmerzursachen sowie Peitschenschlagverletzungen unterschieden, wenn Patienten über Kopfschmerzen klagen. Sofern die Mm. splenii Triggerpunkte enthalten, finden sich häufig zahlreiche und vielfältige Gelenkdysfunktionen an der Halswirbelsäule. Eine Nackensteifigkeit als Ausdruck eines myofaszialen Problems darf nicht mit der neurologischen Erkrankung des Torticollis spasmodicus verwechselt werden. Triggerpunkte in mindestens sieben anderen Kopf- und Halsmuskeln rufen ähnliche oder mit denen der Mm. splenii überlappende Schmerzmuster hervor. Die **Lösung von Triggerpunkten** der Mm. splenius cervicis und capitis erfolgt durch Sprühen und Dehnen, wobei der Therapeut das Kühlmittel in aufwärts gerichteten Bahnen aufträgt. Diese Triggerpunkte sprechen überdies auf Druckanwendung und tief streichende Massage an. Die **Infiltration von Triggerpunkten** des M. splenius capitis bedarf äußerster Sorgfalt. Die Kanüle wird nach kaudal gerichtet und zwischen der Verbindung C_1 und C_2 hindurchgeführt, um die A. vertebralis nicht zu punktieren. Bei präziser Lokalisation reagieren die Triggerpunkte des M. splenius cervicis gewöhnlich gut auf die Infiltrationstherapie. Zu den **korrigierenden Maßnahmen** zählt es, anhaltende Ursachen der muskulären Überlastung auszuschalten und täglich die Mm. splenii passiv selbst zu dehnen.

15

Kopf/Hals

Inhaltsübersicht

■■■■ 15.1 Übertragungsschmerzen

(Abb. 15.1)

Ein Triggerpunkt im M. splenius capitis überträgt normalerweise Schmerzen zur gleichen Seite des Scheitels (Abb. 15.1A) [36, 47, 49, 50]. Dieser Muskel zählt zu den vielen Hals- und Kaumuskeln, die häufig Kopfschmerzen verursachen [25, 28–30, 43].

Ein Triggerpunkt im oberen Ende des M. splenius cervicis (Abb. 15.1B, Schmerzmuster auf dem *linken* Teilbild) leitet einen diffusen Schmerz durch den Kopf, der sich insbesondere hinter dem Auge derselben Seite konzentriert. Manchmal überträgt er Schmerzen zum ipsilateralen Hinterhaupt [45]. Ein Triggerpunkt im unteren Abschnitt des M. splenius cervicis am Schulter-Hals-Winkel (Abb. 15.1B, Schmerzmuster auf dem *mittleres* Teilbild) überträgt Schmerzen nach oben und zur Basis des Nackens (Schmerzmuster im *rechten* Teilbild). Dieses Schmerzmuster liegt normalerweise innerhalb des Schmerzmusters des M. levator scapulae, breitet sich jedoch weiter nach medial aus.

In einem von drei Fallberichten wurde ein Schmerz in der Halsseite beschrieben, der in den Kopf ausstrahlte (Trapezius-Schmerzmuster), sowie nach oben zum rechten Auge (Schmerzmuster des M. splenius cervicis). Der Patient wies aktive Triggerpunkte in den Mm. trapezius und splenius cervicis auf. Der Schmerz war zuvor als Okzipitalneuralgie diagnostiziert worden. Bei den beiden anderen Patienten enthielten sowohl der M. splenius capitis als auch der M. splenius cervicis aktive Triggerpunkte. Ein Patient beschrieb einen anhaltenden, druckartigen Schmerz in der linken Okzipitalregion,

ein anderer einen ähnlich gearteten Druckschmerz, der in die Stirn ausstrahlte, sowie ein Taubheitsgefühl in der Okzipitalregion [25]. Diese Fälle verdeutlichen, wie unterschiedlich die Schmerzmuster bei den einzelnen Patienten sein können. Die Beschreibung eines Taubheitsgefühls anstelle von Schmerz erinnert daran, dass Triggerpunkte eben dies sowie Anästhesie und Hyperästhesie statt von Schmerzen übertragen können. Die Patienten erwähnen wahrscheinlich eher den Schmerz als das Taubheitsgefühl, sofern man sie nicht ausdrücklich nach *Sensibilitätsveränderungen* fragt.

Abgesehen von Schmerzen kann ein Triggerpunkt im oberen Abschnitt des M. splenius cervicis zu verschwommenem Sehen auf dem homolateralen Auge führen, ohne dass gleichzeitig Schwindel oder eine Konjunktivitis feststellbar wären. Manchmal verschwindet dieses Symptom unmittelbar und vollständig, sobald der verantwortliche Triggerpunkt inaktiviert wurde.

■■■■ 15.2 Anatomie

(Abb. 15.2)

15.2.1 M. splenius capitis

Unten setzt dieser Muskel an der Mittellinie über den Dornfortsätzen der unteren Halswirbelsäule und der ersten drei oder vier Brustwirbel an. *Oben und lateral* inserieren die Fasern am Proc. mastoideus und dem angrenzenden Os occipitale unterhalb der Ansatzstelle des M. sternocleidomastoideus [3, 11].

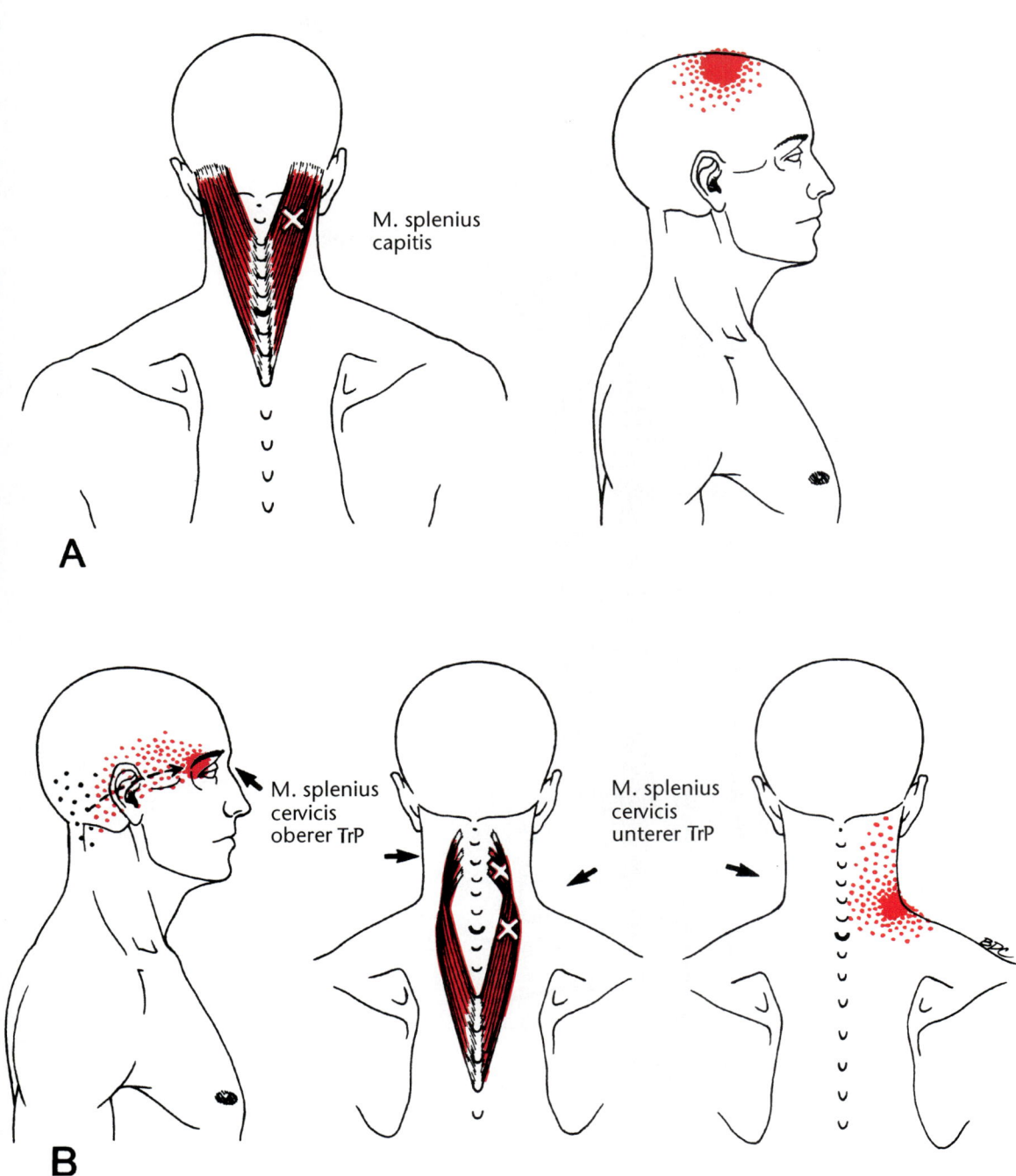

Abb. 15.1: Triggerpunkte (**X**) und Übertragungsschmerzmuster (*dunkelrot*) der rechten Mm. splenius capitis und cervicis (*mittleres Rot*). **A:** ungewöhnlich weit kranial gelegener Triggerpunkt des M. splenius capitis, der sich annähernd auf Höhe von C$_2$ und unmittelbar kaudal der ungeschützten A. vertebralis befindet. **B:** Druck auf den kranialen Muskel-Sehnen-Übergang des *M. splenius cervicis* bewirkt Übertragungsschmerzen in die Orbita (*linke* Abb.). Die schwarze *gestrichelte* Linie und der *Pfeil* zeigen an, dass der Schmerz durch den Kopf hindurch in den Augenhintergrund zu schießen scheint. Die zentralen Triggerpunkte des M. splenius cervicis (mittlerer Muskelabschnitt) übertragen Schmerz zum Nacken-Schulter-Winkel (*rechte* Abb.). Das untere **X** in der *mittleren* Abbildung markiert die dazugehörige Triggerpunktregion im M. splenius cervicis.

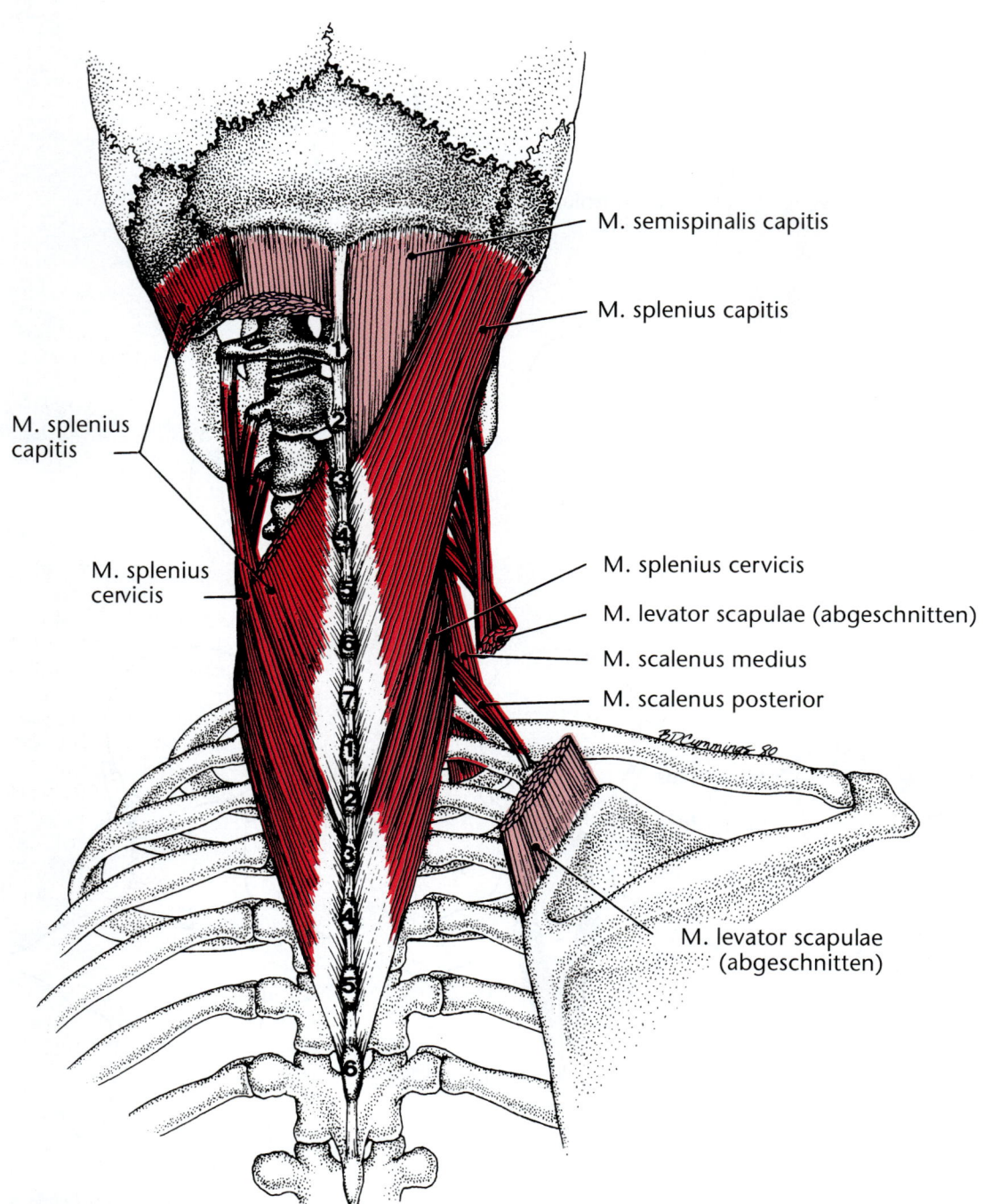

M. semispinalis capitis

M. splenius capitis

M. splenius
capitis

M. splenius
cervicis

M. splenius cervicis

M. levator scapulae (abgeschnitten)

M. scalenus medius

M. scalenus posterior

M. levator scapulae
(abgeschnitten)

Abb. 15.2: Ansatzstellen des rechten M. splenius capitis (*oben, dunkelrot*) und des M. splenius cervicis (*unten, dunkelrot*). Angren-zende Muskeln sind *hellrot* eingezeichnet. Der M. levator scapulae (*rechte Seite*, abgeschnitten) überkreuzt den oberen Abschnitt des M. splenius cervicis, mit dem er die Ansatzstelle an den Procc. transversi der oberen Halswirbel teilt. Der M. trapezius (nicht abgebil-det) überlagert die beiden Mm. splenii größtenteils.

15.2.2 M. splenius cervicis

Dieser Muskel liegt lateral und kaudal vom M. splenius capitis. Der M. splenius cervicis setzt, wie auch der M. splenius capitis, *unten* in der Mittellinie über den Dornfortsätzen der Wirbel Th$_3$–Th$_6$ an. *Oben* inseriert er an den Tubercula posteriora der Procc. transversi der oberen zwei oder drei Halswirbel, wo er den hintersten Platz an einer dreifachen Ansatzstelle einnimmt: In der Mitte liegt der M. levator scapulae und vorn der M. scalenus medius.

Die paarigen Mm. splenius cervicis und splenius capitis bilden mit ihrem kontralateralen Muskel jeweils ein „V" [12].

15.2.3 Weiterführende Literatur

Der M. splenius capitis wurde von anderen Autoren von dorsal [2, 12, 18] von lateral [3, 14, 19] und im Querschnitt [22] abgebildet.

Der M. splenius cervicis wird von dorsal [12, 19, 31] und im Querschnitt [21] dargestellt.

▬ 15.3 Innervation

Beide Muskeln werden von den lateralen Ästen der Rami dorsales der Spinalnerven C$_2$–C$_4$, häufig auch C$_1$, manchmal C$_5$ und selten C$_6$ versorgt [20].

▬ 15.4 Funktion

15.4.1 M. splenius capitis

Im Rahmen einer methodisch ausgefeilten Untersuchung unter Verwendung implantierter Feinnadelelektroden bei 15 Versuchspersonen wurde festgestellt, dass der M. splenius capitis während der Extension von Kopf und Hals bilateral sehr aktiv ist und unilateral bei der Rotation des Kopfes zur selben Seite [8]. Der Muskel zeigte in Ruhe und bei aufrecht ausbalanciertem Kopf keine Aktivität und aktivierte sich *nicht* während der Lateralflexion von Kopf und Hals [8, 44]

Wenn das Gesicht mit angehobenem Kinn zu einer Seite gedreht wird, kontrahieren die Mm. splenii capitis *beider* Seiten kräftig. Anscheinend bewirkt der gleichseitige Muskel die Rotation von Kopf und Hals, während der gegenseitige Muskel die Extension von Kopf und Hals unterstützt [44].

Frühe Stimulationsuntersuchungen an einem nichtspezifizierten M. splenius erwähnen eine Seitwärtsneigung, Rückbeugung und Drehung des Kopfes zur stimulierten Seite [17]. Spätere Autoren schrieben Lateralflexion und Extension von Kopf und Hals der Aktivität nur eines M. splenius capitis zu [11], die Extension von Kopf und Hals dagegen einer bilateralen Kontraktion [11, 31]. Es ist sehr fraglich, ob der Muskel tatsächlich als Lateralflexor von Bedeutung ist.

15.4.2 M. splenius cervicis

Es wurden keine für den M. splenius cervicis spezifischen elektromyographischen Daten gefunden. Wie zu erwarten, bewirkt die Kontraktion nur eines Muskels Rotation und Lateralflexion der Halswirbelsäule zur selben Seite, und in bilateraler Aktion extendieren die Muskeln den Hals [11]. Andere Autoren halten nur Rotation und Extension durch diesen Muskel für gesichert [5, 31].

▬ 15.5 Funktionelle Einheit

Als Synergisten der Mm. splenii capitis und cervicis für die Extension von Kopf und Hals wirkt die Nackenmuskulatur insgesamt, insbesondere die Mm. semispinalis capitis und cervicis, wenn sie bilateral aktiv sind. Antagonisten der Extension sind die prävertebralen Halsmuskeln, die am Zungenbein ansetzenden Muskeln und der M. sternocleidomastoideus, wenn sie bilateral kontrahieren. Synergisten der Rotation *zur selben Seite* sind der M. levator scapulae und die *kontralateralen* Mm. trapezius (Pars descendens), semispinalis cervicis, die tiefen Rotatoren der Halswirbelsäule und der M. sternocleidomastoideus. Antagonisten der Rotation durch die Mm. splenii capitis und cervicis sind der *kontralaterale* M. levator scapulae, sowie die *ipsilateralen* Mm. trapezius (Pars descendens), semispinalis cervicis, sternocleidomastoideus und die tiefen Rotatoren.

▬ 15.6 Symptome

Patienten mit aktiven Triggerpunkten im M. splenius capitis klagen gewöhnlich vorwiegend über Schmerz in der Scheitelgegend, wie in Kapitel 15.1 beschrieben.

Patienten mit Triggerpunkten im M. splenius cervicis klagen vorrangig über Schmerzen in

Nacken, Schädel und Auge, möglicherweise auch über einen „steifen Hals" [38, 45], da die aktive Rotation von Kopf und Hals schmerzhaft eingeschränkt ist. Jedoch ist die Rotationseinschränkung bei allein betroffenem M. splenius cervicis geringer, als wenn nur der M. levator scapulae Triggerpunkte enthält. Eine gleichzeitige Triggerpunktaktivität sowohl im M. levator scapulae als auch im M. splenius cervicis kann die aktive Kopfrotation zu dieser Seite fast völlig verhindern. Restschmerzen und -steifigkeit im Hals nach der Inaktivierung von Triggerpunkten im M. levator scapulae deutet auf einen Triggerpunktbefall des M. splenius cervicis.

Schmerzen in der Orbita und verschwommenes Sehen sind lästige Symptome, die gelegentlich von Triggerpunkten im oberen Anteil des homolateralen M. splenius cervicis übertragen werden.

▬▬ 15.7 Aktivierung und Aufrechterhaltung von Triggerpunkten

(Abb. 15.3)

Triggerpunkte in den Mm. splenii werden durch verschiedene Belastungssituationen aktiviert und aufrecht erhalten. Dazu gehören die Körperhaltung, eine direkte Gewalteinwirkung, Bewegungen und Umwelteinflüsse

Körperhaltung

Sofern Kopf und Hals auf Grund der Körperhaltung übertrieben extendiert und rotiert werden, werden leicht Triggerpunkte im M. splenius cervicis aktiviert und aufrecht erhalten. Dazu gehören eine Arbeitshaltung am Schreibtisch mit zur Seite gedrehtem und nach vorn geschobenem Kopf, um Vorlagen oder einen Bildschirm besser zu sehen, eine Beobachterhaltung (z. B. beim Beobachten von Vögeln durch das Fernglas) im Sitzen, wobei der extendierte Hals eine starke Thoraxkyphose ausgleicht (Abb. 15.3) sowie eine ähnliche Haltung mit gestrecktem Kopf und Hals beim Spielen bestimmter Musikinstrumente, z. B. eines Akkordeons. Triggerpunkte von M. splenius capitis oder M. splenius cervicis oder beiden Muskeln werden außerdem leicht aktiviert, wenn man einschläft und dabei Kopf und Nacken gekrümmter hält, z. B. wenn der Kopf ohne Kissen auf der Armlehne eines Sofas ruht. Eine auf Kühlung eingestellte Klimaanlage oder ein kühler Luftzug über den ungeschützten Nacken steigern die Wahrscheinlichkeit erheb-

lich, dass sich Triggerpunkte in diesen Nackenmuskeln aktivieren, vor allem, wenn die Muskeln ermüdet sind.

Bei einem Patienten entwickelte sich ein Syndrom des M. splenius capitis, nachdem ihm Kontaktlinsen angepasst worden waren [46]. Bei der Arbeit am Schreibtisch legte er den Kopf in den Nacken, damit sich das Deckenlicht nicht in den Gläsern spiegelte. Zu einer ähnlichen Nackenhaltung und den entsprechenden Folgen kann es kommen, wenn jemand versucht, durch den mittleren Abschnitt trifokaler Linsen zu sehen.

Häufig ist eine direkte Gewalteinwirkung bei einem Verkehrsunfall für Triggerpunkte im M. splenius capitis (und anderen Muskeln des Achsenskeletts) verantwortlich. Diese Muskeln werden bei einem Auffahrunfall von hinten und anschließendem abrupten Halten [41] besonders leicht traumatisiert, vor allem, wenn Kopf und Hals zum Zeitpunkt des Aufpralls leicht rotiert waren. Bekanntermaßen entwickelt sich bei einer Vielzahl von Patienten, die eine Akzelerations-Dezelerationsverletzung erlitten hatten (auch unter dem altmodischen Begriff „Peitschenschlagverletzung" bekannt) eine hartnäckige Schmerzensymptomatik in Kopf und Hals. Diese Patienten werden selten im Hinblick auf die muskuläre Ursache ihrer Schmerzen angemessen untersucht und behandelt. Baker, ein gut geschulter und erfahrener Diagnostiker von Triggerpunkten, untersuchte bei 100 Fahrern oder Mitfahrern, die einen Auffahrunfall erlebt hatten, 34 Muskeln und bestimmte die Richtung, aus der

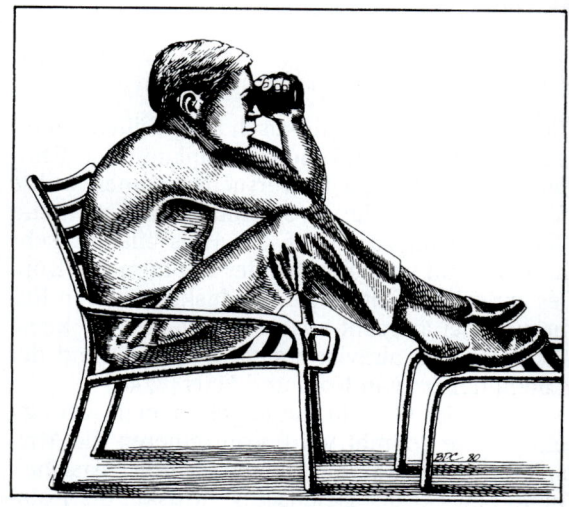

Abb. 15.3: Ungünstige „Beobachterhaltung": Die Mm. splenii sind anhaltend kontrahiert. Diese Haltung sollte nicht längerfristig eingenommen werden.

der Aufprall erfolgt war. Am zweithäufigsten war dem M. splenius capitis betroffen: Bei 94% der Unfallopfer nach einem Frontalaufprall, bei 77% nach einem Heckaufprall, bei 75% nach einem seitlichen Aufprall und bei 69% nach einem Frontalaufprall auf der Fahrerseite [4].

Bewegungsbelastung

Eine Bewegungsbelastung, die Triggerpunkte in den Mm. splenii aktivieren kann, ist z. B. das kraftvolle Ziehen an einem Seil, wobei der Kopf rotiert oder nach vorn geschoben wird. Diese Muskeln sind ebenso wie der M. levator scapulae triggerpunktanfällig, wenn jemand beim Krafttraining an Geräten zu viel Gewicht bewegt (zieht oder hebt). Rotation von Kopf und Hals und/oder eine vorgeschobene Kopfhaltung steigern die Belastung.

Umwelteinflüsse

Eine Belastung durch Umwelteinflüsse entsteht z. B. wenn die Muskeln ermüdet sind und die Haut über ihnen stark auskühlt. Dazu kommt es, wenn man sich mit feuchter Badekleidung in den Schatten legt (selbst an einem warmen Tag), nachdem man sich müde geschwommen hat. Triggerpunkte in den Mm. splenius cervicis und levator scapulae werden auf diese Weise aktiviert.

▬▬ 15.8 Untersuchung des Patienten

Die *aktive* Kopfrotation zur selben Seite ist schmerzhaft eingeschränkt. Dasselbe gilt für die passive Rotation zur Gegenseite. Das Kinn kann möglicherweise nicht an den Brustkorb herangeführt werden, es bleibt ein Abstand von einer oder zwei Fingerbreiten. Der Arzt wird möglicherweise erst dann auf einen Triggerpunktbefall des M. splenius cervicis aufmerksam, wenn sich Schmerzen und eingeschränkte Rotation nach dem Inaktivieren von Triggerpunkten im M. levator scapulae bessern aber nicht verschwinden.

▬▬ 15.9 Untersuchung auf Triggerpunkte

15.9.1 M. splenius capitis

Triggerpunkte im M. splenius capitis werden durch flächige Palpation lokalisiert. Meistens

liegen sie ungefähr dort, wo der obere Rand des M. trapezius den M. splenius capitis kreuzt (Abb. 20.7). Auch andere Autoren haben diese eindeutige Beziehung dargestellt [13, 32]. Wie Rachlin zeigte, liegen diese Triggerpunkte in der Muskelmitte [40]. Der Untersucher muss die Richtung des Faserverlaufs kennen (Abb. 16.2 und 20.7) und quer dazu auf verspannte Faserbündel mit einem Triggerpunkt palpieren.

Der Muskel ist subkutan in dem kleinen muskulären Dreieck palpierbar (Abb. 20.7), das anterior vom M. sternocleidomastoideus, posterior vom M. trapezius (Pars descendens) und kaudal vom M. levator scapulae begrenzt wird [14]. Der M. splenius capitis wird lokalisiert, indem der Untersucher den Proc. mastoideus und den deutlich sich abhebenden M. sternocleidomastoideus palpiert. (Dieser tritt stärker hervor, wenn der Patient von der untersuchten Seite *wegsieht*, den Kopf jedoch *dorthin* neigt.) Der Untersucher legt einen Finger posterior und medial des M. sternocleidomastoideus unterhalb des Hinterhauptes an und palpiert die Kontraktion der diagonal verlaufenden Fasern des M. splenius capitis. Der Patient dreht währenddessen das Gesicht zur untersuchten Seite und extendiert den Kopf gegen *leichten* Widerstand durch den Untersucher. Sobald der M. splenius capitis in diesem muskulären Dreieck aufgefunden wurde, wird er auf verspannte Faserbündel und Triggerpunkte hin untersucht. In einigen Fällen kann der Muskel so straff sein, dass er auch ohne Mithilfe durch den Patienten eindeutig zu palpieren ist.

Im Zweifelsfall kann sich der Untersucher am oberen Rand des M. trapezius orientieren (Abb. 6.6 und 20.7). Der Patient sitzt während dieser Untersuchung gut abgestützt halb zurückgelehnt und entspannt seine Muskeln. Der Untersucher palpiert die Kontraktionen, während der Patient plötzlich den Arm kräftig und gegen leichten Widerstand abduziert. Der M. splenius capitis wird am oder unterhalb des Randes vom M. trapezius (Pars descendens), ungefähr auf Höhe des Dornfortsatzes C_2 auf verspannte Faserbündel und Druckschmerzen palpiert.

Falls erforderlich lässt sich eine Kontraktion des M. levator scapulae abgrenzen, indem der Patient das Schulterblatt gegen Widerstand anhebt, denn dabei bleibt der M. splenius capitis schlaff.

Williams schreibt Druckschmerzen am Ansatz des M. splenius capitis am Proc. mastoideus und dem sich eng anschließenden Muskelabschnitt einem Triggerpunkt im M. splenius capitis zu [49]. Der Druckschmerz in diesem Bereich dürfte jedoch eher auf einer Insertionstendopathie bei einem Triggerpunkt in der Mitte des Muskelbauches beruhen.

15.9.2 M. splenius cervicis

(Abb. 15.4)
Der M. splenius cervicis ist nicht leicht palpierbar. Von dorsal betrachtet wird er fast vollständig vom oberen oder mittleren Anteil des M. trapezius überdeckt. Lediglich ein kleiner Streifen wird nicht vom M. splenius capitis und/oder posterior vom M. rhomboideus minor oder lateral vom M. levator scapulae bedeckt.

Am besten palpiert man Triggerpunkte im mittleren Muskelbauch von der Seite her, durch den M. levator scapulae hindurch oder um ihn herum. Sofern Haut und Unterhautgewebe ausreichend verschieblich sind, schiebt der Untersucher einen Finger anterior vom freien Rand der Pars descendens des M. trapezius ungefähr auf Höhe des Dornfortsatzes C_7 auf den M. levator scapulae zu und darüber hinaus. Wenn dieser Muskel nicht druckempfindlich ist, jedoch zusätzlicher, nach medial auf die Wirbelsäule gerichteter Druck Schmerzen auslöst, dürfte ein Triggerpunkt im M. splenius cervicis vorliegen. Das lässt sich am besten überprüfen, indem das Schmerzmuster des Patienten reproduziert wird. Bei Patienten mit gut verschieblichem Bindegewebe ist vielleicht zu tasten, wie die verspannten Faserbündel von lateral nach medial und kaudal verlaufen. Der M. levator scapulae kontrahiert, wenn die Schulter angehoben, der M. splenius cervicis, wenn der Hals extendiert wird.

Posterior erfolgt Fingerdruck auf Triggerpunkte im mittleren Teil des M. splenius cervicis ungefähr 2 cm lateral der Wirbelsäule auf Höhe des Dornfortsatzes C_7 (Abb. 15.2 und 15.4, untere Fingerposition). Diese Stelle befindet sich direkt unterhalb des Nacken-Schulter-Winkels [13]. Die hier vorhandenen Druckschmerzen können ebenfalls von Triggerpunkten im M. trapezius stammen und mit Faserbündeln zusammenhängen, die nach lateral und unten und nicht nach medial und unten abgewinkelt verlaufen. Falls der Druckschmerz unterhalb des M. trapezius lokalisiert ist, kann er von Triggerpunkten entweder des M. splenius cervicis oder des M. levator scapulae stammen. Wenn Flexion nach vorn ausschließlich des Halses (zunehmende Spannung in erster Linie des M. splenius cervicis) die Druckempfindlichkeit steigert, sind

eher Triggerpunkte des M. splenius cervicis dafür verantwortlich. Sowohl der M. splenius capitis als auch der M. splenius cervicis werden durch Flexion des Halses verlängert. Allerdings wird nur der M. splenius capitis bei Flexion des Kopfes auf der Wirbelsäule zusätzlich verlängert.

Bei einigen Patienten ist der Bereich der kranialen Ansatzstelle des M. splenius cervicis druckschmerzhaft, wenn man vom lateralen Hals aus auf Höhe C_7 direkt in Richtung auf die Wirbelsäule drückt. Diese Empfindlichkeit geht wahrscheinlich auf eine Insertionstendopathie bei verspannten Faserbündeln zurück. Sie liegt kranial des druckschmerzhaften Bereiches bei Triggerpunkten.

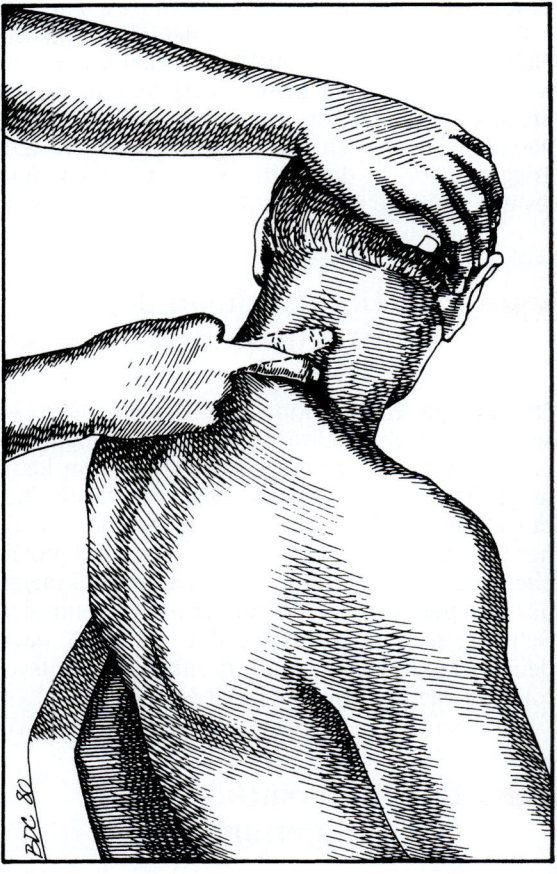

Abb. 15.4: Untersuchung des M. splenius cervicis. Der untere Finger (*durchgezogene Linie*) palpiert den Triggerpunkt in der Muskelmitte. Der *gestrichelt* gezeichnete Finger (oben) palpiert auf Druckschmerzhaftigkeit im Bereich eines Muskel-Sehnen-Übergangs.

▬ 15.10 Engpass

Den Autoren sind keine Nervenengpässe bei Triggerpunkten dieser Muskeln bekannt.

▬ 15.11 Differenzialdiagnose

Wenn die Mm. splenii Triggerpunkte enthalten, liegen meist auch zahlreiche unterschiedliche Gelenkdysfunktionen der Halswirbelsäule vor. Am häufigsten scheint die Dysfunktion C_2 zu sein, insbesondere, wenn der M. splenius capitis betroffen ist. Im Zusammenhang mit diesem Triggerpunkt ist außerdem eine Dysfunktion des Atlantookzipitalgelenks häufig. Dysfunktionen von C_4 und C_5 sind dagegen wahrscheinlich, wenn Triggerpunkte im M. splenius cervicis vorliegen.

Bei Patienten mit Kopf- und Halsschmerzen nach einem Verkehrsunfall wird häufig eine deskriptive Diagnose gestellt, z.B. Peitschenschlagsyndrom oder -verletzung, Hyperextensionsüberlastung oder -verletzung, Hyperextensions-Flexionsverletzung oder Akzelerations-Dezelerationsverletzung. Keiner dieser Begriffe geht darauf ein, dass die Probleme des Patienten ihre Ursache in den Geweben haben. Es wird übersehen und therapeutisch unzulänglich darauf eingegangen, dass oft Triggerpunkt im Geschehen die ausschlaggebende Rolle spielen. Ärzte, die sich mit der Triggerpunktproblematik auskennen, neigen dazu, ausschließlich die Nackenmuskeln zu untersuchen. Baker zufolge sind es jedoch die Mm. semispinalis capitis und M. splenius capitis unter den Muskeln des oberen Rumpfes, in denen sich nach einem Verkehrsunfall am häufigsten aktive Triggerpunkte entwickeln [4]. Voraussetzung für die Genesung von Patienten mit diesen Triggerpunkten ist es jedoch oft, dass die Triggerpunkte in den ventralen Hals- und Brustmuskeln ausgeschaltet werden, z.B. im M. sternocleidomastoideus und in den Mm. pectorales, insbesondere im M. pectoralis minor.

Einige Übertragungsschmerzmuster anderer Triggerpunkte ähneln denen der Mm. splenius capitis und splenius cervicis oder überlagern diese. Es handelt sich um Triggerpunkte der Mm. semispinalis cervicis, suboccipitalis, levator scapulae, sternocleidomastoideus, trapezius (Pars descendens), temporalis und masseter (tiefe Schicht) [48].

Ein zunehmend häufigeres Problem in den medizinischen Praxen sind die Akzelerations-Dezelerationsverletzungen [37] (Peitschenschlag). Besorgnis und Frustration hinsichtlich deren Pathophysiologie und Therapie sind verbreitet [10, 35, 39]. Barnsley et al. veröffentlichten erst kürzlich eine eingehende Sekundäranalyse zu diesem Problem [6]. Die Peitschenschlagverletzung ist unter verschiedenen Namen bekannt. In Frankreich heißt sie *coup du lapin* (Kaninchentritt), in Deutschland und Österreich *Schleudertrauma*, in Italien *colpo di frusta* (Peitschenschlag), in Norwegen *nakkesleng* (schnelle Nackenhyperextension) und in Schweden *pisksnärt skada* (Peitschenschlagverletzung) [23].

Diagnose und Behandlung der Schmerzen nach einer Akzelerations-Dezelerationsverletzung sind hauptsächlich deshalb so unbefriedigend, weil der Schmerz vielfältige Ursachen haben kann, die beim individuellen Patienten eine unterschiedliche Rolle spielen können [34]. Einer Untersuchung von Mailis et al. zufolge wurden nur 9% von 32 Patienten mit einem Thoracic-outlet-Syndrom nach einem Verkehrsunfall auch unter dieser Diagnose überwiesen, 16 der 32 Patienten wurden chirurgisch behandelt, alle wurden konservativ therapiert, u.a. durch „Triggerpunktinfiltration". Nur bei 20% der konservativ und 47% der chirurgisch behandelten Patienten wurden die Schmerzen merkbar gelindert [34]. Die Studie erwähnt keine Untersuchung der Muskeln, insbesondere des M. pectoralis minor, auf Triggerpunkte, die bei vielen Patienten mit Peitschenschlagverletzung eine wesentliche Schmerzursache darstellen [27]. Dafür sprechen auch die 67% Patienten mit „Thoracic-outlet-Syndrom" auf der Seite des Schultergurts beim Fahrzeugführer [34]. Zu einer sachgemäßen Schmerzevaluation nach einer Peitschenschlagverletzung gehört die kompetente, gründliche Untersuchung auf aktive Triggerpunkte, die sehr viel besser therapierbar sind, wenn sie unverzüglich erkannt und behandelt werden [27].

Die Knickbildung und Steilstellung auf Röntgenaufnahmen der Halswirbelsäule in Flexion und Extension bei Patienten mit klinisch nachgewiesener Peitschenschlagverletzung, waren in 81% diagnostisch empfindlich und zu 80% genau [26], verglichen mit einer Kontrollgruppe. Dieser Befund ist mit einer muskulär bedingten Verzerrung der Mechanik der Halswirbelsäule erklärbar, zu der es im Zusammenhang mit vermehrter Muskelspannung bei triggerpunktbedingt verspannten Faserbündeln kommen könnte.

Bei einer sorgfältig kontrollierten Studie wurden bei 54% von 50 Patienten, die wegen chronischer Schmerzen im Hals nach einer Peitschenschlagverletzung vorstellig wurden, schmerzhafte Facettengelenke gefunden [7]. Diese Patienten wurden nicht spezifisch auf Triggerpunkte untersucht, obwohl myofasziale Triggerpunkte eine häufige Begleiterscheinung von schmerzhaften Gelenkdysfunktionen sind. Triggerpunkte in Nackenmuskulatur und Facettengelenken der Halswirbelsäule auf der entsprechenden Etage können erstaunlich ähnliche Schmerzmuster erzeugen [9].

Im Rahmen einer weiteren Studie wurden 120 junge Patienten untersucht, die wegen einer Peitschenschlagverletzung überwiesen wurden. Bei 76% war die Leitfähigkeit der die oberen Extremitäten versorgenden Nerven verändert, und diese Störung hielt bei 70% dieser Patienten für sechs Monate an. Bei 64% der Patienten waren die akustisch evozierten Potenziale dauerhaft verändert [42]. Diese Befunde zeigen, dass bei einer Peitschenschlagverletzung neurologische Anomalien auftreten, die eine motorische Dysfunktion verschärfen, die Triggerpunktaktivität steigern und als triggerpunktbegünstigende Faktoren wirken könnten.

Nur selten treten aktive Triggerpunkte begrenzt auf die Mm. splenii aus. Meist sind ebenfalls der M. levator scapulae und/oder sein kontralateraler Partner sowie andere Nackenmuskeln betroffen.

Ein Triggerpunktbefall der Mm. splenii, des M. levator scapulae, des oberen M. trapezius und des M. sternocleidomastoideus ist vom Torticollis spasmodicus (spastischer Schiefhals) [1, 24] abzugrenzen. Hierbei handelt es sich um eine neurologische Erkrankung mit typischen paroxysmalen oder klonischen Kontraktionen der betroffenen Muskeln, insbesondere des M. sternocleidomastoideus. Dieser Muskel kann auch einen tonischen Spasmus aufweisen. Beim Torticollis spasmodicus kommt es zur Muskelhypertrophie bei fibrösen Veränderungen und anhaltender Kontraktur. Dagegen führen die Verkürzung und Verspannung eines Muskels bei myofaszialen Triggerpunkten nicht zu einer Hypertrophie. Sie zeigen zudem einen gleichbleibenden Widerstand gegen den Versuch, sie passiv zu verlängern, jedoch keine paroxysmalen oder klonischen Kontraktionen. Der Torticollis spasmodicus scheint seinen Ursprung wie die Dystonien im Zentralnervensystem zu haben [24]. Gegen den Reizherd im Gehirn kann chirurgisch vorgegangen werden [1, 15, 16]. In Kapitel 7.11 und in Kapitel 19 wird auf die Differenzialdiagnose „steifer Hals" mit myofaszialer Ursache eingegangen.

▬▬ 15.12 Lösung von Triggerpunkten

(Abb. 15.5)
Die Mm. splenii werden im Allgemeinen gemeinsam mit ihren Synergisten gelöst. Wenn ein Muskel verspannt ist, kann es unmöglich sein, den einen oder anderen innerhalb der synergistischen Einheit zu dehnen.

Die Schultergürtelachse wird am sitzenden Patienten auf eine horizontale Ausrichtung überprüft. Nötigenfalls wird eine Unterlage unter das Tuber ischiadicum gelegt, die kleinere Beckenseite dadurch angehoben und die Wirbelsäule aufgerichtet (Abb. 48.10).

Der Patient sitzt in einem bequemen Lehnstuhl mit gut abgestützten Ellenbogen. Er lehnt sich an die Rückenlehne und entspannt die Schultergürtelmuskeln. Der Kopf des Patienten wird um 20–30° von den betroffenen Mm. splenii weg gedreht und behutsam flektiert (Abb. 15.5A). Gleichzeitig wird Kühlspray aufwärts über den Muskel und das Hinterhaupt bis zum Scheitel aufgebracht. Gekühlt werden sollte außerdem der Nacken-Schulter-Winkel, wo sich der Übertragungsschmerz des M. splenius cervicis manifestiert, sowie die Kopfseite bis hin zum Auge (das Auge gegen das Spray abschirmen). Statt des Kühlsprays kann auch Eis verwendet werden.

Sofort anschließend nimmt der Therapeut den Kopf des Patienten in beide Hände und übt Traktion nach oben aus, während er den Kopf vorsichtig weiter flektiert und rotiert und damit stets erneut Vorspannung in den Muskeln aufnimmt (Abb. 15.5B). Der Patient sollte gleichzeitig nach unten blicken und langsam ausatmen. Die Wirkung wird durch reziproke Inhibition gesteigert, wenn der Patient zusätzlich versucht, den Kopf aktiv in Dehnungsrichtung zu neigen. Er lernt auf diese Weise, wie er den Muskel selber dehnen muss.

Auf Kühlen und Dehnen folgt unmittelbar die Anwendung von feuchter Wärme.

▬▬ 15.13 Infiltration von Triggerpunkten

(Abb. 15.6)

15.13.1 M. splenius capitis

Unter Berücksichtigung aller Vorsichtsmaßnahmen können die Triggerpunkte im mittleren Bereich des Muskels ohne Bedenken infiltriert werden. Der M. semispinalis capitis liegt unterhalb des M. splenius capitis (Abb. 15.2) und dient als Puffer zwischen diesem und dem ungeschützten Abschnitt der A. vertebralis (Abb. 16.8). Die ungeschützte Arterie verläuft dann kranial vom Dornfortsatz C$_1$ (Abb. 16.5). Der M. splenius capitis kann daher unbedenklich infiltriert werden, wenn der Arzt die Kanüle nach kaudal und unterhalb der Verbindung der Wirbelkörper C$_1$ und C$_2$ (Abb. 15.6) einsticht und sie in einer Ebene flach vorschiebt, so dass die Einstichtiefe kontrolliert ist.

Der Patient liegt auf der nicht betroffenen Seite. Ein Kissen befindet sich zwischen Wange und Schulter und verhindert, dass Kopf und Hals gebeugt oder rotiert werden. Der Triggerpunkt wird, wie in Kapitel 15.9 beschrieben, palpatorisch lokalisiert. Zur Infiltration eines Triggerpunktes im M. splenius capitis wird die Nadel unterhalb und seitlich vom Trigonum omoclaviculare eingestochen, durch das die A. vertebralis verläuft (Abb. 16.5).

15.13.2 M. splenius cervicis

Der Patient liegt auf der nicht betroffenen Seite. Zwischen Wange und Schulter befindet sich ein Kissen und verhindert, dass Kopf und Hals gebeugt oder gedreht werden. Wie in Kapitel 15.9 beschrieben, liegen die Triggerpunkte des M. splenius cervicis im mittleren Muskelabschnitt [40]. Sie werden palpatorisch ungefähr auf Höhe des Dornfortsatzes C$_7$ lokalisiert. Hier liegt der M. splenius cervicis medial und unterhalb des M. levator scapulae und verläuft nach kaudal unterhalb der Mm. rhomboidei und serratus posterior. Der Triggerpunkt in seinem mittleren Abschnitt liegt zwischen dem unteren Ende des M. splenius capitis und dem M. levator scapulae. Zur Infiltration wird die Kanüle am besten von lateral nach medial geführt (Abb. 15.6). Sie bleibt oberhalb der Rippen posterior der Ebene der Procc. transversi. Bei dieser Verfahrensweise wird sie entweder von anterior oder durch den vorderen Rand des M. trapezius eingestochen. Eine palpier-

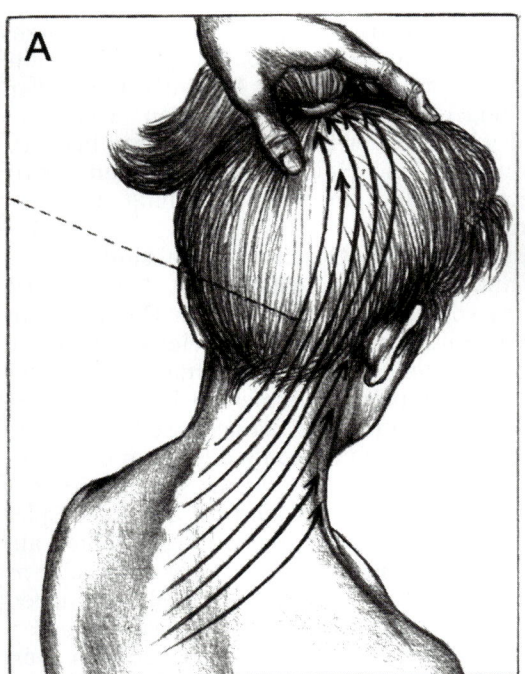
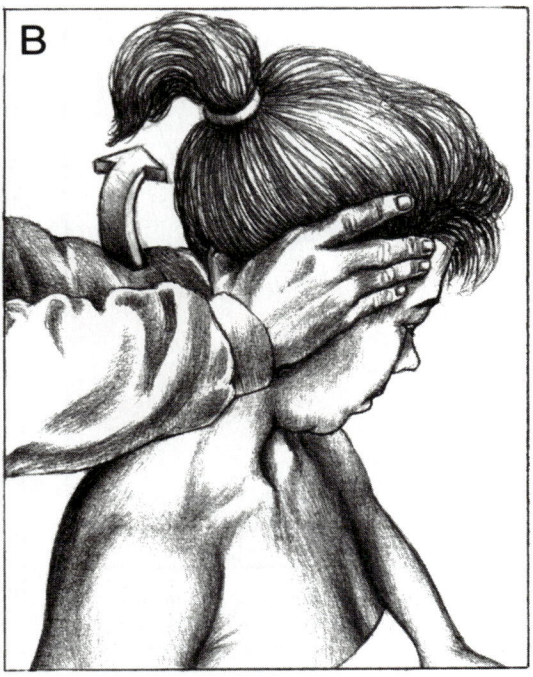

Abb. 15.5: Dehnungsstellung und Kühlmuster für Triggerpunkte in den rechten Mm. splenius capitis und splenius cervicis. **A:** Kopf und Halswirbelsäule werden zur Gegenseite rotiert und leicht flektiert, während Kühlspray (*dünne Pfeile*) aufwärts bis zum Scheitel aufgebracht wird. Um den M. splenius cervicis abzudecken, sollten außerdem der Nacken-Schulter-Winkel und die Seitenfläche des Kopfes (nicht abgebildet) bis zum Auge (abschirmen!) gekühlt werden. **B:** Der Therapeut nimmt sofort Vorspannung in den Mm. splenii auf. Er übt aufwärts gerichtete Traktion und rotiert und flektiert Kopf und Hals gleichzeitig zur Gegenseite (*breite Pfeile*). Die Mm. splenii werden wirkungsvoller gelöst, wenn der Patient langsam ausatmet, dabei nach unten blickt und dann vorsichtig versucht, die Verlängerung des Muskels aktiv zu unterstützen.

bare lokale Zuckungsreaktion und/oder eine unwillkürliche Ausweichbewegung bestätigen den Kontakt mit dem aktiven Fokus in einem Triggerpunkt. Wenn trotz weiterer Sondierens keine Reaktionen mehr ausgelöst werden, dürften alle aktiven Foki in diesem Triggerpunkt inaktiviert sein. Die Infiltration mit 0,5%igem Procain mildert die nachfolgenden Injektionsschmerzen.

Gelegentlich wurden Patienten während der Infiltration von Triggerpunkten des M. splenius cervicis bewusstlos. Dies ist eine Folge des starken autonomen Reizes, der durch das Inaktivieren dieses Triggerpunktes ausgelöst wird. Auf den Bewusstseinsverlust folgten normalerweise multiple, starke Zuckungsreaktionen mit sichtbarer Abweichung des Kopfes in Richtung der Zuckung. Der Umstand, dass auf die Synkope immer rasche Zuckungsbewegungen des Kopfes folgten deutet darauf hin, dass dieser Reaktion ein veränderter vestibulärer Input zu Grunde

liegt. Wenn sich der Kopf bewegt, kontrahieren wahrscheinlich Fasern der Mm. splenius capitis und splenius cervicis gemeinsam (persönliche Mitteilung R. Shapiro, 1996).

Wenn der Patient wegen eines „steifen Halses" behandelt wird, sollten sämtliche Triggerpunkte im M. levator scapulae und im M. splenius cervicis infiltriert werden.

15.14 Korrigierende Maßnahmen

15.14.1 Haltungsbelastung

Wenn den Patienten bewusst wird, dass bestimmte Tätigkeiten, wie das Beobachten von Vögeln und das Spielen eines Akkordeons, die Triggerpunkte in den Mm. splenii aktivieren, lernen sie, die haltungsbedingte Belastung zu vermeiden: Sie halten Kopf und Hals aufrecht, strecken die Brustwirbelsäule und bemühen sich, Kopf und Hals weniger zu verdrehen.

Eine Körperasymmetrie durch ein zu kurzes Bein oder eine zu kleine Beckenhälfte sollte ausgeglichen werden. Der Patient sollte keinen zu langen Spazierstock benutzen. Der Hals wird während der Nachtruhe weniger belastet, wenn Kopf und Hals durch ein Kissen richtig abgestützt und in Neutralstellung gehalten werden.

Ergonomische Gesichtspunkte sind für die Behandlung des myofaszialen Schmerzsyndroms wichtig [33]. Wer viel am Computer arbeitet, sollte lernen, wie die Gelenke möglichst in Neutralstellung gehalten werden, wie er starke Verschraubungen vermeiden kann und dass er den Kopf nicht für längere Zeit verdrehen sollte. Der Bildschirm sollte direkt vor dem Körper und auf einer Höhe stehen, bei der sich der Körper aufrichten kann und bei der keine Spiegelungen entstehen. Schreibvorlagen sollten auf einer Halterung auf Höhe des Bildschirms befestigt (und nicht auf den Schreibtisch neben die Tastatur gelegt) werden, damit sie ohne Verdrehungen und Muskelbelastung gelesen werden können.

Wenn sich die Beleuchtung in Brille oder Kontaktlinsen spiegelt, sollte die Lichtquelle umgestellt werden oder man benutzt getönte Gläser. Wer für Triggerpunkte im M. splenius cervicis anfällig ist, sollte keine trifokalen Brillengläser benutzen.

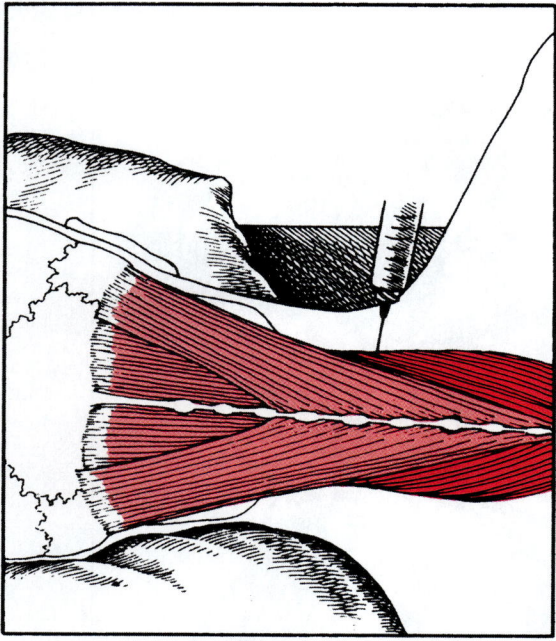

Abb. 15.6: Infiltration des Triggerpunktareals im mittleren Abschnitt des M. splenius capitis (*hellrot*) und im Mittelteil (untere Triggerpunktregion) des M. splenius cervicis (*dunkelrot*). Der Patient befindet sich in Seitenlage. Der M. semispinalis ist nicht koloriert. Im Bereich oberhalb der schwarzen Linie auf Höhe des Zwischenraumes C_1 und C_2 wird *nicht infiltriert*. Der ungeschützte Abschnitt der A. vertebralis liegt kranial von C_1. Beim Infiltrieren des M. splenius capitis wird die Kanüle daher unterhalb der durch die Linie gekennzeichneten Ebene eingestochen und nach kaudal gerichtet. Es ist nicht ratsam, den Bereich des Muskel-Sehnen-Überganges des M. splenius capitis zu infiltrieren.

15.14.2 Bewegungsbelastung

Vorsicht ist geboten, wenn an Krafttrainings-geräten Gewichte gezogen werden müssen. Es darf nicht mit zu viel Gewicht trainiert werden. Der Trainierende sollte lernen, beim Ziehen den Kopf weder zur Seite zu drehen noch vor-zustrecken

15.14.3 Umwelteinflüsse

Eine Abkühlung der Nackenhaut kann ins-besondere bei ermüdeten Muskeln Triggerpunk-te in den Nackenmuskeln aktivieren. Der Pa-tient hält den Nacken warm, indem er hochgeschlossene Schlafkleidung, bei Tag einen Pullover mit Rollkragen oder ein Halstuch trägt und kalten Zug vermeidet.

15.14.4 Übungen

Der Patient entspannt die Mm. splenii, indem er die Arme in die Höhe streckt, wie in Abbil-dung 16.11 gezeigt, und den Kopf behutsam beugt und dreht, wie in Abbildung 15.5B ver-anschaulicht. Am besten sitzt er dabei auf einem Hocker oder steht unter der heißen Dusche und praktiziert postisometrische Relaxation mit oder ohne Vertiefung. Wenn die Muskeln entspannt sind, bewegt er Kopf und Hals dreimal langsam und vorsichtig im gesamten Bewegungsausmaß, d. h. er flektiert, extendiert und rotiert. Wenn be-nachbarte Muskelfasern noch empfindlich und verspannt sind, sollte die Übung wiederholt wer-den. Dabei wird der Winkel des Dehnungszuges verändert, um auch diese Fasern anzusprechen.

Der Patient sollte die Muskeln jeweils nur in eine Richtung dehnen, dann die Dehnung auf-lösen, die Kopfstellung wechseln und erst da-nach erneut dehnen, Es kann benachbarte verspannte Muskelfaserstränge ernstlich *über-lasten* und den Zustand verschlimmern, wenn man den Kopf im vollen Bewegungsausmaß kreisen lässt („Kopf rollen").

Literatur

1. Adson AW, Young HH, Ghormley RK Spasmodic torticollis. *J Bone Joint Surg* 28:299–308, 1946.
2. Agur AM: *Grant's Atlas of Anatomy*. Ed. 9. Williams & Wilkins, Baltimore, 1991 (p. 235, Fig. 4–49).
3. Ibid. (pp. 552–555, Fig. 8–4).
4. Baker BA: The muscle trigger: evidence of overload injury. *J Neurol Orthop Med Surg* 7:35–44, 1986.
5. Bardeen CR: The musculature. Section. 5. In: *Morris's Human Anatomy*. Ed. 6. Edited by Jackson CM. Blakiston's Son & Co., Philadelphia, 1921 (p. 447).
6. Barnsley L, Lord S, Bogduk N: Whiplash injury. *Pain* 58:283–307, 1994.
7. Barnsley L, Lord SM, Wallis BJ, *et al.:* The prevalence of chronic cervical zygapophysial joint pain after whiplash. *Spine 20(1):*20–25, 1995.
8. Basmajian JV, DeLuca CJ: *Muscles Alive*. Ed. 5. Williams & Wilkins, Baltimore, 1985 (pp. 468–469).
9. Bogduk N, Simons DG: Neck pain: joint pain or trigger points? Chapter 20. In: *Progress in Fibromyalgia and Myofascial Pain*, Vol. 6 of Pain Research and Clinical Management. Edited by Vaerey H, Mersky H. Elsevier, Amsterdam, 1993, pp. 267–273.
10. Cisler TA: Whiplash as a total-body injury. *J Am Osteopath Assoc 94(2):*145–148, 1994.
11. Clemente CD: *Gray's Anatomy*. Ed. 30. Lea & Febiger, Philadelphia, 1985 (pp. 466, 467).
12. Clemente CD: *Anatomy*. Ed. 3. Urban & Schwarzenberg, Baltimore, 1987 (Figs. 523, 524).
13. *Ibid*. (Fig. 527).
14. *Ibid*. (Figs. 576, 608).
15. Cooper IS: *Parkinsonism. Its Medical and Surgical Therapy*. Charles C Thomas, Springfield, Ill., 1961 (pp. 224–228).
16. Cooper IS: Cryogenic surgery of the basal ganglia. *JAMA 181:*600–604, 1962.
17. Duchenne GB: *Physiology of Motion*, translated by E.B. Kaplan. J.B. Lippincott, Philadelphia, 1949 (p. 513).
18. Eisler P: *Die Muskeln des Stammes*. Gustav Fischer. Jena, 1912 (Fig. 55).
19. *Ibid*. (Fig. 52).
20. *Ibid*. (p. 396).
21. Ellis H, Logan B, Dixon A: *Human Cross-Sectional Anatomy: Atlas of Body Sections and CT Images*. Butterworth Heinemann, Boston. 1991 (pp. 60–66).
22. *Ibid*. (pp. 64–70)
23. Evans RW: Whiplash around the world. *Headache 35(5):*262–263, 1995.
24. Foltz EL, Knapp LM, Ward AA Jr: Experimental spasmodic torticollis. *J Neurosurg 16:*55–67, 1959.
25. Graff-Radford S, Jaeger B, Reeves JL: Myofascial pain may present clinically as occipital neuralgia. *Neurosurgery 19(4):*610–613, 1986.
26. Griffiths HJ, Olson PN, Everson LI, *et al.:* Hyperextension strain or "whiplash" injuries to the cervical spine. *Skel Radiol 24(4):*263–266, 1995.
27. Hong CZ, Simons DG: Response to treatment for pectoralis minor myofascial pain syndrome after whiplash. *J Musculoske Pain 1(1):*89–131, 1992.
28. Jaeger B: Are "cervicogenic" headaches due to myofascial pain and cervical spine dysfunction? *Cephalalgia 9(3):*157–164, 1989.
29. Jaeger B: Differential diagnosis and management of craniofacial pain. Chapter 11. In: *Endodontics*. Ed. 4. Edited by Ingle JI, Bakland LK. Williams & Wilkins, Baltimore, 1994, pp 550–607.

30. Jaeger B, Reeves JL, Graff-Radford SB: A psychophysiological investigation of myofascial trigger point sensitivity vs. EMG activity and tension headache. *Cephalalgia 5(Suppl 3):*68, 1985.

31. Jenkins DB: *Hollinshead's Functional Anatomy of the Limbs and Back.* Ed. 6. W. B. Saunders, Philadelphia, 1991 (pp. 198, 199).

32. Kendall FP, McCreary EK, Provance PG: *Muscles: Testing and Function.* Ed. 4. Williams & Wilkins, Baltimore, 1993 (pp. 301, 319).

33. Khalil T, Abdel-Moty E, Steele-Rosomoff R, *et al.:* The role of ergonomics in the prevention of myofascial pain. Chapter 16. In: *Myofascial Pain and Fibromyalgia.* Edited by Rachlin ES. Mosby, St. Louis, 1994, pp. 487–523.

34. Mailis A, Papagapiou M, Vanderlinden RG, *et al.:* Thoracic outlet syndrome after motor vehicle acci dents in a Canadian pain clinic population. *Clin J Pain 11:*316–324, 1995.

35. Malleson A: Chronic whiplash syndrome. Psychosocial epidemic. *Can Fam Physician 40:*1906–1909, 1994.

36. Marbach JJ: Arthritis of the temporomandibular joints. *Am Fam Phys 19:*131–139, 1979 (Fig. 9C).

37. Merskey H, Bogduk N: *Classification of Pain.* Ed. 2. International Association for the Study of Pain, Seattle, 1994 (p. 107).

38. Modell W, Travell JT, Kraus H, *et al.:* Contributions to *Cornell Conferences on Therapy.* Relief of pain by ethyl chloride spray. *NY State J Med 52:*1550–1558, 1952 (p. 1551).

39. Munker H. Langwieder K, Chen E, *et al.:* Injuries to the cervical spine in automobile accidents. *Versicherungsmedizin 47(1):*26–32, 1995.

40. Rachlin ES: Injection of specific trigger points. Chapter 10. In: *Myofascial Pain and Fibromyalgia.* Edited hy Rachlin ES. Mosby, St. Louis, 1994, pp. 197–360.

41. Rubin D: An approach to the management of myofascial trigger point syndromes. *Arch Phys Med Rehabil 62:*107–110, 1981.

42. Serra LL, Gallicchio B, Serra FP, *et al.:* BAEP and EMG changes from whiplash injuries. *Acta Neurologica 16(5–6):*262–270, 1994.

43. Sola AE: Trigger point therapy. Chapter 47. In: *Clinical Procedures in Emergency Medicine.* Edited by Roberts JR, Hedges JR. W.B. Saunders, Philadelphia, 1985.

44. Takebe K, Vitti M, Basmajian JV: The functions of semispinalis capitis and splenius capitis muscles: an electromyographic study. *Anat Rec 179:*477–480, 1974.

45. Travell J: Rapid relief of acute "stiff neck" by ethyl chloride spray. *J Am Med Wom Assoc 4:*89–95, 1949 (p. 91. Fig. 3: p. 93 Case 3).

46. Travell J: *Office Hours: Day and Night.* The World Publishing Company, New York, 1968 (p. 271).

47. Travell J, Rinzler SH: The myofascial genesis of pain. *Postgrad Med 11:*425–434, 1952 (p. 427).

48. Travell JG, Simons DG: *Trigger Point Pain Patterns,* parts 1 and 2. Williams & Wilkins, Baltimore, 1993 (Wall Charts).

49. Williams HL: The syndrome of physical or intrinsic allergy of the head: myalgia of the head (sinus headache). *Proc Staff Meet Mayo Clin 20:*177–183, 1945.

50. Wyant GM: Chronic pain syndromes and their treatment. II. Trigger points. *Can Anaesth Soc J 26:*216–219, 1979 (Case 2, Table 1).

Nackenmuskulatur:

Mm. semispinalis capitis, longissimus capitis, semispinalis cervicis, multifidi und rotatores

Mit Beiträgen von M.L. Kuchera, L.J. Russell und R. Shapiro

Übersicht: Die Einsicht in den engen Zusammenhang zwischen Triggerpunkten und motorischen Endplatten einerseits und zwischen Triggerpunkten und Funktionsstörungen der Gelenke andererseits bietet einen Ansatz zum besseren Verständnis der komplexen und oft rätselhaften Schmerzsymptomatik der Nackenmuskulatur. **Übertragungsschmerzen** vom oberen Abschnitt des M. semispinalis capitis manifestieren sich in einem bandartigen Muster oberhalb der Orbita. Vom mittleren Muskelabschnitt wird der Schmerz zum hinteren Hinterhaupt geleitet. Der Übertragungsschmerz vom M. longissimus capitis konzentriert sich im Bereich des Ohres oder unmittelbar dahinter und darunter. Übertragungsschmerzen bei Triggerpunkten in den Mm. multifidi verlaufen direkt zur Subokzipitalregion und abwärts über den Nacken und den oberen Teil des Schultergürtels. Die **Funktion** der Nackenmuskeln besteht hauptsächlich in der Extension (längere, oberflächlichere Muskelfasern) und Rotation (tiefere, diagonal verlaufende Muskelfasern) von Kopf und Hals. Aktive Triggerpunkte in diesen Muskeln rufen als **Symptome** Schmerzen, eine deutliche Einschränkung der Flexion von Kopf und Hals sowie eine Einschränkung der Rotation von Kopf und Hals hervor. Die **Aktivierung und Aufrechterhaltung von Triggerpunkten** in diesen Muskeln erfolgt durch die teilweise Nackenflexion beim Lesen, Schreiben, der Arbeit am Computer oder beim Nähen sowie durch eine ständige gebeugte Körperhaltung oder ein schweres Trauma. Die **Untersuchung auf Triggerpunkte** ergibt Druckschmerzen. Der dauerhafte Druck auf einen aktiven Triggerpunkt ruft den dem Patienten bekannten Schmerz hervor. In den oberflächlicheren Muskeln sind gelegentlich verspannte Faserbündel palpierbar. Zu einem **Engpass** für den N. occipitalis major kommt es gewöhnlich durch triggerpunktbedingte Verspannungen im oberen Abschnitt des M. semispinalis capitis und/oder der Pars descendens des M. trapezius. Die **Lösung von Triggerpunkten** durch Sprühen und Dehnen verlangt koordinierte Aktionen. Dehnungsrichtung, Verlaufsrichtung der Muskelfasern und Richtung der Sprühbahnen müssen entweder den eher längs oder den eher diagonal verlaufenden Fasern entsprechen. Formen der Gelenkdysfunktion, die oft mit Triggerpunkten in den tiefen, diagonal verlaufenden Mm. semispinalis cervicis, multifidi und rotatores einhergehen, lassen sich oft durch subokzipitale Dekompression oder andere aus der chiropraktischen Medizin bekannte Techniken beheben. Die **Infiltration von Triggerpunkten** wird vereinfacht, wenn man sich klarmacht, auf welcher Wirbelsäulenetage die Triggerpunkte der Nackenmuskeln typischerweise liegen. Triggerpunkte im oberen Abschnitt des M. semispinalis capitis oberhalb der Ebene des Dornfortsatzes C_2 sollten wegen der Nähe zur ungeschützten A. vertebralis nicht infiltriert werden. Unterhalb dieser Ebene ist eine Infiltration dieses Muskels bei Beachtung aller Kautelen möglich. Zu den **korrigierenden Maßnahmen** gehören Haltungsverbesserungen, ergonomisch günstigere Arbeitsweisen, die Anpassung von Brille oder Kontaktlinsen, die Verwendung eines Nackenkissens sowie Nackendehnungsübung unter der heißen Dusche.

16

Inhaltsübersicht

■■■■ 16.1 Übertragungsschmerzen

(Abb. 16.1)

16.1.1 M. semispinalis capitis

Das Übertragungsschmerzmuster, das vom Ansatzbereich des M. semispinalis capitis am Schädel ausgeht (Abb. 16.1A, TrP1) ist in Abbildung 16.1B in Rot wiedergegeben. Druck auf den in Abbildung 16.1B mit dem oberen X gekennzeichneten Bereich verursacht einen Schmerz, der sich wie ein Band halb um den Kopf legt, in der Schläfenregion seine größte Intensität erreicht und bis zum Auge zieht. Bei der Druckschmerzhaftigkeit an diese Stelle handelt es sich wahrscheinlich um das Resultat einer Insertionstendopathie. Sie entsteht durch die anhaltende Spannung, die ein Faserbündel des M. semispinalis capitis ausübt, in dessen oberem Drittel (Abb. 16.1B, unteres X) sich ein Triggerpunkt mit ähnlicher Schmerzausbreitung befindet.

Das typische Schmerzmuster eines Triggerpunktes (TrP$_3$ in Abb. 16.1A) im mittleren Drittel des M. semispinalis capitis (der die Mm. multifidi und rotatores überlagert) ähnelt dem in Abbildung 16.1C veranschaulichten Muster.

Die Übertragungsschmerzmuster von den mittleren und unteren Abschnitten des M. semispinalis capitis und das Übertragungsschmerzmuster des M. semispinalis cervicis überschneiden sich teilweise mit dem der Facettengelenke C_2–C_3 [13].

16.1.2 M. longissimus capitis

Das Schmerzmuster des M. longissimus capitis (nicht dargestellt) konzentriert sich im Bereich des Ohres bzw. direkt dahinter und darunter. Der Schmerz kann auch über eine kurze Distanz am Nacken und auf die periorbitale Region hinter dem Auge ausstrahlen [38, 65].

16.1.3 M. semispinalis cervicis

Die Lage der Triggerpunkte und das Schmerzmuster dieses Muskels sind nicht einzeln aufgeführt. Der Übertragungsschmerz manifestiert sich wahrscheinlich in der Okzipitalregion in einem Muster, wie in Abbildung 16.1C für den mittleren Abschnitt des M. semispinalis capitis veranschaulicht.

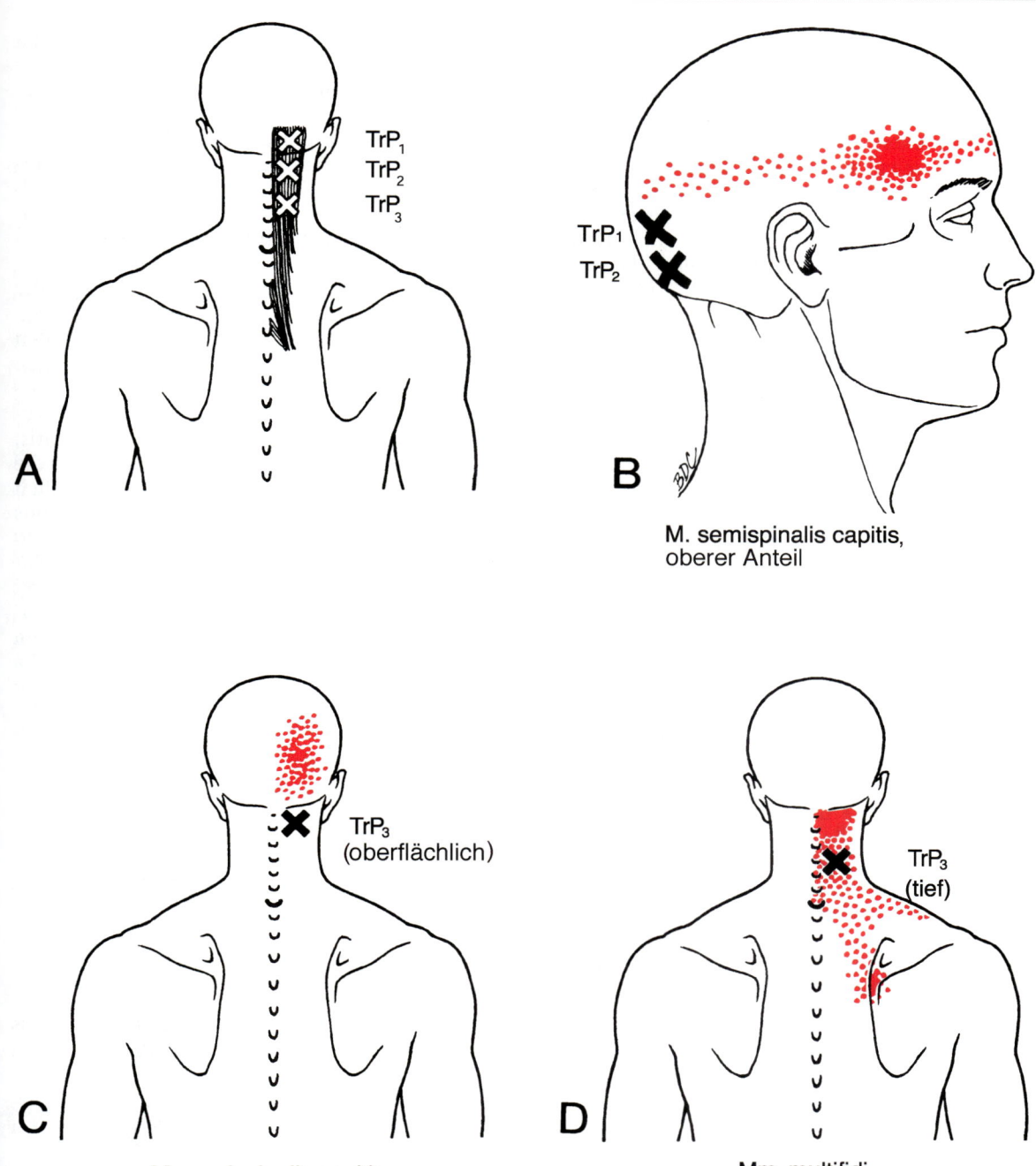

**M. semispinalis capitis,
oberer Anteil**

**M. semispinalis capitis,
mittlerer Anteil**

Mm. multifidi

Abb. 16.1: Übertragungsschmerzmuster (*rot*) und Triggerpunkte (**X**) in den Nackenmuskeln. **A:** Lage von drei häufigen Triggerpunkten. Triggerpunkte im oberen Abschnitt des M. semispinalis capitis sind an den mit TrP$_1$ und TrP$_2$ bezeichneten Stellen zu erwarten. Triggerpunkte des mittleren Muskelabschnitts können weiter oberflächlich an der mit TrP$_3$ bezeichneten Stelle liegen. Triggerpunkte der Mm. multifidi, rotatores und möglicherweise des M. semispinalis capitis liegen in tieferen Muskelschichten unterhalb der mit TrP$_3$ gekennzeichneten Stelle. **B:** typisches Schmerzmuster bei Lokalisation eines Triggerpunktes an den mit TrP$_1$ und TrP$_2$ bezeichneten Stellen im M. semispinalis capitis. „TrP$_1$" kennzeichnet einen Bereich, in dem eine Insertionstendopathie wahrscheinlich ist. Triggerpunkte bei „TrP$_2$" im oberen Muskeldrittel können zu einem Kompressionssyndrom des N. occipitalis major beitragen. **C:** Schmerzmuster eines Triggerpunktes im mittleren M. semispinalis capitis. Der M. semispinalis cervicis kann Schmerzen in einem ähnlichen Muster fortleiten. **D:** typische Lage und Schmerzausbreitung bei Triggerpunkten in den tief liegenden zervikalen Mm. multifidi.

16.1.4 Mm. multifidi cervicales

Ein Triggerpunkt in den Mm. multifidi der Zervikalregion überträgt Schmerzen und Druckempfindlichkeit nach kranial in die Subokzipitalregion, gelegentlich auch über den Nacken bis zum oberen Margo medialis scapulae (Abb. 16.1D). Dies wurde bei Erwachsenen [44, 66, 78] und Kindern [10] beobachtet. Bonica und Sola veranschaulichen ein ähnliches Übertragungsschmerzmuster [14]. Durch die Infiltration der Nackenmuskeln mit hypertoner Kochsalzlösung konnten vergleichbare Schmerzmuster reproduziert werden [29, 81]. Der von den Mm. multifidi cervicales ausgehende Schmerz entspricht dem Schmerzmuster, das die korrespondierende tiefe Muskelschicht an der Lendenwirbelsäule auslöst (Abb. 48.2B). In beiden Fällen wird der Schmerz lokal in die Nachbarschaft der Dornfortsätze geleitet. Zusätzliche Muster, einige Segmente vom jeweiligen Triggerpunkt entfernt, sind möglich.

16.1.5 Mm. rotatores

Sofern die Mm. rotatores cervicales Triggerpunkte enthalten, rufen sie Schmerzen und eine Druckempfindlichkeit in der Mittellinie und auf Höhe des Segments hervor, wo der jeweilige Triggerpunkt liegt. Dies entspricht den Gegebenheiten, wie sie unter *tiefe Rückenmuskeln* in Kapitel 48 für die Rotatoren im thorakolumbalen Wirbelsäulenabschnitt beschrieben werden. Ein Druck- oder Klopfreiz auf den Dornfortsätzen der Wirbel, an denen der Muskel ansetzt, ist schmerzhaft. Dieser Test auf Druckschmerzhaftigkeit wird außerdem eingesetzt, um eine Dysfunktion der Wirbelsäulengelenke zu erfassen.

▬ 16.2 Anatomie

(Abb. 16.2 und 16.3)
Die Nackenmuskeln werden anatomisch in vier Schichten unterteilt [71]. Ihre Fasern wechseln auf einigen Ebenen die Verlaufsrichtung in einer Weise, die an die Schichten eines Autoreifens denken lässt (Abb. 16.2). Die direkt unter der Haut liegenden Fasern des M. trapezius konvergieren nach oben und bilden eine Λ-Form. Die Fasern der nächst tieferen Schicht der Mm. splenii konvergieren nach unten und bilden eine „V"-Form. Die Fasern des M. semispinalis

capitis in der dritten Schicht verlaufen nahezu vertikal und parallel zur Wirbelsäule. Alle übrigen Fasern der tiefsten Schicht verlaufen wiederum Λ-förmig: die tieferen Fasern des M. semispinalis cervicis der dritten Schicht sowie die Fasern der Mm. multifidi und rotatores der vierten Schicht. Die Kenntnis dieser Faseranordnung ist für eine wirksame Dehnung und Lösung der Muskeln wichtig. Zervikale Züge des M. erector spinae sind die Mm. longissimus capitis und cervicis, iliocostalis cervicis und die variablen Mm. spinalis capitis und cervicis [25].

Unter dem Gesichtspunkt der funktionellen Anatomie gliedern sich diese Muskeln dagegen in zwei Gruppen: die eine besteht aus vier Muskeln, die am Kopf ansetzen und dessen Bewegungen steuern (Mm. trapezius, splenius capitis, semispinalis capitis und longissimus capitis), die andere umfasst drei Muskeln, die ausschließlich an Dornfortsätzen inserieren (Mm. semispinalis cervicis, multifidi und rotatores). Die Muskeln der zweiten Gruppe inserieren mit einigen Zacken an jedem Wirbelsäulensegment. Entsprechende Zacken erstrecken sich über die Thorakalregion bis in die Lumbalregion. Sie zeigen im Wesentlichen dieselbe Anordnung. Je tiefer die Muskeln dieser Gruppe liegen, desto kürzer sind sie, und sie verlaufen schärfer abgewinkelt.

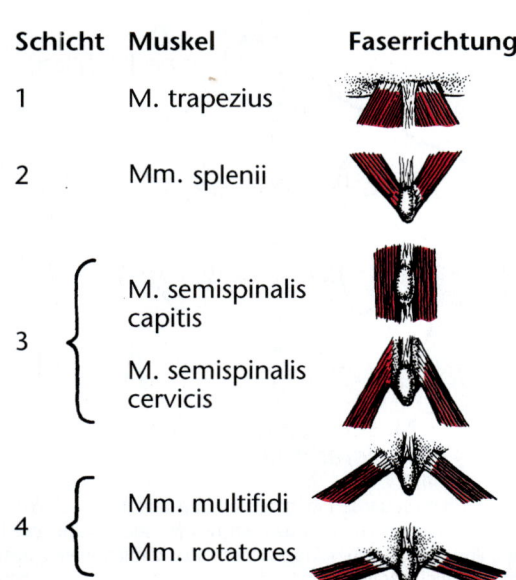

Schicht	Muskel	Faserrichtung
1	M. trapezius	
2	Mm. splenii	
3	{ M. semispinalis capitis	
	M. semispinalis cervicis	
4	{ Mm. multifidi	
	Mm. rotatores	

Abb. 16.2: Unterschiedliche Verlaufsrichtungen der Muskelfasern in den vier Schichten der Nackenmuskulatur. Schicht 1 enthält die oberflächlichsten, Schicht 4 die am tiefsten liegenden Fasern.

Die Zuordnung von drei Bezeichnungen (Mm. semispinalis capitis, multifidi und rotatores) zu den Fasern der zweiten funktionellen Gruppe ist willkürlich. Tatsächlich ist auf jeder Ebene ein vollständiger, durchgängiger Muskelzug zu erkennen. Die Muskelzacken, die an den einzelnen Wirbeln ansetzen, überspannen 0–5 Segmente [23, 67–69].

Jede dieser zahlreichen Muskelzacken weist eine eigene Endplattenzone auf. In Anbetracht der multiplen Zacken befinden sich in der Nackenmuskulatur beidseitig *viele* Endplattenzonen. Da ein spezifischer Zusammenhang zwischen Triggerpunkten und Endplattenzonen besteht, vermittelt die Kenntnis ihrer Lage Anhaltspunkte dazu, wo die Triggerpunkte in diesen Muskeln zu finden sind.

16.2.1 M. semispinalis capitis und M. longissimus capitis

Der **M. semispinalis capitis** überlagert den M. semispinalis cervicis. Er setzt *unten* an den Procc. articulares von C_4–C_6 an, sowie an den Procc. transversi von Th_1–Th_6, manchmal auch Th_7 (Abb. 16.3). *Oben* inseriert der M. semispinalis capitis am Hinterhaupt zwischen den Lineae nuchae superior und inferior. Der Muskel ist meistens auf Höhe von C_6 von einer Zwischensehne unterteilt. Seltener findet sich eine Zwischensehne auf Höhe von C_2. Am ausgeprägtesten ist sie in den medialen Fasern, die von den Brustwirbeln entspringen [7, 23]. Auf Grund der Unterteilung durch diese Zwischensehnen können drei Endplattenzonen vorhanden sein, die jeweils in der Mitte eines Muskeldrittels liegen. Die Endplattenzone im oberen Drittel des M. semispinalis capitis bildet auf der subokzipitalen Ebene eine fast horizontale Linie. Die Endplattenzone des mittleren Drittels befindet sich meist auf Höhe von C_3–C_4. Da die Faserlänge im unteren Drittel stärker variiert, ist die Endplattenzone auch breiter gestreut.

Der **M. longissimus captitis** (Abb. 16.3) setzt *unten* an den Procc. articulares der letzten drei oder vier Halswirbel und den Procc. transversi der oberen vier oder fünf Brustwirbel an. Er inseriert *oben* am Margo posterior des Proc. mastoideus am Schädel und liegt dabei unterhalb der Mm. splenius capitis und sternocleidomastoideus [25]. Der M. longissimus capitis wird oft teilweise oder vollständig von einer Zwischensehne in zwei Muskelbäuche unterteilt [7, 25, 33]. Eine derartige Unterteilung resultiert in zwei Endplattenzonen.

16.2.2 M. semispinalis cervicis

Der M. semispinalis cervicis (nicht abgebildet) liegt unterhalb des M. semispinalis capitis und setzt *unten* an den Procc. transversi des ersten bis fünften oder sechsten Brustwirbels an. *Oben* liegen seine Ansatzstellen an den Dornfortsätzen des zweiten bis fünften Halswirbels. Das obere Muskelende wird dicker und voluminöser. Die Fasern des M. semispinalis cervicis überspannen normalerweise 5 Wirbel [7, 23, 67]. Die Abbildungen 16.2 und 48.4 in diesem Band veranschaulichen die diagonale Ausrichtung seiner Zacken.

16.2.3 Mm. multifidi und rotatores

Die zervikalen **Mm. multifidi** setzen *oben* an den Dornfortsätzen C_2–C_5 an [68]. *Unten* inserieren sie an den Procc. articulares der letzten vier Halswirbel C_4–C_7. Ihre Fasern überspannen zwei bis vier Wirbel (Abb. 16.3) [23].

Sofern zervikale **Mm. rotatores** vorhanden sind, setzen sie ebenfalls an C_2 an und ziehen von Segment zu Segment abwärts. Es sind die kürzesten und am tiefsten liegenden autochthonen Muskeln. Sie inserieren am benachbarten oder dem jeweils übernächsten Wirbel und sind daher am stärksten abgewinkelt (Abb. 16.2 und 16.3). Die Abwinkelung dieser Muskeln hat erhebliche funktionelle Relevanz.

16.2.4 Weiterführende Literatur

Andere Autoren haben den M. semispinalis capitis in der Ansicht von dorsal [1, 26, 33, 60, 67] und schräg von hinten [34] dargestellt. Der M. semispinalis cervicis wurde in der Ansicht von dorsal abgebildet [27, 33, 61]. Einige Autoren haben die Mm. multifidi in der Ansicht von dorsal gezeigt [27, 35, 61, 68], von einer dreiviertel Dorsalansicht [73] und von der Seite [3]. Die Mm. rotatores werden in der Ansicht von dorsal dargestellt [2, 35, 69].

16.3 Innervation

Der M. semispinalis capitis wird von Ästen der Rami dorsales der ersten vier oder fünf zervikalen Spinalnerven versorgt. Der M. semispinalis cervicis erhält Äste der Rami dorsales des dritten bis sechsten zervikalen Spinalnerven [7]. Der

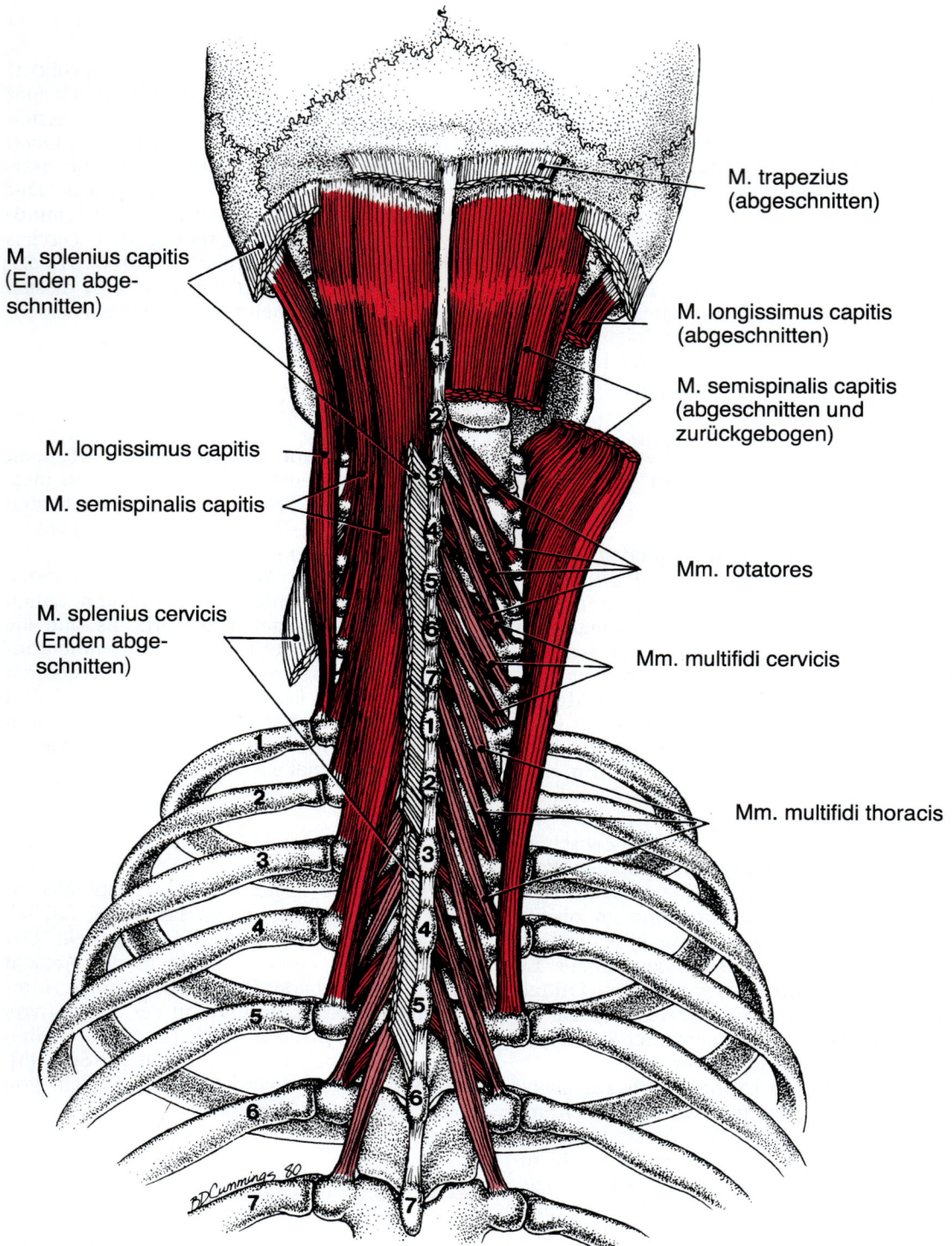

M. trapezius
(abgeschnitten)

M. splenius capitis
(Enden abge-
schnitten)

M. longissimus capitis
(abgeschnitten)

M. semispinalis capitis
(abgeschnitten und
zurückgebogen)

M. longissimus capitis

M. semispinalis capitis

Mm. rotatores

M. splenius cervicis
(Enden abge-
schnitten)

Mm. multifidi cervicis

Mm. multifidi thoracis

Abb. 16.3: Ansatzstellen der Nackenmuskeln. **Linke Seite:** Die Fasern der Mm. longissimus capitis und semispinalis capitis (*mittleres Rot*) verlaufen annähernd vertikal zwischen Schädel und Brustwirbeln. Der M. semispinalis cervicis ist nicht abgebildet (Abb. 48.4). Er nimmt hinsichtlich Tiefenlage, Faserlänge und Abwinkelung der Fasern eine Zwischenstellung zwischen den Mm. semispinalis capitis und multifidi ein. **Rechte Seite:** Die tiefste Schicht wird von den Mm. multifidi (*hellrot*) und rotatores (*dunkelrot*) gebildet. Sie ver-laufen diagonal und bilden, von beiden Seiten her betrachtet, eine Dachform.

M. longissimus capitis und die tiefen Nackenmuskeln werden von Ästen der primären Rami posteriores der zervikalen Spinalnerven innerviert [23]. Auf Grund weitläufiger direkter Verbindungen zwischen dem Spinalnerven C$_2$ und dem N. vagus kommt es im Zusammenhang mit einer Verspannung des M. semispinalis capitis zu einer Reihe von übertragenen Schmerz- und parasympathischen Reflexen [50].

16.4 Funktion

Vorrangige Aufgabe des M. semispinalis capitis ist die Kopfbewegung, während die tieferen intervertebralen Muskeln in erster Linie die Halswirbelsäule stabilisieren und bewegen.

16.4.1 M. semispinalis capitis und M. longissimus capitis

Der **M. semispinalis capitis** extendiert den Kopf und wirkt der Schwerkraft entgegen, wenn man den Kopf vorbeugt. Die elektrische Reizung des M. semispinalis capitis rief eine Extension des Kopfes und eine leichte Neigung zur selben Seite hervor, aber keine Extension des Nackens [31]. Ausgehend von anderen Überlegungen bestätigten andere Autoren die Extensionsfunktion [7, 23, 51, 59] und Rotation des Kopfes zur entgegengesetzten Seite [23]. Basmajian bestreitet die Rotationsfunktion und rechnet auch die Lateralflexion nicht zu den Aufgaben dieses Muskels [9].

Unter Verwendung von Feinnadelelektroden wurde eine ausgefeilte elektromyographische Untersuchung an 15 Personen vorgenommen, während sie Kräftigungsübungen durchführten. Sie ergab eine heftige Aktivität des M. semispinalis capitis bei der Extension von Kopf und Nacken. Durch Training ließ sich erreichen, dass der Muskel elektrisch stumm blieb, wenn Kopf und Nacken aufrecht und ausbalanciert gehalten wurden. Der Muskel war nur dann elektrisch aktiv, wenn die Balance des Kopfes auf dem Körper durch Bewegung gestört war [59]. Auch bei der Lateralflexion und Rotation des Kopfes wurde in diesem Muskel keine elektromyographische Aktivität festgestellt.

Wir fanden keine Untersuchung zu der typischen, leicht nach vorn gebeugten Kopfhaltung, die gewöhnlich beim Lesen eingenommen wird. Die während des Trainings erhobenen Daten [59]

legen es nahe, dass der M. semispinalis cervicis ständig und der M. semispinalis capitis gelegentlich während einer leichten Halsflexion entgegengerichtete Kraft aufbringen. Dies entspricht der Arbeit des M. erectores spinae im Lumbalbereich, wie überzeugend dargestellt wurde [8]. Ein Hauptgrund für die häufig beobachtete chronische Überanstrengung der Nackenmuskeln liegt darin, dass sie in dieser Haltefunktion übermäßig in Anspruch genommen werden.

Beim **M. longissimus capitis** ist ebenfalls ein Extensor, der den Kopf zur selben Seite lateralflektieren und rotieren soll [25, 51].

16.4.2 M. semispinalis cervicis

Dieser Muskel gilt vorrangig als Extensor der Halswirbelsäule [23, 47, 51], die er außerdem zur entgegengesetzten Seite dreht [23, 51]. Die kaudalen Ansätze des Muskels an den relativ unbeweglichen Brustwirbeln dienen hauptsächlich als Anker für Bewegungen der Halswirbelsäule. Einer Untersuchung von Pauly ist zu entnehmen, dass der M. semispinalis cervicis gelegentlich auch bei geringer Nackenflexion eine Gegenkraft ausübt [59].

16.4.3 Mm. multifidi und rotatores

Es wurde keine spezifische Funktionsbeschreibung für diese Muskelgruppe im Halsbereich gefunden. Generell jedoch dienen diese tiefen Muskeln bei beidseitiger Aktion als Extensoren der Halswirbelsäule. In einseitiger Aktion rotieren sie die Wirbel zur entgegengesetzten Seite [23, 47, 51]. Außerdem wird ihnen eine Mitwirkung an der Lateralflexion zugeschrieben [23].

Man nimmt an, dass diese tiefer liegenden Muskeln eher die Ausrichtung der Wirbel gegeneinander steuern, als dass sie die Wirbelsäule insgesamt bewegen [48]. Die eher schräg angeordneten Mm. rotatores sind wirkungsvolle Rotatoren der Wirbelsäule.

16.5 Funktionelle Einheit

16.5.1 M. semispinalis capitis und M. longissimus capitis

Synergisten der Mm. semispinalis capitis und longissimus capitis bei der Extension des Halses sind vorrangig: bilateral die tiefen subokzipitalen Muskeln, die annähernd vertikal verlaufen, die Pars descendens des M. trapezius und der M. splenius capitis. *Antagonisten* sind die Flexoren des Kopfes, insbesondere der M. rectus capitis anterior und die anterioren Fasern des M. sternocleidomastoideus in bilateraler Aktion.

16.5.2 M. semispinalis cervicis

Synergisten des M. semispinalis cervicis bei der Extension des Nackens sind die Mm. splenius cervicis bilateral, longissimus cervicis, semispinalis capitis sowie beidseitig der M. levator scapulae und in beidseitiger Aktion die Mm. multifidi. Zu den *Antagonisten* zählen die vorderen Halsmuskeln einschließlich der geraden Mm. sternohyoidales und des M. longus colli.

Bei der Rotation des Halses wirkt der M. semispinalis cervicis *synergistisch* mit den kontralateralen Mm. splenius cervicis und levator scapulae sowie den homolateralen Mm. multifidi und rotatores.

16.5.3 Mm. multifidi und rotatores

Der M. semispinalis cervicis wirkt als Synergist der Mm. multifidi und rotatores bei der Extension und Rotation des Halses. Als Synergisten und Antagonisten der einzelnen Bewegungen fungieren die im Abschnitt über den M. semispinalis cervicis genannten Muskeln.

▆▆ 16.6 Symptome

Die Patienten klagen über Kopfschmerzen in der in Kapitel 16.1 beschriebenen Ausbreitung. Wahrscheinlich werden Spannungskopfschmerzen [46] und zervikogene Schmerzen [45] diagnostiziert. Bei chronischen Kopfschmerzen setzt sich das Schmerzmuster wahrscheinlich aus dem Übertragungsschmerz verschiedener Hals- und Kaumuskeln zusammen (Abb. 3.5).

Die Patienten klagen oft über einen empfindlichen Hinterkopf und Nacken, weshalb das Gewicht des Kopfes auf dem Kopfkissen nachts schnell einen unerträglichen Druck erzeugt. Normalerweise ist ihnen aufgefallen, dass ihre Kopfbewegungen in einer oder mehreren Richtungen in bestimmtem Umfang schmerzhaft eingeschränkt sind, insbesondere die Flexion von Kopf und Hals.

Falls der N. occipitalis major infolge einer länger anhaltenden Aktivität des M. semispinalis capitis oder der Pars descendens des M. trapezius komprimiert wird, klagen die Patienten neben den Kopfschmerzen auch über ein Taubheitsgefühl, sowie über prickelnden und brennenden Schmerz der Kopfhaut über der gleichseitigen Okzipitalregion („Okzipitalneuralgie"). Möglicherweise wurde eine Schmerzlinderung durch Lokalanästhesie des N. occipitalis major angestrebt. Sie hielt jedoch nur an, bis die Anästhesie abklang. Patienten mit einer Nervenkompression ziehen Kälte der Wärme vor. Sie versuchen, den brennenden Okzipitalschmerz, der einen triggerpunktbedingten Schmerz verschleiern kann, durch Auflegen eines Eisbeutels zu lindern.

▆▆ 16.7 Aktivierung und Aufrechterhaltung von Triggerpunkten

(Abb. 16.4)

16.7.1 Aktivierung von Triggerpunkten

Triggerpunkte können durch eine Vielzahl von einmaligen Ereignissen aktiviert werden. Weitere Faktoren müssen hinzutreten, um ihren Fortbestand zu sichern.

Akutes Trauma
Ein Sturz auf den Kopf, eine heftige Kopfbewegung auf Grund eines Autounfalls oder ein Kopfsprung ins Wasser und Aufschlag auf den Boden haben oft eine gewaltsame Halsbeugung und Muskelzerrung zur Folge, selbst wenn Frakturen ausbleiben. Die Zerrung aktiviert Triggerpunkte in den Kopf- und Halsmuskeln. Baker untersuchte bei 100 Personen, die als Fahrer oder Beifahrer einen Auffahrunfall mit einem PKW erlebt hatten, jeweils 34 Muskeln bilateral. Alle Patienten klagten über Beschwerden, wie sie für Akzelerations-Dezelerationsverletzungen (Peitschenschlag) typisch sind und wiesen aktive myofasziale Triggerpunkte auf. Nach einem Frontalaufprall war bei 73% der Patienten der M. semispinalis capitis am dritthäufigsten betroffen, nach einem seitlichen Aufprall bei 63% und nach einem Aufprall von hinten 62% [6]. Die Gewalteinwirkung bei einem Autounfall, unabhängig von der Richtung des Aufpralls, aktiviert häufig Triggerpunkte im M. semispinalis capitis.

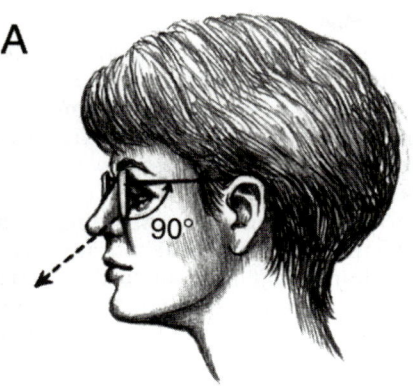

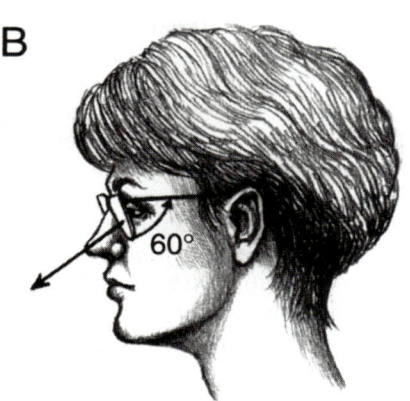

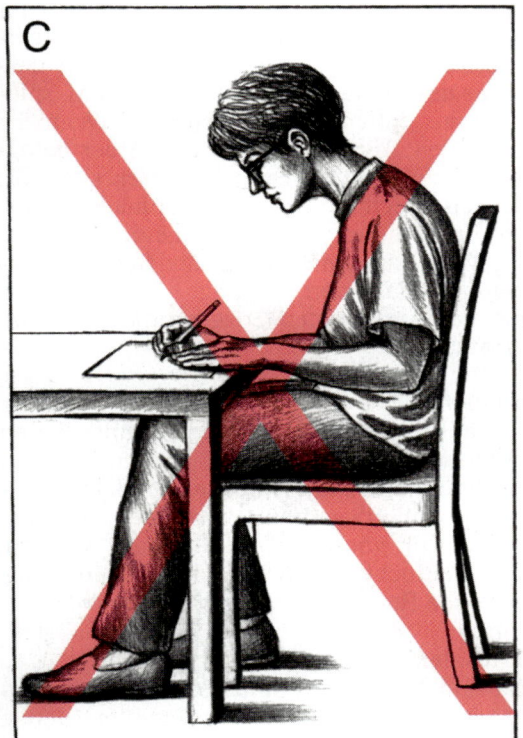

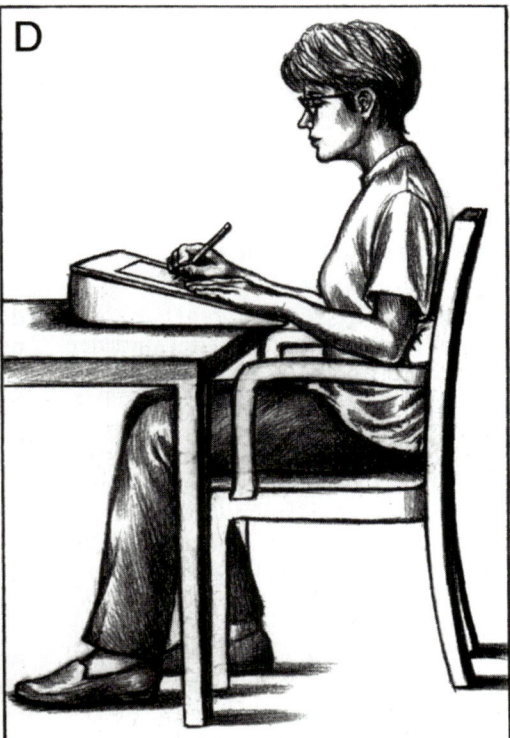

Abb. 16.4: Ursachen unnötiger Belastung der Nackenmuskulatur und ihre Korrektur. **A:** Der Blick ist durch den unteren Brillenrand behindert. Zum Lesen muss der Kopf daher nach vorn gebeugt werden. **B:** ungehinderter Blick beim Lesen. Der Kopf kann aufrecht und ausbalanciert gehalten werden, nachdem die Achse der Gläser um 30° oder mehr aufgerichtet wurde, sodass der untere Brillenrand auf der Wange aufliegt. **C:** Das *rote X* kennzeichnet eine ungünstige Position. Das Arbeitsmaterial liegt flach auf einem niedrigen Tisch. Daher ist die Wirbelsäule anhaltend gebeugt, und die Nackenmuskulatur wird durch den andauernd erforderlichen Gegenhalt überlastet. Die ungünstige Haltung wird noch nachteiliger, wenn die Brillengläser falsch fokussiert sind und das Brillengestell den Blick behindert. Da die Ellenbogen nicht abgestützt sind, entsteht zusätzlich eine Zugwirkung auf den oberen Anteil des M. trapezius. Die Rückenlehne des Stuhles gewährt nur ungenügende Unterstützung im Lumbalbereich. Das begünstigt eine Umkehr der normalen Wirbelsäulenkrümmungen. Durch den niedrigen Tisch wird zudem die Brustwirbelsäule vermehrt flektiert. **D:** gute Haltung an einem höheren Tisch mit angeschrägter Arbeitsfläche. Die Armlehnen des Stuhles sind angemessen, und durch die Unterstützung im thorakolumbalen Bereich wird das Sternum angehoben. Der höhere Tisch lässt den Knien mehr Freiraum. Die abgeschrägte Arbeitsfläche kann weiter an den Körper herangezogen werden, damit die Unterarme besser abgestützt sind, falls die Armlehnen nicht optimal passen. All dies ermöglicht eine stressfreie, ausbalancierte Kopfhaltung.

Akute Überlastung

Hubbell und Thomas untersuchten vier Wöchnerinnen, die über Schmerzen in Kopf und Hals klagten. Alle vier Frauen hatten eine Epiduralanästhesie erhalten. In allen Fällen hatte die Austreibungsphase lange gedauert und starkes Pressen erforderlich gemacht. Die Autoren kommen zu dem Ergebnis, in keinem Falle sei als Schmerzursache ein postduraler Punktionskopfschmerzes zu erkennen. Ihrer Diagnose zufolge litten die Patientinnen unter myofaszialen Schmerzen in der Halsregion, da die Nackenmuskeln und/oder deren Ansatzstellen umschrieben druckschmerzhaft waren [43]. Weitere spezifische Untersuchungen auf myofasziale Triggerpunkte werden nicht erwähnt. In diesen Patientinnengruppen müssen myofasziale Triggerpunkte ernsthaft in Betracht gezogen werden.

16.7.2 Aufrechterhaltung von Triggerpunkten

Chronischer Stress, der irgendwann Triggerpunkte aktiviert, gewährleistet auch ihren Fortbestand, sofern er nicht abgebaut wird.

Haltungsbelastung

Wer liest oder am Schreibtisch arbeitet und den Kopf dabei nach vorn neigt oder den Hals längere Zeit hindurch flektiert hält, aktiviert Triggerpunkte in den Nackenmuskeln und begünstigt ihren Fortbestand. Diese ungünstige Haltung (Abb. 16.4C) kommt aus verschiedenen Gründen zustande: 1) Die Brennweite der Brillengläser ist zu kurz. 2) Das Brillengestell ist nicht korrekt justiert (Abb. 16.4A). 3) Der Stuhl stützt die Lendenwirbelsäule nicht oder ungenügend. 4) Die Arbeitsmittel, z. B. eine Tastatur, sind ergonomisch ungünstig platziert [57, 72]. 5) Der Muskel ist auf Grund von Triggerpunkten im M. pectoralis major verspannt. Er bewirkt nach vorn fallende Schulter und verstärkt die Kyphose der Brustwirbelsäule (Abb. 41.4D) [76]. 6) Der Patient ist depressiv verstimmt [16].

Wenn der Hals nachts stark extendiert wird, steigt das Risiko, Triggerpunkte zu aktivieren und aufrecht zu erhalten, weil die Muskeln dadurch längerfristig in die angenäherte Stellung gebracht werden. Dazu kommt es, wenn man in Rückenlage ohne Kopfpolster auf einer harten Matratze liegt, oder wenn Hals und Schultern auf einem zu festen, mangelhaft hergestellten Kopfkissen ruhen. (Insbesondere) junge Leute liegen beim Fernsehen gern in Bauchlage auf dem Boden und stützen den Kopf in die Hände. Hierbei bleiben die Nackenmuskeln über längere Zeit in der angenäherten Stellung.

Da die längeren Nackenmuskeln im Allgemeinen als Paare zusammenarbeiten, zieht ein Triggerpunktbefall der einen Seite meist zumindest eine gewisse funktionelle Störung des kontralateralen Muskels nach sich, was dessen Triggerpunkte beeinflussen kann.

Patienten mit einem langen, biegsamen Hals sind für Triggerpunkte in der Nackenmuskulatur anfälliger als solche mit kurzem, gedrungenem Hals, da die Hebelwirkung ungünstiger ist und den Nackenmuskeln mehr Arbeit abverlangt wird, um den Kopf zu halten.

Auslösende Triggerpunkte

Hong macht darauf aufmerksam, dass sich im M. semispinalis capitis Triggerpunkte als Satelliten auslösender Triggerpunkte in einer Pars descendens des M. trapezius oder in einem M. splenius capitis entwickeln können [42]. Wenn die auslösenden Triggerpunkte in einem der besagten Muskeln inaktiviert werden, lösen sich normalerweise auch die des M. semispinalis capitis, ohne dass dieser speziell behandelt werden muss. Wird dagegen lediglich der Satellitentriggerpunkt inaktiviert, erfolgt Reaktivierung durch den auslösenden Triggerpunkte, der seinen Satelliten auch aufrechterhält.

Neuropathie

Die erhöhte Reizbarkeit eines komprimierten Nerven, wie sie bei spinalen Radikulopathien vorkommt, kann beim Aktivieren und Aufrechterhalten von Triggerpunkten in den Nackenmuskeln ein wichtiger Faktor sein. Für die lumbale autochthone Muskulatur ist eine entsprechende Reaktion gut belegt [22].

Arthritis der Facettengelenke

Halla und Hardin jr. ermittelten bei 27 Patienten mit einer Arthritis der Facettengelenke C_1–C_2 ein deutliches klinisches Syndrom, zu dessen wesentlichen Merkmalen Triggerpunkte im Bereich des Hinterhauptes gehörten [41]. Dieser deutliche Zusammenhang zwischen Osteoarthritis der Halswirbelsäule und myofaszialen Triggerpunkten stimmt mit Beobachtungen von Jaeger überein [45]. Er fand, dass der M. semispinalis capitis zu den am häufigsten betroffenen Muskeln gehört. Vermutlich kann eine zervikale Osteoarthritis myofasziale Triggerpunkte in diesem Bereich aktivieren und/ oder aufrecht erhalten. Es ist denkbar, dass andere Formen von Arthritis, z. B. die rheumatoide Arthritis oder die seronegativen Spondylarthropathien Triggerpunkte in ähnlicher Weise beeinflussen.

Einschnürung des Nackens

Eine zu straffe Badekappe oder ein schwerer Mantel mit engem Kragen, der auf die Nackenmuskeln drückt und die Durchblutung stört, kann Triggerpunkte aktivieren und aufrecht erhalten (indem die Energiekrise verschärft wird), wie für den M. trapezius beschrieben (Kapitel 6) und allgemein in Kapitel 2.4 ausgeführt.

■■■ 16.8 Untersuchung des Patienten

Haltung und Bewegungen des Patienten sollten überprüft werden. In Kapitel 5.3 wird beschrieben, wie die „Kopf-voran-Haltung" (vorgeschobene Kopfhaltung) getestet wird. In Kapitel 41.3 wird besprochen, wie die Stellung anderer Körperteile die Kopfhaltung beeinflusst. In diesem Kapitel finden sich auch Hinweise zur Haltungskorrektur und zum Erhalt einer gesundheitsförderlichen Körperhaltung.

Patienten mit Triggerpunkten in den Nackenmuskeln tragen Kopf und Hals oft aufgerichtet und ziehen die Schultern hoch. Manchmal heben sie Kopf und Gesicht auch ein wenig an, und sie neigen dazu, die federnde Nickbewegung des Kopfes beim Sprechen zu unterdrücken [81].

Die Flexion von Kopf und Hals ist bei diesen Patienten meistens deutlich eingeschränkt. Der Abstand zwischen Kinn und Brustbein kann bis zu 5 cm betragen. Palpatorisch ist eine Einschränkung der Beweglichkeit einzelner Halswirbelsäulensegmente festzustellen. Dies ist ein oft erhobener Befund bei dieser muskulären Dysfunktion. Wenn Rotation und Lateralflexion von Kopf und Hals deutlich eingeschränkt sind, sind meist ebenfalls benachbarte Nackenmuskeln betroffen. Liegt dagegen in einem Segment eine Bewegungseinschränkung in *alle* Richtungen vor, deutet dies normalerweise auf eine Erkrankung der Gelenkkapsel (oder eine Arthritis) hin.

Wenn die Nackenmuskeln hauptsächlich einseitig betroffen und Kopf und Hals flektiert sind, können die Muskeln auf der betroffenen Seite deutlich hervortreten. Sie ähneln einem Seil, das sich vom Schädel zum Schultergürtel spannt.

■■■ 16.9 Untersuchung auf Triggerpunkte

16.9.1 M. semispinalis capitis

Neuen Erkenntnissen zufolge liegen Triggerpunkte in den Endplattenzonen, und diese befinden sich bekanntermaßen im mittleren Abschnitt der Muskelfasern [28], wie in Kapitel 2.3 dieses Handbuches ausgeführt. Vor diesem Hintergrund und bei entsprechenden anatomischen Kenntnissen sowie bei einer Vorstellung davon, wo die Endplattenzonen zu erwarten sind, lässt sich nun bestimmen, wo in den Nackenmuskeln Triggerpunkte anzutreffen sein dürften.

Die leichte Flexion von Kopf und Hals erhöht die Spannung hypertoner Faserbündel und die triggerpunktbedingte Druckempfindlichkeit in den Nackenmuskeln. Sie sind daher palpatorisch besser zu unterscheiden, wenn die Nackenmuskeln bei gut abgestütztem Kopf und Hals entweder an einer Kopflehne oder in Seitenlage entspannt sind. Alle drei Lokalisationen in der Nackenmuskulatur (Abb. 16.1) werden am besten flächig palpiert und untersucht.

TrP_1 (Abb. 16.1A) im Bereich des Muskel-Sehnen-Überganges fühlt sich wahrscheinlich verhärtet an. Der Untersucher muss stark drücken, um Übertragungsschmerzen auszulösen. Dieser druckschmerzhafte Bereich liegt normalerweise 1 oder 2 cm von der Mittellinie entfernt an der Schädelbasis und ist identisch mit einem für eine Fibromyalgie typischen Druckschmerzpunkt [80]. Der Untersucher findet einen weniger intensiven tiefen Druckschmerz, als in Anbetracht der starken Schmerzen des Patienten zu erwarten wäre. Dieser Druckschmerz geht wahrscheinlich auf eine Insertionstendopathie des M. semispinalis capitis zurück. Der Untersucher sollte deshalb den mittleren Muskelabschnitt der betroffenen Fasern auf einen Triggerpunkt hin prüfen, der die Schmerzen des Patienten hervorrufen könnte.

Die in Abbildung 16.1 mit „TrP_1 und TrP_2" gekennzeichneten Stellen markieren Triggerpunkte im oberen und mittleren Drittel des M. semispinalis capitis. Der Triggerpunkt bei TrP_2 liegt im oberen Muskeldrittel auf Höhe von C_1 oder unmittelbar darüber. Der Triggerpunkt bei TrP_3 befindet sich im mittleren Drittel des M. semispinalis capitis und liegt lateral der Dornfortsätze C_3–C_4. Druck auf einen aktiven Triggerpunkt bei TrP_2 oder TrP_3 zeigt eine deutliche lokale Empfindlichkeit und löst den für diesen Muskel typischen Übertragungsschmerz aus. Bei vielen Patienten ist es schwierig, manuell eine erkennbare lokale Zuckungsreaktion hervorzurufen. Wenn jedoch der obere Anteil des M. trapezius entspannt ist, kann man ein verspanntes Faserbündel im M. semispinalis capitis anhand seines vertikalen Faserverlaufs palpieren.

Sola fand zwei Triggerpunkte im unteren Drittel des M. semispinalis capitis und konnte zeigen, dass auch sie Schmerzen in die Subokzipitalregion und zusätzlich zum Scheitel leiten [66].

16.9.2 M. longissimus capitis

Der M. longissimus capitis liegt unter dem lateralen Rand des M. splenius capitis fast auf Höhe von C_3 [17]. Triggerpunktbedingte Druckschmerzen und verspannte Faserbündel im M. longissimus capitis werden palpiert, indem man ausgehend von der Ebene des Dornfortsatzes C_2 [18] bis zur Verbindung C_3–C_4 palpiert. Zunächst wird der M. splenius capitis (lateral vom M. trapezius und posterior vom M. sternocleidomastoideus) lokalisiert. Dazu drückt der Untersucher anterior und medial durch den lateralen Teil des M. splenius capitis. Falls der Muskel Triggerpunkte und verspannte Faserbündel enthält, müssen diese zuerst gelöst werden, weil ansonsten die Empfindlichkeit des tiefer liegenden M. longissimus capitis nicht abzugrenzen ist. Wenn die Triggerpunkte des M. longissimus capitis sehr aktiv sind, sollte sich dieser Muskel deutlich abheben und fest sein. Auf Grund seines annähernd vertikalen Faserverlaufs ist er gut von den eher diagonalen Fasern des M. splenius capitis zu unterscheiden. Oberhalb der Ebene von C_2 [19] und unterhalb der Ebene von C_4 [20] liegt der M. longissimus capitis zu tief und wird von zu vielen anderen Muskeln überlagert. Er ist daher auch indirekt nicht zuverlässig zu palpieren.

16.9.3 M. semispinalis cervicis

Dieser in mittlerer Tiefe bis tief liegende Nackenmuskel wird 1–2 cm lateral der Dornfortsätze auf Druckschmerzen palpiert. Häufig befindet sich ein Triggerpunkt ungefähr auf Höhe C_4–C_5. Tiefer Druck auf diesen Triggerpunkt ruft Übertragungsschmerz zur Okzipitalregion hervor, wie es in einem ähnlichen Muster in Abbildung 16.1C zu erkennen ist. Die Zacken dieses Muskels liegen unterhalb des M. semispinalis capitis (siehe Querschnittdarstellung in Abb. 16.8). Die dia-

gonale Ausrichtung aller Muskelzacken ist in Abbildung 48.4 zu erkennen. Nur selten sind in diesem relativ tief liegenden Muskel verspannte Faserbündel ausfindig zu machen.

16.9.4 Zervikale Mm. multifidi und rotatores

Triggerpunkte in den Mm. multifidi werden ungefähr in der Mitte zwischen einem Dornfortsatz und dem darunter liegenden Querfortsatz lokalisiert, wie „TrP_3" in Abbildung 16.1A und D verdeutlicht.

Da Zacken der zervikalen Mm. multifidi an jedem Segment von C_2 an abwärts ansetzen, und da einige dieser Muskelzüge mehr als einen Wirbel überspannen, müssten Triggerpunkte auf allen Ebenen zwischen diesen Fortsätzen zu finden sein, beginnend an der Verbindungsstelle zwischen den Procc. C_3 und C_4 und hinab bis zu den thorakalen Mm. multifidi.

Die tiefsten Muskeln der vierten Schicht, die Mm. rotatores, sind im Halsbereich oft weniger entwickelt als im Bereich der Brustwirbelsäule. Diese Muskeln liegen zu tief, der Faserverlauf ihrer verspannten Fasern ist daher nicht palpierbar. Sie können nur anhand der charakteristischen Empfindlichkeit identifiziert werden, die sich zeigt, wenn tiefer Druck in die Grube neben den Dornfortsätzen gegeben wird, oder die Dornfortsätze abgeklopft werden. Der von den Mm. rotatores ausgehende Schmerz breitet sich überwiegend entlang der Mittellinie auf der betreffenden Segmentebene aus

■■■ 16.10 Engpass

(Abb. 16.5)
Der N. occipitalis major ist der mediale Zweig des Ramus dorsalis des zweiten Zervikalnerven. Er sendet sensorische Äste zur Kopfhaut über dem Scheitel und motorische Äste zum M. semispinalis capitis [24]. Dieser Nerv tritt unterhalb des hinteren Atlasbogens über die Lamina des Axis heraus. Er zieht dann um den unteren Rand des M. obliquus capitis inferior und kreuzt ihn, bevor er die Mm. semispinalis capitis und trapezius in der Nähe ihrer Ansätze am Os occipitale durchdringt [4].

Autopsien an 20 Fällen, für die (laut Krankenhausakten) anamnestisch keine Kopfschmerzen belegt waren, ergaben, dass der N. occipitalis major in 45% der Fälle den M. trapezius durchquerte, in 90% der Fälle den M. semispinalis, und den M. obliquus capitis inferior in 7,5 % der Fälle. Bei 11 der 18 Nerven, die den M. trapezius durchdrangen, waren Anzeichen für eine Kompression zu erkennen. Dieser Befund überrascht, denn die Fallauswahl war nicht auf Grund krankengeschichtlich (laut Krankenhausakten) belegter Kopfschmerzen getroffen worden. Offenbar ist ein bestimmter Grad von Nervenkompression dort, wo der M. trapezius durchquert wird, nicht ungewöhnlich [15].

Nachdem er den M. trapezius durchdrungen hat, verläuft der Nerv subkutan [24, 56] und sendet keine weiteren Äste zu Muskeln. Engpasssymptome entwickeln sich offenbar, wenn triggerpunktbedingt in den von ihm durchdrungenen Muskeln (der M. semispinalis capitis oder die Pars descendens des M. trapezius) verspannte Faserbündel entstehen, die ihn beim Durchtritt komprimieren.

Die durch Kompression des N. occipitalis major entstehenden Symptome werden in Kapi-

tel 16.6 beschrieben. Linderung wird oft durch Inaktivieren der Triggerpunkte im M. semispinalis capitis und/oder in der Pars descendens des M. trapezius erreicht. Beide Muskeln reagieren normalerweise gut auf die Infiltration mit Procain oder auf trockene Nadelung.

16.11 Differenzialdiagnose

Wenn Patienten seit mehr als drei Monaten unter ausgedehnten Schmerzen leiden, muss eine *Fibromyalgie* in Betracht gezogen werden. Eine kurze Untersuchung auf die vorgeschriebenen Tenderpoints [80] erlaubt es, die Diagnose zu stellen oder aber mit Sicherheit auszuschließen. Die Muskeln von Fibromyalgiepatienten enthalten meist zusätzlich Triggerpunkte, die zu den Beschwerden beitragen [37, 40]. Falls sich am Hinterhaupt ein Tenderpoint findet, sollte der

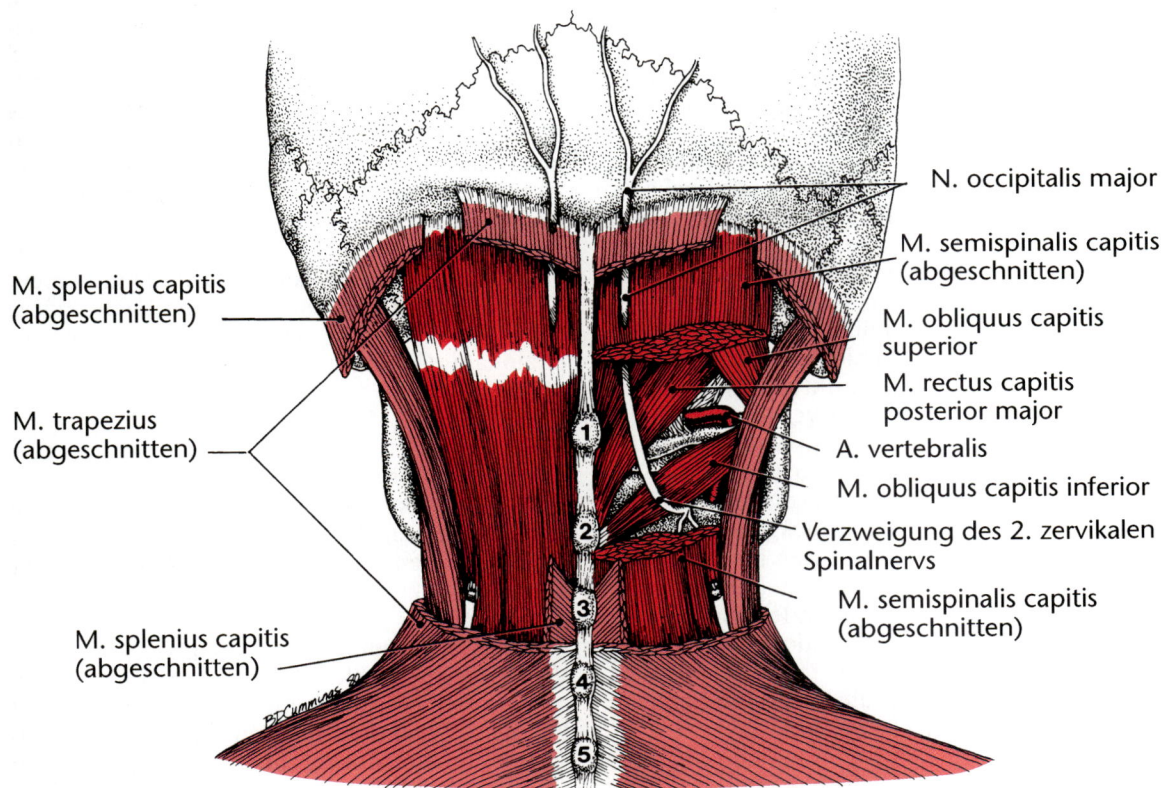

M. splenius capitis (abgeschnitten)

M. trapezius (abgeschnitten)

M. splenius capitis (abgeschnitten)

N. occipitalis major

M. semispinalis capitis (abgeschnitten)

M. obliquus capitis superior

M. rectus capitis posterior major

A. vertebralis

M. obliquus capitis inferior

Verzweigung des 2. zervikalen Spinalnervs

M. semispinalis capitis (abgeschnitten)

Abb. 16.5: Verlauf des zweiten zervikalen Spinalnerven, der zum N. occipitalis major wird und die Mm. semispinalis capitis (*helles mittleres Rot*) und trapezius (*hellrot*) durchdringt. Danach verläuft er unter der Kopfhaut. Zur Kompression kann es an der Stelle kommen, wo der Nerv durch den M. semispinalis capitis zieht. Beachte den Verlauf der A. vertebralis (*tiefes Dunkelrot*) im subokzipitalen Dreieck. Es wird durch die Mm. rectus capitis posterior major und obliquus capitis superior und inferior (*dunkles mittleres Rot*) begrenzt.

Untersucher an eine Insertionstendopathie infolge eines Triggerpunktes im M. semispinalis capitis denken

Halla und Hardin jr. weisen darauf hin, dass eine Osteoarthritis der atlantoaxialen Facettengelenke (C_1–C_2) ein eindeutiges klinisches Syndrom hervorruft, das sich klar von demjenigen unterscheidet, dem lediglich eine subaxiale degenerative Gelenkerkrankung an der Halswirbelsäule zu Grunde liegt, und das sich auch von anderen zervikalen Gelenkdysfunktionen unterscheidet. Dieses Syndrom wurde hauptsächlich bei älteren Frauen beobachtet, die an Osteoarthritis in anderen Körperteilen und unter Schmerzen am Hinterhaupt und hinter dem Ohr litten. Folgende körperliche Anzeichen waren feststellbar: eine eingeschränkte Kopfrotation, Tenderpoints oder Triggerpunkte in der Okzipitalregion, ein palpierbarer zervikaler Krepitus und eine Abweichung der Kopfstellung zu einer Seite [41]. Der Krepitus auf Grund der Arthritis C_1–C_2, die verspannten Faserbündel und der bekannte Schmerz, wenn Triggerpunkte palpiert werden, sind die eindeutigsten differenzierenden Merkmale.

Bogduk und Simons berichten über sich *überlagernde Schmerzmuster* von zervikalen Facettengelenken und Nackenmuskeln. Insbesondere die Facettengelenke C_2–C_3 verdienen Beachtung, wenn Triggerpunkte in den Mm. semispinalis capitis und semispinalis cervicis zu diagnostizieren sind. Die Facettengelenke C_3–C_4 und C_4–C_5 übertragen Schmerzen in einem Muster, das sich teilweise mit dem von Triggerpunkten in den zervikalen Mm. multifidi überschneidet [13].

Beal berichtet über palpierbar spastische Veränderungen der Gewebestruktur [oder Triggerpunktkontraktur] und Bewegungseinschränkungen auf Höhe von C_1–C_3. Er hält dies für Sekundärreaktionen auf viszerosomatische Reflexe, die auf Störungen von Herz, oberem Verdauungstrakt und Lungen zurückgehen [11, 12]. D'Alonzo und Krachman führten einige, hauptsächlich linksseitige somatische Funktionsstörungen auf vergleichbare viszerale Ursachen zurück. Die zervikalen Dysfunktionen gehen mit Schmerzmustern einher, die teilweise mit dem aus den Nackenmuskeln übertragenem Schmerz zusammenfallen [30].

16.11.1 Gelenkerkrankungen

Die Differenzialdiagnose von Nackenschmerzen muss eine Vielzahl von Gelenkerkrankungen berücksichtigen, deren Symptome sich im Hals-bereich manifestieren können, deren Ursachen jedoch normalerweise in anderen Körperbereichen liegen. Eine geringe Anzahl von Arthritiden manifestiert sich typischerweise in der Halswirbelsäule. Abgesehen von der im Wesentlichen nicht entzündlichen Osteoarthritis sind zu nennen: die rheumatoide Arthritis und die seronegativen Spondyloarthropathien.

Segmentelle Dysfunktion (Gelenkdysfunktion oder somatische Dysfunktion)

Voraussetzung einer erfolgreichen Behandlung von Schmerzen im Bereich von Kopf und Hals ist oft die sorgfältige Überprüfung der Nackenmuskeln auf Triggerpunkte und der Zervikalgelenke auf verminderte Beweglichkeit. Oft liegt beides vor und muss behandelt werden. Jaeger untersuchte elf Patienten mit den Symptomen des *zervikogenen Kopfschmerzes* auf Triggerpunkte in sieben Kopf- und Halsmuskeln sowie auf eine Dysfunktion der Halswirbelsäule. Bei allen Patienten fand er zumindest drei aktive Triggerpunkte. In drei Fällen konnte er den Kopfschmerz reproduzieren, indem er den Triggerpunkt palpierte. Bei zehn von elf Patienten (91%) war eine spezifische segmentelle Dysfunktion des Atlantookzipitalgelenks oder des Atlantoaxialgelenks feststellbar. Am häufigsten neigte der M. temporalis (sieben Patienten), am zweithäufigsten der M. semispinalis capitis (sechs Patienten) zu Triggerpunkten. Die Triggerpunkte fanden sich überwiegend an der Körperseite mit den ausgeprägtesten Symptomen. Nur bei zwei Patienten enthielten auch andere Nackenmuskeln Triggerpunkte. Sofern eine subokzipitale Gelenkdysfunktion vorlag, enthielt vor allem der M. semispinalis capitis gleichzeitig Triggerpunkte [45].

M. semispinalis capitis

Eine Dysfunktion der Art. atlantooccipitalis und des Gelenks C_1 und C_2 in Kombination mit Triggerpunkten im M. semispinalis capitis ist häufig.

M. longissimus capitis

Wenn dieser Muskel triggerpunktbedingt verspannt ist, erscheint häufig die erste Rippe hochgestellt und es liegt eine Dysfunktion an Th_1 vor. Der Muskel überspannt mit einem Teil den Bereich vom Proc. mastoideus zum Proc. transversus Th_1. Durch seinen Zug am Kostotransversalgelenk kann er sich *indirekt* auf die erste Rippe auswirken. Der betreffende Wirbel rotiert, und die Rippe *erscheint* hochgestellt.

Mm. semispinalis cervicis, multifidi und rotatores

Die Muskeln dieser Gruppen können abhängig von ihren spezifischen Ansatzstellen auf verschiedenen Etagen der Halswirbelsäule Gelenkdysfunktionen herbeiführen.

Bilateraler Befall der Nackenmuskeln

Eine einfache Extensionsdysfunktion der Segmente Th_1, Th_2 und Th_3 stellt eine weitere wichtige Gelenkdysfunktion dar, die im Zusammenhang mit einem Triggerpunktbefall jener bilateralen Nackenmuskeln zu sehen ist, die bis zu den oberen Brustwirbeln ziehen. Dies gilt insbesondere für die Mm. semispinalis cervicis, multifidi und rotatores mit Ansätzen im oberen Brustbereich, sowie für die Zacken des M. semispinalis thoracis, die sich über die oberen Thorakalsegmente erstrecken und diese kreuzen. Die oberen Thorakalsegmente können nur mit Mühe einzeln untersucht werden. Man sollte die Extensionsdysfunktion von Th_1 bis Th_4 mit Hilfe einer manuellen Dehnungstechnik behandeln, unterstützt von Kontraktion-Relaxation und fortschreitender Anteflexion durch alle Segmente der Wirbelsäule.

Arthritis
Entzündliche Erkrankungen

Bei entzündlichen Erkrankungen kann es zu einer Erosion der Art. atlantoaxialis mit nachfolgender Lyse der Ligg. transversa und Subluxation des Dens axis kommen [36]. Wenn er sich bei Flexion des Kopfes nach posterior bewegt, ist eine Kompression des Rückenmarks mit lebensbedrohlichen Konsequenzen möglich.

Bei einem Patienten mit Verdacht auf eine symptomatische Arthritis im Bereich der Halswirbelsäule sollte ergänzend zu Anamnese und Untersuchung auf systemische Krankheiten die diagnostische Abklärung mithilfe eines bildgebenden Verfahrens erfolgen. Röntgenaufnahmen in willkürlicher Flexion und Extension lassen eine unerwünschte Bewegung des Dens axis vom inneren Rand des Wirbelbogens C_1 fort erkennen (> 4 mm). Zur bildlichen Darstellung einer Subaxialerkrankung ist ein Kontrast-CT, eine MRT-Aufnahme oder sogar eine Myelographie erforderlich. Die immunsuppresive und entzündungshemmende Arzneimitteltherapie zielt darauf ab, die Läsionen zu verhindern. Wenn es jedoch bereits zu Deformation oder Destabilisierung gekommen ist, kann ein chirurgischer Eingriff zur Stabilisierung unumgänglich sein.

Rheumatoide Arthritis

Bei einer rheumatoiden Arthritis und subaxial betroffener Halswirbelsäule kann ein Wirbel auf dem nachfolgenden abgleiten (z. B. C_5 auf C_6), wodurch das Rückenmark komprimiert wird. Diese Läsionen sind meistens weniger schmerzhaft als auf Höhe C_1 oder C_2, führen aber mit größerer Wahrscheinlichkeit zum Verlust distaler motorischer Funktion.

Osteoarthritis

Eine Osteoarthritis verursacht die Bildung von Osteophyten an den oberen und unteren Rändern der Wirbelkörper der Halswirbelsäule. Dadurch wird die Beweglichkeit des Halses eingeschränkt und Sehnen können über unregelmäßige Oberflächen schnellen. Es kann sogar zu einer Verengung des Foramen intervertebrale mit nachfolgender Radikulopathie kommen.

Seronegative Spondyloarthropathien

Zu den seronegativen Spondyloarthropathien (negativer Rheumafaktor) zählen die Spondylitis ankylosans, das Reiter-Syndrom, die reaktive Arthritis auf Grund entzündlicher Darmerkrankungen und bei Psoriasis [5]. Typisch für derartige Fälle ist eine schmerzhafte Insertionstendopathie (Entzündung an der Ansatzstelle von Bändern oder Sehnen am Knochen), die tendenziell unter diastrophischer Kalzifizierung ausheilt.

Bei einer Spondylitis ankylosans kalzifizieren die Bänder der Wirbelsäule im Allgemeinen symmetrisch, von den Sakroiliakalgelenken ausgehend die gesamte Wirbelsäule hinauf, bis sie im Röntgenbild einem Bambusstab ähnelt (daher die Bezeichnung „Bambusstabwirbelsäule"). Bei anderen Erkrankungen wie dem Reiter-Syndrom erfasst die Entzündung das Achsenskelett meist eher asymmetrisch (Wirbelebenen werden übersprungen, und bei manchen Wirbeln ist nur eine Seite betroffen). In allen diesen Fällen können Nackenschmerzen ein hervorstechendes Symptom sein, und der Einbezug des Atlantoaxialgelenks kann für das Rückenmark eine ernsthafte Verletzungsgefahr bedeuten. Systemische Symptome wie Konjunktivitis und Urethritis beim Reiter-Syndrom erleichtern die korrekte Diagnosstellung.

16.11.2 Assoziierte Triggerpunkte

Abgesehen von den bilateralen Nackenmuskeln neigen auch der obere Abschnitt des M. semispinalis thoracis und der M. erector spinae, die sich bis zur Brustwirbelsäule ausdehnen, zur Entwicklung von Triggerpunkten. Eine abgeflachte Stelle in der ansonsten sanften Thorakalkrümmung lässt erkennen, auf welcher Segmentebene sich ein Triggerpunkt befindet. Beim Test durch Anteflexion tritt mindestens ein Dornfortsatz weniger weit hervor als erwartet. Multiple bilaterale kurze und tief liegende Mm. rotatores können in dieser Hinsicht wie die längeren, aber weniger abgewinkelt verlaufenden Mm. multifidi wirken. Bei einer Beteiligung der Mm. multifidi wäre die Rotation allerdings weniger stark eingeschränkt als bei einem Befall der Mm. rotatores, und der Befund würde wahrscheinlich auch keine Reihe von druckempfindlichen Wirbeln mit eingeschränkter Beweglichkeit ausweisen. Die Bewegungseinschränkung reagiert gelegentlich gut auf eine bilaterale Behandlung der tiefen Nackenmuskeln an der abgeflachten Stelle durch Sprühen und Dehnen. Alternativ können auch manuelle Techniken zur Beeinflussung von Gelenk- und Muskelfunktion eingesetzt werden.

Wenn Patienten nach der Behandlung der Nackenmuskulatur fortgesetzt über Hinterhauptkopfschmerzen und -empfindlichkeit insbesondere in der Nähe des Proc. mastoideus klagen, sollte der Therapeut nach aktiven Triggerpunkten in den Mm. trapezius (Abb. 6.2) und digastricus (Venter posterior; Abb. 12.1) sowie im oberen mittleren Anteil des M. infraspinatus (Abb. 22.1) der symptomatischen Seite suchen. Triggerpunkte in den beiden letztgenannten Muskeln rufen wenig Bewegungseinschränkung hervor und werden leicht übersehen.

Tenderpoints in der Counterstrain-Technik

Jones verzeichnete zahlreiche druckempfindliche, in ihrer Textur veränderte Stellen im Gewebe, die sich typischerweise in der Nähe der Ansatzstellen von Sehnen und Bändern, aber auch im Bauch einiger Muskeln fanden [49]. Wenn solche Stellen im oberen Nackenbereich liegen, an der Spitze des Proc. transversus C_1 und entlang der Rami mandibulae, gehen sie mit Funktionsbehinderungen oder -veränderungen der oberen Zervikalsegmente einher. Nach Jones' Behandlungsansatz wird ein Muskel für 90 Sekunden in eine angenehme, angenäherte Stellung gebracht und anschließend langsam in die neutrale Ruheposition geführt. Diese Methode hat sich bei der Behandlung von Muskel-„Spasmen", Kopfschmerzen, druckschmerzhaften Stellen und zur Wiederherstellung der Zervikalfunktion bewährt. Bislang wurde nicht einschlägig untersucht, in welcher Beziehung

die Tenderpoints von Jones mit latenten Triggerpunkten stehen. Therapeuten, die mit beiden Systemen arbeiten, berichten über beträchtliche Überschneidungen [39, 55].

16.11.3 Neuropathie

Klinisch gesehen kann eine zervikale Radikulopathie Triggerpunkte in der Nackenmuskulatur aktivieren, die dann nach der Operation durch andere Faktoren aufrechterhalten werden. Hierin ist eine verbreitete Ursache des Postlaminektomiesyndroms zu sehen [63].

Da Radikulopathie und Triggerpunkte zusammen oder einzeln auftreten können, muss jeder Zustand nach spezifischen Kriterien diagnostiziert werden. Zervikale Radikulopathien C_4–C_8 rufen meistens Symptome an dem Armen hervor, anders als Triggerpunkte allein der *Nackenmuskeln*. Bei einer zervikalen Radikulopathie fällt der *Sperling-Test* höchstwahrscheinlich positiv aus. Hierbei handelt es sich um einen schmerzauslösenden Wirbelsäulenkompressionstest, wobei kaudal gerichteter Druck auf den Kopf bei leicht extendierter, aufrecht gehaltener Halswirbelsäule ausgeübt wird. Positive elektrodiagnostische Befunde sind für den Nachweis einer zervikalen Radikulopathie hilfreich. Chu wies kürzlich eine enge Beziehung zwischen der lumbalen Radikulopathie und Triggerpunkten in den lumbalen Rückenmuskeln nach [22].

Es muss zwischen dem neurologisch verursachten Tinel-Hoffmann-Zeichen (Schmerzen bei Perkussion über einem komprimierten Nerven) und dem Übertragungsschmerz von Triggerpunkten unterschieden werden. Das schockartige Kribbeln oder Gefühl von „Stecknadeln in der Haut", das für das Tinel-Hoffmann-Zeichen typisch ist, entsteht durch Druck an der Stelle, wo eine Einengung des Nerven vorliegt, z. B. am Durchtritt des N. occipitalis major durch den M. semispinalis capitis oder die Pars descendens des M. trapezius (Abb. 16.5). Der Übertragungsschmerz von Triggerpunkten manifestiert sich dagegen als ein tiefer, dumpfer Schmerz. Er ist weniger eindeutig lokalisiert und zeigt keine neuronale Ausbreitung, da seine Lokalisation durch intraspinale Bahnen bestimmt wird. Triggerpunkte reagieren auf schnellende Palpation mit einer lokalen Zuckungsreaktion des verspannten Faserbündels. Der Ort einer Nervenkompression *darf nicht* infiltriert werden. Dagegen ist es therapeutisch sinnvoll, den Triggerpunkt des Muskels zu infiltrieren, der zum Engpasssyndrom beiträgt.

Auch periphere Kompressionsneuropathien wie das Karpaltunnelsyndrom am Handgelenk [70] oder der Werfer- und Golferellenbogen (Epicondylitis humeri ulnaris) geben zu Verwirrung und Missverständnissen Anlass. Bei diesen Erkrankungen können Nacken- oder Schulterschmerzen auftreten. Der Untersucher schafft sich durch Perkussion des Kompressionsbereichs Gewissheit über das klinische Bild. Der Tinel-Test besitzt jedoch keine hohe Spezifizität.

16.12 Lösung von Triggerpunkten

(Abb. 16.6 und 16.7)
Eine Dehnungsbehandlung im vollen Bewegungsumfang ist *kontraindiziert*, wenn die betreffenden Gelenke primär hypermobil sind. In solchen Fällen sollten die Triggerpunkte in den Muskeln, die über hypermobile Gelenke ziehen, mithilfe von Techniken inaktiviert werden, die den Muskel nicht zu seiner vollen Länge dehnen. Alternative Therapien in diesem Sinne sind die Triggerpunktlösung durch Druckanwendung, das Verfahren aus Halten und Entspannen (mit sanften, keinesfalls maximalen Kontraktionen), die Counterstrain-Technik, die indirekte myofasziale Entspannung, die Triggerpunktinfiltration, die tief streichende Massage oder das Stripping (Zupfen), Reizstrom und Ultraschall. Die Muskeln von Patienten mit primär hypermobilen Gelenken müssen durch Kräftigungsübungen stabilisiert und nicht generell verlängert werden. Zu beachten ist, dass die sekundäre Hypermobilität eines Gelenks eine Bewegungseinschränkung in einem angrenzenden Bereich [54] kompensieren kann, die vielleicht auf eine Gelenkdysfunktion oder Triggerpunkte zurückgeht. Oft wird mit Behandlung der primären Mobilitätseinschränkung auch die kompensatorische Hypermobilität behoben.

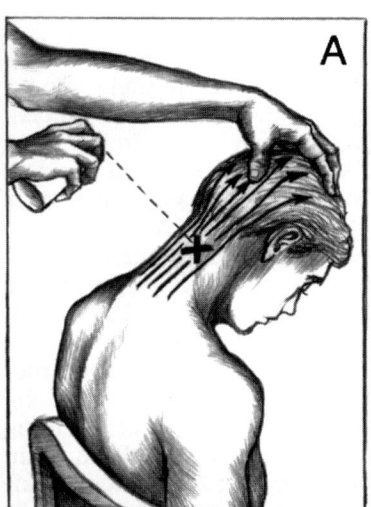
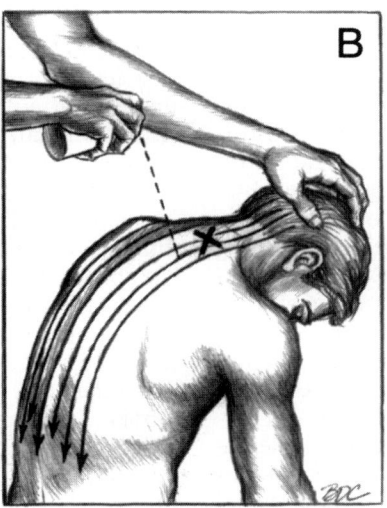
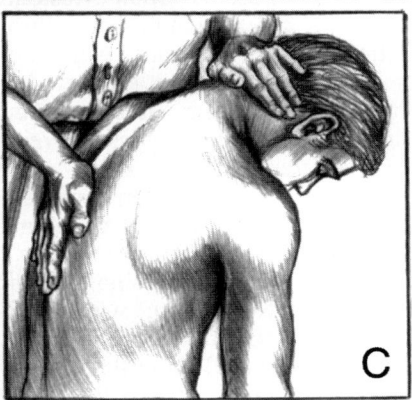

Abb. 16.6: Sprühmuster (*Pfeile*) und Lösungstechnik für Triggerpunkte (**X**) in den überwiegend vertikal verlaufenden Nacken- und oberen Thoraxmuskeln. **A:** beidseitiges Sprühen und Dehnen der oberen Abschnitte der Mm. semispinalis capitis und splenius capitis. Kopf und Hals sind flektiert. Das Kühlspray wird in aufwärts gerichteten Bahnen aufgetragen. Während und nach dem Sprühen atmet der Patient aus, entspannt und blickt nach unten, während der Therapeut mit der linken Hand die Bewegung leitet und lediglich neue Vorspannung aufnimmt. **B:** beidseitiges Besprühen der unteren Nackenmuskulatur (Mm. splenii und semispinalis) und des oberen M. longissimus thoracis. Hals und obere Brustwirbelsäule sind leicht flektiert, die Kühlbahnen sind abwärts gerichtet (*Pfeilrichtung nach unten*) **C:** manuelles Lösen der vertikalen unteren Nacken- und oberen Thoraxmuskeln unmittelbar nach der Kühlung. Der Therapeut legt die Hand dort an, wo gelöst werden soll. Es wird die Kontraktions-Relaxations-Methode angewandt. Während der Patient nach oben blickt und einatmet, gibt der Therapeut mit einer Hand (im Beispiel mit der linken Hand) leichten Widerstand gegen die Kontraktion der Nackenmuskulatur. Anschließend blickt der Patient nach unten, atmet aus, entspannt vollständig und lässt dabei den Kopf nach vorn sinken. Die linke Hand des Therapeuten stabilisiert, die rechte Hand gibt abwärts gerichteten Druck, um die Muskeln zwischen den Händen zu lösen. *Vorsicht:* Der Therapeut darf in der dargestellten Kopfstellung keinen kraftvollen Druck ausüben. Die Belastung könnte zu Komplikationen an der Halswirbelsäule führen, falls die Wirbelsäule medizinisch vorgeschädigt ist (siehe Text).

Für die Befunderhebung bei Verdacht auf eine atlantookzipitale Subluxation ist eine wichtige Implikation zu beachten: Wenn bei diesem Patienten der Kopf manipuliert wird, insbesondere während eines chirurgischen Eingriffs, wenn die Schutzfunktion der Muskulatur außer Kraft gesetzt ist, kann es zur Kompression des Rückenmarks kommen. Selbst bei Manipulationen am Hals im Zusammenhang mit Sprühen und Dehnen besteht die Gefahr, das Rückenmark zu schädigen. Es ist jedoch zu bedenken, dass die willkürliche und unwillkürliche Muskelarbeit, die zur Stabilisierung der instabilen, arthritischen Halswirbelsäule aufgebracht werden muss, Weichteilschmerzen, z. B. myofasziale Schmerzen hervorrufen kann. Hiergegen ist zusätzlich zur standardisierten Arthritisbehandlung eine spezielle Therapie erforderlich.

Bei Patienten, die über „Nackensteife" klagen, sind die Kopf- und Halsbewegungen im Allgemeinen in mehreren Richtungen eingeschränkt, weil verschiedene Muskeln befallen sind [74, 75]. Man führt einen Übersichtstest für das Bewegungsausmaß in Flexion, Extension, Rotation und Lateralflexion durch und testet anschließend die einzelnen Segmente entsprechend. Bei einer Bewegungseinschränkung in allen Richtungen liegt vermutlich eher eine Erkrankung der Gelenkkapsel (oder ein arthritisches Geschehen) als eine Gelenkdysfunktion vor. In der Regel werden zunächst solche Muskeln durch Sprühen und Dehnen behandelt, die die weitestgehende Bewegungseinschränkung verursachen. Bei einer schweren Bewegungseinschränkung in allen Richtungen empfiehlt es sich meist, vorsichtige manuelle Traktion am Hals auszuüben und anschließend Flexion, Lateralflexion, Rotation und Extension wiederherzustellen. Mit aufwärts gerichteter Traktion lassen sich auf die oberen Halswirbelgelenke wirkende Kompressionskräfte lösen. Man kann sie einsetzen, wie in Kapitel 17.12 am Beispiel der subokzipitalen Dekompression dargestellt wird. Es muss an jedem Patienten überprüft werden, welche Muskelgruppen betroffen sind, wobei die sich überschneidenden Funktionen dieser Muskeln berücksichtigt werden müssen.

Es ist hilfreich, sich die Lage und den Verlauf der Muskelfasern klar vor Augen zu führen, die man passiv dehnen will (Abb. 16.2). Verschiedene Nackenmuskeln, deren Fasern unterschiedlich verlaufen, können zu einer einzigen spezifischen Halsbewegung beisteuern. Wenn daher das Kühlmittel in gerichteten, parallelen Bahnen aufgetragen und die Fasern nur in einer Richtung gedehnt und gelöst werden [58], löst sich die Bewegung meist auch nur teilweise. Benachbarte, verspannte Muskelfasern müssen ebenfalls gelöst werden. Nach dem ersten Behandlungsdurchgang mit Sprühen und Dehnen, anschließender Erwärmung und lösenden Bewegungen in alle Richtungen kann eine Wiederholung nötig sein, um die normale Beweglichkeit vollständig wiederherzustellen.

Wenn die Beweglichkeit der Nackenmuskeln durch Sprühen und Dehnen verbessert werden soll, müssen zuerst die subokzipitalen Muskeln (Kapitel 17) und die oberen zervikalen Muskeln behandelt werden. Danach werden die langfaserigen unteren zervikalen und die oberen thorakalen Muskeln und schließlich die unteren thorakalen und lumbalen Muskeln (Abb. 48.6) therapiert. Auch die diagonal verlaufenden Muskeln, die Extension und Rotation bewirken, müssen gelöst werden. Die Dehnung erfolgt dabei in Flexion und Rotation. Nachstehend werden diese Dehnungsverfahren beschrieben.

16.12.1 Längs verlaufende Nackenmuskeln

Vor dem Dehnen und Sprühen der in Längsrichtung verlaufenden Nackenmuskeln nimmt der Patient auf einem Sessel Platz (Abb. 16.6A). Er rutscht auf der Sitzfläche etwas nach vorn, um den Rumpf besser zurücklehnen zu können, und lässt Kopf und Hals entspannt nach vorn hängen. Der Therapeut unterstützt diese Bewegung sanft mit einer Hand und nimmt dabei Vorspannung in den Extensoren auf, während gleichzeitig das Kühlspray vom Rücken aufwärts über Nacken und Kopf aufgebracht wird (Abb. 16.6A). Der Patient lässt den Oberkörper anschließend nach vorn sinken (Abb. 16.6B), wobei der Therapeut wiederum Vorspannung aufnimmt (aber *keinen* Druck ausübt) und nun das Kühlspray beidseitig über dem Rücken aufbringt und die langen autochthonen Muskeln vom Hinterhaupt bis zum unterem Thorax abdeckt. Die Dehnung wird gefördert, wenn der Patient „einen Buckel macht". Er ergänzt den Vorgang dabei durch reziproke Inhibition und eine willkürliche Dehnung. In dieser Weise kann an der gesamten unteren Brust- und Lendenwirbelsäule verfahren werden, wie Abbildung 48.6 zeigt, wobei der Patient die Arme zwischen den Knien hängen lässt.

Sehr wirkungsvoll ist eine Kombination mit der postisometrischen Relaxation, wie eingehend in Kapitel 3.12 beschrieben wird. *Cave:* In der in Abbildung 16.6A und B dargestellten Position darf der Therapeut nicht kraftvoll auf den

Kopf drücken. Es könnte ansonsten bei einer medizinisch vorgeschädigten Wirbelsäule zu Komplikationen kommen. Abbildung 16.6C zeigt ein unbedenkliches Verfahren (Einzelheiten in der Legende zur Abbildung).

Abbildung 16.6C zeigt und beschreibt eine manuelle Lösungstechnik für die vertikalen Nacken- und oberen Thoraxmuskeln, die es dem Therapeuten ermöglicht, den Lösungsprozess direkter zu steuern und besser zu „fühlen", was mit den Muskeln passiert. Diese Methode ist insbesondere bei Patienten mit degenerativen Gelenkerkrankungen oder einer anderweitigen Schädigung der Gelenke angeraten, die von den behandelten Muskeln überspannt werden. Die manuelle zervikale Traktion am Patienten in Rückenlage ist ein weiteres Lösungsverfahren. Hierbei werden die Nackenmuskeln sanft kontrahiert und dann entspannt.

Bei einer spezifischen Behandlung des häufig betroffenen M. longissimus capitis werden eine myofasziale Lösungstechnik und das Verfahren aus Kontraktion und Relaxation kombiniert. Der Patient nimmt die Rückenlage ein. Der Therapeut schiebt eine Hand unter den Kopf des Patienten. Mit der anderen Hand gibt er Druck entlang der distalen Ansatzstellen des Muskels. Die Lagerung ist ähnlich wie in Abbildung 16.7C. Beim Lösen des M. longissimus capitis muss der Therapeut die Hand jedoch an der Nackenbasis anlegen, wie es Abbildung 20.11 beispielhaft für die erste Rippe und die Mm. scaleni zeigt (Kapitel 20). Anschließend beugt der Therapeut den Kopf des Patienten von der Seite des betroffenen M. longissimus capitis weg und erreicht eine „Feinabstimmung" des Lösungsprozesses, indem er durch geringfügige Rotation von Kopf und Hals jeweils neue Vorspannung im Muskel aufnimmt. Wenn die Barriere erreicht ist und der Bereich der kostotransversalen Verbindung sich gegen den kontrollierenden Daumen anzuheben scheint, übt diese Hand sanften, *abwärts gerichteten Druck* aus. Währenddessen stabilisiert der Therapeut den Kopf des Patienten mit der anderen Hand.

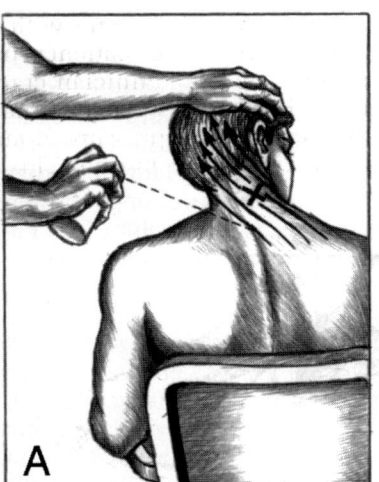
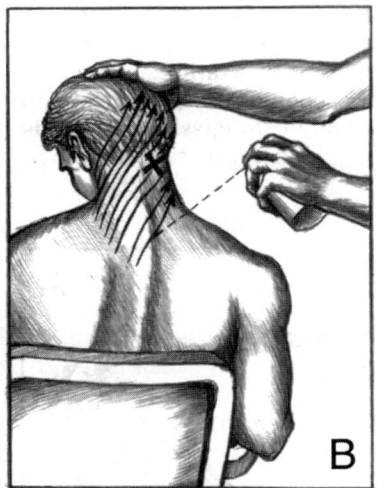
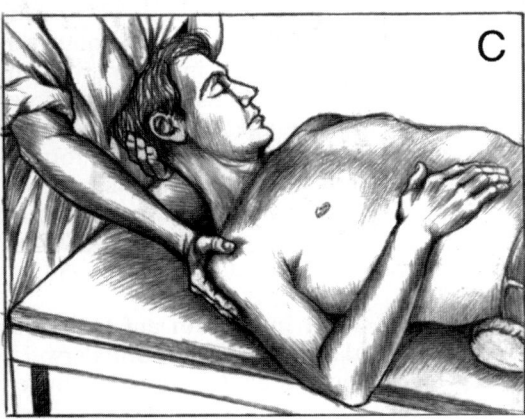

Abb. 16.7: Sprühmuster (*Pfeile*) für Triggerpunkte (**X**) in den eher diagonal verlaufenden Nackenmuskeln. **A:** passive Dehnung hauptsächlich der *rechten*, „Λ-förmig" angeordneten Muskelfasern (z. B. Mm. multifidi und rotatores) und der *linken* „V-förmig" angeordneten Muskeln (z. B. M. splenius capitis). Kopf und Hals werden flektiert und das Gesicht nach rechts gedreht. Die Verlaufsrichtungen der Fasern der Nackenmuskeln werden in Abbildung 16.2 dargestellt. Spray in aufwärts gerichteten Bahnen kühlt die Haut über diesen Muskeln. **B:** Dehnung der „V-förmigen" diagonalen Muskeln (z. B. M. splenius capitis) auf der *rechten* und der „Λ-förmigen" diagonalen Muskeln der *linken* Seite (z. B. Mm. multifidi und rotatores). Kopf und Hals sind flektiert, während das Gesicht nach links gedreht wird. **C:** Dehnen und Lösen der diagonalen Nackenmuskeln *nach* Aufbringen des Kühlsprays. Die Lagerung verringert die Belastung der Halswirbelsäule. Der Patient liegt auf dem Rücken. Der Therapeut schiebt eine Hand (hier die linke) unter den Kopf des Patienten, während die andere auf Schulterebene stabilisiert. Die Traktion erfolgt nach links. Der Hals ist flektiert und nach links rotiert. Diese Position ist insbesondere für die „V-förmigen" diagonalen Muskeln geeignet (z. B. M. splenius capitis). In gleicher Weise und mit entsprechender Änderung der Handanlage wird zur anderen Seite und für die übrigen diagonalen Muskeln verfahren.

Diese Dehnungstechnik für den M. longissimus capitis wird mit dem Verfahren aus Kontraktion und Relaxation kombiniert. Sobald der Endpunkt der Dehnung erreicht zu sein scheint, atmet der Patient zunächst leicht ein und dann tief und vollständig aus, entspannt sich und erweitert damit die Dehnung. Mit demselben Verfahren lassen sich auch die Mm. scaleni lösen (die die erste Rippe *direkt* anheben, siehe Kapitel 20). In diesem Fall wird der Hals anstatt in Flexion in leichte Extension gebracht.

Das Behandlungsverfahren für den M. longissimus capitis in Rückenlage, wie oben beschrieben, lässt sich anpassen, um auch andere möglicherweise betroffene Nackenmuskeln zu lösen. Die Lösung muss in „Feinabstimmung" erfolgen, indem der Hals entsprechend dem Verlauf verspannter Fasern zusätzlich geringfügig lateralflektiert und rotiert wird. Wie viel Bewegung möglich ist, bestimmt sich durch die Reaktion des Patienten auf die Dehnung (die nur geringfügiges Unbehagen verursachen soll) und den Palpationseindruck, den die Hand des Therapeuten empfängt. Abbildung 16.7A und B zeigen das Sprühmuster vor Beginn des Dehnverfahrens.

16.12.2 Schräger verlaufende Nackenmuskeln

Abbildung 16.7A veranschaulicht, wie die rechtsseitigen, „Λ-förmig" angeordneten diagonalen Nackenmuskeln durch Sprühen und Dehnen behandelt werden. Das schließt die Mm. semispinalis cervicis, multifidi und rotatores sowie die oberflächlich liegenden Pars descendens des M. trapezius ein.

Die „V-förmig" angeordneten diagonalen Nackenmuskeln, darunter die Mm. splenius capitis und splenius cervicis, werden besprüht und gedehnt, während der Patient den Nacken behutsam flektiert und das Gesicht zur Gegenseite dreht. Der Therapeut steuert die Bewegung mit der Hand, wie in Abbildung 16.7B dargestellt. Während der Dehnung wird Kühlspray in einem diagonalen, aufwärts gerichteten Muster aufgebracht, das dem Verlauf der gedehnten Fasern auf *beiden* Seiten des Nackens folgt. Die Dehnung der „V-förmigen" diagonalen Muskeln der rechten Seite dehnt nämlich auch die „Λ-förmig" angeordneten der linken Seite *und umgekehrt*.

In Abbildung 16.7C wird ein manuelles Lösungsverfahren dargestellt und beschrieben, das die Halswirbelsäule nur wenig belastet. Zuvor

kann mit Spray oder Eis intermittierend gekühlt werden. Ehrenfeuchter et al. zeigen und beschreiben eine gekreuzte Handanlage, um die Nackenmuskeln zu lösen [32].

16.13 Infiltration von Triggerpunkten

(Abb. 16.8–16.10)
Die Infiltration aktiver Triggerpunkte sollte erst erwogen werden, nachdem Dehnen und Sprühen und andere noninvasive Therapieverfahren erfolglos waren und die Triggerpunktschmerzen und Bewegungseinschränkungen persistieren. Allerdings sind Patienten, die an einer Fibromyalgie leiden, manuellen Lösungsverfahren wenig zugänglich, weshalb in einigen Fällen die Infiltration das Verfahren der Wahl darstellen könnte. Eine unterstützende aber gezielte Infiltrationsbehandlung myofaszialer Triggerpunkte erzielt bei solchen Patienten oft durchschlagende Erfolge [64].

Auf die Infiltration folgt unmittelbar Sprühen und Dehnen (oder eine andere sanfte Form, Muskeln zu lösen und zu dehnen). Anschließend wird der betreffende Muskel im vollen aktiven Umfang bewegt und die Haut über dem Muskel mit einer heißen Packung wiedererwärmt. Auch Kraus [52] und Rachlin [62] haben die Infiltrationsbehandlung der Nackenmuskeln beschrieben und illustriert.

Häufig liegen Triggerpunkte bilateral in den Nackenmuskeln, deshalb müssen sie auch beidseitig infiltriert werden. Es ist ein verbreiteter Fehler, nicht tief genug einzustechen um die A. vertebralis im Trigonum omoclaviculare nicht zu punktieren oder die Dura mater des Rückenmarks nicht zu versehren. Diese Vorbehalte sind berechtigt. Daher sollten diese tief liegenden Triggerpunkte auch nicht von Anfängern und niemals unter Zeitdruck infiltriert werden. Man umgeht die A. vertebralis, indem man genau die Wirbelsäulenetage vermerkt und auf Höhe oder oberhalb der Ebene des Dornfortsatzes C_2 *nicht* tief in den lateralen Hals einsticht.

Die A. vertebralis ist an der Stelle punktionsgefährdet, wo sie ihren Verlauf durch die Procc. transversi ändert und in den Schädel eintritt (Abb. 16.5).

Während der tiefen Infiltration auf Höhe des Proc. spinosus atlanti (C_1), der normalerweise weniger weit hervorsteht als C_2, ist es zu einigen besorgniserregenden Komplikationen gekommen. In einem Falle entstand der Eindruck, dass das Taubheitsgefühl, Kribbeln und die Schwäche, die während der Triggerpunktinfiltration im kontralateralen Arm auftraten, durch einen Spasmus der A. vertebralis und eine Ischämie des Rückenmarks oder Gehirns bedingt waren. Der Patient hinterging offensichtlich die Versicherung, denn Monate später, während er Entschädigungszahlungen empfing, arbeitete er an anderer Stelle in Vollzeit und war offenbar nicht mehr behindert. Die Symptome waren anscheinend spontan zurückgegangen [77].

Bei einem weiteren Patienten traten während der Infiltration von Triggerpunkten in den Nackenmuskeln ähnliche Symptome im kontralateralen Arm auf, die auf eine Ischämie von Hirn oder Rückenmark deuteten. Diese Symptome verschwanden nach drei Tagen spontan.

Bei dem dritten Patienten kam es zu ähnlichen Symptomen. Im Verlauf einer Triggerpunktinfiltration spürte er anhaltendes Kribbeln und Schmerz im kontralateralen Arm. Er wurde drei Tage später gründlich untersucht. Dabei fand man auf der symptomatischen Körperseite eine

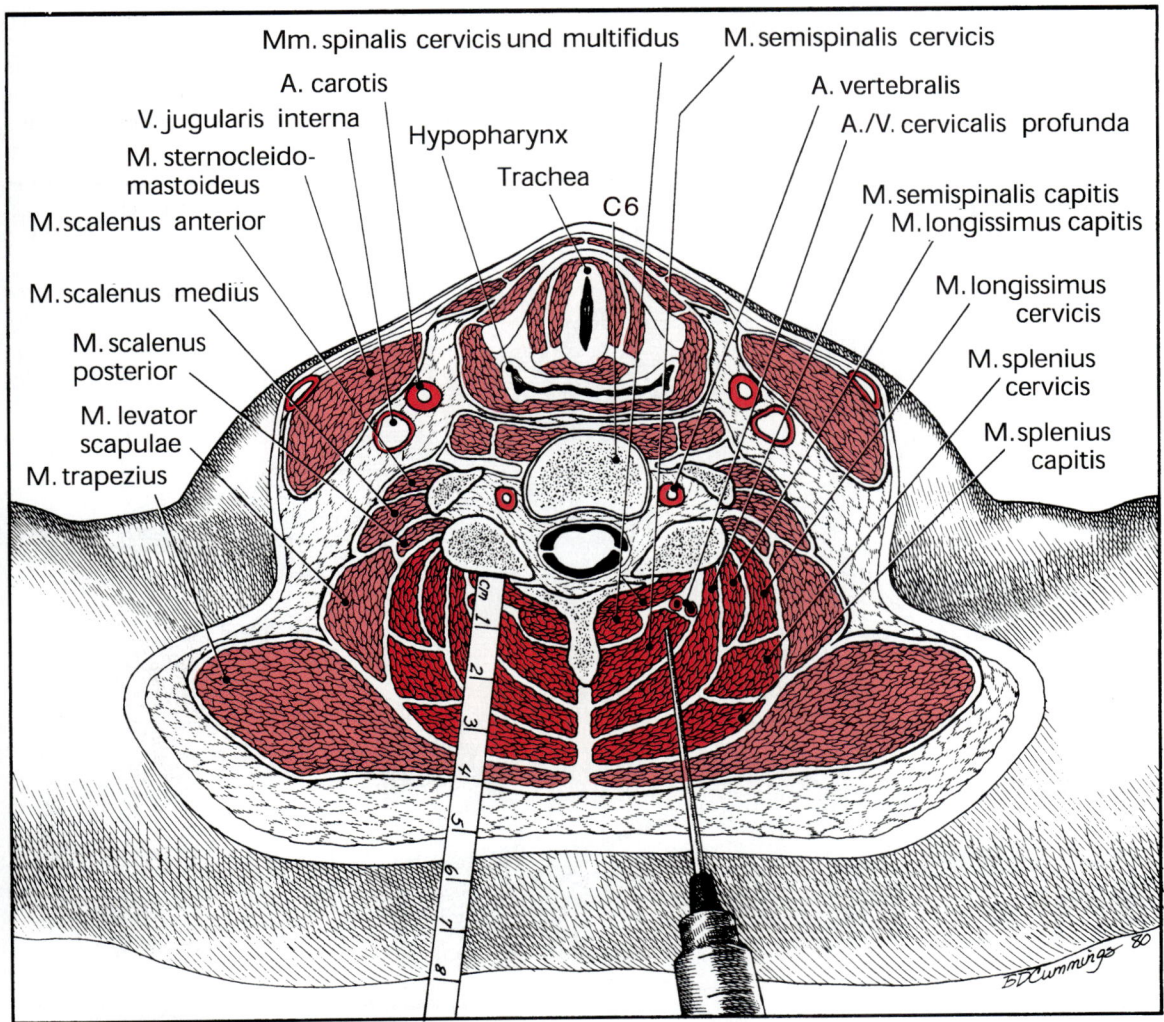

Abb. 16.8: Querschnitt durch den Hals auf Höhe von C$_5$. Die Schnittebene entspricht in etwa der Ebene der als TrP$_3$ markierten Triggerpunktregion in Abbildung 16.1. Die knöchernen Teile des Wirbels sind schwarz punktiert und mit einer *durchgezogenen schwarzen Linie umrandet*. Das Lineal verdeutlicht, dass eine Kanüle von 5 cm Länge die Nackenmuskeln nicht in voller Tiefe durchstechen kann, wenn die Haut nicht eingedrückt wird. Die A. vertebralis liegt zwischen den Procc. transversi. Sie verläuft vor und am lateralen Rand der Nackenmuskeln. Die Nackenmuskeln und die wichtigsten Gefäße sind *dunkelrot*, andere Muskeln *hellrot* koloriert.

Kopf/Hals

ausgeprägte Triggerpunktaktivität in den Mm. scaleni. Nachdem diese durch eine Procaininjektion inaktiviert wurden, verschwanden die Schmerzen sofort und traten auch nicht wieder auf, wie sich bei Nachuntersuchungen im Abstand von mehreren Jahren zeigte. Offenbar waren latente Triggerpunkte in den Mm. scaleni der kontralateralen Seite und möglicherweise als Satelliten der Triggerpunkte in den Nackenmuskeln aktiviert worden.

Grundsätzlich lässt sich die Punktion des Spinalkanals vermeiden, indem man die Kanüle bei der Infiltration der tiefen Nackenmuskeln leicht nach lateral ausrichtet. Bei einigen Patienten kann das Rückenmark zwischen den Wirbeln jedoch im Abstand von bis zu 1 cm oder mehr lateral von einem zervikalen Dornfortsatz nicht von Knochen geschützt sein. Eine Punktion der Dura mater in diesem Bereich wird vermieden, indem man die Tiefe der Lamina 2 cm neben dem lateralen Rand eines zervikalen Dornfortsatzes ermittelt und die Kanüle *nicht tiefer* einsticht, falls sie weiter nach medial geführt werden muss. Wenn die Tiefenlage der Lamina in dieser Weise geprüft wird, muss sich der Arzt vergewissern, dass der Kontakt mit dem Knochen die Nadelspitze nicht verbogen hat. In diesem Falle löst die Nadel beim Zurückziehen ein kratzendes Gefühl aus und muss umgehend ausgetauscht werden.

16.13.1 M. semispinalis capitis

Der obere Anteil des M. semispinalis capitis liegt medial unterhalb der Pars descendens des M. trapezius und lateral unter dem M. splenius

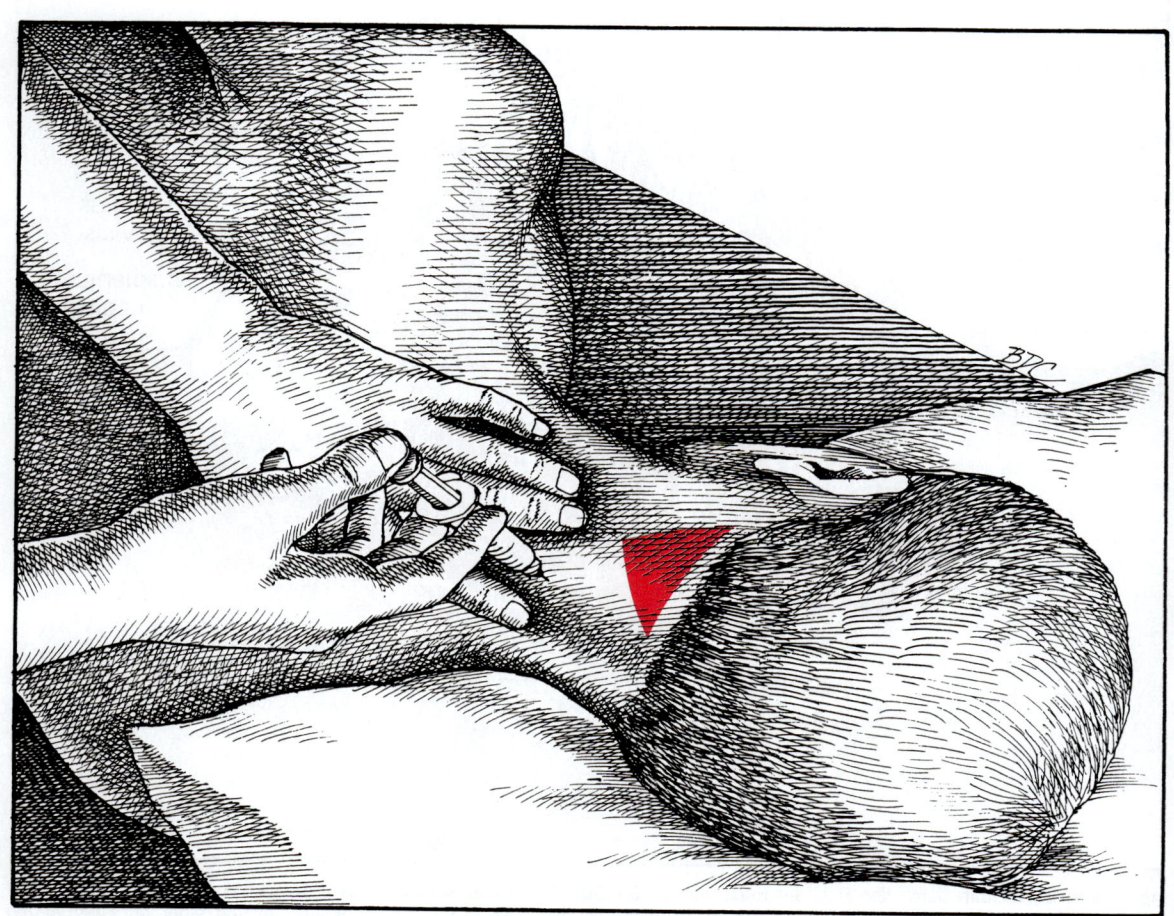

Abb. 16.9: Infiltration eines Bezirks in der linken Nackenmuskulatur etwa in Höhe von C$_4$, wo Triggerpunkte der Mm. semispinalis capitis, semispinalis cervicis, multifidi und rotatores zu erwarten sind. Das *rote Dreieck* markiert das Trigonum omoclaviculare, das *nicht* infiltriert werden sollte, um die ungeschützte A. vertebralis nicht zu punktieren. Abbildung 16.5 verdeutlicht, welche Muskeln dieses Dreieck abgrenzen.

capitis (Abb. 16.5). Nachdem palpatorisch bestätigt wurde, dass der Schmerz im mit „TrP$_1$" bezeichnete Ort im oberen M. semispinalis capitis ist (Abb. 16.1A und B), kann der empfindliche Bereich infiltriert werden. Der Arzt sticht die Kanüle in Richtung auf das Os occipitale ein, führt sie aber nicht unter den Knochenrand. Dadurch vermeidet er eine Punktion der A. vertebralis, die tief unterhalb des unteren okzipitalen Knochenrandes verläuft (Abb. 16.5). Nach Infiltration dieses Ansatzstellenbereichs kann der Nacken sofort wieder vollständig flektiert werden. Dagegen können der Kopfhautschmerz und die Hyperästhesie noch für einige Tage oder Wochen anhalten und erst allmählich abklingen, da sie auf einen Nervenengpass zurückgehen, den dieser Muskel verursacht hatte.

Ein Triggerpunkt in der Nähe der mit „TrP$_2$" bezeichneten Stelle im oberen M. semispinalis capitis (Abb. 16.1A und B) sollte wegen seiner Nähe zur A. vertebralis *nicht infiltriert* werden. Dieser Triggerpunkt wird mit Hilfe von Verfahren wie intermittierende Kühlung und Dehnen, Druckanwendung und tief streichende Massage inaktiviert. Er sollte nicht übergangen werden, da er für die Druckempfindlichkeit an der An-

satzstelle im Bereich von „TrP$_1$" verantwortlich sein kann.

Der mittlere Anteil des M. semispinalis capitis liegt unterhalb der Mm. trapezius und splenius capitis (Abb. 16.5 und 16.8). Die Nadel muss daher relativ tief eingestochen werden, um ihn zu infiltrieren. Die Infiltration seiner Triggerpunkte im Bereich C$_3$–C$_4$ (Abb. 16.9), wo die Triggerpunkte dieses Muskels am häufigsten anzutreffen sind (Abb. 16.10) bedeutet normalerweise kein ernstes Risiko für die A. vertebralis. Die Kanüle sollte jedoch *nicht* in den Bereich oberhalb von C$_2$ vorgeschoben werden, wo die Arterie ungeschützt ist. Rachlin gibt in seiner Abbildung 10–40 eine genaue Darstellung der anatomischen Beziehungen und veranschaulicht seine Infiltrationstechnik für die Mm. semispinalis capitis und multifidi auf Höhe von C$_4$ [62].

16.13.2 M. longissimus capitis

Auf Höhe von C$_4$, wo häufig Triggerpunkte dieses Muskels liegen, können Triggerpunktzonen in diesem langen, relativ schmalen Muskel am lateralen Hals infiltriert werden (unterhalb des

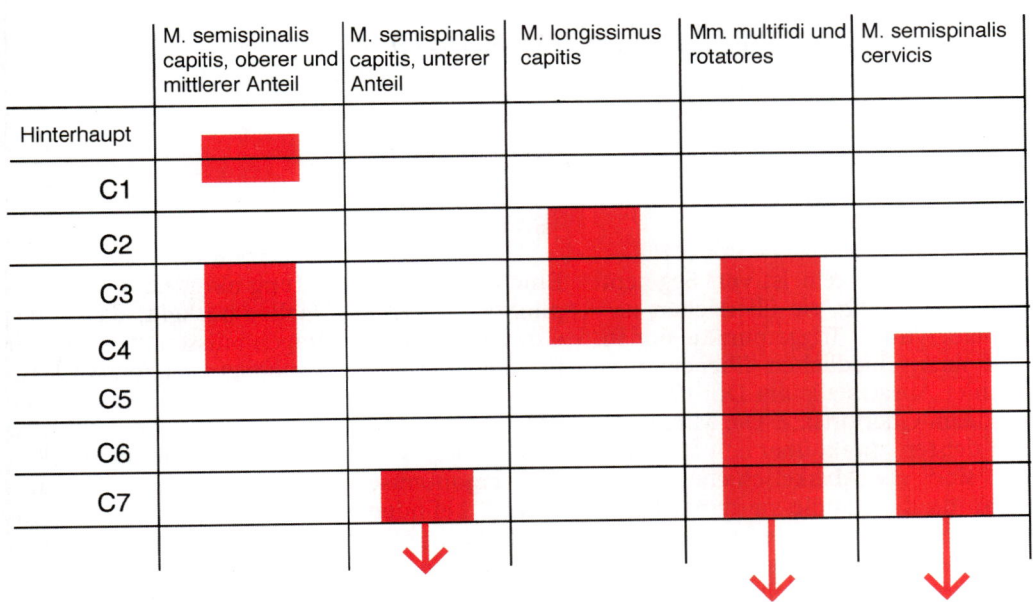

Abb. 16.10: Mögliche Triggerpunkte (vielfach nicht palpierbar) in der Nackenmuskulatur. Lokalisation auf Grund der Ansatzstellen und der anzunehmenden Lage der Endplattenzonen in diesen Muskeln. Die Segmentebenen entsprechen den Dornfortsätzen (bzw. dem Tuberculum posterior C$_1$). Die erwartete Lage der Endplattenzonen basiert auf den in Abbildung 16.3 dargestellten anatomischen Gegebenheiten und der Verteilung von Endplattenzonen in einem Muskel [28]. Der obere Anteil des M. semispinalis capitis entspricht dem Bezirk „TrP$_2$" in Abbildung 16.1, der mittlere Anteil dem Bezirk „TrP$_3$". Triggerpunkte im unteren Drittel des M. semispinalis capitis sind auf Höhe von C$_7$–Th$_2$ zu erwarten. Die Annahmen für die Mm. multifidi und rotatores sind nur gültig, sofern diese Muskeln auch in der Zervikalregion vorhanden sind.

M. splenius capitis und lateral vom M. semispinalis capitis), und zwar (Abb. 16.10). Unterhalb von C_4 (wie in Abb. 16.8, Querschnitt auf Höhe von C_5, erkennbar) liegt der Muskel zu tief und kann nicht mehr zuverlässig identifiziert werden.

Die Infiltration des Muskels auf Höhe von C_3 dürfte die A. vertebralis nicht gefährden, sofern die Nadel nach lateral ausgerichtet wird und man auf eine Infiltration oberhalb von C_2 verzichtet.

16.13.3 M. semispinalis cervicis

Dieser Muskel liegt unterhalb des M. semispinalis capitis und über den Mm. multifidi. Seine Fasern sind länger als die der Mm. multifidi. Triggerpunkte dieses Muskels liegen wahrscheinlich nicht oberhalb von C_4 (Abb. 16.10) sondern auf unterschiedlichen Ebenen zwischen den Dorn- und Querfortsätzen eines Segments, über das sich die Fasern der Mm. multifidi spannen, die ebenfalls Triggerpunkte enthalten. Abbildung 16.8 verdeutlicht die Lage dieses Muskels im Querschnitt. Gezeigt ist sein kraniales Ende, in dem Triggerpunkte zu erwarten sind. Aus dieser Abbildung wird auch ersichtlich, dass die Nadel rund 5 cm tief, d. h. bis zur Hälfte des Nackens eingestochen werden muss, um die tiefen Nackenmuskeln zu erreichen. Es kann einfacher und weniger riskant sein, anfangs eine längere Kanüle zu benutzen und sie nicht bis zum Kolben einzuführen.

16.13.4 Mm. multifidi und rotatores

Die Faserlänge dieser Muskeln ist von Segment zu Segment unterschiedlich, sie überziehen unterschiedlich viele Wirbel. Triggerpunkte finden sich daher auf unterschiedlichen Ebenen zwischen jeweils einer Ansatzstelle am Dornfortsatz und einem kaudalen Querfortsatz. Die Mm. rotatores liegen am tiefsten, direkt über den Laminae vertebrae. Sie sind als Muskelschicht relativ leicht erkennbar, da die Kanüle sie durchsticht, bevor sie Kontakt mit den Laminae hat.

Im Bezirk „TrP$_3$" in Abbildung 16.1A und D liegen häufig Triggerpunkte und Schmerzmuster der Mm. multifidi. Um diese Triggerpunkte zu erreichen, muss der Arzt mehrere Muskelschichten durchstechen (in der Reihenfolge: Mm. trapezius und splenius capitis, semispinalis capitis und semispinalis cervicis). Der Triggerpunkt liegt normalerweise mindestens 2 cm unter der Haut und kann mit einer Kanüle von

3,8 cm Länge nicht mehr zu erreichen sein. Die in der Abbildung gezeigte Kanüle erreicht den M. multifidus nicht. Man verbessert die Einstichtiefe, wenn man die Haut neben der Einstichstelle mit den Fingern eindrückt. Der Infiltrationsschmerz kann im Verhältnis zur palpatorisch ermittelten Druckempfindlichkeit unverhältnismäßig stark erscheinen. Dies ist auf die tiefe Lage der Triggerpunkte zurückzuführen. Im Anschluss an die Infiltration wird gekühlt und dabei eine Rotationsdehnung vorgenommen. Danach rotiert der Patient den Hals aktiv (zwei- bis dreimal pro Richtung), bevor feuchte Wärme angewendet wird.

Es wird über einen Patienten berichtet, der wegen eines chronisch blockierten zervikookzipitalen Übergangs osteopathisch manipuliert wurde. Nach bilateraler Infiltration der zervikalen Mm. multifidi und rotatores war die Rotation nach links um 45° und nach rechts um 25° erweitert, womit beidseitig das volle Bewegungsausmaß erreicht war (Gerwin, 1996, persönliche Mitteilung). Das zeigt, welche Auswirkungen eine Verkürzung der Nackenmuskeln hat und wie effizient die Inaktivierung der verantwortlichen Triggerpunkte ist.

16.14 Korrigierende Maßnahmen

(Abb. 16.11)

16.14.1 Haltungsbelastung

Eine chronische Belastung aktiviert die Triggerpunkte der langen Nackenmuskeln, da sie das Gewicht des Kopfes tragen müssen, wenn dieser für längere Zeit leicht gebeugt gehalten wird. Eine optimierte Haltung verringert diese durch die Schwerkraft bedingte Belastung [53]. Ebenso wirken sich Verbesserungen der biometrischen und ergonomischen Funktion aus. In Kapitel 41.3 befinden sich ausführliche Überlegungen zur Körperhaltung. Folgende korrigierenden Maßnahmen sind angezeigt:

- Ein Lesepult oder ein verstellbarer Notenständer, um das Lese oder Arbeitsmaterial in einen anderen Winkel zu bringen bzw. es anzuheben. Man verbessert dadurch die Einstellung zur Augenhöhe und verhindert die andauernde Flexion von Kopf und Hals.
- Anhebung der Standfläche des Computermonitors, wenn für längere Zeit gearbeitet wird

und sonst der Blick abwärts gerichtet werden müsste.

- Eine Brille mit angemessener Brennweite, damit der Patient scharf sehen kann, wenn er den Kopf ausbalanciert aufrecht trägt. Nötigenfalls muss der Patient sich Linsen mit größerer Brennweite („Kartenspielergläser") verordnen lassen.
- Für Arbeiten in der Nähe, wie Nähen oder Lesen, sollten Bifokaleinschliffe gewählt werden, die groß und halb so hoch wie die ganze Linse sind.
- Anpassen des Brillengestells, sodass der untere Rand beim Blick nach unten nicht die Sicht stört (Abb. 16.4A und B).
- Training auf dem Standrad im aufrechten Sitz mit frei schwingenden oder in die Hüften gestützten Armen *ohne* Beugung über die Lenkstange, die das Gerät ohnehin nicht lenkt.
- Eine Stoffrolle oder ein Kissen hinter die Lendenwirbelsäule geschoben gewährleistet die normale Lendenlordose im Sitzen, hebt das Brustbein an und verbessert die Haltung von Kopf und Hals.

- Inaktivieren von Triggerpunkten in den Mm. pectoralis major oder minor (Kapitel 42 und 43), die eine Haltung mit runden Schultern und eine funktionelle Thoraxkyphose begünstigen.

Durch die beiden letztgenannten Korrekturen können sich Kopf und Hals ausbalanciert und entspannt über der Brustwirbelsäule erheben (wie in Abb. 16.4D vorgeführt). Zusammengefasst, wie auch Tichauer [72] betont: Der Patient muss ohne besondere Anstrengung eine ausgewogene Kopfhaltung beibehalten.

Eine weitere einfache Korrekturmaßnahme, die zu einer aufrechten, ausbalancierten Sitzhaltung führt, besteht darin, sich ein kleines Polster unter die Tubera ischiadica zu legen. Das Polster darf nicht bis unter den oberen Oberschenkel reichen.

Man verhindert eine übermäßige Extension des Halses während der Nacht, indem man eine etwas weichere (aber nicht durchhängende) Matratze erwirbt oder ein kleines, weiches Nackenpolster benutzt, das den Nacken in seiner normalen Krümmung abstützt. Chattopadhyay erläutert

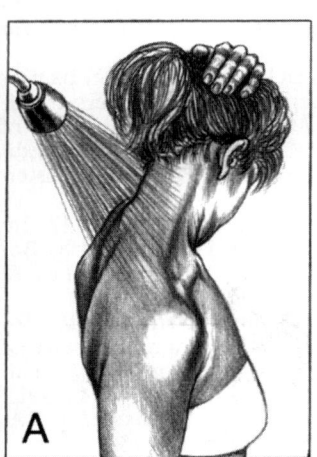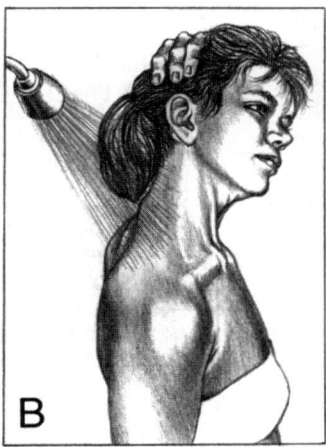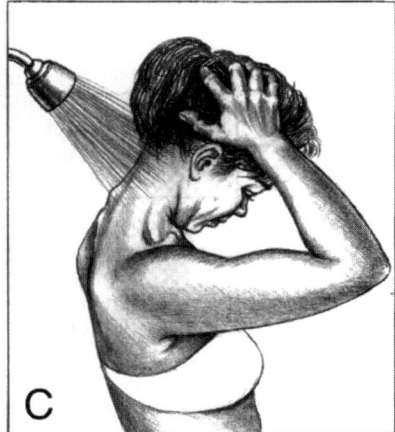

Abb. 16.11: Kombinierte Selbstdehnungsübung unter der Dusche für die Mm. levator scapulae, trapezius (Pars descendens) sowie für die subokzipitalen und die Nackenmuskeln. **A:** Selbstdehnung des rechten M. levator scapulae. Die Patientin blickt zur kontralateralen Achsel. Sie fasst den rotierten Kopf oberhalb des Mastoidbezirks und nimmt Vorspannung im Muskel auf, während sie die freie Hand zum Boden streckt, um den Muskel zu verlängern. **B:** Selbstdehnung der rechten Pars descendens des M. trapezius. Die Patientin neigt den Hals zur kontralateralen Seite und dreht das Gesicht so weit wie beschwerdefrei möglich zur Seite des betroffenen Muskels. Sie atmet langsam auf und nimmt durch das Gewicht des Armes Vorspannung auf. Wenn der Muskel sich entspannt, streckt sie die Hand zum Boden. **C:** Selbstdehnung der Nackenmuskeln. Die Patientin legt die Daumen ans Hinterhaupt, während die Hände die aktive Flexion des Kopfes unterstützen. Die Patientin blickt nach unten und atmet langsam aus.
Anmerkung: Wenn man den Kopf langsam zur Seite neigt und dreht, findet man Zwischenstellungen, in denen sich andere verspannte Faserzüge lösen lassen. In jedem Fall unterstützt das warme Wasser auf der Haut die Entspannung der Muskeln. Die Übung kann im Sitzen und im Stand ausgeführt werden. Der M. levator scapulae und der M. trapezius (Pars descendens) setzen am Schulterblatt bzw. am Schlüsselbein an. Daher entfernt es ihre distalen Ansatzstellen und dehnt sie, wenn man die Hand zum Boden streckt. Gleichzeitig wird damit reziproke Inhibition erzielt. Da die Dehnung eines Nackenmuskels der einen Seite den kontralateralen Partner in die angenäherte Stellung bringt, können latente Triggerpunkte in diesem Muskel aktiviert und ein reaktiver Krampf hervorgerufen werden. Daher sollten die unter A und B dargestellten Dehnungen für den M. levator scapulae und M. trapezius entsprechend für die Gegenseite durchgeführt werden. Auf alle Dehnungen muss aktive Bewegung im vollen Umfang erfolgen.

die Bedeutung eines angemessenen Nackenkissens [21]. Das von Ruth Jackson entworfene abgerundete, kleine Halskissen (Cervipillo) eignet sich gut für diesen Zweck [44]. Ein elastisches Schaumstoffkissen ist ungeeignet und muss gegen ein Kissen ausgetauscht werden, dessen Füllung nicht federt, z. B. Federn oder faseriges Dacron.

16.14.2 Andere Faktoren

Patienten mit Triggerpunkten in den Nackenmuskeln sind gegen Abkühlung wahrscheinlich besonders empfindlich. Die Patienten sollten daher nachts einen Rollkragenpullover tragen oder sich einen Schal um den Hals legen. Auch tagsüber muss der Hals vor kaltem Zug geschützt werden. Langes Haar bietet einen natürlichen Kälteschutz.

Um die Belastung des Halses beim Autofahren oder bei der Schreibtischarbeit nach einer akuten Verschlimmerung der Beschwerden zeitweilig herabzusetzen, kann man einen weichen orthopädischen Kragen locker als *Kinnstütze* tragen. Der Kragen darf den Hals *nicht* immobilisieren, sondern wird nur lose angelegt. Zum Beispiel kann ein Plastkragen nach Thomas umgedreht und so locker getragen werden, dass der Patient den Kopf trotzdem drehen und seitlich nach unten blicken kann. Andererseits muss er so gut anliegen, dass er das Kinn stützt und der Kopf die Neutralstellung einnehmen kann.

16.14.3 Übungstherapie

Abbildung 16.11 zeigt im Rahmen der kombinierten Selbstdehnung unter der Dusche eine wichtige Form der Selbsttherapie für Patienten mit Triggerpunkten in den Nackenmuskeln. Einzelheiten sind der Bildlegende zu entnehmen. Während des Tages kann der Patient sich gelegentlich als Haltungsübung ein leichtes Sandsäckchen auf den Kopf legen [16]. Bewegungen, bei denen der Kopf extreme Stellungen einnimmt, während die Dehnungsrichtung geändert wird, z. B. ein Rollen des Kopfes, sollten *vermieden* werden.

Es muss unbedingt berücksichtigt werden, dass der Patient stabilisierende statt Dehnungsübungen erlernen muss, wenn seine Halswirbelsäule *hypermobil* ist. Er kann Triggerpunkte mit Druckanwendung, Selbstmassage, selbst ausgeführtem Counterstrain und der Technik aus Halten und Entspannen inaktivieren oder dafür sorgen, dass sie sich nicht reaktivieren.

Literatur

1. Agur AM: *Grant's Atlas of Anatomy*. Ed. 9. Williams & Wilkins, Baltimore, 1991 (Figs. 4-51, 4-54).
2. *Ibid*. (Fig. 4-54).
3. *Ibid*. (Fig. 4-59).
4. *Ibid*. (Fig. 4-56).
5. Arnett FC, Edworthy SM, Bloch DA, *et al.:* The American Rheumatism Association 1987 revised criteria for the classification of rheumatoid arthritis. *Arthritis Rheum* 31:315–324, 1988.
6. Baker BA: The muscle trigger: evidence of overload injury. *J Neurol Orthop Med Surg* 7:35–44, 1986.
7. Bardeen CR: The musculature. Section. 5. In *Morris's Human Anatomy*. Ed. 6. Edited by Jackson CM. Blakiston's Son & Co., Philadelphia, 1921 (pp. 449–452).
8. Basmajian JV, DeLuca CJ: *Muscles Alive*. Ed. 5. Williams & Wilkins, Baltimore, 1985 (pp. 355, 360).
9. Ibid. (p. 468).
10. Bates T: Myofascial pain. Chapter 14. In *Ambulatory Pediatrics II: Personal Health Care of Children in the Office*. Edited by Green M, Haggerty RJ. W.B. Saunders, Philadelphia, 1977 (Fig. 14-1, p. 148).
11. Beal MC: Viscerosomatic reflexes: a review. *J Am Osteopath Assoc* 85:786–801, 1985.
12. Beal MC, Morlock JS: Somatic dysfunction associated with pulmonary disease. *J Am Osteopath Assoc* 84:179–183, 1984.
13. Bogduk N, Simons DG: Neck pain: joint pain or trigger points? Chapter. 20. In: *Progress in Fibromyalgia and Myofascial Pain*, Vol. 6 of *Pain research and Clinical Management*. Edited by Vaeroy H, Mersky H. Elsevier, Amsterdam, 1993 (pp. 267–273).
14. Bonica JJ, Sola AE: Neck pain. Chapter 47. In: *The Management of Pain*. Ed. 2. Edited by Bonica JJ, Loeser JD, Chapman CR, *et al.* Lea & Febiger, Philadelphia, 1990 (p. 858).
15. Bovim G, Bonamico L, Fredriksen TA, *et al.:* Topographic variations in the peripheral course of the greater occipital nerve. Autopsy study with clinical correlations. *Spine* 16(4):475–478, 1991.
16. Cailliet R: *Soft Tissue Pain and Disability*. F.A. Davis, Philadelphia, 1977 (pp. 131–133).
17. Carter BL, Morehead J, Wolpert SM, *et al.: Cross-Sectional Anatomy: Computed Tomography and Ultrasound Correlation*. Appleton-Century-Crofts, New York, 1977 (Sect. 15).
18. *Ibid*. (Sect. 14).
19. *Ibid*. (Sect. 13).
20. *Ibid*. (Sect. 16).
21. Chattopadhyay A: The cervical pillow. *J Indian Med Assoc* 75(1):6–9, 1980.
22. Chu J: Dry needling (intramuscular stimulation) in myofascial pain related to lumbosacral radiculopathy. *Eur J Phys Med Rehabil* 5(4):106–121, 1995.
23. Clemente CD: *Gray's Anatomy*. Ed. 30. Lea & Febiger, Philadelphia, 1985 (pp. 469–471).
24. *Ibid*. (p. 1194, Fig. 12-28).1985
25. *Ibid*. (pp. 466–469, 472, Fig. 6-21).

26. Clemente CD: *Anatomy*. Ed. 3. Urban & Schwarzenberg, Baltimore, 1987 (Figs. 524, 525)
27. *Ibid*. (Fig. 526).
28. Coërs C. Woolf AL: *The Innervation of Muscle, A Biopsy Study*. Blackwell Scientific Publications, Oxford, 1959.
29. Cyriax J: Rheumatic headache. *Br Med J* 2:1367–1368, 1938.
30. D'Alonzo GE Jr, Krachman SL: Respiratory system. Chapter 37. In: *Foundations for Osteopathic Medicine*. Edited by Ward RC. Williams & Wilkins, Baltimore, 1997 (pp. 441–458).
31. Duchenne GB: *Physiology of Motion*, translated by E.B. Kaplan. J.B. Lippincott, Philadelphia, 1949 (p. 534).
32. Ehrenfeuchter WC, Heilig D, Nicholas AS: Soft Tissue Techniques. Chapter 56. In: *Foundations for Osteopathic Medicine*. Edited by Ward RC. Williams & Wilkins, Baltimore, 1997 (pp. 781–794, see p. 783).
33. Eisler P: *Die Muskeln des Stammes*. Gustav Fischer, Jena 1912 (pp. 401, 404, 406, 420, Figs. 56, 57).
34. *Ibid*. (p. 405, Fig. 58).
35. *Ibid*. (p. 426, Figs. 59, 61).
36. Erhardt CC, Mumford PA, Venables PJ, *et al.*: Factors predicting a poor life prognosis in rheumatoid arthritis: an eight year prospective study. *Ann Rheum Dis* 48:7–13, 1989.
37. Gerwin R: A study of 96 subjects examined both for fibromyalgia and myofascial pain [Abstract]. *J Musculoske Pain* 3(Suppl 1):121, 1995.
38. Gerwin R: Personal communication, 1996.
39. Glover JC, Yates HA: Strain and counterstrain techniques. Chapter 58. In: *Foundations for Osteopathic Medicine*. Edited by Ward RC. Williams & Wilkins, Baltimore, 1997:809–818 (p. 810).
40. Granges G, Littlejohn G: Prevalence of myofascial pain syndrome in fibromyalgia syndrome and regional pain syndrome: a comparative study. *J Musculoske Pain* 1(2):19–35, 1993.
41. Halla JT, Hardin JG Jr.: Atlantoaxial (C1–C2) facet joint osteoarthritis: a distinctive clinical syndrome. *Arthritis Rheum* 30(5):577–582, 1987.
42. Hong CZ: Considerations and recommendations regarding myofascial trigger point injection. *J Musculoske Pain* 2(1):29–59, 1994.
43. Hubbell SL, Thomas M: Postpartum cervical myofascial pain syndrome: review of four patients. *Obstet Gynecol* 65:56S–57S, 1985.
44. Jackson R: *The Cervical Syndrome*. Ed. 3. Charles C Thomas, Springfield, Ill., 1977 (pp. 310–314).
45. Jaeger B: Are "cervicogenic" headaches due to myofascial pain and cervical spine dysfunction? *Cephalalgia* 9(Suppl 3):157–64, 1989.
46. Jaeger B, Reeves JL, Graff-Radford SB: A psychophysiological investigation of myofascial trigger point sensitivity vs. EMG activity and tension headache. *Cephalalgia* 5(Suppl 3):68, 1985.
47. Jenkins DB: *Hollinshead's Functional Anatomy of the Limbs and Back*. Ed. 6. WB Saunders, Philadelphia, 1991 (p. 201).
48. *Ibid*. (p. 203).

49. Jones LH: *Strain and Counterstrain*. American Academy of Osteopathy, Colorado Springs (now Newark, OH), 1981.
50. Kappler RE, Ramey KA: Head, diagnosis and treatment. Chapter 44. In: *Foundations for Osteopathic Medicine*. Edited by Ward RC. Williams & Wilkins, Baltimore, 1997 (pp. 515–540, see p. 530).
51. Kendall FP, McCreary EK, Provance PG: *Muscles: Testing and Function*. Ed. 4. Williams & Wilkins, Baltimore, 1993.
52. Kraus H: *Clinical Treatment of Back and Neck Pain*. McGraw-Hill, New York, 1970 (pp. 104, 105)
53. Kuchera ML: Gravitational stress, musculoligamentous strain and postural realignment. *Spine* 9(2): 463–490, 1995.
54. Kuchera WA, Kuchera ML: *Osteopathic Principles in Practice*. Ed. 2. Greyden Press, Columbus, OH, 1994 (p. 360).
55. Kuchera ML, McPartland JM: Myofascial trigger points, an introduction. Chapter 65. In: *Foundations for Osteopathic Medicine*. Edited by Ward RC. Williams & Wilkins, Baltimore, 1997 (pp. 915–918).
56. Lockhart RD, Hamilton GF, Fyfe FW: *Anatomy of the Human Body*. Ed. 2. J.B. Lippincott, Philadelphia, 1969 (pp. 169, 274, Fig. 278).
57. Middaugh SJ, Kee WG, Nicholson JA: Muscle overuse and posture as factors in the development and maintenance of chronic musculoskeletal pain. Chapter 3. In: *Psychological Vulnerability to Chronic Pain*. Edited by Grezesia R, Ciccone D. Springer Publishing Co., New York, 1994 (pp. 55–89).
58. Modell W, Travell JT, Kraus H, *et al.*: Contributions to Cornell Conferences on Therapy. Relief of pain by ethyl chloride spray. *NY State J Med* 52:1550–1558, 1952.
59. Pauly JE: An electromyographic analysis of certain movements and exercises: 1. Some deep muscles of the back. *Anat Rec* 155:223–234, 1966
60. Pernkopf E: *Atlas of Topographical and Applied Human Anatomy*, Vol. 2. WB Saunders, Philadelphia, 1964 (Fig. 30).
61. *Ibid*. (Fig. 35).
62. Rachlin ES: Injection of Specific Trigger Points. Chapter 10. In: *Myofascial Pain and Fibromyalgia*. Edited by Rachlin ES. Mosby, St. Louis, 1994 (pp. 305–308, Fig. 10-40).
63. Reynolds MD: Myofascial trigger point syndromes in the practice of rheumatology. *Arch Phys Med Rehabil* 62:111–114, 1981.
64. Rubin BR: Rheumatology. Chapter 38. In: *Foundactions for Oesteopathic Medicine*. Edited by Ward RC. Williams & Wilkins, Baltimore, 1997, pp. 459–466.
65. Shapiro R: Personal Communication, 1996.
66. Sola AE: Trigger point therapy. Chapter 47. In: *Clinical Procedures in Emergency Medicine*. Edited by Roberts JR, Hedges JR. Saunders, Philadelphia, 1985 (Fig. 47-8).
67. Spalteholz W: *Handatlas der Anatomie des Menschen*. Ed. 11, Vol. 2. S Hirzel, Leipzig, 1922 (pp. 308, 311).

Kopf/Hals

68. *Ibid.* (p. 312).
69. *Ibid.* (p. 313).
70. Sunderland S: The nerve lesion in the carpal tunnel syndrome, *J Neurol Neurosurg Psych* *39:*615–626, 1976.
71. Takebe K, Vitti M, Basmajian JV: The functions of semispinalis capitis and splenius capitis muscles: An electromyographic study. *Ant Rec 179:*477–480, 1974.
72. Tichauer ER: Industrial engineering in the rehabilitation of the handicapped. *J Ind Eng 19:*96-104, 1968 (p. 98 Fig. 2, p. 99 Table 2).
73. Toldt C: *An Atlas of Human Anatomy,* translated by M.E. Paul. Ed. 2. Vol. 1. Macmillan, New York. 1919 (p. 272).
74. Travell J: Rapid relief of acute "stiff neck" by ethyl chloride spray. *J Am Med Wom Assoc 4:*89–95, 1949.
75. Travell J: Pain mechanisms in connective tissue. In: *Connective Tissues, Transactions of the Second Conference, 1951.* Edited by Ragan C. Josiah Macy, Jr. Foundation, New York, 1952 (pp. 119, 120).

76. Travell J: Referred pain from skeletal muscle: the pectoralis major syndrome of breast pain and soreness and the sternomastoid syndrome of headache and dizziness. *NY State J Med 55:*331–339, 1955.
77. Travell J, Bigelow NH: Role of somatic trigger areas in the patterns of hysteria. *Psychosom Med 9:*353–363, 1947 (p. 361, Figs. 7, 8).
78. Travell J, Rinzler SH: The myofascial genesis of pain. *Postgrad Med 11:*425–434, 1952.
79. Walpin LA: Bedroom posture: the critical role of a unique pillow in relieving upper spine and shoulder girdle pain. *Arch Phys Med Rehabil 58:*507, 1977.
80. Wolfe F, Smythe HA, Yunus MB, *et al.:* American College of Rheumatology 1990 Criteria for the Classification of Fibromyalgia: Report of the Multicenter Criteria Committee. *Arthritis Reumatol 33:*160–172, 1990.
81. Wolff HG: *Wolff's Headache and Other Head Pain.* Ed. 3. Oxford University Press, New York, 1972 (pp. 549, 554).

Subokzipitale Muskeln:

Mm. rectus capitis posterior major und minor, Mm. obliquus capitis inferior und superior

Übersicht: Übertragungsschmerzen dieser Muskeln sind im umgangssprachlichen Sinne „gespenstisch", da sie nur ungenau zu orten sind. Sie manifestieren sich als tiefe, dumpfe Kopfschmerzen, die vom Hinterkopf zur Augenhöhle ziehen. Die genannten Muskeln sind häufig Ursache für Kopfschmerzen. **Anatomie:** Drei der vier Muskeln inserieren am Hinterhaupt, der vierte am Proc. spinosus axis und dem Proc. transversus atlantis, weshalb er lediglich an der Rotation des Kopfes mitwirkt. Die **Funktion** dieser vier tiefen, kurzen und bilateralen Nackenmuskeln besteht in der Durchführung und Steuerung von Bewegungen wie Kopfnicken, -rotation und -seitneigung. In diesen Muskeln erfolgt die **Aktivierung und Aufrechterhaltung von Triggerpunkten** durch Fehlbelastungen wie eine vorgeschobene Kopfhaltung mit nach posterior rotiertem Hinterhaupt, eine Überlastung durch Gegenhalt bei anhaltender Flexion des Kopfes (Kontrollfunktion), eine ständige Extension bei fortwährend angehobenem Kinn, sowie durch eine dauerhafte gleichzeitige Rotation und Neigung des Kopfes. Aktive Triggerpunkte in den kurzen Nackenmuskeln bilden sich mit Vorliebe als Satelliten von Triggerpunkten in anderen Halsmuskeln und infolge von Unterkühlung, vor allem, wenn die Muskeln ermüdet sind. Die **Untersuchung des Patienten** zeigt eine Einschränkung von Flexion und Rotation des Kopfes und/oder der Lateralflexion *oben* auf der Halswirbelsäule. Die **Untersuchung auf Triggerpunkte** zeigt Druckschmerzen der tiefen Nackenmuskeln. Dazu muss durch die darüber liegenden Mm. semispinalis capitis und trapezius palpiert werden. Durch direkte Palpation allein sind Triggerpunkte in den einzelnen kurzen Nackenmuskeln kaum zu unterscheiden. Genaueren Aufschluss geben Einschränkungen bei bestimmten Bewegungen. Zur **Differenzialdiagnose** von Dysfunktionen der Artt. atlatooccipitalis, atlantoaxialis und C_2 sind spezielle Verfahren erforderlich. Zunächst erfolgt die **Lösung von Triggerpunkten** in den anderen, oberflächlichen Halsmuskeln, da sie wahrscheinlich die Satellitentriggerpunkte in den kurzen Nackenmuskeln aktivieren. Beim Dehnen und Sprühen wird das Kühlmittel in aufwärts gerichteten Bahnen aufgebracht. Das Sprühmuster muss alle Faserverläufe berücksichtigen. Zum Lösen eignen sich auch Druckanwendung und tief streichende Massage. Eine gleichzeitige subokzipitale Gelenkdysfunktion sollte ebenfalls behandelt werden. Die **Infiltration der Triggerpunkte** ist grundsätzlich nicht zu empfehlen. Falls sie dennoch erwogen wird, muss genau bekannt sein, wie diese Muskeln im Verhältnis zur A. vertebralis liegen. Zu den **korrigierenden Maßnahmen** gehören die Korrektur einer Haltung mit vorgeschobenem Kopf, die Ausschaltung von Belastungsfaktoren und ein Heimprogramm zur Dehnung und Verlängerung der Muskeln.

17

Inhaltsübersicht

▬▬ 17.1 Übertragungsschmerzen

(Abb. 17.1)
Die vier paarigen Muskeln liegen bilateral in der tiefsten Schicht, direkt unter der Schädelbasis. Ihre Triggerpunkte verursachen einen Kopfschmerz, der in den Kopf einzudringen scheint, aber schwer lokalisierbar ist. Die Patienten sagen, er sei „überall". Bei eingehender Befragung wird deutlich, dass er sich einseitig nach vorn zum Hinterhaupt, zum Auge und zur Stirn zieht und nicht eindeutig abgegrenzt ist. Anders als der Übertragungsschmerz vom M. splenius cervicis scheint er nicht gerade durch den Kopf zu schießen.

Die Injektion einer hypertonen Kochsalzlösung in die tiefen Nackenmuskeln rief Missempfindungen tief im Kopf hervor, die von den Probanden als „Kopfschmerzen" bezeichnet wurden [14].

Travell berichtete über die Behandlung eines Patienten mit einem ungewöhnlichen, von den kurzen Nackenmuskeln ausgehenden Schmerzübertragungsmuster. In diesem Falle lagen außerdem Anzeichen für eine Konversionshysterie vor [24].

Rosomoff et al. fanden im Rahmen spezifischer Untersuchungen bei 67% von 34 Patienten Triggerpunkte und Druckschmerzpunkte in den kurzen Nackenmuskeln, bei denen die un-

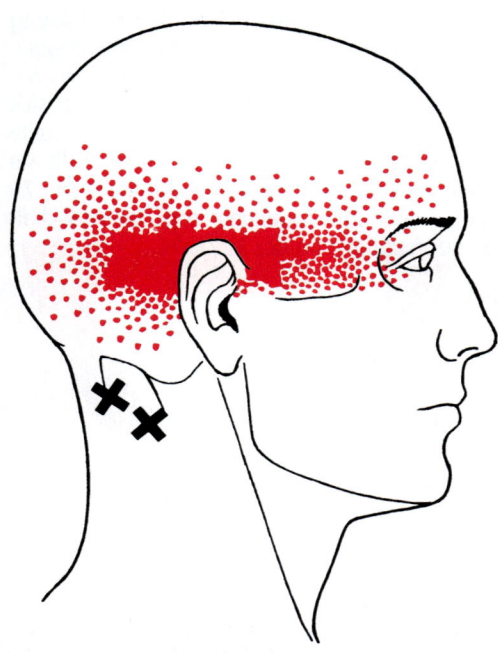
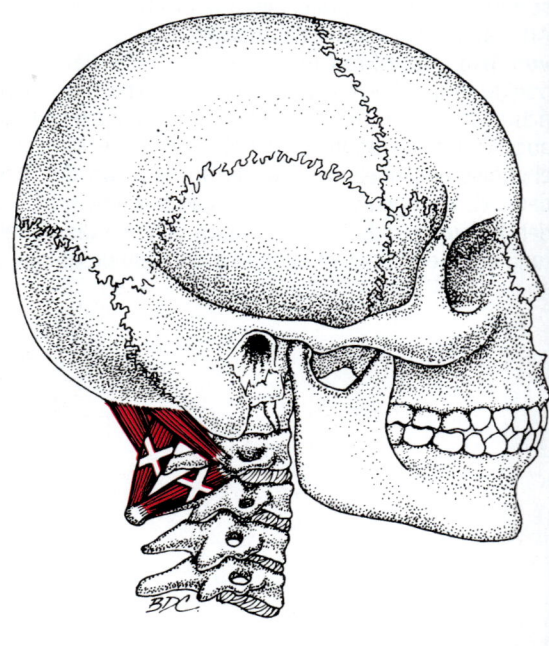

Abb. 17.1: Übertragungsschmerzmuster (*dunkelrot*) durch Triggerpunkte (**X**) in den rechten kurzen Nackenmuskeln (*mittleres Rot*).

sinnige Diagnose eines „chronischen therapie-
refraktären, gutartigen Schmerzes" gestellt wurde [19]. Levoska berichtet über eine weitere
Studie, in deren Rahmen 160 weibliche Büro-
angestellte getestet wurden. Bei 63 % der
72 Frauen, die über störende Beschwerden im
Hals klagten, war der subokzipitale Bereich bei
Palpation druckschmerzhaft [15]. Ein Zusammenhang mit Triggerpunkten in den kurzen
Nackenmuskeln oder Empfindlichkeit der Halswirbelgelenke ist denkbar.

▬▬▬ 17.2 Anatomie

(Abb. 17.2)
Drei dieser kurzen, tiefen Nackenmuskeln verbinden die beiden ersten Halswirbel mit dem
Os occipitale [4, 13]. Der vierte, M. obliquus capitis inferior, verbindet die beiden oberen Halswirbel miteinander.

17.2.1 M. rectus capitis posterior minor

Die Fasern dieses kurzen, nahezu vertikal verlaufenden Muskels konvergieren nach *unten* zu
seiner Ansatzstelle am Tuberculum posterior des
hinteren Atlasbogens. *Oben* setzt er breitflächig
an der medialen Hälfte der Linea nuchae inferior des Hinterhauptes an, direkt oberhalb vom
Foramen magnum [4].

17.2.2 M. rectus capitis posterior major

Die Fasern dieses Muskels überspringen den At-
las und setzen *unten* am Proc. spinosus axis an.
Oben inserieren sie fächerförmig lateral vom
M. rectus capitis posterior minor an der Linea
nuchae inferior des Hinterhauptes (sowie am
Knochen unterhalb der Linea).

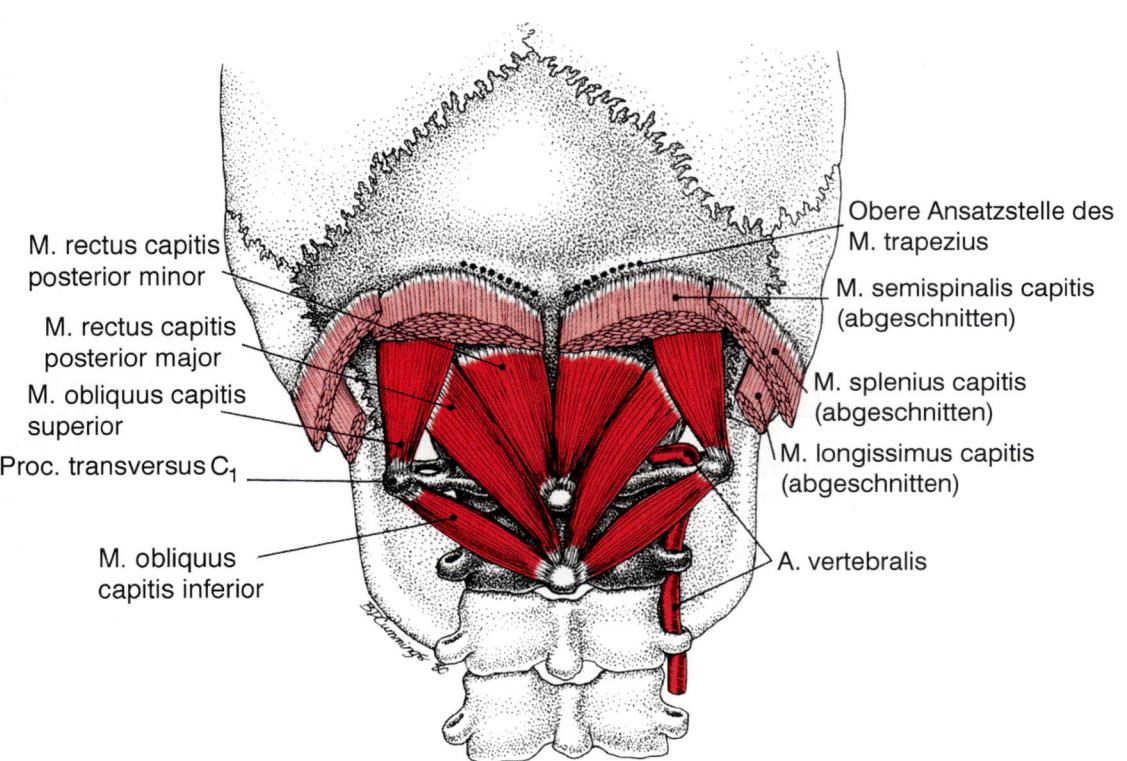

Abb. 17.2: Ansatzstellen der tiefen kurzen Nackenmuskeln (*mittleres Rot*). Die drei am weitesten lateral liegenden dieser vier Muskeln
begrenzen das Trigonum suboccipitale. Innerhalb dieses Dreiecks liegt der horizontale Abschnitt der A. vertebralis (*dunkelrot*). Dieser Bezirk sollte beim Infiltrieren der Nackenmuskeln vermieden werden. Die oberflächlichen Nackenmuskeln sind *hellrot* koloriert. Die *gepunktete schwarze Linie* markiert die Ansatzstelle des M. trapezius, Pars descendens, dieses subkutanen Nackenmuskels.

17.2.3 M. obliquus capitis superior

Die Fasern dieses „schrägen" Muskels verlaufen tatsächlich fast vertikal. Sie haften *unten* am Proc. transversus atlantis, ziehen dann nach *oben* und leicht medial und inserieren zwischen den Lineae nuchae inferior und superior des Hinterhauptes, unterhalb des lateralen Teils des M. semispinalis capitis [1, 4].

17.2.4 M. obliquus capitis inferior

Die schräg verlaufenden Fasern dieses wichtigsten Kopfrotators setzen als einzige nicht am Schädel an, sondern verbinden die ersten beiden Halswirbel. *Medial und inferior* inserieren sie am Proc. spinosus axis, *lateral und superior* am Proc. transversus atlantis [1, 4].

17.2.5 Trigonum suboccipitale

Dieses Dreieck wird von drei kurzen Nackenmuskeln begrenzt, den beiden Mm. obliqui und dem M. rectus capitis posterior major. Es wird vom M. semispinalis capitis überdeckt und ist größtenteils mit fibrösem und Fettgewebe ausgefüllt. Den Boden des Dreiecks bilden die hintere Atlantookzipitalmembran und der Arcus posterior atlantis [4]. Die A. vertebralis (Abb. 17.2) verläuft am Boden dieses Raumes in einer Rinne an der Oberfläche des Arcus posterior atlantis. Der N. occipitalis major (Abb. 16.5) kreuzt das Dach des Dreiecks.

17.2.6 Weiterführende Literatur

Die kurzen Nackenmuskeln werden in Ansichten von dorsal [1, 5–7, 10, 22] und von lateral [23] anschaulich dargestellt.

An 20 bilateral vorgenommenen Autopsien durchquerte der N. occipitalis major (ein Ast des Spinalnerven C_2) den Mm. obliquus capitis posterior inferior in 7,5% der Fälle [2].

17.3 Innervation

Die subokzipitalen Muskeln werden von Fasern des Ramus dorsalis des N. suboccipitalis (Spinalnerv C_1) versorgt.

17.4 Funktion

(Abb. 17.3)
Die beiden ersten Wirbelsäulengelenke sind hochspezialisierte Gelenke für Kopfbewegungen. Die gelenkige Verbindung zwischen Hinterhaupt und erstem Halswirbel (Atlas) ermöglicht vor allem Flexion und Extension (Kopfnicken) bei wenig Seitneigung, während das Atlantoaxialgelenk die Rotation des Kopfes erlaubt. Die tiefen kurzen Nackenmuskeln steuern die Bewegungen in diesen Gelenken und stabilisieren den Kopf. Die Kopfbewegungen auf der Wirbelsäule unterscheiden sich deutlich von denen der Halswirbelsäule selbst.

Bei der Art. atlantooccipitalis (C_0–C_1) handelt es sich um ein Kugelgelenk, dessen Bewegungsmöglichkeiten durch eine straffe Gelenkkapsel stark begrenzt sind [17a]. In einem aktuellen Ausschussbericht werden die jüngsten Referenzstudien zitiert. Demzufolge sind Flexion und Extension die vorherrschenden Bewegungsrichtungen im Umfang von 22–24°, während die Lateralflexion 5–10° beträgt. Der Ausschussbericht zitiert neueste Forschungsarbeiten, nach denen in *vivo* und am Präparat eine gewisse Axialrotation auf dieser Ebene möglich ist [17a].

Bei 150 gesunden, asymptomatischen Teilnehmern an einer Studie fand man, dass – mit Ausnahme der Rotation aus der vollen Flexionsstellung heraus – alle Kopf- und Halsbewegungen mit zunehmendem Alter zwischen 20 und 60 Jahren an Bewegungsumfang verlieren [17a]. Die tiefen, kurzen Nackenmuskeln, die Schädel und Atlas verbinden (M. rectus capitis posterior minor und obliquus capitis posterior superior), extendieren den Kopf [4]. Einigen Angaben zufolge lateralflektiert der M. obliquus capitis posterior superior [4, 13], wozu er auch die günstigste Hebelwirkung hat. In Abbildung 17.3 werden die Aktionen aller vier hier besprochener Muskeln graphisch zusammengefasst.

17.5 Funktionelle Einheit

Der M. semispinalis capitis ist der wichtigste Synergist der kurzen Nackenmuskeln bei der Extension, während die Mm. longus capitis und rectus capitis anterior hier antagonistisch wirken.

Der M. splenius capitis derselben Seite und der M. sternocleidomastoideus der Gegenseite sind die wichtigsten Synergisten für die Rotation. Die wichtigsten Antagonisten der subokzipitalen Muskeln bei der Rotation sind die kontralateralen Partner der Mm. obliquus capitis inferior und rectus capitis posterior major.

Bei der geringfügigen Seitneigung ist der M. rectus capitis lateralis der Synergist, Antagonisten sind die kontralateralen Gegenspieler der Mm. obliquus capitis superior und rectus capitis lateralis.

17.6 Symptome

Schmerzen bei Triggerpunkten in den kurzen, tiefen Nackenmuskeln können nicht von den vom M. semispinalis capitis übertragenen unterschieden werden. Nur selten, wenn überhaupt, bilden sich Triggerpunkte in den kurzen Nackenmuskeln, ohne dass auch andere wichtige Nackenmuskeln betroffen sind. Die Patienten klagen über äußerst störende Kopfschmerzen, sobald das Gewicht des Hinter-

kopfes nachts auf das Kopfkissen drückt. Der von den tiefen, kurzen Nackenmuskeln ausgehende Schmerz liegt gewöhnlich tiefer in der oberen Halsregion und weiter lateral als das Schmerzmuster der übrigen Nackenmuskeln. Die Patienten tasten mit ihren Fingern oft die Schädelbasis ab und zeigen auf eine schmerzhafte Stelle „genau hier". Wenn der M. obliquus capitis posterior inferior betroffen ist, kann der Patient den Kopf kaum weit genug drehen, um beim Autofahren in den Fond des Wagens zu sehen oder den „toten Winkel" zu überprüfen.

17.7 Aktivierung und Aufrechterhaltung von Triggerpunkten

Da die genannten Muskeln für Kopfbewegungen auf der Halswirbelsäule verantwortlich sind, entwickeln sie unter bestimmten Bedingungen häufig Triggerpunkte: wenn sie eine Flexion verhindern; wenn sie den Kopf längerfristig extendieren und dadurch in der angenäherten Stellung bleiben (z. B. wenn jemand

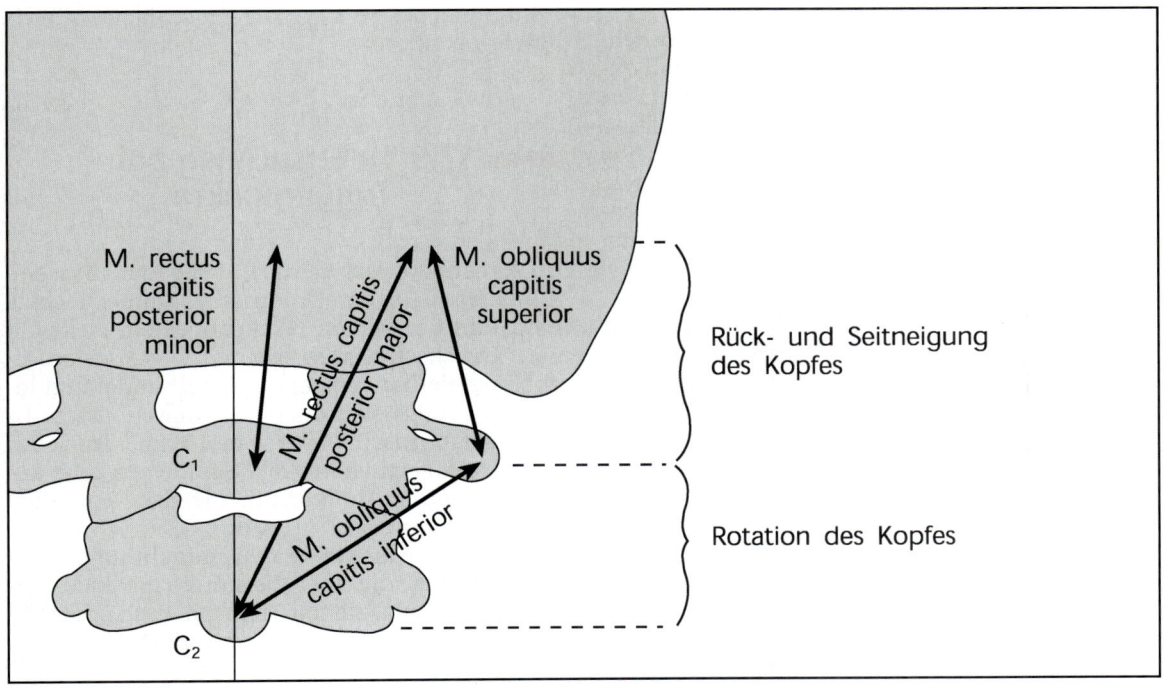

Abb. 17.3: Graphische zusammenfassende Darstellung der Aktionen der tiefen kurzen Nackenmuskeln (rechte Seite).

zum Fernsehen bäuchlings auf dem Boden liegt und den Kopf in die Hände stützt), wenn sie verkürzt bleiben, weil jemand den Kopf längere Zeit zur Seite dreht. Eine Haltung mit übermäßig nach vorn geschobenen Kopf („Kopf-voran") geht oft mit einer Rotation des Hinterhauptes nach posterior einher, um die Blickebene anzupassen. Diese Stellung aktiviert Triggerpunkte in den tiefen kurzen und anderen Nackenmuskeln.

Wenn jemand längere Zeit nach oben blickt und dazu die gesamte Halswirbelsäule zurückbiegt, wird der M. sternocleidomastoideus in seiner die Extension kontrollierenden Funktion übermäßig beansprucht. Wenn stattdessen der Kopf in den Nacken gelegt und dort gehalten wird, werden die kurzen, tiefen Nackenmuskeln in Kontraktion überanstrengt. Sie geben Gegenhalt, wenn Kopf und Hals vorgebeugt sind. Als Dauerhaltung ist dies oft eine Folge von Sehproblemen: falsch angepasste Brillengestelle, Kurzsichtigkeit, Linsen mit zu kurzer Brennweite und Trifokalbrillen, die zur ständigen Anpassung der Kopfstellung zwingen, sind hier zu nennen. Brillenträger, die für Feinarbeiten über Kopf Umkehrbrillen tragen, bei denen sich der zweite Fokus oben anstatt unten befindet, haben in der restlichen Zeit Probleme mit der Kopfhaltung, wenn sie nicht eine zweite, herkömmliche Bifokalbrille besitzen.

Andere Bedingungen überlasten die Muskeln in ihrer Funktion als Rotatoren und Lateralflektoren, wenn der Kopf ständig schlecht zentriert ist, z. B. beim Gespräch mit einer seitlich sitzenden Person, beim Blick in immer dieselbe Richtung bei einer Stadtrundfahrt, bei einem Blendlicht, das sich an der Innenseite der Brillengläser spiegelt, und dem man ausweichen muss oder bei der Platzierung von Arbeitsvorlagen flach neben einer Tastatur.

Auch wenn der Nacken auskühlt, während die ermüdeten Halsmuskeln in fixierter Stellung gehalten werden, kommt es leicht zur Aktivierung von Triggerpunkten.

Die Triggerpunkte der kurzen Nackenmuskeln sind häufig Ursache posttraumatischer Kopfschmerzen [21].

Meist bestehen Gelenkdysfunktionen (insbesondere des Atlantookzipitalgelenks, des Atlantoaxialgelenks und der Vertebralgelenke C_2–C_3) und Triggerpunkte der autochthonen Nackenmuskeln nebeneinander und erhalten einander wechselweise aufrecht. Dies gilt insbesondere bei Patienten mit chronischen Schmerzen.

17.8 Untersuchung des Patienten

(Abb. 17.4 und 17.5)
Myofasziale Triggerpunkte in der autochthonen Nackenmuskulatur können zu einer moderaten Einschränkung der Kopfbeweglichkeit führen. Wenn die verantwortlichen Triggerpunkte nicht behandelt werden, fallen Flexion (Abb. 17.4B) und Lateralflexion (Abb. 17.4C) um ein bis zwei Fingerbreiten geringer aus als bei Gesunden. Die Rotation kann um 30° reduziert sein. Beim Überprüfen der Kopfbeweglichkeit bemerkt der Untersucher in der Subokzipitalregion früher als normal einen Widerstand. Dadurch kommt es zur vorzeitigen Bewegung zwischen den jeweils unteren Halswirbeln.

Wenn der Patient zur Untersuchung sitzt, ist die Entscheidung, ob die vorliegende Einschränkung der Kopfrotation auf eine Verspannung der kurzen Nackenmuskeln zurückgeht, schwierig. In Abbildung 17.5 wird beschrieben und veranschaulicht, wie auf eine Einschränkung der Kopfrotation untersucht wird, während der Patient auf dem Rücken liegt.

Der Untersucher inspiziert Haltung und Bewegungen des Patienten. Dabei achtet er insbesondere auf eine Haltung mit vorgeschobenem Kopf und posterior rotiertem Hinterhaupt (in Kapitel 5.3 werden die einschlägigen Tests beschrieben).

17.9 Untersuchung auf Triggerpunkte

In Anbetracht der darüber liegenden Muskelschichten stellt der Untersucher durch flächige Palpation der kurzen Nackenmuskeln vielleicht tiefe Druckschmerzen fest, ohne dass sich jedoch palpierbar verspannte Faserbündel und lokale Zuckungsreaktionen nachweisen lassen. Es führt diagnostisch weiter, wenn Fingerdruck auf die kurzen Nackenmuskeln Schmerzen oder andere Symptome hervorruft, die dem Patienten bereits bekannt sind.

Die Triggerpunkte in den autochthonen Nackenmuskeln, die über die kraniozervikale Verbindung ziehen, lassen sich am besten palpieren, wenn der Patient entspannt auf dem Rücken liegt. Der Untersucher steht am Kopfende der Untersuchungsliege, hält den Kopf des Patienten und flektiert ihn gegen die Halswir-

Kopf/Hals

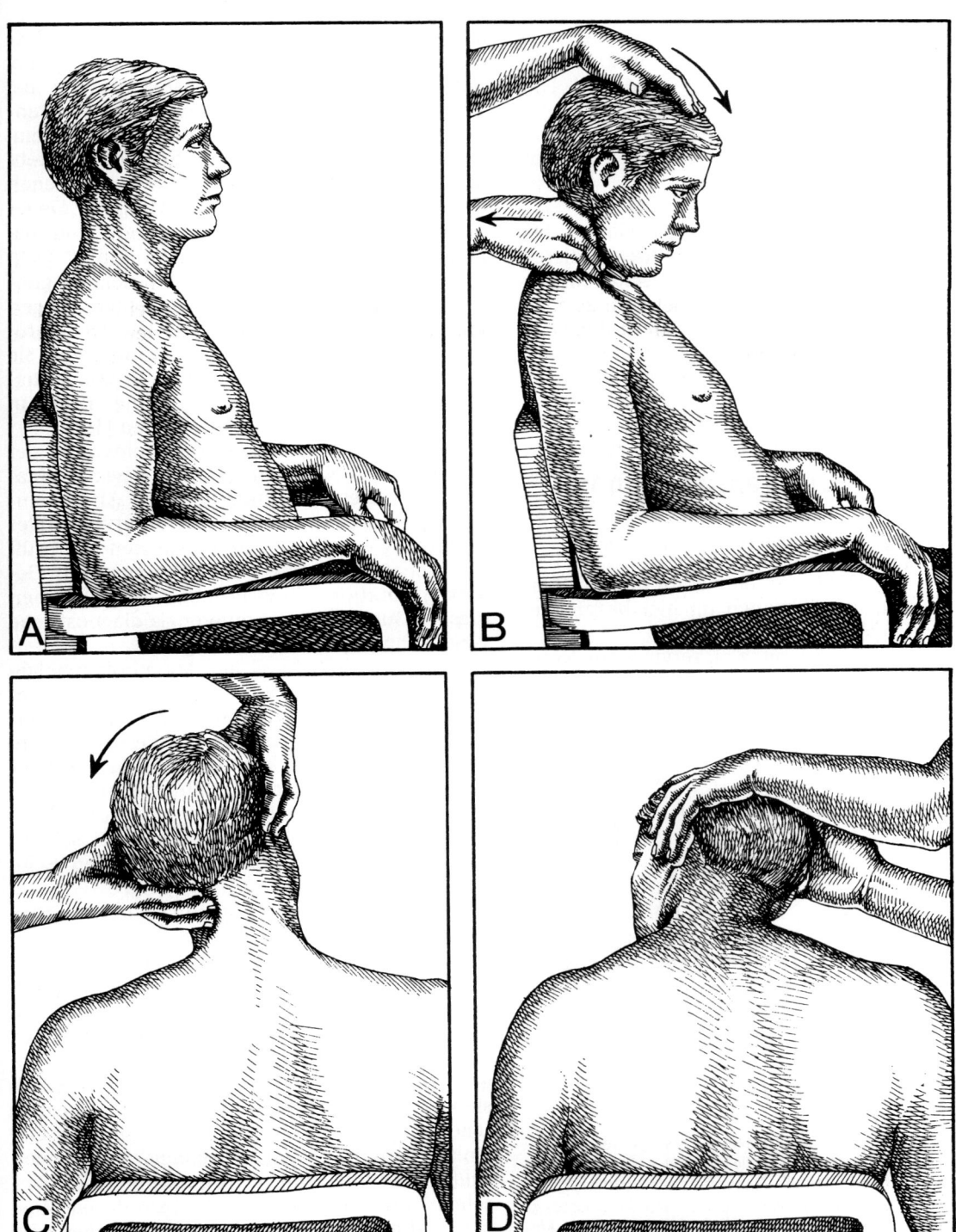

Abb. 17.4: Test auf Bewegungseinschränkungen des Kopfes aufgrund von Triggerpunkten in den kurzen, tiefen Nackenmuskeln. Hierfür stabilisiert der Untersucher die Halswirbelsäule so dass er vorzeitige Bewegungen zwischen den Halswirbeln kaudal vom Atlantoaxialgelenk erkennt. **A:** Neutralstellung im Sitzen. **B:** Beim Flexionstest kontrolliert eine Hand die obere Halswirbelsäule und vermerkt es, wenn sich die Dornfortsätze unterhalb von C_3 voneinander entfernen. **C:** Test auf kombinierte Lateralflexion von Kopf und Hals. Die Rückenlage ist hier vorzuziehen, da bei optimaler Muskelentspannung besser unterschieden werden kann, ob eine Muskelverspannung oder eine Gelenkeinschränkung vorliegt.

belsäule, während er den subokzipitalen Bereich auf Muskelverspannungen und Druckschmerzen palpiert.

17.10 Engpass

Es wurden keine Nervenkompressionen beobachtet, die sich auf Triggerpunkte in diesen Muskeln zurückführen ließen. In seltenen Fällen könnten Triggerpunkte im M. obliquus capitis posterior inferior zu einem Engpass für den N. occipitalis major führen. Dies war in einem der 7,5% Fälle gegeben, in denen der Nerv diesen Muskel durchquerte [2].

17.11 Differenzialdiagnose

Mit Beiträgen von Roberta Shapiro, D.O.

In Kapitel 16.11 werden Arthritiden ausführlich erörtert, die sich auch im hier besprochenen Bereich auswirken können.

Spannungskopfschmerzen, zervikogene Kopfschmerzen [12], Okzipitalneuralgie [8] oder

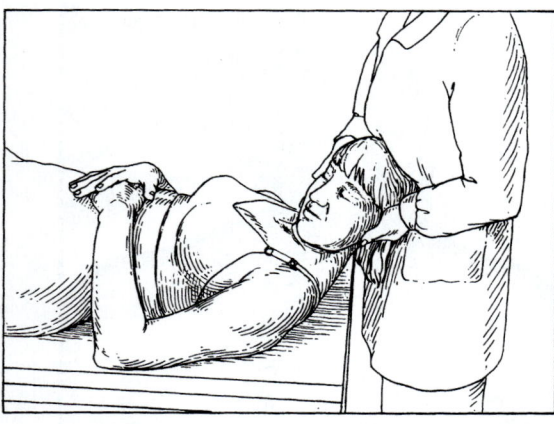

Abb. 17.5: Isolation des Atlantoaxialgelenks und Test auf Bewegungseinschränkungen. Die Patientin liegt auf dem Rücken. Die Untersucherin flektiert die Halswirbelsäule vollständig, sodass sie die untere Halswirbelsäule fixiert und das Atlantoaxialgelenk isolieren kann. Die Patientin stützt ihren Kopf am Körper der Untersucherin ab. Die Hände der Untersucherin induzieren lediglich eine Kopfrotation nach beiden Seiten. Die Abbildung veranschaulicht die Rotation nach links. Eine Bewegungseinschränkung kann ein Hinweis auf triggerpunktbedingte Verspannung der rechten kurzen Nackenmuskeln sein. In derselben Position kann mit postisometrischer Relaxation therapiert werden.

chronischer, therapierefraktärer, gutartiger Schmerz sind Fehldiagnosen, die häufig bei Patienten mit Kopf- und Halsschmerzen bei Triggerpunkten in den kurzen, tiefen Nackenmuskeln gestellt werden. Unter chronischem, therapierefraktärem benignen Schmerz versteht man „nicht durch Neoplasmen hervorgerufenen Schmerz von mehr als sechs Monaten Dauer ohne objektive körperliche Befunde und bekannten peripheren nozizeptiven Input" [19]. In einer Studie an Patienten mit dieser „Diagnose" wurden bei 67% von 34 Patienten Triggerpunkte oder Tenderpoints gefunden. Die Autoren zweifelten die Diagnose an, wann immer sie sich nur auf die körperlichen Routineuntersuchungen stützten und die Muskeln nicht auf Triggerpunkte palpiert worden waren [19].

Neben myofaszialen Triggerpunkten in der tiefen, kurzen Nackenmuskulatur liegen normalerweise Gelenkdysfunktionen der Artt. atlantooccipitalis, atlantoaxialis und intervertebrales C_2 und C_3 vor. Diese Bezirke müssen überprüft und behandelt werden. Die *Therapie* von Gelenkdysfunktion fällt zwar nicht in den Rahmen dieses Buches, ihre differenzialdiagnostische Abklärung ist jedoch unabdingbar.

Zur Befunderhebung am Atlantookzipitalgelenk liegt der Patient auf dem Rücken. Der Therapeut legt seine Finger direkt unter das Hinterhaupt. Der Patient versucht in dieser Position, das Kinn „wegzustecken" (Retraktion des Kopfes). Der Therapeut kann auch eine Art gleitender Kinnbewegung induzieren. Falls das Okzipitoatlantisgelenk asymmetrisch arbeitet, scheint sich das Kinn von der dysfunktionellen Seite wegzudrehen.

Einschränkungen im Atlantoaxialgelenk werden von praktischen Ärzten oft übersehen. Man untersucht sie, indem der Patient auf dem Rücken liegt und Kopf und Nacken vollständig flektiert, sodass das Atlantookzipitalgelenk isoliert ist (Abb. 17.5). Dann wird die Rotation nach beiden Seiten getestet. Eine muskulär bedingte Bewegungseinschränkung hat ein anderes Endgefühl, sie ist weicher und nachgiebiger als das unelastische Endgefühl bei einer Einschränkung des Gelenks. Wenn die kurzen Nackenmuskeln betroffen sind, findet man durchgängig eine Rotationseinschränkung zur Gegenseite der betroffenen Muskeln (Mm. obliqui capitis und möglicherweise M. rectus capitis posterior major), die bei Triggerpunkten verkürzt sind. Krepitus ist ein häufiger Befund bei Patienten mit Osteoarthritis der Gelenke $C_1–C_2$ (Atlantoaxialgelenk) [9]. Der Schmerz dieser Patienten geht oft zum Teil auf Triggerpunkte in den tiefen Nackenmuskeln zurück.

Das Segment C_2–C_3 ist problemlos ausfindig zu machen: Der Axis ist als am weitesten kranial gelegene Struktur gut palpierbar, da er der erste Halswirbel mit einem Dornfortsatz ist. Der Patienten liegt zur Palpation und Isolation dieses Gelenks auf dem Rücken.

Patienten, bei denen eine der erwähnten Dysfunktionen diagnostiziert wird, leiden unter starken Schmerzen die mit Triggerpunkten in den kurzen Nackenmuskeln und Kopfschmerzen einhergehen. Die typische Kopfhaltung dieser Patienten ist zu einer Seite geneigt und zur anderen rotiert.

▬▬ 17.12 Lösung von Triggerpunkten

(Abb. 17.6 und 17.7)
Der Kopf muss auf der Halswirbelsäule in bestimmten Richtungen geneigt werden, um Muskeln zu dehnen, die den Kopf entweder extendieren, lateralflektieren oder rotieren (Abb. 17.3 und 17.6B). In jedem Fall wird vorab ein Kühlmittel in aufwärts gerichteten Bahnen deutlich über den Haaransatz hinaus aufgebracht. Bei dichtem Haar müssen Scheitel gezogen werden,

damit das Kühlspray seine Wirksamkeit entfalten kann. Langes Haar kann mit einer Bandagenrolle hochgenommen werden. Eine Perücke sollte der Patient abnehmen.

Nach dem Kühlen werden die Triggerpunkte der kurzen Nackenmuskeln manuell gelöst, wie Abbildung 17.7 veranschaulicht und beschreibt. Es ist von Vorteil, wenn der Therapeut den Kopf des Patienten zwischen Handflächen und Fingern hält und die Daumen an das Hinterhaupt legt. Während der Patient ausatmet, kann er so aufwärts gerichtete Traktion ausüben, wodurch komprimierende, auf die zervikalen Gelenke und die kurzen Nackenmuskeln wirkende Kräfte gelöst werden. Zur Verlängerung dieser Muskelgruppe wird ebenfalls Traktion in derselben Richtung geübt und anschließend der Kopf auf der Halswirbelsäule flektiert (wie beim Nicken). Die Halswirbelsäule selbst wird nicht flektiert, es sei denn, man will alle Nackenmuskeln entspannen. Der Vorgang wird wiederholt, bis keine weitere Verbesserung mehr erzielt werden kann, oder bis das volle normale Bewegungsausmaß erreicht ist. Wie in der Legende zu Abbildung 17.7 ausgeführt, lassen sich durch die vertiefte postisometrische Relaxation in allen Bewegungsrichtungen einschließlich der Rotation alle Nackenmuskeln lösen.

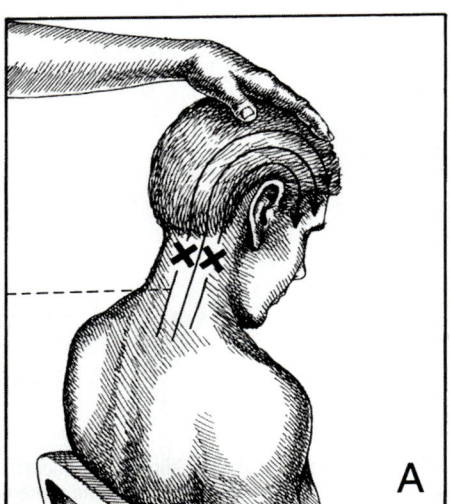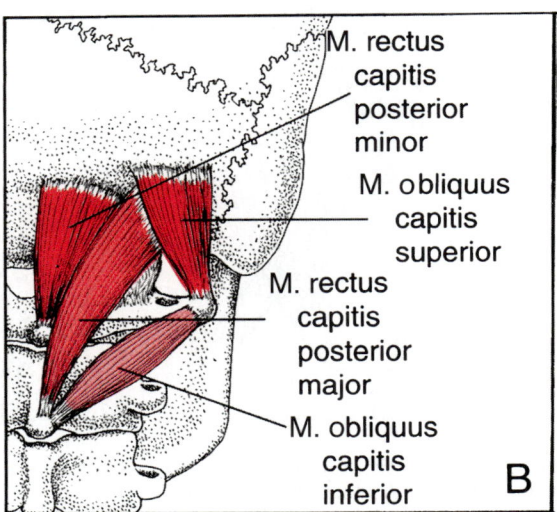

Abb. 17.6: Kühlung und Muskeldehnung. Kühlung zur Vorbereitung der Muskeldehnung. Schema der Muskeln, die durch einzelne Kopfbewegungen gelöst werden. **A:** Lage der Triggerpunkte (*schwarze X*) und Verlauf der Sprühbahnen (*Pfeile*) über den Bereich der kurzen Nackenmuskeln zur Vorbereitung auf die Dehnung, wie in Abbildung 17.7. gezeigt. **B:** Die *dunkelrot* kolorierten Muskeln (M. rectus capitis posterior minor und M. obliquus capitis posterior superior) werden vorrangig durch Flexion des Kopfes gedehnt. Der in *mittlerem Rot* kolorierte Muskel (M. rectus capitis posterior major) wird durch kombinierte Flexion und Rotation des Kopfes zur Gegenseite gedehnt. Der *hellrot* eingezeichnete Muskel (M. obliquus capitis posterior inferior) wird gedehnt und gelöst, indem man das Gesicht des Patienten zur Gegenseite dreht. Alle vier Muskeln werden gleichzeitig durch eine kombinierte Flexion und Rotation des Kopfes auf der Halswirbelsäule gedehnt. Das Gesicht des Patienten wird dabei zur Gegenseite gedreht und das Kinn gesenkt (Nickbewegung).

Diese Lösungstechnik ähnelt dem in Abbildung 15.5B für den M. splenius capitis veranschaulichten Verfahren. Bei den kurzen tiefen Nackenmuskeln wird jedoch zuerst Traktion am Hinterhaupt ausgeübt, und die Dehnung erstreckt sich nicht auf die untere Zervikalregion.

Lewit beschreibt und veranschaulicht im Grunde dasselbe Verfahren: Der Patient sitzt auf der Behandlungsliege und lehnt sich an den hinter ihm stehenden Therapeuten. Dieser legt beide Daumen an das Hinterhaupt des Patienten und die Finger von oben an die Jochbeine. Er nimmt Vorspannung auf, indem er den Kopf des Patienten leicht nach vorn kippt, so als wollte er dessen Kinn an die Brust ziehen. Der Patient wird dann aufgefordert, nach oben zu blicken und einzuatmen. Der Therapeut gibt

Widerstand gegen den Ansatz, dabei den Kopf zu heben. Anschließend blickt der Patient nach unten, atmet aus, lehnt sich zurück und lässt das Kinn tiefer auf die Brust sinken (*ohne* dabei den Hals zu flektieren). Der gesamte Ablauf wird rund dreimal wiederholt [17].

Auf das Dehnen und Sprühen folgt die Anwendung von Wärme. Die warme Auflage muss den unteren Rand des Hinterhauptes und die Nackenregion abdecken. Das ist wichtig, kann aber schwierig sein, da Patienten häufig nicht wünschen, dass ihr Haar feucht wird und weil die Packung leicht abrutscht.

Das Lösen durch Druckanwendung eignet sich zum Inaktivieren von Triggerpunkten in den kurzen Nackenmuskeln ebenso gut wie die tief streichende Massage. Die Massagestriche

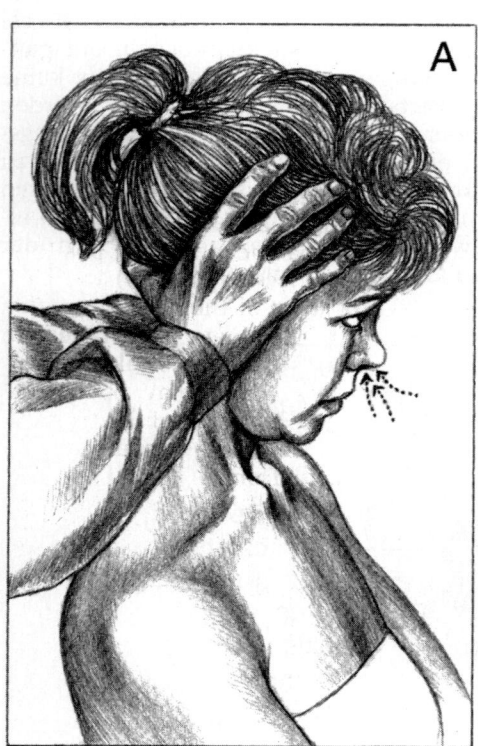 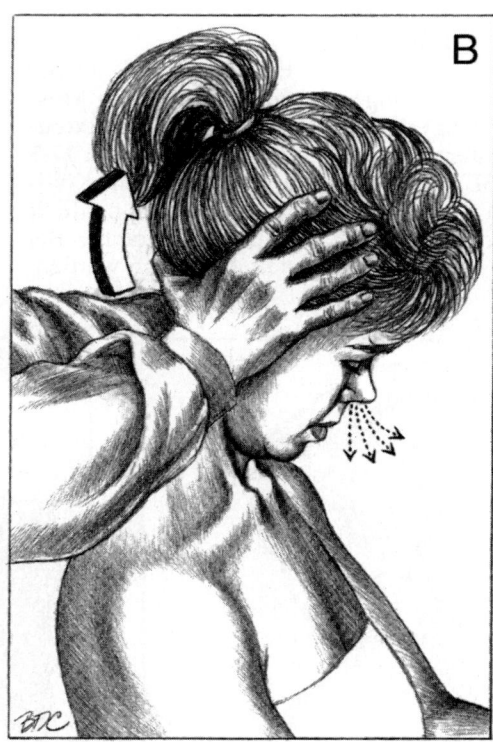

Abb. 17.7: Lösen der kurzen, tiefen Nackenmuskeln durch vertiefte postisometrische Relaxation. Zuvor kann Kühlspray eingesetzt werden, wie in Abbildung 17.6A veranschaulicht. Das Verfahren eignet sich auch zur Selbstdehnung ohne Mithilfe durch eine weitere Person im Rahmen eines Heimprogramms. **A:** Der Therapeut flektiert den Kopf der Patientin behutsam und nimmt dabei Vorspannung in den kurzen Nackenmuskeln auf. Während die Patientin nach oben blickt und tief einatmet, gibt er Widerstand gegen die Tendenz, den Kopf anzuheben. **B:** Die Patientin atmet langsam aus, blickt nach unten und lässt eine vermehrte Flexion des Kopfes zu, indem sie die Nackenmuskeln entspannt. Gleichzeitig gibt der Therapeut aufwärts gerichtete Traktion am Hinterhaupt (er löst damit komprimierend wirkende Kräfte an den Halswirbelgelenken) und nimmt neue Vorspannung auf. Mit gleicher Handanlage und bei gleichem Vorgehen werden die eher diagonal verlaufenden Muskeln gelöst (ähnlich wie in Abb. 15.5B für den M. splenius capitis veranschaulicht). Der Therapeut sollte zunächst Traktion am Hinterhaupt ausüben und dann den Kopf zur Gegenseite rotieren (um den Mm. obliquus capitis posterior inferior zu erreichen). Eine Rotation zur Gegenseite und *nachfolgende* Flexion entspannt den M. rectus capitis posterior major.

müssen allerdings sehr tief reichen, damit sie durch die darüber liegenden Mm. trapezius, semispinalis capitis und splenius capitis dringen [21]. Das Trigonum suboccipitale auf Höhe C_1, das horizontal von der A. vertebralis durchquert wird, sollte ausgelassen werden, falls die Massage dort Symptome hervorruft, die auf eine Ischämie im Gehirn schließen lassen.

Häufig liegt gleichzeitig eine Dysfunktion der Artt. atlantooccipitalis, atlantoaxialis und intervertebralis C_2–C_3 vor. Alle müssen überprüft und gegebenenfalls behandelt werden. Die manuellen Techniken, mit denen verspannte Muskeln sanft gelöst und blockierte Gelenke mobilisiert werden, ähneln sich oft so weit, dass sie mit doppeltem Ziel eingesetzt werden können. Zu diesen Techniken zählt die subokzipitale Dekompression (Traktion). Es handelt sich um ein Verfahren zum Entspannen und Lösen der kurzen, tiefen Nackenmuskeln. Der Patient liegt dazu auf dem Rücken. Der Therapeut legt seine Finger bilateral an den Recessus suboccipitalis und stützt den Kopf des Patienten mit seinen Fingerkuppen. Zunächst wird Druck nach anterior gegeben, um die Artt. atlantooccipitalis, atlantoaxialis und intervertebralis C_2 zu extendieren. Sobald zu spüren ist, wie sich die kurzen Nackenmuskeln entspannen, übt der Therapeut mit den Fingerspitzen aufwärts gerichtete Traktion, wobei die Finger gespreizt an der Basis des Hinterhauptes anliegen. Durch diese Art der Traktion werden Kompressionskräfte gelöst, die auf die Gelenke der oberen Halswirbelsäule wirken, es wird in der Position „Kinn-zur-Brust" gezielt flektiert und damit zum Abbau von Verspannungen in den kurzen Nackenmuskeln beigetragen.

Wenn die normale Gelenkbeweglichkeit wiederhergestellt ist und die Triggerpunkte sich gegen noninvasive Verfahren als therapieresistent erwiesen haben, muss bei allen gebotenen Vorsichtsmaßnahmen eine Infiltrationsbehandlung in Betracht gezogen werden.

Es ist wichtig, gegebenenfalls eine Haltung mit vorgeschobenem Kopf zu korrigieren und dem Patienten beizubringen, wie er eine gute Körperhaltung beibehalten kann (Kapitel 41.3).

■■■ 17.13 Infiltration von Triggerpunkten

Bevor eine Infiltrationsbehandlung erwogen wird, sollte mit noninvasiven Verfahren behandelt werden. Normalerweise lässt sich eine triggerpunktbedingte Reizbarkeit der kurzen Nackenmuskeln durch wiederholtes Sprühen und Dehnen und anschließende tief streichende Massage ausschalten. Bei ausreichenden Vorsichtsmaßnahmen ist die tägliche Anwendung von 2 Watt/cm^2 Ultraschall mit bewegtem Schallkopf nützlich, die aber meistens für zwei Wochen durchgeführt werden muss. Eine Dysfunktion der oberen Zervikalgelenke sollte behandelt werden.

Außerdem kann man versuchen, die Triggerpunkte in den kurzen Nackenmuskeln zu inaktivieren, indem man alle anderen aktiven Triggerpunkte in den übrigen Nackenmuskeln ausschaltet (nötigenfalls per Infiltration). Nicht selten fungiert der Triggerpunkt in einem anderen Muskel (z. B. im M. splenius oder semispinalis capitis) als Auslöser, der zur Entstehung von Satellitentriggerpunkten in den kurzen Nackenmuskeln führt. Inaktiviert man diese auslösenden Triggerpunkte, verschwinden oft auch die Satellitentriggerpunkte in den kurzen Nackenmuskeln, und es erübrigt sich jede weitere Behandlung. Hong hat seine Behandlungsansätze für zahlreiche andere Muskeln in dieser Körperregion beschrieben und veranschaulicht [11].

Wenn der Behandlungserfolg trotzdem ausbleibt und der Arzt die fragwürdige Entscheidung einer Infiltrationsbehandlung trifft, muss der Nähe der A. vertebralis Rechnung getragen werden, und die möglichen Komplikationen bei einer Infiltration dieser Region müssen berücksichtigt werden. In Kapitel 16.13 wird die Problematik erörtert und in Abbildung 16.9 veranschaulicht. So war ein Patient sofort nach Infiltration der oberen Nackenregion nicht mehr ansprechbar und erlitt dann Grand-mal-Anfälle. Er erholte sich jedoch vollständig [20]. Das Alter und die mögliche Anfälligkeit des Patienten für ischämische Zustände des Gehirns sollten gegen eine Entscheidung zur Infiltration abgewogen werden.

Lewit empfiehlt und beschreibt die trockene Nadelung am Arcus posterior atlantis, der unmittelbar kaudal nahe der A. vertebralis liegt, zur Behandlung von Kopfschmerzen mit Ursprung in der Zervikalregion. Mit diesem Verfahren werden wahrscheinlich Triggerpunkte im M. rectus capitis posterior major erreicht. Wenn die Nadel parallel zur Längsachse der Arterie geführt wird, verringert sich das Risiko der Punktion [16].

Rachlin beschreibt und illustriert die Infiltration des M. obliquus capitis posterior superior. Er betont, dass die Kanüle unbedingt auf das

Hinterhaupt hin geführt werden muss. Voraussetzung ist eine bemerkenswert Präzision bei Einstich und Vorschub der Nadel [18].

▬ 17.14 Korrigierende Maßnahmen

Patienten mit aktiven Triggerpunkten in den kurzen Nackenmuskeln müssen diesen Teil des Halses unbedingt warm halten. In Innenräumen sollten sie einen Rollkragenpullover und im Freien eine Kapuze tragen, die Kopf *und* Hals bedeckt. Nachtkleidung hat selten so hohe Kragen, dass die Subokzipitalregion bedeckt wird. Deshalb sollte der Patient eine altmodische Nachthaube oder eine weiche Kapuzenjacke tragen oder sich einen Schal so um den Hals legen, dass die obere Nackenregion geschützt ist.

Die Patienten dürfen nicht lange und mit zurückgeneigtem Kopf nach oben blicken. Dazu müssen nötigenfalls Tätigkeiten des Betroffenen entsprechend abgeändert werden. Travell berichtete über einen Regisseur, der lernen musste, Proben von den hinteren Sitzreihen im Theater und nicht von der ersten Reihe aus zu leiten, wo er sich unterhalb der Bühnenebene befand. Von den hinteren Reihen aus konnte er die Schauspieler beobachten, ohne ständig nach oben blicken zu müssen.

Zahlreiche Maßnahmen können andauernde und angespannte Kopfhaltungen verhindern: 1) Keine Benutzung von Trifokalbrillen. 2) Benutzung von Linsen mit einer der jeweiligen Tätigkeit angemessener Brennweite (Kartenspielergläser), damit der Kopf ausbalanciert auf der Halswirbelsäule getragen werden kann. 3) Standortänderung des Patienten oder der Raumbeleuchtung, um den Blendeffekt an der Innenseite der Brille zu eliminieren (falls die Lichtquelle nicht umgestellt werden kann, bietet sich alternativ eine reflexmindernde Beschichtung der Innenseite der Brillengläser an). 4) Platzierung von Schreibvorlagen in einer vertikalen Halterung vor dem Patienten und nicht flach an einer Seite neben der Tastatur. Weitere Hinweise zur Körperhaltung befinden sich in Kapitel 41.3.

Der Patient sollte lernen, wie er die Halsmuskeln entspannen und im *Sitzen* auf einem Hocker oder Stuhl unter der heißen Dusche passive Selbstdehnungsübungen durchführen kann. Der Patient optimiert die Dehnung, indem er die Nickbewegung unterstützt (Flexion des

Kopfes), ungefähr wie in Abbildung 17.7B vorgeführt, wobei er die *eigenen* Finger ans Hinterhaupt legt. Er übt dann aufwärts gerichtete Traktion, bevor er die Kopfbewegung einleitet. Lewit beschreibt und illustriert eine ähnliche Selbstdehnung für die kurzen Nackenmuskeln [17]. Passive Dehnungsübungen sollten der Reihe nach und immer nur in eine Richtung zur Zeit ausgeführt werden (nicht den Kopf rollen), um alle Nackenmuskeln vollständig zu dehnen. Nach allen passiven Dehnung sollten die Muskeln im vollen Umfange bewegt werden, sodass sie in Bewegungsrichtung der Agonisten wie der Antagonisten kontrahieren und sich dehnen lassen müssen. Dieser Bewegungsablauf wird mehrmals langsam und fließend wiederholt.

Patienten mit Triggerpunkten in den kurzen Nackenmuskeln empfinden einen orthopädischen Kragen meist eher als lästig und irritierend statt hilfreich, da er direkt auf diese Muskeln drückt.

Literatur

1. Agur AM: *Grant's Atlas of Anatomy.* Ed. 9. Williams & Wilkins, Baltimore, 1991 (p. 241, Fig. 4.58).
1a. Bogduk N. Biomechanics of the cervical spine. In: *Physical Therapy of the Cervical and Thoracic Spine.* Ed. 2. Edited by Grant R. New York: Churchill Livingstone, 1994.
2. Bovim G, Bonamico L, Fredriksen TA, *et al.:* Topographic variations in the peripheral course of the greater occipital nerve: autopsy study with clinical correlations. *Spine 16(4):*475–478, 1991.
3. Cailliet R: *Soft Tissue Pain and Disability.* F.A. Davis, Philadelphia, 1977 (pp. 107–110).
4. Clemente CD: *Gray's Anatomy.,* Ed. 30. Lea & Febiger, Philadelphia, 1985 (pp. 473–475).
5. *Ibid.* (Fig. 6–22, p. 474; Fig. 12–28, p. 1194).
6. Clemente CD: *Anatomy.* Ed. 3. Urban & Schwarzenberg, Baltimore, 1987 (Figs. 526, 529).
7. Eisler R: *Die Muskeln des Stammes.* Gustav Fischer, Jena, 1912 (Fig. 63, p. 433).
8. Graff-Radford S, Jaeger B, Reeves JL: Myofascial pain may present clinically as occipital neuralgia. *Neurosurgery 19(4):*610–613, 1986.
9. Halla JT, Hardin JG: Atlantoaxial (C1–C2) facet joint osteoarthritis: a distinctive clinical syndrome. *Arthritis Rheum 30(5):*577–582, 1987.
10. Hollinshead WH: *Anatomy for Surgeons.* Ed. 3, Vol. 1, The Head and Neck. Harper & Row, Hagerstown, 1982 (Fig. 1–51, pp. 69–71).
11. Hong CZ: Considerations and recommendations regarding myofascial trigger point injection. *J Musculoske Pain 2(1):*29–59, 1994.
12. Jaeger B: Are "cervicogenic" headaches due to myofascial pain and cervical spine dysfunction? *Cephalalgia 9:*157–164, 1989.
13. Jenkins DB: *Hollinshead's Functional Anatomy of the Limbs and Back.* Ed. 6. W.B. Saunders, Philadelphia, 1991 (p. 202).

14. Kellgren JH: Observations on referred pain arising from muscles. *Clin Sci 3:*175–190, 1938 (pp. 180, 210, 212).
15. Levoska S: Manual palpation and pain threshold in female office employees with and without neck-shoulder symptoms. *Clin J Pain 9:*236–241, 1993.
16. Lewit K: The needle effect in the relief of myofascial pain. *Pain 6:*83–90, 1979.
17. Lewit K: *Manipulative Therapy in Rehabilitation of the Locomotor System.* Ed. 2. Butterworth Heinemann, Oxford, 1991.
17 a. Panjabi M, Dvořák J, Sandler A, *et al.* Cervical spine kinematics and clinical instability. In: *The Cervical Spine.* Ed. 3. Philadelphia, Lippincott-Raven, 1998.
18. Rachlin ES: Injection of specific trigger points. Chapter 10. In: *Myofascial Pain and Fibromyalgia.* Edited by Rachlin ES. Mosby, St. Louis, 1994, pp. 197–360.
19. Rosomoff HL, Fishbain DA, Goldberg M, *et al.:* Physical findings in patients with chronic intractable benign pain of the neck and/or back. *Pain 37:*279–287, 1989.
20. Rubin D: Personal communication, 1979.
21. Rubin D: An approach to the management of myofascial trigger point syndromes. *Arch Phys Med Rehabil 62:*107–110, 1981.
22. Spalteholz W: *Handatlas der Anatomie des Menschen.* Ed. 11, Vol. 2. S Hirzel, Leipzig, 1922 (p. 314).
23. Toldt C: *An Atlas of Human Anatomy,* translated by ME Paul. Ed. 2, Vol. 1. Macmillian, New York, 1919 (pp. 278, 279).
24. Travell J, Bigelow NH: Role of somatic trigger areas in the patterns of hysteria. *Psychosom Med 9:*353–363, 1947 (Case 3, pp. 360, 361).

Kopf/Hals

Teil 2

Oberer Rücken, Schulter und Arm

Übersicht oberer Rücken, Schulter und Arm

Im zweiten Teil des Handbuches der Triggerpunkte werden die Muskeln des oberen Rückens, der Schulter und des Armes besprochen, die Schmerz in den Rumpf und zur oberen Extremität leiten. Dazu gehören die Mm. scaleni und levator scapulae unter den Nackenmuskeln, die meisten Muskeln, die am Schulterblatt ansetzen, alle Muskeln, die das Schultergelenk queren sowie der M. anconeus, der als Verlängerung des M. triceps brachii einbezogen wurde. Der M. trapezius wurde bereits in Teil 2 besprochen.

Das nachstehende Kapitel ist in zwei Abschnitte gegliedert: 1: Schmerz- und Muskelübersicht, 2: Überlegungen zu Diagnostik und Therapieverfahren. In der Schmerzübersicht sind die Muskeln aufgeführt, die Schmerzen in die in Abbildung 18.1 bezeichneten Bereiche übertragen können. Die Muskeln sind in der Reihenfolge der Wahrscheinlichkeit aufgelistet, in der sie Schmerz in eine bestimmte Körperregion übertragen. Es empfiehlt sich, zunächst die Bezeichnung der schmerzenden Körperregion aufzusuchen, und sich dann unter dem betreffenden Titel über die Muskeln zu informieren, die als Schmerzüberträger in Frage kommen. Anschließend sollte im entsprechenden Muskelkapitel nachgeschlagen werden, dessen Nummer in Klammern angegeben ist.

Die Reihenfolge der Muskeln entspricht ungefähr der Häufigkeit, mit der sie Schmerzen in einem bestimmten Bereich hervorrufen. Hierbei handelt es sich um eine Näherungsangabe. Erfahrungsgemäß suchen Patienten in Abhängigkeit von dem Muskelbereich mit der größten Schmerzintensität den entsprechenden Arzt auf, was die Statistik verzerrt. **Fettdruck** bedeutet, dass der Muskel sein Hauptschmerzmuster in die markierte Region überträgt. Folglich ist dieses Muster bei allen Patienten mit den betreffenden aktiven Triggerpunkten nachweisbar. Die in Normaldruck angegebenen Muskeln übertragen ein Nebenschmerzmuster in die bezeichnete Region (diesen Schmerz erleben nicht alle betroffenen Patienten).

Abschnitt 2 umfasst Überlegungen, die auf mehr als einen der in diesem Teil des Handbuchs der Triggerpunkte behandelten Muskeln zutreffen. Im Zentrum stehen dabei weniger bestimmte Muskeln als Überlegungen zur Frage, wie multipler Befall und die Interaktion von Muskeln und verwandten Störungen zu identifizieren und wie damit umzugehen ist.

18

Inhaltsübersicht

▬ 18.1 Schmerz- und Muskelübersicht

Obere thorakale Rückenschmerzen
Mm. scaleni	(20)
M. levator scapulae	(19)
M. supraspinatus	(21)
M. trapezius (TrP$_2$ und TrP$_3$)	(6)
M. trapezius (TrP$_5$)	(6)
Mm. multifidi	(48)
Mm. rhomboidei	(27)
M. splenius cervicis	(15)
M. triceps brachii (TrP$_1$)	(32)
M. biceps brachii	(30)

Hintere Schulterschmerzen
M. deltoideus	(28)
M. levator scapulae	(19)
Mm. scaleni	(20)
M. supraspinatus	(21)
M. teres major	(25)
M. teres minor	(23)
M. subscapularis	(26)
M. serratus posterior superior	(45)
M. latissimus dorsi	(24)
M. triceps brachii (TrP$_1$)	(32)
M. trapezius (TrP$_3$ und TrP$_6$)	(6)
M. iliocostalis thoracis	(48)

Hintere Oberarmschmerzen
Mm. scaleni	(20)
M. triceps brachii (TriP$_1$ und TrP$_2$)	(32)
M. deltoideus	(28)
M. subscapularis	(26)
M. supraspinatus	(21)
M. teres major	(25)
M. teres minor	(23)
M. latissimus dorsi	(24)
M. serratus posterior superior	(47)
M. coracobrachialis	(29)
M. scalenus minimus	(20)

Mittlere thorakale Rückenschmerzen
Mm. scaleni	(20)
M. latissimus dorsi	(24)
M. levator scapulae	(19)

M. iliocostalis thoracis	(48)
Mm. multifidi	(48)
Mm. rhomboidei	(27)
M. serratus posterior superior	(47)
M. infraspinatus	(22)
M. trapezius (TrP$_4$)	(6)
M. trapezius (TrP$_5$)	(6)
M. serratus anterior	(46)

Vordere Schulterschmerzen
M. infraspinatus	(22)
M. deltoideus	(28)
Mm. scaleni	(20)
M. supraspinatus	(21)
M. pectoralis major	(42)
M. pectoralis minor	(43)
M. biceps brachii	(30)
M. coracobrachialis	(29)
M. sternalis	(44)
M. subclavius	(42)
M. latissimus dorsi	(24)

Vordere Oberarmschmerzen
Mm. scaleni	(20)
M. infraspinatus	(22)
M. biceps brachii	(30)
M. brachialis	(31)
M. triceps brachii (TrP$_5$)	(32)
M. supraspinatus	(21)
M. deltoideus	(28)
M. sternalis	(44)
M. scalenus minimus	(20)
M. subclavius	(42)

▬ 18.2 Diagnostische Überlegungen

18.2.1 Thoracic-outlet-Syndrom

In Kapitel 20.11, Differenzialdiagnose wird ein umfassender Überblick über das Thoracic-outlet-Syndrom gegeben. Dieses Syndrom kann zahlreiche Muskeln einbeziehen, die in diesem Teil des *Handbuchs der Triggerpunkte* besprochen werden

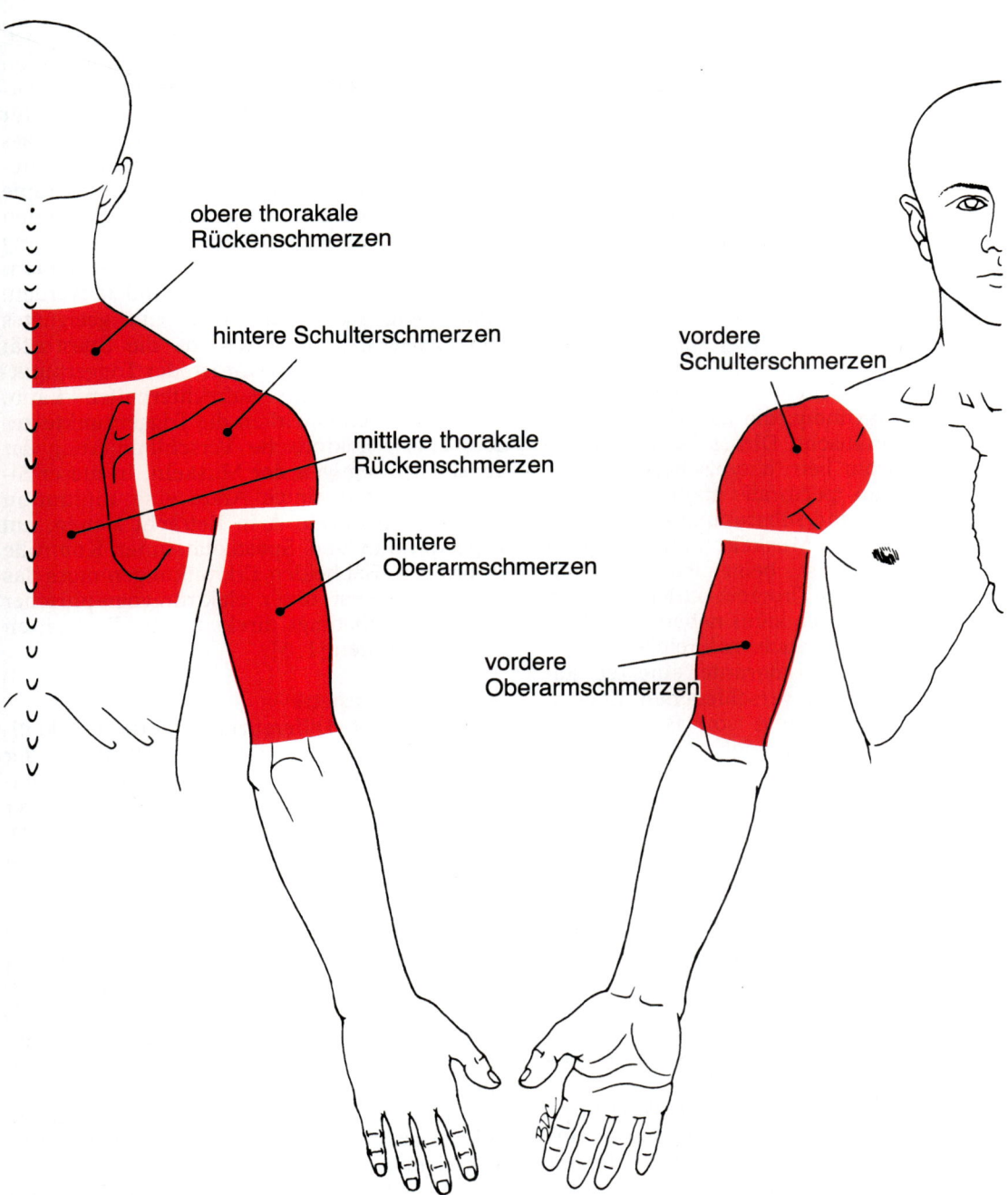

obere thorakale
Rückenschmerzen

hintere Schulterschmerzen

vordere
Schulterschmerzen

mittlere thorakale
Rückenschmerzen

hintere
Oberarmschmerzen

vordere
Oberarmschmerzen

Oberer Rücken

Abb. 18.1: Regionen (*rot*) am oberen Rücken, an Schulter und Arm, in denen sich von Triggerpunkten übertragener Schmerz manifestiert. Zur Auflistung der Muskeln, die Schmerz in eine bestimmte Region übertragen, siehe Textteil.

18.2.2 Myofasziales Pseudo-Thoracic-outlet-Syndrom

Laut Wörterbuch handelt es sich beim Thoracic-outlet-Syndrom um die „Kompression des Plexus brachialis und der A. subclavia durch dort ansetzende Muskeln im Bereich der 1. Rippe und des Schlüsselbeines" [2]. Per definitionem handelt es sich also um ein Kompressionssyndrom. Myofasziale Triggerpunkte in den Mm. scaleni, pectoralis minor und subclavius können ein echtes Thoracic-outlet-Syndrom hervorrufen (d. h. einen Engpass erzeugen). Die Mitarbeiterin am vorliegenden Abschnitt dieses Kapitels machte eine myofasziale Variante ausfindig, die das Thoracic-outlet-Syndrom vortäuscht. Dieses Pseudo-Thoracic-outlet-Syndrom betrifft typischerweise vier Muskeln: die Mm. pectoralis major, latissimus dorsi, teres major und subscapularis. Wenn zumindest drei dieser Muskeln aktive Triggerpunkte enthalten, ist beim Patienten das myofasziale Pseudo-Thoracic-outlet-Syndrom diagnostizierbar. Dieses kann neben dem Thoracic-outlet-Syndrom auch zahlreiche andere Diagnosen vortäuschen, darunter eine zervikale Radikulopathie auf verschiedenen Ebenen und verschiedene Formen von Bursitis und Tendinitis im Schulterbereich. Üblicherweise wurde der frustrierte Patient, der mit einer dieser irreführenden Diagnosen überwiesen wurde, längere Zeit vergeblich behandelt, da der muskuläre Ursprung seiner Beschwerden unerkannt blieb. Alle genannten Muskeln sind relativ kräftige Innenrotatoren. Das Thoracic-outlet-Syndrom wird typischerweise bei Patienten beobachtet, die einen zerebrovaskulären Insult oder einen „Schlag" erlitten hatten. Sie neigen zu selektiver Spastizität der Innenrotatoren und Adduktoren und daher zu Verspannungen in diesen vier Muskeln, insbesondere des M. subscapularis.

Da Triggerpunkte in dieser Muskelgruppe die Beweglichkeit der Schulter stark einschränken können, wird oft eine „frozen shoulder" diagnostiziert. Eingehende Ausführungen hierzu finden sich in Kapitel 26, M. subscapularis.

Patienten, die einen zerebrovaskulären Insult erlitten hatten, werden oft in Innenrotation und Abduktion des Glenohumeralgelenks gelagert, was tendenziell die Triggerpunkte in den genannten vier Muskeln aktiviert. Auf Grund der vermehrten Spannung durch die Kombination von Triggerpunkten und Spastizität in den vier Muskeln kann die Schulter subluxieren, was bei diesen Patienten häufig ist. Diese Subluxation verursacht zum einen Schmerzen, begünstigt jedoch auch eine reflektorische sympathische Dystrophie. Es ist für diese Patienten daher ganz entscheidend, dass sie frühzeitig einer alle vier Muskeln ansprechenden myofaszialen Triggerpunkttherapie unterzogen werden. Wegen der anhaltenden Spastizität als Sekundärfolge der Schädigung des Zentralnervensystems sollten diese Patienten häufig und wiederholt behandelt werden. Man sollte sie außerdem in ein geeignetes Heimprogramm einweisen, da die Spastizität ein hochwirksamer Faktor ist, der Triggerpunkte reaktivieren und aufrechterhalten kann. Wahrscheinlich bewirken die Triggerpunkte zudem eine reflektorische Verschlimmerung der Spasmen in einigen der Muskeln. In dieser Situation werden einige Ärzte eine Infiltration mit Botulinumtoxin A in Betracht ziehen, um Triggerpunkte und Spastizität unter Kontrolle zu bringen. Bei beiden Erkrankungen muss das Toxin möglichst unter elektromyographischer Kontrolle unbedingt direkt an die Endplatten gespritzt werden [1, 3].

Rotatorenmanschette

Der Abschnitt Differenzialdiagnose (Teilkapitel 11) in Kapitel 21 gibt einen Überblick der Problematik der Rotatorenmanschette und analysiert sie im Zusammenhang mit muskulärer Dysbalance. Dies ist insbesondere für die Mm. supraspinatus, infraspinatus, teres minor und subscapularis relevant.

frozen shoulder

Schmerzhafte Bewegungseinschränkungen im Schultergelenk (frozen shoulder) bei entzündlichen Gelenkkapselverklebungen (Kapitel 21.11, Differenzialdiagnose) sind weniger durch Schmerzen als vielmehr durch Steifigkeit charakterisiert. Darin unterscheiden sie sich von Bewegungseinschränkungen bei myofaszialen Triggerpunkten. Falls tatsächlich eine entzündliche Verklebung der Gelenkkapsel vorliegt, kann eine Kurzzeittherapie mit möglicherweise oral verabreichten Kortikoiden unumgänglich sein [4, 5]. Myofasziale Triggerpunkte sprechen dagegen oft gut auf noninvasive Therapien an. Multiple Triggerpunkte in den Muskeln der Rotatorenmanschette, insbesondere im M. subscapularis, können die Symptome einer entzündlichen Kapselverklebung vortäuschen. Wenn ein Patient auf die entsprechende Therapie nicht gut anspricht, sollte der Arzt Triggerpunkte als Symptomursache in Erwägung ziehen. Falls in der Tat Triggerpunkte verantwortlich sind, sollte eine geeignete Triggerpunkttherapie (ohne Kortikoide) eingeleitet werden. Oft liegen beide Erkrankungen gleichzeitig vor und müssen dann beide behandelt werden.

Karpaltunnelsyndrom

Einige Triggerpunkte können die Symptome des derzeit exzessiv diagnostizierten Karpaltunnelsyndroms nachahmen. Es handelt sich hier um eine Differenzialdiagnose von erheblicher Relevanz für viele Triggerpunkte in der proximalen oberen Extremität. Das von Triggerpunkten ausgehende Schmerzmuster des M. brachialis ist hierfür ein gutes Beispiel. Der Patient kommt vielleicht wegen eines schmerzenden Daumenballens in die Praxis, aber der Schmerz erweist sich als dupliziert und von Triggerpunkten im M. brachialis übertragen. Auch Triggerpunkte in den Mm. scaleni können ein Schmerzmuster erzeugen, das leicht mit einem Karpaltunnelsyndrom verwechselt werden kann.

Korakopektoralsyndrom

Die Kendalls beschrieben 1942 diese Art des Armschmerzes, der auf einer Kompression des Plexus brachialis beruht [1a]. Das Syndrom geht mit muskulärer Dysbalance und Fehlhaltung einher. Bei runden Schultern (Kapitel 41) kippt der Proc. coracoideus nach vorn und unten und kann das neurovaskuläre Bündel komprimieren. Als Grund kommt eine Verspannung verschiedener Muskeln infrage, insbesondere des M. pectoralis minor, indirekt des M. latissimus dorsi, weil er den Humerus herabdrückt, sowie des sternalen Anteils des M. pectoralis major. Zu den wichtigsten Faktoren, die eine Verspannung und Verkürzung dieser Muskeln herbeiführen können, zählen die Triggerpunkte. Verspannte Mm. pectoralis können den unteren M. trapezius überdehnen und schwächen. Auf Grund dieser *Schwäche* kann das Schulterblatt nach kranial gleiten und nach ventral kippen und damit die adaptive Verkürzung im M. pectoralis minor begünstigen (und dessen Triggerpunkte aufrecht erhalten). Triggerpunkte können sich auch hemmend auf die Muskelaktivität auswirken (z. B. im unteren M. trapezius). Den Therapeuten muss klar sein, dass Triggerpunkte zur Dysfunktion führen und nicht nur Schmerzen hervorrufen können.

Screeninguntersuchungen

Wenn der Patient einen Arm hinten um seinen Kopf legt, lässt sich prüfen, ob Muskeln des Schultergürtels betroffen sind. Dazu muss der Arm im Schultergelenk vollständig und aktiv abduziert und innenrotiert werden, und das Schulerblatt muss normal beweglich sein. Außerdem erkennt der Therapeut daran, *wie* der Patient seinen Arm hebt, den Skapulohumeralrhythmus. Der Patient führt diesen Test aus (Abb. 18.2), indem er Hand und Unterarm von hinten um den Kopf (nicht darüber) legt und versucht, mit der Hand den Mund zu bedecken. Der Kopf ist dabei um nicht mehr als 45° gedreht und nicht geneigt. Im Normalfall erreichen die Fingerspitzen ungefähr die Mitte des Mundes, wenn der Patient kurze Oberarme hat,

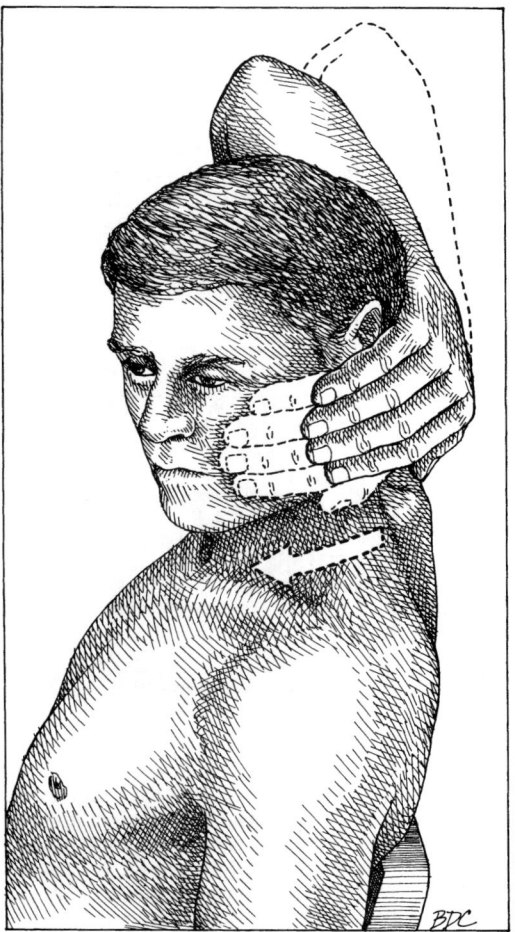

Abb. 18.2: Test auf Abduktion und Außenrotation des Armes (Arm von hinten um den Kopf legen). Die *vollständig ausgezeichnete Hand* zeigt eine Bewegungseinschränkung. Der *punktierte weiße Pfeil* und der *punktierte Umriss* zeigen, welche Reichweite dieser Patient, dessen Oberarme zu kurz sind, normalerweise haben müsste. Die meisten Menschen können den Mund auf diese Weise zur Hälfte abdecken. Personen mit hypermobilen Gelenken bedecken sogar den ganzen Mund mit ihrer Hand.

lediglich die Mundwinkel. Sofern er den ganzen Mund abdecken kann, liegt eine Hypermobilität vor.

Es kann den Patienten *schmerzen,* wenn er die Hand in die Endposition bringt oder dort hält, da dabei die Schulterabduktoren und -rotatoren stark kontrahieren, während sie sich in der angenäherten Stellung befinden. Ein verspannter Abduktor oder Rotator kann die Bewegung auch begrenzen. Alle genannten Muskeln können bei diesem Test eine schmerzhafte Bewegungseinschränkung verursachen, vor allem aber die stark kontrahierten Mm. infraspinatus und deltoideus (mittlerer Anteil). In diesem Fall tritt der Schmerz wahrscheinlich in unmittelbarer Nachbarschaft der Triggerpunkte auf. Die Testbewegung dehnt außerdem den M. subscapularis passiv. Falls dieser Muskel triggerpunktbedingt verspannt ist, leitet er oft Schmerzen hinter die Schulter und zum Handgelenk. Die Triggerpunkte eines verspannten M. latissimus dorsi verursachen nur dann Schmerzen am Ende des großen Bewegungsumfangs dieses Muskels, wenn kein anderer Muskel die Bewegung einschränkt.

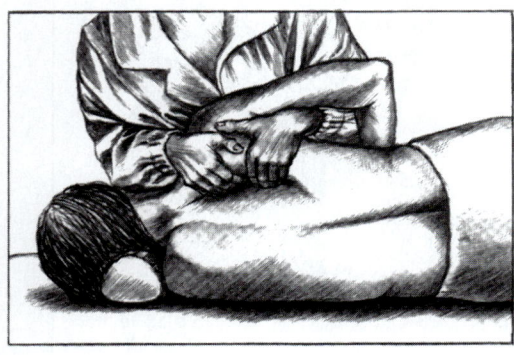

Abb. 18.3: Technik zum Lösen der Interskapularmuskulatur und zur Mobilisierung des Schulterblattes. Der Patient liegt auf der nicht betroffenen Seite. Der Therapeut steht vor dem Patienten. Er greift über dessen Schulter an den oberen Teil des Margo medialis scapulae. Mit der anderen Hand ergreift er unter dem Arm des Patienten hindurch den unteren Teil eben dieses Randes. Er abduziert die Skapula dann *langsam,* mobilisiert sie auf diese Weise und löst die interskapulären Muskeln und Faszien. Durch anschließende postisometrische Relaxation steigert man Effizienz und Spezifität des Verfahrens. Durch „Feinabstimmung" der Mobilisierung (indem die Skapula in kleinen Winkelgraden durch Rotation, Abduktion, Elevation oder Depression bewegt wird, die für eine Tätigkeit bestimmter Muskeln erforderlich sind) kann der Therapeut die Mm. trapezius (Pars transversale und Pars ascendens), rhomboideus major und minor und levator scapulae lösen und unterstützt die vollständige Lösung des M. latissimus dorsi.

18.2.3 Therapieverfahren

In den Muskelkapiteln werden Therapieverfahren für die jeweiligen Muskeln vorgestellt. Es werden zwei Techniken besprochen, die sich gut zum Lösen der Muskulatur im oberen Thorax und zwischen den Schulterblättern eignen.

Schulterblattmobilisierung und Lösen der Muskeln zwischen den Schulterblättern

Abbildung 18.3 beschreibt und illustriert ein Mobilisierungsverfahren, mit dem verspannte Interskapularmuskeln direkt gelöst werden. Behandelt werden hiermit die Mm. trapezius (mittlerer und unterer Anteil) und rhomboidei sowie eine übermäßige Spannung der angrenzenden Faszien. Mit dieser Technik werden zudem andere Muskeln gelöst, die am Schulterblatt ansetzen, einschließlich der Mm. levator scapulae und latissimus dorsi, für deren Dehnung das Schulterblatt uneingeschränkt beweglich sein muss.

Triggerpunktkompression

Die Form der Selbstbehandlung mithilfe von gekühlten Tennisbällen eignet sich zur Inaktivierung von Triggerpunkten in der Interskapularmuskulatur. Zwei Tennisbälle werden in einer langen Baumwollsocke verknotet – der eine im Zehen- der andere im Mittelteil der Socke (Abb. 18.4) – und anschließend ins Gefrierfach gelegt.

Einmal pro Tag oder wenn der Patient Beschwerden in der Interskapularmuskulatur hat, nimmt er die Tennisbälle aus dem Gefrierfach und legt sich mit dem Rücken darauf. Anfangs sollten die Tennisbälle unterhalb der Schulterblätter und auf beiden Seiten der Wirbelsäule liegen. Der Patient gleitet dann nach unten, sodass die Tennisbälle über die Interskapularmuskeln rollen. Durch diese Bewegung werden die Triggerpunkte komprimiert und/oder man erreicht eine Massagewirkung, die der Patient vollständig steuern kann. Wenn ein „hot spot"

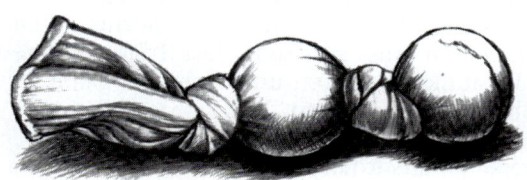

Abb. 18.4: Zwei in einem Strumpf verknotete Tennisbälle lassen sich gut kühlen und zur Selbstbehandlung der Interskapularmuskulatur verwenden. Einzelheiten zu diesem Verfahren im Text.

oder ein schmerzhafter Triggerpunkt angetroffen wird, kann der Patient verweilen. Er variiert den Druck, indem er zunehmend mehr Gewicht auf den betreffenden Tennisball verlagert, bis sich der Triggerpunkt löst. Der Patient sollte dann fortfahren, um gegebenenfalls andere Triggerpunkte zu lokalisieren. Für dieses Verfahren eignen sich wahlweise gekühlte oder ungekühlte Tennisbälle. Der Patient sollte ausprobieren, welche Variante bei ihm wirksamer ist. Die meisten Patienten bevorzugen die kalte Variante wegen ihrer größeren Effektivität. Eine kontrollierte Untersuchung zur Frage, weshalb sich die Patientenreaktionen unterscheiden, wäre nützlich.

Literatur

1. Hubbard DR. Chronic and recurrent muscle pain: pathophysiology and treatment, and review of pharmacologic studies. *J Musculoske Pain 1996;4(1/2):*123–143.

1 a. Kendall FP, McCreary EK, Provance EP: *Muscles: Testing and Function*. Ed. 4. Baltimore: Williams & Wilkins, 1993 (p. 343).

2. McDonough TJ, ed. *Stedman's Concise Medical Dictionary*, 2nd ed. Baltimore: Williams & Wilkins, 1994:995.

3. Simons DG. Clinical and etiological update of myfascial pain from trigger points. *J Musculoske Pain 1996;4(1/2):*97–125.

4. Travell J, Rinzler SH. Pain syndromes of the chest muscles: Resemblance to effort angina and myocardial infarction, and relief by local block. *Can Med Assoc J 1948;59:*333–338.

5. Webber TD. Diagnosis and modification of headache and shoulder-arm-hand syndrome. *J Am Osteopath Assoc 1973;72:*697–710.

Oberer Rücken

M. levator scapulae

Übersicht: Wenn ein Patient an einem „stiff neck" leidet (deutlich eingeschränkte Rotation), sind häufig Triggerpunkte im M. levator scapulae verantwortlich. Vom **Übertragungsschmerzen** des M. levator scapulae konzentrieren sich im Winkel zwischen Hals und Schulter und am Margo medialis scapulae. Er kann zu einer Region an der Rückseite der Schulter ausstrahlen. **Anatomie:** Der Muskel inseriert oben an den Querfortsätzen der ersten vier Halswirbel und unten im Bereich des Angulus superior scapulae. **Funktion:** Dieser Muskel rotiert die Skapula (Fossa glenoidalis) nach unten und hebt sie an. Bei fixiertem Schulterblatt unterstützt der Muskel die Rotation des Halses zur selben Seite. Beide Muskeln gemeinsam kontrollieren die Nackenflexion. Die **Aktivierung und Aufrechterhaltung von Triggerpunkten** in diesem Muskel erfolgt wahrscheinlich, wenn man andauern die Schultern hochzieht und den Muskel dadurch verkürzt. Das gilt insbesondere, wenn der Muskel müde und ausgekühlt ist. Bei der **Untersuchung des Patienten** fällt vorrangig die eingeschränkte Rotation des Halses auf. Die palpatorische **Untersuchung auf Triggerpunkte** an der Stelle, wo der Muskel unter dem M. trapezius im Nacken-Schulter-Winkel hervortritt, lässt seinen wichtigsten zentralen Triggerpunkt erkennen, der aber schwierig genau lokalisiert werden kann. Durch Palpation direkt oberhalb des Angulus superior scapulae findet man oft einen zweiten, ausgesprochen druckschmerzhaften Bereich, einen Insertionstriggerpunkt. Die **Differenzialdiagnose** muss das skapulokostale Syndrom, Schmerzen der Zygapophysealgelenke und Beschwerden durch eine Bursitis berücksichtigen. Die **Lösung der Triggerpunkte** erfolgt in zwei Schritten. Zunächst werden der Muskel und die schmerzhaften Zonen mit Eis oder Spray gekühlt, während der Therapeut im Muskel Vorspannung aufnimmt. Anschließend erfolgt im zweiten Schritt sofort die bimanuelle Lösung der Verspannung in den vertikalen und horizontalen Muskelfasern. Zur **Infiltration der Triggerpunkte** muss der Patienten sorgfältig gelagert werden. Oft bringt erst die Nadelung sowohl des zentralen als auch des Insertionstriggerpunktes den gewünschten Erfolg. Durch **korrigierende Maßnahmen** soll die muskuläre Überlastung behoben werden. Zu Hause dehnt der Patient die betroffenen Muskeln regelmäßig passiv, am besten während er unter der heißen Dusche sitzt.

19

Inhaltsübersicht

19.1 Übertragungsschmerzen

(Abb. 19.1)
Myofasziale Schmerzen bei Triggerpunkten gehören zu den wichtigsten Ursachen für Nacken- [21] und Nacken-Schulterschmerzen [15], und der M. levator scapulae ist unter den Muskeln des Schultergürtels mit am häufigsten betroffen. Sola et al. fanden bei einer Untersuchung dieser Muskeln an 200 gesunden jungen Erwachsenen latente Triggerpunkte häufiger (20% der Versuchspersonen) im M. levator scapulae als in irgendeinem anderen Muskel, mit Ausnahme der Pars descendens des M. trapezius [33]. In einer klinischen Untersuchung aktiver Triggerpunkte ermittelte man den M. levator scapulae als den am häufigsten betroffenen Muskel des Schultergürtels [32].

Oberer Rücken

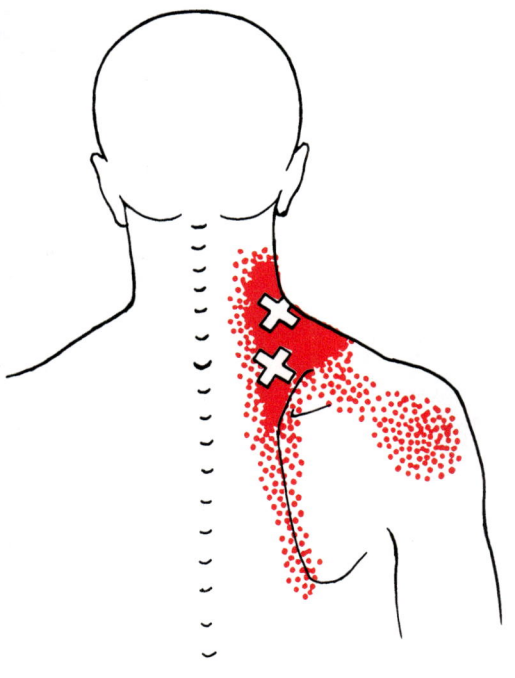
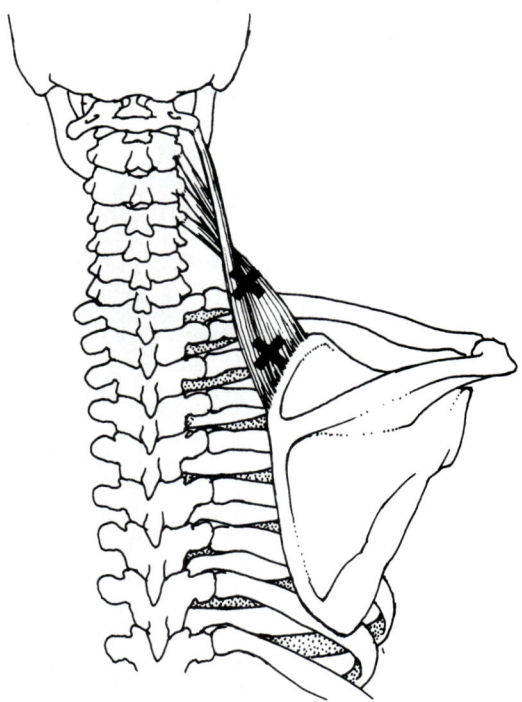

Abb. 19.1: Gemeinsames Übertragungsschmerzmuster aus den Triggerpunktregionen (**X**) des rechten M. levator scapulae. Das Hauptschmerzmuster ist *flächig rot*, das Nebenschmerzmuster *rot punktiert* eingezeichnet. Das obere **X** markiert die Lage eines Triggerpunktes im Mittelteil des Musters (oft übersehen), das untere **X** den offensichtlicheren triggerpunktbedingten druckschmerzhaften Bereich. Er befindet sich normalerweise ungefähr dort, wo der Muskel am Schulterblatt ansetzt. Schmerzursache ist hier oft eine Insertionstendopathie durch verspannte Faserbündel und deren Triggerpunkt.

Von den beiden Triggerpunkten in Abbildung 19.1 werden Schmerzen in die Hauptschmerzzone im Nacken-Schulter-Winkel [5, 34, 36] übertragen. Eine Nebenschmerzzone liegt am Margo medialis scapulae [5, 36] und posterior an der Schulter. [5, 20, 35–37]. Wenn dieser für den „steifen Hals" zuständige Muskel Triggerpunkte enthält, ist die Halsrotation durch die Schmerzen bei dieser Bewegung deutlich eingeschränkt. Bei ausreichender Aktivität übertragen die Triggerpunkte sogar heftige Ruheschmerzen.

19.2 Anatomie

(Abb. 19.2)
Die Fasern des M. levator scapulae setzen *oben* an den Querfortsätzen der ersten vier Halswirbel (Tubercula posteriora der Querfortsätze C_3 und C_4) und *unten* am Margo medialis scapulae zwischen dem Angulus superior scapulae und der Basis spinae an.

Nur selten wird beschrieben und abgebildet, wie sich die Muskelfasern umeinander winden

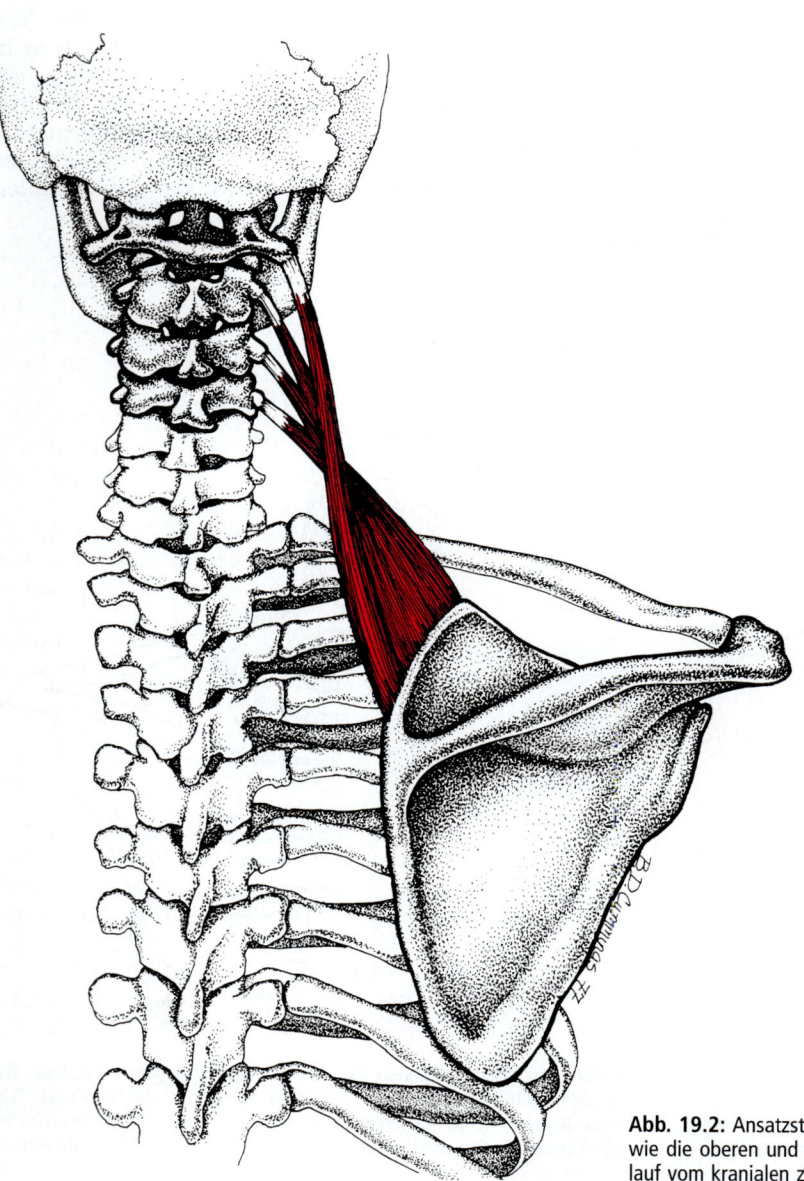

Abb. 19.2: Ansatzstellen des M. levator scapulae. Beachte, wie die oberen und unteren Faserbündel sich in ihrem Verlauf vom kranialen zum kaudalen Ansatz verschrauben.

[16]. Das von C_1 kommende Faserbündel liegt oberhalb der anderen und verläuft eher vertikal zum Margo medialis scapulae. Das von C_4 kommende Faserbündel liegt am tiefsten und verläuft schräg zum lateralen Ansatz am Angulus superior scapulae.

Menachem et al. führten 30 Autopsien durch und untersuchten die anatomischen Strukturen im Bereich des Ansatzes des M. levator scapulae am Schulterblatt. In 63% der Fälle inserierte der Muskel in zwei Schichten am Knochen und umschloss dabei den Margo medialis scapulae. Somit befand sich der Muskelansatz meistens auf der Unterseite der Skapula und war nicht direkt palpierbar. In annähernd der Hälfte der Autopsien lag ein Schleimbeutel in dem netzförmigen Gewebe zwischen den beiden Muskelschichten. In 13 Fällen (43%) zog ein schmales Faserband vom M. serratus anterior über den Margo medialis scapulae und um den Angulus superior in die Nähe der Ansatzstelle des M. levator scapulae. In fünf dieser 13 Fälle (38%) fanden die Autoren eine weitere Bursa zwischen den M. serratus anterior, den Angulus superior scapulae und den M. levator scapulae eingelagert. Diese Schleimbeutel stellen potenzielle Schmerzquellen in der Region dar [22].

Weiterführende Literatur

Andere Autoren haben den Muskel in er Ansicht von vorn [9, 10], von der Seite [8, 11] und von hinten abgebildet [1, 12, 16, 30].

19.3 Innervation

Äste der Spinalnerven C_3 und C_4 *führen zum* Plexus cervicalis und innervieren so den M. levator scapulae. Manchmal erhält er zusätzlich Fasern des N. dorsalis scapulae aus der Wurzel C_5 [7].

19.4 Funktion

Bei fixiertem Hals unterstützt der Muskel zunächst die Rotation des Schulterblattes, sodass die Fossa glenoidalis abwärts gerichtet wird, und hebt dann die gesamte Skapula an [7]. Wenn die Skapula fixiert ist, beendet er bei einseitiger Aktion die Rotation des Halses zur selben Seite [7]. In beidseitiger Aktion unterstützen die Muskeln die Extension des Halses und kontrollieren die Halsflexion. Gesunde Versuchspersonen aktivierten den M. levator scapulae bei der Extension des Armes jedoch nicht

bei der Elevation über die Ebene der Skapula hinaus oder beim Abduzieren [13].

Gemeinsam mit der Pars descendens des M. trapezius und den obersten Fasern des M. serratus anterior hebt der M. levator scapulae das Schulterblatt an, z. B. beim Achselzucken, wenn schwere Gewichte direkt auf dem Schultergürtel lasten (er wirkt damit dem Zug einer schweren Schultertasche oder der Umhängetaschen von Postboten entgegen), oder wenn ein Gewicht mit den Armen angehoben wird [3]. Die Mm. levator scapulae, rhomboidei major und minor und latissimus dorsi drehen die Fossa glenoidalis gemeinsam abwärts. Dabei werden die Anguli inferiores scapulae im Rücken zusammengezogen [3, 18].

19.5 Funktionelle Einheit

Die Mm. splenius cervicis und scalenus medius stabilisieren gemeinsam mit dem M. levator scapulae den Hals und können durch einige gemeinsame Ansatzstellen auch gleichzeitig Triggerpunkte entwickeln. Die Mm. rhomboidei sind wichtige Synergisten bei der Elevation und Medialrotation der Skapula (abwärts gerichtete Rotation der Fossa glenoidalis).

Antagonisten der vom M. levator scapulae bewirkten Elevation der Skapula sind die untersten Fasern des M. serratus anterior, die Pars ascendens des M. trapezius und der M. latissimus dorsi (indirekt). Letzterer fungiert bei der Rotation der Skapula als Synergist des M. levator scapulae (wiederum indirekt durch seinen Ansatz am Humerus). Antagonisten der Rotation sind der M. serratus anterior sowie die Pars descendens und Pars transversale des M. trapezius.

19.6 Symptome

Wenn der M. levator scapulae allein aber schwer betroffen ist, klagen Patienten über Schmerzen im Nacken-Schulter-Winkel und über eine schmerzhafte „Nackensteife". Die Diagnosen skapulokostales Syndrom [6, 23, 24, 28] und Levator-scapulae-Syndrom [22] heben den Übertragungsschmerz von Triggerpunkten in diesem Muskel hervor. Die Diagnosen „Stiff-neck-Syndrom" oder Torticollis [34, 35] dagegen stellen die Bewegungseinschränkung in den Vordergrund. Eine Verspannung des M. levator scapulae ist eine verbreitete Ursache der Nackensteife [34, 35]. (Differenzialdiagnose von Nackensteife und Torticollis in Kapitel 7.11). Patienten mit aktiven Triggerpunkten im M. levator scapulae können den Kopf wegen der Kontraktionsschmerzen nicht zur selben Seite drehen. Auch zur Gegenseite ist die Bewegung wegen der schmerzhaften Zunahme der Muskelspannung begrenzt. Die Patienten drehen stattdessen den gesamten Körper, wenn sie nach hinten blicken wollen.

Neoh berichtet über 75 Patienten, die über Kurzatmigkeit und Schmerzen im Nacken klagten. In 90% der Fälle konnten die Beschwerden durch trockene Nadelung der Triggerpunkte im M. levator scapulae behoben werden [27].

19.7 Aktivierung und Aufrechterhaltung von Triggerpunkten

(Abb. 19.3)

19.7.1 Haltungsbelastung

Triggerpunkte im M. levator scapulae und „Nackensteife" sind vielfach eine Folge beruflicher Belastung. Das gilt für Schreibtischarbeit allgemein [22], für Schreibarbeiten, bei denen Kopf und Hals gedreht werden, um die Schreibvorlage ablesen zu können, für lange Telefongespräche (insbesondere, wenn dabei Kopf und Hals geneigt sind und der Telefonhörer zwischen Kopf und Schulter geklemmt wird) und für Gespräche mit einer seitlich sitzenden Person [6]. Außerdem ist es ungünstig, eine schwere Schultertasche auf der betroffenen Seite zu tragen. Wenn der Patient mit abgeknicktem Hals schläft, wird der M. levator scapulae verkürzt. Dazu kommt es z. B. in einem unbequemen Flugzeugsessel und wenn der Muskel ermüdet oder kaltem Zug ausgesetzt ist. Auch in der Freizeit kann dieses Problem auftreten, wenn jemand den Blick unentwegt auf eine Bühne oder die Filmleinwand oder ein Fernsehgerät richtet. Psychologische Belastungen, die eine Reaktion wie, „das Gewicht der ganzen Welt lastet auf meinen Schultern" oder eine angespannte, feindselig-aggressive Haltung hervorrufen, können ebenfalls zum Problem beitragen [6]. Wenn die Armlehnen eines Sessels zu hoch sind, werden die Schulterblätter angehoben und der Muskel bilateral verkürzt, was latente Triggerpunkte aktivieren kann. Falls ein Spazierstock zu lang ist, erzwingt er eine unnatürlich angehobene Schulter. Auch das begünstigt die

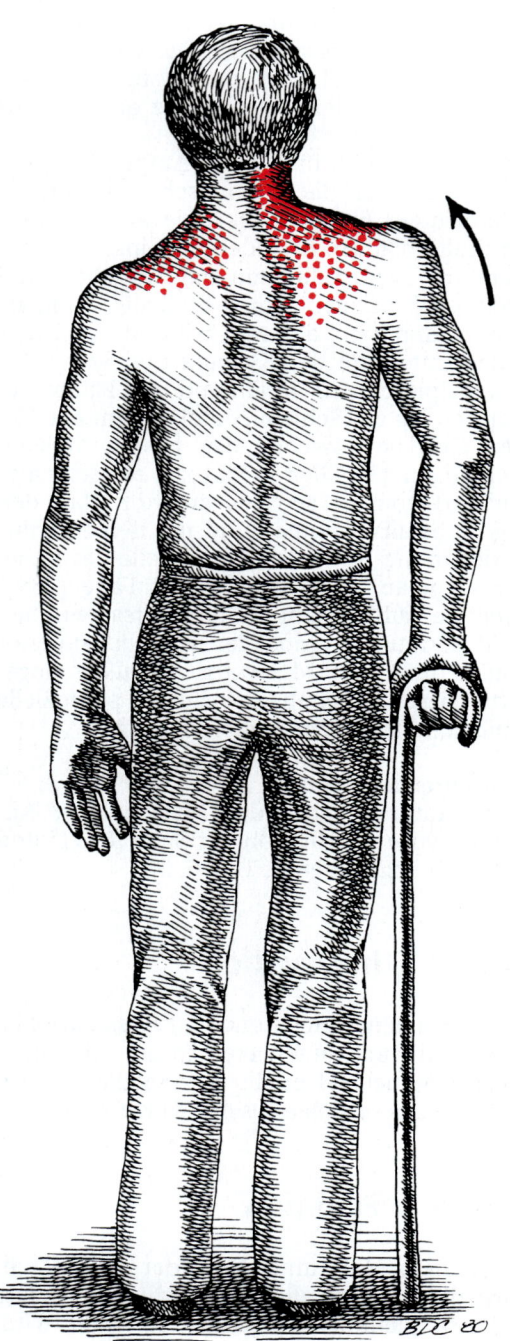

Abb. 19.3: Ein zu langer Spazierstock in der rechten Hand aktiviert primär Triggerpunkte im rechten M. levator scapulae, sekundär jedoch auch in anderen Muskeln. Die daraus resultierende Schmerzausbreitung ist *rot* gekennzeichnet. Um den Stock beim Gehen nach vorn schwingen zu können, muss der Patient die rechte Schulter hochziehen. Der *Pfeil* macht auf diese ungünstige Haltung aufmerksam.

Entstehung aktiver Triggerpunkte im M. levator scapulae dieser Seite.

19.7.2 Bewegungsbelastung

Myofasziale Triggerpunkte im M. levator scapulae werden auch durch übermäßige körperliche Betätigung aktiviert und aufrecht erhalten. Das ist der Fall, wenn jemand sehr kraftvoll und anstrengend Tennis gespielt wird, wenn man trotz mangelnder Übung im Freistil schwimmt oder den Kopf ständig dreht. Das Beispiel hierfür ist der „Zuschauerhals", wenn man ein Tennismatch von einem Platz nahe am Netz verfolgt.

Es kann zur Überlastung des M. levator scapulae kommen und seine Triggerpunkte aktivieren, wenn der M. serratus anterior durch Triggerpunkte funktionell eingeschränkt ist. Verkehrsunfälle, bei denen ein Aufprall von beliebiger Seite erfolgte, sind hierfür oft der Auslöser [2]. Gelegentlich entstehen Triggerpunkte im M. levator scapulae reflektorisch auf Grund der Aktivität eines auslösenden Triggerpunktes der funktionell verwandten Pars descendens des M. trapezius [17].

Auch Körperasymmetrien der unteren Körperhälfte belasten und können Triggerpunkte im M. levator scapulae aktivieren und aufrecht erhalten. Wenn sich z.B. der Fuß beim Gehen nicht richtig abstößt, kontrahiert vielleicht der M. levator scapulae jedes Mal im vergeblichen Versuch, den Körper „anzuheben" und Schwung zu holen, damit die Körperlast auf den anderen Fuß übertragen werden kann. Eine Schwäche der Wadenmuskeln, eine Beinlängendifferenz oder ein „durchgetretener Fuß" können verantwortlich sein, wenn dieses Abstoßen unterbleibt. Auch eine Körperasymmetrie bei einem verkürzten M. quadratus lumborum kann den M. levator scapulae beeinträchtigen. Möglicherweise ist der M. levator scapulae durch den gewundenen Verlauf seiner Fasern besonders anfällig.

19.7.3 Infektionen

Im Prodromalstadium einer akuten Infektion der oberen Atemwege ist der M. levator scapulae anfällig für die Aktivierung seiner Triggerpunkte. Die dabei auftretenden mechanischen Belastungen liegen normalerweise durchaus in seinem Toleranzbereich. Diese Empfindlichkeit gegenüber normalen Belastungen kann den ersten Symptomen einer Erkältung mit Schnupfen oder einer Halsentzündung vorausgehen und noch mehrere Wochen danach anhalten. Die Nackensteife ist oft auch eine Begleiterscheinung eines oralen Herpes simplex.

19.8 Untersuchung des Patienten

Zunächst inspiziert der Untersucher den Patienten. Er achtet dabei besonders auf Haltungsasymmetrien an Hals und Schultern. Anschließend fordert er den Patienten auf, den Kopf so weit wie möglich nach beiden Seiten zu drehen.

Der Patient neigt dazu, den Kopf fixiert zu halten. Er blickt zur Seite, indem er die Augen oder den Körper dreht, aber den Hals *nicht* bewegt. Der Kopf kann auch leicht zur betroffenen Seite geneigt sein [35]. Sollte der Kopf sehr stark geneigt sein („verdrehter Hals") sind wahrscheinlich eher Triggerpunkte im M. sternocleidomastoideus als im M. levator scapulae verantwortlich. Während sich aktive Triggerpunkte im M. levator scapulae bewegungseinschränkend auswirken, versucht ein Patient mit aktiven Triggerpunkten in der Pars descendens des M. trapezius, den Hals zu bewegen, um den Muskel zu dehnen.

Die aktive Rotation des Halses ist zur schmerzhaften Seite hin am deutlichsten eingeschränkt. Der Grad der Einschränkung hängt von der Stärke der Störung ab. Wenn beide Seiten betroffen sind, wie es gewöhnlich der Fall ist, ist meist auch die Rotation in beiden Richtungen erheblich eingeschränkt. Die Nackenflexion ist nur am Ende der Bewegung (extremes Bewegungsausmaß) behindert. Die Extension bleibt weitgehend unbeeinträchtigt. Bei uneingeschränkter Rotation des Kopfes liegen wahrscheinlich keine aktiven Triggerpunkte im M. levator scapulae vor.

Die Schulterbeweglichkeit ist geringfügig eingeschränkt. Bei der vollständigen Abduktion des Armes muss sich das Schulterblatt nach oben drehen. Diese Bewegung kann durch Triggerpunkte im M. levator scapulae schmerzhaft eingeschränkt sein. Der Patient erreicht jedoch mit der Hand das Schulterblatt (Abb. 22.3). Der Versuch, mit den Fingerspitzen der hinten um den Kopf geführten Hand den Mund zu erreichen, scheitert in erster Linie wegen der ausgeprägten Rotationseinschränkung von Kopf und Hals.

■■■ 19.9 Untersuchung auf Triggerpunkte

(Abb. 19.4)

Der M. levator scapulae entwickelt an zwei Stellen triggerpunktbedingte Druckschmerzen: Eine zentrale Triggerpunktzone befindet sich im Nacken-Schulter-Winkel, wo der Muskel unter dem vorderen Rand des oberen M. trapezius hervortritt [24, 35]. Leichter ist die zweite Triggerpunktzone nahe des Muskelansatzes am Angulus superior scapulae ausfindig zu machen [23, 24, 29]. Diese Empfindlichkeit an der distalen Ansatzstelle beruht wahrscheinlich auf einer Insertionstendopathie bei anhaltender Triggerpunktspannung. Sie geht mit der palpierbaren Verhärtung durch einen ventralen Triggerpunkt einher, der mit seinem palpierbar verspannten Faserbündel für die übermäßige Spannung sorgt. Die anatomischen Beziehungen dieses Muskels gehen aus Abb. 20.7 hervor. Sola und

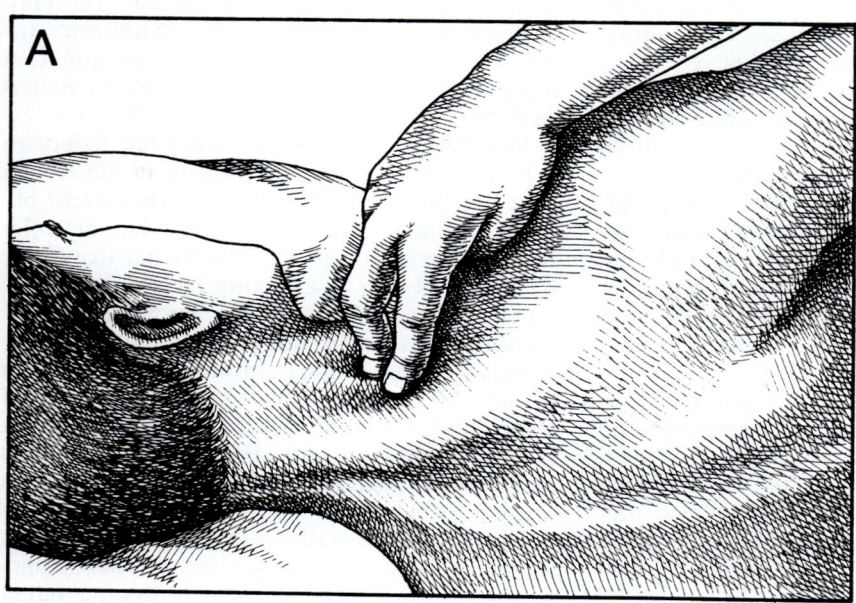

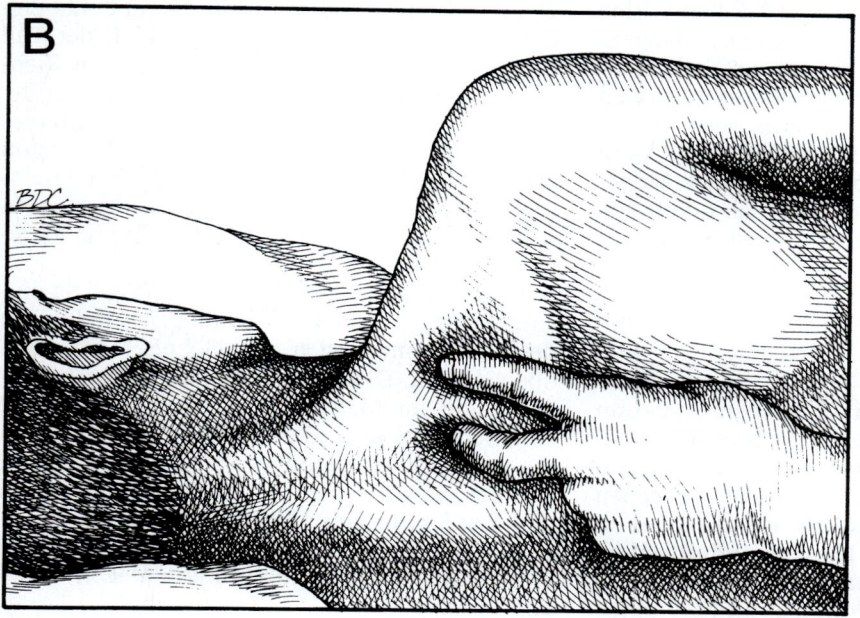

Abb. 19.4: Untersuchung des M. levator scapulae. Der Patient liegt auf der nicht betroffenen Seite. **A:** Der freie Rand des oberen M. trapezius wird mit dem Zeigefinger zur Seite geschoben, damit der verspannte M. levator scapulae umfasst und der obere Triggerpunkt fixiert werden kann. **B:** Abgreifen der unteren Triggerpunktzone unmittelbar kranial der Ansatzstelle am Angulus superior scapulae.

Williams lokalisierten den unteren Triggerpunkt durch elektrische Stimulation, die einen Übertragungsschmerz zum Hals und zum Hinterkopf auslöste [34]. Michele et al. beschreiben in einem Artikel sehr detailliert, wie die druckschmerzhaften Bereiche am Schulterblattwinkel identifiziert werden können [23]. Sie erwähnen jedoch den zentralen Triggerpunkt an der Nackenbasis nicht. Später identifizierten Michele und Eisenberg den druckschmerzhaften Bereich sowohl des oberen wie auch des unteren Triggerpunktes im M. levator scapulae. Sie illustrierten, wie der obere Triggerpunkt als Hauptursache des skapulokostalen Syndroms palpiert werden kann [24].

Zur Palpation des zentralen Triggerpunktes des M. levator scapulae im Nacken-Schulter-Winkel nimmt der Patient auf einem bequemen Stuhl Platz. Er rutscht auf dem Stuhlsitz so weit nach vorn, dass er den Oberkörper an der Rückenlehne abstützen kann. Auch die Seitenlage (betroffene Seite oben) ist möglich. Wenn der Patient zur Untersuchung sitzt, lässt man den M. levator scapulae wie auch den oberen M. trapezius etwas erschlaffen, indem der Patient die Ellenbogen auf den Armlehnen abstützt. Nötigenfalls werden kleine Kissen untergeschoben. Wenn der Muskel erschlafft ist, kann der Therapeut den M. trapezius mit seinen Fingern so weit nach posterior schieben, dass er den M. levator scapulae freilegt und umgreifen kann (Abb. 19.4A zeigt den Patienten in Seitenlage auf der nicht betroffenen Seite). Gesicht und Hals werden behutsam zur Gegenseite gedreht, um den M. levator scapulae gegen die palpierenden Finger anzuspannen und anzuheben. Die Spannungssteigerung kann die Empfindlichkeit des Triggerpunktes so verstärken, dass anhaltender Druck sein Übertragungsschmerzmuster reproduziert. Nur wenn die Pars descendens des M. trapezius so weit erschlafft, dass die oberen Triggerpunkte im Muskelbauch des M. levator scapulae tastbar sind, kann erfolgreich palpiert werden. Dabei darf der Muskel nicht so weit gespannt werden, dass sich verspannte Faserbündel und benachbartes, nicht betroffenes Gewebe palpatorisch nicht mehr unterscheiden lassen.

Die Untersuchung kann auch durchgeführt werden, wenn der Patient auf dem Rücken liegt. In dieser Position entspannen die Muskeln am besten und man kann am präzisesten zwischen Muskel- und Gelenkproblem unterscheiden.

Der Triggerpunkt im Ansatzstellenbereich wird lokalisiert, während der Patient sitzt oder auf der nicht betroffenen Seite liegt (Abb. 19.4B). Der Muskel wird quer zum Faserverlauf ungefähr 1,3 cm oberhalb des Angulus superior scapulae palpiert. Die verspannten Faserbündel sind außerordentlich druckschmerzhaft, aber lokale Zuckungsreaktionen und Übertragungsschmerzen lassen sich von dieser unteren Triggerpunktzone, die durch den M. trapezius überdeckt ist nur schwer auslösen. Der Ansatzstellenbereich wirkt verhärtet und ist sehr empfindlich. Er kann zwischen den ihn umgreifenden Fingern vor und zurück gerollt werden. Wenn die Ansatzstelle bereits längere Zeit überlastet war, kann sie sich sandig anfühlen (wie Kies) oder an eine Narbe erinnern.

In einer orthopädischen Praxis wurden 22 Patienten wegen Schulterschmerzen am Angulus superior scapulae untersucht. Bei 95% der Patienten wurden maximale Druckschmerzen im Abstand von 2 cm vom Angulus superior gefunden. Der Druck auf die empfindliche Stelle verstärkte den Schmerz oder verursachte ihn. In 73% der Fälle waren im druckschmerzhaften Bereich kleine Knötchen oder Körnchen zu tasten, die von den Autoren als Triggerpunkte identifiziert wurden. Bei 19 der 22 Patienten wurde eine Thermographie durchgeführt. Ungefähr die Hälfte der symptomatischen Schultern (58%) zeigte erhöhte Wärmestrahlung, dagegen keine der asymptomatischen Schultern. Die Thermographie liefert nach Ansicht der Autoren für solche Fälle keine aussagekräftigen Befunde [22].

19.10 Engpass

Nerven- und Gefäßeinengungen durch Triggerpunkte in diesem Muskel wurden nicht beobachtet. Andrew Fischer, M.D. weist allerdings darauf hin, dass sich der M. levator scapulae in der strategischen Position befindet, um eine Zervikalradikulopathie zu verschlimmern, die durch verengte Foramina intervertebralia der Halswirbelsäule entsteht (persönliche Mitteilung). Auf Grund der triggerpunktbedingten vermehrten Muskelspannung können sich die ohnehin verengten Foramina weiter verkleinern und damit die Nervenkompression verstärken. Zu den Auswirkungen zählt eine erhöhte Aktivierungsbereitschaft der Triggerpunkte in Muskeln, die von den umschlossenen Nerven versorgt werden.

19.11 Differenzialdiagnose

Beim Stiff-neck-Syndrom ist wahrscheinlich auch der M. splenius cervicis beteiligt. Wenn die

Oberer Rücken

Triggerpunkte im M. levator scapulae aktiv sind, sollten auch die Mm. scalenus posterior und iliocostalis cervicis auf Triggerpunkte überprüft werden. Anders als zu erwarten, gibt es selten einen Zusammenhang zwischen einer Triggerpunktaktivität in den Mm. rhomboidei und dem M. levator scapulae. Wenn der Kopf des Patienten sehr stark zu einer Seite geneigt ist („verdrehter Hals") sind eher Triggerpunkte des M. sternocleidomastoideus als des M. levator scapulae verantwortlich.

In der Vergangenheit war vielen Autoren die Ätiologie des skapulokostalen Syndroms rätselhaft. Einige Autoren führen dieses Syndrom jedoch auf Triggerpunkte zurück [5, 23, 24]. Ormandy legte eine ausgezeichnete Analyse dieser Diagnose vor und erörterte die Anatomie der seiner Meinung nach verantwortlichen Mm. levator scapulae, rhomboideus minor, subscapularis und trapezius [28]. Alle Autoren halten den M. levator scapulae für einen der wichtigsten, wenn nicht überhaupt den wichtigsten Faktor bei dieser Symptomatik.

Übertragungs- und Druckschmerzen der Zygapophysealgelenke können den durch myofasziale Triggerpunkte im gleichen Wirbelsäulensegment ausgelösten Beschwerden täuschend ähneln. Das Schmerzmuster des M. levator scapulae überschneidet sich mit dem der Zygapophysealgelenke C_4–C_5, dehnt sich jedoch weiter nach inferior aus [4]. Es gibt jedoch wichtige Unterschiede. Oft werden Gelenke und Muskeln von demselben oder von sich überlagernden Nervensegmenten versorgt. Trotzdem kann sich das myofasziale Schmerzmuster verschiedener, wenngleich vom selben Nerven versorgter Muskeln deutlich unterscheiden. Die Muster sind nicht immer auf die Sklerotome oder Dermatome des die Muskeln innervierenden Segments begrenzt. (Tief liegender Schmerz wird selten in die Dermis übertragen, daher ist der Begriff „Dermatom" hier unzutreffend). Ein Triggerpunkt wird durch direkte Untersuchung des Muskels auf palpierbare Triggerpunktmerkmale festgestellt. Wer eine schmerzhafte Dysfunktion der Zygapophysealgelenke per manueller Palpation diagnostizieren will, benötigt ein herausragendes Geschick. Die Bestimmung einer Gelenkdysfunktion durch eine Leitungsanästhesie ist zuverlässig, aber ein kompliziertes Verfahren. Es setzt große Fertigkeiten und umfassende Kenntnis der Wirbelsäulenanatomie voraus [19].

Das „sandige" Tastgefühl und das relativ häufige Vorkommen von Schleimbeuteln in der Nähe des Angulus superior scapulae (Kapitel 19.2) deuten darauf hin, dass es sich bei Druck- und Übertragungsschmerzen an dieser Stelle um die Folge einer Bursitis und nicht einer Insertionstendopathie handelt, wobei letztere, die auf anhaltende, triggerpunktbedingte Verspannung von Muskelfaserbündeln zurückgeht, auch gleichzeitig auftreten kann.

Gelenkdysfunktionen, die im Zusammenhang mit Triggerpunkten im M. levator scapulae auftreten, können auf Höhe C_3, C_4 oder C_5 oder auf mehreren Ebenen gleichzeitig liegen. Typischerweise ist dann der Kopf zur betroffenen Seite hin geneigt und rotiert.

19.12 Lösung von Triggerpunkten

(Abb. 19.5)
Vor Beginn der Behandlung sollte sich der Therapeut anhand von Röntgenaufnahmen der Halswirbelsäule Klarheit darüber verschaffen, ob die passive Flexion und Rotation des Halses kontraindiziert sind.

Der Patient sitzt entspannt mit aufgerichtetem Becken in einem Lehnstuhl. Der Arm der betroffenen Seite hängt frei und entspannt herab. Das Gesicht ist ungefähr um 30° zur Gegenseite gedreht. Das Kühlspray wird in abwärts gerichteten, parallelen Bahnen aufgebracht, entsprechend den in Abbildung 19.5 gezeigten Linien und wie zuvor beschrieben [26, 35]. Der Patient nimmt immer wieder Vorspannung im behandelten Muskel auf, indem er den Arm der betroffenen Seite nach unten streckt (in Abb. 19.5A der rechte Arm). Der Therapeut umfasst *sofort* mit einer Hand den Kopf des Patienten und stabilisiert ihn. Mit der anderen übt er stetige, behutsame Traktion zunächst an den vertikalen, dann an den diagonalen Fasern des M. levator scapulae und an benachbartem Weichteilgewebe. Dieser sanfte Druck zieht nach unten und vorn, um den Brustkorb herum. Dadurch wird das Schulterblatt herabgedrückt und abduziert, bis die elastische Weichteilbarriere erreicht ist. Diese Position wird gehalten. Der Patient atmet ein und kontrahiert den M. levator scapulae vorsichtig gegen leichten Widerstand durch die Hand des Therapeuten. Anschließend atmet der Patient *langsam* aus und entspannt die Muskeln, während der Therapeut wiederum Vorspannung aufnimmt. Für dieses Lösungsverfahren kann der Patient auch auf dem Rücken liegen und die postisometrische Relaxation in den Ablauf integrieren.

Der Patient sollte das Spannungsgefühl erkennen können, wenn die Zugrichtung die am stärksten verkürzten (und verspannten) Fasern erreicht. Erfahrene Therapeuten „fühlen" diese Spannung, ohne dass der Patient etwas sagen muss.

Um die volle Dehnungslänge des M. levator scapulae zu erreichen, muss das Schulterblatt abduziert werden. Wenn das wegen der Verspannung in anderen Muskeln nur schwer möglich ist, müssen diese durch das Lösungsverfahren für die Interskapularmuskulatur gelockert werden, das in Abbildung 18.3 veranschaulicht ist. Lewit beschreibt eine ähnliche, alternative Technik unter Einschluss der durch die Atmung vertieften postisometrischen Relaxation [21].

Es ist oft nicht einfach die beiden Mm. levatores scapulae nur mit Sprühen und Dehnen vollständig zu lösen. Damit der M. levator scapulae vollständig gedehnt werden kann, müssen gelichzeitig die Muskeln der funktionellen Einheit, darunter die Mm. splenius cervicis, scalenus medius, scalenus posterior und die Nackenmuskeln gelöst werden. Wenn die Mm. scaleni durch Sprühen und Dehnen behandelt werden, sollten auch die oberen Fasern des M. pectoralis major in die Behandlung einbezogen werden. Seine Triggerpunkte verursachen einen äußerst unangenehmen Thoraxschmerz und spielen wahrscheinlich bei Triggerpunktaktivität in den Mm. scaleni eine Rolle.

Manchmal müssen auch die antagonistisch wirkenden Halsmuskeln gedehnt und gesprüht werden, bevor der M. levator scapulae nachgeben kann. Wenn ein verspannter M. levator scapulae gedehnt wird, verkürzt sich der ipsilaterale M. serratus anterior mehr als gewöhnlich. Womöglich werden dadurch latente Triggerpunkte aktiviert, die einen schmerzhaften reaktiven Krampf und Thoraxschmerzen hervorrufen. Dieses Problem wird verhindert oder rasch behoben, wenn man den M. serratus anterior kühlt und dehnt (Kapitel 46). Wenn der Schmerz sich auf die andere Seite des Halses verlagert, ist durch die Behandlung eine schwächere aber wichtige Triggerpunktaktivität im kontralateralen M. levator scapulae zu Tage getreten. Sie muss mit den bereits besprochenen Verfahren behandelt werden.

Falls bei einem Patienten gleichzeitig eine Gelenkdysfunktion an C_3–C_6 vorliegt, beginnt die Therapie mit der Lösung von Triggerpunk-

Oberer Rücken

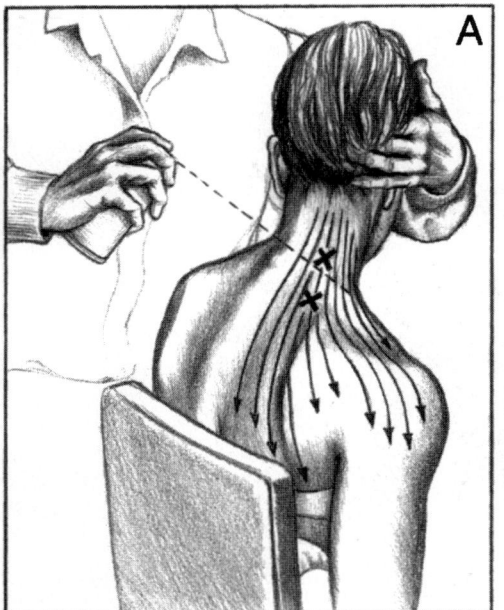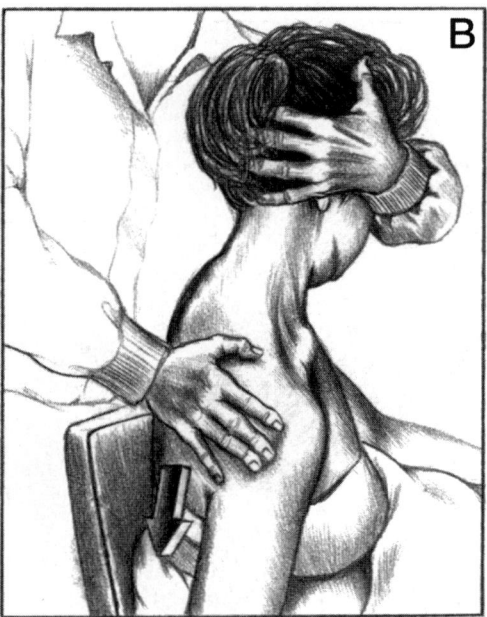

Abb. 19.5: Sprühen und Dehnen bei Triggerpunkten im rechten M. levator scapulae. Die Patientin sitzt auf einem Stuhl. **A:** Das Kühlmittel wird in *langsam gezogenen, parallelen Bahnen* (*Pfeile*) aufgesprüht. Die Patientin nimmt Vorspannung im M. levator scapulae auf, indem sie den rechten Arm nach unten streckt. **B:** Lösen von Triggerpunkten unmittelbar nach der Kühlung durch Verlängerung des Muskels, während die Patientin langsam ausatmet. Mit dem rechten Handballen nimmt der Therapeut Vorspannung im Muskel auf und dehnt die längsten fast vertikal verlaufenden Fasern (*breiter Pfeil*). Handfläche und Finger dehnen die diagonalen Fasern, wenn er Druck nach unten und ein wenig nach vorn richtet. Er abduziert dabei das Schulterblatt und stabilisiert mit der linken Hand den Kopf des Patienten. Einzelheiten zum Einbeziehen der Atmung im Text.

ten und myofaszialen Strukturen, wobei der Patient sitzt. Anschließend legt er sich auf den Rücken, und es wird mit Muskelenergietechnik fortgefahren, um die Halswirbelgelenke zu deblockieren. Grundsätzliches zur Muskelenergietechnik findet sich bei Mitchell jr. [25], eingehende Verfahrenshinweise bei Greenman [14]. Falls erforderlich, werden anschließend noch verbliebene Triggerpunkte inaktiviert.

■■■ 19.13 Infiltration von Triggerpunkten

(Abb. 19.6)
Der untere Triggerpunkt am Schulterblattansatz des M. levator scapulae (Abb. 19.1) ist leichter zu lokalisieren als der obere, der aber der kritische ist. Die Infiltration des oberen Triggerpunktes kann die Empfindlichkeit des unteren Bereichs beheben, aber nicht umgekehrt.

Zum Infiltrieren des oberen Triggerpunktes legt sich der Patient auf der nicht betroffenen Seite diagonal auf die Behandlungsliege, sodass die Schultern näher am hinteren Rand der Liege platziert sind als die Hüften. Der Kopf ruht auf einem Polster. Der Patient kehrt dem Therapeuten den Rücken zu. Der oben liegende Arm wird auf der Flanke abgelegt und im Ellenbogen abgewinkelt, um ihn besser auszubalancieren. Falls der Muskel zur Infiltration unter größere Spannung gebracht werden soll, kann man den oben liegenden Arm vollständig innenrotieren und die Hand über den Rücken schieben, sodass das Schulterblatt absteht. Der Therapeut drängt den freien Rand des M. trapezius zur Seite und palpiert den dort hervortretenden M. levator scapulae (Abb. 20.7, regionale Anatomie, sowie Abb. 16.8, Querschnitt). Der Triggerpunkt (der Punkt maximaler Empfindlichkeit in einer verspannten Muskelfaser) wird zur Infiltration an einem Proc. transversus fixiert. Die Injektionsnadel wird auf den Triggerpunkt zu und nach vorn aber vom Brustkorb weg gerichtet

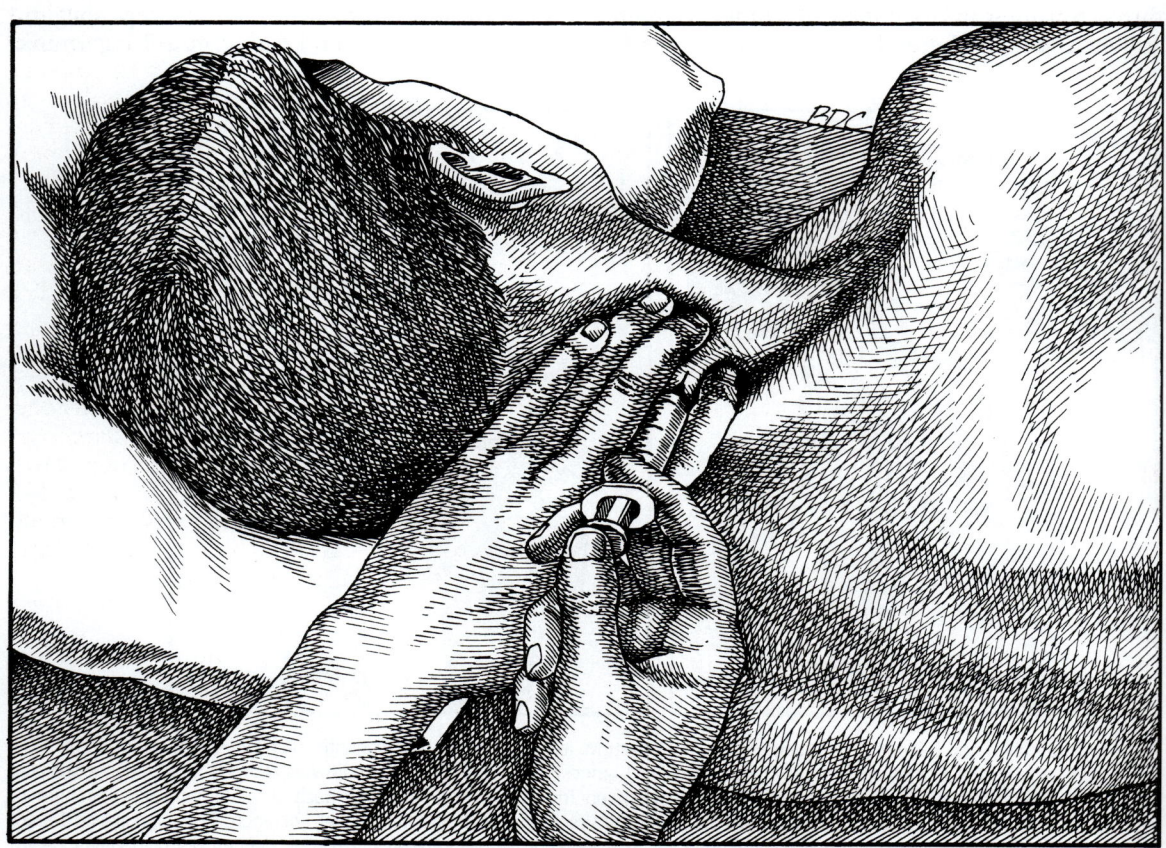

Abb. 19.6: Infiltration des oberen Triggerpunktes im rechten M. levator scapulae an der Nackenbasis, wo der Muskel unter dem M. trapezius hervortritt.

(Abb. 19.6). Der Muskel enthält in seinen zahlreichen Faszikeln oft multiple verspannte Fasern und Triggerpunkte. Daher muss oft häufiger genadelt werden als bei den meisten anderen Muskeln. Die trockene Nadelung mit einer Akupunkturnadel oder die Infiltration mit einer Procain- oder Lidocainlösung sind ebenfalls wirksam (Kapitel 3.13). Auch Rachlin stellt diese Technik anschaulich dar [31].

Falls die untere Triggerpunktzone schmerzhaft bleibt, wird sie als nächstes direkt oberhalb des Ansatzes des M. levator scapulae infiltriert. Der Patient liegt auf der nicht betroffenen Seite. Er rundet den Rücken, abduziert das Schulterblatt und dehnt und „verdünnt" dabei den M. trapezius. Die Triggerpunktzone oberhalb des Angulus superior scapulae wird bestimmt, indem der Therapeut mit dem Finger quer über die Muskelfasern streicht. Die Finger der einen Hand lokalisieren die palpierbare Verhärtung. Die andere Hand hält die Spritze und sticht eine Nadel von 3,8 cm Länge und 22 G unmittelbar oberhalb des Schulterblattes nach oben hin ein. Durch eine tangentiale Nadelführung zum Brustkorb vermeidet man das Risiko, in den Interkostalraum einzustechen und einen Pneumothorax zu verursachen. Wenn die alternative, in Kapitel 3.13 beschriebene Injektionstechnik angewandt wird, eignen sich auch eine Nadel von 27 G oder eine Akupunkturnadel. In refraktären Fällen kann es beim unteren Triggerpunkt sinnvoll sein, zusätzlich ein Kortikoid zu injizieren. Zur Infiltration des oberen Triggerpunktes ist dies nicht zu empfehlen.

Auf die Infiltration folgen Sprühen und Dehnen, die Anwendung von feuchter Wärme und abschließend Bewegungen im vollen Umfang.

▬▬ 19.14 Korrigierende Maßnahmen

Patienten, die zur Entwicklung von Triggerpunkten im M. levator scapulae neigen, müssen lernen, wie sie selbst diesen Muskel dehnen und verlängern können. Am besten geschieht das unter der warmen Dusche, während der Patient auf einem Hocker oder Stuhl mit niedriger Rückenlehne sitzt. Der Patient entspannt die Nackenmuskeln so gut wie möglich, lässt Schulter und Arm der betroffenen Seite sinken und den Arm frei hängen. Die kontralaterale Hand hilft, indem sie den Kopf zur Gegenseite dreht und zur Achsel neigt. Damit wird im behandel-ten Muskel Vorspannung aufgenommen. Gleichzeitig streckt sich die freie Hand zum Boden und unterstützt so die Verlängerung des Muskels (Abb. 16.11A). Im Sitzen kann der Patient das Schulterblatt stabilisieren, indem er sich auf die Hand der betroffenen Seite setzt und dann langsam und stetig (keine ruckhaften Bewegungen) in alle Richtungen dehnt, in denen sich der Muskel fest und verspannt anfühlt. Dieses Verfahren wird durch Kopfrotation in unterschiedlichen Graden ergänzt, um die Fasern des M. levator scapulae in allen Richtungen zu entspannen. Wenn der Patient unter der warmen Dusche steht und nicht sitzt, ist auch das sinnvoll, aber weniger effektiv als das Sitzen, weil Haltungsreflexe die Muskelentspannung hemmen. Wenn der Muskel einseitig verlängert wird, kann es zu einem reaktiven Krampf des kontralaterale Muskels kommen. Dieser sollte daher ebenfalls sanft gedehnt werden.

Greenman veranschaulicht eine nützliche Selbstdehnung für den M. levator scapulae: Der Patient liegt *ohne* Kissen auf der nicht betroffenen Seite. (Der Kopf kann dadurch lateralflektiert und vom betroffenen Muskel weg rotiert werden.) Er streckt den Arm der betroffenen Seite zum Fußende des Bettes aus und dehnt damit den M. levator scapulae. Er kann diese Dehnung durch postisometrische Relaxation und tiefe Atmung intensivieren [14].

Lewit veranschaulicht eine Selbstdehnungsmethode unter Nutzung der Schwerkraft, bei der sowohl die postisometrische Relaxation als auch die Atmung eingesetzt werden [21]. Mit dieser sanften, wirkungsvollen Methode werden gleichzeitig der M. levator scapulae und die Pars descendens des M. trapezius gelöst. Die in vielerlei Hinsicht sinnvolle kombinierte Selbstdehnungsübung, die in Abbildung 16.11 dargestellt wird, spricht gleichzeitig die Mm. levator scapulae, trapezius (Pars descendens) und die Nackenmuskeln an. Diese Übung ist besonders deshalb so nützlich, weil die genannten Muskeln oft als Gruppe betroffen sind.

Wenn der Patient bei der Unterhaltung mit Besuchern an einem Schreibtisch sitzt, sollte er den Stuhl (und nicht den Kopf) so drehen, dass er den Besucher ansehen kann, oder den Besucherstuhl vor den Schreibtisch stellen.

Eine Überlastung der Nackenmuskeln und des M. levator scapulae beim Lesen, Schreiben oder Arbeiten an einer Tastatur auf Grund von Kurzsichtigkeit wird durch Brillengläser der richtigen Brennweite vermieden. Schreib- oder andere Arbeitsvorlagen sollten in Augenhöhe an einer Halterung, auf einem Buchständer oder einem Notenständer angebracht werden. Auf diese Weise bleibt der Hals nicht längerfristig in Flexion. Kartenspieler sollten eine Brille mit so genannten „Kartenspielergläsern" haben, deren Fokus der Armlänge angepasst ist.

Wenn eine Tastatur zu hoch steht und nicht niedriger gestellt werden kann und sich der Arbeitsstuhl nicht entsprechend anpassen lässt, kann der Patient ca. 2 oder 3 cm gefaltete Zeitungen oder ein Magazin auf die hinteren zwei Drittel der Sitzfläche legen. Das vordere Drittel des Sitzes wird nicht angehoben, damit kein Druck gegen die Oberschenkel entsteht und die Winkel an Hüften und Knien geöffnet sind. Die Rückenlehne sollte den thorakolumbalen Übergang stützen (Abb. 16.4D).

Wer Probleme mit Triggerpunkten im M. levator scapulae (oder in der Pars descendens des M. trapezius) hat und häufig oder lange telefoniert, *muss* einen Weg finden, die muskuläre Belastung zu reduzieren, zu der es kommt, wenn der Telefonhörer ans Ohr gehalten wird. Die eleganteste Lösung besteht in einem Headset mit integriertem Mikrofon. Eine Halterung für den Telefonhörer auf der Schulter ist nur sinnvoll, wenn sie nicht dazu führt, eine Schulter ständig hochzuziehen, damit sie nicht verrutscht. Wenn man häufig die Hand wechselt, mit der man den Hörer hält, oder wenn man den Ellenbogen beim Telefonieren auf den Schreibtisch stützt, verschafft man sich eine gewisse Erleichterung und damit mehr schmerzfreie Arbeitszeit.

Der Patient sollte sich eine heiße Packung oder eine feucht-warme Kompresse auf die Triggerpunktbereiche legen, sobald er seinen Feierabend beginnt oder bevor er sich zur Nacht zurückzieht.

Das Kopfkissen sollte der Patient so ins Bett legen, dass der Muskel nicht verkürzen und verkrampfen kann (Abb. 7.7)

Ein Spazierstock, den der Patient benutzt, muss so lang sein, dass der Schultergürtel beim Gehen horizontal ausgerichtet bleibt (*nicht* wie in Abb. 19.3).

Literatur

1. Agur SM: *Grant's Atlas of Anatomy*. Ed. 9. Williams & Wilkins, Baltimore, 1991 (pp. 234, 381; (Figs. 4-48, 6-32).
2. Baker BA: The muscle trigger: evidence of overload injury. *J Neurol Orthop Med Surg 7*:35–44, 1986.
3. Basmajian JV, DeLuca CJ: *Muscles Alive*. Ed. 5. Williams & Wilkins, Baltimore, 1985 (pp. 267, 268).
4. Bogduk N, Simons DG: Neck pain: joint pain or trigger points? Chapter 20. In: *Progress in Fibromyalgia and Myofascial Pain*. Vol. 6 of *Pain research and Clinical Management*. Edited by Vaerøy H, Mersky H. Elsevier, Amsterdam, 1993 (pp. 267–273).
5. Bonica JJ: Neck pain. Chapter 47. In: *The Management of Pain*. Ed. 2, Vol 1. Edited by Bonica JJ, Loeser JD, Chapman CR, *et al.* Lea & Febiger, 1990 (pp. 848–867).
6. Cailliet R: *Neck and Arm Pain*. FA Davis, Philadelphia, 1964 (p. 97).
7. Clemente CD: *Gray's Anatomy*. Ed. 30. Lea & Febiger, Philadelphia, 1985 (p. 516).
8. Clemente CD: *Anatomy*. Ed. 3. Urban & Schwarzenberg, Baltimore, 1987 (Fig. 576).
9. *Ibid*. (Fig. 594).
10. Eisler P: *Die Muskeln des Stammes*. Gustav Fischer, Jena, 1912 (Fig. 49).
11. *Ibid*. (Figs. 50, 52).
12. *Ibid*. (Fig. 51).
13. Eliot DJ: Electromyography of levator scapulae: new findings allow tests of a head stabilization model. *J Manipul Physiol Ther 19(1)*:19–25, 1996.
14. Greenman PE: *Principles of Manual Medicine*. Ed. 2. Williams & Wilkins, Baltimore, 1996 (pp. 195–196, 498).
15. Grosshandler SL, Stratas NE, Toomey TC, *et al.*: Chronic neck and shoudler pain, focusing on myofascial origins. *Postgrad Med 77*:149–158, 1985.
16. Hollinshead WH: *Anatomy for Surgeons*. Ed. 3, Vol. 3, The Back and Limbs. Harper & Row, New York, 1982 (p. 305, Fig. 4–36).
17. Hong CZ: Considerations and recommendations regarding myofascial trigger point injection. *J Musculoske Pain 2(1)*:29–59, 1994.
18. Jenkins DB: *Hollinshead's Functional Anatomy of the Limbs and Back*. Ed. 6. W.B. Saunders, Philadelphia, 1991 (p. 83).
19. Jull G, Bogduk N, Marsland A: The accuracy of manual diagnosis for cervical zygapophysial joint pain syndromes. *Med J Aust 148*:233–236, 1988.
20. Kraus H: *Clinical Treatment of Back and Neck Pain*. McGraw-Hill, New York, 1970 (p. 98).
21. Lewit K: *Manipulative Therapy in Rehabilitation of the Locomotor System*. Ed. 2. Butterworth Heinemann, Oxford, 1991 (pp. 195, 196).
22. Menachem A, Kaplan O, Dekel S: Levator scapulae syndrome: an anatomic-clinical study. *Bull Hosp Joint Dis 53(1)*:21–24, 1993.
23. Michele AA, Davies JJ, Krueger FJ, *et al.*: Scapulocostal syndrome (fatigue-postural paradox). *NY State J Med 50*:1353–1356, 1950 (p. 1355, Fig. 4).
24. Michele AA, Eisenberg J: Scapulocostal syndrome. *Arch Phys Med Rehabil 49*:383–387, 1968 (pp. 385, 386, Fig. 4)
25. Mitchell FL Jr: Elements of muscle energy technique. Chapter 12. In: *Rational Manual Therapies*. Edited by Basmajian JV, Nyberg R. Williams & Wilkins, Baltimore, 1993 (pp. 285–321).

26. Modell W, Travell JT, Kraus H, *et al.:* Contributions to Cornell conferences on therapy. Relief of pain by ethyl chloride spray. *NY State J Med* 52:1550–1558, 1952 (p. 1551).

27. Neoh CA: Treating subjective shortness of breath by inactivating trigger points of levator scapulae muscles with acupuncture needles. *J Musculoske Pain 4(3):*81–85, 1996.

28. Ormandy L: Scapulocostal syndrome. *Va Med Q 121(2):*105–108, 1994.

29. Pace JB: Commonly overlooked pain syndromes responsive to simple therapy. *Postgrad Med 58:*107–113, 1975 (p. 110).

30. Pernkopf E: *Atlas of Topographical and Applied Human Anatomy,* Vol. 2. WB Saunders, Philadelphia, 1964 (Fig. 28).

31. Rachlin ES: Injection of specific trigger points. Chapter 10. In: *Myofascial Pain and Fibromyalgia.* Edited by Rachlin ES. Mosby, St. Louis, 1994 (p. 315).

32. Sola AE, Kuitert JH: Myofascial trigger point pain in the neck and shoulder girdle. *Northwest Med 54:*980–984, 1955.

33. Sola AE, Rodenberger ML, Gettys BB: Incidence of hypersensitive areas in posterior shoulder muscles. *Am J Phys Med Rehabil 34:*585–590, 1955.

34. Sola AE, Williams RL: Myofascial pain syndromes. *Neurol 6:*91–95, 1956 (p. 93, Fig. 1).

35. Travell J: Rapid relief on acute "stiff neck" by ethyl chloride spray. *J Am Med Wom Assoc 4:*89–95, 1949 (pp. 92–93, Fig. 3, Case 1).

36. Travell J, Rinzler SH: The myofascial genesis of pain. *Postgrad Med 11:*425–434, 1952.

37. Zohn DA: *Musculoskeletal Pain: Diagnosis and Physical Treatment.* Ed. 2. Little, Brown & Company, Boston, 1988 (Fig. 12-1).

Oberer Rücken

Mm. scaleni

Übersicht: Triggerpunkte in den Mm. scaleni und das mit ihnen verbundene Thoracic-outlet-Syndrom, ein *Kompressionssyndrom*, sind oft *übersehene* Schmerzursachen in Schultergürtel und Armen. Es setzt einige Erfahrung und Fertigkeit voraus, diese Triggerpunkte zu identifizieren und zu behandeln, die doch zu den folgeträchtigsten myofaszialen Triggerpunkten gehören. **Übertragungsschmerzen** aller drei größeren Mm. scaleni können nach ventral, zur Seite oder nach dorsal ausstrahlen. Am Rücken wird der Schmerz zum oberen Margo medialis scapulae und in das medial gelegene Arial übertragen. Ventral wird ein dumpfer Schmerz in die Pektoralisregion geleitet, lateral wird der Schmerz zur Vorder und Rückseite des Oberarmes übertragen. Er überspringt den Ellenbogen, taucht an der radialen Unterarmseite wieder auf und kann sich bis zum Daumen und Zeigefinger ausdehnen. Bei linksseitigem Auftreten wird er als Ruhe- und Belastungsschmerz leicht als Angina pectoris fehlinterpretiert. **Anatomie:** Kranial setzen die drei großen Mm. scaleni an den Querfortsätzen der Halswirbel an, kaudal inserieren die Mm. scalenus anterior und medius an der ersten und der M. scalenus posterior an der zweiten Rippe. **Funktion:** Die Mm. scaleni stabilisieren die Halswirbelsäule gegen seitliche Bewegungen. Auf Grund ihrer Lage können sie die erste und zweite Rippe anheben und inspiratorisch stabilisieren. **Symptome** sind primär ein myofaszialer Schmerz oder sekundär sensorische und motorische Ausfälle infolge einer neurovaskulären Kompression. Schmerz an der radialen Seite der Hand deutet auf ein Übertragungsphänomen mit myofaszialen Ursachen. Schmerz an der ulnaren Handseite mit Schwellung der Hand verweisen auf eine Kompression von Plexus brachialis und V. subclavia. Die **Aktivierung und Aufrechterhaltung von Triggerpunkten** erfolgt durch Ziehen, Heben und Zerren sowie Überanstrengung dieser Atemmuskeln z. B. beim Husten. Eine chronische Muskelüberlastung bei geneigter Schultergürtelachse bei einer Beinlängendifferenz oder einer Beckenasymmetrie können die Triggerpunkte ebenso wie jeder andere entsprechende systemische Faktor aufrecht erhalten. Die **Untersuchung des Patienten** bedient sich einiger diagnostischer Tests: Fingerbeugeversuch, Skalenuskrampftest und Skalenusentlastungstest. Die **Untersuchung auf Triggerpunkte** setzt einschlägige Fertigkeiten und eine gute Kenntnis der lokalen Anatomie voraus. Mit flächiger Palpation gegen die darunter liegenden Querfortsätze werden die meisten Triggerpunkte der Mm. scaleni lokalisiert. Ein **Engpass** für den Truncus inferior des Plexus brachialis entsteht meistens durch eine Verspannung der Mm. scalenus anterior und medius bei Triggerpunkten. Die Kompression ruft Schmerzen im Bereich der Ulna, Prickeln, ein Taubheitsgefühl und eine Dysästhesie hervor. Eine Triggerpunktaktivität im M. scalenus anterior kann zu einem Handödem führen. Die **Differenzialdiagnose** muss ein Karpaltunnelsyndrom, eine Radikulopathie C_5–C_6 und Gelenkdysfunktionen der Halswirbelsäule ausschließen. Das Thoracic-outlet-Syndrom und Triggerpunkte ähneln sich in diagnostischer Hinsicht. Die Abklärung ist besonders wichtig, weil die Triggerpunkte oft Schmerzsymptome und Anzeichen für eine Kompression hervorrufen. Die Triggerpunkte werden häufig übersehen, können aber auch ohne chirurgische Eingriffe wirkungsvoll behandelt werden. Bei der **Lösung von Triggerpunkten** durch Sprühen und Dehnen wird der Hals zur Seite und von den betroffenen Mm. scaleni weg geneigt, während der Therapeut Kühlspray in abwärts gerichteten Bahnen über den Muskel und seine Schmerzzonen aufbringt. Die **Infiltration von Triggerpunkten** kann nötig werden, um dem Patienten vollständige Linderung zu verschaffen. Sie setzt die genaue Kenntnis und Berücksichtigung der örtlichen Anatomie voraus. **Korrigierende Maßnahmen** sind meistens unabdingbar für eine anhaltende Besserung. Dazu zählen Nackenflexionsübungen, die Normalisierung der Atmung (keine paradoxe Atmung), die Beseitigung haltungsbedingter Muskelbelastungen, die Anpassung von Sitzgelegenheiten und Beleuchtung, das Anheben des Kopfendes des Bettes, die Verwendung eines geeigneten Nackenkissens und der Erhalt der Körperwärme.

20

Inhaltsübersicht

Oberer Rücken

■■■ 20.1   Übertragungsschmerzen

(Abb. 20.1)

Triggerpunkte in den Mm. scaleni sind eine verbreitete (und häufig verkannte) Ursache für Schmerzen an Rücken, Schulter und Arm. Diese Triggerpunkte übertragen zwar selten Schmerzen in den Kopf, stehen aber im Zusammenhang mit Triggerpunkten, die eben dies tun. Mehr als die Hälfte von elf Patienten mit zervikogenen Kopfschmerzen wiesen außerdem assoziierte aktive Triggerpunkte in den Mm. scaleni auf, die zu ihrem Schmerz beitrugen [28].

Aktive Triggerpunkte in den Mm. scalenus anterior, medius oder posterior können Schmerzen nach anterior zum Brustkorb, nach lateral zum Arm und nach dorsal zum Margo medialis scapulae und in die angrenzende Interskapularregion übertragen (Abb. 20.1A) [40, 71, 75]. Man sollte sich vergegenwärtigen, dass jeder der Mm. scaleni jeden Teil des Übertragungsschmerzmusters hervorrufen kann.

Triggerpunkte im M. scalenus anterior übertragen Schmerz zum Rücken, zur oberen Hälfte des Margo medialis scapulae und zur angrenzenden Interskapularregion [7]. Wenn ein Patient über Schmerzen der hinteren Schulter klagt, insbesondere am Margo scapulae, sollte man ihn unbedingt auf Triggerpunkte der Mm. scaleni untersuchen. *Die Mm. scaleni sind die häufigste Ursache für diese Art von Rückenschmerzen.*

Nach anterior wird ein anhaltender, dumpfer Schmerz in zwei Strahlen über die Pektoralisregion bis ungefähr in Höhe der Mamille übertragen [73]. Verantwortlich ist oft der untere Teil der Mm. scalenus medius oder des M. scalenus posterior.

Der zur vorderen Schulterregion übertragene Skalenusschmerz wird im Allgemeinen nicht als tiefer Gelenkschmerz beschrieben, wodurch er sich vom Übertragungsschmerz des M. infraspinatus unterscheidet. Der Skalenusschmerz erstreckt sich über die Vorder und Rückseite des Oberarmes nach unten (über die Mm. biceps und triceps brachii) [7]. Er überspringt normalerweise den Ellenbogen und tritt an der radialen Seite des Unterarmes, an Daumen und Zeigefinger wieder auf. Für dieses Muster am Arm sind Triggerpunkte im oberen Teil des M. scalenus anterior und im M. scalenus medius verantwortlich. Ein linksseitig auftretender Übertragungsschmerz wird leicht als Angina pectoris fehlinterpretiert, da er sich wahrscheinlich unter Belastung bemerkbar macht.

Bei einem Armamputierten führte dieses Übertragungsschmerzmuster zu heftigen Phantomschmerzen. Travell linderte ihn, indem sie die Triggerpunkte der Mm. scaleni inaktivierte. Sherman nennt die Ausschaltung von Triggerpunkten als eine wichtige Maßnahme bei Phantomschmerzen [60].

Bei sieben Versuchspersonen wurde der M. scalenus anterior zu experimentellen Zwecken mit 0,2–0,5 ml einer 6%igen Kochsalzlösung in infiltriert. Die Injektion löste bei allen Probanden Übertragungsschmerz vorrangig in der Schulterregion aus. In einem Fall dehnte sich der Schmerz über den Oberarm aus, und in zwei Fällen kam es zu einer aufwärts zum Hals ausstrahlenden oberflächlichen Hyperästhesie [63].

Seltener ist ein Übertragungsschmerz von Triggerpunkten im variablen M. scalenus mini-

mus zu beobachten, der kräftig bis zum Daumen ausstrahlt (Abb. 20.1B). Dieser Schmerz verläuft über die Außenseite des Oberarmes vom Ansatz des M. deltoideus bis zum Ellenbogen. Er überspringt den Ellenbogen und manifestiert sich erneut auf der Rückseite von Unterarm, Handgelenk, Hand und allen fünf Fingern, vor allem des Daumens. Myofasziale Triggerpunkte können eine Empfindung hervorrufen,

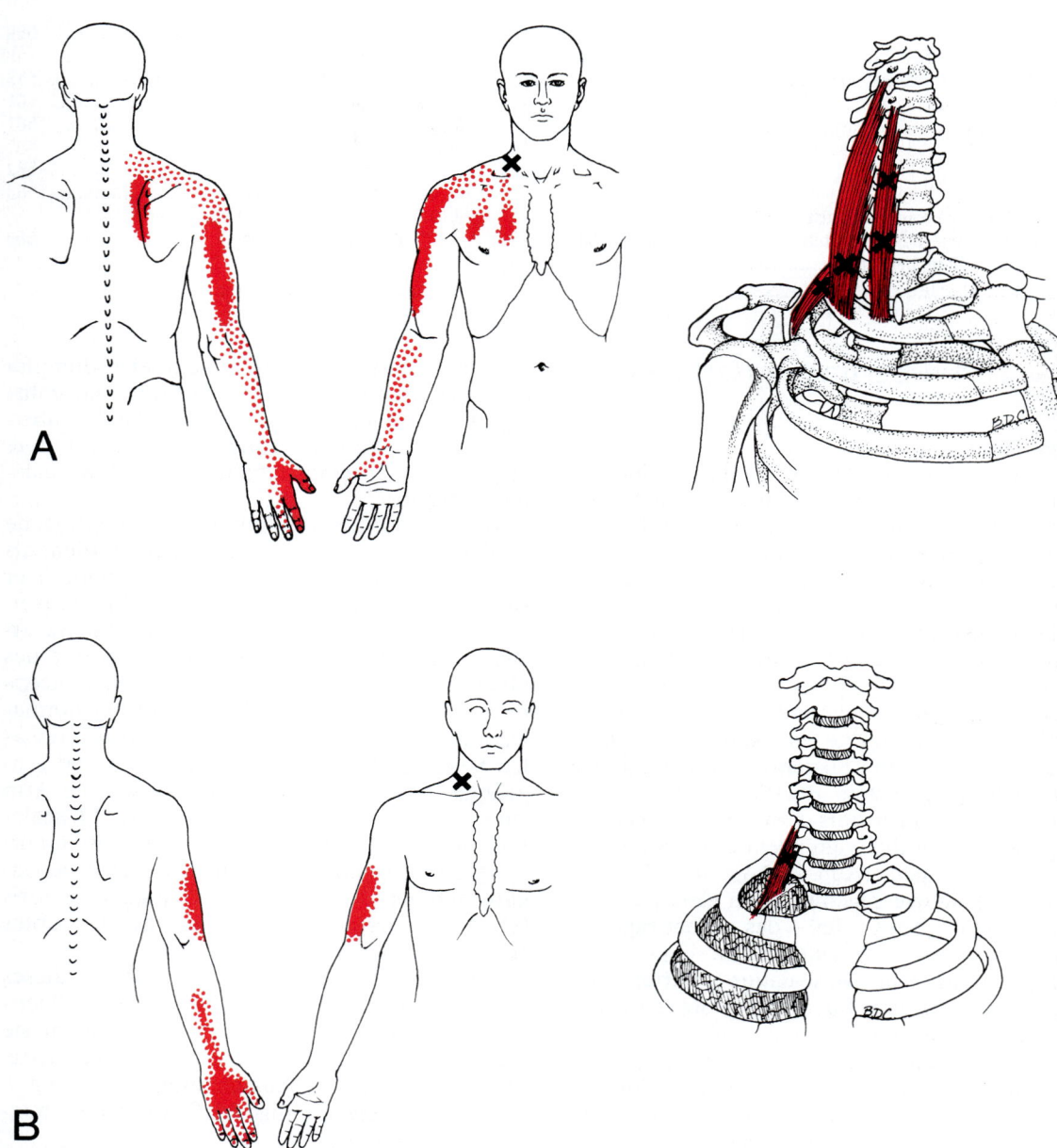

Abb. 20.1: Zusammengesetzte Schmerzmuster und Lagebezeichnung für einige Triggerpunkte (**X**) in den rechten Mm. scaleni (*mittleres Rot*). (Hauptschmerzzonen sind *flächig rot*, Nebenschmerzzone *rot punktiert* eingezeichnet). **A:** Mm. scalenus anterior, medius und posterior. Einige Triggerpunkte können nur eine Hauptschmerzzone aufweisen. **B:** M. scalenus minimus.

die der Patient als „Taubheitsgefühl" im Daumen beschreibt. Eine Hypästhesie für Kälte oder Berührung liegt nicht unbedingt vor.

20.2 Anatomie

(Abb. 20.2 und 20.3)

20.2.1 M. scalenus anterior

(Abb. 20.2)

Der M. scalenus anterior setzt *kranial* an den Tubercula anteriora der Querfortsätze der Wirbel C_3–C_6 an. *Kaudal* inseriert er mit einer Sehne am Tuberculum musculi scaleni anterior am Innenrand der ersten Rippe, sowie an deren Oberfläche vor dem Sulcus arteriae subclaviae [10]. Der Wirbel C_7 weist wahrscheinlich keine Tubercula anteriora an den Querfortsätzen auf, sofern der M. scalenus anterior nicht eine anormale Zacke ausgebildet hat oder ein variabler M. scalenus minimus vorhanden ist.

20.2.2 M. scalenus medius

(Abb. 20.2)

Der M. scalenus medius ist der größte der Mm. scaleni. Er setzt *kranial* an den Tubercula posteriora der Querfortsätze normalerweise von C_2–C_7 an (manchmal nur an denen des 4. und 5. Wirbels) [4]. Der Muskel verläuft schräg nach unten und inseriert *kaudal* an der kranialen Fläche der ersten Rippe, vor und seitlich von der Rinne für die A. subclavia (siehe auch Abb. 20.9). Manchmal verläuft ein Muskelfaszikel bis zur zweiten Rippe.

20.2.3 M. scalenus posterior

(Abb. 20.2)

Dieser Muskel inseriert *kranial* an den Tubercula posteriora der Querfortsätze der untersten zwei oder drei Halswirbel und *kaudal* an der Seitenfläche der zweiten und manchmal dritten Rippe. Der M. scalenus posterior kreuzt die erste Rippe dorsal vom M. scalenus medius und unterhalb des vorderen Randes der Mm. trapezius und levator scapulae (Abb. 20.7).

20.2.4 M. scalenus minimus

(Abb. 20.3)

Alle Ansatzstellen der Mm. scaleni sind variabel. Der variabelste ist der M. scalenus minimus. Er kam bei der Hälfte bis zu drei Vierteln untersuchter Körper auf mindestens einer Körperseite vor [5, 20]. Dieser Muskel erstreckt sich gewöhnlich *kranial* bis zum Tuberculum anterior C_7, manchmal auch C_6. *Kaudal* inseriert er an der Faszie, die die Pleurakuppel unterstützt, sowie am Innenrand der ersten Rippe. Der Muskel liegt hinter (unterhalb) dem M. scalenus anterior und hinter dem Sulcus arteriae subclaviae [14]. Die Pleurakuppel wird durch die Membrana suprapleuralis verstärkt und am Tuberculum anterior C_7 sowie am Innenrand der ersten Rippe verankert. Der M. scalenus minimus verstärkt diese Membran. Er kann ein kräftiger, dicker Muskel sein [11, 20].

Der M. scalenus minimus verläuft hinter und unter der A. subclavia zu seinem Ansatz an der ersten Rippe. Der M. scalenus anterior kreuzt die Arterie und verläuft vor ihr [20].

20.2.5 Weiterführende Literatur

Andere Autoren haben den M. scalenus anterior [10, 13, 20, 46], den M. scalenus medius [10, 13, 20, 21], den M. scalenus posterior [10, 13, 21] und den M. scalenus minimus [2, 20] in der Ansicht von vorn abgebildet. Die drei großen Mm. scaleni wurden von der Seite dargestellt [14]. In der Ansicht von dorsal wurden der M. scalenus medius und der M. scalenus posterior [15] gezeigt. Die drei großen Mm. scaleni sind in Abbildung 16.8 dieses Bandes in einer Querschnittsdarstellung auf Höhe C_5 abgebildet.

20.3 Innervation

Alle Mm. scaleni werden entsprechend der Segmenthöhe ihrer Muskelansätze von motorischen Ästen der Rami anteriores Nn. spinales C_2–C_7 innerviert.

20.4 Funktion

Die Muskeln stabilisieren die Halswirbelsäule bei der Lateralflexion, und spielen eine Rolle bei der Atmung.

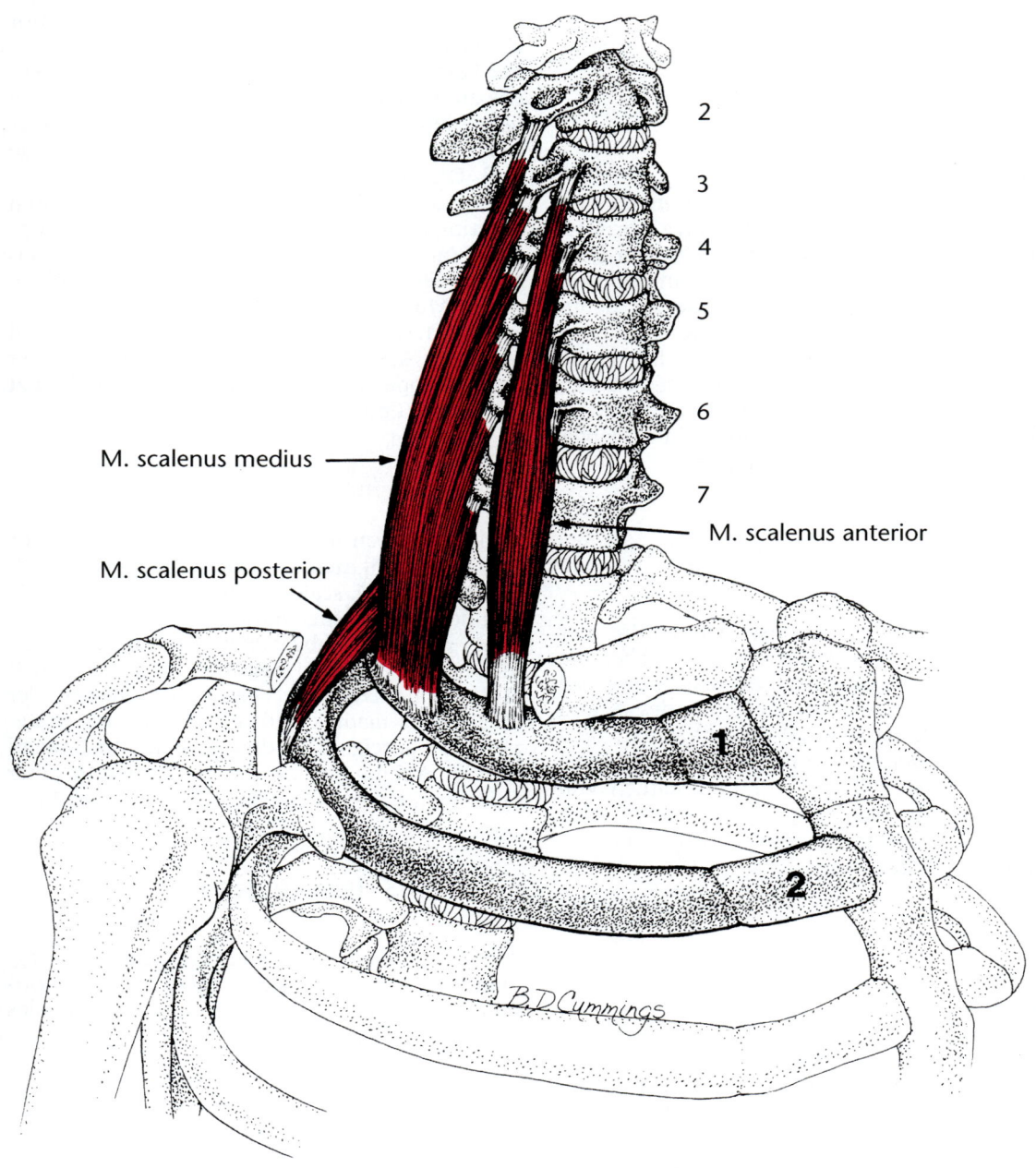

M. scalenus medius

M. scalenus posterior

M. scalenus anterior

2
3
4
5
6
7

1

2

B.D.Cummings

Abb. 20.2: Ansatzstellen der drei großen Mm. scaleni an den Halswirbeln und der ersten und zweiten Rippe. Ansicht schräg von vorn. Das Schlüsselbein wurde entfernt, soweit es die Mm. scaleni überdeckt.

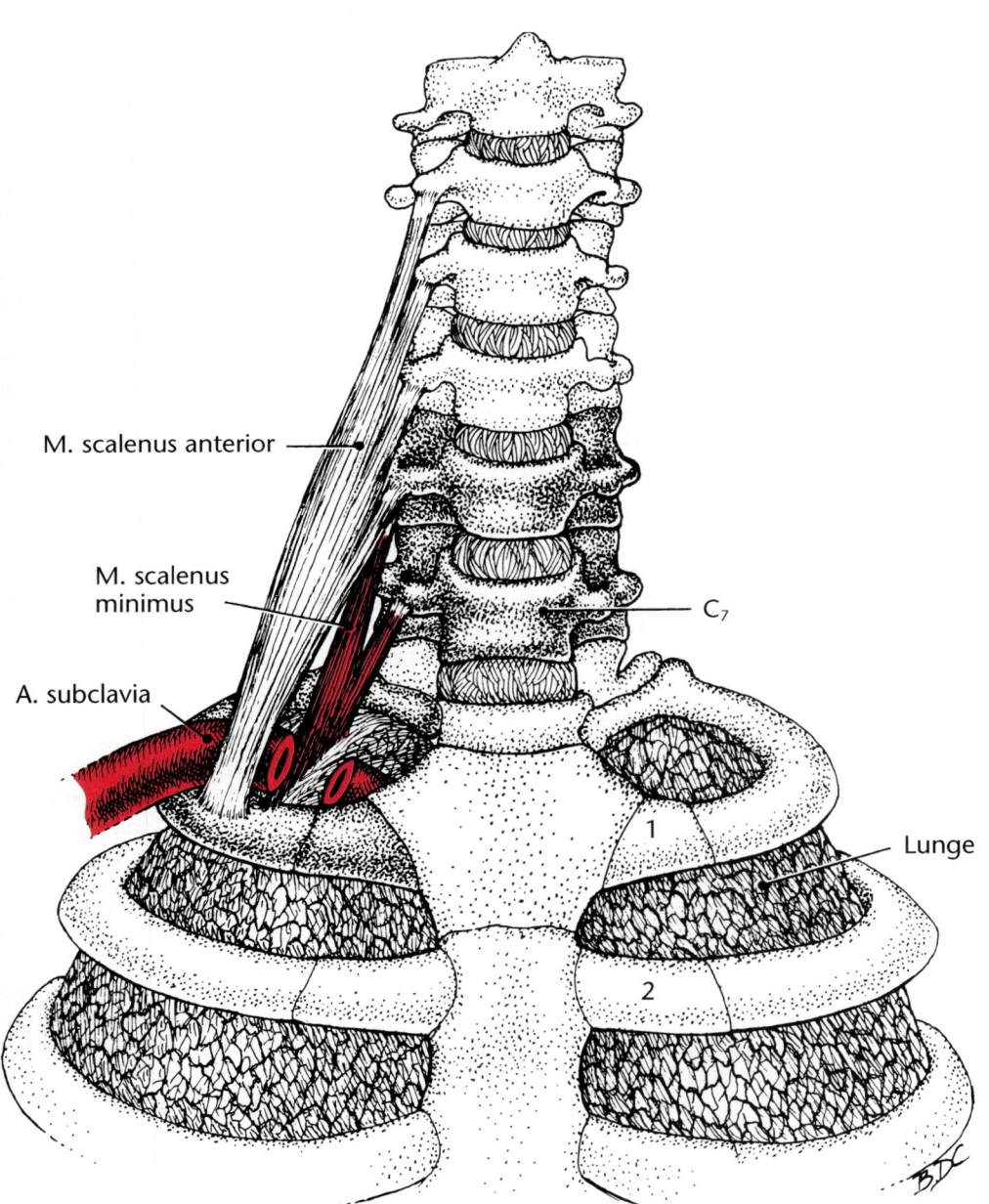

M. scalenus anterior

M. scalenus minimus

A. subclavia

C₇

1

Lunge

2

Abb. 20.3: Ansatzstellen des M. scalenus minimus (*mittleres Rot*). Ansicht von vorn. Der Muskel liegt hinter der *dunkelrot* eingezeichneten A. subclavia (durchtrennt), während der M. scalenus *vor* ihr verläuft. Die Arterie überquert zwischen diesen beiden Muskeln die erste Rippe. Beachte, wie weit in diese Region hinein sich die Pleurakuppel wölbt. Hier besteht das Risiko einer Punktion.

20.4.1 Kaudale Fixation

Bei einseitiger Aktion lateralflektieren die Mm. scaleni die Halswirbelsäule [11, 30, 55]. Wenn sie stimuliert werden, beugen sie den Kopf schräg nach vorn und zur Seite [18]. Alle vier Mm. scaleni spielen auf Grund ihrer Lage für die Rotation von Kopf und Hals keine bemerkenswerte Rolle. Bei doppelseitiger Aktion unterstützen die Mm. scaleni anteriores die Halsflexion [10, 30]. Auf Grund seines viel flacheren Winkels kann der M. scalenus posterior die Halsbasis stabilisieren, indem er ein Abweichen nach lateral verhindert oder kontrolliert. In dieser Funktion erinnert er an die untersten schrägen Fasern des M. quadratus lumborum an der Basis der Lendenwirbelsäule.

20.4.2 Kraniale Fixation

Seit langem gelten die Mm. scaleni als wichtige Atemhilfsmuskeln und sind häufiger an der Atmung beteiligt als der M. sternocleidomastoideus [8, 40]. Daten aus elektromyographischen und Stimulationsuntersuchungen belegen, dass sie als primäre Atemmuskeln und nicht als Atemhilfsmuskeln zu betrachten sind [6, 19]. Die Mm. scaleni sind bei normaler, ruhiger Atmung aktiv. Eine Skalenotomie vermindert sofort die Vitalkapazität, die sich später deutlich erholt [8]. Sofern vorhanden, dürfte der M. scalenus minimus ebenfalls als Atemmuskel wirken, was seine Hypertrophie bei manchen Menschen erklären würde. Die Mm. scaleni kontrahieren oft (möglicherweise grundlos), wenn jemand schwere Gegenstände trägt, anhebt oder zieht. Möglicherweise erfüllen sie damit eine Stabilisierungsfunktion.

20.5 Funktionelle Einheit

Die Mm. scaleni einer Seite wirken bei der Lateralflexion des Halses synergistisch miteinander und mit dem M. sternocleidomastoideus. In dieser Funktion werden sie von einigen Nackenmuskeln unterstützt, darunter dem M. longissimus colli und den Mm. multifidi. Beim Einatmen arbeiten sie synergistisch mit dem Zwerchfell und den Interkostalmuskeln und werden von beiden Anteilen des M. sternocleidomastoideus unterstützt.

Bei angestrengter Atmung wirken die Mm. trapezius (Pars descendens), levator scapulae und omohyoideus unterstützend, indem sie die Schulter anheben. Dadurch entlasten sie die Brustwand vom Gewicht des Schultergürtels. Der M. pectoralis minor wirkt als Synergist der Mm. scaleni, wenn die Rippen bei fixiertem Schulterblatt angehoben werden [8]. Die kontralateralen Mm. scaleni sind Antagonisten der Lateralflexion und wirken zur Stabilisierung wahrscheinlich als Synergisten.

20.6 Symptome

Übertragungsschmerzen der Mm. scaleni, insbesondere des M. scalenus anterior, treten häufig bei Patienten mit Schmerzsyndromen von Schulter und Arm auf [40]. Nahezu die Hälfte der Studenten der Physiotherapie in mehreren Klassen wies empfindliche Mm. scaleni infolge latenter Triggerpunkte auf mindestens einer Seite auf [48]. Dieser Wert liegt erheblich höher als die 11% in einer Gruppe von Rekruten der Air Force, über die Sola et al. berichten [62].

Das Skalenus-anticus-(Skalenus-anterior-)Syndrom wurde bereits 1935 erwähnt. Beschrieben wurden Schmerzen in der Vorder- oder Rückseite des Oberarmes und am oberen Margo medialis scapulae sowie Druckschmerzen des Muskels [40, 47, 50]. Travell et al. berichteten 1942 über bestimmte, von Triggerpunkten in den Mm. scaleni hervorgerufene Symptome. Sie erwähnten eine venöse Abklemmung, vasomotorische Veränderungen und in schweren Fällen Anzeichen einer arteriellen Insuffizienz sowie eine Kompression motorischer und sensibler Nerven des betroffenen Armes [70]. Ochsner et al. schrieben die Symptome bei diesem Syndrom der Kontraktion und dem Spasmus des Muskels zu, der dadurch die erste Rippe ungewöhnlich stark anhebt [50]. Das wurde durch alle Operationsbefunde bestätigt: Es lag ein überentwickelter, spastischer und unelastischer M. scalenus anterior vor. Sobald der Muskel chirurgisch durchtrennt war, senkte sich die erste Rippe plötzlich und deutlich ab. Es wurde keine Unterscheidung zwischen echter Spastizität, Kontraktur und triggerpunktbedingt verspannten Faserbündeln getroffen. In der Literatur herrscht Einstimmigkeit darüber, dass in erster Linie ein Skalenusproblem für den neurovaskulären Engpass verantwortlich ist, der bei vielen Patienten beobachtet wird, bei denen üblicherweise ein Thoracic-outlet-Syndrom diagnostiziert wird. (In Kapitel 20.11 wird die Problematik analysiert.) Diese Diagnose sagt jedoch nichts über die Ursache des muskulären Problems aus.

Adson erprobte eine Schmerzlinderung durch Infiltration der Mm. scaleni als diagnostischen Test, um das Skalenus-anterior-Syndrom von strukturellen Ursachen wie der Zephalobrachialgie abzugrenzen [1]. Der Ursprung des Syndroms in einem Triggerpunktebefall wurde nicht erkannt. Nach Adsons Bericht brandete anfänglich eine Welle der Begeisterung für die Skalenotomie auf. Das Interesse ließ jedoch bald nach, als sich die Aufmerksamkeit auf das Karpaltunnelsyndrom und auf die durch Diskusprolaps in der Halswirbelsäule verursachte Spinalwurzelkompressionen verlagerte, die dann eine Radikulopathie zur Folge hat. In dem Maße, in dem die Überbewertung dieser Diagnosen zurückgeht, richtet sich der Blick wieder auf die umfangreichen Belege für den Zusammenhang zwischen Verspannungen des M. scalenus anterior und ernsthaften Kompressionssyndromen, wie sie bei vielen Patienten festzustellen sind. Wenn es bei zervikalen Spinalwurzelkompressionen zu einer Verspannung des M. scalenus anterior kommt, können zusätzlich neurozirkulatorische Zeichen auftreten, die die typischen klinischen Befunde einer Bandscheibenerkrankung überlagern.

Die für Triggerpunkte der Mm. scaleni charakteristischen Schmerzmuster an Rücken, Schulter, Arm und Brustkorb werden in Kapitel 20.1 beschrieben. Wenn der Patient über Schmerzen im oberen Rücken direkt medial vom Angulus superior scapulae klagt, ist wahrscheinlich ein Triggerpunkt in einem M. scalenus verantwortlich. Die Patienten sprechen gelegentlich von den Schmerzen in ihrer „Schulter" und reiben sich dabei die obere Hälfte des Oberarmes. Oft stört der Schmerz die Nachtruhe. Wenn der nächtliche Schmerz ihn nicht zur Ruhe kommen lässt, findet der Patient am ehesten im Sitzen auf einem Sofa Schlaf, oder er stützt den Oberkörper mit vielen Kissen ab. Damit verhindert er eine Verkürzung der Mm. scaleni, zu der es kommt, wenn er flach auf dem Rücken liegt und Schultern und Brustkorb im Schlaf hochzieht.

Eine Kompression des Truncus inferior des Plexus brachialis an der Stelle, wo dieser den Thorax verlässt und dabei über die erste Rippe abbiegt, hat neurologische Symptome wie ein Taubheitsgefühl und Prickeln in der Hand (hauptsächlich im Bereich der Ulna) zur Folge und kann dazu führen, dass dem Patienten unversehens Gegenstände aus der Hand fallen.

Falls es zu einem Ödem an der Hand kommt, manifestiert es sich diffus distal vom Hand-gelenk, insbesondere über den Grundgelenken der vier Finger und auf dem Handrücken. Insbesondere morgens beim Erwachen bemerken die Patienten, dass der Handrücken aufgedunsen ist, die Finger steif sind und die Ringe eng auf den Fingern sitzen. Falls in diesem Zusammenhang Triggerpunkte der Mm. scaleni eine Rolle spielen, liegt den Symptomen wahrscheinlich ein Engpass der V. subclavia und/oder des Lymphgefäßes zu Grunde, die der M. scalenus anterior an der Stelle verursacht, wo die Gefäße über die erste Rippe und vor seiner Ansatzstelle verlaufen. Die Schwellung bildet sich im Tagesverlauf zurück. Die Fingersteifigkeit resultiert nicht allein aus dem Ödem sondern auch aus einer myofaszialen Verspannung der Fingerstrecker. Hierbei könnten autonome Reflexe eine Rolle spielen. Abb. 20.6 veranschaulicht einen einschlägigen Test.

Aktive Triggerpunkte der Mm. scaleni allein schränken die Rotation des Halses nur geringfügig ein, ganz im Gegensatz zu aktiven Triggerpunkten in den Mm. levator scapulae und splenius cervicis, die hierfür ganz entscheidend verantwortlich sind.

▬▬ 20.7 Aktivierung und Aufrechterhaltung von Triggerpunkten

Folgende Vorfälle und Gegebenheiten können Triggerpunkte in den Mm. scaleni aktivieren:
- Ein Trauma durch einen Autounfall;
- Ziehen oder Heben (z. B. der Taue auf einem Segelboot);
- Reiten und der Umgang mit Pferden;
- „Tauziehen";
- Die Teilnahme an einem Schwimmwettkampf [22];
- Der Transport großer, sperriger Gegenstände;
- Das Spielen bestimmter Musikinstrumente;
- Der Fehlgebrauch dieser Atemmuskeln durch paradoxe Atmung;
- Schwere Hustenanfälle (z. B. bei einer Allergie, Lungenentzündung, Bronchitis, Asthmas oder Emphysem);
- Eine Schlafstellung, bei der Kopf und Hals tiefer liegen als der übrige Körper (etwa wenn nur das Fußende des Bettes auf einem dicken Teppich steht, und das Kopfende daher leicht abgesenkt ist);
- Eine geneigte Schultergürtelachse im Stand bei einer Beinlängendifferenz;

Oberer Rücken

- Eine kleinere Beckenhälfte, die sich im Sitzen auswirkt;
- Die Amputation eines Armes oder chirurgische Verkleinerung einer schweren Mamma;
- Eine idiopathische Skoliose;
- Eine verkrampfte Sitzhaltung, mit der kurze Oberarme kompensiert werden sollen, die nicht auf den Armlehnen der meisten Sessel abgestützt werden können, oder die es ermöglichen soll, einen Gesprächspartner anzusehen [69].

Es liegt auf der Hand, dass eine Peitschenschlagverletzung bei einem Autounfall Triggerpunkte in den Mm. scaleni aktivieren kann. Bei 81% der Patienten mit Schleudertrauma, die über Schmerzen klagten, war zumindest ein Skalenustriggerpunkt nachweisbar [27]. Zwar liegen keine Vergleichsdaten zur Situation vor dem Unfall vor und Triggerpunkte der Mm. scaleni sind insgesamt stark verbreitet, aber es ist unwahrscheinlich, dass 80% dieser Unfallopfer schon vor dem Trauma unter *aktiven* Triggerpunkten der Mm. scaleni gelitten hatten.

Triggerpunkte der Mm. scaleni werden oft sekundär von Triggerpunkten im M. sternocleidomastoideus aktiviert, da die Mm. scaleni und der M. sternocleidomastoideus eine funktionelle Einheit bilden. Bei einem ausgeprägten „Stiffneck-Syndrom" durch den M. levator scapulae werden gelegentlich auch Triggerpunkte in den Mm. scaleni aktiviert [68].

Negative Auswirkungen auf die Mm. scaleni kann alles haben, was das normaler Gangbild verändert. Wer auf einem Bein hinkt (und die Rumpfstellung entsprechend anpassen muss) oder sich am Ende der Standphase nicht kraftvoll abstößt, kann Triggerpunkte in den Mm. scaleni (sowie levator scapulae und sternocleidomastoideus) aktivieren, da diese Muskeln übermäßig in dem Versuch kontrahieren, die „Bewegung zu unterstützen" und/oder das Gleichgewicht zu wahren.

Falls eine der erwähnten Situationen andauert, kann sie Triggerpunkte in den Mm. scaleni auch aufrecht erhalten. Gleiches gilt für verschiedene systemische Faktoren (Kapitel 4).

▬▬ 20.8 Untersuchung des Patienten

(Abb. 20.4–20.6)
Patienten mit dem myofaszialen Skalenussyndrom bewegen Arm und Hals ruhelos, als ob sie

versuchen, einen „schmerzenden" Muskel zu entlasten. Die Lateralflexion des Halses zur Gegenseite ist meistens um mindestens 30° eingeschränkt. Die ipsilaterale Halsrotation ist nur endgradig schmerzhaft, insbesondere wenn das Kinn zusätzlich auf die Schulter gesenkt wird, wie unten für den Skalenuskrampftest beschrieben. Sind ausschließlich die Mm. scaleni betroffen, entsteht am Schultergelenk nur eine geringfügige oder keine Bewegungseinschränkung, und die Untersuchung der Schulterbeweglichkeit verstärkt den Schmerz nicht wesentlich. Die horizontale Abduktion im Schultergelenk kann jedoch durch *assoziierte* Triggerpunkte in den Mm. pectoralis begrenzt sein.

Die Beweglichkeit der Halswirbelsäule sollte unter ausreichenden Vorsichtsmaßnahmen zum Schutz der A. vertebralis überprüft werden. Während der Patient den Hals lateralflektiert, führt der Untersucher den Kopf vorsichtig in unterschiedliche Rotationsstellungen. Hierbei erlebt der Patient oft zusätzliche Schmerzen oder fühlt sich „beklemmt". Wenn er dann auf den Beschwerdebereich deutet, hat der Untersucher einen Anhaltspunkt, von dem aus er auf Triggerpunkte palpieren kann.

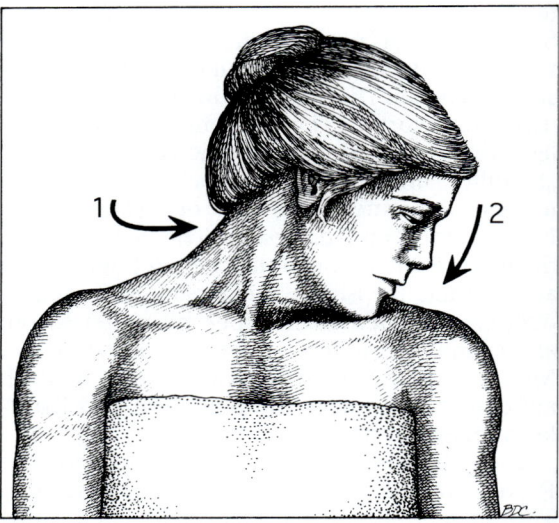

Abb. 20.4: Der Skalenuskrampftest löst bei aktiven Triggerpunkten in den Mm. scaleni Schmerzen aus oder verstärkt sie. *1.* Der Kopf wird vollständig nach links rotiert, um die linken Mm. scaleni zu testen. *2.* Das Kinn wird in die Fossa supraclavicularis major geführt. Die starke Kontraktion der von aktiven Triggerpunkten befallenen Mm. scaleni in der verkürzten Stellung löst im Umfeld des Triggerpunktes einen lokalen Schmerz aus, der auch in entfernte Areale übertragen werden kann, wie es Abbildung 20.1 zeigt.

20.8.1 Skalenuskrampftest

(Abb. 20.4)
Bei diesem Test dreht der Patient den Kopf vollständig zur schmerzenden Seite und zieht das Kinn zur Fossa supraclavicularis major, indem er Kopf und Nacken stark flektiert. Im letzten Teil dieser Bewegung kontrahieren die Mm. scaleni anterior und medius kräftig in der verkürzten Stellung. Das ruft einen lokalen Krampfschmerz im Umfeld des Triggerpunktes aus und kann den Triggerpunkt weiter aktivieren, sodass anhaltender mäßiger oder starker Übertragungsschmerz entsteht. Man lindert diesen Schmerz, indem man den aktivierten Triggerpunkt durch Sprühen und Dehnen behandelt. Falls der Patient ohnehin bereits unter heftigen Schmerzen litt, bevor er die Testbewegung begann, ist der Test möglicherweise nicht aussagekräftig, da der Patient nicht wahrnimmt, welchen zusätzlichen Schmerz der Test auslöst. In diesem Fall sollte zunächst der Skalenusentlastungstest (Abb. 20.5) durchgeführt werden.

20.8.2 Skalenusentlastungstest

(Abb. 20.5)
Der Übertragungsschmerz eines Skalenus-anterior-Syndroms wird gelindert, wenn der Patient Oberarm und Schlüsselbein anhebt [30]. Auf diese Weise nimmt er Druck von Strukturen, die die erste Rippe kreuzen oder dort ansetzen (die Rippe kann durch einen triggerpunktbedingt verkürzten M. scalenus anterior hoch gestellt sein). Der Skalenusentlastungstest nutzt diese Gegebenheiten. Der Patient legt den Unterarm der schmerzenden Seite quer über die Stirn, hebt dabei die Schulter an und zieht sie *nach vorn*, um das Schlüsselbein von den darunter liegenden Mm. scaleni und dem Plexus brachialis abzuheben (Abb. 20.5C). Die Schmerzlinderung erfolgt augenblicklich oder innerhalb weniger Minuten. Die beiden Finger in Abb. 20.5A und B zeigen, wie sich der Raum unter und hinter dem Schlüsselbein vergrößert. Keine der in Abb. 20.5 gezeigten Stellungen sollte die Schmerzen bei einer zervikale Radikulopathie beeinflussen.

20.8.3 Fingerbeugetest

(Abb. 20.6)
Dieser Test liefert nur dann zuverlässige Ergebnisse, wenn die Metakarpophalangealgelenke gerade und in vollständiger Extension gehalten werden. In dieser Stellung muss der M. extensor digitorum kräftig kontrahieren, bei einer fest geschlossenen Faust dagegen nicht. Bei einem normalen Testergebnis berühren die Fingerspit-

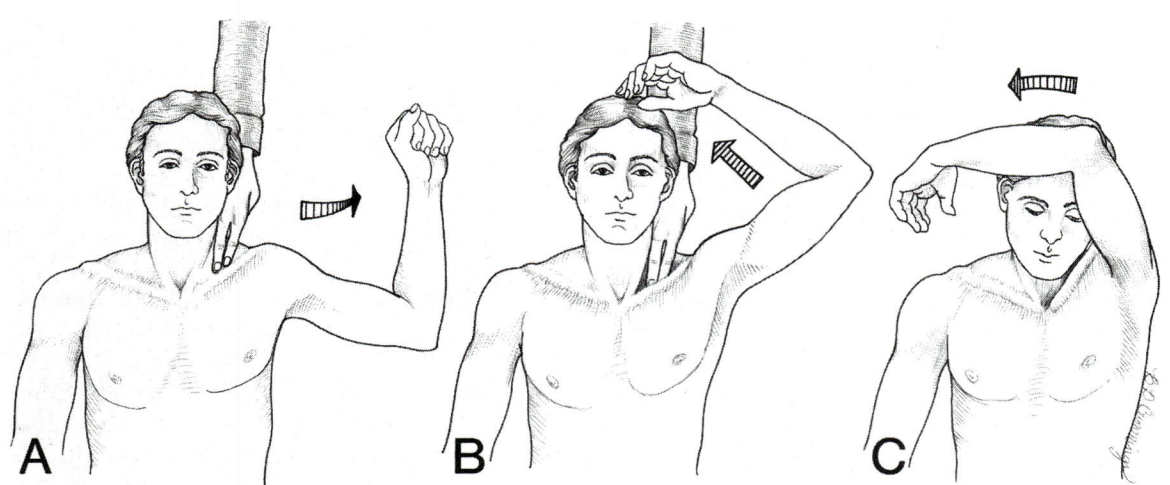

Abb. 20.5: Der Skalenusentlastungstest zeigt, ob Triggerpunkte in den Mm. scaleni für Übertragungsschmerzen verantwortlich sind. Diese entstehen oder werden verschlimmert, wenn das Schlüsselbein auf den Nerv drückt, der über eine hoch gestellte erste Rippe oder einen betroffenen Muskel zieht. **A:** Der Untersucher tastet mit den Fingern Verspannung im Raum zwischen Schlüsselbein und den Mm. scaleni. **B:** Die Finger zeigen, wie sich dieser Raum vergrößert, wenn Arm und Schulter angehoben werden. **C:** Der Raum wird maximal vergrößert, wenn der Patient die Schulter nach vorn zieht. Dadurch wird das Schulterblatt abduziert, das Schlüsselbein nach anterior und kranial gedreht und sein Druck auf Strukturen der Thoraxapertur reduziert. Dieser Test sollte den Schmerz sofort oder innerhalb weniger Minuten lindern.

zen die palmaren Polster über den Fingergrundgelenken fest (Abb. 20.6A). Wenn ein oder mehrere Anteile des M. extensor digitorum mit aktiven Triggerpunkten behaftet ist, kann der zugehörige Finger nicht vollständig gebeugt werden. Abbildung 20.6B zeigt einen positiven Testbefund bei Triggerpunkten im M. extensor digiti indicis. Die willkürliche Hyperextension der Metakarpophalangealgelenke belastet die Fingerstrecker und verstärkt die Aktivität ihrer Triggerpunkte. Diese Triggerpunktaktivität begrenzt offenbar reflektorisch die gleichzeitige Flexion der distalen Interphalangealgelenke (DIP) durch Inhibition des entsprechenden Fingerflexors.

Das Testergebnis ist auch dann positiv, wenn die Mm. scaleni aktive Triggerpunkte enthalten. In diesem Fall erreicht keine der vier Fingerspitzen die besagten Polster in der Handfläche (Abb. 20.6C). Dagegen bereitet es keine Mühe, die Faust fest zu schließen, wenn die Metakarpophalangealgelenke flektieren dürfen. Anscheinend hemmen Triggerpunkte in den Mm. scaleni in gleicher Weise die Fingerflexoren, wenn die Metakarpophalangealgelenke extendiert sind. Triggerpunkte der Mm. scaleni lösen oft Triggerpunkte in dem im Unterarm liegenden M. extensor digitorum aus. Die übertragenen motorischen Auswirkungen von Triggerpunkten sind häufig unabhängig von sensorischen Auswirkungen und können sich an anderen Stellen manifestieren.

Ein positives Testergebnis beruht nicht einfach auf einem Ödem. Das wird deutlich, wenn sich die interphalangeale Flexion häufig sofort nach dem Sprühen und Dehnen der betroffenen Mm. scaleni normalisiert. Außerdem tritt ein Ödem mit größerer Wahrscheinlichkeit nur bei einer Beteiligung des M. scalenus anterior auf. Dagegen können aktive Triggerpunkte in jedem der Mm. scaleni, die Schmerz und Empfindlichkeit zum Unterarm übertragen, zu anormalen Ergebnissen im Fingerflexionstest führen.

20.9 Untersuchung auf Triggerpunkte

(Abb. 20.7–20.9)
Nach den Erfahrungen der Autoren enthalten die Mm. scaleni in folgender Reihenfolge oder Häufigkeit aktive Triggerpunkte: M. scalenus anterior, medius, posterior und minimus. Gerwin et al. versuchten, die aussagekräftigsten diagnostischen Kriterien für Triggerpunkte zu bestimmen. Sie überprüften, mit welcher Zuverlässigkeit vier erfahrene Ärzte nach einer *dreistündigen Schulung* fünf Triggerpunktmerkmale in fünf Muskelpaaren an zehn Versuchspersonen identifizieren konnten. Als zuverlässigstes diagnostisches Kriterium erwiesen sich ein verspanntes Muskelfaserbündel, punktuelle Druckschmerzhaftigkeit, Übertragungsschmerzen und die Reproduktion der symptomatischen Schmerzen [23]. Manuell auslösbare lokale Zuckungsreaktionen sind zwar diagnostisch

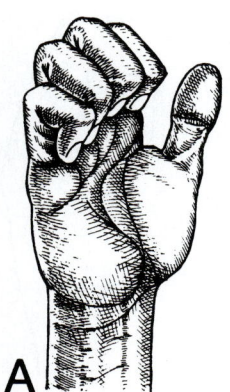 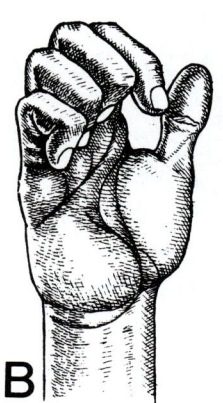 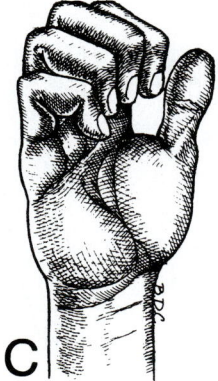

Abb. 20.6: Fingerflexionstest bei extendierten proximalen Phalangen. **A:** normaler Fingerschluss. Alle Fingerspitzen werden fest in die Hautfalte am Metakarpophalangealgelenk gedrückt. **B:** positiver Befund für den M. extensor digitorum. Der Zeigefinger ist nicht vollständig flektiert. Es könnte ein Triggerpunkt in dem Abschnitt des M. extensor digitorum vorliegen, der den Zeigefinger kontrolliert, oder im M. extensor indicis. **C:** Positiver Befund für die Mm. scaleni. Alle Finger sind nur unvollständig flektiert. Ursache kann ein allgemeiner Befall und eine Hemmung der langen Mm. flexores sein, was bei aktiven Triggerpunkten der Mm. scaleni derselben Seite möglich ist.

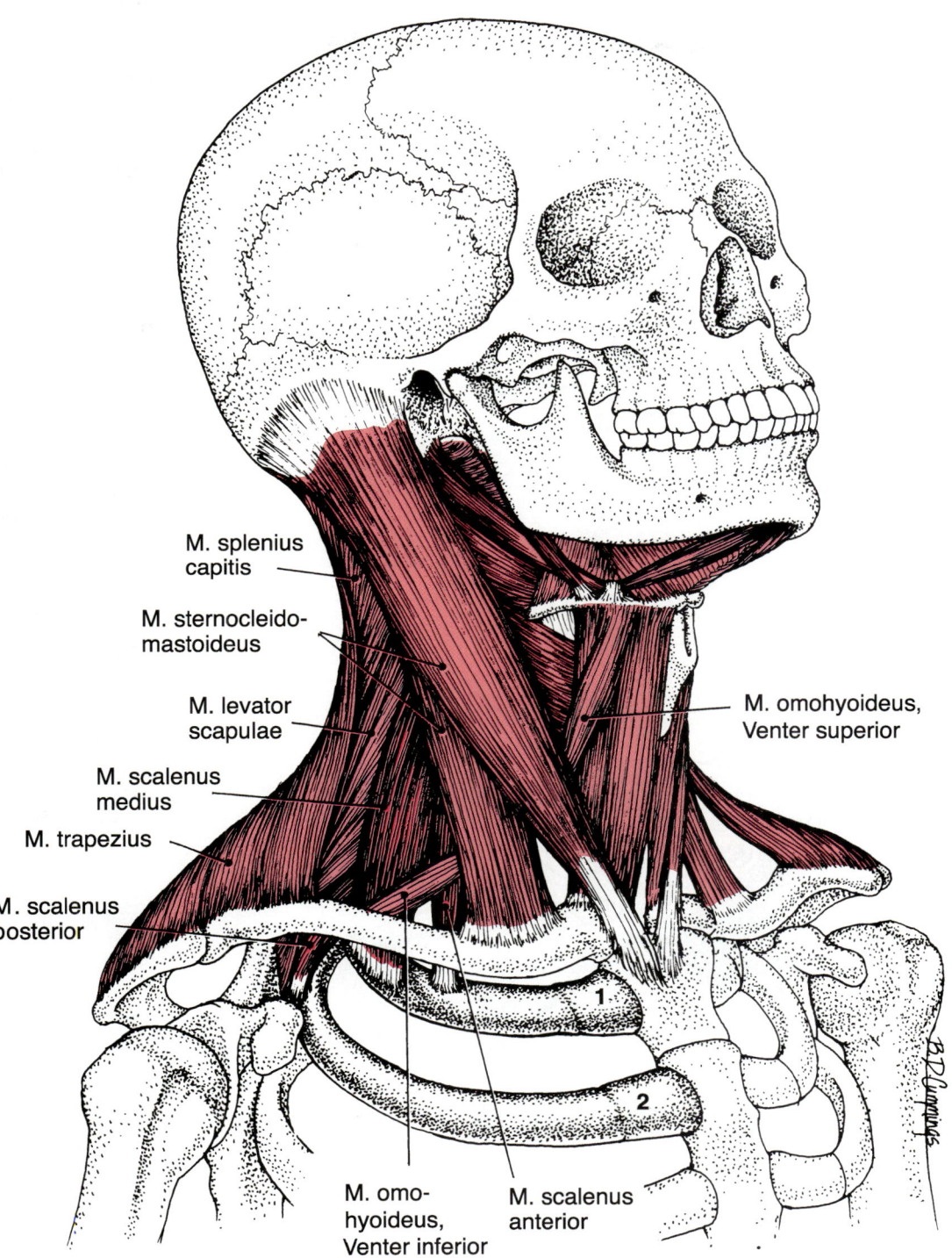

M. splenius
capitis

M. sternocleido-
mastoideus

M. levator
scapulae

M. scalenus
medius

M. trapezius

M. scalenus
posterior

M. omohyoideus,
Venter superior

M. omo-
hyoideus,
Venter inferior

M. scalenus
anterior

Abb. 20.7: Benachbarte Muskeln (*mittleres Rot*), die sich beim Lokalisieren der Mm. scaleni (*dunkelrot*) als Orientierungsmarken eignen. Der untere Bauch des M. omohyoideus wird leicht mit dem M. scalenus anterior verwechselt, obwohl die Fasern beider Muskeln in unterschiedlicher Richtung verlaufen. Der M. omohyoideus liegt oberflächlich und an einer Stelle, an der man auch den M. scalenus erwarten könnte.

Oberer Rücken

ausgesprochen hilfreich, aber nur in den palpatorisch leicht zugänglichen Muskeln auch wirklich zuverlässig. Die Mm. scaleni wurden im Rahmen der erwähnten Studie nicht untersucht. Im M. scalenus anterior lässt sich relativ einfach eine lokale Zuckungsreaktion auslösen, im M. scalenus posterior dagegen nur mit Mühe. Sie kann nur als diagnostisch bestätigender Befund gelten. Zu lokalen Zuckungsreaktionen

kommt es dagegen typischerweise, wenn eine Nadel in einen Triggerpunkt eindringt.

Beim Lokalisieren der Mm. scaleni anterior und medius sollte man sich vergegenwärtigen, dass die Faszikel des M. scalenus anterior an den Tubercula anteriora der Halswirbel ansetzen, der Plexus brachialis zwischen den Tubercula anteriora und posteriora durchtritt und die Fasern des M. scalenus medius an den Tubercu-

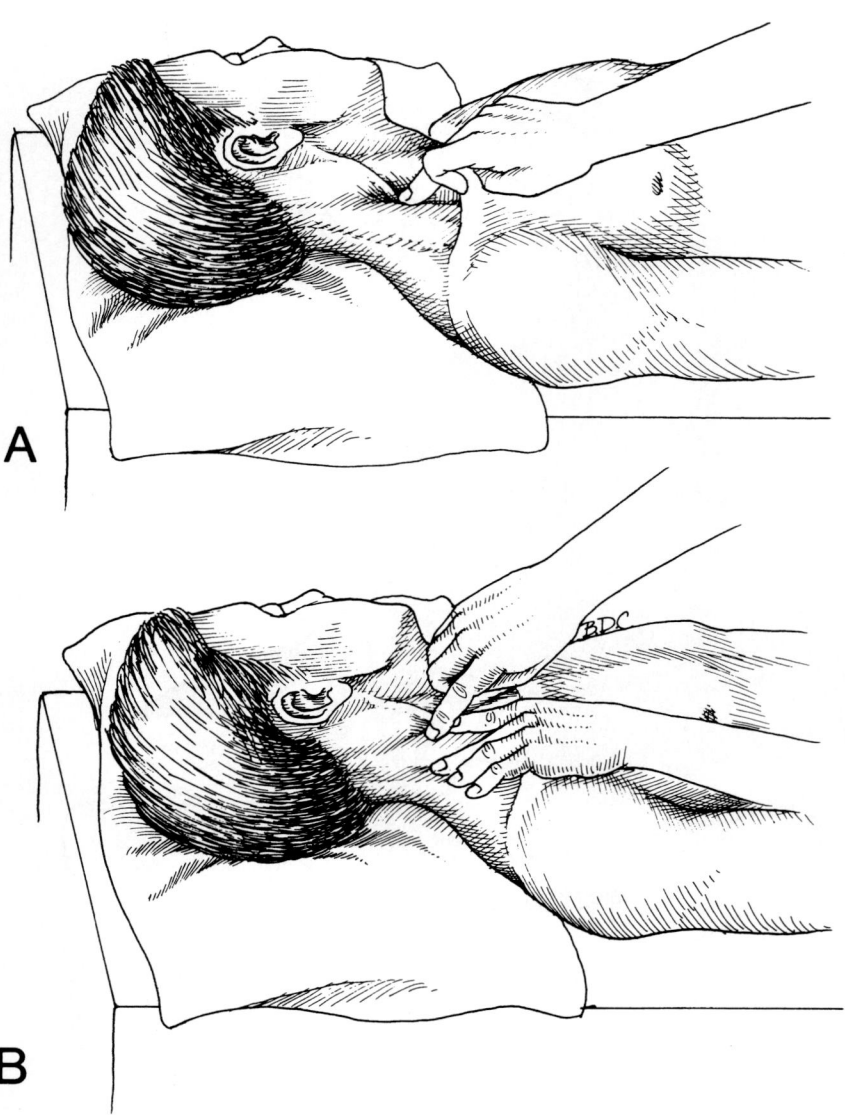

Abb. 20.8: Palpation der Mm. scaleni anterior und medius. **A:** Der hintere Rand des M. sternocleidomastoideus, Pars clavicularis, wird palpatorisch lokalisiert. Man kann die V. jugularis externa kurzfristig abdrücken, sodass sie hervortritt und dadurch zu erkennen ist, an welcher Stelle der M. sternocleidomastoideus zur Seite geschoben werden muss, damit dort der vordere Rand des M. scalenus anterior getastet werden kann, wo sich normalerweise seine Triggerpunkte befinden. **B:** Der Untersucher umfasst die Mm. scaleni anterior und medius mit den Fingern der linken Hand. Der rechte Zeigefinger tastet die Furche zwischen den beiden Muskeln auf der Höhe, wo ein oberer Triggerpunkt im M. scalenus medius liegt.

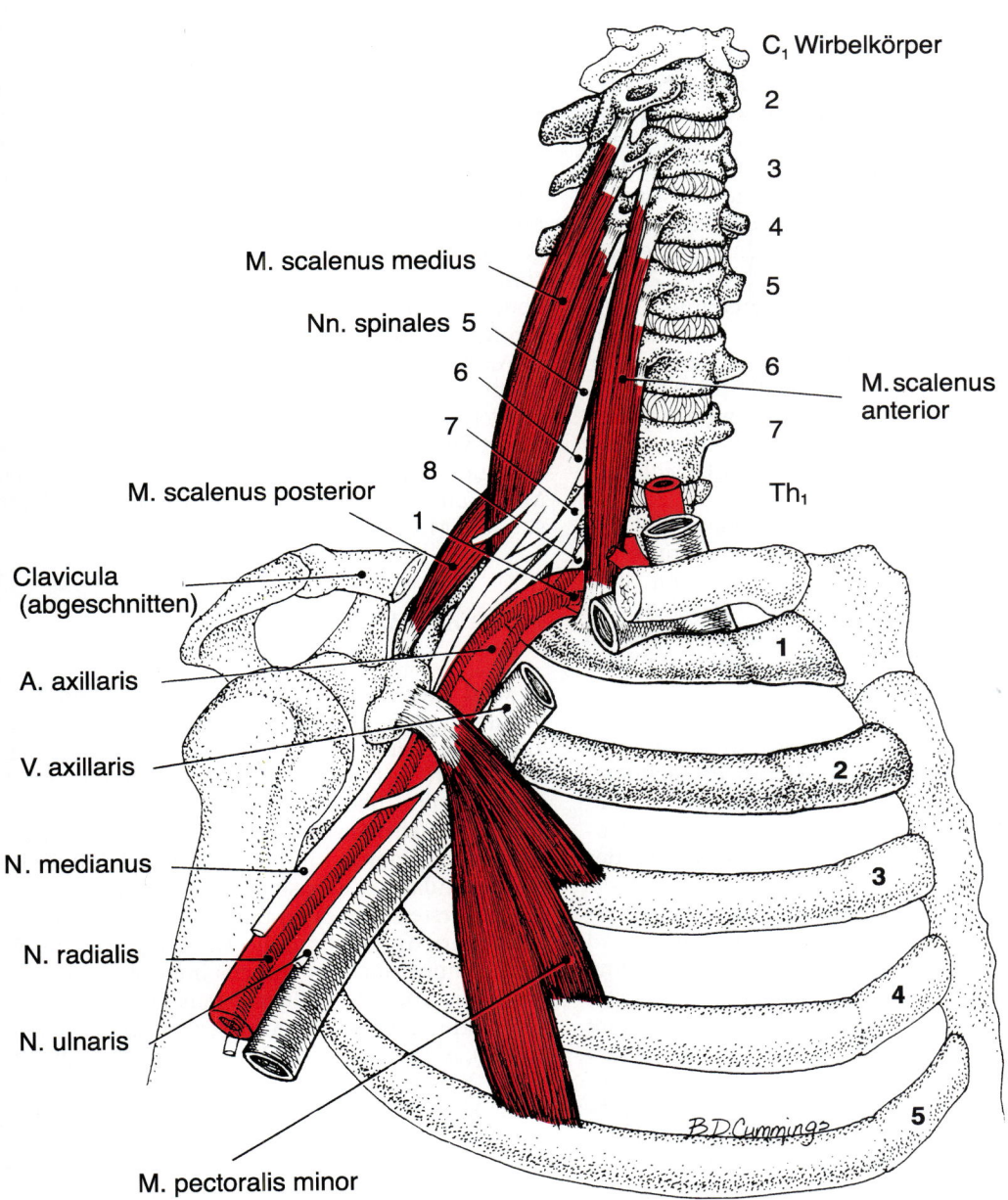

C₁ Wirbelkörper

M. scalenus medius

Nn. spinales 5

M. scalenus anterior

M. scalenus posterior

Clavicula (abgeschnitten)

A. axillaris

V. axillaris

N. medianus

N. radialis

N. ulnaris

M. pectoralis minor

Th₁

Oberer Rücken

Abb. 20.9: Kompressionssymptome an der Thoraxapertur durch die in *mittlerem Rot* eingezeichneten Mm. scaleni. Das neurovaskuläre Bündel ist auseinandergezogen, um die Beziehung zwischen seinen Komponenten zu verdeutlichen. Ein Teil des Schlüsselbeines wurde entfernt. Der Plexus brachialis und die *dunkelrot* gezeichnete A. subclavia treten oberhalb der ersten Rippe und hinter dem Schlüsselbein zwischen den Mm. scalenus anterior und medius hervor. Die Nummerierung der Spinalnerven befindet sich auf der *linken* Seite der Abbildung, die der Wirbel auf der *rechten*. Der Spinalnerv Th₁ liegt dorsal und unterhalb der A. subclavia. Diese Strukturen ziehen über die erste Rippe und können dort komprimiert werden, wenn sie hoch gestellt ist. Triggerpunkte in den Mm. scalenus anterior und/oder medius gehen mit einer Verspannung der Faserbündel einher. Sie erhöhen die gesamte Muskelspannung, wodurch die erste Rippe angehoben wird und die neurovaskulären Strukturen komprimiert.

la posteriora inserieren. Der Plexus brachialis steigt in einer palpierbaren Rinne zwischen den beiden Muskeln ab und weiter unter die Oberfläche. Er tritt schließlich zwischen den beiden Muskeln durch und verlässt Hals und Thorax, indem er die erste Rippe kreuzt (Abb. 20.9).

Die Triggerpunkte im M. scalenus anterior werden durch Palpation des Muskels unter dem hinteren Rand des M. sternocleidomastoideus, Pars clavicularis, lokalisiert (Abb. 20.7). Den hinteren Rand des M. sternocleidomastoideus erreicht man, indem man die V. jugularis externa aufsucht und mit dem Finger direkt oberhalb des Schlüsselbeines kurz abdrückt (Abb. 20.8A). Diese Vene kreuzt den M. scalenus anterior gewöhnlich ungefähr in Höhe seiner aktiven Triggerpunkte. Einfacher ist es vielleicht, den M. sternocleidomastoideus zu identifizieren (etwa auf der rechten Seite), indem man palpiert, während Kopf und Hals des Patienten ipsilateral flektiert sind (nach rechts) und das Gesicht zur Gegenseite (links) gedreht ist.

Wenn der untere Bauch des M. omohyoideus empfindliche Triggerpunkte und verspannte Faserbündel aufweist, kann er leicht mit dem M. scalenus anterior verwechselt werden, obwohl die Fasern beider Muskeln unterschiedlich verlaufen. Der M. omohyoideus liegt oberflächlicher als die Mm. scaleni. Er tritt hinter dem M. sternocleidomastoideus hervor und überquert den M. scalenus anterior diagonal [12] (Abb. 20.7; siehe auch Kapitel 12). Je nachdem, welcher Teil der Mm. scaleni betroffen ist und wie der Kopf gelagert wird, kann der M. omohyoideus etwa auf der Ebene kreuzen, auf der die Triggerpunkte der Mm. scaleni liegen.

Der **M. scalenus anterior** wird identifiziert, indem der Untersucher den Kopf des Patienten so positioniert, dass der Muskel unter Vorspannung steht. Er palpiert dann den anterioren und posterioren Muskelrand (Abb. 20.8). Der posteriore Rand wird durch Ertasten der Furche zwischen den Mm. scalenus anterior und posterior bestimmt, die das Gefäßbündel des Plexus brachialis aufnimmt. In dieser Furche hinter dem Schlüsselbein ist das Pulsieren der A. subclavia fast immer palpierbar, wo sie zwischen den beiden Muskeln verläuft und dann die erste Rippe kreuzt (Abb. 20.9). Der Untersucher umfasst den M. scalenus mit den Fingern einer Hand, um sich seiner Lage zu vergewissern. Die andere palpiert und lokalisiert die verspannten Faserbündel und druckschmerzhaften Triggerpunktzonen präzise und löst Übertragungsschmerzen aus (Abb. 20.8B).

Der **M. scalenus medius** liegt parallel und hinter der oben beschriebenen Furche mit den Nervenbündeln des Plexus brachialis. Er ist größer als der M. scalenus anterior und liegt vor dem freien Rand der Pars descendens des M. trapezius (Abb. 20.7). Er kann gegen die Tubercula posteriora der Querfortsätze der Halswirbel palpiert werden, an denen seine Faszikel ansetzen.

Der **M. scalenus posterior** ist schwierig zu erreichen. Er verläuft eher horizontal als der M. scalenus medius und liegt hinter ihm. Er kreuzt vor dem M. levator scapulae, der dort, wo er unter dem freien Vorderrand des M. trapezius (Pars descendens) hervortritt, zur Seite geschoben werden muss (Abb. 20.7). Druckschmerzen bei Triggerpunkten werden hinter dem M. scalenus medius und unterhalb der ersten Rippe palpiert.

Aktive Triggerpunkte im **M. scalenus minimus** werden gewöhnlich erst entdeckt, nachdem die Triggerpunkte in den anderen Mm. scaleni inaktiviert wurden. Sofern dann noch Druckschmerzen unterhalb des mittleren Abschnittes des M. scalenus anterior festgestellt werden, ist dieser variable Muskel betroffen (Kapitel 20.2).

▬▬▬ 20.10 Engpass

Es wird über eine primäre Kompression von Nervenfasern berichtet, die durch einen der Mm. scaleni ziehen, aber dieses Phänomen ist relativ selten. Wenn sich in dem Muskel jedoch aktive Triggerpunkte bilden, könnte die erhöhte Spannung der betroffenen Faserbündel zu neurologischen Symptomen führen. Sehr viel häufiger ist ein sekundärer Engpass (infolge einer hoch gestellten ersten Rippe) an der Stelle, wo neurovaskuläre Strukturen durch die Thoraxapertur treten. Zur Kompression des Truncus inferior des Plexus brachialis kommt es für meistens bei durch Triggerpunkte verspannten Mm. scaleni anterior und medius. Sie verursacht Schmerzen im Bereich der Ulna, Kribbeln, Taubheitsgefühl und Dysästhesien. Aktive Triggerpunkte im M. scalenus anterior führen oft zu einem Handödem. Weitere sekundäre Kompressionsphänomene werden im folgenden Teilkapitel im Zusammenhang mit dem *Thoracic-outlet-Syndrom* eingehend erörtert.

▬▬▬ 20.11 Differenzialdiagnose

(Abb. 20.10 und 20.11)
Das Thoracic-outlet-Syndrom ist eine überaus wichtige Diagnose und überdies eng mit den

Mm. scaleni verknüpft. Daher soll es im vorliegenden Abschnitt eingehend erörtert werden, nachdem andere Differenzialdiagnosen besprochen wurden. Abschließend werden weitere Triggerpunkte erwähnt, die mit Triggerpunkten der Mm. scaleni im Zusammenhang stehen.

Karpaltunnelsyndrom

Ein Karpaltunnelsyndrom kann gleichzeitig mit einem Thoracic-outlet-Syndrom auftreten, seine Symptome können aber auch von Triggerpunkten in den Mm. scaleni hervorgerufen werden. Oft spielt es eine nicht unwesentliche Rolle, wenn die den Karpaltunnel bildenden Strukturen ihre normale Beweglichkeit verlieren. Auch ein reflektorisches Ödem bei Triggerpunkten in den Mm. scaleni kann erheblich zur Problematik beitragen.

Radikulopathie

Durch eine Radikulopathie C_5–C_6 können Schmerzen entstehen, die denen ähneln, über die Patienten mit aktiven Triggerpunkten der Mm. scaleni berichten. Es kann auch beides gleichzeitig vorliegen, da die Neuropathie die Entwicklung von Triggerpunkten im Unterarm begünstigt, die Schmerzen zum Handgelenk übertragen. Triggerpunkte des M. scalenus medius können zudem die Nervenfasern in der Thoraxapertur komprimieren. Myofasziale Triggerpunkte, die sich auf Grund der Nervenkompression im Unterarm gebildet haben, werden voraussichtlich auch nach einer erfolgreichen chirurgischen Entlastung der Radikulopathie fortbestehen. In diesem Falle müssen die Triggerpunkte im Unterarm inaktiviert werden, damit es zu keinem Schmerzrezidiv kommt.

Gelenkdysfunktion C_4, C_5 und C_6

Triggerpunkte des M. scalenus anterior und/ oder medius stehen oft im Zusammenhang mit einer Gelenkdysfunktion C_4, C_5 und C_6. Es wird mit der Muskelenergietechnik [24] behandelt, die im Wesentlichen der Kontraktion-Relaxati-

Oberer Rücken

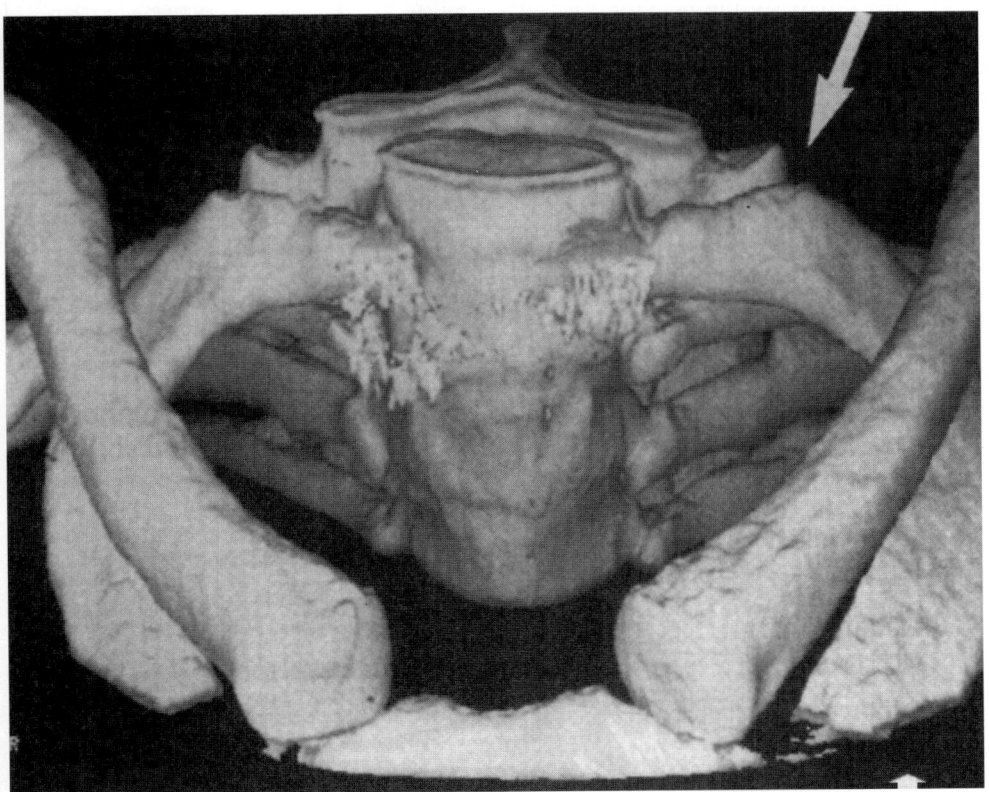

Abb. 20.10: Dreidimensionale computertomographische Aufnahme der Thoraxapertur in der Ansicht von vorn. Die erste Rippe der linken Seite (*langer Pfeil oben*) ist im Vergleich zur asymptomatischen Gegenseite im Kostotransversalgelenk hochgestellt. Dadurch kommt es zu einer Fehlstellung der ganzen ersten Rippe (*kurzer weißer Pfeil am rechten unteren Rand der Abbildung*). (Mit freundlicher Genehmigung nach [38].)

ons-Technik entspricht, die zur Gelenkmobilisierung eingesetzt wird.

Eine häufig beobachtete Gelenkdysfunktion
im Zusammenhang mit Triggerpunktbefall der
Mm. scaleni ist die Hochstellung der ersten Rippe (Abb. 20.10). Da diese unterhalb des Schlüsselbeines liegt, ist ihr Kopf posterior an der Verbindung mit dem ersten Thoraxsegment leicht
zu tasten. Abb. 20.11 veranschaulicht die Technik, um die erste Rippe zu deblockieren und abzusenken. Der Therapeut gibt Druck gegen die
rechte Seite einer hochgestellten Rippe, wobei
er den rechten Daumen unter die Pars descendens des M. trapezius über dem Kopf der ersten
Rippe anlegt. Diese Technik unterstützt auch
das Lösen verbliebener Triggerpunkte in den
Mm. scaleni. Die Entspannung wird durch postisometrische Relaxation noch intensiviert. Eine
weitere Vertiefung erreicht man durch integrierte kontrollierter Atmung.

Zu einer *scheinbaren* Hochstellung der ersten Rippe kann es bei gleichzeitiger Gelenkdysfunktion Th$_1$ kommen, wenn der Wirbel durch
einen triggerpunktbedingt verkürzten M. longissimus capitis (Kapitel 16) rotiert ist. Dieser Muskel kann die erste Rippe auf Grund seines Ansatzes am Querfortsatz indirekt durch seinen
Zug an der Kostotransversalverbindung in Mitleidenschaft ziehen.

20.11.1 Thoracic-outlet-Syndrom

Das Thoracic-outlet-Syndrom besteht aus einer
Ansammlung von Symptomen. Ähnlich wie bei
den lumbalen Rückenschmerzen handelt es sich
um keine eindeutig definierte Diagnose, man
gewinnt aber oft den Eindruck, als ob es sich
um eine spezifische Erkrankung handelt.

Oft ist eine Verspannung der Mm. scaleni die
direkte oder indirekte Symptomursache. Doch
bleibt es fast in der gesamten Literatur zum
Thoracic-outlet-Syndrom unklar, wie es zu dieser Verspannung kommt. Diese Literatur befasst
sich nicht mit myofaszialen Triggerpunkten. Das
Thoracic-outlet-Syndrom ist unter anderem deshalb Quelle vieler Frustrationen und Kontrover-
sen, weil es nicht verbindlich durch bestimmte
Symptome definiert ist. Die Vielfalt der ätiologischen Erklärungsversuche ist irreführend [39].

Aus dem nachstehenden Literaturbericht und
den Kommentaren wird deutlich, dass die Chirurgen frustriert sind, weil nur die Hälfte ihrer
Interventionen beim Thoracic-outlet-Syndrom
erfolgreich ist. In einigen Fällen ist der Erfolg
überwältigend, in anderen der Misserfolg nicht

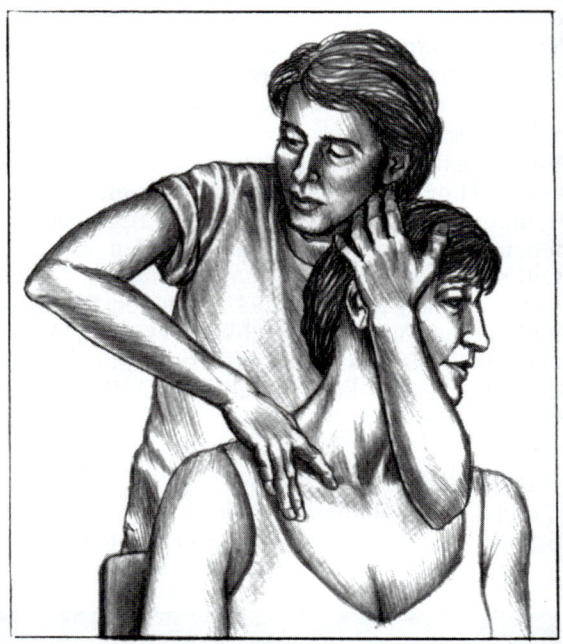

Abb. 20.11: Lösungstechnik für die hoch gestellte erste Rippe
und/oder die Mm. scaleni anterior und medius. Die Patientin
sitzt auf einem Stuhl. Die Therapeutin umfasst den Kopf der
Patientin mit ihrem linken Arm und übernimmt sein ganzes Gewicht, während sie die rechten Mm. scaleni anterior und medius und/oder die hoch gestellte erste Rippe behandelt. Mit dem
rechten Daumen palpiert und steuert sie den Kopf der ersten
Rippe, indem sie die Pars descendens des M. trapezius nach
posterior verschiebt. Gleichzeitig nimmt sie mit der anderen
Hand in den Mm. scaleni Vorspannung auf, indem sie den Kopf
der Patientin lateralflektiert (bei Befall der Muskeln der rechten
Seite erfolgt die Flexion nach links). Wenn sich die Mm. scaleni
nicht weiter verlängern lassen und sich das erste Rippenköpfchen gegen die rechte Hand der Therapeutin anhebt, gibt sie
sanften, abwärts gerichteten Druck und bewirkt damit die De-
blockierung. Dieses Verfahren wird mit der Kontraktion-Relaxations-Technik (oder postisometrischer Relaxation) kombiniert.
Die Patientin lateralflektiert dabei den Hals gegen leichten Widerstand durch die linke Hand der Therapeutin. Anschließend
entspannt sie. Die vollständige Lösung wird durch eine fein ab-
gestimmte und mit Rotationsbewegungen kombinierte Lateralflexion erreicht, um die einzelnen, verkürzten Muskelfasern anzusprechen. Die Patientin unterstützt das Verfahren, indem sie
zunächst einatmet und nach rechts oben blickt, wodurch die
rechten Mm. scaleni kontrahieren. In der Entspannungsphase
blickt die Patientin nach links unten und atmet aus. Die Therapeutin nimmt erneut Vorspannung auf, indem sie die Mm. scaleni der Patientin an die neue Dehnungsbarriere heranführt und
behutsam weiterhin abwärts gerichteten Druck auf das erste Rippenköpfchen ausübt. Der Vorgang kann drei- bis fünfmal wiederholt werden, bis die Mm. scaleni vollständig entspannt sind und die Hochstellung der ersten Rippe behoben
ist. Vorab kann man den Bereich mit Spray kühlen, wie in Abbildung 20.12 dargestellt.

Oberer Rücken

minder. Es gibt wenig Übereinstimmung darüber, worauf man eine günstige Prognose stützen kann. Offenbar fehlt ein Puzzleteil. Der Umstand, dass eine der wichtigsten Ursachen für Schmerzen und Kompression, die myofaszialen Triggerpunkte, unberücksichtigt bleibt, vermehrt die Verwirrung und Frustration.

Die nichtoperativen Maßnahmen sind im Allgemeinen etwas erfolgreicher als die operativen und für den Patienten weniger gefährlich. Aber auch von den nichtoperierten Patienten sind viele therapierefraktär. In den Berichten über Behandlungsverfahren ohne Operation ist viel von Physiotherapie die Rede. Selten wird erwähnt, ob das die spezifische Untersuchung auf Triggerpunkte einschließt und wie diese behandelt wurden, falls man sie gefunden hatte. Leider fanden wir keine wissenschaftliche Untersuchung, die dem Therapieansatz „myofasziale Triggerpunkte" als nichtoperativer Behandlungsmethode kritisch nachgegangen wäre. Eine derartige Untersuchung ist dringend erforderlich, setzt aber erfahrene und geschulte Untersucher voraus [23].

Die Thoraxapertur ist anatomisch die obere Thoraxöffnung. Etliche Autoren subsumieren daher eine Reihe von Syndromen und Erkrankungen, die sie als dem Thoracic-outlet-Syndrom zugehörig betrachten. Folgende Aspekte werden nachstehend besprochen: die Definition des Thoracic-outlet-Syndrom, die Halsrippe und andere Entwicklungsanomalien, das Skalenus-anticus-Syndrom, das myofasziales Pseudo-Thoracic-outlet-Syndrom, das Kostoklavikularsyndrom, diagnostische Überlegungen und die Therapie.

Definition
Ein medizinisches Wörterbuch [45] definiert das Thoracic-outlet-Syndrom als „Kompression des Plexus brachialis und der A. subclavia im Bereich von erster Rippe und Schlüsselbein". Damit sind die Strukturen benannt, die in der klinischen Praxis üblicherweise vornehmlich behandelt werden. Abbildung 20.9 veranschaulicht die anatomischen Beziehungen zwischen diesen Strukturen (ein Teil des Schlüsselbeines wurde entfernt). Sowohl der Plexus brachialis als auch die A. subclavia ziehen durch eine Lücke zwischen den Mm. scaleni. Dieser dreieckige Raum wird von den Mm. scaleni anterior und medius sowie der ersten Rippe begrenzt, wo Nerven des Plexus brachialis und die A. subclavia über die erste Rippe (in seltenen Fällen über eine Halsrippe) ziehen. Die V. subclavia zieht zusammen mit einem Lymphgefäß anterior (medial) der Ansatzstelle des M. scalenus ante-

rior ebenfalls über die erste Rippe. Es können neurologische, vaskuläre und/oder lymphatische Kompressionssyndrome auftreten.

Die Spinalnerven C_8 und Th_1 bilden den Truncus inferior des Plexus brachialis. Th_1 tritt zwischen dem ersten und zweiten Brustwirbel durch das Foramen intervertebrale, verläuft aufwärts und windet sich über die erste Rippe. An dieser Stelle sind seine Fasern und die des Spinalnerven C_8 zwischen der A. subclavia und der Ansatzstelle des M. scalenus medius eingezwängt. Wenn die erste Rippe durch Haltungsveränderungen oder aktive Triggerpunkte in den Mm. scalenus anterior oder medius angehoben wird, müssen die Fasern des Truncus inferior stärker abgewinkelt verlaufen. Diese Hochstellung drückt auch die A. subclavia fester gegen den Truncus inferior.

Halsrippe und andere Entwicklungsanomalien
In den vergangenen 50 Jahren ist eine bemerkenswert umfangreiche Literatur entstanden, die zahlreiche kleinste und einige größere Anomalien detailliert beschreibt, die an der Thoraxapertur auftreten können. Diese Varianten haben so viel Aufmerksamkeit auf sich gezogen, weil ihr Vorkommen oder vermutetes Vorkommen gewöhnlich als Rechtfertigung für einen chirurgischen Eingriff dient.

Halsrippen und deformierte erste Rippen sind zwar ein auffälliger Röntgenbefund, aber man begegnet ihnen relativ selten: Unter 40 000 Röntgenaufnahmen des Thorax von amerikanischen Rekruten fanden sich in 0,17% der Fälle vollständig ausgebildete Halsrippen und in 0,25% der Fälle veränderte oder deformierte erste Rippen [43].

Sofern vorhanden, kann eine Halsrippe die Symptome verschärfen, die sich aus einer Hochstellung der ersten Rippe bei Triggerpunkten in den Mm. scaleni ergeben, da alle Strukturen, die über eine Halsrippe ziehen, schärfer abgewinkelt verlaufen als üblich. Man erkennt diese zusätzliche Rippe auf Höhe des Schlüsselbeines palpatorisch als eine Aufwölbung, wo eine Mulde zu erwarten wäre zwischen den Mm. scaleni anterior und medius. Die Rippe erstreckt sich vom Proc. transversus C_7 nach ventral und kann in der Furche hinter dem Schlüsselbein getastet werden. Der Befund einer knöchernen Rippe wird per Röntgenaufnahme bestätigt. Eine knorpelige Halsrippe ist auf der Röntgenaufnahme an einem zu langen und breiten Querfortsatz C_7 zu erkennen (ebenso lang oder länger als der Querfortsatz Th_1). Eine Computertomographie (CT), eine Szintigraphie, ein MRT oder eine Sonographie bestätigen den Befund. Gelegentlich besteht eine rudimentäre Halsrippe aus einem fibrösen Band mit einer scharfen Kante, das exzidiert werden muss.

Einige kongenitale Anomalien vergrößern das Risiko einer Kompression an der Thoraxapertur. Ein kongenital zu enger Raum zwischen den Ansatzstellen der beiden Mm. scaleni an der ersten Rippe kann das neurovaskuläre Bündel an dieser Stelle einschnüren. Eine weitere raumfordernde Struktur, wie ein akzessorischer Muskel oder ein fibröses Band, das durch die Skalenuslücke zieht, hat dieselbe Auswirkung. Fibröse, scharfe Ränder der Mm. scaleni oder fibröse Bänder am Rand oder innerhalb der Skalenuslücke bedeuten ein Kompressionsrisiko für die Bestandteile des Plexus brachialis. Interessanterweise macht sich ein Thoracic-outlet-Syndrom normalerweise erstmals im frühen Erwachsenenalter bemerkbar [38] (in einem Zeitraum, in dem sich bei den Menschen auch Triggerpunkte bilden). Die Symptome eines Thoracic-outlet-Syndroms von Patienten mit nachgewiesenen Halsrippen wurden durch die Inaktivierung von Triggerpunkten in ihren Mm. scaleni gelindert.

Unabhängig davon, ob kongenitale Anomalien vorhanden sind oder nicht, scheinen Patienten mit schwer wiegenderen Symptomen eher von chirurgischen Eingriffen zu profitieren als Patienten mit weniger gravierenden Symptomen.

Makhoul und Machleder analysierten 200 Fälle, in denen wegen eines Thoracic-outlet-Syndroms operiert worden war, auf Entwicklungsanomalien und sichteten die Referenzliteratur. In 66% der Fälle lag eine Entwicklungsanomalie vor, sehr viel häufiger als in einer Zufallsauswahl. In 8,5% der Fälle fanden sie eine Halsrippe oder veränderte erste Rippe. Bei einer mit C_7 artikulierenden Rippe kann es sich um die vollständige Struktur oder um ein rudimentäres, faserknorpeliges Band handeln, das auf Röntgenaufnahmen nur anhand des vergrößerten Querfortsatzes C_7 erkennbar ist. Überzählige Mm. scaleni fanden sich in 10%, entwicklungbedingte Varianten der Mm. scaleni in 43% und Varianten des M. subclavius in 19, 5% der Fälle. Die einzige Korrelation zwischen klinischen und morphologischen Merkmalen bestand jedoch in Einschnürung und Thrombose der V. subclavia auf Grund einer Vergrößerung des M. subclavius und seiner Anhänge [43].

Roos wertete 1120 Operationsberichte zum Thoracic-outlet-Syndrom aus. Er fand neun Arten von Weichteilanomalien, die bei der Röntgenuntersuchung unerkannt geblieben waren. Die fibrösen Bänder, die bei Operationen an Patienten mit dem schweren Thoracic-outlet-Syndrom besonders häufig gefunden wurden, waren den Wurzeln des Plexus brachialis benachbart [57].

Skalenussyndrom (Skalenus-anterior-Syndrom) und Rolle der ersten Rippe

Der Ausdruck „Scalenus-anticus-Syndrom" (Skalenussyndrom) wurde von Chirurgen geprägt [50], die davon überzeugt waren, dass eine Verspannung im M. scalenus anterior für den Engpass neurovaskulärer Strukturen in der vorderen Skalenuslücke verantwortlich ist und die Beschwerden hervorruft. Worauf diese vermehrte Muskelspannung beruht, wird in der aktuellen chirurgischen Literatur nicht geklärt. Kliniker kennen die Mm. scaleni als tendenziell hyperaktiv und verspannungsgefährdet [33]. Dies dürfte eine reflektorische Reaktion von Mm. scaleni mit Triggerpunkten auf aktive Triggerpunkte in anderen Muskeln darstellen. Der Begriff Skalenussyndrom wird oft synonym mit dem Thoracic-outlet-Syndrom gebraucht, wie auch an der eingangs zitierten Definition abzulesen ist [45].

Lewit beobachtete, dass eine blockierte (unbewegliche) erste Rippe Hand in Hand mit Reflexspasmen (Spannungserhöhung) in den Mm. scaleni derselben Seite geht. Die Therapie der ersten Rippe schafft Abhilfe [33]. Ob es sich bei diesem beobachteten „Spasmus" und einen echten Reflexspasmus handelt oder um eine triggerpunktbedingte Kontraktur von Muskelfasern, wäre durch elektromyographische Studien zu klären. Darüber lagen uns keine Berichte vor. Die Frage stellt sich insofern, als die zum Deblockieren der ersten Rippe benutzte Technik auch Triggerpunkte in den Mm. scaleni inaktivieren würde.

Lindgren hat im Verlauf von acht Jahren zahlreiche Veröffentlichungen geschrieben [34, 35, 37, 39], in denen er den Zusammenhang zwischen dem Thoracic-outlet-Syndrom und einer verschobenen oder subluxierten ersten Rippe betont. Er legt eine Darstellung vor (Abb. 20.10), in der die Elevation des ersten Rippenköpfchens im Kostotransversalgelenk zu erkennen ist. Bei dem Verfahren, mit dem er die Stellung der ersten Rippe normalisieren (und die Symptome des Patienten beheben) konnte, und die er anschaulich darstellt und beschreibt [36], handelt es sich im Wesentlichen um eine isometrische Kontraktion-Relaxations-Technik für die Mm. scaleni. Diese Technik ist zum Lösen von triggerpunktbedingt verspannten Mm. scaleni allgemein bekannt und bewährt. Es stellt sich daher die Frage, ob es beim Manipulieren und Lösen einer Hochstellung und Blockade der ersten Rippe nicht in erster Linie darum geht, Triggerpunkte in den Mm. scaleni zu inaktivieren und die von ihnen verursachte übermäßige Spannung in diesen Muskeln zu lösen. Man kann davon ausgehen, dass abwärts gerichteter Druck auf den hinteren Rippenabschnitt bei gleichzeitiger Entspannung der Mm. scaleni die Wiederherstellung normaler Verhältnisse am Kostoklavikulargelenk begünstigt.

Thomas et al. betonen, dass der M. scalenus medius für die Entstehung eines Thoracic-outlet-Syndroms nicht weniger wichtig ist als der M. scalenus anterior [67]. Vermutlich ist er sogar wichtiger, denn er ist größer und kräftiger als der M. scalenus anterior und verfügt über eine günstigere Hebelwirkung zum Anheben der ersten Rippe. Bei 108 wegen eines Thoracic-outlet-Syndroms operierten Patienten lag zwar keine Anomalie der knöchernen Strukturen vor, 23 % wiesen jedoch im M. scalenus medius anterior einen Einschub auf, durch den der Truncus inferior des Plexus brachialis und die A. subclavia in direkten Kontakt mit dem vorderen Rand dieses Muskels kamen. Das müsste die Nerven und die Arterie für eine anhaltende Verspannung des Muskels, wie sie durch Triggerpunkte zustande kommt, angreifbarer machen. Unter 56 Autopsien ruhte der Truncus inferior des Plexus brachialis fast immer auf dem unteren Abschnitt des Skalenus-medius-Randes [67].

Myofasziales Thoracic-outlet-Syndrom

Abgesehen von den Mm. scaleni (die das echte Thoracic-outlet-Syndrom hervorrufen) können andere Muskeln mit Triggerpunkten Schmerzen auslösen und an Stellen übertragen, die den Anschein eines Thoracic-outlet-Syndrom erwecken. Zu den vier Muskeln, die hierfür vorrangig in Frage kommen und die besonders viel Verwirrung stiften, wenn mehrere von ihnen gleichzeitig Triggerpunkte bilden, sind die Mm. pectoralis major, latissimus dorsi, teres major und subscapularis. Diese Quadriga wird in Kapitel 18 eingehend beschrieben. Andere Autoren nennen weitere Muskeln, deren Triggerpunkte Symptome hervorrufen, die fälschlicherweise als Thoracic-outlet-Syndrom diagnostiziert werden könnten. Dazu zählen die Mm. pectoralis minor [27, 64, 66], trapezius [64] und levator scapulae [64].

Alle diese Muskeln entwickeln häufig Triggerpunkte und werden selten, wenn überhaupt als mögliche Ursache des Thoracic-outlet-Syndroms untersucht. Es kann daher nicht überraschen, dass ein großer Prozentsatz der wegen eines Thoracic-outlet-Syndroms operierten Personen, bei denen keine anatomischen Anomalien gefunden wurden, von der Operation nur wenig profitierten. Auch Therapeuten, die konservative Praktiken bevorzugen, übersehen die Möglichkeit, dass viele dieser Muskeln mit Triggerpunkten behaftet sein könnten. Sie therapieren entsprechend allgemein, aber nicht spezifisch mit dem Ziel, identifizierte Triggerpunkte zu inaktivieren. Das erklärt die vielen Patienten, die auf konservative Therapien nicht gut ansprechen.

Kostoklavikularsyndrom

Dieses Syndrom wird auf eine Kompression des neurovaskulären Bündels zwischen Klavikula und erster Rippe zurückgeführt, wenn die Schultern nach hinten und unten gezogen werden, etwa in der militärisch „strammen" Haltung oder wenn jemand einen schweren Rucksack trägt [29]. Jede muskuläre Anspannung, die die erste Rippe anhebt, muss dieses Syndrom verschlimmern. Nicht nur die Mm. scaleni, auch eine triggerpunktbedingt erhöhte Spannung des M. pectoralis minor [64] kann indirekt an der Hochstellung der ersten Rippe mitwirken, wenn die dritte bis fünfte Rippe (manchmal auch die erste und zweite) hochgestellt sind.

Mkhoul und Machleder sichteten die Operationsberichte von Patienten, die wegen eines Kostoklavikularsyndroms operiert worden waren. Sie fanden zahlreiche Hinweise auf eine Kompression der V. subclavia gegen die erste Rippe, da das Subklaviussystem vergrößert war. In 19,5 % der 200 wegen eines Thoracic-outlet-Syndroms operierten Patienten fanden sie eine Veränderung dieses Systems und bei weiteren 15,5 % eine Exostose im Ansatzbereich des M. subclavius an der ersten Rippe (was auf eine übermäßige Spannung in diesem Muskel deutet) [43].

Zwischen diesen Beobachtungen und der Subluxation der ersten Rippe im Kostotransversalgelenk, über die oben gesprochen wurde, könnte ein Zusammenhang bestehen. Der M. subclavius setzt lateral am mittleren Drittel der Klavikula und medial an der ersten Rippe und ihrem Knorpel am Knochen-Knorpel-Übergang an [11]. Durch eine andauernde Verkürzung dieses Muskels könnte eine die Rippe anhebende Kraft wirksam werden, wie in Abbildung 20.10 veranschaulicht.

In diesem Zusammenhang sei angemerkt, dass Greenman [25] eine Dehnungstechnik zur Korrektur einer Atmungsdysfunktion an der ersten Rippe beschreibt, mit der auch die Inaktivierung von Triggerpunkten im M. subclavius möglich sein müsste, und die sich relativ wenig auf die Mm. scaleni auswirkt. Dabei wird das Akromion (und der laterale Anteil der Klavikula) kräftig zurückgezogen, während der anteriore Abschnitt der ersten Rippe fixiert wird. Der Hals wird nicht lateralflektiert.

Korakopektoralsyndrom

Kendall et al. beschreiben dieses Syndrom als „einen Armschmerz bei einer Kompression des Plexus brachialis... [der] mit muskulärer Dysbalance und ungenügender Aufrichtung des Körpers einhergeht" [30]. Sobald der Proc. coracoideus nach vorn und unten sinkt, verengt sich der Raum, der den drei Trunci des Plexus brachialis sowie der A. und V. axillaris zur Verfügung steht, die zwischen der Ansatzstelle des M. pectoralis minor (am Proc. coracoideus) und dem Brustkorb verlaufen. Nach Ansicht der Autoren [30] ist für dieses Absinken des Proc. coracoideus einerseits die Schwäche einiger Muskeln (etwa der Pars ascendens des M. trapezius) und andererseits deren Verspannung (hauptsächlich des M. pectoralis minor) verantwortlich. Sie gehen nicht auf Triggerpunkte und durch sie verspannte Faserbündel ein, die den M. pectoralis minor häufig verkürzen und oft zu diesem Syndrom beisteuern (Kapitel 43).

Diagnostische Überlegungen

Nachweislich sind Krankengeschichte und körperliche Untersuchung die geeignetsten Mittel, um ein Thoracic-outlet-Syndrom sicher zu diagnostizieren. Weitere Tests können bestätigen, dass in der Tat ein Engpass besteht und wo er wahrscheinlich lokalisiert ist, aber sie sagen wenig darüber, was den Engpass verursacht. Dies allerdings müsste der Chirurg wissen. Eine Ausnahme stellt die Kompression der Vene dar, für die das System des M. subclavius zuständig ist. Körperliche Anzeichen lassen eine Kompression von Plexus brachialis, A. und V. subclavia oder des aus dem Arm ableitenden Lymphgefäßes annehmen. Elektrodiagnostische Verfahren überprüfen die Nervenfunktion, während mithilfe von Provokationstests üblicherweise geprüft wird, inwieweit Arterien und Venen betroffen sind. Den Berichten zufolge [43, 57] sind Nerven häufiger betroffen als Vene und Arterie. In der Literatur werden Schädigungen von Venen und Lymphgefäßen kaum erwähnt, außer im Zusammenhang mit dem Kostoklavikularsyndrom.

Häufig beobachtete *neurologische* Zeichen und Symptome beim Thoracic-outlet-Syndrom treten hauptsächlich in ulnarer Verbreitung [16, 32,58, 70] und gelegentlich (sensorische Ausfälle) im Bereich des N. cutaneus antebrachii medialis auf [16]. Eine Kompression des Truncus inferior des Plexus brachialis beeinträchtigt fast alle Fasern des N. ulnaris und einige Fasern des N. medianus. Patienten mit dieser Problematik klagen hauptsächlich über ein Taubheitsgefühl, Kribbeln und Dysästhesien im 4. und 5. Finger, an der ulnaren Seite der Hand und gelegentlich am Unterarm. Bei Berührung und der Nadelprobe zeigen diese Patienten leichte Hypästhesie, und es liegt eine Temperaturabweichung im kleinen Finger vor.

Der Weg über eine Halsrippe anstatt die erste Rippe erzwingt einen stärker abgewinkelten Verlauf des neurovaskulären Bündels und macht es für Kompressionen anfälliger. Eine Muskelfaserverspannung bei Triggerpunkten wird vermutlich schwerere Symptome hervorrufen, wenn eine Halsrippe vorliegt. Die Inaktivierung dieser Triggerpunkte kann aber auch verstärkende Symptome beheben, sofern die Triggerpunkte nicht schon zu lange bestehen und die Faserspannung noch nicht zu bleibenden Nervenschäden geführt hat.

Eine Kompression der A. axillaris geht häufiger auf aktive Triggerpunkte und Verspannungen im M. pectoralis minor (Kapitel 43) als in den Mm. scaleni zurück. Zu einem Engpass für die Arterie kann es durch eine kostoklavikuläre Kompression und durch eine vorwärts und abwärts gerichtete Stellungsveränderung des Proc. coracoideus kommen, wobei eine zusammengesunkene Haltung mit runden Schultern oft noch verschlimmernd wirkt. Da Triggerpunkte im M. pectoralis wahrscheinlich mit solchen in den Mm. scaleni assoziiert sind, kann der arterielle Fluss doppelt beeinträchtigt sein: Zum einen dort, wo die A. subclavia aus dem Thorax aufsteigt und zwischen erster Rippe und Sehne des M. scalenus anterior eingezwängt ist, zum anderen dort, wo die A. axillaris hinter dem M. pectoralis minor verläuft (Abb. 20.9).

Wenn der *venöse Abfluss oder die Lymphdrainage* bei einer Kompression der V. subclavia und/oder des Lymphgefäßes an der Thoraxapertur beeinträchtigt ist, können Ödeme an Fingern und Handrücken auftreten, wie in Kapitel 20.6 ausgeführt. Die reflektorische Unterdrückung der Peristaltik des Lymphgefäßes bei aktiven Triggerpunkten in den Mm. scaleni kann zum Problem beitragen. Eine Kompression der V. subclavia durch die triggerpunktbedingte Verspannung und Verkürzung der Mm. scaleni wurde klinisch beobachtet. In einem Fall bildete sich durch die Kompression zwischen erster Rippe und Klavikula ein Thrombus, der chirurgisch entfernt werden musste [44].

Elektrodiagnostische Tests erwiesen sich außer in schwereren Fällen als für die Diagnose des Thoracic-outlet-Syndroms enttäuschend unzuverlässig [59]. Diese Tests sollten andererseits auch negativ ausfallen, wenn ein myofasziales Pseudo-Thoracic-outlet-Syndrom vorliegt. Ein Nadel-EMG war für ein durch ein Thoracic-outlet-Syndrom ausgelöste Neuropathie empfindlicher, erzielte aber auch nur in eher chronischen und schwereren Fällen positive Ergebnisse [51]. Die F-Wellen wiesen die zweitbeste Empfindlichkeit auf. Leitungsuntersuchungen erbrachten wenig Aufschluss oder waren nutzlos, außer zur Diagnose peripherer Neuropathien, bei denen Verdacht auf einen Zusammenhang mit dem Thoracic-outlet-Syndrom bestand [52, 59]. Andere Autoren halten die Bestimmung der F-Wellen-Latenz [51] oder somatosensorisch evozierter Potenziale zur Diagnose des Thoracic-outlet-Syndrom auf Grund ihrer Erfahrungen für wenig ergiebig [31, 51].

Provokationstests haben sich, insbesondere im Hinblick auf Gefäßreaktionen als enttäuschen wenig hilfreich erwiesen, wenn zu entscheiden war, ob ein chirurgischer Eingriff zur Symptombesserung beitragen könnte oder nicht. Roos berichtet, dass lediglich ein neurologischer Test ergiebig ist, bei dem der Patient die Hände bei um 90° abduzierten Armen und um 90° flektieren Ellenbogen wie beim „Hände hoch!" halten musste [57]. Bei einer Untersuchung an 200 Freiwilligen aus der Durchschnittsbevölkerung erwiesen sich die Gefäßreaktionen als zu unspezifisch für eine diagnostische Aussage hinsichtlich des Thoracic-outlet-Syndroms [56]. Der Adson-Test ergab bei 13,5% positive Reaktionen (andere Autoren berichten über höhere Werte, abhängig von der genauen Ausführung des Tests) [57]. An gesunden Gliedmaßen ergaben der Kostoklavikulartest in 47% und der Hyperabduktionstest in 57% positive Ergebnisse. Andererseits war die neurologische Auswertung des Adson-Tests nur bei 2% gesunder Gliedmaßen, des Kostoklavikulartests bei 10% und des Hyperabduktionstests bei 16,5% gesunder Gliedmaßen positiv [56]. Man hat noch nicht die Ursache einer Kompression gefunden, wenn man ermitteln kann, welche Struktur(en) daran beteiligt sind. Es könnten durchaus anatomische oder triggerpunktbedingte muskuläre Ursachen vorliegen. Die besagten Tests zeigen neurologische Kompressionen zuverlässiger an als vaskuläre Engpässe.

Therapie
Chirurgische Maßnahmen

Chirurgische Eingriffe beim Thoracic-outlet-Syndrom sind umstritten, wie eine Sichtung von Operationsberichten ergab [41]. Betont wurde, wie wichtig ein Verständnis der neuromuskulären Physiologie für die Auswertung ist. Der chirurgische Ansatz zielt im Allgemeinen darauf ab, überzählige Strukturen zu entfernen, etwa eine Halsrippe oder fibröse Bänder, stützt sich aber hauptsächlich auf klinische Symptome. Wenn keine anatomischen Anomalien vorliegen, was meist der Fall ist, wird üblicherweise an einem oder beiden Mm. scaleni, die die Skalenuslücke begrenzen, eine Tenotomie vorgenommen, es werden ein oder beide Mm. scaleni entfernt oder zumindest derjenige Abschnitt der ersten Rippe, an dem diese Muskeln ansetzen. In Artikeln werden in Abhängigkeit davon, mit welchen Kriterien der Erfolg gemessen und bestimmt wird, wann ein operabler Fall von Thoracic-outlet-Syndrom vorliegt und abhängig vom Geschick des Chirurgen Erfolgsraten zwischen 24 und 90% [35] angegeben.

Lindgren, der eine Rehabilitationseinrichtung leitet, überprüfte die Erfolge bei 48 Operationen wegen des Thoracic-outlet-Syndroms. Demzufolge wurden weniger als die Hälfte der 20 Patienten, deren erste Rippe reseziert worden war und weniger als die Hälfte von sieben Patienten, denen man eine Halsrippe entfernt hatte, asymptomatisch. Bei 13 der operierten Patienten blieben eine idiopathische Hypästhesie oder Dysästhesie auf Grund von Nervenschädigungen zurück [35]. Gelegentlich traten äußerst schwere Komplikationen auf, insbesondere in fünf Fällen, in denen mehrfach nachoperiert werden musste und bei denen vor der Operation lediglich Schmerzen vorhanden waren, aber klinisch wenig bis gar keine Veränderungen festzustellen gewesen waren [9]. Nichts deutet darauf hin, dass präoperativ Triggerpunkte als Schmerzursache in Erwägung gezogen oder entsprechende Untersuchungen durchgeführt wurden.

In einer Schmerzklinik wurden die Operationserfolge bei 32 Patienten ausgewertet, die nach einem Verkehrsunfall wegen eines Thoracic-outlet-Syndroms operiert wurden. In weniger als der Hälfte der Fälle wurden sehr gute Resultate erzielt [42]. Zwar wurden bei 87% der Patienten während der Operation Muskel-Sehnen- oder knöcherne Anomalien festgestellt, die vorrangig den Truncus inferior des Plexus brachialis in Mitleidenschaft zogen, es leuchtet jedoch nicht ein, inwiefern der Verkehrsunfall für diesen Befund verantwortlich war. Diese Art

Oberer Rücken

Oberer Rücken

des Traumas aktiviert dagegen sehr häufig Triggerpunkte in Muskeln, die eine dem Thoracicoutlet-Syndrom ähnliche Symptomatik produzieren [3, 27]. Auf Grund der Verspannung insbesondere der Mm. scaleni könnte es zu triggerpunktbedingten Schmerzen und Kompressionserscheinungen in dafür anfälligen, bis dahin jedoch asymptomatischen Strukturen kommen.

98% der Patienten, über die Roos [57] berichtet, zeigten eher neurologische als vaskuläre Symptome. Trotzdem wurden ihre Symptome durch eine chirurgische Dekompression nur zu 22% befriedigend gelindert. Einer der entscheidenden Tests zur Auswahl von für die Operation geeigneten Patienten sah eine Symptomreproduktion durch subklavikulären Druck vor [gegen den M. scalenus]. Möglicherweise enthielten die Mm. scaleni unerkannte Triggerpunkte.

Wenn der Truncus inferior des Plexus brachialis oder Gefäße über eine scharfe, fibröse Kante statt wie normalerweise über die glatte erste Rippe ziehen müssen, kann zusätzlicher Druck gegen die neurovaskulären Strukturen bei verkürzten Mm. scaleni zu einer symptomatischen Kompression führen. Man darf sich fragen, wie viele der von Roos [57] evaluierten Patienten die erfolgreich operiert worden waren und wie viele aus der Gruppe der Therapieversager durch Inaktivieren der Triggerpunkte der Mm. scaleni Erleichterung gefunden hätten.

In einem weiteren Bericht [52] werden 50 Patienten erwähnt, die umfassend und eingehend im Hinblick auf ein *mögliches* Thoracic-outletSyndrom untersucht wurden. In lediglich zwölf Fällen wurde schließlich diese Diagnose gestellt, und von diesen schließlich sieben Patienten operiert. Nur bei vier dieser sieben Patienten wurden die Symptome vollständig behoben. Von den übrigen Patienten, bei denen kein Thoracic-outletSyndrom diagnostiziert wurde, berichteten 20 (57%) in Langzeit-Anschlussuntersuchungen über gute Erfolge der Physiotherapie anderer nichtoperativer Verfahren. Die Autoren kommen zu dem Schluss, dass bei sorgfältiger Auswahl der Patienten gute Operationserfolge zu erwarten sind. Die meisten Stellungnahmen von Chirurgen zum Thoracic-outlet-Syndrom schließen mit der Ermahnung, alle konservativen Therapiemöglichkeiten auszuschöpfen, bevor eine Operation erwogen wird. Es wurde nicht erwähnt, welche Physiotherapien erfolgreich waren.

Zu beachten ist, dass es offenbar keine befriedigende Beziehung zwischen vorgefundenen Anomalien oder chirurgisch entfernten Strukturen und dem Erfolg des Eingriffs gibt. In keinem der gesichteten Operationsberichte wird eine präoperative Untersuchung der Patienten auf Triggerpunkte erwähnt, die nicht unerheblich zur Symptomatik beitragen können.

Konservative Ansätze

Auch hier sprechen die Autoren von unterschiedlichen Behandlungserfolgen, die zwischen 9 und 83% schwanken (durchschnittlich 50% und mehr). Die Behandlungserfolge standen in engem, umgekehrten Verhältnis zum Schweregrad der eingangs erhobenen Symptomatik [34].

Eine konservative Behandlung des Thoracicoutlet-Syndroms schließt fast immer Verfahren ein, die auch die Mm. scaleni entspannen. In der Regel sind es Dehnungsübungen [34] oder ein myofasziales Lösungsverfahren. Beide eignen sich bei sachgerechter Anwendung zum Inaktivieren von Triggerpunkten in den *betroffenen* Muskeln. Eine wirksame Allgemeinbehandlung hat mehrere Ziele: eine Haltungskorrektur (vor allem einer in sich zusammengesunkenen Haltung mit hängenden Schultern (Kapitel 5.3 und 41.3)), die Ausschaltung einer unnötigen Funktionsbelastung für die Muskeln, die Anleitung des Patienten zu einem günstigen Umgang mit seinen Muskeln, die Mobilisierung funktionsgestörter Gelenke sowie die Berücksichtigung der Alltagsbelastung und der Bewältigungsstrategien des Patienten. Bei einigen Patienten mit dem Thoracic-outlet-Syndrom werden anatomische Anomalien vorliegen, gegen die chirurgisch vorgegangen werden muss.

Vertreter vieler Disziplinen sind sich darüber klar, wie wichtig es ist, Patienten mit den Symptomen eines Thoracic-outlet-Syndroms auf Triggerpunkte zu untersuchen und diese gegebenenfalls zu behandeln. Einem Arzt für osteopathische Medizin [64] zufolge sind beim Thoracic-outlet-Syndrom fast immer Triggerpunkte in den Mm. scaleni oder pectoralis verantwortlich. Er behandelt mit myofaszialen Lösungstechniken und Selbstdehnung [65]. Ein Arzt für physikalische Medizin und Rehabilitation [66] bemerkte, dass Triggerpunkte in den Mm. scaleni häufig Symptome einer Radikulopathie C_6 im Rahmen eines Thoracic-outlet-Syndroms vortäuschen, und dass Triggerpunkte im M. pectoralis minor die Symptomatik einer Kompression des Truncus medialis entstehen lassen. Einem Physiotherapeuten zufolge täuschen Triggerpunkte in den Mm. scaleni, supraspinatus, infraspinatus und pectoralis am häufigsten ein Thoracic-outlet-Syndrom vor [72]. Ein Neurologe berichtet über 198 Patienten mit der Diagnose Thoracic-outlet-Syndrom. Von ihnen wurden elf operiert, die verbleibenden 187 (94%) *erfolgreich durch eine Novocaininfiltration des*

M. scalenus anterior behandelt [53].

Häufig berichten Autoren über konservative Therapien, mit denen verspannte Muskeln von Patienten mit dem Thoracic-outlet-Syndrom gelöst werden, gehen jedoch nicht auf möglicherweise vorhandene Triggerpunkte ein. Im Allgemeinen sind die beschriebenen Therapien geeignet, Triggerpunkte in den Mm. scaleni [33, 38, 49], levator scapulae [49] und pectoralis [49] zu lösen.

20.11.2 Assoziierte Triggerpunkte

Die Mm. scalenus anterior und medius sind oft gemeinsam betroffen. Wenn der M. scalenus minimus Triggerpunkte enthält, sind gewöhnlich *alle vier Mm. scaleni* betroffen. Der *M. sternocleidomastoideus* ist bei heftiger oder angestrengter Atmung ein wichtiges Mitglied der funktionellen Einheit und wahrscheinlich ebenfalls betroffen, wenn die Triggerpunkte in den Mm. scaleni bereits seit einiger Zeit aktiv waren.

Aktive Triggerpunkte in den Mm. scaleni treten wahrscheinlich in Verbindung mit Triggerpunkten in den *Mm. trapezius (Pars descendens), M. sternocleidomastoideus und splenius capitis* auf [74]. Entsprechende Berichte liegen vor.

Satellitentriggerpunkte können sich in verschiedenen Arealen bilden, in die die Mm. scaleni Schmerz übertragen. Sowohl der *M. pectoralis major* als auch der *M. pectoralis minor* entwickeln Triggerpunkte in Abschnitten, die der Ausbreitung des vom M. scalenus anterior übertragenen vorderen Thoraxschmerzes entsprechen. Satellitentriggerpunkte im *Caput longum des M. biceps brachii* entsprechen dem Skalenusmuster des hinteren Armschmerzes und Triggerpunkte im *M. deltoideus* [26] dem anterioren Muster. Im dorsalen Unterarm manifestiert sich Skalenusschmerz zwar seltener, sekundäre Triggerpunkte entwickeln sich dagegen gern in den Mm. extensores carpi radiales, extensor digitorum und extensor carpi ulnaris [26] sowie im M. brachioradialis.

Sobald im lateralen Teil des M. brachialis Satellitentriggerpunkte der Mm. scaleni entstanden sind, leiten beide Schmerzen in den Daumen und machen ihn besonders empfindlich.

Sofern der M. omohyoideus (Kapitel 12) Triggerpunkte entwickelt und daher verspannt ist, zieht er sich wie ein einschnürendes Band über den Plexus brachialis [62]. Der verspannte Muskel tritt deutlich hervor, wenn der Kopf zur Seite geneigt ist, und wird leicht mit der Pars descendens des M. trapezius oder einem der Mm. scale-

ni verwechselt. Wenn der M. omohyoideus Triggerpunkte enthält, sind die Mm. trapezius und scaleni nicht mehr vollständig dehnbar und müssen folglich ebenfalls gelöst werden.

▬▬▬ 20.12 Lösung von Triggerpunkten

(Abb. 20.12)

20.12.1 Lagerung des Patienten

Wenn der Patient im Sitzen behandelt werden soll, vergewissert sich der Therapeut zunächst, dass Becken und Schultergürtel des Patienten horizontal ausgerichtet sind. Ungleich große Beckenhälften werden durch eine Unterlage unter einem Tuber ischiadicum ausgeglichen. Sie richtet die Wirbelsäule auf und bringt die beiden Schultern auf eine Höhe. Dies ist Bedingung für das Entspannen überlasteter Halsmuskeln. Der Patient rutscht auf der Sitzfläche ein wenig nach vorn, lehnt sich bequem gegen die Rückenlehne und schiebt die Hand der betroffenen Seite unter den Oberschenkel, damit Schultergürtel und Brustkorb fixiert sind. Der andere Arm ruht im Schoß oder auf der Armlehne (Abb. 20.12). Der Patient wird gebeten zu entspannen und die Schultern fallen zu lassen. Die Entspannung wird nötigenfalls gefördert, indem der Patient einige Male langsam und tief einatmet, sich um eine *Zwerchfallatmung* bemüht und dann auf langsames, entspanntes Ausatmen konzentriert.

20.12.2 Sprühen und Dehnen

M. scalenus anterior
Einleitend wird der Muskel mit einigen Sprühbahnen gekühlt. Der Therapeut neigt dann Kopf und Hals des Patienten zur kontralateralen Seite und *ein wenig* nach hinten. Der Kopf des Patienten ruht dabei am Körper des Therapeuten. Kühlspray oder Eis wird zunächst im Faserverlauf des M. scalenus anterior und über das Thoraxschmerzmuster aufgebracht (Abb. 20.12A), anschließend nochmals über den Muskel zur Vorder- und Rückseite des Oberarmes und abwärts bis zu Daumen und Zeigefinger (Abb. 20.12B). Der Therapeut dreht dann das Gesicht des Patienten zur Seite des betroffenen M. scalenus anterior, wie in Abbildung 20.14D

dargestellt, und nimmt neue Vorspannung auf. Abschließend werden wiederum Kühlmittelbahnen abwärts über den Muskel und den Rücken gezogen, sodass die Übertragungsschmerzzone und der Margo medialis scapulae abgedeckt sind (Abb. 20.12.B).

Mm. scalenus medius und posterior

Um diese beiden Muskeln zu dehnen, werden Kopf und Hals des sitzenden Patienten wieder zur Gegenseite der betroffenen Muskeln (zur kontralateralen Schulter) geneigt und am Körper des Therapeuten abgestützt (Abb. 20.10). Wenn besonders der M. scalenus *posterior* gedehnt werden soll, dreht der Patient das Gesicht von der Seite des betroffenen Muskels weg. Bei der Dehnung des M. scalenus *medius* ist das Gesicht in Neutralstellung nach vorn gerichtet. Wenn der Kopf des Patienten zwischen Hand und Körper des Therapeuten ruht, kann dieser gleichzeitig vertikale Traktion am Hals üben. Das Gefühl, abgestützt zu sein und die Entlastung vom Druck auf die zervikalen Strukturen erleichtert es dem Patienten, die Nackenmuskeln zu entspannen und unterbindet störende Haltungsreflexe.

Die Bahnen mit Kühlspray oder Eis sollten dem Verlauf der Muskelfasern folgen, die gedehnt werden sollen. Während er einen M. scalenus und sein Übertragungsschmerzmuster mit Kühlmittel in parallelen Bahnen überzieht, muss der Therapeut darauf achten, dass auch die Zonen abgedeckt werden, in denen der Patient spontane Schmerzen angegeben hat. Man erreicht im Allgemeinen einen größeren Bewegungsumfang und damit dauerhaftere Besserung, wenn *alle* Teile des zusammengesetzten Schmerzmusters (Abb. 20.1) in die Kühlbehandlung einbezogen werden. Nach dem Sprühen und Dehnen wird sofort eine feuchte Wärmepackung aufgelegt.

Man sollte die Mm. scaleni immer beidseitig kühlen und dehnen, damit keine latenten Triggerpunkte aktiviert und reaktive Krämpfe auf der nicht behandelten Seite ausgelöst werden. Wenn ein verspannter Muskel auf einer Halsseite gedehnt wird, bringt dies den kontralateralen Partner in eine ungewohnt verkürzte Stellung. Falls dann Schmerzen auf der kontralateralen Seite auftreten, muss der reagierende, verkürzte Muskel sofort gekühlt und gedehnt werden. Die Mm. scaleni können beidseitig Triggerpunkte enthalten, da sie alternierend den Hals stabilisieren und beide an der Atmung beteiligt sind.

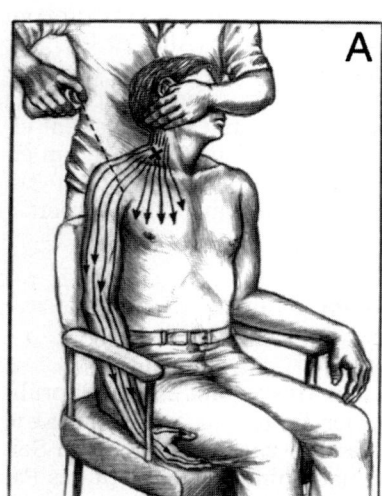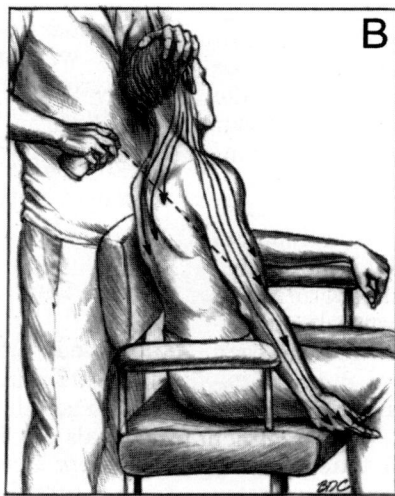

Abb. 20.12: Dehnungshaltungen und Sprühmuster für die rechten Mm. scaleni. Der Patient fixiert die rechte Hand unter dem Oberschenkel. **A:** Ansicht von vorn. Zu sehen sind der anteriore und anterolaterale Teil des Sprühmusters. **B:** Ansicht von lateral. Gezeigt sind der posteriore und posterolaterale Teil des Sprühmusters. Für jeden der Mm. scaleni sollte im gesamten Muster gesprüht werden. Um die Mm. scaleni zu verlängern, wird der Hals des Patienten von der betroffenen Seite *weg* lateralflektiert. Der Therapeut umfasst den Kopf des Patienten und rotiert ihn entsprechend dem jeweiligen Faserverlauf. Er bemüht sich um eine „Feinabstimmung" der Bewegung, um die verkürzten Fasern zu verlängern. Das Gesicht ist wie in A dargestellt von der Seite der betroffenen Mm. scaleni abgewendet und nach vorn gerichtet, wenn der M. scalenus medius verspannt ist, und zur Seite des betroffenen Muskels, wenn der M. scalenus anterior triggerpunktbedingte Verspannungen zeigt, wie in Abbildung 20.14D für die Selbstdehnung veranschaulicht. Die Technik, mit der eine hochgestellte erste Rippe deblockiert wird (Abb. 20.11) eignet sich auch zum Lösen aller drei Mm. scaleni.

Bei einem anderen Ansatz legt sich der Patient auf den Rücken und nimmt eine passive *Selbstdehnung* der Mm. scaleni vor, wie in der Lateralflexionsübung in Kapitel 20.14 beschrieben wird (Abb. 20.14). Das Kühlmittel wird gleichzeitig und wie oben beschrieben über die Mm. scaleni, die gerade gedehnt werden, aufgebracht, und anschließend über die Übertragungsschmerzzonen an Thorax und Arm. Damit auch dorsal gesprüht werden kann, muss sich der Patient zwischenzeitlich auf die Seite drehen und dann in die entspannte Rückenlage zurückkehren, um die passive Selbstdehnung fortzuführen. Bei dieser Lagerung ist es umständlicher, die Schmerzübertragungszonen am oberen Rücken und dem Schulterblatt zu besprühen. Andererseits eignet sie sich für Entspannung und Dehnung besser und gestattet es dem Patienten, die Selbstdehnungstechnik für die häusliche Anwendung zu erlernen.

20.12.3 Andere Lösungsverfahren und weiterführende Überlegungen

Lewit beschreibt und veranschaulicht ein *von der Schwerkraft unterstütztes* Lösungsverfahren für die Mm. scaleni. Es eignet sich insbesondere für die Mm. scaleni medius und posterior. Der Patient liegt dabei auf der nicht betroffenen Seite. Diese postisometrische Relaxation stellt ein sanftes, wirksames Verfahren dar, das sich gut in ein häusliches Selbstdehnungsprogramm einbauen lässt. Der Patient wird angewiesen, nach oben zu blicken und dabei einzuatmen (Kontraktionsphase für die Mm. scaleni in dieser Stellung), Atem und Stellung ungefähr für sechs Sekunden zu halten, dann langsam auszuatmen und Kopf und Hals auf die Behandlungsliege sinken zu lassen (Relaxationsphase). Der Zyklus sollte dreimal wiederholt werden. Falls der Patient fehlerhaft atmet, sollte er korrigiert und so geschult werden, dass Bauchatmung für ihn zur Routine wird (siehe auch Kapitel 20.14) [33].

Lösen durch Druckanwendung in Kombination mit langsamer, entspannter Atmung ist ein weiteres Verfahren, um Triggerpunkte in den Mm. scaleni zu inaktivieren. Auch indirekte Techniken sind wirkungsvoll, vor allem wenn sie mit gezielter Druckanwendung kombiniert werden (Kapitel 3.12).

Die vollständige Verlängerung der Mm. scaleni ist oft nur möglich, *wenn Parallelmuskeln ebenfalls gelöst* werden, die durch Triggerpunkte verspannt sind und die Lateralflexion des Halses beeinträchtigen. Das gilt für die Pars descendens des M. trapezius und den Caput sternale und Caput claviculare des M. sternocleidomastoideus. Seltener tritt ein verspannter M. omohyoideus unter der Haut hervor. Er erinnert an ein Seil, das über andere Strukturen des Halses zieht und am Schulterblatt ansetzt. Falls er Triggerpunkte enthält, verhindert er eine vollständige Dehnung der Mm. scaleni und sollte ebenfalls gelöst werden (Kapitel 12).

In der Regel finden die Patienten nachts besser Schlaf, wenn sie auf der Seite der betroffenen Mm. scaleni liegen. Falls das wegen Triggerpunkten in den posterioren Skapulamuskeln ausgeschlossen ist (z. B. wegen des M. infraspinatus), sollten die betreffenden Triggerpunkte inaktiviert werden, damit der Patient ungestört auf der bevorzugten Seite liegen kann.

▬▬ 20.13 Infiltration von Triggerpunkten

(Abb. 20.13)
Wenn die Nadel einen aktiven Triggerpunkt durchdringt, folgt eine sichtbare oder palpierbare lokale Zuckungsreaktion. Der Arzt sollte genau darauf achten, während er die Mm. scaleni infiltriert, da sie die richtige Platzierung der Kanüle bestätigt.

20.13.1 Mm. scalenus anterior und medius

Long empfahl die Infiltration mit Procain, um triggerpunktbedingte myofasziale Schmerzen in den Mm. scaleni zu lindern [40]. Eine von Chirurgen durchgeführte Studie ergab, dass die Schmerzlinderung durch Infiltration des M. scalenus anterior mit 1,0 % Lidocain die Prognose einer Skalenotomie nicht beeinflusste [61]. Allerdings wurde nicht untersucht, wie die Infiltrationen letztendlich therapeutisch wirken, und es wurden auch nicht gezielt Triggerpunkte infiltriert.

Zur Infiltration von Triggerpunkten der Mm. scalenus anterior und medius liegt der Patient auf dem Rücken und dreht den Kopf leicht von der betroffenen Seite weg (Abb. 20.13). Man kann Kopf und Schulter mithilfe eines Kissens leicht anheben, sodass die Mm. sternocleidomastoideus und trapezius erschlaffen.

Die vertikale Rinne zwischen den Mm. scalenus anterior und medius, in der der Plexus brachialis verläuft, wird palpatorisch identifiziert, wie in Kapitel 20.9 beschrieben. Die Kanüle wird vom Nerven weg eingestochen und in Richtung auf die Mm. scalenus anterior oder medius vorgeschoben. Weiter kranial, wo man die zentralen Triggerpunkte der Mm. scaleni findet, kann diese Rinne schwer auszumachen sein, wenn man sie nicht von der ersten Rippe an aufwärts verfolgt.

Der häufigste Triggerpunkt im M. scalenus anterior befindet sich entweder unter oder nahe der V. jugularis externa (Abb. 20.8). Mit seiner freien Hand schiebt der Arzt das Caput claviculare des M. sternocleidomastoideus und die V. jugularis zur Seite und palpiert den M. scalenus auf feste muskuläre Knötchen in verspannten Faserbündeln, sowie auf druckschmerzhafte Stellen, die bei Kompression den bekannten Schmerz hervorrufen. Meist sind mehrere verspannte Muskelbündel mit aktiven Triggerpunkten palpierbar. Zwischen Zeigefinger und Mittelfinger wird ein Muskelbündel am Triggerpunkt erfasst und für die Infiltration fixiert. Während und nach der Infiltration wird Hämostase geübt. Die Kanüle sollte mit ausreichendem Abstand zur Lungenspitze eingestochen werden, die sich gewöhnlich etwa 2,5 cm über die Klavikula hinaus erstreckt [2]. *Sämtliche* Infiltrationen der Mm. scaleni werden mindestens 3,8 cm oberhalb der Klavikula vorgenommen.

Die aktiven Triggerpunkte der Mm. scaleni befinden sich normalerweise auf halber Strecke zwischen Schlüsselbein und Proc. mastoideus. Mit zwei Fingern wird das Knötchen des betreffenden Triggerpunktes umfasst, ein Finger tastet

die Rinne für den Plexus brachialis. Zur Infiltration des M. scalenus anterior wird die Nadel vor dieser Rinne vorgeschoben, zur Infiltration des M. scalenus posterior hinter ihr (dorsal).

Der Arzt sieht den Hals von der Seite. Wenn die Kanüle aus diesem Blickwinkel zu tief eingestochen wird, zu weit kranial und ein bisschen zu weit anterior, können das Ganglion stellatum oder der Truncus sympathicus anästhesiert und ein vorübergehendes Horner-Syndrom ausgelöst werden. Das Ganglion stellatum liegt meistens ventral vor dem Ursprung der ersten Rippe am Übergang vom Köpfchen zum Hals [11].

Die Spinalnerven C_4–C_7 und der Truncus inferior des Plexus brachialis treten durch die Skalenuslücke und kreuzen dann vor dem unteren Abschnitt des M. scalenus medius (Abb. 20.9). Die Infiltration der Triggerpunkte in den multiplen dünnen Muskelschichten eines betroffenen M. scalenus medius oberhalb dieser Nerven verlangt Sorgfalt und Geduld. Der Patient sollte darauf vorbereitet werden, dass es durch Anästhesie der Nervenstränge im Arm vorübergehend zu einem Taubheitsgefühl und Schwäche kommen kann. Die Triggerpunkte der Mm. scaleni übertragen oft einen heftigen, scharfen Schmerz zum Arm und zur Hand, wenn die Injektionsnadel sie durchdringt. Die Empfindung ähnelt sehr einem neurogenen Schmerz, muss aber nicht auf einem Kontakt der Kanüle mit Fasern des Plexus brachialis beruhen. Wenn die Kanüle einen Triggerpunkt durchdringt, folgt anders als bei der Penetration eines Nerven immer eine lokale Zuckungsreaktion. Es wird eine 2,5 cm lan-

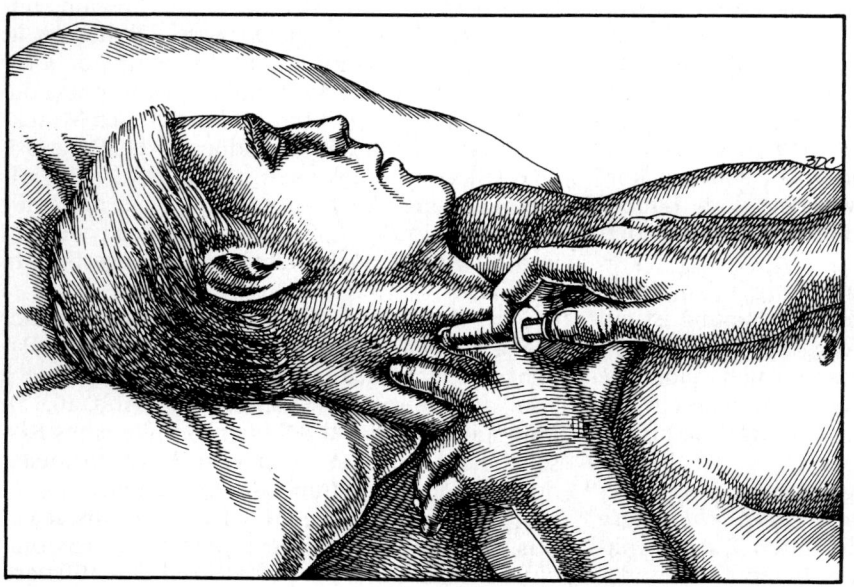

Abb. 20.13: Infiltration des M. scalenus medius. Der Patient liegt in Rückenlage. Der Arzt umfasst den M. scalenus medius mit den Fingern, während sein Zeigefinger über der Rinne zwischen den Mm. scaleni anterior und medius liegt, in der der Plexus brachialis verläuft. Die Kanüle wird nach posterior und von dieser Rinne fort gerichtet, um die Fasern des Plexus nicht zu verletzen.

ge Injektionsnadel von 23 oder 24 G verwendet. Nach der Infiltration wird durch Druck Hämostase geübt. Blutungen in die Mm. scaleni verursachen örtliche Irritation und einen ausgeprägte Nachschmerzen.

Bei Rachlin findet sich eine Darstellung der Infiltration der Mm. scaleni, die die Beziehung zwischen M. scalenus medius und dem Plexus brachialis anatomisch unrealistisch wiedergibt [54]. Voraussetzung für eine unbedenkliche Infiltration dieser Muskeln ist es aber, dass diese anatomischen Beziehungen verstanden und die wichtigsten Strukturen eindeutig lokalisiert werden, damit die Kanüle präzise eingestochen werden kann.

20.13.2 M. scalenus posterior

Für die Infiltration des M. scalenus posterior liegt der Patient auf der nicht behandelten Seite. Er dreht dem Therapeuten den Rücken zu und hat den Kopf leicht zur betroffenen Seite gedreht, damit der obere Anteil des M. trapezius erschlafft und der Therapeut ihn zur Seite schieben kann (Abb. 20.7. verdeutlicht den Grund). Es wird ähnlich vorgegangen, wie von Kraus beschrieben [32]. Der M. levator scapulae wird dort lokalisiert, wo er an der Nackenbasis unter dem M. trapezius hervortritt. Anterior ist dann der M. scalenus posterior zu palpieren. Seine Triggerpunkte werden von hinten erreicht. Da der Muskel tief zwischen anderen Muskeln liegt, wird eine Injektionsnadel von 3,8 cm Länge und 22 G benutzt. Um zu verhindern, dass die Nadel in den Interkostalraum eindringt, wird sie tangential zu den Rippen und nach medial ausgerichtet vorgeschoben. Der M. scalenus posterior wird von derselben Einstichstelle aus infiltriert wie auch der obere Triggerpunkt des M. levator scapulae. Wenn die Nadelspitze einen Triggerpunkt im M. scalenus posterior erreicht, spürt der Patient gewöhnlich Übertragungsschmerz in der Region des M. triceps brachii.

Nach der Triggerpunktinfiltration in allen Mm. scaleni werden die Muskeln gekühlt und gedehnt. Anschließend wird eine feucht-warme Packung aufgelegt. Danach beugt der Patient Kopf und Hals aktiv im vollen Bewegungsausmaß nach beiden Seiten, wobei er auf dem Rücken liegt.

20.13.3 M. scalenus minimus

Sofern ein M. scalenus minimus vorhanden ist, sind seine Triggerpunkte normalerweise für ein

Verfahren wie Sprühen und Dehnen nicht zugänglich. Es muss infiltriert werden, wenn die charakteristische lokale Druckschmerzhaftigkeit und der Übertragungsschmerz fortbestehen und die anderen Mm. scaleni keine Triggerpunkte enthalten. Der M. scalenus minimus kann von derselben Einstichstelle aus infiltriert werden wie der untere Triggerpunkt des M. scalenus anterior. Die Kanüle wird mindestens 3,5 cm oberhalb des Schlüsselbeines gerade und nicht aufwärts (*keinesfalls* nach unten, auf die Lungenspitze zu) durch den M. scalenus anterior und in Richtung auf einen Querfortsatz eingestochen. Sie durchquert den Raum oberhalb der A. subclavia, bevor sie auf den M. scalenus minimus trifft (Abb. 20.3). Dieser Muskel darf nicht unterhalb der triggerpunktbedingt druckempfindlichen Stelle infiltriert werden. Der Arzt sollte sich gründlich mit den anatomischen Beziehungen dieses Muskels vertraut gemacht haben, bevor er eine Infiltration in Angriff nimmt. Es wird eine 3,8 cm lange Injektionsnadel von 23 G verwendet. Direkt anschließend wird mit Sprühen und Dehnen und feuchter Wärme nachbehandelt.

■■■ 20.14 Korrigierende Maßnahmen

(Abb. 20.14–20.16)
Der Patient wird nur dann langfristig von seinen Muskelschmerzen befreit, wenn es gelingt, Fehlhaltungen zu korrigieren und ihn in eine sinnvolle, unbedenkliche Körpermechanik einzuführen. In Kapitel 41 dieses Buches werden Haltungskorrektur und Körpermechanik besprochen.

Fast immer tragen mehrere Faktoren dazu bei, wenn Triggerpunkte in den Mm. scaleni aktiviert oder reaktiviert werden. Vielleicht erreicht man eine gewisse Besserung, wenn ein Faktor ausgeschaltet wird. Eine langfristig anhaltende Besserung setzt jedoch im Allgemeinen voraus, dass man alle wichtigen, das Geschehen begünstigenden Faktoren ausfindig macht und behebt und den betroffenen Muskel spezifisch behandelt.

Patienten mit Triggerpunkten in den Mm. scaleni sollten sich um Folgendes bemühen: Dehnung, koordinierte Atmung, Verminderung von haltungs- und funktionsbedingtem Stress, und sie sollten ihren Körper warm halten.

20.14.1 Dehnen

(Abb. 20.14)
Die Genesung vieler Patienten mit Triggerpunkten in den Mm. scaleni hängt ganz entscheidend davon ab, dass sie diese Muskeln zu Hause täglich passiv dehnen. Dazu lateralflektieren sie den Hals. Der Patient liegt auf dem Rücken. Er senkt die Schulter der Seite, die gedehnt werden soll, schiebt die Hand unter das Gesäß und fixiert sie auf diese Weise (in der Abbildung die rechte Seite; Abb. 20.14A). Mit der kontralateralen Hand greift er über den Kopf zum Ohr, unterstützt die Neigung von der betroffenen Seite weg und konzentriert sich darauf, die Halsmuskeln zu entspannen. Der Kopf wird in einer gleichmäßigen Bewegung sanft zur Schulter gezogen. Je nach Grad der Kopfrotation wird einer der drei Mm. scaleni besonders gedehnt.

Zur Dehnung des *M. scalenus posterior* zieht der Patient mit einer Hand Kopf und Hals sanft *von der betroffenen Seite weg* in Lateralflexion und dreht dann auch das Gesicht weg. Um den M. scalenus anterior zu dehnen, dreht er das Gesicht aus der Lateralflexion *zur* betroffenen Seite hin, während er bei der Dehnung des M. scalenus medius gerade zur Decke blickt (Neutralstellung) oder ein wenig zum ziehenden Arm. Er führt die Dehnung vor allem in die Richtungen aus, in denen sich die Muskeln besonders fest anfühlen, hält jede Dehnungsposition, während er langsam bis sechs zählt, atmet dabei langsam ein und aus und lässt den Muskeln Zeit zu entspannen. Danach nimmt er neue Vorspannung auf. Anschließend wird der Kopf in die Neutralstellung gebracht. Die Pause zwischen den passiven Dehnungen bei tiefer Bauchatmung hilft den Muskeln, vollständig zu

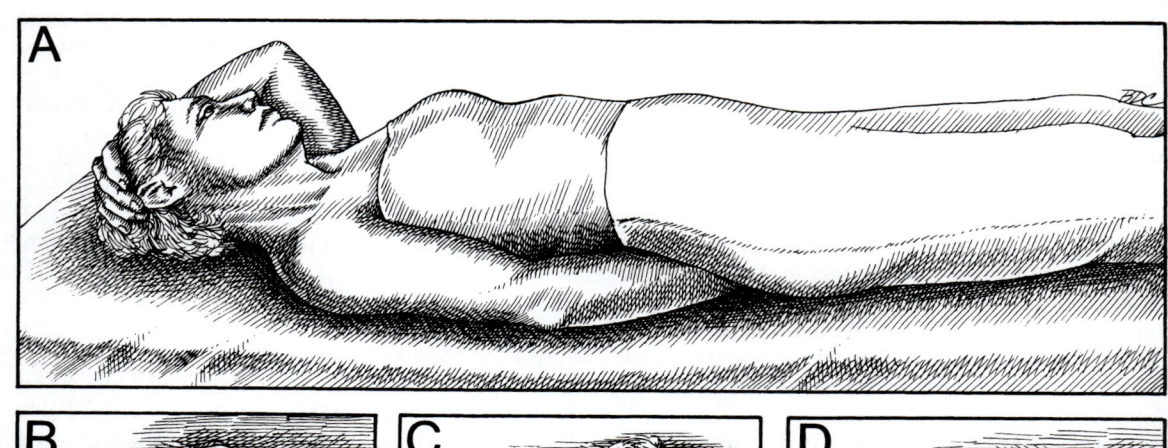

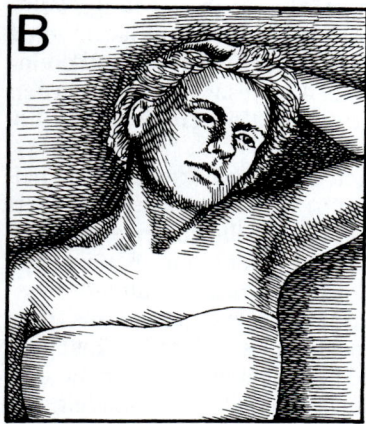 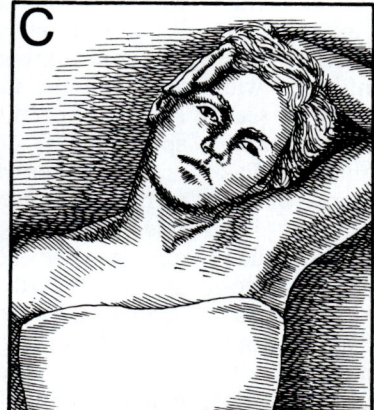 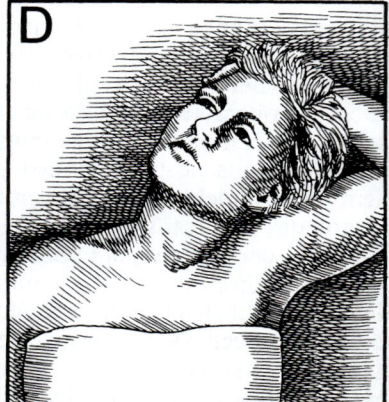

Abb. 20.14: Lateralflexion des Halses. Die Patientin liegt auf dem Rücken. Jede passive Dehnungsstellung spricht einen der drei wichtigeren Mm. scaleni an. Die Übung sollte immer beidseitig ausgeführt werden. **A:** Die Hand der Seite, die gedehnt werden soll, wird unter dem Gesäß fixiert. Die kontralaterale Hand wird über den Kopf gelegt und unterstützt die Seitneigung von der Seite mit den Triggerpunkten *weg.* **B:** Zur Dehnung des M. scalenus posterior wird das Gesicht vom betroffenen Muskel weg gedreht. **C:** Das Gesicht ist direkt nach oben gerichtet, um den M. scalenus medius zu dehnen. **D:** Zur Dehnung des M. scalenus anterior wird das Gesicht dem betroffenen Muskel zugewendet.

entspannen. Die Übung sollte immer beidseitig ausgeführt werden. Besonders wirkungsvoll ist sie, wenn die Haut über den Mm. scaleni zuvor für 10–15 Minuten mit einer feuchten Packung angewärmt wurde.

Lewit beschreibt und illustriert eine weitere effektive Selbstdehnungsübung, bei der die Wirkung der Schwerkraft und postisometrische Relaxation genutzt werden, um die Mm. scaleni zu entspannen [33]. Die Übung wird in Kapitel 20.12 beschrieben.

Eine wirkungsvolle aktive Übung ist auch die für den Skalenuskrampftest benutzte Bewegung (Abb. 20.4). Der Kopf wird so weit wie möglich zu einer Seite rotiert und das Kinn dann zur Schulter gesenkt. Anschließend wird der Kopf in die Neutralstellung gedreht, und der Patient atmet tief. Der Ablauf wird zur Gegenseite wiederholt. Auf diese Weise werden die Mm. scaleni beidseitig abwechselnd kontrahiert und gedehnt. Es werden täglich vier Zyklen ausgeführt. Diese Übung eignet sich als aktive Anschlussübung an die passive Lateralflexion des Halses.

20.14.2 Koordinierte Atmung

(Abb. 20.15 und 20.16)
Patienten, die normalerweise paradox atmen, sollten lernen, koordiniert zu atmen. Paradoxe Atmung ist *häufig* die Ursache für einen Fehlgebrauch und eine Überlastung der Mm. scaleni. Patienten nach einer Bauchoperation praktizieren sie oft, und auch Personen, die ständig den Bauch einziehen, um schlanker zu wirken. Paradox atmende Patienten beklagen sich oft, sie seien „ständig außer Puste" oder kurzatmig, wenn sie telefonieren.

Wenn das Zwerchfell normal kontrahiert, schiebt es den Inhalt des Bauchraumes in Richtung auf das Becken. Der Leib wölbt sich vor, und das Lungenvolumen im unteren Brustraum vergrößert sich. Bei normaler Ruheatmung kontrahiert das Zwerchfell koordiniert, während sich der untere Thorax erweitert und der Brustkorb anhebt, wodurch sich das Lungenvolumen insgesamt vergrößert. Bei paradoxer Atmung fungieren Thorax und Abdomen gegenläufig: Beim Einatmen weitet sich der Brustkorb (nach oben und zu den Seiten), während der Bauch sich einzieht, dabei das Zwerchfell anhebt und das Lungenvolumen verringert. Beim Ausatmen geschieht das Gegenteil. Folglich hat der normale Versuch, Luft zu holen, nur ungenügenden Erfolg, weshalb die Muskeln des *oberen* Thorax

und insbesondere die Mm. scaleni, übermäßig arbeiten, um den Luftaustausch zu optimieren. Grund für die muskuläre Überlastung ist die unzureichende Koordination unter den wichtigsten Komponenten des Atmungsapparates. In Kapitel 45 wird die Mechanik der normalen Atmung detailliert dargestellt und in den Abbildungen 45.8 und 45.9 veranschaulicht.

Paradox atmende Patienten müssen lernen, die Zwerchfell- (Bauch-) und Brustatmung zu synchronisieren, wenn sie ihre Mm. scaleni entlasten wollen (Abb. 20.15). Das obere Teilbild dieser Abbildung (Abb. 20.15A) stellt das ungünstige Atemschema dar: Die Bauchdecke wird eingezogen, während sich der Brustkorb anhebt. Der Patient lernt, ein paradoxes Atemmuster zu erkennen, indem er eine Hand auf den Bauch, die andere auf den Brustkorb legt und dann tief atmet. Bei paradoxer Atmung wird der Luftstrom hauptsächlich zwischen oberem und unterem Brustraum bewegt, und es tritt nur wenig Luft in die Lungen ein und wieder hinaus. Zwerchfell, Bauch- und Interkostalmuskeln bekämpfen sich förmlich, anstatt zu kooperieren.

Um die normale Bauchatmung zu erlernen, legt sich der Patient eine Hand auf den Brustkorb und die andere auf den Bauch (Abb. 20.15B). Reine Bauchatmung erlernt er am einfachsten, wenn er den Brustkorb in der abgesenkten Stellung fixiert (Abb. 20.15C) und sich darauf konzentriert, abwechselnd das Zwerchfell und die Bauchmuskeln zu kontrahieren (das Abdomen wölbt sich in der Einatmung vor und senkt sich beim Ausatmen). Wenn er die störungsfreie Bauchatmung ohne Anstrengung beherrscht, lernt der Patient, die Brust- und Bauchatmung in der Einatmung (Abb. 20.15.D) und der Ausatmung (Abb. 20.15.B) zu koordinieren. Bei koordinierter Atmung heben und senken sich Thorax und Abdomen gleichzeitig. Der Patient wird bemerken, dass sich seine Hände beim Ausatmen annähern und beim Einatmen voneinander entfernen. Die Hände heben und senken sich *gleichzeitig*. Vielleicht hilft es dem Patienten, sich vorzustellen, wie er bei tiefer, normaler und koordinierter Einatmung die „Eimerhenkel" zur Seite führt (laterale Weitung des unteren Thorax) und das Sternum anhebt (den „Pumpenschwengel" hochzieht). Oft erhält er durch die Position der Hände auf dem Körper ein Feedback, das es ihm erleichtert, sich diese Atemtechnik anzueignen.

Der Patient sollte das *koordinierte* Atmen im Tagesverlauf mehrfach üben, insbesondere bevor er sich zur Nachtruhe zurückzieht. Die Inspiration sollte langsame vier Zählzeiten, die Exspirati-

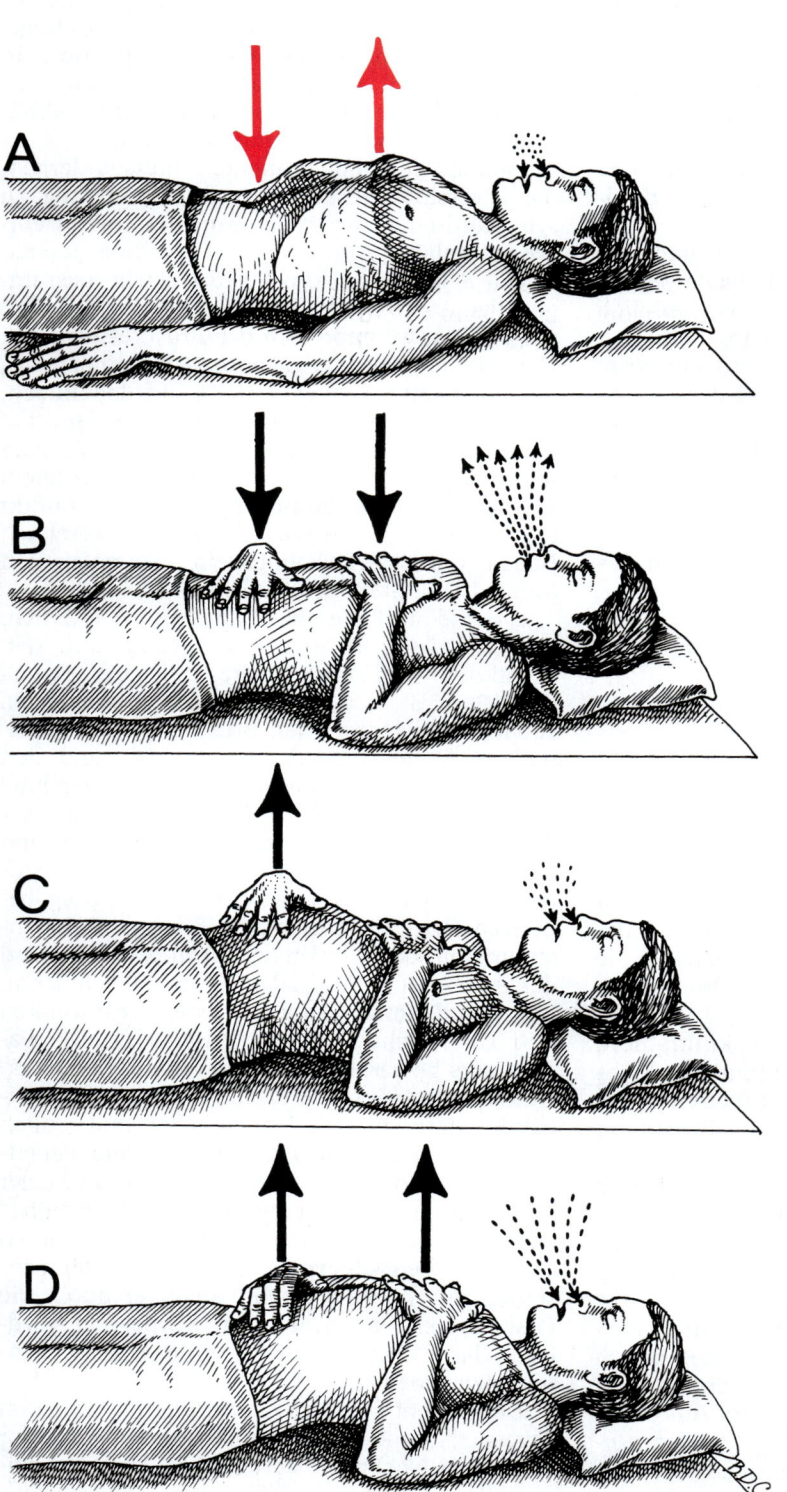

Oberer Rücken

Abb. 20.15: Erlernen eines normalen Respirationsschemas. Der Patient befindet sich in Rückenlage. Er lernt, sich den Atmungsvorgang bewusst zu machen, indem er Position und Bewegungen der Hände erspürt. **A:** falsche, paradoxe Atmung (*rote Pfeile*). Das Abdomen senkt sich, der Brustkorb hebt sich an. **B:** erster Schritt mit vollständiger Ausatmung. **C:** Inspiration nur mit dem Zwerchfell. Das Abdomen wölbt sich vor, der Thorax bleibt abgesenkt. **D:** Synchronisation von Thorax und Zwerchfell bei tiefen Atemzügen. Der Patient konzentriert sich auf gleichläufige Bewegungen von Thorax und Abdomen. Dies ist das normale, koordinierte Respirationsschema.

on ebenso lange dauern, gefolgt von vier Zeiten Pause mit „Halten und Entspannen", um Tempo und Rhythmus zu optimieren. Der Patient sollte sich diese koordinierte Atmung im Tagesverlauf immer wieder ins Bewusstsein rufen.

Wenn der Patient gelernt hat, in Rückenlage richtig zu atmen, muss er das Gelernte auf die aufrechte Position übertragen. Einige wenige Patienten erlernen die koordinierte Atmung leichter im Sitzen als im Liegen. Der Patient nimmt auf einem Stuhl mit flachem, hartem Sitz Platz (Abb. 20.16). Er kippt das Becken nach vorn und unten (vertieft damit die Lendenlordose) und atmet langsam und tief ein. Die anteriore Beckenkippung vergrößert den Abstand zwischen vorderer Brustwand und Symphysis pubis.

Dadurch wird es einfacher, beim Einatmen das Zwerchfell zu kontrahieren und das Abdomen vorzuwölben. Anschließend wird das Becken nach hinten gekippt (posteriore Beckenkippung oder Einrollen des Abdomens), der Patient beugt sich ein wenig vor und atmet aus. Dadurch steigt der Intraabdominaldruck und schiebt das entspannte Zwerchfell nach oben.

Ein Hilfsmittel erleichtert es dem Patienten vielleicht, sich die Bauchatmung vorzustellen: Man schnallt ihm einen Gurt fest um den oberen Brustkorb, während er auf dem Rücken liegt und in der in Abb. 20.15C dargestellten Weise übt. Damit wird die reine Bauchatmung verstärkt, sodass ihm diese Bewegung bewusst wird. Der Patient kann die Bauchatmung auch

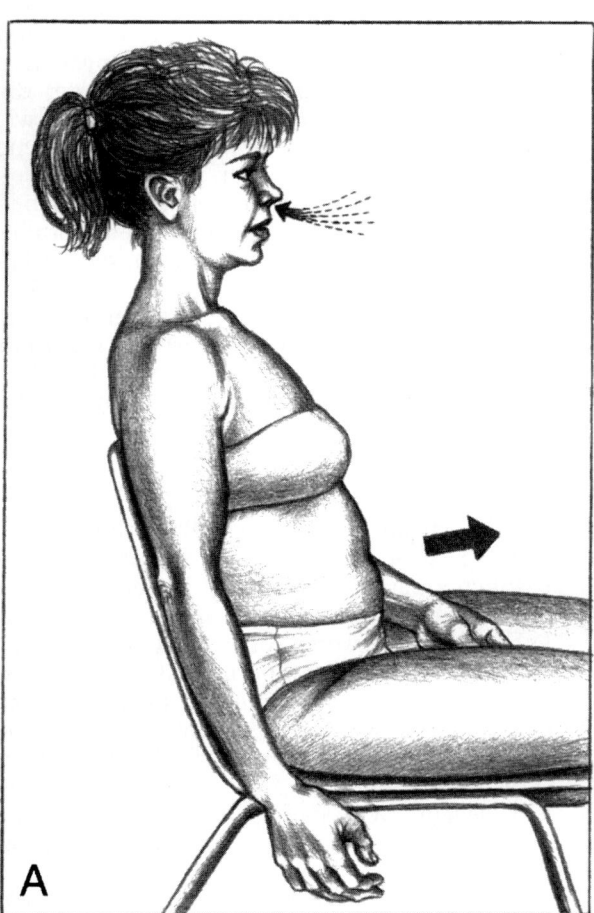

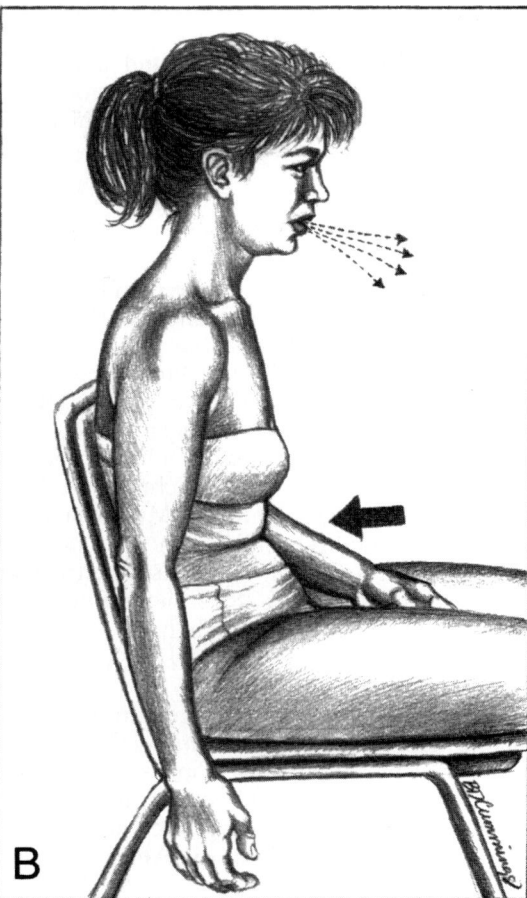

Abb. 20.16: Erlernen der normalen, koordinierten Bauchatmung. Die Patientin sitzt auf einem Stuhl. **A:** Einatmen durch die Nase. Die Patientin lehnt sich ein wenig zurück und lässt das Abdomen sich vorwölben. **B:** nicht forciertes Ausatmen durch leicht geschürzte Lippen. Die Patientin lehnt sich etwas vor. Der Druck auf den Unterbauch hilft, das Zwerchfell nach oben zu schieben und die Luft auszustoßen. Anschließend lehnt sie sich zurück und beginnt einen neuen Atemzyklus. Wenn sich ein regelmäßiger, entspannter Rhythmus etabliert hat, sollte dieser beibehalten werden, während die Schaukelbewegung im Becken schrittweise reduziert wird. In einem Schaukelstuhl läuft der Lernprozess ganz natürlich ab.

Oberer Rücken

erlernen, indem er sich auf einer festen Unterlage auf den Bauch legt. In dieser Stellung ist durch das Körpergewicht kaum Brustatmung möglich und der Patient daher gezwungen, mit dem Bauch zu atmen.

Es fehlt noch an Methoden, um die Patienten synchronisierte Atmung zu lehren und sie zu motivieren, ständig auf diese Weise zu atmen.

20.14.3 Verminderung von Haltungs- und Bewegungsbelastung

Medizinische Maßnahmen sind geboten, wenn die Atemhilfsmuskulatur durch Husten und Niesen übermäßig beansprucht wird (z. B. bei Patienten mit allergischer Rhinitis, Bronchitis, Pneumonie, Emphysem, Asthma und Sinusitis). Schwere Hustenanfälle können mit geeigneten Antitussiva gedämpft werden, und der Patient kann lernen, dem Hustenreflex zuvorzukommen oder ihn zu unterdrücken, indem er sich räuspert anstatt zu husten.

Körperasymmetrie

Eine geneigte Schultergürtelachse die gelegentlich auf eine funktionelle Skoliose zurückgeht, der wiederum eine Beinlängendifferenz und/oder unterschiedlich große Beckenhälften zu Grunde liegen können, überlastet die Mm. scaleni ständig, die ja den Hals so weit aufrichten müssen, dass die Augen in die erforderliche Horizontalstellung kommen. Wenn eine Beinlängendifferenz oder Größendifferenz der Beckenhälften von nur 1 cm, manchmal weniger, nicht ausgeglichen wird, können Triggerpunkte der Mm. scaleni trotz aller Behandlungsbemühungen fortbestehen. Diagnose und Korrektur dieser Asymmetrien werden in Kapitel 4.14 und 48.14 dieses Buches und in Band 2 (Kapitel 4) besprochen.

Körpermechanik

Der Patient sollte keine sperrigen, unhandlichen Pakete transportieren, die er mit gestreckten Armen vor dem Körper tragen muss. Er darf auch nicht kraftvoll zerren, ziehen oder reißen. Wann immer solche Kraftanstrengungen unausweichlich sind, muss er bewusst die Anspannung der Halsmuskeln herabsetzen, indem er die Schultern nicht unnötig hochzieht und den Kopf vorschiebt. Es belastet die Mm. scaleni stark, wenn der intraabdominelle Druck bei geschlossener Glottis ansteigt, etwa beim angestrengten Heben oder beim Pressen. Dem kann der Patient vorbeugen, wenn er mit offenem Mund hechelt und

die Schultern fallen lässt, denn dadurch verhindert er, dass die Mm. scaleni kontrahieren.

Wenn sich der Patient im Bett umdreht, sollte er den Kopf über das Kissen *rollen*, ihn jedoch nicht abheben

Ein Patient mit aktiven Triggerpunkten in den Mm. scaleni, der wegen des Triggerpunktbefalls anderer Muskeln die Dehnungsübung in einer Türöffnung erlernt hat (Abb. 42.9), sollte mit der hohen Armhaltung beginnen und mit der tiefen erst üben, wenn die Mm. scaleni triggerpunkt- und symptomfrei sind.

Haltungsbelastung

Die unteren Ränder eines breiten Brillengestells können den Blick beim Lesen oder Schreiben stören, wenn der Kopf ausbalanciert und aufrecht gehalten wird. Der Patient neigt dann den Kopf nach vorn unten, um über die unteren Ränder zu sehen, verkürzt dadurch längerfristig die vorderen Halsmuskeln und überlastet die Nackenmuskeln. Abb. 16.4 veranschaulicht, wie diesem Problem durch Veränderung der Ebene der Brillengläser zu begegnen ist.

Aktive Triggerpunkte der Mm. scaleni scheinen bei Patienten mit einer einseitigen Hörminderung oft therapierefraktär zu sein, da die Patienten ständig Kopf und Hals drehen, um dem Sprechenden das „gute Ohr" zuzuwenden. Der Patient sollte den ganzen Körper und nicht nur den Kopf drehen und nach anderen Möglichkeiten (z. B. einer Hörhilfe) suchen, um wieder besser zu hören.

Sitzplatz und Beleuchtung

Ein Patient mit hartnäckigen Triggerpunkten in den Mm. scaleni sollte darauf achten, dass insbesondere der Ellenbogen der betroffenen Seite beim Lesen, Schreiben, Nähen, Auto fahren (als Fahrer oder Beifahrer) oder Telefonieren abgestützt ist. Den Telefonhörer sollte er mit der Hand der *nicht betroffenen* Seite halten und bei langen Gesprächen gelegentlich die Hände (jedoch nicht das Ohr) wechseln. Eine Freisprechanlage oder ein Headset lösen das Problem elegant. Keinesfalls sollten diese Patienten den Hörer zwischen Schulter und Ohr klemmen.

Das Licht sollte gerade von oben und *nicht* von der betroffenen Seite auf den Lesetext fallen, weil ansonsten der Kopf zur Gegenseite gedreht wird. Wer oft im Bett liest, sollte die Lichtquelle im Interesse seiner Genesung am Kopfende des Bettes oder irgendwo über seinem Kopf anbringen.

Anheben des Bettes

Wenn das Kopfende des Bettes angehoben wird, zieht der Patient nachts die Schultern nicht mehr hoch. Es wird ein sanfter Zug auf die Mm. scaleni ausgeübt, und sie geraten dadurch nicht in eine verkrampfte, anhaltend verkürzte Stellung (die Triggerpunkte in jedem Muskel aktivieren würde). Eine derartige Verkürzung kann den venösen Abfluss und die Lymphdrainage unterbinden, was sich dann an morgendlichen Ödemen der Hand bemerkbar macht. Oft ist es unmöglich, Triggerpunkte der Mm. scaleni anhaltend zu inaktivieren, wenn das Kopfende des Bettes nicht angehoben wird.

Am einfachsten schiebt man 8–9 cm hoch Klötze oder Telefonbücher unter die Bettfüße am Kopfende und stellt das Bettgestell auf diese Weise schräg. Telefonbücher eignen sich für diesen Zweck besonders gut, weil man nach Bedarf Seiten herausreißen kann. Die Füße des Bettgestells drücken sich schnell ein, es besteht also weniger als bei Holzklötzen die Gefahr, dass sie abrutschen. Wenn unter dem Fußende des Bettes ein Teppich liegt, unter dem Kopfende jedoch nicht, muss dieses zusätzlich angehoben werden.

Der Patient versucht vielleicht, dieselbe Wirkung zu erzielen oder die „Sinusdrainage" zu verbessern, indem er sich nachts auf zwei Kopfkissen bettet. Er könnte sich damit verstärkte Schmerzen einhandeln: Zwei Kopfkissen heben den Kopf zwar an, aber sie flektieren auch den Hals. Dadurch verkürzt sich der M. scalenus anterior und seine Triggerpunkte können sich verschlimmern.

Kopfkissen

Der Patient sollte nur ein einziges weiches, bequemes Kopfkissen benutzen, das seinen Kopf und Hals in Neutralstellung hält. Wenn er auf der betroffenen Seite liegt, werden die Ecken des Kopfkissens zwischen Hals und Schulter gesteckt, um zu verhindern, dass der Kopf flektiert und dadurch die Mm. scaleni anhaltend verkürzen.

Ein Schaumstoffkissen sollte ausrangiert werden, denn es verschlimmert Triggerpunkte in den Mm. scaleni, wenn Kopf und Hals auf dem federnden Kissen schaukeln. Allergiepatienten, die bemüht sind, allergene Füllstoffe zu vermeiden, sollte man davon abraten, sich solch ein Kissen zuzulegen. Empfindliche Patienten nehmen ihr „unbedenkliches" Kissen am besten auf Reisen mit.

Wenn der Patient in Rücken- oder Bauchlage schläft, sollte er auf beiden Seiten die Ecken des Kopfkissens zwischen Schulter und Wange ziehen. Damit ist gewährleistet, dass die Schulter auf der Matratze und nicht auf dem Kopfkissen ruht, und dass die Halswirbelsäule die Brustwirbelsäule verlängert. Außerdem bleiben die Schultern auf diese Weise abgesenkt, sodass Muskeln, die den Brustkorb (Mm. scaleni) oder die Schulterblätter (Mm. levator scapulae und oberer M. trapezius) nicht verkürzen und verkrampfen. Das Kopfkissen hält den Kopf vielmehr in Mittelstellung und lässt die Mm. scaleni beidseitig entspannen (Abb. 7.7A).

Erhalt der Körperwärme

Wenn der Körper auskühlt, besonders in Ruhe, vermindert sich die periphere Durchblutung, was die Reizbarkeit der Skelettmuskulatur steigern kann. Im Bett ist eine elektrische Wärmedecke von unschätzbarem Wert. In kalten Klimazonen, bei unfreundlichem Wetter oder niedrig eingestelltem Thermostat bewährt sie sich auch im Wohnzimmer, wenn man auf dem Sofa sitzt oder liegt.

Sofern das Schlafzimmer zugig ist, sollte man im Bett einen Rollkragenpullover tragen oder sich ein warmes Tuch um die Schultern legen. Auch im Flugzeug ist solch eine Halsbedeckung oft von Nutzen.

10–15 Minuten vor dem Schlafengehen kann der Patient ein feuchtes Heizkissen auf den Hals über die Triggerpunkte der Mm. scaleni legen. Einigen Patienten ist jedoch die neutrale Wärme (Erhalt der Körperwärme) angenehmer, die man durch ein Wolltuch oder eine „Babydecke" erreicht.

Literatur

1. Adson AW: Cervical ribs: symptoms, differential diagnosis and indications for section of the insertion of the scalenus anticus muscle. *J Int Coll Surg 16*:546–559, 1951 (p. 548).
2. Agur AM: *Grant's Atlas of Anatomy*. Ed. 9. Williams & Wilkins, Baltimore. 1991 (p. 557, Fig. 8.7).
3. Baker BA: The muscle trigger: evidence of overload injury. *J Neurol Orthop Med Surg 7*:35–44, 1986.
4. Bardeen CR: The Musculature. Sect. 5. In: *Morris's Human Anatomy.*, Ed. 6. Edited by Jackson CM. Blakiston's Son & Co., Philadelphia. 1921 (p. 388).
5. *Ibid*. (p. 389).
6. Basmajian JV, DeLuca CJ: *Muscles Alive*. Ed. 5. Williams & Wilkins, Baltimore, 1985 (pp. 409, 412, 426).
7. Bonica JJ, Sola AE: Other painful disorders of the upper limb. Chapter 52. In: *The Management of Pain*. Ed. 2. Edited by Bonica JJ, Loeser JD, Chapman CR, *et al.* Lea & Febiger, 1990 (pp. 947–958).

8. Campbell EJ: Accessory muscles. In: *The Respiratory Muscles: Mechanics and Neural Control*. Ed. 2. Edited by Campbell EJ, Agostoni E, Davis JN. W.B. Saunders, Philadelphia. 1970 (pp. 181–183, 186).

9. Cherington M, Happer I, Machanic B, et al.: Surgery for thoraric outlet syndrome may be hazardous to your health. *Muscle Nerve 9(7):*632–634, 1986.

10. Clemente CD: *Gray's Anatomy*. Ed. 30. Lea & Febiger, Philadelphia, 1985 (Fig. 6–17).

11. *Ibid*. (pp. 463, 521).

12. *Ibid*. (Fig. 6-15).

13. Clemente CD: *Anatomy*. Ed. 3. Urban & Schwarzenberg, Baltimore, 1987 (Figs. 576, 594).

14. *Ibid*. (Fig. 524).

15. *Ibid*. (Fig. 233).

16. Dawson DM, Hallet M, Millender LH: *Entrapment Neuropathies*. Little, Brown & Co, Boston, 1983 (pp. 103, 171).

17. De Troyer A: Actions of the respiratory muscles or how the chest wall moves in upright man. *Bull Eur Physiopathol Respir 20(5):*409–413, 1984.

18. Duchenne GB: *Physiology of Motion*, translated by E.B. Kaplan. J.B. Lippincott, Philadelphia, 1949 (p. 511).

19. *Ibid*. (pp. 479–480).

20. Eisler P: *Die Muskeln des Stammes*. Gustav Fischer, Jena, 1912 (pp. 308–310, Figs 39, 40).

21. *Ibid*. (Fig. 4)

22. Frankel SA, Hirata I Jr.: The scalenus anticus syndrome and competitive swimming. *JAMA 215:*1796–1798, 1971

23. Gerwin RD, Shannon S, Hong CZ, et al.: Interrater reliability in myofascial trigger point examination. *Pain 69:*65–73, 1997.

24. Goodridge JP, Kuchera WA: Muscle energy treatment techniques for specific areas. Chapter 54. In: *Foundations for Osteopathic Medicine*. Edited by Ward RC. Williams & Wilkins, Baltimore, 1997 (pp. 697–761).

25. Greenman PE: *Principles of Manual Medicine*. Ed. 2. Williams & Wilkins, Baltimore, 1996 (pp. 124, 146, 147).

26. Hong CZ: Considerations and recommendations regarding myofascial trigger point injection. *J Musculoske Pain 2(1):*29–59, 1994.

27. Hong CZ, Simons DG: Response to treatment for pectoralis minor myofascial pain syndrome after whiplash. *J Musculoske Pain 1(1):*89–131, 1993.

28. Jaeger B: Are "cervicogenic" headaches due to myofascial pain and cervical spine dysfunction? *Cephalalgia 9:*157–64, 1989.

29. Jenkins DB: *Hollinshead's Functional Anatomy of the Limbs and Back*. Ed. 6. WB Saunders, Philadelphia, 1991 (p. 76).

30. Kendall FP, McCreary EK, Provance PG: *Muscles: Testing and Function*. Ed. 4. Williams & Wilkins, Baltimore, 1993 (pp. 317, 343).

31. Komanetsky RM, Novak CB, Mackinnon SE, et al.: Somatosensory evoked potentials fail to diagnose thoracic outlet syndrome. *J Hand Surg 21(4):*662–666, 1996.

32. Kraus H: *Clinical Treatment of Back and Neck Pain*. McGraw-Hill, New York, 1970 (pp. 104, 105).

33. Lewit K: *Manipulative Therapy in Rehabilitation of the Locomotor System*. Ed. 2. Butterworth Heinemann, Oxford, 1991 (p. 24; p. 196, Fig. 6.91; 197, 244, 245).

34. Lindgren KA: Thoracic outlet syndrome with special reference to the first rib. *Annales Chirurgiae et Gynaecologiae 82(4):*218–230, 1993.

35. Lindgren KA: Reasons for failures in the surgical treatment of thoracic outlet syndrome. *Muscle Nerve 18:*1484–1486, 1995.

36. Lindgren KA: Conservative treatment of thoracic outlet syndrome: a 2-year-follow-up. *Arch Phys Med Rehabil 78:*373–378, 1997

37. Lindgren KA, Leino E: Subluxation of the first rib: a possible thoracic outlet syndrome mechanism. *Arch Phys Med Rehabil 69(9):*692–695, 1988.

38. Lindgren KA, Manninen H, Rytkönen H: Thoracic outlet syndrome – a functional disturbance of the thoracic upper aperture? *Muscle Nerve 18:*526–530, 1995.

39. Lindgren KA, Manninen H, Rytkönen H: Thoracic outlet syndrome [a reply]. *Muscle Nerve 19:*254–256, 1996. (Letter)

40. Long C: Myofascial pain syndromes: part 2 – syndromes of the head, neck and shoulder girdle. *Henry Ford Hosp Med Bull 4:*22–28, 1956.

41. Mackinnon SE, Patterson GA, Novak CB: Thoracic outlet syndrome: a current overview. *Semin Thorac Cardiovasc Surg 8(2):*176–182, 1996.

42. Mailis A, Papagapiou M, Vanderlinden RG, et al.: Thoracic outlet syndrome after motor vehicle accidents in a Canadian pain clinic population. *Clin J Pain 11(4):*316–324, 1995.

43. Makhoul RG, Machleder HI: Developmental anomalies at the thoracic outlet: an analaysis of 200 consecutive cases. *J Vasc Surg 16(4):*534–542, 1992.

44. Maloney M: Personal communication, 1993.

45. McDonough JT Jr: *Stedman's Concise Medical Dictionary*. Ed. 2. Williams & Wilkins, Baltimore, 1994 (p. 995).

46. McMinn RM, Hutchings RT, Pegington J, et al.: *Color Atlas of Human Anatomy*, Ed. 3. Mosby-Year Book, St. Louis, 1993 (p. 191).

47. Naffziger HC, Grant WT: Neuritis of the brachial plexus mechanical in origin. The scalenus syndrome. *Surg Gynecol Obstet 67:*722–730, 1938.

48. Nielsen AJ: Personal communication, 1980.

49. Novak CB: Conservative management of thoracic outlet syndrome. *Sem Thorac Cardiovasc Surg 8(2):*201–207, 1996.

50. Ochsner A, Gage M, DeBakey M: Scalenus anticus (Naffziger) syndrome. *Am J Surg 28:*669–695, 1935.

51. Passero S, Paradiso C, Giannini F, et al.: Diagnosis of thoracic outlet syndrome. Relative value of electrophysiological studies. *Acta Neurologica Scand 90(3):*179–185, 1994.

52. Poole GV, Thomae KR: Thoracic outlet syndrome reconsidered. *Am Surg 62(4):*287–291, 1996.

53. Popelianskii II, Kipervas IP: [On the clinical basis of infiltration and operative treatment of patients with scalenus anticus syndrome]. *Vopr-Neirokhir 32(2):*22–25, 1968.

54. Rachlin ES: Injection of Specific Trigger Points. Chapter 10. In: *Myofascial Pain and Fibromyalgia*, Edited by Rachlin ES. Mosby, St. Louis, 1994, pp. 197–360.

55. Rasch PJ, Burke RK: *Kinesiology and Applied Anatomy*. Ed. 6. Lea & Febiger, Philadelphia, 1978 (pp. 233, 258).

56. Rayan GM, Jensen C: Thoracic outlet syndrome: provocative examination maneuvers in a typical population. *J Shoulder Elbow Surg 4(2):*113–117, 1995.

57. Roos DB: Pathophysiology of congenital anomalies in thoracic outlet syndrome. *Acta Chir Belg 79(5):*353–361, 1980.

58. Rubin D: An approach to the management of myofascial trigger point syndromes. *Arch Phys Med Rehabil 62:*107–110, 1981.

59. Schnyder H, Rosler KM, Hess CW: [The diagnostic significance of additional electrophysiological studies in suspected neurogenic thoracic outlet syndrome]. *Schweizerische Medizinische Wochenschrift. J Suisse Med 124(9):*349–356, 1994.

60. Sherman RA: Published treatments of phantom limb pain. *Am J Phys Med Rehabil 59:*232–244, 1980.

61. Sivertsen B, Christensen JH: Pain relieving effect of scalenotomy. *Acta Orthop Scand 48:*158–160, 1977.

62. Sola AE, Rodenberger ML, Gettys BB: Incidence of hypersensitive areas in posterior shoulder muscles. *Am J Phys Med 34:*585–590, 1955.

63. Steinbrocker O, Isenberg SA, Silver M, *et al.*: Observations on pain produced by injection of hypertonic saline into muscles and others supportive tissues. *J Clin Invest 32:*1045–1051, 1953.

64. Sucher BM: Thoracic outlet syndrome – a myofascial variant: Part 1. Pathology and diagnosis. *J Am Osteopath Assoc 90(8):*686–704, 1990.

65. Sucher BM: Thoracic outlet syndrome – a myofascial variant: Part 2. Treatment. *J Am Osteopath Assoc 90(9):*810–812, 817–823, 1990.

66. Tardif GS: Myofascial pain syndromes in the diagnosis of thoracic outlet syndromes. *Muscle Nerve 13:*362, 1990. (Letter)

67. Thomas GI, Jones TW, Stavney LS, *et al.*: The middle scalene muscle and its contribution to the thoracic outlet syndrome. *Am J Surg 145(5):*589–592, 1983.

68. Travell J: Rapied relief of acute "stiff neck" by ethyl chloride spray. *J Am Med Wom Assoc 4:*89–95, 1949.

69. Travell J: *Office Hours: Day and Night*. The World Publishing Company, New York, 1968 (pp. 271–272).

70. Travell J, Rinzler S, Herman M: Pain and disability of the shoulder and arm, treatment by intramuscular infiltration with procaine hydrochloride. *JAMA 120:*417–422, 1942.

71. Travell J, Rinzler SH: The myofascial genesis of pain. Postgrad Med 11:425–434, 1952 (p. 428).

72. Walsh MT: Therapist management of thoracic outlet syndrome. *J Hand Ther 7(2):*131–144, 1994.

73. Webber TD: Diagnosis and modification of headache and shoulder-arm-hand syndrome. *J Am Osteopath Assoc 72:*697–710, 1973 (p. 706, Fig. 30).

74. Wyant GM: Chronic pain syndromes and their treatment. II. Trigger points. *Can Anaesth Soc J 26:*216–219, 1979 (Patients 1 and 2).

75. Zohn DA: *Musculoskeletal Pain: Diagnosis and Physical Treatment*. Ed. 2. Little, Brown & Co, Boston, 1988 (p. 211, Fig. 12-2).

Oberer Rücken

M. supraspinatus

Übersicht: Dieser Muskel spielt bei Diagnosen mit Bezug zur **Rotatorenmanschette** oft eine wichtige Rolle. **Übertragungsschmerzen** seiner Triggerpunkte werden als tiefe Schmerzen in der mittleren Deltoideusregion empfunden, die meistens ein Stück weit den Oberarm hinunterziehen. Sie können sich auch am Epicondylus lateralis konzentrieren und sich selten bis zum Handgelenk ausdehnen. **Anatomie:** Der M. supraspinatus setzt medial in der Fossa supraspinata und lateral am Tuberculum majus des Caput humeri an. Die **Funktion** dieses Muskels ist es, das Caput humeri genau in der Fossa glenoidalis zu positionieren und dort zu halten, wenn der Arm gebraucht wird. Der Muskel abduziert den Arm im Schultergelenk. Zur **funktionellen Einheit** gehören die Pars spinalis des M. deltoideus und die Pars descendens des M. trapezius als Synergisten der Abduktion, sowie die drei anderen Muskeln der Rotatorenmanschette zur Stabilisierung des Caput humeri. Das wichtigste **Symptom** sind Übertragungsschmerzen, die sich bei kraftvoller Abduktion des Armes im Schultergelenk und durch passives Dehnen bei vollständiger Adduktion des Armes verschlimmern. Die Patienten haben Mühe, den Arm über Schulterhöhe anzuheben. Die Schmerzen können nachts den Schlaf stören. Die **Aktivierung und Aufrechterhaltung von Triggerpunkten** erfolgt leicht, wenn jemand schwere Gegenstände mit herabhängendem Arm trägt, über Schulterhöhe anhebt oder Arbeiten über Kopf ausführen muss. Die **Untersuchung des Patienten** zeigt ein eingeschränktes Bewegungsausmaß. Der Patient erreicht mit den Fingerspitzen nicht den Mund, wenn er den Kopf von hinten umgreift. Die **Untersuchung auf Triggerpunkte** durch flächige Palpation im mittleren Anteil des Muskels zeigt ausgeprägte Druckschmerzen. Die laterale, an das Akromion grenzende Triggerpunktzone liegt so tief, dass auch durch Palpation mit kräftigem Druck nur eine minimale Empfindlichkeit aufzudecken ist. Ausgesprochen druckschmerzhaft kann auch der Bereich sein, wo die Supraspinatussehne am Caput humeri inseriert. Die **Differenzialdiagnose** muss Rupturen in der Rotatorenmanschette, eine Bursitis im Bereich des M. deltoidus oder des Akromion, eine Radikulopathie C_5–C_6 sowie assoziierte Triggerpunkte in anderen Muskeln des Schultergürtels ausschließen. Zur **Lösung der Triggerpunkte** durch Sprühen und Dehnen sitzt der Patient und legt die Hand der betroffenen Seite hinter den Rücken. Während das Kühlmittel von medial nach lateral über den Muskel und das Schmerzübertragungsmuster aufgebracht wird, nimmt der Therapeut immer wieder Vorspannung auf. Zur **Infiltration von Triggerpunkten** liegt der Patient auf der nicht betroffenen Seite. Die Injektionsnadel wird in eine der drei druckschmerzhaften Zonen eingestochen. Es werden die Triggerpunkte im mittleren Faserbereich, im Muskel-Sehnen-Übergang tief im lateralen Teil der Fossa supraspinata oder in dem Bereich infiltriert, wo die Sehne unterhalb des Akromions in die Gelenkkapsel einstrahlt. Die wesentliche **korrigierende Maßnahme** besteht darin, den Muskel nicht ständig zu überlasten und zu Hause im Sitzen unter der heißen Dusche Dehnungsübungen auszuführen.

21

Inhaltsübersicht

21.1 Übertragungsschmerzen

(Abb. 21.1)
Aktive Triggerpunkte im M. supraspinatus verursachen einen bohrenden Schmerz tief in der Schulter, hauptsächlich im Bereich des mittleren M. deltoideus. Er dehnt sich oft über Oberarm und Unterarm aus und hat manchmal einen ausgeprägten Herd am Epicondylus lateralis des Ellenbogens [48]. Dieses Merkmal trägt dazu bei, Triggerpunkte des M. supraspinatus von denen des M. infraspinatus zu unterscheiden, die keine Schmerzen zum Ellenbogen übertragen [48, 51]. Nur selten leitet der M. supraspinatus Schmerzen zum Handgelenk. Druckempfindlichkeit und Schmerz, die er in die mittlere Deltoidregion überträgt, werden leicht als Symptome einer Bursitis subdeltoidea fehlinterpretiert.

Andere Autoren beschreiben den vom M. supraspinatus übertragenen Schmerz als zur oder in die Schulter verlaufend [6, 26, 27, 30], zur Außenseite des Oberarmes verlaufend [6, 25, 26] oder von der Skapula zum mittleren Humerus ziehend [28].

Im Experiment löste die Injektion von 6%iger hypertoner Kochsalzlösung in normale Mm. supraspinati Übertragungsschmerz zur Schulter (drei Probanden), in den oberen Rücken (zwei Probanden) und zum Ellenbogen (ein Proband) aus [46].

21.2 Anatomie

(Abb. 21.2)
Der M. supraspinatus setzt *medial* an den zwei medialen Dritteln der Fossa supraspinata [3a] und *lateral* an der oberen Fläche des Tuberculum majus am Caput humeri an. Abbildung 21.2A zeigt außerdem die Ansatzstellen der anderen drei zur Rotatorenmanschette gehörenden Muskeln. An anderer Stelle werden diese Muskeln im Frontalschnitt durch das Schultergelenk dargestellt [10].

Weiterführende Literatur
Andere Autoren haben den M. supraspinatus in der Ansicht von dorsal [8, 11, 36, 45] von oben [2], vorn [47], im Längsschnitt, im anatomischen Querschnitt durch die Schulterregion, der den Faserverlauf zeigt [14], und im Sagittalschnitt [3, 37] dargestellt.

21.3 Innervation

Der M. supraspinatus wird durch den N. suprascapularis aus dem Truncus superior des Plexus brachialis (Spinalnerv C_5) innerviert [8].

21.4 Funktion

Der M. supraspinatus abduziert den Oberarm und zieht das Caput humeri in die Cavitas glenoidalis [7, 8, 29], sodass es sich nicht nach kaudal verlagern kann, wenn der Arm an der Körperseite herabhängt [5, 13]. Er stabilisiert das Caput humeri in der Cavitas glenoidalis, wenn der Arm gebraucht wird.

Basmajian und Deluca konnten elektromyographisch nachweisen, dass schon die Aktivität des M. supraspinatus allein, auch ohne andere Muskelaktivitäten im Schulterbereich, ein Abgleiten des Caput humeri verhindert, wenn der seitlich hängende Arm bis zur Ermüdung mit

Oberer Rücken

7 kg Gewicht oder durch plötzlichen Abwärts-
zug belastet wird [5]. Die Schrägstellung der
Fossa glenoidalis und das keilförmige knorpelige Labrum articulare tragen zur Effizienz dieses
Mechanismus bei [5, 7].

Eine wesentliche Aufgabe des M. supraspinatus besteht darin, unter den skapulohumeralen
Muskeln in Zusammenarbeit mit den anderen
Muskeln der Rotatorenmanschette ein Gleichgewicht zu halten. In Kapitel 21.11 (Differenzialdiagnose) wird die klinische Bedeutung dieser

Funktion [32] unter dem Titel *skapulohumerale Dysbalance* erörtert.

Die elektromyographische (EMG) Aktivität
des M. supraspinatus steigert sich annähernd linear von einem Ruhewert auf heftige Aktivität
bei 150° Abduktion. Bei Anteversion nimmt die
EMG-Aktivität zunächst schnell zu, erreicht
dann ein Plateau und steigert sich erneut bei der
Annäherung an 150°. Im Vergleich mit anderen
Schultermuskeln ermüdet der M. supraspinatus
als erster (im Bruchteil einer Minute), wenn er

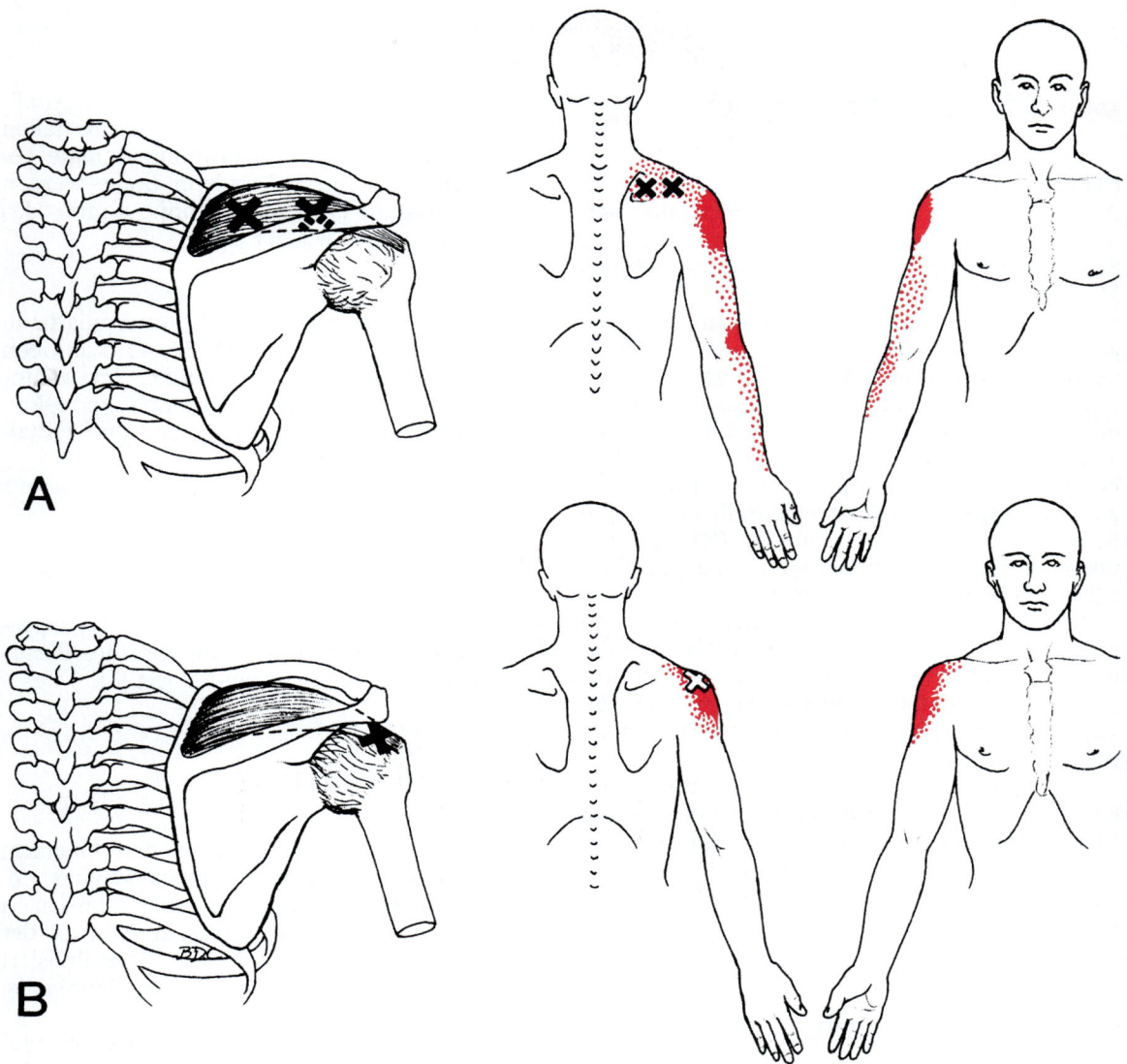

Abb. 21.1: Übertragungsschmerzmuster von Triggerpunkten im rechten M. supraspinatus und seiner Sehne (Hauptschmerzmuster *flächiges Rot*, Nebenschmerzmuster *punktiertes Rot*). **A:** Das mittlere **X** kennzeichnet den am weitesten in der Fasermitte liegenden
Triggerpunkt. Das seitliche **X** bezeichnet die Triggerpunktzone im Bereich des Muskel-Sehnen-Überganges. **B:** druckschmerzhafte Triggerpunktzone am Ansatz der Supraspinatussehne an der Kapsel des Glenohumeralgelenks.

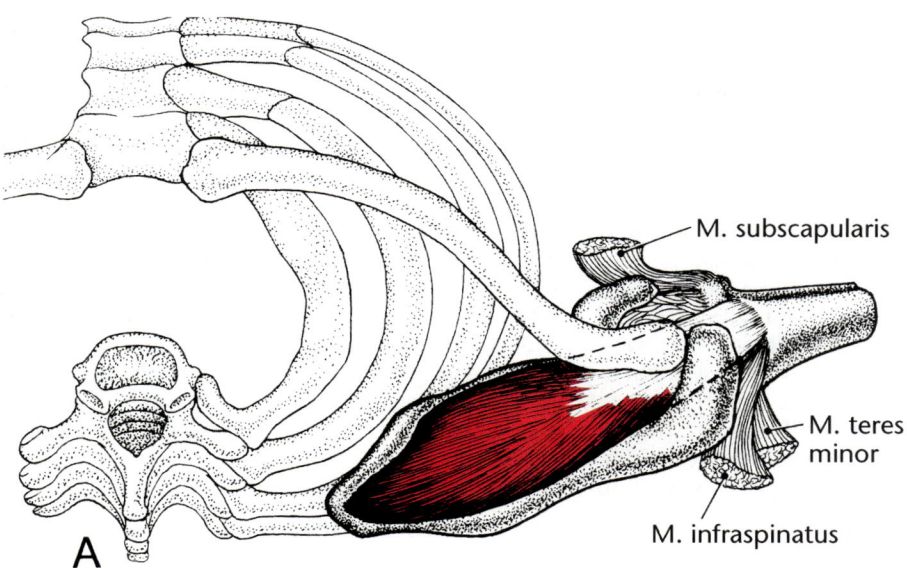

M. subscapularis

M. teres minor

M. infraspinatus

A

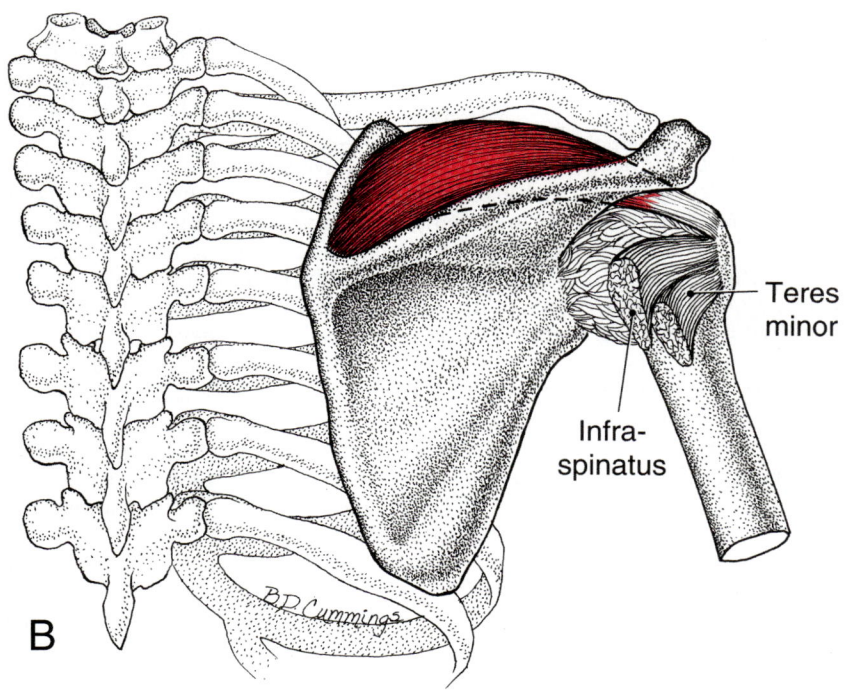

Teres minor

Infra-spinatus

B

Abb. 21.2: Ansatzstellen des M. supraspinatus (*rot*). Die übrigen Muskeln der Rotatorenmanschette wurden abgeschnitten und zurückgebogen, um ihre Ansatzstellen besser kenntlich zu machen. **A:** Ansicht von oben. Die Beziehung zwischen dem Ansatz des M. supraspinatus am Humerus zu den Ansatzstellen der drei anderen Muskeln der Rotatorenmanschette ist erkennbar. **B:** Die Ansicht von dorsal zeigt, weshalb eine lange Kanüle erforderlich ist: Sie erreicht die tiefe, laterale Triggerpunktzone nur durch den darüber liegenden M. trapezius. Man muss sich dazu die Ansatzstellen des M. trapezius an den Flächen der umliegenden Knochen vor Augen führen, d. h. an der Klavikula, dem Akromion und der Spina scapulae.

anhaltend auf 90° antevertieren oder abduzieren muss. Der referierten Studie zufolge zeigen Veränderungen von Amplitude und Frequenz der Entladungen die zunehmende Ermüdung des M. supraspinatus an [19]. Eine Tendinitis der Supraspinatussehne tritt häufig bei Menschen auf, die beim Arbeiten die Arme angehoben halten müssen [18]. Das verdeutlicht die Überlastungsgefahr für den Muskel in dieser Stellung.

In der Vergangenheit vertraten einige Forscher die Ansicht, dass der M. supraspinatus bei seitlich hängendem Arm wirksamer abduziert als der M. deltoideus. Die klinischen Beobachtungen von Duchenne [13], die elektromyographischen Untersuchungen von Inman *et al.* [22] und die Tatsache, dass eine experimentelle Lähmung des M. supraspinatus lediglich Kraft und Ausdauer der Abduktion [5] verringert, weisen in eine andere Richtung. Inzwischen herrscht Übereinstimmung darüber, dass dieser Muskel und der M. deltoideus während der gesamten Abduktion des Armes im Schultergelenk zusammenwirken [5, 23, 29].

Gray's Anatomy schreibt dem M. supraspinatus zwar eine schwache Außenrotation des Oberarmes zu [8], es liegen jedoch keine elektromyographischen Daten vor, die eine Innen- oder Außenrotationsfunktion bestätigen.

Der M. supraspinatus ist beim Gehen aktiv, während der Arm vor- oder zurückpendelt, jedoch nicht am Ende des Schwunges. Diese Aktivität hilft zu verhindern, dass das Caput humeri abgleitet. Wenn rechtshändige Golfspieler einen Schlag ausführen, zeigt der Muskel zunächst mäßige Aktivität (ungefähr 25% des bei einem manuellen Krafttest zu erreichenden Wertes), die ständig absinkt, bis sie 10% des manuellen Krafttestwertes beim Abschwung erreicht. In der referierten Studie wurde für den linken M. supraspinatus beim gesamten Schwung durchgängig relativ mäßige EMG-Aktivität gemessen. Leicht erhöhte Werte ergaben sich zu Beginn und am Ende des Abschwunges [38].

■■■ 21.5 Funktionelle Einheit

Elektromyographischen Daten zufolge sind die mittleren Fasern des M. deltoideus, die Pars descendens Anteil des M. trapezius und die Mm. rhomboidei bei der Abduktion des Armes Synergisten des M. supraspinatus (die beiden letztgenannten wirken auf die Skapula). In unterschiedlichem Grad sind diese Muskeln auch bei der Anteversion aktiv [23]. Die Mm. trapezi-us (Pars ascendens) und serratus anterior wurden zwar in der Studie nicht untersucht, sie gelten jedoch auch als Rotatoren der Skapula, wenn der Arm angehoben wird. Die anderen drei Muskeln der Rotatorenmanschette, die Mm. infraspinatus, teres minor und subscapularis, unterstützen den M. supraspinatus, wenn er das Caput humeri während der Abduktion in der Cavitas glenoidalis hält und fixiert [41]. Duchenne beschrieb den M. serratus anterior als wichtigen Partner für die Stabilisierung der Skapula während der Abduktion [13].).

Die Mm. latissimus dorsi, teres major und die unteren Fasern des M. pectoralis major können als Antagonisten des M. supraspinatus wirken.

■■■ 21.6 Symptome

Patienten mit Triggerpunkten im M. supraspinatus klagen vor allem über Übertragungsschmerzen. Diese sind meistens während der Abduktion des Armes im Schultergelenk sehr heftig und werden in Ruhe als dumpfe Schmerzen empfunden. Triggerpunkte des M. supraspinatus allein rufen kaum heftige, schlafstörende, nächtliche Schmerzen hervor. Andere Autoren vermerken Schultersteifheit [28] und nächtlichen Schmerz [26, 28], wenn der M. supraspinatus Triggerpunkte enthält.

Triggerpunkte im M. supraspinatus können in Ruhezustand und bei Bewegungen Schmerzen verursachen, lösen aber bei keinen festgelegten kleinen Bewegungen schwere Schmerzen aus.

Einige Patienten klagen über knackende oder klickende Geräusche im Bereich des Schultergelenks. Sie verschwinden, wenn die ursächlichen Triggerpunkte des M. supraspinatus inaktiviert wurden. Wenn die Fasern des M. supraspinatus wegen Triggerpunkten verspannt sind, lassen sie wahrscheinlich das Caput humeri in der Cavitas glenoidalis nicht störungsfrei gleiten. Caillet hat diesen Mechanismus anschaulich beschrieben [7].

Wenn der M. supraspinatus der dominanten Seite befallen ist, hat der Patient Mühe, sich die Haare zu kämmen, die Zähne zu putzen oder zu rasieren. Er klagt außerdem über eine verringerte Beweglichkeit der Schulter, die sich beim Sport, z. B. bei einem Tennisaufschlag, bemerkbar macht. Liegen die Triggerpunkte auf der nichtdominanten Seite, fallen dem Patienten die mäßigen Bewegungseinschränkungen nicht auf, da der dominante Arm in der Regel die kritischen Bewegungen ausführt.

■■■ 21.7 Aktivierung und Aufrechterhaltung von Triggerpunkten

Triggerpunkte im M. supraspinatus werden aktiviert, wenn man schwere Gegenstände, etwa einen Koffer, eine Aktentasche oder ein Paket am herabhängenden Arm trägt, oder wenn man oft einen großen, an der Leine zerrenden Hund ausführt. Außerdem können die Triggerpunkte dieses Muskels aktiviert werden, wenn man einen Gegenstand mit vorgestrecktem Arm auf Schulterhöhe oder darüber anhebt, oder wenn man Arbeiten ausführt, bei denen die Arme wiederholt und/oder für längere Zeit angehoben werden müssen [17].

■■■ 21.8 Untersuchung des Patienten

Sola und Kollegen bezeichnen den M. supraspinatus als einen der seltener befallen Schultergürtelmuskeln, sowohl bei Patienten [43] als auch bei jungen gesunden Erwachsenen [44]. Wir stellten fest, dass er selten allein, jedoch oft in Verbindung mit dem M. infraspinatus oder der Pars descendens des M. trapezius befallen ist, in denen sich sehr häufig Triggerpunkte finden.

Der Bewegungsumfang des Schultergelenkes sollte untersucht werden. Triggerpunkte des M. supraspinatus verhindern, dass der Patient hinten um den Kopf greifen und mit der Hand den Mund abdecken kann (Abb. 18.2). In aufrechter Haltung kann der Patient den Arm nicht vollständig abduziert halten, weil der M. supraspinatus dabei in der angenäherten Stellung kontrahieren muss und durch eine Insertionstendopathie in Mitleidenschaft gezogene Bereiche am Ansatz am Humerus komprimiert. In Rückenlage fällt es dem Patienten weniger schwer, die Hand hinter dem Kopf bis zum Mund zu führen, weil der M. supraspinatus dann nicht das Gewicht des Armes tragen muss.

Der Untersucher muss vermerken, wann und wo Schmerzen auftreten. Triggerpunkte des M. supraspinatus können Schmerzen in Ruhe und in Bewegung, vornehmlich in Abduktion, hervorrufen. Normalerweise schmerzt die gesamte Abduktionsbewegung. Falls Schmerzen nur in einem kleinen Bewegungsabschnitt auftreten, sollte eine Verletzung der Rotatorenmanschette abgeklärt werden.

Neben den Bewegungen der Skapula sollte auch die Beweglichkeit (Gelenkspiel) beteiligter Gelenke überprüft werden, d. h. des Glenohumeralgelenks, des Akromioklavikulargelenks und des Sternoklavikulargelenks. Das Gelenkspiel wurde von Menell [33] beschrieben. Die genannten Gelenke müssen ausreichend beweglich sein, damit das volle Bewegungsausmaß des Armes gewährleistet ist. Der Ellenbogen sollte ebenfalls in die Untersuchung einbezogen werden, da der M. supraspinatus oft Schmerzen dorthin leitet.

Patienten mit Triggerpunkten im M. supraspinatus fällt vielleicht ein Klickgeräusch auf, wenn sie den Arm bewegen, und sie machen sich deswegen Sorgen. Dieses Geräusch ist zu hören und lässt sich palpieren, wenn der Patient den Arm im Glenohumeralgelenk so bewegt, dass die betroffenen Fasern des M. supraspinatus aktiviert werden. Sobald die Triggerpunkte des M. supraspinatus inaktiviert wurden, verschwindet auch dieses Symptom. Es ist nicht bekannt, wie dieses Klickgeräusch entsteht. Es könnte mit einer Insertionstendopathie zusammenhängen, da die tastbare Quelle druckschmerzhaft ist.

Die Ansatzstelle der Supraspinatussehne am Humerus lässt sich gut palpieren, wenn der Patient die Hand des untersuchten Armes auf Taillenhöhe hinter den Rücken legt. Er innenrotiert den Arm auf diese Weise, und die Sehne ist von unterhalb des Akromion aus gut tastbar.

Palpatorisch können oft ausgeprägte Druckschmerzen unterhalb des M. deltoideus am Ansatz der Supraspinatussehne festgestellt werden, insbesondere bei Menschen, die ihren Arm in Abduktion überlasten. Eine degenerative Entzündung der Supraspinatussehne ist bei älteren Schweißern häufig [19]. Angehörige dieser Berufsgruppe neigen besonders zu Schulterbeschwerden [20]. Einer der Autoren (DSG) beobachtete, dass sich erste Kalkablagerungen am Ansatz der Supraspinatussehne auflösten, nachdem Triggerpunkte des M. supraspinatus inaktiviert wurden. Michele et al. bemerkten derartige Kalkablagerungen ebenfalls bei Patienten, deren Muskel in diesem Bereich druckschmerzhaft war [34]. Diese Ablagerungen könnten ein Zeichen dafür sein, dass der von Triggerpunkten betroffene Muskel die Sehne ständig überlastet. Der Ansatzbereich der Supraspinatussehne ist relativ wenig mit Gefäßen durchzogen und dadurch für entzündliche Prozesse anfällig, wenn anhaltende Muskelspannung die Durchblutung zusätzlich einschränkt und eine ischämische Hypoxie herbeiführt [18].

▬▬ 21.9 Untersuchung auf Triggerpunkte

(Abb. 21.3)

Der Patient sitzt bequem oder liegt auf der nicht betroffenen Seite. Der betroffene Arm liegt dicht und entspannt am Körper. Falls die Triggerpunkte weniger aktiv sind, empfiehlt es sich, den Arm in eine Stellung wie zum Sprühen und Dehnen zu bringen. Der M. supraspinatus muss durch den M. trapezius hindurch palpiert werden. Abbildung 21.1A zeigt die Lage der medialen und lateralen Triggerpunkte. Auch andere Autoren erwähnen die lateralen [49] und medialen [26] druckschmerzhaften Bereiche im Zusammenhang mit Triggerpunkten des M. supraspinatus. Beide Areale liegen tief in der Fossa supraspinata unter einem relativ massigen Anteil des M. trapezius. Daher ist nicht gesichert, dass eine lokale Zuckungsreaktion palpatorisch ausgelöst werden kann. Unter Umständen ist sie auch nicht wahrzunehmen, wenn die Injektionsnadel einen Triggerpunkt durchdringt. Der mediale Triggerpunkt wird durch flächige Palpation (Abb. 21.3) direkt über der Spina scapulae und mehrere Zentimeter lateral des Margo medialis scapulae im mittleren Faserbereich lokalisiert. Triggerpunktbedingte Druckschmerzen in der Mitte der Fossa supraspinata können entweder von einem zentralen Triggerpunkt (der Mittelteil einiger Fasern liegt hier ungefähr in der Mitte des Muskels) oder von einem Insertionstriggerpunkt stammen. Diese Triggerpunkte können überall in der Fossa supraspinata vorkommen, da die Fasern des M. supraspinatus an über zwei Dritteln der Fossa inserieren [3a]. Zentrale und Insertionstriggerpunkte in der Mitte dieses tief liegenden Muskels sind palpatorisch nicht ausfindig zu machen. Der laterale druckschmerzhafte Bereich wird zwischen Skapula und Klavikula direkt medial vom Akromion palpiert. Der hier lokalisierte Druckschmerz geht wahrscheinlich auf entzündliche Prozesse am Muskel-Sehnen-Übergang zurück und ist eine Folgeerscheinung der von zentralen Triggerpunkten des Muskels hervorgerufenen Spannung.

Die Stärke und Ausdehnung des Übertragungsschmerzes, der durch Nadelung von Triggerpunkten im lateralen Muskelareal ausgelöst wird, stehen gewöhnlich in keinem Verhältnis zu den geringen Druckschmerzen, die man hier bei tiefer Palpation antrifft, vermutlich, weil der Palpationsdruck sehr weit in die Tiefe gehen muss.

Ein dritter druckschmerzhafter Bereich kann am Sehnenansatz am Caput humeri liegen, wo die Sehne in die Gelenkkapsel einstrahlt und unter dem Akromion einen Teil der Rotatorenmanschette bildet (Abb. 21.1B). Dieser Bereich entspricht dem von Hagberg beschriebenen, nur schwach mit Gefäßen versorgten Bezirk, der gegenüber anhaltender oder wiederholter Überlastung besonders anfällig ist [18]. Bei ausreichend schwerer und anhaltender Hypoxie können sich lokal Kalkablagerungen bilden.

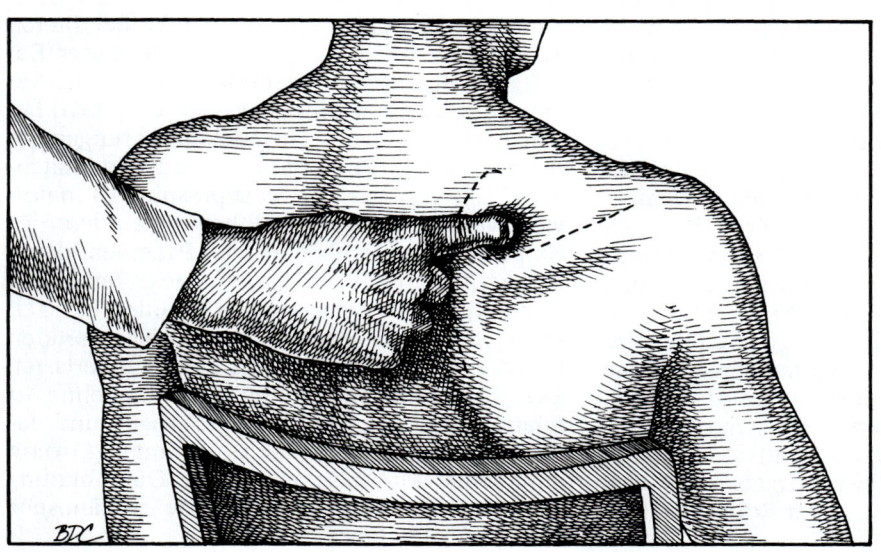

Abb. 21.3: Fingerdruck auf den medialen Triggerpunktbereich im M. supraspinatus. Ausreichender Druck auf einen aktiven Triggerpunkt löst einen dem Patienten bekannten Schmerz aus.

21.10 Engpass

Es werden keine Nervenkompressionen im Zusammenhang mit einer Verspannung des M. supraspinatus bei Triggerpunkten erwähnt.

21.11 Differenzialdiagnose

Wenn ein Patient mit Übertragungsschmerzen bei Triggerpunkten des M. supraspinatus untersucht wird, müssen differenzialdiagnostisch eine *zervikale Arthritis* oder *Osteophyten*, die *Nervenwurzeln reizen* [26], eine *Radikulopathie* C_5–C_6 [26, 42] und *Schädigungen des Plexus brachialis* ausgeschlossen werden. Alle diese neurogenen Schmerzquellen sind elektromyographisch wahrscheinlich an positiven scharfen Wellen und Fibrillationspotenzialen in den von dem komprimierten Nerven versorgten Muskeln zu erkennen. Muskeln, die lediglich myofasziale Triggerpunkte enthalten, zeigen elektromyographisch keine Denervation, denn wenn ein Muskel einen Nerven komprimiert, zeigen sich die Auswirkungen distal vom komprimierenden Muskel.

Eine Bursitis subdeltoidea, Rupturen der Rotatorenmanschette und Triggerpunkte des M. supraspinatus können zu Druckschmerzen am Sehnenansatz in der Rotatorenmanschette unterhalb des Akromions führen. Lediglich Triggerpunkte des M. supraspinatus verursachen umschriebene Druckschmerzen im Mittelteil des Muskels. Erkrankungen und Rupturen der Rotatorenmanschette werden weiter unten ausführlicher besprochen.

Bei einem kleinen Teil der Patienten mit Schulterschmerzen ist es unumgänglich, die Kompression des N. suprascapularis an der Incisura scapulae chirurgisch zu beheben. Mithilfe der Elektrodiagnostik lässt sich diese Gruppe leicht bestimmen. Auch die Chirurgen vertreten die Ansicht, dass vor einer Operation konservative Therapieversuche unternommen werden sollten, insbesondere in weniger schweren Fällen. Auch bei einer Nervenkompression können Triggerpunkte vorhanden sein, die den Schmerz erheblich steigern. Ohne positiven elektrodiagnostischen Befund sollte kein Patient zur chirurgischen Lösung des Lig. transversum scapulae superior vorgesehen werden. Eine MRT-Aufnahme erleichtert die Diagnose einer Kompression des N. subscapularis bei Patienten mit unklaren Schulterschmerzen, durch den Nachweis einer perineuralen Masse und einer Atrophie der Mm. spinati [15].

Post und Mayer untersuchten 2520 Patienten mit Schulterschmerzen. Bei zehn von ihnen (0,4%) stellten sie eine Kompression des N. suprascapularis fest. Einer dieser Patienten litt an einem Sarkom, die anderen neun wurden operiert. In sechs dieser zehn Fälle strahlte der Schmerz in Arm und Nacken aus – ein ungewöhnliches Schmerzmuster bei einer Schädigung dieses Nerven auf Höhe der Skapula. Nur bei zwei Patienten lag nachweislich Atrophie des M. supraspinatus oder des M. infraspinatus vor. Bei sechs Patienten waren die ersten routinemäßigen EMG-Untersuchungen negativ. Bei allen Patienten waren die Befunde jedoch positiv, als mit einer koaxialen Elektrode die Leitungsgeschwindigkeit im N. suprascapularis gemessen wurde. Das Lig. transversum scapulae superior wurde operativ deutlich gelockert. Lediglich vier Patienten waren anschließend vollständig beschwerdefrei. Bei vier Patienten verschwand zwar der Schmerz, der zur Operation veranlasst hatte, sie litten jedoch weiterhin unter Schulterschmerzen unbekannter Ursache, und in einem Falle persistierte bilateral eine Entzündung der Bizepssehne [39]. Zweifellos hatte bei allen diesen Patienten eine behandlungsbedürftige Nervenkompression vorgelegen. Es liegt jedoch auf der Hand, dass dies nicht die einzige Schmerzursache war. Der vordergründig unerklärliche Restschmerz könnte durchaus auf myofasziale Triggerpunkte zurückgehen, was jedoch offensichtlich nicht in Betracht gezogen wurde. Es wäre wünschenswert, im Rahmen einer gründlichen wissenschaftlichen Untersuchung zu klären, welche Rolle Triggerpunkte bei Patienten mit Schulterschmerzen vor und nach der Operation spielen.

Hadley et al. berichten über einen weiteren Fall, der deutlich macht, wie wichtig es ist, eine Kompression des N. suprascapularis zu identifizieren [16].

21.11.1 Verletzungen der Rotatorenmanschette

Bei 123 Patienten mit Schulterschmerzen wurde unter Vollnarkose eine Arthroskopie durchgeführt. Zwei orthopädische Chirurgen analysierten die Untersuchungsberichte, um sich ein genaueres Bild von der Natur der Läsion der Rotatorenmanschette zu machen. Trotz gründlicher klinischer Untersuchung und Arthroskopie konnte bei 55% der Patienten keine eindeutige Diagnose gestellt werden. In 32% der Fälle wurde ein Impingementsyndrom diagnostiziert, obwohl nur bei 16% eine Verdickung und Fibrose mit und ohne begleitende Entzündung vorlag. Es wurde nicht erwähnt, welche Befunde herangezogen wurden, um in den verbleibenden 16% die Diagnose zu stellen. Entzündliche Veränderungen, hauptsächlich am M. supraspinatus und ohne Verdickung, Fibrose oder Rupturen wurden bei 6% der Patienten beobachtet [1]. (Dies deutet auf eine Insertionstendopathie bei Triggerpunkten hin, die jedoch im Untersuchungskatalog nicht aufgeführt wurden.) Man kann nur vermuten, wie viele der Patienten, die mehrheitlich unklar oder nicht abgesichert diagnostiziert waren, tatsächlich unter triggerpunktbedingten Schmerzen litten. Autoren, die mit dem Problem der myofaszialen Triggerpunkte vertraut sind, halten Triggerpunkte für eine der häufigsten Ursachen von Schulterschmerzen [6, 50]. Leider setzt es besondere, nur durch Schulung und Übung zu erwerbende Fertigkeiten voraus, Triggerpunkte nur durch eine Palpation ausfindig zu machen.

Weder Erkrankungen der Rotatorenmanschette noch das Impingementsyndrom stellen eine spezifische oder befriedigende Diagnose dar. Eine Ruptur der Rotatorenmanschette kann im MRT weitestgehend eindeutig diagnostiziert werden [12, 35]. Die Sonographie hat sich zur Diagnose großer Rupturen als zuverlässig, zum Nachweis kleiner Einrisse als weniger und zur Diagnose einer Tendinitis als gar nicht zuverlässig erwiesen [12]. Konservativ behandelte Patienten erfuhren in einem Nachuntersuchungszeitraum von 18 Monaten stetige Besserung, wenn folgende Bedingungen gegeben waren: Die Ruptur betrug < 1 cm^2, bestand für weniger als ein Jahr vor Behandlungsbeinn, und es hatten zuvor keine erheblichen funktionellen Beeinträchtigungen bestanden [4]. Diese Patienten müssten auch auf eine Inaktivierung entsprechender Triggerpunkte gut ansprechen (ohne Dehnung), vor allem, wenn die Triggerpunkte erheblich zu der Überlastung beitragen, die letztlich zur Ruptur geführt hatte. Leider mangelt es an kontrollierten wissenschaftlichen Untersuchungen zum Beitrag der Triggerpunkte zu Problemen der Rotatorenmanschette. Den Patienten bliebe viel Leid und den Krankenversicherungen hohe Ausgaben erspart, wenn Triggerpunkte in diesem Zusammenhang unverzüglich identifiziert und therapiert würden. Es würde den wissenschaftlichen Einsatz lohnen.

21.11.2 Skapulohumerale Dysbalance

Das Schultergelenk wird durch die umgebenden Muskeln stabilisiert. Die Befunde an 123 in Vollnarkose untersuchten Patienten unterstreichen diese Tatsache. Vor der Anästhesie waren die Schultergelenke klinisch stabil, unter Anästhesie erwiesen sie sich bei acht Patienten als instabil [1]. Lippitt und Matsen berichten über eine ausgefeilte und anschaulich illustrierte, anhand von Autopsien vorgenommene Analyse zur Stabilität von Schultergelenken. Ihren Erkenntnissen zufolge kommt es durch unausgewogene Muskelkraft zu Nettoreaktionskräften, die das Caput humeri aus der Cavitas glenoidalis herausziehen und das Gelenk destabilisieren, wodurch es für anatomische Veränderungen überaus anfällig wird. Die Fehlertoleranz ist relativ gering, wenn große Lasten hoch gehoben werden. Die Autoren betonen, wie wichtig eine gute dynamische Balance für die normale glenohumerale Funktion ist [32].

Wie bereits in Kapitel 2.2 des vorliegenden Bandes ausgeführt wurde, können Triggerpunkte vermehrte Spannung, Koordinationsmängel und Inhibition von Muskeln derselben funktionellen Einheit verursachen, und sie können das Gleichgewicht zwischen den skapulohumeralen Muskeln ganz entschieden stören.

Ein häufiges klinisches Symptom einer skapulohumeralen Dysbalance ist das „Verklemmen", begleitet von einem plötzlichen, heftigen Schmerz, wenn der Arm in einer bestimmten Weise angehoben wird. Sobald der Arm in die Neutralstellung zurückgebracht wird, verebbt der Schmerz. Dieses „Verklemmen" tritt meistens immer wieder auf. Es kann behoben werden, wenn man den Triggerpunkt oder die Triggerpunkte im zuständigen Muskel oder den zuständigen Muskeln inaktiviert, da sie oft die Ursache der dynamischen Dysbalance sind. Einseitige Muskelspannung erleichtert es dem Caput humeri, über den Rand der Fossa glenoidalis „hinauszuklettern". Dabei könnte das Stratum synoviale eingeklemmt werden. Dieser Vorgang ließe sich in einem wissenschaftlichen Versuch anhand von Ultraschallaufnahmen mit einer Videokamera während der Gelenkbewegung nachweisen, und zwar bevor und nachdem die schmerzauslösenden Triggerpunkte inaktiviert wurden.

21.11.3 Andere Diagnosen

Im Umgang mit Triggerpunkten erfahrene Ärzte und Therapeuten werden oft von „Problempatienten" aufgesucht, die mit Diagnose(n) und Behandlung ihrer Schulterschmerzen nicht zufrieden sind. Bei diesen Patienten wurde entweder gar keine oder eine der unten genannten Diagnosen gestellt. Wie sich zeigt, tragen Triggerpunkte im M. supraspinatus (oder anderen Muskeln) oft beträchtlich zum Problem bei, sofern sie nicht überhaupt das Problem sind. Der entscheidende erste Schritt ist in jedem Fall die Identifizierung der schmerzverursachenden Triggerpunkte.

Eine der häufig gestellten Diagnosen ist eine *Bursitis*, manchmal etwas genauer Bursitis subdeltoidea oder subacromialis. Es fördert die diagnostische Eindeutigkeit nicht gerade, dass Triggerpunkte Druckschmerzen und Schmerzen in den Bereich dieser Bursae übertragen. Die Bursa subdeltoidea ist ausgedehnt und liegt zwischen M. deltoideus und Gelenkkapsel [9]. Von ihr ausgehende Druckschmerzen sind weniger scharf abgegrenzt als die umschriebene Empfindlichkeit bei Triggerpunkten des M. deltoideus, der zudem relativ leicht palpierbare verspannte Faserbündel aufweist.

Die Bursa subacromialis liegt weiter oberflächlich zwischen der Unterseite des Akromions und der Sehne des M. supraspinatus, die über die Gelenkkapsel zieht [9]. Diese Bursitis wird anhand des Palpationsbefundes diagnostiziert: Direkt unterhalb des Proc. acromialis tastet man einen druckempfindlichen Bereich, wenn der Arm in Neutralstellung an der Körperseite herabhängt. Druck auf einen Punkt dort verstärkt den Schmerz extrem. Allein palpatorisch ist eine Bursitis allerdings nicht von einer Insertionstendopathie der Supraspinatussehne zu unterscheiden. Andere Tests, etwa indem gegen den 90° abduzierten Arm Widerstand gegeben wird, mit denen eine Bursitis subacromialis abgeklärt werden soll, reproduzieren lediglich denselben lokalen Schmerz. Triggerpunkte im M. supraspinatus würden zum gleichen Befund führen. Es ist nicht ausgeschlossen, dass beide Zustände gleichzeitig vorliegen. Die sehnige Ansatzstelle des M. supraspinatus hat direkten Kontakt mit der Bursa. Eine Insertionstendopathie (Sensibilisierung der Nozizeptoren) an dieser Ansatzstelle bei anhaltender, triggerpunktbedingter Verspannung des Muskels, kann in einen Entzündungsprozess übergehen und wegen des direkten Kontaktes mit der Bursa auch dort zu entzündlichen Veränderungen führen. In Kapitel 26 wird unter der Überschrift „frozen shoulder" der experimentelle Nachweis zu dieser Sicht der Dinge erbracht. Aktive Triggerpunkte im M. supraspinatus sollten in jedem Falle sofort behandelt werden. Sofortige Schmerzlinderung ist nur zu erwarten, wenn auf beide Probleme eingegangen wird.

Zu den Diagnosen, die ebenfalls mit Triggerpunkten des M. supraspinatus verwechselt werden können, gehören Erkrankungen der Rotatorenmanschette (s.o.), eine *Entzündung der Supraspinatussehne*, eine *„frozen shoulder"* und eine *neuralgische Schulteramyotrophie*.

21.11.4 Assoziierte Triggerpunkte

Das myofasziale Supraspinatus-Schmerzsyndrom zeichnet sich nicht durch einen so tiefen, dumpfen Schmerz aus, wie er für den Übertragungsschmerz von Triggerpunkten im M. infraspinatus typisch ist. Dieser zieht tiefer in die Schulter hinein und wird leicht mit einer Arthritis des Schultergelenks verwechselt [42].

Unserer Erfahrung nach entwickeln sich in den Mm. supra- und infraspinatus häufig Triggerpunkte. Der M. trapezius kann als Mitglied der funktionellen Einheit ebenfalls betroffen sein.

Da der M. deltoideus in der Schmerzübertragungszone des M. supraspinatus liegt, können sich dort Satellitentriggerpunkte bilden.

Wenn der antagonistische M. latissimus dorsi ebenfalls betroffen ist, verbessert sich die Abduktion des Armes, nachdem die Verspannung dieses Adduktoren gelöst ist.

▬▬ 21.12 Lösung von Triggerpunkten

(Abb. 21.4)
Bei Verdacht auf eine Schädigung der Rotatorenmanschette sollte der M. supraspinatus nicht gedehnt, sondern anderweitig behandelt werden. Geeignet sind z. B. gezielter Druck auf einen Triggerpunkt, tief streichende Massage des verspannten Faserbündels, behutsames Halten-Entspannen (ohne Bewegungsausschlag), indirekte Techniken (z. B. nach den Grundsätzen von Hoover [21] und Jones [24] und/oder die Infiltration. Vor jedem dieser Verfahren kann man den Bereich mit Spray oder Eis kühlen. Die Techniken selbst werden in Kapitel 3.12 beschrieben.

Wenn der Muskel verlängert werden muss und nichts gegen zusätzliche Spannung spricht, kann mit Sprühen und Dehnen behandelt werden. Dazu legt der sitzende Patient den Unterarm in Taillenhöhe hinter den Rücken. Nachdem einleitend gekühlt wurde, zieht der Therapeut den Arm des Patienten weiter hinter

Oberer Rücken

den Rücken und nimmt so Vorspannung auf. Der Patient wird gebeten, in dieser Dehnungsstellung zu entspannen, indem er sich zurücklehnt und den Arm gegen die Stuhllehne drückt. Das Kühlspray wird ohne Eile in parallelen Bahnen von medial nach lateral, dem Faserverlauf des M. supraspinatus folgend aufgebracht, und zwar über das Akromion und den M. deltoideus, den Arm hinab bis zum Ellenbogen und über den Unterarm. Wenn der Patient Kopf und Hals zur Gegenseite neigt und der obere Anteil des M. trapezius ebenfalls in das Sprühmuster einbezogen wird, lässt sich auch in diesem ebenfalls oft betroffenen Muskel die Spannung durch Triggerpunkte lösen. Hieran schließt sich die Wäremanwendung, gefolgt von aktiven Bewegungen im vollen Bewegungsausmaß der behandelten Muskeln.

Wenn die Triggerpunkte sowohl des M. supraspinatus als auch des M. infraspinatus hoch-

gradig reizbar sind und der Patienten die Hand nur mit Mühe hinter den Rücken bringt, kann der Arm stattdessen vor den Brustkorb gelegt werden. Das Kühlmittel wird wiederum in dem in Abb. 21.4 dargestellten Muster aufgebracht.

Lewit beschreibt und illustriert die postisometrische Relaxation am Arm, um triggerpunktbedingte Verspannungen im M. supraspinatus zu lösen. Der Therapeut fasst den Ellenbogen des Patienten und führt ihn vor dessen Brust, um Vorspannung aufzunehmen. Der Patient atmet ein und kontrahiert den Muskel, indem er den Ellenbogen gegen leichten Widerstand des Therapeuten behutsam nach lateral drückt. Während er ausatmet und den Muskel entspannt, führt der Therapeut den Arm weiter über die Brust, um neue Vorspannung aufzunehmen [31]. Die Patienten können lernen, den Muskel in dieser Weise selbst zu dehnen.

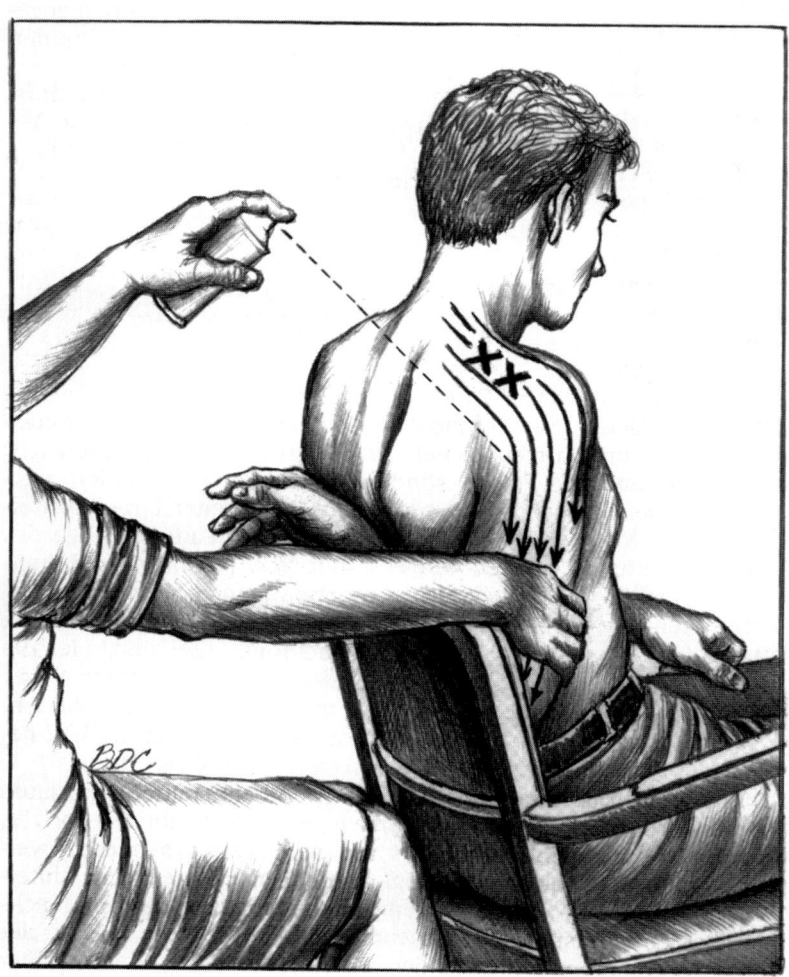

Abb. 21.4: Dehnungsposition und Sprühmuster (*Pfeile*) für Triggerpunkte (**X**) im rechten M. supraspinatus. Der Therapeut innenrotiert den Arm des Patienten, drückt ihn nach unten und führt ihn dann hinter den Rücken des Patienten. Vergleiche den Text zu entspannungsvertiefenden Techniken. Alternativ kann der Arm zum Dehnen auch vor den Körper geführt werden, wobei der Arm allerdings im Schultergelenk weniger innenrotiert wird. Bei Verdacht auf eine Ruptur der Rotatorenmanschette sollte der M. supraspinatus *nicht* gedehnt werden. Stattdessen empfiehlt sich eine Triggerpunktbehandlung durch Druck, Massage, indirekte Techniken und/oder Infiltration.

21.13 Infiltration von Triggerpunkten

(Abb. 21.5)

21.13.1 Mittlere Triggerpunkte im M. supraspinatus

Der Patient liegt auf der nicht betroffenen Seite. Der mediale (zentrale) Triggerpunkt wird durch Palpation lokalisiert und infiltriert. Eine Injektionsnadel von 3,2–3,8 cm Länge wird abwärts zur knöchernen Fossa des Schulterblattes hin ausgerichtet, hinter den Rand der Pars descendens des M. trapezius (Abb. 21.5B). Wenn die Kanüle lateral von diesem Triggerpunkt eingestochen und nach medial anstatt vertikal geführt wird (wie in Abb. 21.5B gezeigt), trifft sie vielleicht im oberen Anteil des M. trapezius auf den aktiven TrP_2 (Abb. 6.2). Sobald die Kanüle in diesen Triggerpunkt eindringt, verursacht sie eine sichtbare lokale Zuckungsreaktion und löst Übertragungsschmerzen zum Hals aus. Ein weiterer Vorschub der Kanüle bis zum Triggerpunkt des M. supraspinatus löst dann dessen Übertragungsschmerz im Arm aus. Der Therapeut sollte diese Region auf mögliche weitere Triggerpunkte sondieren.

Falls diese Infiltration, das anschließende Sprühen und Dehnen und die Wärmeanwendung die Beweglichkeit der Schulter nicht vollständig wiederherstellen, sollte der Therapeut den Bereich direkt medial vom Proc. acromialis überprüfen. Dort kann sich im Bereich des Muskel-Sehnen-Überganges ein lateraler Triggerpunkt des M. supraspinatus befinden. Außerdem sollte er prüfen, ob der Bereich unterhalb des Akromions druckschmerzhaft ist.

21.13.2 Laterale Triggerpunkte im M. supraspinatus

Wenn Druck auf einen eindeutig lokalisierten druckschmerzhaften Punkt im lateralen Teil des M. supraspinatus Übertragungsschmerzen in der für diesen Muskel typischen Ausbreitung hervorruft, ist vermutlich eine Insertionstendopathie verantwortlich. Der Therapeut findet diesen druckschmerzhaften Bereich, indem er unmittelbar medial vom Akromion tief in die Fossa supraspinata zwischen Spina scapulae und Klavikula drückt. Dieser Triggerpunkt ist durch Massage gar nicht und durch therapeutischen Druck kaum zu erreichen. Die beste Behandlungsmöglichkeit bietet hier die Infiltration mit einer Kanüle, die lang genug ist, sodass sie den darüber liegenden M. trapezius durchstechen kann. Die Autoren hatten im Allgemeinen mit Procaininfiltrationen Erfolg. Falls die Druckschmerzen an diesem Muskel-Sehnen-Übergang jedoch durch eine sterile Gewebereaktion bei anhaltender Überlastung entstanden sind, kann die Infiltration mit einem Schmerzmittel und einem Kortikoid (unter Beachtung von Häufigkeit und Dosis) den Genesungsprozess beschleunigen. Die Infiltration des zentralen Triggerpunktes in der Fasermitte mit einem Kortikoid empfehlen wir *nicht*.

Bei großen Personen kann für die Infiltration des lateralen Triggerpunktbereiches eine Nadel von 5 cm Länge erforderlich sein, die tief in die Fossa supraspinata eingestochen werden muss (Abb. 21.5A). Wenn die Kanüle von hinter der Klavikula nach kaudal und zu weit medial von der Triggerpunktzone eingestochen wird, kann sie versehentlich vor der Skapula in den Brustraum gelangen. Dem ist vorzubeugen. Sobald die Kanüle in diesen empfindlichen Bereich eintritt, schießt normalerweise ein Übertragungsschmerz zur Deltoidregion und den Arm hinab. Auch der Triggerpunkt im Mittelteil des Muskels muss inaktiviert werden, da er wahrscheinlich für die Insertionstendopathie verantwortlich ist.

Auch andere Autoren stellten fest, dass eine Infiltration des M. supraspinatus dessen Triggerpunkte wirkungsvoll inaktiviert [25–27]. Rachlin bildet zwei ähnliche, für eine Infiltration geeignete Triggerpunktzonen ab [40].

21.13.3 Triggerpunktzone unter dem Akromion

Wenn nach dem Inaktivieren der Triggerpunkte des M. supraspinatus unter der Spitze des Akromions Druckschmerzen zurückbleiben, ist wahrscheinlich eine Insertionstendopathie am Ansatz der Supraspinatussehne am Caput humeri verantwortlich. Sie wird oft als Supraspinatus-Tendinitis diagnostiziert. Dieser Bereich sollte auf die Infiltration mit einem Lokalanästhetikum gut ansprechen (Abb. 21.5C). Nach der Infiltration wird der Muskel passiv gedehnt und dabei kurz gekühlt. Anschließend wird eine Wärmepackung aufgelegt.

Oberer Rücken

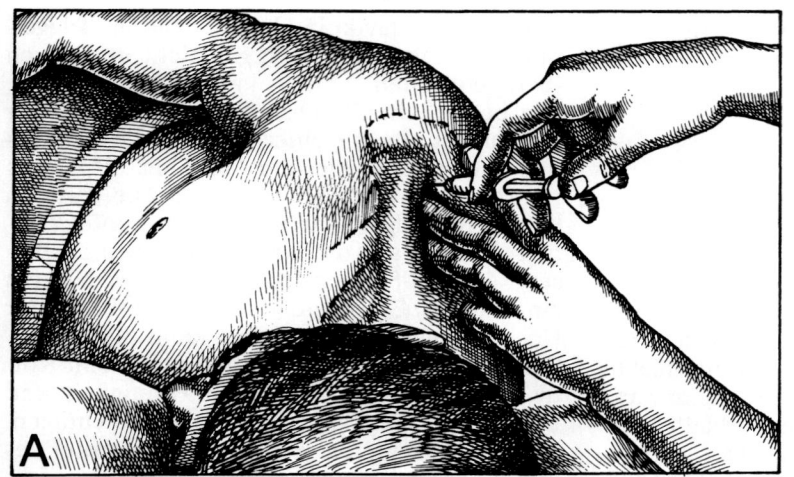

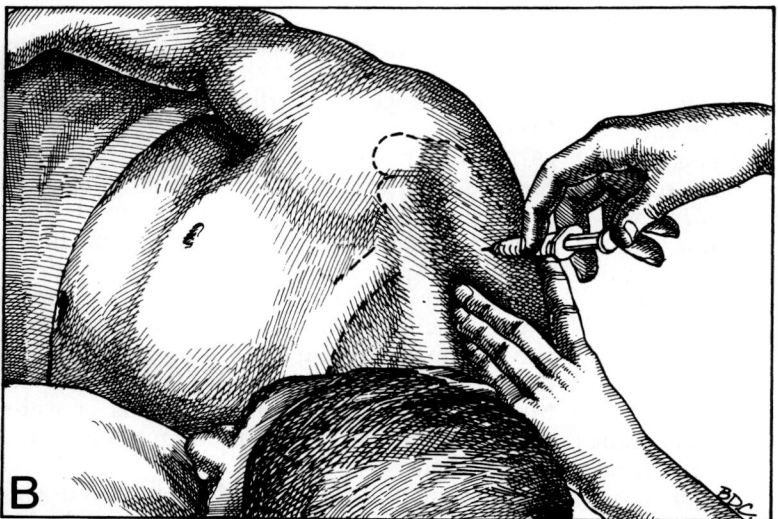

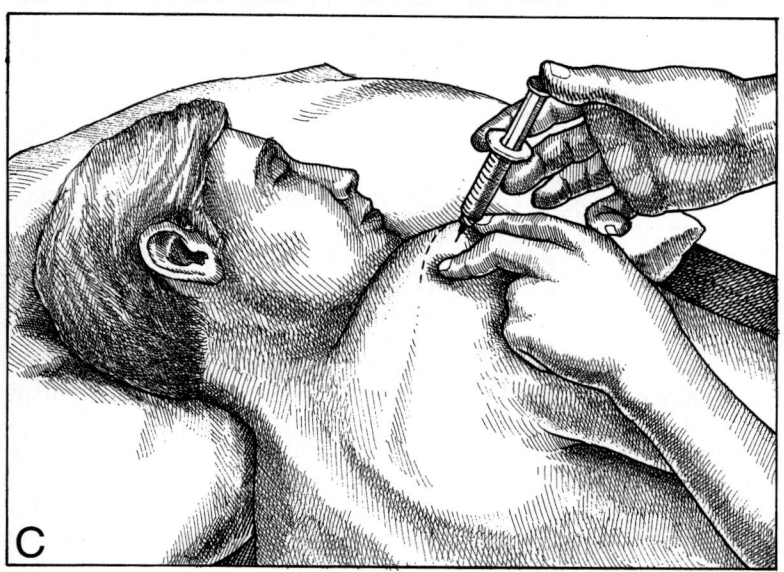

Abb. 21.5: Infiltration empfindlicher Triggerpunktbereiche im rechten M. supraspinatus und seiner Sehne. Der Patient liegt auf der linken Seite. **A:** Infiltration der lateralen Triggerpunktzone am Muskel-Sehnen-Übergang. Ansicht von oben. **B:** Infiltration eines weiter in der Muskelmitte gelegenen Triggerpunktes. Ansicht von oben. **C:** Infiltration der Ansatzstelle der Supraspinatussehne unterhalb des Akromions. Ansicht von dorsal.

Oberer Rücken

21.14 Korrigierende Maßnahmen

Der Patient sollte den M. supraspinatus nicht überlasten, schwere Gegenstände wie eine Aktentasche nicht mit hängendem Arm tragen und keine schweren Gegenstände über Kopfhöhe anheben. Er sollte den Muskel nicht anhaltend kontrahieren, etwa indem er den Arm in Abduktion oder Anteversion hält, z. B. um Lockenwickel in das Haar zu drehen oder Über-Kopf-Arbeiten auszuführen. Es empfiehlt sich, die Arme zwischendurch sinken zu lassen, damit sie wieder durchblutet werden.

Der Patient muss lernen, Triggerpunktverspannungen zu lösen, indem er den M. supraspinatus nachdrücklich dehnt. Er legt sich dazu den betroffenen Arm in den *Rücken*, wie in Abbildung 21.4 dargestellt. Am angenehmsten ist diese passive Dehnung, wenn er dabei auf einem Stuhl unter der heißen Dusche sitzt und das Wasser über den Muskel laufen lässt. Er kann den Muskel auch dehnen, indem er den Ellenbogen der betroffenen Seite mit der anderen Hand quer über den Brustkorb zieht. Lewit beschreibt diese Dehnungsstellung und wie der Patient dabei postisometrische Relaxation übt, was das Verfahren gut unterstützt [31].

Die Patienten können auch selbst mit Druck gegen ihre Triggerpunkte vorgehen (Beschreibung in Kapitel 3.12). Ein Theracane erleichtert diese Behandlung. Dieses Verfahren ist am wirkungsvollsten, wenn der betroffene Arm dabei entspannt und in einer angenehmen Adduktionshaltung *abgestützt* ist. Noch effizienter ist es (während die Triggerpunktlösung durch Druck fortgeführt wird), wiederholt Vorspannung aufzunehmen, indem die Hand immer weiter hinter den Rücken geführt wird, je mehr der Muskel nachgibt.

Literatur

1. Adolfsson L, Lysholm J: Arthroscopy for the diagnosis of shoulder pain. *Int Orthop* 15(4):275–278, 1991.
2. Agur AM: *Grant's Atlas of Anatomy.* Ed. 9. Williams & Wilkins, Baltimore, 1991(p. 383, Fig. 6.35).
3. *Ibid.* (p. 395, Fig. 6.52).
3 a. *Ibid.* (p. 391, Fig 6.45).
4. Bartolozzi A, Andreychik D, Ahmad S: Determinants of outcome in the treatment of rotator cuff disease. *Clin Orthop* 308:90–97, 1994.
5. Basmajian JV, DeLuca CJ: *Muscles Alive.* Ed. 5. Williams & Wilkins, Baltimore, 1985 (pp. 185, 240–242, 263, 268, 274, 275, 385).
6. Bonica JJ, Sola AE: Other painful disorders of the upper limb. Chapter 52. In: *The Management of Pain.* Ed. 2. Edited by Bonica JJ, Loeser JD, Chapman CR, *et al.* Lea & Febiger, 1990 (pp. 947–958).
7. Cailliet R: *Soft Tissue Pain and Disability.* F.A. Davis, Philadelphia, 1977 (pp. 149–151, Fig. 122).
8. Clemente CD: *Gray's Anatomy.* Ed. 30. Lea & Febiger, Philadelphia, 1985 (p. 523, Fig. 6-46).
9. *Ibid.* (p. 373).
10. Clemente CD: *Anatomy.* Ed. 3. Urban & Schwarzenberg. Baltimore, 1987 (Fig. 35).
11. *Ibid.* (Fig. 524).
12. D'Erme M, De Cupis V, De Maria M, *et al.:* [Echography, magnetic resonance and double-contrast arthrography of the rotator cuff. A prospective study in 30 patients]. *Radiol Med (Torino)* 86(1–2):72–80, 1993.
13. Duchenne GB: *Physiology of Motion,* translated by EB Kaplan. JB Lippincott, Philadelphia, 1949 (pp. 59–63).
14. Ellis H, Logan B, Dixon A: *Human Cross-Sectional Anatomy: Atlas of Body Sections and CT Images.* Butterworth Heinemann, Boston, 1991 (Sect. 30).
15. Fritz RC, Helms CA, Steinbach LS, *et al.:* Suprascapular nerve entrapment: evaluation with MR imaging. *Radiology* 182(2):437–444, 1992.
16. Hadley MN, Sonntag VK, Pittman HW: Suprascapular nerve entrapment. A summary of seven cases. *J Neurosurg* 64(6):843–848, 1986.
17. Hagberg M: Electromyographic signs of shoulder muscular fatigue in two elevated arm positions. *Am J Phys Med* 60(3):111–121, 1981.
18. Hagberg M: Local shoulder muscular strain-symptoms and disorders. *J Human Ergol* 11:99–108, 1982.
19. Herberts P, Kadefors R: A study of painful shoulder in welders. *Acta Orthop Scand* 47(4):381–387, 1976.
20. Herberts P, Kadefors R, Andersson G, Petersen I: Shoulder pain industry: an epidemiological study on welders. *Acta Orthop Scand* 52(3):299–306, 1981.
21. Hoover HV: Functional technic. In: *Yearbook, Academy of Applied Osteopathy.* Carmel, CA, 1958, (pp. 47–51).
22. Inman VT, Saunders JB, Abbott LC: Observations on the function of the shoulder joint. *J Bone Joint Surg* 26:1–30, 1944 (pp. 18, 21).
23. Ito N: Electromyographic study of shoulder joint. *J Jpn Orthop Assoc* 54:1529–1540, 1980.
24. Jones LH: *Strain and Counterstrain.* The American Academy of Osteopathy, Colorado Springs, 1981.
25. Kellgren JH: A preliminary account of referred pains arising from muscle. *Br Med J* 1:325–327, 1938 (Case 3).
26. Kelly M: New light on the painful shoulder. *Med J Aust* 1:488–493, 1942 (Cases 2 and 8, Figs. 2B and 3C).
27. Kelly M: The nature of fibrositis. III. Multiple lesions and the neural hypothesis. *Ann Rheum Dis* 5:161–167, 1946 (Case 2).
28. Kelly M: Some rules for the employment of local analgesia in the treatment of somatic pain. *Med J Aust* 1:235–239, 1947 (Table 1 No. 4)

29. Kendall FP, McCreary EK, Provance PG: *Muscles: Testing and Function*. Ed. 4. Williams & Wilkins, Baltimore, 1993 (p. 272).

30. Kraus H: *Clinical Treatment of Back and Neck Pain*. McGraw-Hill, New York, 1970 (p. 98).

31. Lewit K: *Manipulative Therapy in Rehabilitation of the Locomotor System*. Ed. 2. Butterworth Heinemann, Oxford, 1991 (pp. 203–205).

32. Lippitt S, Matsen F: Mechanisms of glenohumeral joint stability. *Clin Orthop Res 291:*20–28, 1993.

33. Mennell JM: *Joint Pain: Diagnosis and Treatment Using Manipulative Techniques*. Little, Brown & Company, Boston, 1964.

34. Michele AA, Davies JJ, Krueger FJ, *et al.:* Scapulocostal syndrome (fatigue-postural paradox). *NY State J Med 50:*1353–1356, 1950 (p. 1355).

35. Morrison DS, Ofstein R: The use of magnetic resonance imaging in the diagnosis of rotator cuff tears. *Orthopedics 13(6):*633–638, 1990.

36. Pernkopf E: *Atlas of Topographical and Applied Human Anatomy*, Vol. 2. WB Saunders, Philadelphia, 1964 (Fig. 28).

37. *Ibid*. (Fig. 45).

38. Pink M, Jobe FW, Perry J: Electromyographic analysis of the shoulder during the golf swing. *Am J Sports Med 18(2):*137–140, 1990.

39. Post M, Mayer J: Suprascapular nerve entrapment: Diagnosis and treatment. *Clin Orthop Res 223:*126–136, 1987.

40. Rachlin ES: Injection of specific trigger points. Chapter 10. In: *Myofascial Pain and Fibromyalgia*. Edited by Rachlin ES. Mosby, St. Louis, 1994, pp. 197–360, (pp. 320–322).

41. Rasch PJ: *Kinesiology and Applied Anatomy*. Ed. 7. Lea & Febiger, Philadelphia, 1989 (pp. 127–131).

42. Reynolds MD: Myofascial trigger points syndromes in the practice of rheumatology. *Arch Phys Med Rehabil 62:*111–114, 1981 (Tables 1 and 2).

43. Sola AE, Kuitert JH: Myofascial trigger point in the neck and shoulder girdle. *Northwest Med 54:*980–984, 1955.

44. Sola AE, Rodenberger ML, Gettys BB: Incidence of hypersensitive areas in posterior shoulder muscles. *Am J Phys Med 34:*585–590, 1955.

45. Spalteholz W: *Handatlas der Anatomie des Menschen*. Ed. 11, Vol. 2. S. Hirzel, Leipzig, 1922 (p. 324).

46. Steinbrocker O, Isenberg SA, Silver M, *et al.:* Observations on pain produced by injection of hypertonic saline into muscles and other supportive tissues. *J Clin Invest 32:*1045–1051, 1953 (Table 2).

47. Toldt C: *An Atlas of Human Anatomy*, translated by M.E. Paul. Ed. 2, Vol. 1. Macmillan, New York, 1919 (p. 313).

48. Travell J, Rinzler SH: The myofascial genesis of pain. *Postgrad Med 11:*425–434, 1952.

49. Webber TD: Diagnosis and modification of headache and shoulder-arm-hand syndrome. *J Am Osteopath Assoc 72:*697–710, 1973 (Fig. 28 Part 1, p. 10).

50. Weed ND: When shoulder pain isn't bursitis. The myofascial pain syndrome. *Postgrad Med 74(3):*101–102, 1983.

51. Zohn DA: *Musculoskeletal Pain: Diagnosis and Physical Treatment*. Little, Brown & Company. Boston, 1988 (p. 211, Fig. 12-2).

Oberer Rücken

M. infraspinatus

Übersicht: Übertragungsschmerzen von den üblichen Triggerpunkten dieses Schultergelenkschmerz-Muskels konzentrieren sich tief in der vorderen Deltoideusregion und im Schultergelenk, dehnen sich über die Vorder- und Seitenfläche des Ober- und Unterarmes aus und schließen manchmal die radiale Hälfte der Hand ein. Gelegentlich werden die Schmerzen außerdem in die subokzipitale und die Nackenregion übertragen. Von einer Triggerpunktzone nahe dem Margo medialis scapulae werden Schmerzen zum angrenzenden M. rhomboideus geleitet. **Anatomie:** Der Muskel setzt medial an der Fossa infraspinata scapulae und lateral am Tuberculum majus des Caput humeri an. Die **Funktion** des Muskels ist es, das Caput humeri in der Cavitas glenoidalis zu stabilisieren, wenn der Arm bewegt wird, wobei es sich hier hauptsächlich um Außenrotation des Armes handelt. Als **Symptome** treten vorrangig Übertragungsschmerz beim Schlafen auf der betroffenen oder der asymptomatischen Seite auf. Der Patient kann nicht nach hinten zur Gesäßtasche oder die Patientin zum BH-Verschluss greifen. Auch die Anteversion, z. B. zum Kämmen der Haare oder Zähneputzen, ist eingeschränkt. Die **Aktivierung und Aufrechterhaltung von Triggerpunkten** erfolgt meistens durch Überlastung, wenn jemand nach hinten und oben greift. Bei der **Untersuchung des Patienten** wird eine Einschränkung der Innen- und Außenrotation im Schultergelenk deutlich, erkennbar an dem unzulänglichen Versuch, mit der Hand das Schulterblatt zu erreichen. Die **Untersuchung auf Triggerpunkte** ermittelt aktive Triggerpunkte 1 oder 2 cm unterhalb der Spina scapulae, gelegentlich auch etwas weiter kaudal. Die **Differenzialdiagnose** muss eine Kompression des N. subscapularis, eine Entzündung der Bizepssehne, eine Radikulopathie C_5–C_6, sowie eine Arthritis des Schultergelenks berücksichtigen. Zur **Lösung von Triggerpunkten** in diesem Muskel kann gesprüht und gedehnt werden. Dazu zieht der Therapeut den betroffenen Arm entweder über die Brust oder den Rücken des Patienten, während Kühlspray oder Eis in parallelen Bahnen seitlich auf den Muskel und über sein Übertragungsschmerzmuster am Arm bis hin zur Hand aufgebracht wird. Getrennt davon werden aufwärts gerichtete Kühlbahnen zur Subokzipitalregion gezogen. Zur **Infiltrationen von Triggerpunkten** legt sich der Patient auf die nicht betroffene Seite. Die Triggerpunkte werden mit den Fingern palpiert. Die Infiltrationsbehandlung wird mit passivem Dehnen, heißen Packungen und Bewegungen im aktiven Bewegungsausmaß abgerundet. Unter die **korrigierenden Maßnahmen** fällt es, dafür zu sorgen, dass der Muskel nicht immer wieder überlastet wird, eine geeignete nächtliche Schlafstellung zu finden, und den Patienten anzuleiten, damit er seine Triggerpunkte selbst durch Druckanwendung lösen und Selbstdehnungsübungen ausführen kann.

22

Inhaltsübersicht

Oberer Rücken

22.1 Übertragungsschmerzen

(Abb. 22.1)

Unserer Erfahrung nach werden starke Übertragungsschmerzen tief in der Vorderseite des Schultergelenks meistens von Triggerpunkten des M. infraspinatus verursacht [46].

Die meisten Berichte in der Literatur zum Übertragungsschmerz dieses Muskels geben die Vorderseite der Schulter als wichtigsten Zielbereich an (Abb. 22.1A) [21, 33, 39, 42, 45, 47, 49, 50, 51, 53]. In 193 Fällen von Übertragungsschmerz des M. infraspinatus bezeichneten alle Patienten die Vorderseite der Schulter als schmerzhaft [45]. Der Schulterschmerz wird gewöhnlich *tief* im Gelenk empfunden [47]. Die Patienten geben außerdem an, dass der Schmerz an der Vorder- und Seitenfläche des Armes hinunter ausstrahlt [21, 24, 30, 33. 39. 45, 47, 49, 51, 53], zur Seite des Unterarms [33, 39, 42, 45, 47, 49, 51, 53] zur Radialseite der Hand [30, 33, 39, 42, 47, 51, 53] und gelegentlich bis zu den Fingern [30, 45] oder in die obere Nackenregion hinauf (Abb. 22.1A). Meistens zeigen die Patienten auf den schmerzhaftesten Bereich, indem sie die Hand über die Vorderseite ihrer Schulter legen.

Einige Autoren lokalisierten die Schmerzen in der Rückseite der Schulter [21, 24]. Unserer Meinung nach können dafür gleichzeitig vorhandene Triggerpunkte aus dem benachbarten M. teres minor verantwortlich sein. Bonica und Sola beschreiben einen dumpfen Schmerz, der überwiegend in die Deltoideusregion übertragen wird [4]. Rachlin betont den Schmerz in der Rückseite der Schulter. Außerdem erwähnt er einen Übertragungsschmerz zum Margo medialis scapulae und zur Nackenbasis im Bereich des M. levator scapulae [37].

Meistens beruhen die Abweichungen zwischen diesen Aussagen wohl darauf, dass Übertragungsschmerzen in variablen Nebenschmerz-

zonen auftreten. Von 193 Patienten empfanden 46% Schmerz im Bereich von M. deltoideus und M. biceps brachii, niemand erwähnte Ellenbogenschmerzen, 21% berichteten über Schmerzen im radialen Unterarm, 13% in der radialen Handseite und 14% in der subokzipitalen Nackenregion [45]. Die drei **X** in Abb. 22.1A markieren, wo im mittleren Teil des Muskels (Endplattenzone) die Triggerpunkte am häufigsten lokalisiert sind. Zwischen den Schmerzübertragungsmustern dieser Triggerpunkte wird nicht unterschieden.

Gelegentlich befindet sich am Margo medialis scapulae nahe dem Muskel-Sehnen-Übergang ein druckschmerzhafter Triggerpunktbereich (Abb. 22.1B). Von hier aus werden Schmerzen zu den zwischen den Schulterblättern liegenden Mm. rhomboidei übertragen. Dieses Schmerzmuster ist schwer von dem des TrP_4 im M. trapezius zu unterscheiden (Abb. 6.3). Es handelt sich hier wahrscheinlich um eine sekundäre Insertionstendopathie bei Triggerpunkten des M. infraspinatus.

Unter Hunderten von Patienten mit Triggerpunkten des M. infraspinatus wurde ein einziges abweichendes Schmerzmuster beobachtet, bei dem der Schmerz zur oberflächlichen Vorderseite des Brustkorbes übertragen wurde. Nach der ersten Infiltration zeigte sich bei diesem Patienten das erwartete Schmerzmuster des M. infraspinatus, das durch Infiltrationen der verantwortlichen Triggerpunkte aufgelöst wurde [47].

Im Experiment konnte eine verstärkte Erregbarkeit der Alphamotoneurone in der Pars acromiale des M. deltoideus gezeigt werden. Sie wurde durch einen Druckreiz auf einen aktiven Triggerpunkt des M. infraspinatus ausgelöst, der Schmerzen in die Region des vorderen M. deltoideus übertrug. Wenn durch diesen Druckreiz Übertragungsschmerzen ausgelöst wurden, waren die motorischen Einheiten im M. deltoideus aktiv. Der Patient konnte diese Aktivität der motorischen Einheiten nicht durch Entspannen unterdrücken, obwohl benachbarte, nicht in der Schmerzübertragungszone liegende Muskeln elektrisch stumm blieben [48]. Diese Beobachtung untermauert jüngste Ergebnisse, denen zufolge Triggerpunkte für eine vermehrte Erregbarkeit der Alphamotoneuronen ebenso wie für die Schmerzübertragung verantwortlich sein können.

Übertragungsschmerzen vom M. infraspinatus wurden experimentell durch Injektion von 6%iger hypertoner Kochsalzlösung in den asymptomatischen Muskel ausgelöst. Die Probanden empfanden den Schmerz tief unter einer Stelle an der Schulterseite, in der hinteren und seitlichen Schulterregion sowie an der Außen- und Rückseite des Armes [22].

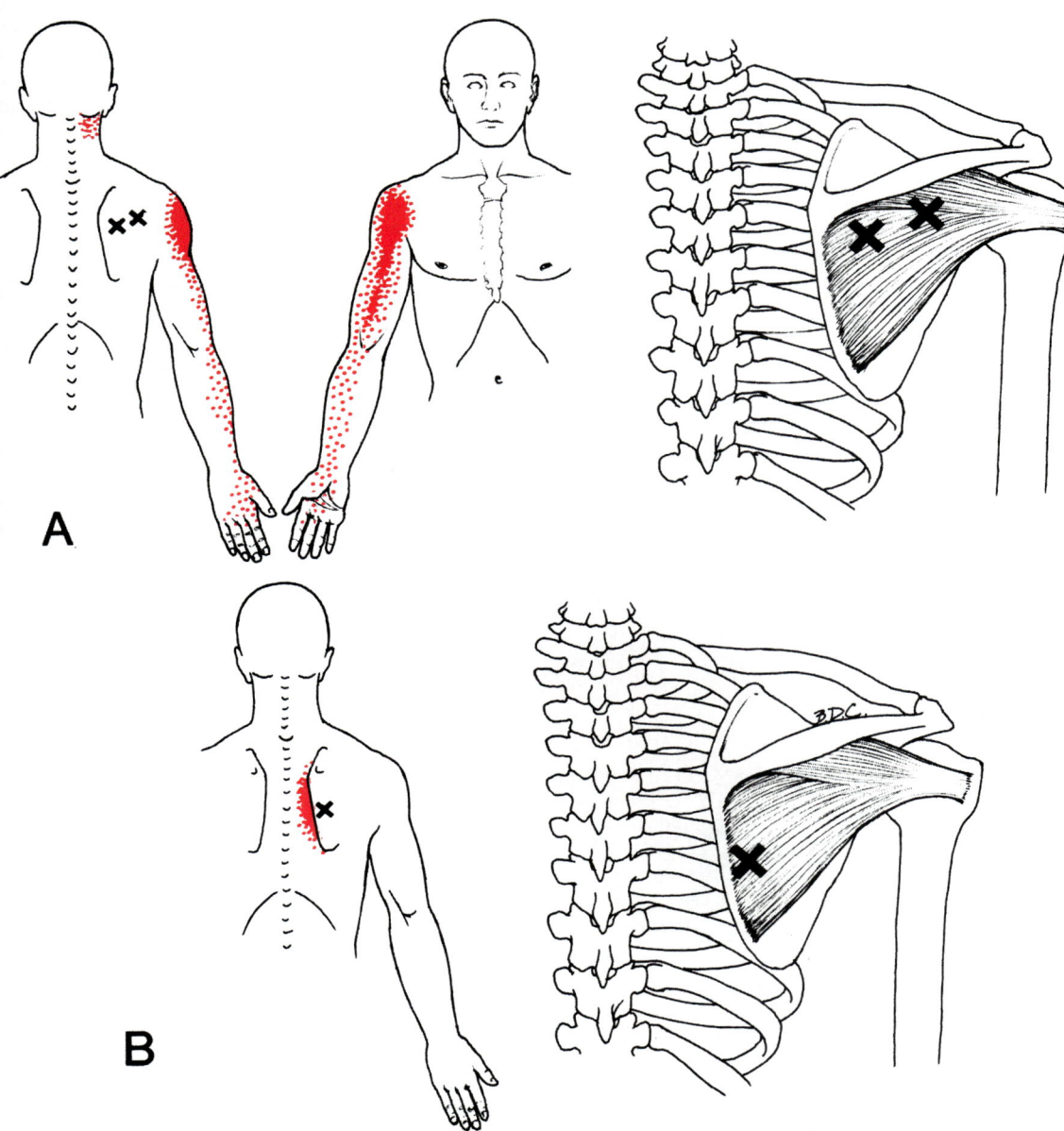

Abb. 22.1: Übertragungsschmerzmuster (*rot*) und Lage der entsprechenden Triggerpunkte (**X**) im rechten M. infraspinatus. *Flächiges Rot* markiert die Hauptübertragungsschmerzzonen, *punktiertes Rot* die Nebenschmerzzonen. **A:** Lage von drei häufigen Triggerpunkten. **B:** Druckschmerzen im Bereich des Muskel-Sehnen-Überganges und entsprechendes Übertragungsschmerzmuster.

Oberer Rücken

▰▰▰ 22.2 Anatomie

(Abb. 22.2)
Der M. infraspinatus inseriert *medial* an den
zwei medialen Dritteln der Fossa infraspinata
unterhalb der Spina scapulae und an der angrenzenden Faszie. *Lateral* inseriert er an der
Rückseite des Tuberculum majus [6]. Seine Sehne strahlt superior und posterior in die Schultergelenkkapsel ein [10].

Der obere mediale Anteil des Muskels wird
vom M. trapezius (Pars ascendens) überdeckt.

Weiterführende Literatur
Andere Autoren stellen den M. infraspinatus in
der Ansicht von dorsal ohne [1, 6, 8, 11, 34, 43]
und mit Arterien und Nerven [9] sowie im
Querschnitt [13, 35] dar.

▰▰▰ 22.3 Innervation

Der M. infraspinatus wird vom N. suprascapularis aus den Spinalnerven C_5 und C_6 über den
Truncus superior des Plexus brachialis versorgt
[6]. Der N. suprascapularis zieht durch die Incisura scapulae unter dem Lig. transversum scapulae superior hindurch und versorgt den
M. supraspinatus. Er biegt dann um den lateralen Rand der Spina scapulae und innerviert den
M. infraspinatus. Zu einem Engpass für den
Nerven kann es an der Stelle kommen, wo er
unter dem Band durchzieht, das die Incisura
scapulae überspannt, sowie dort, wo er um das
Ende der Spina scapulae zieht [7].

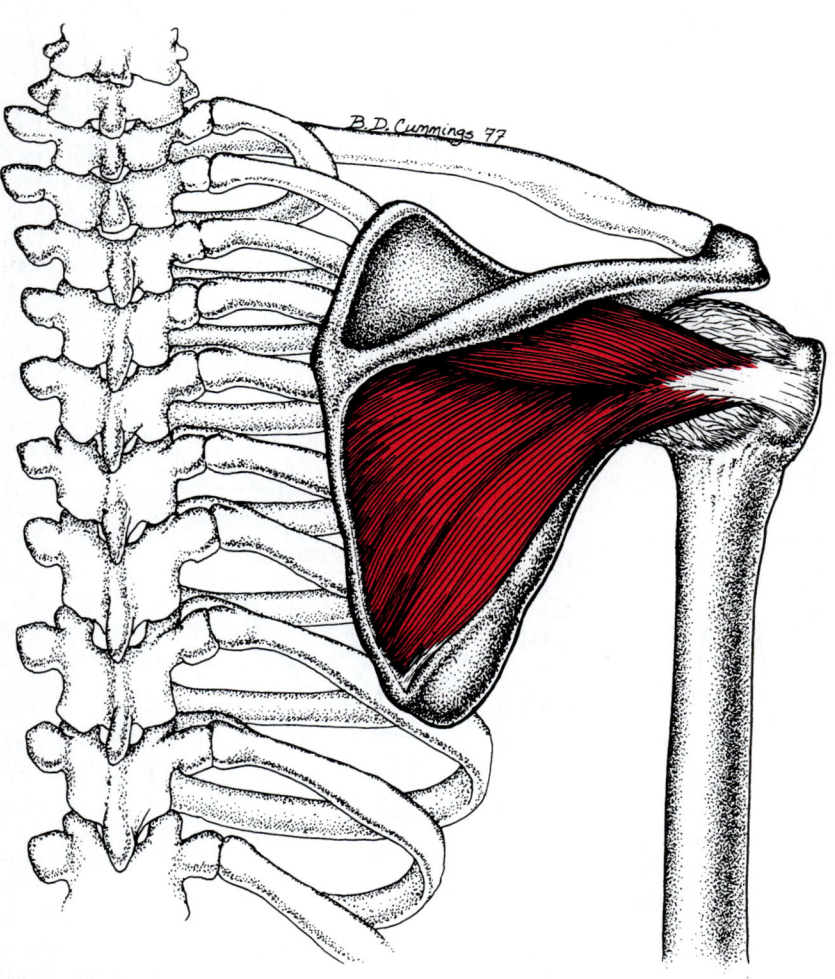

Abb. 22.2: Sichtbare Ansatzstellen des M. infraspinatus. Die Richtung des Faserverlaufs ist erkennbar.

22.4 Funktion

Der M. infraspinatus außenrotiert den Arm aus allen Ausgangsstellungen im Schultergelenk [12] und hält das Caput humeri bei Armbewegungen in der Cavitas glenoidalis [5, 6, 25].

Inman et al. zeigten, dass die elektromyographische Aktivität des M. infraspinatus mit zunehmender Abduktion linear zunimmt. Weitere Aktivitätsspitzen traten während der Anteversion auf [18]. In einer vorschriftsmäßig durchgeführten Studie konnte Ito zeigen, dass der M. infraspinatus im Vergleich mit dem M. supraspinatus relativ wenig Aktivität aufweist, die während Abduktion und Anteversion allmählich und stetig abnimmt. Unregelmäßig kam es nur bei 140° zu einem deutlichen Anstieg der Aktivität bei immer noch mäßigen Kontraktionen [19].

Basmajian und Deluca haben anschaulich beschrieben, wie die Schrägstellung der Cavitas glenoidalis zusammen mit der Aktivität der horizontal verlaufenden Fasern verschiedener Muskeln eine Art Klammer herstellt, die verhindert, dass das Caput humeri nach unten abgleitet. Sie zeigten, wie die Kontraktion des M. supraspinatus und der hinteren Fasern des M. deltoideus selbst dann eine Subluxation nach unten verhindert, wenn ein größeres Gewicht am adduzierten Arm hängt. In anderen Stellungen muss das Gelenk zusätzlich durch Aktivität der Muskeln der Rotatorenmanschette, einschließlich des M. infraspinatus, stabilisiert werden. Während der Abduktion bringen viele Muskeln Abduktionskraft auf, und sie stabilisieren gemeinsam das Caput humeri in der Cavitas glenoidalis [3].

Im Zusammenhang mit der Adduktion im Schultergelenk wird keine elektrische Aktivität des M. infraspinatus erwähnt. Duchenne erzielte durch elektrische Stimulation keinen Beitrag zur Adduktion [12].

Zu Beginn eines Golfschlages, den ein rechtshändiger Spieler ausführt, zeigt der M. infraspinatus ungefähr 30% der EMG-Aktivität, die bei maximaler willkürlicher Kontraktion beobachtet wird. Sie sinkt rasch auf 10% ab. Der linke M. infraspinatus beginnt auf niedrigem Niveau und erreicht zu Beginn des Abschwunges 60% der Maximalkontraktion [36].

22.5 Funktionelle Einheit

Die Aktionen von M. infraspinatus und M. teres minor sind annähernd identisch, die Muskeln werden jedoch unterschiedlich innerviert. Der M. infraspinatus rotiert den Arm in paralleler Aktion mit dem M. teres minor und dem hinteren Anteil des M. deltoideus nach außen. Zusammen mit dem M. supraspinatus und anderen Muskeln der Rotatorenmanschette stabilisiert der M. infraspinatus zudem das Caput humeri in der Cavitas glenoidalis, wenn der Arm abduziert oder antevertiert wird [3].

Die Mm. subscapularis und pectoralis major sowie die Pars acromialis des M. deltoideus wirken bei der Rotation des Armes als Antagonisten des M. infraspinatus und der Pars spinalis des M. deltoideus.

22.6 Symptome

In Übereinstimmung mit anderen Autoren meinen wir, dass ein myofaszialer Übertragungsschmerz zur Schulter wahrscheinlich von den Mm. infraspinatus, supraspinatus und gelegentlich dem M. levator scapulae stammt [23, 40].

Patienten mit Triggerpunkten im M. infraspinatus klagen häufig: „Ich kann nicht in die Gesäßtasche greifen; ich kann den BH nicht im Rücken schließen; ich kann den Reißverschluss hinten im Kleid nicht hochziehen; ich muss den schmerzenden Arm zuerst in den Ärmel stecken, sonst komme ich nicht in den Mantel; ich kann nicht nach hinten zum Nachttisch neben meinem Bett greifen." Wenn der Arm im Schultergelenk nicht gleichzeitig innenrotiert und adduziert werden kann, ist das ein deutliches Zeichen für einen aktiven Triggerpunkt im M. infraspinatus. Die Patienten klagen über Schmerzen beim Haare kämmen und Zähne putzen. Tennisspieler büßen durch den Schulterschmerz an Schlagkraft ein.

Sola und Williams führen Symptome wie Ermüdung im Schultergürtel, Griffschwäche, Beweglichkeitsminderung im Schultergelenk und Hyperhidrose in der Übertragungsschmerzzone auf Triggerpunktaktivität im M. infraspinatus zurück [42].

Übertragungsschmerzen (Abb. 22.1) machen es den Patienten unmöglich, nachts auf der betroffenen Seite (und manchmal auch auf dem Rücken) zu liegen, weil das Gewicht des Thorax auf die Triggerpunkte des M. infraspinatus drückt und sie reizt [47]. Wenn der Patient Schmerzlinderung sucht und sich auf die nicht betroffene Seite legt, gleitet der oben liegende Arm wahrscheinlich nach vorn. Es kommt zu einer schmerzhaften Dehnung des betroffenen

Oberer Rücken

M. infraspinatus, was wiederum den Schlaf stört. Patienten mit sehr aktiven Triggerpunkten im M. infraspinatus finden daher oft nur Schlaf, wenn sie ihren Oberkörper mit Kissen abstützen und halb aufgerichtet in einem Sessel oder auf dem Sofa schlafen.

Ein großer Teil der bei Hemiplegie auftretenden Schmerzen im Schultergürtel geht gewöhnlich auf myofasziale Triggerpunkte in den Mm. trapezius, scaleni, supraspinatus, infraspinatus und subscapularis zurück. Wenn keine Ruhespastizität vorliegt, sprechen die Triggerpunkte in diesen Muskeln meistens gut auf eine lokale Therapie an.

22.7 Aktivierung und Aufrechterhaltung von Triggerpunkten

Triggerpunkte des M. infraspinatus können durch akuten Stress oder vielfältige Formen von Überlastung aktiviert werden. Dazu gehören das häufige Greifen nach hinten zum Nachttisch mit ausgestrecktem Arm, insbesondere bei einer akuten Erkrankung, wenn die Muskeln „nicht in Form, sind oder das Greifen nach hinten, um das Gleichgewicht zu halten, z. B. nach einem Geländer, wenn man auf der Treppe ausrutscht. Ebenfalls zu nennen sind ein Sturz beim Ski laufen mit Torsion des Armes, der den Skistock hält, eine übermäßige Stockarbeit beim Ski laufen oder ein besonders harter Tennisaufschlag, wenn der Körper nicht im Gleichgewicht ist. Auch ein erfahrener Schlittschuhläufer, der lange Zeit einen Anfänger mit sich zieht, überlastet den M. infraspinatus. Die Schmerzen beginnen meistens wenige Stunden nach dem auslösenden Ereignis. Die Patienten wissen normalerweise genau, was geschehen ist und wobei der Arm überlastet wurde.

Anders als der M. supraspinatus aktiviert sich der M. infraspinatus besonders stark bei ungewohnten, kurzfristigen Bewegungen. Daher entstehen seine Triggerpunkte auch eher als Reaktion auf eine akute als auf eine Dauerbelastung.

Baker fand heraus, dass der M. infraspinatus von 20–30% der Patienten, die ihren ersten Autounfall erlebt hatten, anschließend Triggerpunkte aufwies, unabhängig davon, aus welcher Richtung der Aufprall erfolgt war [2]. Der M. infraspinatus enthielt damit etwas seltener Triggerpunkte als der M. supraspinatus dieser Patienten.

22.8 Untersuchung des Patienten

(Abb. 22.3)
Der Versuch, die Hand hinter dem Kopf zum Mund zu führen, gibt einen brauchbaren ersten Anhaltspunkt für eine Bewegungseinschränkung bei Triggerpunkten in der Muskulatur des Schultergürtels. Er wird in Kapitel 18 beschrieben und veranschaulicht (Abb. 18.2). Der Versuch, die Hand hinter dem Rücken zum Schulterblatt zu führen, gibt spezifischere Aufschlüsse über eine Einschränkung des M. infraspinatus.

Beim Versuch, die Hand hinter dem Rücken zum konralateralen Schulterblatt zu führen muss der Arm im Schultergelenk vollständig adduziert und innenrotiert werden. Der Patient

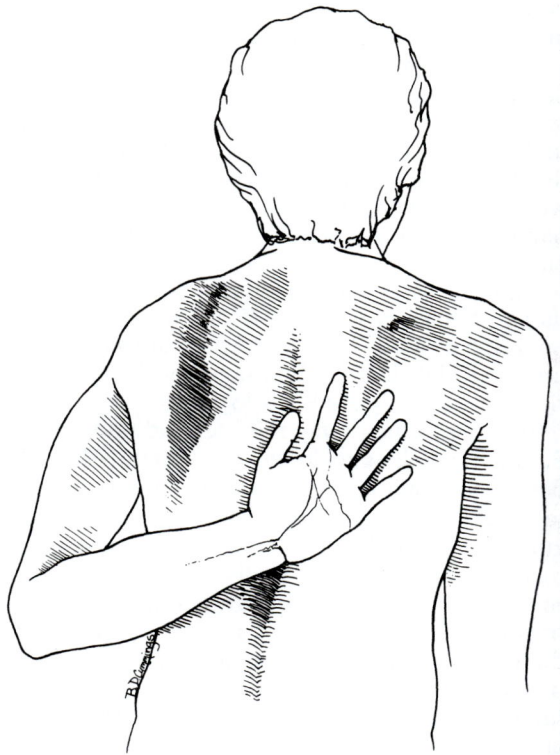

Abb. 22.3: Führen der Hand zum Schulterblatt: Bei diesem Test muss der Arm im Schultergelenk adduziert und innenrotiert werden. Bei dieser aktiven Bewegung wird der M. infraspinatus gedehnt, während die Mm. supraspinatus und latissimus dorsi in der verkürzten Stellung kontrahieren. Die dargestellte Handposition würde im Normalfall auf eine Bewegungseinschränkung deuten, da die Fingerspitzen die Spina scapulae erreichen können sollten. Die abgebildete Person hat jedoch zu kurze Oberarme und dadurch eine begrenzte Reichweite.

Oberer Rücken

legt sich dazu die Hand in den Rücken und versucht, sie so weit wie möglich zum kontralateralen Schulterblatt zu schieben. Normalerweise erreichen die Fingerspitzen mindestens die Spina scapulae. Abbildung 22.3 veranschaulicht einen größeren Bewegungsumfang. Bei diesem Test werden die Abduktoren und Außenrotatoren gedehnt. Wenn diese Muskeln (insbesondere der M. infraspinatus) wenig dehnbar sind, weil Triggerpunkte zu Verspannung und Verkürzung ihrer Fasern geführt haben, erreichen die Finger vielleicht nicht einmal eine Hosentasche auf Hüfthöhe. Die Einschränkung ist unabhängig davon, ob die Bewegung aktiv oder passiv durchgeführt wird. Trotz Triggerpunkten im antagonistischen M. supraspinatus können dagegen die Finger bis zur Wirbelsäule und sogar weiter geführt werden, wenn die Bewegung passiv ausgeführt wird, ohne dass der M. supraspinatus in der verkürzten Stellung kontrahiert werden muss.

Beim Palpieren des M. infraspinatus entdeckt der Untersucher oft äußerst schmerzhafte Triggerpunkte, selbst wenn der manuelle Muskeltest gegen Widerstand schmerzfrei gewesen war [31].

Wenn das Bewegungsausmaß im Schulter- und/oder Ellenbogenbereich eingeschränkt ist, sollte das Gelenkspiel in allen betreffenden Gelenken überprüft werden [32].

■■■ 22.9 Untersuchung auf Triggerpunkte

Der M. infraspinatus enthält häufig myofasziale Triggerpunkte. Bei 31% von 126 Patienten stammte der zur Schulterregion übertragene Schmerz aus dem M. infraspinatus, eine Häufigkeit, die nur vom M. levator scapulae (55%) übertroffen wurde [40]. Pace machte eine ähnliche Beobachtung [33]. Bei jungen, schmerzfreien Erwachsenen war der M. infraspinatus am dritthäufigsten von latenten Triggerpunkte betroffen (18%), seltener als der M. levator scapulae (20%) und die Pars descendens des M. trapezius (35%) [41].

Zur Untersuchung des M. infraspinatus kann der Patient sitzen oder wie zur Infiltration auf der Seite liegen. Im Sitzen wird der Muskel unter leichte Dehnungsspannung gebracht, indem Hand und Arm vor dem Oberkörper zur Armlehne der Gegenseite greifen. Durch flächige Palpation findet man oft multiple druck-

schmerzhafte Stellen, wie sie in Abbildung 22.1A durch die verschiedenen X markiert werden. Die häufigste Triggerpunktregion befindet sich meistens kaudal der Schnittstelle zwischen medialem und zweitem Viertel der Spina scapulae (oberes mittleres X in Abb. 22.1A).

Der nächst häufige Triggerpunkt (laterales X in Abb. 22.1A) liegt meistens kaudal der Mitte der Spina scapulae, kann aber auch am Margo lateralis scapulae liegen. Er wird ebenfalls durch flächige Palpation lokalisiert. Lange hat die Lage dieses Triggerpunktareals im M. infraspinatus veranschaulicht [26].

Eine durch umschriebene Druckschmerzen gekennzeichnete Triggerzone, die Schmerzen wie ein Triggerpunkt übertragen kann, liegt am Margo medialis scapulae (Abb. 22.1B). Diese Lage wurde bereits beschrieben [42, 52]. Wahrscheinlich manifestiert sich hier eine Insertionstendopathie am Muskel-Sehnen-Übergang.

Verspannte Muskelbündel können in diesem oberflächlichen Muskel schwerer palpiert werden als zu erwarten. Mit schnellender Palpation kann der Untersucher bei einigem Geschick eine lokale Zuckungsreaktion hervorrufen. Die Haut über dem M. infraspinatus ist oft dick und auf Grund einer begleitenden Pannikulose verhärtet. Übertragungsschmerzen lassen sich meistens durch anhaltenden Druck auf einen aktiven Triggerpunkt des M. infraspinatus auslösen oder verstärken.

Vier erfahrene und in einer dreistündigen Schulung vorbereitete Ärzte prüften durch Untersuchung von fünf Muskelpaaren an zehn Probanden die Zuverlässigkeit, mit der sich körperliche Merkmale von Triggerpunkten bestimmen lassen [14]. Untersucht wurden die Mm. infraspinatus, latissimus dorsi, trapezius (Pars descendens), extensor digitorum und sternocleidomastoideus. Eine gute Übereinstimmung hinsichtlich der Merkmale von Triggerpunkten des M. infraspinatus erzielten die Untersucher für umschriebene Druckschmerzen, verspannte Faserbündel, Übertragungsschmerzen und die Provokation des symptomatischen Schmerzes. Eine nur Übereinstimmung ergab sich bezüglich der lokalen Zuckungsreaktionen. Sie war für den M. infraspinatus sogar geringer als für die übrigen untersuchten Muskeln. Eine lokale Zuckungsreaktion ist insbesondere am M. infraspinatus nicht leicht auszulösen und bestätigt eindeutig das Vorliegen eines Triggerpunktes. Daher ist sie insbesondere bei der Nadelung von Triggerpunkten nützlich. Der Erwerb ausreichender Palpationsfertigkeiten ist der unabdingbare erste

Schritt, wenn ein Untersucher Triggerpunkte in einem Muskel zuverlässig per Palpation bestimmen will.

22.10 Engpass

Triggerpunkte im M. infraspinatus stehen nicht im Zusammenhang mit Nervenkompressionen.

22.11 Differenzialdiagnose

Sowohl eine *Kompression des N. suprascapularis* als auch Triggerpunkte im M. infraspinatus können zu Schulterschmerzen führen. Eine verzögerte Nervenleitung und/oder Atrophie des M. infraspinatus deuten allerdings auf eine Kompression des N. suprascapularis in der Incisura scapulae, wo er vom M. supraspinatus zum M. infraspinatus zieht [15, 20]. Wenn der Nerv in der Incisura scapulae komprimiert wird, werden beide Mm. spinati in Mitleidenschaft gezogen. MRT- oder Ultraschallaufnahmen können mögliche weitere Anomalien abklären und erhobene Befunde bestätigen.

Wenn bei einem Patienten die Diagnose einer *Bizepssehnenentzündung* gestellt wird, diese aber von verschiedenen Ärzten erfolglos behandelt wurde, dürften bis dahin unerkannte Triggerpunkte in den Mm. infraspinatus oder biceps brachii vorliegen, die den Schmerz in der vorderen Schulter auslösen.

Das *Skapulohumeralsyndrom* in seiner Definition von Long [30] kann auf aktive Triggerpunkte im M. infraspinatus zurückgehen. Bestandteil dieses Syndroms könnten auch Übertragungsschmerzen von den Mm. pectoralis major und minor sowie des Caput longum des M. biceps brachii sein.

Triggerpunkte des M. infraspinatus übertragen Schmerzen in der Ausbreitung der Versorgungsgebiete der Spinalnerven C_5, C_6 und C_7. Das kann zur Verwechslung mit einer Radikulopathie bei einem Bandscheibenschaden [38] führen, sofern nicht neben dem Schmerz auch neurologische Defizite und elektromyographische Befunde herangezogen werden.

Nicht weniger Verwirrung stiftet der Umstand, dass der Übertragungsschmerz von Triggerpunkten des M. infraspinatus den Schmerzen ähnelt, die durch eine *Arthritis des Schultergelenks* entstehen [38].

22.11.1 Assoziierte Triggerpunkte

Der M. teres minor verläuft parallel zum M. infraspinatus und ist dessen wichtigster Synergist. Außerdem entwickeln drei Muskelgruppen im Zusammenhang mit dem M. infraspinatus aktive Triggerpunkte. Bei einem Patienten ist jedoch meistens nur ein Muskel aus diesen Gruppen betroffen. Die Pars acromialis des M. deltoideus liegt in der Hauptübertragungsschmerzzone des M. infraspinatus und entwickelt oft Satellitentriggerpunkte, wenn die Triggerpunkte des M. infraspinatus lange aktiv waren. Die synergistischen *Mm. supra- und infraspinatus* kann man sich wie zwei Führleinen vorstellen, die den Arm heben und nach dorsal führen. Daher ist auch zu erwarten, dass sie beide betroffen sind. Der *M. biceps brachii* kann ebenfalls in diese Gruppe fallen. Zur dritten Gruppe gehören die Mm. teres major und latissimus dorsi als Antagonisten der vom M. infraspinatus bewirkten Außenrotation des Armes.

Die antagonistischen Mm. subscapularis und pectoralis major sollten ebenfalls auf assoziierte Triggerpunkte überprüft werden.

Da der M. infraspinatus zu den Muskeln der Rotatorenmanschette gehört, sollte differenzialdiagnostisch deren Verletzung ausgeschlossen werden (Kapitel 21). Schäden an der Rotatorenmanschette rufen starke Schmerzen hervor und sind meistens an einem reduzierten *Bewegungsradius* erkennbar.

22.12 Lösung von Triggerpunkten

(Abb. 22.4)
Bei geringstem Verdacht auf eine Schädigung der Rotatorenmanschette sollte der M. infraspinatus nicht gedehnt werden. Stattdessen empfehlen sich andere Behandlungsverfahren, etwa Druckanwendung, tief streichende Massage der verspannten Faserbündel, behutsames Halten und Entspannen (ohne Bewegungsausschlag), indirekte Techniken und/oder die Infiltration. In allen Fällen kann der Bereich zuvor mit Spray oder Eis gekühlt werden.

Falls das Gelenkspiel im Schulterkomplex (einschließlich des Akromioklavikular- und des Sternoklavikulargelenks) oder auch in den gelenkigen Verbindungen am Ellenbogen eingeschränkt ist, sollte es wiederhergestellt werden.

Oberer Rücken

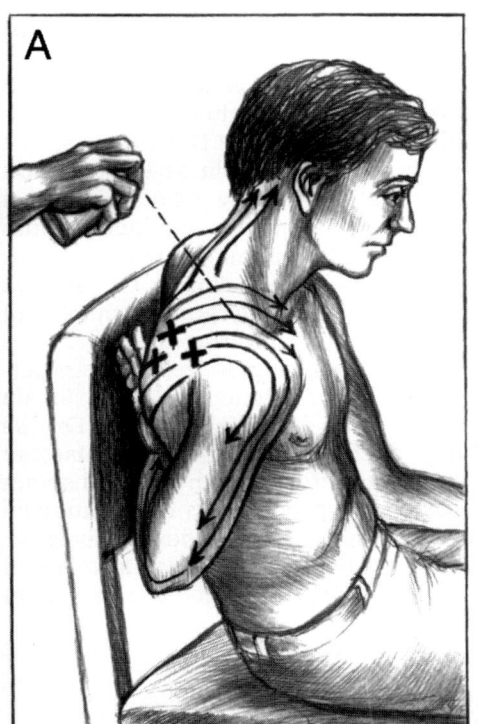
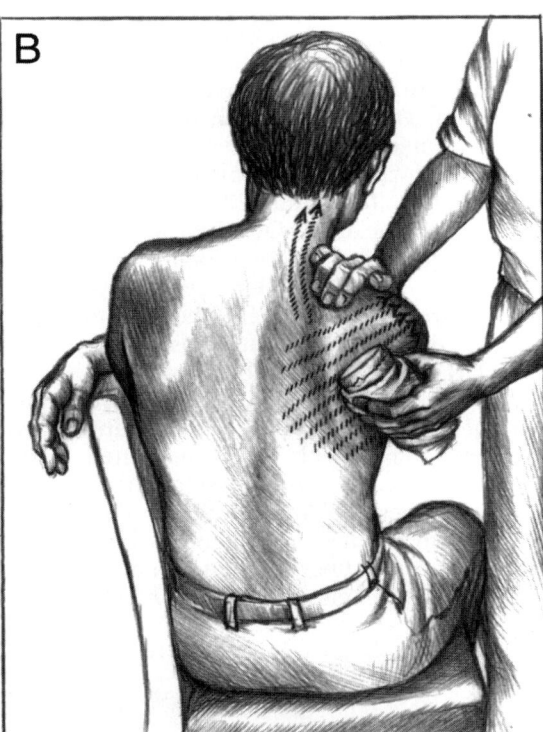
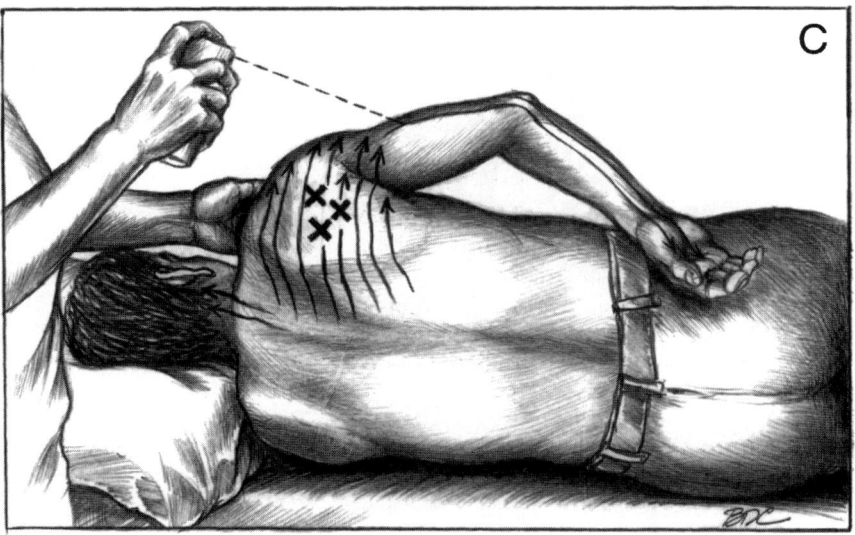

Abb. 22.4: Dehnungspositionen und Sprühmuster (*Pfeile*) für den M. infraspinatus. **A:** Kühlung mit Spray. Der Patient sitzt und hat den betroffenen Arm hinter den Rücken geschoben. **B:** Kühlung mit Eis in dem in A gezeigten Muster. Der Patient sitzt und hat den innenrotierten Arm *vor* die Brust gelegt, um den Muskel zu verlängern. Wenn der Patient versucht, den Arm weiter über den Oberkörper zu schieben, während der Therapeut das Schulterblatt stabilisiert, wird der M. infraspinatus reziprok inhibiert und kann sich daher verlängern. Mit einem kleinen Tuch wird die mit Eis gekühlte Haut anschließend getrocknet. **C:** Kühlung mit Spray. Der Patient liegt auf der schmerzfreien Seite. Der betroffene Arm ist innenrotiert, der Handrücken auf dem Becken abgelegt. Der Therapeut stabilisiert das Schulterblatt. Währenddessen nimmt der Patient Vorspannung im M. infraspinatus auf, indem er Oberarm und Ellenbogen nach vorn sinken lässt, wodurch die Innenrotation des Armes verstärkt wird.

Wenn der M. infraspinatus verlängert werden muss und zusätzliche Zugspannung nicht kontraindiziert ist, kann mit Sprühen und Dehnen therapiert werden. Dafür lassen sich drei Dehnungshaltungen nutzen: 1) Der sitzende Patienten führt die Hand zum Schulterblatt, wie bei dem entsprechenden Test (Abb. 22.A). 2) Der Patient ist entspannt gelagert. Der Arm wird in voller horizontaler Adduktion vor den Brustkorb gezogen (Abb. 22.4B). 3) Der Patient liegt auf der nicht betroffenen Seite. Der betroffene Arm wird hinter die ipsilaterale Beckenseite geführt (Abb. 22.4C). Kühlspray (Abb. 22.4A und C) oder Eis (Abb. 22.4B) werden in parallelen Bahnen von medial nach lateral in der Richtung des Faserverlaufs aufgebracht. Die Kühlbahnen decken das Schmerzmuster an der Schulter ab und werden dann über den Arm bis zu den Fingerspitzen und zum Daumen gezogen, abschließend auch nach kranial über die Schmerzübertragungszone am Nacken. *Einzelheiten zur*

Verlängerung des M. infraspinatus in allen Positionen befinden sich in der Legende zu Abbildung 22.4. Vor Therapieende werden auch die antagonistischen Mm. deltoideus und pectoralis gekühlt und gedehnt. Dieses Detail ist wichtig, da in diesen Muskeln in Reaktion auf die ungewohnte Verkürzung beim Lösen des verspannten M. infraspinatus unmittelbar oder verzögert latente Triggerpunkte aktiviert werden können. Die Behandlung schließt mit aktiven Bewegungen im vollen Bewegungsausmaß und der Anwendung feuchter Wärme ab.

Wenn der M. infraspinatus weiterhin triggerpunktbedingte Druckschmerzen und lokale Zuckungsreaktionen aufweist, sollte mit Druckanwendung oder tief streichender Massage weiter behandelt werden. Auch die postisometrische Relaxation eignet sich als Entspannungsmethode für diesen Außenrotator (progressive Kontraktion und Relaxation), unterstützt durch die Atmung. Der Patient liegt dabei auf dem

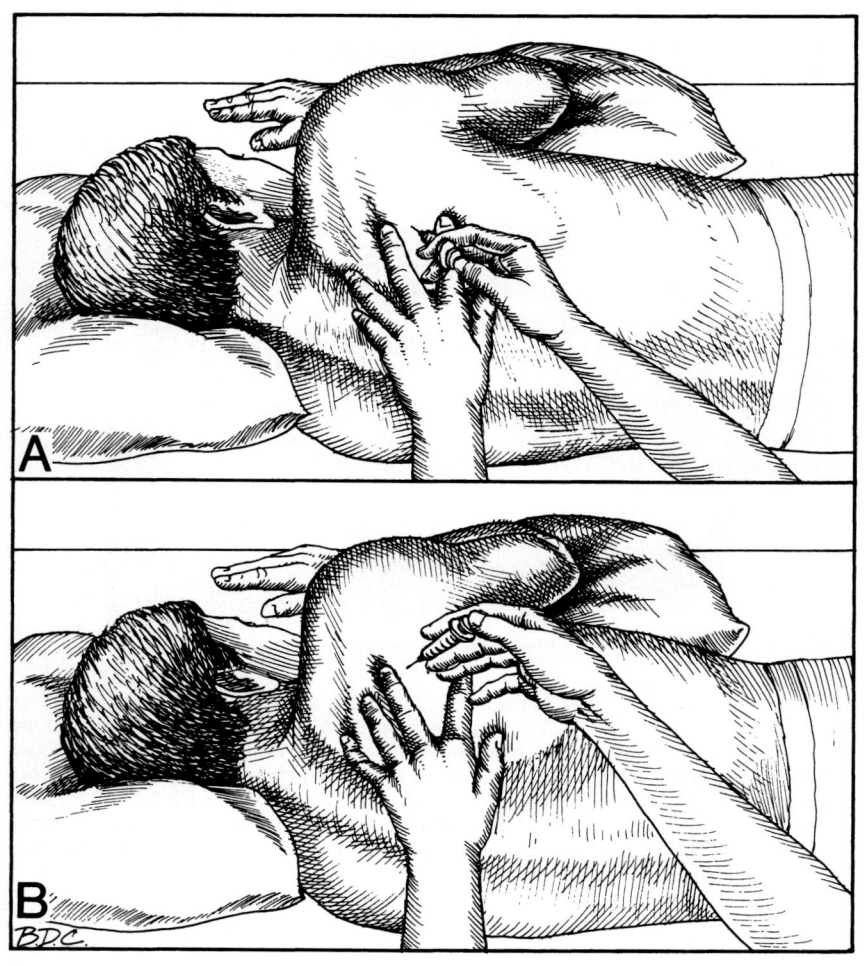

Abb. 22.5: Infiltrationstechnik für die zwei häufigsten TrPs im M. infraspinatus. **A:** medialer TrP. Der linke Mittelfinger drückt gegen den kaudalen Rand der Spina scapulae, **B:** der laterale TrP. Der linke Ringfinger drückt gegen den kaudalen Rand der Spina scapulae.

Rücken, der betroffene Arm ist abduziert und so gelagert, dass der Ellenbogen über den Rand der Behandlungsliege hinaus hängt und 90° flektiert ist. Einzelheiten dieser Technik werden in Kapitel 3 beschrieben. Da die Schwerkraft allein den Arm im Schultergelenk eher innenrotiert, kann der Patient diese Position auch zur Selbstbehandlung nutzen [27–29].

22.13 Infiltration von Triggerpunkten

(Abb. 22.5)
Der Patient liegt auf der nicht betroffenen Seite. Der Arm ist abduziert, der Ellenbogen ungefähr um 45° flektiert und ruht auf einem Kissen, das auf dem Brustkorb liegt. Der Triggerpunkt wird lokalisiert und mit den Fingern gegen die Skapula fixiert. Mit einer Injektionsnadel von 3,8 cm Länge wird das Gebiet sondiert, bis sie eine lokale Zuckungsreaktion, eine lokale Schmerzreaktion und meistens auch das Übertragungsschmerzmuster des Triggerpunktes auslöst. Während er den Triggerpunkt mit einer Procainlösung infiltriert, sucht der Arzt das Umfeld auf verbliebene Triggerpunkte ab. Rachlin veranschaulicht eine ähnliche Infiltrationstechnik für den mittleren Muskelabschnitt [37]. Statt der Infiltration kann der Arzt auch trocken mit einer Akupunkturnadel nadeln und das Umfeld des Triggerpunktes mehrfach punktieren, bis sich keine lokalen Zuckungsreaktionen mehr auslösen lassen [16]. Dieses Verfahren mag ebenso wirkungsvoll sein wie die Infiltration mit einem Anästhetikum, löst jedoch stärkere Postinjektionsschmerzen aus [17]. Während und nach der Injektion wird mit den Fingern Hämostase geübt. Falls noch druckschmerzhafte Stellen und eine lokale Zuckungsreaktion zurückbleiben, werden die verbliebenen Triggerpunkte durch Palpation und Sondierung mit der Kanüle lokalisiert. Anschließend wird kurz gekühlt und dann der M. infraspinatus vollständig passiv gedehnt. Abschließend wird der Arm in bequemer Neutralstellung abgestützt, und man legt eine heiße Packung auf.

Abweichend von einer früheren Abbildung [45] werden die Triggerpunkte nicht am sitzenden Patienten infiltriert. Durch die Seitenlage werden eine psychogenen Synkope und ein Sturz verhindert, falls der Patient das Bewusstsein verliert.

Ein Arzt beschrieb Dr. Travell, wie er beim Infiltrieren eines Triggerpunktes im M. infraspinatus einen Pneumothorax auslöste. Die Injektionsnadel hatte eine fibröse Membran durchdrungen, wo er knöcherne Substanz der Skapula angenommen hatte. Teile der Fossa infraspinata können papierdünn sein. Diesen Umstand muss man sich bewusst machen und feinfühlig auf den Widerstand reagieren, den die Nadel in dieser Tiefe antrifft.

Wenn der Patient die Hand nach der Infiltrationsbehandlung weiterhin nicht weit genug zum kontralateralen Schulterblatt schieben kann, sollte der Arzt den M. supinator im Unterarm auf Triggerpunkte untersuchen. Der Test liefert kein eindeutiges Ergebnis, wenn der Unterarm nicht vollständig proniert ist.

22.14 Korrigierende Maßnahmen

(Abb. 22.6)
Der Patient sollte längere oder wiederholte Bewegungen vermeiden, die den M. infraspinatus überlasten. Das geschieht etwa, wenn man re-

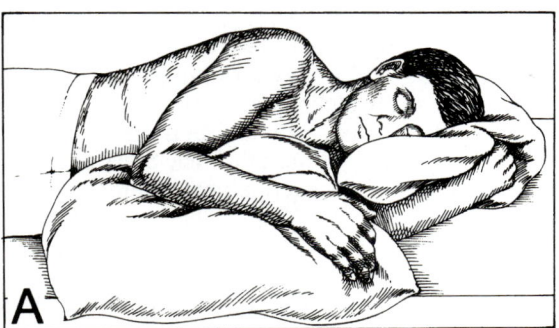
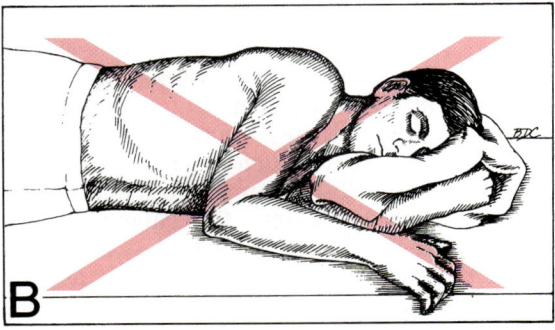

Abb. 22.6: Schmerzlinderde und schmerzverstärkende Schlafstellungen bei aktiven Triggerpunkten im rechten M. infraspinatus. **A:** entlastende Neutralstellung. Der betroffene Arm wird durch ein Kissen abgestützt. **B:** ungünstige Schlafstellung (*rot durchkreuzt*). Der Arm ist im Schultergelenk stark adduziert. In dieser Stellung wird der M. infraspinatus schmerzhaft gedehnt.

gelmäßig zur Nacht die Haare auf Lockenwickler wickelt oder hinter sich zum Nachttisch greift. Der Tisch sollte weiter zum Fußende des Bettes geschoben oder der andere Arm zum Greifen benutzt werden. Wenn der Patient sich vor dem Schlafengehen für 10–15 Minuten eine heiße Packung auf den Muskel legt, kann er die Reizbarkeit seiner Triggerpunkte erheblich reduzieren. Auch ein Heizkissen bei niedrigster Einstellung eignet sich für den Zweck. Der Patient darf nicht einschlafen, wenn er ein Heizkissen auf hoher Einstellung verwendet, da er ansonsten schwere Verbrennungen riskiert.

Wenn der Patient auf der nicht betroffenen Seite liegt, verbessert er seinen Schlaf, indem er den oben liegenden Ellbogen und den Unterarm mit einem Kopfkissen abstützt (Abb. 22.6A). Damit vermeidet er eine Überdehnung des betroffenen M. infraspinatus, was Übertragungsschmerzen hervorrufen könnte (Abb. 22.6B). Am günstigsten ist die Neutralstellung.

Der Patient kann einen Triggerpunkt des M. infraspinatus förmlich „wegdrücken" und dadurch inaktivieren, dass er sich auf einen Tennisball legt, den er direkt unter eine druckschmerzhafte Stelle im Muskel legt. Mithilfe des Körpergewichts wird für eine oder zwei Minuten zunehmender Druck ausgeübt, wie in Kapitel 18, Abbildung 18.4 beschrieben und veranschaulicht. Die Behandlung mit dem Tennisball kann täglich oder jeden zweiten Tag wiederholt werden, bis die betreffende Stelle nicht mehr druckschmerzhaft ist. Statt des Tennisballs kann man auch einen Theracane verwenden.

Vielleicht ist es dem Patienten angenehmer, den Muskel täglich zu dehnen, während er unter der heißen Dusche sitzt. Der betroffene Arm wird zunächst vor den Körper gezogen, wie in Abb. 22.4B gezeigt und anschließend über den Rücken (Abb. 22.6A). Das heiße Wasser soll über den betroffenen M. infraspinatus und die assoziierten Muskeln laufen.

Die postisometrische Relaxation (progressive Kontraktion und Relaxation) ermöglicht eine sehr wirksame Selbstdehnung, die durch die Atmung vertieft werden kann. Der Patient legt sich so auf ein Bett oder eine Couch, dass der Ellenbogen des betroffenen Armes um 90° flektiert über den Rand hängt [27–29]. Er atmet langsam und tief und entspannt sich beim Ausatmen. Die Schwerkraft rotiert den Arm nach innen und nimmt in den Außenrotatoren am Schultergelenk Vorspannung auf. Der Patient kann den Lösungsvorgang am M. infraspinatus intensivieren, indem er sich bemüht, die Hand zu senken (In-

nenrotation des Armes). Er erreicht so durch reziproke Inhibition innerhalb eines angenehmen Bewegungsrahmens zusätzliche Dehnung.

Weiterführende Literatur, Fallberichte

Dr. Travell legte Fallberichte vor, in denen vorgeführt wird, welchen Verfahren bei Patienten mit Triggerpunkten des M. infraspinatus angewandt werden können [45, 50].

Literatur

1. Agur AM: *Grant's Atlas of Anatomy.* Ed. 9. Williams & Wilkins, Baltimore, 1991 (pp. 386, 387 Figs. 6-40, 6-41).
2. Baker BA: The muscle trigger: evidence of overload injury. *J Neurol Orthop Med Surg 7:*35–44, 1986.
3. Basmajian JV, DeLuca CJ: *Muscles Alive.* Ed. 5. Williams & Wilkins, Baltimore, 1985 (pp. 270, 273–276).
4. Bonica JJ, Sola AE: Other painful disorders of the upper limb. Chapter 52. In: *The Management of Pain.* Ed. 2. Edited by Bonica JJ, Loeser JD, Chapman CR, *et al.* Lea & Febiger, 1990, pp. 947–958 (see p. 949).
5. Cailliet R: *Soft Tissue Pain and Disability.* F.A. Davis, Philadelphia, 1977 (pp. 149–152).
6. Clemente CD: *Gray's Anatomy.* Ed. 30. Lea & Febiger, Philadelphia, 1985 (pp. 523, 524, Fig. 6-46).
7. *Ibid.* (p. 1209)
8. Clemente CD: *Anatomy.* Ed. 3. Urban & Schwarzenberg, Baltimore, 1987 (Fig. 23).
9. *Ibid.* (Fig. 24).
10. *Ibid.* (Fig. 33).
11. *Ibid.* (Figs. 523, 524).
12. Duchenne GB: *Physiology of Motion,* translated by E.B. Kaplan. J.B. Lippincott, Philadelphia, 1949 (p. 64).
13. Ellis H, Logan B, Dixon A: *Human Cross-Sectional Anatomy: Atlas of Body Section and CT Images.* Butterworth Heinemann, Boston, 1991 (Sects. 31–35).
14. Gerwin RD, Shannon S, Hong CZ, *et al.:* Interrater reliability in myofascial trigger point examination. *Pain 69:*65–73, 1997.
15. Henlin JL, Rousselot JP, Monnier G, *et al.:* [Suprascapular nerve entrapment at the spinoglenoid notch]. *Rev Neurol (Paris) 148(5):*362–367, 1992.
16. Hong CZ: Myofascial trigger point injection. *Crit Rev Phys Med Rehabil 5:*203–217, 1993.
17. Hong CZ: Lidocaine injection versus dry needling to myofascial trigger point: the importance of the local twitch response. *Am J Phys Med Rehabil 73:*256–263, 1994.
18. Inman VT, Saunders JB, Abbott LC: Observations on the function of the shoulder joint. *J Bone Joint Surg 26:*1–30, 1944 (Fig. 25, p. 23).
19. Ito N: Electromyographic study of shoulder joint. *J Jpn Orthop Assoc 54:*1529–1540, 1980.
20. Jerosch J, Hille E, Schultiz KP: [Selective paralysis of the infraspinatus muscle, caused by com-

pression of the infraspinatus branch of the supraspinatus muscle (*sic*)]. *Sportverletz Sportschaden 1(4):*231–233, 1987.

21. Judovich B, Bates W: *Pain Syndromes: Treatment by Paravertebral Nerve Block.* Ed. 3. F.A. Davis, Philadelphia, 1949 (Fig. 6, pp. 127, 128).

22. Kellgren JH: Observations on referred pain arising from muscle. *Clin Sci 3:*175–190, 1938 (pp. 179, 184, Fig. 7).

23. Kelly M: The nature of fibrositis 1. The myalgic lesion and its secondary effects: a reflex theory. *Ann Rheum Dis 5:*1–7, 1945.

24. Kelly M: Some rules for the employment of local analgesia in the treatment of somatic pain. *Med J Aust 1:*235–239, 1947 (Table 1).

25. Kendall FP, McCreary EK, Provance PG: *Muscles: Testing and Function.* Ed. 3. Williams & Wilkins, Baltimore, 1993 (p. 281).

26. Lange M: *Die Muskelhärten (Myogelosen).* J.F. Lehmanns, München, 1931 (Fig. 40B, p. 129)

27. Lewit K: Manipulative Therapy in Rehabilitation of the Locomotor System. Ed. 2. Butterworth Heinemann, Oxford, 1991 (pp. 204, 205).

28. Lewit K: Role of manipulation in spinal rehabilitation. Chapter 11. In: *Rehabilitation of the Spine: A Practitioner's Guide.* Edited by Liebenson C. Williams & Wilkins, Baltimore, 1996 (p. 208).

29. Liebenson C: Manual resistance techniques and self-stretches for improving flexibility/mobility. Chapter 13. In: *Rehabilitation of the Spine: A Practitioner's Guide,* Edited by Liebenson C. Williams & Wilkins, Baltimore, 1996, pp. 253–292 (see pp. 282–283).

30. Long C, II: Myofascial Pain Syndromes: Part II – Syndromes of the head, neck and shoulder girdle. *Henry Ford Hosp Med Bull 4:*22–28, 1956 (p. 26).

31. Maigne R: *Diagnosis and Treatment of Pain of Vertebral Origin: A Manual Medicine Approach.* Williams & Wilkins, Baltimore, 1996 (p. 371).

32. Mennell JM: *Joint Pain: Diagnosis and Treatment Using Manipulative Techniques.* Little, Brown & Company, Boston, 1964.

33. Pace JB: Commonly overlooked pain syndromes responsive to simple therapy. *Postgrad Med 58:*107–113, 1975 (Fig. 3, p. 110).

34. Pernkopf E: *Atlas of Topographical and Applied Human Anatomy,* Vol. 2. WB Saunders, Philadelphia, 1964 (Fig. 28).

35. *Ibid.* (Figs. 44, 60).

36. Pink M, Jobe FW, Perry J: Electromyographic analysis of the shoulder during the golf swing. *Am J Sports Med 18(2):*137–140, 1990.

37. Rachlin ES: Injection specific trigger points, Chapter 10. In: *Myofascial Pain and Fibro-*

myalgia. Edited by Rachlin ES. Mosby, St. Louis, 1994:197–360 (see pp. 322–325).

38. Reynolds MD: Myofascial trigger point syndromes in the practice of rheumatology. *Arch Phys Med Rehabil 62:*111–114, 1981 (Tables 1 and 2).

39. Rubin D: An approach to the management of myofascial trigger point syndromes. *Arch Phys Med Rehabil 62:*107–110, 1981.

40. Sola AE, Kuitert JH: Myofascial trigger point pain in the neck and shoulder girdle. *Northwest Med 54:*980–984, 1955.

41. Sola AE, Rodenberger ML, Gettys BB: Incidence of hypersensitive areas in posterior shoulder muscles. *Am J Phys Med 34:*585–590, 1955.

42. Sola AE, Williams RL: Myofascial pain syndromes. *J Neurol 6:*91–95, 1956 (pp. 93, 94, Fig. 2)

43. Spalteholz W: *Handatlas der Anatomie des Menschen.* Ed. 11, Vol. 2. S Hirzel, Leipzig, 1922 (p. 323).

44. Takagishi K, Maeda K, Ikeda T, *et al.:* Ganglion causing paralysis of the suprascapular nerve. Diagnosis by MRI and ultrasonography. *Acta Orthop Scand 62(4):*391–393, 1991.

45. Travell J: Basis for the multiple uses of local block of somatic trigger areas (procaine infiltration and ethyl chloride spray). *Miss Valley Med J 71:*13–22, 1949 (Figs. 2 and 3, Case 3, pp. 17 and 18).

46. Travell J: Ethyl chloride spray for painful muscle spasm. *Arch Phys Med Rehabil 33:*291–298, 1952 (p. 293).

47. Travell J: Pain mechanisms in connective tissue. In: *Connective Tissues, Transactions of the Second Conference, 1951.* Edited by C Ragan. Josiah Macy, Jr. Foundation, New York, 1952 (pp. 90, 91, 93).

48. Travell J, Berry C, Bigelow N: Effects of referred somatic pain on structures in the reference zone. *Fed Proc 3:*49, 1944.

49. Travell J, Rinzler S, Herman M: Pain and disability of the shoulder and arm: treatment by intramuscular infiltration with procaine hydrochloride. *JAMA 120:*417–422, 1942 (Fig. 2B).

50. Travell J, Rinzler SH: Pain syndromes of the chest muscles: Resemblance to effort angina and myocardial infarction, and relief by local block. *Can Med Assoc J 59:*333–338, 1948 (Fig. 1, Cases 1 and 3).

51. Travell J, Rinzler SH: The myofascial genesis of pain. *Postgrad Med 11:*425–434, 1952.

52. Webber TD: Diagnosis and modification of headache and shoulder-arm-hand syndrome. *J Am Osteopath Assoc 72:*697–710, 1973 (Fig. 28).

53. Zohn DA: *Musculoskeletal Pain: Diagnosis and Physical Treatment.* Ed. 2. Little, Brown & Company, Boston, 1988 (Fig. 12-2, p. 211).

Oberer Rücken

M. teres minor

Übersicht: Der M. teres minor fungiert als „kleiner Bruder" des M. infraspinatus. **Übertragungsschmerzen** von Triggerpunkten im M. teres minor stellen sich oft als Restschmerzen dar, nachdem Triggerpunkte des M. infraspinatus inaktiviert wurden. Sie konzentrieren sich auf einen Bereich nahe dem Muskel-Sehnen-Übergang. Gelegentlich zeigt sich eine übertragene Dysästhesie im vierten und fünften Finger. **Anatomie:** Die Ansatzstellen dieses Muskels liegen direkt neben und kaudal vor denen des M. infraspinatus. Die **Innervation** des M. teres minor erfolgt durch den N. axillaris, während der M. infraspinatus vom N. suprascapularis versorgt wird. Die **Funktion** dieses Muskels ist nahezu identisch mit der des M. infraspinatus: Er trägt zur Stabilisierung des Caput humeri in der Cavitas glenoidalis bei, wenn der Arm bewegt wird, und er außenrotiert den Arm im Schultergelenk. Zu den **Symptomen** zählen in erster Linie Schmerzen in der hinteren Schulter und gelegentlich Dysästhesie im vierten und fünften Finger. Zur Symptomverstärkung kann es kommen, wenn der Patient den Arm nach oben oder nach hinten streckt, um etwas zu ergreifen. Die **Aktivierung und Aufrechterhaltung von Triggerpunkten** erfolgt, wenn der Patient den Muskel überlastet, während er den Arm nach oben oder hinter die Schulterebene streckt. Die **Untersuchung des Patienten** ergibt eine leicht eingeschränkte Innenrotation im Schultergelenk, wenn der Arm hinter dem Rücken zum kontralateralen Schulterblatt geführt werden soll. Die **Differenzialdiagnose** muss das Syndrom der lateralen Achsellücke, Schäden an der Rotatorenmanschette, eine Neuropathie des N. ulnaris, eine Radikulopathie C_8 und Triggerpunkte im M. infraspinatus ausschließen. Die **Lösung von Triggerpunkten** durch Sprühen und Dehnen erfolgt, während der Patient auf der nicht betroffenen Seite liegt und den betroffenen Arm über und hinter den Kopf führt. Der Therapeut bringt Kühlspray oder Eis in aufwärts gerichteten Bahnen über den Muskel und sein Übertragungsschmerzmuster auf. Zur **Infiltration von Triggerpunkten** in diesem Muskel muss der Triggerpunkt präzise mit den Fingern lokalisiert werden. Nach dem Infiltrierten wird er aktiv im vollen Bewegungsausmaß bewegt. Zu den **korrigierenden Maßnahmen** gehört es, Ursachen einer mechanischen Überlastung des Muskels auszuschalten und eine geeignete nächtliche Schlafstellung zu finden. Der Patient erlernt die Lösung von Triggerpunkten durch Druck und die Ausführung von Selbstdehnungsübungen.

23

Inhaltsübersicht

23.1 Übertragungsschmerzen

(Abb. 23.1)
Patienten mit aktiven Triggerpunkten im M. teres minor klagen über einen „schmerzenden Schleimbeutel", so groß wie eine Pflaume, der tief im hinteren Anteil des M. deltoideus, nahe der Ansatzstelle des M. teres major am Humerus zu liegen scheint. Der hauptsächlich schmerzende Bereich liegt an der Tuberositas deltoidea humeri. Die umschriebene schmerzhafte Stelle befindet sich deutlich unterhalb der Bursa subacromialis, der Patient hält sie jedoch

Oberer Rücken

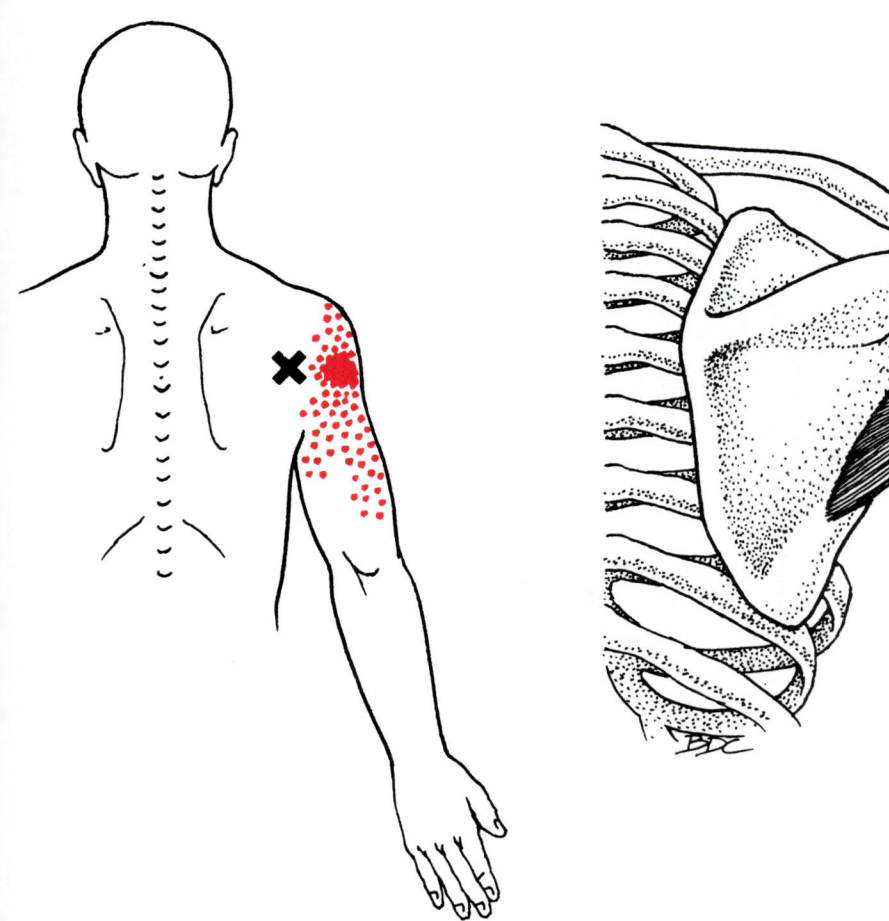

Abb. 23.1: Übertragungsschmerzmuster (Hauptschmerzzone: *flächiges Rot*, Nebenschmerzzone: *punktiertes Rot*) eines Triggerpunktes (**X**) im rechten M. teres minor. Häufig finden sich Triggerpunkte unmittelbar medial der mit dem **X** markierten Stelle, wie im Kapitel *Infiltration* ausgeführt.

Oberer Rücken

für das Anzeichen einer „Bursitis", weil der
Schmerz tief liegt und scharf abgegrenzt ist.
Wenn der Patient über einen breit flächigen,
dumpfen Schmerz an der Rückseite von Arm
und Schulter klagt, sind dafür selten nur Trig-
gerpunkte des M. teres minor verantwortlich.
Bonica und Sola zeigen eine ausgedehntere
Schmerzausbreitung im Bereich des posterioren
M. deltoideus [4].

In einem Bericht über vier Patienten wird
geäußert, dass eine übertragene Dysästhesie
mit Anzeichen wie Kribbeln und Taubheitsgefühl im vierten und fünften Finger ebenso
häufig wie die Übertragungsschmerzen Folge
aktiver Triggerpunkte des M. teres major sein
können [11].

23.2 Anatomie

(Abb. 23.2)
Der M. teres minor setzt *medial* an der Facies
posterior scapulae nahe des Margo lateralis sowie an den Aponeurosen an, die ihn von den
Mm. infraspinatus und teres major trennen. Der
laterale Ansatz liegt an der unteren Vertiefung
am Tuberculum majus humeri [5]. Seine Sehne
ist fest mit dem posterioren Teil der Kapsel des
Schultergelenks verwachsen [13].

Weiterführende Literatur
Andere Autoren haben den M. teres minor anschaulich abgebildet, und zwar in der Ansicht

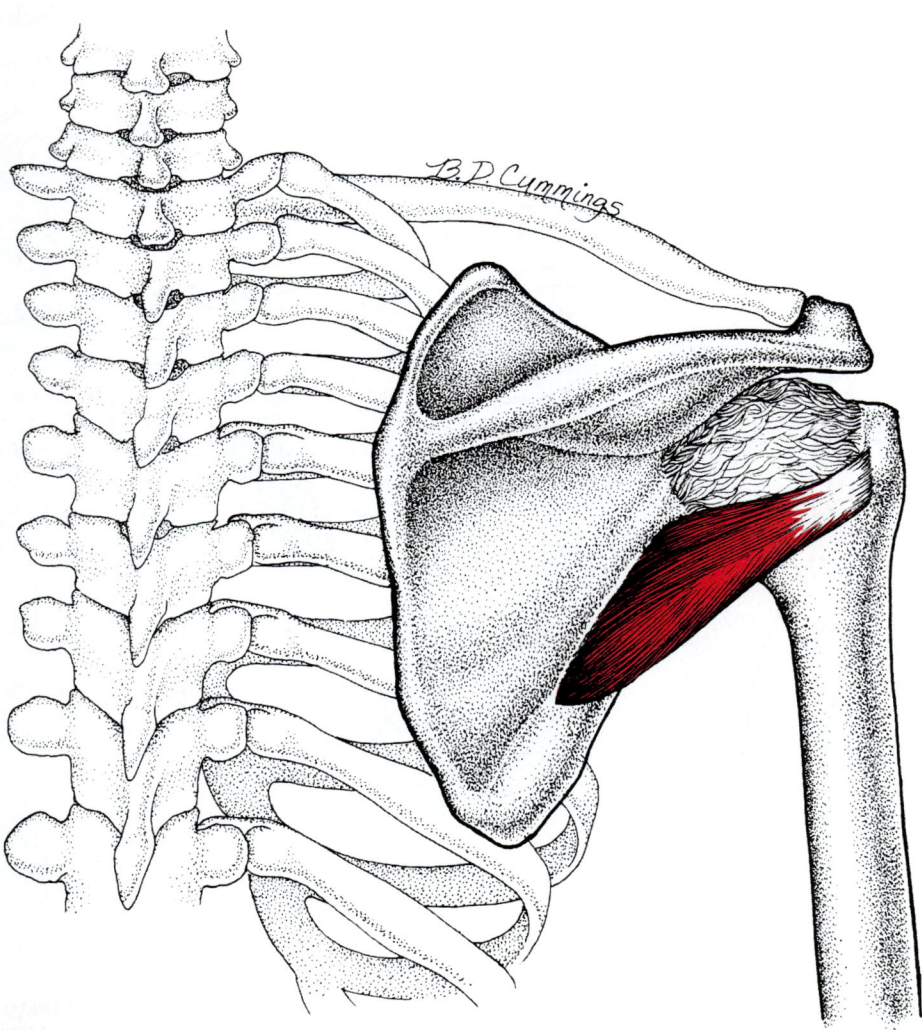

Abb. 23.2: Ansatzstellen des M. teres minor. Lage und Verlaufsrichtung der Muskelfasern sind zu erkennen.

von dorsal [1, 5, 6, 8, 17, 22], von lateral [7], im Querschnitt [10, 18] und im Sagittalschnitt [2].

23.3 Innervation

Der M. teres minor wird vom N. axillaris über den Fasciculus posterior aus den Spinalnerven C_5 und C_6 innerviert. Er wird damit aus anderer Quelle versorgt als der oberhalb liegende M. infraspinatus (N. suprascapularis) und der weiter kaudal liegende M. teres major (N. subscapularis, unterer Ast). Alle drei Muskeln werden zumindest teilweise von den Spinalnerven C_5 und C_6 innerviert.

23.4 Funktion

Der M. teres major gehört zu den Muskeln der Rotatorenmanschette (Abb. 21.2A). Viele der von uns gesichteten Quellen gehen von einer identischen Funktionen des M. teres minor und des M. infraspinatus aus [3, 9, 13, 14]. Beide Muskeln außenrotieren den Arm im Schultergelenk, unabhängig davon, ob er abduziert, antevertiert oder retrovertiert ist [9] und tragen dazu bei, das Caput humeri in der Cavitas glenoidalis zu stabilisieren, während der Arm bewegt wird (Kapitel 22.4). Diese Auffassung wird durch Untersuchungen an den beiden Muskeln unterstützt. Es zeigte sich eine überraschend ähnliche, linear zunehmende elektrische Aktivität, während der Arm im Schultergelenk abduziert wurde. Bei ungefähr 120° Anteversion wurde ein Spitzenwert erreicht [12]. Dieselben Autoren [12] wiesen elektromyographisch den Beitrag des M. teres minor zur Außenrotation des Armes nach.

Zwar nennt Gray's Anatomy eine schwache Adduktion als Funktion des M. teres minor [5], Basmajian und Deluca finden hierfür jedoch keinen elektromyographischen Beleg [3]. Duchenne sieht keinen funktionellen Hinweis auf eine Adduktionsfunktion dieses Muskels [9].

23.5 Funktionelle Einheit

Der M. teres minor hat parallele Funktionen wie der M. infraspinatus, sozusagen als dessen „kleiner Bruder". Die beiden Muskeln haben ähnliche Ansätze, werden aber unterschiedlich innerviert. Sie unterstützen die anderen Muskeln der Rotatorenmanschette, die Mm. supra-spinatus und subscapularis, bei der Stabilisierung des Caput humeri in der Cavitas glenoidalis, während der Arm bewegt wird. Der M. teres minor arbeitet außerdem synergistisch mit den hinteren Fasern des M. deltoideus.

Der M. teres minor kann als Antagonist der Mm. subscapularis, pectoralis major und M. deltoideus (vorderer Anteil) fungieren.

23.6 Symptome

Die Patienten klagen eher über Schmerzen (Abb. 23.1) in der hinteren Schulter als über eine Bewegungseinschränkung. Wenn der Patient tiefe Schmerzen in der *Vorderseite* der Schulter empfindet, deutet dies eher auf aktive Triggerpunkte im M. infraspinatus als im M. teres major. Erst wenn diese behandelt, der vordere Schulterschmerz gelindert und die normale Länge des M. infraspinatus wiederhergestellt ist, wird dem Patienten der vom M. teres minor ausgehende Schmerz an der Rückseite der Schulter bewusst. Offensichtlich dominiert der vom M. infraspinatus übertragene Schmerz. Erst wenn die Verspannung des M. infraspinatus gelöst wurde, tritt das Schmerzmuster der nun am stärksten verspannten Gruppe paralleler Muskelfasern in Erscheinung, d. h. des M. teres minor.

Escobar und Ballestros berichten über vier Patienten mit aktiven Triggerpunkten lediglich im M. teres minor. Alle klagten vor allem über ein Taubheitsgefühl und Kribbeln im vierten und fünften Finger, das sich bei Bewegungen im Schultergelenk verstärkte, oder wenn sie den Arm über Schulterhöhe oder hinter sich streckten. Bei dreien dieser Patienten verursachte die besagte Bewegung auch Schmerzen [11].

23.7 Aktivierung von Aufrechterhaltung von Triggerpunkten

Der M. teres minor ist selten Ursprung eines Einzelmuskelsyndroms. Seine Triggerpunkte werden im Wesentlichen durch dieselbe Überlastung aktiviert wie die Triggerpunkte im M. infraspinatus, nämlich indem der Arm über Schulterhöhe angehoben oder hinter die Schulter gestreckt wird (Kapitel 22). Nachweislich haben Patienten Triggerpunkte im M. teres major durch einen Verkehrsunfall (vor allem, wenn sie sich während des Ereignisses irgendwo festhielten, z. B. am Lenkrad), durch den Verlust dies Gleichgewichtes, während ein schwerer Gegenstand über Kopf gehoben wurde, wenn unter beengten Bedingen gearbeitet und der Arm über den Kopf gehoben wurde, und beim Volleyballspiel aktiviert [11].

Triggerpunkte im M. teres major werden durch wiederholte Armbewegungen nach oben und hinten, sowie durch systemische Faktoren (Kapitel 4) aufrecht erhalten.

23.8 Untersuchung des Patienten

Der M. teres major ist einer der seltener von Triggerpunkten betroffenen Muskeln. Ungefähr 7% der Patienten, die über myofasziale Schmerzen in der Schulterregion klagten, wiesen Triggerpunkte im M. teres minor auf [20]. Bei nur 3% der gesunden jungen Erwachsenen wurde in den Mm. teres major oder minor identifiziert, was wir als latente Triggerpunkte bezeichnen würden [21].

Der Bereich des Schultergelenks sollte auf Bewegungseinschränkungen untersucht werden und bei einem positiven Befund auch auf Einschränkung akzessorischer Bewegungen, wie das Gelenkspiel [16]. Überprüft werden sollten das Glenohumeralgelenk, das Akromioklavikular- und das Sternoklavikulargelenk (die beiden Letzteren insbesondere nach einem Verkehrsunfall) sowie die Verschieblichkeit der Skapula auf der Brustwand.

Meistens können Patienten mit offensichtlich aktiven Triggerpunkte im M. teres minor eine Hand hinter dem Rücken nicht zum kontralateralen Schulterblatt schieben (Abb. 22.3), auch wenn zuvor die Triggerpunkte im M. infraspinatus inaktiviert wurden. Vielleicht können sie auch die Hand nicht hinter dem Kopf bis zum Mund führen. Der Schmerz hat sich von der Vorderseite (bei Triggerpunkten im M. infraspinatus) zur Rückseite der Schulter verlagert, und palpatorisch sind aktive Triggerpunkte im M. teres minor zu erkennen.

23.9 Untersuchung auf Triggerpunkte

(Abb. 23.3)
Der Patient liegt auf der nicht betroffenen Seite. Der oben liegende (betroffene) Arm ruht auf einem Kissen auf dem Brustkorb. Der Therapeut palpiert den lateralen Rand der Skapula zwischen den Mm. infraspinatus (oben) und teres major (unten), um aktive Triggerpunkte in den parallel angeordneten Fasern des M. teres minor zu lokalisieren. Aus Abbildung 23.3 werden die anatomischen Beziehungen ersichtlich. Vergleiche dazu auch in Abbildung 25.3 die Palpation des M. teres major. Der M. teres minor liegt unmittelbar oberhalb des M. teres major, setzt aber posterior am Tuberculum majus humeri an, nicht wie der M. teres minor zusammen mit dem M. latissimus dorsi an der Vorderseite des Humerus (Abb. 23.3). Der lange Kopf des M. triceps brachii zieht zwischen den genannten Muskeln hindurch. Die Muskeln bilden die drei Seiten der viereckigen lateralen Achsellücke [1].

Der M. teres minor wird palpatorisch ausfindig gemacht, während der Patient den Arm gegen sehr leichten Widerstand außen- und innenrotiert. Der Muskel kontrahiert bei Außenrotation und erschlafft bei Innenrotation.

23.10 Engpass

Triggerpunktbedingte Verspannungen in diesem Muskel führen nicht zu Nervenkompressionen.

23.11 Differenzialdiagnose

Da der M. teres minor zu den Muskeln der Rotatorenmanschette gehört, ist eine Schädigung dieser Struktur unbedingt auszuschließen (Kapitel 21). Ein Patient mit Triggerpunkten im M. teres minor empfindet normalerweise nicht in einem kleinen Ausschnitt des Bewegungsradius starke Schmerzen, sondern vielmehr während der gesamten Bewegung oder an deren Endpunkt.

Das *Syndrom der lateralen Achsellücke* ist durch Schulterschmerzen und eine selektive Atrophie des M. teres minor bei Kompression des N. axillaris gekennzeichnet, wobei fibröse Bänder den Nerven an der Stelle einengen, wo er durch die laterale Achsellücke zieht. Dies konnte an drei Patienten mittels MRT-Aufnahmen nachgewiesen werden [15].

Wie die vier Fallberichte von Escobar und Ballestros überzeugend vorführen, wird eine

Dysästhesie am vierten und fünften Finger leicht mit einer *Schädigung des N. ulnaris* oder einer *Radikulopathie C$_8$* verwechselt. Die Neuropathie und die Radikulopathie lassen sich elektrodiagnostisch ausschließen.

Auf Grund der Schmerzlokalisation und der Übertragungsschmerzen dieser Triggerpunkte darf nicht voreilig von einer *Bursitis subdeltoidea* ausgegangen werden. Vielmehr muss der M. teres minor auf Triggerpunkte untersucht werden, die ebenfalls derartige Symptome hervorbringen können.

Bei posttraumatischen Schulterschmerzen (insbesondere nach einem Autounfall, wenn sich der Patient am Lenkrad festhielt oder den Arm zum Schutz ausstreckte), muss eine *Distorsion des Akromioklavikulargelenks* ausgeschlossen werden.

Der M. infraspinatus ist der wichtigste Synergist des M. teres minor und nach unserer Erfahrung fast immer ebenfalls betroffen, wenn der M. teres minor Triggerpunkte enthält. In Kapitel 22.11 werden weitere Muskeln genannt, die oft ebenfalls betroffen sind.

Oberer Rücken

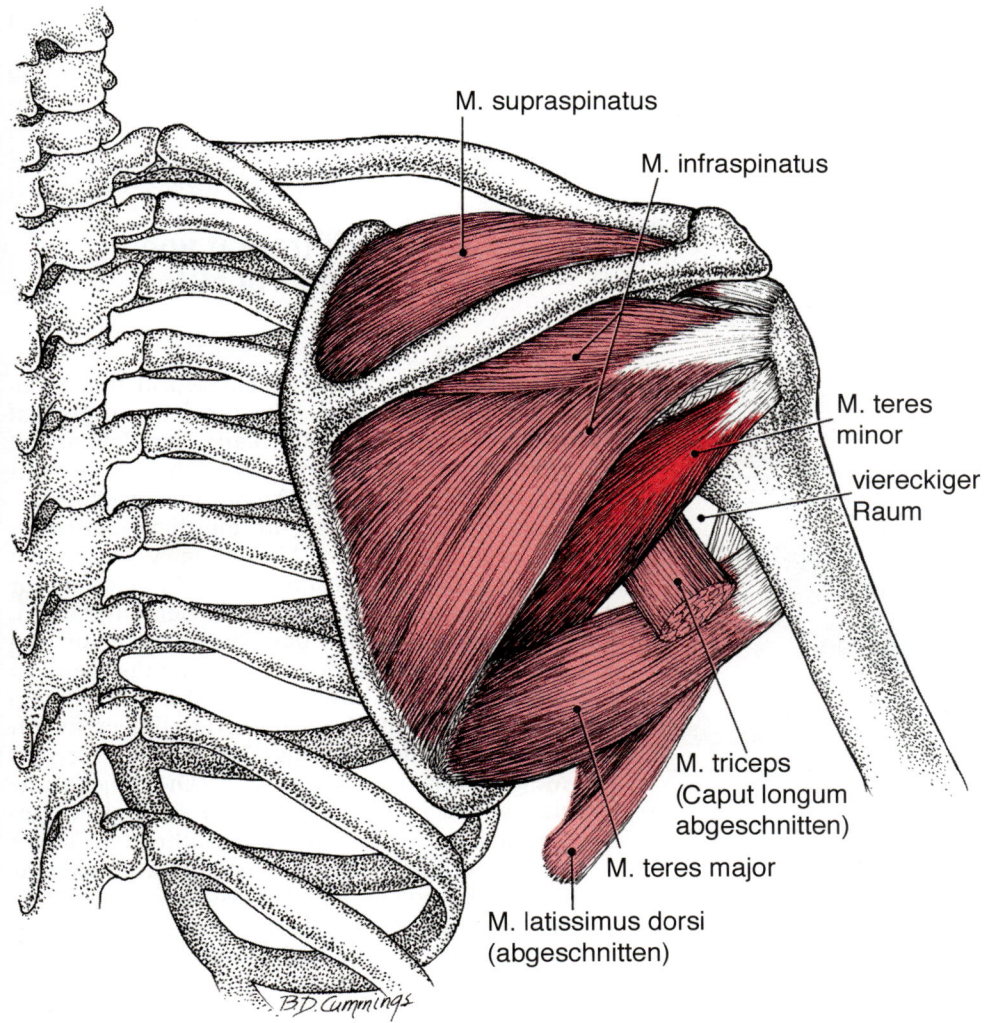

Abb. 23.3: Anatomische Beziehungen zwischen M. teres minor (*dunkelrot*) und anderen dorsalen Schulterblattmuskeln (*hellrot*). Der Margo lateralis scapulae ist normalerweise gut zu palpieren und erleichtert die Orientierung. Er wird mit der Zangengriffpalpation zwischen den Mm. teres minor und major getastet. Der lange Kopf des M. triceps brachii zieht ebenfalls durch diese Lücke. Gemeinsam mit den Mm. teres minor und major und dem Humerus begrenzt er die viereckige laterale Achsellücke.

23.12 Lösung von Triggerpunkten

(Abb. 23.4)
Eventuell werden zunächst die Beweglichkeit der Skapula und das Gelenkspiel [16] wiederhergestellt.

Bei Verdacht auf eine Ruptur der Rotatorenmanschette sollte mit anderen als mit Dehnungsverfahren therapiert werden (Kapitel 21.12). In Kapitel 21.11 werden Schäden der Rotatorenmanschette besprochen.

Wenn zusätzlich zum Sprühen und Dehnen eine Verlängerung des M. teres minor nicht kontraindiziert ist, legt sich der Patient für die Behandlung auf die nicht betroffene Seite. Der Therapeut bringt zunächst Kühlspray über dem Muskel auf und antevertiert dabei den Arm bis über und weit genug hinter den Kopf, sodass er Vorspannung im Muskel aufnimmt. Er setzt die Kühlung fort und entspannt den Muskel all-mählich, indem er den Arm *hinter* dem Kopf des Patienten gegen die Unterlage sinken lässt. Das Kühlmittel wird in parallelen Bahnen im Verlauf der Muskelfasern des M. teres major und über seiner Schmerzübertragungszone aufgebracht. Abschließend wird der Muskel mit einer heißen Packung abgedeckt. Die postisometrische Relaxation und/oder reziproke Inhibition (Kapitel 3) optimieren den Lösungsvorgang. Die Abbildungen 22.4A und B veranschaulichen weitere Dehnungspositionen, die sich auch für den M. teres minor eignen.

Statt dieser Behandlung oder zusätzlich kann ein Angehöriger des Patienten erlernen, wie Triggerpunkte durch Druck gelöst werden. Als eine Form der Selbstbehandlung kann der Patient sich auch auf einen Tennisball legen und den Triggerpunkt behutsam komprimieren. Dabei nimmt er immer wieder Vorspannung auf, wenn der Muskel beim Ausatmen „nachgibt".

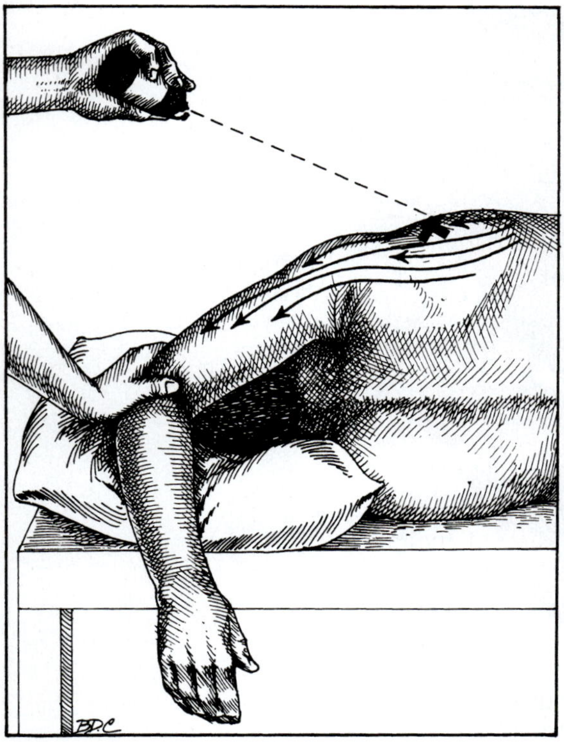

Abb. 23.4: Dehnungsposition und Sprühmuster (*Pfeile*) für einen Triggerpunkt (**X**) im M. teres minor. Der Arm wird langsam angehoben und hinter den Kopf geführt, sodass immer wieder Vorspannung aufgenommen wird. Die Abbildungen 22.4A und B zeigen weitere, zur Verlängerung des M. teres minor geeignete Dehnungspositionen.

23.13 Infiltration von Triggerpunkten

(Abb. 23.5)
Der Patient liegt auf der nicht betroffenen Seite. Sein betroffener Arm ruht vor dem Körper auf einem Kissen. Alternativ kann der Patient auf dem Bauch liegen und den Arm innenrotiert (Handfläche nach oben) und um ungefähr 45° oder weniger abduziert auf die Behandlungsliege legen, sodass der Muskel in Vorspannung kommt. Die Triggerpunkte des M. teres minor liegen meistens dicht unter seiner Oberfläche. Sie werden zwischen den Mm. teres major und infraspinatus nahe der Margo lateralis scapulae lokalisiert. Zur Infiltration wird ein Triggerpunkt zwischen Zeige und Mittelfinger fixiert. Man verwendet dieselbe Technik wie für den M. infraspinatus (Kapitel 22). Die Injektionsnadel wird in Richtung auf die Skapula eingestochen. Nach der Infiltration führt der Patient die Hand hinter dem Rücken zum kontralateralen Schulterblatt, um den Muskel zu dehnen, während der Therapeut ihn mit einigen Kühlbahnen überzieht. Die Behandlung wird mit einer heißen Packung und aktiven Bewegungen im vollen Bewegungsausmaß abgerundet.

Auch Rachlin beschreibt und illustriert die anatomischen Beziehungen des M. teres minor und die Lage der infiltrierbaren Triggerpunkte [19].

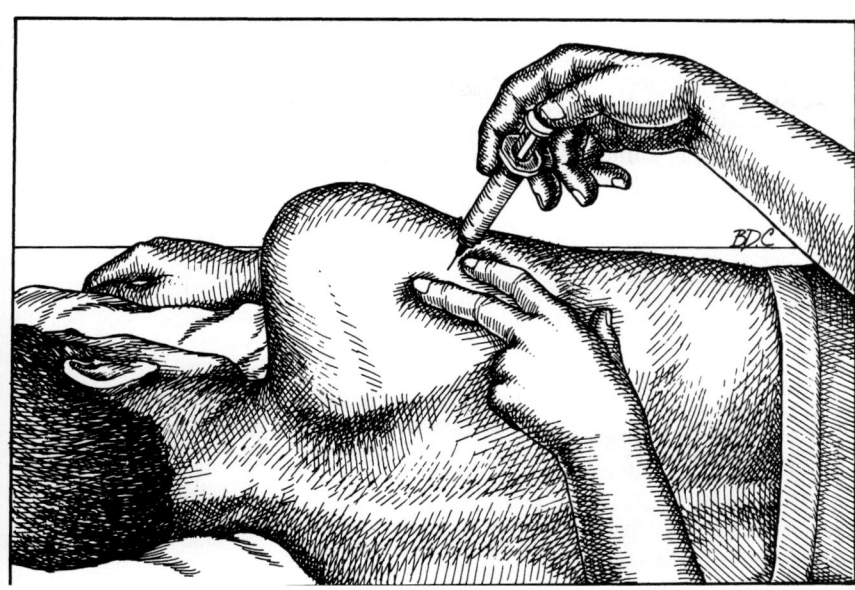

Abb. 23.5: Technik zur Infiltration eines Triggerpunktes im M. teres minor. Der Patient liegt auf der beschwerdefreien Seite und der Arm wird so gelagert, dass der Muskel Vorspannung aufnehmen kann. Die Zeigefingerspitze des Therapeuten markiert den Margo lateralis scapulae zwischen den Mm. teres major und minor.

23.14 Korrigierende Maßnahmen

Hier ist im Wesentlichen zu nennen, was bereits eingehend in Kapitel 22.14 erörtert wurde: Die übermäßige oder wiederholte Belastung des Muskels ist zu vermeiden, durch eine günstige Schlafstellung wird die Verkürzung des Muskels verhindert. Außerdem empfehlen sich die Anwendung von Wärme, die Lösung von Triggerpunkten durch Druck und Selbstdehnungsübungen.

Der Patient oder ein Angehöriger kann lernen, wie Triggerpunkte einige Tage lang durch wiederholte Druckanwendung inaktiviert werden. Der Patient selbst wendet dieses Verfahren (und in gewissem Umfange auch tief streichende Massage) an, indem er sich auf einen Tennisball legt und ihn über den Triggerpunkt rollen lässt. Ein Theracane® eignet sich ebenfalls für diesen Zweck. Diese Techniken entsprechen den Empfehlungen für eine Selbstbehandlung des M. infraspinatus.

Literatur

1. Agur AM: *Grant's Atlas of Anatomy*. Ed. 9. Williams & Wilkins, Baltimore, 1991 (pp. 386, 387; Figs. 6-40, 6-41).
2. *Ibid*. (p. 395, Fig. 6-52).
3. Basmajian JV, DeLuca CJ: *Muscles Alive*. Ed. 5. Williams & Wilkins, Baltimore, 1985 (p. 270).
4. Bonica JJ, Sola AE: Other painful disorders of the upper limb. Chapter 52. In: *The Management of Pain*. Ed. 2. Edited by Bonica JJ, Loeser JD, Chapman CR, *et al*. Lea & Febiger, 1990 (pp. 947–958).
5. Clemente CD: *Gray's Anatomy*. Ed. 30. Lea & Febiger, Philadelphia, 1985 (p. 524, Fig. 6-46).
6. Clemente CD: *Anatomy*. Ed. 3. Urban & Schwarzenberg, Baltimore, 1987 (Fig. 23).
7. *Ibid*. (Fig. 61).
8. *Ibid*. (Figs. 523, 524).
9. Duchenne GB: *Physiology of Motion*, Translated by E.B. Kaplan. J.B. Lippincott, Philadelphia, 1949 (pp. 64, 66).
10. Ellis H, Logan B, Dixon A: *Human Cross-Sectional Anatomy: Atlas of Body Sections and CT Images*. Butterworth Heinemann, Boston, 1991 (Sect. 33).
11. Escobar PL, Ballesteros J: Teres minor: source of symptoms resembling ulnar neuropathy or C_8 radiculopathy. *Am J Phys Med Rehabil 67(3):*120–122, 1988.
12. Inman VT, Saunders JB, Abbott LC: Observations on the function of the shoulder joint. *J Bone Joint Surg 26:*1–30, 1944 (pp. 20, 22, 23, Figs. 26, 29).
13. Jenkins DB: *Hollinshead's Functional Anatomy of the Limbs and Back*. Ed. 6. W.B. Saunders, Philadelphia, 1991 (pp. 84, 85).
14. Kendall FP, McCreary EK, Provance PG: *Muscles: Testing and Function*. Ed. 4. Williams & Wilkins, Baltimore, 1993 (p. 281).
15. Linker CS, Helms CA, Fritz RC: Quadrilateral space syndrome: findings at MR imaging. *Radiology 188(3):*675–676, 1993.
16. Mennell JM: *Joint Pain: Diagnosis and Treatment Using Manipulative Techniques*. Little, Brown & Company, Boston, 1964.
17. Pernkopf E: *Atlas of Topographical and Applied Human Anatomy*. Vol. 2. WB Saunders, Philadelphia, 1964 (Figs. 27, 28, 57).

Oberer Rücken

18. *Ibid.* (Fig. 60).
19. Rachlin ES: Injection of specific trigger points. Chapter 10. In: *Myofascial Pain and Fibromyalgia.* Edited by Rachlin ES. Mosby, St. Louis, 1994:197–360 (pp. 222–225).
20. Sola AE, Kuitert JH: Myofascial trigger point pain in the neck and shoulder girdle. *Northwest Med 54:*980–984, 1955 (p. 983).

21. Sola AE, Rodenberger ML, Gettys BB: Incidence of hypersensitive areas in posterior shoulder muscles. *Am J Phys Med 34:*585–590, 1955.
22. Spalteholz W: *Handatlas der Anatomie des Menschen.* Ed. 11, Vol. 2. S. Hirzel, Leipzig, 1922 (p. 323).

M. latissimus dorsi

Übersicht: Übertragungsschmerzen von Triggerpunkten im M. latissimus dorsi werden leicht als Ausdruck einer rätselhaften Erkrankung im Brustraum fehlinterpretiert. Der Schmerz konzentriert sich meist im Bereich des Angulus inferior scapulae und kann sich bis zur Rückseite der Schulter und an der Innenseite von Ober- und Unterarm bis zur ulnaren Innen- und Außenfläche der Hand ausdehnen und Ring- und kleinen Finger einschließen.
Anatomie: Der Muskel setzt fächerförmig am Rumpf an. Kaudal inseriert er an den Dornfortsätzen der unteren sechs Brustwirbel und aller Lendenwirbel, am Kreuzbein, der Crista iliaca und den letzten drei oder vier Rippen. Kranial inseriert der Muskel gemeinsam mit dem M. teres major am Humerus. Seine **Funktion** ist die Adduktion und Innenrotation des Armes im Schultergelenk und das kraftvolle Senken des Schultergürtels. Das **Symptom** ist vorrangig ein Schmerz, der durch Muskelaktivität oder Stellungswechsel nur wenig zu beeinflussen ist. Die **Aktivierung und Aufrechterhaltung von Triggerpunkten** erfolgt, wenn man etwas wiederholt mit den Händen von oben herunterzieht oder mit den Händen neben dem Körper herabdrückt. Die **Untersuchung des Patienten** ergibt nur eine minimale Einschränkung des Bewegungsausmaßes. Die **Untersuchung auf Triggerpunkte** wird mit Zangengriffpalpation an der hinteren Achselfalte durchgeführt, ungefähr auf mittlerer Höhe der Skapula. Der Arm ist dabei außenrotiert und um 90° abduziert, sodass im Muskel Vorspannung aufgenommen wird. **Differenzialdiagnostisch** werden eine Kompression des N. suprascapularis, eine Radikulopathie C_7 und eine Entzündung der Bizepssehne ausgeschlossen, ebenso Triggerpunkte in den Mm. trapezius (Pars ascendens) und rhomboidei. Die **Lösung von Triggerpunkten** ist oft erfolgreich, sofern der M. latissimus dorsi tatsächlich vollständig gedehnt wird und entspannungsvertiefende Verfahren eingesetzt werden. Das Kühlmittel wird in aufwärts gerichteten Bahnen vom Becken aus über den gesamten Muskel und sein Übertragungsschmerzmuster bis zu den Fingern aufgebracht. Zur **Infiltration von Triggerpunkten** dieses Muskels werden die Muskelfasern in der hinteren Achselfalte im Zangengriff gehalten. Im Anschluss ante- und retrovertiert der Patient den Arm dreimal langsam im *vollen* Bewegungsausmaß. Die **korrigierenden Maßnahmen** konzentrieren sich darauf, dem Patienten nahezulegen, den Muskel nicht zu überlasten, und ihn in entspannende Übungen einzuweisen, die er regelmäßig ausführen muss.

24

Inhaltsübersicht

Oberer Rücken

▬ 24.1 Übertragungsschmerzen

(Abb. 24.1)

Der M. latissimus dorsi ist eine häufig übersehene myofasziale Ursache für Schmerzen im mittleren Rücken. Die hauptsächlich verantwortlichen myofaszialen Triggerpunkte befinden sich meist im Mittelteil der am weitesten kranial gelegenen Faserbündel im Bereich der hinteren Achselfalte (Abb. 24.1A) Bonica und Sola geben diese Lage in Ihrer Abbildung 58-10A exakt wieder [8]. Ein anhaltender, dumpfer Schmerz wird zum Angulus inferior scapulae und in die benachbarte mittlere Thoraxregion übertragen (Abb. 24.1A) [8, 53]. Übertragungsschmerzen können sich auch zur Rückseite der Schulter [37] und über die Innenseite von Oberarm, Unterarm und der Hand einschließlich des vierten und fünften Fingers ausdehnen. Wenn er beschreiben will, wo sich der Schmerz zentriert, fällt es dem Patienten schwer, nach hinten zur unteren Skapularegion zu fassen. Wenn er das Schmerzzentrum in ein Körperschema einzeichnen soll, zieht er einen Kreis um den Angulus inferior scapulae. Es handelt sich um einen *Schlüsseltriggerpunkt,* der zur Entstehung von Satellitentriggerpunkten in anderen Muskeln führen kann, die in der Schmerzübertragungszone des M. latissimus dorsi liegen, z. B. in den Mm. triceps brachii und flexor carpi ulnaris [29], trapezius (Pars ascendens; Kapitel 6) und iliocostalis thoracis (Kapitel 48).

Die Abbildungen 24.1C und D zeigen einen selteneren Triggerpunkt des M. latissimus dorsi im Mittelteil der längsten und ventral liegenden Fasern. Dieser Triggerpunkt überträgt Schmerzen zur Vorderseite der Schulter und gelegentlich zur Flanke bis auf Höhe des Beckenkammes. Die am weitesten anterior gelegenen Fasern bilden kürzere Zacken, die an den Rippen inserieren. Über Schmerzmuster von Triggerpunkten in diesen Zacken liegen keine Infor-

mationen und Berichte vor. Ein intermediärer Triggerpunkt (nicht abgebildet) im mittleren Abschnitt der im thorakolumbalen Bereich ansetzenden Fasern überträgt Schmerzen zum unteren Ende der hinteren Achselfalte, lateral der Skapula. Eine Abbildung dieses Triggerpunktes liegt bereits vor [57].

Die Injektion von hypertoner Kochsalzlösung in die hintere Achselfalte eines asymptomatischen M. latissimus dorsi löst Übertragungsschmerzen in unterschiedlichen Teilen des in Abbildung 24.1A gezeigten Musters aus. Wie Kellgren berichtet, hat die Injektion einer 6 %igen Kochsalzlösung Übertragungsschmerzen zum Arm und Unterarm zur Folge [34]. Im Rahmen einer Pilotstudie injizierten wir eine 7,5 %ige Kochsalzlösung in die vertikal ausgerichteten, tiefen Fasern des M. latissimus dorsi nahe dem M. teres major. Wir stellten fest, dass dadurch eher Schmerzen zur dorsalen Seite der Skapula übertragen werden, während die Infiltration der eher horizontal verlaufenden Fasern einen Übertragungsschmerz in den Arm auslöst [53].

Winter schreibt einige Fälle von lumbalen Rückenschmerzen Triggerpunkten in den Ansatzstellen des M. latissimus dorsi an der Aponeurose im Lumbosakralbereich zu [60]. Bei diesen „Triggerpunkten" handelt es sich vermutlich um Manifestationen einer Insertionstendopathie.

Sandford und Barry beschreiben eine Patientin, die sie wegen scharf stechender Schmerzen im rechten Oberbauch aufsuchte, die in den Rücken ausstrahlten. Die Schmerzen waren drei Monate zuvor aufgetreten, nachdem die Patientin täglich für sechs Stunden an Spielautomaten gespielt hatte. Die Beschwerden waren progredient und erinnerten sie an einen Schmerz, den sie neun Jahre zuvor empfunden hatte, bevor ihr die Gallenblase chirurgisch entfernt worden war. Ihr derzeitiger Schmerz hatte jedoch weniger mit der Ernährung als mit Muskelaktivität

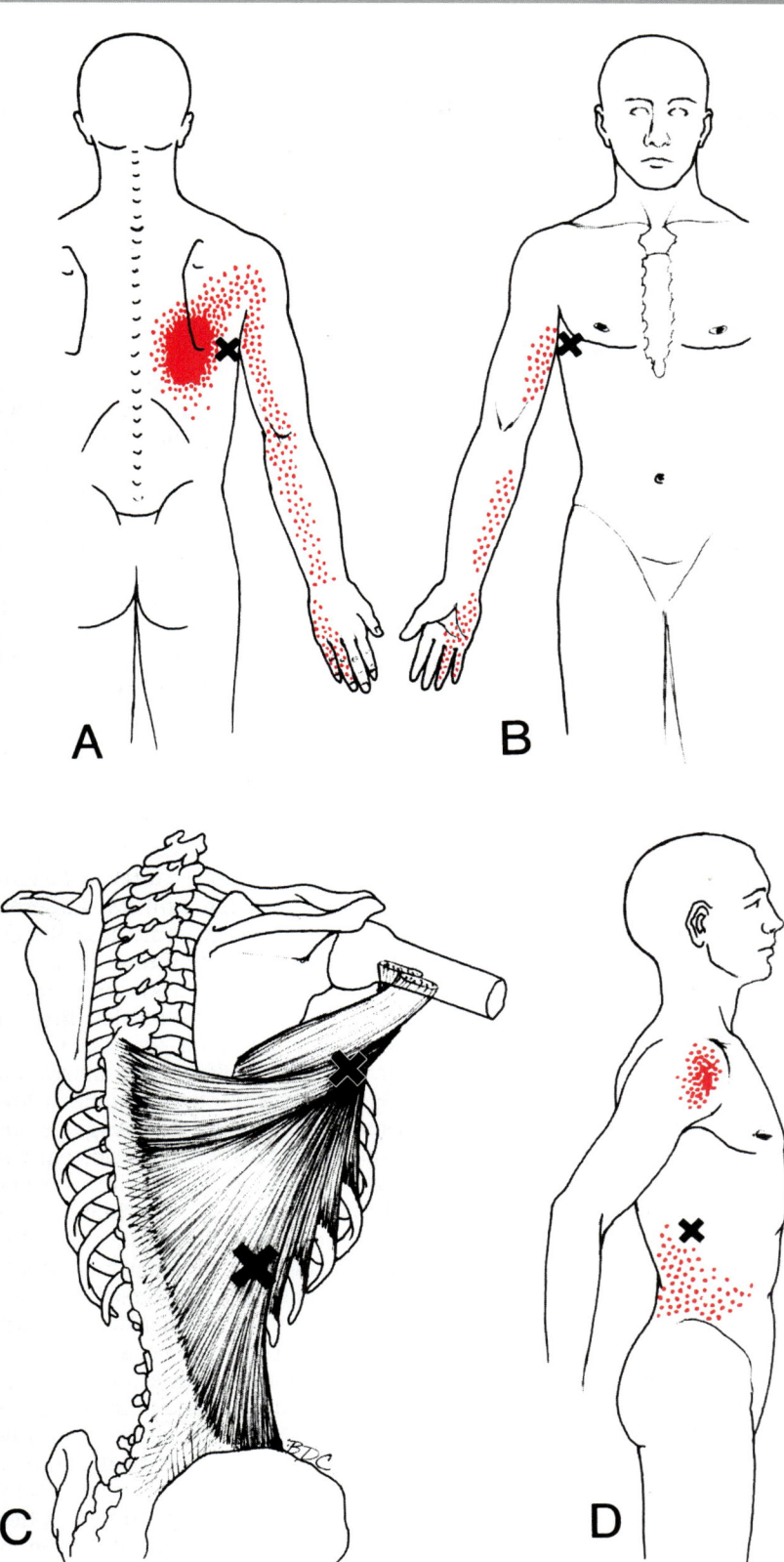

A

B

C

D

Abb. 24.1: Übertragungsschmerz-muster (Hauptschmerzzone: *flächiges Rot*, Nebenschmerzzone: *punktiertes Rot*) von Triggerpunkten (**X**) im rechten M. latissimus dorsi. **A:** Ansicht von dorsal. Schmerzmuster von Triggerpunkten der häufigsten Lage im axillären Anteil des Muskels. **B:** derselbe Triggerpunkt, Ansicht von ventral; **C:** anatomische Ansicht der beiden häufigsten Triggerpunkte (*oberes* und *unteres X*). **D:** Schmerzmuster des unteren Triggerpunktes, der außerdem Schmerzen zum Arm übertragen kann.

Oberer Rücken

zu tun. Die Befunde aller gastrointestinalen und Laboruntersuchungen waren normal. Ihre Bauchdecken waren weich, der rechte Oberbauch leicht druckschmerzhaft, mit zunehmender Intensität bei tieferem Druck. Starker Druck auf einen empfindlichen Bereich oberhalb des M. latissimus dorsi rief den ihr bekannten Bauchschmerz hervor. Ihr M. latissimus dorsi wurde durch Sprühen und Dehnen behandelt, und sie wurde instruiert, sodass sie den M. latissimus dorsi selbst kühlen, massieren und dehnen konnte. Nach sechs Behandlungseinheiten im Verlauf von drei Wochen war die Patientin dauerhaft asymptomatisch [52].

Dieser Fallbericht verdeutlicht einen wichtigen Aspekt des von Triggerpunkten übertragenen Schmerzes: Wenn die Schmerzleitungsbahnen im Zentralnervensystem auf Grund vorhergegangener Ereignisse modifiziert wurden, treten die Übertragungsschmerzen von Triggerpunkten in dieser Region oft am Ort der ursprünglichen Schmerzmanifestation auf und nicht (oder gelegentlich auch zusätzlich) am üblichen Ort im Übertragungsschmerzmuster. Manchmal übertragen Triggerpunkte in verschiedenen Muskeln der Region Schmerzen an einen Ort, der außerhalb ihres üblichen Schmerzmusters liegt. Je intensiver das vormalige Schmerzerlebnis und je einprägsamer die damit einhergehenden Gefühle waren, desto wahrscheinlicher ist dieses Phänomen.

Dittrich stellte 1955 anhand von vier Fallberichten das Latissimus-dorsi-Syndrom vor. Er beschrieb einen Übertragungsschmerz zur Schulter und Region des Schulterblattes, zum unteren Teil des posterioren Thorax, zum Handgelenk und zur Hand. In allen Fällen war der Schmerz plötzlich aufgetreten und in drei Fällen auf eine Überlastung des Muskels zurückzuführen. Ein Patient wies umschriebene druckschmerzhafte Stellen im M. latissimus dorsi auf, und bei allen Patienten war der Bereich der Ansatzstelle des M. latissimus dorsi an der Fascia thoracolumbalis auf Höhe L_2 oder L_3 mehr oder weniger empfindlich. Durch die subkutane Injektionen von Procain auf Höhe der Faszie, jedoch nicht in die Faszie, wurden die Schmerzen für einige Tage bis Wochen gelindert, was jedoch nicht anhielt. Eine dauerhafte Besserung verschaffte die chirurgische Exzision eines Streifens der Faszie, an der der M. latissimus dorsi ansetzt und in dem ein Triggerpunkt lag. Dittrich hielt die druckschmerzhafte Stelle für einen Triggerpunkt, der die übertragenen Schmerzsymptome hervorrief [16]. Vermutlich hatte sich in dem exzidierten Gewebe eine Insertionstendopathie als Folge eines Trig-

gerpunktes im M. latissimus dorsi ausgeprägt. Dittrichs Analyse bestätigt auch die Beobachtung, wonach solche Manifestationen von triggerpunktbedingten Insertionstendopathien ihrerseits für diesen Muskel charakteristische Übertragungsschmerzen hervorrufen können.

▬▬ 24.2 Anatomie

(Abb. 24.2)
Der Muskel setzt *kaudal* an den Dornfortsätzen der unteren sechs Brustwirbel und aller Lendenwirbel sowie *über* die Lumbalaponeurose am Kreuzbein und an der Crista iliaca an. Bogduk und Twomey beschreiben und illustrieren den Ansatz des M. latissimus dorsi an der Fascia thoracolumbalis [7]. Die kaudalen Enden der am deutlichsten vertikal verlaufenden Fasern haften ventral an den letzten drei oder vier Rippen. *Kranial* windet sich der M. latissimus dorsi um den unteren Rand des M. teres major und inseriert am Boden des Sulcus intertubercularis. Die Sehnen des M. latissimus dorsi und des M. teres major verflechten sich nahe ihrer gemeinsamen Ansatzstelle teilweise [9].

Der Ansatz des M. teres major liegt distal und dorsal von dem des M. latissimus dorsi. Die beiden Sehnen werden an dieser Stelle vom M. pectoralis major überlagert, dessen Fasern die Bizepssehne überbrücken und am äußeren Rand des Sulcus ansetzen, in dem diese Sehne gleitet. Alle Fasern des M. latissimus dorsi verdrehen sich um fast 180° um den M. teres major. Seine fast vertikalen Fasern, die an den Rippen und der Crista iliaca ansetzen, umfassen den M. teres major in der Achselfalte und inserieren proximal am Humerus. Die oberen, nahezu horizontalen Fasern, ziehen über den Angulus superior scapulae und inserieren dort oft, entweder direkt oder durch den Abschnitt einer Faszie [5]. Diese obersten Fasern bilden den freien Rand der hinteren Achselfalte und inserieren weiter distal am Humerus. Abbildung 26.3 zeigt die anatomische Beziehung des M. latissimus dorsi zu anderen Muskeln des Schultergürtels und zu den Mm. pectoralis.

In einer anatomischen und funktionellen Untersuchung an zehn Schweinen konnte gezeigt werden, dass sich der M. latissimus dorsi in drei Teile teilt, die Pars vertebralis, Pars iliaca und Pars costalis, von denen jede eine eigene Nervenversorgunghat, wobei es insbesondere in der Pars costalis, die zwischen den beiden anderen liegt, einige Überschneidungen gibt.

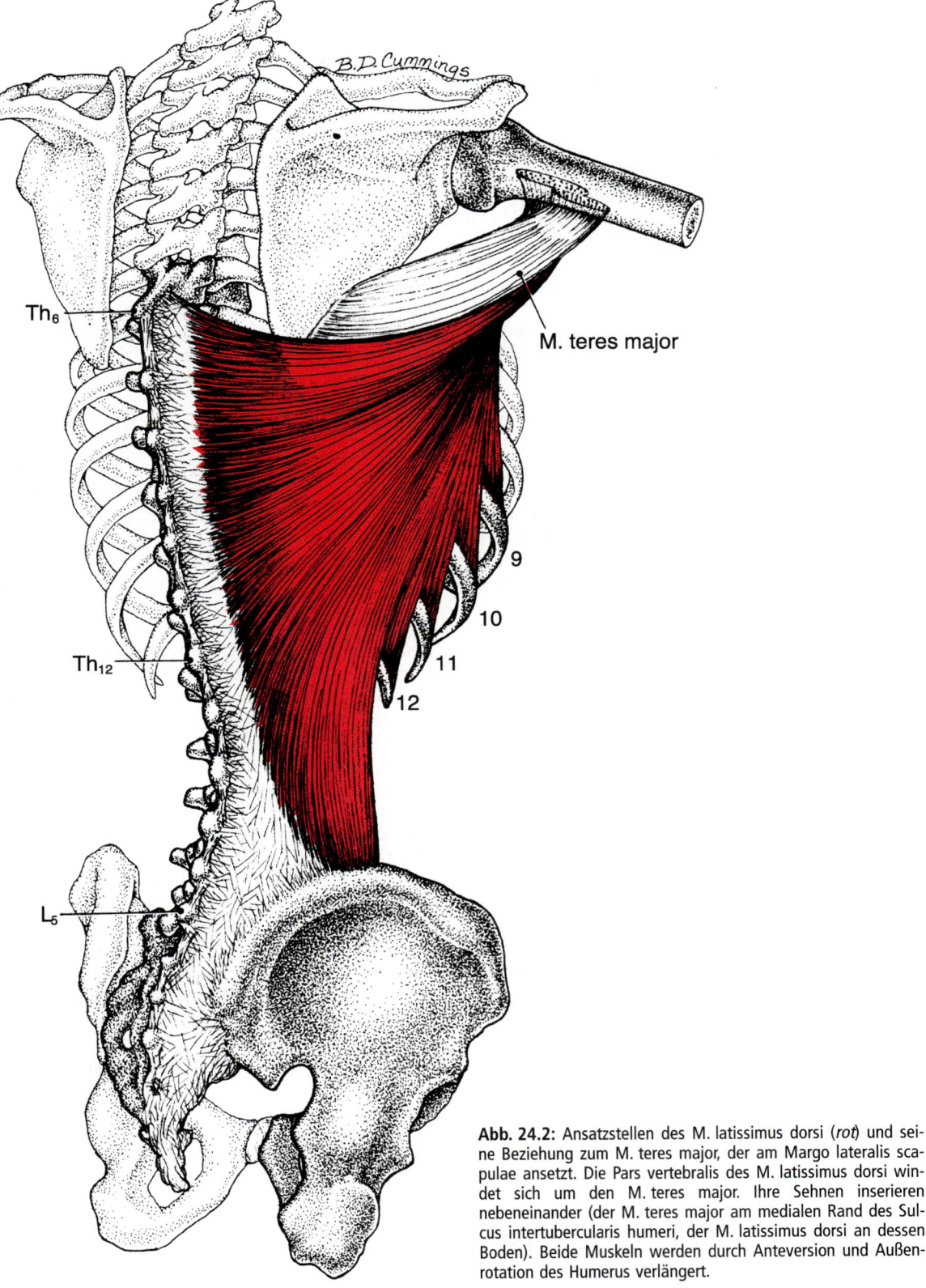

Abb. 24.2: Ansatzstellen des M. latissimus dorsi (*rot*) und seine Beziehung zum M. teres major, der am Margo lateralis scapulae ansetzt. Die Pars vertebralis des M. latissimus dorsi windet sich um den M. teres major. Ihre Sehnen inserieren nebeneinander (der M. teres major am medialen Rand des Sulcus intertubercularis humeri, der M. latissimus dorsi an dessen Boden). Beide Muskeln werden durch Anteversion und Außenrotation des Humerus verlängert.

Ein variabler Muskel, der hintere Axillarbogen oder die Pars scapularis, kreuzt die untere Achselhöhle zwischen dem humeralen Ende des M. latissimus dorsi und dem kostalen Ende des M. pectoralis major [9, 19, 28].

Weiterführende Literatur

Es liegen anschauliche Darstellungen des M. latissimus dorsi in der Ansicht von dorsal [1, 9, 13, 36, 39, 47, 54], lateral [19, 20] und ventral [11, 40] vor. Querschnitte zeigen den Muskel in thorakaler [3, 46] und lumbaler Ebene [4, 12, 55]. Einzelheiten der Beziehung zwischen den Mm. latissimus dorsi und teres major in der Axilla und an ihren Ansätzen am Humerus werden von dorsal [14, 48], kaudal [56] und ventral [2, 10] gezeigt.

24.3 Innervation

Der Muskel wird vom N. thoracodorsalis (subscapularis longus) über den Fasciculus posterior aus den Spinalnerven C_6, C_7 und C_8 versorgt. Bei Schweinen verzweigt sich der N. thoracodorsalis auf Höhe des M. latissimus dorsi in drei Stränge und innerviert dessen drei Teile.

24.4 Funktion

Dieser flächige Muskel verbindet (zusammen mit seiner Faszie) die obere und untere Körperhälfte in einer Vielzahl von Funktionen. Auf Grund seiner Ansätze an Humerus und Skapula kann er den Schultergürtel und damit indirekt auch die Stellung des Halses beeinflussen. Durch seine Ansätze an den letzten sechs Brustwirbeln und den letzten drei oder vier Rippen, sowie über den Ansatz über die Fascia thoracolumbalis an Lendenwirbeln, Kreuzbein und Crista iliaca wirkt er auf Stellung und Bewegungen von Rumpf und Becken.

Der M. latissimus dorsi retrovertiert in erster Linie den Arm im Schultergelenk, z. B. beim Freistilschwimmen oder Holzhacken. Er adduziert den Arm und unterstützt die Innenrotation [36, 51] und senkt den Humerus [6, 22]. Durch die kombinierte Bewegung von Absenken und Retrovertieren des Humerus im Glenohumeralgelenk wird das Schulterblatt zurück- und der Schultergürtel zurück- und nach kaudal gezogen [30]. Die vertikalen Fasern des M. latissimus dorsi und in geringerem Umfange die unteren Fasern des M. pectoralis major heben und halten das Körpergewicht beim „Klimmzug" oder wenn sich jemand auf Gehhilfen stützt.

Es wird über eine elektromyographische (EMG) Untersuchung mithilfe von bipolaren Feinnadelelektroden berichtet. Bei allen acht Probanden war der M. latissimus dorsi deutlich aktiv, wenn die Schulter gegen einen Widerstand von 30 kg abgesenkt werden sollte. Mäßig aktiv war er bei der Retroversion des Armes sowie bei der Adduktion vor den Körper. Stark aktiviert wurde er dagegen durch die Adduktion des Armes hinter den Körper, wobei der Muskel gleichzeitig einige Grade Retroversion ausführen musste. Bei horizontaler Abduktion und Adduktion blieb der Muskel elektrisch stumm [32]. Bei Kreisbewegungen des Armes aktivierte sich der M. latissimus dorsi elektromyographisch, sobald der Arm schräg abwärts und von der Mittellinie weg bewegt wurde (in Retroversion) [45].

Wenn der M. latissimus dorsi stimuliert wird, adduziert und retrovertiert sein oberes Drittel (die annähernd horizontal ausgerichteten Fasern) den Arm und retrahiert dabei die Skapula kräftig, wie im Rahmen einiger Studien gezeigt werden konnte. Wenn der Muskel bilateral kontrahiert, wird die Brustwirbelsäule stark extendiert. Die Reizung des untersten Muskeldrittels senkt die Schulter kräftig und retrovertiert den Arm. Innenrotiert wird der Arm nur, wenn er zuvor abduziert worden war. Tendenziell subluxieren kräftige Kontraktionen des M. latissimus dorsi das Glenohumeralgelenk. Dieser Tendenz wirken das Caput longum des M. triceps brachii und der M. coracobrachialis entgegen [18].

Die Messwerte von zwölf Probanden variierten zwar beträchtlich, im Allgemeinen zeigte der M. latissimus dorsi jedoch bei einem Golfschlag zunächst minimale Werte, die sich schnell bis zu einem Maximum steigerten (beim Vorschwingen). Sie erreichten rund 50% der maximalen Aktivität, die durch manuelle Krafttest zu erzielen ist. Während des restlichen Schwunges nahm die Aktivität allmählich bis auf 20% des Maximalwertes in diesem Test ab. Es gab keine bemerkenswerte Seitendifferenz [49].

EMG-Ableitungen mit Feinnadelelektroden bei sieben Probanden, die leistungsbetont schwammen, ergaben, dass der M. latissimus dorsi vorrangig für die Vorwärtsbewegung eingesetzt wird. Erste Aktivität zeigte sich, wenn der Arm durchzuziehen beginnt, wenn er vollständig abduziert und maximal außenrotiert wurde. Die Aktivität nahm zu, während der Arm innenrotiert und adduziert wurde, und sie steigerte sich bis zum Ende des Schwimmzuges.

Dieses Muster war bei Freistil-, Butterfly- und Brustschwimmen zu erkennen [44].

Mit Feinnadelelektroden wurde die myoelektrische Aktivität beim Wurf von vier professionellen Baseball-Pitchern abgeleitet. Beim Ausholen erreichte der M. latissimus dorsi 168% der maximalen, bei manuellen Krafttests gemessenen Werte. In der Beschleunigungsphase blieb der Muskel bei 135%. Diese extreme Muskelaktivität bei koordiniert ausgeführten, gut beherrschten und absichtsvollen Tätigkeiten ist in einigen anderen Muskeln sogar noch ausgeprägter [31]. Das legt einen wichtige Schluss nahe: EMG-Ableitungen von einem Muskel unter Testbedingungen und bei willkürlichen, souverän ausgeführten Bewegungen können stark variieren. Bei einem Muskel, der durch Triggerpunkte in einem funktionell verwandten Muskel reziprok inhibiert wird, kann dieser Aktivitätsunterschied zwischen Testbewegung und willkürlicher, beherrschter Bewegung sehr groß ausfallen [26].

Zwölf gesunde Sportler wurden mit 15 im Werfen trainierten Sportlern verglichen, die unter einer chronischen, operationsbedürftigen Instabilität des Schultergelenks litten. Bei den Patienten war eine deutliche muskuläre Dysbalance zu erkennen. Die EMG-Aktivität ihres M. latissimus dorsi betrug annähernd das Dreifache der Normalwerte gegen Ende der Ausholphase und rund ein Drittel der Werte in der Beschleunigung. Die Autoren meinen, dass diese Unterschiede der neuromuskulären Kontrolle für Entstehung oder Fortbestand der anterioren Instabilität wichtig sind. Diese Art des Koordinationsmangels kann reflektorisch auf Grund von aktiven Triggerpunkte entstehen [22]. In den referierten Untersuchungen wurde jedoch nicht auf Triggerpunkte untersucht oder dergleichen in Betracht gezogen.

Der M. latissimus dorsi war beim Autofahren am Simulator minimal elektromyographisch aktiv [33]. Wie zu erwarten, hatten die Bedienung einer Tastatur und unterschiedliche Sitzhaltungen kaum, wenn überhaupt, Einfluss auf die Aktivität dieses Muskels [38].

Bei Schweinen, die eine Rampe hinaufgehen mussten, setzte die Aktivität in den drei Kompartments des M. latissimus dorsi (in der Pars vertebralis, Pars costalis und Pars iliaca) bei jedem Schritt in der angegebenen Reihenfolge ein. Die Aktivität im M. teres major entsprach dem frühen Einsetzen der Aktivität in der Pars costalis [27]. Diese Ergebnisse beleuchten die funktionelle Aufgabenaufteilung im M. latissimus dorsi.

▬▬ 24.5 Funktionelle Einheit

Die Funktionen des M. teres major und des Caput longum des M. triceps brachii stehen in komplexer Beziehung zu denen des M. latissimus dorsi. Jedoch setzt nur der M. latissimus dorsi am Rumpf an. Wenn der Arm an der Seite hängt, wirken der M. latissimus dorsi und das Caput longum des M. triceps brachii antagonistisch auf das Schultergelenk. Bei abduziertem Arm wirken sie synergistisch und verschieben das Schultergelenk. Bei fixiertem Schulterblatt sind der M. teres major und der M. latissimus dorsi auf Grund ihrer Ansätze am Humerus starke Synergisten für die Retroversion, Adduktion und Innenrotation des Armes. Über seine Wirkung auf das Schultergelenk kann der M. latissimus dorsi die Stellung von Schulterblatt und Schultergürtel erheblich beeinflussen.

Der untere Teil des M. pectoralis major wirkt als Synergist des M. latissimus dorsi, um den Schultergürtel abzusenken.

In ihrer den Brustkorb anhebenden Funktion sind die Mm. scaleni und in seiner den Schultergürtel anhebenden Funktion der M. trapezius (Pars descendens) Antagonisten des M. latissimus dorsi, der beide Strukturen absenkt.

Kaudal verflechten sich die ventralen Fasern des M. latissimus dorsi seitlich mit den Fasern des M. obliquus externus abdominis. Dieser fixiert die unteren Rippen, sodass der M. latissimus dorsi seine Funktion ausüben kann.

▬▬ 24.6 Symptome

Die Patienten können den von Triggerpunkten im M. latissimus dorsi übertragenen, quälenden Rückenschmerz in der Thoraxmitte zwischen den Schulterblättern kaum durch Dehnungsbewegungen oder Umlagerung lindern. Der M. latissimus dorsi ist ein langer, lockerer Muskel und verursacht bei Bewegungen, die ihn nur teilweise dehnen, nur selten Schmerzen. Er überträgt aber Schmerzen, wenn er durch eine kräftige Zugbewegung von oben nach unten beansprucht wird. Übertragungsschmerzen können auftreten, wenn der Patient nach oben oder weit nach vorn greift, um mit einem sperrigen Gegenstand zu hantieren. Patienten mit Triggerpunkten im M. latissimus dorsi klagen meist erst über Beschwerden, wenn die Triggerpunkte so aktiv sind, dass sie auch Ruheschmerz verursachen. Wenn der Patient nicht angeben kann, welche Tätigkeiten die Schmerzen im mittleren Rücken verstärken, ist der M. latissimus dorsi zu verdächtigen.

Wahrscheinlich berichtet der Patient über zahllose vergebliche Untersuchungen, z. B. Bronchoskopien, Koronarangiographien, Myelographien oder Computertomographien. Auch sind oft zahlreiche Therapieversuche gescheitert, weil sie (irrtümlicherweise) auf die Übertragungsschmerzzone im Rücken und nicht auf die Schmerzquelle abzielten.

24.7 Aktivierung und Aufrechterhaltung von Triggerpunkten

Da der M. latissimus dorsi ein langer und eher schlaffer Muskel ist, werden seine Triggerpunkte kaum je durch ein akutes Trauma oder eine Überlastung aktiviert. Will man also herausfinden, was die Triggerpunkte aktiviert, müssen alle Aktivitäten des Patienten sorgfältig betrachtet werden, bei denen der Schultergürtel kraftvoll abgesenkt (Gewichte heben) oder der Arm wiederholt retrovertiert wird, vor allem bei gleichzeitiger Abduktion. Die Symptome treten eher auf, wenn der Patient den Muskel dehnt, weil er nach vorn und oben greift, als wenn der Muskel durch Absenken des Schultergürtels und Retroversion des Armes überlastet wird.

Einige durchaus häufige Tätigkeiten können Triggerpunkte im M. latissimus dorsi aktivieren. Dazu gehören Krafttraining an einem Gerät, wobei von über-Kopf-Höhe gezogen werden muss, das Werfen eines Baseballs, das Hängen oder Schwingen an einem Seil oder der Druck nach unten, um bei der Gartenarbeit Unkraut aus dem Boden zu drehen. Der Patient bemerkt einige Zeit nach Beendigung der jeweiligen Tätigkeit einen sonderbaren, anhaltenden Rückenschmerz.

In Reaktion auf Schlüsseltriggerpunkte im M. serratus anterior können sich im M. latissimus dorsi Satellitentriggerpunkte bilden. Gelegentlich lösen diese sich ohne weitere Behandlung, sobald die Schlüsseltriggerpunkte inaktiviert wurden [29]. Manchmal ist das *nicht* der Fall, und der betreffende Triggerpunkt muss identifiziert und inaktiviert werden. Ebenso häufig enthält der M. latissimus dorsi Schlüsseltriggerpunkte, die für Satellitentriggerpunkte in anderen Muskeln verantwortlich sind, z. B. in den Mm. triceps brachii, trapezius (Pars ascendens) und iliocostalis thoracis.

Die ständige Einschnürung des M. latissimus dorsi durch einen engen Büstenhalter kann seine Triggerpunkte aktivieren und aufrecht erhalten. Falls die Einschnürung durch ein zu straffes Gummi im Büstenhalter verursacht wird, kann man es lockern, indem man es anfeuchtet und heiß bügelt.

Wenn das Körpergewicht nachts auf einem Triggerpunkt des M. latissimus dorsi lastet, kann der Druck ihn aktivieren, den Schlaf stören und die Erledigung der Tagesgeschäfte erheblich beeinträchtigen. Wenn sie einmal aktiviert sind, verschlimmern sich Triggerpunkte im unteren Anteil des M. latissimus dorsi mit seinen fast vertikal verlaufenden Fasern, wenn jemand den Arm benutzt, um von einem niedrigen Hocker aufzustehen oder sich hinzusetzen.

Ein interessanter Fallbericht bezieht sich auf einen 68-jährigen Berufsmusiker, der Viola spielte. In seinem Schultergürtel hatten sich so viele Triggerpunkte gebildet, dass er keine Konzerte mehr spielen konnte. Die Eingangsuntersuchung ergab eine Supraspinatusproblematik mit Druckschmerzen („Impingement") am Sehnenansatz, die innerhalb von zwei Wochen behoben wurde, nachdem der Muskel mithilfe der Technik aus Halten und Entspannen behandelt wurde. Außerdem wurde phonophoretisch 10 %iges Hydrocortison an den Sehnenansatz gebracht. Im Test mit aktiven und passiven Bewegungen im vollen Umfang war das Schultergelenk bei leicht verminderter Muskelkraft normal beweglich. Alltägliche Verrichtungen kosteten den Patienten weniger Mühe, z. B. sich das Oberhemd anzuziehen oder die Haare zu kämmen. Sein Instrument konnte er wegen der Schmerzen nach wie vor nur mit Einschränkung spielen, und wenn er die Hand zum Rücken führte, erreichte er nur die Höhe Th_{11}. Bei einer nachfolgenden Untersuchung wurden aktive Triggerpunkte in den Mm. latissimus dorsi und teres major gefunden, während die Mm. pectoralis minor und serratus anterior frei waren. Die beiden betroffenen Muskeln wurden mit Sprühen und Dehnen behandelt, und der Patient konnte sein Instrument wieder spielen. Die Behandlung schloss Maßnahmen ein, um die Beweglichkeit aller Komponenten des Schultergürtels zu erhalten [41]. Der M. latissimus dorsi erwies sich als empfindlich gegenüber der Dehnungsstellung, die der Patient für sein Violaspiel einnehmen musste und stellte somit ein ernstes Hindernis dar. Es ist zu bedenken, dass langsame Dehnungen, optimiert durch spannungsvertiefende Verfahren, Triggerpunkte lösen können. Anhaltende Kontraktionen zur

Stabilisierung der Skapula dagegen, sowie rasche, wiederholte Bewegungen können die Triggerpunkte verschlimmern und aufrecht erhalten [41].

24.8 Untersuchung des Patienten

Da der M. latissimus dorsi auf Grund seines breiten Ansatzes auf Rumpf und Becken einwirkt, sollte die Untersuchung des Patienten eine generelle Überprüfung von Körpersymmetrie und Stellung der Extremitäten einschließen.

Ein Patient mit Triggerpunkten im M. latissimus dorsi ist sich der leichten Bewegungseinschränkungen nicht bewusst. Sie werden deutlich, wenn er versucht, die Hand hinter dem Kopf zum Mund zu führen (Abb. 18.2), durch den Trizeps-brachii-Test (Abb. 32.4) und durch den Versuch, die Hand hinter dem Rücken zum kontralateralen Schulterblatt zu führen (Abb. 22.3). Für den Trizepstest abduziert der Patient den Arm bei gestrecktem Ellenbogen und drückt ihn an das Ohr, wenn möglich sogar hinter das Ohr (Abb. 32.4). Falls er bei diesem Test den Ellbogen nicht gestreckt halten kann, weist dies auf Beteiligung auch des Caput longum des M. triceps brachii hin. Die Triggerpunkte im M. latissimus dorsi können Schmerzen auslösen, wenn der Patient weit nach vorn und oben greift und der Arm dabei außenrotiert ist, (der Muskel wird durch die Anteversion gedehnt und windet sich um den Humerus) oder

wenn er kräftig von oben auf seine Beckenkämme drückt. (Der Muskel wird dabei in verkürzter Stellung aktiviert und senkt die Schulter ab.)

Zusätzlich zur Untersuchung des Bewegungsausmaßes im Schultergelenk sollte auch das Gelenkspiel geprüft werden [42].

24.9 Untersuchung auf Triggerpunkte

(Abb. 24.3)

Der Patient liegt auf dem Rücken. Der M. latissimus dorsi wird leicht gedehnt, indem der Patient den Arm um ungefähr 90° abduziert, außenrotiert und die Hand unter den Kopf oder das Kopfkissen schiebt. Der Untersucher fasst den M. latissimus dorsi am freien Rand in der hinteren Achselfalte in mittlerer Skapulahöhe, wo er sich um den M. teres major windet. Lange bildet diesen Bereich ebenfalls ab [37]. Anschließend hebt der Untersucher den M. latissimus dorsi von der Brustwand ab und kann dessen verspannte Faserbündel mit den druckschmerzhaften Stellen (Triggerpunkten) identifizieren, indem er sie zwischen Fingern und Daumen rollt. Diese Triggerpunkte liegen meistens in der Biegung der hinteren Achselfalte, wenige Zentimeter unter deren höchster Stelle. Die schnellende Palpation eines der verspannten Faserbündel löst eine kräftige lokale Zuckungsreaktion aus. Sie ist deutlich am Margo scapulae oder in der unteren Thorax- bzw. Lumbalregion zu erkennen, je nachdem, welche Fasern

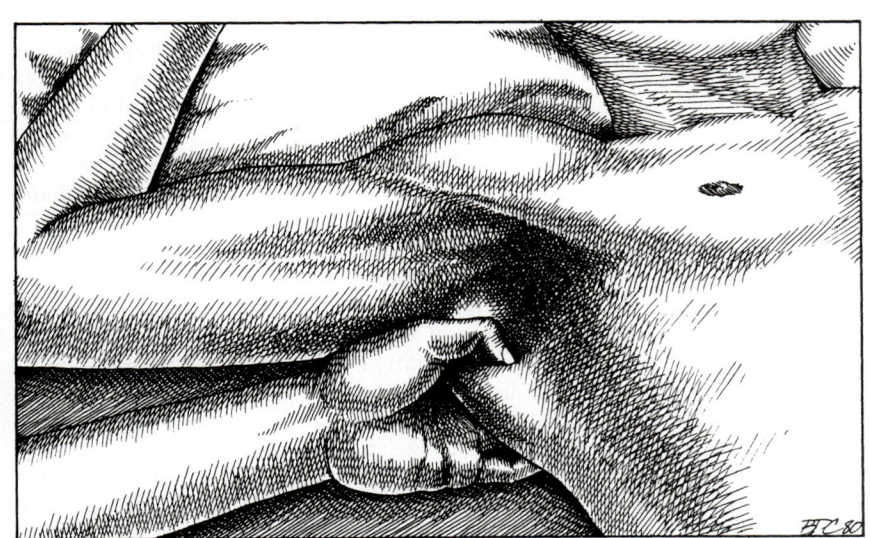

Abb. 24.3: Palpation des rechten M. latissimus dorsi mit Zangengriff, um Triggerpunkte in der hinteren Achselfalte zu lokalisieren. Der M. latissimus dorsi wird palpatorisch vom M. teres major unterschieden, indem man den Margo lateralis scapulae tastet und mit dem Zangengriff nur die inferioren Fasern erfasst, die nicht am Margo lateralis scapulae ansetzen.

Oberer Rücken

betroffen sind. Wenn mehrere Faserbündel gleichzeitig in einer starken Zuckungsreaktion kontrahieren, kann der Arm eine ruckhafte Bewegung ausführen.

Die Zuverlässigkeit, mit der sich die körperlichen Merkmale von Triggerpunkten ermitteln lassen, wurden in einer spezifischen Versuchsanordnung überprüft: Vier erfahrene Ärzte waren unmittelbar vor Beginn der Studie *drei Stunden lang einschlägig geschult* worden. Sie untersuchten daraufhin an zehn Probanden fünf Muskelpaare auf fünf verschiede Triggerpunktmerkmale. Bei den untersuchten Muskeln handelte es sich um die Mm infraspinatus, M. latissimus dorsi, trapezius (Pars descendens), extensor digitorum und den M. sternocleidomastoideus. Die Untersucher erzielten bezüglich der Triggerpunkte im M. latissimus dorsi eine hohe Übereinstimmung ($p < 0,001$) beim Lokalisieren von umschriebenen Druckschmerzen, einem verspannten Faserbündel, Übertragungsschmerzen und der Reproduktion der symptomatischen Schmerzen des Patienten sowie bei der Bestimmung von Auftreten oder Fehlen einer lokalen Zuckungsreaktion. Für die Lokalisierung der Druckschmerzen und die Reproduktion der symptomatischen Schmerzen war die Übereinstimmung fast perfekt [21]. Durch eine geeignete, nur wenige Stunden dauernde Schulung können erfahrene Kliniker also lernen, Triggerpunkte in diesem leicht palpierbaren Muskel (mit großer Zuverlässigkeit) zu identifizieren.

▬ 24.10 Engpass

Es wurden keine Nervenkompressionen festgestellt, die auf aktive Triggerpunkte im M. latissimus dorsi zurückgehen.

▬ 24.11 Differenzialdiagnose

24.11.1 Verwirrend ähnliche Krankheitsbilder

Differenzialdiagnostisch müssen alle Zustände abgeklärt werden, die dem Triggerpunktschmerz des M. latissimus dorsi ähnliche Beschwerden hervorrufen. Dazu zählen eine Kompression des N. suprascapularis an der Spina scapulae, eine Radikulopathie C_7, eine Neuropathie des N. ulnaris und eine Bizepssehnenentzündung. Nervenentzündungen werden elektrodiagnostisch identifiziert. Eine Entzündung der Bizepssehne

ist an der spezifischen Schmerzhaftigkeit dieser Sehne zu erkennen, die oft als Begleiterscheinung von Triggerpunkten im langen Kopf des Muskels auftritt.

Dittrich hält Rupturen und pathologische Veränderungen in der Fascia thoracolumbalis und dem subkutanen Fettgewebe bei vielen seiner Patienten für die Ursache von lumbalen Rückenschmerzen. Er veranschaulicht dies durch Abbildungen [17]. Auf der Basis von Operationsbefunden sieht er einen ursächlichen Zusammenhang zwischen diesen Schädigungen und einer übermäßigen Spannung im M. latissimus dorsi [15]. Ohne Frage erhöhen triggerpunktbedingt verspannte Faserbündel den Zug an den Teilen der Faszie, an denen sie ansetzen. Der Autor erwähnt nicht, ob er nach den entsprechenden verspannten Faserbündeln und den Triggerpunkten in der Mitte des Muskels gesucht hat.

24.11.2 Gelenkfehlfunktionen

Sowohl der M. latissimus dorsi als auch der M. quadratus lumborum führen zu Dysfunktionen der gelenkigen Verbindungen zwischen den Beckenknochen. Der M. quadratus lumborum weist ein ganz anderes Schmerzübertragungsmuster auf als der M. latissimus dorsi. Seine Triggerpunkte stehen zudem immer im Zusammenhang mit einer Dysfunktion des Iliosakralgelenks, während bei Triggerpunkten allein des M. latissimus dorsi ein Hüftbeingleiten festzustellen ist. Daher fällt der Flexionstest im Sitzen positiv aus, wenn der M. quadratus lumborum betroffen ist, nicht jedoch, wenn sich Triggerpunkte im M. latissimus dorsi befinden.

Weitere typische Gelenkdysfunktionen bei Befall des M. latissimus dorsi mit Triggerpunkten betreffen eine Gruppe von Wirbeln und ungefähr von Th_7 oder Th_8 bis L_3 oder L_4. In diesem Fall sind die Wirbel zur betroffenen Seite geneigt und von ihr weg rotiert. Selten kann man ein ipsilaterales Hüftbeingleiten mit einer Beinlängendifferenz dieser Seite beobachten. Dazu kommt es durch die Verspannung der Fasern, mit denen der M. latissimus dorsi an der Crista iliaca der betreffenden Seite inseriert. Bei dieser ipsilateralen Verschiebung des Hüftbeines ist der Flexionstest im Stehen positiv [23], im Sitzen dagegen negativ [24]. Damit ist eine primäre Dysfunktion des Iliosakralgelenks ausgeschlossen.

Triggerpunkte des M. latissimus dorsi können auch mit einer Elevationsblockade (Inhalationsblockade) der unteren vier Rippen im Zusammenhang stehen. Hier bieten sich therapeutisch myofasziale Entspannungsverfahren an [59], die mit der Atmung koordiniert und optimiert werden. Weiteres hierzu findet sich in Kapitel 24.12 bei der Erörterung von Lösungsverfahren für den M. latissimus dorsi.

Falls die Spannung durch den M. latissimus dorsi nicht kompensiert wird, besteht das Risiko einer Subluxation des Caput humeri in der Cavitas glenoidalis nach anterior. Das Gelenk sollte auf ein normales Gelenkspiel untersucht werden [42].

24.11.3 Assoziierte Triggerpunkte

Der M. latissimus dorsi ist Teil der Muskelgruppe, die für das myofasziale Pseudo-Thoracic-outlet-Syndrom verantwortlich ist (Beschreibung in Kapitel 18). Das Übertragungsschmerzmuster jedes einzelnen dieser Muskeln kann auf ein Thoracic-outlet-Syndrom hindeuten. Wenn zumindest drei der Mm. latissimus dorsi, pectoralis major, teres major oder subscapularis aktive Triggerpunkte enthalten, erlebt der Patient einen zusammengesetzten Übertragungsschmerz, der stark an das Thoracic-outlet-Syndrom erinnert und oft auch als solches fehldiagnostiziert wird. Die genannten Muskeln komprimieren keine Struktur in der Thoraxapertur.

Da die Mm. latissimus dorsi und teres major anatomisch und funktionell eng verwandt sind, entwickelt Letzterer meist irgendwann aktive Triggerpunkte, wenn der M. latissimus dorsi betroffen ist. Auch der lange Kopf des M. triceps brachii neigt auf Grund synergistischer oder antagonistischer Überlastung (abhängig von der Armstellung) zur Bildung von assoziierten Triggerpunkten, insbesondere in chronischen Fällen.

Es sind auch andere Muskeln in Betracht zu ziehen, die Schmerzen in den mittleren Rücken übertragen können, z. B. die Mm. scaleni, rectus abdominis (oberer Anteil), subscapularis, iliocostalis, serratus anterior, serratus posterior superior und inferior, trapezius (Pars ascendens) und rhomboidei.

24.12 Lösung von Triggerpunkten

(Abb. 24.4 und 24.5)
Einleitend kann der Muskel gedehnt werden, während der Patient auf dem Rücken liegt. Das Kühlmittel wird in kranial gerichteten Bahnen auf den Rumpf aufgebracht. Es wird der gesamte Muskel und die hintere Achselfalte abgedeckt, anschließend die Rückseite von Ober- und Unterarm einschließlich des vierten und fünften Fingers. Der Therapeut nimmt währenddessen immer wieder Vorspannung auf. Das gesamte Kühlmuster wird wiederholt, während der Muskel passiv verlängert wird.

Damit der M. latissimus dorsi vollständig gedehnt und auch sein dorsaler Anteil besprüht werden kann, legt sich der Patient anschließend auf die nicht betroffene Seite. Er führt den schmerzenden Arm langsam zum Kopf und weiter nach hinten, bis er am Ohr anliegt. Zur Entspannung des Muskels durch Verlängerung setzen die Sprühbahnen im Areal des Triggerpunktes an und werden über den gesamten Schmerzübertragungsbereich am rückwärtigen Brustkorb gezogen. Danach werden die Sprühbahnen von den Triggerpunkten aus bis zu den Fingerspitzen gezogen und das Schmerzübertragungsmuster am Arm abgedeckt.

Wenn die nahezu horizontal verlaufenden Fasern des M. latissimus dorsi Triggerpunkte enthalten, dehnt der Therapeut sie, indem er den Arm des Patienten quer vor dessen Brustkorb legt, ihn dann langsam in Adduktion zieht und so Vorspannung aufnimmt. Das Kühlmittel wird wiederum in den in Abb. 24.4 und 24.5 eingezeichneten Bahnen aufgebracht. Das Kühlspray deckt zunächst die Muskelfasern und das Schmerzübertragungsmuster in Richtung der Wirbelsäule und dann bis zur Hand ab.

Abbildung 45.11 dieses Bandes zeigt eine Lösungstechnik für die unteren Rippen, die sich auch zur Entspannung des M. latissimus dorsi eignet.

Abbildung 18.3 zeigt eine wirkungsvolle Lösungstechnik für den M. latissimus dorsi, mit der gleichzeitig die Interskapularmuskulatur und andere Muskeln des Schultergürtels gelöst werden.

Da der M. latissimus dorsi von vornherein nicht straff ist, sind vertiefende Verfahren besonders wichtig, wenn er mithilfe von Dehnungstechniken entspannt werden soll. Langsames Ausatmen, Kontraktion und Relaxation sowie die willkürliche Mithilfe des Patienten, indem er die Antagonisten kontrahiert (reziproke Inhibition), sind geeignete Techniken.

Auf das Kühlen folgt sofort die Anwendung von feuchter Wärme auf den M. latissimus dorsi und dann, ganz besonders wichtig, werden akti-

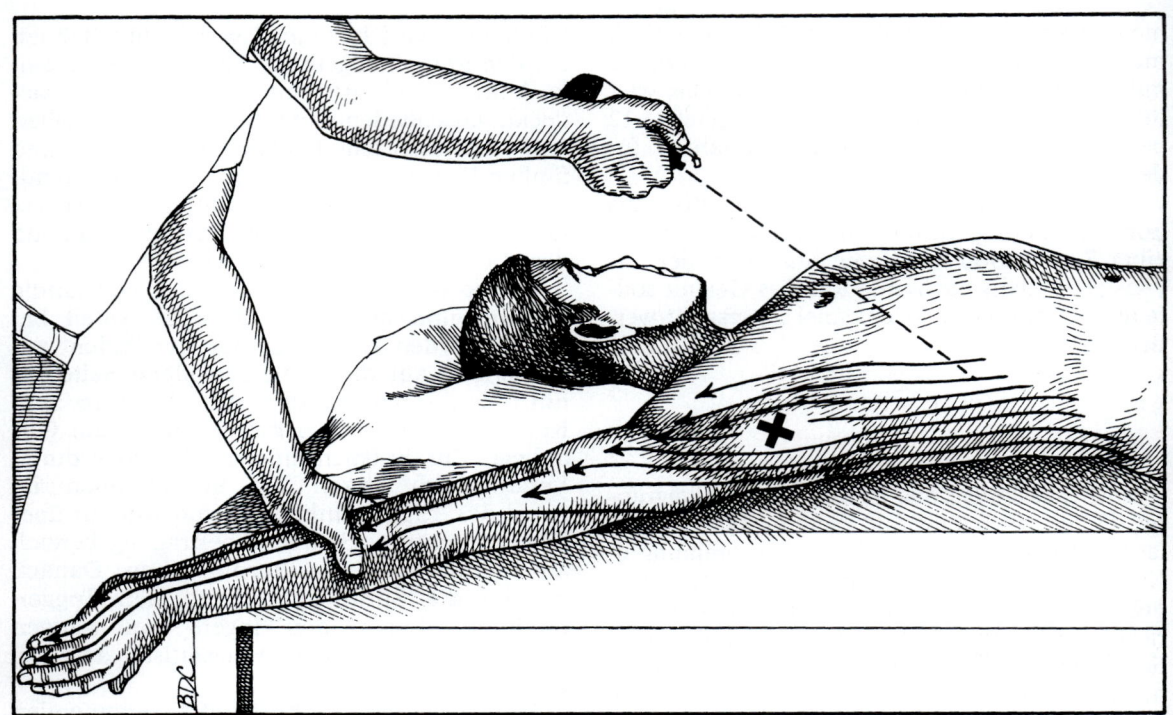

Abb. 24.4: Dehnungsposition in Rückenlage. Gezeigt sind die häufigsten Triggerpunkte (**X**) und das Sprühmuster (*Pfeile*) für den M. latissimus dorsi. Will der Therapeut zusätzlich Zug ausüben, sollte er diesen am distalen Humerus, proximal vom Ellenbogen ansetzen. In der dargestellten Position kann auch vorab gesprüht und dann der Muskel beidhändig gelöst werden. Hierbei stabilisiert der Therapeut das Becken mit der rechten Hand, und es wird postisometrische Relaxation benutzt.

ve Bewegungen im vollen Bewegungsumfang ausgeführt. Verschiedene Autoren haben darüber berichtet, wie sie mithilfe von Sprühen und Dehnen erfolgreich Triggerpunkte im M. latissimus dorsi inaktivieren konnten [16, 43].

Die Triggerpunkte in der hinteren Achselfalte liegen für ein Lösen durch Druckanwendung (mittels Zangengriffpalpation) günstig.

Wenn *Schlüsseltriggerpunkte* im M. latissimus dorsi inaktiviert werden, kann sich die Behandlung von Satellitentriggerpunkten in anderen Muskeln (z. B. in den Mm. iliocostalis thoracis, triceps brachii, flexor carpi ulnaris und der Pars ascendens des M. trapezius) erübrigen.

Therapeuten, die mit osteopathischen Verfahren vertraut sind, können integrierte neuromuskuloskelettale und myofasziale Lösungstechniken für die obere Extremität und das Schultergelenk in Rückenlage zum Lösen von Triggerpunkten des M. latissimus dorsi adaptieren [58].

24.13 Infiltration von Triggerpunkten

(Abb. 24.6 und 24.7)
Die Triggerpunkte des M. latissimus dorsi in der hinteren Achselfalte lassen sich problemlos und wirkungsvoll infiltrieren [57]. Der Patient liegt auf dem Rücken. Die Triggerpunkte werden durch Zangengriffpalpation lokalisiert, wie es in Kapitel 24.9 beschrieben wird. Zur Infiltration wird ein Triggerpunkt zwischen den Fingern fixiert, um die Kanüle präzise einstechen zu können. Der Therapeut sieht und spürt normalerweise eine ausgeprägte lokale Zuckungsreaktion, sobald sie einen Triggerpunkt im M. latissimus dorsi durchdringt. Sowohl die oberflächlichen als auch die tief liegenden Fasern des Muskels in der hinteren Achselfalte sollten auf Triggerpunkte sondiert werden, die oft in Clustern auftreten.

Oft enthält der M. teres major ebenfalls aktive Triggerpunkte, die von der gleichen Einstichstelle aus infiltriert werden können. Der Arzt hält dazu die Nadelspitze subkutan und verschiebt die Haut entsprechend. Die Triggerpunkte des M. teres major werden wie die des M. latissimus dorsi im Zangengriff infiltriert, nachdem sie palpatorisch lokalisiert wurden.

Die palpierende Hand übt während des Sondierens und nach der Infiltration Hämostase. Auf die Infiltration folgen wiederum Sprühen und Dehnen. Zum Abschluss der Behandlung werden heiße Packungen auf die Achselregion gelegt und zuletzt Bewegungen im vollen Ausmaß ausgeführt.

Rachlin beschreibt und illustriert die Infiltration von Triggerpunkten im mittleren Bereich des M. latissimus dorsi [50]. Übertragungsschmerzen von Triggerpunkten im Muskel-Sehnen-Übergang und in den Ansatzstellen des M. latissimus dorsi an der Aponeurose in der Lumbalregion konnten zeitweilig durch eine Infiltration mit Procain gelindert werden [15–17]. Dittrich loka-

lisiert und beschreibt keine Triggerpunkte im mittleren Muskelteil. Bei Schmerzrezidiven exzidierte er die schmerzenden Gewebe und verschaffte einigen Patienten damit Beschwerdefreiheit.

24.14 Korrigierende Maßnahmen

Der Patient lernt, den Arm vertikal (nicht vor dem Körper) von oben nach unten zu führen und die Ellenbogen neben dem Körper zu halten, wenn er etwas herunterzieht. Außerdem wird ihm geraten, auf einen Hocker zu steigen anstatt sich zu recken, wenn er nach einem schweren Gegenstand greifen muss. Nachts sollte er sich ein Kissen in die Achselhöhle zwischen Ellenbogen und Brustkorb legen, damit der M. latissimus dorsi nicht längere Zeit hindurch in der verkürzten Stellung bleibt (Abb. 26.7).

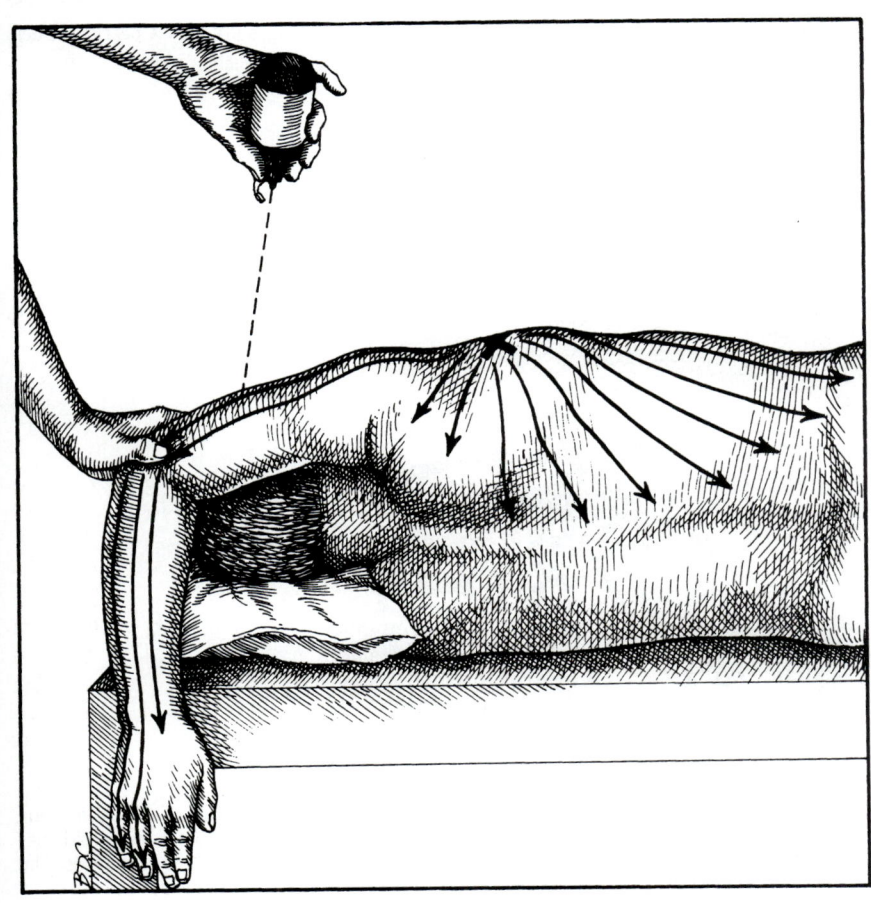

Abb. 24.5: Dehnungsposition in Seitenlage, häufigste Triggerpunkte (**X**) und Richtung der Sprühbahnen (*Pfeile*) für den M. latissimus dorsi. Mit postisometrischer Relaxation wird dieser Muskel wirkungsvoll entspannt. Der Patient atmet dazu ein und drückt den Humerus *leicht* gegen die Hand des Therapeuten, bevor er ausatmet und den Muskel entspannt. Die eher horizontal verlaufenden Fasern werden verlängert, indem der Arm des Patienten vorn über den Brustkorb gelegt wird. Auch in dieser Variante ist postisometrische Relaxation wirkungsvoll.

Oberer Rücken

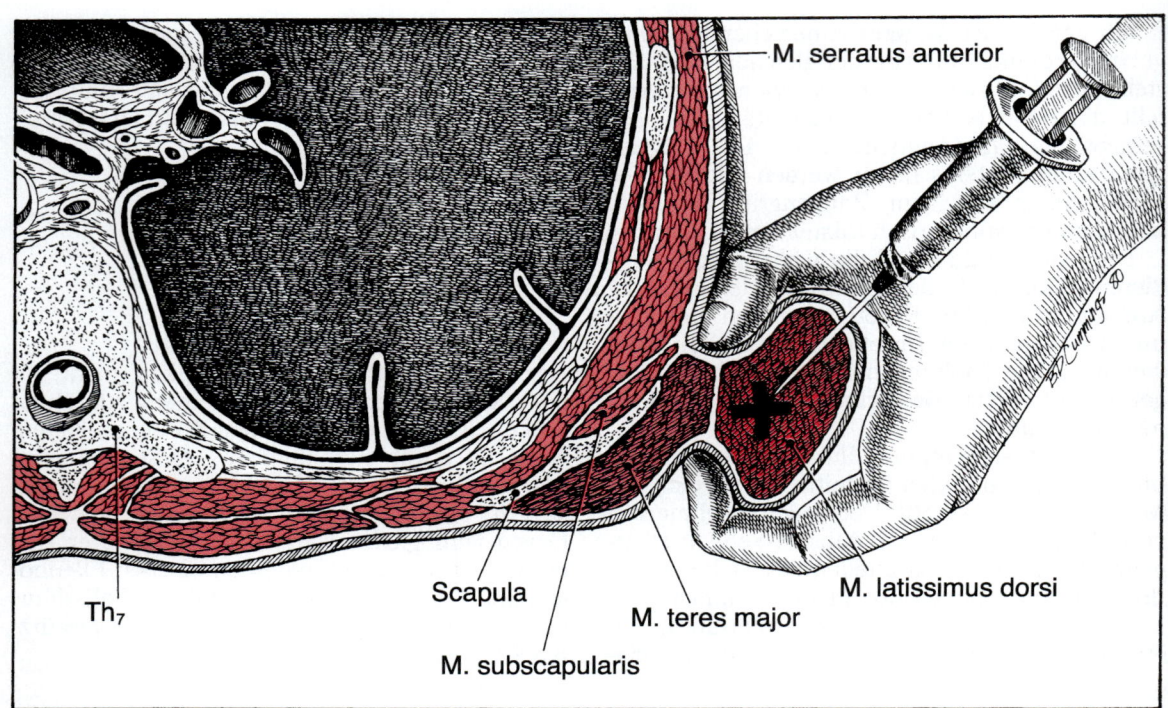

M. serratus anterior

Scapula

M. teres major

M. subscapularis

M. latissimus dorsi

Th₇

Abb. 24.6: Querschnitt zur Darstellung der Infiltrationstechnik am rechten M. latissimus dorsi mit Zangengriff. Das **X** bezeichnet den Triggerpunkt, der gerade infiltriert wird. Schnittführung auf Höhe Th₇.

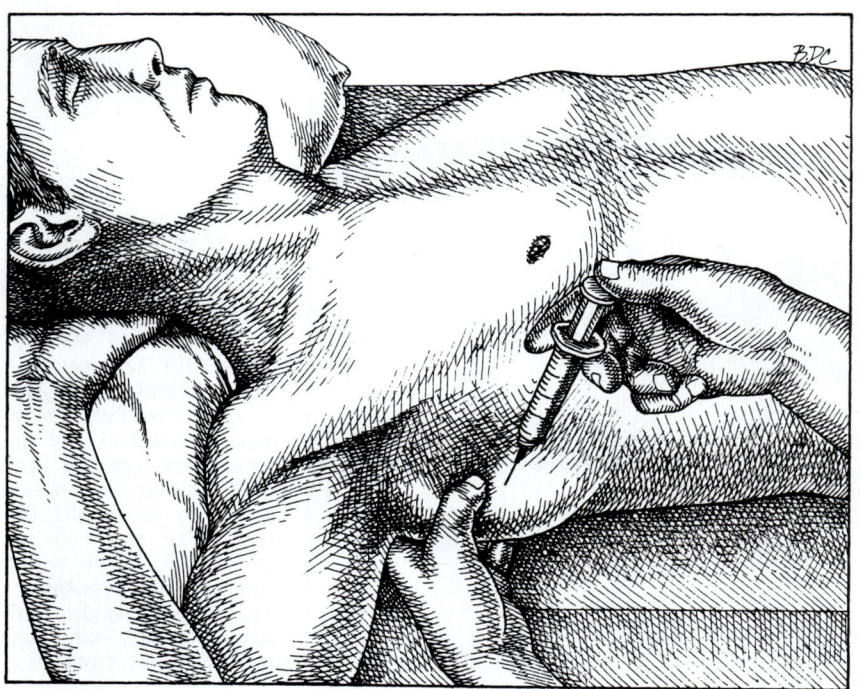

Abb. 24.7: Infiltration von Triggerpunkten im Bereich des häufigsten Vorkommens im M. latissimus dorsi.

Zu den Übungen, mit denen der Patient zu Hause den M. latissimus dorsi passiv dehnt, gehört der Versuch, die Hand hinter dem Kopf zum Mund zu führen (Abb. 18.2) und die Dehnung in einer Türöffnung mit oberer Handanlage (Abb. 42.9C). Damit der M. latissimus dorsi bei letztgenannter Übung wirkungsvoll gedehnt wird, muss der Patient die Lendenwirbelsäule überstrecken (hyperextendieren) und die Hüften nach vorn durch die offene Tür schieben. Die Spannung im M. latissimus dorsi sollte spürbar sein. Entsprechend der nachlassenden Verspannung legt der Patient die Hände schrittweise höher an. Alle Dehnungsbewegungen werden langsam, nicht ruckhaft ausgeführt und täglich einige Male wiederholt, bis Besserung eintritt. Die Wirkung der Übung lässt sich steigern, wenn anschließend für 15–20 Minuten eine Wärmepackung aufgelegt wird, insbesondere vor dem Zubettgehen.

Greenman zeigt eine wirksame Selbstdehnungsübung für den M. latissimus dorsi, für die der Patient die Vierfüßlerstand einnimmt. Durch Armstrecken und Beckenverlagerung wir der Muskel verlängert [25].

Eine effektive Form der Selbstbehandlung von Triggerpunkten im M. latissimus dorsi nutzt den gezielten Druck durch einen Tennisball. Der Patient legt sich auf die betroffene Seite, stützt Kopf und Schulter mit einem Kissen ab und antevertiert den Arm, um im M. latissimus dorsi Vorspannung aufzunehmen. Der Körper wird so auf dem Tennisball gelagert, dass die druckschmerzhafte Stelle auf dem Ball liegt. Der Patient übt sanften, nicht schmerzhaften Druck aus, indem er den M. latissimus dorsi abwechselnd kontrahiert und entspannt und in jeder Entspannungsphase ausatmet, bis die Druckschmerzen nachlassen. Er sucht dann nach einer weiteren druckschmerzhaften Stelle, positioniert den Tennisball neu und wiederholt das Verfahren.

Weiterführende Literatur, Fallberichte

Dr. Travell beschrieb detailliert die Behandlung eines Patienten mit Triggerpunkten im M. latissimus dorsi [57]. Kellgren beschrieb einen Patienten, dessen M. latissimus dorsi und andere Muskeln des Schultergürtels betroffen waren. Meador berichtete über die erfolgreiche Behandlung eines Berufsmusikers [41] und Nielsen über die Therapie eines Zahnarztes [43]. Beide Patienten litten unter aktiven Triggerpunkten im M. latissimus dorsi.

Literatur

1. Agur AM: *Grant's Atlas of Anatomy*. Ed. 9. Williams & Wilkins, Baltimore, 1991 (p. 381, Fig. 6-32).
2. *Ibid*. (p. 376, Fig. 6-26).
3. *Ibid*. (p. 42, Fig. 1-45).
4. *Ibid*. (p. 239, Fig. 4-55).
5. Bardeen CR: The Musculature. Sect. 5. In: *Morris's Human Anatomy*. Ed. 6. Edited by Jackson CM. Blakiston's Son & Co., Philadelphia, 1921 (p. 402).
6. Basmajian JV, DeLuca CJ: Muscles Alive. Ed. 5. Williams & Wilkins, Baltimore, 1985 (pp. 271, 426).
7. Bogduk N, Twomey LT: *Clinical Anatomy of the Lumbar Spine*. Churchill Livingstone, New York, 1987.
8. Bonica JJ, Sola AE: Chest pain caused by other disorders. Chapter 58: In: *The Management of Pain*. Ed. 2. Edited by Bonica JJ, Loeser JD, Chapman CR, *et al.* Lea & Febiger, Philadelphia, 1990, pp. 1114–1145 (p. 1134).
9. Clemente CD: *Gray's Anatomy*. Ed. 30. Lea & Febiger, Philadelphia, 1985 (pp. 513–515, Fig. 6-42).
10. Clemente CD: *Anatomy*. Ed. 3. Urban & Schwarzenberg, Baltimore, 1987 (Fig. 49).
11. *Ibid*. (Fig. 233).
12. *Ibid*. (Fig. 522).
13. *Ibid*. (Fig. 523).
14. *Ibid*. (Fig. 524).
15. Dittrich RJ: Low back pain – referred pain from deep somatic structure of the back. *Lancet 73*:63–68, 1953.
16. Dittrich RJ: The latissimus dorsi syndrome. *Ohio State Med J 51(10)*:973–975, 1955.
17. Dittrich RJ: Soft tissue lesion as cause of low back pain: anatomic study. *Am J Surg 91*:80–85, 1956.
18. Duchenne GB: *Physiology of Motion*, translated by EB Kaplan. JB Lippincott, Philadelphia, 1949 (pp. 38–39, 68–70).
19. Eisler P: *Die Muskeln des Stammes*. Gustav Fischer, Jena, 1912 (pp. 357–368, Fig. 48).
20. Ferner H, Staubesand J: *Sobotta Atlas of Human Anatomy*. Ed. 10, Vol. 2, *Thorax, Abdomen, Pelvis, Lower Extremities, Skin*. Urban & Schwarzenberg, Baltimore, 1983 (p. 8).
21. Gerwin RD, Shannon S, Hong CZ, *et al.*: Interrater reliability in myofascial trigger point examination. *Pain 69*:65–73, 1997.
22. Glousman R, Jobe F, Tibone J, *et al.*: Dynamic electromyographic analysis of the throwing shoulder with glenohumeral instability. *J Bone Joint Surg 70A(2)*:220–226, 1988.
23. Greenman PE: *Principles of Manual Medicine*. Ed. 2. Williams & Wilkins, Baltimore, 1996 (pp. 24, 312).
24. *Ibid*. (pp. 26, 316).
25. *Ibid*. (p. 473).
26. Headley BJ: Evaluation and treatment of myofascial pain syndrome utilizing biofeedback. Chapter 5. In: *Clinical EMG for Surface Recordings*, Vol. 2. Edited by Cram RJ. Clinical Resources, Nevada City, 1990.

27. Herring SW, Sola OM, Huang X, et al.: Compart-mentalization in the pig latissimus dorsi muscle. *Acta Anat* 147:56–63, 1993.

28. Hollinshead WH: *Anatomy for Surgeons*. Ed. 3, Vol. 3, *The Back and Limbs*. Harper & Row, Hagerstown, 1982 (pp. 274, 281, Fig. 4-19).

29. Hong CZ: Considerations and recommendations regarding myofascial trigger point injection. *J Musculoske Pain* 2(1):29–59, 1994.

30. Jenkins DB: *Hollinshead's Functional Anatomy of the Limbs and Back*. Ed. 6. W.B. Saunders, Philadelphia, 1991 (pp. 81–83).

31. Jobe FW, Moynes DR, Tibone JE, et al.: An EMG analysis of the shoulder in pitching. *Am J Sport Med* 12(3):218–220, 1984.

32. Jonsson B, Olofsson BM, Steffner LC: Function of the teres major, latissimus dorsi and pectoralis major muscles: a preliminary study. *Acta Morphol Neerl-Scand* 9:275–280, 1972.

33. Jonsson S, Jonsson B: Function of the muscles of the upper limb in car driving, IV. *Ergonomics* 18:643–649, 1975.

34. Kellgren JH: Observations on referred pain arising from muscle. *Clin Sci* 3:175–190, 1938 (p. 184, Fig. 7).

35. Kellgren JH: A preliminary account of referred pains arising from muscle. *Br Med J* 1:325–327, 1938 (Case 3).

36. Kendall FP, McCreary EK, Provance PG: *Muscles: Testing and Function*. Ed. 4. Williams & Wilkins, Baltimore, 1993 (p. 279).

37. Lange M: *Die Muskelhärten (Myogelosen)*. J.F. Lehmanns, München, 1931 (p. 93, Case 3, p. 129, Fig. 40).

38. Lundervold AJ: Electromyographic investigations of position and manner of working in typewriting. *Acta Physiol Scand 24(Suppl)*:84, 1951 (pp. 66–68, 126).

39. McMinn RM, Hutchings RT, Pegington J, et al.: *Color Atlas of Human Anatomy*. Ed. 3. Mosby-Year Book, Missouri, 1993 (pp. 94, 119, 120).

40. *Ibid.* (p. 126).

41. Meador R: The treatment of shoulder pain and dysfunction in a professional viola player: implications of the latissimus dorsi and teres major muscles. *J Orthop Sport Phys Ther* 11(2):52–55, 1989.

42. Mennell JM: *Joint Pain: Diagnosis and Treatment Using Manipulative Techniques*. Little, Brown & Company, Boston, 1964 (pp. 80, 81).

43. Nielsen AJ: Case study: myofascial pain of the posterior shoulder relieved by spray and stretch. *J Orthop Sport Phys Ther* 3:21–26, 1981.

44. Nuber GW, Jobe FW, Perry J, et al.: Fine wire electromyography analysis of muscles of the shoulder during swimming. *Am J Sports Med* 14(1):7–11, 1986.

45. Pearl ML, Perry J, Torburn L, et al.: An electromyographic analysis of the shoulder during cones and planes of arm motion. *Clin Orthop* 284:116–127, 1992.

46. Pernkopf E: *Atlas of Topographical and Applied Human Anatomy*, Vol. 2. WB Saunders, Philadelphia, 1964 (Fig. 8).

47. *Ibid.* (Fig. 27).

48. *Ibid.* (Fig. 57).

49. Pink M, Jobe FW, Perry J: Electromyographic analysis of the shoulder during the golf swing. *Am J Sports Med* 18(2):137–140, 1990.

50. Rachlin ES: Injection of specific trigger points. Chapter 10. In: *Myofascial Pain and Fibromyalgia*. Edited by Rachlin ES. Mosby, St. Louis, 1994:97–360 (pp. 200–202).

51. Rasch PJ, Burke RK: *Kinesiology and Applied Anatomy*. Lea & Febiger, Philadelphia, 1967 (pp. 166–167).

52. Sanford PR, Barry DT: Acute somatic pain can refer to sites of chronic abdominal pain. *Arch Phys Med Rehabil* 69:532–533, 1988.

53. Simons DG, Travell JG: The latissimus dorsi syndrome: a source of mid-back pain. *Arch Phys Med Rehabil* 57:561, 1976.

54. Spalteholz W: *Handatlas der Anatomie des Menschen*. Ed. 11, Vol. 2. S. Hirzel, Leipzig, 1922 (p. 302).

55. *Ibid.* (p. 306).

56. *Ibid.* (p. 316).

57. Travell J, Rinzler SH: Pain syndromes of the ches muscles: resemblance to effort angina and myocardial infarction, and relief by local block. *Can Med Assoc J* 59:333–338, 1948 (pp. 333, 334, Case 1, Fig. 2).

58. Ward RC: Integrated neuromusculoskeletal techniques for specific cases. Chapter 63. In: *Foundations for Osteopathic Medicine*. Edited by Ward RC. Williams & Wilkins, Baltimore, 1997, p. 851–899 (see pp. 891–892).

59. *Ibid.* (pp. 870–874).

60. Winter Z: Referred pain in fibrositis. *Med Rev* 157:34–37, 1944 (pp. 4, 5).

Oberer Rücken

M. teres major

Übersicht: Übertragungsschmerzen des M. teres major machen sich tief in der Regio deltoidea posterior bemerkbar. **Anatomie:** Die Sehne des M. teres major ist teilweise mit der des M. latissimus dorsi verwachsen, bevor sie am medialen Rand des Sulcus intertubercularis ansetzt. Die beiden Muskeln bilden die hintere Achselfalte. Medial setzt der M. teres major an der Skapula an, während der M. latissimus dorsi an der Thoraxwand inseriert. **Funktion:** Der M. teres major unterstützt die Adduktion, die Innenrotation und die Retroversion des Oberarmes aus der Anteversion, vor allem gegen Widerstand. **Symptom** ist hauptsächlich ein Schmerz, der auftritt, wenn man den Arm nach vorn und oben streckt. Die Bewegungseinschränkung ist nur gering. Die **Aktivierung und Aufrechterhaltung von Triggerpunkten** in diesem Muskel erfolgt leicht, wenn der Patient ein schwer zu lenkendes Auto fährt. Die **Untersuchung auf Triggerpunkte** wird im mittleren Muskelanteil mit der Zangengriffpalpation ausgeführt, wobei die Finger um den M. latissimus dorsi herum greifen. Der posteriore (mediale) Triggerpunkt wird flächig gegen die Skapula palpiert. Die **Lösung der Triggerpunkte** ist durch einen Therapeuten oder den Patienten selbst möglich, wodurch die akuten Symptome vollständig beseitigt werden. Die **Infiltration von Triggerpunkten** ist oft erforderlich, um alle Triggerpunkte dieses Muskels restlos zu lösen. Zu den **korrigierenden Maßnahmen** gehört es, den Muskel nicht zu überlasten, sowie Selbstdehnungsübungen und eine Platzierung des Kopfkissen, damit der Muskel nicht verkürzt wird. Andauernd bleibt der Patient nur dann asymptomatisch, wenn all dies strikt befolgt wird.

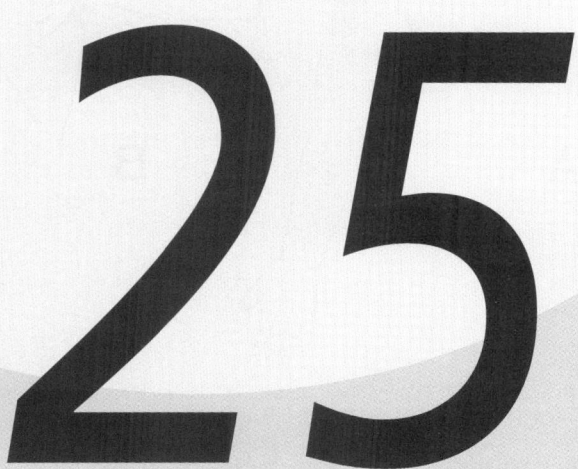

Inhaltsübersicht

◼◼ 25.1 Übertragungsschmerzen

(Abb. 25.1)
Der M. teres major wird relativ selten von Triggerpunkten befallen. Die hierfür typischen Druckschmerzen wurden nur bei 3% von 256 latenten Triggerpunkten in der Muskulatur des Schultergürtels von 200 gesunden jungen Erwachsenen palpiert [31] sowie bei 7% von 126 aktiven Triggerpunkten in der gleichen Muskulatur etwas älterer Patienten, die wegen Schulterschmerzen behandelt wurden [30].

Wie auch Kelly beobachtete, übertragen Triggerpunkte des M. teres major Schmerzen zur Regio deltoidea posterior und zum langen Kopf des M. triceps brachii (Abb. 25.1A) [15]. Übertragungsschmerzen werden außerdem in den hinteren Teil des Schultergelenks und manchmal zum dorsalen Unterarm geleitet, dagegen selten, wenn überhaupt, zum Schulterblatt oder Ellenbogen

An drei Stellen ist im M. teres major mit Triggerzonen zu rechnen: Ein Triggerpunkt liegt in der hinteren Achselfalte, wo der M. latissimus dorsi sich um den M. teres major windet (Abb. 25.1B). Weiter medial und oberhalb der Rückfläche des Schulterblattes befindet sich ein weiteres Triggerareal, und das dritte schließlich nahe dem lateralen Muskel-Sehnen-Übergang (Abb. 25.1C).

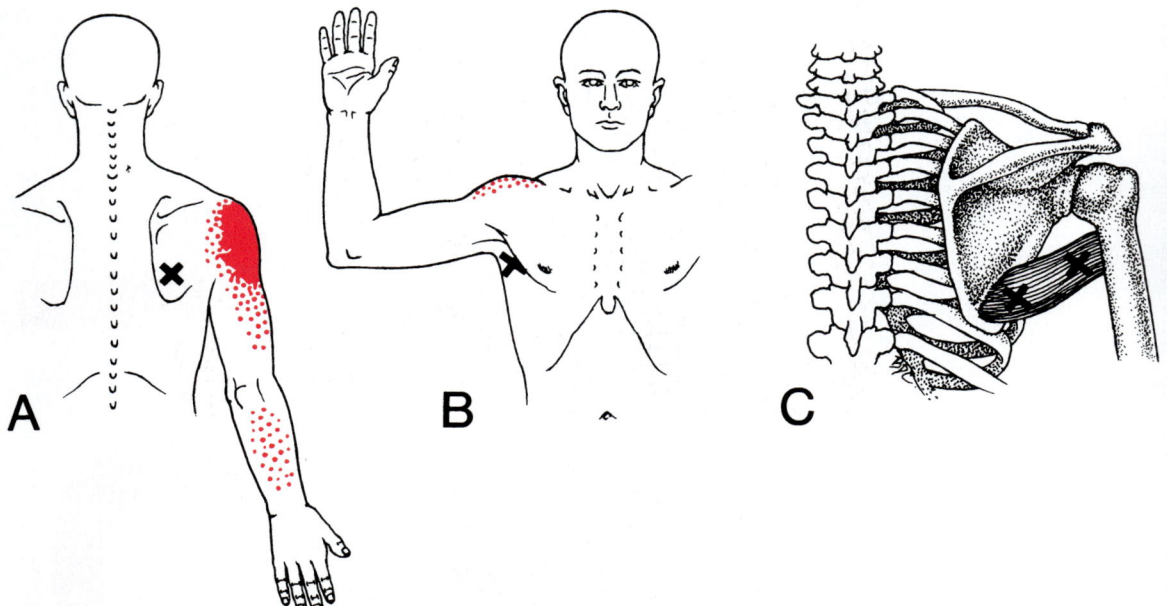

Abb. 25.1: Drei Triggerlokalisationen (**X**) im rechten M. teres major und ihr Übertragungsschmerzmuster. *Flächiges Rot*: Hauptschmerzzone, *punktiertes Rot*: Nebenschmerzzonen. **A:** Ansicht der Übertragungsschmerzmuster von hinten. **B:** Die Ansicht von vorn zeigt den Triggerpunkt im mittleren Muskelanteil und einen Teil des Schmerzmusters. **C:** Lage der mittleren und lateralen Triggerzone nahe dem mittleren bzw. lateralen Muskel-Sehnen-Übergang.

Oberer Rücken

25.2 Anatomie

(Abb. 25.2)
Der M. teres major setzt *medial* an einem ovalen Bezirk auf der Facies posterior scapulae nahe des Angulus inferior an. Außerdem inseriert er an einem fibrösen Septum, das er sich mit den Mm. teres minor und infraspinatus teilt (Abb. 23.3). *Lateral* inseriert der M. teres major mit einer kurzen Sehne am medialen Rand des Sulcus intertubercularis [4]. Die Ränder der Sehnen von M. teres major und M. latissimus dorsi sind nahe am Humerusansatz für eine kurze Strecke miteinander verwachsen. Die beiden Sehnen verlaufen zwischen dem M. coracobrachialis anterior und dem Caput longum des M. triceps brachii posterior (Abb. 26.3).

Weiterführende Literatur
Andere Autoren bilden den M. teres major in Der Ansicht von ventral [1, 6, 20], von dorsal [2, 4, 5, 7, 16, 19, 25] und im Querschnitt ab [26].

25.3 Innervation

Der M. teres major wird durch Äste des unteren N. subscapularis *über* den Fasciculus dorsalis aus den Spinalnerven C_5 und C_6 innerviert.

25.4 Funktion

Der M. teres major unterstützt die Innenrotation (gegen Widerstand) und übt Adduktion (gegen Widerstand) und Retroversion des Armes aus der Anteversion aus [3, 12, 16]. Er unterstützt den M. latissimus dorsi bei einer Bewegung wie dem Holzhacken. Stimulationsstudien zeigten, dass der M. teres major allein den Arm nur schwach an die Flanke zieht. Sobald das Schulterblatt jedoch durch die Mm. levator scapulae und rhomboidei stabilisiert wurde und der Angulus inferior fixiert war, bewirkte die Stimulation des M. teres major eine kräftige Adduktion des Armes [8].

Oberer Rücken

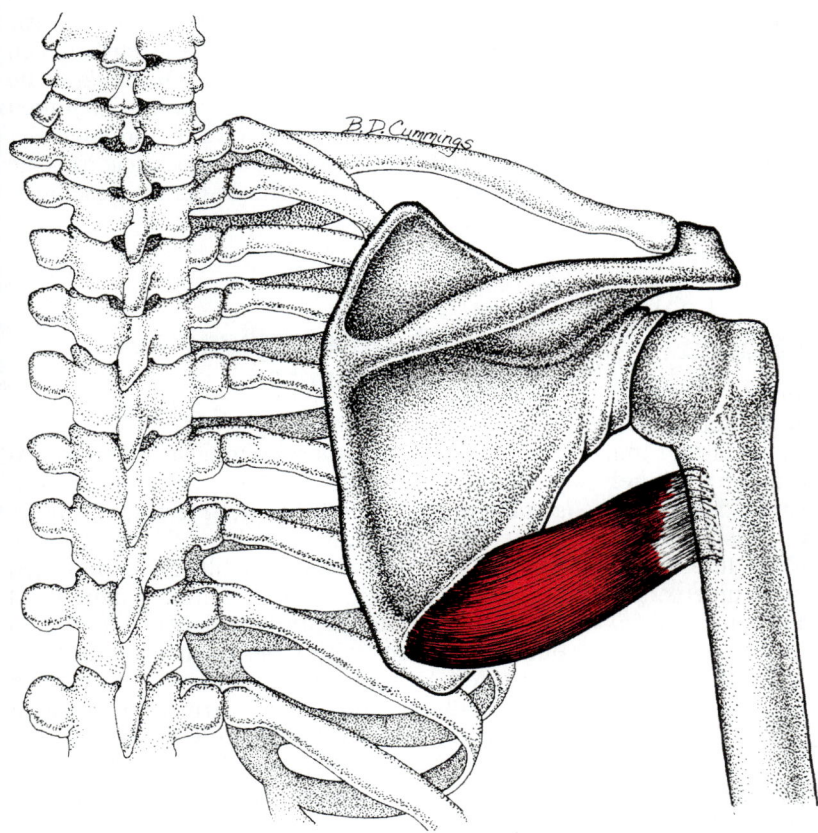

Abb. 25.2: Ansätze des M. teres major. Vergleiche Abb. 24.2 bezüglich der anatomischen Beziehung zum M. latissimus dorsi, sowie Abbildung 26.3 zu anderen Muskeln des Schultergürtels.

In einem früheren Bericht wurde kategorisch festgestellt, dass der Muskel bei Armbewegungen niemals aktiv ist, sondern nur zur Sicherung einer statischen Stellung [11]. Dies war lange Zeit Lehrmeinung [28], bis Basmajian nachwies, dass der Muskel, allerdings nur gegen Widerstand, bei der Innenrotation oder Retroversion des Armes elektromyographisch aktiv ist. Der M. teres major aktiviert sich außerdem, wenn der Arm beim Gehen rückwärts pendelt [3].

Johnson et al. konnten zeigen, dass sich der M. teres major bei der Retroversion des Armes mäßig, bei der Adduktion des Armes hinter den Rücken stark und fast gar nicht bei der Adduktion vor den Körper aktiviert [14]. Eine Kreisbewegung des Armes neben dem Körper aktivierte den M. teres major entsprechend dem Grad der Retroversion in der Abwärtsbewegung. Wenn der Arm in entgegengesetzter Richtung gekreist wurde, war bei der Anteversion keine Aktivität festzustellen [24].

Eine EMG-Untersuchung des Maschineschreibens ergab, dass der Anschlag einer einzelnen Taste auf der Schreibmaschine bei den meisten Probanden eine mäßige Aktivität des M. teres major auslöste. Bei Ermüdung nahm die Amplitude merklich zu. Schreiben mit der Hand aktivierte den M. teres major mäßig. Es hatte wenig Einfluss auf seine Aktivität, wenn die Tastatur höher platziert wurde [17]. Für die Tastatur eines Computers dürfte dasselbe gelten.

Wie sich in einer anderen Studie zeigte, wird der M. teres major aktiv, wenn die ipsilaterale Hand das Steuerrad nach unten dreht [13]. Dies entspricht dem oben referierten Befund bei Kreisbewegungen des Armes.

25.5 Funktionelle Einheit

Der M. latissimus dorsi und das Caput longum des M. triceps brachii bilden gemeinsam mit dem M. teres major eine myotatische Einheit zur Retroversion und Innenrotation des Armes. Entsprechend entwickeln diese Muskeln auch gemeinsam Triggerpunkte. Die Mm. teres major und latissimus dorsi winden sich umeinander und inserieren nebeneinander am Humerus.

25.6 Symptome

In erster Linie klagen Patienten über Bewegungsschmerzen (Kapitel 25.1), insbesondere

wenn sie ein schweres Auto ohne Servolenkung fahren. Gelegentlich treten die Schmerzen auch auf, wenn der Patient sich z. B. beim Tennisaufschlag in die Höhe reckt. Die Ruheschmerzen sind meist unerheblich. Eine leichte Bewegungseinschränkung bei Armbewegungen über Kopf gleichen die Patienten unbewusst aus.

25.7 Aktivierung und Aufrechterhaltung von Triggerpunkten

Wiederholt wurde festgestellt, dass es die Triggerpunkte im M. teres major aktiviert, wenn der Patient ein schweres Auto ohne Servolenkung fährt. Die Kraft, mit der das Lenkrad zur ipsilateralen Seite gedreht werden muss, ist offensichtlich geeignet, den Muskel zu überlasten und seine Triggerpunkte zu aktivieren. Das gilt insbesondere für die schwächere, nicht dominante Seite. Eine Frau hatte bereits mehrere Jahre lang ein großes Auto ohne Servolenkung gefahren. Es waren nie Schulterbeschwerden aufgetreten, bis versehentlich Breitreifen auf die Vorderräder gezogen wurden. Dadurch ließ sich das Auto viel schwerer lenken. Die zusätzliche Anstrengung aktivierte Triggerpunkte im linken M. teres major. Die Rückkehr zur normalen Bereifung und lokale Infiltration der Triggerpunkte waren erforderlich, bis die Patientin beschwerdefrei wurde.

25.8 Untersuchung des Patienten

Ein Patient mit Triggerpunkten im M. teres major kann den befallenen Arm nur mühsam vollständig anheben und ihn nicht fest ans ipsilaterale Ohr drücken (siehe Trizepsversuch, Abb. 32.4). Außerdem verfehlt die Hand den Mund um 3–5 cm, wenn sie hinter dem Kopf zum Mundwinkel geführt wird (Abb. 18.2) und nur der M. teres major betroffen ist. Die Dehnung des Muskels durch passive Anteversion und Außenrotation des Armes verursacht Schmerzen, ebenso die aktive Retroversion und Innenrotation im Schultergelenk gegen Widerstand [18]. Ein Triggerpunktbefall des M. teres major lässt die Schulter nicht „einfrieren" und schränkt auch ihre Bewegung nicht ernsthaft ein, ruft jedoch kurz vor dem Ende der Bewegung äußerst störende Schmerzen hervor.

Wenn der Patient den Arm nach vorn ausstreckt, wird möglicherweise eine Scapula alata deutlich, die bei herabhängendem Arm nicht zu erkennen ist. Für dieses Zeichen ist die vermehrte Spannung im M. teres major verantwortlich, und sie beweist, wie stark die Pars transversale Anteil des M. trapezius sowie die Mm. rhomboidei und serratus anterior überlastet werden.

Die Schulterschmerzen können außerdem von einer Dysfunktion des Glenohumeralgelenks oder des Akromioklavikulargelenks stammen. Der Test auf ein normales Gelenkspiel schafft in beiden Fällen Klarheit [22].

25.9 Untersuchung auf Triggerpunkte

(Abb. 25.3)
Der M. teres major gehörte nicht zu den im Rahmen einer Studie von Gerwin et al. untersuchten Muskeln. Wohl aber der ihm funktio-

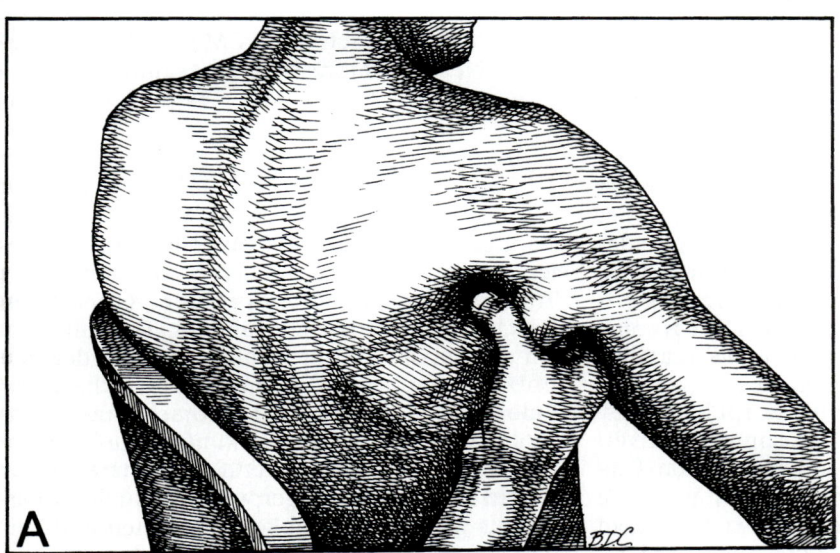

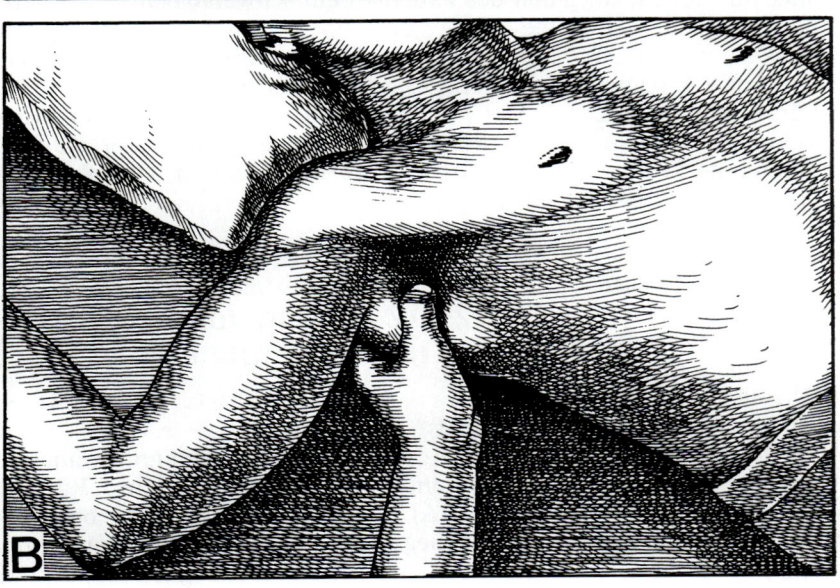

Abb. 25.3: Untersuchung auf einen Triggerpunkt im mittleren Abschnitt des M. teres major. Der Untersucher muss den M. latissimus dorsi in der Achsel vollständig umgreifen, um den M. teres major zu erreichen. Er findet die Furche zwischen M. teres major und M. latissimus dorsi, indem er den Margo lateralis scapulae zwischen den beiden Muskeln tastet. **A:** Untersuchung des sitzenden Patienten. **B:** Patient in Rückenlage.

nell verwandte M. latissimus dorsi. Für diesen Muskel wurde hinsichtlich der Identifikation eines verspannten Faserbündels, in Bezug auf Druck- und Übertragungsschmerzen, Reproduktion der symptomatischen Schmerzen und eine sichtbare oder spürbare lokale Zuckungsreaktion in einiger Entfernung vom Ort der Reizung eine hohe Übereinstimmung unter den Untersuchern festgestellt (p < 0,001). Sobald der M. teres major eindeutig bestimmt ist, sollte es nicht schwieriger sein, seine Triggerpunkte palpatorisch zu lokalisieren, als im Falle des M. latissimus dorsi [9].

Im axillären Abschnitt liegen die Triggerpunkte des M. teres major etwas kranial von den häufigsten Triggerpunkten des M. latissimus dorsi. Sie werden palpiert, während der Patient auf dem Rücken liegt und den Arm um annähernd 90° abduziert und außenrotiert hat (Abb. 25.3B). Zunächst wird der M. latissimus dorsi zwischen Daumen und Fingern erfasst. Der Muskel bildet den freien Rand der hinteren Achselfalte, wo er sich um den M. teres major windet (Abb. 24.2). Ein tiefer Zangengriff in der Achselfalte einige Zentimeter unterhalb des Oberarmes lokalisiert die Margo lateralis scapulae (Abb. 25.3B), der sich oberhalb der Ansatzstelle des M. teres major befindet. Dort ist eine Lücke zwischen dem Margo lateralis scapulae und dem M. teres major direkt über der Stelle, wo der M. teres major über die Scapula hinauszieht und sich mit dem M. latissimus dorsi verflechtet (Abb. 25.3A), tastbar. Die axillären Triggerpunkte des M. teres major liegen in Höhe der Lücke. Unterhalb davon, direkt über dem Angulus inferior scapulae, bildet nur der M. latissimus dorsi die Achselfalte. Folglich fasst man ausschließlich diesen Muskel, wenn man zwischen der Margo lateralis inferior der Scapula und der Achselfalte eine Lücke palpiert hat. In Höhe des axillären Triggerpunktes im M. teres major wird die Achselfalte durch beide Muskeln gebildet. Sie sind durch eine palpierbare Furche voneinander getrennt.

Der M. teres major liegt tiefer (medial) als der M. latissimus dorsi. Falls er verspannte Faserbündel enthält, lassen sich diese leicht an lokalen Zuckungsreaktionen erkennen, die außer bei sehr korpulenten Patienten immer gesehen und gespürt werden können. Um sicher zu sein, dass er wirklich den M. teres major palpiert hat, bittet der Untersucher den Patienten, den Arm abwechselnd gegen leichten Widerstand nach außen und innen zu rotieren. Der M. teres major spannt sich bei Innenrotation und erschlafft bei Außenrotation.

Der hintere Triggerpunkt über der Skapula lässt sich am besten untersuchen, wenn der Patient auf der nicht betroffenen Seite liegt und der obere Arm entspannt auf einem Kissen vor dem Brustkorb ruht. Der M. teres major wird in der Achselfalte lokalisiert, wie oben beschrieben. Der Untersucher verfolgt die Fasern des M. teres major bis zum Schulterblatt. Mit flächiger Palpation werden Triggerpunkte nahe dem Margo lateralis scapulae im mittleren Drittel des Schulterblattes lokalisiert.

▬▬ 25.10 Engpass

Es sind keine durch diesen Muskel hervorgerufenen Nervenkompressionen bekannt.

▬▬ 25.11 Differenzialdiagnose

Zahlreiche häufig diagnostizierte Vorgänge rufen Schulterschmerzen hervor, die den durch Triggerpunkte im M. teres major verursachten Beschwerden verwirrend ähneln. Darunter fallen die Bursitis subacromialis und deltoidea, die Entzündung der Supraspinatussehne, die Radikulopathie C_6–C_7 und das Thoracic-outlet-Syndrom. Keine dieser Erkrankungen darf übersehen werden, vor allem, wenn der M. teres major gleichzeitig aktive Triggerpunkte enthält. Andererseits wäre es im Hinblick auf Kosten und Leiden des Patienten ein schwerer Fehler, Symptome einer der oben genannten Diagnosen zuschreiben und einen problemlos therapierbaren Triggerpunkt außer Acht zu lassen.

Der M. teres major gehört zu den vier Muskeln, die das myofasziale Pseudo-Thoracic-outlet-Syndrom hervorrufen, das in Kapitel 18 besprochen wurde.

▬▬ 25.12 Lösung von Triggerpunkten

(Abb. 25.4)
Der M. teres major wird entspannt, während der Patient entweder auf dem Rücken (Abb. 25.4A) oder halb auf der nicht betroffenen Seite liegt (Abb. 25.4B). Der betroffene Arm wird abduziert und der Ellenbogen flektiert, um

die Außenrotation zu kontrollieren. Nach einleitender Kühlung mit Spray oder Eis nimmt der Therapeut Vorspannung auf, indem er den Arm in kleinen Schritten vollständig außenrotieren und abduzieren lässt, bis der Patient die Hand unter den Kopf schieben kann.

Die postisometrische Relaxation unterstützt die Dehnung des M. teres major. Die Entspannung lässt sich durch reziproke Inhibition weiter fördern, indem der Patient die antagonistisch wirkenden Außenrotatoren kontrahiert. Der Angulus inferior scapulae wird durch

das auf ihm ruhende Körpergewicht des Patienten fixiert. Es ist zwar leichter, das Schulterblatt in Rückenlage des Patienten zu stabilisieren, dafür ist es schwieriger, das Kühlmittel auf den Skapulaanteil des Muskels aufzubringen. Wenn der Patient wie in Abbildung 25.4B gelagert wird, sollte der Körper abgestützt werden, damit er die Muskeln vollständig entspannen kann.

Anschließend wird sofort eine Wärmepackung aufgelegt und danach die Funktion durch Bewegungen im aktiven Ausmaß gegen die

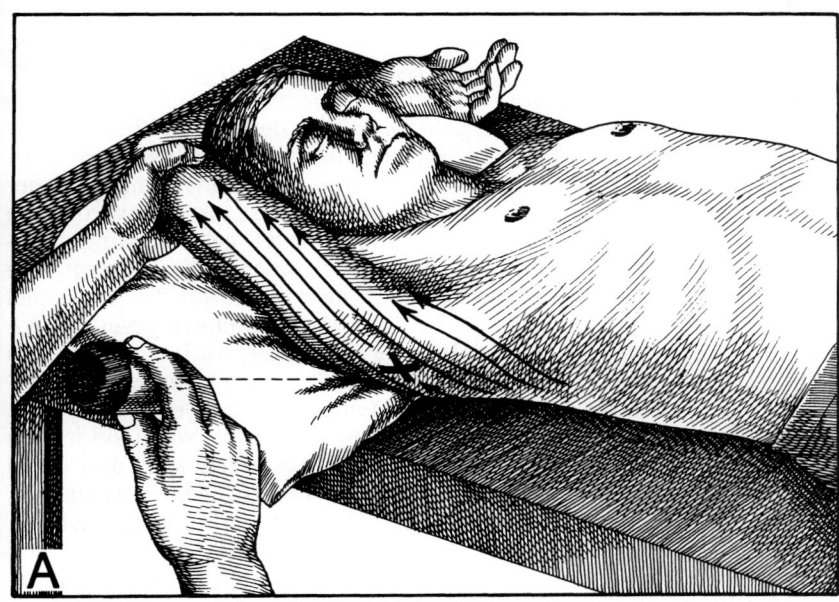

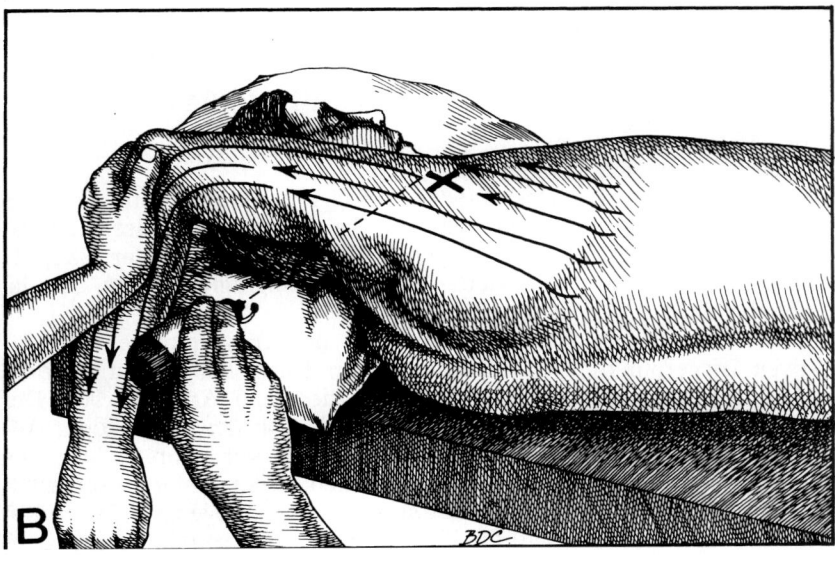

Abb. 25.4: Dehnungsposition und Sprühmuster (*Pfeile*) für einen Triggerpunkt (**X**) im rechten M. teres major. **A:** Patient in Rückenlage. **B:** Der Patient liegt halb auf dem Rücken, halb auf der nicht betroffenen Seite.

Schwerkraft wiederhergestellt. Der Patient sollte den Muskel danach einige Tage lang nicht überanstrengen und mit täglich ausgeführten Übungen das Bewegungsausmaß erhalten.

Der mittlere Triggerpunkt eignet sich gut für eine lokale Druckbehandlung durch den Therapeuten oder den Patienten selbst, indem er sich auf einen Tennisball legt (Kapitel 22.14 oder Kapitel 3.12). Den Bereich des lateralen Triggerpunktes kann der Patient mit der kontralateralen Hand erreichen und dort therapeutischen Druck auf den Triggerpunkt geben.

Bei eingeschränktem Gelenkspiel im Glenohumeral- oder im Akromioklavikulargelenk ist die normale Funktion wiederherzustellen, wie von Menell [22] beschrieben.

Nielsen legte einen Fallbericht über einen Zahnarzt vor. Er zeigt, wie Triggerpunkte im M. teres major und assoziierte Triggerpunkte durch Sprühen und Dehnen inaktiviert werden können [23].

25.12.1 Assoziierte Triggerpunkte

Der M. latissimus dorsi und das Caput longum des M. triceps brachii enthalten meistens gemeinsam mit dem M. teres major Triggerpunkte. Es können durchaus auch der hintere Anteil des M. deltoideus und die Mm. teres minor und subscapularis assoziierte Triggerpunkte ausbilden. Das führt zu einer erheblichen Funktionsbeeinträchtigung und starken Schmerzen, einem Zustand, der oft mit dem Ausdruck „frozen shoulder" belegt wird.

Nach erfolgreicher Behandlung der Triggerpunkte des M. teres major ist der Patient vielleicht auch von Schmerzen zwischen den Schulterblättern befreit, die auf anhaltende Zugspannung an den Mm. rhomboidei zurückgingen, die ihrerseits von der anormalen, triggerpunktbedingten Verspannung des M. teres major ausgingen. In den Mm. rhomboidei können sich ebenfalls sekundäre und so lange therapieresistente Triggerpunkte entwickeln, bis die Triggerpunkte des M. teres major inaktiviert wurden. Triggerpunkte im M. pectoralis major wirken sich ganz ähnlich auf die Mm. rhomboidei aus.

Ein Fallbericht verdeutlicht, wie eine Beeinträchtigung auf Grund von aktiven Triggerpunkten des M. teres major durch häufigere und offensichtlichere Triggerpunkte maskiert werden kann und auf ihren Ursprung zurückgeführt werden muss: Ein 68-jähriger Berufsmusiker (Viola) hatte multiple Triggerpunkte im Schultergürtel entwickelt, weshalb er keine Konzerte mehr spie-

len konnte. Der Befall des M. supraspinatus schloss Druckschmerzen am Sehnenansatz („Impingement") ein. Sie wurden innerhalb von zwei Wochen gelindert, indem man den Muskel durch Halten und Entspannen und phonophoretisch am Sehnenansatz verabreichtes 10%iges Hydrocortison behandelte. Im Test nach der Behandlung zeigte das Schultergelenk ein normales aktives und passives Bewegungsausmaß und eine geringfügige Schwäche der Schultermuskulatur. Dem Patienten fielen tägliche Verrichtungen wie das Ankleiden oder Haare kämmen wieder leichter. Allerdings hinderten ihn die Schmerzen nach wie vor daran, sein Instrument zu spielen, und er erreichte auch nur die Höhe Th_{11}, wenn er sich eine Hand auf den Rücken legte. Bei weiteren Untersuchungen wurden aktive Triggerpunkte in den Mm. latissimus dorsi und teres major, nicht jedoch in den Mm. pectoralis minor und serratus anterior gefunden. Nachdem die befallenen Muskeln mit Sprühen und Dehnen behandelt wurden, konnte der Mann sein Instrument wieder spielen. Im Rahmen der Behandlung wurden die Muskeln des Schultergürtels gekräftigt und mobilisiert [21]. Vermutlich wurden die Triggerpunkte im M. teres major nicht durch das Bratschenspiel aktiviert, aber ihre Empfindlichkeit gegen die dafür erforderliche Dehnungsposition machte das Musizieren unmöglich. Mit langsamen, von vertiefenden Verfahren begleiteten Dehnungen kann man Triggerpunkte zwar lösen, wenn sie jedoch einem Dehnungsreiz ausgesetzt sind und dabei wiederholt schnelle Bewegungen vorkommen, können sie verschlimmert und aufrecht erhalten werden.

■■■■ 25.13 Infiltration von Triggerpunkten

(Abb. 25.5)
Das mediale Triggerpunktareal im M. teres major wird wie die Triggerpunkte des M. infraspinatus gegen die Dorsalfläche der Skapula infiltriert, jedoch geringfügig weiter kaudal (Abb. 25.5A).

Zur Infiltration der Triggerpunkte im mittleren Muskelabschnitt liegt der Patient auf dem Rücken und abduziert den Arm um 90°. Der Arzt führt die Kanüle von der Innen- oder Außenseite der Achselfalte vor (Abb. 25.5B). Die Triggerpunkte werden in der hinteren Achselfalte palpiert und mit einem Zangengriff fixiert. Sobald die Kanüle einen Triggerpunkt durchdringt, ist deutlich eine lokale Zuckungsreaktion spürbar, die die korrekte Platzierung der Kanüle im Triggerpunkt bestätigt [10]. Der Arzt sollte den Bereich mit kleinen Nadelstichen durchsetzen, da sich hier meist ein Triggerpunktcluster befindet. Von derselben Einstichstelle aus kann der Arzt auch Triggerpunkte am benachbarten M. latissimus dorsi infiltrieren, wenn Haut und Kanüle nach lateral verschoben werden.

Rachlin veranschaulicht das Infiltrieren von Triggerpunkten des M. teres major im mittleren Muskelabschnitt [27]. Die Lage der zentralen Triggerpunkte hängt von den genauen Ansatzstellen der betroffenen Fasern ab, da sich daraus ergibt, wo ihre Mitte liegt.

25.14 Korrigierende Maßnahmen

Der Patient sollte Tätigkeiten vermeiden, die den M. teres major immer wieder belasten z. B.

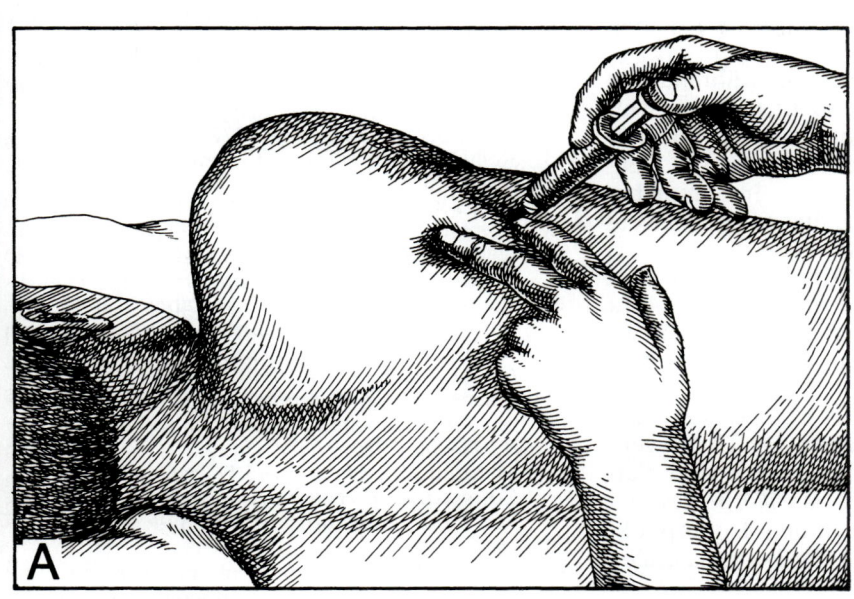

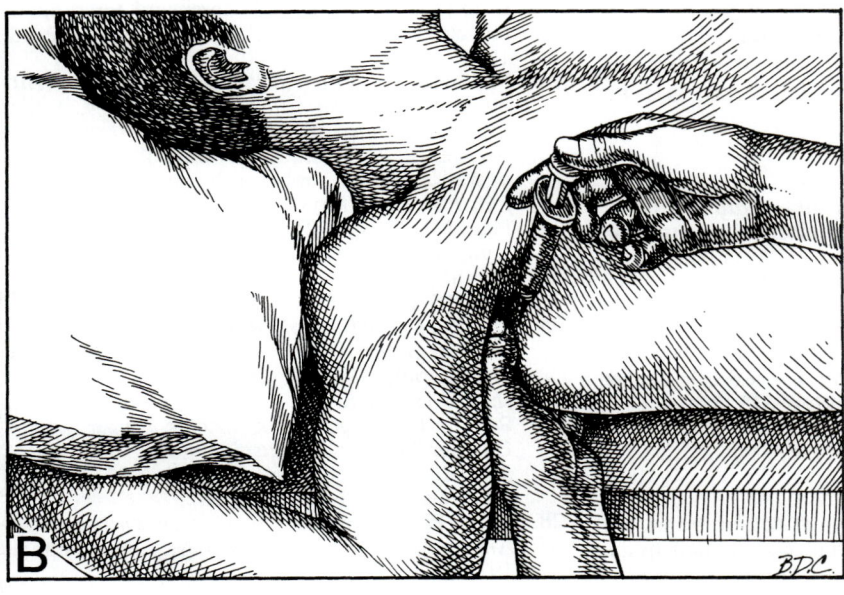

Abb. 25.5: Infiltration von Triggerpunktarealen im M. teres major. **A:** (medialer) Bereich auf der Rückseite des Schulterblattes über deren unterem Teil. Das Areal wird von dorsal erreicht. Der Patient liegt auf der nicht betroffenen Seite. **B:** Triggerpunkt in der Mitte des Muskels in der hinteren Achselfalte. Es wird von vorn infiltriert, während der Patient auf dem Rücken liegt. Eine lokale Zuckungsreaktion zeigt, dass die Kanüle einen Triggerpunkt durchdrungen hat.

Oberer Rücken

Oberer Rücken

keinen Personen- oder Lastkraftwagen ohne Servolenkung fahren und schwere Gegenstände nicht über Kopf anheben.

Der Patient lernt, wie er den Muskel sanft aber nachdrücklich dehnt, indem er den schmerzenden Arm zuerst hinter den Kopf legt (umgreifen zum Mund) und ihn dann mit der anderen Hand hält, um den M. teres major zu dehnen. Er benutzt dabei die Kontraktions-Relaxationstechnik. Außerdem kann er den Muskel durch reziproke Inhibition lösen, indem er die antagonistischen Außenrotatoren gegen Widerstand kontrahiert. Er sollte diese Übungen im Sitzen und unter der heißen Dusche ausführen, während das Wasser über die Haut über dem M. teres major läuft.

Die Verkürzung des Muskels während der Nachtruhe wird mit einem kleinen Kissen verhindert, das sich der Patient zwischen Ellenbogen und Flanke legt und den Muskel so in Neutralstellung bringt (Abb. 26.7). In ähnlicher Weise kann er den Arm abstützen, wenn er auf der Seite schläft (Abb. 22.A).

Die Selbstdehnung des M. teres major erfolgt mithilfe derselben Übungen, die in Kapitel 24 für den M. latissimus dorsi beschrieben werden. Es muss darauf geachtet werden, dass das Schulterblatt fixiert ist und nicht abduzieren kann.

Gegen den medialen Triggerpunkt kann der Patient selbst therapeutischen Druck anwenden, indem er sich auf einen entsprechend platzierten Tennisball legt und das Körpergewicht wirken lässt. Gegen den lateralen Triggerpunkt kann er gezielten Druck mit der kontralateralen Hand geben.

Weiterführende Literatur, Fallberichte

Rinzler und Travell berichteten über die Behandlung eines Patienten mit Triggerpunkten im M. teres major [29].

Literatur

1. Agur AM: *Grant's Atlas of Anatomy*. Ed. 9. Williams & Wilkins, Baltimore, 1991 (p. 376, Fig. 6-26).
2. *Ibid*. (pp. 386, 387; Figs. 6-40, 6-41).
3. Basmajian JV, DeLuca CJ: *Muscles Alive*. Ed. 5. Williams & Wilkins, Baltimore, 1985 (pp. 270, 271, 385).
4. Clemente CD: *Gray's Anatomy*. Ed. 30. Lea & Febiger, Philadelphia, 1985 (pp. 523, 524).
5. Clemente CD: *Anatomy*. Ed. 3. Urban & Schwarzenberg, Baltimore, 1987 (Fig. 23).
6. *Ibid*. (Figs. 49, 53).
7. *Ibid*. (Figs. 523, 524).
8. Duchenne GB: *Physiology of Motion*, translated by E.B. Kaplan. J.B. Lippincott, Philadelphia, 1949 (pp. 81–83).
9. Gerwin RD, Shannon S, Hong CZ, et al.: Interrater reliability in myofascial trigger point examination. *Pain* 69:65–73, 1997.
10. Hong CZ: Lidocaine injection versus dry needling to myofascial trigger point: the importance of the local twitch response. *Am J Phys Med Rehabil* 73:256–263, 1994.
11. Inman VT, Saunders JB, Abbott LC: Observations on the function of the shoulder joint. *J Bone Joint Surg* 26:1–30, 1944 (pp. 24–26, Fig. 30).
12. Jenkins DB: *Hollinshead's Functional Anatomy of the Limbs and Back*. Ed. 6. W.B. Saunders, Philadelphia, 1991 (p. 85).
13. Jonsson S, Jonsson B: Function of the muscles of the upper limb in car driving. Part V. The supraspinatus, infraspinatus, teres minor and teres major muscles. *Ergonomics* 19:711–717, 1976.
14. Jonsson B, Olofsson BM, Steffner LC: Function of the teres major, latissimus dorsi and pectoralis major muscles: a preliminary study. *Acta Morpol Neerl-Scand* 9:275–280, 1972.
15. Kelly M: Some rules for the employment of local analgaesics in the treatment of somatic pain. *Med J Aust* 1:235–239, 1947 (p. 236).
16. Kendall FP, McCreary EK, Provance PG: *Muscles: Testing and Function*. Ed. 4. Williams & Wilkins, Baltimore, 1993 (pp. 276, 294).
17. Lundervold AJ: Electromyographic investigations of position and manner of working in typewriting. *Acta Physiol Scand* 24:Suppl 84, 1951. (pp. 66–68, 80–81, 94–95, 101, 157).
18. Macdonald AJ: Abnormally tender muscle regions and associated painful movements. *Pain* 8:197–205, 1980.
19. McMinn RM, Hutchings RT, Pegington J, et al.: *Color Atlas of Human Anatomy*. Ed. 3. Mosby-Year Book, Missouri, 1993 (pp. 119, 120).
20. *Ibid*. (p. 126).
21. Meador R: The treatment of shoulder pain and dysfunction in a professional viola player: implications of the latissimus dorsi and teres major muscles. *J Orthop Sport Phys Ther* 11(2):52–55, 1989.
22. Mennell JM: *Joint Pain: Diagnosis and Treatment Using Manipulative Techniques*. Little, Brown & Company, Boston, 1964.
23. Nielsen AJ: Case study: myofascial pain of the posterior shoulder relieved by spray and stretch. *J Orthop Sport Phys Ther* 3:21–26, 1981.
24. Pearl ML, Perry J, Torburn L, et al.: An electromyographic analysis of the shoulder during cones and planes of arm motion. *Clin Orthop* 284:116–127, 1992.
25. Pernkopf E: *Atlas of Topographical and Applied Human Anatomy*, Vol. 2. W.B. Saunders, Philadelphia, 1964 (Fig. 28).
26. *Ibid*. (Figs. 44, 57).
27. Rachlin ES: Injection of specific trigger points. Chapter 10. In: *Myofascial Pain and Fibromyalgia*. Edited by Rachlin ES. Mosby, St. Louis, 1994, (pp. 200–202).
28. Rasch PJ, Burke RK: *Kinesiology and Applied Anatomy*. Ed. 6. Lea & Febiger, Philadelphia, 1978 (p. 167).

29. Rinzler SH, Travell J: Therapy directed at the somatic component of cardiac pain. *Am Heart J* 35:248–268, 1948 (pp. 261–263, Case 3).

30. Sola AE, Kuitert JH: Myofascial trigger point in the neck and shoulder girdle. *Northwest Med* 54:980–984, 1955.

31. Sola AE, Rodenberger ML, Gettys BB: Incidence of hypersensitive areas in posterior shoulder muscles. *Am J Phys Med* 34:585–590, 1955.

Oberer Rücken

M. subscapularis

Übersicht: Triggerpunkte des M. subscapularis sind oft der Schlüssel der „frozen shoulder". **Übertragungsschmerzen** von diesen Triggerpunkten konzentrieren sich in der Regio deltoidea posterior und können sich nach medial über die Skapula und über die Rückseite des Oberarmes ausbreiten. Er überspringt dann eine Strecke und tritt wie ein Band am Handgelenk wieder auf. Er bildet ein eindeutiges, leicht erkennbares Muster. **Anatomie:** Medial inseriert der M. subscapularis an der Facies costalis scapulae und lateral am Tuberculum minus an der Vorderfläche des Humerus. **Funktion:** Die Hauptaufgabe des M. subscapularis besteht darin, bei Armbewegungen, vor allem bei der Abduktion, den Humeruskopf in der Cavitas glenoidalis zu sichern. Außerdem beteiligt er sich an Innenrotation und Adduktion des Armes im Schultergelenk. **Symptome** sind ein hinterer Schulterschmerz und eine zunehmend schmerzhafte Einschränkung von Abduktion und Außenrotation des Armes. Die **Aktivierung und Aufrechterhaltung von Triggerpunkten** im M. subscapularis erfolgt oft durch eine chronische Überlastung oder ein plötzliches Trauma. Die **Untersuchung des Patienten** zeigt den Befall dieses Muskels an der ausgeprägten reziproken Einschränkung von entweder Abduktion oder Außenrotation des Armes im Schultergelenk. Die Kombinationsbewegung ist stärker eingeschränkt. Die Ansatzstelle des Muskels am Humerus ist oft druckschmerzhaft. Die **Untersuchung auf Triggerpunkte** stellt hohe Anforderungen an die Technik, ist aber erfolgversprechend. Die Skapula muss abduziert werden, damit viele der Triggerpunkte in diesem Muskel erreichbar sind. Gegenüber Triggerpunkten des M. subscapularis müssen **differenzialdiagnostisch** eine Radikulopathie C_7, ein Thoracic-outlet-Syndrom, eine Verklebung der Gelenkkapsel und das „Impingement-Syndrom" ausgeschlossen werden. Schmerzen und Bewegungseinschränkungen im Zusammenhang mit einer „frozen shoulder" oder in den Schultern von Hemiplegiepatienten gehen oft auf verkannte Triggerpunkte des M. subscapularis zurück. Zur **Lösung von Triggerpunkten** wird der Arm des Patienten allmählich abduziert und außenrotiert, während Kühlspray oder Eis über die laterale Thoraxwand, das Schulterblatt und über die Rückseite von Oberarm und Handgelenk aufgebracht werden. Vor der **Infiltration von Triggerpunkten** werden diese durch Palpation gegen die Skapula identifiziert. Man benötigt eine längere Injektionsnadel als üblich. Die richtige Lagerung des Patienten, sorgfältige Ausführung und anschließendes Dehnen vorausgesetzt, können die Triggerpunkte dieses Muskels risikolos und wirkungsvoll infiltriert werden. Bei Hemiplegikern müssen eine Spastizität und Triggerpunkte besonders beachtet werden. Zu den **korrigierenden Maßnahmen** gehört es, eine länger anhaltende Verkürzung des Muskels in der Nacht und am Tage zu vermeiden, den Körper nicht in sich zusammen und nach vorn fallen zu lassen und regelmäßig die Dehnungsübung in einer Türöffnung auszuführen.

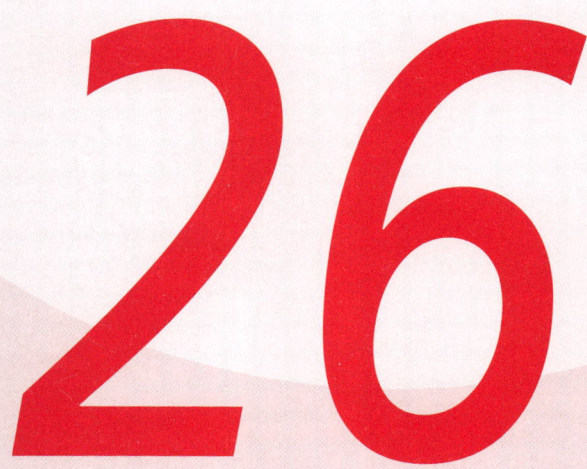

Inhaltsübersicht

Oberer Rücken

▬▬ 26.1 Übertragungsschmerzen

(Abb. 26.1)

Triggerpunkte im M. subscapularis verursachen sowohl in Ruhe als auch bei Bewegung heftige Schmerzen. Das Übertragungsschmerzmuster hat sein Zentrum an der hinteren Schulter. Die Nebenschmerzzonen reichen über die Skapula und die Rückseite des Oberarmes bis zum Ellenbogen. Diagnostisch hilfreich sind ein bandartiger Übertragungsschmerz und Druckschmerzen am Handgelenk [55, 61]. Die Dorsalfläche des Handgelenkes ist meistens schmerzhafter und empfindlicher als die Palmarfläche.

▬▬ 26.2 Anatomie

(Abb. 26.2)

Die Ansatzstelle des M. subscapularis am Humerus liegt weiter anterior als die aller anderen Muskeln der Rotatorenmanschette, der Mm. supraspinatus, infraspinatus und teres minor [4].

Medial setzt der M. subscapularis am größten Teil der Facies costalis (anterior) scapulae an und füllt die Fossa subscapularis vom Innen- bis zum Außenrand der Skapula aus. *Lateral* zieht er mit seiner Sehne über die Vorderseite des Schultergelenks und inseriert am Tuberculum minus an der Vorderfläche (Ventralfläche)

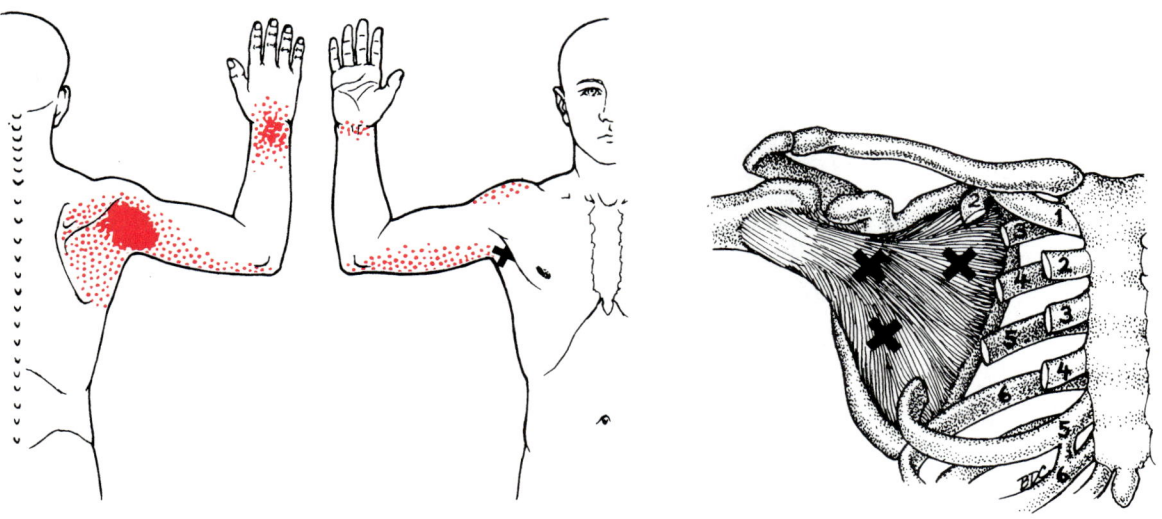

Abb. 26.1: Übertragungsschmerzmuster von zwei lateralen Triggerpunkten und einem weiter medial gelegenen Triggerpunktareal (**X**) im rechten M. subscapularis. Hauptübertragungsschmerzzone: *flächiges Rot*, Nebenschmerzzone: *punktiertes Rot*. Zur besseren Darstellung wurden Teile der zweiten bis fünften Rippe entfernt.

des Humerus und an der unteren Hälfte der Schultergelenkkapsel, mit der die Sehne verwächst [14]. Diese Ansatzstelle wird im Verhältnis zu den Ansätzen anderer Schultergürtelmuskeln im vorliegenden Buch dargestellt (Abb. 29.4 sowie andere Abbildungen) [17]. Die große Bursa subscapularis, die meistens Verbindung mit der Schultergelenkshöhle hat, liegt medial zwischen der Sehne des M. subscapularis und der Gelenkkapsel [13].

Weiterführende Literatur
Andere Autoren bilden den M. subscapularis in der Ansicht von anterior, jedoch teilweise durch darüber liegende Strukturen verdeckt ab [2, 16, 18, 34], sowie von anterior mit ungehinderter Sicht [52, 54], von kaudal [1] von lateral [53] und im Querschnitt [3, 43].

26.3 Innervation

Der Muskel wird von den oberen und unteren Nn. subscapulares aus den Spinalnerven C_5 und C_6 über den Fasciculus posterior des Plexus brachialis innerviert [15, 26, 29]. Die Nn. subscapulares (meist sind es zwei) treten in den oberen Teil des M. subscapularis ein, wo seine Fasern eher horizontal verlaufen. Der N. subscapularis inferior versorgt zunächst den distalen Teil des M. subscapularis und endet im M. teres major. Dieses Innervationsmuster lässt darauf schließen, dass der M. subscapularis aus mindestens zwei Anteilen besteht, die ihre eigenen Endplattenzonen haben dürften – ein wichtiger Aspekt, wenn man punktuelle Blockaden setzen [24] oder Triggerpunkte infiltrieren will.

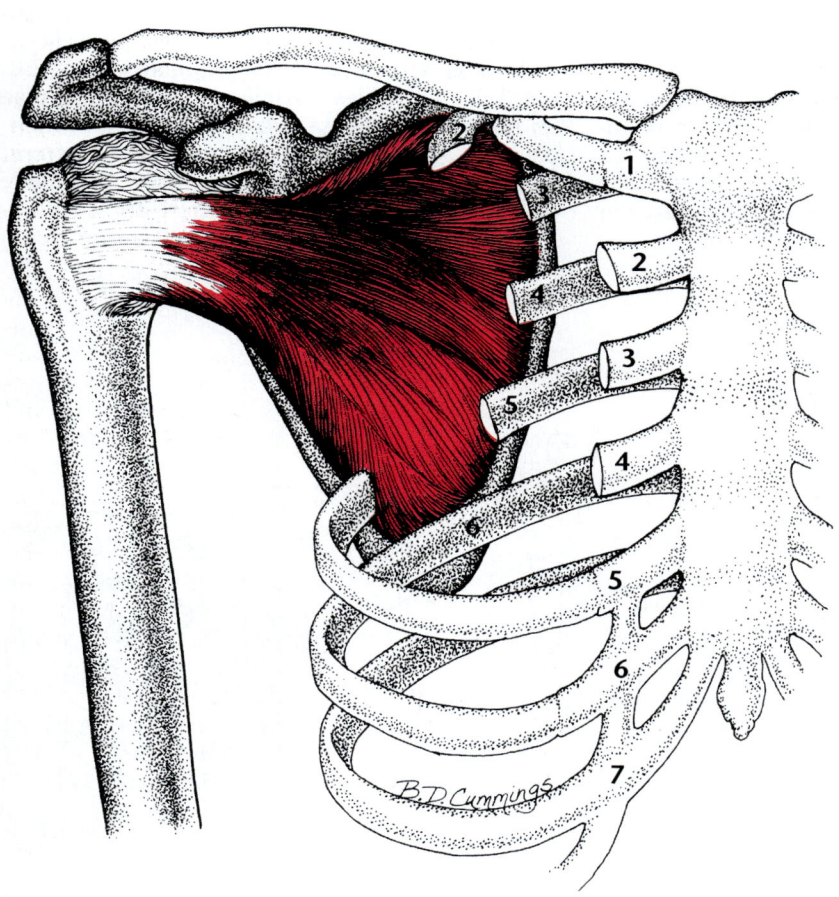

Abb. 26.2: Ansatzstellen des rechten M. subscapularis in der Ansicht von anterior. Der Arm ist außenrotiert. Zur besseren Darstellung wurden Teile der zweiten bis fünften Rippe entfernt.

Oberer Rücken

26.4 Funktion

Der M. subscapularis trägt zur Stabilisierung des Schultergelenks bei, indem auch er den Humeruskopf in der Cavitas glenoidalis hält und ein Abgleiten nach vorn verhindert.

Wenn er allein aktiviert wird, innenrotiert der M. subscapularis den Arm, adduziert ihn [7, 29] und hilft, das Caput humeri in der Cavitas glenoidalis zu halten [7, 14]. Da der M. deltoideus proximal am Humerus ansetzt, zieht er das Caput humeri als vertikale Kraft während der Abduktion tendenziell aus der Cavitas glenoidalis heraus und drückt es gegen das Akromion. Der M. subscapularis bringt in dieser Situation erhebliche Kraft gegen die dislozierende Wirkung des M. deltoideus auf. Diese Stabilisierungsfunktion konnte elektromyographisch nachgewiesen werden: Die Aktivität des M. subscapularis nahm während der Abduktion von 0–90° zu, hatte zwischen 90° und 130° ein Plateau und sank *von* da bis auf 180° rasch ab, weil der M. deltoideus keine kraniale Dislokationswirkung mehr hat [25]. Der M. subscapularis ist aktiv, wenn der Arm beim Gehen nach vorn schwingt [4].

Die elektrische Stimulation des M. subscapularis rotiert den Arm im Schultergelenk kräftig nach innen [19]. Wenn ein stark verkürzter M. subscapularis den Arm in Innenrotation fixiert, kann die Hand bei vorgestrecktem Arm infolge der eingeschränkten Außenrotation im Schultergelenk nicht vollständig supinieren [19]. Auf diese Weise kommt es indirekt zu einer Funktionsbeeinträchtigung der Hand durch Triggerpunkte im M. subscapularis.

Zwölf rechtshändige Golfspieler wurden während eines *Golfschlages* elektromyographisch untersucht. Die Werte waren außerordentlich variabel bei grundsätzlicher Übereinstimmung: Die mittlere Aktivität des M. subscapularis betrug beim Ausholen lediglich 15% der bei manuellen Muskelkrafttests erzielbaren Maximalwerte. Während der Beschleunigungsphase stieg die Aktivität auf 65% und sank danach wieder leicht ab. Der linke M. subscapularis zeigte während des gesamten Schwunges mit 30% der Maximalkraft mäßige Werte [44].

In einer ähnlichen Untersuchung an männlichen und weiblichen professionellen Golfspielern kam man für Frauen auf ein vergleichbares bilaterales Muster. Bei den Männern wurden eingangs nur 12% des Maximalkraftwertes gemessen. Es folgte eine Steigerung auf 80% während der Beschleunigungsphase, gefolgt von einem Plateau bis zum Ende des Schwunges. Der linke M. subscapularis der Männer blieb, wie auch bei den Frauen, in allen fünf Phasen des Golfschlages bei ungefähr 45% des Maximalwertes [27].

Bei 14 Personen mit Schulterschmerzen wurden mit Feinnadelelektroden EMG-Ableitungen am M. subscapularis gewonnen, während sie bestimmte Bewegungen beim *Schwimmen im Freistil* ausführten. Die Werte wurden mit denen aus einer vorangegangenen Untersuchung an zwölf beschwerdefreien Schultern verglichen. Die Patienten wiesen ein den gesunden Schwimmern vergleichbares Muster auf, lediglich in der Erholungsphase betrugen ihre Werte nur die Hälfte der Normalwerte [51]. In dieser Phase innenrotiert der M. subscapularis die Schulter (falls er aktive Triggerpunkte enthält, müsste diese starke Kontraktion schmerzhaft sein). Wahrscheinlich versucht der Schwimmer, diese Schmerzen zu vermeiden.

Es wurde die EMG-Aktivität des M. subscapularis bei 15 *geübten Werfern* mit einer Symptomatik des Schultergürtels und chronischer anteriorer Instabilität der Schulter mit den Werten von 12 gesunden, ebenfalls geübten Werfern verglichen. Bei den *gesunden Personen* zeigte der M. subscapularis in der Ausholphase nur 5% der bei manuellen Muskelkrafttests ermittelten Werte, gegen deren Ende jedoch 147%. Die Aktivität des M. subscapularis steigerte sich auf 185% des Testwertes während der Beschleunigungsphase und betrug im Nachschwung immer noch 98%. Die *Sportler mit der schmerzenden Schulter* begannen mit Normalwerten, erreichten gegen Ende der Ausholphase jedoch nur ein Drittel des Normalwertes und jeweils die Hälfte in der Beschleunigung und im Nachschwung. Die Autoren halten diese deutlichen Unterschiede in der neuromuskulären Kontrolle für einen Faktor, der zum Entstehen oder dem Fortbestand der chronischen anterioren Schultergelenksinstabilität beiträgt [22]. Sie konnten jedoch die ausgeprägte Inhibition des M. subscapularis nicht erklären und hatten offenbar nicht in Betracht gezogen, dass therapierbare myofasziale Triggerpunkte hier eine maßgebliche Rolle spielen könnten.

Diese Studien beleuchten einen wichtigen Aspekt: EMG-Ableitungen unter Testbedingungen können sich von solchen in realen Situationen und bei gut beherrschten Bewegungen stark unterscheiden. Besonders deutlich kann das bei einem Muskel werden, der durch aktive Triggerpunkte in einem funktionell verwandten Muskel reflektorisch inhibiert wird [23].

26.5 Funktionelle Einheit

Der M. teres major erfüllt weitgehend auch die Funktionen des M. subscapularis und ist für ihn ein kräftiger Synergist. Sowohl der M. latissimus dorsi als auch der M. pectoralis major adduzieren den Arm ebenfalls und innenrotieren ihn. Daher wirken sie synergistisch mit dem M. subscapularis, setzen jedoch am Rumpf und nicht an der Skapula an.

Die Gegenwirkung zur Armrotation durch den M. subscapularis bringen in erster Linie die Mm. infraspinatus und teres minor auf. Die drei Muskeln arbeiten jedoch zusammen, um das Caput humeri in der Cavitas glenoidalis zu halten, während der Arm in verschiedenen Ebenen angehoben wird.

26.6 Symptome

Kurz nach Befall des M. subscapularis mit Triggerpunkten können die Patienten nach oben und vorn greifen, den Arm aber nicht auf Schulterhöhe nach hinten strecken, wie um einen Ball zu werfen. Die fortschreitende Triggerpunktaktivität schränkt die Abduktion im Schultergelenk bis auf 45° oder darunter ein. Die Patienten klagen über Ruhe- und Belastungsschmerz und können den betroffenen Arm nicht quer über den Brustkorb zur kontralateralen Achsel führen. Diese Patienten hören dann, sie litten an einer „frozen shoulder", einer „Verklebung der Gelenkkapsel" oder einem „Werferarm". Nach dem Handgelenk befragt, antwortet der Patient oft, Schmerzen und Druckempfindlichkeit würden sich wie ein Band darum schlingen, besonders schlimm sei es auf der Rückseite. Der Patient trägt deshalb die Armbanduhr lieber am anderen Handgelenk.

Bei Hemiplegikern zählen aktive Triggerpunkte zu den wichtigsten Ursachen für Schmerzen und eingeschränkte Schulterbeweglichkeit, insbesondere in Abduktion und Außenrotation. Die triggerpunktbedingte Verkürzung birgt auch das Risiko einer Subluxation des Humeruskopfes.

26.7 Aktivierung und Aufrechterhaltung von Triggerpunkten

Folgende Vorgänge und Tätigkeiten aktivieren Triggerpunkte im M. subscapularis:
- Ungewohnte wiederholte Anstrengungen, die eine kräftige Innenrotation erfordern, wie ein Armzug beim Kraulschwimmen oder ein Abwurf beim Baseballspiel.
- Das kraftvolle Anheben über den Kopf bei gleichzeitiger kräftiger Adduktion, z. B. wenn man ein kleines Kind durch die Beine nach hinten und dann hoch über den Kopf und wieder nach unten schwingt.
- Die Überlastung durch einen schnellen Griff auf Schulterhöhe nach hinten, z. B. um einem Sturz zuvorzukommen.
- Die Subluxation des Schultergelenks und nachfolgende Überlastung der Muskeln.
- Die Fraktur des proximalen Humerus oder Ruptur der Schultergelenkkapsel.
- Die längere Ruhigstellung des Schultergelenks in Adduktion und Innenrotation.

Begünstigend für den Fortbestand von Triggerpunkten des M. subscapularis sind wiederholte Bewegungen, bei denen der Humerus innenrotiert werden muss. Eine „zusammengesunkene" Haltung mit vorgeschobenem Kopf und abduzierten Schulterblättern erhält die Triggerpunkte aufrecht, weil der Humerus dabei dauerhaft innenrotiert ist. In Kapitel 4 des vorliegenden Buches werden ausführlich systemische und mechanische Faktoren besprochen, die den Fortbestand von Triggerpunkten begünstigen.

26.8 Untersuchung des Patienten

Der Arm kann nur vollständig angehoben werden (Abduktion und Anteversion), wenn er auch außenrotiert werden kann. Triggerpunkte im M. subscapularis schränken die Außenrotation ein

Wenn eine Schulter wegen eingeschränkter Abduktion untersucht wird, muss als erstes geklärt werden, wie gut beweglich das Schulterblatt im Vergleich mit dem Schultergelenk ist. Hierfür legt der Untersucher eine Hand auf die Skapula und prüft deren Bewegungen, während der Patient den Arm abduziert. Falls nur der

M. subscapularis Triggerpunkte enthält, ist zwar die Beweglichkeit des Schultergelenks, nicht jedoch die der Skapula auf der Thoraxwand eingeschränkt. Andernfalls sollten weitere Triggerpunkte in den Mm. pectoralis minor, serratus anterior, trapezius und rhomboidei in Betracht gezogen werden.

Sofern lediglich der M. subscapularis verkürzt und verspannt ist, sind Abduktion und Außenrotation im Schultergelenk reziprok inhibiert. Eine Bewegung kann gegen die andere ausgetauscht werden, was leicht zu demonstrieren ist. Wenn die Triggerpunkte im M. subscapularis mäßig aktiv sind, kann der Patient den Arm nur um etwa 90° abduzieren, und wenn der Unterarm herabhängt innenrotiert der verkürzte M. subscapularis den Arm tendenziell. In Abduktion kann der Arm im Schultergelenk nicht außenrotiert werden. Wenn dagegen der Oberarm adduziert ist und der Ellenbogen an der Flanke anliegt und um 90° gebeugt ist, um die Rotation im Schultergelenk zu verdeutlichen, kann der Unterarm um annähernd 90° nach lateral geführt werden. Der Oberarm ist innenrotiert, wenn die Hand den Bauch berührt und um 90° im Schultergelenk außenrotiert, wenn die Hand seitlich vom Körper weg weist. Auch ein Triggerpunktbefall der Mm. teres major, deltoideus (Pars clavicularis) und der unteren Fasern des M. pectoralis major hat eine derartige Einschränkung zur Folge, jedoch ist sie dann weniger ausgeprägt und anhaltend. Anzeichen für einen weniger schweren Befall des M. subscapularis ist es, wenn der Muskel sein charakteristisches Schmerzmuster zum Rücken überträgt, sobald der Arm im Schultergelenk vollständig antevertiert und außenrotiert ist. Dieser Übertragungsschmerz kann auftreten, wenn der Therapeut den Arm zum Dehnen und Sprühen des Caput longum m. tricipitis brachii in die entsprechende Stellung bringt [47].

Falls aktive Triggerpunkte im M. subscapularis chronifiziert sind, kommt es an der Ansatzstelle des Muskels am Humerus (Abb. 26.2) zu einer sekundären Insertionstendopathie, und die Ansatzstelle ist druckschmerzhaft. Der Therapeut untersucht diesen Bereich, indem er den Arm außenrotiert an die Flanke legt und der Patient versucht, den Ellenbogen hinter die Dorsalebene zu bringen. Während dieser Bewegung ist der Ansatz am Humerus leichter palpierbar (Abb. 26.2).

Um auszuschließen, dass eine Gelenkdysfunktion die Beschwerden des Patienten verschlimmert, sollten das Glenohumeral- und das Akromioklavikulargelenk auf eine Einschränkung des Gelenkspiels geprüft werden [36]. Das Handgelenk muss ebenfalls untersucht werden, falls der Patient auch hier Schmerzen hat. Eine Einschränkung des Gelenkspiels sollte gegebenenfalls behoben werden. Die normale Beweglichkeit des Sternoklavikulargelenks ist eine weitere Voraussetzung für ein uneingeschränktes Bewegungsausmaß des Armes

26.9 Untersuchung auf Triggerpunkte

(Abb. 26.3 und 26.4)
Gerwin et al. testeten die Zuverlässigkeit, mit der vier erfahrene und geschulte Untersucher fünf Triggerpunktmerkmale identifizieren konnten. Auf diesem Wege sollten die geeignetsten diagnostischen Kriterien ermittelt werden. Durchgängig am zuverlässigsten identifiziert wurden das verspannte Muskelfaserbündel, die umschriebenen Druckschmerzen, die Übertragungsschmerzen in einigem Abstand zum Ort der Reizung und die Reproduktion der symptomatischen Schmerzen des Patienten. Eine lokale Zuckungsreaktion, die ein diagnostisch außerordentlich hilfreiches Kriterium darstellt, war zuverlässig nur in leicht zugänglichen und palpierbaren Muskeln zu ermitteln [21]. Der M. subscapularis gehört zu den Muskeln, an denen eine lokale Zuckungsreaktion nur schwer feststellbar ist.

Der M. subscapularis weist häufig zwei laterale und einen medialen Triggerpunkt auf (Abb. 26.1). Am besten zugänglich sind die lateralen Triggerpunkte. Sie liegen in den relativ vertikal verlaufenden Fasern auf Facies costalis scapulae am Margo lateralis. Lange benennt lediglich dieses relativ gut erreichbare Areal [31]. Der zweite laterale Triggerpunkt liegt oberhalb dieser Stelle und ist schwieriger zu palpieren. Er befindet sich in dem annähernd horizontal verlaufenden Faserbündel, das sich über das Schulterblatt spannt (Abb. 26.2). Die dritte Triggerpunktzone erstreckt sich am Margo medialis scapulae, wo der M. subscapularis an der medialen Hälfte der Facies costalis scapulae inseriert. Eine druckschmerzhafte, schmerzübertragende Stelle in dieser Zone kann Ausdruck einer sekundären Insertionstendopathie sein, die auf primäre Triggerpunkte in der Fasermitte zurückzuführen ist.

Der Patient liegt vollständig entspannt auf dem Rücken. Der Untersucher abduziert den Arm des Patienten möglichst bis 90° oder bis er

Widerstand im Gewebe spürt. Wenn der M. subscapularis stark durch hyperaktive Triggerpunkte
verkürzt ist, ist dem Patienten eine Abduktion
von mehr als 20–30° möglicherweise unerträglich. Abbildung 26.3 verdeutlicht die Beziehung
von M. subscapularis zu Skapula, Mm. latissimus
dorsi, teres major und anderen benachbarten
Muskeln. Wenn der Arm für die Untersuchung
nicht ausreichend abduziert werden kann, lässt

sich der M. subscapularis vielleicht mit den Methoden aus Halten und Entspannen oder
Kontraktion und Relaxation lösen (Kapitel 3.12).
Eine ausreichende Abduktion (laterale Verschiebung) der Skapula ist unabdingbar, damit Facies
costalis scapulae und der anhaftende M. subscapularis palpiert werden können.

   Anschließend erfasst der Untersucher die
Mm. latissimus dorsi und teres major im Zan-

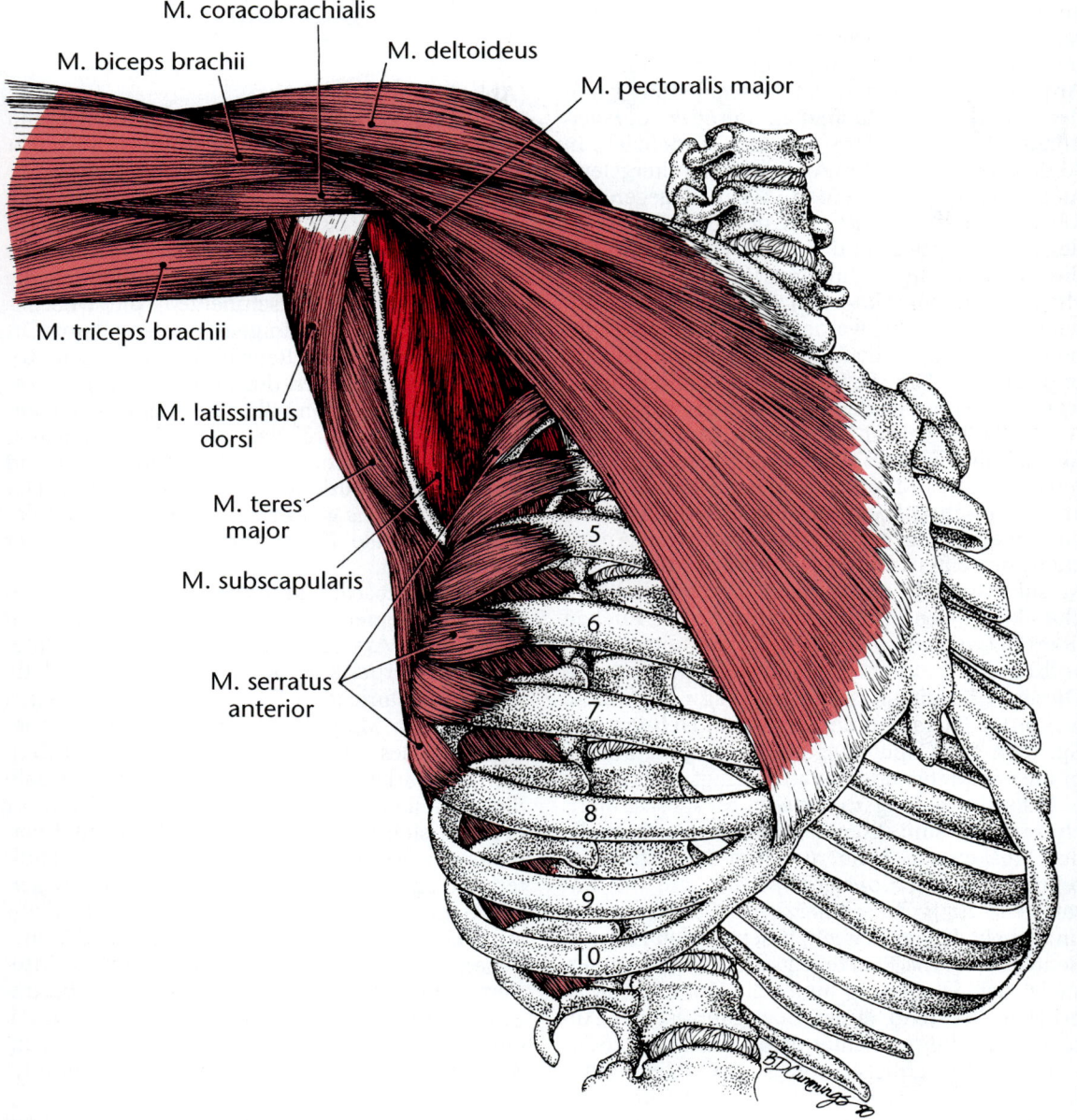

Abb. 26.3: Anatomische Beziehungen des M. subscapularis (*dunkelrot*) zu benachbarten Muskeln (*helleres Rot*), wenn die Skapula
(erkennbar an der weißen Linie) von der Thoraxwand abgezogen wurde (dazu Abb. 26.2).

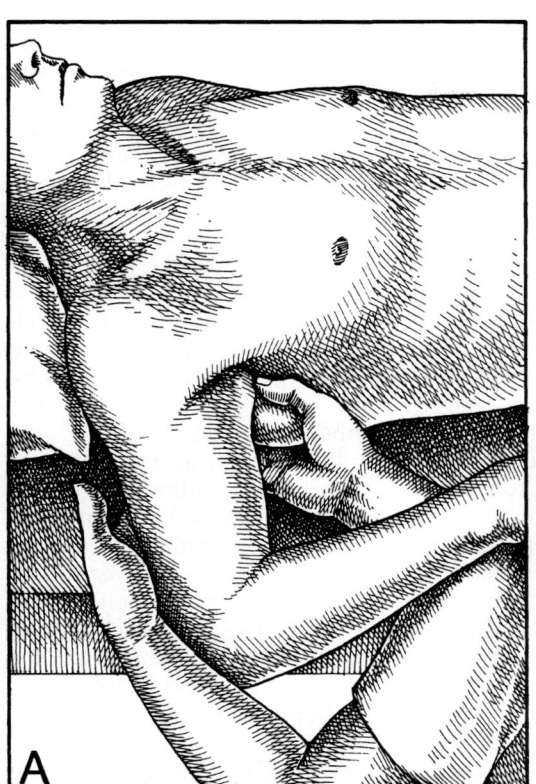

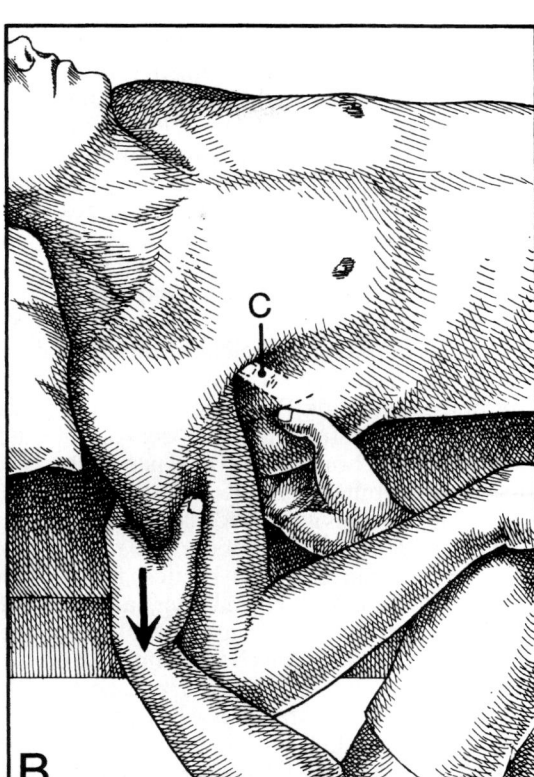

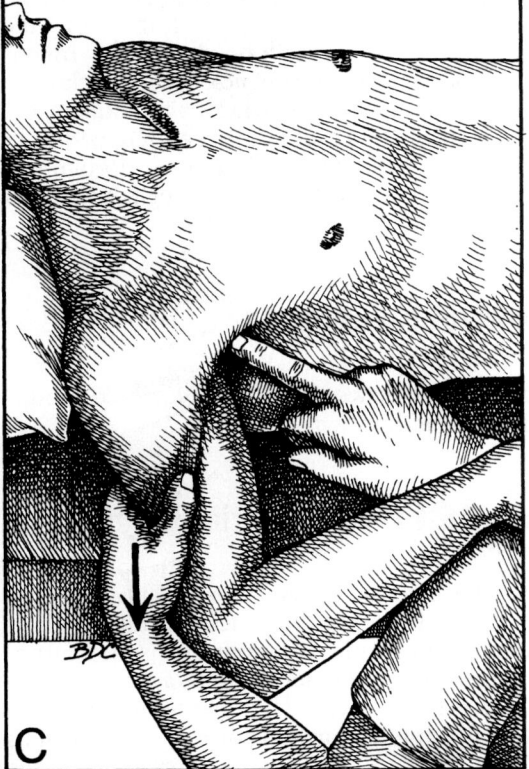

Abb. 26.4: Untersuchung des M. subscapularis. **A:** Die Zangengriff-palpation der Mm. latissimus dorsi und teres major zeigt, dass der M. subscapularis nicht zugänglich ist, wenn sich die Skapula in Ruheposition befindet. **B:** Derselbe Griff wie in A. Die Skapula ist von der Thoraxwand abgezogen (*Pfeile*), um den M. subscapularis besser palpierbar zu machen. Die *gestrichelte Linie* markiert, wo der Daumen den knöchernen Rand der Skapula tastet. Der mit „*C*" bezeichnete Phantomfinger zeigt, wie weit die Fingeranlage in Bild C über den Rand der Skapula hinausreichen muss, um den M. sub-scapularis tasten zu können. **C:** Richtung, in der der Finger bewegt werden muss, um die beiden am weitesten kranial gelegenen Trig-gerpunkte nahe dem Margo lateralis scapulae zu erreichen.

gengriff (Abb. 26.4A und B) und lokalisiert den harten Rand der Skapula mit den Fingerspitzen. Die Traktion am Humerus sorgt dafür, dass die Skapula abduziert bleibt (der *Pfeil* in Abb. 26.4B veranschaulicht die Zugrichtung). Der mit „C" bezeichnete Phantomfinger in dieser Abbildung markiert denselben Teil des M. subscapularis, der auch in Abbildung 26.4C palpiert wird. Daran wird deutlich, um wie viel besser der M. subscapularis durch Abduktion der Skapula tastbar ist.

Um die Triggerpunkte zu erreichen, die häufig am Seitenrand des Muskels und darüber liegen, gleitet der palpierende Finger in den Raum zwischen dem M. serratus anterior, der unter dem Finger an der Thoraxwand zu tasten ist, und dem M. subscapularis an der Ventralseite der Skapula. Der Finger wird nach kranial auf den Proc. coracoideus zu geschoben und tastet dort in der Triggerpunktzone ein breites, festes Muskelfaserband. Leichter bis mäßiger, anhaltender Druck auf einen Triggerpunkt des M. subscapularis ruft die typischen Schmerzen an hinterer Schulter und Skapula hervor, gelegentlich auch einen Übertragungsschmerz am Handgelenk. Gelegentlich sind lokale Zuckungsreaktionen erkennbar. Falls sie auftreten, sind sie eher mit dem palpierenden Finger spürbar als sichtbar und bestätigen die Triggerpunktdiagnose für den M. subscapularis (sind dafür aber nicht unabdingbar).

Bei sehr schlanken, gelenkigen Personen kann der Untersucher die Skapula direkter führen, indem er die Finger der nicht palpierenden Hand um den Margo medialis scapulae legt und sie nach lateral von der Körperachse abzieht.

Bei starkem Befall des M. subscapularis mit Triggerpunkten ist der Muskel meist so druckschmerzhaft, dass der Patient nur leichten Fingerdruck erträgt. Ein unauffälliger M. subscapularis dagegen ist palpatorisch unempfindlich. Falls jedoch der Untersucher seine Fingernägel nicht kurz genug hält, kann ein starker, irreführender Hautschmerz auftreten. Nach dem Palpieren darf die Haut keine Nagelabdrücke aufweisen.

Zwei Umstände erschweren es, den M. subscapularis im Bereich einer möglichen Insertionstendopathie auf der Facies costalis am Margo medialis scapulae zu palpieren. Für die meisten Untersucher und bei den meisten Patienten ist dieser Triggerpunkt vom Margo lateralis scapulae aus unzugänglich. Vermutlich kann der M. subscapularis dort ebenfalls nicht palpiert werden. Der Untersucher muss durch einen relativ dicken Teil des M. trapezius, die

Schicht der Mm. rhomboidei und den M. serratus anterior palpieren, die alle an diesem Rand der Skapula ansetzen und ebenfalls für Insertionstendopathien anfällig sind. Druckschmerzen bei der Palpation in dieser Region sagen nichts darüber aus, welcher Muskel betroffen ist.

26.9.1 Assoziierte Triggerpunkte

Sofern der M. subscapularis nur mäßig von Triggerpunkten befallen ist, beschränkt vielleicht nur er die Armbewegungen des Patienten, ohne dass Triggerpunkte in anderen Muskeln des Schultergürtels einbezogen sind. Bei einer ausreichenden Aktivität der Triggerpunkte des M. subscapularis resultiert allerdings eine schwer wiegende, vom Schmerz bestimmte Bewegungseinschränkung im Schultergelenk. In diesem Fall werden auch funktionell verwandte Muskeln (Kapitel 26.5) bald einbezogen, sodass schließlich viele oder die meisten Muskeln dieser Gruppe Triggerpunkte enthalten sind. Die Schulterbewegung „friert" ein, und es folgen mit einiger Wahrscheinlichkeit autonome trophische Veränderungen.

Der *M. pectoralis major* entwickelt solche zusätzlichen Triggerpunkte relativ früh, wahrscheinlich weil sein normales Bewegungsausmaß eingeschränkt wird. Es folgen oft die Mm. teres major, latissimus dorsi und triceps brachii (Caput longum). Auch die Pars clavicularis des M. deltoideus wird bald einbezogen. Wenn sich in allen diesen Muskeln Triggerpunkte gebildet haben, kann keiner mehr normal verlängert werden, was die Beweglichkeit der Schulter erheblich einschränkt.

26.10 Engpass

Diesem Muskel werden keine Nervenkompressionen zugeschrieben.

26.11 Differenzialdiagnose

Ursachen für Schulterschmerzen ohne Beteiligung von Triggerpunkten des M. subscapularis kommen sind eine Rotatorenmanschettenruptur, eine Verklebung der Gelenkkapsel, eine Radikulopathie C_7, ein Thoracic-outlet-Syndrom und ein Impingementsyndrom. Andererseits können Triggerpunkte des M. subscapularis alle diese Erkrankungen vortäuschen und sind daher als Ursachen in Betracht zu ziehen. Der M. subscapularis gehört zu den vier Muskeln, die am myofaszialen Pseudo-Thoracic-outlet-Syndrom beteiligt sind. Dieses Thema wurde in den Kapiteln 18.11 und 20.11 erörtert. Oft wird übersehen, in welch erheblichem Umfang Triggerpunkte des M. subscapularis an den Schmerzen und Bewegungseinschränkungen der Schulter beteiligt sind, unter denen Hemiplegiker leiden. Dieses Thema wird ebenso wie die „frozen shoulder" nachstehend besprochen.

26.11.1 frozen shoulder

Der Ausdruck „frozen shoulder" ist beschreibend und keine spezifische Diagnose. Er besagt häufig nur, dass die Schulter schmerzt und in ihrer Beweglichkeit eingeschränkt ist. Der Ausdruck wird in unterschiedlichen Zusammenhängen benutzt: In der Neurologie taucht er im Zusammenhang mit der Hemiplegie [49] und dem Schulter-Hand-Syndrom [57] auf, er wird bei der idiopathischen Gelenkkapselentzündung erwähnt [20, 57, 59], in der Rheumatologie (Periarthritis oder periartikuläre Arthritis [10, 30] sowie Arthritis des Akromioklavikulargelenks [5, 38]), weiterhin im Zusammenhang mit Verklebungen der Gelenkkapsel, für die charakteristische Befunde [5, 49] unklarer Ätiologie [57] erhoben werden. Das Etikett „frozen shoulder" anstelle einer Diagnose, mit der die Symptome des Patienten erklärt werden, sollte den Facharzt warnend daran erinnern, dass hier eine spezifischere Diagnose erforderlich ist.

Wenn so viele Autoren darin übereinstimmen, dass die Ursachen einer Krankheit rätselhaft sind, besteht Grund zur Annahme, dass ein wesentlicher ätiologischer Faktor übersehen wurde. Zur Diagnose der „frozen shoulder" werden üblicherweise zwei Kriterien herangezogen, die beide als Schlüsselwirkungen von Triggerpunkten des M. subscapularis gelten. Leider zeigt die vorliegende Literatur ganz deutlich, dass Triggerpunkte in diesem Zusammenhang nicht erwogen werden. Eben diese Literatur wie auch die klinische Erfahrung gibt jedoch Grund zur Annahme, dass Triggerpunkte beim Krankheitsbild der „frozen shoulder" eine nicht unerhebliche Rolle spielen. Daher wird das Thema an dieser Stelle wieder aufgegriffen. Zum besseren Verständnis der Symptome werden vorab die Gelenkkapselverklebung und die myofaszialen Triggerpunkte erörtert.

Kapselverklebung

In der neueren Literatur wird die „frozen shoulder" oft beschrieben und besprochen, als wäre sie mit der Kapselverklebung identisch. Andere Autoren benutzen die beiden Ausdrücke eindeutig synonym [49]. Die meisten Patienten mit einer „frozen shoulder" sprechen auf eine konservative Behandlung an [45]. Weber et al. beobachteten normalerweise im Verlauf von 30 Monaten eine spontane Remission [60]. Andere Autoren stellten ebenfalls fest, dass es sich hier um eine *normalerweise* selbstbegrenzende Erkrankung handelt, die jedoch ungefähr 10% der Patienten längerfristige Probleme bereitet [40].

Einige Autoren halten arthrographische Befunde als für eine Kapselverklebung diagnostisch relevant [33, 37, 38]. Die Kontrastmittelaufnahme zeigt statt der normalerweise runden Kapselkontur eine gedrungene, eckig zusammengezogene Struktur. Die Plica inferior, die normalerweise wie eine lockere Stoffalte herabhängt, ist verklebt [5]. Kürzlich beschrieben Rizk et al. eine Verringerung des Gelenkvolumens, sägeartige Veränderungen an den Ansätzen der Bursae, eine nicht gefüllte Scheide der Bizepssehne und eine teilweise Verklebung der Recessus subscapularis und axillaris [49]. Diese Befunde stellen einen Zusammenhang zwischen der Kapselverklebung und dem Caput longum des M. biceps brachii sowie dem M. subscapularis her.

Zu den jüngst erwähnten Behandlungsverfahren bei einer durch Kapselverklebung charakterisierten „frozen shoulder" zählen die energische Manipulation, um Verklebungen zu lösen (im Allgemeinen unter Vollnarkose [35, 45, 60], gelegentlich auch nur unter Lokalanästhesie [20]), die energische Extension (Druckanwendung) der Gelenkkapsel [20, 40], die Teilung der Subskapularissehne [40], die Resektion der entzündeten Membran zwischen den Ansatzstellen der Mm. supraspinatus und subscapularis [40], die Exzision des Lig. coracohumerale [9], die arthroskopische Erweiterung der Rotatorenlücke an der Gelenkkapsel oder die chirurgische Spannungslösung der anterioren Kapsel. Den Berichten ist zu entnehmen, dass den Autoren die Ursache der Reizung, die zu den von ihnen behandelten Verklebungen führte, unklar ist.

Viele der oben erwähnten Verfahren gehen explizit oder implizit davon aus, dass die Schleimbeutel oder Sehnen der Mm. supraspinatus und subscapularis mit der durch die Verklebung bedingten Bewegungseinschränkung im Gelenk in engem Zusammenhang stehen. Rizk

Oberer Rücken

et al. berichteten über 16 Patienten mit idiopathischer Gelenkkapselverklebung, die durch arthroskopische Kapseldehnung und -öffnung behandelt wurden. Nur die Schmerzen von Patienten, deren in der Nachuntersuchung aufgenommene Arthrogramme iatrogene Einschnitte an der Bursa subscapularis oder an der Bursa subacromialis aufwiesen, wurden während des Verfahrens augenblicklich gelindert. Bei drei Patienten war dies nicht der Fall. In zwei dieser Fälle lag eine distale Ruptur der Bizepssehnenscheide, in einem Fall eine Ruptur des M. subscapularis vor [49]. Auch das Lig. coracohumerale steht in Beziehung zur umgebenden Muskulatur, da es zusammen mit der Supraspinatussehne in die Rotatorenmanschette einstrahlt [13].

Falls sich das Bewegungsausmaß nicht verbessert, nachdem möglicherweise verantwortliche Triggerpunkte inaktiviert wurden und arthrographisch eine Kapselverklebung nachweisbar ist, kann das Antifibrotikum Potaba® verabreicht werden (Aminobenzoesäure, ein Bestandteil des Vitamin-B-Komplexes). Seine Wirksamkeit ist von der Dosierung abhängig (12 g täglich in Kapseln zu 0,5 g, vier- bis sechsmal täglich eingenommen) sowie von der Dauer der Medikation (normalerweise mindestens drei Monate).

Zusammenhang mit Triggerpunkten

Die primären Symptome der „frozen shoulder" sind Schmerzen in der Schulterregion und Einschränkungen des Bewegungsausmaßes und damit identisch mit den Primärsymptomen bei Triggerpunkten im M. subscapularis. Lewit formulierte, was viele in der Identifikation von Triggerpunkten erfahrene Kliniker bemerken: „Schmerzhafte Spasmen eines mit Triggerpunkten behafteten M. subscapularis begleiten die frozen shoulder von Anfang an" [32]. In der Literatur zur „frozen shoulder" wird oft erwähnt, dass zunächst konservativ therapiert werden muss. In diesem Zusammenhang werden die Physiotherapie oder Techniken der physikalischen Medizin als wesentlicher Bestandteil einer konservativen Therapie genannt [35, 45, 57, 59].

Grund für die schmerzhafte und „eingefrorene" Schulter bei Triggerpunkten des M. subscapularis ist, dass viele andere Muskeln des Schultergürtels ebenfalls Triggerpunkte entwickeln. Ihr Schmerzmuster und die von ihnen verursachte Bewegungseinschränkung addieren sich dann zum Krankheitsbild. Die anderen Triggerpunkte sind leichter zu identifizieren als

die des M. subscapularis und mit zumindest zeitweiligem Erfolg zu inaktivieren. So lange jedoch die eigentliche Ursache (Triggerpunkte im M. subscapularis) nicht behoben ist, werden die Symptome persistieren.

Die Literatur übergeht Triggerpunkte des M. subscapularis als einen wichtigen Fokus therapeutischer Aufmerksamkeit. Wir fanden auch keine kontrollierten Studien, in denen die Triggerpunktkomponente der „frozen shoulder" thematisiert wurde. Viele Kliniker vertreten übereinstimmend die Ansicht, dass Triggerpunkte Ursache der „frozen shoulder" sein können und einfach und wirkungsvoll behandelt werden können [8, 32]. Im Zeichen einer bürokratisierten Gesundheitsversorgung reichen klinische Erfolge jedoch nicht aus. Ihre Absicherung durch qualifizierte wissenschaftliche Untersuchungen ist unerlässlich.

Außerdem ist es recht wahrscheinlich, dass Triggerpunkte in den *Mm. subscapularis und supraspinatus* beim Entstehen einer Kapselverklebung eine wichtige Rolle spielen. Wie in Kapitel 21 ausgeführt, sind die Ansatzstellen des M. supraspinatus für Insertionstendopathien anfällig. Da der Ansatz des M. subscapularis am Humerus weniger gut palpierbar ist, bleiben entsprechende Prozesse an dieser Stelle eher unerkannt. Die Sehne des M. subscapularis setzt in enger Nachbarschaft zur Bursa subscapularis am Humerus an. Wie bereits erwähnt, gilt eine Verklebung dieser Bursa als einer der wichtigsten Faktoren bei einer Gelenkkapselverklebung. Möglicherweise induziert eine chronische Tendinitis des M. subscapularis in unmittelbarer Nachbarschaft zu seiner Bursa eine entzündliche Reaktion, die eine fibröse Umbildung der Bursa nach sich zieht, die nur durch Manipulation unter Kraftaufwendung, Aufpumpen der Bursa oder einen chirurgischen Eingriff behoben werden kann. Dieses Entwicklungsstadium ließe sich vermeiden, wenn die Triggerpunkte des M. subscapularis identifiziert würden, sobald sie entstehen. Eine prompte und effiziente Behandlung dieser akuten Triggerpunkte könnte viele Schmerzen, körperliche Beeinträchtigungen und Kosten vermeiden.

Ähnliches gilt für Triggerpunkte im M. supraspinatus und Entzündungen seiner Sehne in dem Bereich, wo sie mit der Gelenkkapsel verwächst. Die Bursa subacromialis und das Lig. coracohumerale sind dieser Ansatzstelle benachbarte Strukturen.

Mithilfe gut angelegter wissenschaftlicher Untersuchungen der Rolle, die Triggerpunkte bei der „frozen shoulder" spielen, ließe sich ein wichtiger ätiologischer Faktor ins Bewusstsein der Experten rücken und ein guter Teil dieses rätselhaften Krankheitsbildes erhellen.

26.11.2 M. subscapularis und Hemiplegie

Für Hemiplegiker sind die Schmerzen und Bewegungseinschränkungen im Schultergelenk ein häufiges und überaus störendes Problem. Beide Symptome werden üblicherweise auf eine Spastizität zurückgeführt, sind jedoch auch wesentliche Merkmale eines Triggerpunktbefalls des M. subscapularis. Einem Bericht zufolge suchte man nach den Ursachen für die Schmerzen bei Hemiplegikern, indem man die Relevanz einiger Variablen überprüfte. Außerdem wurden 28 Patienten subakromial mit einem Lokalanästhetikum infiltriert, wo sie die Schmerzen empfanden [28]. Der Autor erwähnt keine Triggerpunkte, wohl aber, dass bei Patienten mit geringerem Sensibilitätsverlust die Schmerzen an der lateralen Schulter auftraten und in den Arm ausstrahlten (Abb. 26.1). Die Schmerzen standen überwiegend in engem Zusammenhang mit dem Bewegungsverlust, *nicht* mit einer Spastizität, Subluxation, einem Kraft- oder Sensibilitätsverlust. Bei annähernd 50% der Fälle wurde durch die subakromiale Infiltration eine mäßige bis deutliche Besserung erzielt („durchschlagende" Erfolge in einigen Fällen), woraus zu schließen ist, dass die Schmerzquelle erreicht wurde [28]. Die durchschlagenden Erfolge könnten darauf beruhen, dass ein von einer Insertionstendopathie betroffener Bereich des M. supraspinatus infiltriert wurde, zum Therapieversagen andererseits könnte es gekommen sein, weil man ebenfalls relevante Triggerpunkte im M. subscapularis (oder im M. supraspinatus) übersehen hatte.

Zweimal wird über den erfolgreichen Einsatz von Phenol zur punktuellen motorischen Blockade des M. subscapularis bei Hemipliegiekern mit Schulterschmerzen berichtet. Das Bewegungsausmaß war danach deutlich erweitert: die Außenrotation um 42% und die Anteversion im Schultergelenk um 22%. Alle Patienten hatten im alten Bewegungsumfang weniger Schmerzen, die Endpunkte des neuen Bewegungsausmaßes waren dagegen weiterhin schmerzhaft. Die Wirkung des Blocks hielt drei bis fünf Monate an [12, 24]. Durch diese Behandlung dürften als „Nebenwirkung" die aktiven Foki der Triggerpunkte in den motorischen Endplatten inaktiviert worden sein.

Botulinumtoxin A wurde erfolgreich zur Behandlung von Spastizität in der oberen Extremität von Schlaganfallpatienten [6] eingesetzt. Es ist dem Phenol in mehrfacher Hinsicht überlegen: Seine Toxizität richtet sich spezifisch gegen motorische Endplatten und nicht gegen sensorische Nerven und induziert somit keine Folgeschmerzen. Es müsste sich ebenso gut zur Therapie von Spastizität wie von Triggerpunkten im M. subscapularis eignen. Bei den meisten Hemiplegikern, die über Schulterschmerzen und Bewegungseinschränkungen im Schultergelenk klagen, sind im M. subscapularis Spastizität oder Triggerpunkte oder beides nachzuweisen. Beide Symptome sind behandlungsbedürftig und sprechen auf dieselbe Therapie an. Sofern die Spastizität im Mittelpunkt steht, wird das Botulinumtoxin A in etwa mit derselben Technik verabreicht, wie der Phenolblock gesetzt wird. Wenn Triggerpunkte im Zentrum stehen, wird nach aktiven Foki gesucht. In beiden Fällen ist das Toxin nur wirksam, wenn es in die Endplattenregion injiziert wird.

Kliniker mit Erfahrung im Identifizieren von Triggerpunkten sind davon beeindruckt, wie häufig Triggerpunkte des M. subscapularis bei Hemiplegikern ganz erheblich zu deren Schulterschmerzen und Bewegungseinschränkung beitragen. Dennoch konnten wir keine kontrollierte Studie zur klinischen Wirksamkeit dieses therapeutischen Ansatzes ausfindig machen. Wissenschaftlich konzipierte und von erfahrenen Klinikern, die mit der Identifikation und Behandlung von Triggerpunkte vertraut sind, durchgeführte Untersuchungen sind dringend erforderlich.

26.12 Lösung von Triggerpunkten

(Abb. 26.5)

Falls das Gelenkspiel in den Glenohumeral-, Akromioklavikular- und Sternoklavikulargelenken eingeschränkt ist, sollte es wiederhergestellt werden [36].

Um die Triggerpunkte im M. subscapularis durch Sprühen und Dehnen zu lösen, nimmt der Patient eine entspannte Rückenlage ein. Der Therapeut bringt einleitend etwas Kühlmittel auf (Abb. 26.5A), abduziert den Arm und nimmt immer wieder neu Vorspannung auf. Er hält den Arm dabei in einer Neutralstellung zwischen Außen- und Innenrotation. Dadurch öffnet sich die Achsel und kann gekühlt

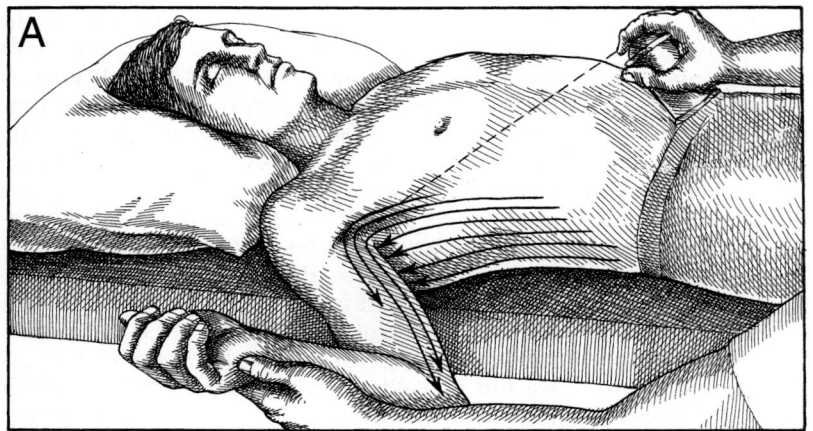

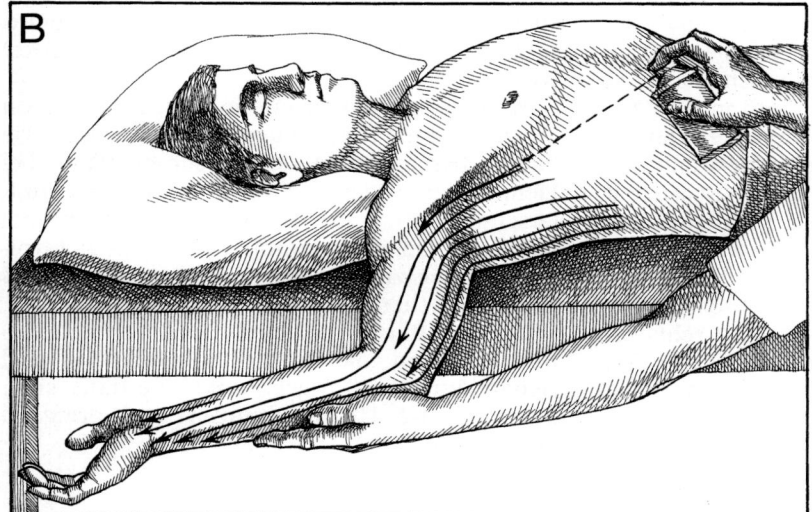

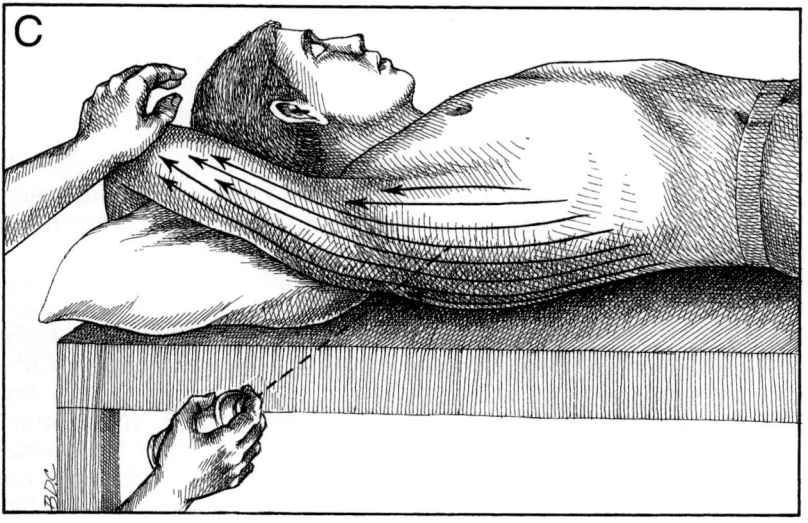

Abb. 26.5: Dehnungsposition und Sprühmuster (*Pfeile*) bei Triggerpunkten im M. subscapularis. **A:** Ausgangsposition. **B:** Zwischenstellung. Sie wird erreicht, wenn die triggerpunktbedingt verspannten Faserbündel allmählich nachgeben. **C:** vollständige Dehnung des M. subscapularis. Die betroffene Thoraxseite kann so weit nach oben gedreht werden, dass das Kühlmittel das *gesamte* Hautareal oberhalb des posterioren Muskelanteils abdeckt. In diesem Fall muss der Körper des Patienten so abgestützt werden, dass er sich weiterhin vollständig entspannen kann.

werden. Schrittweise außenrotiert der Therapeut den Arm des Patienten, bis die in Abbildung 26.5A gezeigte Stellung erreicht ist, und bringt ihn dann in die Abduktionsposition, wie in Abbildung 26.5B. Wiederum wird das Kühlmittel in aufwärts gerichteten Bahnen über der Achselfalte aufgetragen (Abb. 26.5B). Das Körpergewicht des Patienten fixiert dabei die Skapula. Durch allmählich gesteigerte Außenrotation und Abduktion des Armes wird das Bewegungsausmaß des M. subscapularis allmählich erweitert. Der Therapeut platziert die Hand des Patienten nacheinander zuerst unter dessen Kopf, dann unter dem Kissen und schließlich hinter dem Kopfende der Behandlungsliege (Abb. 26.5C). Um den Muskel in dieser Stellung wirkungsvoll kühlen zu können, dreht sich der Patient halb auf die Seite und wird so abgestützt, dass er sich vollständig entspannen kann. Das Kühlspray wird über die Facies posterior scapulae und den Margo medialis scapulae aufgebracht.

Falls der Triggerpunktbefall sehr stark und die Empfindlichkeit gegen Muskelaktivität extrem ist, muss anfangs in lauwarmem Wasser behandelt werden, da dabei die Schwerkraft aufgehoben ist, und kleine Bewegungen gut vertragen werden.

Weitere noninvasive Techniken zum Entspannen des M. subscapularis sind die Triggerpunktlösung durch Druck, die tief streichende Massage an erreichbaren Faserbündeln, die Verfahren aus Halten und Entspannen sowie Kontraktion und Relaxation [56] sowie andere Formen der myofaszialen Manipulation, wie sie von Cantu und Grodin [11] beschrieben wurden. In allen Fällen kann vorab mit Spray oder Eis gekühlt werden.

Nielsen beschrieb die Behandlung eines verspannten M. subscapularis durch Sprühen und Dehnen [39]. Lewit berichtete über eine Lösungsbehandlung unter Einsatz der postisometrischen Relaxation und Ausnutzung der Schwerkraft [32].

Chironna und Hecht berichteten über zwei Fälle von Schulterschmerzen und Bewegungseinschränkungen im Schultergelenk, die sie ausschließlich auf Spastizität zurückführten. Sie behandelten erfolgreich durch eine punktuelle motorische Blockade mit Phenol. Sie vermerkten, dass ihre Behandlung (die Triggerpunkte in diesem Muskel inaktiviert haben dürfte) unerklärlicherweise sofort das willkürliche Bewegungsausmaß erweiterte [12]. Das Vorliegen von Triggerpunkten ging offensichtlich nicht in ihre Überlegungen ein.

Oft werden osteopathische Techniken eingesetzt, um generelle Muskelverspannungen zu lösen, aber ihre Verwendbarkeit für einen spezifischen Muskel wird kaum in Betracht gezogen. Mit zweien dieser Techniken lässt sich eine triggerpunktbedingte Verspannung des M. subscapularis wahrscheinlich gut lösen. Vermutlich kann man ihre Effizienz sogar steigern, wenn man sie modifiziert. Zum einen handelt es sich um die Spencer-Technik, bei der mit *Abduktion* und Außenrotation vorgegangen wird [42]. Zum anderen eignet sich die integrierte neuromuskuloskelettale Technik für die obere Extremität und Schulter, wobei der Patient auf dem Bauch liegt [58].

Falls noch andere Schultermuskeln betroffen sind – insbesondere die Mm. teres major, latissimus dorsi, pectoralis major und deltoideus (Caput claviculare) – bleiben Abduktion und Außenrotation im Schultergelenk möglicherweise so lange blockiert, bis auch diese Muskeln gelöst wurden. Wenn man den Arm in der Abduktionsstellung fast vollständig außenrotiert, kann die ungewohnte Kontraktion zu einer Verkürzungsaktivierung (reaktiven Krampf) des M. supraspinatus führen, der ein Antagonist des M. subscapularis ist. Wenn dessen latente Triggerpunkte aktiviert werden, tritt plötzlich ein heftiger Übertragungsschmerz an der Schulter auf. Dies wird verhindert oder abgemildert, indem man den M. supraspinatus unverzüglich verlängert und kühlt

Man kann sich den Vorgang, in dem diese nacheinander aktivierten Muskeln gelöst werden, als Aufarbeiten verschiedener Schichten einer Krankengeschichte vorstellen, oder auch so, als ob man die Lagen eines Verbandes abwickelt, wobei der M. subscapularis die erste Lage bildet.

Hemiplegikern verschaffen Sprühen und Dehnen wahrscheinlich nur in der akuten Phase oder bei Ruhespastizität vorübergehende Erleichterung. Nichts spricht gegen die Anwendungen von Dehnen und Sprühen mehrmals am Tag, womit deutliche Schmerzlinderung erreicht werden kann. Nach einigen Monaten und wenn keine Ruhespastizität mehr vorhanden ist, lassen sich die Schmerzen mit Sprühen und Dehnen anhaltend lindern und das Bewegungsausmaß im Schultergelenk dauerhaft verbessern.

Nach dem Sprühen und Dehnen wird sofort eine heiße Packung aufgelegt. Anschließend führt der Patient aktiv Übungen im vollen Bewegungsausmaß aus sowie die Dehnungsübung in einer Türöffnung bei mittlerer Handposition (Abb. 42.9).

▬▬ 26.13 Infiltration von Triggerpunkten

(Abb. 26.6)

Wenn nach einer noninvasiven Behandlung durch Sprühen und Dehnen triggerpunktbedingte Empfindlichkeit, Schmerzen und Bewegungseinschränkungen fortbestehen, ist wahrscheinlich die präzise Infiltration von aktiven Triggerpunkten erforderlich. Der Patient liegt in derselben Stellung wie zum Kühlen mit abduziertem Arm auf dem Rücken. Falls der Patient den Arm nicht weit genug abduzieren kann, dass ausreichend Raum für die Infiltration vorhanden ist, muss dies durch triggerpunktspezifische Lösungstechniken erreicht werden. Die Hand des Patienten wird unter das Kopfkissen geschoben oder zumindest so gelagert, dass sich das Handgelenk in Schulterhöhe befindet (Abb. 26.5A). Das Körpergewicht des Patienten fixiert die Skapula, nachdem diese zur Seite gezogen wurde (Abb. 26.4B und C). Die aktiven, zur Infiltration ausgewählten Triggerpunkte werden zwischen den Fingern fixiert. Eine Injektionsnadel von 6 oder 7,5 cm Länge und 22 G wird *zwischen den Fingern des Arztes* tief in die Fossa axillaris eingestochen. Sie wird parallel zum Brustkorb und kranial zur Facies costalis scapulae und in die zuvor palpatorisch identifizierten Triggerpunkte geführt. Die Kanüle wird immer kaudal der betreffenden Triggerpunkte eingestochen und nach kranial aus

gerichtet. Dadurch wird eine Punktion des Thorax vermieden, die in dieser Region durchaus ein Risiko darstellt. Rachlin beschreibt und illustriert eine ähnliche Technik [46].

Falls nach dem Infiltrieren der unteren Triggerpunkte Schmerzen am Margo lateralis scapulae persistieren, könnte hierfür der laterale Triggerpunkt der oberen Region verantwortlich sein, der in Abbildung 26.1 gezeigt wird. Er liegt in dem dicken Faserbündel, das in der Mitte des Muskels einen Bogen bildet und an der medialen Hälfte der Skapula ansetzt. In Abbildung 26.2 sind diese Fasern zwischen den resezierten Enden der vierten und fünften Rippe zu erkennen.

Im Anschluss an die Infiltration wird sofort gekühlt und gedehnt und dann eine Wärmepackung auf die Haut über dem M. subscapularis gelegt.

Wenn der M. subscapularis bei einem Hemiplegiker spastisch ist und Triggerpunkte enthält, ist die Indikation zur Infiltration der motorischen Endplatte mit Botulinumtoxin A gegeben. Die Triggerpunkte werden dabei besonders beachtet. (Die Identifikation erfolgt anhand einer lokalen Zuckungsreaktion und/oder der charakteristischen EMG-Aktivität aktiver Foki, wie in Kapitel 2 ausgeführt.) Die Infiltration sollte unter EMG-Kontrolle vorgenommen werden. Man benutzt eine mit Teflon ummantelte Kanüle zur subkutanen Injektion, spezifisch für die Injektion von Botulinumtoxin A.

Sofern die *mittlere Triggerpunktzone* infiltriert werden soll, sind besondere Vorkehrungen erforderlich. Es ist schwierig, zweifelsfrei zu be

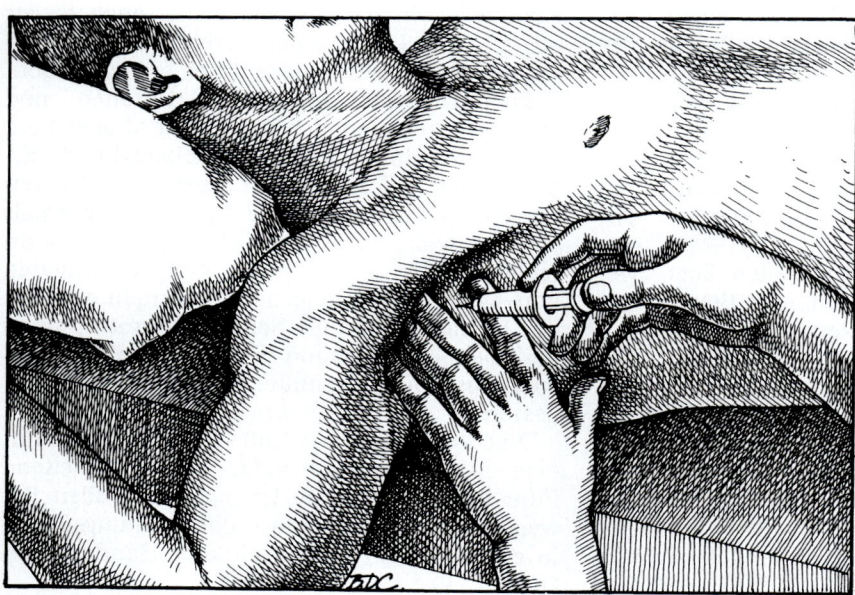

Abb. 26.6: Infiltration von Triggerpunkten im M. subscapularis am Axillarrand der Scapula.

stimmen, ob die Druckschmerzen des M. subscapularis am Margo medialis scapulae auf eine Insertionstendopathie dieses Muskels zurückgehen. Es könnte sich auch um Druckschmerzen in den Mm. trapezius (Pars transversale und Pars ascendens), rhomboideus und/oder serratus anterior handeln, durch die palpiert werden muss. Eine Insertionstendopathie in einem dieser Muskel ist oft ein sekundäres Geschehen bei Triggerpunkten in den jeweiligen Muskelbäuchen. Daher müssen alle diese Muskeln auf Triggerpunkte untersucht und diese gegebenenfalls inaktiviert werden. Es kann einige Zeit dauern, bis sich ein Muskelansatz von anhaltender Überlastung erholt hat. Die Injektion von 0,5%igem Lidocain in den druckschmerzhaften Ansatzbereich beschleunigt die Genesung. Eine Kortikoidinjektion könnte die schwächeanfälligen Mm. trapezius (Pars ascendens) und rhomboidei erreichen und ist nicht zu empfehlen. Es ist eine Technik beschrieben um Triggerpunkte des M. subscapularis in dessen medialem Rand zu infiltrieren: Die Skapula des Patienten wird energisch abduziert, indem er die Hand der betroffenen Seite vorn über die Brust bis weit hinter die Schulter der nicht betroffenen Seite schiebt. Dadurch stellt sich die Skapula in gewissem Umfange vom Brustkorb ab, und der M. subscapularis wird erreichbar. Zur Infiltration wird eine Kanüle von mindestens 4,5 cm Länge benutzt [41]. Eine Punktion des Thorax ist unbedingt zu vermeiden.

Ormandy beschreibt dieses Verfahren als Behandlung beim skapulokostalen Syndrom. Er infiltrierte einen Triggerpunkt des M. subscapularis auf Höhe der mittleren Spina scapulae. Das Syndrom wurde anhand von Schmerzen tief in der Schulter und im oberen Rücken diagnostiziert, die oft in den Nacken und über die Außenseite des Armes in die Finger ausstrahlten, bei gleichzeitigen deutlichen Druckschmerzen am medialen Ende der Spina scapulae. (Diese Schmerzausbreitung deutet auf ein zusammengesetztes Muster durch Triggerpunkte in verschiedenen Muskeln dieser Region, darunter auch im M. subscapularis.) Das Syndrom wird im Allgemeinen auf eine Fehlhaltung zurückgeführt. Nachdem dieser Triggerpunkt bei 440 Patienten ein- bis dreimal mit Lidocainhydrochlorid und einem Kortikoid infiltriert wurde, konnten alle ihre Arbeit wieder aufnehmen [41]. Es ist nicht deutlich, welche Struktur oder Strukturen der Autor meint, mit einer Kanüle von 3 cm Länge infiltriert zu haben. Aus klinischer Erfahrung kann man davon ausgehen, dass eine Infiltration mit einem Kortikoid und

einem Lokalanästhetikum schneller wirksam ist als das Lokalanästhetikum allein, wenn eine Insertionstendopathie behoben werden soll, die keiner chronischen Verspannung mehr unterliegt. Dieser Eindruck müsste anhand von kontrollierten wissenschaftlichen Untersuchungen bestätigt oder als irrelevant zurückgewiesen werden.

26.14 Korrigierende Maßnahmen

(Abb. 26.7)

26.14.1 Schlafstellung

Wenn der Patient auf der schmerzenden Seite oder auf dem Rücken schläft, sollte er ein kleines Kissen zwischen Ellenbogen und Flanke legen. Der Arm wird dadurch leicht abduziert und eine länger dauernde verkürzte Stellung des M. subscapularis verhindert. Wenn der Patient auf der schmerzfreien Seite schläft, legt er sich das Kissen so vor den Körper (Abb. 22.7), dass es den schmerzenden Arm abstützt. Auf diese Weise wird der Arm nicht vollständig adduziert und innenrotiert über die Brust gelegt, wodurch der M. subscapularis in die vollständig verkürzte Stellung kommt.

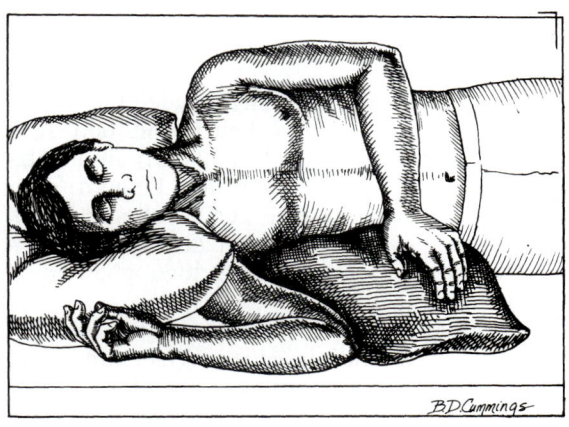

Abb. 26.7: Wenn der Patient nachts auf der betroffenen Seite schläft, verhindert ein Kissen eine anhaltende Verkürzung des M. subscapularis. Das Kissen wird zwischen betroffenem (rechten) Arm und dem Körper platziert.

Oberer Rücken

26.14.2 Abbau von Haltungsbelastungen

Der Patient darf nicht „in sich zusammensinken", den Kopf vorschieben und die Schulterblätter abduzieren (bei begleitender Innenrotation des Armes). Siehe dazu Kapitel 41.

Wenn der Patient längere Zeit stehen muss, sollte er den Daumen in den Gürtel einhaken oder die Hand auf die Hüften stützen, damit der Arm nicht nahe am Körper herabhängt. Auch im Sitzen sollte der Patient den Arm oft bewegen und den Muskel dehnen. Als Beifahrer im Auto kann der Patient den Arm über die Rücklehne des Sitzes legen, oder den Arm nach oben und hinter den Kopf oder zum Autodach recken.

Auf längeren Autofahrten kann der M. subscapularis heftige Übertragungsschmerzen hervorrufen, wenn er unbeweglich in der verkürzten Stellung gehalten wird. Ein M. subscapularis der nichtdominanten linken Seite ist dabei stärker gefährdet, weil der dominante rechte Arm aktiver ist. Eine Armlehne hilft, den Arm leicht abduziert zu halten und eine vollständige Verkürzung zu verhindern.

26.14.3 Häusliches Übungsprogramm

Der Patient wird instruiert, den M. subscapularis passiv zu verlängern, indem er die Dehnungsübung in einer Türöffnung mit mittlerer und unterer Handposition ausführt (Abb. 42.9). Die Übungsfolgen sollten mindestens zweimal täglich in beiden Handpositionen ausgeführt werden, am besten, nachdem der Patient sich eine Wärmepackung aufgelegt, heiß geduscht oder ein warmes Vollbad genommen hatte.

Armkreisen oder eine Armpendelübung, wobei der Übende sich vorbeugt und den Arm hängen lässt (Übung nach Codman) sind nützlich. Ein leichtes Gewicht an Fingern oder Handgelenk bewirkt eine zusätzliche Traktion. Der Patient sollte versuchen, den Arm außenzurotieren und eine weite Schwungbewegung auszuführen.

Die rhythmische Stabilisierung des M. subscapularis (Abduktion gegen Widerstand und Außenrotation im Schultergelenk bis an die Schmerzgrenze), die in Intervallen wiederholt wird, erhöht die Toleranz des Muskels gegenüber einer Dehnung durch reflektorische reziproke Inhibition und verbessert dadurch sein Bewegungsausmaß [50].

26.14.4 Weiterführende Literatur, Fallberichte

Rinzler und Travell beschrieben die Behandlung eines Patienten mit Triggerpunkten in mehreren Muskeln, darunter dem M. subscapularis [48].

Literatur

1. Agur AM: *Grant's Atlas of Anatomy.* Ed. 9. Williams & Wilkins, Baltimore, 1991:370 (Fig. 6-17).
2. *Ibid.* p. 376 (Fig. 6-26).
3. *Ibid.* p. 371 (Fig. 6-19).
4. Basmajian JV, DeLuca CJ: *Muscles Alive.* Ed. 5. Williams & Wilkins, Baltimore, 1985 (p. 385).
5. Bateman JE: *The Shoulder and Neck.* W.B. Saunders, Philadelphia, 1972 (pp. 134, 145–146, 149, 284–290).
6. Bhakta BB, Cozens JA, Bamford JM, *et al.:* Use of botulinum toxin in stroke patients with severe upper limb spasticity. *J Neurol Neurosurg Psych* 61(1):30–35, 1996.
7. Bonica JJ: Musculoskeletal disorders of the upper limb: basic considerations. Chapter 49. In: *The Management of Pain.* Ed. 2. Edited by Bonica JJ, Loeser JD, Chapman CR, *et al.* Lea & Febiger, Philadelphia, 1990 (pp. 882–905).
8. Bonica JJ, Sola AE: Other painful disorders of the upper limb. Chapter 52. In: *The Management of Pain.* Ed. 2. Edited by Bonica JJ, Loeser JD, Chapman CR, *et al.* Lea & Febiger, Philadelphia, 1990 (p. 951).
9. Bunker TD, Anthony PP: The pathology of frozen shoulder. A Dupuytren-like disease. *J Bone Joint Surg* 77B(5):677–683, 1995.
10. Cailliet R: *Soft Tissue Pain and Disability,* F.A. Davis, Philadelphia, 1977 (pp. 161, 162).
11. Cantu RI, Grodin AJ: *Myofascial Manipulation: Theory and Clinical Application.* Aspen, Gaithersburg, 1992 (pp. 154–155).
12. Chironna RL, Hecht JS: Subscapularis motor point block for the painful hemiplegic shoulder. *Arch Phys Med Rehabil* 71:428–429, 1990.
13. Clemente CD: *Gray's Anatomy.* Ed. 30. Lea & Febiger, Philadelphia, 1985 (pp. 369, 373).
14. *Ibid.* (pp. 522–523).
15. *Ibid.* (p. 1209).
16. Clemente CD: *Anatomy.* Ed. 3. Urban & Schwarzenberg, Baltimore, 1987 (Figs. 21, 49).
17. *Ibid.* (Fig. 50).
18. *Ibid.* (Fig. 233).
19. Duchenne GB: *Physiology of Motion,* translated by E.B. Kaplan. J.B. Lippincott, Philadelphia, 1949 (pp. 64, 66).
20. Esposito S, Ragozzino A, Russo R, *et al.:* [Arthrography in the diagnosis and treatment of idiopathic adhesive capsulitis]. *Radiologia Medica* 85(5):583–587, 1993.
21. Gerwin RD, Shannon S, Hong CZ, *et al.:* Interrater reliability in myofascial trigger point examination. *Pain* 69:65–73, 1997.
22. Glousman R, Jobe F, Tibone J, *et al.:* Dynamic electromyographic analysis of the throwing shoulder with glenohumeral instability. *J Bone Joint Surg* 70A(2):220–226, 1988.

23. Headley BJ: Evaluation and treatment of myofascial pain syndrome utilizing biofeedback. Chapter 5. In: *Clinical EMG for Surface Recordings*, Vol. 2, Edited by Cram JR. Clinical Resources, Nevada City, 1990.

24. Hecht JS: Subscapular nerve block in the painful hemiplegic shoulder. *Arch Phys Med Rehabil 73*:1036–1039, 1992.

25. Inman VT, Saunders JB, Abbott LC: Observations on the function of the shoulder joint. *J Bone Joint Surg 26*:1–30, 1944 (pp. 14, 15, 21–24).

26. Jenkins DB: *Hollinshead's Functional Anatomy of the Limbs and Back*. Ed. 6. W.B. Saunders, Philadelphia, 1991 (pp. 73–74).

27. Jobe FW, Perry J, Pink M: Electromyographic shoulder activity in men and women professional golfers. *Am J Sports Med 17(6)*:782–787, 1989.

28. Joynt RL: The source of shoulder pain in hemiplegia. *Arch Phys Med Rehabil 73*:409–413, 1992.

29. Kendall FP, McCreary EK, Provance PG: *Muscles: Testing and Function*. Ed. 4. Williams & Wilkins, Baltimore, 1993 (p. 294).

30. Kopell HP, Thompson WA: Pain and the frozen shoulder. *Surg Gynecol Obstet 109*:92–96, 1959.

31. Lange M: *Die Muskelhärten (Myogelosen)*. J.F. Lehmanns, München, 1931 (p. 129, Fig. 40A).

32. Lewit K: *Manipulative Therapy in Rehabilitation of the Locomotor System*. Ed. 2. Butterworth Heinemann, Oxford, 1991 (pp. 204, 205).

33. Marmor LC: The painful shoulder. *Am Fam Phys 1*:75–82, 1970 (pp. 78–79).

34. McMinn RM, Hutchings RT, Pegington J, *et al.: Color Atlas of Human Anatomy*. Ed. 3. Mosby-Year Book, Missouri, 1993 (p. 126).

35. Melzer C, Wallny T, Wirth CJ, *et al.:* Frozen shoulder – treatment and results. *Arch Orthop Trauma Surg 114(2)*:87–91, 1995.

36. Mennell JM: *Joint Pain: Diagnosis and Treatment Using Manipulative Techniques*. Little, Brown and Company. Boston, 1964 (pp. 78–90).

37. Mikasa M: Subacromial bursography. *J Jpn Orthop Assoc 53*:225–231, 1979.

38. Neviaser JS: Musculoskeletal disorders of the shoulder region causing cervicobrachial pain; differential diagnosis and treatment. *Surg Clin North Am 43*:1703–1714, 1963 (pp. 1708–1713).

39. Nielsen AJ: Case study: myofascial pain of the posterior shoulder relieved by spray and stretch. *J Orthop Sport Phys Ther 3*:21–26, 1981.

40. Ogilvie-Harris DJ, Biggs DJ, Fitsialos DP, *et al.:* The resistant frozen shoulder. Manipulation versus arthroscopic release. *Clin Orthop 319*:238–248, 1995.

41. Ormandy L: Scapulocostal syndrome, *VA Med Q 121(2)*:105–108, 1994.

42. Patriquin DA, Jones JM III: Articulatory techniques. Chapter 55. In: *Foundations of Osteopathic Medicine*. Edited by Ward RC. Williams & Wilkins, Baltimore. 1997 (pp. 778, 779, Fig. 55.26).

43. Pernkopf E: *Atlas of Topographical and Applied Human Anatomy*. Vol. 2. W.B. Saunders, Philadelphia, 1964 (Fig. 60).

44. Pink M, Jobe FW, Perry J: Electromyographic analysis of the shoulder during the golf swing. *Am J Sports Med 18(2)*:137–140, 1990.

45. Pollock RG, Duralde XA, Flatow EL, *et al.:* The use of arthroscopy in the treatment of resistant frozen shoulder. *Clin Orthop 304*:30–36, 1994.

46. Rachlin ES: Injection of specific trigger points. Chapter 10. In: *Myofascial Pain and Fibromyalgia*. Edited by Rachlin ES. Mosby, St. Louis, 1994 (pp. 200–202).

47. Reynolds MD: Personal Communication, 1980.

48. Rinzler SH, Travell J: Therapy directed at the somatic component of cardiac pain. *Am Heart J 35*:248–268, 1948 (Case 3, pp. 261–263).

49. Rizk TE, Gavant ML. Pinals RS: Treatment of adhesive capsulitis (frozen shoulder) with arthrographic capsular distension and rupture. *Arch Phys Med Rehabil 75(7)*:803–807, 1994.

50. Ruhm D: An approach to the management of myofascial trigger point syndromes. *Arch Phys Med Rehabil 62*:107–110, 1981.

51. Scovazzo ML, Browne A, Pink M, *et al.:* The painful shoulder during freestyle swimming. *Am J Sports Med 19(6)*:577–582, 1991.

52. Spalteholz W: *Handatlas der Anatomie des Menschen*. Ed. 11, Vol. 2. S. Hirzel, Leipzig, 1922 (p. 318).

53. Toldt C: *An Atlas of Human Anatomy*, translated by ME Paul. Ed. 2, Vol. 1, Macmillan, New York, 1919 (p. 277).

54. *Ibid*. (p. 313).

55. Travell J, Rinzler SH: The myofascial genesis of pain. *Postgrad Med 11*:425–434, 1952.

56. Voss DE, Ionta MK, Myers BJ: *Proprioceptive Neuromuscular Facilitation*. Ed. 3. Harper and Row, Philadelphia, 1985.

57. Waldburger M, Meier JL, Gobelet C: The frozen shoulder: diagnosis and treatment. Prospective study of 50 cases of adhesive capsulitis. *Clin Rheumatol 11 (3)*:364—368. 1992.

58. Ward RC: Integrated neuromusculoskeletal techniques for specific cases. Chapter 63. In: *Foundations for Osteopathic Medicine*. Edited by Ward RC. Williams & Wilkins, Baltimore, 1997, p. 851–899 (pp. 887. 890, 891, Figs. 63.80 and 63.81).

59. Warner JJ, Allen A, Marks PH, *et al.:* Arthroscopic release for chronic, refractory adhesive capsulitis oft he shoulder. *J Bone Joint Surg 78A(12)*:1808–1816, 1996.

60. Weber M, Prim J, Bugglin R, *et al.:* Long-term follow up to patients with frozen shoulder after mobilization under anesthesia, with special reference to the rotator cuff. *Clin Rheumatol 14(6)*:686-691, 1995.

61. Zohn DA: *Musculoskeletal Pain: Diagnosis and Physical Treatment*. Ed. 2. Little, Brown & Company, Boston, 1988 (Fig. 12-2, p. 211).

Oberer Rücken

Mm. rhomboideus major und minor

Übersicht: Beide Mm. rhomboidei „beklagen sich" oft, weil sie langfristig durch latente oder aktive myofasziale Triggerpunkte im kräftigen M. pectoralis major überdehnt werden. Verspannte Mm. pectoralis verkürzen sich meistens und ziehen die Schultern nach vorn, wodurch die schwächeren interskapularen Muskeln überfordert werden. **Übertragungsschmerzen** aus den Mm. rhomboidei konzentrieren sich am Margo medialis scapulae und zwischen diesem und der Wirbelsäule. Zum Teil könnten diese Schmerzen auf eine Insertionstendopathie zurückgehen, die ihrerseits durch die anhaltende, vom M. pectoralis ausgehende Zugspannung hervorgerufen wird. **Anatomie:** Beide Muskeln setzen an den Dornfortsätzen von C_7–Th_5 an und inserieren lateral am Margo medialis scapulae. **Funktion:** Die Mm. rhomboidei stabilisieren die Skapula. Sie haben vorrangig die Aufgabe, die Skapula zu adduzieren und nach medial zu rotieren und die Cavitas glenoidalis abwärts zu drehen. Zur **funktionellen Einheit** gehören der M. trapezius als wichtigster Synergist und die Mm. pectoralis als Antagonisten. Die **Aktivierung und Aufrechterhaltung von Triggerpunkten** kann oft im Zusammenhang mit Triggerpunkten in den Mm. pectoralis auftreten. Bei der **Untersuchung des Patienten** wird lediglich eine geringfügige oder gar keine Einschränkung im Bewegungsausmaß des Armes oder des Schulterblattes deutlich, oft jedoch eine Haltung mit runden Schultern. Die **Untersuchung auf Triggerpunkte** zeigt meistens multiple Triggerpunkte zwischen Wirbelsäule und Margo medialis scapulae. Bei der **Lösung von Triggerpunkten** spricht der Muskel gut auf Lösen durch Druck und auf myofasziale Lösungstechniken an. Wenn die Mm. rhomboidei schwach sind, wird nicht gedehnt. Die vollständige Dehnung im Zusammenhang mit Sprühen und Dehnen setzt Abduktion der Skapula und kraniale Rotation der Cavitas glenoidalis voraus. Kühlspray oder Eis werden in kaudaler Richtung entsprechend dem Verlauf der Muskelfasern aufgebracht. Die **Infiltration von Triggerpunkten** ist wirkungsvoll und kommt ohne eine Dehnung des Muskels aus, bedarf jedoch großer Sorgfalt, um eine Punktion der Pleura zu vermeiden. Zu den **korrigierenden Maßnahmen** gehören die Inaktivierung von Triggerpunkten in den Mm. pectoralis und das vollständige Entspannen dieser Muskeln, eine Haltungskorrektur, gegebenenfalls die Korrektur einer funktionellen Skoliose, vom Patienten selbst ausgeführter therapeutischer Druck auf Triggerpunkte und ein häusliches Übungsprogramm mit Dehnungen in einer Türöffnung, um das Bewegungsausmaß der Mm. pectoralis zu erhalten.

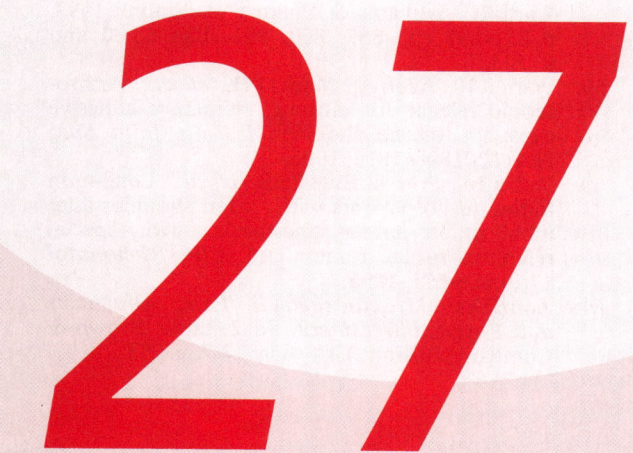

27

Inhaltsübersicht

27.1 Übertragungsschmerzen

(Abb. 27.1)

Triggerpunkte in den Mm. rhomboidei übertragen Schmerzen zum Margo medialis scapulae sowie zwischen das Schulterblatt und die autochthonen Rückenmuskeln [3, 21]. Die Schmerzen können sich auch nach oben in den Bereich oberhalb der Spina scapulae ausbreiten. Das Schmerzmuster ähnelt dem des M. levator scapulae. Es schließt jedoch den Nacken nicht ein und vermindert auch nicht die Rotation des Halses. Übertragungsschmerzen zum Arm werden nicht beschrieben.

Die experimentelle Infiltration gesunder Mm. rhomboidei mit hypertoner Kochsalzlösung rief einen Übertragungsschmerz hervor, der im oberen lateralen Teil der Skapula empfunden wurde und über das Akromion ausstrahlte [19].

Druckschmerzen im Bereich dieser Muskeln können lokaler Ausdruck ihrer Triggerpunkte sein, übertragene Druckschmerzen in der Übertragungsschmerzzone anderer Muskeln, z. B. der Mm. scaleni, und/oder Ausdruck einer Insertionstendopathie dieser Muskeln bei anhaltenden Verspannungen.

Oberer Rücken

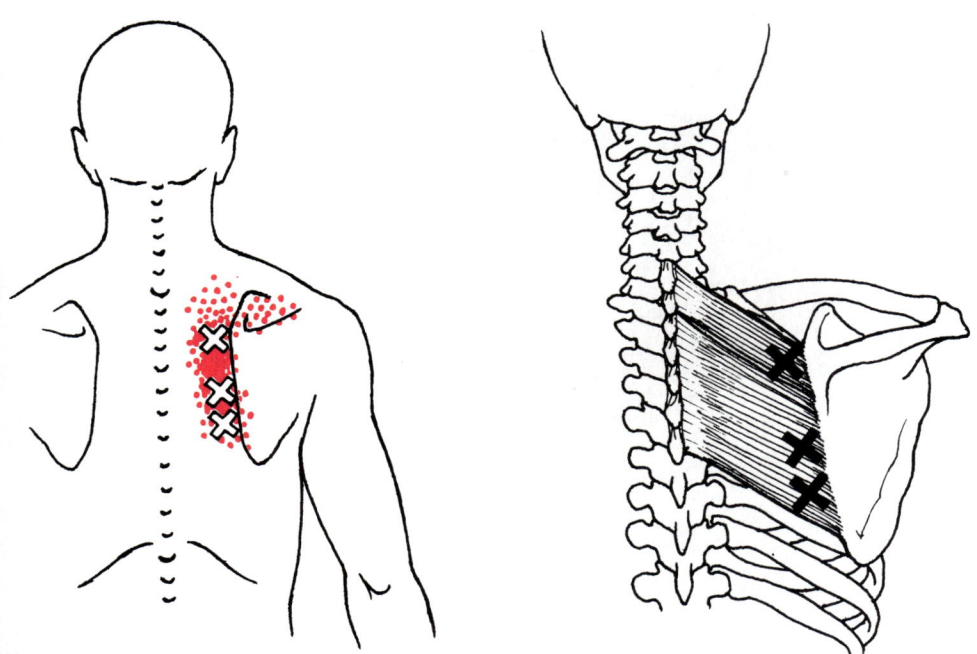

Abb. 27.1: Zusammengesetztes Schmerzübertragungsmuster durch Triggerpunkte (**X**) in der Fasermitte der rechten Mm. rhomboidei und Triggerpunktareale (Insertionstendopathie). Hauptschmerzzone: *flächiges Rot*, Nebenschmerzzone: *punktiertes Rot*.

27.2 Anatomie

(Abb. 27.2)
Der weiter kranial gelegene kleinere der beiden Mm. rhomboidei, der M. rhomboideus minor, setzt *kranial* am Lig. nuchae und an den Dornfortsätzen C_7 und Th_1 sowie *kaudal* am Margo medialis scapulae an der Basis der Spina scapulae an. Der M. rhomboideus major inseriert *kranial* an den Dornfortsätzen von Th_2–Th_5 und *kaudal* am Margo medialis scapulae zwischen der Spina scapulae und dem Angulus inferior.

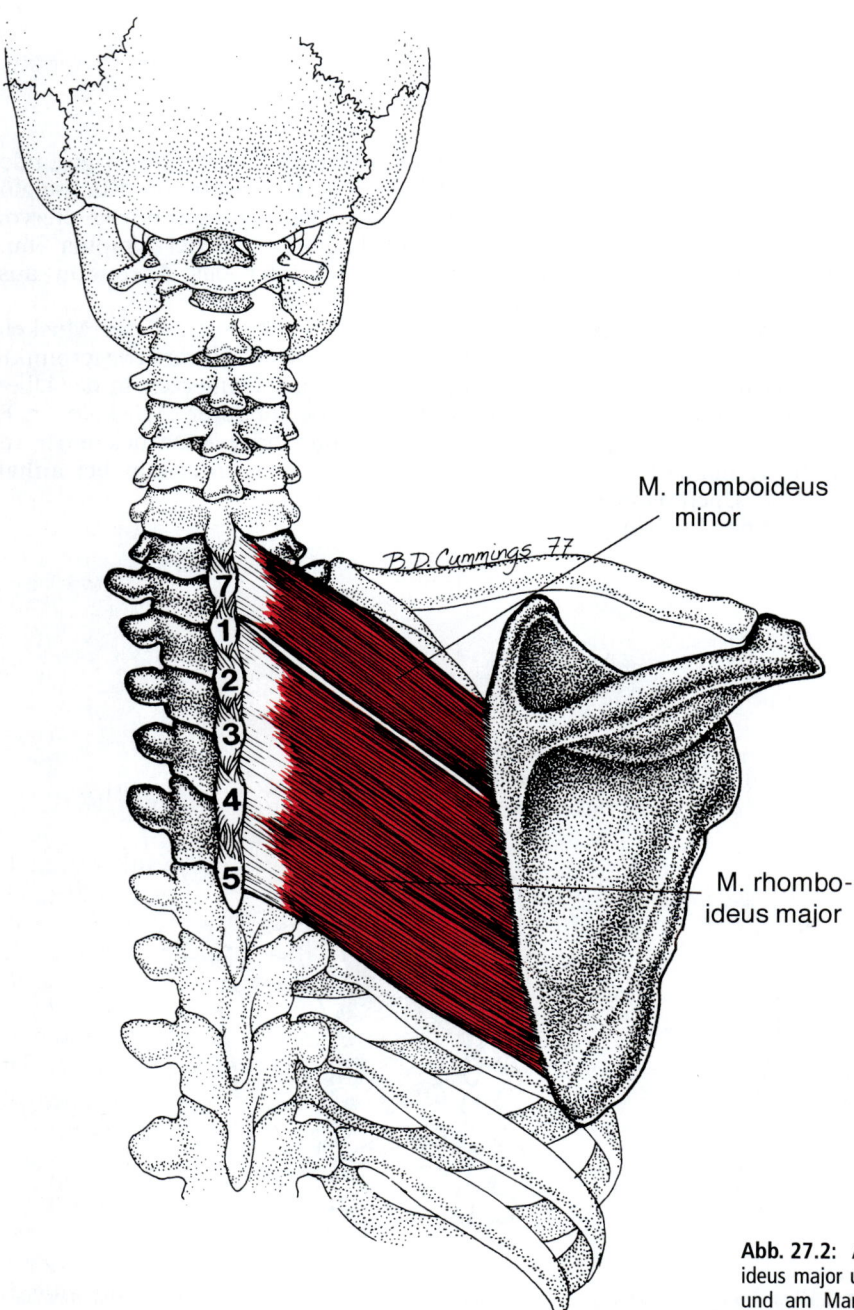

M. rhomboideus minor

B.D. Cummings 77

M. rhomboideus major

Abb. 27.2: Ansatzstellen der Mm. rhomboideus major und minor an den Dornfortsätzen und am Margo medialis scapulae. Faserverlauf und -länge sind deutlich zu erkennen.

Weiterführende Literatur

Andere Autoren bilden diese Muskeln in der Ansicht von dorsal ab [1, 4, 5, 7, 20, 23, 25, 32] von lateral [8] und im Querschnitt [9, 10, 26].

27.3 Innervation

Die Mm. rhomboidei werden durch den N. dorsalis scapulae aus der Wurzel C_5 (und gelegentlich auch C_4) *über* den Truncus superior des Plexus brachialis innerviert.

27.4 Funktion

Unter anatomischen Gesichtspunkten adduzieren die Mm. rhomboidei die Skapula (ziehen sie nach medial) und heben sie an [4, 17, 20]. Durch ihren Ansatz am unteren Margo medialis scapulae rotieren die Fasern des M. rhomboideus major die Skapula nach medial und senken die Cavitas glenoidalis [2, 4, 17, 20, 28]. Die Muskeln tragen zur kraftvollen Adduktion und Retroversion des Armes bei, indem sie die Skapula in retrahierter Stellung fixieren [28].

Elektromyographisch sind diese Muskeln ebenso wie der M. trapezius (Pars transversale) bei Abduktion des Armes im Schultergelenk aktiver als bei Anteversion [2]. In einer ähnlichen Studie konnte Ito zeigen, dass die Aktivität der Mm. rhomboidei bei der Abduktion und Anteversion stetig zunimmt. In letzterem Fall zeigte die EMG-Ableitung nur etwa zwei Drittel der bei Abduktion erreichten Amplitude [16]. In einer weiteren Untersuchung wurde bei beiden Bewegungen eine rasch ansteigende elektrische Aktivität zwischen 160° und 180° gemessen [15]. Diese Aktivität ist durch keine der oben genannten anatomisch begründeten Funktionen vorhersagbar. Die Stabilisierung der Skapula bei Abduktion unter leichter Belastung stellt offenbar eine zusätzliche Funktion dar, die das Schulterblatt an den autochthonen Rückenmuskeln fixiert. Die Mm. rhomboidei sind aktiv, wenn der Arm beim Gehen nach vorn und hinten schwingt [2]. Wahrscheinlich stabilisieren sie auch in dieser Situation die Skapula. Wenn die Mm. rhomboidei die Skapula nicht ausreichend fixieren, sind Adduktion und Retroversion des Armes im Schultergelenk abgeschwächt. Die normale Funktionsfähigkeit des Armes wird weniger beeinträchtigt, wenn die Mm. rhomboidei die Skapula nicht ausreichend fixieren, als wenn die Mm. trapezius oder serratus anterior funktionsunfähig sind [20].

Die oben zitierten Autoren machen keinen Unterschied zwischen den Funktionen der Mm. rhomboideus major und minor. Auf Grund der unterschiedlichen Ansätze der beiden Muskeln an der Skapula dürfte der M. rhomboideus major größere Rotationswirkung haben als der M. rhomboideus minor.

Die qualitative Aktivität der Mm. rhomboidei beim leistungsorientierten Schwimmen wurde bei 14 Personen mit Schulterschmerzen mithilfe von Feinnadelelektroden abgeleitet und mit Werten aus einer früheren Studie verglichen, deren Teilnehmer nicht unter Schulterschmerzen litten. Wenn die Hand ins Wasser eintauchte, betrug die EMG-Aktivität auf der Seite der schmerzhaften Schulter nur ein Viertel der Amplitude von gesunden Schwimmern. In der Mittelphase des Durchziehens war sie dann viermal größer und fiel in der Gleitphase auf weniger als normal zurück [29]. Die anfängliche Hemmung ist bei einem Muskel zu erwarten, der als besonders anfällig gegenüber Inhibition und Schwäche gilt [22]. Die nachfolgende anormal hohe Muskelaktivität ist jedoch überraschend. Sie ist eher typisch für einen Muskel, der die Dysfunktion eines anderen kompensiert, z. B. des M. serratus anterior. Es wäre von erheblichem Gewinn, würde in einer Studie dieser Art auch ermittelt, welche Muskeln Triggerpunkte enthalten und die Schulterschmerzen verursachen, und welche Muskeln nicht betroffen sind.

27.5 Funktionelle Einheit

Die Mm. rhomboidei sind Synergisten des M. levator scapulae und des M. trapezius (Pars descendens) und heben die Skapula an. Sie arbeiten synergistisch mit dem M. levator scapulae [17] und dem M. latissimus dorsi [28] bei der Rotation der Skapula zusammen, sind in dieser Funktion aber Antagonisten des M. trapezius (Pars descendens). Basmajian und Deluca halten die Mm. rhomboidei für Synergisten des M. trapezius (Pars transversale), wenn der Arm bis 90° abduziert wird, sowie zu Beginn der Anteversion im Schultergelenk [2].

Der Adduktion der Skapula durch die Mm. rhomboidei und den M. trapezius (Pars transversale) wirken der M. serratus anterior direkt und der M. pectoralis major zwar indirekt, aber kraftvoll entgegen.

27.6 Symptome

Im Vergleich mit anderen Muskeln des Schultergürtels entwickeln die beiden Mm. rhomboidei nur selten Triggerpunkte [30, 31].

Schmerzen (Kapitel 27.1) werden diesem Muskel nur selten zugeordnet, bis die Triggerpunkte in benachbarten Muskeln inaktiviert sind, z. B. in den Mm. levator scapulae, trapezius und infraspinatus. Die Patienten klagen über einen oberflächlichen dumpfen Schmerz in Ruhe, der durch normale Bewegungen nicht beeinflusst wird.

Diese Schmerzen können auf Triggerpunkte im Muskelbauch zurückgehen, die sich verstärken, wenn der Muskel längere Zeit hindurch verkürzt ist, etwa wenn jemand so auf der schmerzenden Seite liegt, dass die betreffende Skapula adduziert ist. Die Schmerzen können auch von einer Insertionstendopathie herrühren, hervorgerufen durch die ständige Dehnung, der der Muskel bei einer Fehlhaltung mit hängenden Schultern unterworfen ist, durch verspannte und verkürzte Mm. pectoralis oder dadurch, dass jemand sich nach vorn oder nach unten gereckt hat. Der Schmerz bei einer Insertionstendopathie klingt ebenso wie die Dehnungsschwäche allmählich ab [20], wenn der Muskel in der Neutralstellung bleibt, sodass er weder stark gedehnt noch verkürzt wird.

Die Patienten greifen an die schmerzende Stelle und versuchen, sie zu massieren, wenn Triggerpunkte der Mm. rhomboidei dafür verantwortlich sind. Bei Triggerpunkten des darunter liegenden M. serratus posterior scheint der Übertragungsschmerz zu tief zu liegen, als dass ihn oberflächlicher Druck erreichen könnte.

Ein Schnappen und Knirschen bei Bewegungen der Skapula kann auf Triggerpunkte in den Mm. rhomboidei zurückzuführen sein.

27.7 Aktivierung und Aufrechterhaltung von Triggerpunkten

Myofasziale Triggerpunkte in den Mm. rhomboidei werden aktiviert, wenn man den Arm längere Zeit hindurch über 90° abduziert oder antevertiert hält, z. B. wenn man eine Zimmerdecke streicht. Auch wenn man längere Zeit vorgebeugt und mit runden Schultern arbeitet

(z. B. wenn man sich beim Schreiben oder Nähen nicht an die Stuhllehne lehnt) werden die Triggerpunkte in den Mm. rhomboidei aktiviert und aufrecht erhalten. Dieselbe Wirkung hat es, wenn die Muskeln überdehnt sind, weil die Skapula hervorsteht. Dazu kommt es auf der konvexen Seite einer Skoliose der oberen Brustwirbelsäule (bei einer idiopathischen Skoliose, nach Thoraxchirurgie oder bei Beinlängendifferenz). Auch die anhaltende Zugspannung durch einen verkürzten M. pectoralis (durch Triggerpunkte oder aus anderen Gründen) kann Triggerpunkte in den Mm. rhomboidei aktivieren. Zu den aufrecht erhaltenden Faktoren zählen, abgesehen von den nicht korrigierten Ursachen einer chronischen Überlastung, alle systemischen Faktoren, die in Kapitel 4 des vorliegenden Buches besprochen werden.

27.8 Untersuchung des Patienten

Myofasziale Triggerpunkte in den Mm. rhomboidei rufen keine erkennbare Bewegungseinschränkung hervor. Der Untersucher sollte jedoch darauf achten, ob der Patient tendenziell die Schultern hängen lässt. Diese Haltung könnte auf eine Verkürzung und Verspannung des M. pectoralis major deuten, durch die die Mm. rhomboidei und trapezius (Pars transversale) unter anhaltende Spannung gesetzt werden. Diese Art der Überdehnung hat den Mm. rhomboidei den Ruf eingebracht, für Schwäche und Inhibition anfällig zu sein. Es liegen nicht genügend EMG-Daten vor, auf Grund derer man sagen könnte, dass der Muskel inhibiert oder kontrahiert ist, damit aber überfordert. Seine Reaktion könnte weitgehend davon abhängen, ob er selbst oder andere Muskeln der funktionellen Einheit Triggerpunkte entwickelt haben. Eine zusammengesunkene Fehlhaltung mit hängenden Schultern ist unbedingt zu korrigieren, um den Anteil zu reduzieren, den eine Insertionstendopathie an von den Mm. rhomboidei hervorgerufenen Schmerzen hat. Es ist schwierig, die Mm. rhomboidei einer Kraftprüfung zu unterziehen, wenn andere Schultergürtelmuskeln annähernd normale Kraft besitzen, da alle ihre Funktionen auch von anderen, kräftigeren Muskeln ausgeübt werden. Das zuverlässigste klinische Anzeichen für eine Schwäche der Mm. rhomboidei erhält man, wenn man den M. rhomboideus major palpiert, während die Skapula adduziert und angehoben und gleichzeitig *abwärts (medial) rotiert* wird (siehe den folgenden Abschnitt). Andernfalls kann eine Kontraktion des darüber liegenden M. trapezius die Aktivierung der Mm. rhomboidei überlagern.

Der Untersucher sollte die Skapula auf eine normale Verschieblichkeit über der Thoraxwand prüfen [24].

27.9 Untersuchung auf Triggerpunkte

Gerwin et al. stellten fest, dass sich myofasziale Triggerpunkte am zuverlässigsten diagnostizieren lassen, wenn der Untersucher ein verspanntes Faserbündel, umschriebene Druckschmerzen, Übertragungsschmerzen und die symptomatischen Schmerzen des Patienten palpieren bzw. auslösen kann [12]. Ihre Untersuchung bezog sich nicht auf die Mm. rhomboidei. Da der M. trapezius die Mm. rhomboidei überlagert, ist dort eine diagnostisch eindeutige lokale Zuckungsreaktion manuell nur schwer zuverlässig auszulösen

Die Mm. rhomboidei lassen sich am besten auf myofasziale Triggerpunkte untersuchen, wenn der Patient sitzt und die Arme nach vorn hängen lässt. In dieser Haltung entspannen die Muskeln und die Skapula ist abduziert, d.h. weiter von der Wirbelsäule entfernt. Ein verspanntes Faserbündel in einem der Mm. rhomboidei ist auf Grund seiner Faserrichtung eindeutig vom M. trapezius zu unterscheiden. Die Fasern der Mm. rhomboidei verlaufen nach schräg unten und lateral und von der Wirbelsäule weg, während die aszendierenden Fasern des M. trapezius nach kranial und lateral ausgerichtet sind. Die Fasern des M. trapezius, Pars transversale, verlaufen annähernd horizontal. Durch Innenrotation und Adduktion des Humerus wird die Skapula kaudal rotiert (mediale Rotation des Angulus inferior). Die Fasern der Mm. rhomboidei treten deutlicher hervor, wenn der Patient versucht, die Skapula zu adduzieren. Die unterschiedliche Faserrichtung des M. trapezius wird deutlich, wenn der Arm abduziert und die Skapula kranial rotiert wird (funktionsfähige Abduktoren und Rotatoren des Humerus vorausgesetzt).

Die Mm. rhomboidei werden auf verspannte Faserbündel palpiert, und der mittlere Bereich solcher Bündel dann auf die für Triggerpunkte typischen Druckschmerzen hin untersucht (X im Schmerzmuster, Abb. 27.1, linke Seite). Die Palpation entlang des Margo medialis scapulae zeigt Triggerpunktzonen in der Nähe der Ansatzstellen (X in der anatomischen Zeichnung, Abb. 27.1, rechte Seite). Diese Druckschmerzen nahe der Skapula weisen oft auf eine Insertionstendopathie hin, die durch Triggerpunkte in den Mm. rhomboidei oder eine Überlastung bei verspannten Mm. pectoralis entstanden ist.

Bis auf die kaudalen Enden der untersten Fasern müssen alle anderen Teile der Mm. rhomboidei durch den M. trapezius hindurch palpiert werden. Lokale Zuckungsreaktionen sind nur schwer auszulösen, dann aber diagnostisch aufschlussreich. Durch tiefe Palpation kann der Übertragungsschmerz der Triggerpunkte der Mm. rhomboidei reproduziert werden.

Falls unklar ist, wo sich die Muskelränder befinden, legt sich der Patient auf den Bauch und legt sich eine Hand in den Rücken. Der Untersucher versucht, einen Finger (eventuell mit Nachdruck durch die andere Hand) unter den Margo medialis scapulae zu legen. Wenn der Patient die Hand vom Rücken abhebt, kontrahieren die Mm. rhomboidei heftig und schieben den Finger des Untersuchers weg. Nachdem die Abgrenzung der Muskeln geklärt ist, palpiert der Untersucher quer zum Faserverlauf auf „strangartige" Faserbündel, in denen die Triggerpunkte liegen.

Aktive Triggerpunkte in der Pars descendens des M. trapezius können als Schlüsseltriggerpunkte zu Satellitentriggerpunkten im M. rhomboideus minor führen. Normalerweise verschwinden die Triggerpunkte in den Mm. rhomboidei, sobald die Triggerpunkte des M. trapezius inaktiviert wurden [13].

27.10 Engpass

Soweit bekannt, verursachen diese Muskeln keine Nervenengpässe.

27.11 Differenzialdiagnose

Patienten mit chronischen Schmerzen am Achsenskelett und zusätzlichen lokalen Beschwerden, die zum Bild einer Fibromyalgie passen, sollten auf die spezifischen Druckpunkte und andere diagnostische Basisdaten für eine Fibromyalgie untersucht werden [34]. Einer Studie zufolge litten 20% von 96 Personen mit myofaszialen Schmerzen bei Triggerpunkten außerdem unter einer Fibromyalgie [11]. Die Behandlung von Patienten mit beiden Syndromen bedarf besonderer Überlegungen.

Die von Triggerpunkten in den Mm. rhomboidei verursachten Schmerzen können als *skapulokostales Syndrom* fehldiagnostiziert werden, wenn eine Untersuchung auf Triggerpunkte versäumt oder unzureichend durchgeführt wurde.

27.11.1 Gelenkdysfunktion

Eine Gelenkdysfunktion im Zusammenhang mit Triggerpunkten in den Mm. rhomboidei kann jedes Segment zwischen C_7 und Th_5 betreffen. Im Allgemeinen sind zwei oder mehrere Segmente betroffen. Typischerweise sind multiple Dysfunktionen auf einer Ebene zu beobachten: Die Wirbel sind zur Seite des Muskels mit Triggerpunkten flektiert und von ihm weg rotiert. Gelegentlich findet sich eine zentrale Dysfunktion. Normalerweise liegt sie auf Th_3, und ist durch Extension, Lateralflexion und Rotation eines einzelnen Segments zur selben Seite charakterisiert. Inspektorisch fällt eine abgeflachte obere Brustwirbelsäule auf, die sich der versuchten Flexion widersetzt. Gleichzeitig sind die Schulterblätter adduziert und die Mm. rhomboidei betroffen. Diese segmentelle Dysfunktion muss erkannt und behandelt werden. Wenn das geschehen ist, stellt man oft fest, dass der Triggerpunkt in den Mm. rhomboidei ebenfalls inaktiviert wurde.

27.11.2 Assoziierte Triggerpunkte

Verschiedene Muskeln übertragen Schmerzen in einem Muster, das dem der Mm. rhomboidei ähnelt. Es sind die Mm. scaleni, levator scapulae, trapezius (Pars transversale), infraspinatus und latissimus dorsi. Auch diese Muskeln sollten auf Triggerpunkte untersucht werden, vor allem, wenn die Mm. rhomboidei nur unbefriedigend auf die Therapie ansprechen.

Aktive Triggerpunkte in den Mm. rhomboidei werden meist erst erkannt, nachdem die Triggerpunkte in den Mm. levator scapulae, trapezius und infraspinatus inaktiviert wurden. Patienten mit Triggerpunkten in den Mm. rhomboidei klagen über Schmerzen im oberen Rücken und an den Schulterblättern. Sie sind oft vornüber gebeugt und lassen die Schultern hängen, wirken flachbrüstig und können wegen der trigger-

punktbedingten Verspannung von M. pectoralis major und/oder minor nicht aufrecht stehen. In diesem Fall sind die Mm. rhomboidei und trapezius (Pars transversa) beidseitig überlastet, weil sie dem kräftigeren, verspannten M. pectoralis entgegenwirken müssen. Die Triggerpunkte des M. pectoralis können durchaus latent sein und sich nicht durch Schmerzen bemerkbar machen, aber sie überlasten trotzdem ihre dorsalen Antagonisten, die dann zu Beschwerden führen. Triggerpunkte im M. serratus anterior können die Mm. rhomboidei ebenfalls überlasten.

▬▬▬ 27.12 Lösung von Triggerpunkten

(Abb. 27.3 und 27.4)
Die Mm. rhomboidei sind für Inhibition und Dehnungsschwäche anfällig [20]. Diese Problematik darf daher nicht durch zusätzliches Überdehnen verschärft werden. Die Dehnungsschwäche wird überwunden, indem man dafür sorgt, dass der anhaltende Zug auf die Muskeln abgebaut wird und ihre normale Funktionsfähigkeit und muskuläre Balance wiederhergestellt werden [20].

Der Therapeut muss unterscheiden, ob triggerpunktbedingte Druckschmerzen vorliegen, oder ob sich verspannte Faserbündel bei einer durch Überdehnung verursachten Insertionstendopathie gebildet haben. Die Behandlung sollte damit beginnen, gegebenenfalls Triggerpunkte in den Mm. pectorales zu inaktivieren, sodass diese ihre normale Ruhelänge zurückerhalten. Es empfiehlt sich, auch den M. serratus anterior zu überprüfen (insbesondere dessen kaudalen Anteil) und vorhandene Triggerpunkte zu inaktivieren. Der Ansatzbereich der Mm. rhomboidei muss sorgfältig auf Druckschmerzen überprüft werden, die auf eine sekundäre Insertionstendopathie deuten. Falls sowohl Triggerpunkte als auch eine Insertionstendopathie vorliegen, sollten zunächst die gereizten Ansatzstellen durch Druckanwendung und tief streichende Massage der verspannten Faserbündel entlastet werden. Die Korrektur einer zusammengesunkenen Haltung mit runden Schultern (Kapitel 41) ist unerlässlich, um Triggerpunkte in den Mm. rhomboidei dauerhaft zu beheben bzw. die Insertionstendopathie auszuschalten, die zu den Schmerzen beiträgt.

Wenn sich der Therapeut für eine Lösung der Mm. rhomboidei durch Sprühen und Dehnen entscheidet, nimmt der Patient auf einem Sessel Platz, entspannt sich und lässt den Oberkörper

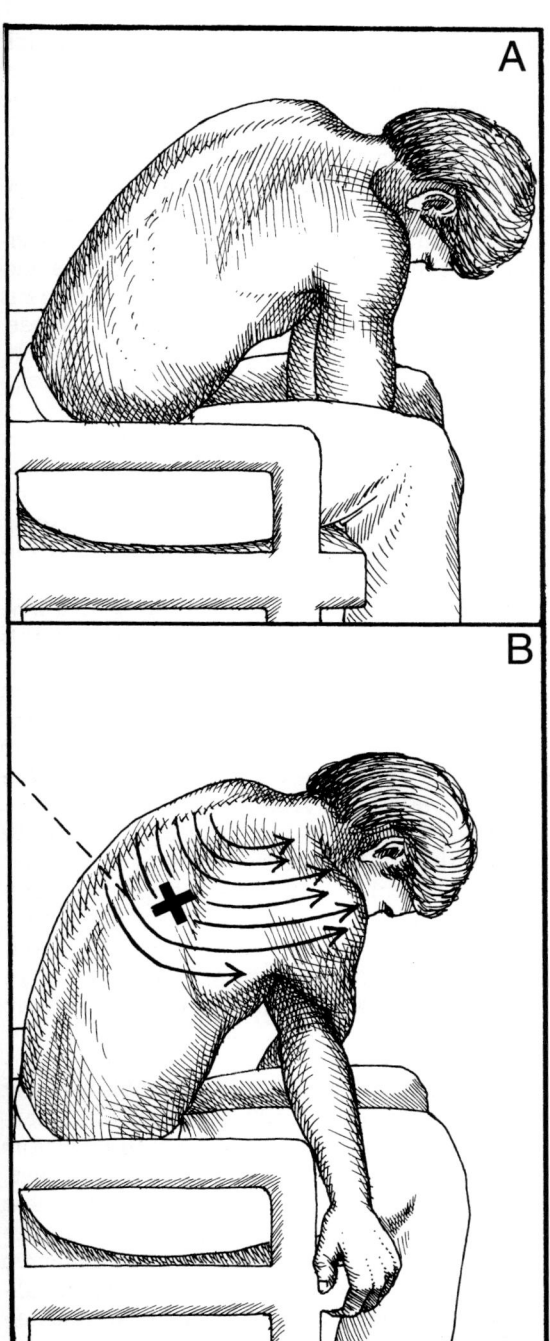

Abb. 27.3: Dehnungsposition und Sprühmuster (*dünne Pfeile*) für einen Triggerpunkt (**X**) im rechten M. rhomboideus major. In dieser Position sollte nur bei einem stark verspannten Muskel therapiert werden. **A:** optimale Position zur Entspannung des M. rhomboideus minor mit Unterstützung der Schwerkraft. **B:** optimale Position zur Entspannung des M. rhomboideus major mit Unterstützung der Schwerkraft und Sprühmuster für beide Muskeln. Zusätzlicher manueller Druck durch den Therapeuten gegen die Skapula ist nicht ratsam, da die Mm. rhomboidei leicht überdehnt werden.

nach vorn sinken. Seine Arme hängen zwischen den Knien (Abb. 27.3A) oder sind vor der Brust gekreuzt (Abb. 27.3B). Der Patient sollte einen „Buckel" machen (die Brustwirbelsäule flektieren) und die Schulterblätter vom Gewicht der Arme nach vorn und zur Seite ziehen lassen. Das Spray wird langsam in kaudal gerichteten Bahnen entsprechend dem Faserverlauf über den Mm. rhomboidei aufgebracht (Abb. 27.3B). Die obersten Kühlbahnen werden weiter über die Skapula gezogen und decken den lateralen Abschnitt des Übertragungsschmerzmusters ab. Nach dem Kühlen atmet der Patient tief ein, und anschließend ebenso tief aus und entspannt die Muskeln. Er kreuzt die Arme weiter vor dem Körper, um die Mm. rhomboidei unter neue Vorspannung zu bringen.

Bei Anwendung anderer Techniken verringert sich das Risiko, die Mm. rhomboidei zu überdehnen. Dazu gehören die Triggerpunktlösung durch Druck, die tief streichende Massage des verspannten Faserbündels, das Verfahren aus Halten und Entspannen [33] sowie indirekte Techniken [18]. Wenn sowohl Triggerpunkte als auch eine Insertionstendopathie behandelt werden müssen, müssen Erstere gelöst werden, ohne Letztere zu verschlimmern. In Abbildung 27.4 wird die postisometrische Relaxation (myofasziale Lösung) der rechten Mm. rhomboidei dargestellt. Der Therapeut gibt leichten Widerstand gegen die Adduktion der Skapula (Retraktion),

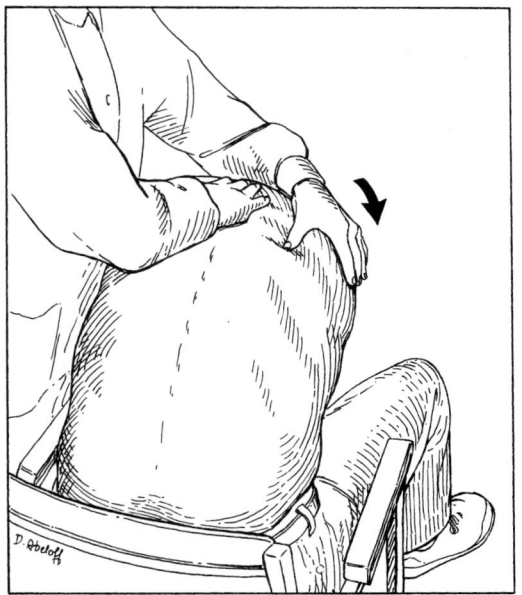

Abb. 27.4: Postisometrische Relaxation an den rechten Mm. rhomboidei (Beschreibung im Text).

während der Patient langsam einatmet und zur Decke blickt. Anschließend blickt er nach links abwärts, atmet aus und entspannt sich vollständig. Wenn der Muskel sich löst, folgt der Therapeut mit der Hand der Bewegung der Skapula in Abduktion (Pfeil) und nimmt Vorspannung auf, während der Patient sich beim Ausatmen darauf konzentriert, alle Muskeln zu entspannen.

Alternativ legt sich der Patient bäuchlings auf die Behandlungsliege und lässt Arme und Schultern über die Seiten herabhängen.

Das Verfahren zur Entspannung der Interskapularmuskulatur und zur Mobilisierung der Skapula, das in Abbildung 18.3 dargestellt wird, eignet sich auch zum Lösen der Mm. rhomboidei. Ehrenfeuchter beschreibt und illustriert eine Weichteiltechnik für die Mm. rhomboidei [6].

Alternativ legt sich der Patient auf die nicht betroffene Seite. Der Therapeut steht vor dem Patienten, greift unter dessen Arm und führt gleichzeitig die manuelle Lösung und Mobilisierung der Mm. rhomboidei und des M. trapezius (Pars transversale) aus, wobei er das postisometrische Relaxationsverfahren integriert.

Wenn die Mm. rhomboidei gekräftigt werden müssen, nehmen Patient und Therapeut die eben beschriebene (und in Abb. 18.3 abgebildete) Position ein. Dadurch kann der Therapeut Arm und Skapula des Patienten mit einer Hand führen (und zu einem späteren Zeitpunkt Widerstand geben) während er die andere Hand benutzt, um die Mm. rhomboidei zu mobilisieren. Alle weiteren Übungen mit progressivem Widerstand sollten vom Therapeuten überwacht und angeleitet werden. Mithilfe eines Biofeedbacksystems für den Hausgebrauch könnte der Patient sein häusliches Übungsprogramm absolvieren, ohne einen schwachen Muskel zu überdehnen.

Den Abschluss von Sprühen und Dehnen bildet die Anwendung von feuchter Wärme. Nach allen Lösungsverfahren bewegt der Patient die Skapula zwei- bis dreimal im vollen Bewegungsausmaß.

■■■ 27.13 Infiltration von Triggerpunkten

Der Triggerpunkt in der Fasermitte wird präzise lokalisiert und zwischen den Fingern der palpierenden Hand gegen die Thoraxwand fixiert. Eine Kanüle von 3,8 cm Länge wird annähernd tangential zur Haut eingestochen. Durch Infiltration mit 0,5%iger Procainlösung lässt sich der Postinjektionsschmerz, der bei trockener Nadelung auftritt, dämpfen [14]. Die Kanüle wird auf eine Rippe ausgerichtet, um den Interkostalraum nicht zu punktieren. Die Gefahr einer Punktion der Pleura lässt sich dadurch ausschalten, dass der Arzt den zweiten und dritten Finger an die Interkostalräume ober- und unterhalb der Einstichstelle legt [3]. Eine lokale Zuckungsreaktion bestätigt, dass der aktive Fokus eines Triggerpunktes durchstochen wurde. Wenn keine lokale Zuckungsreaktion auftritt, ist die Infiltration wahrscheinlich nicht erfolgreich [14].

Anschließende Anwendung von feuchter Wärme trägt dazu bei, den Postinjektionsschmerz zu lindern. Danach werden drei Bewegungsabläufe im vollen Bewegungsausmaß ausgeführt, um Funktionsfähigkeit und Koordination der Muskelfasern zu normalisieren.

Rachlin beschreibt und illustriert eine ähnliche Infiltrationstechnik für die Mm. rhomboidei [27].

Bei einem myofaszialen Triggerpunkt im M. rhomboideus minor kann es sich um den Satelliten eines auslösenden Triggerpunktes im M. trapezius (Pars descendens) handeln. In diesem Fall bildet sich letzterer meist zurück, sobald der Triggerpunkt im M. trapezius inaktiviert wurde [13].

■■■ 27.14 Korrigierende Maßnahmen

Da die Mm. rhomboidei für Inhibition und Schwäche anfällig sind [20, 22], stehen im Zentrum der korrigierenden Maßnahmen eher vom Patienten selbst angewandte manuelle Lösungstechniken und die Korrektur einer Fehlhaltung als Dehnungsübungen. Die durch eine Insertionstendopathie hervorgerufenen Schmerzen klingen ebenso wie die Dehnungsschwäche allmählich ab, wenn die Muskeln in Neutralstellung bleiben, sodass sie weder gezerrt noch verkürzt werden. Wenn die Mm. pectoralis des Patienten betroffen sind, sollte er täglich die Dehnungsübungen in einer Türöffnung ausführen (Abb. 42.9), möglichst im Anschluss an eine warme Dusche, ein Vollbad, oder nachdem eine Wärmepackung aufgelegt wurde.

Der Patient sollte Druckanwendung gegen Triggerpunkte an den Mm. rhomboidei erlernen, indem er sich auf dem Fußboden (oder im Bett auf einem großen, dünnen Buch) auf einen Tennisball legt oder einen Theracane® benutzt. Er kann die umschriebenen Druckschmerzen eines Triggerpunktes in den Mm. rhomboidei „herausdrücken", indem er den Tennisball entlang des Margo medialis scapulae rollen lässt. Wenn die Mm. rhomboidei beidseitig betroffen sind, kann er gleichzeitig *zwei* gekühlte Tennisbälle verwenden (Abb. 18.4). Der Druck wird so lange auf eine empfindliche Stelle zentriert, bis der Schmerz abklingt. Gewöhnlich dauert das 20 bis 30 Sekunden.

Ein Lendenpolster oder eine Stütze im thorakolumbalen Bereich verhelfen zu einer besseren Haltung und Aufrichtung, insbesondere bei Arbeiten am Schreibtisch oder beim Autofahren. Sitzgelegenheiten, die den oberen Thorax und die Schultern nach vorn schieben, sollten nicht benutzt werden. Eine leichte Rückneigung der Lehne und eine Stütze im Lendenbereich sind erforderlich, damit eine bequeme, körperfreundliche Sitzhaltung eingenommen werden kann.

Ein Patient, der sich am Schreibtisch in die Arbeit vertieft und vergisst von Zeit zu Zeit die Haltung zu ändern und die Muskeln zu entlasten, sollte sich einen Küchenwecker in eine andere Zimmerecke stellen. Das zwingt ihn, in regelmäßigen Abständen von 20–30 Minuten aufzustehen, um den Wecker erneut zu stellen. Seine Gedankengänge werden davon nicht unterbrochen.

Eine Protrusion der Skapula bei einer *funktionellen* Skoliose durch eine Beinlängendifferenz oder unterschiedlich große Beckenhälften kann durch angemessene Unterlagen korrigiert werden, die das Becken horizontal stellen und die Wirbelsäule aufrichten (Band 2, Kapitel 4).

Wenn der Therapeut die Mm. rhomboidei für so weit wiederhergestellt hält, dass sie unbedenklich sanften, vertiefenden Selbstdehnungen ausgesetzt werden können, sollte der Patient die Dehnungsübung für die Pars transversale des M. trapezius erlernen (Abb. 6.15), unterstützt von postisometrischer Relaxation. Auf diese Weise werden auch Verspannungen in den Mm. rhomboidei gelöst.

Literatur

1. Agur AM: *Grant's Atlas of Anatomy.* Ed. 9. Williams & Wilkins, Baltimore, 1991:234, 381 (Figs. 4-48, 6-32).
2. Basmajian JV, DeLuca CJ: *Muscles Alive.* Ed. 5. Williams & Wilkins, Baltimore, 1985 (pp. 268, 385, Fig. 12-1).
3. Bonica JJ, Sola AE: Chest pain caused by other disorders. Chapter 58. In: *The Management of Pain.* Ed. 2. Edited by Bonica JJ, Loeser JD, Chapman CR, *et al.* Lea & Febiger. Philadelphia, 1990, pp. 1114–1145 (p. 1135).
4. Clemente CD: *Gray's Anatomy.* Ed. 30. Lea & Febiger, Philadelphia, 1985 (pp. 515, 516, Fig. 6-42).
5. Clemente CD: *Anatomy.* Ed. 3. Urban & Schwarzenberg, Baltimore, 1987 (Fig. 523).
6. Ehrenfeuchter WC: Soft tissue techniques. Chapter 56. In: *Foundatians for Osteopathic Medicine.* Edited by Ward RC. Williams & Wilkins, Baltimore, 1997. pp. 781–794 (p. 792).
7. Eisler P: *Die Muskeln des Stammes.* Gustav Fischer, Jena, 1912 (Fig. 51).
8. *Ibid.* (Fig. 52).
9. *Ibid.* (Fig. 68).
10. Ellis H. Logan B, Dixon A: *Human Cross-Sectional Anatomy: Atlas af Body Sections and CT Images.* Butterworth Heinemann, Boston, 1991 (Sects. 28, 30–35).
11. Gerwin R: A study of 96 subjects examined both for fibromyalgia and myofascial pain. *J Musculoske Pain 3(Suppl 1):*121, 1995.
12. Gerwin RD, Shannon S, Hong CZ, *et al.:* Interrater reliability in myofascial trigger point examination. *Pain* 69:65–73, 1997.
13. Hong CZ: Considerations and recommendations regarding myofascial trigger point injection. *J Musculoske Pain 2(1):*29–59, 1994.
14. Hong CZ: Lidocaine injection versus dry needling to myofascial trigger point: the importance of the local twitch response. *Am J Phys Med Rehabil 73:*256–263, 1994.
15. Inman VT, Saunders JB, Abbott LC: Observations the function of the shoulder joint. *J Bone Joint Surg* 26:1–30, 1944 (p. 27, Fig. 33).
16. Ito N: Electromyographic study of shoulder joint. *J Jpn Orthop Assoc 54:*1529–1540, 1980.
17. Jenkins DB: *Hollinshead's Functional Anatomy of the Limbs and Back.* Ed. 6. W.B. Saunders, Philadelphia, 1991 (p. 83).
18. Jones LH: *Strain and Counterstrain.* The American Academy of Osteopathy, Colorado Spring, 1981.
19. Kellgren JH: Observations on referred pain arising from muscle. *Clin Sci* 3:175–190, 1938 (p. 183).
20. Kendall FP, McCreary EK, Provance PG: *Muscles: Testing and Function.* Ed. 4. Williams & Wilkins, Baltimore, 1993 (pp. 282, 283, 294, 334, 335).
21. Kraus H: *Clinical Treatment of Back and Neck Pain.* McGraw-Hill, New York, 1970 (p. 98).
22. Lewit K: *Manipulative Therapy in Rehabilitation of the Locomotor System.* Ed. 2. Butterworth Heinemann, Oxford, 1991.
23. McMinn RM, Hutchings RT, Pegington J, *et al.: Color Atlas of Human Anatomy.* Ed. 3. Mosby-Year Book, Missouri, 1993 (p. 120).
24. Mennell JM: *Joint Pain: Diagnosis und Treatment Using Manipulative Techniques.* Little, Brown and Company, Boston. 1964 (pp. 78–89).
25. Pernkopf E: *Atlas of Topographical and Applied Human Anatomy,* Vol. 2. W.B. Saunders, Philadelphia, 1964 (Fig. 28).

26. *Ibid.* (Fig. 44).
27. Rachlin ES: Injection of specific trigger points. Chapter 10. In: *Myofascial Pain and Fibromyalgia.* Edited by Rachlin ES. Mosby, St. Louis, 1994, pp. 197–360 (pp. 312–314).
28. Rasch PJ, Burke RK: *Kinesiology and Applied Anatomy.* Lea & Febiger, Philadelphia, 1967 (p. 151).
29. Scovazzo ML, Browne A, Pink M, *et al.:* The painful shoulder during freestyle swimming. Am *J Sports Med 19(6):*577–582, 1991.
30. Sola AE, Kuitert JH: Myofascial trigger point pain in the neck and shoulder girdle. *Northwest Med 54:*980–984, 1955 (p. 983).
31. Sola AE, Rodenberger ML, Gettys BB: Incidence of hypersensitive areas in posterior shoulder muscles. *Am J Phys Med 34:*585–590, 1955.
32. Spalteholz W: *Handatlas der Anatomie des Menschen.* Ed. 11, Vol. 2. S. Hirzel, Leipzig, 1922 (p. 303).
33. Voss DE, Ionta MK, Myers BJ: *Proprioceptive Neuromuscular Facilitation.* Ed. 3. Harper & Row, Philadelphia, 1985.
34. Wolfe F, Smythe HA, Yunus MB, *et al.:* American College of Rheumatology 1990 Criteria for the Classification of Fibromyalgia: Report of the Multicenter Criteria Committee. *Arthritis Rheum 33:*160–172, 1990.

Oberer Rücken

M. deltoideus

Übersicht: Übertragungsschmerzen von aktiven Triggerpunkten im M. deltoideus werden nicht wie bei den meisten Muskeln in eine entfernte Region geleitet, sondern breiten sich örtlich im Bereich des befallenen Muskelanteils aus (Pars clavicularis, acromialis, spinalis). Die Lage des jeweiligen Triggerpunktes entspricht der Lage der Endplattenzone. **Anatomie:** Proximal setzen die drei Anteile des Muskels an Klavikula, Akromion und Spina scapulae an, distal inserieren sie an der Tuberositas deltoidea humeri. Der Faserverlauf der Pars acromialis unterscheidet sich von dem der beiden anderen Anteile, woraus eine unterschiedliche Anordnung der Endplatten folgt. **Funktion**: Die Pars clavicularis dieses oberflächlichen Muskels, der das Caput humeri bedeckt, antevertiert hauptsächlich den Arm, die Pars acromialis abduziert in erster Linie, und die Pars spinalis retrovertiert ihn. Alle drei Anteile unterstützen die Abduktion. Die Pars clavicularis wirkt bei Anteversion und Retroversion als Antagonist der Pars spinalis. Alle drei Anteile unterstützen synergistisch den M. supraspinatus bei der Abduktion des Armes im Schultergelenk. **Funktionelle Einheit:** Die Pars clavicularis des M. deltoideus fungiert als Synergist der Pars clavicularis des M. pectoralis major, des M. biceps brachii (Caput longum) und des M. coracobrachialis. Die Pars spinalis wirkt synergistisch mit den Mm. latissimus dorsi, teres major und triceps brachii (Caput longum). Die **Aktivierung und Aufrechterhaltung von Triggerpunkten** erfolgt durch ein Aufpralltrauma bei sportlicher Bewegung oder anderen Aktivitäten, durch Überanstrengung oder die subkutane Injektion eines reizenden Medikamentes in latente Triggerpunkte. Im M. deltoideus können sich auch Satelliten von Schlüsseltriggerpunkten in einem anderen Muskel bilden. Insbesondere der M. infraspinatus kommt hier in Frage. **Untersuchung des Patienten:** Wenn die Pars clavicularis des M. deltoideus aktive Triggerpunkte enthält, kann sich der Patient kaum und nur unter Schmerzen den Rücken reiben, und die Abduktion des außenrotierten Armes ist schmerzhaft. Triggerpunkte in der Pars spinalis des Muskels schwächen die Abduktion des innenrotierten Armes und machen sie schmerzhaft. **Differenzialdiagnostisch** müssen Rupturen der Rotatorenmanschette, eine Bursitis subdeltoidea, ein Impingementsyndrom, eine Radikulopathie C_5 sowie Triggerpunkte in den Mm. supra- und infraspinatus und in der Pars clavicularis des M. pectoralis major ausgeschlossen werden. Die **Lösung von Triggerpunkten** durch Sprühen und Dehnen verlangt für die drei Muskelanteile eine jeweils unterschiedliche Lagerung des Patienten. Es wird von proximal nach distal gesprüht. Der Muskel spricht gut auf eine Entspannungsvertiefung durch postisometrische Relaxation an. Wer sich für die **Infiltration von Triggerpunkten** entscheidet, sollte beim Infiltrieren der Pars clavicularis den Verlauf der V. cephalica beachten. **Korrigierende Maßnahmen** bestehen darin, mechanische Belastungen auszuschalten, systemische, die Triggerpunkte aufrecht erhaltende Faktoren zu erkennen und zu beseitigen und täglich Dehnungsübungen auszuführen, um zu verhindern, dass sich die Triggerpunkte reaktivieren.

28

Inhaltsübersicht

■■■■ 28.1 Übertragungsschmerzen

(Abb. 28.1)
Der M. deltoideus gehört zu den Muskeln, in denen sich häufig myofasziale Triggerpunkte entwickeln [20]. Wenn diese Foki erhöhter Reizbarkeit in der Pars clavicularis des Muskels auftreten (Abb. 28.1A) leiten sie Schmerzen in die Regiones deltoidea anterior und posterior [10, 31, 52, 55, 57]. Der Übertragungsschmerz von aktiven Triggerpunkten in der Pars spinalis des M. deltoideus konzentriert sich auf die hintere Schulter und strahlt manchmal über angrenzende Flächen am Oberarm aus [10]. Triggerpunkte in der Pars acromialis des M. deltoideus rufen Schmerzen in derselben Schulterregion hervor, die in benachbarte Areale ausstrahlen können (Abb. 28.1C). Der M. deltoideus leitet keine Übertragungsschmerzen in entferntere Körperregionen. Durch experimentelle Injektionen von hypertoner Kochsalzlösung ließ sich der Übertragungsschmerz dieses Muskels auslösen [51].

Abbildung 28.1D zeigt, wo die Triggerpunkte des M. deltoideus am häufigsten liegen. Diese Abbildung muss zusammen mit Abbildung 28.3 betrachtet werden, die die Lage der Endplatten (rote Punkte) in den drei Teilen des M. deltoideus schematisch zeigt.

■■■■ 28.2 Anatomie

(Abb. 28.2 und 28.3)
Proximal setzt die Pars clavicularis des M. deltoideus am seitlichen Drittel der Klavikula an, die Pars acromialis am Akromion und die Pars spinalis am lateralen Abschnitt der Spina scapulae. *Distal* konvergieren alle Fasern nahe der Mitte der lateralen Fläche des Humerus und heften sich an die Tuberositas deltoidea. Diese

Stelle ist bei den meisten Patienten als Hautgrübchen an der Spitze eines vom Muskel gebildeten „V" gekennzeichnet.

Die Fasern der Pars clavicularis und spinalis sind spindelförmig in langen Bündeln angeordnet, die sich zwischen den Ansatzstellen ausspannen. Die Fasern der Pars acromialis sind vielfach gefiedert angeordnet. Sie verlaufen schräg zwischen proximalen Sehnen (normalerweise vier), die sich vom Akromion durch das Muskelfleisch ziehen. Drei miteinander verflochtene Sehnen ziehen von der Tuberositas deltoidea wie bereits beschrieben [15] und in schematischer Zeichnung dargestellt [5] nach kranial. Auf Grund ihrer Anlage bringt somit die Pars acromialis mehr Kraft durch kürzeren Weg auf als die Pars clavicularis und spinalis.

In Grant's Atlas of Anatomy [2] und in Abbildung 28.2 wird die tatsächliche Komplexität der Pars acromialis des M. deltoideus realistischer dargestellt als in der schematischen Vereinfachung von Abbildung 28.3. Die schematische Darstellung der Lage der Endplattenzonen zeigt, wie unterschiedlich die Endplatten in den drei Muskelanteilen verteilt sind. Die in Abbildung 28.1 eingezeichneten Triggerpunkte stimmen überwiegend mit der Lage der Endplattenzonen überein, wie sie in Abbildung 28.3 wiedergegeben ist.

Abbildung 28.3 gibt die Lage der Endplatten im M. deltoideus schematisch wieder. Eine Endplatte liegt normalerweise ungefähr im mittleren Anteil der von ihr versorgten Muskelfaser. Die Endplattenzonen in einem spindelförmigen Muskel wie den Pars clavicularis und spinalis des M. deltoideus (Gleiches gilt für den M. biceps brachii) ziehen sich wie ein (manchmal unregelmäßiges) Band durch den mittleren Muskelabschnitt. Die Endplatten in den spitzwinklig verlaufenden Fasern der Pars acromialis des M. deltoideus sind dagegen weitläufig im Muskel verstreut [14]. Daher findet man die Triggerpunkte der Pars clavicularis und spinalis

Oberer Rücken

des M. deltoideus auch annähernd in der Mitte des Muskels, während die der Pars acromialis im ganzen Muskel verteilt sein können.

Vierundzwanzig Mm. deltoidei beider Körperseiten wurden histologisch untersucht. Sechzig Prozent der Fasern gehörten zum Typ I (langsam zuckend, schwer ermüdbar), unabhängig von Händigkeit, Alter, Geschlecht oder Berufstätigkeit der jeweiligen Person [30]. Es ist nichts darüber vermerkt, aber vermutlich wurden die Biopsate aus der Pars acromialis und nicht den Pars clavicularis und spinalis des M. deltoideus entnommen.

Weiterführende Literatur
Es liegen anschauliche Darstellungen des M. deltoideus in der Ansicht von anterior [1, 37, 42, 48], lateral [2, 16, 38, 49] sowie von dorsal [3, 17, 39, 43, 50] und im Querschnitt [4, 44] vor.

28.3 Innervation

Der Muskel wird aus den Spinalwurzeln C_5 und C_6 über einen Ast des Fasciculus posterior, den N. axillaris, innerviert [15].

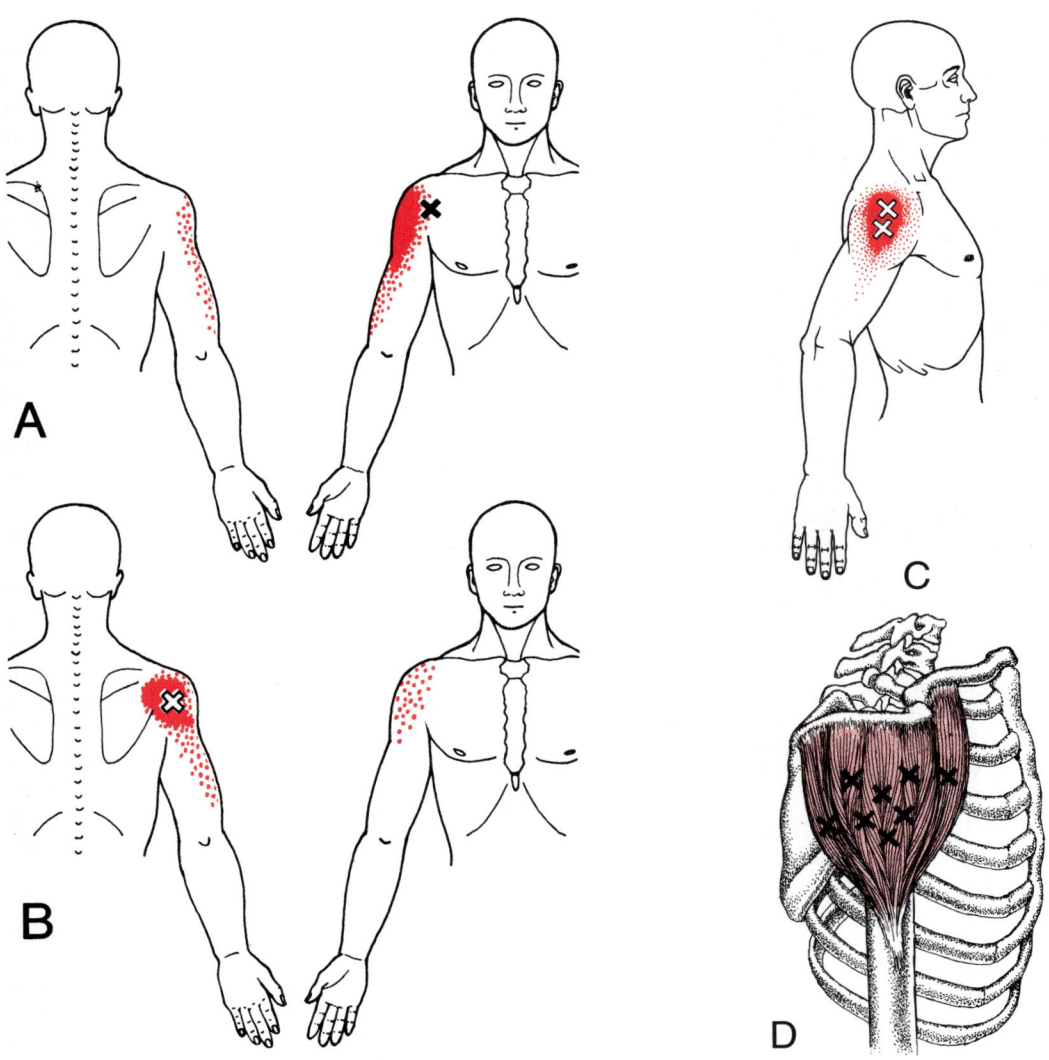

Abb. 28.1: Übertragungsschmerzmuster (*dunkelrot*) von Triggerpunkten (**X**) im rechten M. deltoideus (*hellrot*). **A:** Schmerzmuster von Triggerpunkten in der Pars clavicularis des M. deltoideus. **B:** Schmerzmuster von der Pars spinalis. **C:** Schmerzmuster von Triggerpunkten in der Pars acromialis des Muskels. **D:** häufige Triggerpunkte im M. deltoideus, Ansicht von lateral. Die Verteilung der Triggerpunkte in den Pars clavicularis und spinalis unterscheidet sich von der in der Pars acromialis. Aus Abbildung 28.2 ist der Grund ersichtlich.

Oberer Rücken

▬▬ 28.4 Funktion

Eine Zeit lang galt die Auffassung, dass der M. deltoideus die Abduktion im Schultergelenk initiiert, und der M. supraspinatus sie beendet. Die elektrische Aktivität beider Muskeln nimmt jedoch während der gesamten Abduktion ständig zu. Am ausgeprägtesten ist sie in beiden, wenn der Arm um 90–180° angehoben wird [25].

Die Abduktion des Armes vollzieht sich normalerweise reibungslos koordiniert mit Bewegungen im Schultergelenk und einer Rotation der Skapula im Verhältnis 2 : 1 [25]. Dieser Ablauf wird als skapulohumeraler Rhythmus [13] bezeichnet. Wenn der M. supraspinatus oder der M. deltoideus gelähmt sind, verringern sich

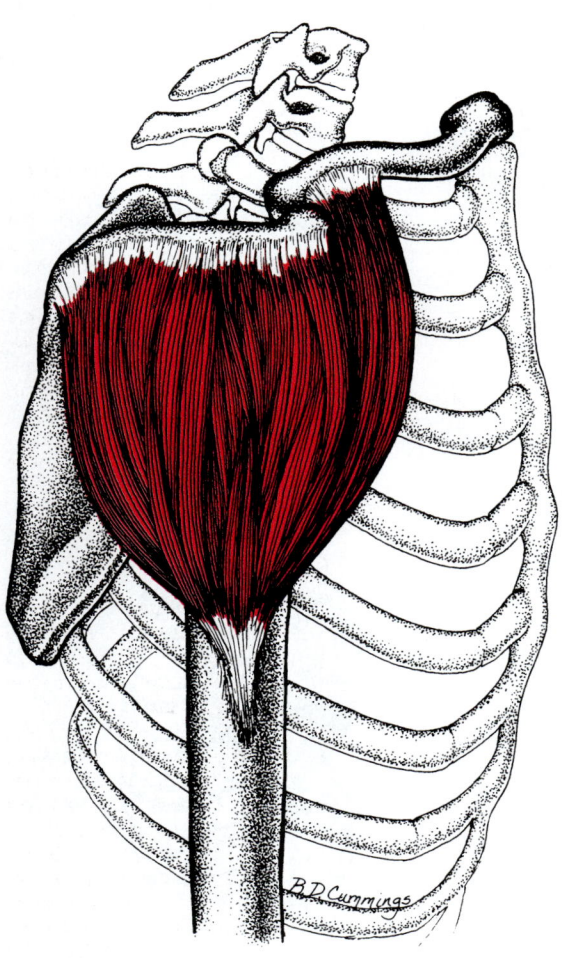

Abb. 28.2: Ansätze des rechten M. deltoideus. Vergleichen Sie die komplex verflochtenen Fasern im Mittelteil mit der spindelförmigen Anordnung im anterioren und posterioren Teil

lediglich Kraft und Ausdauer der Abduktion [18, 19]. Sofern der M. deltoideus eines Patienten jedoch multiple Triggerpunkte enthält, ist der Muskel stark geschwächt oder es ist dem Patienten unmöglich, den Arm um 90° zu abduzieren.

Wenn alle drei Muskelanteile gleichzeitig kontrahieren, abduzieren sie den Arm [6, 15]. Die Hauptarbeit leisten dabei die Fasern der Pars acromialis, wobei die Fasern der Pars clavicularis und spinalis das Schultergelenk stabilisieren [32]. Lediglich die ganz peripheren der beiden letztgenannten Muskelanteile adduzieren den Arm [27], ansonsten arbeiten sie in Opposition zueinander.

Die *Pars clavicularis* des M. deltoideus antevertiert den Arm [15, 27, 45], wie durch EMG-Ableitung [6] und Stimulationsstudien [19] nachgewiesen wurde. Die Fasern werden auch bei der horizontalen Adduktion des Armes vor die Brust aktiv [45]. Einer Studie zufolge wird die Pars clavicularis am stärksten aktiviert, wenn der Arm in Kombination der beiden Bewegungen schräg nach vorn zur Körpermittellinie angehoben wird [41]. Auf Grund der Ansatzstellen könnte man annehmen, dass dieser Anteil des Muskels den Arm innenrotiert [15, 27, 32], doch Elektromyographen bezweifeln dies [6]. Wenn die Hand zum Gesicht gehoben wird, müssen die Pars clavicularis des M. deltoideus und der M. serratus anterior angemessen arbeiten [19]. Beide Muskeln tragen zum skapulohumeralen Rhythmus bei.

Die *Pars acromialis* des M. deltoideus ist strukturell für Abduktion angelegt, während derer auch starke EMG-Potentiale abgeleitet werden [6]. Während einer konischen Bewegung wurde eine maximale Aktivität der Pars acromialis verzeichnet, wenn der Arm schräg aufwärts und von der Körpermittellinie fortgeführt wurde [41]. Der lineare Anstieg der EMG-Aktivität bei Abduktion des Armes deutet auf eine primäre Abduktionsfunktion dieses Muskelanteils. Bei Anteversion des Armes erfolgt ein nichtlinearer Aktivitätsanstieg jenseits von 60°. Diese Aktion wird also stärker, je weiter der Arm angehoben wird [26].

Die *Pars spinalis* des M. deltoideus retrovertiert den Arm [6, 15, 27, 45]. Diese Funktion ist Voraussetzung, um mit der Hand hinter den Körper, in den Glutealbereich und weiter greifen zu können [19]. Wenn der Arm in konischen oder flachen Bewegungen geführt wurde, aktivierten sich die Fasern der Pars spinalis bei lateralen Bewegungen entlang der Horizontalen [41]. Anatomisch gesehen, sollte die Pars spinalis die Außenrotation unterstützen [15, 27], diese Funktion konnte aber elektromyographisch nicht bestätigt werden [6]. Die elektrische Aktivität der stärker horizontal ausgerichteten Fasern am posterioren Rand der Pars spinalis bei hängendem, mit einem Gewicht belastetem Arm zeigten, wie wichtig diese Fasern sind, um das Caput humeri in der vertikal und von einer Kapsel umgebenen Cavitas glenoidalis zu sichern. Wenn diese Fasern des M. deltoideus und des M. supraspinatus kontrahieren, „klemmen" sie das Caput humeri in die Cavitas glenoidalis und verhindern eine Subluxation nach kaudal [6].

Bei sportlichen Betätigungen, bei denen der Arm auf Hüfthöhe, Schulterhöhe und seitlich geführt werden musste, war die Amplitude der Ableitungen von motorischen Einheiten in der Pars clavicularis des M. deltoideus durchweg größer als von den der anderen Muskelanteile, allerdings mit einer Ausnahme: Beim Tennisaufschlag zeigte die Pars acromialis eine ausgeprägte doppelte Aktivitätsspitze [11].

Wenn die Tastatur einer Schreibmaschine höher gestellt wurde, stieg die ständige elektrische Aktivität (Belastung) im M. deltoideus deutlich an [36]. Später konnten Hagberg und Jonssen zeigen, dass die Belastung des M. deltoideus zunimmt, wenn das Arbeitsmaterial entweder zu hoch oder zu tief platziert ist [22]. Die geringste Aktivität wurde gemessen, wenn der Ellenbogen ungefähr rechtwinklig gehalten wurde [28].

In einer weiteren Studie wurde untersucht, wie lange der Arm in zwei Positionen gehalten werden konnte (90° Anteversion und 90° Abduktion) [21]. Nur bei wenigen Personen signalisierten die EMG-Werte eine Ermüdung der Pars acromialis des M. deltoideus nach fünf

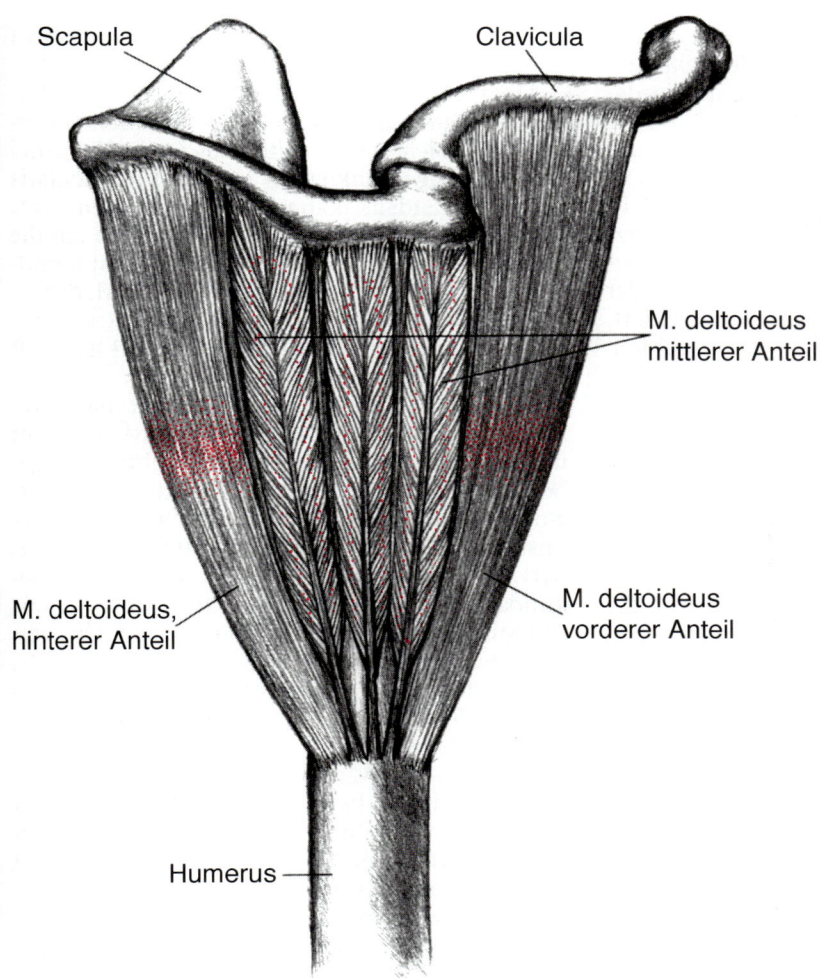

Scapula

Clavicula

M. deltoideus mittlerer Anteil

M. deltoideus, hinterer Anteil

M. deltoideus vorderer Anteil

Humerus

Abb. 28.3: Schematische Darstellung der Faseranordnung und der entsprechenden Verteilung der Endplatten (*rote Punkte*) in den drei Anteilen des M. deltoideus. Normalerweise befindet sich eine Endplatte ungefähr in der Mitte der von ihr innervierten Muskelfaser. Die Fasern der Pars clavicularis und spinalis des M. deltoideus sind spindelförmig angeordnet, sie verlaufen fast parallel zur Längsachse des Muskels. Eine derartige Anordnung ermöglicht Schnelligkeit auf Kosten der Kraft. Das Endplattenband verläuft durch die Mitte des Muskels. Die schematische Darstellung der Pars acromialis des M. deltoideus zeigt eine mehrfach gefiederte Faseranordnung, die Kraft auf Kosten von Schnelligkeit ermöglicht. Die schematische Zeichnung verdeutlicht im Prinzip die Auswirkung des vielfach gefiederten Arrangements, das auch in Abbildung 28.2 zu sehen ist. Die Endplatten sind über große Teile der Pars acromialis des M. deltoideus verteilt. Da Triggerpunkte in einer Endplattenzone liegen, bestimmt deren Anordnung auch, wo Triggerpunkte entstehen können. Die unterschiedlichen Triggerpunkte werden in Abbildung 28.1 dargestellt (schematische Darstellung mit freundlicher Genehmigung nach [5]).

Oberer Rücken

Minuten Abduktion (oder Anteversion), verglichen mit den Mm. trapezius (Pars descendens), supraspinatus, infraspinatus und deltoideus (Pars clavicularis). Der M. deltoideus ist zwar vorrangig ein dynamischer Muskel, seine Pars acromialis dagegen scheint anhaltende Kontraktionen besser zu tolerieren als die anderen Muskeln, entweder weil sie mehr Fasern vom Typ I enthält, oder weil sie die mehrfach gefiederte Anordnung ermüdungsresistenter macht.

Wenn man beim Auto fahren die Hände oben auf das Lenkrad legt, werden hauptsächlich die Pars clavicularis und in geringerem Ausmaß die Pars acromialis des M. deltoideus aktiviert. Die Aktivierung erfolgte, wenn der Fahrer das Lenkrad zur Seite des bewegenden Armes drehte, wobei er eine horizontale Adduktion ausführte. Die Pars spinalis des M. deltoideus wurde kaum aktiviert [29].

Beim Freistilschwimmen ist die Aktivität der Pars acromialis des M. deltoideus zu Beginn und am Ende der Phase, in der der Arm durchgezogen wird, stark erhöht. Wenn der Schwimmer unter Schulterschmerzen leidet, ist sie dagegen deutlich reduziert (inhibiert). Die Pars clavicularis zeigt dagegen nur zu Beginn des Durchziehens eine deutliche Inhibition. Die späte Phase des Durchziehens und frühe Gleitphase ist bei Schwimmern mit einer schmerzhaften Schulter durch nur mäßige und uneinheitliche Abnahme gekennzeichnet [47]. Leider wurde in der referierten Studie nicht geklärt, welche Strukturen die Schmerzen verursachten. Myofasziale Triggerpunkte können zu dieser Art muskulärer Inhibition führen, während jemand eine gut beherrschte Bewegung ausführt.

28.5 Funktionelle Einheit

Die Pars clavicularis des M. deltoideus, die Mm. coracobrachialis, pectoralis major (Pars clavicularis) und der M. biceps brachii (Caput longum) sind im Allgemeinen als funktionelle Einheit betroffen. Der M. pectoralis minor kann aktive Triggerpunkte entwickeln, die mit denen in der Pars clavicularis des M. deltoideus assoziiert sind.

Während der Abduktion des Armes zeigen die Mm. trapezius (Pars descendens), supraspinatus und rhomboidei eine zunehmende EMG-Aktivität in Synergie mit der Pars acromialis des M. deltoideus. Während der Anteversion kommt es zu einer ähnlichen Reaktion, nur dass sich die Aktivität von M. deltoideus und M. supra-

spinatus langsamer entwickelt (nicht linear) und die Mm. rhomboidei weniger aktiv sind als bei Abduktion [26].

Die Pars spinalis des M. deltoideus bildet eine myotatische Einheit mit dem Caput longum des M. biceps brachii, dem M. latissimus dorsi und dem M. teres major. Die Fasern des M. teres minor, die lediglich in vollständiger Abduktion mit denen der Pars spinalis des M. deltoideus gleichsinnig verlaufen, sind weniger gefährdet, assoziierte Triggerpunkte zu entwickeln.

Wie in Kapitel 28.4 ausgeführt, arbeiten die Pars clavicularis und spinalis des M. deltoideus im Allgemeinen antagonistisch. Daher können sie gemeinsam Triggerpunkte entwickeln.

28.6 Symptome

Aus der Patientengeschichte wird vielleicht deutlich, dass sich die Symptome nach einem Aufpralltrauma des M. deltoideus beim Sport oder anderen Betätigungen entwickelten.

Der Patient klagt über Schmerzen bei Schulterbewegungen und seltener über Ruheschmerzen tief im Bereich des M. deltoideus (Abb. 28.1). Bei aktiven Triggerpunkten in der Pars clavicularis des M. deltoideus kann der Patient den Arm kaum bis zur Horizontalen anheben, z. B. um die Hand zum Mund zu führen oder auf Schulterhöhe nach hinten zu greifen. Wenn der M. deltoideus multiple Triggerpunkte enthält, ist der betreffende Arm erheblich geschwächt und kann oft nicht um 90° abduziert werden.

Wenn der Patient darüber klagt, dass der Arm plötzlich und schmerzhaft „hakt", wenn er ungefähr 15° in anterolateraler Richtung angehoben wird, können mehrere Faktoren verantwortlich sein: Zum einen ein durch eine Insertionstendopathie sehr schmerzhafter Bereich an der Ansatzstelle der Supraspinatussehne (sekundäre Folge von Triggerpunkten im M. supraspinatus) sowie ein Triggerpunkt und ein verspanntes Faserbündel in der Pars clavicularis des M. deltoideus. Die triggerpunktbedingt vermehrte Spannung der Pars clavicularis des M. deltoideus drückt den empfindlichen Bereich gegen das Akromion und ruft ein „Impingementsyndrom" hervor, das erheblich gelindert werden kann, wenn die Triggerpunkte in der Pars clavicularis des M. deltoideus ausgeschaltet werden. Der Muskel erhält seine volle Funktionsfähigkeit zurück, sobald die Insertionstendopathie nach Inaktivierung der Triggerpunkte im M. supraspinatus abklingt.

28.7 Aktivierung und Aufrechterhaltung von Triggerpunkten

Für wenige Muskeln besteht ein so großes Risiko wie für den M. deltoideus, kräftig gegen den darunter liegenden Knochen gepresst zu werden. Zu einem Aufpralltrauma kann es kommen, wenn man von einem Tennis- oder Golfball getroffen wird, oder wenn man direkt auf den Muskel stürzt. Die Pars clavicularis des M. deltoideus kann durch den wiederholten Rückschlag eines Gewehres traumatisiert werden. Ein Trauma durch plötzliche Überlastung entsteht oft, weil man beim Treppen absteigen versucht, sich am Geländer festzuhalten, um einen Sturz abzuwenden. Zu einer überlastungsbedingten Aktivierung von Triggerpunkten kommt es z. B., wenn man einen Gegenstand lange hält (z. B. ein Elektrowerkzeug auf Schulterhöhe) oder auch durch gelegentliche Überlastungen (ungewohntes Tiefseeangeln). Das Einsortieren von Postsendungen in schulterhoch angebrachte Briefkästen oder eine ähnliche Tätigkeit kann Triggerpunkte aktivieren und sie aufrecht erhalten, wenn die Tätigkeit fortgesetzt wird.

Triggerpunkte in der Pars spinalis des M. deltoideus können durch Überbeanspruchung aktiviert werden, z. B. durch übermäßige Stockarbeit beim Skilaufen. Dieser Anteil des M. deltoideus entwickelt selten isoliert belastungsbedingte Triggerpunkte sondern meistens in Verbindung mit Triggerpunkten in anderen Muskeln.

Wenn lokal reizende Lösungen (z. B. Vitamin-B-Komplex, Penicillin, Tetanus-Toxoid, Impfstoffe gegen Diphtherie oder Grippe) intramuskulär und in einen latenten Triggerpunkt injiziert werden, wird dieser voraussichtlich aktiviert und verursacht anhaltende Schulterschmerzen [53]. Derartige Beschwerden lassen sich vermeiden: 1. Man palpiert die Einstichstelle auf Druckschmerzen (latente Triggerpunkte), und wählt gegebenenfalls eine andere. 2. Der Injektionslösung wird ausreichend 2%iges Procain beigefügt, sodass die Lösung insgesamt 0,5% Procain enthält. 3. Unmittelbar nach der Erstinjektion wird 0,5%ige (oder stärkere) Procainlösung tröpfchenweise in den Injektionsbereich gegeben, falls anhaltende Schmerzen erkennen lassen, dass ein Triggerpunkt aktiviert wurde. 4. Nach jeder intramuskulären Injektion wird der betreffende Muskel routinemäßige besprüht und gedehnt. 5. Man wählt eine andere Injektionsstelle, z. B. den lateralen Oberschenkel.

Die *Pars acromialis* des M. deltoideus ist gegenüber andauernder Belastung weniger anfällig als die anderen Teile dieses Muskels. Triggerpunkte in der Pars acromialis werden jedoch durch heftige (ruckhafte) Bewegungen in Abduktion aktiviert, insbesondere wenn diese sich wiederholen.

Im M. deltoideus können sich Satellitentriggerpunkte bei Schlüsseltriggerpunkten in einem anderen Muskel bilden, insbesondere im M. infraspinatus.

Wenn begünstigende Faktoren vorliegen, wie sie ausführlich in Kapitel 4 beschrieben werden, kann der Therapieerfolg dürftiger ausfallen und die Triggerpunkte des M. deltoideus können persistieren.

28.8 Untersuchung des Patienten

Nachdem geklärt wurde, welches Ereignis oder welche Ereignisse mit dem Beginn der Schmerzen einhergingen, sollte der Therapeut anhand der Angaben des Patienten detailliert aufzeichnen, wie sich die Schmerzen verteilen. Die Zeichnung sollte in der Art der in diesem Buch wiedergegebenen Schmerzmuster angelegt werden und eines der Körperschemata zu Grunde legen, wie sie die Abbildungen 3.2–3.4 geben.

Durch eine Reihe von Untersuchungsschritten ermittelt der Therapeut, ob aktive oder latente Triggerpunkte das Bewegungsausmaß einschränken und eine Dysfunktion unterstützen. 1. Anhand spezifischer Bewegungen werden alle Anteile des M. deltoideus auf eine Bewegungseinschränkung untersucht. 2. Der Therapeut nimmt im Muskel Vorspannung bis zum Einsetzen der Dehnungsspannung auf, bevor er eine Position verändert. 3. Der Patient wird gefragt, wo er die Spannung oder die Schmerzen empfindet. 4. In dem bezeichneten Gebiet wird nach einem verspannten Faserbündel und einem Triggerpunkt gesucht (palpiert). Ein Triggerpunkt, der das Bewegungsausmaß einschränkt und zur Dysfunktion führt, wurde auch als *relevanter* Triggerpunkt bezeichnet [9]. Insbesondere beim M. deltoideus sollte die Beweglichkeit geprüft werden, indem man den Humerus in horizontale Adduktion vor die Brust des Patienten führt (während sich der Arm in dieser Position befindet, sollte der Humerus zunächst innen- dann außenrotiert werden). Danach wird er in horizontale Abduktion und Außenrotation ge-

Oberer Rücken

bracht, und schließlich in Retroversion und Adduktion hinter den Rücken.

Zusätzlich kann der Muskel willkürlich kontrahiert werden, um seine Spannung zu steigern. Dazu wird der Patient gebeten, den Ellenbogen zu strecken und den Arm möglichst bis 90° zu abduzieren. Dabei hält er zunächst den Daumen zur Decke (Handfläche nach vorn) und dann nach unten (Handfläche nach hinten). Wenn die Pars clavicularis des M. deltoideus Triggerpunkte enthält, ist die Handposition mit aufwärts gerichtetem Daumen schmerzhaft. Gleiches trifft für die gegenteilige Position zu, falls die Pars spinalis Triggerpunkte enthält.

Sofern die Pars clavicularis betroffen ist, kann sich der Patient mit der Hand des betroffenen Armes nicht den Rücken reiben (Abb. 29.3). Bei Triggerpunkten in der Pars spinalis kann der Patient den Arm zwar über den Kopf legen, sodass die Fingerspitzen den Mund erreichen (Abb. 18.2), jedoch nicht von hinten um den Kopf greifen, da die kraftvolle Kontraktion der Fasern der Pars spinalis in der verkürzten Stellung sehr schmerzhaft ist.

Der M. deltoideus wird auf Schwäche getestet, wie von Kendall et al. [32] beschrieben. Der M. deltoideus ist insgesamt, ohne seine einzelnen Anteile zu unterscheiden, bekanntlich anfälliger für eine Inhibition und Schwäche als für eine Hyperaktivität und Verspannung [35]. Unserer Erfahrung nach gilt dies eher für die Pars clavicularis und spinalis als für die Pars spinalis. Triggerpunkte im M. deltoideus oder funktionell verwandten Muskeln können einen Muskelanteil inhibieren, was sich bei normalen Tätigkeiten zeigt, bei einer isolierten Testkontraktion jedoch nicht auftreten muss. Jeder Anteil des M. deltoideus müsste im Hinblick auf diese Art von Inhibition getrennt elektromyographisch untersucht werden.

Wenn der Patient über Schulterschmerzen und eingeschränkte Beweglichkeit klagt, die auf Triggerpunkte im M. deltoideus hinweisen, sollte der Untersucher das Gelenkspiel im Glenohumeralgelenk testen [40] und es nötigenfalls wiederherstellen.

▬ 28.9 Untersuchung auf Triggerpunkte

Der M. deltoideus ist ein oberflächlicher Muskel. Das vereinfacht die Palpation verspannter Faserbündel und ermöglicht es, deutliche lokale Zuckungsreaktionen auszulösen. Der entspann-

te Muskel wird durch die schnellende Palpation der Triggerpunkte untersucht, während der Arm um 30° abduziert ist. Sofern der Arm, wie gelegentlich empfohlen [33, 49], um 90° oder mehr abduziert ist, sind die verspannten Faserbündel und ihre Zuckungsreaktion weniger deutlich, wenn überhaupt sichtbar.

Die verspannten Faserbündel bei Triggerpunkten in der Pars clavicularis des M. deltoideus (Abb. 28.1D) sind leicht zu palpieren. Die Triggerpunkte liegen normalerweise nahe der V. cephalica, die zwischen den Mm. deltoideus und pectoralis major (Pars clavicularis) verläuft.

Triggerpunkte in der Pars acromialis können annähernd überall in diesem Muskelanteil liegen, da es sich um einen mehrfach gefiederten Muskel handelt, dessen motorische Endplatten weit verstreut liegen (Abb. 28.1D und 28.3). Die Druckschmerzen bei einer Insertionstendopathie am Ansatz des M. supraspinatus an der Rotatorenmanschette (Ursache kann eine chronische triggerpunktbedingte Verspannung der Fasern im M. supraspinatus sein) können mit denen bei Triggerpunkten im M. deltoideus verwechselt werden. Sofern der Arm passiv um 90° abduziert wird, liegt die Ansatzstelle des M. supraspinatus gegen Fingerdruck geschützt unter dem Akromion, während die Triggerpunkte des M. deltoideus weiterhin palpierbar sind. Falls eine Insertionstendopathie an der Ansatzstelle des M. supraspinatus vorliegt, verursacht die aktive Abduktion des Armes auf 90° und mehr im Allgemeinen Schulterschmerzen.

Die Triggerpunkte in der Pars spinalis des M. deltoideus (Abb. 28.1D) liegen am posterioren Rand des Muskels, wenig weiter distal als die Triggerpunkte der Pars acromialis [56].

Selten ist der M. deltoideus isoliert von Triggerpunkten betroffen.

▬ 28.10 Engpass

Es wurde keine Kompression des N. axillaris bei Triggerpunkten im M. deltoideus beobachtet.

▬ 28.11 Differenzialdiagnose

Häufige Fehldiagnosen bei Triggerpunkten im M. deltoideus sind eine Ruptur der Rotatorenmanschette, eine Entzündung der Bizepssehne, eine Bursitis subdeltoidea, eine Arthritis des Schultergelenks, ein Impingementsyndrom und eine Radikulopathie C$_5$. Alle diese Krankheitsbilder müssen abgeklärt werden. Sie können zu tiefen Schulterschmerzen und Druckschmerzen führen, die an die Übertragungs- und Druckschmerzen bei Triggerpunkten im M. deltoideus erinnern, aber nicht mit den spezifischen Anzeichen einhergehen, z. B. palpierbar verspannten Faserbündeln und lokalen Zuckungsreaktionen. Gelegentlich liegt eine der genannten Erkrankungen wie auch ein Triggerpunktbefall des M. deltoideus vor, und in diesem Falle müssen beide behandelt werden.

Übertragungsschmerzen aus allen Anteilen des M. deltoideus können *Schmerzen aus dem Schultergelenk* [46] vortäuschen und somit leicht als Arthritis des Schultergelenks fehldiagnostiziert werden. Auf Grund einer solchen Fehldiagnose wird dann angenommen, dass das Schultergelenk die Schmerzquelle ist und infiltriert werden muss. Da Triggerpunkte in der Pars clavicularis des M. deltoideus in dem für eine Infiltration des Gelenks bevorzugten Einstichkanal liegen, können sie unabsichtlich durchstochen und somit unwissentlich inaktiviert werden. Die damit erzielte Schmerzlinderung bekräftigt die fehlerhafte Einschätzung Fehlschluss, wonach eine Entzündung des Gelenks als Schmerzursache angenommen wurde. Bevor man eine Infiltration des Gelenks in Erwägung zieht, sollten alle myofaszialen Triggerpunkte im M. deltoideus inaktiviert werden. Manchmal ist eine Behandlung sowohl des Muskels als auch des Gelenks unumgänglich.

Wenn sich die Aufmerksamkeit des Arztes ausschließlich auf den subakromialen Bereich richtet, in dem sich Übertragungsschmerz und Druckschmerzhaftigkeit manifestieren, werden aktive Triggerpunkte in einem oder allen drei Muskelanteilen möglicherweise übersehen und stattdessen die Diagnose einer *Bursitis subdeltoidea* gestellt. Man infiltriert dann vielleicht eine gesunde Bursa und vernachlässigt die aktiven Triggerpunkte im M. deltoideus, oft genug mit unbefriedigenden therapeutischen Ergebnissen.

Das *Akromioklavikulargelenk* liegt unterhalb der proximalen Ansatzstelle der Pars clavicularis des M. deltoideus. Wenn dieses Gelenk gestaucht, subluxiert, verrenkt oder gesprengt ist, können die Schmerzen Triggerpunkte in der Pars clavicularis des M. deltoideus vortäuschen oder *umgekehrt*. Nach einer Stauchung des Akromioklavikulargelenks ist der Bereich oberhalb des Gelenks lokal druckschmerzhaft und nicht eine Stelle im M. deltoideus. Die passive Mobilisierung des Gelenks durch Armbewegungen, die die Skapula rotieren oder anheben, verursacht Schmerzen. Zur Subluxation oder Dislokation des Akromioklavikulargelenks kommt es vor allem bei sportlichen Aktivitäten und Autounfällen, bei denen sich der Patient an das Lenkrad geklammert hat oder den Arm zum Schutz ausgestreckt hatte. Die Subluxation und Dislokation sind an zunehmendem Beweglichkeitsverlust zu erkennen [7]. Durch beidseitige Röntgenaufnahmen im Stehen, wobei zum Vergleich in jeder Hand ein Gewicht gehalten wird, oder eine körperliche Untersuchung des Gelenks unter Lokalanästhesie können eine Depression und Vorverlagerung der Klavikula im Verhältnis zum Akromion erkannt werden [12]. Bei dieser Gelenkverletzung sind entweder konservative [12] oder chirurgische [7] Maßnahmen erforderlich. Das Akromioklavikulargelenk und der M. deltoideus können gleichzeitig betroffen und behandlungsbedürftig sein, um die Schmerzen zu bekämpfen und die Funktionsfähigkeit wiederherzustellen.

28.11.1 Assoziierte Triggerpunkte

Aktive Triggerpunkte in der Pars clavicularis des M. deltoideus sind oft mit folgenden Triggerpunkten assoziiert: 1. in der Pars clavicularis des M. pectoralis major (neben der Pars clavicularis des M. deltoideus), 2. im M. biceps brachii und 3. in der antagonistischen Pars spinalis des M. deltoideus.

Sofern die Pars spinalis des M. deltoideus aktive Triggerpunkte enthält, sollte man das proximale Drittel des Caput longum des M. triceps brachii sowie die Mm. latissimus dorsi und teres major auf assoziierte Triggerpunkte untersuchen. Es ist unwahrscheinlich, dass ausschließlich die Pars spinalis des M. deltoideus aktive Triggerpunkte enthält, es sei denn, es wurden latente Triggerpunkte durch die lokale Injektion einer reizenden Lösung in diesen Muskel aktiviert, was oft eine sich selbst erhaltende Aktivität dieser Triggerpunkte nach sich zieht.

Da der M. deltoideus sich in der Hauptschmerzübertragungszone der Mm. infra- und supraspinatus befindet, bleibt er selten von Satellitentriggerpunkten ausgenommen, wenn diese beiden Muskeln des Schulterblattes aktive Triggerpunkte beherbergen. Laut Hong können Schlüsseltriggerpunkte in den Mm. scaleni oder supraspinatus Satellitentriggerpunkte im M. deltoideus induzieren [23]. Die vermehrte Reizbar-

keit motorischer Einheiten in der Übertragungszone konnte anhand der Aktivität der motorischen Einheit (übertragener Spasmus) in der
Pars clavicularis des M. deltoideus experimentell demonstriert werden. Der Druck auf einen
aktiven Triggerpunkt im M. infraspinatus verursachte Übertragungsschmerz zur vorderen
Schulter. Elektroden in den Mm. biceps und triceps brachii leiteten gleichzeitig keine elektrische Aktivität ab [54].

Wenn die Abduktion des Armes auf 90° begrenzt ist, nachdem Triggerpunkte im M. deltoideus inaktiviert wurden, sollte der M. supraspinatus auf aktive Triggerpunkte untersucht und
diese nötigenfalls inaktiviert werden. Damit
lässt sich normalerweise das volle Bewegungsausmaß des Armes über Kopfhöhe wiederherstellen, sofern nicht die Antagonisten der Abduktion ebenfalls betroffen sind.

28.12 Lösung von Triggerpunkten

(Abb. 28.4 und 28.5)
Postisometrische Relaxation und reziproke Inhibition können getrennt, wie in Kapitel 3.12 beschrieben, oder in Kombination mit Sprühen
und Dehnen eingesetzt werden. Lange beschreibt tiefe Massage bei Myogelosen (Triggerpunkten) [33]. Unserer Erfahrung nach ist die
behutsamere Triggerpunktlösung durch Druckanwendung gegen den Humerus bei Triggerpunkten im M. deltoideus wirkungsvoll. Wenn
therapeutischer Druck auf Triggerpunkte im
M. deltoideus bei entspanntem, in bequemer
Stellung gelagertem Muskel ausgeübt wird (der
Arm ist in ungefähr 45° Abduktion abgestützt)
ist sie besonders wirksam.

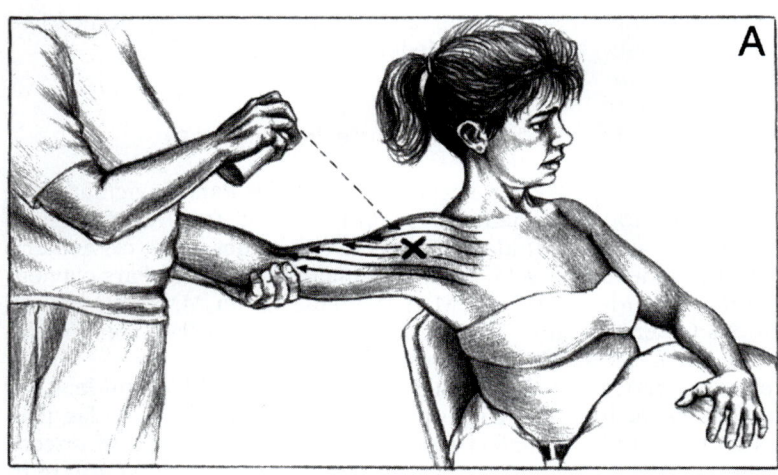

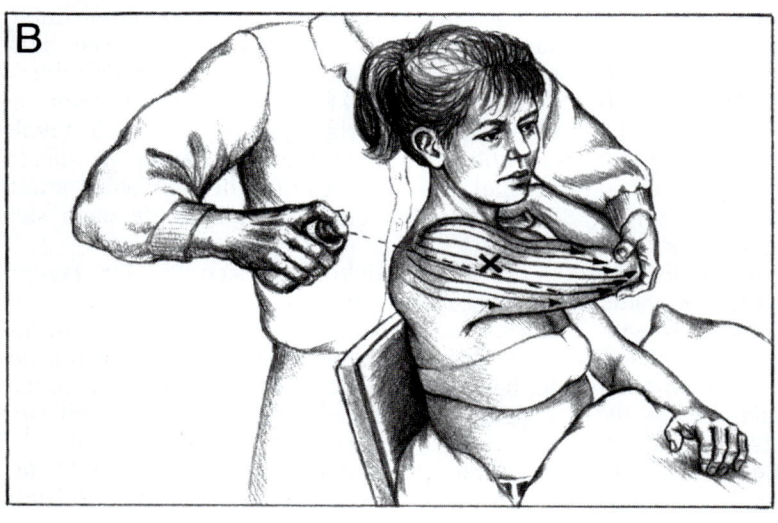

Abb. 28.4: Dehnungspositionen und
Sprühmuster (*Pfeile*) bei Triggerpunkten (**X**) in den Pars clavicularis und spinalis des rechten M. deltoideus. Die
Patientin sitzt. **A:** Pars clavicularis. Die
Patientin lehnt sich entspannt zurück
und streckt den Arm langsam nach
hinten aus. Der Therapeut bringt
wie eingezeichnet Kühlspray auf und
nimmt Vorspannung im Muskel auf, indem er den Arm horizontal abduziert.
Der Ellenbogen der Patientin ist leicht
flektiert, um das Caput longum des
M. biceps brachii nicht unnötig zu dehnen. **B:** Pars spinalis. Der Ablauf entspricht dem in A beschriebenen, außer
dass der Arm hoch über der Brust horizontal adduziert wird. Bei beiden Vor-
gehensweisen unterstützt die postisometrische Relaxation die Verlängerung
des Muskels.

Oberer Rücken

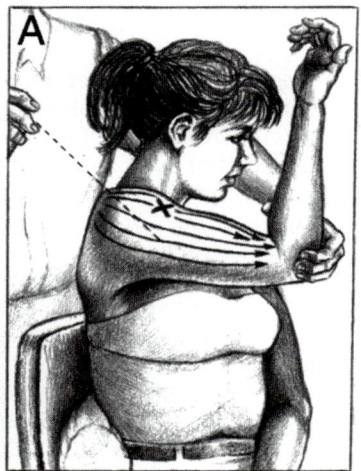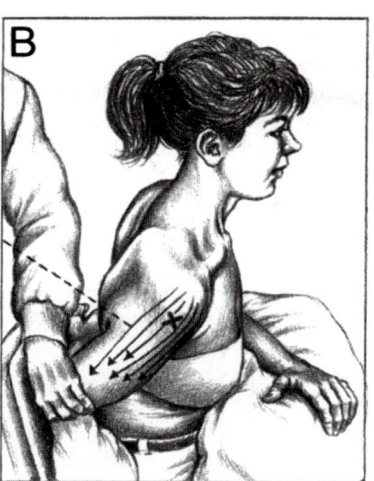

Abb. 28.5: Dehnungspositionen und Sprühmuster (*Pfeile*) bei Triggerpunkten (**X**) in der Pars acromialis des rechten M. deltoideus. Die Patientin sitzt. **A:** anteriore Armposition. Die Patientin lehnt sich entspannt zurück. Der Therapeut bringt Kühlspray oder Eis in den eingezeichneten Mustern auf und nimmt Vorspannung im Muskel auf, indem er den flektierten Arm horizontal abduziert während die Patientin langsam ausatmet. In Intervallen wird wieder gekühlt, nachdem die Patientin tief eingeatmet hat. Dieser Ablauf wird rhythmisch wiederholt, bis das jeweils maximal Bewegungsausmaß erreicht ist. **B:** posteriore Armposition. Ablauf und Rhythmus entsprechen A, wobei der Arm hinter den Rücken gelegt und so weit adduziert wird, wie es die Spannung im Muskel oder der Körper erlauben. Die postisometrische Relaxation und reziproke Inhibition lassen sich oft erfolgreich in dieses Verlängerungsverfahren integrieren.

Zur Behandlung der Pars clavicularis des M. deltoideus durch Sprühen und Dehnen sitzt der Patient. Der Muskel wird durch horizontale Abduktion (horizontale Extension) und laterale Rotation des Armes im Schultergelenk verlängert, sodass Vorspannung erreicht wird (Abb. 284A). Die Sprühbahnen werden langsam im Verlauf der Muskelfasern nach distal gezogen und decken dann das Übertragungsschmerzmuster ab, wie dargestellt. Der Therapeut nimmt Vorspannung auf, indem er den Muskel *behutsam* unter Zugspannung bringt (Abb. 28.4A).

Die Pars spinalis des M. deltoideus wird gedehnt, indem der Arm innenrotiert über die Brust des sitzenden Patienten gelegt wird (Abb. 28.4B). Das Spray wird in distaler Richtung über den posterioren Fasern des Muskels aufgebracht und deckt den Muskel und sein Schmerzübertragungsmuster wie in Abbildung 28.4B gezeigt ab. In dieser Position werden auch die Mm. supra- und infraspinatus gedehnt. Beide Muskeln sollten in das Sprühmuster einbezogen werden, vor allem wenn sie druckempfindlich sind, oder wenn nach dem Lösen der Pars spinalis des M. deltoideus durch Sprühen und Dehnen das volle Bewegungsausmaß im Schultergelenk noch nicht wiederhergestellt ist.

Abbildung 28.5 veranschaulicht zwei Dehnungspositionen und das Sprühmuster für die Pars acromialis des M. deltoideus. Abbildung 28.5A zeigt die vordere Armposition, wobei der Arm außenrotiert ist. Hierbei wird außer der Pars acromialis auch die Pars spinalis gedehnt. In der posterioren Armposition, wie Abbildung 28.5B sie zeigt, wird die Pars acromialis des M. deltoideus gedehnt, und man kann gleichzeitig Triggerpunkte in der Pars clavicularis inaktivieren. Da diese Positionen alle Teile des Muskels in gewissem Grade dehnen, sollte das Kühlmittel auch über den gesamten Muskel aufgebracht werden. Im Anschluss an Dehnungen des M. deltoideus sollte der Patient den Arm langsam dreimal aktiv im gesamten Ausmaß bewegen.

▬▬ 28.13 Infiltration von Triggerpunkten

(Abb. 28.6)
Die Triggerpunkte in den Pars clavicularis, acromialis und spinalis des M. deltoideus werden durch flächige Palpation lokalisiert und dann zwischen den Fingern fixiert und infiltriert, wie

in Abbildung 28.6 dargestellt. Aktive Trigger-punkte des M. deltoideus zeigen deutlich sicht-bare oder palpierbare lokale Zuckungsreaktio-nen, und rufen normalerweise vorübergehende lokale Schmerzen und Übertragungsschmerzen in der näheren Umgebung hervor, wenn die Ka-nüle sie durchsticht. Daran ist zu erkennen,

dass diese einen aktiven Fokus des Triggerpunk-tes erreicht hat [24].

Die myofaszialen Triggerpunkte in der *Pars clavicularis* des M. deltoideus liegen nahe der Mitte dieses Muskelanteils (Abb. 28.1) und oft nahe am vorderen Muskelrand, wo die V. ce-phalica subkutan zwischen den Mm. deltoideus

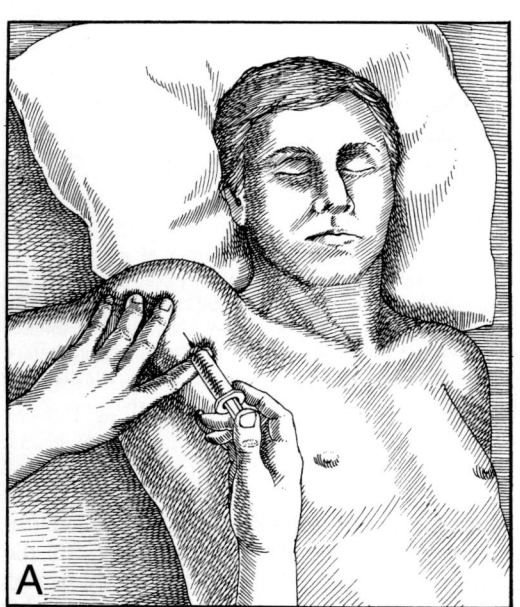

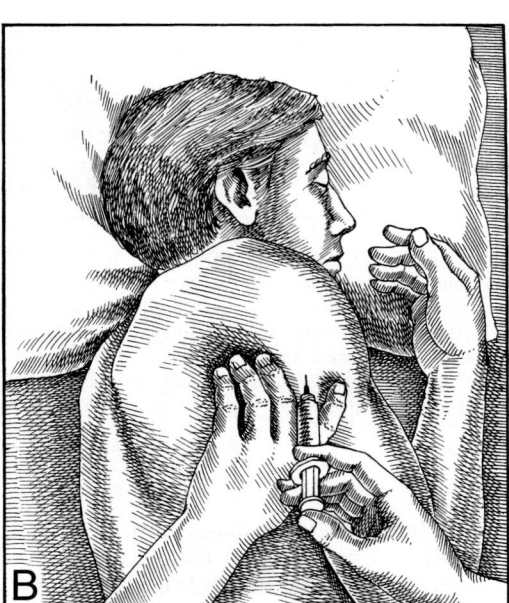

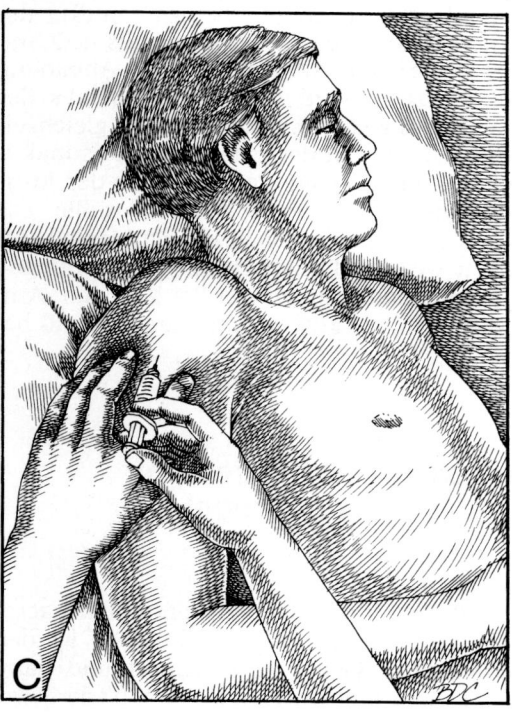

Abb. 28.6: Infiltration von Triggerpunkten im rechten M. delto-ideus. **A:** Pars clavicularis. Der Patient liegt auf dem Rücken. **B:** Pars spinalis. Der Patient liegt auf der nicht betroffenen Seite. **C:** Pars acromialis. Der Patient liegt halb auf der Seite, sein Körper ist abge-stützt. Einzelheiten im Text.

Oberer Rücken

und pectoralis major verläuft. Sie liefert einen Anhaltspunkt dafür, welcher Muskel von Triggerpunkten befallen ist. Anders ist dies nicht leicht zu entscheiden, da die Fasern der beiden Muskeln nebeneinander inserieren. Beim Infiltrieren dieser Triggerpunkte (Abb. 28.6A) vermeidet man die Vene, indem man einen Finger der palpierenden Hand darüber legt, die Nadel in der Nähe einsticht und dann von ihr weg und in den Triggerpunkt lenkt.

Die grundlegende Infiltrationstechnik wird detailliert in Kapitel 3.13 besprochen.

Da die *Pars acromialis* des M. deltoideus aus multiplen, miteinander verflochtenen Komponenten besteht, sind ihre verspannten Fasern kürzer als in den beiden anderen Muskelanteilen, und die Triggerpunkte liegen im ganzen Muskel verteilt. Die Triggerpunkte der *Pars spinalis* liegen fast immer in der Mitte des Muskelbauches. Diejenigen, die sich im posterioren Muskelrand befinden, lassen sich manchmal per bimanueller Palpation identifizieren. Nach Beendigung der Infiltration wird für mindestens eine Minute zur Hämostase auf die Einstichstelle gedrückt. Danach führt der Patient dreimal aktive Bewegungen im vollen Ausmaß aus, insbesondere solche, die den Teil oder die Teile des Muskels ansprechen, die infiltriert wurden.

In einem Fallbericht wird ein Patient beschrieben, der seit drei Monaten unter Schulterschmerzen unbekannter Genese litt, die sich nach einer Behandlung auf eine Entzündung der Supraspinatussehne nur unwesentlich gebessert hatten. Die Schulterschmerzen verschwanden zehn Tage nachdem ein Triggerpunkt im M. deltoideus identifiziert und infiltriert wurde, wobei eine ausgesprochen deutliche Zuckungsreaktion ausgelöst wurde [8].

▰▰▰ 28.14 Korrigierende Maßnahmen

Alle Triggerpunkte, die Schmerzen in die Regio deltoidea leiten (und daher Satellitentriggerpunkte im M. deltoideus aktivieren können), sollten inaktiviert werden. In Kapitel 28.11 werden die in diesem Zusammenhang wichtigen Muskeln genannt.

Mechanische Belastungsfaktoren müssen ausgeschaltet werden. Der Patient lernt, schwere Gegenstände anzuheben und den Arm dabei so zu rotieren, dass der betroffene Muskelanteil entlastet wird (Kapitel 28.8).

Außerdem sollten alle systemischen aufrecht erhaltenden Faktoren identifiziert und ausgeschaltet werden (Kapitel 4), vor allem wenn der Patient nicht gut auf die Triggerpunkttherapie anspricht.

Die Aktivierung latenter Triggerpunkte durch intramuskuläre Injektionen in die Pars spinalis des M. deltoideus lässt sich verhindern, wie in Kapitel 28.7 ausgeführt.

Der Patient sollte sich auf Treppen vorsichtig bewegen und eine Überlastung des M. deltoideus verhindern, wie sie auftritt, wenn er sich plötzlich ruckartig an einem Geländer festhalten muss. Treppen sollten langsam gestiegen werden, wobei man sich am Geländer festhalten und mit den Augen verfolgen sollte, wie die Füße gesetzt werden. Dadurch lassen sich Stürze und wiederholte Überlastung des Muskels vermeiden.

Freunde des Schießsportes sollten sich ein Polster an die Schulter legen, um den Rückstoß des Gewehres zu dämpfen.

Möglicherweise muss der betroffene Teil des Muskels täglich gedehnt werden, damit die Beschwerden nicht wieder auftreten. Der Patient erlernt die Dehnung in einer Türöffnung mit mittlerer und unterer Handposition, um die Pars clavicularis des M. deltoideus zu dehnen (Abb. 42.10), und er führt die Übung gegen den Türrahmen (Abb. 30.7) langsam und ohne Krafteinsatz aus. Der Patient dehnt die Pars spinalis des M. deltoideus selbst, indem er den Arm wie in Abbildung 28.4B gezeigt lagert, den Ellenbogen mit der anderen Hand ergreift und den Arm über den Brustkorb zieht. Dabei sitzt er am besten unter einer warmen Dusche und lässt das Wasser über den Muskel strömen.

Weiterführende Fallberichte
Kellgren [31] und Lange [34] berichten über die Behandlung von Patienten mit Triggerpunkten im M. deltoideus.

Literatur
1. Agur AM: *Grant's Atlas of Anatomy*. Ed. 9. Williams & Wilkins, Baltimore, 1991:3 (Fig. 1.2).
2. *Ibid.* p. 385 (Fig. 6.39).
3. *Ibid.* p. 381 (Fig. 6.32).
4. *Ibid.* p. 383 (Fig. 6.35).
5. Anderson JE: *Grant's Atlas of Anatomy*. Ed. 7. Williams & Wilkins, Baltimore, 1978 (Fig. 6-38).
6. Basmajian JV, DeLuca CJ: *Muscles Alive*. Ed. 5. Williams & Wilkins, Baltimore, 1985 (pp. 268–273).
7. Bateman JE: *The Shoulder und Neck*. W.B. Saunders, Philadelphia, 1972 (pp. 347–350, 424–433).
8. Bieber B: The role of trigger point injections in the development of private practice. *Arch Phys Med Rehabil 8(1)*:197–205, 1997 (p. 203).

9. Boeve M: Personal communication, 1990.
10. Bonica JJ, Sola AE: Other painful disorders of the upper limb, Chap. 52. In *The Management of Pain*. Ed. 2. Edited by Bonica JJ, Loeser JD, Chapman CR, *et al.* Lea & Febiger, 1990, pp. 947–958.
11. Broer MR, Houtz SJ: *Patterns of Muscular Activity in Selected Sports Skill*. Charles C Thomas, Springfield, Ill. 1967.
12. Cailliet R: *Shoulder Pain*. F.A. Davis, Philadelphia, 1966 (Fig. 19, pp. 82–85).
13. Cailliet R: *Soft Tissue Pain und Disability*, F.A. Davis, Philadelphia, 1977 (p. 152).
14. Christensen E: Topography of terminal motor innervation in striated muscles from stillborn infants. *Am J Phys Med 38*:65–78, 1959 (see pp. 73–74).
15. Clemente CD: *Gray's Anatomy*. Ed. 30. Lea & Febiger, Philadelphia, 1985 (p. 522).
16. Clemente CD: *Anatomy*. Ed. 3. Urban & Schwarzenberg, Baltimore, 1987 (Fig. 61).
17. *Ibid*. (Fig. 523).
18. Dehne E, Hall RM: Active shoulder motion in complete deltoid paralysis. *J Bone Joint Surg 41-A*:745–748, 1959.
19. Duchenne GB: *Physiology of Motion*, translated by E.B. Kaplan. J.B. Lippincott, Philadelphia, 1949 (pp. 45–55).
20. Gutstein M: Common rheumatism and physiotherapy. *Br J Phys Med 3*:46–50, 1940 (p. 47).
21. Hagberg M: Electromyographic signs of shoulder muscular fatigue in two elevated arm positions. *Am J Phys Med 60(3)*:111–121, 1981.
22. Hagberg M, Jonsson B: The amplitude distribution of the myoelectric signal in an ergonomic study of the deltoid muscle. *Ergonomics 18*:311–319, 1975.
23. Hong CZ: Considerations and recommendations regarding myofascial trigger point injection *J Musculoske Pain 2(1)*:29–59, 1994.
24. Hong CZ: Lidocaine injection versus dry needling to myofascial trigger point: the importance of the local twitch response. *Am J Phys Med Rehabil 73*:256–263, 1994.
25. Inman VT, Saunders JB, Abbott LC: Observations on the function of the shoulder joint. *J Bone Joint Surg 26*:1–30, 1944.
26. Ito N: Electromyographic study of shoulder joint. *J Jpn Orthop Assoc 54*:1529–1540, 1980.
27. Jenkins DB: *Hollinshead's Functional Anatomy of the Limbs and Back*. Ed. 6. W.B. Saunders, Philadelphia, 1991 (p. 84).
28. Jonsson B, Hagberg M: The effect of different working heights on the deltoid muscle: a preliminary methodological study. *Scand J Rehab Med. Suppl. 3*:26–32, 1974.
29. Jonsson S, Jonsson B: Function of the muscles of the upper limb in car driving. *Ergonomics 18*:375–388, 1975 (pp. 377–380).
30. Józsa L, Demel S, Réffy A: Fibre composition of human hand and arm muscles. *Gegenbaurs morph Jahrb, Leipzig 127(1)*:34–38, 1981.
31. Kellgren JH: A preliminary account of referred pains arising from muscle. *Br Med J 1*:325–327, 1938 (Cases 2 and 3).

32. Kendall FP, McCreary EK, Provance PG: *Muscles: Testing and Function*. Ed. 4. Williams & Wilkins, Baltimore, 1993 (p. 273).
33. Lange M: *Die Muskelhärten (Myogelosen)*: J.F. Lehmanns, München, 1931 (pp. 49, 66, Figs. 10, 27, 40 b).
34. *Ibid*. (Cases 14, 15, 18, 20–22).
35. Lewit K: *Manipulative Therapy in Rehabilitation of the Locomotor System*. Ed. 2. Butterworth Heinemann, Oxford, 1991 (p. 24).
36. Lundervold A: Occupation myalgia. Electromyographic investigations. *Acta Psychiatr Neurol Scand 26*:359–369, 1951 (p. 365, Fig. 5).
37. McMinn RM, Hutchings RT, Pegington J, *et al.*: *Color Atlas of Human Anatomy*. Ed. 3. Mosby-Year Book, Missouri, 1993 (p. 116).
38. *Ibid*. (p. 121C).
39. *Ibid*. (p. 119).
40. Mennell JM: *Joint Pain: Diagnosis and Treatment Using Manipulative Techniques*. Little, Brown & Company, Boston, 1964.
41. Pearl ML, Perry J, Torburn L, *et al.*: An electromyographic analysis of the shoulder during cones and planes of arm motion. *Clin Orthop 284*:116–127, 1992.
42. Pernkopf E: *Atlas of Topographical und Applied Human Anatomy*, Vol. 2. W.B. Saunders, Philadel phia, 1964 (p. 11).
43. *Ibid*. (p. 33).
44. *Ibid*. (pp. 54, 72).
45. Rasch PJ, Burke RK: *Kinesiology und Applied Anatomy*. Ed. 6. Lea & Febiger, Philadelphia, 1978 (pp. 161, 163).
46. Reynolds MD: Myofascial trigger point syndromes in the practice of rheumatology. *Arch Phys Med Rehabil 62*:111–114, 1981 (Table 1).
47. Scovazzo ML, Browne A, Pink M, *et al.*: The painful shoulder during freestyle swimming: an electromyographic cinematographic analysis of twelve muscles. *Am J Sports Med 19(6)*:577–582, 1991.
48. Spalteholz W: *Handatlas der Anatomie des Menschen*. Ed. 11, Vol. 2. S. Hirzel, Leipzig, 1922 (pp. 280, 282, 320).
49. *Ibid*. (p. 315).
50. *Ibid*. (pp. 303, 322).
51. Steinbrocker O, Isenberg SA, Silver M, *et al.*: Observations on pain produced by injection of hypertonic saline into muscles and other supportive tissues. *J Clin Invest 32*:1045–1051, 1953 (p. 1046).
52. Travell J: Ethyl chloride spray for painful muscle spasm. *Arch Phys Med Rehabil 33*:291–298, 1952 (p. 293).
53. Travell J: Factors affecting pain of injection. *JAMA 158*:368–371, 1955.
54. Travell J, Berry C, Bigelow N: Effects of referred somatic pain on structures in the reference zone. *Fed Proc 3*:49, 1944.
55. Travell J, Rinzler SH: The myofascial genesis of pain. *Postgrad Med 11*:425–434, 1952 (p. 428).
56. Winter Z: Referred pain in fibrositis. *Med Rec 157*:34–37, 1944 (p. 4).
57. Zohn DA: *Musculoskeletal Pain: Diagnosis and Physical Treatment*. Ed. 2. Little, Brown & Company, Boston, 1988 (p. 211, Fig. 12-2).

Oberer Rücken

M. coracobrachialis

Übersicht: Es erfordert vom Therapeuten mehr Geschick als bei die meisten andern Muskeln, die Triggerpunkte im M. coracobrachialis zu identifizieren. Erst nachdem die Triggerpunkte in assoziierten Muskeln inaktiviert wurden, etwa in den Mm. deltoideus (Pars clavicularis), biceps brachii (Caput breve) und triceps brachii (Caput longum) wird deutlich, dass auch der M. coracobrachialis betroffen ist. **Übertragungsschmerzen** von Triggerpunkten in diesem Muskel zeigen sich an der Vorderfläche des proximalen Humerus und in einem unterbrochenen Schmerzmuster, das über die Rückseite von Ober- und Unterarm bis zum Handrücken verläuft, Ellenbogen und Handgelenk jedoch überspringt. **Anatomie:** Der M. coracobrachialis setzt proximal am Proc. coracoideus und distal an der Mitte des Humerus an. **Funktion:** Der Muskel unterstützt die Anteversion und Adduktion des Armes im Schultergelenk. **Symptome** sind quälende Schmerzen, aber nur eine geringe Bewegungseinschränkung. Die **Aktivierung und Aufrechterhaltung von Triggerpunkten** des M. coracobrachialis erfolgt normalerweise zusammen mit denen assoziierter Muskeln. **Untersuchung des Patienten:** Sich den Rücken zu reiben und den Arm im Schultergelenk vollständig zu antevertieren und dann hinter das Ohr zu führen, ist für den Patienten schmerzhaft. Die **Untersuchung auf Triggerpunkte** erfolgt durch direkte Palpation des M. coracobrachialis, der medial unterhalb des M. pectoralis major und unterhalb des M. biceps brachii (Caput breve) liegt. Die von den Triggerpunkten verursachten Druckschmerzen manifestieren sich weiter distal und müssen von Triggerpunktzonen unterschieden werden, denen eine Insertionstendopathie zu Grunde liegt. Von diesem Muskel verursachte **Engpässe** wurden wiederholt beobachtet. Sie werden häufig der Kompression des N. musculocutaneus durch einen extrem trainierten, hypertrophierten M. coracobrachialis zugeschrieben. Es wurde nicht überprüft, ob hierbei auch latente Triggerpunkte eine Rolle spielen. Die **Lösung der Triggerpunkte** erfolgt durch Sprühen und Dehnen, ähnlich wie bei den Triggerpunkten der Pars clavicularis des M. deltoideus. Wenn Triggerpunkte durch Druckanwendung gelöst werden, muss das verspannte Faserbündel von den Nerven im Arm unterschieden werden. Die **Infiltration der Triggerpunkte** in diesem Muskel erfolgt von anterior durch den M. deltoideus hindurch, wobei die Kanüle von der palpierenden Hand dirigiert wird, nachdem die angrenzenden neurovaskulären Strukturen identifiziert wurden. Zu den **korrigierenden Maßnahmen** gehört es, nicht extrem schwer zu heben und die Dehnungsübung in einer Türöffnung auszuführen.

29

Inhaltsübersicht

29.1 Übertragungsschmerzen

(Abb. 29.1)
Der Schmerz wird über die anteriore Regio deltoidea und die Rückseite des Armes geleitet. Er
konzentriert sich über dem M. triceps brachii,
der Rückseite des Unterarmes und dem Handrücken, überspringt aber oft den Ellenbogen
und das Handgelenk. Er kann bis in die Spitze
des Mittelfingers ausstrahlen. Für diesen Muskel
gilt, wie für andere auch, dass der Übertragungsschmerz um so stärker und auch als Ruheschmerz spürbar ist, je aktiver die Triggerpunkte
sind. In diesem Fall sind auch die lokalen Zuckungsreaktionen heftiger und die verspannten
Faserbündel rigider.

29.2 Anatomie

(Abb. 29.2)
Proximal inseriert der M. coracobrachialis gemeinsam mit der Sehne des Caput breve des
M. biceps brachii an der Spitze des Proc. coracoideus und dem Septum intermusculare, das
sich zwischen den beiden Muskeln aufspannt.
Distal inseriert der M. coracobrachialis an der
medialen Fläche des Humerus. Die Ansätze liegen am Schaft zwischen den Ansatzstellen der
Mm. triceps brachii und brachialis proximal von
der des Mitte des Humerus [6]. Distal zieht der
M. biceps brachii über das Ellenbogengelenk.

Das neurovaskuläre Bündel des Armes verläuft
unterhalb des sehnigen Ansatzes des M. pectoralis minor am Proc. coracoideus und dann nahe
dem M. coracobrachialis den Arm hinunter.

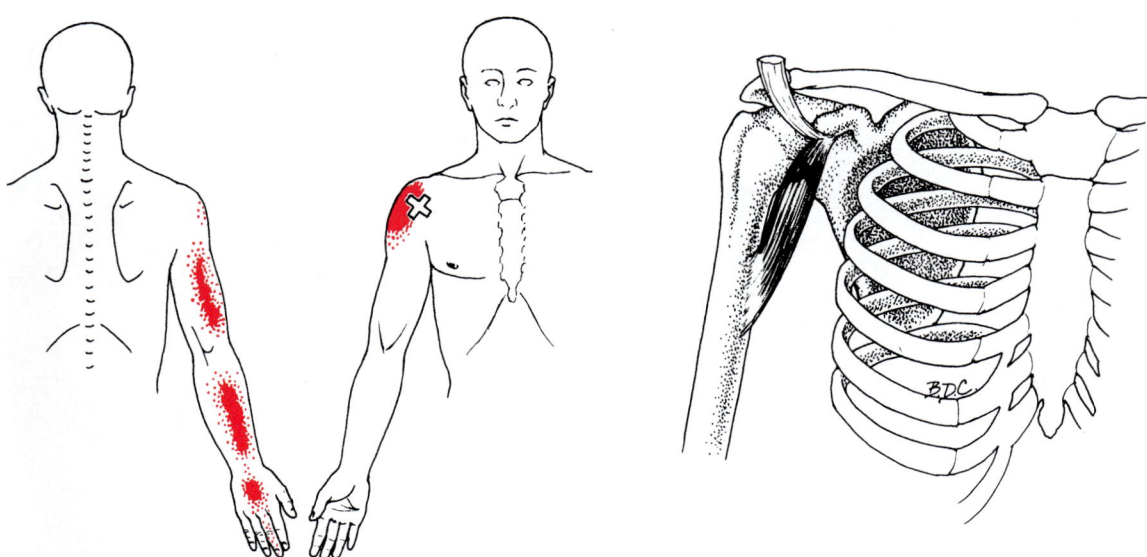

Abb. 29.1: Schmerzmuster (*rot*) von einem Triggerpunkt (**X**) im rechten M. coracobrachialis. Triggerpunkte können recht weit distal in der Mitte des Muskelbauches liegen. Bei schwächerem Befall erstreckt sich das Schmerzmuster manchmal nur bis zum Ellenbogen.

Dieser Muskel kann vollständig fehlen, sowie eine Ansatzstelle am Epicondylus medialis humeri aufweisen [3].

Weiterführende Literatur

Andere Autoren bilden den M. coracobrachialis in der Ansicht von anterior [7, 8, 16, 19, 27], von medial [1], mit den benachbarten neurovaskulären Strukturen [2, 20, 28] und im Querschnitt [11, 23] ab.

29.3 Innervation

Der M. coracobrachialis wird von einem Ast des N. musculocutaneus innerviert, der Fasern der Spinalnerven C_6 und C_7 führt und vom Nervenstamm abzweigt, bevor dieser in den Muskel eindringt [6]. Der N. musculocutaneus dringt in den Mittelteil des M. coracobrachialis ein und kann den Muskel deutlich in einen oberflächlichen und einen tiefen Anteil unterteilen [3].

29.4 Funktion

Der M. coracobrachialis unterstützt die Anteversion und Adduktion des Armes im Schultergelenk [3, 6, 13, 14, 26]. Wenn der Muskel elektrisch gereizt wird, während die Versuchsperson den Arm abduziert, zieht er den Humerus kraftvoll in die Cavitas glenoidalis [10].

Sowohl die Innen- als auch die Außenrotation verlängern diesen Muskel. Berichten zufolge

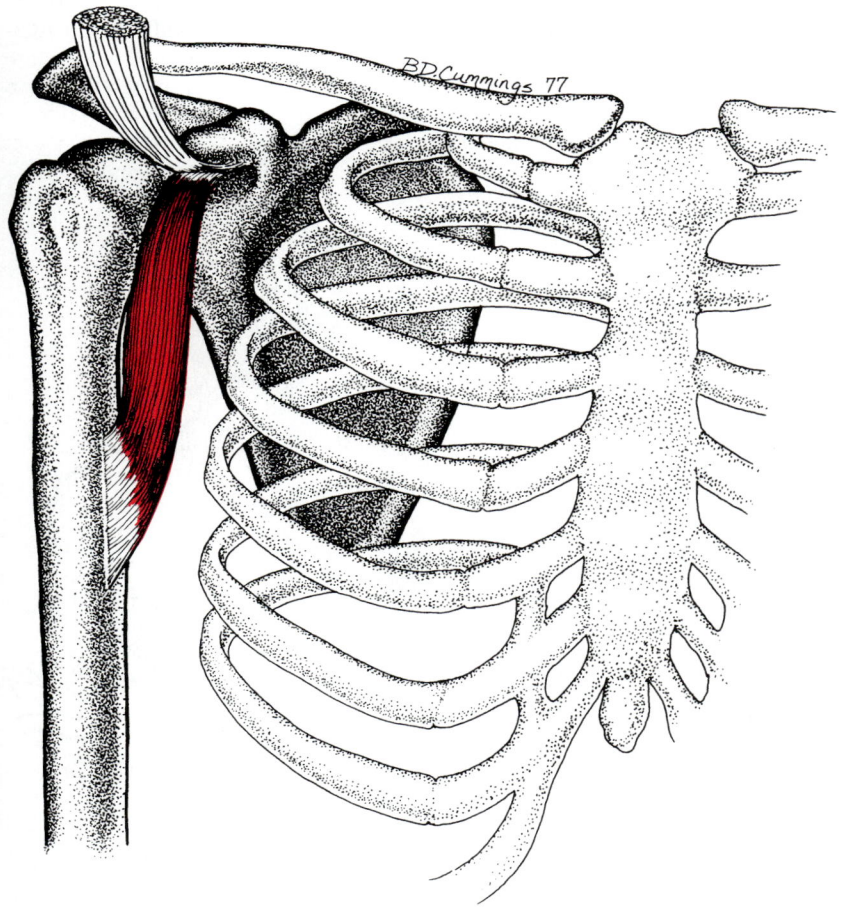

Abb. 29.2: Übliche Ansatzstellen (*rot*): proximal an der Spitze des Proc. coracoideus und distal in einer Linie am Humerus, bis fast hinunter zur Mitte des Knochens. Das Caput breve des M. biceps brachii (in der Abbildung abgeschnitten und zurückgebogen) inseriert gemeinsam mit dem M. coracobrachialis am Proc. coracoideus.

trägt er dazu bei, den Arm aus einer außenrotierten Stellung [3, 26] und aus der Innenrotation [26] in die Neutralstellung zurückzuführen. Überdies soll er die extreme Abduktion unterstützen [3, 28]. Ein anderer Autor vertritt die Ansicht, dass der M. coracobrachialis teilweise stabilisierend adduzieren kann, wenn der Humerus kraftvoll abduziert wird [25].

29.5 Funktionelle Einheit

Der M. coracobrachialis ist ein Synergist des M. deltoideus (Pars clavicularis), des M. biceps brachii (Caput breve) und des M. pectoralis major, wenn der Arm antevertiert und adduziert wird. Antagonisten der Anteversion sind die Pars spinalis des M. deltoideus sowie die Mm. latissimus dorsi, teres major und triceps brachii (Caput longum).

29.6 Symptome

Kennzeichnend für Triggerpunkte im M. coracobrachialis sind Schmerzen im Arm, vor allem in der vorderen Schulter und auf der Rückseite des Armes. Es schmerzt den Patienten, wenn er hinter den Körper und zum unteren Rücken greift, etwa um diese Stellen zu reiben (Abb. 29.3), da der Muskel dabei durch die starke Innenrotation und Retroversion des Armes gedehnt wird. Wenn nur der M. coracobrachialis betroffen ist, kann der Patienten den Arm mit gebeugtem Ellenbogen schmerzfrei bis auf Kopfhöhe führen. Wenn der Arm jedoch in vollständige Anteversion und dann hinter das Ohr gebracht werden soll (zur Mittellinie des Körpers) kontrahiert der M. coracobrachialis in der verkürzten Stellung schmerzhaft.

29.7 Aktivierung und Aufrechterhaltung von Triggerpunkten

Aktive Triggerpunkte in diesem Muskel entwickeln sich sekundär, wenn in den oben aufgeführten verwandten Muskeln der funktionellen Einheit Triggerpunkte entstanden sind.

29.8 Untersuchung des Patienten

(Abb. 29.3)
Nachdem geklärt ist, im Zusammenhang mit welchem Ereignis oder welchen Ereignissen die Schmerzen erstmalig auftraten, sollte der Therapeut eine detaillierte Zeichnung anfertigen, in die die Schmerzangaben des Patienten eingetragen werden. Vorlage können die Schmerzmuster im vorliegenden Buch sein. Die Angaben werden in eine Kopie des betreffenden Körperschemas aus den Abbildungen 3.2–3.4 eingetragen.

Wenn der Patient versucht, sich mit der Hand über den Rücken zu reiben, wird eine Bewegungseinschränkung im Schultergelenk deutlich, falls der M. coracobrachialis Triggerpunkte enthält. Dieser Test bringt den Muskel durch die extreme Innenrotation und Retroversion des Armes in eine schmerzhaft Dehnungsposition.

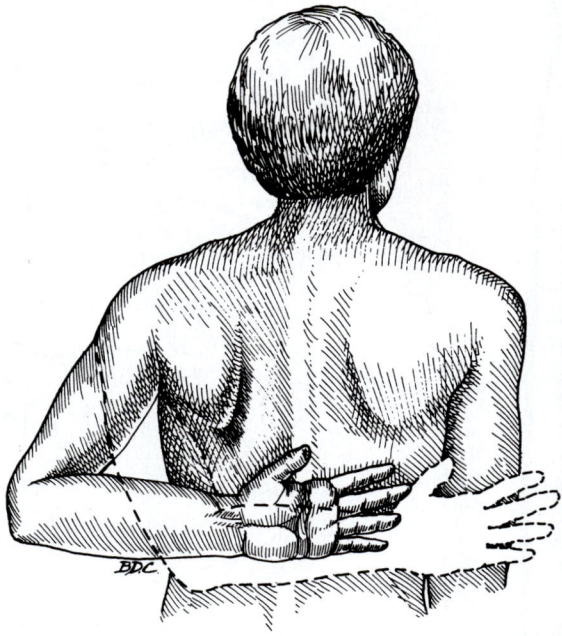

Abb. 29.3: Test auf Triggerpunkte im linken M. coracobrachialis. Der Patient versucht, sich den Rücken zu reiben. Vor der Behandlung erreicht die Hand normalerweise nur die Wirbelsäule, weil bei vollständiger Innenrotation und Retroversion des Armes starke Schmerzen auftreten. Sobald die Triggerpunkte inaktiviert wurden, kann das Handgelenk quer über den Rücken geschoben werden (*punktierter Umriss*).

Sofern sich im M. coracobrachialis Triggerpunkte befinden, kann der Arm nur bis zum Ohr antevertiert werden. Die Schmerzen werden ausgelöst, wenn der Muskel in der verkürzten Stellung kontrahiert.

Die Anteversion des Humerus kann geringfügig abgeschwächt sein. Der Krafttest des M. coracobrachialis erfolgt, indem der Patient den Arm zunächst um 45° antevertiert und außenrotiert. Der Ellenbogen ist dabei flektiert und der Unterarm vollständig supiniert, damit der M. biceps brachii die Bewegung möglichst wenig unterstützen kann. Der Therapeut gibt dann am distalen Humerus abwärts und leicht nach außen gerichteten Druck (in Richtung Retroversion und leichte Abduktion) [14]. Unzureichender Widerstand gegen diesen Druck deutet auf eine Schwäche des M. coracobrachialis. Falls der Muskel aktive Triggerpunkte enthält, schmerzt es, wenn der Patient versucht, Maximalkraft aufzubringen.

Es verursacht Schmerzen, wenn der betroffene M. coracobrachialis durch eine Retroversion des Armes passiv im Schultergelenk gedehnt wird (insbesondere bei gleichzeitiger Abduktion). Das geschieht, wenn der Arm aktiv gegen Widerstand im Schultergelenk antevertiert werden soll [17].

Wenn bei der Überprüfung des Bewegungsausmaßes der Verdacht auf eine Weichteilhemmung entsteht, sollte man den Patienten während des Tests fragen, ob er Spannung (oder Schmerzen) spürt und ihn bitten, dieses Gebiet mit den Fingerspitzen zu bezeichnen. Der Therapeut kann dort dann oft ein verspanntes Faserbündel mit einem Triggerpunkt palpieren. Ein in dieser Weise identifizierter Triggerpunkt wurde auch als *relevanter* [4] Triggerpunkt bezeichnet. Er kann eine Dysfunktion hervorrufen, selber aber latent sein (keine Schmerzen verursachen). Einen relevanten Triggerpunkt im M. coracobrachialis findet man, indem man den Humerus passiv gleichzeitig in Retroversion und Abduktion bringt und ihn dabei zusätzlich außenrotiert. Durch die genaue Lokalisierung der Verspannung können Verspannungen des M. coracobrachialis von solchen des M. biceps brachii unterschieden werden.

Sofern der Patient bei Bewegungen im Schultergelenk Schmerzen hat, sollte es wie von Menell beschrieben auf sein Gelenkspiel untersucht werden. Bei Einschränkungen der Armbewegungen ist es ratsam, auch das Akromioklavikular- und das Sternoklavikulargelenk auf ein normales Gelenkspiel zu untersuchen [21].

29.9 Untersuchung auf Triggerpunkte

(Abb. 29.4)

Ein Triggerpunkt kann entdeckt werden, indem der Untersucher den Arm des Patienten in eine den M. coracobrachialis verlängernde Bewegung führt, wie in Kapitel 29.8 beschrieben. Meist jedoch wird man auf Triggerpunkte dieses Muskels aufmerksam, wenn der Patient nach erfolgreicher Inaktivierung multipler Triggerpunkte in anderen Schultermuskeln, insbesondere in der Pars clavicularis des M. deltoideus, in die Sprechstunde zurückkommt. Die zuvor behandelten Muskeln sind zwar nicht mehr druckschmerzhaft, und es ist auch keine lokale Zuckungsreaktion mehr festzustellen, trotzdem klagt der Patient über starke Schmerzen und eine tiefe Empfindlichkeit im vorderen Anteil des M. deltoideus. Eine genaue Untersuchung ergibt, dass die Druckschmerzen in der Tat unter dem M. deltoideus lokalisiert sind.

Der M. coracobrachialis kann zwei schmerzhafte Zonen aufweisen. Bei einem zentralen myofaszialen Triggerpunkt bildet sich ungefähr in der Mitte des Muskels ein empfindlicher Bereich, während sich die für Ansatzstellen typischen Druckschmerzen in der Region des proximalen Muskel-Sehnen-Übergangs finden (auch eine distale Lage ist möglich). Eine Empfindlichkeit an diesen Stellen geht wahrscheinlich auf eine Insertionstendopathie zurück, die von Faserbündeln mit Triggerpunkten stammt.

Der Untersucher lokalisiert die zentralen Triggerpunkte im M. coracobrachialis, indem er den Muskel gegen den Humerus palpiert und dabei den Finger in der Achselhöhle unter die Mm. deltoideus und pectoralis major schiebt. Die Fingerspitze tastet zunächst den Muskelbauch des Caput breve des M. biceps brachii und weiter posterior, wo ungefähr die Hälfte der Bizepsfasern in die gemeinsame Sehne einstrahlen, den M. coracobrachialis. Das axilläre neurovaskuläre Bündel verläuft am Rand des M. coracobrachialis [2] und muss nach hinten weggeschoben werden, damit die Fingerspitzen den Muskel auf verspannte Faserbündel palpieren können. Es wird ein Strumming gegen den Humerus ausgeführt. Das neurovaskuläre Bündel liegt posterior der Ansatzstelle des Muskels am Humerus. Der zentrale Triggerpunkt liegt ungefähr in Muskelmitte, etwas weiter distal als in Abbildung 29.1 eingezeichnet. Die dort markierte Stelle liegt näher an einer durch eine Insertionstendopathie hervorgerufenen Triggerzone. Der Bereich eines Insertionstriggerpunktes kann verhärtet wirken und auf Fingerdruck Übertragungsschmerzen hervorrufen.

Eine durch schnellende Palpation des verspannten Faserbündels ausgelöste lokale Zuckungsreaktion (beachte das neurovaskuläre Bündel!) ist im Allgemeinen eher palpierbar als sichtbar. Sie bestätigt die Existenz eines Triggerpunktes.

29.10 Engpass

Es ist nicht erstaunlich, dass Triggerpunkte des M. coracobrachialis zu einem Engpass für den N. musculocutaneus führen, da er auf seinem Weg zu den Mm. biceps brachii und brachialis durch diesen Muskel zieht [6, 9, 28]. Die klinischen Symptome der resultierenden Kompression sind in Fallberichten gut belegt.

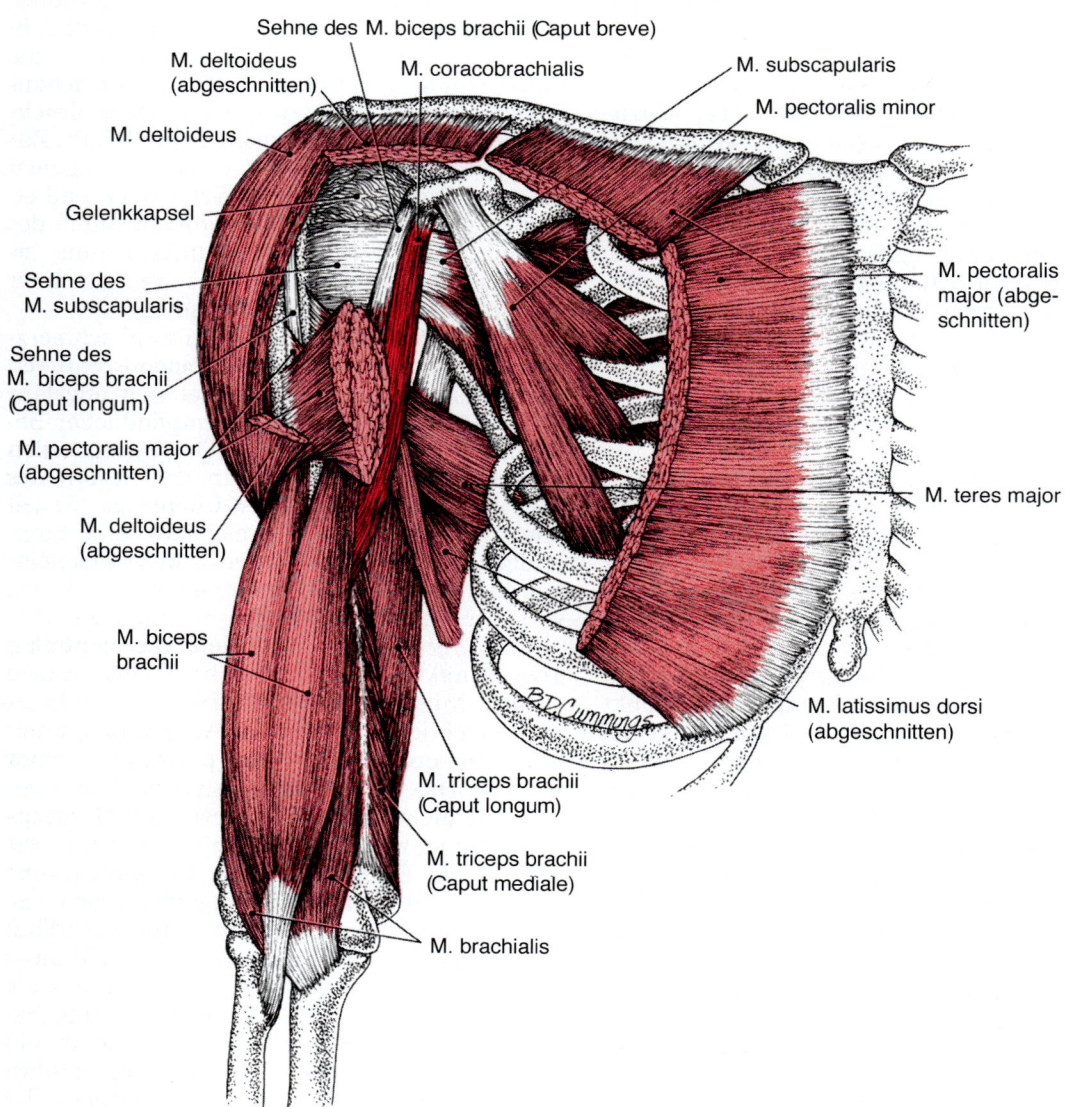

Abb. 29.4: Regionale Anatomie der Muskeln der rechten Schulter. Ansicht von anterior. Der M. coracobrachialis (*dunkelrot*) liegt über den Ansatzstellen der Mm. subscapularis, latissimus dorsi und teres major und unterhalb der Mm. pectoralis major und M. deltoideus (Pars clavicularis). Zur besseren Übersichtlichkeit ist der M. serratus anterior nicht abgebildet. Der M. coracobrachialis verläuft medial vom Caput breve des M. biceps brachii. Er wird in der vorderen Achselhöhle unterhalb des M. pectoralis major und gegen den Humerus auf Triggerpunkte palpiert.

Pećina und Bojanić berichten über einen Ruderer, der täglich 500 Liegestütze ausführte. Die Untersuchung ergab verminderte Größe und Kraft des M. biceps brachii, einen fehlenden Bizepssehnenreflex, einen verringerten Muskeltonus des M. biceps brachii und sensorische Ausfälle an der Außenseite des Unterarmes. Elektrodiagnostisch waren eine distale Leitungsverzögerung und reduzierte Amplitude der evozierten Potenziale der Mm. biceps brachii und brachialis nachweisbar, die auf eine Kompression des N. musculocutaneus deuteten. Der Sportler unterließ die Liegestütze, und drei Monate später hatten sich Muskelmasse, Kraft und Sensibilität im Unterarm regeneriert. Elektrodiagnostische Untersuchungen bestätigten die Besserung. Da die Funktionsfähigkeit des M. coracobrachialis unbeeinträchtigt geblieben war, muss der N. musculocutaneus unterhalb der zu ihm führenden Nervenabzweigung komprimiert worden sein. Ein Engpass war in dem Abschnitt des Nerven entstanden, der durch den M. coracobrachialis zieht [22].

In anderen Fallberichten werden ähnliche schmerzlose Funktionsverluste des N. musculocutaneus distal des M. coracobrachialis beschrieben, die nach intensivem Training auftraten (Gewichtheben, Bau einer Mauer aus Natursteinen). Die Funktionen erholten sich innerhalb weniger Monate, nachdem die anstrengende Tätigkeit beendet war. Die Untersucher gingen in diesen Fällen von einer trainingsbedingten Hypertrophie des M. coracobrachialis aus, die zur Kompression des Nerven auf seiner Bahn durch den Muskel geführt hatte [5, 18]. Es wird nicht erwähnt, ob der M. coracobrachialis auf Triggerpunkte untersucht wurde. Latente Triggerpunkte rufen nicht unbedingt Schmerzen hervor, können jedoch verspannte Faserbündel hervorbringen, die beträchtliche Dysfunktionen nach sich ziehen.

In vier weiteren Fallberichten werden andere auslösende Belastungssituationen identifiziert. Drei dieser Patienten berichteten über kräftige Extension des Ellenbogens. Sie hatten wiederholt beim Football den Ball geworfen, kraftvolle Rückhandschläge beim Tennis ausgeführt oder gestikulierend während einer Rede den Ellenbogen extendiert, während der Unterarm proniert war. Bei der vierten Patientin stellten sich die Symptome ein, nachdem sie zahlreiche und schwere Pakete gepackt und transportiert hatte. In diesem Fall fand man operativ ein ausgeprägtes Impingement des N. musculocutaneus durch die Bizepssehne, wenn der Ellenbogen vollständig extendiert war. Neurolyse und Dekompression des Nerven gewährten Schmerzfreiheit. Die anderen Patienten genasen, nachdem sie die Anstrengungen reduziert hatten [12, 15].

29.11 Differenzialdiagnose

Die Kompression des N. musculocutaneus durch den M. coracobrachialis kann von einer Radikulopathie C_5 oder C_6 oder von einer Läsion des lateralen Stammes des Plexus brachialis unterschieden werden, weil der M. coracobrachialis unbeeinträchtigt bleibt.

Es liegen drei Berichte über isolierte Rupturen des M. coracobrachialis vor [29]. In allen Fällen war eine kraftvolle Retroversion des Armes mit außenrotiertem und abduziertem Arm vorangegangen.

Eine Radikulopathie C_7, ein Karpaltunnelsyndrom, eine Bursitis subacromialis, eine Entzündung der Supraspinatussehne und am häufigsten eine Dysfunktion des Akromioklavikulargelenks können mit den Symptomen von Triggerpunkten im M. coracobrachialis verwechselt werden. Druckschmerzen unmittelbar unterhalb des Akromioklavikulargelenks können auf eine Insertionstendopathie des M. coracobrachialis deuten. Eine eher distale Lokalisation deutet auf zentrale Triggerpunkte im Muskelbauch dieses Muskels.

Diagnostischen Aufschluss über eine Dysfunktion des Akromioklavikulargelenks gibt es, wenn der Therapeut den betroffenen Arm vollständig horizontal adduziert. Bei dieser Bewegung wird der Bereich des Akromioklavikulargelenks komprimiert. Wenn zusätzlich Widerstand gegen die horizontale Abduktion in dieser vollständig adduzierten Stellung gegeben wird, ist der Test aussagekräftiger. Falls eine Dysfunktion des Akromioklavikulargelenks vorliegt, löst eine der beiden Bewegungen Schmerzen aus. Das ist nicht der Fall, wenn lediglich Triggerpunkte im M. coracobrachialis vorliegen.

Wenn die Schmerzen sehr stark sind, muss röntgenologisch eine Sprengung des Akromioklavikulargelenks ausgeschlossen werden.

Nur selten werden Patienten wegen isolierter Triggerpunktsymptome im M. coracobrachialis vorstellig. Man darf daher annehmen, dass sich die Triggerpunkte in diesem Muskel überwiegend gemeinsam mit denen in funktionell verwandten Muskeln bilden, z. B. in den Mm. deltoideus (Pars clavicularis und spinalis), biceps brachii (Caput breve), supraspinatus und triceps brachii (Caput longum).

Oberer Rücken

29.12 Lösung von Triggerpunkten

Ein eingeschränktes Gelenkspiel in den Gleno-humeral-, Akromioklavikular- oder Sternoklavi-kulargelenken sollte wiederhergestellt werden.

Sprühen und Dehnen erfolgen in ähnlicher Weise wie für Triggerpunkte im M. deltoideus (Pars clavicularis) beschrieben (Abb. 28.4A). (Es wird dieselbe Dehnungsposition benutzt.) Für den M. coracobrachialis wird das für die Pars clavicularis des M. deltoideus aufgezeich-nete Sprühmuster weiter in die Achselhöhle und über die Rückseite von Ober- und Unter-arm und den Handrücken bis zur Spitze des Mittelfingers fortgesetzt.

Wenn Triggerpunkte des M. coracobrachialis durch Druck oder andere Techniken unter Ein-satz von therapeutischem Druck gelöst werden sollen, muss die enge Beziehung zwischen die-sem Muskel und den Armnerven bekannt sein. Das gilt insbesondere für die Nn. medianus, ul-naris, musculocutaneus, cutaneus antebrachii und den N. axillaris [22]. Vergleiche hierzu auch Kapitel 29.8, Untersuchung des Patienten. Diese Nerven werden durch Kompression gegen den Humerus leicht (und mit schmerzhaften Folgen) geschädigt. Bei der Lösung von Trigger-punkten durch Druck sollte behutsam vor-gegangen werden. Man gibt leichten Druck auf den Triggerpunkt, bis Gewebewiderstand zu tasten ist, wartet ab, bis sich das Gewebe löst und nimmt dann erneut Vorspannung bis zur nächsten Barriere auf.

Eine andere Form der Dehnung wird durch Massagestriche im Verlauf der Muskelfasern er-reicht.

29.13 Infiltration von Triggerpunkten

(Abb. 29.5)
Der Patient liegt auf dem Rücken. Der betroffe-ne Arm wird außenrotiert an der Seite gelagert. Die druckempfindlichen Triggerpunkte des M. coracobrachialis werden tief in der Achsel-höhle palpiert, indem der Arzt unter den M. pectoralis major greift das Caput breve des M. biceps brachii und den M. coracobrachialis gegen den dorsalen Humerus drückt (Abb. 29.4). Der M. coracobrachialis kann zwei druckschmerzhafte Bereiche aufweisen. Durch

zentrale myofasziale Triggerpunkte hervorgeru-fene Druckschmerzen liegen ungefähr in der Mitte des Muskels. Die zweite druckschmerz-hafte Zone befindet sich im Bereich des pro-ximalen Muskel-Sehnen-Überganges oder an der proximalen Ansatzstelle und geht wahr-scheinlich auf eine sekundäre Insertionstendo-pathie bei anhaltender Spannung in Faserbün-deln mit einem Triggerpunkt zurück. Die pulsierende A. brachialis wird im neurovaskulä-ren Bündel palpiert, das dorsal und medial vom M. coracobrachialis zwischen diesem und dem Ansatz des Caput laterale des M. triceps brachii am Humerus verläuft. Diese Strukturen müssen eindeutig identifiziert werden und dürfen nicht punktiert werden. Die Kanüle wird durch den M. pectoralis major oder die Pars clavicularis des M. deltoideus eingestochen und in die druckschmerzhafte Zone geführt, die der Arzt mit der anderen Hand palpiert.

Abbildung 29.5 veranschaulicht die Infiltrati-on eines Bereichs mit einer Iinsertionstendo-pathie. Sie sollte infiltriert werden, um Schmerzlinderung und Wiederherstellung der normalen Funktionsfähigkeit zu beschleunigen. Bei einer derartigen Insertionstendopathie müs-sen außerdem Triggerpunkte im mittleren Mus-kelbauch des M. coracobrachialis und/oder im Caput breve des M. biceps brachii inaktiviert werden.

Sobald die Kanüle auf den aktiven Fokus ei-nes Triggerpunktes trifft, löst sie normalerweise eine lokale Zuckungsreaktion aus. Der Patient fühlt vielleicht einen blitzartigen Übertragungs-schmerz, ähnlich dem Schmerz, wenn die Ka-nüle einen Nerven trifft. Die Infiltration mit ei-nem Lokalanästhetikum kann vorübergehend Schwäche und Sensibilitätsverlust im Versor-gungsgebiet des N. musculocutaneus hervorrufen. Sie klingt jedoch innerhalb von 15–20 Minuten ab, wenn mit 0,5%iger Procainlösung infiltriert wurde. Kortikoide und lang wirkende Anästhe-tika sind wegen der Nähe wichtiger neurovas-kulärer Strukturen *nicht* empfohlen.

Der Triggerpunkt in der Muskelmitte wird am besten infiltriert, während der M. coracobrachia-lis mit den Fingern einer Hand unterhalb des M. pectoralis major palpiert wird (Vorsicht, um den Finger nicht mit der Kanüle zu verletzen).

Im Anschluss an die Infiltration wird ge-sprüht und gedehnt. Danach führt der Patient aktiv dreimal spezifische Bewegungen für diesen Muskel im vollen Bewegungsausmaß durch, um dessen normale Funktionsfähigkeit wiederher-zustellen. Anschließend wird eine Wärmepa-ckung aufgelegt.

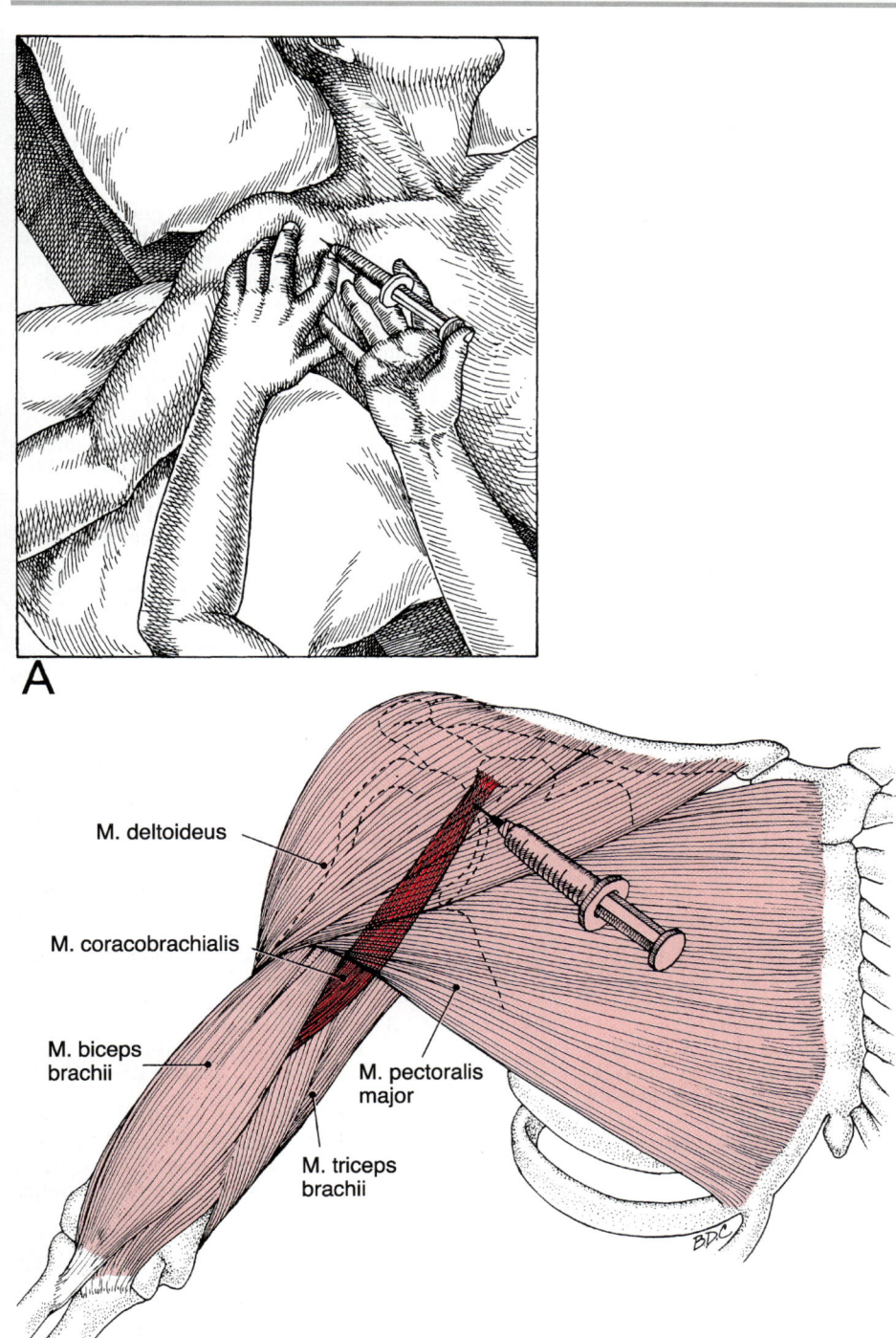

A

B

Abb. 29.5: Infiltration einer druckschmerzhaften, auf eine Insertionstendopathie zurückgehenden Zone am Muskel-Sehnen-Übergang. Der zugehörige Triggerpunkt liegt weiter in der Mitte des Muskels und wird im Wesentlichen in derselben Weise infiltriert. Der Bereich eines Insertionstriggerpunktes im M. coracobrachialis wird auf Höhe des Tuberculum majus humeri durch die Pars clavicularis des M. deltoideus infiltriert. Der zentrale Triggerpunkt in der Muskelmitte liegt weiter distal und ist durch die Pars clavicularis des M. deltoideus oder den M. pectoralis major zu erreichen. Das neurovaskuläre Bündel muss zuvor identifiziert werden und darf nicht punktiert werden. **A:** Infiltrationstechnik. **B:** schematische Darstellung der Infiltration des M. coracobrachialis (*dunkelrot*) durch die Mm. deltoideus und pectoralis.

Rachlin illustriert dieselbe Infiltrationstechnik. Seine Abbildung verdeutlicht die Beziehung des M. coracobrachialis zum Truncus inferior des Plexus brachialis und dem N. medianus [24].

▬ 29.14 Korrigierende Maßnahmen

Der Patient sollte schwere Gegenstände nicht mit ausgestreckten Armen vor dem Körper anheben sondern die Ellenbogen vielmehr am Körper halten.

Der Patient sollte täglich die Übung an einem Türrahmen ausführen (Abb. 30.7). Auch die Dehnungsübung in einer Türöffnung mit unterer Handposition (Abb. 42.9A) ist nützlich, um die normale Länge des M. coracobrachialis zu erhalten. Eine Überdehnung sollte jedoch vermieden werden.

Wenn der Muskel vor oder nach den passiven Dehnungsübungen mit feuchter Wärme behandelt wird, ist er anschließend weniger schmerzhaft. Falls diese Muskelschmerzen sehr störend sind, sollten die Übungen nur jeden zweiten Tag ausgeführt werden. Der Therapeut muss in jedem Fall immer wieder überprüfen, dass der Patient nicht allzu heftig dehnt, indem er zu viel Körpergewicht einsetzt.

Literatur

1. Agur AM: *Grant's Atlas of Anatomy*. Ed. 9. Williams & Wilkins, Baltimore, 1991:37, 373, 376 (Figs. 6-22, 6-26).
2. *Ibid*. pp.4370, 388 (Figs. 6-17, 6-43).
3. Bardeen CR: The musculature, Sect. 5. In: *Morris's Human Anatomy*. Ed. 6. Edited by Jackson CM. Blakiston's Son & Co., Philadelphia, 1921 (pp. 413, 414).
4. Boeve M: Personal communication, 1990.
5. Braddom RL, Wolfe C: Musculocutaneous nerve injury after heavy exercise. *Arch Phys Med Rehabil 59*:290–293, 1978.
6. Clemente CD: *Gray's Anatomy*. Ed. 30. Lea & Febiger, Philadelphia, 1985 (pp. 526, 527).
7. *Ibid*. (p. 520, Fig. 6-45).
8. Clemente CD: *Anatomy*. Ed. 3. Urban & Schwarzenberg, Baltimore, 1987 (Figs. 49, 55, 61).
9. *Ibid*. (Fig. 56).
10. Duchenne GB: *Physiology of Motion*, translated by E.B. Kaplan. J.B. Lippincott, Philadelphia, 1949 (p. 87).
11. Ellis H, Logan B, Dixon A: *Human Cross-Sectional Anatomy: Atlas of Body Sections and CT Images*. Butterworth Heinemann, Boston, 1991 (Sects. 32–36).
12. Felsenthal G, Mondell DL, Reischer MA, *et al.*: Forearm pain secondary to compression syndrome of the lateral cutaneous nerve of the forearm. *Arch Phys Med Rehabil 65*:139–141, 1984.
13. Jenkins DB: *Hollinshead's Functional Anatomy of the Limbs and Bock*. Ed. 6. W.B. Saunders, Philadelphia, 1991 (p. 112).
14. Kendall FP, McCreary EK. Provance PG: *Muscles: Testing and Function*. Ed. 4. Williams & Wilkins, Baltimore, 1993 (p. 267).
15. Kim SM, Goodrich JA: Isolated proximal musculocutaneous nerve palsy: case report. *Arch Phys Med Rehabil 65*:735–736, 1984.
16. Lockhart RD, Hamilton GF, Fyfe FW: *Anatomy of the Human Body*. Ed. 2. J.B. Lippincott, Philadelphia, 1969 (p. 206).
17. MacDonald AJ: Abnormally tender muscle regions and associated painful movements. *Pain 8*:197–205, 1980 (pp. 202, 203).
18. Mastaglia FL: Musculocutaneous neuropathy after strenuous physical activity. *Med J Aust 145 (3–4)*:153–154, 1986.
19. McMinn RM, Hutchings RT, Pegington J, *et al.*: *Color Atlas of Human Anatomy*. Ed. 3. Mosby-Year Book, Missouri, 1993 (p. 126).
20. *Ibid*. (p. 127).
21. Mennell JM: *Joint Pain: Diagnosis and Treatment Using Manipulative Techniques*. Little, Brown & Company, Boston, 1964.
22. Pećina M, Bojanić I: Musculocutaneous nerve entrapment in the upper arm. *Int Orthop 17(4)*:232–234, 1993.
23. Pernkopf E: *Atlas of Topographical and Applied Human Anatomy*, Vol. 2. W.B. Saunders, Philadelphia, 1964 (Figs. 44, 60, 61).
24. Rachlin ES: Injection of specific trigger points. Chapter 10. In: *Myofascial Pain and Fibromyalgia*. Edited by Rachlin ES. Mosby, St. Louis, 1994 (pp. 330–333).
25. Rasch PJ: *Kinesiology and Applied Anatomy*. Ed. 7. Lea & Febiger, Philadelphia, 1989 (p. 123).
26. Rasch PJ, Burke RK: *Kinesiology and Applied Anatomy*. Ed. 6. Lea & Febiger, Philadelphia, 1978 (pp. 165, 166).
27. Spalteholz W: *Handatlas der Anatomie des Menschen*. Ed. 11, Vol. 2. S. Hirzel, Leipzig, 1922 (pp. 320, 321).
28. *Ibid*. (p. 753).
29. Wardner JM, Geiringer SR, Leonard JA: Coracobrachialis muscle injury [Abstract]. *Arch Phys Med Rehabil 69*:783, 1988.

M. biceps brachii

Übersicht: Übertragungsschmerzen von Triggerpunkten im M. biceps brachii werden überwiegend nach kranial über den Muskel und zur Vorderseite der Schulter geleitet. Nebenschmerzmuster befinden sich oberhalb der Skapula und in der Ellenbeuge. **Anatomie:** Proximal inseriert der Muskel am oberen Rand der Cavitatis glenoidalis (Caput longum) und am Proc. coracoideus (Caput breve). Distal inseriert der Muskel an der Tuberositas radii. Der M. biceps brachii zieht über drei Gelenke: Das Schultergelenk (Art. glenohumeralis), das Ellenbogengelenk (Artt. humeroulnaris und humeroradialis) und das proximale Radioulnargelenk (innerhalb der Kapsel des Ellenbogengelenks). Der zweiköpfige, über mehrere Gelenke ziehende Muskel hat komplexe **Funktionen.** Er flektiert den Unterarm im Ellenbogen, unterstützt die Anteversion des Armes im Schultergelenk und beteiligt sich an der Abduktion des außenrotierten Armes. Wenn der Unterarm im Ellenbogen nicht vollständig extendiert ist, unterstützt er dessen Supination kraftvoll. Zu den **Symptomen** zählen Bewegungseinschränkungen, ein oberflächlicher, dumpfer Schmerz an der vorderen Schulter und gelegentlich Druckschmerzen über der Bizepssehne und an deren Ansatzstelle am Schultergelenk. Die **Aktivierung und Aufrechterhaltung von Triggerpunkten** erfolgt, wenn der Muskel akut überlastet oder wiederholt überfordert wird, weiterhin als Satellit eines Schlüsseltriggerpunktes oder bei einer lange dauernden fixierten Stellung, z. B. während eines chirurgischen Eingriffs. Eine Tendovaginitis der Bizepssehne kann sich durch Triggerpunkte im Muskelbauch des Caput longum entwickeln. Bei der **Untersuchung des Patienten** auf das Bewegungsausmaß ist auf gleichzeitige Dehnung des Muskels über alle drei Gelenke zu achten, weil ansonsten irreführende Befunde erhoben werden. Der Bizepsextensionstest erfüllt diese Forderung. Die **Untersuchung auf Triggerpunkte** wird am besten per Zangengriffpalpation und optimaler Spannung des Muskels vorgenommen. Die **Differenzialdiagnose** muss Krankheitsbilder berücksichtigen, die den Anschein von Triggerpunkten im M. biceps brachii erwecken. Dazu gehören eine Entzündung der Bizepssehne, eine Bursitis subdeltoidea, eine Radikulopathie C_5, eine Bursitis bicipitoradialis und eine Arthritis des Glenohumeralgelenks. Assoziierte Triggerpunkte können sich in den Mm. brachialis, supinator, coracobrachialis und triceps brachii entwickeln. Für die **Lösung von Triggerpunkten** stehen verschiedene manuelle Methoden zur Verfügung. Zum Sprühen und Dehnen muss der M. biceps brachii passiv gedehnt werden, indem der Therapeut den Arm um 90° abduziert, ihn retrovertiert und im Schultergelenk außenrotiert, und indem der Unterarm im Ellenbogengelenk extendiert und proniert wird. Das Kühlspray wird in kranial gerichteten Bahnen über den Muskel und seine Übertragungsschmerzzone aufgebracht. Die **Infiltration von Triggerpunkten** inaktiviert Triggerpunkte des M. biceps brachii, eine echte Tendovaginitis bicipitalis kann dagegen persistieren. In diese Falle kann die Infiltration der Sehne die Symptome erleichtern. Unter die **korrigierenden Maßnahmen** fällt es, Gegenstände nur anzuheben, wenn die Unterarme proniert sind, um den M. biceps brachii zu entlasten. Die Übung gegen den Türrahmen, optimiert durch die Atmung, dehnt den Muskel wirkungsvoll, und kann Triggerpunktrezidive im M. biceps brachii verhindern.

30

Inhaltsübersicht

■■■ 30.1 Übertragungsschmerzen

(Abb. 30.1)
Die Triggerpunkte des M. biceps brachii liegen normalerweise im Mittelteil des Muskels. Sie leiten Schmerzen nach kranial über den Muskel und in die vordere Regio deltoidea [15], gelegentlich auch zur Regio suprascapularis. Die zentralen Triggerpunkte können auch leichte Schmerzen in die Ellenbeuge leiten. Die experi-

mentelle Injektion von 6%iger Kochsalzlösung in die Bizepssehne in der Ellenbeuge löste bei zehn gesunden Probanden einen lokalen und auch proximal über den M. biceps brachii ausstrahlenden Schmerz aus (in einem Falle schloss er das Akromion ein). Nach distal in Teile des volaren Unterarmes und der Hand werden tiefe Druckschmerzen, eine Rötung, eine Parästhesie, Blässe und ein Schwächegefühl übertragen [37].

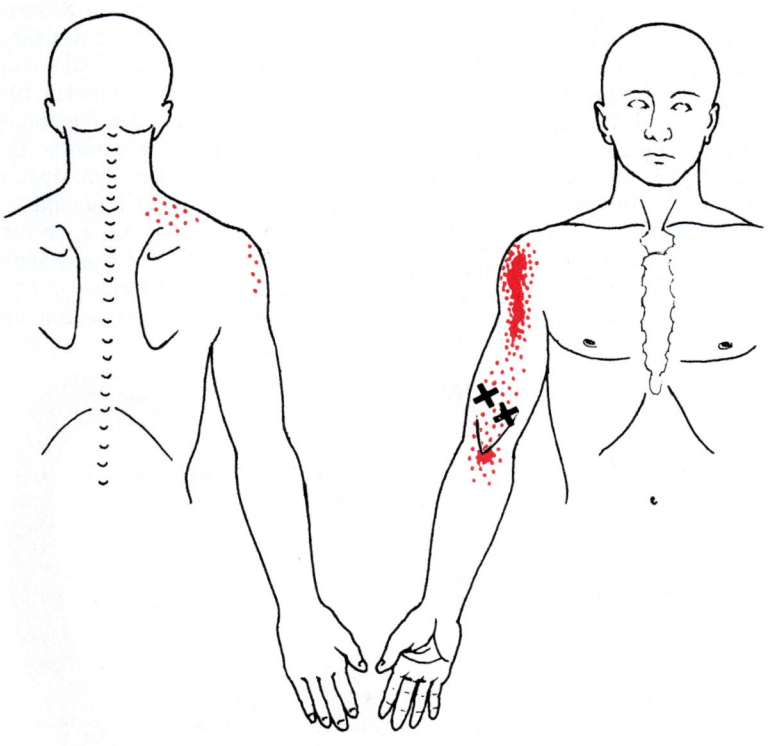
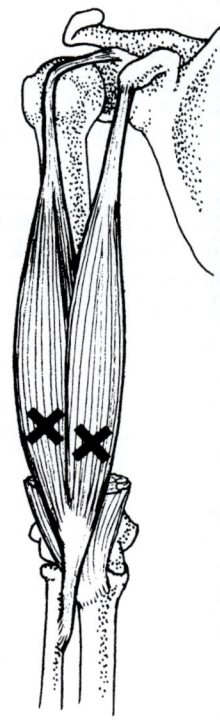

Abb. 30.1: Übertragungsschmerzmuster von zentralen Triggerpunkten (**X**) im Mittelteil des rechten M. biceps brachii. Hauptschmerzzone: *flächiges Rot.* Nebenschmerzzone: *punktiertes Rot.*

▰▰▰ 30.2 Anatomie

(Abb. 30.2)
Der M. biceps brachii überspringt das Schulter-, Ellenbogen- und proximale Radioulnargelenk.

Proximal setzt das *Caput longum* des M. biceps brachii am Labrum superior der Cavitas glenoidalis an. Seine Sehne liegt im Sulcus intertubercularis, zieht durch die Gelenkhöhle über den Humeruskopf und ist am Tuberculum supraglenoidale mit dem Margo superior der Cavitas glenoidalis verwachsen. Die Sehne des Caput longum kann nur gegen den Humeruskopf palpiert werden, wenn der Arm außenrotiert ist, ansonsten liegt sie unter dem Akromion. Der Abschnitt der Sehne innerhalb der Gelenkkapsel ist arthrographisch gut darstellbar. Das *Caput breve* setzt *proximal* am Proc. coracoideus an und bleibt außerhalb der Gelenkkapsel.

Distal inseriert die gemeinsame Sehne beider Muskelköpfe an der Tuberositas radii. Die Ansatzstelle liegt gegenüber der Ulna, wenn der Unterarm supiniert ist [7], in Pronation schlingt sich die Sehen dagegen annähernd halb um den Radius [33].

Die Nn. medianus und radialis verlaufen jeweils medial und lateral am Rand der Mm. biceps brachii und brachialis [9, 30].

Bei einem tot geborenen Kind lagen die motorischen Endplatten des M. biceps brachii als deutlich erkennbares Band in der Mitte der beiden Muskelköpfe [6]. In einem reifen Muskel bilden sie durch die Mitte der beiden Muskelköpfe ein nicht ganz gleichmäßiges „V" [2]. Autopsiestudien an sechs Mm. bicipitis brachii im Hinblick auf Innervation und entsprechende Verteilung der motorischen Endplatten lassen darauf schließen, dass jeder Kopf in drei längs verlaufende Anteile unterteilt ist [35]. Die Endplattenzone des Caput longum liegt etwas weiter proximal als die des Caput breve, da die Sehnen unterschiedlich verlaufen. Die funktionelle Bedeutung der verschiedenen Kompartments ist noch nicht geklärt.

Ein gesunder M. biceps brachii enthält fast ebenso viele Fasern vom Typ I (slow twitch) wie vom Typ II (fast twitch). Das Verhältnis betrug 52% Typ-I-Fasern laut einer Studie [22] und 55% Typ-II-Fasern laut einer weiteren Untersuchung [12].

Anatomische Anomalien werden selten beobachtet. In weniger als 1% der Fälle (2 unter 476) inserierte ein dritter Kopf an der Ansatzstelle des M. coracobrachialis am Proc. coracoideus [25].

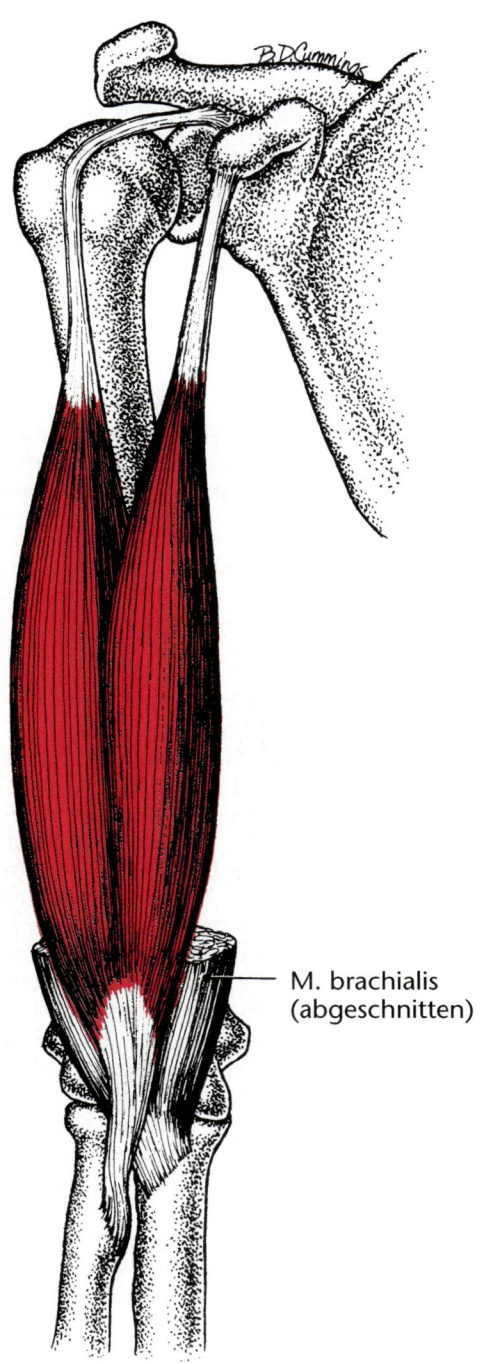

M. brachialis (abgeschnitten)

Abb. 30.2: Getrennte proximale Ansatzstellen der beiden Köpfe des M. biceps brachii (*rot*), der den M. brachialis größtenteils überdeckt. Die beiden Köpfe des M. biceps brachii konvergieren distal und inserieren an der Tuberositas radii. In der Abbildung ist der Unterarm vollständig supiniert. In Pronation schlingt sich die Bizepssehne mehr als zur Hälfte um den Radius. Der M. brachialis wurde zur besseren Darstellung entfernt.

Weiterführende Literatur

Weitere Abbildungen des M. biceps brachii zeigen die Beziehung der beiden Muskelköpfe am Schultergelenk zueinander [8, 36], Details der Beziehung der beiden Sehnen am Schultergelenk zueinander und den Sehnenansatz am Radius [1, 8], sowie die Beziehung des M. biceps brachii zum M. brachialis [8].

30.3 Innervation

Der M. biceps brachii wird durch den N. musculocutaneus *über* den Fasciculus lateralis aus den Spinalwurzeln C_5 und C_6 versorgt [7].

30.4 Funktion

Aus dem Umstand, dass dieser Muskel mit seinen beiden Köpfen drei Gelenke überspringt, erklärt sich die Komplexität seiner Funktionen. Es sind, zusammengefasst: 1. die schwache Unterstützung der Anteversion des Armes im Schultergelenk (ca. 7%) [10]; 2. die Unterstützung der Abduktion im Schultergelenk bei außenrotiertem Arm; 3. die besonders kräftige Flexion des Armes im Ellenbogengelenk, wenn der Unterarm supiniert ist (Handfläche nach oben); 4. die kräftige Supination des Unterarmes aus der pronierten Stellung, wenn der Ellenbogen zumindest teilweise flektiert, nicht jedoch wenn er extendiert ist; 5. die Beteiligung am Halt des Humeruskopfes in der Cavitas glenoidalis, wenn ein schweres Gewicht den herabhängenden Arm belastet; 6. die Unterstützung der horizontalen Adduktion des Armes vor die Brust durch das Caput breve.

Anatomisch wirkt der M. biceps brachii am Schulter- und am Ellenbogengelenk (Art. humeroulnaris und humeroradialis) sowie an der proximalen Art. radioulnaris. (Er verläuft innerhalb der Kapsel des Ellenbogengelenks.) Der Muskel antevertiert den Arm im Schultergelenk [7, 10], flektiert den Unterarm im Ellenbogengelenk [3, 7, 10, 11, 20, 23] und unterstützt kraftvoll die Supination des Unterarmes, insbesondere wenn der Ellenbogen um 90° flektiert, weniger wenn er extendiert ist [10, 40]. Das Caput longum des M. biceps brachii zieht den Humeruskopf in die Cavitas glenoidalis [7, 20,

33]. Durch seine Position kann der M. biceps brachii die Anteversion im Schultergelenk bei innenrotiertem Arm sowie die Abduktion des außenrotierten Armes unterstützen [20].

Bei fixierter distaler Ansatzstelle (Unterarm) flektiert der M. biceps brachii den Ellenbogen, indem er den Humerus an den Unterarm annähert, wie beim Klimmzug [24].

Der M. biceps brachii leistet häufig exzentrische Kontraktionen, z. B. wenn jemand einen Gegenstand aus Rumpfhöhe auf den Boden herablässt.

30.4.1 Funktionsstudien

Der gesamte M. biceps brachii wurde elektrisch gereizt. Er reagierte mit kräftiger Supination und Flexion des Unterarmes. Die Supination fiel erheblich schwächer aus, wenn der Ellenbogen vollständig extendiert war oder lediglich das Caput longum stimuliert wurde. An Patienten mit einer selektiven Atrophie des Muskels wurde nachgewiesen, wie sich ein Verlust der Bizepsfunktion auswirkt. Die kräftige Flexion des Unterarmes im Ellenbogen wird dann von den Mm. brachialis und brachioradialis ausgeführt. Der Versuch, ein schweres Gewicht anzuheben, hat eine schmerzhafte teilweise Verlagerung des Humeruskopfes aus der Cavitas glenoidalis zur Folge, wenn die zusätzliche Unterstützung durch den M. biceps brachii fehlt [11]. Beim Anheben eines schweren Gewichtes wird der Muskel benötigt, um den Humeruskopf in der Cavitas glenoidalis zu sichern.

Die beiden Köpfe des M. biceps brachii und die Mm. brachialis und brachioradialis teilen sich die Arbeit bei anhaltender Unterarmflexion unregelmäßig und unvorhersagbar [3]. Bei gebeugtem Ellenbogen werden die motorischen Einheiten im M. biceps brachii aktiv, wenn Widerstand gegen die Supination gegeben wird. Die Aktivität nimmt aber normalerweise ab, wenn der Unterarm vollständig im Ellenbogen extendiert ist [3]. Der Muskel ist lebhaft elektrisch aktiv, wenn der Ellenbogen flektiert und der Unterarm supiniert ist, merklich inhibiert dagegen in Pronationsstellung des Unterarmes [3, 39]. Der M. biceps brachii unterstützt eine schnelle oder kraftvolle Supination gegen Widerstand [40]. Die motorischen Einheiten im Caput longum sind bei der Abduktion im Schultergelenk aktiv [33], sofern der Arm außenrotiert und der Unterarm gleichzeitig supiniert ist [3]. Während der Anteversion im Schultergelenk ist das Caput longum elektrisch aktiver als das Caput breve [3].

30.4.2 Aktionsstudien

Bei sieben gesunden Versuchspersonen wurden im Rahmen einer Ermüdungstoleranzstudie Abduktion und Anteversion bis 90° untersucht. Deutliche Ermüdung zeigte sich häufiger in Anteversion als in Abduktion, wenn der Arm um 90° angehoben war [17].

Sportarten, bei denen geworfen wird, aktivieren den M. biceps brachii stark. Ungewöhnlich heftig reagieren seine motorischen Einheiten kurz vor dem Abschluss eines Tennisaufschlages, beim Basketball während eines Spike (einbeinig ausgeführter Sprung, um den Ball abzuwehren) sowie beim Layup (einhändiger Sprungwurf von der Rückseite und annähernd unterhalb des Korbes). Nur geringfügig aktiv sind die motorischen Einheiten beim Vorhandschlag im Tennis, beim Schlag gegen den Baseball und beim Golfschlag [4].

Mäßig aktiv wird der M. biceps brachii beim handschriftlichen Schreiben und bei der Bedienung einer Tastatur. Die Amplitude der Ableitungen vergrößert sich mit zunehmender Schreibgeschwindigkeit deutlich [27].

Beim Auto fahren im Simulator (Landstraße) zeigte sich im rechten M. biceps brachii hauptsächlich dann eine elektrische Aktivität, wenn eine Linkskurve gefahren wurde, und im linken M. biceps brachialis entsprechend bei einer Rechtskurve. Gelegentliche kurze Aktivitätsspitzen im M. biceps brachii wurden beobachtet, wenn im Simulator auf einer Hauptstraße gefahren werden musste [5, 21].

30.5 Funktionelle Einheit

Der M. biceps brachii fungiert als Synergist der Mm. brachialis und brachioradialis bei der Flexion des Unterarmes im Ellenbogen. Er ist mit dem M. supinator bei der Supination des pronierten Unterarmes, mit der Pars clavicularis des M. deltoideus bei der Anteversion des Armes und mit dem M. supraspinatus bei der Abduktion des Armes im Schultergelenk synergistisch. Die Mm. coracobrachialis und pectoralis major (Pars clavicularis) unterstützen das Caput longum des M. biceps brachii bei der Adduktion im Schultergelenk.

Der M. triceps brachii ist der wichtigste Antagonist.

30.6 Symptome

Wenn der M. biceps brachii aktive Triggerpunkte enthält, klagt der Patient hauptsächlich über oberflächliche Schmerzen in der vorderen Schulter, *nicht* über tiefe Schmerzen im Schultergelenk oder in der mittleren Regio deltoidea. Die Schmerzen treten auf, wenn der Arm bei Anteversion und Abduktion über Schulterhöhe angehoben wird [16]. Weitere Triggerpunktsymptome sind Druckschmerzen über der Bizepssehne, diffuse Schmerzen an der Vorderseite des Armes, selten dagegen in der Ellenbeuge, Schwäche sowie Schmerzen, wenn die Hand über den Kopf gehoben wird, schnappende oder knirschende Geräusche von der Sehne des Caput longum bei Abduktion des Armes und häufig damit verbunden, Schmerzen und Empfindlichkeit im Bereich der Pars descendens des M. trapezius.

Sofern die Schulter plötzlich und schmerzhaft „hakt", wenn der Patient den Arm abduziert und 15–20° retrovertiert, zeigt der Befund vielleicht Druckschmerzen im Bereich des Sehnenansatzes des Caput longum am Labrum glenoidale (Insertionstendopathie). Wenn dieser druckempfindliche Bereich gegen das Akromion drückt, entstehen Schmerzen, die gelegentlich als Impingementsyndrom bezeichnet werden. Durch Inaktivieren der Triggerpunkte im Caput longum des M. biceps brachii, die für die Insertionstendopathie verantwortlich sind, wird die Spannung herabgesetzt, die den Reizzustand hervorruft, und die Beschwerden können spontan abklingen. Auf diese Weise wird der volle Bewegungsumfang wiederhergestellt.

Anders als bei Triggerpunkten im M. infraspinatus können Patienten, deren M. biceps brachii Triggerpunkte enthält, unbehelligt auf der betroffenen Seite liegen und auch ohne Schmerzen hinter ihren Körper zur Gürtellinie greifen.

30.7 Aktivierung und Aufrechterhaltung von Triggerpunkten

Triggerpunkte des M. biceps brachii, die Schulterschmerzen verursachen, werden oft z.B. durch kraftvolle Rückhandschläge beim Tennis aktiviert und aufrecht erhalten, denn um dem Ball Topspin zu geben, wird der Ellenbogen gestreckt und der Unterarm supiniert.

Oberer Rücken

Wenn schwere Gegenstände so angehoben werden, dass die Hohlhand nach oben zeigt (Unterarm supiniert), kann das den M. biceps brachii überlasten. Weitere Stressoren für diesen Muskel sind das plötzliche Anheben mit extendiertem Ellenbogen (die Motorhaube eines Autos öffnen, Pakete mit gestrecktem Arm anheben), eine gelegentliche Flexionsbelastung des Ellenbogens (Benutzung einer elektrischen Heckenschere), eine ungewohnte heftige oder wiederholte Supination (schwer läufige Armaturen im Badezimmer, Gebrauch eines Schraubenziehers), eine Überbeanspruchung (Schnee schaufeln) sowie eine plötzliche Überdehnung des Muskels (einen Sturz abfangen, indem man mit gestrecktem Ellenbogen hinter sich nach einem Halt greift).

Bestimmte häufig wiederholte Tätigkeiten können Triggerpunkte im M. biceps brachii aktivieren und aufrecht erhalten, z. B. das Geigenspiel oder harte Aufschläge in einem Tennismatch. Satellitentriggerpunkte im M. biceps brachii können sich bei *Schlüsseltriggerpunkten* im M. infraspinatus entwickeln [18]. Diese müssen inaktiviert werden, damit der M. biceps brachii langfristig un-

auffällig bleibt. Möglicherweise erübrigt sich dann die spezifische Behandlung seiner Triggerpunkte.

Einer Studie zufolge wurden Triggerpunkte des M. biceps brachii mithilfe von tief streichender Massage und passiver Dehnung inaktiviert. Der Patient lag auf dem Rücken. Der Arm wurde in einer Dehnungsstellung gelagert, wie sie bei länger dauernder Ureterolithotomie üblich ist. Das Verfahren befreite den Patienten von bis dahin unerklärlichen Schmerzen [31].

▬▬ 30.8 Untersuchung des Patienten

(Abb. 30.3)
Nachdem geklärt wurde, was die Schmerzen auslöste, legt der Therapeut eine Skizze an, in die er laut den Angaben des Patienten die Schmerzverteilung einträgt. Vorlage sollten die in diesem Buch wiedergegebenen Schmerzmuster sein. Es empfiehlt sich, eine Kopie des ent-

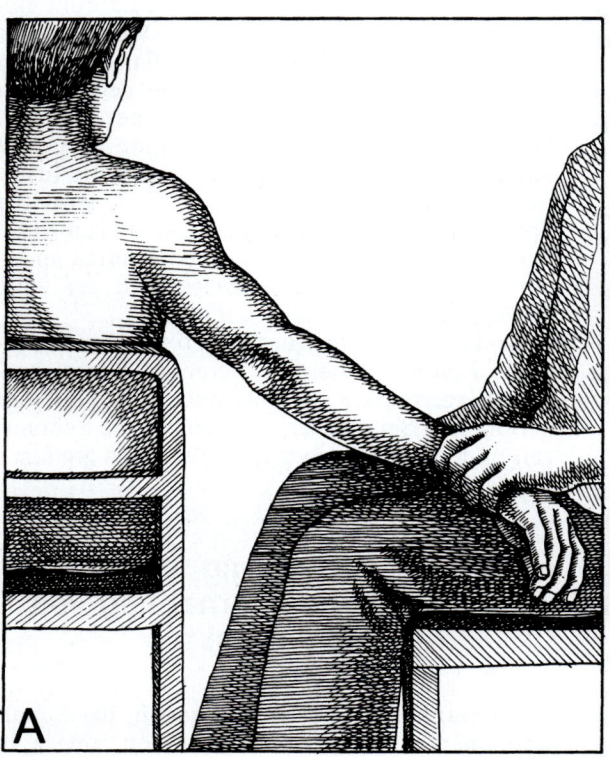
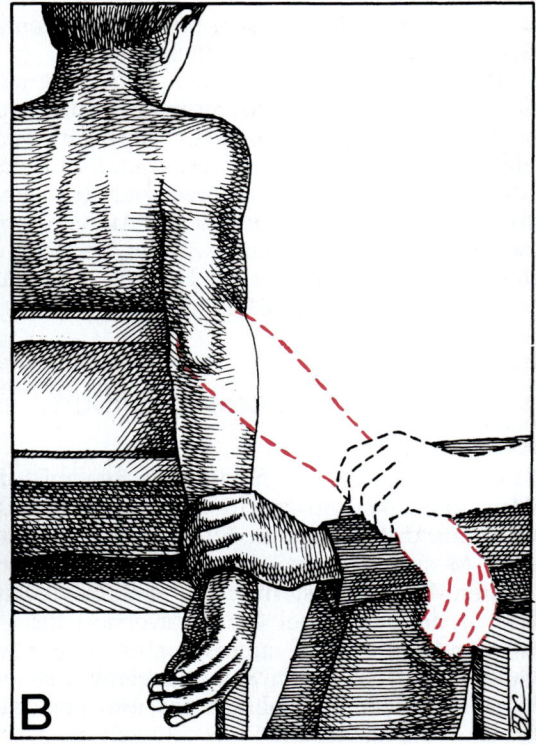

Abb. 30.3: Bizepsextensionstest auf eine Verkürzung des Muskels durch myofasziale Triggerpunkte. **A:** Ausgangsposition. Der Unterarm ist proniert, der Ellenbogen extendiert und der Arm im Schultergelenk um etwa 45° abduziert. **B:** Endposition. Die Normalstellung ist dunkel schraffiert. Der *rot gestrichelte Umriss* zeigt die eingeschränkte Extension im Ellenbogen. Wenn der Arm aus Abduktion im Schultergelenk gesenkt und in Retroversion geführt wird, flektiert der Ellenbogen, um die Verkürzung der Bizepsfasern zu kompensieren.

sprechenden Körperschemas zu benutzen, wie es die Abbildungen 3.2–3.4 wiedergeben.

Einschränkungen an Schulter- und Ellenbogengelenk bei Triggerpunkten im M. biceps brachii sind nicht sofort offensichtlich, weil dieser Muskel drei Gelenke überzieht. Er muss über alle Gelenke gleichzeitig gedehnt werden, damit die anormale Spannung seiner Fasern deutlich wird. Anhand des Bizepsextensionstests wird geprüft, ob das Caput longum des M. biceps brachii vollständig verlängert werden kann. Dafür nimmt der Patient auf einem Sessel mit niedriger Rückenlehne Platz, lehnt sich zurück und stabilisiert die Skapula an der Rückenlehne. Der betroffene Arm wird ungefähr 45° abduziert. Der Ellenbogen wird dann vollständig extendiert und der Unterarm proniert, um den M. biceps brachii über diesem Gelenk zu dehnen (Abb. 30.3A). Danach und ohne eine Innenrotation des Armes im Schultergelenk zuzulassen, wird er in Retroversion geführt. Normalerweise lässt sich der Arm lagern, wie in der dunkel schraffierten Zeichnung (Abb. 30.3B) gezeigt. Falls der Muskel durch Triggerpunkte verkürzt ist, flektiert der Ellenbogen, sobald sich die Dehnungsspannung über dem Schultergelenk erhöht. Der Arm erreicht dann nur die rot gestrichelte Position (Abb. 30.3B). Diese kompensatorische Flexion des Ellenbogens lässt einen verkürzten M. biceps brachii erkennen. In Übereinstimmung mit Macdonald [28] haben wir festgestellt, dass die Dehnung des M. biceps brachii durch eine passive Extension des Unterarmes ebenso Schmerzen hervorruft, wie eine Belastung des Muskels durch die aktive Flexion des Unterarmes im Ellenbogen gegen Widerstand.

Eine Schwäche der Mm. biceps brachii und brachialis wird ermittelt, indem man die Kraft der Ellenbogenflexion in Supination und anschließend in Pronation mit extendiertem Ellenbogen testet. Die Positionsveränderung hat keinen Einfluss auf die Kraft des M. brachialis, da dieser an der Ulna inseriert. Der M. biceps brachii wird durch Pronation des Unterarmes geschwächt, wenn der Muskel bereits verlängert ist.

Die Schulter-, Ellenbogen- und Radioulnargelenke sollten auf ein normales Gelenkspiel untersucht und dieses nötigenfalls wiederhergestellt werden [29]. Die uneingeschränkte Beweglichkeit im gesamten Schulterbereich setzt ein normales Gelenkspiel auch in den Artt. acromioclavicularis und sternoclavicularis voraus.

Eine Extensionseinschränkung im Ellenbogen bei kontraktem Bindegewebe in der Umgebung des Gelenks wird von einer Bewegungseinschränkung durch vermehrte Spannung oder reduzierte Dehnbarkeit des M. biceps brachii unterschieden, indem man den Ellenbogen extendiert und zunächst proniert und ihn dann passiv supiniert, wobei sich die Fasern des M. biceps brachii lösen. Wenn die Bewegungseinschränkung auf den M. biceps brachii zurückzuführen ist, lässt sich der Ellenbogen geringfügig weiter extendieren. Wenn die Beweglichkeit durch Gelenkstrukturen eingeschränkt ist, hat die Supination keine Auswirkung.

Die Prüfung des Bewegungsausmaßes des M. biceps brachii (wie oben beschrieben) testet den Muskel auf verspannte Faserbündel mit aktiven oder latenten Triggerpunkten. Während der Untersucher Ober- und Unterarm passiv bewegt, fragt er den Patienten, *wo* dieser Spannung spürt, und palpiert die *betreffende Stelle* auf ein verspanntes Faserbündel, das die Bewegungseinschränkung und damit möglicherweise eine Dysfunktion verursacht.

30.9 Untersuchung auf Triggerpunkte

(Abb. 30.4)

Zwei Untersuchungspositionen sind möglich: a) Der Patient liegt auf dem Rücken, die Skapula wird auf der Untersuchungsliege stabilisiert. b) Der Patient sitzt in einem Sessel. Der Ellenbogen ruht auf einer gut gepolsterten Armlehne, der Rumpf wird an der Rückenlehne abgestützt. In beiden Positionen ist der Ellenbogen um etwa 15° flektiert und der Unterarm geringfügig supiniert, um den M. biceps brachii leicht zu entspannen. Mit flächiger Palpation wird jeder Kopf des M. biceps brachii auf verspannte Faserbündel mit Triggerpunkten untersucht, insbesondere solche Faserbündel, die ins distale Drittel des Muskels ziehen (Abb. 30.4A). Mit tieferer Palpation findet man möglicherweise Triggerpunkte im darunter liegenden M. brachialis. Sie übertragen Schmerzen in den Daumen.

Anschließend wird der Ellenbogen nochmals um 15° flektiert, sodass der M. biceps brachii weiter erschlaffen kann und eine Zangengriffpalpation möglich ist. Beide Muskelbäuche (beide Köpfe) werden ungefähr in der Mitte des Muskels erfasst und vom darunter liegenden M. brachialis abgehoben. Die Spannung im Muskel wird durch eine unterschiedlich starke

Oberer Rücken

Flexion des Ellenbogens geregelt, sodass optimal zwischen verspannten Faserbündeln und umgebenden Muskelgewebe mit normalem Tonus unterschieden werden kann. Dann rollt der Untersucher die Fasern des M. biceps brachii zwischen Fingern und Daumen, um verspannte Bündel und knötchenartige Strukturen am Ort der Triggerpunkte und des umschriebenen Druckschmerzes zu lokalisieren. Präzise lokalisiert werden die Triggerpunkte, indem ein verspanntes Faserbündel der Länge nach abgedrückt und so der Punkt größter Empfindlichkeit und Festigkeit identifiziert wird. Eine Zangengriffpalpation (Abb. 30.4B) mit einer kräftigen, schnellenden Bewegung über ein verspanntes Faserbündel am Punkt seiner maximalen Empfindlichkeit löst wahrscheinlich eine sichtbare und palpierbare lokale Zuckungsreaktion aus.

Gerwin et al. bestimmten als zuverlässigste Kriterien für die Diagnose myofaszialer Triggerpunkte verspanntes Faserbündel, umschriebene Druckschmerzen, Übertragungsschmerzen und die Reproduktion der symptomatischen Schmerzen. Bei einigen Muskeln ergaben sich hinsichtlich der lokale Zuckungsreaktion nur unbefriedigende Übereinstimmungen. Für den M. latissimus dorsi waren sie jedoch hoch [14]. Geschulte und erfahrene Kliniker sollten im M. biceps brachii ebenfalls mit einiger Sicherheit lokale Zuckungsreaktion auslösen können.

30.10 Engpass

Es wurde keine Kompression der Nn. musculocutaneus, medianus oder radialis bei Triggerpunkten im M. biceps brachii beobachtet.

30.11 Differenzialdiagnose

Der für Triggerpunkte im M. biceps brachii typische Übertragungsschmerz und die übertragenen tiefen Druckschmerzen führen leicht zu verschiedenen Fehldiagnosen. Andererseits kann eines dieser Krankheitsbilder bei Patienten mit Verdacht auf Triggerpunkte im M. biceps brachii vorliegen. Dazu gehören eine Entzündung der Bizepssehne, eine Bursitis subdeltoidea, eine Radikulopathie C_5, eine Bursitis bicipitoradialis und eine Arthritis des Schultergelenks.

Tiefe Druckschmerzen an der Bizepssehne im Bereich des Übertragungsschmerzes von Triggerpunkten ihres Muskels kann als Bizeps-

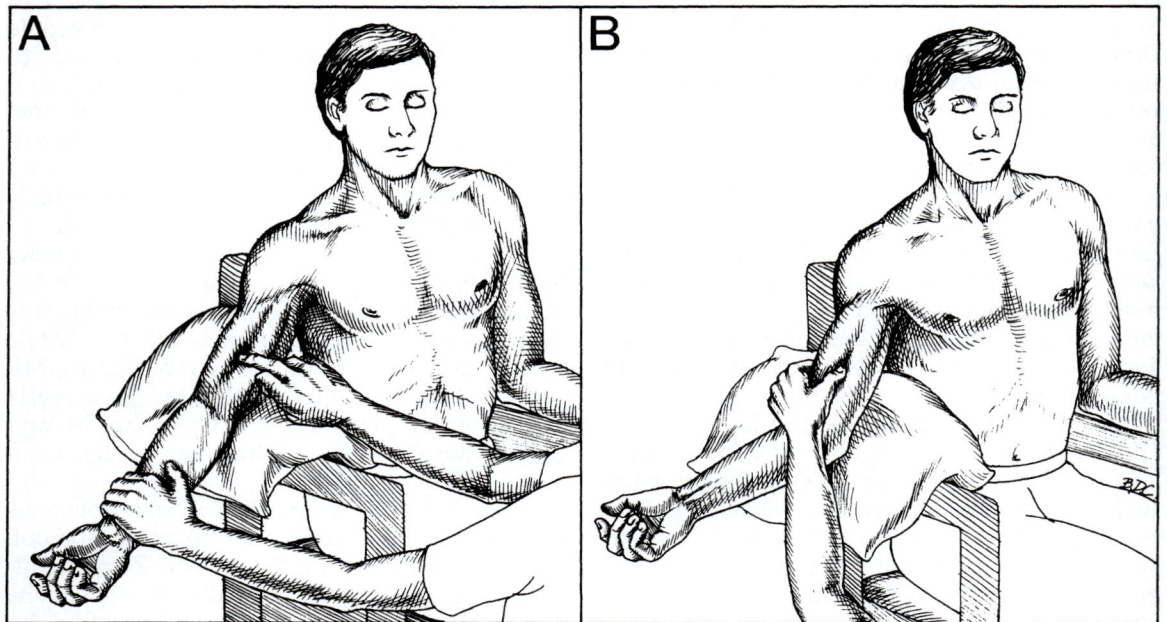

Abb. 30.4: Untersuchung des M. biceps brachii auf Triggerpunkte am sitzenden Patienten. **A:** flächige Palpation. Die Fingerspitze gleitet mit Druck über die Muskelfasern. **B:** Zangengriffpalpation. Hiermit kann zwischen Triggerpunkten in den Mm. biceps brachii und brachialis unterschieden werden.

sehnenentzündung oder als Bursitis subdeltoidea fehlinterpretiert werden. Ein positiver Yergason-Test (Übertragungsschmerz zur proximalen Fläche des Sulcus intertubercularis bei Supination des Unterarmes gegen Widerstand) wird üblicherweise als Anzeichen für eine *Bizepssehnenentzündung* interpretiert [10]. Es kann sich dabei jedoch auch um Übertragungsschmerzen von Triggerpunkten im M. biceps brachii handeln. Die durch tiefe Palpation über dem M. deltoideus ermittelten Druckschmerzen, die von Triggerpunkten des M. biceps brachii fortgeleitet werden, können als *Bursitis subdeltoidea* verkannt werden.

Das spontan auftretende Schmerzübertragungsmuster des M. biceps brachii entspricht dem Bild einer *Radikulopathie C₅*. Ein Patient mit Triggerpunkten weist bei der körperlichen Untersuchung oder in elektrodiagnostischen Tests jedoch keine neurologischen Ausfälle auf, wohl aber können Triggerpunkte nachgewiesen werden.

Schmerzen im proximalen Unterarm, wenn dieser im Ellenbogen flektiert und supiniert wird, die jedoch nicht bei Flexion und Pronation auftreten, können irrtümlicherweise einer *Bursitis bicipitoradialis* am Radialisansatz des M. biceps brachii zugeschrieben werden. Unserer Erfahrung nach werden Schmerzen dieser Art eher von aktiven Triggerpunkten im M. biceps brachii oder im M. supinator verursacht, wobei jedoch gelegentlich gleichzeitig eine Bursitis vorliegt.

Da Triggerpunkte des M. biceps brachii Schmerzen und Druckempfindlichkeit in die Region des Schultergelenks übertragen können, werden diese Symptome leicht mit einer *rheumatischen Erkrankung des Schultergelenks* verwechselt, wenn der M. biceps brachii nicht auf Triggerpunkte untersucht wird [34]. Beide Erkrankungen können gemeinsam auftreten.

Eine *schmerzhafte Instabilität der Bizepssehne* wird anhand ihres palpierbaren, schmerzhaften Schnellens diagnostiziert. Hierzu kommt es, wenn die Sehne des Caput longum über das Tuberculum minus gleitet, während der Arm (vollständig abduziert und außenrotiert) langsam innen- und wieder außenrotiert wird [10]. Dieses Krankheitsbild steht wahrscheinlich in *keinem* Zusammenhang mit Triggerpunkten des M. biceps brachii.

30.11.1 Assoziierte Triggerpunkte

Sekundäre Triggerpunkte entwickeln sich häufig in den Synergisten Mm. brachialis und supinator, sowie im antagonistischen M. triceps bra-

chii. Meist innerhalb weniger Wochen erliegen auch die übrigen Muskeln der funktionellen Einheit des M. biceps brachii, nämlich die Mm. deltoideus (Pars clavicularis), supraspinatus und trapezius (Pars descendens) der vermehrten Spannung. Im M. coracobrachialis können sich schließlich sekundäre Triggerpunkte entwickeln.

30.12 Lösung von Triggerpunkten

(Abb. 30.5)
Im nachstehenden Abschnitt wird die Technik des Sprühens und Dehnens eingehend dargestellt. Andere Verfahren, wie sie in Kapitel 3.12 bespro-

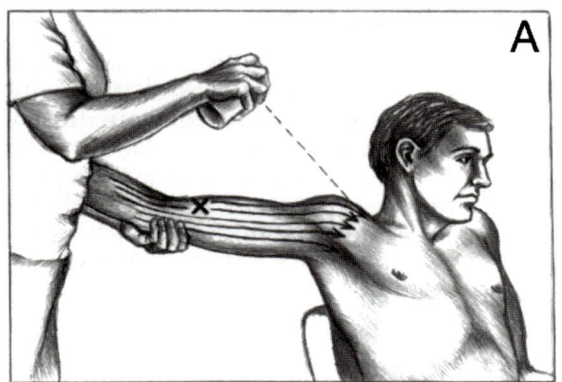

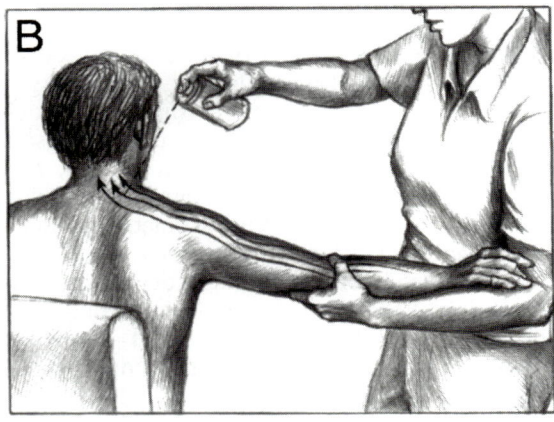

Abb. 30.5: Dehnungsposition und Sprühmuster (*dünne Pfeile*) in kranial gerichteten Bahnen bei einem Triggerpunkt (**X**) im M. biceps brachii. Der Arm ist um 90° abduziert, gleichzeitig retrovertiert und außenrotiert bei extendiertem Ellenbogen und proniertem Unterarm. Der Therapeut umfasst den Ellenbogen mit festem Griff und hält ihn in annähernd vollständiger Extension, während der Arm horizontal abduziert und dabei Vorspannung aufgenommen wird. **A:** Ansicht von vorn. **B:** Ansicht von hinten.

chen werden, können getrennt oder in Kombination mit dem Sprühen und Dehnen eingesetzt werden. Dazu zählen die Triggerpunktlösung durch Druck, die Nutzung der reziproken Inhibition, indirekte Entspannungstechniken und die postisometrische Relaxation (vertiefte Kontraktion und Relaxation). In Kapitel 3 dieses Buches wird die postisometrische Relaxation beschrieben. Lewit gibt eingehende Anleitungen und veranschaulicht den Einsatz dieser Technik zum Lösen von Triggerpunkten im Caput longum des M. biceps brachii [26].

Zum Sprühen und Dehnen des M. biceps brachii sitzt der Patient entspannt in einem Sessel und stützt den Rumpf an der Rückenlehne ab. Der Unterarm ist im Ellenbogen teilweise extendiert. Der Arm wird im Schultergelenk um 90° abduziert und außenrotiert und der Unterarm anschließend proniert. In dieser Stellung sind beide Köpfe des M. biceps brachii vollständig gedehnt. Diese Stellung zu halten ist schwierig, da die Pronation des Unterarmes tendenziell die Außenrotation im Schultergelenk auflöst. Daher muss der Therapeut den Ellenbogen des Patienten mit einer Hand stabilisieren (Abb. 30.A und B). Das Kühlspray bedeckt den Muskel vom Ellenbogen nach kranial über die Vorderseite der Schulter (Abb. 30.5A), wird dann weiter über die Pars descendens des M. trapezius geführt, sodass das gesamte Schmerzübertragungsmuster abgedeckt ist (Abb. 30.5B). Der Therapeut nimmt immer wieder Vorspannung auf, indem er den Ellenbogen des Patienten annähernd extendiert hält und den Arm in horizontaler Abduktion nach posterior führt, wie in der Abbildung 30.5A gezeigt. In dieser Stellung kann die postisometrische Relaxation integriert werden. Dazu gibt der Patient gegen Widerstand des Therapeuten vorsichtig Druck nach oben und vorn und atmet dabei langsam ein. Mit dem Ausatmen entspannt er sich, und der Therapeut nimmt neue Vorspannung auf. Sprühen und Dehnen und postisometrische Relaxation werden alternierend eingesetzt. Der Therapeut sorgt dafür, dass der Patient den Kühlspraynebel nicht einatmet. Falls die Übertragungszone am Unterarm schmerzhaft ist, wird zusätzlich Kühlspray vom Triggerpunkt ausgehend über die Vorderseite des Ellenbogens und den proximalen Teil des Unterarmes aufgebracht.

Wenn der Patient zur Behandlung auf dem Rücken liegt, hängt sein außenrotierter Arm über die gepolsterte Kante der Behandlungsliege, und der Unterarm ist proniert. Ober- und Unterarm werden gleichzeitig extendiert, während der Therapeut das Kühlspray in parallelen Bahnen vom Ellenbogen über den Muskel und die Übertra-

gungsschmerzzone aufbringt, wie in den Abbildungen 30.5A und B veranschaulicht. Auch hier besteht die Schwierigkeit darin, den Arm im Schultergelenk außenrotiert zu halten, während der Unterarm proniert ist. Daher muss der Therapeut wiederum den Ellenbogen stabilisieren.

Bevor die Behandlung beendet wird, besprüht und dehnt der Therapeut auch den M. brachialis. Der Arm wird dazu im Ellenbogengelenk vollständig extendiert und das Kühlmittel von dort aus über die volare Fläche des Unterarmes aufgebracht (Kapitel 32).

Anschließend wird sofort eine feuchte Wärmepackung aufgelegt. Der Patient bewegt dann Schulter-, Ellenbogen- und Radioulnargelenk im gesamten Bewegungsausmaß dieser drei Gelenke und verlängert dabei die Mm. biceps und triceps brachii vollständig.

Das Inaktivieren von Triggerpunkten im M. biceps brachii lindert oft Schmerzen und Druckempfindlichkeit, die vielleicht einer Bizepssehnenentzündung zugeschrieben worden waren.

30.13 Infiltration von Triggerpunkten

(Abb. 30.6)
Wenn die Triggerpunkte des M. biceps brachii durch Sprühen und Dehnen, therapeutischen

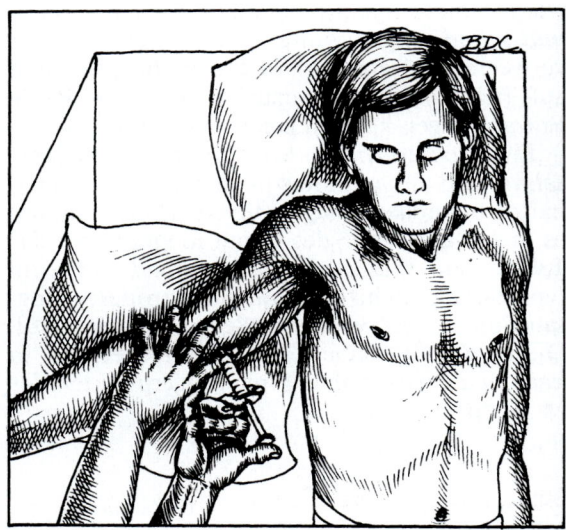

Abb. 30.6: Infiltration von Triggerpunkten im M. biceps brachii. Der Patient liegt auf dem Rücken. Die Triggerpunkte liegen wahrscheinlich nahe der Mitte des Muskelbauches.

Druck und/oder andere Entspannungstechniken nicht vollständig inaktiviert werden konnten, wie an palpierbar druckempfindlichen Stellen in der Mitte des Muskels und den symptomatischen Schmerzen zu erkennen ist, hilft oft eine Infiltration der verbliebenen aktiven Triggerpunkte mit einer Procainlösung.

Der Patient liegt auf dem Rücken, sein Ellenbogen wird um 45° flektiert, und der Arzt lokalisiert und fixiert die Triggerpunkte im Zangengriff. Es wird mit 0,5%iger Procainlösung infiltriert. Die Umgebung der Einstichstelle wird auf möglicherweise verbliebene Triggerpunkte sondiert, die eine lokale Zuckungsreaktion auslösen könnten [19]. Die Kanüle kann entweder tangential zum Humerus oder rechtwinklig auf ihn zu eingestochen werden, wobei der mediale und laterale Muskelrand zu vermeiden sind.

Der M. biceps brachii eignet sich wegen seiner Lage gut für die „schnelle", mehrfache Einstichtechnik, wie sie von Hong beschrieben wird [18].

Der Arzt kann die Triggerpunkte auch durch flächige Palpation identifizieren und mit den Fingern der freien Hand umfassen, die er auf dem darunter liegenden M. brachialis abstützt, wie in Abbildung 30.6 gezeigt. Um assoziierte Triggerpunkte im M. brachialis zu erreichen, muss die Kanüle möglicherweise tiefer eingestochen werden (Kapitel 31). Der Arzt darf die Nn. medianus und radialis *nicht punktieren*, die am medialen bzw. lateralen Muskelrand im distalen Abschnitt der Mm. biceps brachii und brachialis verlaufen [9, 30].

Nach der Infiltration wird der Muskel vollständig verlängert, während erst das Kühlmittel und anschließend eine Wärmepackung aufgebracht werden. Die Behandlungseinheit schließt mit aktiven abwechselnd verlängernden und verkürzenden Bewegungen des M. biceps brachii.

Rachlin beschreibt und illustriert die Infiltration von Triggerpunkten in den entsprechenden Muskelabschnitten [32].

Myofasziale Schmerzen und eine Druckempfindlichkeit können als zusätzliche Symptome auftreten, die oft als Bizepssehnenentzündung (Tendovaginitis) diagnostiziert werden, und von Triggerpunkten im Muskelbauch des M. biceps brachii ausgehen. Sie können jedoch auch Ausdruck einer Spannungstendovaginitis (Insertionstendopathie) sein. Sie sind dann eine Folgeerscheinung dieser Triggerpunkte, die das Bindegewebe an der Ansatzstelle unter anhaltende, anormale Spannung setzen. Die Autoren einer Studie beschreiben das Bindegewebe in der Nachbarschaft von Muskeln, die Symptome eines Weichteilrheumatismus aufwiesen (die Symptombeschreibung erinnert an myofasziale Triggerpunkte). Histologisch wies das Gewebe degenerative Veränderungen auf, was die Sensibilisierung seiner Nozizeptoren erklären würde [13].

Eine Bizepssehnenentzündung kann als primäres Krankheitsbild gleichzeitig mit Triggerpunkten vorliegen. Druckschmerzen der Sehne

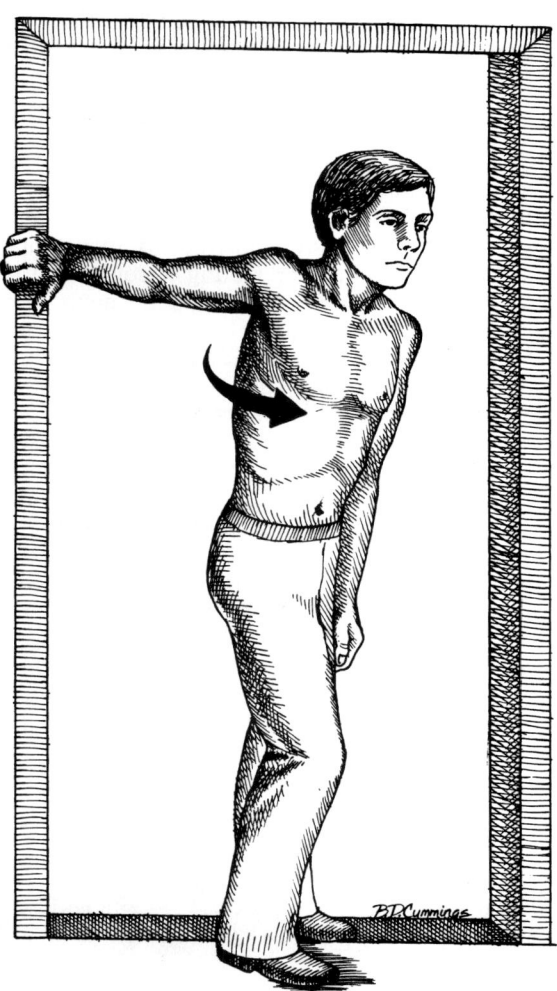

Abb. 30.7: Übung gegen den Türrahmen zur passiven Dehnung der Mm. biceps brachii, deltoideus (Pars clavicularis) und coracobrachialis. Der Patient dreht den Rumpf allmählich (*Pfeil*) und dehnt dabei die genannten Muskeln. Langsames Ausatmen in der Dehnungsphase erhöht die Wirksamkeit dieser Übung. Der M. biceps brachii ist nur dann vollständig gedehnt, wenn der Arm im Schultergelenk außenrotiert und der Unterarm extendiert und proniert ist, sodass der Daumen nach unten weist. Die Ellenbeuge sollte so weit wie möglich nach oben gekehrt sein.

Oberer Rücken

bei Palpation [38] und ein positiver Yergason-Test mit Schmerzen im Sulcus intertubercularis bei kraftvoller Supination des Unterarmes gegen Widerstand bei flektiertem Ellenbogen sind diagnostisch aussagekräftig [5, 38]. Wenn Anzeichen einer Tendinitis persistieren, nachdem alle Triggerpunkte im M. biceps brachii inaktiviert wurden, kann die Sehnenscheide mit einem kurzfristig wirkenden Kortikoid in der Technik nach Steinbrocker und Neustadt [38] infiltriert werden.

▬▬ 30.14 Korrigierende Maßnahmen

(Abb. 30.7 und 30.8)
Ergänzend zur Behandlung, mit der Triggerpunkte im M. biceps brachii inaktiviert werden, sollte der Patient beide Köpfe des M. biceps brachii täglich mithilfe der Übung gegen den Türrahmen dehnen. Er außenrotiert dazu den Oberarm im Schultergelenk und proniert den Unterarm, sodass er den Türrahmen mit Daumen und Fingern umgreifen kann. Die Hand ist ein wenig über Schulterhöhe angelegt. Der Patient dreht dann den Rumpf von diesem Arm weg und übt dabei sanfte Traktion am Ellenbogen, wie in Abbildung 30.7 gezeigt. Dadurch wird eine ständige und gleichmäßige Dehnung des Muskels ohne ruckhafte Bewegungen erreicht. Langsames Ausatmen unterstützt die Entspannung, und der Muskel kann sich lösen.

Ein Patient mit Triggerpunkten im M. biceps brachii muss lernen, Gegenstände mit pronierten Unterarmen anzuheben und zu tragen, um die Belastung teilweise vom M. biceps brachii

auf die Mm. brachioradialis und supinator zu übertragen (Abb. 36.3C).

Der Patient sollte nicht mit stark flektiertem Ellenbogen schlafen. Er beugt dem vor, indem er sich ein flaches Kissen in die Ellenbeuge legt und so die lang anhaltende Verkürzung verhindert.

Ergänzender Fallbericht
Kelly beschreibt den Fall eines Patienten mit einem eher atypischen Befall des M. biceps brachii [23].

Literatur
1. Agur AM: *Grant's Atlas of Anatomy.* Ed. 9. Williams & Wilkins, Baltimore, 1991:408 (Fig. 6.75A).
2. Aquilonius SM, Askmark H, Gillberg PG, *et al.*: Topographical localization of motor endplates in cryosections of whole human muscles. *Muscle Nerve 7:*287–293, 1984.
3. Basmajian N, DeLuca CJ: *Muscles Alive.* Ed. 5. Williams & Wilkins, Baltimore, 1985 (pp. 268, 269, 277–279).
4. Broer MK, Houtz SJ: *Patterns of Muscular Activity in Selected Sport Skills.* Charles C Thomas, Springfield, Ill. 1967.
5. Cailliet R: *Shoulder Pain.* F.A. Davis, Philadelphia, 1966 (p. 73).
6. Christensen E: Topography of terminal motor innervation in striated muscles from stillborn infants. *Am J Phys Med 38:*65–78, 1959.
7. Clemente CD: *Gray's Anatomy.* Ed. 30. Lea & Febiger, Philadelphia, 1985 (pp. 527, 528).
8. Clemente CD: *Anatomy.* Ed. 3. Urban & Schwarzenberg, Baltimore, 1987 (Figs. 29, 31, 49, 53, 55, 61).
9. *Ibid.* (Figs. 67, 68).
10. Curtis AS, Snyder SJ: Evaluation and treatment of biceps tendon pathology. *Orthop Clin North Am 24(1):*33–43, 1993.
11. Duchenne GB: *Physiology of Motion,* translated by E.B. Kaplan. J.B. Lippincott, Philadelphia, 1949 (pp. 88, 98, 106).
12. Elder GC, Bradbury K, Roberts R: Variability of fiber type distributions within human muscles. *J Appl Physiol 53(6):*1473–1480, 1982.
13. Fassbender HG: Non-articular rheumatism. Chapter 13. In: *Pathology of Rheumatic Diseases,* translated by G. Loewi. Springer-Verlag, New York, 1975 (pp. 307–310).
14. Gerwin RD, Shannon S, Hong CZ, *et al.*: Interrater reliability in myofascial trigger point examination. *Pain 69:*65–73, 1997.
15. Gutstein M: Diagnosis and treatment of muscular rheumatism. *Br J Phys Med 1:*302–321, 1938 (Cases 1 and 2: Figs. 1, 2; p. 308).
16. Gutstein M: Common rheumatism and physiotherapy. *Br J Phys Med 3:*46–50, 1940 (Case 1, p. 49).
17. Hagberg M: Electromyographic signs of shoulder muscular fatigue in two elevated arm positions. *Am J Phys Med 60(3):*111–121. 1981.

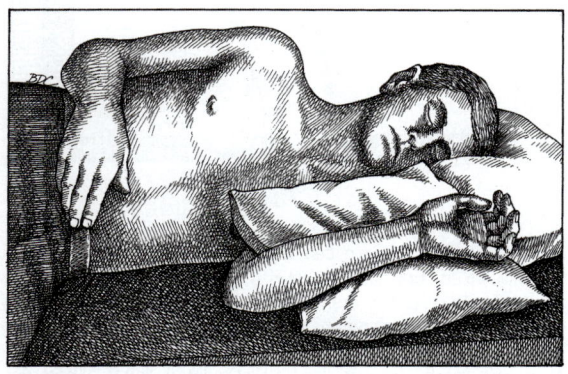

Abb. 30.8: Günstige Schlafstellung für einen Patienten mit aktiven Triggerpunkten im linken M. biceps brachii. Durch das Kissen ist die Flexion im Ellenbogen begrenzt.

18. Hong CZ: Considerations and recommendations regarding myofascial trigger point injection. *J Musculoske Pain 2(1):*29–59, 1994.

19. Hong CZ: Lidocaine injection versus dry needling to myofascial trigger point: the importance of the local twitch response. *Am J Phys Med Rehabil 73:*256–263, 1994.

20. Jenkins DB: *Hollinshead's Functional Anatomy of the Limbs und Back.* Ed. 6. W.B. Saunders, Philadelphia, 1991 (p. 111).

21. Jonsson S, Jonsson B: Function of the muscles of the upper limb in car driving, I–III. *Ergonomics 18:*375–388, 1975 (pp. 383–387).

22. Józsa L, Demel S, Réffy A: Fibre composition of human hand and arm muscles. *Gegenbaurs morph Jahrb, Leipzig 127:*34–38, 1981.

23. Kelly M: Interstitial neuritis and the neural theory of fibrositis. *Ann Rheum Dis 7:*89–96, 1948 (Case 10, p. 94).

24. Kendall FP, McCreary EK, Provance PC: *Muscles: Testing and Function.* Ed. 4. Williams & Wilkins, Baltimore, 1993 (p. 268).

25. Khaledpour VC: Anomalies of the biceps brachii muscle. *Anat Anz 159:*79–85, 1985.

26. Lewit K: *Manipulative Therapy in Rehabilitation of the Locomotor System.* Ed. 2. Butterworth Heinemann, Oxford, 1991 (pp. 202–203).

27. Lundervold AJ: Electromyographic investigations of position and manner of working in typewriting. *Acta Physiol Scand 24:*(Suppl. 84), 1951 (pp. 66–67, 80–81, 94).

28. Macdonald AJ: Abnormally tender muscle regions and associated painful movements, *Pain 8:* 197–205, 1980 (pp. 202, 203).

29. Mennell JM: *Joint Pain: Diagnosis und Treatment Using Manipulative Techniques.* Little, Brown & Company, Boston, 1964.

30. Pernkopf E: *Atlas of Topographical und Applied Human Anatomy,* Vol. 2. W.B. Saunders, Philadelphia, 1964 (Fig. 72, p. 83).

31. Prasanna A: Myofascial pain as postoperative complication [Letter]. *J Pain Symptom Manage 8(7):*450–451, 1993.

32. Rachlin ES: Injection of specific trigger points. Chapter 10. In: *Myofascial Pain und Fibromyalgia.* Edited by Rachlin ES. Mosby, St. Louis, 1994 (pp. 328–330).

33. Rasch PJ, Burke RK: *Kinesiology und Applied Anatomy.* Lea & Febiger, Philadelphia, 1967 (pp. 188, 189).

34. Reynolds MD: Myofascial trigger point syndromes in the practice of rheumatology. *Arch Phys Med Rehabil 62:*111–114, 1981 (Table 1).

35. Segal RL: Neuromuscular compartments in the human biceps brachii muscle. *Neurosci Lett 140:*98–102, 1992.

36. Spalteholz W: *Handatlas der Anatomie des Menschen.* Ed. 11, Vol. 2. S. Hirzel, Leipzig, 1922 (p 319).

37. Steinbrocker O, Isenberg SA, Silver M, *et al.:* Observations on pain produced by injection of hypertonic saline into muscles and other supportive tissues. *J Clin Invest 32:*1045–1051, 1953 (Fig. 3, p. 1049).

38. Steinbrocker O, Neustadt DH: *Aspiration und Injection Therapy in Arthritis und Musculoskeletal Disorders.* Harper & Row, Hagerstown, 1972 (pp. 44, 46; Fig. 5–6).

39. Sullivan WE, Mortensen DA, Miles M, *et al.:* Electromyographic studies of m. biceps brachii during normal voluntary movement at the elbow. *Anat Rec 107:*243–251, 1950.

40. Travill A, Basmajian JV: Electromyography of the supinators of the forearm. *Anat Rec 139:*557–560, 1961.

Oberer Rücken

M. brachialis

Übersicht: Übertragungsschmerzen von Triggerpunkten im M. brachialis werden überwiegend zur Daumenbasis, oft auch in die Fossa cubitalis projiziert. **Anatomie:** Der Muskel setzt proximal am Humerus und distal an der Ulna an. Die **Funktion** dieses „Arbeitstieres" unter den Flexoren des Ellenbogens besteht darin, den Unterarm im Ellenbogen zum Humerus zu beugen. Beugt der Muskel den Ellenbogen jedoch bei fixiertem Unterarm, rotiert er den Humerus zum Unterarm hin. Dies geschieht z. B. beim Klimmzug und ähnlichen Übungen. Die **Aktivierung und Aufrechterhaltung von Triggerpunkten** erfolgt hauptsächlich durch eine akute oder chronische Überlastung. Während der **Untersuchung des Patienten** verstärkt sich der Daumenschmerz bei passiver vollständiger Streckung des Ellenbogens. Bei der **Untersuchung auf Triggerpunkte** des M. brachialis muss der Bauch des M. biceps brachii zur Seite geschoben werden. Durch aktive Triggerpunkte im M. brachialis kann für den sensiblen Ast des N. radialis ein **Engpass** entstehen. **Differenzialdiagnose:** Verwandte Triggerpunkte treten wahrscheinlich in den Mm. brachioradialis, supinator und adductor pollicis auf. Die **Lösung der Triggerpunkte** erfolgt durch Sprühen und Dehnen, wobei der Ellenbogen gestreckt und das Spray in distal gerichteten Bahnen aufgetragen wird. Die erfolgreiche **Infiltration der Triggerpunkte** muss berücksichtigen, dass der Muskel erstaunlich massig ist. Die **korrigierenden Maßnahmen** bestehen darin, die Belastung des Muskels herabzusetzen und den Patienten beizubringen, wie sie selber Triggerpunkte im M. brachialis inaktivieren können.

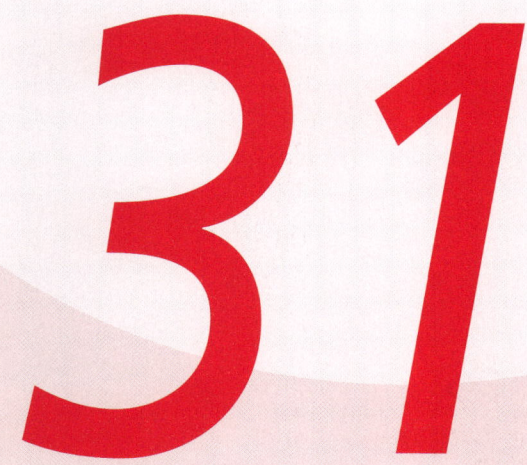

31

Inhaltsübersicht

▰▰▰ 31.1 Übertragungsschmerzen

(Abb. 31.1)
Schmerzen von Triggerpunkten des M. brachialis werden überwiegend auf die Dorsalfläche des Karpometakarpalgelenks der Daumenbasis und zum dorsalen Intertrigium des Daumens übertragen, wie es auch von Kelly beschrieben wurde [16]. Die im Schmerzmuster in Abbildung 31.1 am weitesten distal gelegene Triggerpunktzone bzw. der Insertionstriggerpunkt, liegt wenige Zentimeter oberhalb der Ellenbeuge und entspricht wahrscheinlich einer Insertionstendopathie auf Grund von Triggerpunkten in den mittleren Muskelfasern. Ein von diesen Triggerpunkten übertragener Nebenschmerz kann die Fossa cubitalis bedecken. Der Schmerz, der sich gelegentlich kranial bis über den M. deltoideus ausbreitet,

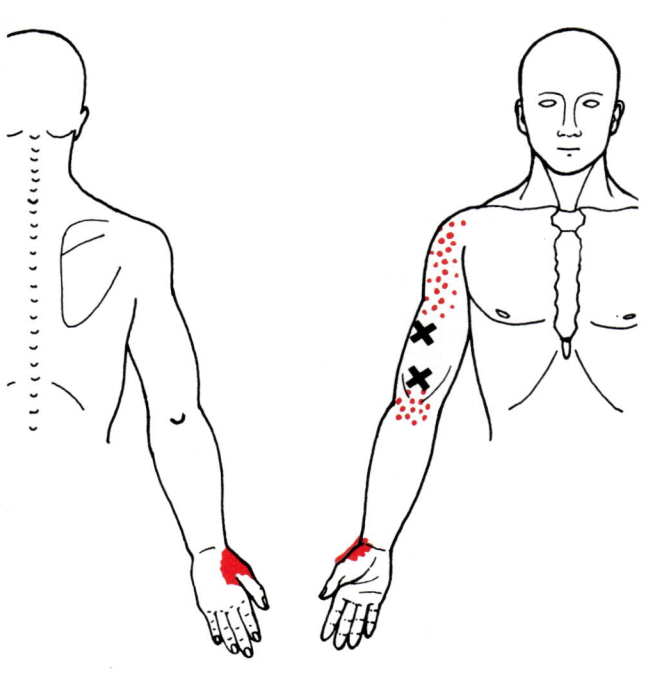
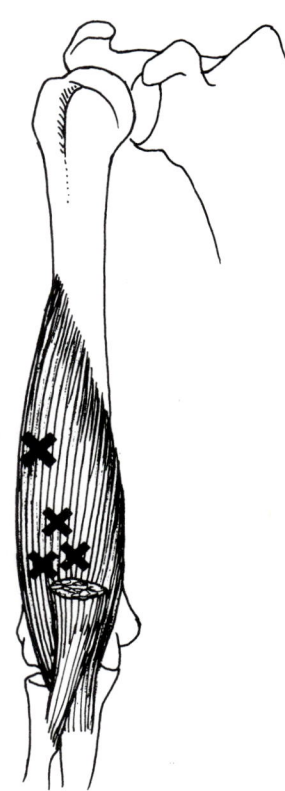

Abb. 31.1: Übertragungsschmerzmuster der Triggerpunkte (**X**) im rechten M. brachialis (Hauptzone: *flächiges Rot*, Nebenzone: *punktiertes Rot*). Auf Grund verspannter Faserbündel durch Triggerpunkte im Mittelteil des Muskels kann es zu einem Engpass für den N. radialis kommen. Der am weitesten distal liegende Triggerpunkt (Insertionstriggerpunkt) der Zeichnung ist wahrscheinlich Ausdruck einer sekundären Insertionstendopathie bei Triggerpunkten in den mittleren Fasern.

wird wahrscheinlich von den am meisten proximal gelegenen Triggerpunkten des M. brachialis verursacht.

Die experimentelle Injektion einer hypertonen Kochsalzlösung in diesen Muskel verursachte einen Übertragungsschmerz in der Ellenbogenregion und über der radialen Unterarmseite. Die Schmerzen gingen mit übertragenen Druckschmerzen einher, die ihnen in Verteilung, Dauer und Stärke entsprachen [15].

31.2 Anatomie

(Abb. 31.2)
Proximal setzt der M. brachialis an der Vorderseite der distalen Hälfte des Humerusschaftes und an den medialen und lateralen Septa intermuscularia an. Diese proximale Ansatzstelle erreicht den distalen Ansatz des M. deltoideus. *Distal* inseriert der M. brachialis am Proc. coronoideus des proximalen Endes der Ulna. Der darüber liegende M. biceps brachii dagegen setzt distal am Radius an [5].

Weiterführende Literatur
Andere Autoren haben den M. brachialis in der Ansicht von vorn [3, 7, 27] von medial [8], von medial gemeinsam mit neurovaskulären Strukturen [9, 19, 23], von lateral [1, 6, 18,22] und im Querschnitt [2, 12, 21] abgebildet.

31.3 Innervation

Der M. brachialis wird vom N. musculocutaneus über den Fasciculus lateralis aus den Wurzeln C_5 und C_6 innerviert [5].

31.4 Funktion

Vor allem wegen seines ulnaren und weniger des radialen Ansatzes führt der M. brachialis nur eine Bewegung aus, die Beugung des Unterarmes im Ellenbogengelenk [4, 11, 13, 17, 26]. Er ist das „Arbeitstier" unter den Ellenbogenflexoren. Er ist ebenso wie der M. deltoideus nicht aktiv, wenn der herabhängende Arm ein schweres Gewicht trägt [4]. Die Mm. biceps brachii, brachialis und brachioradialis arbeiten fein aufeinander abgestimmt bei der Flexion des Unter-

armes gegen Widerstand zusammen. Bei wiederholten Bewegungen zeigt ihr Zusammenspiel eine auffallende Variabilität [4].

Bei fixiertem proximalen Ansatz (Humerus) bewegt der M. brachialis den Unterarm auf den Humerus zu. Bei fixiertem distalen Ansatz (Ulna) bewegt sich der Humerus auf den Unterarm

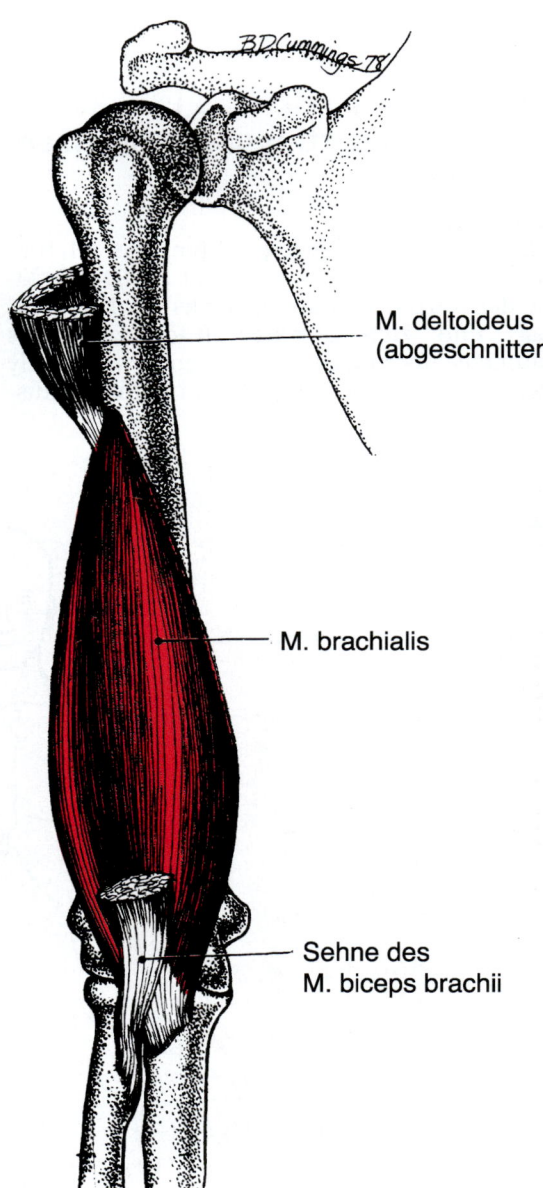

M. deltoideus
(abgeschnitten)

M. brachialis

Sehne des
M. biceps brachii

Abb. 31.2: Ansatzstellen des rechten M. brachii, proximal am Humerus, distal an der Ulna. Unten stellt sich das abgschnittene Ende der darüber liegenden Sehne des M. biceps brachii dar. Auch der M. deltoideus am oberen Bildrand wurde zur besseren Darstellung abgetrennt.

zu, z. B. beim Klimmzug und ähnlichen Übungen [17]. Der M. brachialis führt häufig exzentrische Kontraktionen aus, um das Absetzen von Lasten zu kontrollieren.

Bei der Untersuchung während des Autofahrens wies der M. brachialis insgesamt eine geringe, relativ konstante elektrische Aktivität und nur manchmal kurze Salven intensiverer Entladungen auf [14].

31.5 Funktionelle Einheit

Der M. brachialis wirkt synergistisch mit den Mm. biceps brachii, brachioradialis und dem Teil des M. supinator, der den Ellenbogen beugt.

Der M. brachialis wirkt als Antagonist des M. triceps brachii.

31.6 Symptome

Die Symptome können aus Übertragungsschmerzen und übertragener Druckempfindlichkeit bei Triggerpunkten im M. brachialis bestehen oder sekundär aus einer Kompression des N. radialis. Der Übertragungsschmerz manifestiert sich im Ruhezustand und oft auch bei Gebrauch des Daumens an dessen Basis. Eine diffuser Daumenschmerz ist für seine übertragene Empfindlichkeit charakteristisch. Nur ein von Triggerpunkten im M. brachialis in den vorderen Bereich des M. deltoideus übertragener Schmerz beeinträchtigt die Beweglichkeit des Schultergelenkes nicht.

Eine Kompression des oberflächlichen sensiblen (Haut-) Astes des N. radialis durch den M. brachialis führt zu Dysästhesie, Prickeln und einem Taubheitsgefühl auf dem Daumenrücken. Sowohl der lästige tiefe Übertragungsschmerz als auch die Symptome des Engpasses werden im Daumen wahrgenommen und können behoben werden, wenn die Triggerpunkte des M. brachialis inaktiviert werden.

31.7 Aktivierung und Aufrechterhaltung von Triggerpunkten

Triggerpunkte im M. brachialis werden durch eine ständige Überlastung des Unterarmes bei der Beugung zum Anheben von schweren Gewichten aktiviert und aufrecht erhalten. Beispiele einer Überlastung sind z. B. das Halten eines Elektrowerkzeuges, das Tragen von Einkaufstüten oder -taschen, sorgfältiges Bügeln sowie das Spielen von Geige- oder Gitarre mit supiniertem Unterarm, sodass der M. biceps brachii verkürzt und wenig hilfreich ist. Der „Tennisellenbogen" bezieht den M. brachialis meistens gemeinsam mit dem M. biceps brachii ein, nachdem initial Triggerpunkte im M. supinator aktiviert wurden (Kapitel 36).

Systemische Faktoren, die das Fortbestehen begünstigen, werden in Kapitel 4 besprochen.

31.8 Untersuchung des Patienten

Nachdem geklärt wurde, welches Ereignis oder welche Ereignisse mit dem initialen Schmerzereignis einhergingen, sollte der Arzt eine detaillierte Zeichnung anfertigen, die die vom Patienten beschriebene Schmerzverteilung wiedergibt. Die Zeichnung sollte dem Stil der Schmerzmuster in diesem Buch folgen, indem die Kopie einer geeigneten Körperform aus den Abbildungen 3.2–3.4 verwendet wird.

Von den Triggerpunkten des M. brachialis übertragene Schmerzen werden durch eine passive vollständige Ellenbogenstreckung verstärkt, obwohl eine Bewegungssperre kein Teil der Beschwerden ist. Die Extension des Ellenbogens ist nur um wenige Grade eingeschränkt, und kann oft nur im Vergleich mit dem anderen Arm oder durch die Verbesserung nach der Behandlung erkannt werden. Erstaunlicherweise schmerzt die aktive Bewegung des Daumens, der sich innerhalb der Schmerzübertragungszone befindet, im Gegensatz zur aktiven Bewegung des Ellenbogens.

Eine Schwäche des M. biceps brachii und des M. brachialis können voneinander abgegrenzt werden, indem man zunächst bei supiniertem und dann bei proniertem Unterarm und extendiertem Ellenbogen die Kraft der Ellenbogenflexion testet. Dieser Stellungswechsel wirkt sich nicht auf die Kraft des M. brachialis aus, da er an der Ulna ansetzt, wohingegen der M. biceps brachii geschwächt wird, wenn er sich bei der Pronation des Unterarmes bereits verlängert hat.

Sofern der Druck auf die Region, wo der Nerv aus dem Sulcus radialis und durch das laterale Septum intermusculare tritt, ein Prickeln im Daumen auslöst, liegt eine Kompression des

N. radialis vor (Abb. 32.2). Der Druck sollte ungefähr in Oberarmmitte direkt unterhalb des Grübchens gegeben werden, das die Spitze (das distale Ende) der dreieckigen Wölbung des M. deltoideus anzeigt.

Das normale Gelenkspiel des Ellenbogengelenkes sollte überprüft, und bei einer Einschränkung wiederhergestellt werden [20].

31.9 Untersuchung auf Triggerpunkte

(Abb. 31.3)
Der Ellenbogen des Patienten ist um 30–45° flektiert und der Unterarm supiniert, damit der M. biceps brachii erschlafft und seine Muskelmasse nach medial geschoben werden kann, um den darunter liegenden M. brachialis auf Triggerpunkt zu palpieren. Der M. biceps brachii ist nachgiebiger, wenn der Unterarm in Supination gelagert und entspannt ist. Triggerpunkte des M. brachialis kommen in der distalen Armhälfte vor und übertragen meistens Schmerzen zum Daumen und manchmal in die Ellenbeuge. Einer dieser Triggerpunkte kann sich unter dem lateralen Rand des nicht zur Seite geschobenen M. biceps brachii befinden, aber die anderen befinden sich mehr in der Muskelmitte, manchmal unter dem M. biceps brachii. Die weiter proximal gelegenen Triggerpunkte, die Schmerzen am Oberarm *hinauf* leiten, werden vom M. biceps brachii bedeckt.

31.10 Engpass

Zu den Symptomen einer Nervenkompression gehören ein „Taubheitsgefühl", eine Hypoästhesie oder Hyperästhesie und eine Dysästhesie (im Unterschied zu dem üblichen tiefen Übertragungsschmerz). Diese Symptome manifestieren sich ebenso wie der übertragene Schmerz auf dem Daumenrücken und seinem angrenzenden Intertrigium. Dieser Engpass für den sensiblen Radialisast kann durch einen Triggerpunkt verursacht werden, der meistens im lateralen Rand des M. brachialis liegt und ein verspanntes Faserbündel verursacht, das sich bis zu der Stelle erstreckt, an der der N. radialis den Sulcus radialis verlässt und durch das laterale Septum intermusculare tritt (Abb. 32.3).

Diese Engpass-Symptome werden durch die Infiltration des Triggerpunktes im lateralen Rand des M. brachialis gelindert, der sich wie eine Mandel im lateralen Muskelrand, direkt proximal

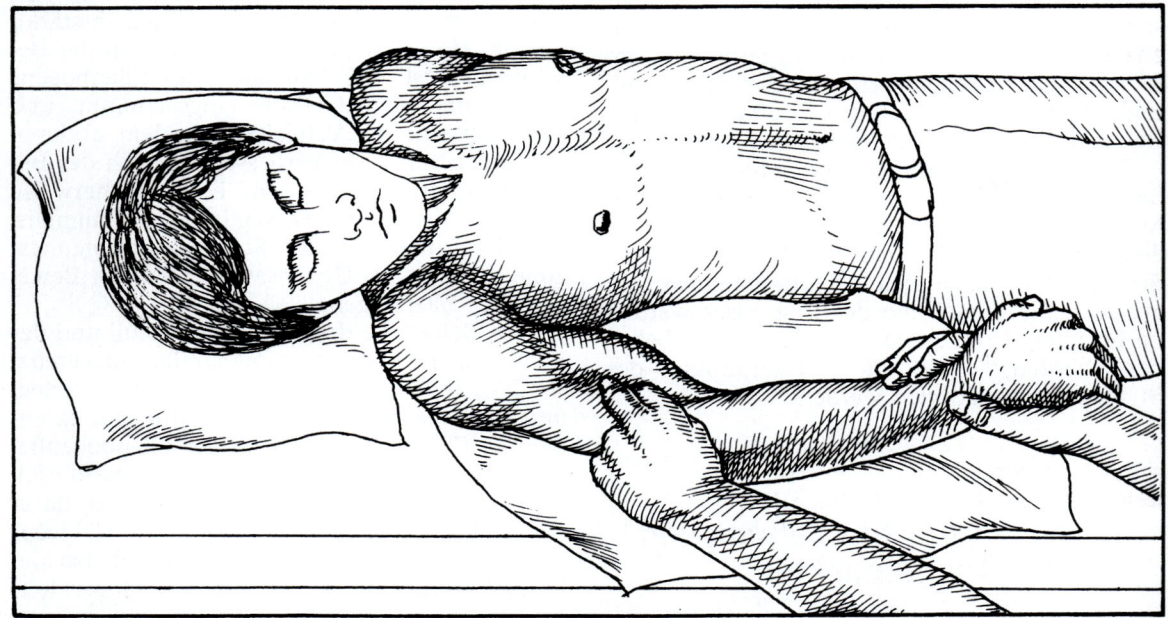

Abb. 31.3: Untersuchung des M. brachialis auf Triggerpunkte, indem der M. biceps brachii nach medial verschoben wird, damit der Arzt unter ihn greifen kann. Der M. biceps brachii ist schlaffer, wenn der Unterarm supiniert anstatt, wie in der Abbildung gezeigt, proniert ist.

Oberer Rücken

vom Nerv, anfühlt. Die resultierende Lösung des verspannten Faserbündels und das Nachlassen der Nervenkompressionszeichen weisen deutlich darauf hin, dass eine durch Triggerpunkte verursachte Muskelverkürzung für die Nervenkompression verantwortlich war und sollte vor und nach der Behandlung durch eine Messung der Nervenleitungfähigkeit bestätigt werden.

31.11 Differenzialdiagnose

Zu den Erkrankungen mit Symptomen, die den von aktiven Triggerpunkten verursachten täuschend ähnlich sind, gehören eine Radikulopathie C_5 und/oder C_6 sowie eine Tendinitis der Mm. biceps brachii und supraspinatus. Sofern der Schmerz ausschließlich auf dem Daumenballen empfunden wird, muss außerdem an ein Karpaltunnelsyndrom gedacht werden.

Der M. brachialis ist wahrscheinlich ebenfalls betroffen, wenn die Mm. biceps brachii, brachioradialis oder supinator aktive Triggerpunkte enthalten.

Ein Schmerz an der Daumenbasis kann auch von Triggerpunkten in den Mm. supinator, brachioradialis und adductor pollicis übertragen werden.

31.12 Lösung von Triggerpunkten

(Abb. 31.4)
Kapitel 3.12 des vorliegenden Handbuches enthält eine eingehende Einführung in die grundlegenden Verfahren, mit denen Triggerpunkte gelöst werden können.

Zum Dehnen und Sprühen des M. brachialis stützt der Therapeut das distale Humerusende des Patienten fest ab (auf dem Knie des Therapeuten oder einem Kissen auf der Armlehne), wie es Abbildung 31.4 zeigt. Der betroffene Ellenbogen extendiert allmählich, während das Kühlspray über dem M. brachialis abwärts in Richtung auf die primäre Übertragungsschmerzzone und bis zur Daumenspitze aufgebracht wird. Das Spray wird nochmals über den M. brachialis und nach proximal geführt, um auch den vorderen Bereich des M. deltoideus abzudecken, falls dieser schmerzt. Die Triggerpunktlösung wird optimiert (zunächst durch postisometrische Relaxation und anschließend durch reziproke Inhibi-

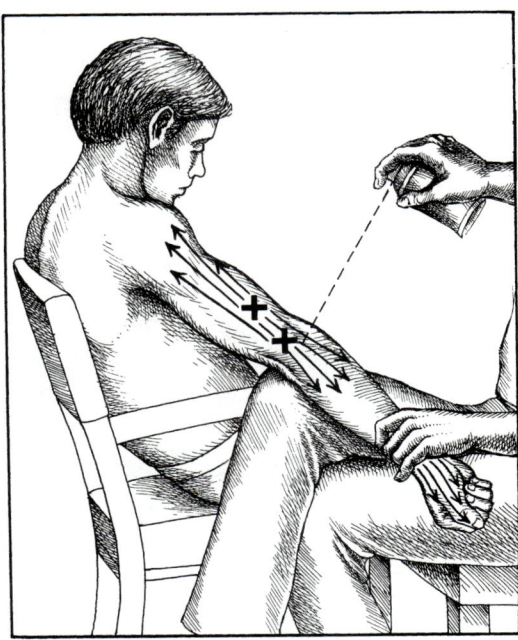

Abb. 31.4: Dehnungshaltung und Spraymuster (Pfeile) für TsPs (x) im M. brachialis. Der Ellbogen wird in Supination der Hand unter Gegendruck am oder direkt oberhalb vom Olekranon überstreckt, während der Kühlspray über dem Muskel und auf die Hand aufgebracht wird.

tion), indem der Patient langsam einatmet und dabei den Arm vorsichtig gegen Widerstand flektiert und ihn anschließend vorsichtig aktiv streckt, während er langsam ausatmet. Um die Haut wiederzuerwärmen und dem Muskel eine weitere Entspannung zu ermöglichen, wird feuchte Wärme über ihm aufgebracht. Abschließend bewegt der Patient den Ellenbogen dreimal langsam von der vollständigen Flexion in die vollständige Extension und stellt so die normale Funktion und Koordination des Muskels wieder her.

Die Triggerpunktlösung durch Druck kann erfolgreich sein, wenn sie an einem entweder leicht verlängerten oder in einer behaglichen Haltung am geringfügig verkürzten Muskel angewendet wird.

31.13 Infiltration von Triggerpunkten

(Abb. 31.5)
Der Arm wird um ungefähr 45° flektiert und der Unterarm supiniert, um den M. biceps brachii zu entspannen, der nach medial geschoben wird.

Oberer Rücken

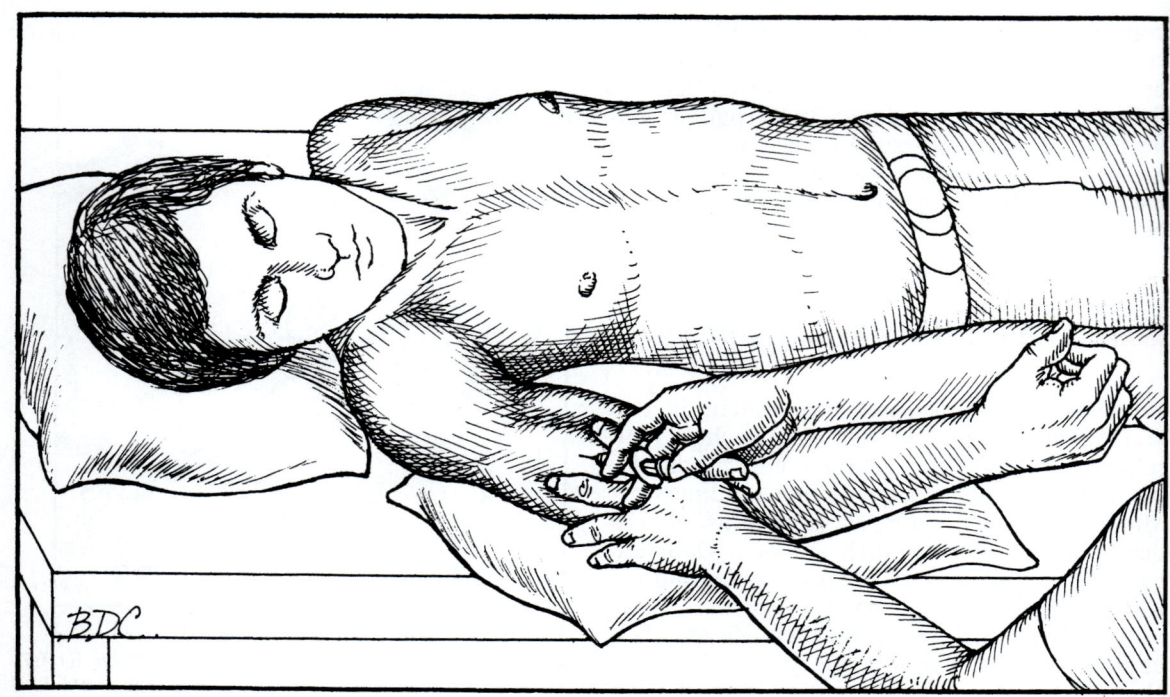

Abb. 31.5: Infiltration von Triggerpunkten im M. brachialis. Der M. biceps brachii ist nach medial verschoben.

Die Kanüle sollte mindestens 3,8 cm lang sein. Der M. brachialis ist ein erstaunlich massiger Muskel dessen Triggerpunkte oft tief, direkt am Humerus liegen. Während der Injektion muss der Therapeut die Nn. medianus und radialis umgehen, die jeweils entlang der medialen und lateralen Grenze des M. brachialis verlaufen [10, 24]. Sofern der Zugang zum Muskel von der lateralen Armseite erfolgt, wird die Kanüle nach medial und kranial gerichtet und der seitliche und mittlere Abschnitt des Muskels weiträumig nach lokalen Zuckungsreaktionen abgesucht, die die Lokalisation von Triggerpunkten anzeigen, die mit 0,5%iger Procain- oder Lidocainlösung infiltriert werden. Die Kanüle darf den Humerus *leicht* berühren, wodurch man sicherstellt, dass man die tiefsten Muskelanteile erreicht hat. Die Kanüle muss sofort ausgetauscht werden, falls sich ihre Spitze beim Knochenkontakt verbiegt, sodass sie „kratzt", wenn sie durch das Gewebe gezogen wird.

Nach der Infiltration wird Kühlmittel aufgebracht und der M. brachialis im vollen Bewegungsausmaß gedehnt, um möglicherweise übersehene Triggerpunkte ebenfalls zu inaktivieren. Anschließend wird eine feuchte Wärmepackung aufgelegt. Abschließend bewegt der Patient den Muskel dreimal im vollen Bewegungsausmaß,

um die normale Koordination und Muskelfunktion wiederherzustellen.

Rachlin veranschaulicht, an welchen Punkten Triggerpunkte im M. brachialis zu infiltrieren sind. Bei dem in seiner Abbildung 10–50 am weitesten proximal gelegenen Triggerpunkt handelt es sich wahrscheinlich weniger um einen zentralen myofaszialen als um einen Insertionstriggerpunkt, der bei einer Insertionstendopathie entstanden ist [25].

31.14 Korrigierende Maßnahmen

(Abb. 31.6)
Eine Überlastung während der Unterarmbeugung wird vermieden, indem man nur leichte oder mäßig schwere Lasten mit supiniertem Unterarmen anhebt. In dieser Stellung ist auch der M. biceps brachii aktiviert und der M. brachialis wird nicht zusätzlich belastet (Kapitel 30).

Der Patient erlernt, nachts ein Kopfkissen in die Ellenbeuge zu legen (Abb. 30.8), sodass er den Arm beim Schlafen nicht vollständig flektieren kann. In dieser Stellung würde der

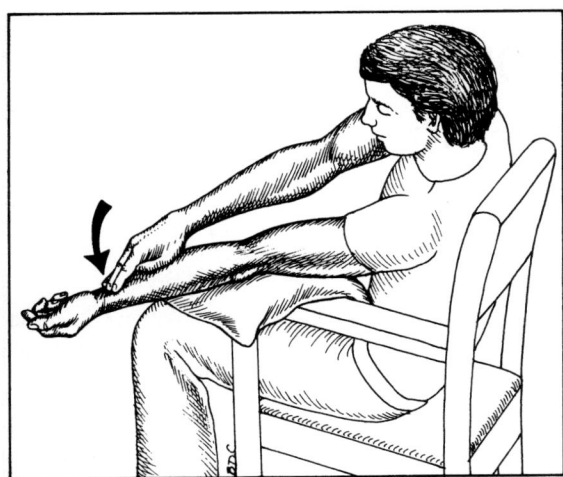

Abb. 31.6: Lösung von Triggerpunkten im M. brachialis durch den Patienten selbst. Einzelheiten im Text.

M. brachialis in stark angenäherter Stellung immobilisiert. Auch bei langen Telefongesprächen sollte der Ellenbogen nicht stark flektiert werden. Man kann den Hörer in beiden Händen abwechselnd halten oder ein Headset benutzen, das die Hände befreit.

Frauen sollten ihre Handtasche nicht bei gebeugtem Ellenbogen über den Unterarm hängen. Besser ist es, sie bei gestrecktem Ellenbogen in den Fingern zu halten, am langen Riemen über der anderen Schulter zu tragen oder eine Gürteltasche zu verwenden.

Wer ein Musikinstrument wie eine Geige spielt, sollte bei jeder Gelegenheit den Arm mit gestrecktem Ellenbogen hängen lassen. Der Patient sollte erlernen, wie er Triggerpunkte inaktiv halten kann, indem er Druck oder eine der anderen, unten beschriebenen Lösungstechniken einsetzt.

Der Patient lernt, selbst den M. brachialis zu verlängern. Dafür stützt er den Humerus direkt oberhalb des Ellenbogens ab, wie in Abbildung 31.6 dargestellt. Zunächst lässt er ausschließlich postisometrische Relaxation und die Schwerkraft wirken und leistet keine Unterstützung mit der anderen Hand. Der Patient wechselt einige Male zwischen Kontraktion und Relaxation und atmet dazu koordiniert, um den Muskel maximal zu entspannen, wie in Kapitel 31.12 beschrieben. Nach mehreren dieser Zyklen kann er den Muskel zusätzlich entspannen und verlängern, indem er den Vorgang mit der anderen Hand vorsichtig unterstützt. Dabei dürfen *keine* Schmerzen, sondern höchstens ein leichtes Ziehen auftreten. Der Vorgang sollte ein- bis zweimal täglich wiederholt werden, nachdem der Patient den Ober- und Unter-

arm zuvor in heißes Wasser getaucht oder eine heiße Packung aufgelegt hatte.

Literatur

1. Agur AM: *Grant's Atlas of Anatomy*. Ed. 9. Williams & Wilkins, Baltimore, 1991:385 (Fig. 6.39).
2. *Ibid*. p. 389 (Fig. 6.44).
3. *Ibid*. pp. 399, 400 (Figs. 6.57, 6.59).
4. Basmajian JV, DeLuca CJ: *Muscles Alive*. Ed. 5. Williams & Wilkins, Baltimore, 1985 (pp. 240, 263, 264).
5. Clemente CD: *Gray's Anatomy*. Ed. 30. Lea & Febiger, Philadelphia, 1985 (p. 528).
6. Clemente CD: *Anatomy*. Ed. 3. Urban & Schwarzenberg, Baltimore. 1987 (Fig. 61).
7. *Ibid*. (Figs. 55, 65, 69).
8. *Ibid*. (Fig. 49).
9. *Ibid*. (Figs. 56, 70).
10. *Ibid*. (Figs. 67, 68).
11. Duchenne GB: *Physiology of Motion*, translated by EB Kaplan. JB Lippincott, Philadelphia, 1949 (p. 98).
12. Ellis H, Logan B, Dixon A: *Human Gross-Sectional Anatomy: Atlas of Body Sections and CT Images*. Butterworth Heinemann, Boston, 1991 (Sects. 80–83).
13. Jenkins DB: *Hollinshead's Functional Anatomy of the Limbs and Back*. Ed. 6. W.B. Saunders, Philadelphia, 1991 (p. 112).
14. Jonsson S, Jonsson B: Function of the muscles of the upper limb in car driving. *Ergonomics* 18:375–388, 1975 (pp. 383–386).
15. Kellgren JH: Observations on referred pain arising from muscle. *Clin Sci 3:*175–190, 1938 (pp. 187, 188).
16. Kelly M: The nature of fibrositis. I. The myalgic lesion and its secondary effects: a reflex theory. *Ann Rheumatol Dis 5:*1–7, 1945 (Case 1).
17. Kendall FP, McCreary EK, Provance PC: *Muscles, Testing and Function*. Ed. 4. Williams & Wilkins, Baltimore, 1993 (p. 268).
18. McMinn RM, Hutchings RT, Pegington J. *et al.*: *Color Atlas of Human Anatomy*. Ed. 3. Mosby-Year Book, Missouri, 1993 (pp. 121C, 133F).
19. *Ibid*. (p. 127B).
20. Mennell JM: *Joint Pain: Diagnosis and Treatment Using Manipulative Techniques*. Little, Brown & Company. Boston, 1964.
21. Pernkopf E: *Atlas of Topographical and Applied Human Anatomy*, Vol. 2. W.B. Saunders, Philadelphia, 1964 (pp. 61, 80).
22. *Ibid*. (p. 58).
23. *Ibid*. (p. 56).
24. *Ibid*. (p. 83).
25. Rachlin ES: Injection of specific trigger points. Chapter 10. In: *Myofascial Pain and Fibromyalgia*. Edited by Rachlin ES. Mosby, St. Louis, 1994, pp. 197–360, (see pp. 333–335).
26. Rasch PJ, Burke RK: *Kinesiology and Applied Anatomy*. Ed. 6. Lea & Febiger, Philadelphia, 1978 (p. 185).
27. Spalteholz W: *Handatlas der Anatomie des Menschen*. Ed. 11, Vol. 2. S. Hirzel, Leipzig, 1922 (pp. 320, 321, 327).

M. triceps brachii

(und M. anconeus)

Übersicht: In den drei Köpfen des M. triceps brachii können sich an fünf Stellen Triggerpunkte entwickeln. Jeder weist sein eigenes Übertragungsschmerzmuster auf. Triggerpunkte in diesem Muskel sind häufig und werden im Allgemeinen übersehen. Sie erhöhen den Tonus des Muskels und können Schmerzen und Dysfunktion nach sich ziehen. **Übertragungsschmerzen** von Triggerpunkten in diesem Muskel werden meist kranial und kaudal über die Rückseite des Armes und häufiger zum lateralen als zum medialen Epicondylus geleitet. Der vierte und fünfte Finger zeigen ein Nebenschmerzmuster. Schmerzen können auch in den oberen Abschnitt der Regio suprascapularis übertragen werden. Triggerpunkte im Caput longum sind eine häufige und häufig übersehene Schmerzursache. **Anatomie:** Die Caput mediale und laterale setzen am Humerus und am Olecranon an und überziehen folglich nur ein Gelenk, im Gegensatz zum Caput longum, das zwei Gelenke überspannt. Proximal inseriert das Caput longum des M. triceps an der Skapula, distal strahlen alle Köpfe des M. triceps brachii in eine zweischichtige, gemeinsame Sehne ein, die am Olecranon inseriert. Die vorrangige **Funktion** aller drei Köpfe des M. triceps brachii ist die Extension des Unterarms im Ellenbogen. Außerdem adduziert das Caput longum den Oberarm im Schultergelenk und unterstützt die Retroversion. Die **Aktivierung und Aufrechterhaltung von Triggerpunkten** in diesem Muskel erfolgt durch Überlastung. Die **Untersuchung des Patienten** auf eine Bewegungseinschränkung verlangt die gleichzeitige Flexion im Ellenbogen- und Schultergelenk. Die erforderliche Untersuchungsposition erscheint dem Patienten schwierig, unangenehm und unnatürlich. Die **Untersuchung auf Triggerpunkte** im Caput longum erfordert die tiefe Zangengriffpalpation des Muskels nahe am Humerus. Die anderen Muskelköpfe können flächig palpiert werden. Zentrale Triggerpunkte sind von Insertionstriggerpunkten zu unterscheiden. Zu **Engpässen** für den N. radialis kann es durch verspannte Faserbündel im Caput laterale kommen. Ein variabler M. anconeus epitrochlearis kann den N. ulnaris komprimieren. Zur **Lösung der Triggerpunkte** des M. triceps brachii durch Sprühen und Dehnen müssen gleichzeitig beide Gelenke flektiert werden, über die das Caput longum zieht. Das Kühlspray wird hauptsächlich von proximal nach distal aufgebracht. Eine **Infiltration der Triggerpunkte** dieses Muskels kann unumgänglich sein, um alle Triggerpunkte zu inaktivieren und gegen die Insertionstendopathie am TrP_4 Abhilfe zu schaffen. Zu den **korrigierenden Maßnahmen** gehört die Veränderung von Tätigkeiten und mechanische Einflussfaktoren, durch die dieser Muskel belastet wird. Das schließt den Umbau von Stühlen ein, die den Ellenbogen nicht angemessen abstützen.

32

Inhaltsübersicht

Oberer Rücken

32.1 Übertragungsschmerzen

(Abb. 32.1 und 32.2)
Abbildung 32.1 zeigt die Übertragungsschmerz-muster der fünf Triggerpunkte in den drei Köpfen des M. triceps brachii. Sie kommen häufig vor. Sie wurden auf Grund unserer Erfahrungen in der Reihenfolge abnehmender Häufigkeit nummeriert. Bei diesem Muskel ist es wichtig, zwischen zentralen und Insertionstriggerpunkten zu unterscheiden.

32.1.1 TrP$_1$, Caput longum

(Abb. 32.1A)
Übertragungsschmerzen und Überempfindlichkeit aus dem Caput longum reichen vom zentralen TrP$_1$ (Abb. 32.1A, linke Seite) nach proximal über die Rückseite des Armes zur hinteren Schulter und gelegentlich bis zur Basis des Halses in der Region der Pars descendens des M. trapezius. Manchmal erstreckt er sich auch über die Rückseite des Unterarmes, überspringt jedoch den Ellenbogen. Dieser Triggerpunkt liegt in der Mitte des Muskelbauches.

32.1.2 TrP$_2$, Caput mediale

(Abb. 32.1A)
Der nächst häufige Triggerpunkt des M. triceps brachii, der zentrale TrP$_2$, liegt in der Fasermitte

am lateralen Rand des Caput mediale (Abb. 32.1A, rechte Seite), im distalen Abschnitt des Oberarmes. Übertragungsschmerzen und übertragene Empfindlichkeit werden zum Epicondylus *lateralis* projiziert und sind häufig Bestandteil des „Tennisellenbogens". Der Schmerz kann sich auch bis zur Radialseite des Unterarmes ausdehnen.

32.1.3 TrP$_3$, Caput laterale

(Abb. 32.1B)
Von TrP$_3$ (Abb. 32.1B, linke Seite) werden Schmerzen und Druckempfindlichkeit zur Rückseite des Oberarmes übertragen, manchmal zur Rückseite des Unterarmes und gelegentlich zum vierten und fünften Finger. Die verspannten Faserbündel können den N. radialis komprimieren.

32.1.4 TrP$_4$, distaler Ansatzstellenbereich

(Abb. 32.1B)
Die lokalen Druckschmerzen in der TrP$_4$-Region gehen wahrscheinlich auf einen Insertionstriggerpunkt zurück, der sich von den zentralen Triggerpunkten 1, 3 oder 5 herleitet (der in Abb. 32.1C dargestellt wird). TrP$_4$ überträgt Schmerzen und Druckempfindlichkeit nach distal zum Olecranon.

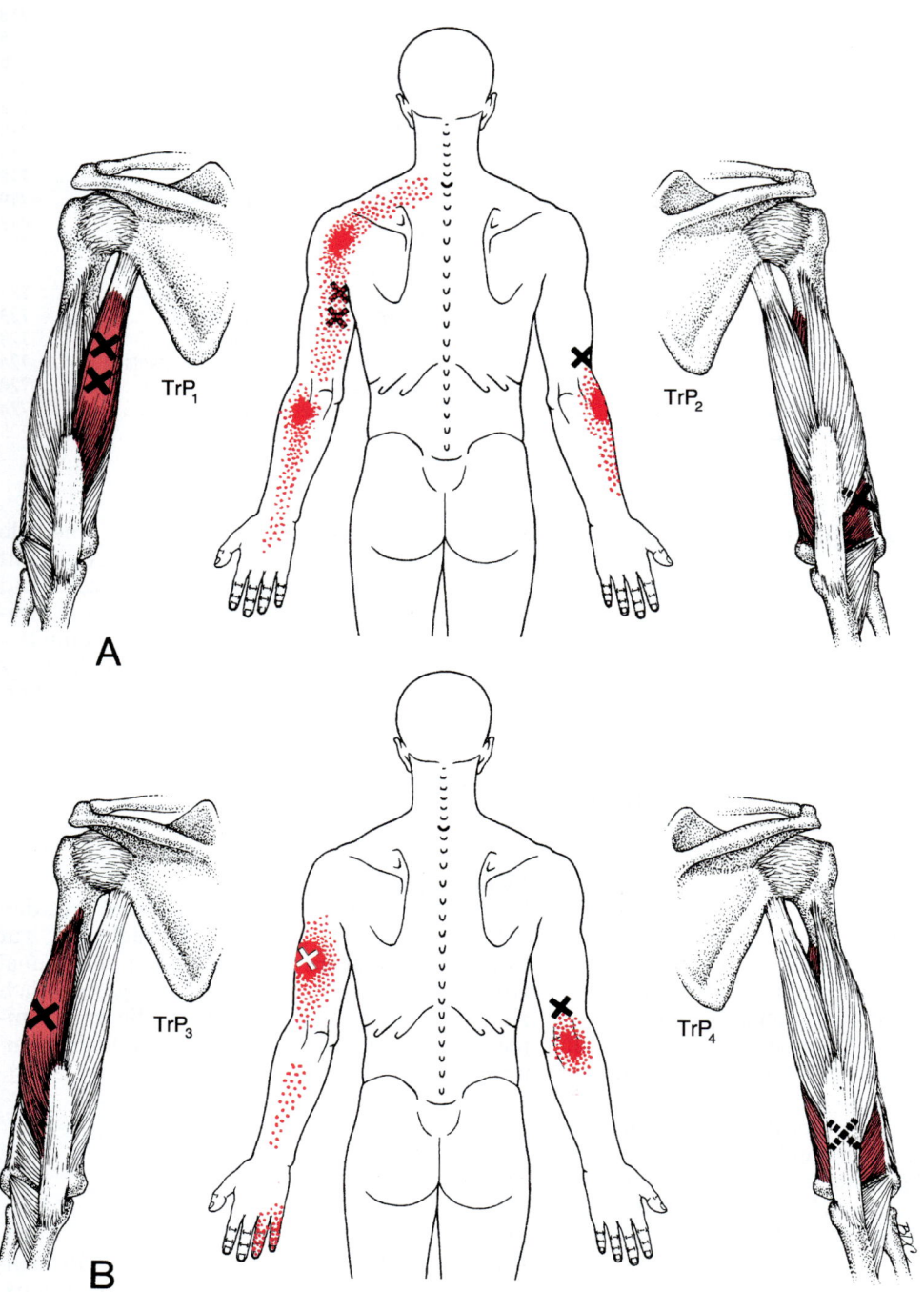

Abb. 32.1: Übertragungsschmerzmuster (*dunkelrot*) von Triggerpunkten (*schwarze oder weiße X*) im M. triceps brachii (*mittleres Rot*). **A:** zentrale Triggerpunktregion 1 (TrP$_1$) im Caput longum; zentrale Triggerpunktregion 2 (TrP$_2$) im Rand des Caput mediale (tief liegend) **B:** zentrale Triggerpunktregion 3 (TrP$_3$) im lateralen Teil des linken Caput laterale; Insertionstriggerpunktregion 4 (TrP$_4$) unterhalb der Sehne im Ansatzbereich von Muskel und Sehne. **C:** zentrale Triggerpunktregion 5 (TrP$_5$) tief im mittleren Rand des Caput mediale des rechten M. triceps brachii (tief liegend).

Oberer Rücken

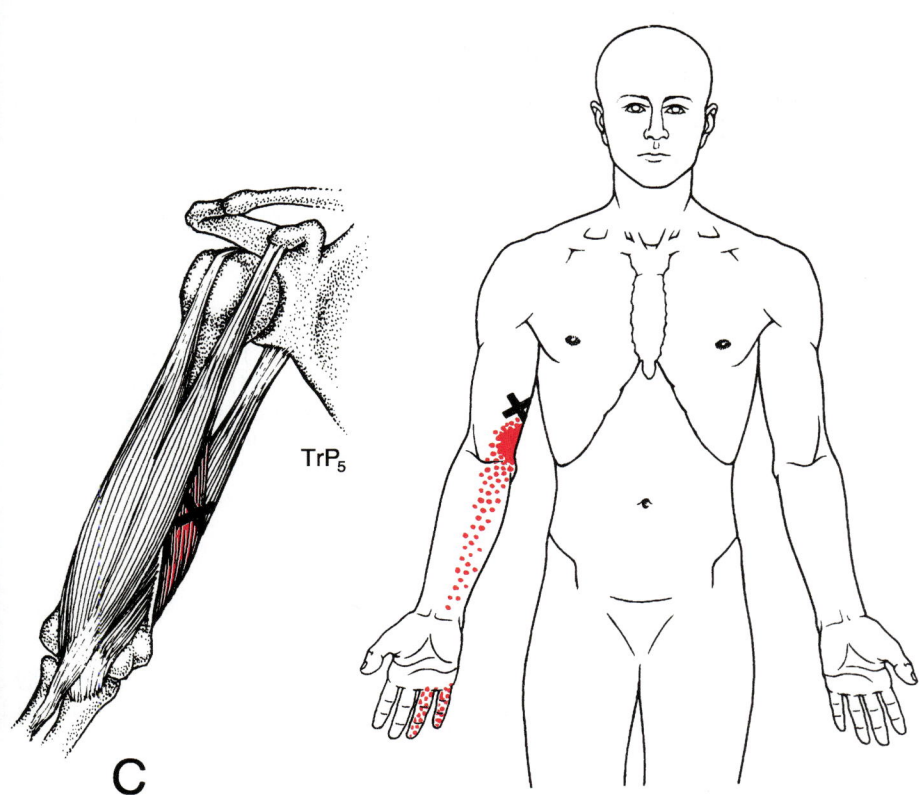

TrP₅

C

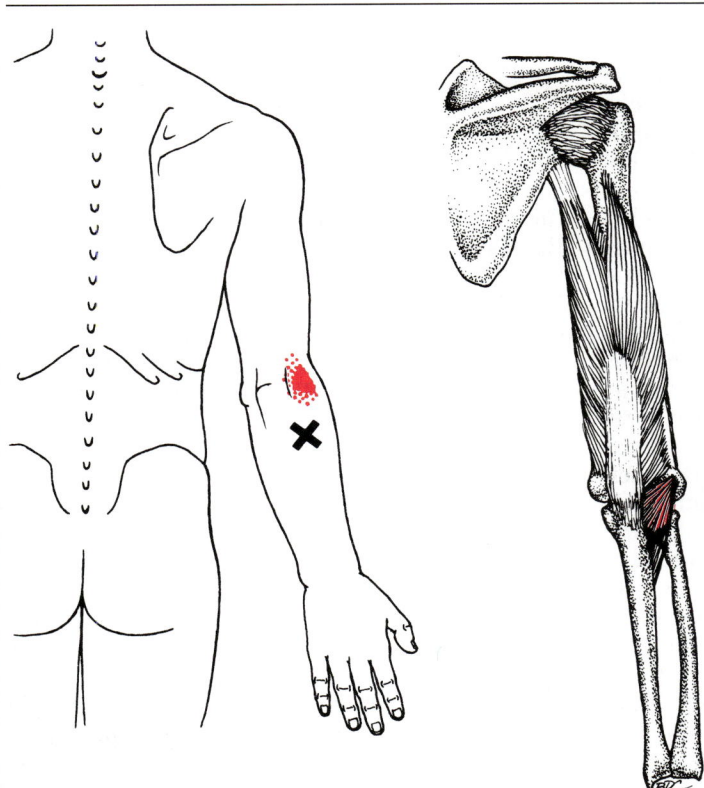

Abb. 32.2: Lage eines Triggerpunktes (**X**) im M. anconeus (*hellrot*) und entsprechendes Übertragungsschmerzmuster (*dunkelrot*).

Oberer Rücken

32.1.5 TrP$_5$, Caput mediale (tiefe Lage)

(Abb. 32.1C)
Dieser zentrale Triggerpunkt wird am besten von anterior lokalisiert (er liegt im *mittleren Teil* des Caput mediale). Er überträgt Schmerz und Druckempfindlichkeit zum Epicondylus *medialis*. Der Schmerz kann sich zur Beugeseite des vierten und fünften Fingers, manchmal auch zur entsprechenden Handfläche und zum Mittelfinger erstrecken. Winter geht davon aus, dass auch Schmerzen an der Innenseite des Unterarmes von diesem Triggerpunkt stammen [43].

32.1.6 M. anconeus

(Abb. 32.2)
Ein aktiver Triggerpunkt im M. anconeus überträgt Schmerz und Druckempfindlichkeit zum Epicondylus *lateralis*

32.2 Anatomie

(Abb. 32.3)
Die drei Köpfe des M. triceps brachii setzen *distal über* eine gemeinsame Sehne am Olecranon an. Die Sehne beginnt ungefähr in der Muskelmitte und besteht aus einer oberflächlichen und einer tiefen Schicht, die nahe der Ansatzstelle verschmelzen. *Proximal* inseriert das *Caput longum* am Labrum infraglenoidale. Dieser Teil des Muskels ist zweigelenkig. Das *Caput mediale* (manchmal auch als Caput profundum bezeichnet) setzt an der Dorsalfläche des Humerus *medial* und *distal* vom N. radialis, sowie am Septum intermusculare an. Es liegt direkt über dem Humerus. Oberhalb des Ellenbogens bedecken seine Ansätze den dorsalen Humerus medial und lateral. *Proximal* setzt das *Caput laterale* an der Dorsalfläche des Humerus *lateral* und *proximal* vom N. radialis an. Es kreuzt den N. radialis und bedeckt einen großen Teil des Caput mediale. Die Caput mediale und laterale ziehen nur über das Ellenbogengelenk [10].

Bei einer Autopsiestudie wurden mindestens 13 Biopsate aus jeweils vier Mm. tricipites brachii entnommen und auf Fasertypen untersucht [17]. Das Caput laterale und das Caput longum enthielen zu 60% Fast-twitch-Fasern (Typ II) und 40% Slow-twitch-Fasern (Typ I), das Caput mediale dagegen einen höheren Prozentsatz (60%) *slow twitch* zuckender und nur 40% Fast-twitch-Fasern. Die Entnahmestelle (Oberfläche oder tiefer Muskel) hatte keinen erheblichen Einfluss auf die Zusammensetzung der Fasern.

Der **M. anconeus** erscheint als Verlängerung des M. triceps brachii zwischen dem Olecranon und dem Epicondylus lateralis. Er setzt *proximal* am Epicondylus lateralis und *distal* an der Außenseite des Olecranon und der dorsalen Fläche der Ulna an [10].

Weiterführende Literatur
Andere Autoren haben den M. triceps brachii in der Ansicht von medial [1, 14] von lateral [4, 11, 34], von dorsal [2, 12, 29, 35, 41], von dorsal mit aufgebogenem Caput laterale, sodass seine Beziehung zum N. radialis deutlich wird [3, 13], und im Querschnitt [5, 18, 33] abgebildet. Gelegentlich wird auch der M. anconeus gezeigt [6, 12].

32.3 Innervation

Alle Köpfe des M. triceps brachii und der M. anconeus werden durch Verzweigungen des N. radialis *über* den Fasciculus posterior des Plexus brachialis aus den Spinalwurzeln C$_7$ und C$_8$ innerviert [10].

32.4 Funktion

Alle Teile des M. triceps brachii extendieren den Unterarm im Ellenbogen [7, 16, 21, 23, 38]. Das Caput mediale ist das „Arbeitspferd" unter den Extensoren des Ellenbogens. Elektromyographisch wird es als erstes und am stärksten aktiv [7, 42]. Das Caput longum wirkt zusätzlich auf das Schultergelenk: Es adduziert den Arm [7, 21, 23, 38]und soll ihn im Schultergelenk retrovertieren [21, 23, 38]. Die Stimulierung des Caput longum bewirkte vorrangig eine Adduktion [16].

Durch seinen Ansatz an der Skapula wirkt das Caput longum auf das Schultergelenk. Wie Untersuchungen durch die elektrische Stimulation des Muskels zeigten, wird der Humeruskopf bei isolierter Aktivierung des Caput longum am hängendem Arm zum Akromion angehoben. Ist der stimulierte Arm um 90° abduziert, wird der Humeruskopf in die Cavitas glenoidalis gedrückt. Das Caput longum des M. triceps brachii und die Mm. pectoralis major und latissimus dorsi sind kräftige Adduktoren des Armes. Das Caput longum des M. triceps brachii wirkt jedoch dem starken Zug entgegen, den die beiden anderen Muskeln auf den Humeruskopf ausüben und der diesen aus der Cavitas glenoidalis abwärts zieht. Wie Duchenne erkannte, bewirkt die Stimulierung des Caput longum des M. triceps brachii die Addukti-

on des Armes im Schultergelenk, indem der Humerus zur Skapula gezogen wird, ohne diese zu drehen. Wenn dagegen der M. teres major stimuliert wird, wird eher der Angulus inferior scapulae zum Humerus geschwenkt, ohne den Arm zu be-

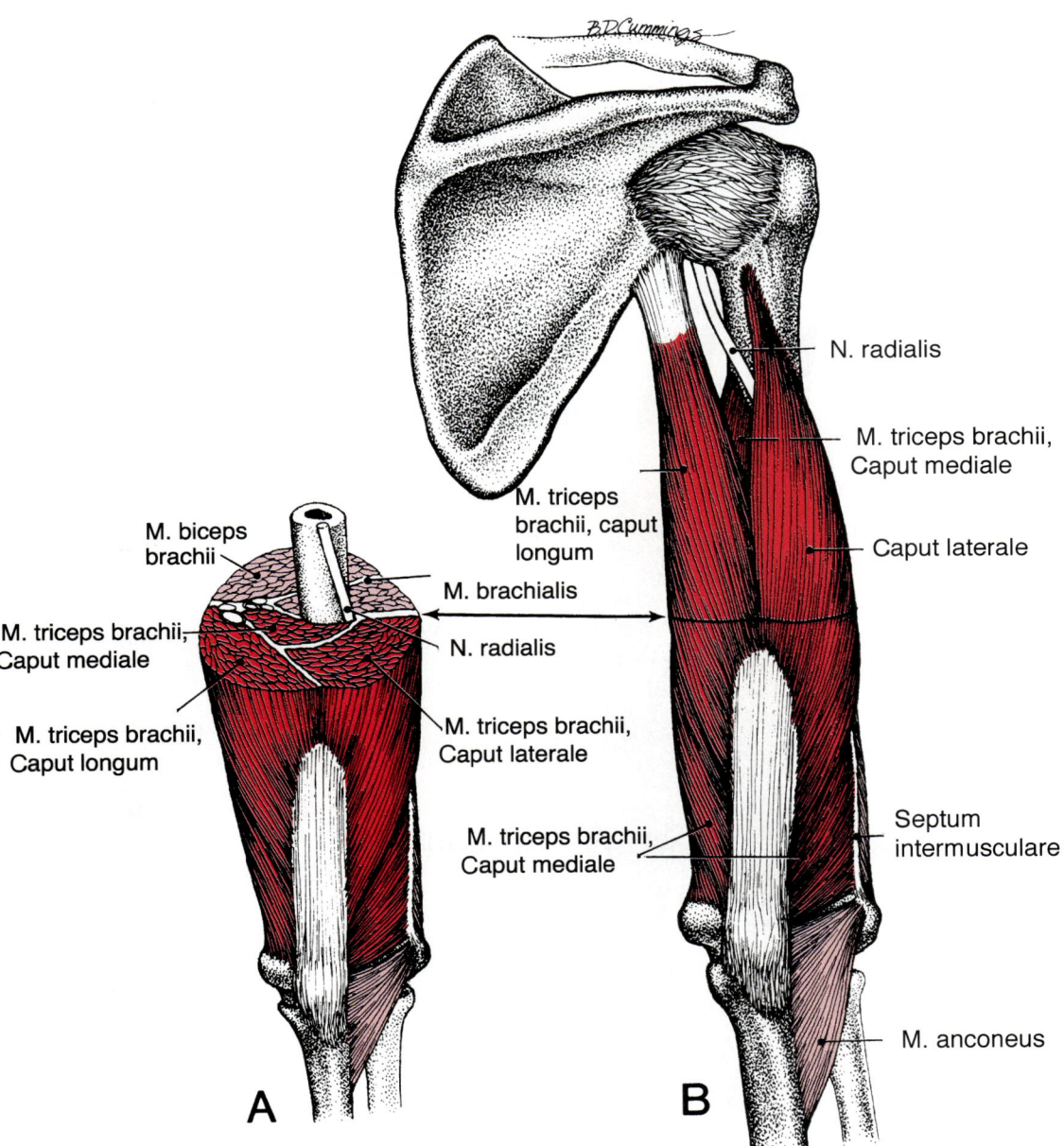

Abb. 32.3: Ansatzstellen des rechten M. triceps brachii (*zwei dunklere Rottöne*) in der Ansicht von dorsal und im Querschnitt. Caput mediale (tief liegend) *dunkelrot,* Caput laterale und longum *mittelrot,* Mm. biceps brachii, brachialis und anconeus *hellrot.* **A:** Querschnittsdarstellung. Die Schnittebene liegt unmittelbar oberhalb des Durchtritts des N. radialis durch das Septum musculare. **B:** Der intakte M. triceps brachii in der Ansicht von dorsal. Der doppelköpfige horizontale Pfeil und die *schwarze Linie* durch den Muskel markieren die Schnittebene in A.

wegen [16]. Das überrascht nicht, da diese beiden Muskeln über einen entgegengesetzt langen und kurzen Hebelarm verfügen und daher am Schultergelenk unterschiedliche Kräfte ausüben.

Der M. anconeus unterstützt den M. triceps brachii bei der Extension des Unterarmes im Ellenbogen [7]. Duchenne nahm an, dass der M. anconeus insbesondere zur Abduktion der Ulna

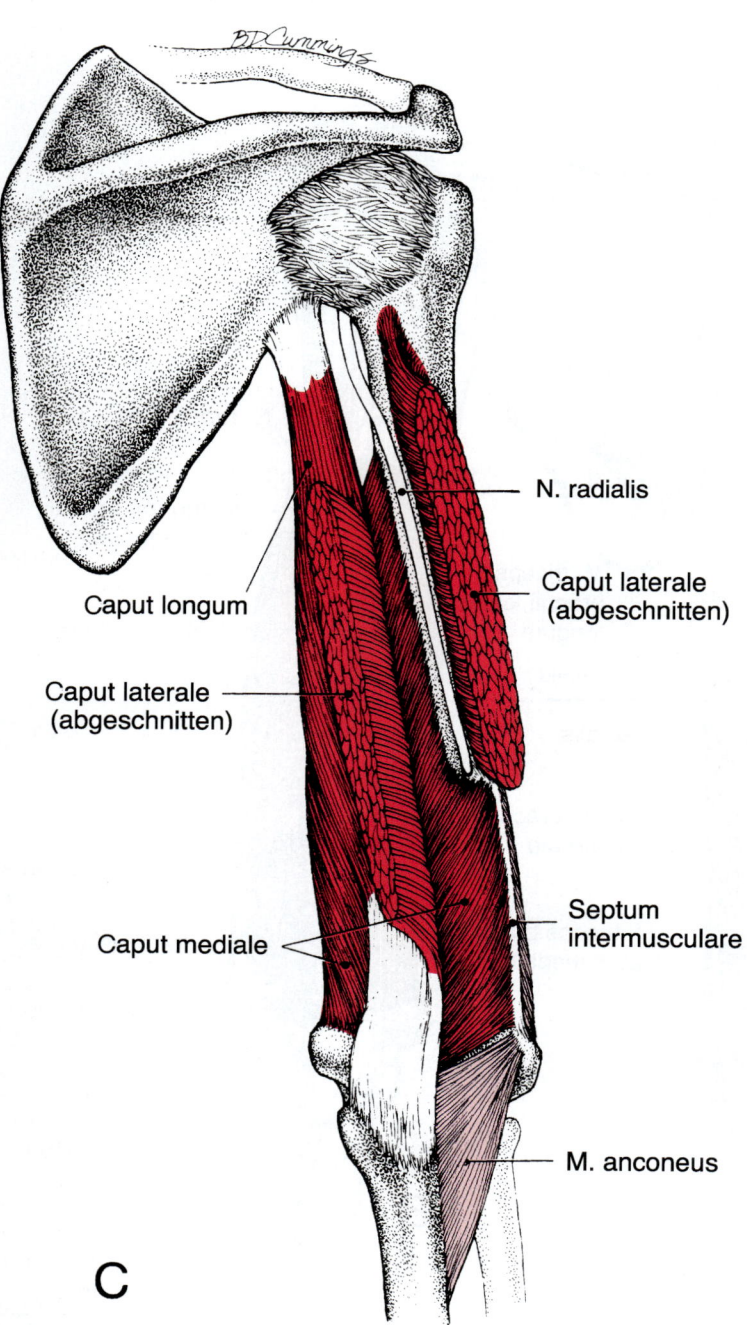

Caput longum

Caput laterale (abgeschnitten)

Caput mediale

N. radialis

Caput laterale (abgeschnitten)

Septum intermusculare

M. anconeus

C

Abb. 32.3, Fortsetzung. **C:** Ansicht von dorsal. Das Caput laterale wurde entfernt. Der Verlauf des N. radialis ist sichtbar. Er trennt die Ansatzstellen der Caput mediale und laterale des M. triceps brachii am Humerus.

Oberer Rücken

beiträgt, während der Unterarm proniert [16]. Möglicherweise hat er eine stabilisierende Funktion. Anhand elektromyographischer Ableitungen stellte man fest, dass er bei allen Zeigefingerbewegungen aktiv ist und zur Stabilisierung des humeroulnaren Gelenks beiträgt [40]. Aus anderen Auswertungen der elektromyographischer Aktivität des M. anconeus wurde gefolgert, dass die Mm. anconeus und supinator und das Caput mediale des M. triceps brachii zur Stabilisierung des Ellenbogengelenks bei der Pronation und Supination des Unterarmes zusammenwirken [7, 42].

32.4.1 Funktion bei Bewegungen

Der M. triceps brachii elektromyographisch wurde bei der Ausübung von 13 *Sportarten* mit Oberflächenelektroden überwacht, so bei Würfen über Schulterhöhe und auf Hüfthöhe, bei Tennis, Golf und Baseballschlägen und einbeinig ausgeführten Sprüngen. Die meisten Ableitungen zeigten eine kürzere aber stärkere Kontraktion des dominanten als des nichtdominanten M. triceps brachii. Die längere Aktivität des nichtdominanten M. triceps schien mit einer Ausgleichsbewegung zu korrespondieren. Deutliche Ausnahmen waren Schläge mit dem Baseballschläger und Golfschwünge, bei denen der nicht dominante M. triceps die Bewegung induzierte [8]

Die elektromyographische Ableitung beim Maschineschreiben zeigte eine minimale Aktivität im M. triceps brachii, sofern sich der Schreibende der maximalen Schreibgeschwindigkeit näherte [25]. Die Aktivität des M. triceps brachii beim Autofahren korrelierte nicht nennenswert mit Drehungen des Lenkrades [22].

■ 32.5 Funktionelle Einheit

Die Mm. triceps brachii und anconeus sind Synergisten der Extension des Unterarmes im Ellenbogen. Das Caput longum des M. triceps brachii wirkt synergistisch mit den Mm. latissimus dorsi, teres major und teres minor, die den Oberarm im Schultergelenk adduzieren und retrovertieren. Es ist auch Synergist des M. pectoralis bei der Adduktion des Armes.

Als Antagonisten des M. triceps brachii sind die Mm. biceps brachii und brachialis für die Entwicklung von (oft latenten) Triggerpunkten anfällig, wenn Triggerpunkte im M. triceps brachii chronisch geworden sind.

■ 32.6 Symptome

Der Patient klagt vermutlich über unbestimmte, schwer lokalisierbare Schmerzen in der hinteren Schulter und im Oberarm. Die meisten Patienten sind sich nicht bewusst, dass die Beweglichkeit von Ober oder Unterarm eingeschränkt ist, weil sie sich angewöhnt haben, den Ellenbogen leicht flektiert zu halten. Sie vermeiden damit den schmerzhaften Bewegungssektor und kompensieren ihre leicht eingeschränkte Reichweite durch zusätzliche Bewegungen der Skapula oder des ganzen Körpers. Da der Epicondylus medialis druckschmerzhaft ist, hält der Patient den Ellenbogen vom Körper entfernt und vermeidet die Berührung.

Die Schmerzen treten auf, wenn der Ellenbogen kraftvoll extendiert werden muss: beim Tennisspielen im dominanten Arm und beim Golfspielen im nichtdominanten Arm (dessen Ellenbogen gestreckt gehalten wird). Myofasziale Ellenbogenschmerzen behindern die Ausübung beider Sportarten. Die zunehmende Aktivität von TrP_2 ist oft eine wichtige Ursache für Schmerzen und Funktionsverlust beim chronischen „Tennisellenbogen" (Kapitel 36).

■ 32.7 Aktivierung und Aufrechterhaltung von Triggerpunkten

Triggerpunkte im M. triceps brachii werden bei einigen Tätigkeiten, Gegebenheiten oder Vorkommnissen aktiviert. Dazu gehören eine Überlastung durch häufigen Gebrauch von Unterarmstützen, eine Fehlbelastung durch einen zu langen Spazierstock (der wegen einer Rücken- oder Beinverletzung benutzt wird), zu kurze Oberarme, eine Überbeanspruchung der Muskeln beim Sport (misslungener Rückhandschlag beim Tennis), ein übertriebenes Konditionstraining (Übungsschläge beim Golf oder Liegestütze), extrem viele Stadtfahrten in einem Auto mit Gangschaltung, weshalb immer wieder der Schaltknüppel betätigt werden muss, oder das Kopieren straff gebundener Bücher auf einem Fotokopierer. Erstaunlicherweise werden Triggerpunkte im Caput longum auch dadurch aktiviert, dass man die Ellenbogen nicht abgestützt lange Zeit vor dem Körper hält, z. B. bei einer langen Autofahrt, wenn man ein Blatt Papier mit der linken Hand festhält und mit der rechten darauf schreibt oder wenn man Stick- oder andere Handarbeiten ausführt. Wenn solche Belastungsbedingungen nicht geändert werden, begünstigen sie den Fortbestand von Triggerpunkten.

Einem Bericht zufolge wurden bei einem Patienten Triggerpunkte aktiviert, der zu einer Nephrolithotomie so platziert worden waren, dass der M. triceps brachii längere Zeit hindurch gestreckt blieb [36]. Mit tief streichender Massage und Dehnungen konnte man die Triggerpunkte inaktivieren und den Patienten von seinen rätselhaften Schmerzen befreien.

32.8 Untersuchung des Patienten

(Abb. 32.4)
Triggerpunkte erhöhen den Muskeltonus und können somit eine Dysfunktion herbeiführen. Es sollten sowohl die aktiven als auch die passiven funktionellen Bewegungen von Ober- und Unterarm überprüft werden.

Wenn das Caput longum des M. triceps brachii betroffen ist, kann der Patient den Arm nicht mit gestrecktem Ellenbogen an das Ohr ziehen. Er kann auch nicht gleichzeitig den Unterarm im Ellenbogen endgradig flektieren und den Arm im Schultergelenk vollständig antevertieren, wie in Abbildung 32.6A gezeigt. Diese Teststellung kann auch durch Triggerpunkte in der Pars spinalis des M. deltoideus eingeschränkt sein. Wenn auf diese Weise versucht wird, den Muskel vollständig über beide Gelenke zu dehnen, deutet der Patient vielleicht auf eine bestimmte Zone, die sich gespannt anfühlt oder schmerzt. Hier sollte der Untersucher auf Triggerpunkte palpieren. Wenn das Caput mediale oder laterale betroffen ist, kann der Patient den Ellenbogen nicht vollständig gegen Widerstand strecken. Es verursacht Schmerzen, den betroffenen M. triceps brachii durch passives Beugen des Unterarmes zu dehnen, und auch den Muskel durch Widerstand gegen aktive Extension des Unterarmes im Ellenbogen zu belasten [26].

Ein schmerzhafter Epicondylus bei Triggerpunkten ist auch klopfempfindlich. Bei Patienten mit „Tennisellenbogen" persistiert oft ein Schmerz im Epicondylus lateralis durch einen aktiven TrP$_2$ im M. triceps brachii, nachdem die Triggerpunkte in den Mm. supinator, biceps brachii und brachialis inaktiviert wurden. Die ver-

bliebene Klopfempfindlichkeit an der Rückseite des Epicondylus ist ein Indiz für diesen aktiven Triggerpunkt im M. triceps brachii.

Wenn nach der körperlichen Untersuchung von Triggerpunkten im M. triceps brachii ausgegangen werden kann, müssen Schulter und Ellenbogen auf ein normales Gelenkspiel untersucht werden [30].

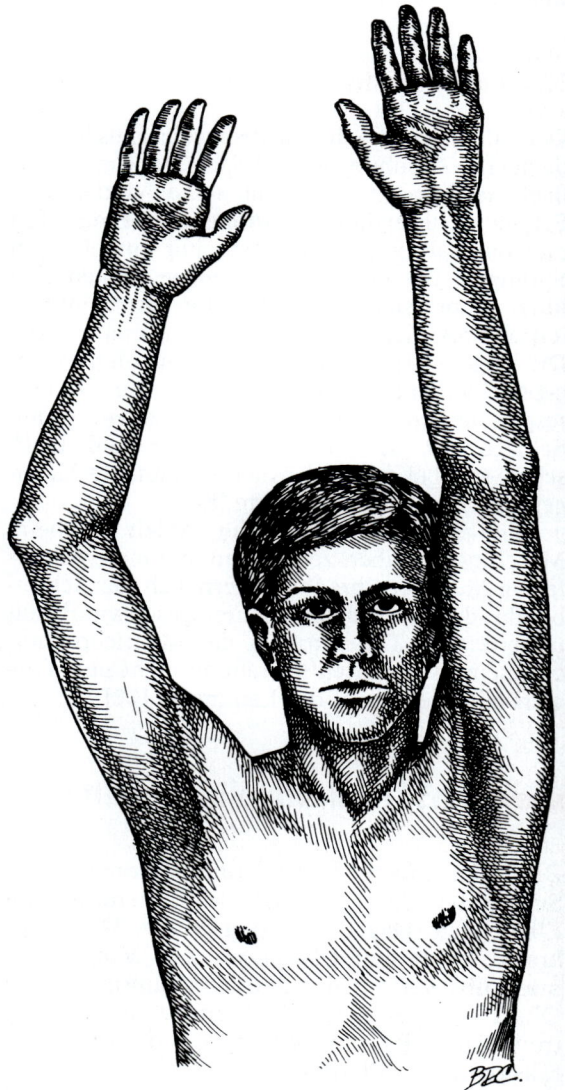

Abb. 32.4: Positiver Befund beim Test des M. triceps brachii. Wenn das *Caput longum* mit Triggerpunkte enthält, kann der Patient den betroffenen Arm nicht ans Ohr ziehen. Der verkürzte M. triceps brachii behindert die endgradige Anteversion im Schultergelenk.

32.9 Untersuchung auf Triggerpunkte

(Abb. 32.5)

Wie Gerwin et al. feststellten, sind ein palpierbar verspanntes Faserbündel, umschriebene Druckschmerzen innerhalb dieses Faserbündels, Übertragungsschmerzen und die Reproduktion der symptomatischen Schmerzen des Patienten die zuverlässigsten diagnostischen Kriterien bei Triggerpunkten. Eine palpatorisch auslösbare lokale Zuckungsreaktion war nicht in allen Muskeln ein zuverlässiges Anzeichen [19]. Der M. triceps brachii wurde in der besagten Studie nicht untersucht, aber er dürfte den Untersucher palpatorisch nur vor ähnliche Schwierigkeiten stellen wie der M. sternocleidomastoideus. Bei der Untersuchung dieses Muskels erzielten die Tester einen hohen Grad von Übereinstimmung. Eine lokale Zuckungsreaktion bestätigt gegebenenfalls die Diagnose, erwies sich aber bei den Testuntersuchungen als am wenigsten zuverlässig (setzte die größten Fertigkeiten voraus).

Zur Vorbereitung auf die Palpation seiner zentralen Triggerpunkte wird der Muskel verlängert, bis Gewebewiderstand einsetzt, was meist bei 15–20° Ellenbogenflexion der Fall ist. Der Arm ist dabei gut abgestützt. Wenn auf Druckschmerzen bei Insertionstriggerpunkten untersucht werden soll, darf der Ellenbogen bis zum Eintreten der Schmerzen flektiert werden. Die zunehmen-de Spannung im Ansatzstellenbereich steigert die Empfindlichkeit der Insertionstriggerpunkte.

32.9.1 TrP$_1$ des M. triceps brachii

Dieser zentrale Triggerpunkt befindet sich tief im Caput longum des M. triceps brachii, ungefähr in der Mitte des Muskels (Abb. 32.1A, linke Seite), wenige Zentimeter distal der Stelle, an der das Caput longum den M. teres major kreuzt (Abb. 23.3). Die Lokalisation dieses Triggerpunktes eignet sich als Test auf die Fertigkeiten des Untersuchers im Einsatz der Zangengriffpalpation, die hier meist erforderlich ist. Der Untersucher *muss* für diese Untersuchung seine Fingernägel sehr kurz halten. Es dürfen keine Nagelabdrücke in der Haut des Patienten zurückbleiben. Die Finger umgreifen den M. triceps brachii und dringen dabei bis zum Humerus vor (rechte Hand in Abb. 32.5). Man kann das Caput longum geringfügig vom Humerus abheben und seine Fasern zwischen den Fingern rollen. Triggerpunkte liegen oft in Clustern vor. Sie sind an den multiplen verspannten Fasern zu erkennen, an den induzierten symptomatischen Schmerzen und oft an einer lokalen Zuckungsreaktion.

Der zentrale TrP$_1$ erhöht die Spannung der Faserbündel und steuert damit wahrscheinlich zu den Druckschmerzen von Insertions-TrP$_4$ bei.

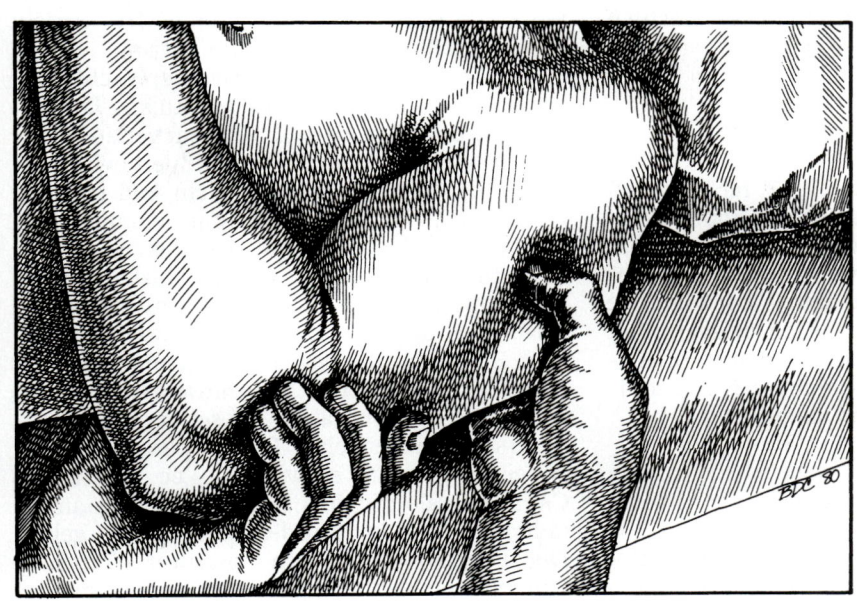

Abb. 32.5: Zangengriffpalpation des zentralen TrP$_1$ im Caput longum des M. triceps brachii. Die Finger umfassen das Caput longum im Zangengriff und heben es vom Humerus und dem benachbarten neurovaskulären Bündel ab. Die einzelnen verspannten Faserbündel und ihre Triggerpunkte werden lokalisiert, indem man die Muskelfasern zwischen den Fingern rollt. Eine lokale Zuckungsreaktion in einem Faserbündel wird ausgelöst, indem man es zwischen den Fingerspitzen schnellen lässt.

Oberer Rücken

32.9.2 TrP$_2$ des M. triceps brachii

Hier handelt es sich um einen häufigen Mitverursacher des „Tennisellenbogens". Er liegt im distalen, lateralen Anteil des Caput mediale des M. triceps brachii, 4–6 cm oberhalb des Condylus lateralis, zu dem er ebenso Schmerzen überträgt wie andere Triggerpunkte, die mit einem „Tennisellenbogen" als myofaszialem Syndrom einhergehen. Dieser zentrale Triggerpunkt wird durch flächige Palpation identifiziert. In einem verspannten Faserbündel über und hinter dem Condylus lateralis ist gelegentlich eine lokale Zuckungsreaktion zu erkennen (Abb. 32.1A, rechte Seite).

32.9.3 TrP$_3$ des M. triceps brachii

Dieser zentrale Triggerpunkt ist als ein Knötchen zu erkennen, wenn er per flächiger Palpation in der Mitte der Muskelfasern im lateralen Rand des Caput laterale identifiziert wird. Er liegt unmittelbar oberhalb der Durchtrittsstelle des N. radialis aus dem Sulcus n. radialis (Abb. 32.1B und 32.1C). Das verspannte Faserbündel dieses TrP$_3$ kann die sensorischen Fasern des N. radialis komprimieren. Der Patient empfindet ein Kribbeln in der Hand, wenn das laterale Septum intermusculare in dem Bereich, wo der Nerv das Septum durchdringt, mit Druck palpiert wird. Das Knötchen im Muskel, das den Triggerpunkt erkennen lässt, liegt direkt oberhalb dieses hypersensitiven Nervenabschnittes. Die Verspannung im Faserbündel dieses zentralen TrP$_3$ kann zu einer durch den Insertions-TrP$_4$ verursachten Insertionstendopathie beitragen.

32.9.4 TrP$_4$ des M. triceps brachii

Dieser Insertions-TrP$_4$ (Abb. 32.1B, rechte Seite) liegt tief im distalen Abschnitt des Caput mediale im Ansatzstellenbereich der drei Köpfe des M. triceps brachii, unmittelbar oberhalb des Olecranon, zu dem er Schmerzen überträgt. Die Insertionstendopathie, die diesen Triggerpunkt so empfindlich macht, kann von den verspannten Faserbündeln der Triggerpunkte 1, 2, 3 und/oder 5 des M. triceps brachii stammen.

32.9.5 TrP$_5$ des M. triceps brachii

Dieser zentrale Triggerpunkt liegt tief im medialen Rand und in der Fasermitte des Caput me-

diale, unmittelbar oberhalb des Epicondylus medialis, zu dem er Schmerzen und Überempfindlichkeit überträgt (Abb. 32.1C). Dieser Triggerpunkt wird mit flächiger Palpation identifiziert. Der Patient liegt zur Untersuchung auf dem Rücken und außenrotiert den Arm im Schultergelenk. Der Triggerpunkt kann auch die Empfindlichkeit von Insertions-TrP$_4$ erhöhen.

■■■ 32.10 Engpass

32.10.1 Caput laterale

Das den TrP$_3$ kennzeichnende Knötchen liegt im Außenrand des Caput laterale des M. triceps brachii (Abb. 32.1B), direkt proximal vom Austritt des N. radialis aus dem Sulcus n. radialis (Abb. 32.3C). Wenn dieser Triggerpunkt aktiviert wird, treten oft sensible Anzeichen und Symptome einer Kompression des N. radialis auf. Der Patient klagt über ein Prickeln und Taubheitsgefühl (Dysästhesie) an der Rückseite des distalen Unterarmes, des Handgelenks und der Hand bis zum Grundgelenk des Mittelfingers, der im Verteilungsgebiet der sensiblen Fasern des N. radialis liegt. Der dumpfe Übertragungsschmerz durch den TrP$_3$ manifestiert sich dagegen im „ulnaren" vierten und fünften Finger.

Die Symptome der Nervenkompression können innerhalb von Minuten oder Tagen verschwinden, nachdem der Triggerpunkt und seine Faserbündel durch Infiltration entspannt wurden. Das Lokalanästhetikum kann den N. radialis vorübergehend blockieren. TrP$_3$ spricht auf Sprühen und Dehnen nicht gut an.

Eine klinisch und elektromyographisch nachgewiesene Neurapraxie des N. radialis lässt erkennen, dass der Nerv in seinem Verlauf unter dem M. triceps brachii komprimiert wird. Bei Autopsien ließ sich in fast jedem Fall eine akzessorische Zacke des Caput laterale ausmachen, die unterhalb des Sulcus n. radialis entsprang. Der Ansatz dieses Muskelstreifens am Humerus bildet über dem N. radialis einen Bogen aus fibrösem Gewebe von unterschiedlicher Elastizität. Dieser Bogen ist nicht mit der Öffnung im Septum intermusculare laterale identisch [24]. Ein Patient litt seit drei Jahren einer nicht traumatischen Radialisparese, die sich zu einer Paralyse entwickelte. Die Fasern des Caput laterale tricipitis brachii, die nahe am N. radialis ansetzen, wurden chirurgisch gelöst. Der Patient war danach beschwerdefrei [27]. Durch einen TrP$_3$ verspannte Muskelfasern können diesen Bogen einengen und dadurch den Nerv komprimieren.

32.10.2 M. anconeus epitrochlearis

Berichten zufolge war dieser variable Muskel bei vier Patienten Ursache einer Kompressionsneuropathie des N. ulnaris [28]. Exzision des Muskels befreite die Patienten von den Symptomen. Es liegen zwei weitere Berichte über einen anormalen M. anconeus epitrochlearis vor [9].

32.11 Differenzialdiagnose

Schmerzen am lateralen Ellenbogen täuschen Übertragungsschmerzen von TrP$_2$ vor, können jedoch auch auf eine Kompression des N. radialis durch die Frohse-Arkade oder anderes, den Nerven überlagerndes Weichteilgewebe zurückgehen [31].

32.11.1 Assoziierte Diagnosen

Wann immer eine Diagnose wie „*Tennisellenbogen*", *Epicondylitis lateralis oder medialis, Bursitis subtendinea m. tricipitis brachii* oder *Thoracic-outlet-Syndrom* ernstlich in Betracht gezogen wird, sollte nicht vergessen werden, dass zumindest einige der Symptome von Triggerpunkten des M. triceps brachii hervorgerufen werden können. Der Tennisellenbogen (Epicondylitis lateralis) wird eingehend in Kapitel 36.11 erörtert, das Thoracic-outlet-Syndrom in Kapitel 20.11.

Übertragungsschmerzen von Triggerpunkten des M. triceps brachii in der Umgebung des Ellenbogens können fälschlicherweise einer *Arthritis* [39] zugeschrieben werden. Da sich die von diesem Muskel ausgehenden Schmerzen auf der Außenseite des Armes konzentrieren und in die Hand ausstrahlen, wird oft irrtümlicherweise eine *Radikulopathie C$_7$* angenommen [39].

Das Kubitaltunnelsyndrom ruft eher eine Hypästhesie im Verbreitungsgebiet des N. ulnaris an der Hand sowie eine Schwäche und Störungen der Handbewegungen als Schmerzen hervor [15]. Das Kubitaltunnelsyndrom geht mit einer Reduktion der Leitungsgeschwindigkeit im Kubitaltunnel einher. Myofasziale Triggerpunkte rufen dagegen Schmerzen hervor.

Jede der genannten Erkrankungen ist in Betracht zu ziehen und muss entsprechend diagnostiziert und therapiert werden.

32.11.2 Assoziierte Triggerpunkte

In den synergistisch wirkenden Mm. latissimus dorsi, teres major und minor entstehen oft assoziierte Triggerpunkte.

Wenn die Schmerzen am laterale Ellenbogen persistieren, nachdem die Triggerpunkte des M. triceps brachii ausgeschaltet wurden, könnte es sich um Übertragungsschmerzen von Triggerpunkten in den Mm. anconeus, supinator, brachioradialis und extensor carpi radialis handeln.

Schlüsseltriggerpunkte in den homolateralen Mm. latissimus dorsi oder serratus posterior superior können Satellitentriggerpunkte im M. triceps brachii hervorrufen [20]. Satellitentriggerpunkte können nur dauerhaft ausgeschaltet werden, nachdem die Schlüsseltriggerpunkte inaktiviert wurden.

32.12 Lösung von Triggerpunkten

(Abb. 32.6)
Die Dehnungs- und Lösungsverfahren, die in Kapitel 3 beschrieben werden, eignen sich in erster Linie für die *zentralen* Triggerpunkte, weniger jedoch für den *Insertions-TrP$_4$* des M. triceps brachii. Den ersten Behandlungsschritt bei Insertionstriggerpunkten bildet das Inaktivieren der assoziierten zentralen Triggerpunkte. Wenn der Therapeut Druckschmerzhaftigkeit an der Ansatzstelle feststellt, geht er folgendermaßen vor: 1. Er palpiert von diesem Punkt an das verspannte Faserbündel aufwärts (bis etwa zur Fasermitte in diesem Muskelanteil) und sucht nach einem zentralen TrP$_2$. Wenn er einen zentralen Triggerpunkt findet (wovon auszugehen ist), sollte der Muskel in entspannter Stellung positioniert (keine Dehnung) und mithilfe von Verfahren behandelt werden, die keine Dehnung verlangen, z. B. durch Druck, tief streichende Massage und/oder Halten und Entspannen. Vorab kann in jedem Falle gekühlt werden. Indirekte Techniken sind durchaus wirkungsvoll. Dehnungen sind im Fall eines Insertionstriggerpunktes nicht empfehlenswert, da sie den Ansatzstellenbereich unter zusätzliche Zugspannung setzen. 3. Wenn sich in der Fasermitte *kein* Triggerpunkt findet, wird die Ansatzstelle selbst durch Kühlung und Massage behandelt, wobei der Muskel entspannt gelagert ist. Außerdem empfiehlt sich in diesem Fall ein indirektes myofasziales Lösen, eine Phonophorese zur Verabreichung von Hydrocortison (Küh-

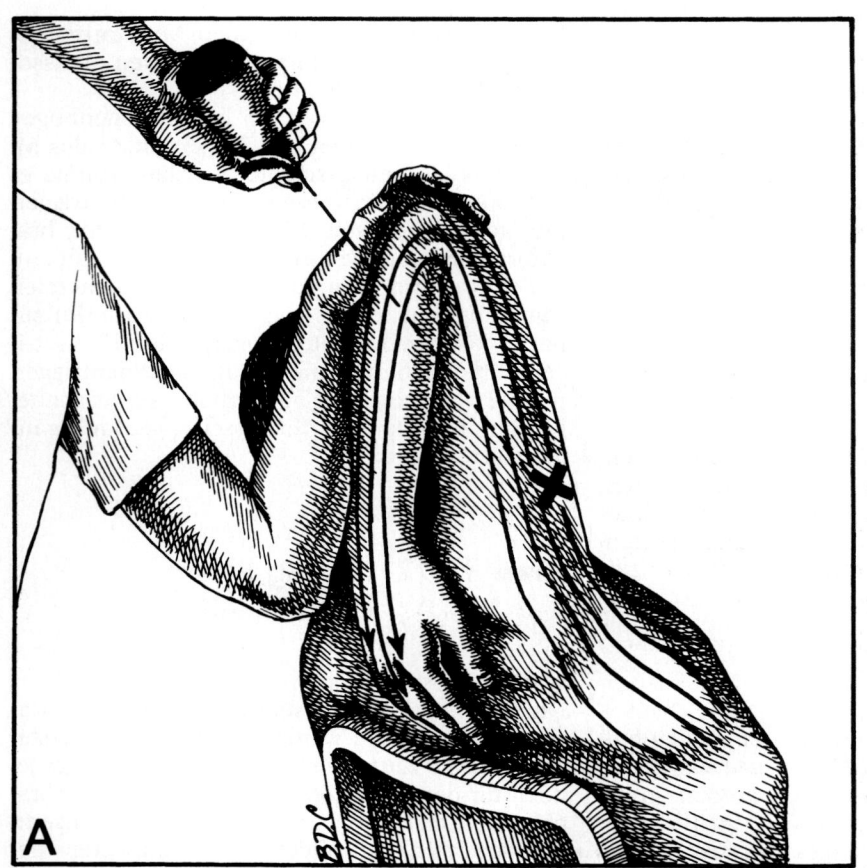

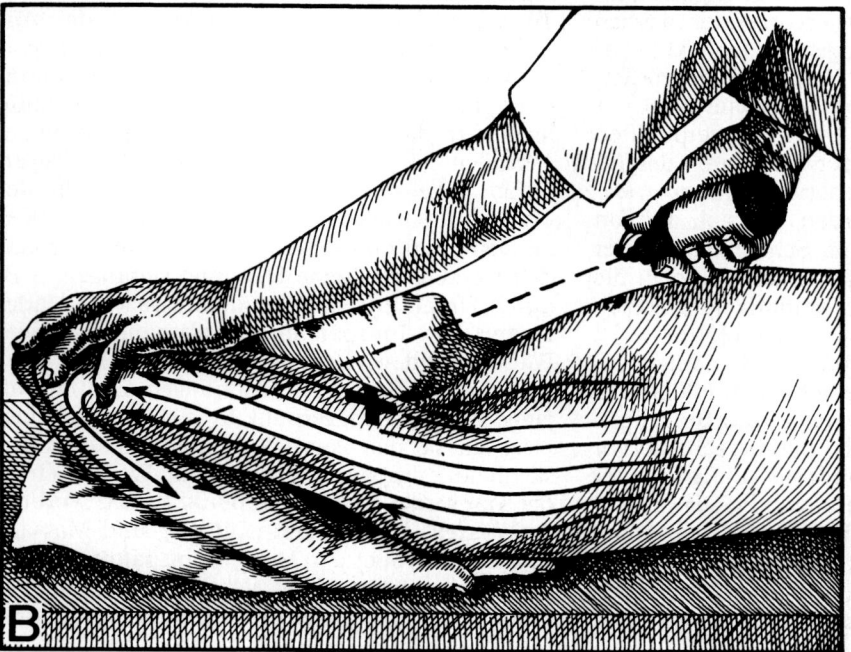

Abb. 32.6: Dehnungsposition und Sprühmuster (*Pfeile*) für einen Triggerpunkt (**X**) im Caput longum des M. triceps brachii. Diese Technik eignet sich auch für die Triggerpunkte in den beiden anderen Muskelköpfen. Für ihre Dehnung ist jedoch keine Anteversion des Armes, sondern lediglich Flexion des Ellenbogens erforderlich. **A:** Patient im Sitzen. **B:** Patient in Rückenlage. Diese Position ist wahrscheinlich günstiger, da sie dem Patienten bessere Entspannung erlaubt. Einzelheiten zur postisometrischen Relaxation in Kombination mit reziproker Inhibition zur vertieften Entspannung im Text.

Oberer Rücken

lung und Massage kann dem vorausgehen oder folgen) und eine Infiltration (siehe den folgenden Abschnitt). Die Infiltration von Insertionstriggerpunkten kann die Schmerzlinderung beschleunigen.

Zur Inaktivierung zentraler Triggerpunkte des M. triceps brachii durch Sprühen und Dehnen nimmt der Patient in einem Sessel Platz. Sein Unterarm wird im Ellenbogen so weit flektiert, bis Gewebewiderstand spürbar wird. Es wird einige Male in Bahnen Kühlspray aufgebracht, wie in Abbildung 32.6 eingezeichnet. Nach der endgradigen Flexion des Ellenbogens wird das Caput longum des M. triceps brachii nötigenfalls weiter gedehnt, indem der Therapeut den Arm im Schultergelenk antevertiert (Abb. 32.6A). Zum Inaktivieren der Triggerpunkte in den Caput mediale und laterale des M. triceps brachii ist nur die Ellenbogenflexion erforderlich, da diese Muskelköpfe nicht über das Schultergelenk ziehen. Kühlspray oder Eis werden von proximal nach distal aufgebracht. Man beginnt in Höhe des M. latissimus dorsi in der hinteren Achselfalte und zieht die Kühlbahnen über den M. triceps brachii, um den Ellenbogen herum und über den Unterarm bis zum vierten und fünften Finger (Abb. 32.6A). Die endgradige Anteversion im Schultergelenk kann auch durch Triggerpunkte im M. latissimus dorsi behindert werden, die zunächst inaktiviert und dann die Behandlung des M. triceps brachii fortgesetzt werden sollte.

In der in Abbildung 32.6A dargestellten Stellung kann durch Einsatz von postisometrischer Relaxation in Kombination mit reziproker Inhibition eine noch stärkere Verlängerung des Caput longum tricipitis versucht werden. Der Therapeut weist den Patienten an, 1) den Ellenbogen vorsichtig gegen den Widerstand durch die Hand des Therapeuten zu drücken (isometrische Kontraktionsphase), 2) einzuatmen und die Kontraktion für sechs Sekunden zu halten, 3) langsam auszuatmen und zu entspannen, 4) den Arm nach hinten zu bewegen (in Abb. 32.6A zum Therapeuten hin). Diese letzte Bewegung führt der Patient aktiv aus. Er nutzt dabei die reziproke Inhibition, um den M. triceps brachii weiter zu entspannen.

Nielsen beschreibt und veranschaulicht in einem Fallbericht den Einsatz von Sprühen und Dehnen, um Triggerpunkte im Caput longum des M. triceps brachii zu inaktivieren [32].

In Rückenlage des Patienten wird der M. triceps brachii in ähnlicher Weise gedehnt. Dazu flektiert der Patient den Unterarm im Ellenbogen, antevertiert den Arm im Schultergelenk und schiebt die supinierte Hand unter die

Schulter, wie in Abbildung 32.6B gezeigt. Wiederum wird das Kühlmittel in parallelen Bahnen aufgetragen, angefangen am M. latissimus dorsi neben der Skapula, über die Rückseite des Armes und den Ellenbogen bis zum Handgelenk. Auch in dieser Position kann, wie für die Sitzhaltung beschrieben, die postisometrische Relaxation in Kombination mit der reziproken Inhibition für eine wirkungsvollere Entspannung des M. triceps brachii sorgen.

▬▬ 32.13 Infiltration von Triggerpunkten

(Abb. 32.7–32.10)
Die Grundlagen der Infiltrationstherapie werden in Kapitel 3.13 besprochen. Man beachte die in diesem Kapitel getroffene Unterscheidung zwischen der Infiltration von zentralen und von Insertionstriggerpunkten. Siehe Kapitel 32.9 zur präzisen palpatorischen Lokalisation der Triggerpunkte.

Rachlin beschreibt die Infiltration von Triggerpunkten in allen drei Köpfen des M. triceps brachii und illustriert die Infiltration von Triggerpunkte in den Caput laterale und longum des M. triceps brachii [37].

32.13.1 TrP$_1$, Patient in Rücken- oder Seitenlage

(Abb. 32.7)
Der Arzt infiltriert diesen zentralen Triggerpunkt von der medialen Seite des Caput longum aus. Der Patient liegt auf dem Rücken und rotiert den Arm nach außen, sodass die Ellenbeuge nach oben weist, und abduziert ihn bis in eine leichte Dehnstellung des Caput longum (Abb. 32.7A). Der Arzt erfasst den langen Kopf des Muskels im Zangengriff und hebt ihn vom darunter liegenden Knochen, den Blutgefäßen und Nerven und vom Caput laterale des M. triceps brachii ab, unter dem der N. radialis verläuft. Der in einem tastbar verspannten Faserbündel liegende Triggerpunkt wird zwischen den Fingerspitzen fixiert und infiltriert. Wenn die Kanüle einen Triggerpunkt durchsticht, kommt es zu einer lokalen Zuckungsreaktion, die gut sichtbar und mit Fingern und Daumen palpierbar ist. Eine derartige lokale Zuckungsreaktion ist wichtig, da sie die richtige Platzierung der Kanüle signalisiert.

Falls eine alternative Stellung bequemer ist oder wenn sich die Triggerpunkte im lateralen Teil des Caput longum befinden, kann dieser Triggerpunkt auch von der Außenseite des Armes aus infiltriert werden. Dazu legt sich der Patient auf die nicht betroffene Seite und wendet dem Arzt den Rücken zu, sodass dieser den Muskel erfassen und die Triggerpunkte wie oben beschrieben infiltrieren kann. Die Infiltration von anterior ist ebenfalls möglich.

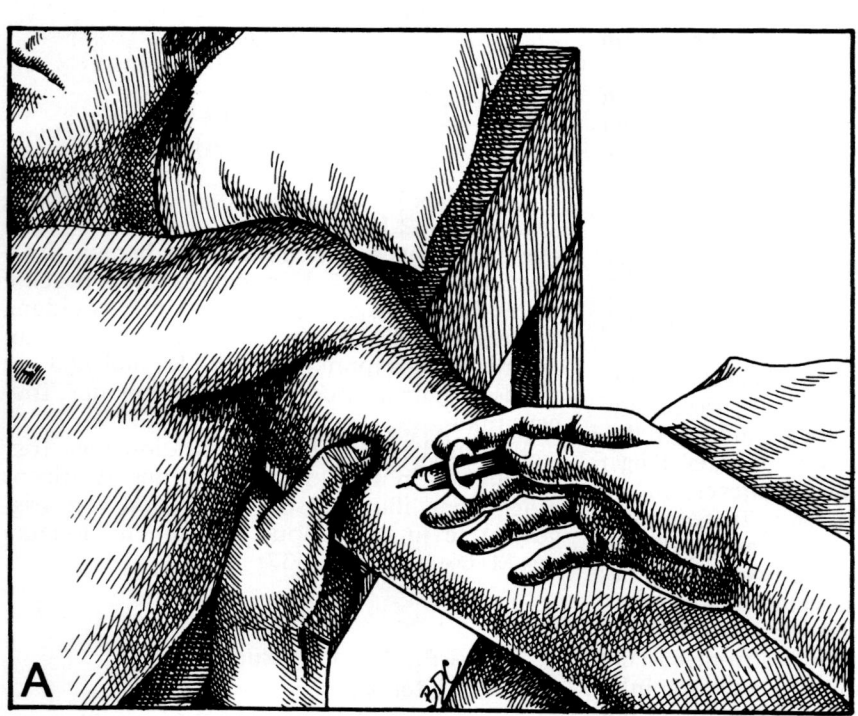

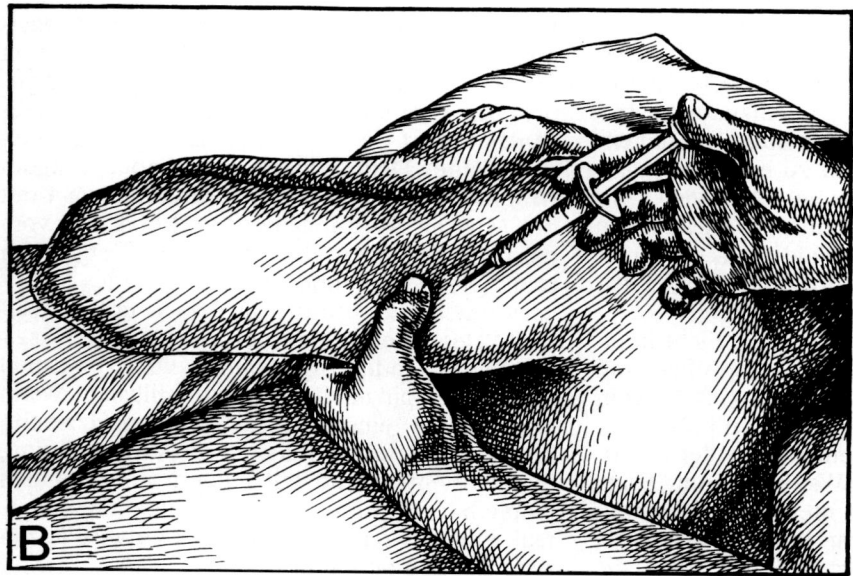

Abb. 32.7: Infiltration von TrP$_1$ im Caput longum des M. triceps brachii. **A:** Zugang von anterior. Patient in Rückenlage. **B:** Zugang von posterior. Der Patient liegt auf der nicht betroffenen Seite.

32.13.2 TrP₂, Patient in Seitenlage

(Abb. 32.8A)
Der Patient liegt auf der nicht betroffenen Seite, der Arm ruht auf einem Kissen. Der TrP₂ wird distal im lateralen Rand des Caput mediale palpiert, in unmittelbarer Nachbarschaft zu den Ansätzen der Mm. extensor carpi radialis longus und brachioradialis. Der Arzt fixiert den Triggerpunkt zwischen den Fingern und drückt diese gegen den Humerus, bevor er die Kanüle einsticht.

32.13.3 TrP₃, Patient in Seitenlage

(Abb. 32.8B)
Der Patient nimmt für die Infiltration des zentralen TrP₃ dieselbe Position ein wie für TrP₂ beschrieben. TrP₃ wird am lateralen Rand des Caput laterale lokalisiert, unmittelbar proximal der Austrittstelle des N. radialis, der neben dem M. brachialis und unterhalb des M. brachioradialis verläuft. Die Kanüle wird tangential in die dünne Muskelschicht eingestochen und entweder nach distal oder proximal (was immer güns-

Oberer Rücken

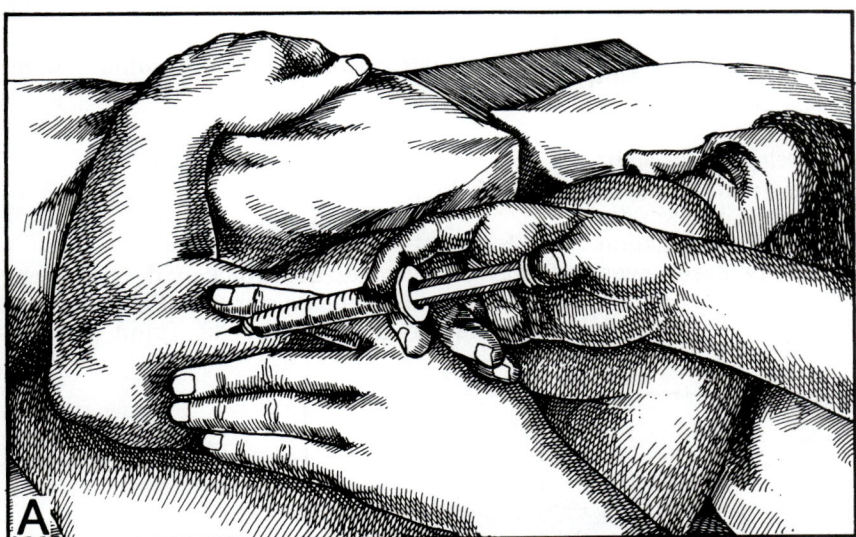

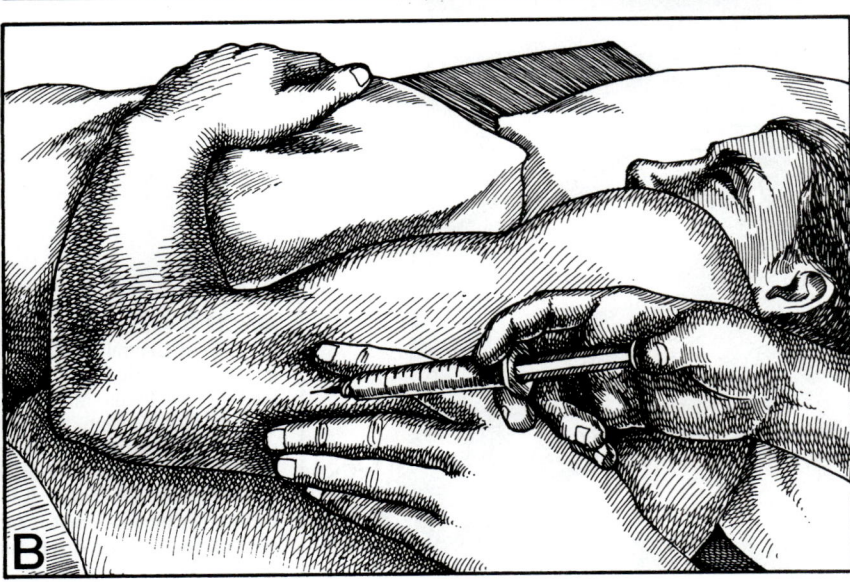

Abb. 32.8: Infiltration von TrP₂ und TrP₃ im linken M. triceps brachii. Der Patient liegt auf der rechten Seite. Der linke Unterarm ruht auf einem Kissen vor der Brust. Der Ellenbogen ist flektiert. **A:** TrP₂ liegt am lateralen Rand des Caput mediale im distalen Arm. Er überträgt Schmerzen und Druckempfindlichkeit zum Epicondylus lateralis. Der Triggerpunkt wird drei oder vier Fingerbreiten oberhalb des Epicondylus lateralis lokalisiert. **B:** Infiltration des zentralen TrP₃ in den weiter distalen Fasern am lateralen Rand des Caput laterale. Dieser Triggerpunkt löst einen lokalen Übertragungsschmerz über dem Muskel, der Rückseite des Unterarmes und am vierten und fünften Finger aus.

tiger erscheint) vorgeschoben. Die Umgebung der Einstichstelle wird fächerförmig sondiert.

Oft wird der N. radialis durch etwas Procainlösung vorübergehend und teilweise blockiert. Sofern zur Infiltration 0,5%ige Procainlösung verwendet wurde, erholt sich der Nerv innerhalb von 15–20 Minuten.

32.13.4 Insertions-TrP$_4$, Patient in Seitenlage

Der Patient liegt auf der nicht betroffenen Seite und hat dem Arzt den Rücken zugekehrt, wie in Abbildung 32.8 gezeigt. Dieser Triggerpunkt ist nur anhand seiner umschriebenen Druckschmerzen mit tiefer Palpation durch die dicke Aponeurose aller drei Köpfe des M. triceps brachii hindurch zu lokalisieren. Es ist eine tiefe Infiltration erforderlich, wobei die Kanüle auf das Olecranon ausgerichtet wird. Wenn die Kanüle den Triggerpunkt durchdringt, empfindet der Patient lokale und übertragene Schmerzen. Gelegentlich spürt der Arzt ein Zucken im Muskel, wenn die Kanüle die sensibilisierten Nozizeptoren im Ansatzstellenbereich reizt. Die lokale Zuckungsreaktion zeigt, dass die Kanüle in ein Areal eingedrungen ist, das zu den lokalen Druckschmerzen und der Triggerpunktaktivität beiträgt.

32.13.5 TrP$_5$, Patient in Rückenlage

(Abb. 32.9)
Der Arzt legt sich ein Kissen auf die Knie und platziert dort den außenrotierten und teilweise abduzierten Arm des Patienten. Der zentrale TrP$_5$ liegt tief im distalen Abschnitt des Caput mediale des M. triceps brachii. Er wird anhand seiner umschriebenen Druckschmerzen und einer lokalen Zuckungsreaktion identifiziert. Der Arzt fixiert die Region des Triggerpunktes zwischen den Fingern. Die Kanüle wird parallel zum Verlauf der Muskelfasern und gewöhnlich zur Schulter hin ausgerichtet.

Dieser Triggerpunkt liegt nicht in unmittelbarer Nähe des neurovaskulären Bündels. Wenn das Areal jedoch zu weiträumig infiltriert wird, kann es zu einer vorübergehenden Blockade der Nn. medianus oder ulnaris kommen.

32.13.6 M. anconeus

(Abb. 32.10)
Der Patient liegt auf dem Rücken, der betroffene Arm ruht auf einem Polster. Der Ellenbogen ist um etwa 45° flektiert und die Hand proniert.

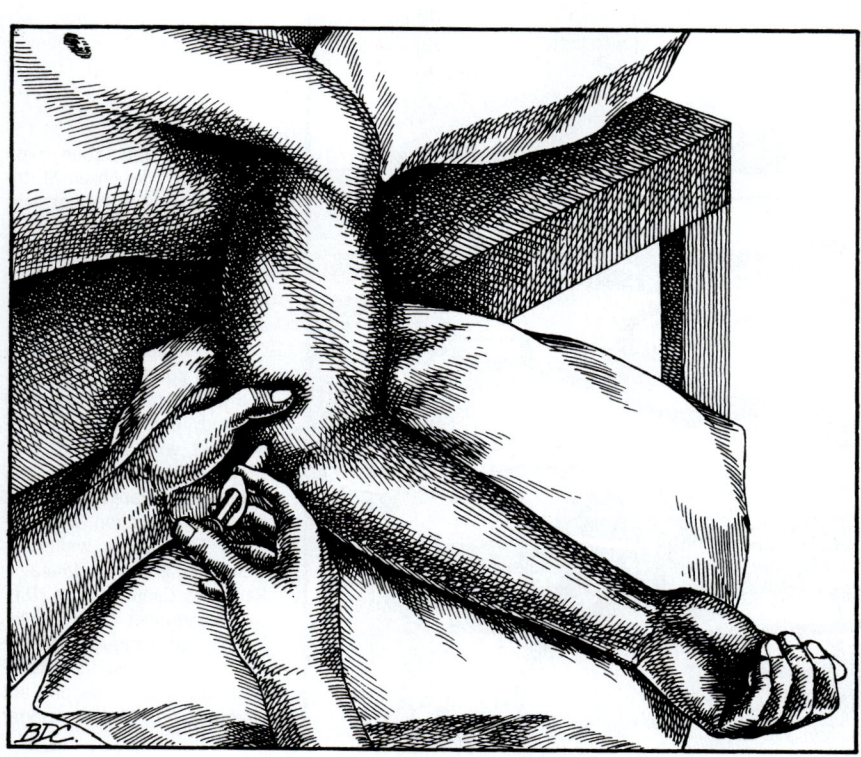

Abb. 32.9: Infiltration von Triggerpunkten (zentrale TrP$_5$-Zone) im distalen Abschnitt des Caput mediale des linken M. triceps brachii. Der Patient befindet sich in Rückenlage, sein Oberarm ist außenrotiert, der Unterarm supiniert. Der leicht flektierte Ellenbogen ruht auf einem Kissen auf den Knien des Arztes.

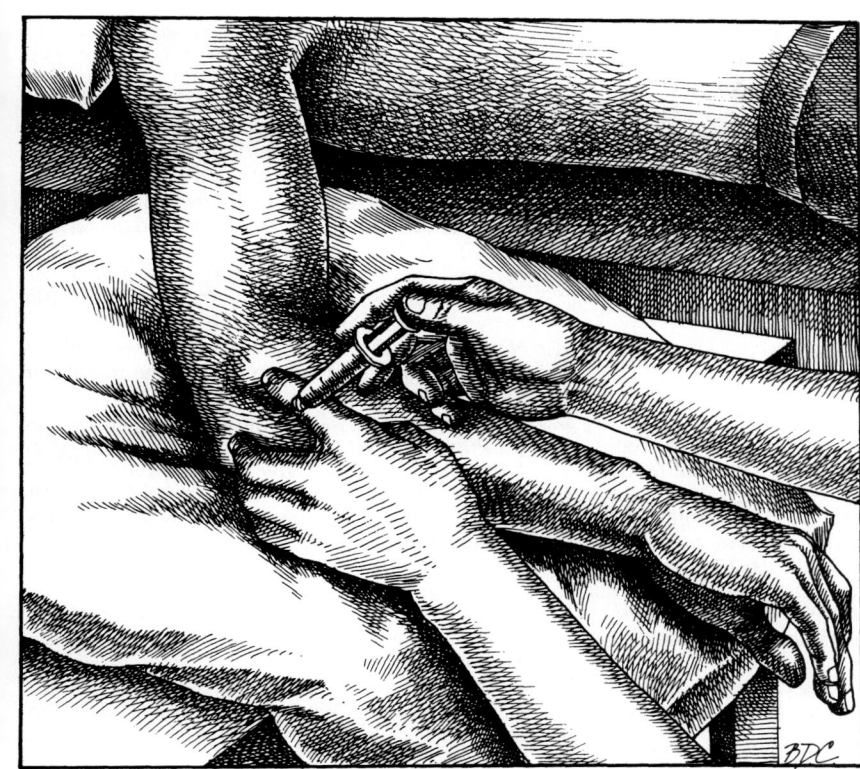

Abb. 32.10: Infiltration eines zentralen Triggerpunktes im mittleren M. anconeus. Der Patient befindet sich in Rückenlage, der Ellenbogen ist leicht flektiert und die Hand proniert. Der Arzt lokalisiert den druckempfindlichen Triggerpunkt, indem er mit den Fingern gegen die Ulna, zwischen Olecranon und Epicondylus lateralis palpiert.

Oberer Rücken

Zur Infiltration fixiert der Arzt den zentralen Triggerpunkt zwischen den Fingern der palpierenden Hand.

▬ 32.14 Korrigierende Maßnahmen

Beim Maschineschreiben, Schreiben, Lesen usw. sollte der Patient den Oberarm senkrecht und den Ellenbogen hinter der Thoraxebene halten anstatt davor. Wann immer möglich, sollte er den Ellenbogen auf einer Armlehne von geeigneter Höhe abstützen.

Wenn die Oberarme im Verhältnis zum Rumpf zu kurz sind, gewährt eine auf den Schreibtisch geleimte zusätzliche Platte den Armen eine bessere Ablage, oder man hebt die Armlehnen des Schreibtischstuhls an.

Falls der Patient an Unterarmstützen gehen muss, sollte er sich an deren Gebrauch allmählich gewöhnen, um die Armmuskeln und insbesondere den M. triceps brachii nicht plötzlich zu überlasten.

Wenn der Patient Tennisspieler ist, sollte er einen leichteren Schläger oder einen mit leichterer Schlagfläche wählen. Manchmal hilft es, den Griff zu kürzen und dadurch die Hebelwirkung auf den M. triceps brachii zu reduzieren.

Klimmzüge und Liegestützen, die leicht zur Überlastung der Muskeln führen, sollten bis nach der Genesung unterbleiben und auch dann nur allmählich wieder ausgeführt werden.

Der Patienten sollte in ein häusliches Übungsprogramm eingewiesen werden, das es ihm erlaubt, den M. triceps brachii zu dehnen, wie in Abbildung 32.6A gezeigt. Am besten sitzt er dabei unter der warmen Dusche und lässt das Wasser über den Muskel laufen.

Literatur
1. Agur AM: *Grant's Atlas of Anatomy*. Ed. 9. Williams & Wilkins, Baltimore, 1991, p. 385 (Fig. 6.39).
2. *Ibid*. p. 386 (Fig. 6.40).
3. *Ibid*. p. 387 (Fig. 6.41).
4. *Ibid*. p. 388 (Fig. 6.43).
5. *Ibid*. p. 389 (Fig. 6.44).
6. *Ibid*. p. 403 (Fig. 6.66).

7. Basmajian JV, DeLuca CJ: *Muscles Alive*. Ed. 5. Williams & Wilkins, Baltimore, 1985 (pp. 240, 263, 280, 281).

8. Broer MR, Houtz SJ: *Patterns of Muscular Activity in Selected Sports Skill*. Charles C Thomas, Springfield, Ill. 1967.

9. Chalmers J: Unusual causes of peripheral nerve compression. *Hand 10(2)*:168–175, 1978.

10. Clemente CD: *Gray's Anatomy*. Ed. 30. Lea & Febiger. Philadelphia, 1985 (pp. 528, 529, 538).

11. Clemente CD: *Anatomy*. Ed. 3. Urban & Schwarzenberg. Baltimore, 1987 (Fig. 36).

12. *Ibid*. (Figs. 57, 59).

13. *Ibid*. (Fig. 60).

14. *Ibid*. (Fig. 61).

15. Craven PR, Green DP: Cubital tunnel syndrome. *J Bone Joint Surg 62A*:986–989, 1980.

16. Duchenne GB: *Physiology of Motion*, translated by E.B. Kaplan. J.B. Lippincott. Philadelphia. 1949 (pp. 85, 86).

17. Elder GC, Bradbury K, Roberts R: Variability of fiber type distributions within human muscles. *J Appl Physiol 53(6)*:1473–1480, 1982.

18. Ellis H. Logan B. Dixon A: *Human Cross-Sectional Anatomy: Atlas of Body Sections und CT Images*. Butterworth Heinemann, Boston, 1991 (Sects. 80, 81).

19. Gerwin RD, Shannon S, Hong CZ, *et al.:* Interrater reliability in myofascial trigger point examination. *Pain 69*:65–73, 1997.

20. Hong CZ: Considerations and recommendations regarding myofascial trigger point injection. *J Musculoske Pain 2(1)*:29–59, 1994.

21. Jenkins DB: *Hollinshead's Functional Anatomy of the Limbs and Back*. Ed. 6. W.B. Saunders, Philadelphia, 1991 (p. 112).

22. Jonsson S, Jonsson B: Function of the muscles of the upper limb in car driving. *Ergonomics 18*:375–388, 1975.

23. Kendall FP, McCreary EK, Provance PG: *Muscles: Testing and Function*, Ed. 4. Williams & Wilkins, Baltimore. 1993 (p. 270).

24. Lotem M, Fried A, Levy M, *et al.:* Radial palsy following muscular effort. *J Bone Joint Surg 53B*:500–506, 1971.

25. Lundervold AJ: Electromyographic investigations of position and manner of working in typewriting. *Acta Phys Scand 24(Suppl. 84)*:1–171, 1951 (pp. 66, 67, 94, 95, 97, 100).

26. Macdonald AJ: Abnormally tender muscle regions and associated painful movements. *Pain 8*:197–205. 1980.

27. Manske PR: Compression of the radial nerve by the triceps muscle. *J Bone Joint Surg 59A*:835–836, 1977.

28. Masear VR, Hill JJ Jr. Cohen SM: Ulnar compression neuropathy secondary to the anconeus epitrochlearis muscle. *J Hand Surg [Am] 13(5)*:720–724, 1988.

29. McMinn RM, Hutchings RT, Pegington J, *et al.: Color Atlas of Human Anatomy*. Ed. 3. Mosby-Year Book, 1993 (p. 128).

30. Mennell JM: *Joint Pain: Diagnosis and Treatment Using Manipulative Techniques*. Little, Brown & Company, Boston, 1964.

31. Minami M, Yamazaki J, Kato S: Lateral elbow pain syndrome and entrapment of the radial nerve. *J Jpn Orthop Assoc 66*:222–227, 1992.

32. Nielsen AJ: Case study: myofascial pain of the posterior shoulder relieved by spray and stretch. *J Orthop Sport Phys Ther 3*:21–26, 1981.

33. Pernkopf E: *Atlas of Topographical and Applied Human Anatomy*, Vol. 2. W.B. Saunders, Philadelphia, 1964 (Figs. 44, 61).

34. *Ibid*. (Fig. 57).

35. *Ibid*. (Fig. 59).

36. Prasanna A: Myofascial pain as postoperative complication [Letter]. *J Pain Symptom Manage 8(7)*:450–431. 1993.

37. Rachlin ES: Injection of specific trigger points. Chapter 10. In: *Myofascial Pain and Fibromyalgia*. Edited by Rachlin ES. Mosby, St. Louis, 1994 (pp. 197–360).

38. Rash PJ, Burke RK: *Kinesiology and Applied Anatomy*. Ed. 6. Lea & Febiger, Philadelphia, 1978 (pp. 179, 180).

39. Reynolds MD: Myofascial trigger point syndromes in the practice of rheumatology. *Arch Phys Med Rehabil 62*:111–114, 1981 (Tables 1 and 2).

40. Sano S, Ando K, Katori I, *et al.:* Electromyographic studies on the forearm muscle activities during finger movement. *J Jpn Orthop Assoc 51*:331–337, 1977.

41. Spalteholz W: *Handatlas der Anatomie des Menschen*. Ed. 11, Vol. 2. S. Hirzel, Leipzig, 1922 (p. 322).

42. Travill AA: Electromyographic study of the extensor apparatus of the forearm. *Anat Rec 144*:373–376, 1962.

43. Winter SP: Referred pain in fibrositis. *Med Rec 157*:34–37, 1944 (p. 37).

Oberer Rücken

Teil 3

Unterarm- und Handschmerzen

Übersicht
Unterarm und Hand

In Teil 3 des Handbuches der Triggerpunkte werden die Muskeln an Unterarm und Hand sowie alle weiteren Muskeln besprochen, die über das Ellbogengelenk ziehen, mit Ausnahme der Mm. anconeus, biceps brachii, brachialis und triceps brachii. Das vorliegende Kapitel ist in zwei Hauptabschnitte gegliedert: der erste enthält Informationen zur Schmerz- und Muskelübersicht, der zweite diagnostische Überlegungen. Besprochen werden das *Karpaltunnelsyndrom,* andere *Differenzialdiagnosen* und das *Gelenkspiel.*

33

Inhaltsübersicht

33.1 Schmerz- und Muskelübersicht für Unterarm und Hand

In der nachstehenden Übersicht werden alle Muskeln aufgeführt, die für Schmerzen in den in Abbildung 33.1 gekennzeichneten Bereichen verantwortlich sein können. Unter der Bezeichnung für jeden dieser Bereiche werden die Muskeln aufgezählt, die mit der größten Wahrscheinlichkeit dorthin Schmerzen übertragen. Die Bezeichnungen für die Bereiche und Zonen sind in der Übersicht in alphabetischer Ordnung aufgeführt. Es empfiehlt sich, zunächst die schmerzhafte Zone ausfindig zu machen und dann unter deren Überschrift die möglicherweise verantwortlichen Muskeln herauszusuchen. Anschließend sollten die einschlägigen Muskelkapitel herangezogen werden. In der Übersicht steht die Kapitelnummer in Klammern.

Die Muskeln sind gemäß der Häufigkeit aufgeführt, mit der sie im jeweiligen Bereich Schmerzen verursachen. Dieser Ordnung liegt lediglich ein Näherungswert zu Grunde: Welche Muskeln am häufigsten als symptomatisch angegeben werden, hängt weit gehend davon ab, mit welchen Beschwerden die Patienten welchen Arzt aufsuchen. In **Fettdruck** erscheint die Bezeichnung eines Muskels, der ein Hauptschmerzmuster in den jeweiligen Bereich überträgt. Magerdruck verweist auf einen Muskel, dessen Nebenschmerzmuster in der betreffenden Zone liegen kann. Die Abkürzung „TrP" bedeutet „Triggerpunkt".

Schmerzübersicht

Schmerzen der Ellenbeuge
M. brachialis	(31)
M. biceps brachii	(30)

Schmerzen der Daumenbasis und radialer Handschmerz
M. supinator	**(36)**
Mm. scaleni	**(20)**
M. brachialis	**(31)**
M. infraspinatus	(22)
M. extensor carpi radialis longus	(34)
M. brachioradialis	**(34)**
M. opponens pollicis	**(39)**
M. adductor pollicis	**(39)**
M. subclavius	(42)
M. interosseus dorsalis I	(40)
M. flexor pollicis longus	(38)

Dorsale Fingerschmerzen
M. extensor digitorum	**(35)**
Mm. interossei	**(40)**
Mm. scaleni	**(20)**
M. abductor digiti minimi	**(40)**
M. pectoralis major	(42)
M. pectoralis minor	(43)
M. latissimus dorsi	(24)
M. subclavius	(42)

Dorsale Unterarmschmerzen
M. triceps brachii (TrP$_1$-TrP$_3$)	(32)
M. teres major	(25)
Mm. extensores carpi radialis longus und brevis	(34)
M. coracobrachialis	(29)
M. scalenus minimus	(20)

Dorsale Handgelenkschmerzen und Handschmerzen
M. extensor carpi radialis brevis	**(34)**
M. extensor carpi radialis longus	(34)
M. extensor digitorum	(35)
M. extensor indicis	(35)
M. extensor carpi ulnaris	(34)
M. subscapularis	(26)
M. coracobrachialis	(29)
M. scalenus minimus	(20)
M. latissimus dorsi	(47)
M. interosseus dorsalis I	(40)

Laterale (radiale) Epikondylenschmerzen

M. supinator	**(36)**
M. brachioradialis	**(34)**
M. extensor carpi radialis longus	**(34)**
M. triceps brachii (TrP$_2$)	**(32)**
M. supraspinatus	**(21)**
Mm. extensores digitorum IV und V	**(35)**
M. anconeus	**(32)**

Mediale (ulnare) Epikondylenschmerzen

M. triceps brachii (TrP$_5$)	**(32)**
M. pectoralis major	**(42)**
M. pectoralis minor	(43)
M. serratus anterior	(46)
M. serratus posterior superior	(47)

Olekranonschmerzen

M. triceps brachii (TrP$_4$)	**(32)**
M. serratus posterior superior	(47)

Radiale Unterarmschmerzen

M. infraspinatus	(22)
Mm. scaleni	(20)
M. brachioradialis	(34)
M. supraspinatus	(21)
M. subclavius	(42)

Ulnare Unterarmschmerzen

M. latissimus dorsi	(24)
M. pectoralis major	(42)
M. pectoralis minor	(43)
M. serratus posterior superior	(47)

Schmerzen der Fingerbeugeseiten

Mm. flexores digitorum superficialis und profundus	**(38)**
Mm. interossei	**(40)**
M. latissimus dorsi	(24)
M. serratus anterior	(46)
M. abductor digiti minimi	**(40)**
M. subclavius	(42)

Volare Unterarmschmerzen

M. palmaris longus	(37)
M. pronator teres	(38)
M. serratus anterior	(46)
M. triceps brachii (TrP$_5$)	(32)

Schmerzen des volaren Handgelenkes und der Hohlhand

M. flexor carpi radialis	**(38)**
M. flexor carpi ulnaris	**(38)**
M. opponens pollicis	(39)
M. pectoralis major	(42)
M. pectoralis minor	(43)
M. latissimus dorsi	(24)

M. palmaris longus	**(37)**
M. pronator teres	**(38)**
M. serratus anterior	(46)

33.2 Diagnostische Überlegungen

33.2.1 Karpaltunnelsyndrom

Wenn der N. medianus im Karpaltunnel komprimiert wird, muss die Ursache identifiziert und behoben werden. Die Diagnose Karpaltunnelsyndrom ist derzeit populär, ist jedoch eine wichtige Differenzialdiagnose bei verschiedenen Triggerpunkten im Schultergürtel und der oberen Extremität. In einigen der vorangegangenen Muskelkapitel (z. B. zu den Mm. scaleni und brachialis) wurde dieses Syndrom bereits im Abschnitt „Differenzialdiagnose" besprochen. Auch in Unterarm und Hand treten Triggerpunkte auf, die einige Symptome des Karpaltunnelsyndroms vortäuschen, u. a. im M. brachioradialis und den radialen Extensoren der Hand (Kapitel 34), dem M. palmaris longus (Kapitel 37), den Mm. flexor carpi radialis und pronator teres (Kapitel 38) sowie den Mm. opponens pollicis und adductor pollicis (Kapitel 39). In den jeweiligen Muskelkapiteln werden Befunderhebung und Therapie besprochen.

33.2.2 Weitere Differenzialdiagnosen

Triggerpunkte können Dysfunktionen verursachen und Übertragungsschmerzen in einem Muster hervorrufen, das zu diagnostischen Fehlschlüssen verleitet. Andererseits können gleichzeitig andere Krankheitsbilder und Triggerpunkte nicht ausgeschlossen werden, wobei erstere die primäre Ursache der Beschwerden sein können. Die Krankheitsbilder müssen gegeneinander abgegrenzt und unterschiedlich behandelt werden. In Teilkapitel 11 jedes Muskelkapitels werden differenzialdiagnostische Überlegungen angesprochen. Abgesehen vom Karpaltunnelsyndrom müssen für diese Körperregion insbesondere eine Radikulopathie (insbesondere C_5–C_6, C_7, C_8, Th_1), das Thoracic-outlet-Syndrom, der „Tennisellenbogen" (Epicondylitis lateralis), eine Osteoarthritis, eine Tendovaginitis stenosans (deQuervain-Krankheit), eine Nervenkompression unterschiedlicher Genese (Kom-

Unterarm und Hand

Unterarm und Hand

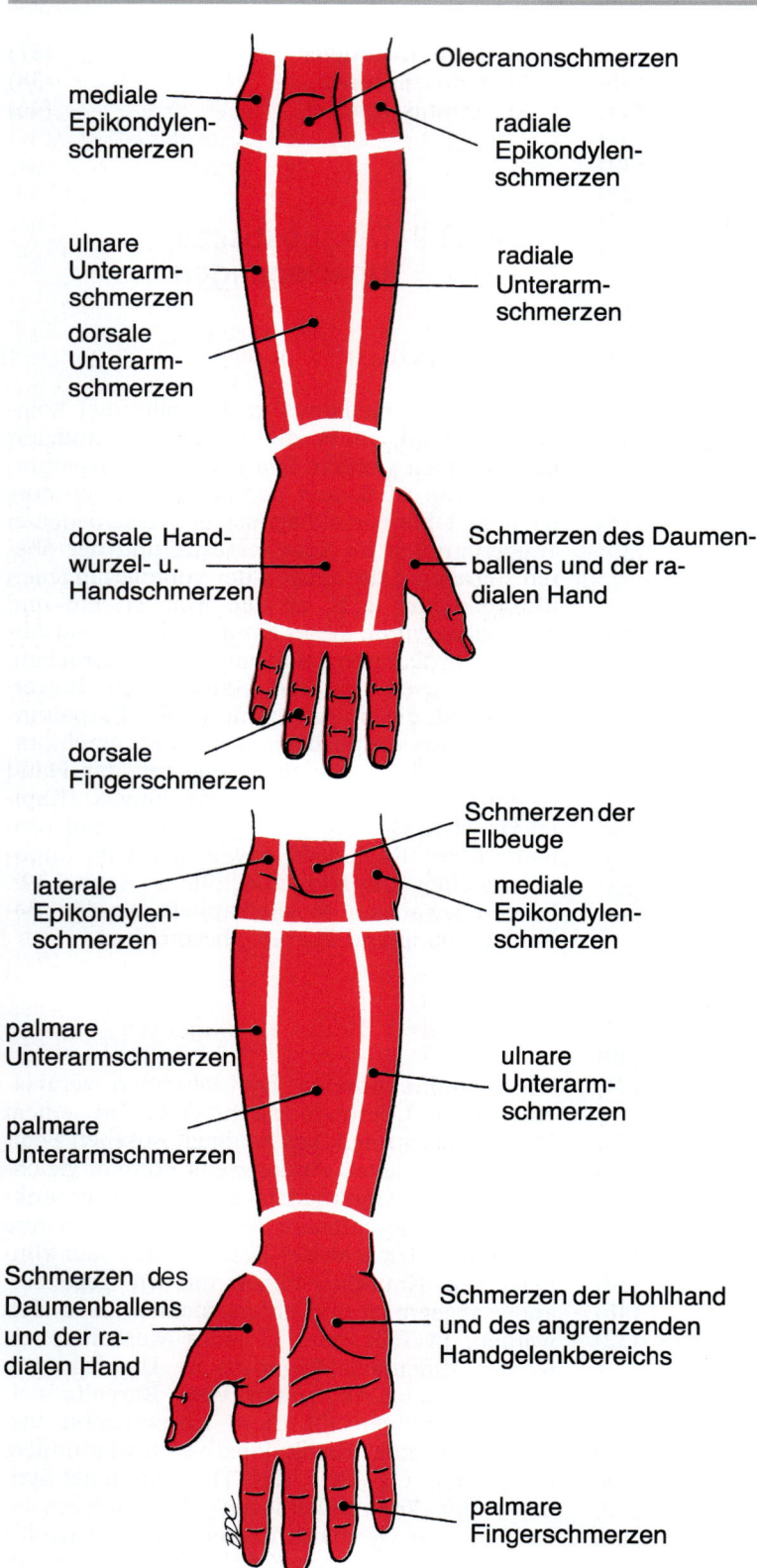

mediale Epikondylenschmerzen

Olecranonschmerzen

radiale Epikondylenschmerzen

ulnare Unterarmschmerzen

radiale Unterarmschmerzen

dorsale Unterarmschmerzen

dorsale Handwurzel- u. Handschmerzen

Schmerzen des Daumenballens und der radialen Hand

dorsale Fingerschmerzen

Schmerzen der Ellbeuge

laterale Epikondylenschmerzen

mediale Epikondylenschmerzen

palmare Unterarmschmerzen

ulnare Unterarmschmerzen

palmare Unterarmschmerzen

Schmerzen des Daumenballens und der radialen Hand

Schmerzen der Hohlhand und des angrenzenden Handgelenkbereichs

palmare Fingerschmerzen

Abb. 33.1: Bezeichnung der Regionen vom Ellenbogen bis zu den Fingern, in die myofasziale Triggerpunkte Schmerzen übertragen können.

pression des N. radialis, Neuropathie des N. ulnaris, Kompression des N. medianus) und Gelenkdysfunktionen (einschließlich Subluxation) in Betracht gezogen werden.

33.2.3 Gelenkfehlfunktionen

Triggerpunkte und Gelenkfehlfunktionen beeinflussen sich wechselseitig und treten häufig gemeinsam auf. In diesem Fall müssen beide behandelt werden. Eine eingehende Auseinandersetzung mit Befunderhebung und Therapie von Gelenkdysfunktionen überschreitet den Rahmen dieses Buches. Sie müssen jedoch differenzialdiagnostisch in Erwägung gezogen werden und erscheinen daher in den einzelnen Muskelkapiteln diese Bandes.

33.2.4 Gelenkspiel

Menell bemerkte als erster die Relevanz des Gelenkspiels [3, 4], und die Vertreter der osteopathischen Medizin haben seine Überlegungen aufgegriffen [1, 2]. Unter dem Gelenkspiel versteht man kleine, *unwillkürliche* Bewegungen (normalerweise weniger als 3 mm) zwischen den Gelenkpartnern in Synovialgelenken. Der Bewegungsumfang hängt von der Form der Gelenkflächen ab. Das Gelenkspiel beinhaltet normalerweise schmerzfrei zusätzliche Bewegungen die die Voraussetzung für normale, uneingeschränkte und schmerzfreie Bewegungen im vollen Umfang bilden. Das Gelenkspiel ist unabhängig von willkürlichen Muskelkontraktionen und kann nicht durch absichtliche muskuläre Anstrengung induziert werden. Die Überprüfung des Gelenkspiels stützt sich daher ausschließlich auf eine passive Gelenkuntersuchung. Ein Verlust des Gelenkspiels ist gleichbedeutend mit einer Art der Gelenkdysfunktion und wird anhand der eingeschränkten Beweglichkeit des Gelenks in der einen oder anderen Richtung diagnostiziert. In den Behandlungstechniken für ein bestimmtes Gelenk erfahrene Therapeuten können diese Art der Dysfunktion oft mit einfacher, sanfter Mobilisierung beheben.

Im Rahmen der Befunderhebung sollte das Gelenkspiel nicht übergangen und gegebenenfalls wiederhergestellt werden. Im Bereich von Unterarm und Hand sollte der Untersucher zumindest das Ellenbogengelenk (Artt. humeroulnaris, radiohumeralis und radioulnaris proximalis), das Handgelenk (distales Art. radioulnaris sowie Artt. radiocarpalis, ulnomeniscocarpalis und intercarpales), die Karpometakarpalgelenke, die distalen Intermetakarpalgekenke, die Metakarpophalangealgelenke und die Interphalangealgelenke entsprechend überprüfen. Generell sollte jedes Gelenk, über das ein Muskel zieht, auf sein Gelenkspiel überprüft werden.

Eingehende Besprechungen des Gelenkspiels für diese Körperregion findet der Leser bei Menell [4] und Greenman [1].

Literatur

1. Greenman PE: *Principles of Manual Medicine.* Ed. 2. Williams & Wilkins, Baltimore, 1996 (pp. 99–103, 402–406).
2. Jacobs AW, Falls WM: Anatomy. Chapter 3. In: *Foundation for Osteopathic Medicine.* Edited by Ward RC. Williams & Wilkins Baltimore, 1997, pp. 27–43, (see p. 35).
3. Mennell JM: *Back Pain: Diagnosis and Treatment Using Manipulative Techniques.* Little, Brown & Company, Boston, 1960.
4. Mennell JM: *Joint Pain: Diagnosis and Treatment Using Manipulative Techniques*, Little, Brown & Company, Boston, 1964 (pp. 3–5 and Chapters 4–7).

Unterarm und Hand

Extensoren der Hand und M. brachioradialis

Übersicht: Die Mm. extensores carpi radialis longus und brevis sowie der M. extensor carpi ulnaris extendieren die Hand im Handgelenk. Den „schmerzhaft kraftlosen Griff" verursachen in erster Linie die Mm. extensores carpi radialis longus et brevis sowie der M. extensor digitorum. In den Mm. brachioradialis und supinator können gemeinsam mit den radialen Handextensoren Triggerpunkte entstehen. Die aktiven Triggerpunkte dieser „Extensorengruppe" liegen eng beieinander im proximalen Unterarm, distal und nahe dem Epicondylus lateralis. Triggerpunkte in den Mm. extensores carpi radialis longus et brevis rufen **Übertragungsschmerzen** am Epicondylus lateralis, weniger ausgeprägt auf der Rückseite des Unterarmes und ausgeprägter auf dem Handrücken hervor. Der M. extensor carpi ulnaris überträgt Schmerzen zur Rückseite des ulnaren Anteils des Handgelenkes. Der M. brachioradialis leitet überwiegend Schmerzen zum Epicondylus lateralis sowie abwärts über den gesamten Muskel zur Dorsalseite der Interdigitalfalte am Daumen. **Anatomie:** Die Handextensoren setzen am Ellenbogen in der Region des Epicondylus lateralis an und inserieren distal an verschiedenen Handwurzelknochen. Der M. brachioradialis setzt oberhalb des Ellenbogens am Humerusschaft an und inseriert distal am Proc. styloideus radii. Verschiedene Varianten sind belegt. **Funktion:** Die Extensoren die Hand verhindern gemeinsam die Flexion des Handgelenks, wenn die Fingerflexoren beim Greifen aktiviert werden. Der M. extensor carpi radialis longus abduziert die Hand hauptsächlich nach radial. Der M. extensor carpi radialis brevis extendiert sie Hand vornehmlich und der M. extensor carpi ulnaris abduziert sie überwiegend nach ulnar. Der M. brachioradialis unterstützt die Flexion des Unterarmes im Ellenbogen und die Rückführung des Unterarmes aus der Supination in die Neutralposition, wenn gegen Widerstand gearbeitet werden muss. **Symptome** sind meistens die oben beschriebenen Schmerzen – oft als „Tennisellenbogen" diagnostiziert – und ein unsicherer oder kraftloser Griff, sodass dem Patienten Gegenstände aus der Hand fallen. Die **Aktivierung und Aufrechterhaltung von Triggerpunkten** erfolgt, wenn diese Muskeln durch kombinierte Greif- und Drehbewegungen überlastet werden, so etwa bei manchen Sportarten, beim Graben mit dem Spaten und bei der Benutzung eines Schraubenziehers. Wenn die **Untersuchung des Patienten** Schmerzen und einen kraftlosen Griff bei ulnarabduzierter Hand aufdeckt, ist ein Triggerpunktbefall der Mm. extensores carpi radialis longus et brevis anzunehmen. Meist ist auch der Epicondylus lateralis druckschmerzhaft. Die **Untersuchung auf Triggerpunkte** richtet sich auf knötchenartige Strukturen in einem verspannten Faserbündel. Sie erfolgt am M. brachioradialis durch Zangengriffpalpation, während alle anderen Muskeln am Unterarm flächig palpiert werden. Die Verspannung des M. extensor carpi radialis brevis kann zu einem **Engpass** für den motorischen oder sensorischen Ast des N. radialis führen. Die **Lösung von Triggerpunkten** durch Dehnen und Sprühen setzt eine vollständige Verlängerung der Mm. extensores carpi radialis und ulnares über beide Gelenke voraus, indem sowohl der Ellenbogen aus auch das Handgelenk bewegt werden. Es wird von proximal nach distal gesprüht. Sofern der betreffende Triggerpunkt exakt lokalisiert und zwischen den Fingern fixiert wird, stellt die **Infiltration von Triggerpunkten** in diesen Muskeln kein besonderes Problem dar. Zu den **korrigierenden Maßnahmen** gehört es, die betroffenen Muskeln möglichst nicht zu überlasten, ein häusliches Übungsprogramm mit Dehnungsübungen zu absolvieren und nach dem Inaktivieren der Triggerpunkte die gewohnten Tätigkeiten allmählich wieder aufzunehmen.

34

34.1 Übertragungsschmerzen

(Abb. 34.1 und 34.2)

34.1.1 Radiale Extensoren der Hand

(Abb. 34.1)
Triggerpunkte im **M. extensor carpi radialis longus** übertragen Schmerzen und Druckempfindlichkeit zum Epicondylus lateralis (Abb. 34.1C) und zum Handrücken in die Region der Fovea radialis („Tabatière"), vom Patienten oft nur auf „den Daumen" begrenzt [72, 73]. Wie bei 45 Patienten festgestellt wurde, leiten Triggerpunkte im **M. extensor carpi radialis brevis** Schmerzen zum Handrücken und zum dorsalen Handgelenk (Abb. 34.1B) [72]. Es handelt sich um eine der häufigsten myofaszialen Schmerzursachen auf der Rückseite des Handgelenkes.

Gutstein-Good, der später unter dem Namen Good schrieb, berichtet über einen Fall von „idiopathischer Myalgie" oder „Muskelrheumatismus", bei dem Schmerzen tief in den Oberarm projiziert wurden. Gleichzeitig trat am Unterarm bis zu Daumen und Zeigefinger hinunter eine Dysästhesie auf (Taubheitsgefühl, Prickeln und schmerzhaft vibrierende Empfindungen). Die Schmerzen ließen sich durch Druck auf empfindliche Stellen in den Mm. extensores carpi radiales reproduzieren [33]. Kelly berichtet über drei Fälle von „Fibrositis". Dabei traten

Schmerzen im Ellenbogen auf, die über die Rückseite des Unterarmes oder zur Radialseite des Handgelenks ausstrahlten. Sie stammten von einer empfindlichen Stelle innerhalb der Extensorengruppe, mehrere Zentimeter distal vom Epicondylus lateralis. In diesem Bereich identifizierten die Autoren Triggerpunkte des M. extensor carpi radialis longus [42, 43]. Bates und Grunwaldt berichten über ein ähnliches myofasziales Schmerzmuster für die Mm. extensores carpi radiales bei Kindern [11].

34.1.2 M. extensor carpi ulnaris

(Abb. 34.1A)
Der M. extensor carpi ulnaris enthält seltener Triggerpunkte als die radialen Extensoren des Handgelenks. Das Übertragungsschmerzmuster des M. extensor carpi ulnaris liegt in erster Linie an der ulnaren Dorsalseite des Handgelenks. Gutstein stellte diesen Triggerpunkt und sein Schmerzmuster bei einem Arzt fest [32, 33].

Bonica und Sola stellen ähnliche Schmerzmuster für die Extensoren des Handgelenks dar [12].

34.1.3 M. brachioradialis

(Abb. 34.2)
Der M. brachioradialis projiziert sein Hauptschmerzmuster zum Handgelenk und zur Basis des Daumens in die Interdigitalfalte zwischen

Unterarm und Hand

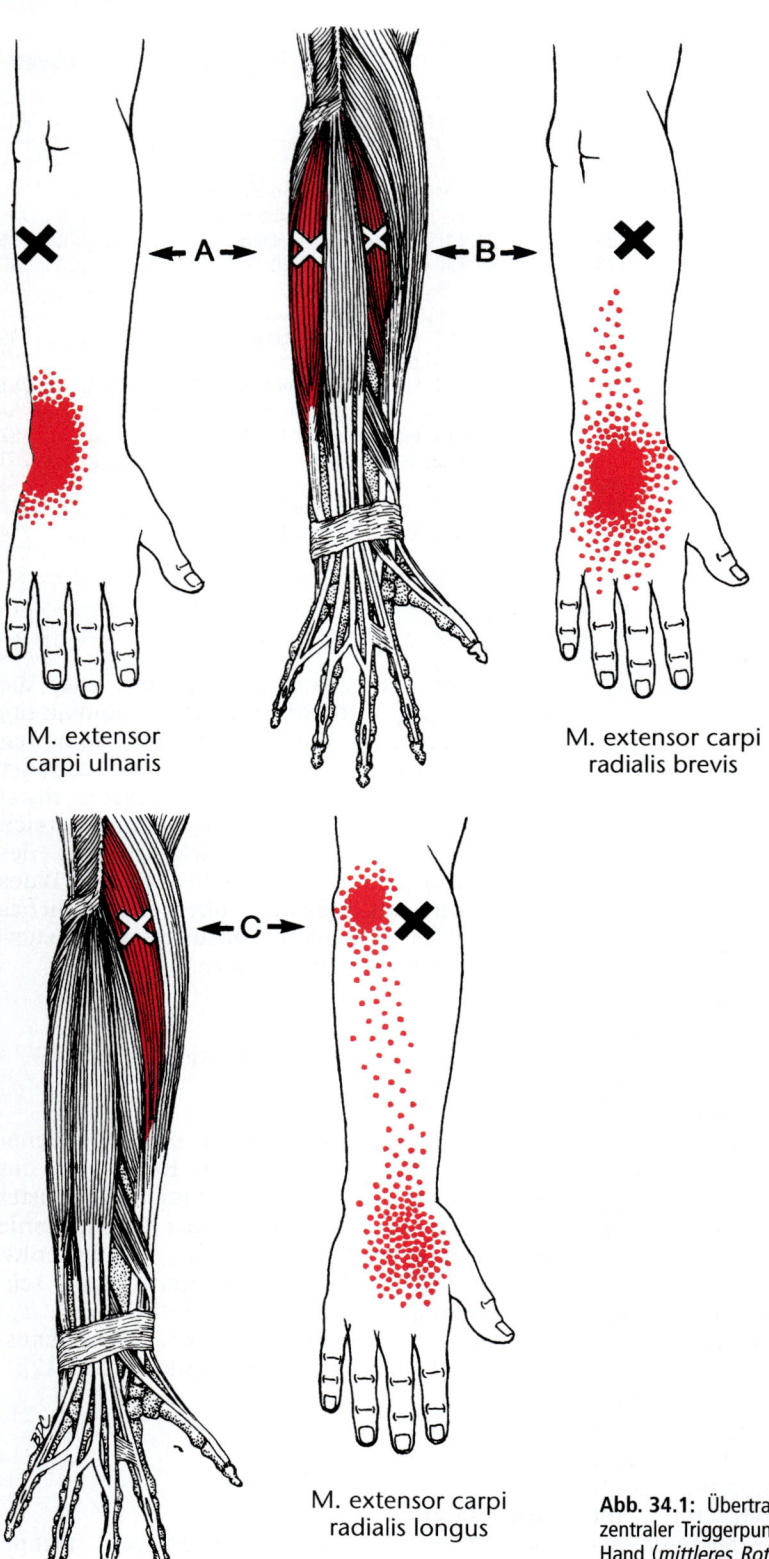

M. extensor
carpi ulnaris

M. extensor carpi
radialis brevis

M. extensor carpi
radialis longus

Abb. 34.1: Übertragungsschmerzmuster (*dunkelrot*) und Lage zentraler Triggerpunkte (**X**) in den drei primären Extensoren der Hand (*mittleres Rot*) im rechten Unterarm. **A:** M. extensor carpi ulnaris; **B:** M. extensor carpi radialis brevis; **C:** M. extensor carpi radialis longus.

Unterarm und Hand

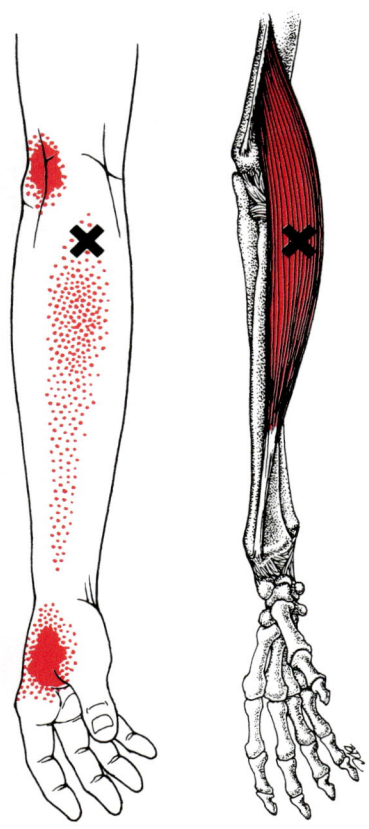

Abb. 34.2: Übertragungsschmerzmuster (*dunkelrot*) und Lage des zentralen Triggerpunktes (**X**) im rechten M. brachioradialis (*mittleres Rot*).

von assoziierten Triggerpunkten in den Mm. extensor carpi radialis longus oder brevis.

Die Infiltration latenter Triggerpunkte in 60 Mm. brachioradiales mit 0,2 ml 0,5%iger hypertoner Kochsalzlösung löste bei 35% Übertragungsschmerzen zur Rückseite des Handgelenkes und in allen Fällen lokale Schmerzen aus. Die lokale Schmerzzone war annähernd doppelt so groß wie das Areal des Übertragungsschmerzes [31]. Dieses Experiment bestätigt den klinischen Befund hinsichtlich des Übertragungsschmerzmusters bei diesem Muskel und bestätigt die Beobachtung, wonach latente Triggerpunkte oft ihr charakteristisches Schmerzmuster hervorrufen, wenn sie komprimiert werden [36]. Es wäre interessant zu ermitteln, ob eine ähnliche Infiltration *aktiver* Triggerpunkte prozentual häufiger ein Übertragungsschmerzmuster hervorbringen würde.

Die Infiltration von 15 Mm. brachioradiales mit 1 cm³ 20%iger Kochsalzlösung hatte im kutanen, subkutanen und Muskelgewebe in der schmerzhaften Umgebung der Einstichstelle veränderte die sensorischen Reizschwelle bei elektrischer Stimulierung nicht [74]. Die Autoren beobachteten in einem elliptischen Bezirk von Haut und subkutanem Gewebe an der Einstichstelle sowie im gesamten schmerzhaften Muskel in deren Nachbarschaft eine deutlich erniedrige *Schmerzschwelle*. Die schmerzhafte Läsion des M. brachioradialis rief im Muskel ausgedehntere Druckschmerzen hervor als in oberflächlicheren Geweben.

34.2 Anatomie

(Abb. 34.3 und 34.4)

34.2.1 Radiale Extensoren der Hand

(Abb. 34.3)

Der **M. extensor carpi radialis longus** inseriert *proximal* am distalen Drittel der lateralen Crista supracondylaris humeri zwischen dem Epicondylus lateralis und dem Ansatz des M. brachioradialis (Abb. 34.3A). *Distal* inseriert er dorsoradial an der Basis des Os metacarpale II. Die Muskelfasern erstrecken sich über ein Drittel und die Sehne über zwei Drittel des Unterarmes.

Die *proximalen* Ansätze des **M. extensor carpi radialis brevis** (Abb. 34.3B) liegen unter dem Bauch des M. extensor carpi radialis longus. Der Muskel inseriert im gemeinsamen Ansatz der Extensoren am Epicondylus lateralis, am Lig. anulare radii und an den Septa intermuscularia, die

Daumen und Zeigefinger. Außerdem überträgt er ebenso wie der darunter liegende M. supinator ein Hauptschmerzmuster zum Epicondylus lateralis, wie auch Bonica und Sola aufgezeigt haben [12]. Sofern Triggerpunkte in einem dieser Muskeln Schmerzen zum Epicondylus lateralis übertragen, reagiert dieser schon bei leichter Perkussion seiner distalen Fläche empfindlich. Übertragungsschmerzen vom M. brachioradialis erstrecken sich nur selten bis zum Olecranon.

Der M. brachioradialis ist ein dünner Muskel, der dem M. extensor carpi radialis longus direkt aufliegt. Bei flächiger Palpation ist daher meist nur schwer zu unterscheiden, welcher dieser Muskeln einen bestimmten Übertragungsschmerz auslöst. Kelly schrieb dem M. brachioradialis Schmerzen und Druckempfindlichkeit zu, die nahe am Ellenbogen auftreten, sowie einen diffusen Übertragungsschmerz und übertragene Druckempfindlichkeit auf dem Handrücken [42]. Unserer Erfahrung nach stammen die Schmerzen auf dem Handrücken hauptsächlich sich zwischen ihm und den benachbarten Mus-keln spannen [14]. Der Bauch des M. extensor carpi radialis brevis erreicht seine größte Dicke zwischen dem oberen und mittleren Drittel des Unterarmes, wo sich der weiter lateral liegende M. extensor carpi radialis longus sehnig verjüngt [15, 53, 57]. *Distal* setzt der M. extensor carpi radialis brevis dorsoradial an der Basis des Os metacarpale III an (Abb. 34.3B) [14].

Nicht immer wird deutlich beschrieben, dass die kräftige Aponeurose des M. extensor carpi radialis brevis proximal eine Faszienbrücke bildet, die den Epicondylus lateralis und das tiefe dorsale Blatt der Fascia antebrachii verbindet. Sie kann an der Stelle verdicken [29, 45], wo der (motorische) Ramus profundus n. radialis unter ihr verläuft und in den M. supinator eintritt (Abb. 34.3C). Meistens zweigt der Ramus super-

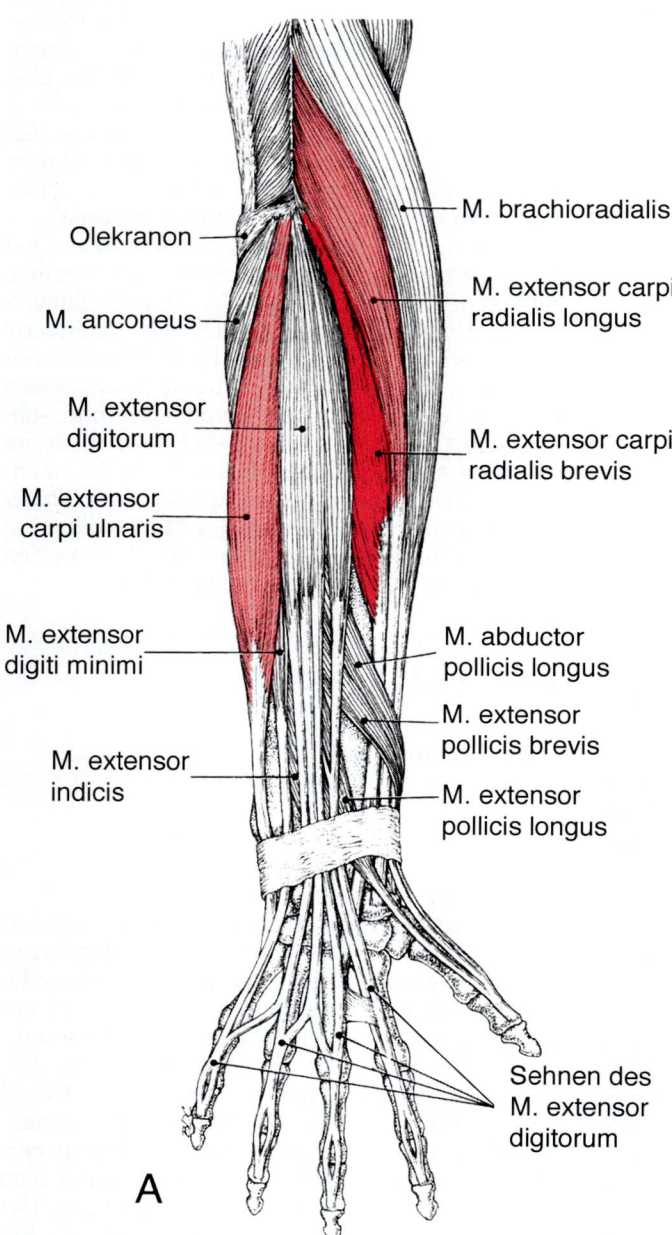

Abb. 34.3: Darstellung der Beziehung der Extensoren der Hand zueinander und eines Abschnittes des N. radialis im rechten Unterarm.
A: Ansicht von dorsal. Die Ansätze der Mm. extensor carpi radialis longus und brevis und extensor carpi ulnaris sind zu erkennen.

ficialis n. radialis ab, bevor der Ramus profundus n. radialis unter den M. extensor carpi radialis brevis tritt (Abb. 34.3B). Gelegentlich liegt diese Verzweigung jedoch weiter distal (Abb. 34.3C), sodass der Ramus superficialis n. radialis den Bauch des M. extensor carpi radialis brevis durchdringen muss, um seinen Verlauf unter dem M. brachioradialis nehmen zu können [45].

34.2.2 M. extensor carpi ulnaris

(Abb. 34.3A)
Der M. extensor carpi ulnaris setzt *proximal* mit der gemeinsamen Sehne der Mm. extensores

am Epicondylus lateralis und *distal* auf der ulnaren Seite an der Basis des Os metacarpale V an.

34.2.3 M. brachioradialis

(Abb. 34.4)
Der M. brachioradialis inseriert *proximal* am Margo lateralis humeri und an das Septum intermusculare brachii laterale distal der Stelle, wo der N. radialis in der Mitte des Unterarmes durch das Septum tritt. *Distal* verläuft die Sehne des Muskels nach lateral, wo sie sich am Proc. styloideus radii mit den benachbarten Li-

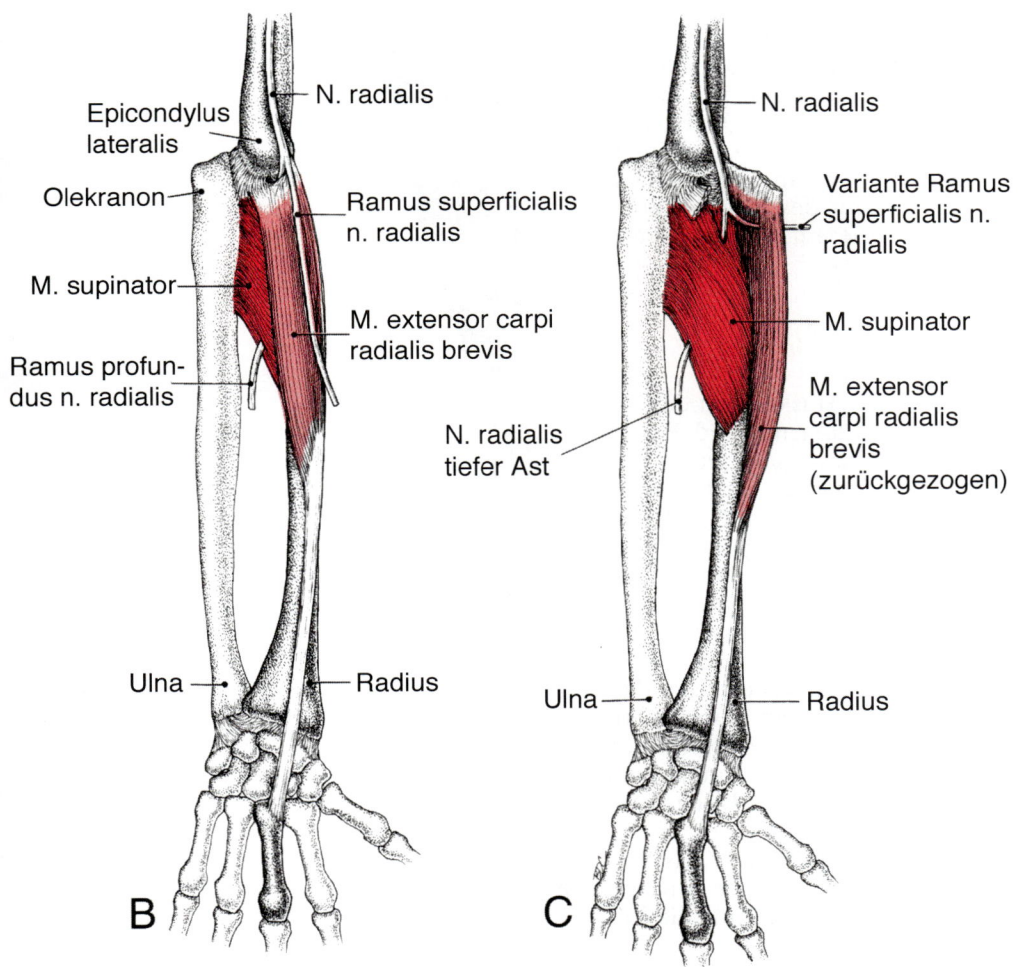

Abb. 34.3, Fortsetzung: **B:** Ansicht von lateral. Der Ramus profundus n. radialis ist zu erkennen, bevor er unter den fibrösen Bogen tritt, den der proximale Ansatz des M. extensor carpi radialis brevis (*hellrot*) bildet. Abgebildet ist auch der normale Verlauf des Ramus superficialis (sensorius) n. radialis. **C:** Verlaufsvariante des Ramus superficialis *durch* den (zurückgebogenen) M. extensor carpi radialis brevis (nach [45]).

Unterarm und Hand

gamenten verflechtet [7]. Sie inseriert am Proc. styloideus [7, 14, 18, 50]. Eine variable Muskelzacke kann distal an mehreren Handwurzelknochen und dem Os metacarpale III ansetzen [7, 14].

34.2.4 Weiterführende Literatur

Die radialen Extensoren der Hand wurden von anderen Autoren anschaulich in der Ansicht von dorsal [4, 54, 57, 68], von lateral [1, 15, 53, 67] und im Querschnitt [25, 58] abgebildet. Die distalen Ansätze am Handgelenk werden detailliert gezeigt [5, 16, 54, 59].

Der M. extensor carpi ulnaris wird in der Ansicht von dorsal [4, 54, 57, 68], von lateral [53] und im Querschnitt [24, 58] gezeigt. Auch der distale Ansatz wird detailliert [16, 59].

Der M. brachioradialis wird in der Ansicht von dorsal [4, 54, 57], von lateral [1, 15, 53, 67], von volar [3, 19, 66] und im Querschnitt [23, 58] abgebildet. Sein dorsaler Ansatz wird detailliert dargestellt [17, 54]. In anderen Darstellungen wird der Verlauf des Ramus superficialis n. radialis unter diesem Muskel gezeigt [2, 20, 55].

34.2.5 Zum Aufbau der Muskeln

In Studien zum Aufbau der Muskeln wurden die Längen von Muskeln, Sarkomeren und Fasern untersucht [48, 49]. Die Muskellänge wurde von der am weitesten proximal zur am weitesten distal liegenden Ansatzstelle gemessen. Die Sarkomerlänge wurde anhand des Beugungswinkels im Laser-Beugungsmuster bestimmt. Die Faserlänge fand man, indem man kleine Faserbündel aus dem proximalen, mittleren und distalen Abschnitt des Muskels isolierte und vermaß. Faserlänge und Muskellänge wurden auf eine standardisierte Sarkomerlänge von 2,2 μm normalisiert. Die Fasern des M. brachioradialis erwiesen sich im Vergleich mit einer Faserlänge von annähernd 50 mm in den anderen Muskeln des Unterarmes als außerordentlich lang (121 mm).

Tabelle 34.1 gibt eine Übersicht über das Verhältnis von Faserlänge und Länge des Muskelbauches [48, 49]. Diese Daten sind für die klinische Praxis relevant, da sie Anhaltspunkte für die vermutliche Lage der Endplattenzone in jedem Muskel geben. Wenn das Verhältnis annähernd 1 beträgt, wie bei den Mm. extensor carpi radialis longus und brachioradialis, ist eine Faser ungefähr so lang wie der Muskelbauch. Die

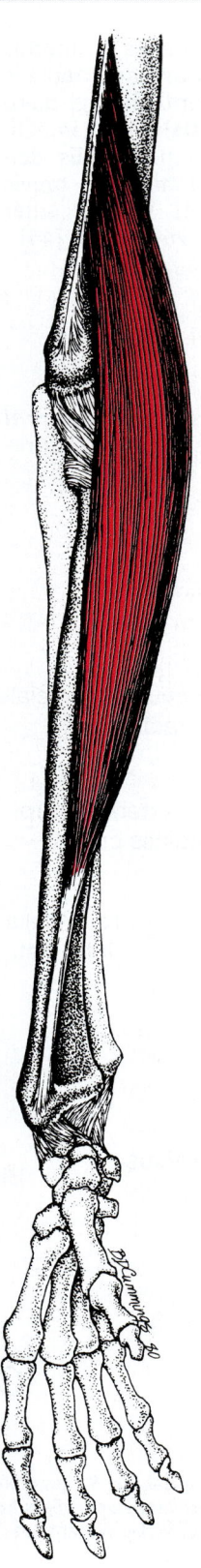

Abb. 34.4: Ansätze des rechten M. brachioradialis. Ansicht von radial.

Endplattenzonen würden demzufolge quer durch die Muskelmitte verlaufen, wie es die Abb. 2.10C, E und F zeigen. Derartig aufgebaute Muskeln sind schnell und haben ein großes Bewegungsausmaß auf Kosten der Kraft. Das geringere Verhältnis in den Mm. extensor carpi radialis brevis und extensor carpi ulnaris deutet darauf hin, dass die Fasern stark überlappen. Ihre Endplattenzonen sind in einer Art Längsband in der Mitte des Muskels zu erwarten, wie es Abb. 2.8A zeigt. Auf Grund ihres Aufbaus sind diese Muskeln für Kraft auf Kosten von Schnelligkeit und Bewegungsausmaß angelegt. Triggerpunkte sind im Bereich der Endplattenzonen anzunehmen. Histologische Untersuchungen zur Lage der Endplatten an reifen Muskeln, die häufig auf Triggerpunkte behandelt werden, sind dringend erforderlich.

Der M. extensor carpi radialis longus weist eine deutliche *Teilung* auf [63]. Der Muskel hat eine oberflächliche (dorsale) und eine tiefe Schicht und wird von zwei verschiedenen Nerven versorgt. Die Fasern des oberflächlichen Muskelbauches setzen distal an der Oberfläche der Sehne an, die Fasern des tiefen Bauches an deren unterer Fläche. Der proximale Nerv versorgt hauptsächlich den tiefen Muskelbauch, der distale Nerv vorrangig den oberflächlichen. Die Fasern des oberflächlichen Muskelbauches sind erheblich länger als die des tiefen Bauches. Die funktionelle Auswirkung dieser Unterteilung muss noch geklärt werden.

34.2.6 Anatomische Varianten

Varianten des M. extensor carpi radialis longus
Dieser Muskel zeigt insgesamt vier Variationstypen. In 30% von 375 untersuchten oberen Ex-

tremitäten lag eine dieser Varianten vor [46]. In erster Linie bezogen sich die Varianten auf Anzahl und Anordnung der sehnigen Ansätze an den Mittelhandknochen. Einige Mm. extensor carpi radialis longus und brevis waren verschmolzen.

34.3 Innervation

34.3.1 Extensoren der Hand

Der N. radialis innerviert den M. extensor carpi radialis longus und den M. brachioradialis in seinem Verlauf unterhalb dieser beiden Muskeln proximal vom Ellenbogengelenk. Der Nerv teilt sich meistens proximal von diesem Gelenk in einen Ramus superficialis und einen Ramus profundus. Der Ramus profundus n. radialis versorgt die Mm. extensor carpi radialis brevis und supinator, bevor er sich nach dorsal wendet und durch die Frohse-Arkade in den M. supinator eintritt. Diese Öffnung wird durch bogenförmig angeordnetes Bindegewebe zwischen der oberflächlichen und der tiefen Schicht des M. supinator gebildet (Abb. 36.2B). Der Ramus profundus gibt einen zurücklaufenden Muskelast ab, der unter dem Bogen durchzieht, den die proximalen Ansätze des M. extensor carpi radialis brevis bilden Abb. 34.3B) [14].

Diese Muskeln werden durch den N. radialis versorgt, der über den Fasciculus posterior Fasern aus allen drei Ästen des Plexus brachialis führt [14]. Die Mm. extensores carpi radialis werden von Fasern aus den Spinalnerven C_6 und C_7 versorgt, der M. extensor carpi ulnaris von Fasern aus C_6, C_7 und C_8.

Tabelle 34.1 Faserarchitektur in fünf Muskeln des Unterarmes		
	Verhältnis Faserlänge zu Muskellänge*	Vermutliche Ausrichtung der Endplattenzone
M. extensor carpi radialis longus	0,82	annähernd quer
M. brachioradialis	0,69	ungefähr quer
M. extensor digitorum communis	0,42–0,50	diagonal
M. extensor carpi radialis brevis	0,38	längs
M. extensor carpi ulnaris	0,28	längs

*Ein Verhältnis Faser- zu Muskellänge von annähernd 1 bedeutet, dass jede Faser fast durch die Gesamtlänge des Muskelbauches verläuft (parallele Anordnung). Der Muskel ist für Schnelligkeit und ein großes Bewegungsausmaß ausgelegt (Daten nach [48, 49]).

34.3.2 M. brachioradialis

Der M. brachioradialis wird durch einen Ast des N. radialis über den Fasciculus posterior und den Truncus superior aus den Spinalnerven C_5 und C_6 innerviert.

34.4 Funktion

34.4.1 Extensoren der Hand

Durch synergistische Arbeit verhindern die Extensoren der Hand, dass die Fingerflexoren auch das Handgelenk flektieren. Dadurch gewährleisten sie einen sicheren Griff.

Es herrscht Übereinstimmung darüber [6, 9, 14, 22, 39, 61], dass die Mm. extensor carpi radialis longus und brevis an Extension und Abduktion (Radialabduktion) der Hand beteiligt sind, während der M. extensor carpi ulnaris die Hand im Handgelenk extendiert und ulnarabduziert. Außerdem unterstützt der M. extensor carpi radialis longus die Flexion im Ellenbogen. Duchenne zufolge abduziert dieser Muskel, der am Os metacarpale II ansetzt, in erster Linie die Hand [22]. Der M. extensor carpi radialis brevis mit seinem Ansatz am Os metacarpale III extendiert die Hand hauptsächlich und der M. extensor carpi ulnaris, der an der ulnaren Seite des Os metacarpale V inseriert, ulnarabduziert die Hand vorwiegend. Die Mm. extensor carpi radialis longus und extensor carpi ulnaris können die Hand gemeinsam im Handgelenk extendieren, sofern viel Kraft aufgebracht werden muss [22, 39].

Für ein festes Zugreifen müssen sich die Extensoren der Hand aktivieren [61].

Elektromyographische Ableitungen bei Versuchspersonen, die wiederholt eine Schreibmaschinentaste mit maximaler Geschwindigkeit anschlugen oder mit einem Bleistift schrieben, zeigten eine mäßige Aktivität der Extensoren von Hand und Fingern. Bei geringen Geschwindigkeiten auf der Schreibmaschine fiel die EMG-Amplitude auf weniger als ein Zehntel des Wertes bei sehr hohen Geschwindigkeiten [51].

Bei 13 sportartentypische Bewegungen wurden bilaterale elektromyographische Ableitungen mit Oberflächenelektroden an den radialen Extensoren des Handgelenks und der Finger als Gruppe und gesondert vom M. brachioradialis durchgeführt. Ausgewertet wurden Würfe über Kopf und von unten, Tennis-, Golf- und Baseballschläge sowie einbeinige Absprünge

vom Boden. Die *Extensorengruppe* zeigte durchgehend eine leichte bis mäßige und seitengleiche Aktivität. Der M. brachioradialis wies häufig ein ähnliches Aktivitätsmuster wie die Extensoren von Hand und Fingern auf, das jedoch insbesondere auf der nichtdominanten Seite etwas stärker ausgeprägt war. Ausnahmen fanden sich beim Schlag gegen den Baseball und beim Golfschlag. In diesen Fällen waren die Extensoren der nichtdominanten Seite elektrisch aktiver als der M. brachioradialis [13].

34.4.2 M. brachioradialis

Die ersten Aussagen über die Funktion dieses Muskels waren von Missverständnissen und Verwechslungen gekennzeichnet, die teilweise noch fortbestehen. Anfänglich wurde dieser Muskel als „M. supinator longus" bezeichnet. Man ging davon aus, dass seine Hauptaktion die Supination der Hand ist. Duchenne konnte mithilfe von Stimulationsversuchen nachweisen, dass der Muskel überwiegend als Flexor im Ellenbogen wirkt, was eine Namensänderung zu „M. brachioradialis" zur Folge hatte. Duchenne zeigte weiterhin, dass eine Stimulation des Muskels den Unterarm sowohl aus der Supination als auch aus der Pronation in die Neutralstellung zurückführt [22].

Es herrscht Übereinstimmung darüber, dass der M. brachioradialis den Unterarm im Ellenbogen flektiert [7, 14, 18, 44, 50, 65]. Elektromyographisch betrachtet [8], aktiviert sich der M. brachioradialis meistens vor allem bei schnellen Bewegungen und dem Anheben von Lasten, insbesondere wenn sich der Unterarm in Neutralstellung befindet. Dagegen wird kein Flexor des Ellenbogens aktiviert, wenn ein Gewicht mit gestrecktem Ellenbogen am hängendem Arm gegen die Wirkung der Schwerkraft getragen wird [8].

Der M. brachioradialis ist zudem das klassische Beispiel für einen „funktionellen Sicherheitshaken". Auf Grund der Lage seiner Ansätze verhindert er mit seiner Kontraktion bei schnellen Ellenbogenbewegungen, dass die Gelenkpartner durch die Zentrifugalkraft getrennt werden. Im Gegensatz dazu beschleunigen die „Spurt-Muskeln", die Mm. biceps brachii und brachialis, die Bewegung am Ellenbogen, ohne den Fliehkräften entgegenzuwirken.

In Übereinstimmung mit Duchenne [22] ist in Lehrbüchern generell vermerkt, dass der M. brachioradialis den Unterarm aus Pronation oder

Supination in die Neutralstellung zurückführt [7, 44, 65]. Clemente [14] erwähnt diese Funktion jedoch nicht, und Lockhart [50] zufolge ist der M. brachioradialis keinesfalls ein Pronator oder Supinator des Unterarmes. (Was nur zutrifft, wenn man von der Neutralstellung ausgeht.) Basmajian und Latif führten 1957 eine Untersuchung mit bipolaren Nadelelektroden durch, die in die Mitte des Muskels eingestochen wurden. Sie fanden, dass der M. brachioradialis sowohl die Pronation als auch die Supination gegen Widerstand unterstützen kann [10].

Die Autoren des vorliegenden Buches führten an zwei Probanden eine elektromyographische Untersuchung mit monopolaren Nadelelektroden durch. Sie konnten gegen Widerstand nur bei der Pronation eine elektrische Aktivität des M. brachioradialis messen und nicht bei Supination [64]. Das stimmt mit früheren Beobachtungen von Duchenne überein, nach denen der Muskel eher als Pronator denn als Supinator wirkt [22]. Der Befund stützt auch Hollinsheads Schlussfolgerung, dass der M. brachioradialis die Pronation begrenzt unterstützt, die Supination dagegen nur wenig, falls überhaupt [39]. Auf Grund der unterschiedlichen distalen Ansatzstellen sind interindividuelle Varianten möglich.

Beim Maschineschreiben (die Probanden wiesen keine elektromyographischen Ruhepotenziale auf) war die elektrische Aktivität des M. brachioradialis unabhängig davon, ob der Ellenbogen in spitzem, rechtem oder stumpfem Winkel gebeugt gehalten wurde [51]. Es ist für diesen Muskel ohne Belang, wie hoch die Tastatur gestellt wird, nicht jedoch für die Schultermuskeln.

Beim Autofahren im Simulator arbeiteten die Mm. brachioradialis und brachialis bei den meisten Probanden nahezu synchron, wenn sie das Lenkrad zur Gegenseite einschlugen. Einige Probanden aktivierten diese Muskeln beim Auto fahren offensichtlich nicht [40].

Die bei der Untersuchung des M. brachioradialis auf Triggerpunkte beobachtete lokale Zuckungsreaktion mit Radialabduktion im Handgelenk und die Aktivitäten, welche Triggerpunkte in diesem Muskel hervorrufen, lassen vermuten, dass die tiefe Schicht des Muskels bei manchen Individuen das Handgelenk radialabduzieren kann. Diese Bewegung hängt von den variablen Ansatzstellen des Muskels ab, die am Os scaphoideum, am Os trapezoideum oder am Os metacarpale III liegen können [6]. Dieser Ansatz könnte die entsprechenden Muskelfasern auch überlastungsanfälliger machen als den übrigen Muskel. In der Literatur finden sich keine Hinweise auf diese Funktion. Es ist nicht immer möglich, die tiefen Fasern des M. brachioradialis durch Palpation eindeutig von denen des darunter liegenden M. extensor carpi radialis longus zu unterscheiden, der Hauptverursacher einer Radialabduktion im Handgelenk ist.

34.5 Funktionelle Einheit

34.5.1 Extensoren der Hand

Für die Extension der Hand im Handgelenk wirkt der M. extensor carpi radialis longus synergistisch mit dem M. extensor carpi radialis brevis, dem M. extensor carpi ulnaris und den Fingerextensoren.

Bei der Radialabduktion der Hand wirken die Mm. extensores carpi radialis synergistisch mit dem M. flexor carpi radialis. Bei der Ulnarabduktion sind die Mm. extensor carpi ulnaris und flexor carpi ulnaris Synergisten.

Elektromyographisch ist der M. extensor carpi ulnaris Hauptantagonist der Flexion der Hand im Handgelenk [10].

Wenn nach einem Gegenstand gegriffen wird, arbeiten die Extensoren der Hand zusammen und verhindern, dass die äußeren Flexoren der Hand das Handgelenk beugen.

34.5.2 M. brachioradialis

Kinesiologisch sind die Mm. biceps brachii und brachialis Synergisten des M. brachioradialis. Hinsichtlich des Vorkommens von Triggerpunkten ist jedoch der M. brachioradialis enger mit den Mm. extensor carpi radialis longus und brevis, extensor digitorum und supinator assoziiert. Diese Muskeln bilden beim einfachen Greifen oder bei einer Kombinationsbewegung aus Unterarmrotation und Greifen mit extendiertem Handgelenk eine funktionelle Einheit.

34.6 Symptome

Es ist schwierig, genau zu beschreiben, welche Symptome von den radialen Extensoren der Hand hervorgerufen werden und welche durch den M. brachioradialis, wenn mehr als ein Muskel betroffen ist. Triggerpunkte in diesen Muskeln können sowohl zu Fehlfunktionen wie Bewegungseinschränkungen und/oder Schwäche als auch zu Schmerzen führen.

Unterarm und Hand

Schmerzen, wie sie in Kapitel 34.1 beschrieben werden, sind das Leitsymptom. Sie treten meistens zuerst im Epicondylus lateralis auf und breiten sich dann über Handgelenk und Hand aus. Der Epikondylenschmerz, der oft als „Tennisellenbogen" oder Epocondylitis lateralis diagnostiziert wird, ist häufig ein zusammengesetzter Schmerz, der vom M. supinator, vom M. extensor carpi radialis longus [21] und vom M. extensor digitorum stammen kann. Wenn die beiden letztgenannten Muskeln Triggerpunkte enthalten, klagen die Patienten über Schmerzen, wenn sie versuchen, bei ulnarabduzierter Hand fest zuzugreifen, z. B. beim Händedruck. Die Schmerzen treten eher auf, wenn das Zugreifen mit einer kraftvollen Supination oder Pronation verbunden ist, etwa wenn man Armaturen dreht oder einen Schraubenzieher benutzt [33].

Bei diesen Bewegungen kann der Griff so kraftlos werden, dass dem Patienten Gegenstände aus der Hand fallen, insbesondere wenn das Handgelenk ulnarabduziert wird, was den Griff ohnehin schwächt. Durch solch eine Griffschwäche sinkt z. B. die Schlagfläche des Tennisschlägers ab und der Patient verliert die Kontrolle über die Bewegung, wenn er Milch oder Saft aus einem Karton ausgießen oder beim Kaffee trinken die Tasse an die Lippe setzen will und sie dabei kippen muss. Die Muskeln verhalten sich, als ob der Griff durch aktive Triggerpunkte in den gleichzeitig kontrahierenden Extensoren reflektorisch gehemmt würde. Auch eine Eigenhemmung der Extensoren kann auftreten, wie sie zu beobachten ist, wenn das Knie bei Triggerpunkten im M. vastus medialis einknickt statt zu schmerzen. Ivanichev konnte zeigen, dass Triggerpunkte in den Extensoren bei wiederholter Flexion und Extension der Hand zu einem Koordinationsverlust und einer schnellen Ermüdung führen können [37]. Die Griffschwäche ist ausgeprägter, wenn Patienten mit Triggerpunkten in den Extensoren nach einem großen Gegenstand greifen. Dagegen bereiten diese Triggerpunkte anders als solche in den Fingerflexoren beim Gebrauch einer Schere keine Schwierigkeiten.

▆▆ 34.7 Aktivierung und Aufrechterhaltung von Triggerpunkten

Myofasziale Triggerpunkte in den Mm. extensor carpi radialis longus und brevis sowie brachioradialis werden durch wiederholtes kraftvolles Greifen aktiviert. Je größer der ergriffene Gegenstand und die ulnare Abduktion der Hand sind, desto wahrscheinlicher entwickeln die Muskeln Triggerpunkte.

Die folgenden Beispiele veranschaulichen, wodurch Patienten Triggerpunkte in diesen Muskeln aktivieren oder aufrecht erhalten: durch einen einhändigen Rückhandschlag beim Tennis mit gesenkter Schlagfläche (Abb. 36.6), durch das Jäten von Unkraut mit einem Pflanzanheber, durch ausführliches Hände schütteln, durch Eis kratzen von der Windschutzscheibe, durch besonders sorgfältiges Bügeln, durch wiederholtes Werfen einer Frisbeescheibe, durch wiederholtes Anheben eines *schweren*, großen Briefbeschwerers, um zu prüfen, wie empfindlich die Muskeln noch sind [27]. Gerade letzteres kommt daher, dass der Patient hofft, er sei nun beschwerdefrei, oder auch aus dem Irrtum, nur eine schmerzhafte Übung sei auch wirkungsvoll. Die Einstellung „nur Schmerzen führen zum Ziel" ist bei Triggerpunkten *gänzlich ungeeignet*. Wenn man Muskeln immer wieder bis zur Schmerzgrenze kontrahiert, behindert man die Genesung und unterstützt sie nicht.

Derartige Tätigkeiten rufen einen Übertragungsschmerz zum Ellenbogen hervor, der oft als „Tennisellenbogen" bezeichnet wird. Die Muskeln in der Umgebung des Ellenboges, die den lateralen Epikondylenschmerz auslösen, entwickeln meist in folgender Reihenfolge Triggerpunkte: 1) M. supinator, 2) M. brachioradialis, 3) M. extensor carpi radialis longus, 4) M. extensor digitorum, 5) M. triceps brachii, 6) M. anconeus und 7) die Mm. biceps brachii und brachialis gemeinsam.

Schlüsseltriggerpunkte in den Mm. scaleni können Satellitentriggerpunkte in den Mm. extensor carpi radialis oder extensor carpi ulnaris nach sich ziehen, Schlüsseltriggerpunkte im M. supraspinatus lösen oft Satellitentriggerpunkte im M. extensor carpi radialis aus. Schlüsseltriggerpuntke im M. serratus posterior superior können Satellitentriggerpunkte im M. extensor carpi ulnaris induzieren [34].

Der M. supinator erkrankt meistens gemeinsam mit dem M. brachioradialis und umgekehrt. Ein Patient spürte beim Kanu paddeln einen lateralen Epikondylenschmerz, der auf Triggerpunkten im M. brachioradialis des nicht dominanten Unterarmes beruhte. Die Mm. extensores carpi radialis waren weniger stark befallen, der M. supinator *gar nicht*. Diese Kombination ist ungewöhnlich.

Lange beobachtete, dass der „Schreibkrampf" bei einer Myogelose eher den M. brachioradialis und die Extensoren im Unterarm betrifft als die antagonistischen Flexoren [47].

Der M. extensor carpi ulnaris, der selten benötigt wird, um eine Last gegen die Schwerkraft zu halten, entwickelt ebenfalls selten Triggerpunkte. Falls es dennoch dazu kommt, ist meist ein grobes Trauma vorausgegangen, z. B. eine Ulnafraktur, oder er ist Teil einer „frozen shoulder", bei der die meisten Schultermuskeln und viele der Ellenbogenmuskeln Triggerpunkte aufweisen. Dieser letztere Zustand kann nach einer Schulterluxation, nach längerer Immobilisierung im Gipsverband oder nach chirurgischen Eingriffen an Strukturen in der Umgebung von Schulter- oder Ellenbogengelenk eintreten (Kapitel 2.11).

■■■ 34.8 Untersuchung des Patienten

Der Untersucher sollte das Bewegungsausmaß aller Gelenke prüfen, über die diese Muskeln ziehen. Eine Verkürzung auf Grund von Triggerpunkten zeigt sich dabei an Verspannungen oder einer Bewegungseinschränkung, wenn der Muskel in einer Kombination von Dehnungspositionen über alle Gelenke verlängert wird. Wenn der Ellenbogen vollständig extendiert und der Unterarm proniert ist, wird bei Flexion des Handgelenks und Ulnarabduktion der Hand eine Verkürzung deutlich, die auf Triggerpunkte in den Mm. extensor carpi radialis longus oder brevis zurückgeht. Die Flexion und Radialabduktion im Handgelenk können durch eine Bewegungseinschränkung des (seltener betroffenen) M. extensor carpi ulnaris reduziert werden. Dies wird besonders deutlich, wenn der Unterarm zusätzlich supiniert wird. Ein Patient, der unter Triggerpunkten leidet, deutet oft auf eine bestimmte Körperregion und gibt an, dort ein verspanntes Gefühl oder Schmerzen zu haben. Diese Region sollte auf Triggerpunkte untersucht werden. (Einzelheiten zum Untersuchungsverfahren befinden sich im folgenden Abschnitt.)

Mithilfe des *Händedrucks* wird untersucht, inwieweit die Extensorengruppe am Unterarm einschließlich der radialen und ulnaren Extensoren der Hand, der Extensoren der Finger und des M. brachioradialis von Triggerpunkten befallen sind. Der Patient extendiert seine Hand und radialabduziert sie wie zum üblichen Händeschütteln. Dann drückt er die Hand des Untersuchers kräftig. Wenn die Extensoren der Hand Triggerpunkte aufweisen, und der Patient versucht, mit extendiertem Handgelenk zuzugreifen, verkürzt er die Extensoren, was Schmerzen auslöst. Auch der Versuch, mit flektiertem Handgelenk zuzugreifen, ist schmerzhaft und sogar noch kraftloser als mit extendiertem Handgelenk.

Der Untersucher ermittelt, welcher Muskel betroffen ist, indem er Übertragungsschmerzen auslöst, wenn der Muskel passiv gedehnt und in der angenäherten Stellung aktiv belastet wird. Macdonald berichtet, dass die passive Dehnung eines betroffenen M. extensor carpi ulnaris durch Flexion und Abduktion der Hand im Handgelenk ebenso Schmerzen verursacht, wie eine Belastung durch aktiven Widerstand gegen den Versuch des Patienten, die Hand im Handgelenk zu extendieren und zu adduzieren [52]. Auch anhand der kräftigsten lokalen Zuckungsreaktion lässt sich erkennen, welcher Muskel die aktivsten Triggerpunkten enthält. Der Patient sollte so gelagert werden, dass eine schnellende Palpation möglich ist und die lokale Zuckungsreaktion gesehen oder gespürt werden kann.

Der *Kompressionstest* bestätigt Triggerpunkt als Schmerzursache. Hierbei wird die Extensorengruppe unterhalb des Ellenbogens breitflächig und kräftig mit dem Zangengriff komprimiert, während der Test durch Handdruck vorgenommen wird. Dieser Druck eliminiert oft die Schmerzen. Sobald er nachlässt, kehren die Schmerzen beim Händedruck wieder. Eine ähnliche Wirkung wird manchmal erzielt, indem man die Haut über der Muskelmasse kneift.

Durch Perkussion des Epicondylus lateralis mit der Fingerspitze läßt sich wahrscheinlich die übertragene Empfindlichkeit über der *distalen Hälfte* des Epicondylus nachweisen, wenn die Mm. extensor carpi radialis longus und/oder brachioradialis und/oder supinator Triggerpunkte enthalten. Alle diese Muskeln inserieren direkt oder indirekt über eine Faszie am Epicondylus lateralis. Die Triggerpunkte im M. triceps brachii liegen im Oberarm proximal vom Epicondylus lateralis. Sofern sie dorthin Schmerzen und Empfindlichkeit leiten, manifestieren sich die Druckschmerzen hauptsächlich in seiner *proximalen Hälfte*. Die Druckschmerzen am Epicondylus lateralis können auf eine von Insertionstriggerpunkten ausgelöste Insertionstendopathie zurückgehen.

Sobald die Triggerpunkte aller Muskeln durch die spezifische Therapie inaktiviert wurden, rufen die erwähnten Tests weder Übertragungsschmerzen noch tiefe Druckschmerzen oder eine lokale Zuckungsreaktion hervor.

Kendall et al. beschreiben und illustrieren einen Krafttest für die Mm. extensores carpi radialis. Der Untersucher gibt Widerstand, während der Patient versucht, das Handgelenk extendiert und radialabduziert zu halten, während die Finger flektieren. Beide Muskeln werden mit extendiertem Ellenbogen getestet. Der M. extensor carpi radialis brevis allein kann auch mit flektiertem Ellenbogen geprüft werden, da der M. extensor carpi radialis brevis in dieser Position verkürzt und weniger effizient ist. Der M. extensor carpi ulnaris wird getestet, indem der Untersucher Widerstand gibt, während der Patient versucht, das Handgelenk extendiert und ulnarabduziert zu halten. Die Ellenbogenflexion ist hierbei ohne Belang [44].

Falls das Gelenkspiel am Ellenbogen oder den Gelenken der Handwurzel, über die die hier besprochenen Muskeln ziehen, nicht intakt ist, wird nur durch die Inaktivierung der Triggerpunkte keine ausreichende Symptomlinderung erzielt. Diese häufige Form der Gelenkdysfunktion kann leicht identifiziert und behoben werden, wie es Menell beschreibt [56].

▬ 34.9 Untersuchung auf Triggerpunkte

(Abb. 34.5 und 34.6)
Gerwin et al. ermittelten als zuverlässigste Kriterien zur Diagnose myofaszialer Triggerpunkte den Nachweis eines verspannten Faserbündels, umschriebene Druckschmerzen, Übertragungsschmerzen und die Reproduzierbarkeit der symptomatischen Schmerzen. Für einige Muskeln ergab sich hinsichtlich der lokalen Zuckungsreaktion nur eine geringe Übereinstimmung, in Bezug auf den Extensor des Mittelfingers war sie dagegen hoch [28]. Die in diesem Kapitel besprochenen Muskeln liegen ebenfalls oberflächlich und dürften daher denselben Schwierigkeitsgrad bieten. Ein weiterer Hinweis auf einen Triggerpunkt ist es zudem, wenn sich in der druckschmerzhaften Zone knötchenartige Strukturen in einem verspannten Faserbündel finden.

34.9.1 Extensoren der Hand

(Abb. 34.5)
Die zentralen Triggerpunkte im M. extensor carpi *radialis longus* werden im Unterarm in annähernd demselben Abstand vom Ellenbogen lokalisiert wie die Triggerpunkte im M. brachioradialis, liegen aber dichter an der Ulna. Der entspannte, abgestützte Unterarm wird mit tiefer Zangengriffpalpation untersucht. Die Hand hängt im Handgelenk herab, der Ellenbogen ist um ungefähr 30° flektiert (Abb. 34.5A). Eine lokale Zuckungsreaktion im M. extensor carpi radialis longus erzeugt eine kräftige Radialabduktion der Hand und eine leichte Extension im Handgelenk. Aktive Triggerpunkte liegen öfter im M. extensor carpi radialis longus als im M. extensor carpi radialis brevis.

Zentrale Triggerpunkte im M. extensor carpi *radialis brevis* liegen distal von denen des M. extensor carpi radialis longus in der ulnaren Seite des M. brachioradialis (Abb. 34.5B). Diese Triggerpunkte liegen 5 oder 6 cm distal der Ellenbogenfalte. Der Muskel kann mit flächiger Palpation gegen den Radius untersucht werden. Eine schnellende Palpation quer zum Faserverlauf löst eine lokale Zuckungsreaktion aus. Sie ruft Extension der Hand mit leichter Radialabduktion im Handgelenk hervor (Abb. 34.5B). Lokale Zuckungsreaktionen sind in diesen Muskeln relativ leicht auszulösen und stellen einen bestätigenden Befund dar. Zur Diagnose eines Triggerpunktes sind sie jedoch nicht essenziell.

Der M. extensor carpi *ulnaris* zeichnet sich deutlich von den andern Unterarmmuskeln ab, wenn der Patient die Finger kräftig spreizt. Die druckschmerzhafte Zone um den Triggerpunkt wird durch flächige Palpation 7 oder 8 cm distal vom Epicondylus lateralis und 2 oder 3 cm dorsal der Ulnarkante auf der Rückseite des Unterarmes lokalisiert (Abb. 34.1A). Eine lokale Zuckungsreaktion bei herabhängender Hand bewirkt eine Ulnarabduktion (Abb. 34.5C).

34.9.2 M. brachioradialis

(Abb. 34.6)
Zur Palpation dieses Muskels auf Triggerpunkte sitzt der Patient bequem. Der Unterarm ruht mit leicht gebeugtem Ellenbogen auf einer gepolsterten Unterlage. Der M. brachioradialis wird im Zangengriff zwischen Daumen und Fingern erfasst. Im Hinblick auf die Infiltration muss zwischen Triggerpunkten in den tiefsten Fasern des M. brachioradialis (die die Bewegungen im Handgelenk meistens nicht beeinflussen) und Triggerpunkten in den darunter liegenden Fasern des M. extensor carpi radialis longus, die das Handgelenk immer radialabduzieren und extendieren, unterschieden werden. Der (sensi-

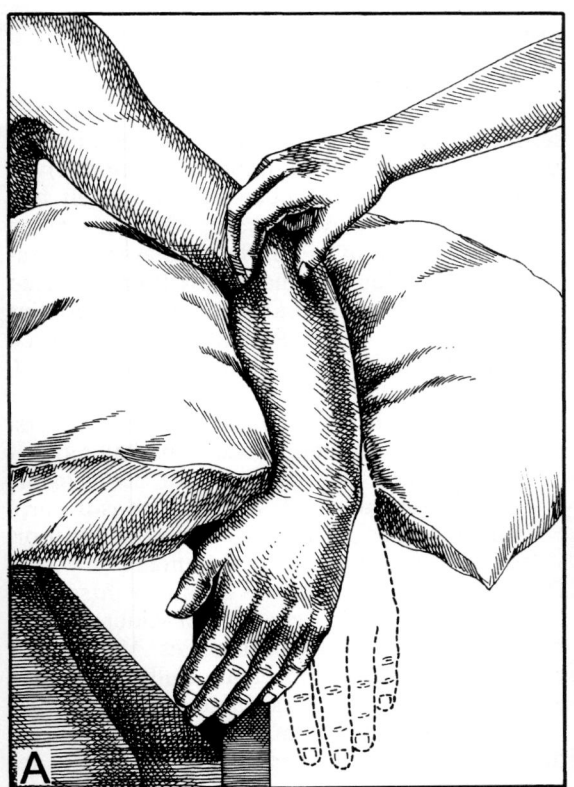

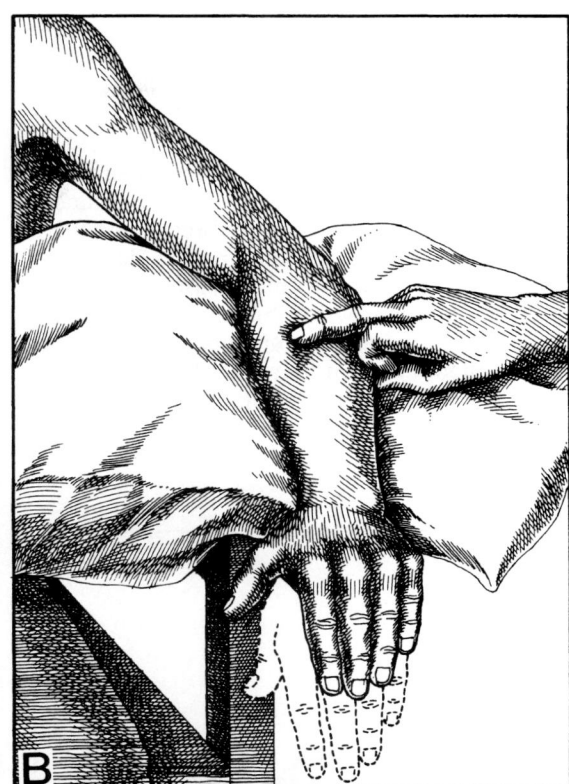

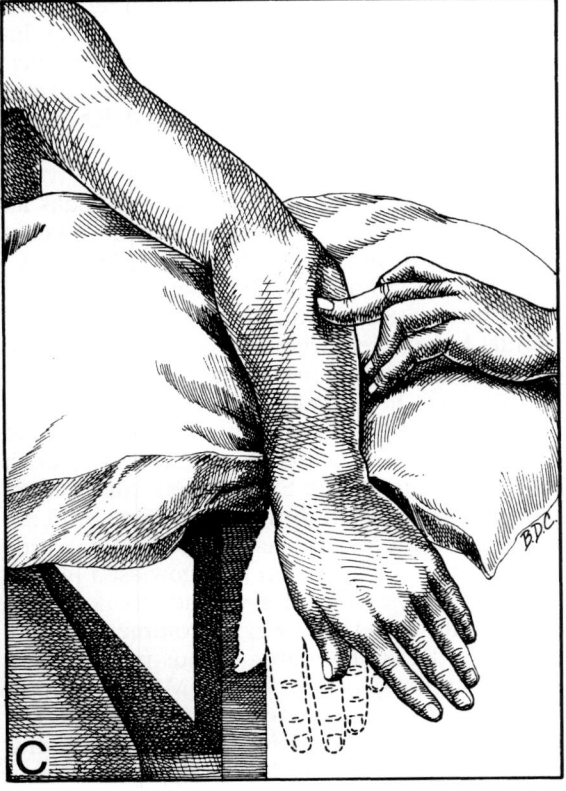

Abb. 34.5: Untersuchung der Extensoren der Hand auf Triggerpunkte. Die Abbildung zeigt die Auswirkung lokaler Zuckungsreaktionen, die die Hand aus ihrer Ruhestellung ablenken (punktierte Umrisse). **A:** M. extensor carpi radialis longus, der die Hand radialabduziert. **B:** M. extensor carpi radialis brevis, der die Hand im Handgelenk extendiert. **C:** M. extensor carpi ulnaris, der die Hand ulnarabduziert.

Unterarm und Hand

ble) Ramus superficialis n. radialis verläuft zwischen diesen beiden Muskeln. Wenn der Ellenbogen um 90° gebeugt ist und der Patient versucht, ihn kräftig zu flektieren, ist der M. brachioradialis deutlich zu erkennen. Der Untersucher kann ihn im Zangengriff erfassen und von den darunter liegenden Mm. extensores carpi radialis longus und brevis abheben. Triggerpunkte liegen meistens nur in der tiefen Muskelschicht. Durch Kompression dieser aktiven Triggerpunkte wird ihr charakteristisches Übertragungsschmerzmuster hervorgerufen, das sich vor allem dorsal in der Interdigitalfalte zwischen Daumen und Zeigefinger manifestiert (Abb. 34.2).

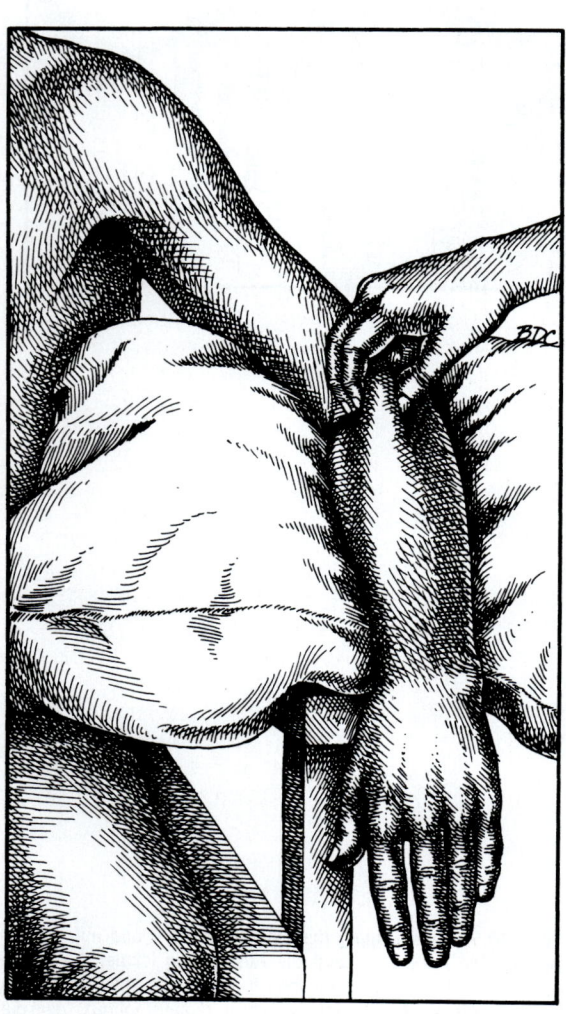

Abb. 34.6: Untersuchung einer Triggerpunktzone im M. brachioradialis. Der Muskel wird mit tiefem Zangengriff etwa 2 cm distal der Falte der Ellenbeuge über dem Radius gefasst.

34.10 Engpass

Der M. extensor carpi radialis brevis kann Fasern des N. radialis auf einem der beiden folgenden Wege komprimieren (Abb. 34.3B und C):

1. Wenn die Faszienbrücke zwischen den beiden proximalen Ansätzen des Muskels einen verdickten Rand bildet, kann dieser den Ramus profundus n. radialis dort komprimieren (stark, falls der Unterarm vollständig proniert ist) [69], wo der Nerv unter ihm hindurch zieht und in den M. supinator eindringt [27, 29, 38, 45].

2. Wenn die sensiblen Fasern gelegentlich erst distal dieser Faszienbrücke von den motorischen Fasern abzweigen, muss der sensible Ast den Muskelbauch des M. extensor carpi radialis brevis durchdringen, um seinen normalen Verlauf nehmen zu können.

Die erste Art des Engpasses beruht wahrscheinlich weniger als die zweite auf einer triggerpunktbedingten Verspannung des M. extensor carpi radialis brevis. Im ersten Fall werden die Symptome eher durch kräftige Pronation hervorgerufen, die den Ramus profundus n. radialis direkt komprimiert. Normalerweise bewirkt der erstgenannte Engpass nur eine motorische Schwäche der von diesem Nerven innervierten Muskeln. Hierzu gehören die Mm. extensor indicis, extensor pollicis longus, extensor pollicis brevis, extensor carpi ulnaris, extensor digitorum und extensor digiti minimi sowie der M. abductor pollicis longus.

Die zweite Art von Engpass komprimiert nur den sensiblen Ramus superficialis n. radialis an der Stelle, wo dieser den Bauch des M. extensor carpi radialis brevis durchdringt (Abb. 34.3C) [45]. Bei dieser anatomischen Variante kann die Nervenkompression durch verspannte Muskelbündel bei aktiven Triggerpunkten im M. extensor carpi radialis brevis eine rein sensible Neurapraxie hervorrufen, die mit einem Taubheitsgefühl und Prickeln auf Handrücken und Dorsalfläche des Daumens einhergeht, jedoch nicht mit motorischen Symptomen, sofern nicht die erste Form von Engpass einhergeht. Eine deratige Kompression sensibler Fasern wurde operativ bei vier Patienten nachgewiesen [45].

Zur Kompression des N. radialis kann es auch auf anderem Wege kommen (Kapitel 36.10). Patienten, deren Ramus profundus n. radialis durch Triggerpunkte im M. supinator an der Stelle komprimiert wird, wo er den Muskel durchdringt, können gleichzeitig unter Übertragungsschmerzen durch diese Triggerpunkte und motorischer Schwäche auf Grund der Nervenkompression leiden. In beiden Fällen wird durch Infiltration der Triggerpunkte mit Procain Besserung erreicht [43]. Eine Kompression des Ramus profundus n. radialis in dieser Region durch einen Tumor ist schmerzlos. Die motorischen Symptome werden durch Exzision des Tumors behoben [29].

Zusammenfassend würde eine Kompression der rückläufigen Fasern des N. radialis zwischen dem M. extensor carpi radialis brevis und dem Radiusköpfchen, der manchmal die anhaltenden, tiefen Schmerz beim „Tennisellenbogen" [43] zugeschrieben werden, vermutlich eher ein Taubheitsgefühl und Parästhesien hervorrufen als die dumpfen Schmerzen und die tiefen Druckschmerzen, die für myofasziale Triggerpunkte charakteristisch sind. Die von den Autoren untersuchten Patienten litten meist unter Schmerzen am Epicondylus lateralis, die von Triggerpunkten in den umgebenden Muskeln übertragen und nur selten neurogenen Ursprungs waren.

Das Kubitaltunnelsyndrom gilt nach dem Karpaltunnelsyndrom als zweithäufigst Neuropathie auf Grund einer Nervenkompression [26]. Der Tunneleingang liegt distal des Sulcus n. ulnaris, durch den der N. ulnaris verläuft. Das Tunneldach wird von einer Aponeurose gebildet (Lig. arcuatum oder humeroulnare Arkade), die die beiden Köpfe des M. flexor carpi ulnaris überspannt. Bei zunehmender Spannung dieses Muskels (auch durch Flexion des Ellenbogens) verengt sich der Tunnel durch den Zug am aponeurotischen Bogen. Eine Schädigung in diesem Abschnitt des N. ulnaris wird elektrodiagnostisch durch Stimulation kurzer Segmente identifiziert [71]. Eine von Triggerpunkten hervorgerufene Verspannung trägt sicherlich gelegentlich zur Kompression des N. ulnaris in diesem Bereich bei und lässt sich leicht beheben. Dieser Umstand macht eine Studie wünschenswert, in deren Rahmen elektrodiagnostisch Triggerpunkte identifiziert und diese anschließend behandelt werden, um festzustellen, wie häufig Triggerpunkte zum Kubitaltunnelsyndrom beitragen.

34.11 Differenzialdiagnose

Differenzialdiagnostisch müssen bei Triggerpunkten im M. brachioradialis eine *Epicondylitis lateralis* (Tennisellenbogen) und eine *Radikukloplathie C5–C6* sowie bei Triggerpunkten der Extensoren des Handgelenks eine *Radikulopathie C7* oder C8 abgeklärt werden. Häufig

kommt es zur klinischen Fehldiagnose und Verwechslung zwischen *Karpaltunnelsyndrom* und Übertragungsschmerzen bei Triggerpunkten in den Extensoren der Hand und im M. brachialis, wobei beides vorliegen kann. Die Symptome persistieren, solange nicht auch die Triggerpunkte angemessen behandelt werden. Elektrodiagnostische Tests und eine Untersuchung auf Triggerpunkte sollten rasch Klarheit schaffen.

Die Differenzialdiagnose einer Epicondylitis lateralis (Tennisellenbogen) wird im Hinblick auf Triggerpunkte eingehend in Kapitel 6.11 besprochen.

Zu den *Gelenkdysfunktionen* im Zusammenhang mit Triggerpunkten in den Extensoren der Hand gehören die palmare Subluxation von Mittelhandknochen und gelegentlich eine Dysfunktion im distalen Radioulnargelenk.

Schmerzen und Druckempfindlichkeit, die von myofaszialen Triggerpunkten zum Handrücken und zum dorsalen Handgelenk übertragen werden, insbesondere an die Daumenbasis, werden leicht mit einer *Tendovaginitis (de-Quervain-Krankheit)* verwechselt, die mit ähnlichen Symptomen einhergeht [70]. In beiden Fällen verstärken sich die Schmerzen, wenn die betroffenen Sehnen und Muskeln gedehnt oder belastet werden. Durch Palpation der Mm. extensor carpi radialis und brachioradialis auf Triggerpunkte, die die symptomatischen Schmerzen reproduziert, kann der myofasziale Ursprung der Beschwerden festgestellt werden. Dieser Befund schließt jedoch eine *gleichzeitige* Tendovaginitis erst aus, wenn die myofasziale Therapie erfolgreich war.

Schmerzen und Druckempfindlichkeit, die von den Extensoren der Hand zum Handgelenk geleitet werden, können als *Arthritis* fehlgedeutet werden [62]. Andererseits wird eine Arthritis des Handgelenks wahrscheinlich durch den Übertragungsschmerz von diesen Muskeln verstärkt. Soweit Triggerpunkte zu den Beschwerden beitragen, lassen sich diese verringern. Unter Umständen sind die osteoarthritischen Verschleißerscheinungen eher zufällig und nicht für die Beschwerden des Patienten verantwortlich.

34.11.1 Assoziierte Triggerpunkte

Häufig treten myofasziale Triggerpunkte sowohl in den Mm. extensores carpi radialis als auch im M. brachioradialis auf. Wenn einer dieser Muskeln betroffen ist, bilden sich wahrscheinlich auch in den Mm. extensor digitorum und supinator Triggerpunkte. Selten findet man Trigger-

Unterarm und Hand

punkte nur im M. extensor carpi ulnaris, ohne dass sich nicht zumindest solche in einem der benachbarten Mm. extensores digitorum nachweisen lassen.

Triggerpunkte im M. brachioradialis entstehen oft als Folge von Triggerpunkten in den Mm. supinator und extensor carpi radialis longus. Nachfolgend werden die langen Extensoren der Finger betroffen, insbesondere des Mittel- und Ringfingers. Das distale, laterale Ende des Caput medium tricipitis brachii kann proximal vom Epicondylus lateralis humeri ebenfalls assoziierte

Triggerpunkte entwickeln. Diese Triggerpunkte leiten Schmerzen zum Epicondylus lateralis.

▬▬ 34.12 Lösung von Triggerpunkten

(Abb. 34.7 und 34.8)
Neben dem Sprühen, worauf nachstehend eingegangen wird, sind auch die in Kapitel 3.12

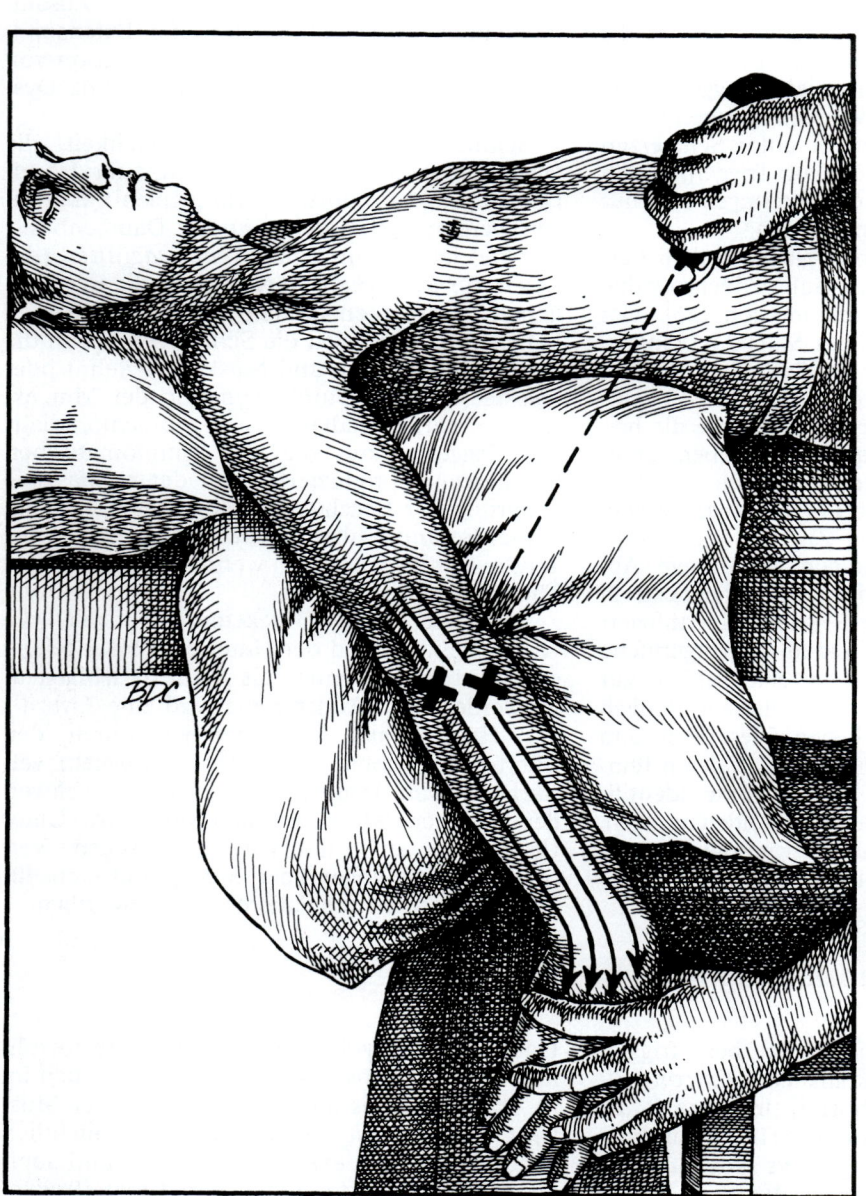

Abb. 34.7: Dehnungsposition und Sprühmuster (*Pfeile*) für Triggerpunkte (**X**) in den Extensoren der Hand. Das weiter radial eingezeichnete **X** markiert das Areal eines zentralen Triggerpunktes im M. extensor carpi radialis brevis. Das ulnar gelegene **X** bezeichnet die Lage eines Triggerpunktes im M. extensor carpi ulnaris in der Nähe des proximalen Muskel-Sehnen-Überganges.

Unterarm und Hand

dargestellten manuellen Lösungsverfahren bei diesen Muskeln wirksam. Die Lösung von Triggerpunkten durch Druck ist einfach auszuführen und effizient. Hierfür sollten sich die Muskeln in einer entspannten Stellung befinden (keine Dehnung). Die Kombination mit anderen Verfahren wie der postisometrischen Relaxation und der Nutzung der reziproken Inhibition ist sinnvoll. Oft ist es günstig, diese alternativen Techniken mit dem Sprühen und Dehnen zu kombinieren, wobei man mit einigen Kühlbahnen in der beschriebenen Form beginnt.

34.12.1 Sprühen und Dehnen

Extensoren der Hand
(Abb. 34.7)
Zur Dehnung der Mm. extensor radialis longus und brevis kann der Patient sitzen oder die Rückenlage einnehmen. Der Unterarm wird im Ellenbogen extendiert, die Hand proniert. Vorspannung wird aufgenommen, indem der Patient das Handgelenk flektiert. Das Kühlmittel wird in parallelen Bahnen über dem Muskel aufgebracht, beginnend beim Humerus und bis zur Hand, wobei die Übertragungsschmerzareale am Epicondylus und am Handgelenk ebenfalls bedeckt werden. Muskeln, in denen sich assoziierte Triggerpunkte befinden, müssen ebenfalls gelöst werden und können in das Behandlungsverfahren einbezogen werden.

Der M. extensor carpi ulnaris wird gelöst, indem das Handgelenk flektiert und die Hand radialabduziert wird. Die Ellenbogenextension ist nicht von Belang. Die Kühlbahnen werden nach distal gezogen. Sie decken den Muskel vom Epicondylus lateralis bis zum Proc. styloideus ab und schließen die Übertragungszone am Handgelenk ein. Während er das Spray aufbringt, nimmt der Therapeut immer wieder Vorspannung auf.

Diese Muskeln können auch mithilfe der postisometrischen Relaxation und unterstützt durch reziproke Inhibition verlängert werden. Dazu kontrahiert der Patient die Extensoren der Hand *vorsichtig* gegen den Widerstand des Therapeuten (auch der Widerstand durch die Schwerkraft ist nutzbar), während er tief einatmet. Während der Patient ausatmet und sich vollständig entspannt, sinkt die Hand in Flexion. Der Patient flektiert sie dann aktiv weiter und bringt sie in die Richtung, in der für den betreffenden Muskel Vorspannung aufgenommen werden kann.

Der Muskel wird dann mit einer feuchten Wärmepackung abgedeckt, und anschließend bewegt der Patient sie *langsam* dreimal im *vollen* Bewegungsausmaß.

M. brachioradialis
(Abb. 34.8)
Der Patient sitzt bequem in entspannter Haltung. Der Unterarm ist im Ellenbogen extendiert und ruht auf einem Polster. Der Therapeut erfasst die Finger (nicht die Hand) des Patienten,

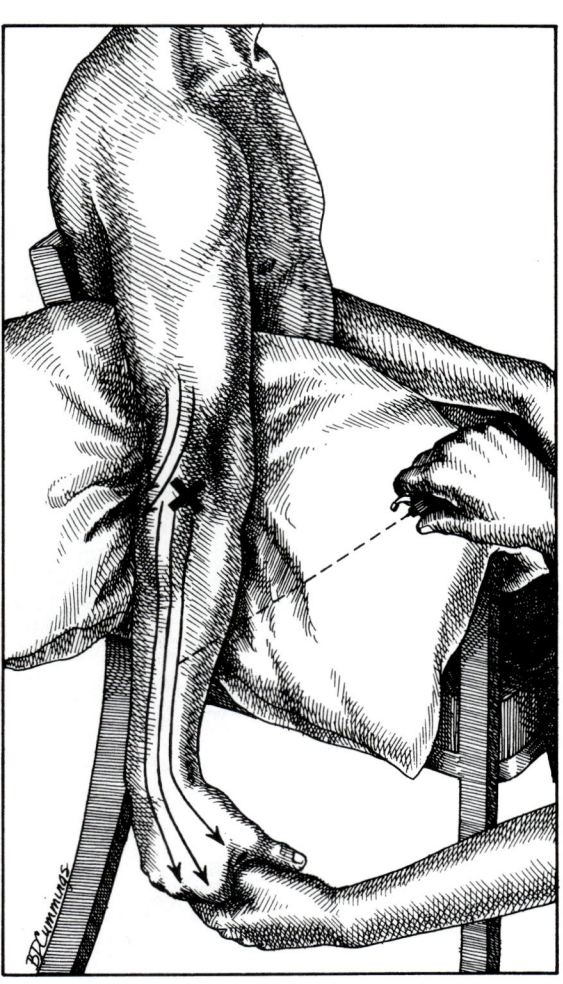

Abb. 34.8: Dehnungsposition und Sprühmuster (*Pfeile*) für einen zentralen Triggerpunkt (**X**) im M. brachioradialis. Der Unterarm ist proniert, der Ellenbogen, der auf einem Polster ruht, extendiert, um Innenrotation im Schultergelenk zu unterbinden. Die Kühlspraybahnen decken den Muskel und sein Übertragungsschmerzmuster ab: Zunächst wird der Epicondylus lateralis, danach der Handrücken und die Interdigitalfalte zwischen Daumen und Zeigefinger besprüht. Weitere Einzelheiten im Text.

Unterarm und Hand

damit das Kühlspray die gesamte Schmerzübertragungszone erreicht. Die vollständige Extension im Ellenbogen ist die wichtigste Bewegung, um den M. brachioradialis zu entspannen. Eine zusätzliche Pronation anstelle der Neutralstellung ermöglicht jedoch eine weitere Dehnung, da die proximalen und distalen Ansatzstellen weiter voneinander entfernt werden. Das Spray wird aufgebracht, wie in Abbildung 34.8 dargestellt. Nachdem der Triggerpunktbereich abgedeckt ist, wird das von proximal nach distal ausgerichtete Sprühmuster umgekehrt und nun auch der Epicondylus lateralis besprüht. Anschließend werden Sprühbahnen über die Rückseite des Unterarmes und den Handrücken bis zur Interdigitalfalte zwischen Daumen und Zeigefinger gezogen. Während des Sprühens kann therapeutischer Druck auf die Triggerpunkte ausgeübt werden.

▬ 34.13 Infiltration von Triggerpunkten

(Abb. 34.9 und 34.10)

34.13.1 Extensoren der Hand

(Abb. 34.9)
Der Patient liegt auf dem Rücken, der Arm ruht auf einem Kissen oder einer anderen Unterlage. Da alle drei Extensoren der Hand relativ oberflächlich liegen, können ihre Triggerpunkte für die Infiltration palpatorisch präzise lokalisiert werden. Der Therapeut fixiert den Triggerpunkt im M. extensor carpi radialis *longus* zwischen Zeige- und Mittelfinger und infiltriert ihn, wie es in Abbildung 34.9A dargestellt wird. Die

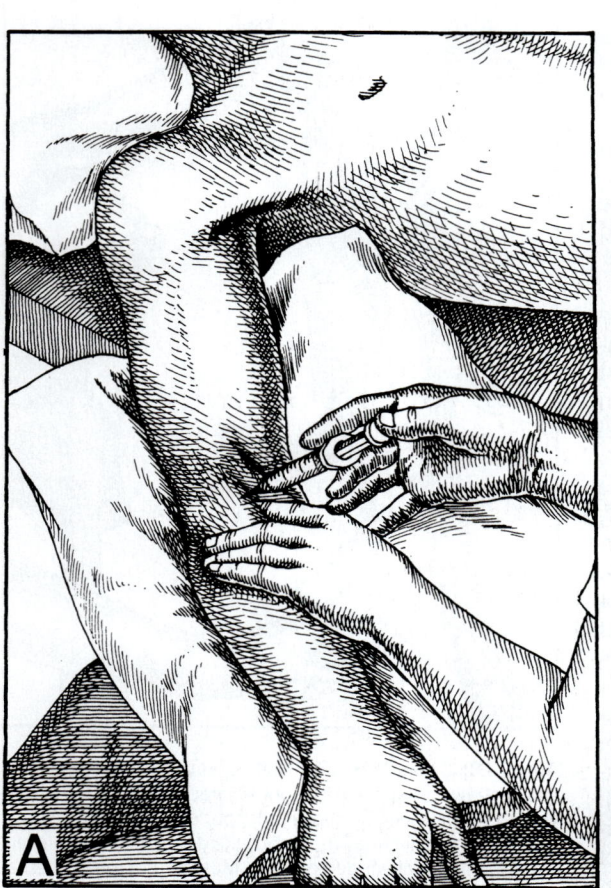
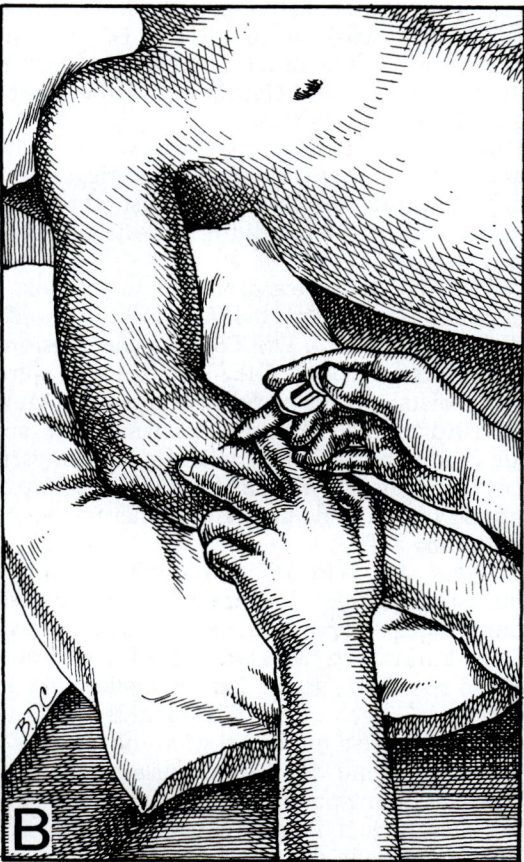

Abb. 34.9: Infiltrationstechnik für zwei zentrale Triggerpunkte. **A:** M. extensor carpi radialis longus. Der M. brachialis wurde mit dem Zeigefinger zur Seite des Radius geschoben. **B:** M. extensor carpi ulnaris.

Unterarm und Hand

Endplattenzone verläuft wahrscheinlich in der Mitte des Muskelbauches durch den Muskel (Tab. 34.1). Der Triggerpunkt im M. extensor carpi *radialis* liegt vielleicht 3 oder 4 cm weiter distal (Abb. 34.9B) als der Triggerpunkt des M. extensor carpi radialis longus. Seine Endplattenzone verläuft annähernd längs fast durch den gesamten Muskelbauch (Tab. 34.1).

Zum Infiltrieren des M. extensor carpi *ulnaris* wird der Arm des Patienten so gelagert, dass der Epicondylus lateralis nach oben weist (Abb. 34.9B). Der Arzt lokalisiert den Triggerpunkt und legt einen Finger zwischen den harten Rand der Ulna und das Knötchen im Muskel. Den anderen Finger legt er an der anderen Seite des Knötchens an und fixiert es so.

Die Triggerpunkte der drei Muskeln reagieren im Allgemeinen mit sichtbaren lokalen Zuckungsreaktionen und Übertragungsschmerz im eindeutigen Muster, sobald sie von der Kanüle

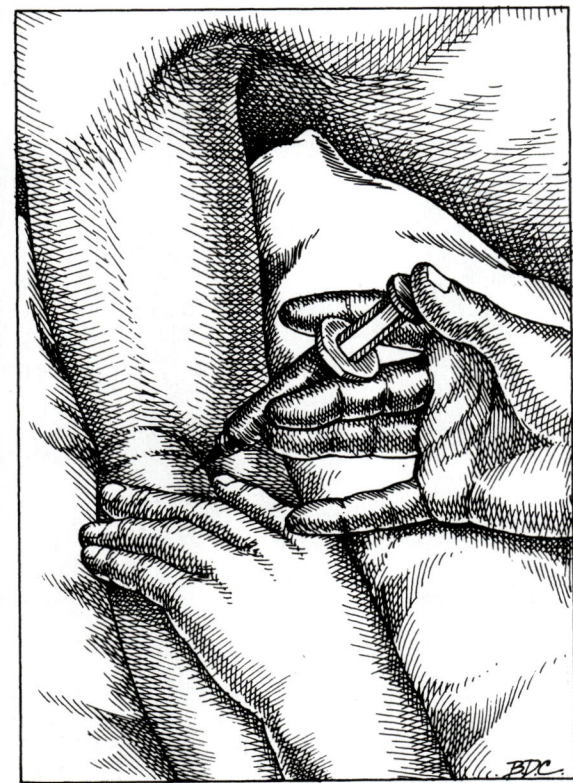

Abb. 34.10: Infiltration eines zentralen Triggerpunktes im rechten M. brachioradialis. Die Kanüle muss in die tiefsten Fasern des Muskels vordringen, um den Triggerpunkt zu durchstechen. *Cave:* Der Finger des Arztes liegt hier an der Radialseite des M. brachioradialis an, in Abbildung 34.9A dagegen an der Ulnarseite.

durchstochen werden. Nach der Infiltration wird gesprüht und gedehnt wie oben beschrieben, anschließend eine heiße Packung aufgelegt, und abschließend werden dreimal Bewegungen im vollen Ausmaß ausgeführt.

Cyriax beschreibt ein ähnliches Verfahren zur Infiltration des M. extensor carpi radialis mit Procain [21]. Rachlin veranschaulicht eine geeignete Einstichstelle für die Infiltration eines zentralen Triggerpunktes im M. extensor carpi radialis brevis, außerdem nennt er geeignete Einstichstellen für die Infiltration eines Insertionstriggerpunktes im M. extensor carpi radialis longus und eine weitere im M. extensor carpi ulnaris [60].

Wie die klinische Erfahrung zeigt lindert die Infiltration (mit Lidocain ohne Zusatz eines Kortikoids) eines Insertionstriggerpunktes in der proximalen sehnigen Ansatzstelle des M. extensor carpi radialis longus nicht nur die Symptome einer Epicondylitis lataralis (Tennisellenbogen), sondern inaktiviert auch den zentralen Triggerpunkt in diesem Muskel, der die Insertionstendopathie verursacht [35]. Anscheinend kommt es zu einem neuralen Feedback vom Insertionstriggerpunkt, der den Fortbestand des zentralen Triggerpunktes sichert. Diese Beobachtung müsste anhand einer prospektiven Studie zur Natur der hier offenbar wirksamen Feedbackschleife bestätigt werden. Die Symptome einer Epicondylitis lateralis sind häufige Beschwerden, deren Ätiologie bisher wenig geklärt ist.

34.13.2 M. brachioradialis

(Abb. 34.10)
Der Patient liegt auf dem Rücken. Sein pronierter Unterarm ruht mit leicht flektiertem Ellenbogen auf einem Polster. Der Muskel wird infiltriert, indem der Triggerpunkt im Zangengriff zwischen Daumen und Finger gehalten wird, wie es Abbildung 36.6 zeigt, oder mit flächiger Palpation fixiert wird, wie es Abbildung 34.10 zeigt. Die Endplattenzone (wo die Triggerpunkte zu erwarten sind) verläuft annähernd quer durch die Muskelmitte (Tabelle 34.1).

Wenn durch tiefe Infiltration im proximalen Unterarm Übertragungsschmerzen an der Daumenbasis ausgelöst werden, kann der entsprechende Triggerpunkt entweder im M. brachioradialis oder darunter im M. supinator liegen. Der Patient sollte vorab darauf vorbereitet werden, dass es durch das Lokalanästhetikum zu einer zeitweiligen Blockade des Ramus superficialis n. radialis kommen kann.

Rachlin stellt die Infiltration eines zentralen Triggerpunktes im M. brachioradialis dar [60].

34.14 Korrigierende Maßnahmen

(Abb. 34.11)

34.14.1 Extensoren der Hand

Patienten mit aktiven Triggerpunkten in den radialen Extensoren der Hand sollten kraftfordernde Betätigungen vermeiden, bei denen die Hand flektiert oder in Ulnarabduktion gehalten werden muss. Gewisse Veränderungen der Gewohnheiten sind nützlich: Flüssigkeiten sollten aus einem Behälter ausgegossen werden, indem man den Arm in der Schulter anstatt des Handgelenks rotiert. Beim Tennis spielen sollte die Schlagfläche nach oben weisen. Wer bei einem Empfang viele Hände schütteln muss, sollte die Hand mit der Handfläche nach oben ausstrecken und die rechte und linke Hand abwechselnd bieten. Falls die Arbeit anstrengende Drehbewegungen erfordert, schützt ein Stützriemen (Abb. 34.11) das Handgelenk und die Extensoren während der Behandlungszeit und in der Genesungsphase vor Überlastung.

Der Patient kann diese Muskeln selbst dehnen. Er setzt sich dazu in einen Sessel mit Armlehne, stützt den betroffenen Arm ab und lässt die Hand sinken. Der Therapeut sollte ihn einweisen, sodass er postisometrische Relaxation und therapeutischen Druck auf einen Triggerpunkt ausführen kann.

34.14.2 M. brachioradialis

Der Patient sollte möglichst Tätigkeiten vermeiden, die die Aktivität von Triggerpunkten im M. brachioradialis verstärken, z. B. Graben mit

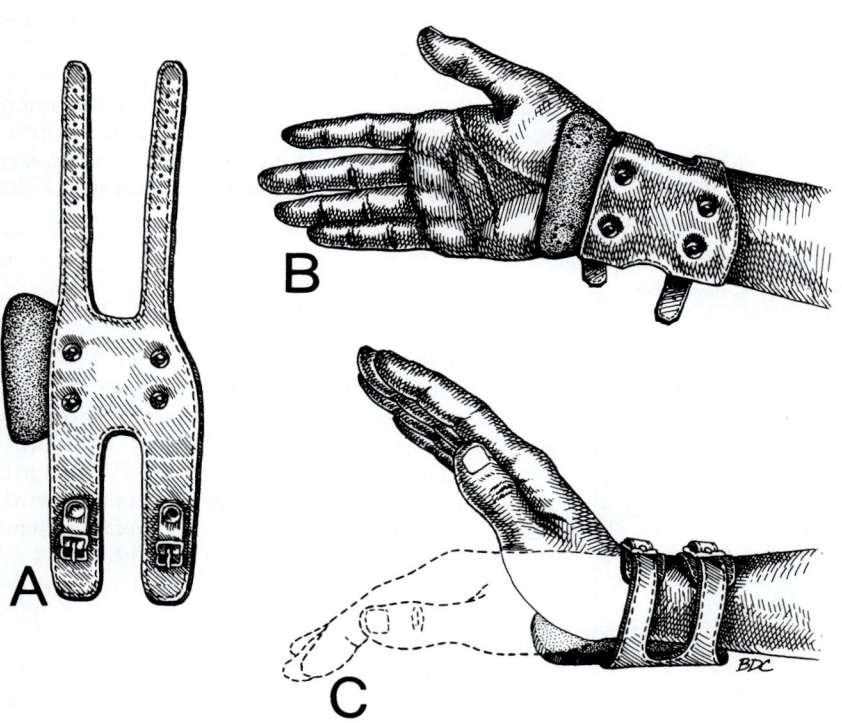

Abb. 34.11: Zuschnitt und Anlage einer Handgelenksmanschette aus Leder oder elastischem Material. Sie unterstützt Thenar und Hypothenar und schränkt die Flexion im Handgelenk ein. Dadurch werden die Extensoren der Hand bei kraftvoll ausgeführten Bewegungen entlastet, bei denen Griffstärke, Pronation und/oder Supination kombiniert werden, weil die Flexion und bis zu einem gewissen Grad auch die Ulnarabduktion im Handgelenk eingeschränkt sind. Die Extension ist nicht eingeschränkt. **A:** Zuschnitt der Manschette. Die Außenschicht ist aus flexiblem Leder gefertigt, das Innenstück aus weniger nachgiebigem Material. **B:** Ansicht der angelegten Manschette von palmar. Die punktierten Kreise markieren das Os pisiforme und die Basis des Os metacarpale I. Beide müssen abgedeckt sein, damit keine Handflexion möglich ist. **C:** Ansicht von lateral. Die Begrenzung von Flexion und Extension durch die Manschette ist deutlich.

Unterarm und Hand

einem Spaten, häufiges Händeschütteln und Tennis spielen mit einem zu schweren Schläger. Wenn die Tätigkeit fortgesetzt werden muss, sollte der Patient lernen, das Handgelenk extendiert und in radialer Abduktion zu halten. Besonders wichtig ist das beim Tennis spielen (Abb. 36.6).

Eine Handgelenksmanschette, wie oben erwähnt und in Abbildung 34.11 gezeigt, erinnert den Patienten daran, die Hand nicht aus dem Handgelenk, sondern aus der Schulter und dem Rumpf heraus zu drehen.

Der Patient lernt, den M. brachioradialis selbst zu dehnen. Er setzt dabei den betroffenen Ellenbogen auf eine Unterlage, wie in Abbildung 34.8 dargestellt. Der Arm muss im Schultergelenk außenrotiert sein, sodass die Ellenbeuge nach oben zeigt. Die andere Hand gibt von außen Druck und proniert die Hand der betroffenen Seite. Dadurch wird der Muskel passiv gedehnt und in die in Abbildung 34.8 gezeigte Stellung gebracht.

Literatur

1. Agur AM: *Grant's Atlas of Anatomy*. Ed. 9. Williams & Wilkins, Baltimore, 1991:385 (Fig. 6.39).
2. *Ibid*. pp. 400, 414 (Figs. 6.59, 6.83).
3. *Ibid*. p. 412 (Fig. 6.79).
4. *Ibid*. p. 428 (Fig. 6.103).
5. *Ibid*. p. 430 (Fig. 6.107).
6. Bardeen CR: The musculature, Sect. 5. In: *Morris's Human Anatomy*. Ed. 6. Edited by Jackson CM. Blakiston's Son & Co., Philadelphia, 1921 (pp. 421–425).
7. *Ibid*. (pp. 421, 423).
8. Basmajian JV, DeLuca CJ: *Muscles Alive*. Ed. 5. Williams & Wilkins, Baltimore, 1985 (pp. 263, 264, 280, 284).
9. Ibid. (p. 290).
10. Basmajian JV, Latif A: Integrated actions and functions of the chief flexors of the elbow. *J Bone Joint Surg 39A:*1106–1118, 1957.
11. Bates T, Grunwaldt E: Myofascial pain in childhood. *J Pediatr 53:*198–209, 1958.
12. Bonica JJ, Sola AE: Other painful disorders of the upper limb. Chapter 52. In: *The Management of Pain*. Ed. 2. Edited by Bonica JJ, Loeser JD, Chapman CR, *et al*. Lea & Febiger, Philadelphia, 1990 (pp. 947–958).
13. Broer MR, Houtz SJ: *Patterns of Muscular Activity in Selected Sports Skill*. Charles C Thomas, Springfield, Ill. 1967.
14. Clemente CD: *Gray's Anatomy*. Ed. 30. Lea & Febiger, Philadelphia, 1985 (pp. 535–538, 1205–206, 1219–1221).
15. Clemente CD: *Anatomy*. Ed. 3. Urban & Schwarzenberg, Baltimore, 1987 (Figs. 61, 74, 75).
16. *Ibid*. (Fig. 77).
17. *Ibid*. (Fig. 114).
18. *Ibid*. (Fig. 80).
19. *Ibid*. (Fig. 66).
20. *Ibid*. (Figs. 67, 68).
21. Cyriax J: *Textbook of Orthopaedic Medicine*. Ed. 5, Vol. 1. Williams & Wilkins, Baltimore, 1969 (pp. 315, 316).
22. Duchenne GB: *Physiology of Motion*, translated by E.B. Kaplan, J.B. Lippincott, Philadelphia, 1949 (pp. 99, 100, 114–116).
23. Ellis H, Logan B, Dixon A: *Human Cross-Sectional Anatomy: Atlas of Body Sections and CT Images*. Butterworth Heinemann, Boston, 1991 (Sects. 81–85).
24. *Ibid*. (Sects. 84–85).
25. *Ibid*. (Sects. 81–85).
26. Folberg CR, Weiss AP, Akelman E: Cubital tunnel syndrome. Part 1: presentation and diagnosis. *Orthop Rev 23(2):*136–144, 1994.
27. Fraim CJ: Unusual cause of nerve entrapment. *JAMA 242:*2557–2558, 1979.
28. Gerwin RD, Shannon S, Hong CZ, *et al.:* Interrater reliability in myofascial trigger point examination. *Pain 69:*65–73, 1997.
29. Goldman S, Honet JC, Sobel R, *et al.:* Posterior interosseous nerve paisy in the absence of trauma. *Arch Neurol 21:*435–441, 1969 (p. 440).
30. Good MG: Acroparaesthesia – idiopathic myalgia of elbow. *Edinburgh Med J 56:*366–368, 1949.
31. Graven-Nielsen T, Arendt-Nielsen L, Svensson P. *et al.:* Experimental muscle pain: a quantitative study of local and referred pain in humans following injection of hyptertonic saline. *J Musculoske Pain 5(1):*49–69, 1997.
32. Gutstein M: Diagnosis and treatment of muscular rheumatism. *Br J Phys Med 1:*302–321, 1938 (Fig. 8, Case 8).
33. Gutstein-Good M: Idiopathic myalgia simulating visceral and other diseases. *Lancet 2:*326–328, 1940 (Fig. 6, Case 7).
34. Hong CZ: Considerations and recommendations regarding myofascial trigger point injection. *J Musculoske Pain 2(1):*29–59, 1994.
35. Hong CZ, Personal Communication, 1997.
36. Hong CZ, Chen YN, Twehous D, *et al.:* Pressure threshold for referred pain by compression on the trigger point and adjacent areas. *J Musculoske Pain 4(3):*61–79, 1996.
37. Ivanichev GA: [*Painful Muscle Hypertonus*]. In Russian. Kazan University Press, Kazan, 1990.
38. Jackson FE, Fleming PM, Cook RC, *et al.:* Entrapment of deep branch of radial nerve by fibrous attachment of extensor carpi radialis brevis: case report with operative decompression and cure. *US Navy Med 58:*10–11, 1971.
39. Jenkins DB: *Hollinshead's Functional Anatomy of the Limbs and Back*. Ed. 6. W. B. Saunders, Philadelphia, 1991 (pp. 139–141).
40. Jonsson S, Jonsson B: Function of the muscles of the upper limb in car driving, I–III. *Ergonomics 18:*375–388, 1975 (pp. 383–387).
41. Kanakamedala RV, Simons DG, Porter RW, *et al.:* Ulnar nerve entrapment at the elbow localized by short segment stimulation. *Arch Phys Med Rehabil 69:*959–963, 1988.
42. Kelly M: Pain in the forearm and hand due to muscular lesions. *Med J Aust 2:*185–188, 1944 (Figs. 1 and 3, Cases 1 and 5).

Unterarm und Hand

43. Kelly M: Interstitial neuritis and the neural theory of fibrositis. *Annals Rheum Dis 7:*89–96, 1948.

44. Kendall FP, McCreary EK, Provance PG: *Muscles: Testing and Function*. Ed. 4. Wilhiams & Wilkins, Baltimore, 1993 (p. 260, 261, 266).

45. Kopehl HP, Thompson WA: *Peripheral Entrapment Neuropathies*. Ed. 2. Wilhiams & Wilkins, Baltimore, 1963 (Fig. 54, pp. 138–139).

46. Kosugi K, Shihata S, Yamashita H: Anatomical study on the variation of extensor muscles of human forearm. 6. M. extensor carpi radialis longus. *Jikeikai Med J 34:*51–60, 1987.

47. Lange M: *Die Muskelhärten (Myogelosen)*. J.F. Lehmanns, München, 1931 (Fig. 38, p. 116).

48. Lieber RL, Fazehi BM, Botte MJ: Architecture of selected wrist flexor and extensor muscles. *J Hand Surg 15A:*244–250, 1990.

49. Lieber RL, Jacobson MD, Fazeli BM, *et al.:* Architecture of selected muscles of the arm and forearm: anatomy and implications for tendon transfer. *J Hand Surg 17A(5):*787–798, 1992.

50. Lockhart RD, Hamilton GF, Fyfe FW: *Anatomy of the Human Body*. Ed. 2. J.B. Lippincott, Philadelphia, 1969 (p. 215).

51. Lundervold AJ: Electromyographic investigations of position and manner of working in typewriting. *Acta Physiol Scand 24(Suppl 84):*66, 1951 (pp. 66, 67, 80, 131).

52. Macdonald AJ: Abnormally tender muscle regions and associated painful movements. *Pain 8:*197–205, 1980 (pp. 202, 203).

53. McMinn RM, Hutchings RT, Pegington J, *et al.:* *Color Atlas of Human Anatomy*. Ed. 3. Mosby-Year Book, Missouri. 1993 (p. 133).

54. *Ibid.* (pp. 135, 147).

55. *Ibid.* (p. 134).

56. Mennell JM: *Joint Pain: Diagnosis and Treatment Using Manipulative Techniques*. Little, Brown & Company, Boston, 1964.

57. Pernkopf E: *Atlas of Topographical and Applied Human Anatomy*, Vol. 2. W.B. Saunders, Philadelphia, 1964 (Figs. 78, 79).

58. *Ibid.* (Figs. 81, 82).

59. *Ibid.* (Fig. 90).

60. Rachhin ES: Injection of specific trigger points. Chapter 10. In: *Myofascial Pain and Fibromyalgia*. Edited by Rachlin ES. Mosby. St. Louis, 1994, pp. 197–360 (p. 348).

61. Rasch PJ, Burke RK: *Kinesiology and Applied Anatomy*. Ed. 3. Lea & Febiger, Philadelphia, 1967 (pp. 204, 206, 218).

62. Reynolds MD: Myofascial trigger point syndromes in the practice of rheumatology. *Arch Phys Med Rehabil 62:*111–114, 1981 (Table 1).

63. Segah RL, Wolf SL, DeCamp MJ, *et al.:* Anatomical partitioning of three multiarticular human muscles. *Acta Anat 142:*261–266, 1991.

64. Simons DG, Travell J: Unpublished data, 1978.

65. Spalteholz W: *Handatlas der Anatomie des Menschen*. Ed. 11, Vol. 2. Hirzel, Leipzig, 1922 (p. 325).

66. *Ibid.* (p. 326).

67. *Ibid.* (p. 330).

68. *Ibid.* (p. 332).

69. Spinner M: *Injuries to the major branches of peripheral nerves of theforearm*. Ed. 2. W.B. Saunders, Philadelphia, 1978 (p. 94).

70. Strandness DE Jr.: Pain in the extremities. Chapter 10. In: *Harrison's Principles of Internal Medicine*. Edited by Wintrobe MM, *et al.*, Ed. 7, McGraw-Hill Book Co., New York, 1974 (p. 44).

71. Sunderland S: *Nerves and Nerve Injuries*. Ed. 2. Churchill Livingstone, Edinburgh, 1978.

72. Travell J: Pain mechanism in connective tissue. In: *Connective Tissues, Transactions of the 2nd Conference, 1951*. Edited by Ragan C. Josiah Macy, Jr. Foundation, New York, 1952 (pp. 98, 99, Fig. 33A).

73. Travell J, Rinzler SH: The myofascial genesis of pain. *Postgrad Med 11:*425–434, 1952 (p. 428).

74. Vecchiet L, Galletti R, Giamberardino MA, *et al.:* Modifications of cutaneous, subcutaneous, and muscular sensory and pain thresholds after the induction of an experimental algogenic focus in the skeletal muscle. *Clin J Pain 4:*55–59, 1988.

Fingerextensoren:
Mm. extensor digitorum und extensor indicis

Übersicht: Übertragungsschmerzen vom M. extensor digitorum werden über den Unterarm zum Handrücken und oft zu den Fingern projiziert, die durch die betroffenen Muskelfasern bewegt werden. Schmerzen vom M. extensor indicis sind am stärksten zwischen Handgelenk und Handrücken. Gelegentlich treten Schmerzen distal vom Epicondylus lateralis des Ellenbogens auf, die auf Triggerpunkte in den Extensoren des Ringfingers und des kleinen Fingers zurückgehen. In den Extensoren des Daumens bilden sich selten Triggerpunkte. **Anatomie:** Die Auffächerung der Sehnen und ihre komplizierten Verbindungen zu den inneren Handmuskeln machen ein ungewöhnliches Zusammenspiel und differenzierte Fingerbewegungen möglich. Die fibrösen Bänder zwischen Extensorensehnen und Fingern begrenzen das Ausmaß, in dem die Extensoren einzelne Fingerbewegungen kontrollieren können. Diese Bewegungen sind von den Mm. lumbricales, interossei und den Flexoren der verschiedenen Finger abhängig. **Funktion:** Die Extensoren der Finger extendieren hauptsächlich die Finger und die Hand im Handgelenk. Sie wirken synergistisch, um spezifische Griffe einzelner Finger zu ermöglichen. Ihr Beitrag zur kraftvollen Flexion der Finger ist unerlässlich. Zu den **Symptomen** zählen einzeln oder in Kombination Schmerzen, Schwäche, Steifigkeit und Druckempfindlichkeit der proximalen Interphalangealgelenke. Die Symptome treten in dem Finger auf, der dem betroffenen Anteil der Extensorengruppe entspricht. Die **Aktivierung und Aufrechterhaltung von Triggerpunkten** erfolgt meistens, weil der Patient zu kraftvoll zugreift oder ständig dieselben Fingerbewegungen wiederholen muss. Die **Untersuchung des Patienten** zeigt einen erhöhten Muskeltonus, Schmerzen und Schwäche, wenn der Patient versucht, einen Gegenstand mit Kraft zu ergreifen. Bei der **Untersuchung auf Triggerpunkte** finden sich tiefe Druckschmerzen distal vom Epicondylus lateralis im mittleren Abschnitt der Extensoren, wie sie für einen zentralen Triggerpunkt typisch sind. **Differenzialdiagnostisch** muss abgeklärt werden, inwieweit Triggerpunkte für die Symptomatik des Tennisellenbogens verantwortlich sind, ob Schlüsseltriggerpunkte in anderen und in funktionell verwandten Muskeln, u. a. in den Mm supinator, brachioradialis und extensor carpi radialis longus, vorliegen. Die wirkungsvollste **Lösung von Triggerpunkten** erfolgt, indem man die Extensoren von Hand und Fingern als Gruppe behandelt. Handgelenk und Finger müssen vollständig flektiert sein, während das Kühlspray von proximal nach distal aufgebracht wird. Die **Infiltration von Triggerpunkten** in der Extensorengruppe sollten mithilfe einer speziellen Einstichtechnik auch alle Triggerpunkte im darunter liegenden M. supinator erreichen. Zu den **korrigierenden Maßnahmen** gehört es, unnötige Muskelanstrengungen zu vermeiden und mithilfe eines häuslichen Übungsprogrammes den vollen Bewegungsumfang zu erreichen und zu erhalten.

35

Inhaltsübersicht

35.1 Übertragungsschmerzen

(Abb. 35.1)
Triggerpunkte in den langen Fingerextensoren leiten Schmerzen über die Rückseite des Unterarmes zum Handrücken und oft auf die Rückseite der Finger. Die letzte Phalanx und das Nagelbett bleiben jedoch schmerzfrei. (Zum Vergleich: Die langen Flexoren der Finger leiten Schmerzen bis in die Fingerspitzen „und darüber hinaus"). Gutsteins Aussagen unterstützen unsere Beobachtungen. Er beschreibt druckschmerzhafte Stellen in den Extensoren im Unterarm distal des Epicondylus lateralis, die Schmerzen von der Rückseite des Unterarmes zum Mittel- und Ringfinger leiten [20].

35.1.1 M. extensor digitorum

(Abb. 35.1.A und B)
Der Extensor des Mittelfingers ist sehr häufig betroffen [20]. Der von ihm ausgehende Schmerz ist in der Hand am intensivsten. Er verläuft wie ein Band über die Rückseite von Unterarm, Handgelenk und Hand bis zum Grundgelenk und proximalen Interphalangealgelenk des Mittelfingers. Gelegentlich kommt eine Schmerzzone auf der Volarseite des Handgelenks vor (Abb. 35.1A). Die Patienten klagen über Schmerzen in Hand und Fingern und über Steifigkeit und schmerzende Fingergelenke [27, 51, 54]. Der erste Bericht über dieses Schmerzmuster beruhte auf der Untersuchung von 38 Patienten [51].

    Der Extensor des Ringfingers überträgt Schmerzen in ähnlicher Form zum Ringfinger [54]. Im Gegensatz zum Extensor des Mittelfingers leiten die Triggerpunkte in den Extensoren von Ring- und kleinem Finger wahrscheinlich auch nach proximal in den Bereich des Epicondylus lateralis Schmerzen (Abb. 35.1B). Die Patienten sind sich möglicherweise nicht ganz sicher, wenn man sie fragt, ob die Schmerzen mehr auf der Ober- oder Unterseite des Fingers liegen. Zur Antwort reiben sie aber meist über die Rückseite der Finger.

    Andere Autoren schreiben, dass die Extensoren der Finger Schmerzen zum Ellenbogen oder Epicondylus lateralis übertragen [19, 26], zum Unterarm [19, 26, 27] und zur Hand [26]. Die für den „Tennisellenbogen" typischen Schmerzen in der Region des Epicondylus lateralis wurden mit Triggerpunkten in den Fingerextensoren assoziiert [28, 29, 55] .

    Kellgren infiltrierte 0,2 ml 6%ige Kochsalzlösung in den Bauch eines unauffälligen M. extensor digitorum. Es resultierten Schmerzen im dorsalen Unterarm und vor allem auf dem Handrücken. Solange die Schmerzempfindung anhielt, waren eine leichte Empfindlichkeit auf tiefen Druck, eine eindeutige Klopfempfindlichkeit, aber keine Überempfindlichkeit der Haut im schmerzenden Areal festzustellen [25].

35.1.2 M. extensor indicis

(Abb. 35.1C)
Zentrale Triggerpunkte liegen im mittleren Bauch dieses Muskels. Sie übertragen Schmerzen nach dorsal zur Radialseite von Handgelenk und Hand, aber nicht zu den Fingern.

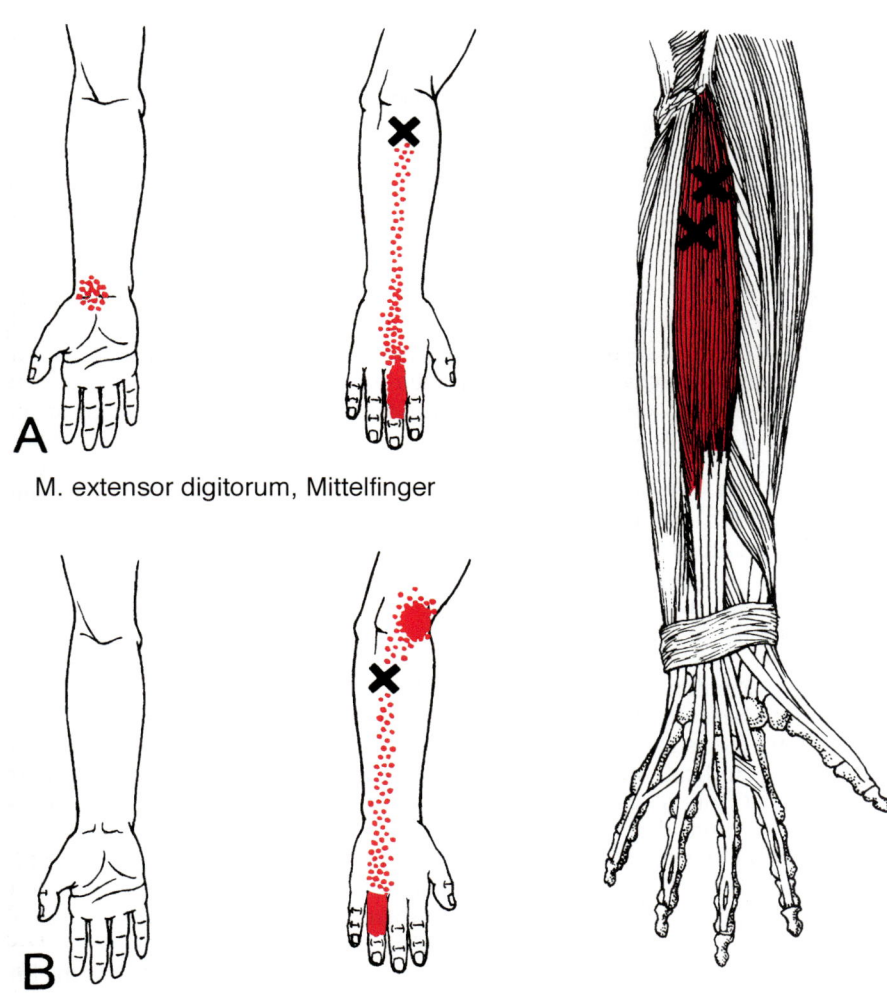

M. extensor digitorum, Mittelfinger

M. extensor digitorum, Ringfinger

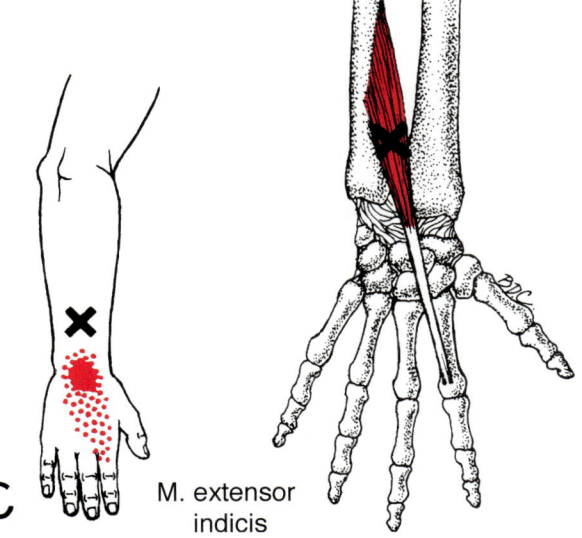

M. extensor indicis

Abb. 35.1: Schmerzmuster (*dunkelrot*) und Lage der Triggerpunkte (**X**) in drei Extensoren der Finger an der rechten Hand (*mittleres Rot*). **A:** Extensor des Mittelfingers; **B:** Extensor des Ringfingers; **C:** Extensor des Zeigefingers, Ansicht von dorsal.

■■■ 35.2 Anatomie

(Abb. 35.2)

35.2.1 M. extensor digitorum

(Abb. 35.2A)

Dieser Muskel entspringt *proximal* vom Epicondylus lateralis humeri, von den Septa intermuscularia und der Fascia antebrachii. Er liegt auf der Rückseite des Unterarmes zwischen dem M. extensor carpi radialis brevis und dem M. extensor carpi ulnaris. Die drei Muskeln setzen mit einer gemeinsamen Sehne am Epicondylus lateralis an. Die Sehnen des M. extensor digitorum verlaufen unter dem Retinaculum extensorum gemeinsam mit dem M. extensor indicis in einem eigenen Sehnenfach [7].

Die Sehnen des M. extensor digitorum sind über dem Handrücken durch höchst variable, schräge Faserzüge verbunden, die selbständige Bewegung tendenziell begrenzen. Zu den zum Zeigefinger und kleinen Finger verlaufenden Sehnenzügen treten gewöhnlich die stärkere Sehne des separaten M. extensor indicis und des M. extensor digiti minimi. Ein Großteil der Fasern des M. extensor digitorum trägt durch die schrägen Sehnenfaserzüge direkt oder indirekt zur Extension des Mittelfingers bei [7].

Distal ist jede Einzelsehne des M. extensor digitorum durch Faserzüge mit den Kollateralbändern seines Metakarpalgelenks verbunden, wo die Sehne das Gelenk kreuzt. Die Sehne verbreitert sich zur Aponeurose (auch als „Extensorenhaube" bezeichnet) und bedeckt an jedem Finger die Rückseite der proximalen Phalanx. Hier verflechtet sie sich mit den Sehnen der Mm. lumbricales und interossei [37]. Die Aponeurose teilt sich dann in einen intermediären und zwei kollaterale Streifen. Der mittlere inseriert an der Basis der zweiten Phalanx, während sich die kollateralen Streifen fortsetzen, sich an der Dorsalfläche der distalen Phalanx der einzelnen Finger vereinen und dort inserieren.

35.2.2 M. extensor digiti minimi

(Abb. 35.2A)

Der M. extensor digiti minimi wird in diesem Kapitel nicht gesondert besprochen, da sich sein Muskelbauch im Allgemeinen mit dem des benachbarten M. extensor digitorum verbindet.

Distal strahlt der M. extensor digiti minimi in die Sehne des M. extensor digitorum und die Aponeurose auf der proximalen Phalanx des Kleinfingers ein.

35.2.3 M. extensor indicis

(Abb. 35.2B)

Dieser Muskel entspringt *proximal* von der dorsalen und medialen Fläche der Ulna und der Membrana interossea. Die Sehne verläuft unter dem Retinaculum extensorum in demselben Fach wie die Sehnen des M. extensor digitorum. *Distal* und in Höhe des zweiten Metakarpalköpfchens inseriert er an der Ulnarseite des Sehnenstreifens, den der M. extensor digitorum zum Zeigefinger entsendet.

35.2.4 Weiterführende Literatur

Der M. extensor digitorum wird von anderen Autoren in der Ansicht von dorsal [1, 7, 8, 49], von radial [2, 9, 47] und zurückgebogen abgebildet, um Innervation und Blutversorgung zu verdeutlichen [12]. Außerdem wird detailliert die Anordnung seiner Sehnen auf dem Handrücken gezeigt [3, 7, 10, 13, 30, 37, 48] sowie seiner Sehnenansätze an jedem Finger [4, 11]. Der M. extensor indicis wird in der tiefsten Schicht der Muskeln am dorsalen Unterarm abgebildet [14, 38, 50].

Fasern vom Typ I und Typ II liegen im M. extensor digitorum communis und M. extensor pollicis longus im gleichen Verhältnis vor [24] wie in den meisten Skelettmuskeln. Fasern vom Typ I machen laut der zitierten Untersuchung zwischen 46% und 55% aus. Ihr Anteil (langsam zuckende Fasern, Typ I) ist in den Muskeln der dominanten Seite geringer.

35.2.5 Anatomische Varianten

M. extensor digitorum brevis manus
Der M. extensor digitorum brevis manus ist eine relativ seltene anatomische Variante. Er wurde an 38 (1,1%) von 3304 untersuchten Händen gefunden. Wenn vorhanden, ist er häufig stark symptomatisch (50% der 38 Fälle) [17]. Er ist klinisch bedeutsam, denn wenn er übertrainiert ist, verursacht er oft Schmerzen und wird dann womöglich als Ganglion, Zyste oder Tumor fehldiagnostiziert, was unnötige

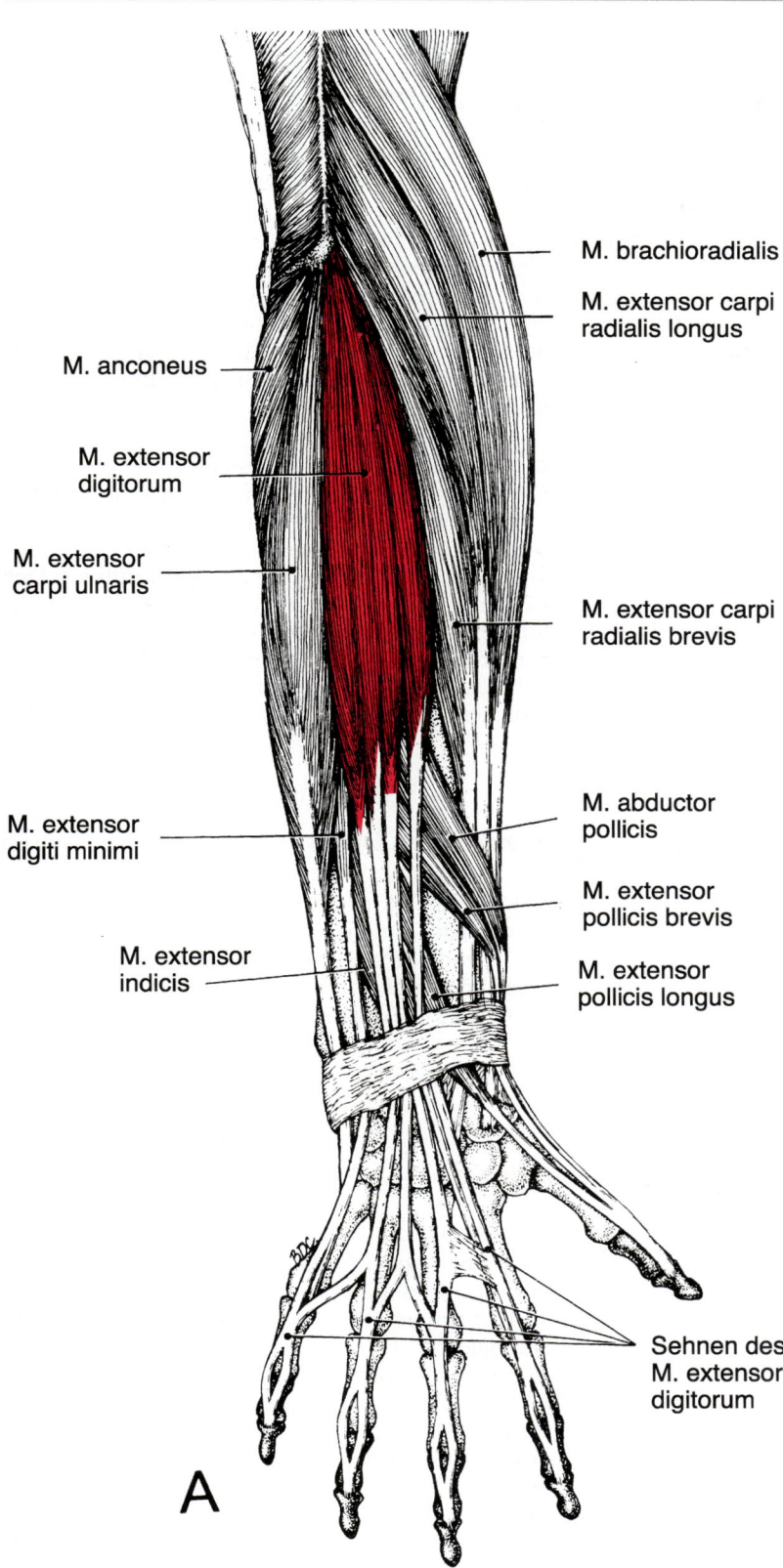

M. brachioradialis

M. extensor carpi radialis longus

M. anconeus

M. extensor digitorum

M. extensor carpi ulnaris

M. extensor carpi radialis brevis

M. extensor digiti minimi

M. abductor pollicis

M. extensor pollicis brevis

M. extensor indicis

M. extensor pollicis longus

Sehnen des M. extensor digitorum

A

Abb. 35.2: Ansatzstellen der Extensoren der rechten Finger und Muskeln auf der Rückseite des Unterarmes. **A:** M. extensor digitorum (*rot*). Schräge Faserzüge verbinden die distalen Teilsehnen. Die Verbindung zwischen der Sehne des M. extensor indicis und der Sehne des M. extensor digitorum ist zu erkennen. **B:** M. extensor indicis (*rot*). Der Muskel verläuft unter den Sehnen des M. extensor digitorum.

Unterarm und Hand

chirurgische Eingriffe zur Folge hat [31]. Er entspringt am distalen Rand des Radius oder von der dorsalen Gelenkkapsel am Handgelenk und inseriert in die dorsale Aponeurose des Zeigefingers [46]. Der Muskel erscheint häufig als Variante des M. extensor indicis proprius, denn wenn er vorhanden ist, fehlt jener normalerweise [17]. Dieser variable Muskel ist klinisch am besten zu erkennen, wenn das Handgelenk um 30 flektiert und die Finger vollständig extendiert sind [40]. Er tritt auf dem Handrücken deutlich hervor, nahe der Basis des ersten und zweiten Mittelhandknochens, außer in den seltenen Fällen, in denen er unter dem M. extensor digitorum communis liegt. Er wird diagnostiziert, indem man ihn zunächst überhaupt in Betracht zieht und dann auf vermehrte Spannung bei der Extension der Finger palpiert. Die Diagnose kann elektromyographisch abgesichert werden. Der Muskel wird vom N. interosseus dorsalis versorgt. Die Symptome werden einer Synovitis auf Grund der Einschnürung des hypertrophierten Muskels durch den distalen Rand des Retinaculum extensorum zugeordnet. Die operative Lösung des Retinaculums gewährt im Allgemeinen Beschwerdefreiheit [46]. Über das Vorkommen von Triggerpunkten in diesem Muskel ist nichts bekannt, doch falls der Muskel vorhanden ist, könnten sie erheblich zu den Beschwerden beitragen.

M. extensor digitorum profundus

Ein Gitarrist litt unter Schmerzen und Schwellung auf der Rückseite des zweiten und dritten Mittelhandknochens auf Grund eines anormalen M. extensor digitorum profundus. Der Muskelbauch endete nicht vor dem Retinaculum extensorum, sondern zog 4 cm weit darunter hindurch. Der Muskel wurde unter Lokalanästhesie zu diagnostischen Zwecken biopsiert, und der Patient wurde beschwerdefrei [43].

35.3 Innervation

Sowohl der M. extensor digitorum als auch der M. extensor indicis werden vom Ramus profundus n. radialis aus dem Fasciculus posterior versorgt, der aus den hinteren Ästen aller drei Trunci des Plexus brachialis gebildet wird. Beide Muskeln werden von den Spinalnerven C_6, C_7 und C_8 innerviert.

35.4 Funktion

Der M. extensor digitorum extendiert alle Fingergelenke (zweiter bis fünfter Finger) [5, 7, 30], insbesondere die proximalen Phalangen [15], und er unterstützt die Extension der Hand im Handgelenk [5, 7]. Er unterstützt zudem die Abduktion (Abspreizen) von Zeige-, Ring- und kleinem Finger vom Mittelfinger. Alle äußeren Handmuskeln werden beim kräftigen Greifen proportional zur aufgewendeten Kraft aktiviert [5, 35]. Der M. extensor digitorum streckt gemeinsam mit den Mm. lumbricales und interossei die mittleren und distalen Phalangen des zweiten bis fünften Fingers. Bei flektierten pro-

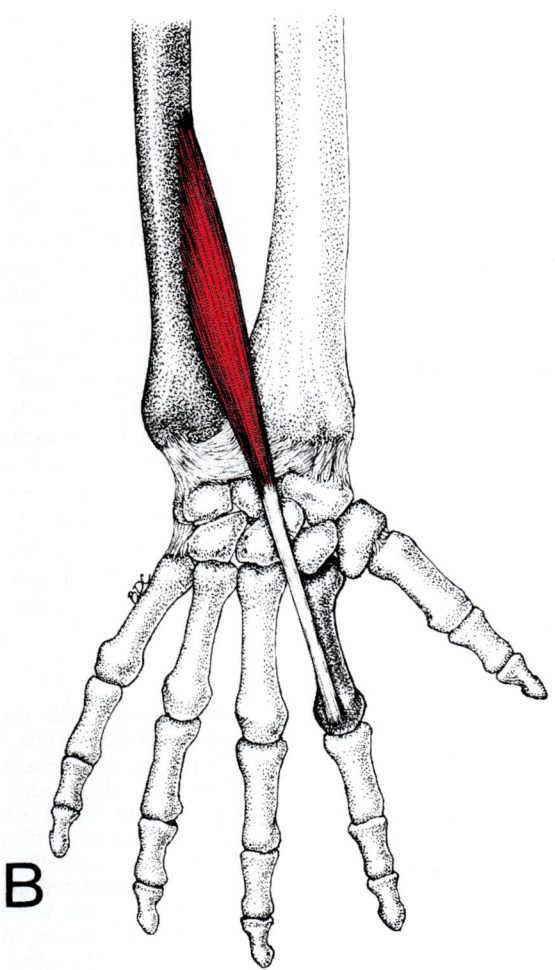

B

M. extensor indicis

Unterarm und Hand

ximalen Phalangen extendiert er die Interphalangealgelenke. Sind die proximalen Phalangen und das Handgelenk extendiert, wirken seine Kontraktionen nur wenig auf die beiden letzten Phalangen [30, 42]. Diese Extensoren fungieren im Wesentlichen synergistisch, sodass individuelle Bewegungen der einzelnen Finger möglich sind.

Der M. extensor indicis wirkt auf den Zeigefinger wie der M. extensor digitorum [45] und unterstützt zusätzlich die Adduktion des Zeigefingers zum Mittelfinger [15, 30], wozu er auf Grund des abgewinkelten Verlaufs seiner Sehne über den Handrücken imstande ist.

Während 13 sportartenspezifischer Bewegungen (Tennis, Golf, Baseball, Über-Kopf-Würfe und Absprünge mit einem Bein) wurde die Aktivität der Extensoren von Hand und Fingern elektromyographisch abgeleitet. Alle Aufzeichnungen zeigten bilateral eine ähnliche Aktivität der motorischen Einheiten. Die stärkste Aktivität wurde bei einem rechtshändigen Golfschlag im dominanten rechten Unterarm gemessen [6].

▬▬ 35.5 Funktionelle Einheit

Eindeutige Interaktionen zwischen Agonisten und Antagonisten bei Flexion und Extension von Hand und Fingern sind erforderlich, um feinmotorische Geschicklichkeit und einen festen Griff zu gewährleisten. Die kräftige *Flexion* der distalen Phalangen setzt auch die starke Aktivität der *Extensoren der Finger* voraus. Andererseits ist die Funktion der Mm. lumbricales und interossei erforderlich, damit der M. extensor digitorum die Interphalangealgelenke extendieren kann.

Die Extensoren des Ring- und des kleinen Fingers bilden mit dem M. supinator eine funktionelle Einheit für Drehbewegungen, z. B. wenn man Schraubdeckel öffnet oder an Armaturen dreht. Verständlicherweise entwickeln diese drei Muskeln oft gemeinsam Triggerpunkte.

▬▬ 35.6 Symptome

Patienten mit Triggerpunkten in den *Fingerextensoren* klagen über die in Kapitel 35.1 beschriebenen Schmerzen. Sie werden vielleicht als Anzeichen für einen „Tennisellenbogen" oder Arthritis der Finger gedeutet [28, 29, 55].

Zu Beginn des 20. Jh., als Frauen noch lange Röcke trugen, litten sie an Ellenbogenschmerzen, weil sie ständig die Röcke raffen mussten. Dieser Schmerz wurde Epicondylalgie oder Brachialgie genannt [34]. Das auslösende Ereignis hat sich geändert, die Beschwerden nicht. Diese Schmerzen können den Patienten nachts aufwecken [27]. Wenn ein kräftiger Händedruck „am Ellenbogen" heftig schmerzt, sind dafür vermutlich Triggerpunkte in den Extensoren von Ring- und kleinem Finger verantwortlich.

Wenn nur der *Extensor des Mittelfingers* betroffen ist, klagt der Patient wahrscheinlich über einen kraftlosen Griff, spürt aber keine Schmerzen. Die Fingerextensoren sind für einen kräftigen Griff unverzichtbar. Ihre Schwäche bestätigt einmal mehr die Beobachtung, dass Triggerpunkte Muskelkontraktion hemmen können [53]. Muskeln lernen [52]. Sie können sich ein dysfunktionales Verhalten aneignen, sie können es jedoch durch Training wieder zu Gunsten eines funktionellen Verhaltens verlernen [21].

Das Symptom der beeinträchtigten *Fingerflexion* kann auf Triggerpunkte in den *Extensoren* der Finger beruhen. Die Patienten klagen vielleicht über Steifigkeit und Empfindlichkeit in den proximalen Interphalangealgelenken. Wegen solcher Steifheit und schmerzhaften Krämpfen in den Fingern konnte ein Patient so lange seine Kühe nicht mehr melken, bis die Triggerpunkte im M. extensor digitorum inaktiviert wurden [27]. Ein weiterer Patient, der Dr. Travell aufsuchte, konnte nicht auf der Schreibmaschine schreiben, weil der Ringfinger und der kleine Finger „nicht einzeln arbeiten" wollten, bis die Triggerpunkte in den Fasern des Extensors dieser Finger infiltriert worden waren.

Patienten mit Triggerpunkten im M. extensor pollicis klagen über den Verlust ihrer Feinmotorik, auf die sie z. B. als Zahnarzt, beim handschriftlichen Schreiben und zum Bedienen einer Tastatur angewiesen sind.

▬▬ 35.7 Aktivierung und Aufrechterhalten von Triggerpunkten

Zu myofaszialen Triggerpunkten in den Fingerextensoren kommt es meistens durch eine Überlastung, wie sie die wiederholten kraftvollen Fingerbewegungen von Berufsmusikern darstellen (Pianisten sind besonders betroffen). Aber auch Zimmerleute oder Mechaniker leiden da-

Unterarm und Hand

runter, und ständiges Dehnen eines Gummibandes löst die Beschwerden ebenso aus. Eine lokale Entzündung des Ringfingers einer Näherin macht ihn steif und schmerzhaft. Erst Monate später wurden die Beschwerden durch die Infiltration eines Triggerpunktes in den Muskelfasern weit proximal im Unterarm gelindert, die diesen Finger strecken. Die Autoren beobachteten und auch Kelly [27] beschreibt die Aktivierung von Triggerpunkten der Fingerstreckmuskeln nach einer Unterarmfraktur.

Wenn eine Fingerstrecksehne ihre Führung über das Metakarpophalangealgelenk verliert, springt die Sehne gewissermaßen aus dem Gleis. Dies ist eine ernste Quelle muskulärer Überlastung, weil der Finger ulnarabduziert. Die Sehnenverlagerung muss operativ korrigiert werden, um die Funktion wiederherzustellen [16].

35.8 Untersuchung des Patienten

(Abb. 35.3)

Da diese Fingerextensoren über das Handgelenk und alle Fingergelenke ziehen, muss der Untersucher alle diese Gelenke passiv flektieren, um eine Bewegungseinschränkung auf Grund von Triggerpunkten ausfindig zu machen. Am besten flektiert er zunächst alle Finger, dann langsam und vorsichtig das Handgelenk und bringt es anschließend in Ulnarabduktion um einen erhöhten Muskeltonus durch verspannte Faserbündel feststellen zu können.

Ob das *aktive* Bewegungsausmaß eingeschränkt ist, wird mit dem Fingerflexionstest überprüft. Der Patient flektiert die Interphalangealgelenke, bis die Fingerspitzen die Fingerballen berühren, während er gleichzeitig die Metakarpophalangealgelenke extendiert. Wenn der Tonus eines Fingerextensors wegen eines Triggerpunktes zu hoch ist, beugt sich dieser Finger nicht ausreichend, wie der Mittelfinger in Abbildung 35.3. Die passive Flexion über diesen Punkt hinaus ist schmerzhaft.

Eine *Schwäche* bei Triggerpunkten in den Fingerextensoren wird durch vergleichenden Händedruck festgestellt. Der Seitenvergleich ist aufschlussreicher, wenn der Patient die Hände ulnarabduziert und im Handgelenk flektiert hält. Bei latenten Triggerpunkten kann dieser Test eine Schwäche bei fehlenden Schmerzen aufdecken.

Eine *Empfindlichkeit* des proximalen Interphalangealgelenks ist gewöhnlich mit einer Steifigkeit der Finger und Schmerzen durch Triggerpunkte in den Fingerextensoren assoziiert, manchmal bei *fehlendem* Übertragungsschmerz zum Gelenk [53]. Hier könnte eine Analogie zur Tendinitis bei Triggerpunkten in den Fasern des Caput longum des M. biceps brachii vorliegen (Kapitel 30). In beiden Fällen werden die Beschwerden durch die Inaktivierung der verantwortlichen Triggerpunkte behoben.

Normalerweise entwickelt der M. extensor pollicis gemeinsam mit anderen Extensoren der Finger Triggerpunkte, gelegentlich jedoch auch isoliert. Die Symptomquelle ist dann schwerer ausfindig zu machen, sofern dieser Muskel nicht gezielt untersucht wird. Hierbei wird folgendermaßen vorgegangen: 1) Die Hand wird passiv flektiert. 2) Der Unterarm wird vollständig proniert. 3) Der Daumen wird passiv unter den Zeigefinger adduziert. 4) Das Metakarpophalangealgelenk wird passiv flektiert. 5) Es wird durch passive Flexion des Interphalangealgelenks getestet. Bei positivem Test ist die Flexion des Interphalangealgelenks eingeschränkt und es treten Schmerzen auf der Rückseite des ersten Karpometakarpalgelenks und radial des zweiten Mittelhandknochens auf. Der Daumen versucht

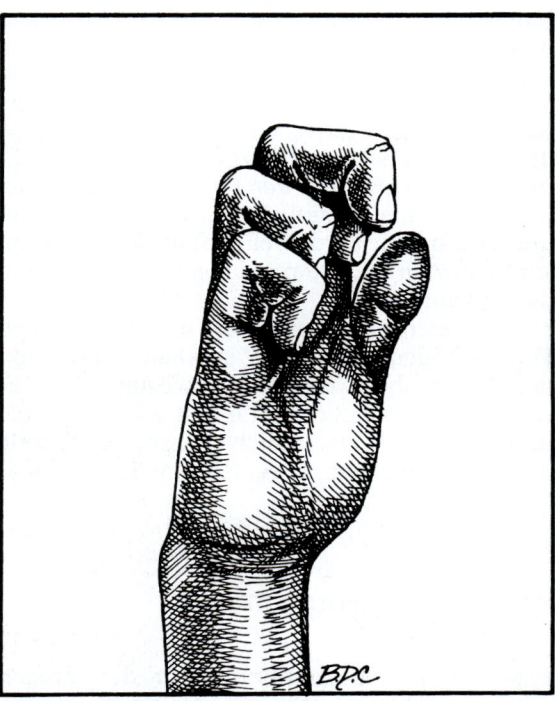

Abb. 35.3: Positiver Fingerflexionstest. Nur der Mittelfinger ist sichtbar betroffen. Der Patient kann alle anderen Fingerspitzen fest gegen die Fingerballen drücken und die Metakarpophalangealgelenke gleichzeitig extendieren.

in Abduktion auszuweichen, wenn das Interphalangealgelenk flektiert wird. Bei starkem Befall wird diese Tendenz zur vielleicht schon im zweiten Untersuchungsschritt deutlich. Diese Beschreibung wurde von Sachse [44] beigesteuert. Auch Macdonald bemerkte, dass die Belastung des betroffenen Muskels durch aktiven Widerstand gegen die Extension des Daumens Schmerzen verursacht [36].

Wie von Kendall et al. beschrieben, lässt sich der M. extensor digitorum auf Schwäche testen, indem die Extension der Metakarpophalangealgelenke des zweiten bis fünften Fingers gegen Widerstand versucht wird, während der Arm auf einer festen Unterlage ruht [30]. Eine Schwäche dieses Muskels schwächt auch die Extension im Handgelenk.

Bei Verdacht auf Triggerpunkte in den Fingerextensoren sollte der Patient auf ein normales Gelenkspiel im Ellenbogen- und Handgelenk und den Gelenken der Hand untersucht werden. Nötigenfalls muss es wiederhergestellt werden [32, 39].

▬ 35.9 Untersuchung auf Triggerpunkte

(Abb. 35.4)
Gerwin et al. ermittelten unter erfahrenen und geschulten Untersuchern die zuverlässigsten Kriterien zur Diagnose von myofaszialen Triggerpunkten. Als eindeutig erwiesen sich ein verspanntes Faserbündel, umschriebene Druckschmerzen, Übertragungsschmerzen und die Reproduktion des symptomatischen Schmerzes. Für einige der untersuchten Muskeln bildeten lokale Zuckungsreaktionen kein verlässliches Kriterium. Für den M. extensor digitorum erzielten die Untersucher jedoch für alle Kriterien eine hohe Übereinstimmung [18]. An diesem Muskel ist die Untersuchung auf Triggerpunkte relativ einfach.

Annähernd alle Erwachsenen haben einen druckempfindlichen *latenten* Triggerpunkt im Extensor des dritten Fingers, da dieser bei fast allen Handbewegungen eingesetzt wird. Die schnellende Palpation dieses Triggerpunktes ruft eine der häufigsten und leicht auszulösenden lokalen Zuckungsreaktionen hervor. Man kann an diesem Muskel gut üben, wie ein Knötchen und ein verspanntes Faserbündel identifiziert werden und eine lokale Zuckungsreaktion hervorgerufen werden kann. Der zentrale Triggerpunkt liegt 3–4 cm distal des Radiusköpfchens, das 2 cm oder weiter vom Epicondylus lateralis zu tasten ist (Abb. 35.1A und 35.4). Nur wenn dieser Triggerpunkt aktiv ist, klagt der Patient über Schmerzen im Mittelfinger.

Die Triggerpunkte in den Fasern des M. extensor digitorum, die zum Ringfinger und dem kleinen Finger ziehen, sind schwierig zu lokalisieren (Abb. 35.1B), da sie tief im Muskelfleisch unterhalb der Ursprungsaponeurose liegen, die den Muskel zum Teil überdeckt. Die Muskelfa-

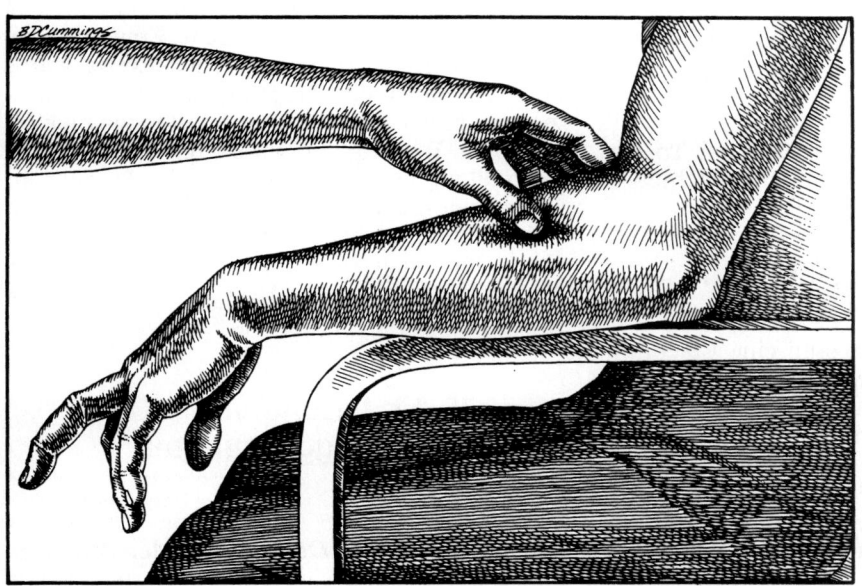

Abb. 35.4: Auslösen einer lokalen Zuckungsreaktion durch schnellende Palpation eines Triggerpunktes in den zum Mittelfinger ziehenden Fasern des M. extensor digitorum. Bei den meisten Erwachsenen lässt sich die deutlich erkennbare Bewegung des Mittelfingers problemlos auslösen, auch wenn Schmerzen fehlen, da sich in diesem Muskel fast immer latente Triggerpunkte befinden.

Unterarm und Hand

sern finden sich neben dem M. extensor carpi ulnaris, dem Muskel seitlich vom palpierbaren Rand der Ulna und nahe am darunter liegenden M. supinator. Wenn sie palpiert werden, neigen beide Muskeln dazu, Schmerzen nach distal und zum Handgelenk und manchmal proximal zum Epicondylus lateralis zu übertragen. Wenn eine lokale Zuckungsreaktion ausgelöst werden kann, extendieren Ring- und kleiner Finger und bestätigen den Befund.

Sofern diese zentralen Triggerpunkte vorhanden sind, ist die Ansatzstelle der verspannten Faserbündel im Bereich des Epicondylus lateralis oft druckschmerzhaft. Hierdurch lässt sich ein Insertionstriggerpunkt lokalisieren, der auf Grund der anhaltenden Verspannung entstanden ist, die die Kontraktionsknoten im zentralen Triggerpunkt hervorrufen.

Ein aktiver Triggerpunkt im *M. extensor indicis* wird im mittleren Anteil des Muskels lokalisiert (Abb. 35.1C) und überträgt Schmerzen zur Handwurzel, aber nur selten zum Finger, wenn er durch Druck gereizt wird. Dieser Triggerpunkt kommt selten isoliert vor. Wenn andere Triggerpunkte inaktiviert wurden und die Schmerzen im Handgelenk anhalten, ist wahrscheinlich ein Triggerpunkt im M. extensor indicis verantwortlich.

Nur selten entwickeln die im Unterarm liegenden Daumenmuskeln Triggerpunkte, vermutlich weil die Mm. extensor pollicis longus und brevis nur geringfügig am Greifen beteiligt sind und in die Steuerung des Daumens nur ein und nicht zwei Interphalangealgelenke einbezogen sind.

35.10 Engpass

Es wurden keine Nervenengpässe bei Triggerpunkten in den Fingerextensoren beobachtet.

35.11 Differenzialdiagnose

Differenzialdiagnostisch müssen eine Epicondylitis lateralis („Tennisellenbogen"), eine Radikulopathie C_7 (gelegentlich auch C_8) und eine Tendovaginitis stenosans (deQuervain-Krankheit) gegenüber Triggerpunkten in den Fingerextensoren abgegrenzt werden. Myofasziale Triggerpunkte in den Extensoren der Finger können mit einer Subluxation der Handwurzelknochen einhergehen, die behoben werden muss.

Der häufig diagnostizierte Tennisellenbogen oder die Epicondylitis lateralis wird oft durch Triggerpunkte in zumindest einem der Muskeln hervorgerufen, die am Epicondylus lateralis ansetzen. Oft sind mehrere dieser Muskeln gleichzeitig involviert. Gewöhnlich (aber durchaus nicht immer) ist zunächst der M. supinator betroffen, gefolgt von den Mm. brachioradialis und extensor carpi radialis longus. Im Laufe der Zeit und mit Ausbreitung des Problems auf die Extensoren von Mittel- und Ringfinger wird das Zugreifen und jede Drehbewegung der Hand schmerzhaft. In dieser Phase kann auch der M. extensor carpi ulnaris Triggerpunkte entwickeln. Die Epicondylitis beginnt vielleicht als Insertionstendopathie bei einem zentralen Triggerpunkt, wird jedoch oft nicht erkannt, und so bleibt die eigentliche Ursache der Beschwerden unbeachtet und unbehandelt. Der Tennisellenbogen wird als eigenständiges Thema in Kapitel 36.11 besprochen.

Hong stellte fest, dass abgesehen von diesen assoziierten Triggerpunkten auch Schlüsseltriggerpunkte in entweder den Mm. scaleni oder dem M. serratus posterior superior zu Satellitentriggerpunkten im M. extensor digitorum führen können. Sie verschwinden, sobald die Schlüsseltriggerpunkte inaktiviert wurden [23].

Die Krankengeschichte von 100 Musikern, die unter Problemen mit ihren Händen litten, stimmten mit den typischen Symptomen bei myofaszialen Triggerpunkten in den Extensoren von Hand und Fingern überein, worauf jedoch in der erwähnten Arbeit nicht eingegangen wurde. Als Symptome wurden aufgezählt: Schmerzen auf der Rückseite des Unterarmes und dem Handrücken, Verlust der Beweglichkeit, rasche Ermüdung bei wiederholten Bewegungen. Üblicherweise wurde eine Tendinitis der Fingerextensoren diagnostiziert, wohinter sich eine Insertionstendopathie bei zentralen Triggerpunkten verbergen könnte. Die Behandlung bestand darin, dass die Musiker ihr Instrument nicht mehr spielten und die Hand für 3–6 Wochen überhaupt schonten [22]. Eine harte Strafe für einen Musiker, vor allem, wenn die Maßnahme unnötig ist.

35.12 Lösung von Triggerpunkten

(Abb. 35.5)
Zum *Sprühen und Dehnen* sitzt der Patient in einem Sessel mit geeigneten Armlehnen, sodass

der Ellenbogen in Extension abgestützt ist, gleichzeitig Hand und Finger flektiert sind und bei proniertem Unterarm herabhängen können. Es reicht zur Dehnung der langen Fingerextensoren und dem Ausschalten ihrer Triggerpunkte während des Kühlens nicht aus, wenn nur die Finger krallen oder das Handgelenk gebeugt wird. Der Muskel muss über alle Finger- und Handgelenke gleichzeitig gedehnt sein, während er und seine Schmerzübertragungszone mit dem in parallelen Bahnen aufgebrachten Kühlmittel besprüht werden. Der Therapeut sollte die Finger nicht zusammendrücken, da dies die Gelenke schädigen könnte. Wenn Triggerpunkte in den Extensoren von Ring- und Kleinfinger Übertragungsschmerzen zum Epicondylus lateralis leiten, wird auch dieser Bereich mit einigen nach proximal gezogenen Kühlbahnen abgedeckt. Anschließend wird feuchte Wärme auf die Muskeln im Unterarm aufgebracht und dann dreimal langsam im vollen Umfang flektiert und extendiert.

Lewit beschreibt und illustriert ein ähnliches Dehnungsverfahren für den M. extensor digitorum communis unter Einsatz der postisometri-

schen Relaxation, die sich auch für die Selbstbehandlung eignet [32]. Die postisometrische Relaxation (ausführliche Beschreibung in Kapitel 3.12) ist zur Lösung der Triggerpunkte in den Extensoren sehr zu empfehlen.

Ebenfalls gut geeignet zum Lösen von Triggerpunkten in diesem Muskel ist die gezielte Anwendung von therapeutischem Druck (Beschreibung in Kapitel 3.12). Der Patient kann anschließend aktiv flektieren und sorgt so durch reziproke Inhibition für eine zusätzliche Entspannung der Muskelfasern.

Nach der Behandlung wird der Patient ermutigt, seine Tätigkeiten allmählich zu steigern, dabei jedoch solche zu vermeiden, die den Muskel bis zur Schmerzgrenze anstrengen. Einige Patienten sind spartanisch und entschlossen, den schwachen Muskel zu „trainieren" und zu „kräftigen". Ihnen muss abgeraten werden, absichtlich schmerzhafte Bewegungen zu wiederholen und dadurch ihren Zustand zu verschlechtern.

■■■ 35.13 Infiltration von Triggerpunkten

(Abb. 36.6)

Andere Autoren wie auch wir haben festgestellt, dass die Infiltration eines Triggerpunktes in den Extensoren der Finger die Patienten zuverlässig von ihren Symptomen befreit [19, 26]. Zur Infiltration liegt der Patient auf dem Rücken. Der Arm wird so gelagert, dass Hand und Finger locker herabhängen, wodurch die Extensoren der Finger mäßig gedehnt werden. Nach der Infiltration wird der Muskel im vollen Bewegungsausmaß gedehnt und dabei normalerweise mit Spray gekühlt. Anschließend wird für 5–10 Minuten eine heiße Packung aufgelegt. Abschließend dehnt der Patient den Muskel, indem er die Gelenke *langsam* endgradig flektiert und extendiert.

Es gelten dieselben Verhaltensrichtlinien wie nach der Behandlung durch Sprühen und Dehnen.

35.13.1 M. extensor digitorum

Die Triggerpunkte im Extensor des Mittelfingers werden durch flächige Palpation identifiziert und mit 0,5%iger Procainlösung infiltriert (Abb. 35.6A). Starke lokale Zuckungsreaktionen und deutliche Schmerzmuster, die durch die Untersuchung und beim Durchstechen der

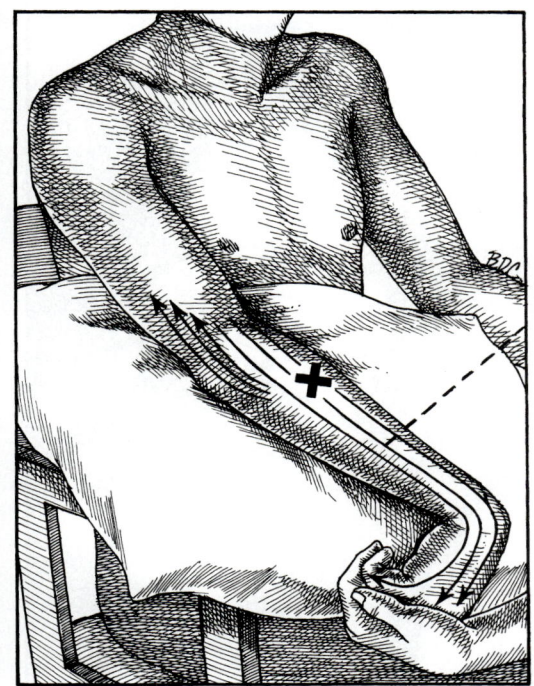

Abb. 35.5: Dehnungsposition und Sprühmuster (*Pfeile*) für den gesamten M. extensor digitorum. Das **X** markiert den Bereich des zentralen Triggerpunktes. Das abwärts gerichtete Sprühmuster sollte sich auch um den Epicondylus lateralis ziehen, vor allem wenn dort ebenfalls Schmerzen und Druckempfindlichkeit auftreten.

Unterarm und Hand

Unterarm und Hand

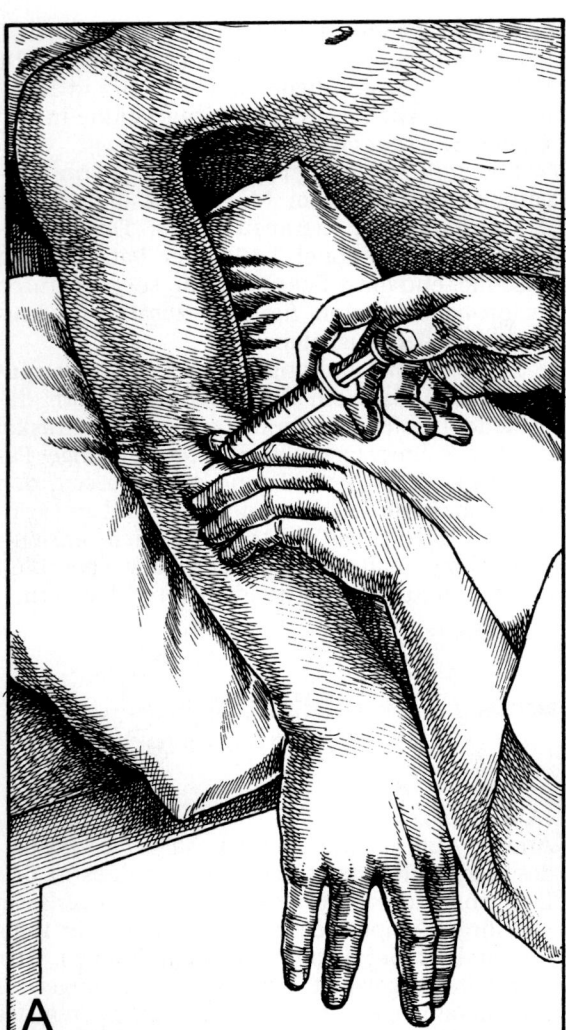

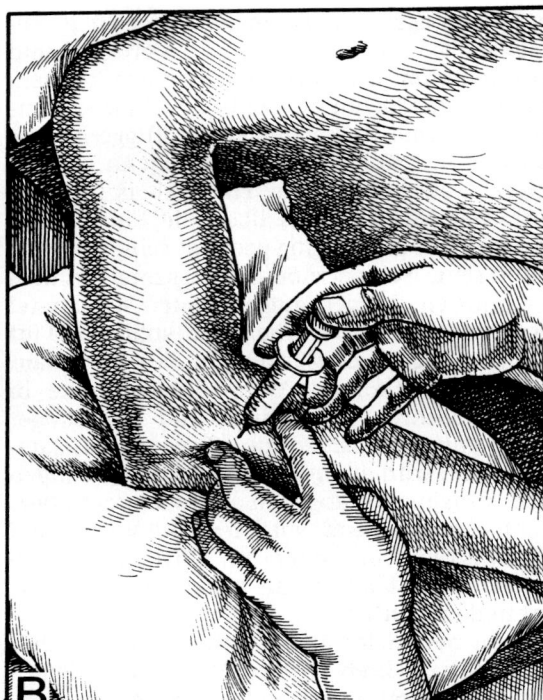

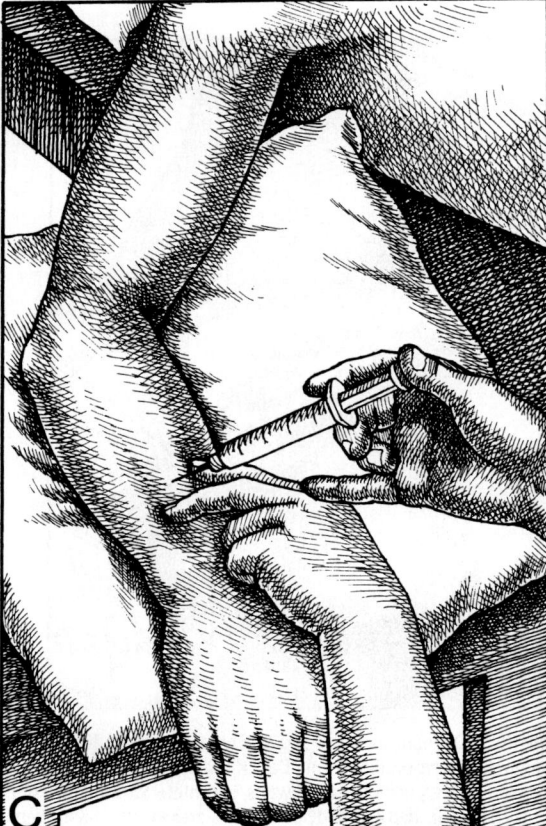

Abb. 35.6: Infiltration von Triggerpunkten in den Fingerextensoren. **A:** Extensor des Mittelfingers; **B:** Extensoren des Ring und kleinen Fingers. Infiltration in die Tiefe des Extensors des vierten und fünften Fingers erreicht oft auch einen Triggerpunkt im darunter liegenden M. supinator, der Schmerzen zum Epicondylus lateralis überträgt. **C:** M. extensor indicis.

Triggerpunkte ausgelöst werden, sind für diesen Muskel charakteristisch.

Die Triggerpunkte in den Extensoren des Ringfingers und des kleinen Fingers liegen zwischen denen des Extensors des Mittelfingers und des M. extensor carpi ulnaris. Die Kanüle wird auf die Stelle der tiefen Druckschmerzen gerichtet (Abb. 35.6B). Es ist nicht immer eindeutig, ob der Triggerpunkt, der in beträchtlicher Tiefe mit der Kanüle erreicht wird, und der die Schmerzen zum Epicondylus lateralis überträgt, im M. extensor digitorum oder im darunter liegenden M. supinator lokalisiert ist. Nach dem Inaktivieren der Triggerpunkte in den Mm. extensores kann der Patient oft sofort wieder kraftvoll zugreifen [53].

Gelegentlich kommt es bei der Infiltration dieser Triggerpunkte unbeabsichtigt zur Blockade des Ramus profundus n. radialis (N. interosseus posterior). Der Patient sollte vorher auf eine mögliche vorübergehende Schwäche der Extensoren vorbereitet werden, die innerhalb von 15 oder 20 Minuten abklingt, wenn mit einer 0,5%igen Procainlösung infiltriert wurde.

Die Endplattenzone im M. extensor digitorum dürfte diagonal durch den Muskelbauch verlaufen, wenn man in den verschiedenen Zacken ein Verhältnis von Faserlänge zu Muskelbauch von 0,42–0,5 annimmt [33]. Triggerpunkte können an jedem Ort in der Endplattenzone auftreten.

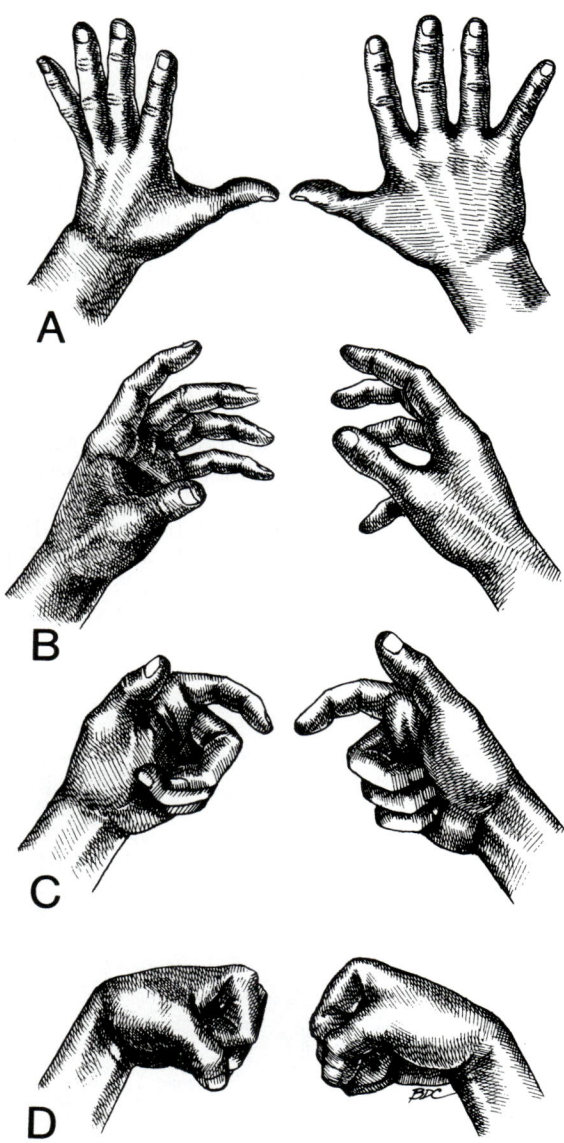

Abb. 35.8: Fingerdehnungsübung für Kunsthandwerker. **A:** Zu Beginn der Übung ist der Unterarm proniert, die Hand geöffnet, Handgelenk und Finger sind vollständig extendiert. **B** und **C:** Der Unterarm wird supiniert, die Finger schließen sich in einer fließenden, fortlaufenden Bewegung, beginnend mit dem kleinen Finger. **D:** Das Handgelenk ist flektiert, die Faust kraftvoll geschlossen. Der Daumen liegt über dem Zeigefinger.

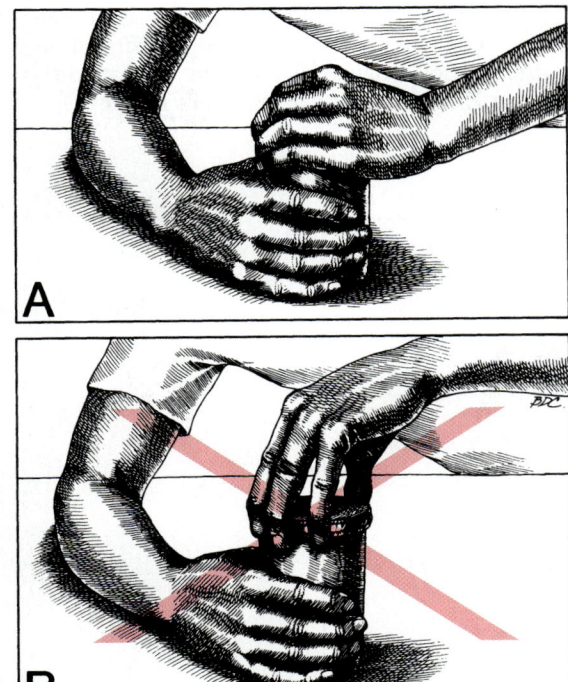

Abb. 35.7: Öffnen eines Schraubdeckels. **A:** extendiertes Handgelenk. Die Position ermöglicht eine kraftvolle Drehung. **B:** In dieser Position kann keine Kraft aufgebracht werden (*rotes X*).

Unterarm und Hand

Rachlin bildet drei Injektionsbereiche im M. extensor digitorum communis ab: Für den zentralen Triggerpunkt liegt sie in der Mitte des Muskels, für die beiden Insertionstriggerpunkte an den Enden des Muskelbauches [41]. Die anhaltende Spannung in den Faserbündeln, die durch zentrale Triggerpunkte hervorgerufen wird, kann zu einer Insertionstendopathie an den Ansatzstellen dieser Faserbündel führen.

35.13.2 M. extensor indicis

Triggerpunkte in diesem Muskel werden mit flächiger Palpation durch die oder zwischen den Extensorsehnen lokalisiert. Der Triggerpunkt liegt im Muskelbauch etwa in der Mitte zwischen Radius und Ulna, wo der Muskel über den Unterarm zieht und an der Ulna ansetzt (Abb. 35.6C).

35.13.3 M. extensor pollicis longus

Dieser Muskel liegt lateral (radial) vom M. extensor indicis. Seine Endplattenzone verläuft diagonal durch zwei Drittel des Muskelbauches, wie auf Grund des Verhältnisses von Faserlänge zu Länge des Muskelbauches (0,31) [33] anzunehmen ist. Triggerpunkte können überall innerhalb der Endplattenzone vorkommen.

35.14 Korrigierende Maßnahmen

(Abb. 35.7 – 35.11)

35.14.1 Bewegungsbelastungen abbauen

Der Patient lernt, die Fingerextensoren nicht zu überlasten. Wenn er zugreifen oder die Hand drehen muss, etwa beim Tennis, sollte er das Handgelenk leicht extendiert und radialabduziert und nicht flektiert und ulnarabduziert halten. Wer immer wieder Hände schütteln muss, kann die Belastung verringern, indem er die Hand leicht gestreckt und mit nach oben gerichteter Handfläche anbietet, sodass die andere Person nicht fest zudrücken kann. Dadurch benutzt der Patient den M. biceps brachii anstelle der Unterarmmuskeln, um den Ellenbogen zu flektieren, und bei einem Empfang kann er den Gästen würdevoll abwechselnd die rechte und die linke Hand reichen. Eine äußere Stütze des Handgelenks bietet eine Ledermanschette wie in Abbildung 34.11 vorgeführt. Sie hilft, das Handgelenk in neutraler oder extendierter Stellung zu halten und eine übermäßige Belastung der Extensoren im Unterarm zu verhindern. Leider ist dergleichen vielleicht nicht serienmäßig verfügbar und muss speziell angefertigt werden. Kunststoff ist für den Zweck weniger geeignet als Leder.

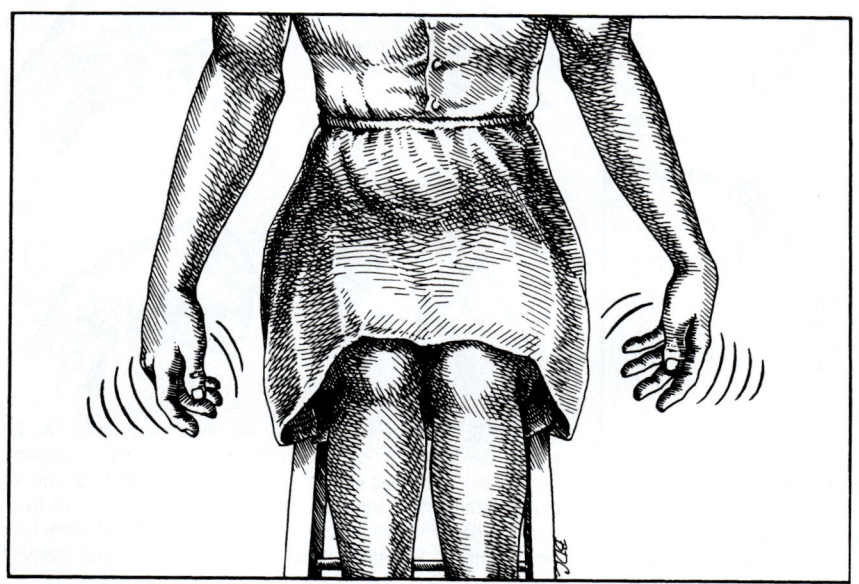

Abb. 35.9: „Flatternde Finger": Extensoren von Hand und Fingern flattern entspannt, während Oberarm, Ellenbogen und Unterarm geschüttelt werden.

Der Patient sollte vermeiden, schmerzhafte Bewegungen auszuprobieren. Er sollte vielmehr die Muskeln ruhen und sich erholen lassen. Es sollten nur solche Tätigkeiten erneut genommen werden, die keine Schmerzen hervorrufen. *Abwechslung* bei den Tätigkeiten ist sinnvoll, wobei allmähliche weitere Bewegungen wieder aufgenommen und das Leistungsniveau gesteigert wird, während sich die Funktion verbessert.

Häufig werden die Extensoren der Finger durch die Art überlastet, wie man versucht, einen Schraubdeckel zu öffnen, wobei der Muskel in eine mechanisch ungünstige Position gebracht wird (Abb. 35.7B). Wenn das Handgelenk radialabduziert und der gesamte Arm als Hebel genutzt wird (Abb. 35.7A), reduziert sich die Belastung der Extensoren der Hand erheblich.

35.14.2 Übungen

Die „Fingerdehnungsübung für Kunsthandwerker" (Abb. 35.8) und die „Flatternden Finger" (Abb. 35.8) sind besonders nützlich für Menschen, die ihre Hände lange Zeit angespannt halten oder wiederholte Fingerbewegungen ausführen müssen. Als Beispiele dafür seien feinmechanische Arbeiten, Klavierspielen oder Schreiben mit der Hand genannt.

Die Fingerdehnungsübung für Handwerker beginnt, indem die Unterarme proniert vor dem Körper gehalten und die Finger extendiert und gespreizt werden (Abb. 35.8A). Während die Unterarme langsam supinieren, werden die Finger flektiert, der kleine Finger zuerst (Abb. 35.8B und C). Bei vollständig supiniertem Unterarm und flektiertem Handgelenk wird dann die Faust geschlossen (Abb. 35.8D).

Anschließend wird die Bewegung umgekehrt: Die Finger „entfalten" sich, das Handgelenk extendiert, und der Ablauf kann erneut beginnen.

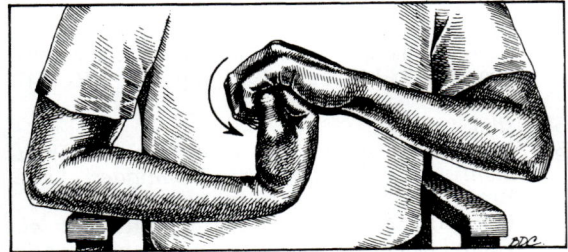

Abb. 35.10: Passive Selbstdehnung für den rechten M. extensor digitorum. Das rechte Handgelenk und die Finger der rechten Hand werden gleichzeitig vollständig flektiert.

Diese Fingerdehnungsübung hat den Vorteil, zusätzlich zu den inneren Handmuskeln sowohl die Flexoren als auch die Extensoren der Finger, des Daumens und der Hand zu dehnen und zu aktivieren.

Die „Flatternden Finger" (Abb. 35.9) übt der Patient, indem er die Hände vollständig entspannt an den Seiten herabhängen lässt und aus den Schultern und dem Ellenbogen entspannt schüttelt.

Mit der passiven Selbstdehnung, wie sie in Abbildung 35.10 dargestellt wird, kann der Patient hypertone Fingerextensoren entspannen. Es ist ausschlaggebend, dass sowohl das Hand-

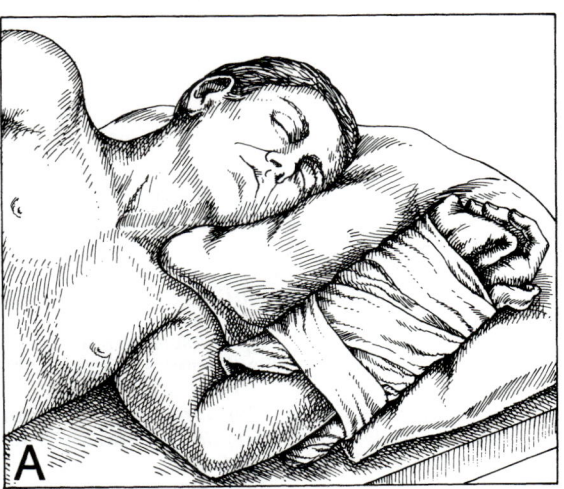

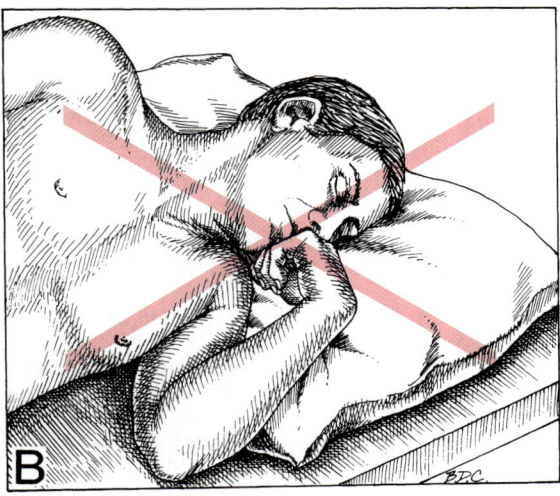

Abb. 35.11: Schlafstellungen. **A:** Mithilfe einer weichen Schiene werden Ellenbogen, Handgelenk und Finger in der richtigen, neutralen Stellung gehalten. **B:** ungünstige Haltung (*rotes X*). Der Patient muss verhindern, dass er sie spontan im Schlaf einnimmt.

gelenk als auch die Fingergelenke, über die die Extensoren der Finger und ihre Sehnen ziehen, endgradig flektiert werden. Die postisometrische Relaxation mit behutsamer Kontraktion kann den Vorgang unterstützen.

35.14.3 Lagerung

Die nächtliche Lagerung ist wichtig, wenn der Patient dazu neigt, Hand und Finger stark flektiert zu halten (Abb. 35.11B), da die Finger-extensoren dadurch für längere Zeit in einer Dehnungshaltung verbleiben, was die Entstehung eines Karpaltunnelsyndroms begünstigen kann. Um dies zu verhindern, muss sich der Patient für die Nacht ein kleines Kissen oder ein Handtuch gegen Handfläche und Unterarm binden, um eine neutrale Mittelstellung zu gewährleisten (Abb. 35.11A).

Literatur

1. Agur AM: *Grant's Atlas of Anatomy*. Ed. 9. Williams & Wilkins, Baltimore, 1991:428 (Fig. 6.103).
2. *Ibid*. p. 434 (Fig. 6.114).
3. *Ibid*. pp. 429, 430 (Figs. 6.105, 6.107).
4. *Ibid*. p. 431 (Fig. 6.109).
5. Basmajian JV, DeLuca CJ: *Muscles Alive*. Ed. 5. Williams & Wilkins, Baltimore, 1985 (pp. 290, 292–294).
6. Broer MR, Houtz SJ: *Patterns of Muscular Activity in Selected Sports Skill*. Charles C Thomas, Springfield, Ill.. 1967.
7. Clemente CD: *Gray's Anatomy*. Ed. 30. Lea & Febiger, Philadelphia, 1985 (pp. 530, 536, 537, 540).
8. Clemente CD: *Anatomy*. Ed. 3. Urban & Schwarzenberg, Baltimore, 1987 (Figs. 74, 75).
9. *Ibid*. (Fig. 61).
10. *Ibid*. (Fig. 103).
11. *Ibid*. (Fig. 116).
12. *Ibid*. (Fig. 78).
13. *Ibid*. (Fig. 104).
14. *Ibid*. (Fig. 77).
15. Duchenne GB: *Physiology of Motion*, translated by EB Kaplan. JB Lippincott, Philadelphia, 1949 (p. 126).
16. Flatt AE: *The Care of the Rheumatoid Hand*. Ed. 3. C.V. Mosby, St. Louis, 1974 (pp. 249–277).
17. Gama C: Extensor digitorum brevis manus: a report on 38 cases and a review of the literature. *J Hand Surg 8(5 Pt. 1)*:578–582, 1983.
18. Gerwin RD, Shannon S, Hong CZ, *et al.:* Inter-rater reliability in myofascial trigger point examination. *Pain 69*:65–73, 1997.
19. Good MG: The role of skeletal muscles in the pathogenesis of diseases. *Acta Med Scand 138*:285–292, 1950 (p. 287).
20. Gutstein M: Common rheumatism and physiotherapy. *Br J Phys Med 3*:46–50, 1940 (p. 47).
21. Headley BJ: Evaluation and treatment of myofascial pain syndrome utilizing biofeedback. Chapter 5. In: *Clinical EMG for Surface Recordings*, Vol. 2. Edited by Cram JR. Clinical Resources, Nevada City, 1990.
22. Hochberg FH, Leffert RD. Heller MD, *et al.:* Hand difficulties among musicians. *JAMA 249(14)*:1869–1872, 1983.
23. Hong CZ: Considerations and recommendations regarding myofascial trigger point injection. *J Musculoske Pain 2(1)*:29–59, 1994.
24. Józsa L, Demel S, Réffy A: Fibre composition of human hand and arm muscles. *Gegenbaurs Morph Jahrb, Leipzig 127*:34–38, 1981.
25. Kellgren JH: Observations on referred pain arising from muscle. *Clin Sci 3*:175–190, 1938 (p. 187).
26. Kelly M: New light on the painful shoulder. *Med J Aust 1*:488–493, 1942 (Case 8, Figs. 3D and 3F).
27. Kelly M: Pain in the forearm and hand due to muscular lesions. *Med J Aust 2*:185–188, 1944 (Cases 2, 7, and 9; Fig. 4).
28. Kelly M: Some rules for the employment of local analgesia in the treatment of somatic pain. *Med J Aust 1*:235–239, 1947 (p. 236).
29. Kelly M: The relief of facial pain by procaine (Novocaine) injections. *J Am Geriatr Soc 11*:586–596, 1963 (Case 3, p. 589).
30. Kendall FP, McCreary EK, Provance PC: *Muscles: Testing and Function*. Ed. 4. Williams & Wilkins, Baltimore, 1993 (pp. 254, 255).
31. Kuschner SH, Gellman H, Bindiger A: Extensor digitorum brevis manus: an unusual cause of exercise induced wrist pain. *Am J Sport Med 17(3)*:440–441, 1989.
32. Lewit K: *Manipulative Therapy in Rehabilitation of the Locomotor System*. Ed. 2. Butterworth Heinemann, Oxford, 1991:147–149, 200–202.
33. Lieber RL, Jacobson MD, Fazeli BM, *et al.:* Architecture of selected muscles of the arm and forearm: anatomy and implications for tendon transfer. *J Hand Surg 17A(5)*:787–798, 1992.
34. Llewellyn LJ, Jones AB: *Fibrositis*. Rebman, New York, 1915 (Fig. 35 opposite p. 226; p. 227).
35. Long C, Conrad PW, Hall EA, *et al.:* Intrinsic-extrinsic muscle control of the hand in power grip and precision handling. *J Bone Joint Surg 52A*:853–867, 1970.
36. Macdonald AJ: Abnormally tender muscle regions and associated painful movements. *Pain 8*:197–205, 1980 (pp. 202, 203).
37. McMinn RM, Hutchings RT, Pegington J, *et al.:* *Color Atlas of Human Anatomy*. Ed. 3. Mosby-Year Book, Missouri, 1993 (pp. 135, 146, 147, 150).
38. *Ibid*. (p. 135).
39. Mennell JM: *Joint Pain: Diagnosis and Treatment Using Manipulative Techniques*. Little, Brown & Company. Boston, 1964.
40. Patel MR, Desai SS, Bassini-Lipson L, *et al.:* Painful extensor digitorum brevis manus muscle. *J Hand Surg 14A(4)*:674–678, 1989.
41. Rachlin ES: Injection of specific trigger points. Chapter 10. In: *Myofascial Pain and Fibro-*

myalgia. Edited by Rachlin ES. Mosby, St. Louis, 1994, pp. 197–360 (p. 351).

42. Rasch PJ, Burke RK: *Kinesiology and Applied Anatomy*. Ed. 6. Lea & Febiger, Philadelphia, 1978 (pp. 200. 203).

43. Reeder CA, Pandeya NK: Extensor indicis proprius syndrome secondary to an anomalous extensor indicis proprius muscle belly. *J Am Osteopath Assoc 91(3)*:251–253, 1991.

44. Sachse J: Personal Communication, 1994.

45. Sano S, Ando K, Katori I, *et al.:* Electromyographic studies on the forearm muscle activities during finger movements. *J Jpn Orthop Assoc 51*:331–337, 1977.

46. Shaw JA, Manders EK: Extensor digitorum brevis manus muscle: a clinical reminder. *Orthop Rev 18(9)*:867–869, 1988.

47. Spalteholz W: *Handatlas der Anatomie des Menschen*. Ed. 11, Vol. 2. S. Hirzel, Leipzig, 1922 (p. 330).

48. *Ibid*. (p. 334).

49. *Ibid*. (p. 331).

50. *Ibid*. (p. 333).

51. Travell J: Pain mechanisms in connective tissue. In: *Connective Tissues, Transactions of the Second Conference, 1951*. Edited by Ragan C. Josiah Macy, Jr. Foundation, New York, 1952 (Fig. 33, pp. 98, 99).

52. Travell J: Myofascial trigger points: clinical view. In: *Advances in Pain Research and Therapy*. Edited by Bonica JJ, Albe-Fessard D. Raven Press, New York, 1976 (pp. 919–926).

53. Travell J, Bigelow NH: Role of somatic trigger areas in the patterns of hysteria. *Psychosom Med 9*:353–363, 1947 (p. 356).

54. Travell J, Rinzler SH: The myofascial genesis of pain. *Postgrad Med 11*:425–434, 1952 (p. 428).

55. Winter Z: Referred pain in fibrositis. *Med Rec 157*:34–37, 1944 (pp. 37, 38).

Unterarm und Hand

M. supinator

Übersicht: Der „Tennisellenbogen" oder die „Epikondylitis", wie die Schmerzen am Epicondylus lateralis oft bezeichnet werden, ist häufig myofaszialen Ursprungs und auf Triggerpunkte im M. supinator und den Extensoren im Unterarm zurückzuführen. **Übertragungsschmerzen** von Triggerpunkten im M. supinator manifestieren sich überwiegend am Epicondylus lateralis, häufig an der dorsalen Seite der Interdigitalfalte zwischen Daumen und Zeigefinger, an der Daumenbasis und manchmal auf der Rückseite des Unterarmes. **Anatomie:** Der M. supinator setzt an der Facies posterior ulnae am Ellenbogen an und windet sich um die laterale Radiusfläche zu seinem Ansatz an dessen Volarfläche. Der Radius wirkt wie eine Haspel, denn er „wickelt" den M. supinator und die Bizepssehne auf, wenn die Hand proniert wird. **Funktion:** Der M. supinator supiniert in erster Linie die Hand und unterstützt die Flexion am Ellenbogen. Wichtigstes **Symptom** sind Ellenbogenschmerzen, die in Ruhe und bei Belastung auftreten, wenn mit dem Arm schwer getragen wird. Die **Aktivierung und Aufrechterhaltung von Triggerpunkten** im M. supinator erfolgt durch Belastungen, wie sie beim Tennis spielen auftreten, wenn der Patient seine Aktentasche auf den Schreibtisch „knallt" oder wenn er eine schwer gängige Armatur betätigt. Die **Untersuchung des Patienten** zeigt ausgeprägte übertragene Klopfschmerzen des Sehenenansatzes am Epicondylus lateralis. Zur **Untersuchung auf Triggerpunkte** wird der Ellenbogen leicht flektiert, der Unterarm supiniert, der M. brachioradialis zur Seite geschoben und der M. supinator distal in der Ellenbeuge gegen den Radius palpiert. Ein **Engpass** für den Ramus profundus n. radialis kann gelegentlich dort entstehen, wo dieser in die Frohse-Arkade eintritt, wenn diese durch verspannte Fasern des M. supinators verengt ist. Die **Differenzialdiagnose** befasst sich hauptsächlich mit dem „Tennisellenbogen". Abgesehen von Triggerpunkten im M. supinator tragen auch Triggerpunkte in den benachbarten Extensoren von Hand und Fingern hierzu bei. Dazu gehören die Mm. brachioradialis, triceps brachii (distaler Abschnitt) und gelegentlich der M. anconeus. Auch die Mm. brachialis, biceps brachii und palmaris longus können betroffen sein, tragen aber seltener zu dem für den „Tennisellenbogen" typischen Schmerz am Epicondylus lateralis bei. Zur **Lösung von Triggerpunkten** des M. supinator durch Sprühen und Dehnen wird der Ellenbogen extendiert und der Unterarm proniert, während das Kühlspray zunächst nach proximal und um den Unterarm herum über dem Muskel aufgebracht wird. Danach werden die Kühlbahnen nach distal über die Rückseite des Unterarmes bis zum Daumen gezogen. Auch andere manuelle Lösungstechniken sind geeignet. Bei der **Infiltration von Triggerpunkten** wird die Kanüle auf die druckschmerzhafte Stelle oberhalb von Caput und Collum radii in der distalen Ellenbeuge gerichtet. Auf die Infiltration folgen passives Dehnen und aktive Bewegungen im vollen Bewegungsausmaß. Zu den **korrigierenden Maßnahmen** gehören eine Armhaltung mit dorsalflektiertem Handgelenk und leicht flektiertem Ellenbogen, die eine Überanstrengung beim Tennis spielen verhindert, und die Anwendung von therapeutischem Druck auf die Triggerpunkte. Außerdem sollte sich der Patient angewöhnen, Pakete mit supiniertem Unterarm zu tragen, wodurch die Last vom M. supinator auf die Mm. biceps brachii und brachialis übertragen wird.

36

Inhaltsübersicht

36.1 Übertragungsschmerzen

(Abb. 36.1)

Triggerpunkte im M. supinator übertragen in erster Linie Schmerzen zum Epicondylus lateralis und zur angrenzende Seitenfläche des Ellenbogens [56]. Nebenschmerzen werden dorsal zur Interdigitalfalte zwischen Daumen und Zeigefinger geleitet. Wenn die Schmerzen intensiv genug sind, strahlen sie auch in Gebiete auf der Rückseite des Unterarmes aus [57].

Kelly berichtet über einen Patienten mit Druckschmerzen im Bereich des häufigsten Triggerpunktes im M. supinator. Auch die Extensoren von Hand und Fingern waren druckschmerzhaft, außerdem spürte der Patient ein Taubheitsgefühl im Daumen und Kribbeln im Zeige- und Ringfinger. Diese Symptome und die Druckschmerzen in weiteren Arealen im dista-

Unterarm und Hand

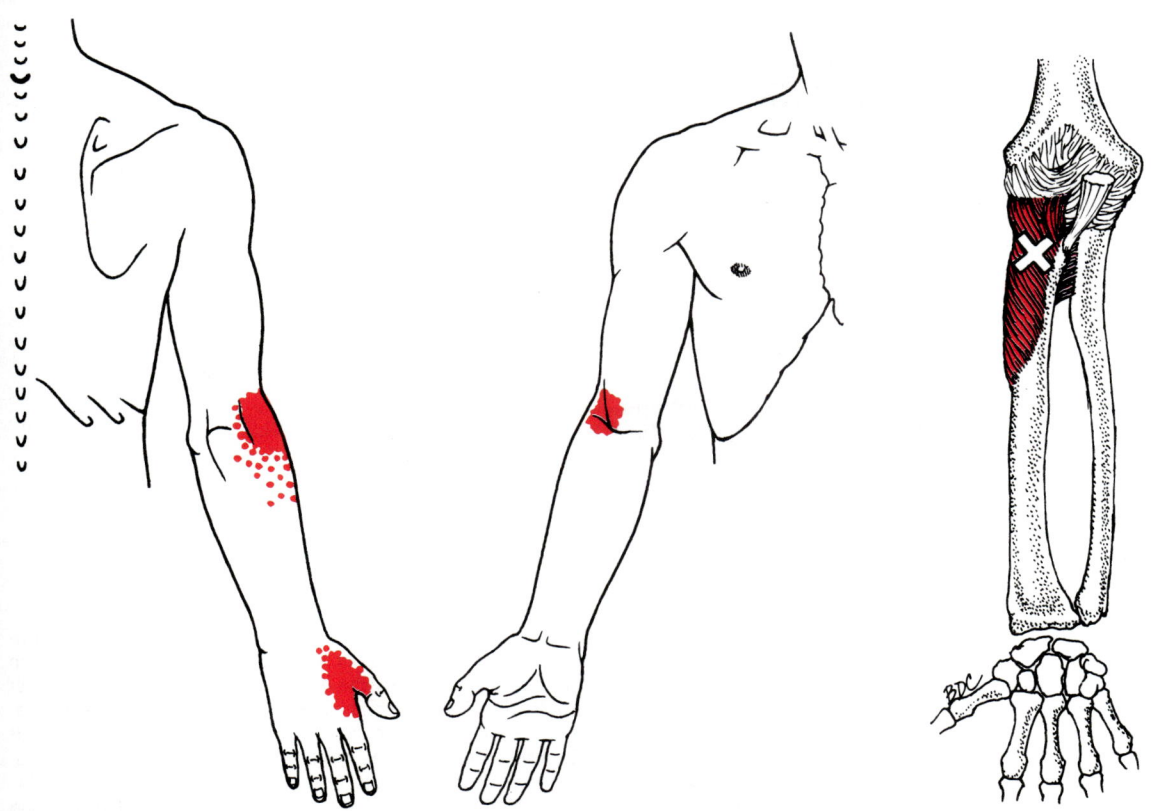

Abb. 36.1: Übertragungsschmerzmuster (*dunkelrot*) eines häufigen Triggerpunktes (**X**) im rechten M. supinator.

len M. brachialis und auf der volaren Seite des Handgelenkes verschwanden, nachdem die empfindlichen Stellen in den Extensoren der Finger und im M. supinator mit einem Lokalanästhetikum infiltriert wurden [29]. Zwei andere Patienten wiesen das für den M. supinator typische Übertragungsschmerzmuster am Daumen auf, das durch Infiltration seiner Triggerpunkte behoben werden konnte [28].

36.2 Anatomie

(Abb. 36.2)
Der M. supinator ist ein flacher Muskel, der sich proximal in zwei Schichten teilt. Er windet sich um die laterale (Außen-)Seite des Radius und setzt proximal an der Dorsalfläche der Ulna und am Epicondylus lateralis humeri an, an den Lig. collateralia der Art. radioulnaris sowie anterior

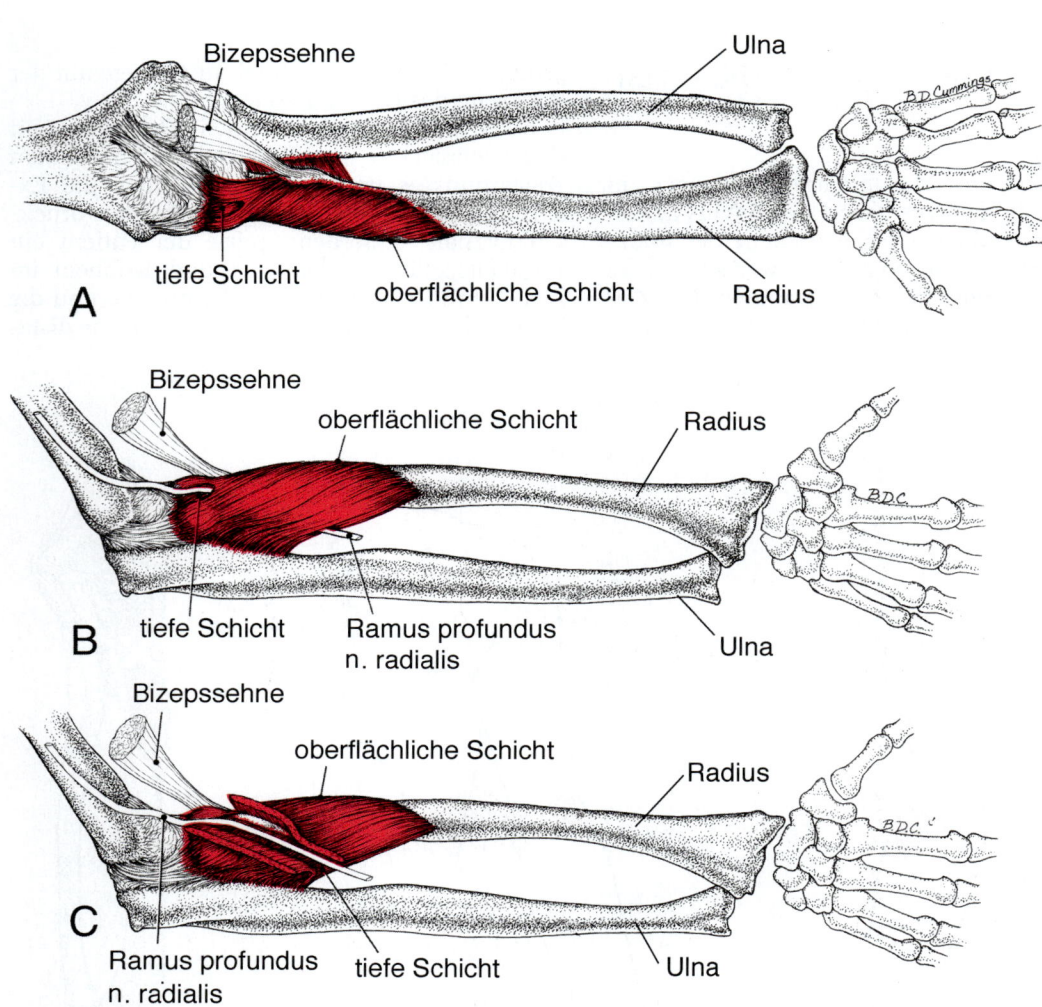

Abb. 36.2: Ansatzstellen des rechten M. supinator (*rot*) und dessen Beziehung zum Ramus profundus n. radialis. **A:** Ansicht des Unterarmes *von ventral* mit supinierter Hand. Im Vordergrund ist der Ansatz des Muskels an der Volarfläche des Radius zu sehen, im Hintergrund, wie er das Spatium interosseum antebrachii überspannt und an der Dorsalfläche der Ulna ansetzt. Ein kleiner Teil der tiefen Muskelschicht ist durch die bogenförmige Öffnung in der oberflächlichen Schicht erkennbar. **B:** Ansicht des Unterarmes von lateral. Hand in Neutralstellung. Der Ramus profundus n. radialis tritt in die Arkade ein, die sich in der oberflächlichen Muskelschicht öffnet, und zieht zwischen den beiden Muskelschichten hindurch. **C:** gleiche Ansicht wie B. Die oberflächliche Muskelschicht ist zurückgebogen, die tiefe Schicht und die Nerven sind sichtbar. Der nicht von Muskel bedeckte Teil des Radius ist direkt oberhalb des Nerv zu erkennen. Dieser Teil des Knochens trennt die beiden Muskelschichten und schafft Raum für den Nerv. Diese Untergliederung reicht nicht bis in dessen distale Hälfte, wo sich der Nerv seinen Weg durch den Muskelbauch bahnt.

an der Kapsel der Art. humeroulnaris (Abb. 36.2B und C) [10]. Ventral und distal inserieren die Fasern in Form eines „Y" an der volaren Fläche des Radius, knapp distal der Bizepssehne (Abb. 36.2A). Der Knochen zwischen den Schenkeln des „Y" (Abb. 36.2C) gliedert den proximalen Teil des Muskels in eine oberflächliche und eine tiefe Schicht [4, 52]. Distal ist der Muskel nicht untergliedert. Wenn der Unterarm proniert, wickeln sich der M. supinator und die Bizepssehne um den Radius und in den Zwischenraum zwischen Radius und Ulna. Der Ramus profundus n. radialis (N. interosseus posterior) verläuft zwischen den beiden Schichten des M. supinator. Er tritt dort durch einen fibrösen Bogen von variabler Dicke ein, den die oberflächliche Schicht bildet und der vor allem, wenn er verdickt ist, als Frohse-Arkade bezeichnet wird [51, 52].

Der Ausdruck „M. supinator longus" ist ein veralteter Name des M. brachioradialis. Er bezieht sich nicht auf den M. supinator, der früher als „M. supinator brevis" bezeichnet wurde. Der M. brachioradialis bewirkt nur sehr begrenzt Supination.

Weiterführende Literatur

In Anatomielehrbüchern wird der M. supinator in der Ansicht von medial [33], in der Frontalansicht [33, 35, 55], von vorn mit dem N. radialis [3], von lateral [2, 33], in der Ansicht von posterior (dorsal) [9, 12, 54], von posterior mit Blick auf den Ramus profundus n. radialis [13, 39], von medial [53] und im Querschnitt [18, 40] gezeigt.

36.3 Innervation

Der Muskel wird hauptsächlich von dem Spinalnerven C_6, teilweise auch C_5 und gelegentlich C_7 innerviert durch den Fasciculus posterior und über den Ramus profundus n. radialis (N. interosseus posterior) [30]. Der motorische Ast für den M. supinator zweigt vom N. interosseus posterior ab, bevor er in den Muskel eintritt [11].

36.4 Funktion

(Abb. 36.3)
Der M. supinator, wie der Name sagt, ist einer der beiden wichtigsten Supinatoren am Unterarm in der Art. radioulnaris [5, 17, 26, 45, 58]. Die Aktivität des M. supinator überwiegt über

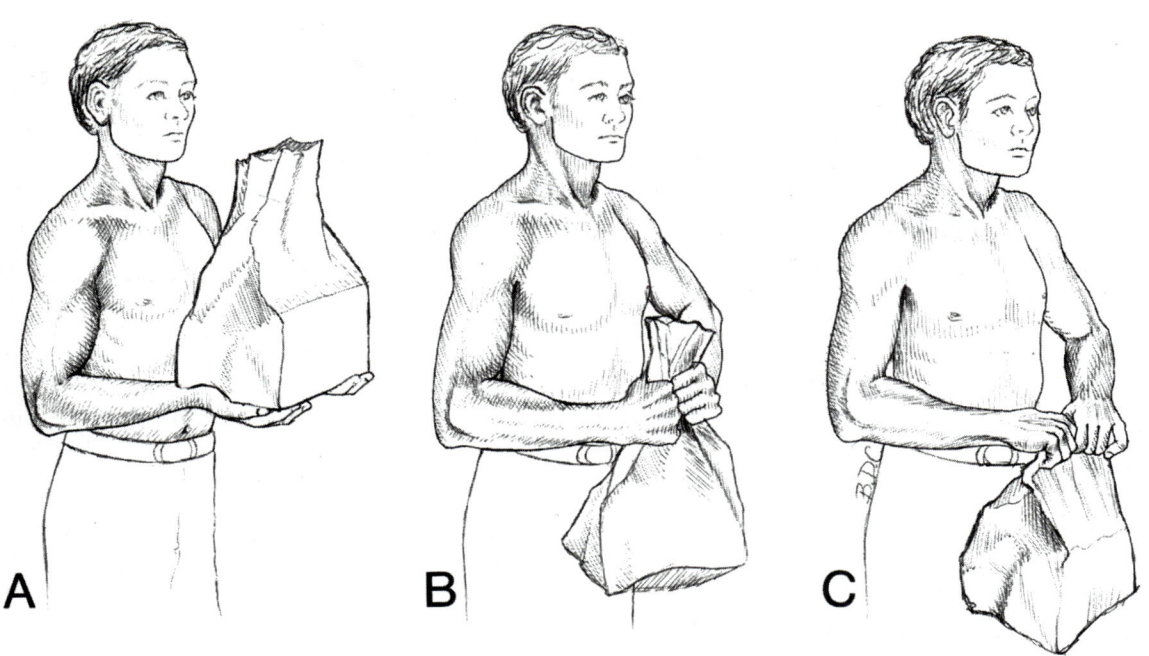

Abb. 36.3: Drei Handhaltungen, um einen schweren Gegenstand mit flektierten Ellenbogen zu tragen. **A:** Unterarme supiniert. Der M. biceps brachii wird belastet, der M. supinator entlastet. **B:** Hände in Neutralstellung, wodurch beide Muskeln belastet sind. **C:** Unterarme proniert. Der M. biceps brachii ist eher entlastet, die Mm. brachialis, brachioradialis und die Fasern des M. supinator, die zur Ellenbogenflexion beitragen, stärker belastet.

Unterarm und Hand

die des M. biceps brachii bei Supination des Unterarmes ohne Widerstand und „hält" den Unterarm in Supination [5, 58]. Der sehr viel kräftigere M. biceps brachii unterstützt die Supination, wenn der Unterarm im Ellenbogen zumindest leicht flektiert ist und wenn ein Widerstand gegen die Supination mit Kraft überwunden werden muss [58]. Ist der Ellenbogen dagegen extendiert, assistiert der M. biceps brachii wenig, wenn überhaupt. Eine kraftvolle Supination ist daher nur mit einem zumindest leicht flektierten Ellenbogen möglich.

Elektromyographische Daten zeigen, dass eine kraftvolle Ellenbogenflexion bei proniertem Unterarm, wie Abb. 36.3C sie zeigt, Kontraktionen des M. biceps brachii hemmen (der ein Supinator ist). Folglich werden die Mm. supinator, brachioradialis und brachialis stärker belastet. Eine kraftvolle Ellenbogenflexion in der supinierten Stellung, wie in Abb. 36.3A gezeigt, belastet den M. biceps brachii und entlastet den M. supinator. Der M. supinator unterstützt außerdem die Flexion des Unterarmes im Ellenbogen, wenn der Unterarm in einer Mittelstellung zwischen Supination und Pronation [49] gehalten wird, wie es Abb. 36.3B zeigt.

Die Fasern des M. supinator, die anterior an der Kapsel der Art. humeroulnaris inserieren, tragen mehr zur Flexion als zur Supination des Ellenbogens bei. Sie verlaufen zwischen dem Ramus profundus n. radialis und der Bizepssehne. Auch die epikondylären Fasern des Muskels können zur Flexion beitragen.

36.5 Funktionelle Einheit

Bei vermehrter Anstrengung wird die Supination durch den M. biceps brachii verstärkt. Der M. supinator fungiert synergistisch mit den Flexoren im Unterarm, wie in Kapitel 36.4 erwähnt.

Hauptsächlicher Antagonist des M. supinator ist der wichtigste Pronator, der M. pronator quadratus, gefolgt vom M. pronator teres [5].

36.6 Symptome

Patienten mit aktiven Triggerpunkten im M. supinator klagen über stechende Schmerzen in einem oder beiden Epicondyli laterales und dorsal auf der Interdigitalfalte zwischen Daumen und Zeigefinger. Die Schmerzen werden ausgelöst, wenn die Patienten z. B. mit vollständig

extendiertem Ellenbogen eine schwere Aktentasche tragen sowie beim Tennis spielen oder durch andere Bewegungen, die in Kapitel 36.7 aufgeführt sind. Meist persistieren die Schmerzen nach solchen Tätigkeiten auch in Ruhe. Nach unserer Erfahrung weist annähernd jeder Patient mit Schmerzen und Druckschmerzen am Epicondylus lateralis einen aktiven Triggerpunkt im M. supinator auf. Dieser Muskel ist einer der Hauptverursacher der für den „Tennisellenbogen" typischen Schmerz.

36.7 Aktivierung und Aufrechterhaltung von Triggerpunkten

Die Symptomatik des „Tennisellenbogens" kann entstehen, wenn der Spieler den Ball nicht zentriert trifft, weil er den Schläger bei vollständig extendiertem Ellenbogen verdreht hat (kommt eher beim Rückhand- als beim Vorhandschlag vor). Bei endgradig extendiertem Ellenbogen kann der M. biceps brachii keine Gegenkraft aufbringen. Der M. supinator ist ebenfalls belastet, wenn er gegen unerwartete Pronation Widerstand leisten oder eine besonders kraftvolle Supination ausführen muss.

Oft handelt es sich beim „Tennisellenbogen" in Wirklichkeit um einen „Aktentaschenellenbogen", „Armaturenellenbogen" oder „Hundeführerellenbogen". Jede übermäßig Kraft fordernde, wiederholte oder anhaltende Supination des Unterarmes, vor allem bei extendiertem Ellenbogen, kann die Symptome hervorrufen. Gleiches gilt für die kraftvolle Ellenbogenflexion bei proniertem Unterarm (Abb. 36.3C). Zum „Aktentaschenellenbogen" kommt es, wenn der Patient die Aktentasche aus der Hand auf einen Tisch schleudert, um sie zu öffnen, wobei der Unterarm in die in Abbildung 36.3C gezeigte Stellung gerät. Traumatisierend wirkt es auch, wenn jemand einen schweren Aktenkoffer mit gestrecktem Ellenbogen trägt, den der M. supinator bei jedem Schritt stabilisieren muss, wenn dieser im Gehen an den Oberschenkel schlägt.

Weitere auslösende und aufrecht erhaltende Belastungen sind die Betätigung schwer gängiger Armaturen, das Auswringen nasser Kleidungsstücke, übertrieben sorgfältiges Bügeln, das Öffnen eines festen Schraubdeckels mit einer Bewegung aus dem Handgelenk, das Führen eines Hundes, der an der Leine zieht, wiederholtes Hände schütteln bei Empfängen (ein Problem für Politiker), das Abwischen von Wandtafeln, die Reinigung von Kachelwänden mit der Hand und das Harken von Laub.

36.8 Untersuchung des Patienten

Der Untersucher prüft den M. supinator auf eingeschränkte Dehnbarkeit, indem er gleichzeitig den Unterarm proniert und den Ellenbogen extendiert. Allerdings fällt dieser nicht immer positiv aus, wenn nur der M. supinator Triggerpunkte enthält.

Die Perkussion des Epicondylus lateralis ruft die starken Druckschmerzen hervor, die für eine Insertionstendopathie bei einer Muskelfaserverspannung durch zentrale Triggerpunkte typisch sind. Auch in der Interdigitalfalte zwischen Daumen und Zeigefinger sind übertragene Druckschmerzen nachweisbar, wenn man sie kneift. Kombinierte Druckschmerzen an Epicondylus lateralis und Daumenbasis sind ein deutliches Indiz für einen aktiven Triggerpunkt im M. supinator. Die Daumenbewegungen sind normalerweise nicht eingeschränkt und oft auch nicht schmerzhaft. Der Patient kann die Hand nicht vollständig zum Schulterblatt schieben (Abb. 22.3), und diese Bewegung ist auch schmerzhaft, wie in Kapitel 36.1 beschrieben. Auch ein fester Händedruck ist schmerzhaft, wenn die Extensoren von Handgelenk und Fingern ebenfalls Triggerpunkte entwickelt haben.

Gerwin et al. fanden im Rahmen einer Studie mit erfahrenen und geschulten Untersuchern, dass drei Kriterien für die Diagnose myofaszialer Triggerpunkte zuverlässige Befunde ergeben. Dazu gehören der Nachweis eines verspannten Faserbündels, umschriebene Druckschmerzen und ein symptomatischer Schmerz, der sich durch Reizung der druckempfindlichen Stelle im verspannten Faserbündel auslösen lässt. Eine lokale Zuckungsreaktion erwies sich für viele Muskeln als unzuverlässiges Kriterium [21]. In dieser Studie wurde der M. supinator nicht untersucht, aber im Vergleich mit anderen getesteten Muskel dürfte er vom Untersucher beträchtliches Geschick verlangen, wenn eine lokale Zuckungsreaktion ausgelöst werden soll.

Zum Krafttest des M. supinator möglichst ohne Intervention des M. biceps brachii liegt der Patient auf dem Rücken. Der betroffene Arm liegt mit extendiertem Ellenbogen neben dem Körper. Hand und Unterarm befinden sich in Neutralstellung. Der Untersucher gibt Widerstand, während der Patient versucht, den Unterarm zu supinieren. Man prüft auf einen Hypertonus auf Grund von Triggerpunkten, indem der Unterarm gegen Widerstand vollständig supiniert und man währenddessen beobachtet, ob eine schmerzhafte Bewegungseinschränkung eintritt.

Bei Verdacht auf einen Triggerpunkt im M. supinator sollten die Artt. radioulnaris (proximal und distal), radiohumeralis und humeroulnaris auf ein normales Gelenkspiel überprüft und dieses nötigenfalls wiederhergestellt werden [31, 34]. Die beiden erstgenannten Gelenke sind für eine normale Funktion des M. supinator unabdingbar.

36.9 Untersuchung auf Triggerpunkte

Am häufigsten liegen Triggerpunkte des M. supinator nahe der Ansatzstelle der oberflächlichen Muskelschicht an der Ventralfläche des Radius, die wiederum lateral und ein wenig distal der Bizepssehne liegt (Abb. 36.1). Der M. brachioradialis erschlafft, wenn der Ellenbogen leicht (15–30°) flektiert wird und ist dann nach lateral verschieblich. Der Unterarm muss vollständig supiniert werden, da die Triggerpunkte sonst von der Ulna verdeckt sein könnten. In supinierter Unterarmstellung liegen die Triggerpunkte des M. supinator direkt über dem Radius und unmittelbar unter der Haut zwischen Bizepssehne und M. brachioradialis. Diese beiden muskulären Orientierungsmarken sind schnell aufzufinden, wenn der Patient den Unterarm gegen Widerstand flektiert. Die schnellende Palpation sehr aktiver Triggerpunkte kann gelegentlich eine lokale Zuckungsreaktion hervorrufen, die die Hand supinieren lässt, obwohl sich der Muskel in der angenäherten Position befindet.

Ein zweiter, tief liegender Insertionstriggerpunkt des M. supinator wird lokalisiert, indem man am lateralen Unterarm nahe dem Radius in Richtung dort auf die Ulna drückt, wo der Muskel seinen Ansatz erreicht und die laterale Gelenkkapsel mit der Ulna verwächst. Dieser Triggerpunkt ist an seinen Druckschmerzen bei *tiefer* Palpation durch die Extensoren der Hand hindurch identifizierbar, wobei insbesondere durch den M. extensor carpi ulnaris (Caput humerale) 4 oder 5 cm distal vom Epicondylus lateralis und 1 oder 2 cm distal vom Radius palpiert werden muss. Dieser zweite Triggerpunkt ist manchmal für eine Kompression des Ramus profundus n. radialis relevant.

36.10 Engpass

Durch eine Kompression des N. radialis bei seinem Durchtritt durch den M. supinator kann es zu Symptomen kommen, die oft dem „Tennisellenbogen" zugeordnet werden. Folgendes ist zu bedenken: 1. Die schmerzlose Schwäche eines Muskels, der vom N. radialis versorgt wird, geht normalerweise auf einen Tumor zurück [22]. 2. Ein schmerzhafter „Tennisellenbogen" ohne Muskelschwäche oder Anzeichen für eine Nervenkompression („Tennisellenbogen" oder Epicondylus lateralis im engeren Sinne) wird oft von myofaszialen Triggerpunkten hervorgerufen, ohne dass der N. radialis komprimiert ist. 3. Wenn im Bereich des M. supinator die für den „Tennisellenbogen" typischen Schmerzen und Anzeichen für eine Kompression des N. radialis bestehen, liegt möglicherweise eine Kombination aus Nervenkompression und Triggerpunkten im M. supinator vor. Der „Tennisellenbogen" wird im folgen Abschnitt „Differenzialdiagnose" eingehend besprochen. An dieser Stelle befassen wir uns mit der Kompression des N. radialis.

Operationsberichten zu Nervenengpässen ist zu entnehmen, dass sich das Problem häufig dort stellt, wo der Ramus profundus n. radialis (N. interosseus posterior) in den M. supinator eindringt (Abb. 36.2B und C). Eine anatomische Studie zeigt, dass der proximale Rand der oberflächlichen Muskelschicht bei 30% von 50 „gesunden" Armen von Erwachsenen sehnig verdickt war [52]. Hong et al. fanden nur zwei verdickte Ränder an zehn Armen [25]. Dieser fibröse Bogen wird als „Frohse-Arkade" bezeichnet. Man fand sie sehr viel häufiger bei Patienten, die wegen eines Supinatorsyndroms operiert wurden, als bei „gesunden" Armen (zehn von zwölf Patienten). Der Nerv tritt etwa 10 cm lateral der Bizepssehne unter die Arkade. Hier schmiegt er sich anterior an die Kapsel der Art. radiohumeralis, abgepolstert durch die Fasern der tiefen Schicht des M. supinator, die hier an der Gelenkkapsel ansetzen.

Den Beschreibungen dieser Patienten darf entnommen werden, dass die Beschwerden sowohl durch myofasziale Triggerpunkte als auch durch eine Nervenkompression entstanden.

Von 48 operierten Patienten wurden zuvor 32 wegen einer Epicondylitis lateralis behandelt [24], die im Regelfall auf myofasziale Triggerpunkte zurückgeht (Kapitel 36.11). Die Extension des Mittelfingers gegen Widerstand bei gerade gehaltenem und nicht abgestütztem Handgelenk rief Schmerzen am Ursprung der gemeinsamen Extensorensehne in allen 48 untersuchten Fällen hervor [47], sowie in 21 von 50 Fällen in einer anderen Studie [24]. Die Anzeichen deuten eher auf eine Insertionstendopathie (bei einem Insertionstriggerpunkt) der Extensoren von Hand und Fingern als auf einen durch den M. supinator verursachten Nervenengpass. Auch der Befund von Schwäche bei Supination gegen Widerstand in 26 von 50 Fällen [24] stimmt mit einem Triggerpunkt im M. supinator überein. (Der motorische Ast, der den M. supinator versorgt, zweigt ab, bevor er in den Muskel eintritt [11].) Die in 43 von 50 Fällen ermittelte Druckschmerzen über dem Epicondylus lateralis [24] könnten Übertragungsschmerzen von einem Triggerpunkt im M. supinator darstellen.

Die häufigste und relativ erfolgreiche chirurgische Intervention bestand darin, die Frohse-Arkade zu teilen und dadurch den N. radialis vom Druck zu entlasten [24, 32, 47]. Darüber hinaus berichten verschiedene Autoren über weitere Maßnahmen. In allen 33 Fällen [47] und in 34 von 50 Fällen [24] wurden die Symptome durch den chirurgischen Eingriff gelindert, und man entdeckte eine Eindellung des Nerven durch die verdickte Frohse-Arkade. Das bestätigt, dass an dieser Stelle in der Tat eine graduelle Nervenkompression stattgefunden hatte. Weniger einsichtig ist, weshalb diese anatomische Konfiguration nach vielen Jahren der Symptomfreiheit im Erwachsenenalter Probleme verursachen sollte.

Diese Operation sollte einen vom Muskel verursachten Engpass für den N. radialis beseitigen, es ist jedoch nicht anzunehmen, dass sie Triggerpunkte des M. supinator inaktiviert, was die nur unvollständige Schmerzlinderung allein durch die Operation erklärt. Andererseits müssen die Patienten den Muskel nach der Operation für einige Zeit schonen, was eine spontane Erholung begünstigt. Vielleicht sind sie anschließend auch mit Tätigkeiten vorsichtiger, bei denen der Unterarm kraftvoll supiniert werden muss, wodurch ein aufrecht erhaltender Faktor abgeschwächt wird.

Die Autoren eines Artikels analysieren konservative Therapieansätze. Bei 15 Patienten, die in nicht bezeichneter Weise konservativ therapiert wurden, wurde elektrodiagnostisch eine Neuropathie des N. interosseus posterior bestätigt. Alle Patienten genasen innerhalb von fünf Jahren ohne Operation [25]. Ein anderer Autor betont, dass dieser Engpass durch den M. supinator ausschließlich auf Weichteilgewebe zurückzuführen ist ohne eine Beteiligung von knöchernen raumfordernden Strukturen [27].

Triggerpunkte im M. supinator können zu einem Engpass für den Ramus profundus n. radialis führen, wenn Fasern dieses Muskels, die an einer Arkade mit verdicktem, sehnigen Rand inserieren, durch die Aktivität eines tief liegenden Insertionstriggerpunktes im M. supinator (der im vorangegangenen Abschnitt beschrieben wurde) verkürzt ist und daher die Frohse-Arkade unter Zugspannung setzt. Dieser Triggerpunkt befindet sich in unmittelbarer Nachbarschaft des Nerven, wie sich daran zeigt, dass es gelegentlich beim Infiltrieren dieses Triggerpunktes zu einer vorübergehenden Blockade des Nerven durch das Lokalanästhetikum kommt.

Auf Grund unserer klinischen Erfahrungen meinen wir, dass das Inaktivieren aller myofaszialen Triggerpunkte die Schmerzen lindert. Inaktivieren der Triggerpunkte im M. supinator auf der Ulnarseite des Nerven behebt gewöhnlich die Kompression des Ramus profundus n. radialis, ohne dass chirurgisch interveniert werden müsste. Patienten, bei denen diese Arkade deutlich ausgebildet ist, können für ein Kompressionssyndrom des N. radialis durch Triggerpunkte im M. supinator anfälliger sein.

Wir fanden keine Publikation, in der eine systematische Untersuchung auf Triggerpunkte bei Patienten mit diesem Engpasssyndrom erwähnt wurde oder die evaluiert, wie sich die Inaktivierung der Triggerpunkte auswirkt. Wissenschaftliche Untersuchungen dieser Art sind dringend erforderlich.

▬▬ 36.11 Differenzialdiagnose

Zu den Differenzialdiagnosen, die bei einer Symptomatik durch Triggerpunkte im M. supinator abgeklärt werden müssen, gehören ein „Tennisellenbogen" oder eine Epicondylitis lateralis, eine Kompression des N. interosseus posterior, eine Radikulopathie C_5–C_6 und eine Tendovaginitis stenosans (deQuervain-Krankheit). Im Folgenden wird das „Tennisellenbogen"-Syndrom ausführlich besprochen.

Häufig ist eine rezidivierende Gelenkdysfunktion im distalen Radioulnargelenk mit Triggerpunkten im M. supinator assoziiert.

Eine Arthritis in einem der beiden Gelenke am Ellenbogen ist eine mögliche, aber unwahrscheinliche Erklärung für Schmerzen am Epicondylus lateralis. Der Befund sollte radiologisch abgeklärt werden.

36.11.1 Tennisellenbogen (Epicondylitis lateralis oder Radialisepikondyalgie)

Der „Tennisellenbogen" ist eine Erkrankung, die einen großen Teil der Leistungssportler [41] und 40–50 % der Freizeit-Tennisspieler heimsucht [46]. Sie tritt hauptsächlich bei Sportlern im Alter zwischen 30 und 55 Jahren auf [20]. In der Literatur findet sich keine überzeugende Erklärung für die Symptome, woraus zu schließen ist, dass ein wesentlicher ätiologischer Faktor übersehen wurde. Relevant könnte sein, dass sich im Extensor des dritten Fingers bei den meisten Erwachsenen ein Triggerpunkt findet. Es wäre ein bedeutsamer Beitrag zur fehlenden Erklärung, wenn man den Anteil myofaszialer Triggerpunkte am Syndrom zur Kenntnis nehmen würde. Allgemein anerkannt ist inzwischen, dass den Symptomen wiederholte Mikrotraumen in Muskeln und Sehnen zu Grunde liegen, durch die es zu entzündlichen und degenerativen Gewebeveränderungen kommt [43]. Diese Beschreibung entspricht einer von Insertionstriggerpunkten hervorgerufenen Insertionstendopathie, die sich aus der chronischen Verspannung von Faserbündeln mit einem zentralen Triggerpunkt ableitet.

Triggerpunkte im M. supinator und/oder in den Extensoren von Hand und Fingern können die Symptome des „Tennisellenbogens" hervorrufen. Wie oben bereits angeführt, wird bei einer Beteiligung des M. supinator vielleicht eine Kompression des N. radialis diagnostiziert. Sie ist an der Stelle anzunehmen, an der der Nerv in den Muskel eintritt. Durch operative Lösung der Frohse-Arkade und Teilung der oberflächlichen Schicht des M. supinator wird eine Symptomlinderung angestrebt. Wenn die Mm. extensores betroffen sind, die am Epicondylus lateralis ansetzen, wird oft an deren Ansatzstelle chirurgisch vorgegangen, um die triggerpunktbedingte Verspannung zu lösen, die oft Ursache dieser Insertionstendopathie am Epicondylus lateralis ist. In beiden Fällen kann die Operation

Unterarm und Hand

vermieden werden, wenn man die verantwortlichen Triggerpunkte identifiziert und inaktiviert.

Konservative (nichtoperative) Therapie

Cyriax nennt vier Varianten von „Tennisellenbogen". Die *tenoperiostale* Form ist durch partielle Einrisse in den ligamentären Ansatzstellen
der Extensoren von Hand und Fingern am Epicondylus lateralis mit schmerzhafter Narbenbildung gekennzeichnet [35]. Dem könnten
Insertionstriggerpunkte in diesen Muskeln entsprechen. Behandelt wird mit lokalen Triamci-
noloninjektionen und einwöchiger vollständiger
Ruhestellung des Armes. Bei der *muskulären*
Variante wird eine 0,5%ige Procainlösung präzise in die druckschmerzhafte Stelle im Muskelbauch des „M. extensor carpi radialis" injiziert.
Dieser Ort entspricht dem zentralen Triggerpunkt in diesem Muskel. Die *tendinöse* Form
wird als Läsion „der Sehne selbst" (vermutlich
ist die gemeinsame Sehne der Extensoren gemeint) in Höhe des Radiusköpfchens beschrieben [15]. Bei operativer Untersuchung und Ausräumung des Gebietes waren mikroskopische
Rupturen am Ansatz des M. extensor car-
dialis brevis mit unvollkommener Regeneration
zu erkennen [37]. Behandelt wurde mit vier bis
acht Massagen. Es könnten Insertionstriggerpunkte in diesem Muskel zu Grunde gelegen
haben. Bei der *suprakondylären* Form liegt eine
druckschmerzhafte Stelle an der Crista supracondylaris lateralis vor, am Ansatz des M. extensor carpi radialis longus. Auch hier wurde mit
tiefer Massage behandelt. Das Krankheitsbild
entspricht dem bei Insertionstriggerpunkten in
diesem Muskel.

In zwei Studien wird berichtet, dass Patienten mit einem „Tennisellenbogen" gut auf eine
konservative Therapie ansprachen und nicht
operiert werden mussten (82% von 339 Patienten [14] und 96% von 871 Patienten [19]). Die
Verfasser der Beiträge zu konservativen Maßnahmen verordneten allen Patienten eine Scho-
nung der Hand, um schmerzhafte Tätigkeiten
auszuschließen, legten eine Handgelenkschiene
an, die die Dorsalflexion verhindert, und injizierten direkt in den schmerzhaftesten Bereich
am Ansatz der Flexoren oder Extensoren Kortikoide [14].

Bei 12 von 40 Patienten wurden die Symptome bereits dadurch gelindert, dass man ihnen
eine Bandage anlegte, deren Schaumstoffaus-
kleidung das Abrutschen verhinderte. Bei den
übrigen 28 Patienten mussten die druckschmerzhaften Gewebe distal des Epicondylus

lateralis mit einem Kortikoid und einem Lokalanästhetikum infiltriert werden (Triggerpunkte
wurden nicht erwähnt). Die Bandage wurde so
angelegt, dass sie bei entspanntem Unterarm
bequem aber eng anlag [19]. Dieses Verfahren
ist sinnvoll, bis die ursächlichen Triggerpunkte
inaktiviert sind. Der Druck auf die Haut
scheint die Triggerpunktaktivität zu reduzieren.
Ähnliches wird auch mit der für den M. sternocleidomastoideus beschriebenen Technik erreicht.

Auf der Basis einer Analyse von 12 ver-
gleichsweise gut angelegten Untersuchungen
über Kortikoidinjektionen bei Epicondylitis lateralis kommen die Autoren zu dem Schluss,
dass diese Therapie relativ unbedenklich und
kurzfristig auch erfolgreich ist (Dauer 2–6 Wochen) [1]. Die zeitlich begrenzte Wirkung erklärt sich daraus, dass nur die Insertionstriggerpunkte in dem von der Insertionstendopathie
betroffenen Bereich behandelt wurden, nicht jedoch die relevanten zentralen Triggerpunkte.
Die von Solveborn et al. durchgeführte kontrollierte Studie an 109 Patienten ist ein gutes Beispiel für eben diese kurzfristige Reaktion auf
Kortikoide und Analgetika, wenn diese lediglich
in den von einer Insertionstendopathie betroffenen Bereich injiziert werden [50].

Chirurgische Therapie

Garden berichtet über gute Resultate bei 44 von
50 Patienten, die tenotomiert wurden oder bei
denen eine Z-Verlängerung der Sehne des
M. extensor carpi radialis brevis vorgenommen
wurde [20]. Bosworth berichtet über gute Ergebnisse bei fast allen 62 Patienten, bei denen
der Ansatz des M. extensor digitorum communis am Epicondylus operativ entspannt wurde.
Ergänzend traten einige andere Maßnahmen
hinzu [7]. Es liegen enthusiastische Äußerungen
über chirurgische Interventionen unterschiedlichen Ausmaßes beim „Tennisellenbogen" vor.
Erwähnt werden die Exzision des proximalen
Ansatzes des M. extensor carpi radialis brevis
[37], die medio-laterale Inzision des Knochens
im druckschmerzhaften Bereich durch eine
Stichwunde [35], die Teilung der tiefen Faszie,
die die Extensorengruppe distal des Epicondylus umgibt [42], die chirurgische Lösung des gemeinsamen Ansatzes der Mm. extensores der
Hand [48] und die weiträumige Ausräumung
von Sehnen- und Gelenkgewebe im schmerzenden Bereich [8].

Gemeinsam ist diesen chirurgischen Maßnahmen die Absicht, den Extensorensehnen der
Hand und manchmal auch der Finger Raum zu

schaffen. Wir fanden keine wissenschaftlichen Arbeiten zur Frage, wie oft eine operative Behandlung des Ellenbogens überflüssig gewesen wäre, wenn die ursächlichen Triggerpunkte identifiziert und inaktiviert worden wären.

Ätiologie

Üblicherweise wird der „Tennisellenbogen" auf Mikrotraumen im Muskel-Sehnengewebe mit degenerativen und entzündlichen Veränderungen [38] am Ansatz des M. extensor carpi radialis brevis zurückgeführt. Als Ursache gelten wiederholte starke Kräfte, die beim Auftreffen des Tennisballs auf den zum Rückhandschlag gehaltenen Schläger treffen. Die Analyse der mechanischen Gegebenheiten stützt diese Hypothese nicht. Der Muskel ist vielmehr beim aktiven Spiel schwer belastet (40–70% der willkürlichen Kontraktionsfähigkeit) [46]. Die Pathologie stimmt mit der bei einem durch Überlastung entstandenen myo-

faszialen Triggerpunkt überein. Eine neuere Studie konnte eine starke positive Korrelation zwischen MRT- und histopathologischem Befund zeigen, der Gefäßneubildung, Kollagenrupturen und Degeneration von Mukosa ohne Entzündungsanzeichen ergab und die Mikrotrauma-Hypothese stützte [43]. Das histologische Bild stimmt mit einer Insertionstendopathie überein, die durch zentrale Triggerpunkte in den Muskeln des Unterarmes ausgelöst wird.

36.11.2 Assoziierte Triggerpunkte

Die für einen „Tennisellenbogen" symptomatischen Schmerzen und die Druckschmerzen im Bereich des Epicondylus lateralis gehen oft mit Triggerpunkten im M. biceps brachii einher (unteres Ende des lateralen Randes des Caput mediale

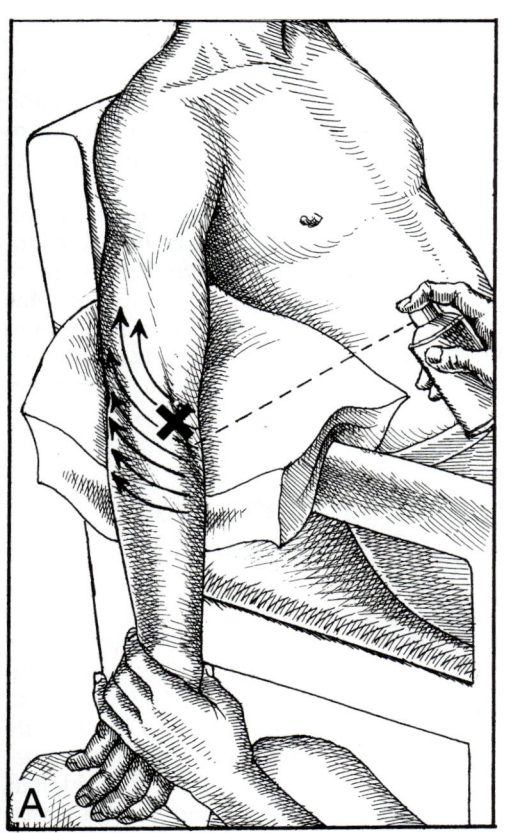
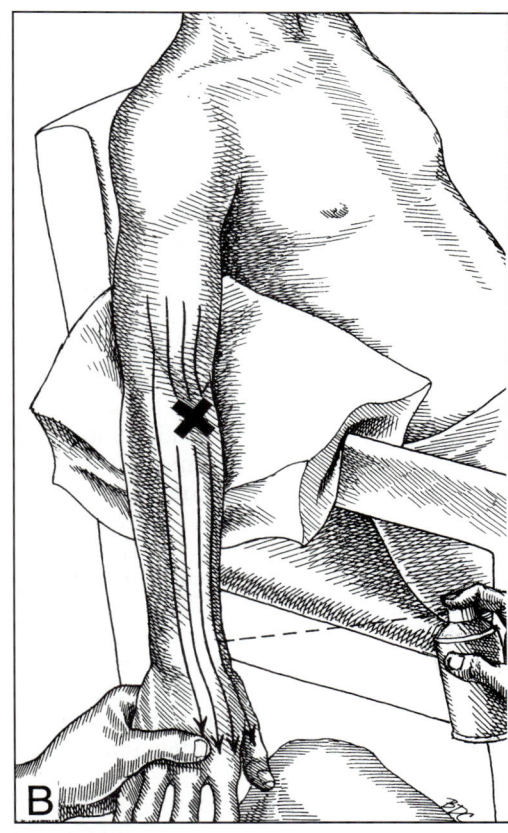

Abb. 36.4: Dehnungsposition und Sprühmuster (*Pfeile*) für Triggerpunkte (**X**) im M. supinator. **A:** Der Ellenbogen ist abgestützt, sodass der Unterarm extendiert und proniert ist. Der Therapeut verhindert die Innenrotation im Schultergelenk, indem er den Epicondylus lateralis gegen die Unterlage drückt. Das kranial gerichtete Sprühmuster deckt den Muskel und den Epicondylus lateralis ab. **B:** Das distal gerichtete Sprühmuster überzieht den Muskel und sein Übertragungsschmerzmuster auf der Rückseite des Unterarms und der Daumenbasis.

Unterarm und Hand

TrP$_2$), in den langen Extensoren der Finger, den Mm. extensor carpi radialis longus und brevis und dem M. brachioradialis. Sobald diese Triggerpunkte ausgeräumt sind, kann ein Triggerpunkt im M. anconeus weiterhin Schmerzen am Epicondylus lateralis und Klopfschmerzen erzeugen.

Andere Mitglieder der funktionellen Einheit des M. supinator können ebenfalls von Triggerpunkten befallen werden, übertragen jedoch keine Schmerzen zum Epicondylus lateralis. Es sind die Mm. brachialis, triceps brachii (Triggerpunkte im distalen Drittel des Muskels) und manchmal der M. palmaris longus.

■ 36.12 Lösung von Triggerpunkten

(Abb. 36.4)
Die Dehnungs- und Lösungsverfahren, die weiter unten sowie in Kapitel 3.12 beschrieben werden, eignen sich für *zentrale* Triggerpunkte im M. supinator. Das therapeutische Vorgehen bei *Insertionstriggerpunkten* besteht zunächst darin, die *zentralen* Triggerpunkte zu inaktivieren, die sie verursachen. Dafür wird der Muskel in eine entspannte Stellung gebracht (nicht gedehnt) und dann therapeutischer Druck, postisometrische Relaxation oder indirekte Techniken angewandt.

Zum *Sprühen und Dehnen* wird der Ellenbogen des Patienten auf einer gepolsterten Armlehne oder den Knien des Therapeuten gelagert und endgradig extendiert. Der Unterarm wird vollständig proniert, um im M. supinator Vorspannung aufzunehmen. Gleichzeitig wird der Ellenbogen abgestützt, damit das Schultergelenk nicht innenrotiert. Zunächst werden einige Kühlspraybahnen gezogen, danach wird vorsichtig Druck gegeben und der Lösungsvorgang unterstützt, während das Kühlspray nach kranial und diagonal zur Streckseite des Unterarmes im Verlauf der Muskelfasern von der Triggerpunktzone bis zum Epicondylus lateralis aufgebracht wird (Abb. 36.4A). Anschließend werden die Kühlbahnen über die Streckseite des Unterarmes und die Interdigitalfalte am Daumen geführt (Abb. 36.4B).

Ergänzend sollten auch die benachbarten Muskeln behandelt werden, in denen sich wahrscheinlich assoziierte Triggerpunkte entwickelt haben, da sie vermutlich schmerzhaft reagieren, nachdem die Triggerpunkte des M. supinator inaktiviert wurden. In dieser Weise behandelt werden die Mm. biceps brachii und brachialis, brachioradialis, extensor carpi radialis und triceps brachii sowie assoziierte Triggerpunkte in den Extensoren der Finger.

Triggerpunkte in verspannten Faserbündeln des M. supinator werden *mit therapeutischem Druck gelöst*, indem der Therapeut sie vorsichtig gegen den Radius presst. Am wirkungsvollsten ist dies in Kombination mit Sprühen und Dehnen. Anschließend wird der Unterarm dreimal aktiv *endgradig* supiniert und proniert, danach sofort eine feuchte Wärmepackung aufgelegt.

Wenn die Behandlung erfolgreich war, sollte sich der Ellenbogen weiter als zuvor extendieren lassen, und der Patient müsste die Hand wieder zum Schulterblatt führen können (Abb. 22.3), falls diese Bewegung nicht von anderen Triggerpunkten behindert wird. Der Epicondylus lateralis sollte nicht mehr klopfschmerzhaft sein. Andernfalls dürfen im M. supinator oder in benachbarten Muskeln, insbesondere den Mm. anconeus und biceps brachii, noch Triggerpunkte zurückgeblieben sein.

Die zentralen Triggerpunkte im M. supinator sprechen gut auf die *postisometrische Relaxation* an. Lewit hat diese Technik für den M. supinator anschaulich beschrieben und illustriert. Sie eignet sich auch zur Selbstbehandlung zu Hause [31].

Zur schnelleren Symptomlinderung bei Insertionstriggerpunkten ist die Gabe von Kortikoiden durch *Iontophorese* und *Phonophorese* zu erwägen, *nachdem* die zentralen Triggerpunkte mit anderen, die Muskelansätze wenig belastenden Verfahren behandelt wurden (z. B. die im ersten Absatz dieses Unterkapitels besprochenen Verfahren).

■ 36.13 Infiltration von Triggerpunkten

(Abb. 36.5)
Zur Infiltration der zentralen Triggerpunkte im mittleren Faserabschnitt des Muskels (Abb. 36.1, rechte Seite) wird der Patient ebenso gelagert wie für die Untersuchung. Eine Kanüle von 3,8 cm Länge und 22–27 G wird proximal in den Triggerpunkt eingestochen, unmittelbar lateral von der Ansatzstelle der Bizepssehne, wo palpatorisch ein maximal druckschmerzhaftes Knötchen lokalisiert wurde. Eine lokale Zuckungsreaktion in diesem Muskel ist oft nur durch die Injektionsnadel auszulösen. Bei supiniertem Unterarm zieht der Ramus profundus n.

radialis lateral von dieser Triggerpunktzone durch den Muskel (Abb. 36.2B und C). Normalerweise besteht keine Gefahr, ihn beim Infiltrieren zu punktieren.

Rachlin gibt eine Abbildung der Infiltration der zentralen Triggerpunktregion in diesem Muskel [44].

Die Infiltration von Insertionstriggerpunkten (die im Muskel-Sehnenübergang nahe der Gelenkkapsel liegen) mit einem Analgetikum kann die Schmerzlinderung und die Wiederherstellung der vollen Funktionsfähigkeit beschleunigen, nachdem die zentralen Triggerpunkte inaktiviert wurden.

Es empfiehlt sich, den druckschmerzhaften Bereich gründlich auf Triggerpunkte zu sondieren. Nach der Infiltration sollten keine druckschmerzhaften Stellen zurückbleiben.

Im Anschluss an die Infiltration wird sofort gesprüht und gedehnt. Dann proniert und supiniert der Patient den Unterarm aktiv, um die normale Muskellänge wiederherzustellen. Die Umgebung des Ellenbogens wird mit einer Wärmepackung abgedeckt. Infiltration und Dehnung können nötigenfalls nach einigen Tagen wiederholt werden.

Die Wirkung von drei verschiedenen Infiltrationslösungen wurde in einer Doppelblindstudie an 95 Patienten mit „Tennisellenbogen" untersucht [16]. 92% der mit 1 ml Methylprednisolonacetonit, 20% der mit 1%igem Xylocain und 24% der mit 0,9%iger Kochsalzlösung infiltrierten Personen wurden entweder geheilt, oder ihr Zustand besserte sich [16]. In dieser Studie erwies sich demnach das Kortikoid als bei weitem am wirkungsvollsten. Mit großer Wahr-

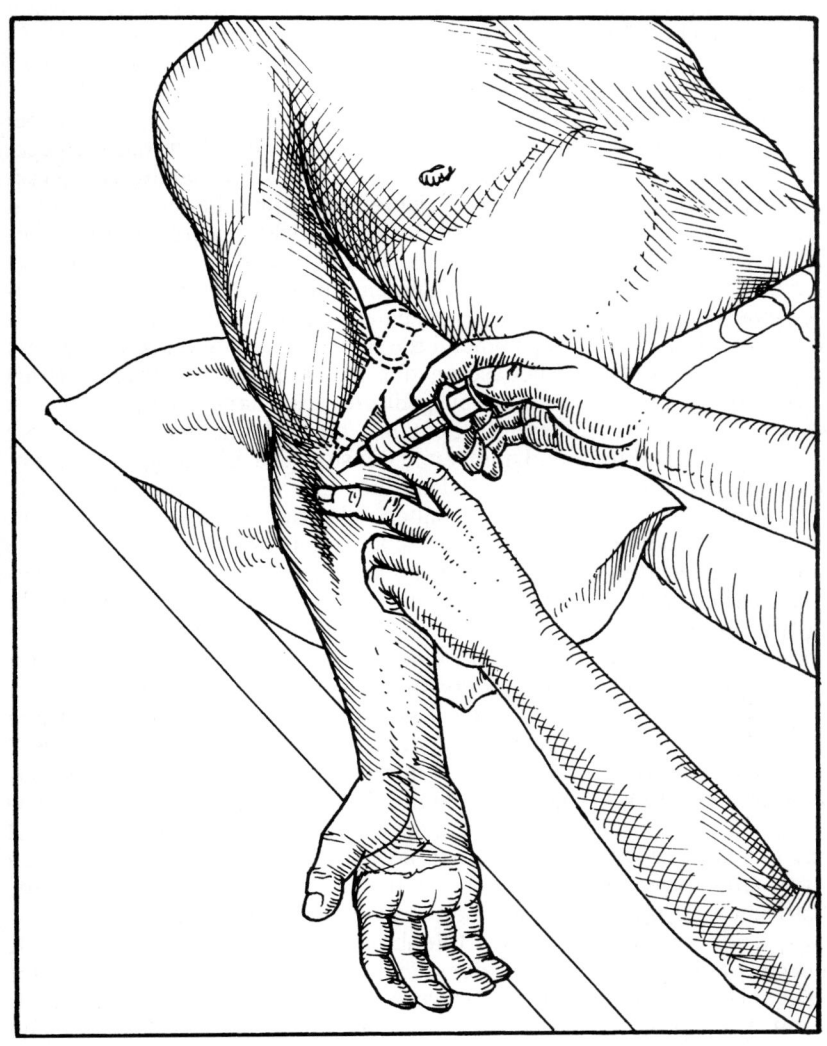

Abb. 36.5: Infiltration von Triggerpunkten im rechten M. supinator. Der M. brachioradialis wurde zur Seite geschoben. Die vollständig gezeichnete Spritze zeigt die Position zur Infiltration des häufigsten Triggerpunktes in diesem Muskel. Der punktierte Umriss verdeutlicht die Einstichweise für den weiter lateral und proximal liegenden Triggerpunkt in größerer Nähe des Ramus profundus n. radialis, ungefähr am Eintritt des Nerven in den M. supinator.

Unterarm und Hand

scheinlichkeit wurde im Bereich einer Insertionstendopathie des M. extensor carpi radialis brevis in der Nähe des Condylus infiltriert (oft als Epicondylitis bezeichnet). Überwiegend dürften folglich Insertionstriggerpunkte und keine zentralen Triggerpunkte infiltriert worden sein. Somit haben die Untersuchungsergebnisse lediglich Hinweischarakter für geeignete Lösungsverfahren bei Insertionstriggerpunkten, wenn der verantwortliche zentrale Triggerpunkte nicht identifiziert und behandelt wurde.

Bei einer anderen Studie zum „Tennisellenbogen" wurde der druckschmerzhafteste Punkt mit einer Lösung aus einem Kortikoid Lidocain infiltriert. Die Wirkung war in mehr als der Hälfte von 202 Fällen positiv [6], die Infiltration mit Triamcinolonacetat verschaffte 66% der Patienten Erleichterung [36]. Relativ gute unmittelbare Ergebnisse mit Kortikoidinjektionen sind für Insertionstriggerpunkte zu erwarten, hielten allerdings nur kurze Zeit an [1]. (Was ebenfalls zu erwarten ist, wenn die zentralen Triggerpunkte nicht behandelt werden.)

Um einen zentralen Triggerpunkt dauerhaft auszuschalten, muss die Injektion des Lokalanästhetikums oder der Kochsalzlösung präzise in den Triggerpunkt erfolgen, sodass durch den Nadelkontakt eine lokale Zuckungsreaktion oder ein Schmerzmuster ausgelöst wird, das der Patient wiedererkennt. Beim Nadeln zentraler Triggerpunkte halten wir die Zugabe von Kortikoiden in die Infiltrationslösung für nicht vorteilhaft oder sogar für nachteilig. Dagegen kann es bei der Infiltration von Insertionstriggerpunkten in vielen Fällen hilfreich sein.

Es zeigt sich, dass die durch Triggerpunkte verspannten Faserbündel in den Extensoren im Unterarm deren sehnige Ansatzstellen am Epicondylus lateralis unter anhaltende Zugspannung setzen. Daraus kann sich eine Insertionstendopathie entwickeln, die schließlich die in Kapitel 36.11 beschriebenen strukturellen Veränderungen nach sich zieht. Es ist ganz offensichtlich einfacher, die ursächlichen Triggerpunkte zu inaktivieren, als zu operieren, und klinisch nachweislich wirkungsvoll. Eine umfassend kontrollierte prospektive Studie über Triggerpunkte als Ursache für den „Tennisellenbogen" ist dringend erforderlich.

Das „Tennisellenbogen"-Syndrom wurde auch mit Akupunktur an motorischen Punkten behandelt [23]. An diesen motorischen Punkten in den Endplattenzonen liegen auch zentrale Triggerpunkte. Wenn Akupunkturnadeln zur Punktion der Triggerpunkte benutzt werden, sollte das Verfahren wirksam sein. Die trockene Nadelung von Insertionstriggerpunkten ist wahrscheinlich erheblich weniger wirkungsvoll als die von zentralen Triggerpunkten. Der Epicondylus lateralis dürfte eine geeignete Region sein, um hinsichtlich der wichtigen Unterscheidung zwischen zentralem und Insertionstriggerpunkt im Rahmen einer kontrollierten Blindstudie und unter eindeutig definierten diagnostischen Kriterien Klarheit zu schaffen.

■■■■ 36.14 Korrigierende Maßnahmen

(Abb. 36.6 und 36.7)
Tennisspieler sollten das Handgelenk leicht extendiert und den Ellenbogen leicht flektiert halten (Abb. 36.6A). Wenn die Schlagfläche nach unten zeigt (Abb. 36.B), reduziert sich die Griffstärke. Durch die leichte Extension ohne Ulnarabduktion im Handgelenk wird der Griff kraftvoller, und der M. supinator ist vor Überlastung bei Fehlschlägen geschützt, wie sich durch Messvorrichtungen für die Griffstärke nachweisen lässt. Durch die leichte Extension erhalten die Flexoren des Unterarmes einen kleinen mechanischen Vorteil, während Ulnarabduktion die Flexoren von Ring- und kleinem Finger mechanisch benachteiligt. Bei gebeugtem Ellenbogen kann der M. biceps brachii die Supination unterstützen und eine Überlastung des M. supinator verhindern. Beidhändig ausgeführte Rückhandschläge schützen den M. supinator, da es beim Schlag nicht zur endgradigen Extension des Ellenbogens kommt. Tennisspieler, die ihre Rückhand beidhändig schlagen, haben sehr viel seltener Probleme mit einem „Tennisellenbogen" [46].

Falls der Schläger der Hand des Spielers dennoch entgleitet, weil sein Griff kraftlos ist, sollte ein schmalerer Schlägergriff gewählt werden, den die Finger umschließen können. Andernfalls sind die Extensoren, insbesondere diejenigen von Ring- und Kleinfinger, die für einen kraftvollen Griff unerlässlich sind, funktionell im Nachteil. Bei einem kraftlosen Griff kann sich der Schläger in der Hand drehen, wenn der Ball nicht zentriert geschlagen wird. Dadurch wird der Muskel plötzlich stark belastet. Es bedeutet für die langen Extensoren der Finger zusätzliche Anstrengung, einen breiten Griff zu halten.

Die Ellenbogenschmerzen beginnen oft, wenn der Patient mit einem neuen Schläger spielt, der zu schwer ist, einen zu breiten Griff hat, nicht ausbalanciert und in der Schlagfläche zu schwer ist. Es kann ratsam sein, den Griff zu kürzen, um den Hebelarm zu reduzieren, gegen den die Unterarmmuskeln arbeiten müssen.

Tennisspieler mit diesem Ellenbogenproblem sollten nicht zwei Tage nacheinander spielen, sondern pausieren, bis der trainingsbedingte Muskelschmerz nach einem bis zwei Tagen abgeklungen ist.

Eine gut angelegte elastische Binde, die die Muskeln ober- und unterhalb des Ellenbogens stützt, das Olecranon jedoch frei lässt, kann günstig sein. Entsprechende Fertigbandagen werden in einigen Sportgeschäften und in Sanitätshäusern verkauft. Sie können beim Tennisspielen ebenso wie bei Gartenarbeiten etc. getragen werden. Sie üben am M. supinator und anderen anfälligen Muskeln am Ellenbogen Gegendruck aus und verhindern die endgradige Ellenbogenextension. Froimson beschreibt eine ähnliche Lösung des Problems [19].

Ein Patient mit „Aktentaschenellenbogen" trägt seine Aktentasche oder den Aktenkoffer besser mit gebeugtem Ellenbogen unter dem Arm und sollte ihn auch nicht aus dem Arm auf den Schreibtisch schleudern, sondern in zwei Schritten vorgehen: 1. Die Tasche auf den Tisch heben und sie 2. mit zwei Händen flach legen und dann öffnen.

In einigen Fällen lässt sich eine belastende Rotation im Handgelenk vermeiden, indem man vorübergehend die andere Hand oder die betroffene Hand in anderer Weise benutzt. Anstatt nasse Kleidungsstücke auszuwringen, kann man das Wasser am Beckenrand aus ihnen herausdrücken. Der Patient sollte kein Laub harken und keinen großen Hund spazieren führen, der an der Leine zieht. Wenn es sich nicht vermeiden lässt, bei einem Empfang viele Hände zu schütteln, sollten abwechselnd die rechte und die linke Hand dargeboten werden. Die

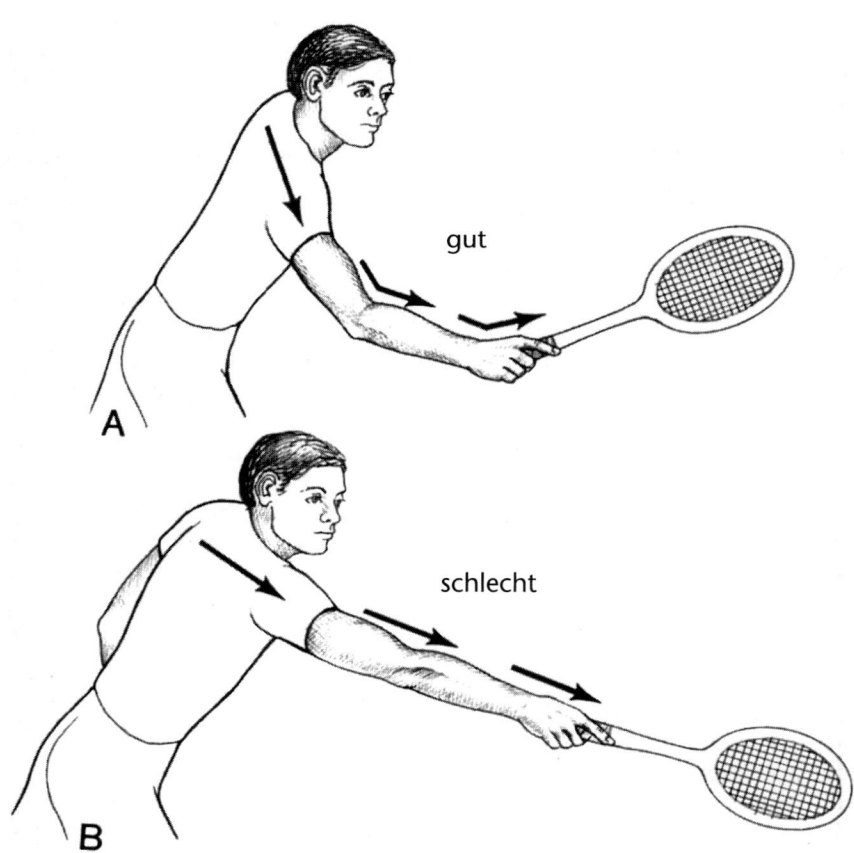

gut

schlecht

Abb. 36.6: Richtige und falsche Haltung des Tennisschläger (Rückhandschlag) **A:** günstige Haltung. Der Ellenbogen ist leicht flektiert und das Handgelenk radial abduziert und extendiert. Die Schlagfläche zeigt nach oben. **B:** ungünstige Haltung. Der Ellenbogen ist extendiert, das Handgelenk weist abwärts. Dadurch wird der M. supinator während der Supination in der letzten Schlagphase überlastet und die Griffstärke herabgesetzt.

Unterarm und Hand

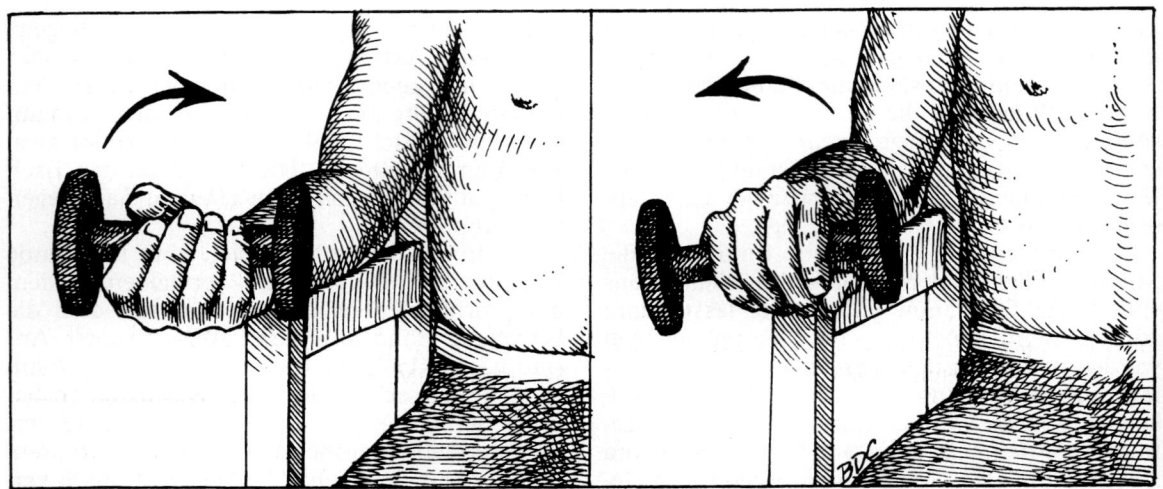

Abb. 36.7: Isotonische Übung zur Kräftigung und zum Training des rechten M. supinator. Der Unterarm wird abwechselnd supiniert (*links*) und proniert (*rechts*). wobei ein Gewicht in der Hand gehalten wird. Dieses wird mit zunehmender Kräftigung des Muskels immer schwerer gewählt.

Hand wird mit der Hohlhand nach oben ausgestreckt und damit ein nett gemeinter, aber zu kräftiger Händedruck vermieden.

Ein Patient mit Triggerpunkten im M. supinator sollte sich angewöhnen, Pakete mit flektierten (Abb. 36.3A) und nicht mit pronierten (Abb. 36.3.C) Unterarmen zu tragen. Auf diese Weise wird der M. biceps brachii bei der Flexion des Ellenbogens zur Unterstützung des M. brachialis herangezogen. Der M. biceps brachii eignet sich für das Anheben von Lasten besser als der M. supinator.

Bei kräftigenden isotonischen Übungen wird der Unterarm abwechselnd proniert und supiniert (Abb. 36.7). Mit steigender Kraft wird auch das Gewicht erhöht, mit dem man trainiert. Dieses Training wird erst aufgenommen, wenn die von Triggerpunkten verursachten Ellenbogenschmerzen und die Druckschmerzen abgeklungen sind. Solche Übungen erhöhen die Belastungstoleranz des M. supinator.

Fallberichte

Dr. Travell behandelte einen Patienten mit „Tennisellenbogen" am rechten Arm. Sechs Monate zuvor war der Patient auf Skiern unterwegs gewesen, hatte dabei die Stöcke viel eingesetzt und am gleichen Tag noch mehrere Stunden lang eine Art „Strandtennis" (mit einem flachen Holzschläger) gespielt, als die Ellenbogenschmerzen auftraten. Er wurde danach in der üblichen Weise behandelt und hatte mehrere Injektionen in die Bursa olecra-

ni erhalten. Das Syndrom beeinträchtigte den Patienten erheblich, denn es zwang ihn, „seine Lebensweise" zu verändern: Er konnte nicht mehr Tennis spielen, eine Axt schwingen oder mit der elektrischen Säge arbeiten. Immer häufiger setzte er statt der rechten die linke Hand ein. Wie zu erwarten, lautete der Untersuchungsbefund auf myofasziale Triggerpunkte. Der aktivste lag im M. supinator, der nächst aktive im M. brachioradialis, die anderen in den Extensoren des dritten und vierten Fingers und schließlich noch im M. brachialis. Der M. biceps brachii war nicht betroffen. Triggerpunkte in zwei Muskeln übertrugen Schmerzen direkt zum Epicondylus lateralis, nämlich aus dem M. supinator und dem Extensor des vierten Fingers. Andere Muskeln enthielten die üblichen Triggerpunkte, wie Dr. Travell zum Erstaunen des Patienten von vornherein sagte. Nach der Infiltration der Triggerpunkte mit 0,5%-iger Procainlösung verschwanden die Symptome ebenso wie die zuvor durch Perkussion des Epicondylus lateralis auslösbaren Druckschmerzen.

Literatur

1. Assendelft WJ, Hay EM, Adshead R, *et al.:* Corticosteroid injections for lateral epicondylitis: a systematic overview. *Br J Gen Pract* 46(405):209–216, 1996
2. Agur AM: *Grant's Atlas of Anatomy.* Ed. 9. Williams & Wilkins, Baltimore, 1991:4346. (Fig. 6.114).
3. *Ibid.* p. 415 (Fig. 6.84)

Unterarm und Hand

4. Bardeen CR: The musculature, Sect. 5. In: *Morris's Human Anatomy*, Ed. 6. Edited by Jackson CM. Blakiston's Son & Co., Philadelphia, 1921 (p. 426).

5. Basmajian JV, DeLuca CJ: *Muscles Alive*. Ed. 5. Williams & Wilkins, Baltimore, 1985 (pp. 284–286, 290, 292–294).

6. Bernhang AM: The many causes of tennis elbow. *NY State J Med 79:*1363–1366, 1979.

7. Bosworth DM: Surgical treatment of tennis elbow. *J Bone Joint Surg 47A:*1533–1536, 1965.

8. Bowden BW: Tennis elbow. *J Am Orthop Assoc 78:*97–98, 101–102, 1978.

9. Clemente CD: *Gray's Anatomy*. Ed. 31. Lea & Febiger, Philadelphia, 1985 (p. 539).

10. *Ibid*. (pp. 538, 539).

11. *Ibid*. (p. 1221).

12. Clemente CD: *Anatomy*. Ed. 3. Urban & Schwarzenberg, Baltimore, 1987 (Fig. 77).

13. *Ibid*. (Fig. 78).

14. Coonrad RW, Hooper WR: Tennis elbow: its course, natural history, conservative and surgical management. *J Bone Joint Surg 55A(6):*1177–1187, 1973.

15. Cyriax J: *Textbook of Orthopaedic Medicine*. Ed. 5, Vol. 1. Williams & Wilkins, Baltimore, 1969 (pp. 312–316).

16. Day BH, Govindasamy N, Patnaik R: Corticosteroid injections in the treatment of tennis elbow. *Practitioner 220:*459–462, 1978.

17. Duchenne GB: Physiology of Motion, translated by E.B. Kaplan. J.B. Lippincott, Philadelphia, 1949 (pp. 99, 100).

18. Ellis H, Logan B, Dixon A: *Human Cross-Sectional Anatomy: Atlas of Body Sections and CT Images*. Butterworth Heinemann, Boston, 1991 (Sects. 83, 84).

19. Froimson AI: Treatment of tennis elbow with forearm support band. *J Bone Joint Surg 53A(1):*183–184, 1971.

20. Garden RS: Tennis elbow. *J Bone Joint Surg 43B(1):*100–106, 1961.

21. Gerwin RD, Shannon S, Hong CZ, *et al.:* Interrater reliability in myofascial trigger point examination. *Pain 69:*65–73, 1997.

22. Goldman S, Honet JC, Sobel R, *et al.:* Posterior interosseous nerve palsy in the absence of trauma. *Arch Neurol 21:*435–441, 1969.

23. Gunn CC, Milbrandt WE: Tennis elbow and acupuncture. *Am J Acupunc 5:*61–66, 1977.

24. Hagert CG, Lundborg G, Hansen T: Entrapment of the posterior interosseous nerve. *Scand J Plast Reconstr Surg 11:*205–212, 1977.

25. Hong VG, Steffens K, Koob E: Das Supinatorsyndrom. *Handchir Mikrochir Plast Chir 21:*147–152, 1989.

26. Jenkins DB: *Hollinshead's Functional Anatomy of the Limbs and Back*. Ed. 6. W.B. Saunders, Philadelphia, 1991 (pp. 141, 142).

27. Kaplan PE: Posterior interosseous neuropathies: natural history. *Arch Phys Med Rehabil 65:*399–400. 1984.

28. Kelly M: Pain in the forearm and hand due to muscular lesions. *Med J Aust 2:*185–188, 1944 (Cases 1 and 4).

29. Kelly M: The nature of fibrositis. 1. The myalgic lesion and its secondary effects: a reflex theory. *Ann Rheum Dis 5:*1–7, 1945 (p. 3, Case 1).

30. Kendall FP, McCreary EK, Provance PC: *Muscles, Testing and Function*. Ed. 4. Williams & Wilkins, Baltimore, 1993 (pp. 264, 389).

31. Lewit K: *Manipulative Therapy in Rehabilitation of the Locomotor System*. Ed. 2. Butterworth Heinemann, Oxford, 1991 (pp. 149, 150, 200).

32. Lister GD, Belsole RB, Kleinert HE: The radial tunnel syndrome. *J Hand Surg 4:*52–59, 1979.

33. McMinn RM, Hutchings RT. Pegington J, *et al.: Color Atlas of Human Anatomy*. Ed. 3. Mosby-Year Book, Missouri, 1993 (p. 136).

34. Mennell JM: *Joint Pain: Diagnosis and Treatment Using Manipulative Techniques*. Little. Brown & Company, Boston, 1964 (p. 68).

35. Murtagh JE: Tennis elbow: description and treatment. *Aust Fain Physician 7:*1307–1310, 1978.

36. Nevelös AB: The treatment of tennis elbow with triamcinolone acetonide. *Curr Med Res Opin 6:*507–509, 1980.

37. Nirschl RP, Pettrone FA: Tennis elbow: the surgical treatment of lateral epicondylitis. *J Bone Joint Surg 61A:*832–839, 1979.

38. Ollivierre CO, Nirschl RP: Tennis elbow. Current concepts of treatment and rehabilitation. *Sports Med 22(2):*133–139, 1996.

39. Pernkopf E: *Atlas of Topographical and Applied Human Anatomy*, Vol. 2, W.B. Saunders, Philadelphia, 1964 (Fig. 79).

40. *Ibid*. (Fig. 81).

41. Plancher KD, Halbrecht J, Laune CM: Medial and lateral epicondylitis in the athlete. *Clin Sport Med 15(2):*283–305, 1996.

42. Posch JN, Goldberg VM, Larrey R: Extensor fasciotomy for tennis elbow: a long-term follow-up study. *Clin Orthop 135:*179–182, 1978.

43. Potter HG, Hannafin JA, Morwessel RM, *et al.:* Lateral epicondylitis: correlation of MR imaging, surgical, and histopathologic findings. *Radiology 196(1):*43–46, 1995.

44. Rachlin ES: Injection of specific trigger points. Chapter 10. In: *Myofascial Pain and Fibromyalgia*. Edited by Rachlin ES. Mosby, St. Louis, 1994, pp. 197–360 (see p. 336).

45. Rasch PJ, Burke RK: *Kinesiology and Applied Anatomy*. Ed. 6. Lea & Febiger, Philadelphia, 1978 (p. 187).

46. Roetert EP, Brody H, Dillman CJ, *et al.:* The biomechanics of tennis elbow. An integrated approach. *Clin Sport Med 14(1):*47–57, 1995.

47. Roles NC, Maudsley RH: Radial tunnel syndrome: resistant tennis elbow as a nerve entrapment. *J Bone Joint Surg 54B(3):*499–508, 1972.

48. Rosen MJ, Duffy FP, Miller EH, *et al.:* Tennis elbow syndrome: resuits of the "lateral release" procedure. *Ohio State Med J 76:*103–109, 1980.

49. Simons DG, Travell JG: Unpublished data, 1979.

50. Solveborn SA, Buch F, Mallmin H, *et al.:* Cortisone injection with anesthetic additives for radial epicondylalgia (tennis elbow). *Clin Orthop 316:*99–105, 1995.

Unterarm und Hand

51. Spinner M: The Arcade of Frohse and its relationship to posterior interosseous nerve paralysis. *J Bone Joint Sarg 50B(4):*809–812, 1968.
52. Spinner M: *Injuries to the Major Branches of Peripheral Nerves of the Forearm.* Ed. 2. W.B. Saunders. Philadelphia, 1978 (pp. 80–94).
53. Toldt C: *An Atlas of Human Anatomy,* translated by M.E. Paul. Ed. 2, Vol. 1. Macmillan, New York, 1919 (p. 324).
54. *Ibid.* (p. 328).
55. *Ibid.* (pp. 321, 327).
56. Travell J: Basis for the multiple uses of local block of somatic trigger areas (procaine infiltration and ethyl chloridespray). *Miss Valley Med J 71:*12–21, 1949(p. 18, Fig. 4).
57. Travell J, Rinzler SH: The myofascial genesis of pain. *Postgrad Med 11:*425–434, 1952 (p. 428, Fig. 6).
58. Travill A, Basmajian JV: Electromyography of the supinators of the forearm. *Anat Rec 139:*557–560, 1961.

M. palmaris longus

Übersicht: Die von diesem Muskel ausgehenden **Übertragungsschmerzen** werden als charakteristisches, nadelstichartiges Prickeln in der Hohlhand empfunden. Deren Empfindlichkeit geht häufig zurück und die Progredienz einer Kontraktur der Palmaraponeurose wird unterbunden, sobald die Triggerpunkte im M. palmaris longus inaktiviert sind. **Anatomie:** Der Muskel ist inkonstant. Er setzt proximal am Epicondylus medialis humeri und distal an der Palmaraponeurose an. **Funktion:** Die Kontraktion des Muskels höhlt die Hand. Außerdem unterstützt er die Flexion der Hand im Handgelenk. **Symptome** sind Schmerzen und eine Empfindlichkeit der Hohlhand, die die Handhabung von Werkzeugen stören. Die Palmaraponeurose kann kontrahiert sein. Die **Aktivierung und Aufrechterhaltung von Triggerpunkten** erfolgt, wenn die Greiffunktion der Hand überfordert wird. **Differenzialdiagnose**: Für die Triggerpunkte in diesem Muskel ist ein Prickeln eher kennzeichnend als ein dumpfer Schmerz. Zur **Lösung von Triggerpunkten** werden die Finger und die Hand im Handgelenk extendiert und das Kühlmittel in distal gerichteten Bahnen aufgebracht. Die Triggerpunktlösung durch Druck ist eine wirksame Ergänzung dieses Verfahrens. Die **Infiltration von Triggerpunkten** in diesem Muskel ist relativ einfach, nachdem die Triggerpunkte durch flächige Palpation lokalisiert wurden. Als **korrigierende Maßnahme** gilt es, die Hohlhandfunktion nicht zu überlasten und eine Traumatisierung der Hohlhand zu vermeiden.

37

Inhaltsübersicht

▬ 37.1 Übertragungsschmerzen

(Abb. 37.1)
Ähnlich wie beim Platysma, das auch in erster Linie auf kutanes Gewebe wirkt, übertragen die Triggerpunkte im M. palmaris longus einen eher oberflächlichen, prickelnden Schmerz wie von Nadelstichen, als den tiefen dumpfen Gewebeschmerz, der für Triggerpunkte in den meisten anderen Muskeln kennzeichnend ist. Das Übertragungsschmerzmuster konzentriert sich in der

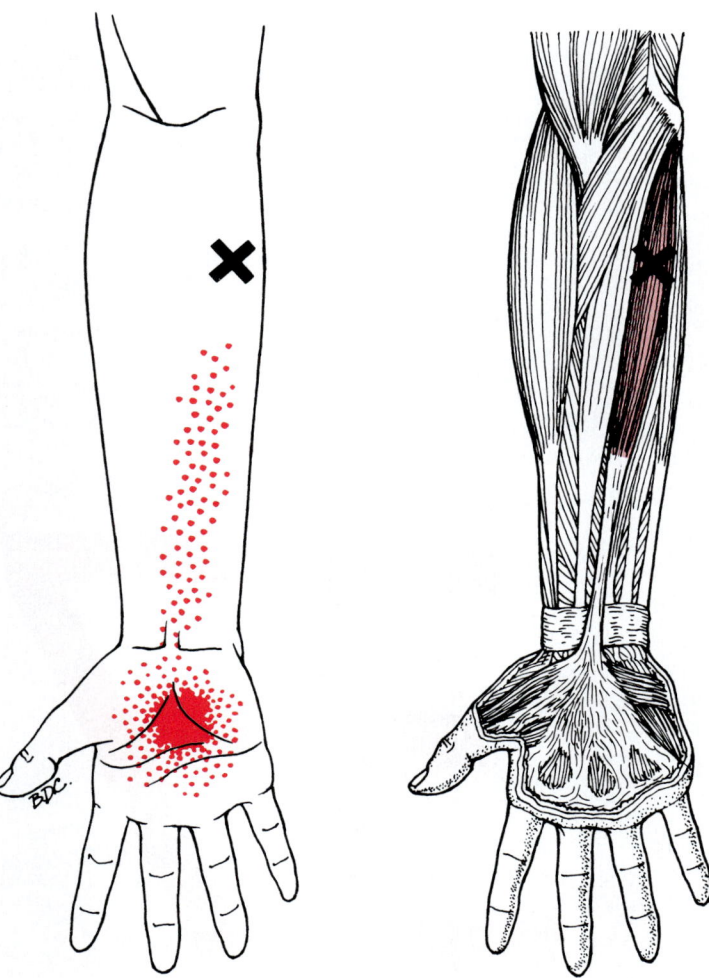

Abb. 37.1: Muster, in denen das übertragene Prickeln (*dunkelrot*) auftritt, ausgelöst von einem zentralen Triggerpunkt (**X**) im rechten M. palmaris longus (*hellrot*) in seiner üblichen Form. Die Empfindung wird als ein oberflächliches schmerzhaftes Prickeln und nicht als dumpfer Schmerz beschrieben. Der Bauch dieses variablen Muskels und infolgedessen auch seine Triggerpunkte können proximal oder distal im Unterarm liegen.

Unterarm und Hand

Hohlhand. Es erstreckt sich bis zur Daumenbasis und zur distalen Beugefalte über den Grundgelenken der Finger, aber nicht bis in die Finger. Das Prickeln scheint wie von vielen feinen Nadeln hervorgerufen. Das Nebenschmerzmuster kann bis zur distalen Volarseite des Unterarmes reichen.

37.2 Anatomie

(Abb. 37.2)
Der M. palmaris longus inseriert *proximal* hauptsächlich am Epicondylus medialis humeri und *distal* an der dreieckigen Aponeurosis palmaris und am Retinaculum flexorum. An der Handwurzel verläuft seine Sehne oberhalb des Retinaculum flexorum. Wenn die Hand aktiv gebeugt und die Handfläche hohl gemacht wird, tritt die Sehne deutlich hervor, da sie in die Aponeurose einstrahlt (Abb. 37.3) [22].

Normalerweise ist der M. palmaris longus ein schlanker, spindelförmiger Muskel, dessen Bauch im proximalen Drittel des Unterarmes zwischen den Mm. flexor carpi radialis und flexor carpi ulnaris liegt und den M. flexor digitorum superficialis überdeckt. Der Muskel ist jedoch anatomisch höchst inkonstant. Zu seinen Varianten gehören ein kongenitales Fehlen (meist beidseitig), ein nach distal verlagerter Muskelbauch, ein doppelter Muskelbauch und ein distaler anormaler Muskel mit höchst unterschiedlichen Ansatzstellen [10, 34]. Bei 12,7–20,4% der westlichen und schwarzen Bevölkerung, jedoch nur bei 2,2–3,4% der Bevölkerung der östlichen Hemisphäre fehlt der Muskel vollständig. Ein bilaterales Fehlen ist annähernd doppelt so häufig wie einseitiges, wobei der rechte und der linke Muskel ungefähr gleich oft nicht vorhanden sind. Der Muskel fehlt etwas häufiger bei Frauen als bei Männern und bei Weißen als bei Farbigen. Das Fehlen kann geschlechtsspezifisch dominant vererbt werden [34]. Weitere Anomalien kommen bei 9% der Individuen vor.

Die Palmaraponeurose besteht aus zwei Blättern. Das oberflächliche Blatt aus längs gerichteten Fasern verläuft direkt von der Sehne des M. palmaris longus an der Handwurzel zu den Fingern. Dort fächern sich die Fasern in Bündel auf und überdecken die Flexorensehnen aller Finger und oft auch des Daumens. Einige der oberflächlichen Fasern inserieren an der Haut der Beugefalte über den Grundgelenken der Finger, andere ziehen zu den Fingern und ver-

schmelzen dort mit deren Aponeurose. Die übrigen distalen oberflächlichen Fasern ziehen als Querbänder über die darunter liegenden Sehnen und Muskeln. Das tiefe Blatt besteht hauptsächlich aus quer verlaufenden Fasern und verflechtet sich mit den Ligg. metacarpale transversum und palmaria. Die Fasern der beiden Blätter der Aponeurose sind miteinander verflochten [2].

In zwei Fällen stellte sich ein vermeintliches Karpaltunnelsyndrom als Variante des M. palmaris longus heraus, wobei dessen Sehne nicht oberhalb sondern unterhalb des Retinaculum flexorum verlief [7]. In drei anderen Fällen drückten anormale distale Bäuche des M. palmaris longus den N. medianus gegen darunter liegende Sehnen [3]. In allen Fällen wurde chirurgisch dekomprimiert. In Kapitel 37.10 werden weitere Beispiele für eine Nervenkompression an der Handwurzel durch Varianten des M. palmaris longus aufgeführt.

Weiterführende Literatur
Zahlreiche Autoren stellen den M. palmaris longus in der Ansicht von volar dar [10, 19, 23, 27, 39, 42], andere im Querschnitt [1, 8, 29]. Die Ansatzstellen an der Palmaraponeurose sind in einigen Abbildungen detailliert [10, 11, 24, 28, 40] sowie etliche seiner Varianten [2, 34] zu erkennen.

37.3 Innervation

Der M. palmaris longus wird von einem Ast des N. medianus aus dem Truncus lateralis versorgt, der aus dem Fasciculus lateralis über die vorderen Zweige des Truncus superior und medius des Plexus brachialis entsteht und der entweder aus den Spinalnerven C_6 und C_7 [9, 31] oder C_7 und C_8 (gewöhnliche Anordnung) [14, 17] oder aus C_7, C_8 und Th_1 stammt [39]. Fasern der Spinalnerven C_8 und Th_1 ziehen durch den Truncus inferior und den Fasciculus medianus. Auch der den M. palmaris longus versorgende Nerv ist variabel. Er kann den M. flexor carpi radialis [14] oder die oberflächlichen Fasern des M. flexor digitorum superficialis [5] durchdringen.

37.4 Funktion

Der M. palmaris longus flektiert die Hand im Handgelenk und spannt die Palmaraponeurose.

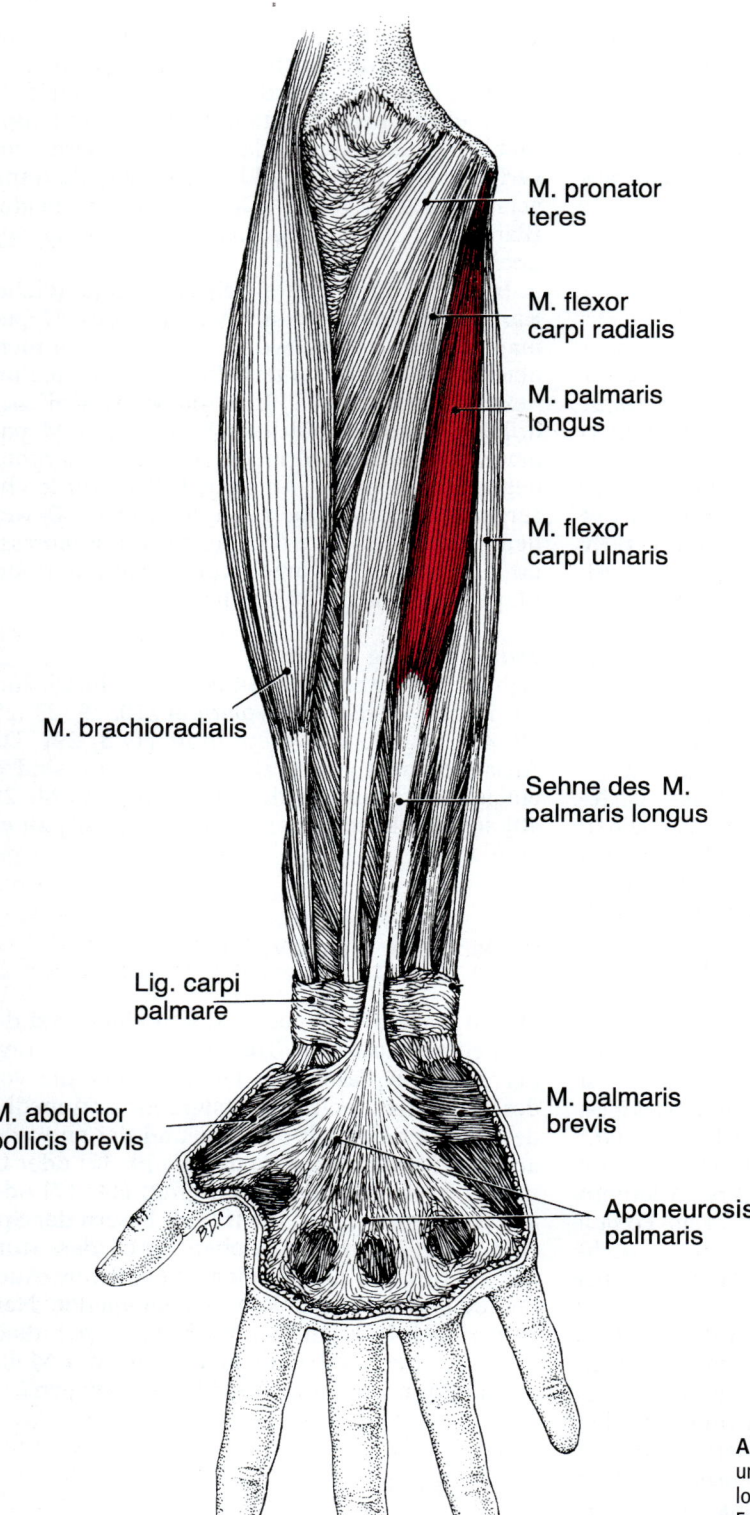

M. pronator
teres

M. flexor
carpi radialis

M. palmaris
longus

M. flexor
carpi ulnaris

M. brachioradialis

Sehne des M.
palmaris longus

Lig. carpi
palmare

M. abductor
pollicis brevis

M. palmaris
brevis

Aponeurosis
palmaris

Abb. 37.2: Muskeln des volaren Unterarmes
und normale Ansatzstellen des M. palmaris
longus (*rot*). Der Muskel inseriert proximal am
Epicondylus medialis und distal an der Aponeurosis palmaris. Das oberflächliche Blatt
der Palmaraponeurose zieht mit Fasersträngen
zu den Fingern und oft auch zum Daumen.

Unterarm und Hand

Wahrscheinlich unterstützt er auch die Pronation der Hand gegen Widerstand und kann zur Flexion des Unterarmes im Ellenbogen beitragen.

Zwei Autoren schreiben, dass der Muskel die Palmaraponeurose spannt [17, 31], was anatomisch gesehen eindeutig seine Hauptfunktion ist.

Duchenne reizte den M. palmaris longus und beobachtete lediglich eine Flexion im Handgelenk ohne eine Pronation oder Abduktion der Hand zur einen oder anderen Seite [12]. Die Flexionsfunktion wurde wiederholt bestätigt [5, 6, 9, 17, 31].

Beevor beobachtete, dass der M. palmaris longus zusammen mit dem M. flexor carpi radialis kontrahiert, wenn die Hand gegen Widerstand proniert wird [6]. Andere Autoren stimmen ihm zu [5, 16, 17]. Da der Muskel am Epicondylus medialis ansetzt, nehmen einige Autoren eine mögliche schwache Flexion am Ellenbogen an [5, 17].

37.5 Funktionelle Einheit

Der M. palmaris longus hat keinen Antagonisten. Die Muskeln des Thenars und des Hypothenars arbeiten synergistisch mit ihm und machen die Hand hohl, jedoch nur der M. palmaris brevis setzt ebenfalls an der Palmaraponeurose an.

37.6 Symptome

Abgesehen von den in Kapitel 37.1 beschriebenen Schmerzen klagen die Patienten darüber, dass sie kaum Werkzeuge benutzen können. Die Handfläche ist druckempfindlich und schmerzhaft und zeigt eine Knötchenbildung. Es verursacht dem Patienten unerträgliche Schmerzen, mit einem Schraubenzieher oder Spaten zu arbeiten. So war es einem Bildhauer unmöglich, Schläge auf den Meißel in seiner Hand auszuführen, um einen Marmorblock zu formen.

In fortgeschrittenen Fällen kann es zur Kontraktur der Hohlhand kommen. In 2278 Fällen einer Dupuytren-Kontraktur lag diese an beiden Händen vor, in 29% der Fälle lediglich in der rechten Hand, in 16% nur in der linken. Das Verhältnis von Männern zu Frauen wird mit 6 : 1 [38] und 8 : 1 [20] angegeben.

37.7 Aktivierung und Aufrechterhaltung von Triggerpunkten

Myofasziale Triggerpunkte im M. palmaris longus können sich als Satelliten von Schlüsseltriggerpunkten im distalen Teil des Caput mediale tricipitis brachii [15] bilden, deren Übertragungsschmerzmuster sich in die Region des M. palmaris longus erstreckt (TrP$_5$, Abb. 32.1C).

Myofasziale Triggerpunkte im M. palmaris longus können auch durch ein direktes Trauma aktiviert werden, z. B. durch einen Sturz auf die ausgestreckte Hand. Ein fest in die Hand gedrücktes oder in der Hohlhand gehaltenes Werkzeug kann die Triggerpunktaktivität verschlimmern und auch induzieren. Als Beispiel seien Gartenarbeiten und der Gebrauch eines Schraubenziehers oder anderer Tischlerwerkzeuge genannt. Wer das Ende seines Tennisschlägers in die Handfläche drückt oder sich auf einen Gehstock mit eckigem statt rundem Knauf stützt, kann ebenfalls Triggerpunkte in diesem Muskel aktivieren oder aufrecht erhalten.

Unserer Erfahrung nach weisen Patienten mit einer Dupuytren-Kontraktur meistens einen oder mehrere aktive Triggerpunkte in den Fasern des M. palmaris longus auf, obwohl es keine empirischen Daten gibt, aus denen ein ätiologischer Zusammenhang zwischen Triggerpunkten und dieser Kontraktur abzulesen wäre.

37.7.1 Dupuytren-Kontraktur

Die verschiedenen Autoren nehmen für die Entwicklung dieser Kontraktur übereinstimmend einen Vererbungsfaktor an und lehnen zunehmend wiederholte Traumen als Hauptursache ab [20, 38]. Die Patienten dagegen stellen im Allgemeinen gerade diesen Zusammenhang her, weil sie den Übertragungsschmerz in der Hohlhand spüren. Zu einer Kontraktur kommt es eher bei Personen, die *nicht* regelmäßig Handarbeit leisten als in den anderen Fällen [20]. Ein Anfänger hält sein Werkzeug wahrscheinlich über längere Zeit mit angespannter Hand, während der geübte Handwerker die Hand entspannt.

Den Daten zufolge steigt die Prävalenz der Dupuytren-Kontraktur im 4. Lebensjahrzehnt

Unterarm und Hand

steil an. Bei Patienten mit Alkoholkrankheit, Epilepsie oder Diabetes mellitus ist sie häufiger. Die Krankheit könnte mit einem gesteigerten Tonus des Sympathikus einhergehen, häufig auch mit einer reflektorischen, sympathischen Dystrophie bei Schulter-Hand-Syndrom [38].

Zu Beginn der Erkrankung zeigen sich druckempfindliche, knötchenartige Verdickungen meist an der Ulnarseite der Hohlhand, unmittelbar vor der distalen Beugefalte. Die Knötchen liegen in fibrösem und Fettgewebe über der Palmaraponeurose [38]. Nachfolgend strahlen von diesen Knötchen sternförmig derbe Bänder aus [20, 38]. Im Endstadium weist die Palmaraponeurose nicht druckempfindliche, kontrahierte, derbe, fibröse Bänder auf, die die Finger flektiert halten und die Hand verkrüppeln. Die Krankheitsstadien überschneiden sich, der Verlauf kann an jedem Punkt zum Stillstand kommen [21].

37.8 Untersuchung des Patienten

Der Patient bildet mit Kraft eine Hohlhand (wie in Abb. 37.3 gezeigt), sodass die Sehne deutlich oberhalb des Retinaculum flexorum hervorspringt. Wie stark die Sehne hervortritt, hängt davon ab, wie weit das Handgelenk flektiert oder extendiert wird. Das wird deutlich, wenn der Patient die gehöhlte Hand langsam aus der Extension in die Flexion bringt. Dem Untersucher zeigt diese Sehne, die bei entspannter Hand vielleicht nicht zu erkennen ist, dass der M. palmaris longus angelegt ist, und der Patient erfährt auf diese Weise den Zusammenhang zwischen der fibrösen Palmaraponeurose und dem M. palmaris longus. Die Palpation des Muskels während der Kontraktion lässt Varianten der üblichen Struktur erkennen.

Die zentralen Triggerpunkte des oberflächlichen M. palmaris longus liegen in der Mitte des Muskelbauches, normalerweise in der proximalen Hälfte des Unterarmes (Abb. 37.1). Die Palpation einer Handfläche mit beginnender Dupuytren-Kontraktur zeigt druckschmerzhafte Knötchen. Dazu kommt eine Art Hintergrundgefühl von typischen diffusen Druckschmerzen. Lediglich die von Triggerpunkten übertragene Empfindung erinnert an Nadelstiche.

37.9 Untersuchung auf Triggerpunkte

(Abb. 37.3)
Ein aktiver Triggerpunkt in diesem Muskel befindet sich in einem palpierbaren Knötchen innerhalb eines verspannten Faserbündels, das etwa im mittleren Muskelbauch liegt und zwischen zwei Fingern gerollt werden kann. Oft liegt auch ein Insertionstriggerpunkt vor, wie

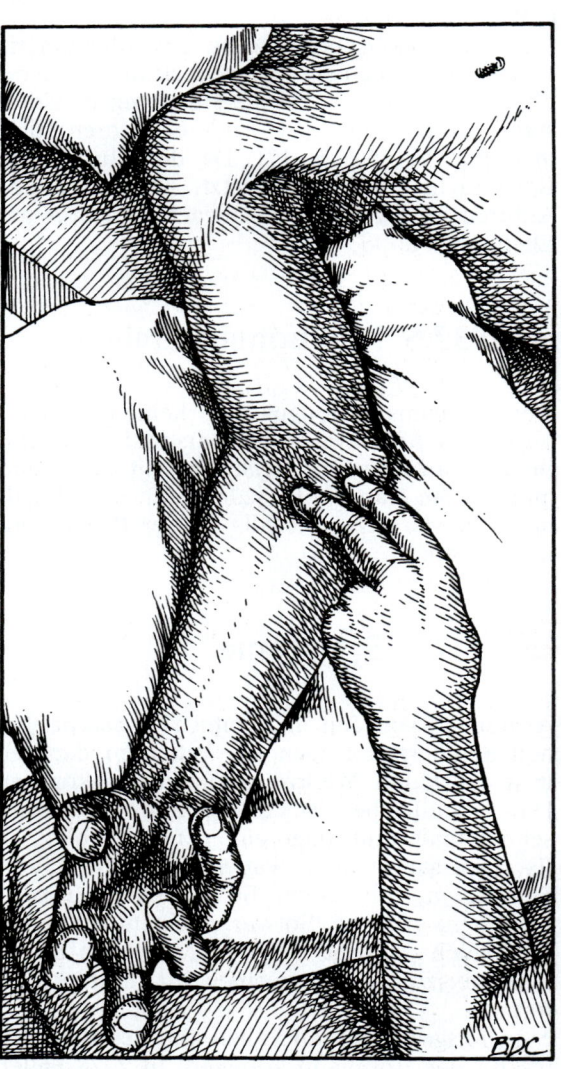

Abb. 37.3: Die stark gehöhlte Hand verdeutlicht die Hauptfunktion des M. palmaris longus. Bei aktiver Kontraktion und neutral gehaltenem Handgelenk tritt die Sehne an der Handwurzel deutlich hervor. Die Finger des Untersuchers liegen über einem Abschnitt des Muskels, in dem sich häufig ein proximaler Insertionstriggerpunkt befindet.

ihn Abbildung 37.3 zeigt. Der empfindliche Triggerpunkt reagiert normalerweise mit einer lokalen Zuckungsreaktion, die an einer Flexionsbewegung im Handgelenk zu erkennen ist. Druck auf diesen Triggerpunkt löst oft den prickelnden Übertragungsschmerz in dem in Kapitel 37.1 beschriebenen Muster aus. Wenn jedoch dieser Triggerpunkt hyperaktiv ist und ohnehin intensive *spontane* Schmerzen verursacht, lässt sich der bereits maximale Übertragungsschmerz nicht durch weiteren Druck steigern. In diesem Fall könnte der Untersucher irrtümlich meinen, dass die druckschmerzhaften Stellen im M. palmaris longus mit den Beschwerden des Patienten zusammenhängt. Zu diesem Irrtum kann es auch bei anderen Muskeln kommen.

37.10 Engpass

Es wurden keine Engpässe bei Triggerpunkten in diesem Muskel beobachtet. Anatomische Varianten führen aber wahrscheinlich zu einem Nervenengpass an der Handwurzel [4, 13, 26, 37] oder zu einer Kompression des N. ulnaris im Bereich des Ulnartunnels an der Handwurzel [32, 33, 35]. Durch vermehrte Spannung und Vergrößerung der Knötchen, die für Triggerpunkte in einer dieser Muskelvarianten typisch sind, könnten sich die Kompressionssymptome verstärken.

37.11 Differenzialdiagnose

Schmerzen und Druckempfindlichkeit am volaren Handgelenk und in der Hand könnten zur Fehlinterpretation der von Triggerpunkten im M. palmaris longus hervorgerufenen Symptome als Anzeichen eines Karpaltunnelsyndroms führen. Sobald die Triggerpunkte inaktiviert werden, verschwinden die Symptome jedoch. Wenn der M. palmaris longus anormal unter dem Retinaculum flexorum durchzieht, können Triggerpunkte ein genuines Karpaltunnelsyndrom auslösen. Aktive Triggerpunkte in diesem Muskel müssten die Sehnenspannung erhöhen und das Karpaltunnelsyndrom verschlimmern.

An dem deutlich prickelnden Schmerz ist das Triggerpunktesyndrom des M. palmaris longus leicht von anderen schmerzhaften Erkrankungen am volaren Handgelenk und an der Hand zu unterscheiden, z. B. von Übertragungsschmerzen von Triggerpunkten in den Mm. flexor carpi radialis, pronator teres und brachialis.

Ein anormaler M. palmaris longus oder anormale Ansatzstellen können distale Unterarmschmerzen [36], eine Kompressionsneuropathie [18] oder ein Gefühl zur Folge haben, als sei etwas „abgestorben" [41].

Aktive Triggerpunkte im M. palmaris longus sind oft mit Triggerpunkten in den Flexoren von Hand und Fingern assoziiert, selten dagegen mit Triggerpunkten in Muskeln, die Schmerzen zum Ellenbogen übertragen, die an den „Tennisellenbogen" erinnern.

Die Handgelenke sollten auf ihr Gelenkspiel überprüft und dieses nötigenfalls wiederhergestellt werden [25].

37.12 Lösung von Triggerpunkten

(Abb. 37.4)
Zusätzlich zum hier beschriebenen Sprühen und Dehnen können auch andere Techniken eingesetzt werden, um zentrale Triggerpunkte im M. palmaris longus zu lösen (Beschreibungen in Kapitel 3.12), z. B. die postisometrische Relaxation, die reziproke Inhibition und das Verfahren aus Kontraktion und Relaxation. Das maßgebliche therapeutische Vorgehen bei Insertionstriggerpunkten besteht darin, zunächst die verantwortlichen zentralen Triggerpunkte zu inaktivieren.

Zum Sprühen und Dehnen setzt sich der Patient und legt den betroffenen Unterarm auf einem Polster ab. Finger und Hand sind extendiert. Das Kühlspray wird in parallelen Bahnen und in distaler Richtung über dem Muskel und der Hohlhand aufgebracht. Die Extension des Unterarmes im Ellenbogen fördert die passive Dehnung im Allgemeinen nicht.

Sprühen und Dehnen können alternierend mit der Anwendung von Druck auf die Triggerpunkte eingesetzt werden.

Nachdem der M. palmaris longus gesprüht und gedehnt wurde bzw. seine Triggerpunkte infiltriert wurden, wird die gesamte Flexorengruppe im Unterarm, insbesondere die Flexoren von Hand und Fingern, besprüht und gedehnt, um möglicherweise vorhandene assoziierte Triggerpunkte in parallelen Muskeln auszuschalten. Nach der Inaktivierung der Triggerpunkte im M. palmaris longus kann man eine leichte bis mäßige Kontraktur der Palmaraponeurose einer

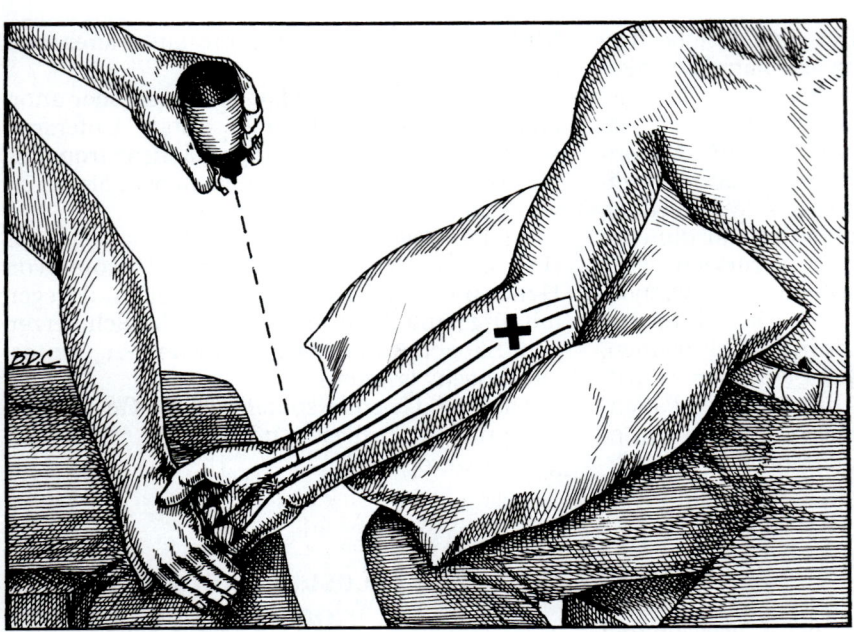

Abb. 37.4: Dehnungspositionen und Sprühmuster (*Pfeile*) für den M. palmaris longus. Der Therapeut verlängert den Muskel vollständig, indem er gleichzeitig Finger und Handgelenk des Patienten extendiert.

Dehnungsbehandlung unterziehen, indem man die Finger und die Hohlhand unter warmem Wasser oder während der Anwendung von 2–3 W/cm² Ultraschall [38] nachdrücklich und gleichmäßig extendiert.

Die übertragenen Druckschmerzen und die empfindlichen Knötchen in der Hohlhand können augenblicklich verschwinden, nachdem die Triggerpunkte des M. palmaris longus inaktiviert wurden. Je weiter die Kontraktur fortgeschritten ist, desto wahrscheinlicher werden Fibrosen und lokale Druckschmerzen auch nach dem Inaktivieren der Triggerpunkte persistieren.

37.13 Infiltration von Triggerpunkten

(Abb. 37.5)
Der Patient liegt auf dem Rücken und extendiert den betroffenen Ellenbogen. Die Triggerpunkte im M. palmaris longus werden zunächst palpatorisch lokalisiert (Abb. 37.3) und dann mit 0,5%iger Procainlösung infiltriert. Gleich im Anschluss daran wird der Muskel gedehnt, wiederum nach Kühlung in der beschriebenen Weise, und anschließend wird eine Wärmepackung aufgelegt. Nachdem die Triggerpunkte inaktiviert wurden und die vollständige Muskellänge wieder-

hergestellt wurde, verschwindet der prickelnde Schmerz in der Hohlhand, und die Verspannung, unter die die Palmaraponeurose durch den Hypertonus der Muskelfasern gesetzt wurde, löst sich. Aktive Bewegungen im vollen Bewegungsausmaß beschleunigen die Genesung und den Wiedererwerb der normalen Funktionsfähigkeit.

Rachlin bildet die Lage von drei Triggerpunkten im M. palmaris longus ab. Er lokalisiert einen zentralen Triggerpunkt in der Mitte des Muskelbauches sowie an den beiden Enden jeweils einen Insertionstriggerpunkt [30].

Störende Knötchen in der Hohlhand, die auch nach dem Inaktivieren der Triggerpunkte des M. palmaris longus persistieren, lösen sich wahrscheinlich schneller, wenn sie einzeln mit 2 ml einer 0,5%igen Kortikoid-Procainlösung infiltriert werden, die aus 0,3 ml gelöstem Kortikoid, z. B. Dexamethasonnatrimphosphat, und 2%igem Procain besteht. Sigler empfiehlt die Infiltration mit Kortikoiden *nur* in den Anfangsstadien der Knotenbildung [38].

Diese Behandlung kann die Progression der Fibrose aufhalten, keinesfalls jedoch eine fortgeschrittene Kontraktur der Palmaraponeurose rückgängig machen. Chirurgen empfehlen eine Reihe von Maßnahmen, die von einer einfachen kutanen Fasziotomie über die Exzision der Knoten zu einer begrenzten Fasziotomie reichen. Eine radikale Fasziotomie ist selten, wenn überhaupt indiziert [38].

Unterarm und Hand

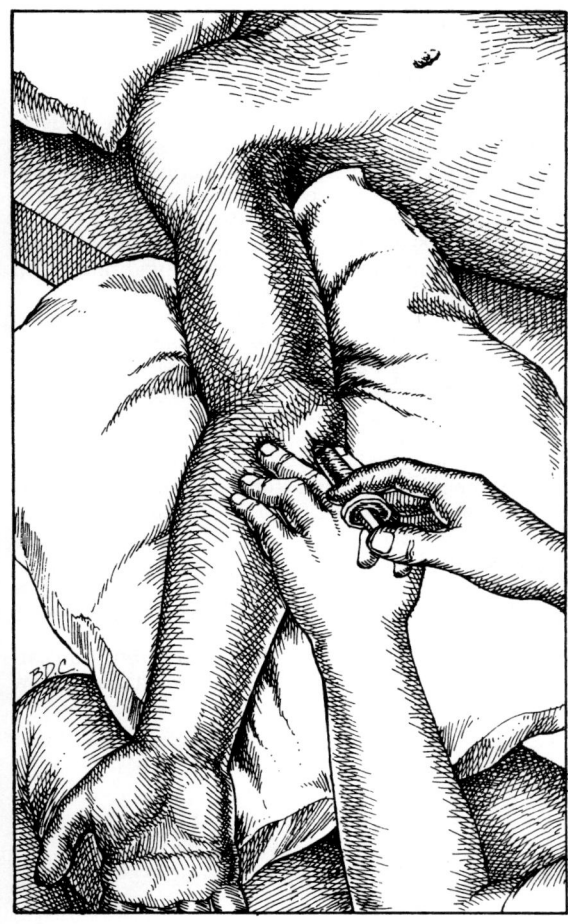

Abb. 37.5: Infiltration des proximalen Insertionstriggerpunktes im M. palmarus longus am Patienten in Rückenlage. Der Unterarm ist extendiert und gut abgestützt.

■■■ 37.14 Korrigierende Maßnahmen

Der Patient muss die in Kapitel 37.7 aufgeführten Tätigkeiten vermeiden, durch die Triggerpunkte im M. palmaris longus aktiviert und aufrecht erhalten werden.

Triggerpunkte im M. triceps brachii sollten inaktiviert werden, vor allem wenn sie Schmerzen in den Bereich des Epicondylus medialis übertragen, wo der M. palmaris longus ansetzt.

Der Patient sollte lernen, die Palmaraponeurose und den M. palmaris longus selbst zu dehnen, während er ein warmes Vollbad nimmt oder unter der warmen Dusche sitzt. Die richtige Dehnungsposition wird in Abbildung 37.4 gezeigt.

Literatur

1. Agur AM: *Grant's Atlas of Anatomy.* Ed. 9. Williams & Wilkins, Baltimore, 1991:441 (Fig. 6.123).
2. *Ibid.* pp. 412 (Figs. 6.79, 6.80).
3. Backhouse KM, Churchill-Davidson D: Anomalous palmaris longus muscle producing carpal tunnel-like compression. *Hand* 7:22–24, 1975.
4. Bang H, Kojima T, Tsuchida Y: A case of carpal tunnel syndrome caused by accessory palmaris longus muscle. *Handchirurgie* 20:141–143, 1988.
5. Bardeen CR: The musculature, Sect. 5. In: *Morris's Human Anatomy.* Ed. 6. Edited by Jackson CM. Blakiston's Son & Co., Philadelphia, 1921 (p. 432).
6. Beevor CE: Muscular movements and their representation in the central nervous system. *Lancet 1:*1715–1724, 1903 (pp. 1718, 1719).
7. Brones MF, Wilgis EF: Anatomical variations of the palmaris longus. causing carpal tunnel syndrome. *Plast Reconstr Surg 62:*798–800, 1978.
8. Carter BL, Morehead J, Wolpert SM, *et al.: Cross-Sectional Anatomy.* Appleton. Century-Crofts, New York, 1977 (Sects. 53–39).
9. Clemente CD: *Gray's Anatomy.* Ed. 30. Lea & Febiger, Philadelphia, 1985 (pp. 531, 532, 544, 545).
10. Clemente CD: *Anatomy.* Ed. 3. Urban & Schwarzenberg, Baltimore, 1987 (Figs. 65–67).
11. *Ibid.* (Figs. 106, 121).
12. Duchenne GB: *Physiology of Motion*, translated by E.B. Kaplan. J.B. Lippincott, Philadelphia, 1949 (p. 120).
13. Giunta R, Brunner U, Wilhelm K: Bilateral reverser Musculus palmaris longus – seltene Ursache eines peripheren N.-medianus-Kompressionssyndroms [Bilateral reversed palmaris longus – a rare cause of peripheral median nerve compression syndrome. Case report]. *Unfallchirurg 96(10):*538–540, 1993.
14. Hollinshead WH: *Anatomy for Surgeons.* Ed. 3, Vol. 1, *The Head and Neck.* Harper & Row, Hagerstown, 1982 (pp. 393, 394).
15. Hong CZ: Considerations and recommendations regarding myofascial trigger point injection. *J Musculoske Pain 2(1):*29–59, 1994.
16. Jenkins DB: *Hollinshead's Functional Anatomy of the Limbs and Back.* Ed. 6. W.B. Saunders, Philadelphia, 1991 (pp. 125–127).
17. Kendall FP, McCreary EK, Provance PG: *Muscles: Testing and Function.* Ed. 4. Williams & Wilkins, Baltimore, 1993 (p. 253).
18. Lahey MD, Aulicino PL: Anomalous muscles associated with compression neuropathies. *Orthop Rev 15(4):*199–208, 1986.
19. Langman J, Woerdeman MW: *Atlas of Medical Anatomy.* W.B. Saunders, Philadelphia, 1978 (p. 241).
20. Larsen RD, Posch JL: Dupuytren's contracture with special reference to pathology. *J Bone Joint Surg 40A:*773–793, 1958 (pp. 773, 774).
21. Lieber RL, Jacobson MD, Fazeli BM, *et al.:* Architecture of selected muscles of the arm and forearm: anatomy and implications for tendon transfer. *J Hand Surg 17A(5):*787–798, 1992.

22. Maragh H, Boswick JA Jr: Dupuytren's disease. *Cont Ortho 8:*69–76, 1984.

23. McMinn RM, Hutchings RT, Pegington J, *et al.: Color Atlas of Human Anatomy.* Ed. 3. Mosby-Year Book, Missouri, 1993 (p. 133E).

24. *Ibid.* (pp. 139, 140).

25. Mennell JM: *Joint Pain: Diagnosis and Treatment Using Manipulative Techniques.* Little, Brown & Company, Boston, 1964.

26. Meyer FN, Pflaum BG: Median nerve compression at the wrist caused by a reversed palmaris longus muscle. *J Hand Surg 12A(3):*369–371, 1987.

27. Pernkopf E: *Atlas of Topographical und Applied Human Anatomy.* Vol. 2. W.B. Saunders, Philadelphia, 1964 (Fig. 75).

28. *Ibid.* (Fig. 84).

29. *Ibid.* (Figs. 82, 83).

30. Rachlin ES: Injection of specific trigger points. Chapter 10. In: *Myofascial Pain und Fibromyalgia.* Edited by Rachlin ES. Mosby, St. Louis, 1994, pp. 197–360 (see p. 339).

31. Rasch PJ, Burke RK: *Kinesiology and Applied Anatomy.* Ed. 6. Lea & Febiger, Philadelphia, 1978 (pp. 197, 199).

32. Regan PJ, Feldberg L, Bailey BN: Accessory palmaris longus muscle causing ulnar nerve compression at the wrist. *J Hand Surg 16A(4):*736–738, 1991.

33. Regan PJ, Roberts JO, Bailey BN: Ulnar nerve compression caused by a reversed palmaris longus muscle. *J Hand Surg 13B(4):*406–407, 1988.

34. Reimann AF, Daseler EH, Anson BJ, *et al.:* The palmaris longus muscle and tendon. A study of 1600 extremities. *Anat Rec 89:*495–505, 1944.

35. Robinson D, Aghasi MK, Halperin N: Ulnar tunnel syndrome caused by an accessory palmaris muscle. *Orthop Rev 18(3):*345–347, 1989.

36. Ryu J, Watson HK: SSMB syndrome. Symptomatic supernumerary muscle belly syndrome. *Clin Orthop 216:*195–202, 1987.

37. Schlafly B, Lister B: Median nerve compression secondary to bifid reversed palmaris longus. *J Hand Surg 12A(3):*371–373, 1987.

38. Sigler JW: Dupuytren's contracture. Chapter 81. In: *Arthritis and Allied Conditions.* Ed. 8. Edited by Hollander JE, McCarty DJ Jr. Lea & Febiger, Philadelphia, 1972 (pp. 1503–1510).

39. Spalteholz W: *Handatlas der Anatomie des Menschen.* Ed. 11, Vol. 2. S. Hirzel, Leipzig, 1922 (p. 235).

40. Ibid. (p. 335).

41. Thomas CG: Clinical manifestations of an accessory palmaris muscle. *J Bone Joint Surg 40A:*929, 1958.

42. Toldt C: *An Atlas of Human Anatomy,* translated by M.E. Paul. Ed. 2, Vol. 1. Macmillan, New York, 1919 (p. 322).

Unterarm und Hand

Flexoren von Hand und Fingern im Unterarm:
Mm. flexor carpi radialis und flexor carpi ulnaris, Mm. flexor digitorum superficialis und flexor digitorum profundus, M. flexor pollicis longus
(und M. pronator teres)

Übersicht: Übertragungsschmerzen von allen Fingerflexoren manifestieren sich jeweils im gesamten zugehörigen Finger und „über dessen Spitze hinaus". Die von Triggerpunkten in den Flexoren der Hand übertragenen Schmerzen zentrieren sich am volaren Handgelenk. Ein Triggerfinger ist eine lästige aber schmerzlose Dysfunktion, die offenbar durch eine Restriktion der Flexorensehne hervorgerufen wird und durch Procaininfiltration des druckschmerzhaften Punktes unterhalb der Sehne und proximal vom entsprechenden Metakarpalköpfchen gelindert werden kann. **Anatomie:** Die Fingerflexoren setzen überwiegend proximal am Epicondylus medialis und distal an den mittleren und Endphalangen der Finger an. Auch die Flexoren der Hand inserieren proximal am Epicondylus medialis. Der M. flexor carpi ulnaris inseriert am Os pisiforme, der M. flexor carpi radialis an der Basis der Ossa metacarpalia II und III. **Funktion:** Die Flexoren der Hand flektieren und abduzieren die Hand am Handgelenk. Bei der Flexion werden sie von den Fingerflexoren unterstützt. Der M. flexor digitorum superficialis flektiert hauptsächlich die mittleren Phalangen, der M. flexor digitorum profundus hauptsächlich die Endphalangen. Zur **funktionellen Einheit** der Fingerflexoren gehören die Extensoren von Fingern und Hand, deren Kontraktion für einen sicheren Griff unerlässlich ist. Zu den **Symptomen** zählen Schmerzen etwa beim Gebrauch einer Schere oder wenn jemand die Hand supiniert und hohl macht, um Münzen entgegenzunehmen. Die **Aktivierung und Aufrechterhaltung von Triggerpunkten** erfolgt, wenn der Patient die Greiffunktion der Hand wiederholt oder lange Zeit hindurch überbeansprucht sowie durch energische Dreh- und Zugbewegungen mit den Fingern. Die **Untersuchung des Patienten** zeigt die Verspannung der einzelnen Muskeln und einen bis in die Fingerspitzen ausstrahlenden Schmerz, wenn die Handflexoren gestreckt und anschließend die Fingerflexoren einzeln passiv gestreckt werden. Ein Engpass des N. ulnaris kann durch Triggerpunkte in den Mm. carpi ulnaris, flexor digitorum superficialis oder flexor digitorum profundus hervorgerufen oder verschlimmert werden. Triggerpunkte in den Mm. pronator teres oder flexor digitorum superficialis können eine Kompression des N. medianus bewirken oder verschlimmern. Unter die **Differenzialdiagnosen** fallen eine Epicondylitis medialis, eine Neuropathie des N. ulnaris, ein Karpaltunnelsyndrom, eine Osteoarthritis des Handgelenks und zervikale Radikulopathien. Die **Lösung von Triggerpunkten** erfolgt durch Sprühen und Dehnen, indem man Hand und Finger vollständig extendiert, während das Kühlmittel von proximal nach distal aufgebracht wird. Auch andere Techniken sind erfolgreich anwendbar. Die **Infiltration von Triggerpunkten** ist bei den Flexoren von Hand und Fingern oft nicht erforderlich, kann jedoch sinnvoll sein, um einen Triggerfinger oder -daumen zu beheben. Zu den **korrigierenden Maßnahmen** gehört es, möglichst nicht lange und fest zuzugreifen, die Muskeln im Unterarm immer wieder gut zu entspannen und die Muskeln selbständig zu dehnen. Dazu eignen sich z. B. die Fingerdehnungsübung für Kunsthandwerker, die Extension durch Spreizen der Finger und/oder die Übung „flatternde Finger".

Inhaltsübersicht

▬▬ 38.1 Übertragungsschmerzen

(Abb. 38.1)
Die Schmerzmuster, von denen in diesem Kapitel die Rede ist, wurden auf zweierlei Weise gefunden: anhand einer lokalen Zuckungsreaktion und anhand der Angaben der Patienten über die Schmerzausbreitung, sobald die Kanüle einen Triggerpunkt durchstach.

Winter beschreibt Triggerpunkte in den Flexoren von Hand und Fingern nahe ihrer gemeinsamen Ansatzstelle am Epicondylus medialis als eine häufige Ursache von Übertragungsschmerzen [80]. Good erwähnt, dass der Schmerz zur Volarseite des Handgelenks oder zum entsprechenden Finger ausstrahlt [34]. Er stellt auch einen Zusammenhang zwischen der idiopathischen Myalgie (die Beschreibung entspricht der für myofasziale Triggerpunkte) des Ellenbogens und den Übertragungsschmerzen aus umschriebenen schmerzhaften Bezirken her, von denen einige in den Flexoren von Hand und Fingern liegen [36]. Good linderte die Symptome durch Procaininjektionen in die myalgischen Areale.

38.1.1 Handflexoren

(Abb. 38.1A)
Ein aktiver Triggerpunkt im M. flexor carpi radialis verursacht Übertragungsschmerzen und

Druckschmerzen mit einem Zentrum über der Radialseite der volaren Handgelenksfalte und einem gewissen Nebenschmerz am jeweils angrenzenden Unterarm bzw. an der Handfläche (Abb. 38.1A, *linke* Seite).

Ein aktiver Triggerpunkt im M. flexor carpi ulnaris überträgt Schmerzen und Druckschmerzen zur Ulnarseite der volaren Handgelenksfalte mit einem ähnlichen Nebenschmerzmuster (Abb. 38.1A, *rechte* Seite).

38.1.2 Fingerflexoren

(Abb. 38.1B)
Es wird nicht zwischen den Übertragungsschmerzen der Mm. flexor digitorum superficialis und profundus unterschieden. Ein Triggerpunkt in diesen Fasern überträgt Schmerzen in den jeweils von ihnen bewegten Finger. Ein Triggerpunkt in den Fasern des M. flexor digitorum profundus des Mittelfingers etwa projiziert Schmerzen durch den gesamten Mittelfinger (38.1B, *linke* Seite). Entsprechend manifestieren sich Schmerzen von Triggerpunkten in den Flexoren von Ring- und Kleinfinger (Abb. 38.1B, *rechte* Seite). Die Patienten beschreiben den Schmerz oft als explosionsartig. „Er schießt förmlich durch den Finger und aus ihm heraus." In dieser Hinsicht unterscheidet er sich vom Übertragungsschmerz der Extensoren

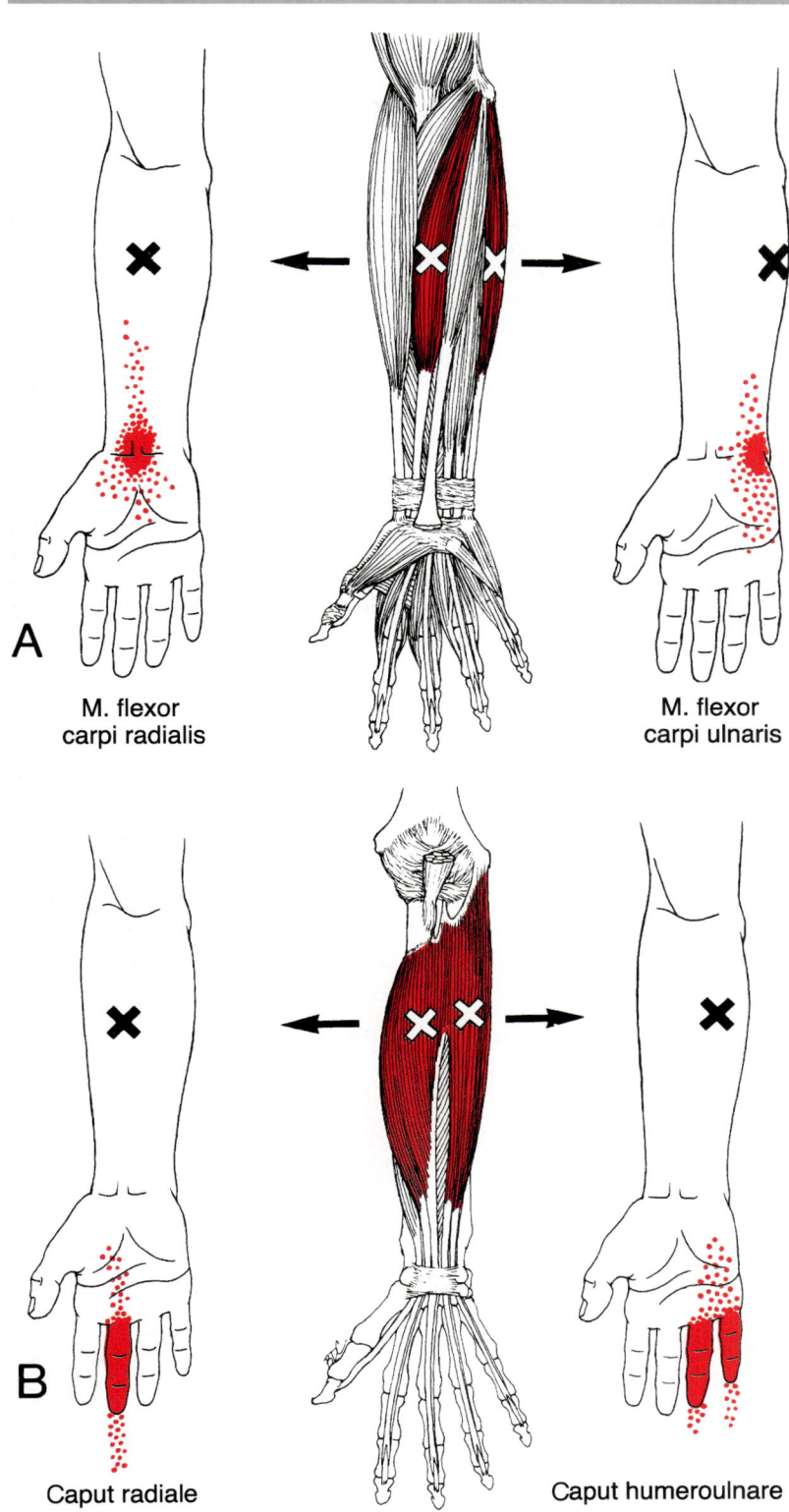

A

M. flexor
carpi radialis

M. flexor
carpi ulnaris

B

Caput radiale

Caput humeroulnare

M. flexor digitorum superficialis
und profundus

Abb. 38.1: Zusammengesetztes Schmerzmuster (*dunkelrot*) und Lage der zentralen Triggerpunkte (**X**) in den Flexoren der rechten Hand und ihrer Finger (*mittleres Rot*) mit Ausnahme des M. flexor pollicis longus. Im M. flexor pollicis longus markiert das **X** einen Insertionstriggerpunkt. **A:** M. flexor carpi radialis und M. flexor carpi ulnaris; **B:** Mm. flexores digitorum superficialis und profundus. *Links* – das Muster des M. flexor digitorum superficialis am Mittelfinger. *Rechts* – das Muster des M. flexor digitorum profundus am 4. und 5. Finger. Das Muster für den Zeigefinger ist nicht abgebildet, es ist ähnlich.

Unterarm und Hand

der Finger, der das Ende der Fingerspitze nicht einschließt. Wenn Patienten mit aktiven Triggerpunkten in den Flexoren gefragt werden, ob sie Schmerzen an der Ober- oder Unterseite des Fingers spüren, reiben sie sich meist die Volarseite und antworten: „Das kann ich nicht genau sagen." Ihre Geste gibt eine genauere Antwort.

Kellgren zufolge ruft die Infiltration des M. flexor digitorum profundus mit 6%iger Kochsalzlösung Schmerzen im Metakarpophalangealgelenk hervor, die sich nicht von Schmerzen unterscheiden, die durch Injektion von 0,3 ml derselben Lösung direkt in den entsprechenden Gelenkspalt der anderen Hand hervorgerufen wurden [42]. Da sich die Gelenkschmerzen trotz unterschiedlicher Ursachen stark ähneln, ist es schwierig, eine Genese im Gelenk und myofasziale Triggerpunkte in den Fingermuskeln zu differenzieren.

Durch Injektion von 0,2 ml einer 6%igen Kochsalzlösung in den M. flexor digitorum profundus wurde Übertragungsschmerz zum Kleinfingerballen und dem 5. Knöchel (Metakarpophalangealgelenk) hervorgerufen. Die Schmerzen persistierten trotz einer *vollständigen Betäubung* der Strukturen durch eine Blockade des N. ulnaris am Handgelenk [42]. Diese Beobachtung erinnert an die zentrale Vermittlung von Übertragungsschmerz (durch den Konvergenz-Projektionsmechanismus [64], wie er in Kapitel 2.3 beschrieben wurde). Der in diesem Experiment ausgelöste Übertragungsschmerz war unabhängig von Impulsen aus der Schmerzübertragungszone. Ein beträchtlicher Teil der afferenten Nervenimpulse infolge der reizauslösenden Kochsalzlösung wie derjenigen, die als Schmerzen aus der Referenzzone wahrgenommen wurden, müssen im Zentralnervensystem dieselbe Bahn genommen haben. Man könnte dieses Phänomen als Phantomschmerz bezeichnen. (Der Übertragungsschmerz zum Kleinfingerballen könnte auch aus der unbeabsichtigten Infiltration des M. flexor carpi ulnaris resultieren.)

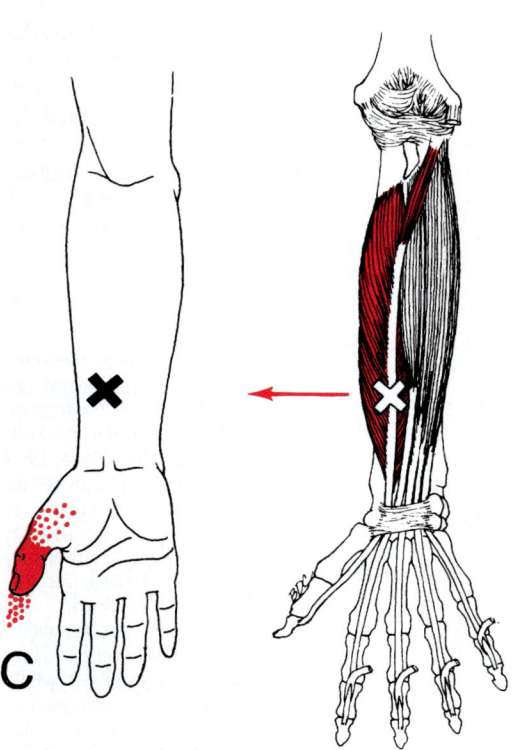

M. flexor pollicis longus

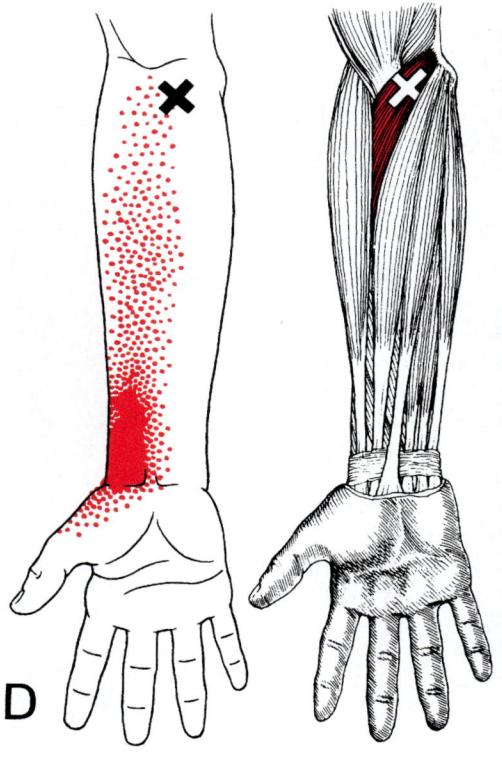

M. pronator teres

Abb. 38.1: Fortsetzung. **C:** M. flexor pollicis longus. **D:** M. pronator teres.

Unterarm und Hand

38.1.3 M. flexor pollicis longus

(Abb. 38.1C)
Wenn der M. flexor pollicis longus aktive Triggerpunkte enthält, projiziert er Schmerzen zur gesamten Volarfläche des Daumens bis zu dessen Spitze (und „darüber hinaus").

38.1.4 M. pronator teres

(Abb. 38.1D)
Die Triggerpunkte des M. pronator teres übertragen Schmerzen tief in die volare Radialseite des Handgelenks und auch in den Unterarm.

38.1.5 Andere Autoren

Bonica und Sola illustrieren die Übertragungsschmerzmuster für diese Flexoren im Unterarm. Sie betonen nachdrücklich die Bedeutung des lokalen Schmerzes in der Umgebung des Triggerpunktes und betrachten den Übertragungsschmerz zum Handgelenk und darüber hinaus als weniger bedeutsam [12]. Rachlin dagegen betont das weiter distal gelegene Muster des M. flexor digitorum superficialis, äußert sich jedoch nicht zu dem der anderen Flexoren von Hand und Fingern [62].

38.1.6 Triggerfinger

Hierbei handelt es sich um ein schmerzloses Phänomen, wobei der Finger „wie verhakt" in gebeugter Position verharrt, bis er durch externe Einwirkung extendiert wird. Die Infiltration einer druckempfindlichen Stelle in der Faszienhülle, die offenbar für die Einschnürung der Flexorensehne nahe dem Metakarpophalangealgelenk verantwortlich ist, bessert den Zustand. Die verspannte Faszie schnürt möglicherweise eine knotige Vergrößerung der Sehne selbst ein. Ein derartiges Faszienband, das die Sehne verankert, ist für den Abschnitt kurz vor dem Ende der distalen Sehnenscheiden an den Fingern 2, 3, und 4 beschrieben. Fester Druck gegen den Zentralpunkt der Einschnürung kann ebenfalls Linderung schaffen. Der Vergrößerung könnte eine lokale Entzündungsreaktion zu Grunde liegen.

▬▬ 38.2 Anatomie

(Abb. 38.2)

38.2.1 Handflexoren

(Abb. 38.2A)
Der **M. flexor carpi radialis** liegt oberflächlich und annähernd im Zentrum des volaren Unterarmes zwischen dem M. pronator teres, der den Unterarm auf der Radialseite überquert, und dem M. palmaris longus, der ihn auf der Ulnarseite des Armes teilweise überdeckt. Dieser radiale Flexor der Hand setzt über die gemeinsame Sehne *proximal* am Epicondylus medialis sowie an den Septa intermuscularia an. Der Muskelbauch erstreckt sich lediglich bis zum mittleren Unterarm. *Distal* inseriert seine Sehne hauptsächlich in die Basis des Os metacarpale II, ein weiterer Zipfel erstreckt sich zur Basis des Os metacarpale III.

Der **M. flexor carpi ulnaris** erstreckt sich oberflächlich entlang der Volarseite des Margo anterior ulnae. *Proximal* verfügt er über zwei Ansatzstellen: Das Caput humerale setzt über die gemeinsame Sehne am Epicondylus medialis humeri an, das Caput ulnare inseriert sich am medialen Rand des Olecranon und über eine Aponeurose an den zwei proximalen Dritteln des Margo posterior ulnae, die er mit den Mm. extensor carpi ulnaris und M. flexor digitorum profundus teilt. Außerdem inseriert er an den Septa intermuscularia. *Distal* haftet seine Sehne am Os pisiforme [21].

38.2.2 Fingerflexoren

(Abb. 38.2B und C)
Proximal bildet der **M. flexor digitorum superficialis** drei Köpfe aus: das Caput humerale, das Caput ulnare und das Caput radiale. Das Caput humerale setzt über die gemeinsame Sehne am Epicondylus medialis humeri sowie an den Septa intermuscularia an. Das Caput ulnare haftet an der medialen Seite des Proc. coronoideus ulnae, proximal der Ansatzstelle des M. pronator teres und unterhalb des Caput humerale. Das Caput radiale inseriert an der schrägen Leiste des Radius zwischen den Ansatzstellen der Mm. biceps brachii und pronator teres. Der N. medianus zieht unter der fibrösen Arkade zwischen den Caput ulnaris und radialis hindurch [29]. Der Muskel breitet sich über den

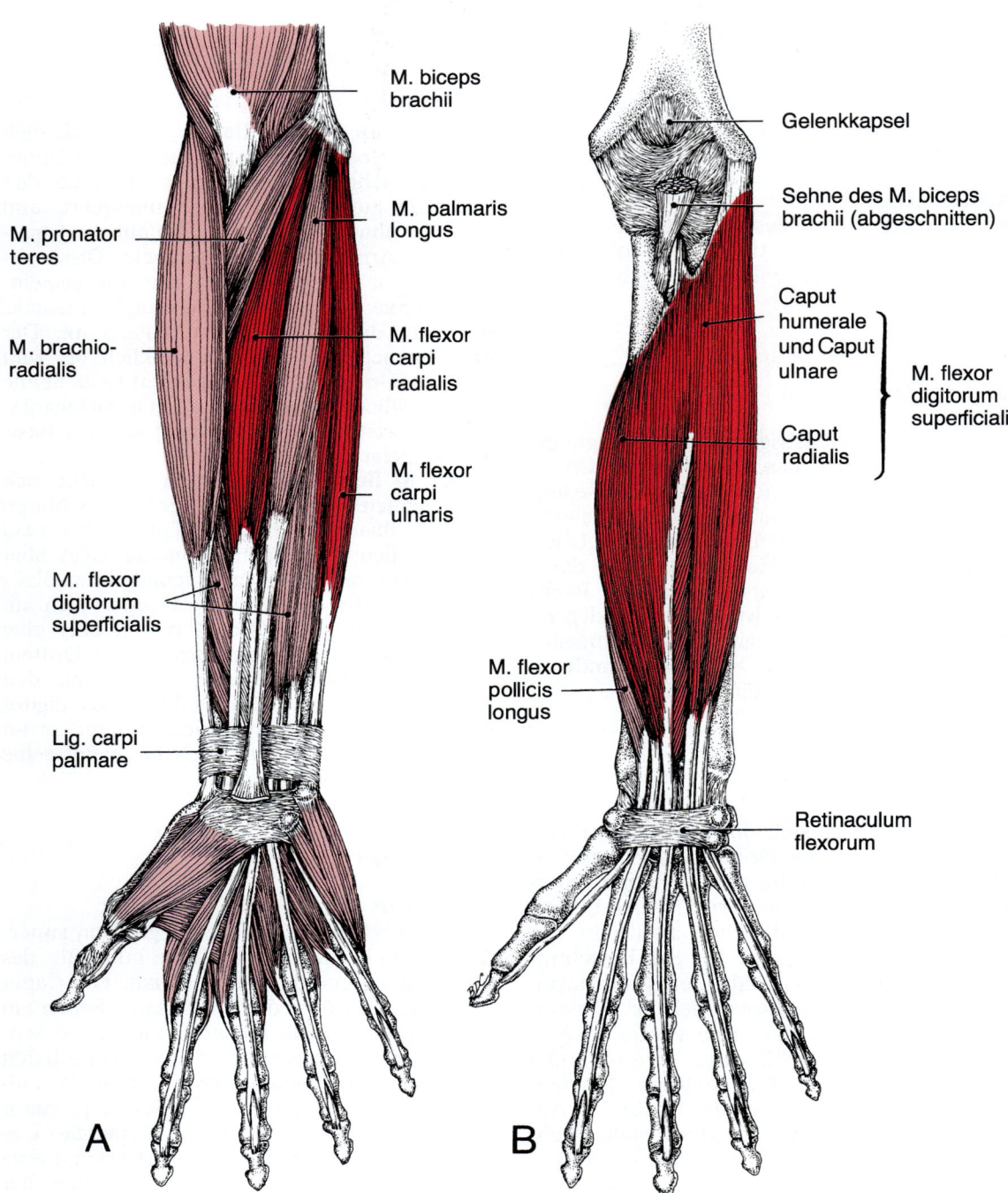

Abb. 38.2: Ansicht des rechten Armes von volar mit den Ansatzstellen der Flexoren von Hand und Fingern im Unterarm. **A:** M. flexor carpi radialis und M. flexor carpi ulnaris (*dunkelrot*). Andere Muskeln einschließlich des M. pronator teres: *mittleres Rot.* **B:** M. flexor digitorum superficialis (*dunkelrot*). Das Caput ulnare liegt unter dem Caput humerale und ist nicht zu erkennen.

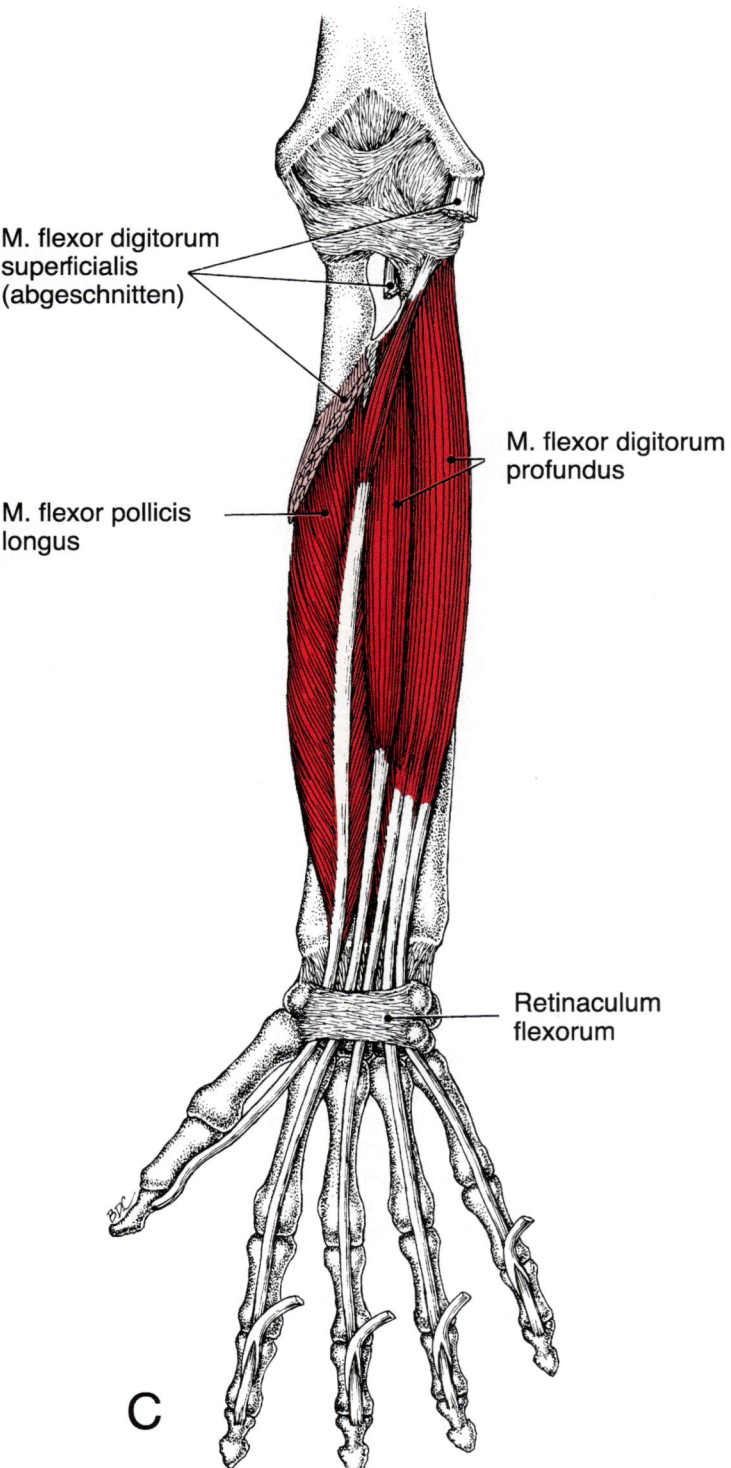

M. flexor digitorum
superficialis
(abgeschnitten)

M. flexor digitorum
profundus

M. flexor pollicis
longus

Retinaculum
flexorum

C

Abb. 38.2: Fortsetzung. **C:** M. flexor digitorum profundus und M. flexor pollicis longus (*dunkelrot*), sowie das abgeschnittene Ende des M. flexor digitorum superficialis (*hellrot*).

größten Teil des volaren Unterarmes aus und liegt unter den Mm. palmaris longus und flexores carpi [21].

Die Sehnen am Handgelenk und in gewissem Umfang auch die Fasern des M. flexor digitorum superficialis sind in einer tiefen und einer oberflächlichen Schicht angeordnet. Die Sehnen der oberflächlichen Schicht verlaufen zum Mittel- und Ringfinger, die der tiefen Schicht zum Zeige- und kleinen Finger.

Distal und an der ersten Phalanx teilt sich jede Sehne des M. flexor digitorum superficialis, zieht um die tiefe Sehne des **M. flexor digitorum superficialis** herum und inseriert an den Seiten der mittleren Phalangen.

Die Fasern des **M. flexor digitorum profundus** (Abb. 38. 2C) erstrecken sich durch die proximale Hälfte der Ulnarseite am Unterarm. Der Muskel haftet *proximal* an den drei proximalen Vierteln der Volar-, Medial- und Dorsalfläche der Ulna, an einer Aponeurose, die er mit den Mm. flexor und extensor carpi ulnaris teilt, sowie an der Medialfläche des Proc. coronoideus ulnae und der ulnaren Hälfte der Membrana interossea. Jede Sehne inseriert *distal* an die Basis der jeweiligen Endphalanx [21].

Der **M. flexor pollicis longus** (Abb. 38.2C) zieht vorwiegend auf der Radialseite unter anderen Muskeln durch den Unterarm. *Proximal* setzt er am Radius, an der benachbarten Membrana interossea und mit einer Zacke am Humerus an. *Distal* inseriert er an der Basis der Daumenendphalanx [21]. Der Bauch des M. flexor digitorum superficialis überlagert die tiefen Flexoren der Finger und den langen Flexor des Daumens.

Der **M. pronator teres** setzt *proximal* und medial mit zwei Köpfen an. Das Caput humerale heftet sich an den Epicondylus medialis und an die benachbarte Faszie. Das Caput ulnare inseriert an der medialen Seite des Proc. coronoideus ulnae. Der N. medianus tritt zwischen diesen beiden Muskelköpfen in den Unterarm ein. *Distal* inseriert der Muskel an der lateralen Radiusfläche an dessen Mittelpunkt im Unterarm.

38.2.3 Strukturen und ihre Lage

Die spezifische Lage der Muskelbäuche der vier Auffächerungen des M. flexor digitorum superficialis werden beschrieben und abgebildet [11]. Die Muskelbäuche für den 2. und 5. Finger liegen relativ weit distal, die für den 3. und 4. Finger deutlich proximal davon.

Die Faseranordnung im M. flexor carpi radialis (siehe unten zur Gliederung in einzelne Mus-

kelbäuche) und im M. flexor carpi ulnaris [48] zeigt ähnliche Faserlängen (51 und 41 mm). Der M. flexor carpi ulnaris ist jedoch viel stärker gefiedert (12°) als der M. flexor carpi radialis (3,1°). Dies spiegelt sich im Verhältnis von Faserlänge zu Muskellänge von 0,19 und 0,31 wieder. Das Längenverhältnis ist in den Extensoren am Unterarm sehr viel größer [49]. Der M. flexor carpi ulnaris bringt eher Kraft als Schnelligkeit auf und sollte eine Endplattenzone aufweisen, die annähernd longitudinal durch fast den gesamten Muskel verläuft (Abb. 2.8A). Der M. flexor carpi radialis ist dagegen eher für Schnelligkeit als für Kraftentwicklung ausgelegt und sollte eine diagonal verlaufende Endplattenzone aufweisen, die durch die drei Muskelbäuche unterbrochen wird [66].

Der Aufbau des M. pronator teres deutet ebenso auf „Kraft" wie der des M. flexor carpi ulnaris (10° Ansatzwinkel der Fasern und ein Verhältnis Faserlänge/Muskellänge von 0,28). Die Faserarchitektur der Fingerflexoren und des langen Daumenflexors liegt sozusagen im Mittelfeld. Vom M. flexor digitorum superficialis über den M. flexor digitorum profundus zum M. flexor pollicis longus sind die Muskeln zunehmend auf Kraftentwicklung ausgelegt.

Wie in den meisten Skelettmuskeln gehören die Fasern in den Mm. flexor carpi radialis und flexor pollicis longus annähernd ausgeglichen dem Typ I und Typ II an [40]. Interessanterweise lag der Anteil der Typ-I-Fasern (slow-twitch) auf der dominanten Seite durchgängig niedriger als auf der nicht dominanten Seite (ungefähr um 6%) [12].

Der M. flexor carpi radialis weist drei Bäuche auf, die jeweils von einem anderen Ast des motorischen Nerven versorgt werden. Fasern, die an der Mittellinie der Sehne ansetzen, sind längs ausgerichtet. Eine mediale und eine laterale Fasergruppe setzen an den Seiten der Sehne an [66]. Typischerweise weist jeder Muskelbauch eine eigene Endplattenzone auf. Es ist nicht bekannt, welche funktionelle Bedeutung diese getrennt innervierten Muskelbäuche besitzen.

38.2.4 Varianten

Ein zusätzlicher M. flexor digitorum profundus indicis ist nicht ungewöhnlich (bis zu 20% der Körper), verursacht aber selten Probleme. Der Muskelbauch liegt normalerweise proximal vom Handgelenk in der Nachbarschaft des M. flexor digitorum profundus [79].

39.2.5 Weiterführende Literatur

Der M. flexor carpi radialis wurde anschaulich in der Ansicht von volar [1, 2, 27, 58, 67, 72] und im Querschnitt [4, 16, 24, 59] abgebildet. Der M. flexor carpi ulnaris wird in der Ansicht von volar [1, 2, 21, 26, 27, 52, 58, 67, 72], von lateral [28] und im Querschnitt [4, 17, 24, 59] dargestellt.

Der M. flexor digitorum superficialis wird in der Ansicht von volar [2, 5, 22, 26, 27, 29, 54, 58, 61, 68, 71, 72, 75] und im Querschnitt [4, 18, 24, 59] abgebildet. Der M. flexor digitorum profundus wird in der Ansicht von volar [3, 5, 22, 25, 26, 53, 54, 61, 69, 75] und im Querschnitt [4, 18, 25, 59] gezeichnet. Die fibröse Schleife, die die Flexorensehnen am Punkt der Einschnürung des Triggerfingers beengt, wurde ebenfalls dargestellt [30, 31, 55, 60, 73].

Andere Autoren haben den M. flexor pollicis longus in der Ansicht von volar [3, 22, 25–27, 52, 53, 58, 68, 69, 72, 74] und auch im Querschnitt [4, 19, 25] dargestellt.

Vom M. pronator teres liegen Darstellungen in der Ansicht von volar [1, 23, 27, 52, 58, 67, 69, 72], im Verhältnis zum N. medianus [29] und im Querschnitt [4, 59] vor.

38.3 Innervation

38.3.1 Flexoren von Hand und Fingern

Die meisten Flexoren im Unterarm einschließlich der Mm. flexor carpi radialis, flexor digitorum superficialis und flexor pollicis longus werden vom N. medianus versorgt. Der M. flexor carpi ulnaris dagegen und die Hälfte des M. flexor digitorum profundus erhält seine Versorgung vom N. ulnaris, die andere Hälfte ebenfalls vom N. medianus.

Der M. flexor carpi radialis wird von den Spinalnerven C_6 und C_7, der M. flexor digitorum superficialis von C_7 und C_8, und der M. flexor carpi ulnaris sowie die Mm. flexor digitorum profundus und flexor pollicis longus von den Spinalnerven C_8 und Th_1 innerviert [21]. Die am weitesten kaudal austretenden dieser Spinalnerven versorgen also die tiefsten Flexoren und die der Ulnarseite des Unterarmes.

38.3.2 M. pronator teres

Der M. pronator teres wird von einem Ast des N. medianus aus den Spinalnerven C_6 und C_7 versorgt.

38.4 Funktion

38.4.1 Handflexoren

Der M. flexor carpi radialis flektiert die Hand [21, 63] und unterstützt ihre Radialabduktion im Handgelenk [63]. Der M. flexor carpi ulnaris flektiert und ulnarabduziert die Hand kräftig [21, 63] und ist bei allen Bewegungen aktiv, bei denen die Finger flektiert werden [65]. Diese Funktionen konnten durch eine EMG-Studie bestätigt werden [51].

38.4.2 Fingerflexoren

Der M. flexor digitorum superficialis flektiert in erster Linie die mittlere Phalanx aller Finger sowie die proximale Phalanx und die Hand im Handgelenk [21, 63].

Der M. flexor digitorum profundus flektiert in erster Linie die Endphalanx aller Finger sowie alle anderen Phalangen und die Hand [21, 63]. Er dient jedoch weniger der Flexion im Handgelenk als der Flexion aller Gelenke gleichzeitig, wenn die Faust geballt wird [8].

38.4.3 M. flexor pollicis longus

Der M. flexor pollicis longus flektiert zunächst die Endphalanx und dann die proximale Phalanx des Daumens mit Adduktion des Os metacarpale [21]. Überdies unterstützt er Flexion und Abduktion der Hand im Handgelenk [63]. Eine normale Flexionsbewegung durch diesen primären Flexor setzt die koordinierte Aktivität von vier anderen Daumenmuskeln voraus [77].

38.4.4 M. pronator teres

Der M. pronator teres unterstützt den M. pronator quadratus, den wichtigsten Pronator, bei schnellen Bewegungen und wenn Widerstand zu überwinden ist. Er trägt außerdem zur Flexion im Ellenbogen gegen Widerstand bei [9].

38.4.5 Aktivität

Bei 13 sportlichen Betätigungen, u. a. Würfen über Kopf und auf Hüfthöhe, Tennis-, Golf- und Baseballschlägen sowie einbeinigen Absprüngen beim Basketball, wurde die Aktivität

Unterarm und Hand

motorischer Einheiten in den Flexoren von Hand und Fingern bilateral mit Oberflächenelektroden abgeleitet. Die Ableitungen zeigten eine mäßige bis starke Aktivität. Sie war bilateral ähnlich, wies auf der dominanten rechten Seite jedoch eine größere Amplitude auf, insbesondere wenn die Hand einen Schläger umgreifen musste [13].

Bei älteren Menschen führt körperliches Training normalerweise zu größerer Steifigkeit (verringertes Bewegungsausmaß) [20].

Lundervold untersuchte die elektrische Aktivität in den Muskeln von 135 Personen, von denen 63 unter einer „berufsbedingten Myalgie" litten (Anzeichen und Symptome waren u. a. Schmerzen und Druckschmerzen der Muskeln, was deutlich auf Triggerpunkte hinweist). Er fand, dass bei den symptomatischen Personen viel eher als bei den schmerzfreien anhaltende große Amplituden motorischer Aktivität auftraten, wenn sie wiederholt eine Schreibmaschinentaste mit einem Finger anschlugen. Wenn die Druckschmerzen der Muskeln und die Schmerzen in den Flexoren im Unterarm nur eine Seite betrafen, erhöhte das Tippen mit dem asymptomatischen Arm die anhaltende motorische Aktivität der Flexoren im symptomatischen Arm, der „Pause machte". Symptomatische Personen reagierten auch sehr viel eher als gesunde auf den Einstich von Nadelelektroden in den Muskel. Sie zeigten eine ausgeprägte Aktivität der motorischen Einheit (Muskelspannung), die im Verlaufe von einer Minute oder mehr allmählich abklang. Gesunde Personen zeigten keine oder aber eine sehr viel geringere derartige Aktivität. Symptomatische Probanden reagierten auch auf psychischen Stress (schroffe Anweisungen) mit vermehrter und anhaltender Aktivität der motorischen Einheiten, ebenso auf unzureichende Beleuchtung, kalten Luftzug und laute Geräusche [50]. Die motorischen Einheiten in den betroffenen Flexoren im Unterarm waren eindeutig leichter erregbar und konnten unter Stress schwerer entspannen. Diese vermehrte Reizbarkeit scheint ein Charakteristikum von motorischen Einheiten zu sein, in deren Endplatten sich die aktiven Foki von Triggerpunkten befinden.

38.5 Funktionelle Einheit

38.5.1 Flexoren von Hand und Fingern

Jegliche *Flexion* der Finger aktiviert immer auch in gewissem Umfang den M. *extensor* digitorum. Wenn die Finger in den Interphalangealge-

lenken extendiert sind, flektieren nur die Mm. interossei und lumbricales die Metakarpophalangealgelenke.

Bei der Flexion der Hand im Handgelenk unterstützt der M. palmaris longus die Flexoren von Fingern und Hand. Bei der Flexion des Daumens assistiert der M. pollicis brevis dem M. flexor pollicis longus.

Es konnte elektromyographisch nachgewiesen werden, dass bei der Flexion der Hand im Handgelenk lediglich der M. extensor carpi radialis als aktiver Antagonist fungiert [8]. In den Kapiteln 34 und 35 wurde die Funktion der Extensoren von Hand und Fingern besprochen.

38.5.2 M. pronator teres

Der M. pronator teres unterstützt die Funktion des M. pronator quadratus. Der M. brachioradialis kann die Bewegung aus der vollständigen Supination in die Pronation unterstützen (Kapitel 34).

38.6 Symptome

38.6.1 Flexoren von Hand und Fingern

Patienten mit Triggerpunkten im Unterarm können nur mit Mühe eine große Stoffschere, eine Gartenschere oder eine Blechschere betätigen, während Patienten mit aktiven Triggerpunkten in den Extensoren im Unterarm und mit einem „Tennisellenbogen" der Gebrauch einer Schere keine Schwierigkeiten bereitet.

Bei aktiven Triggerpunkten in den Flexoren der Finger ist es mühsam, Lockenwickler einzudrehen oder Haarspangen am Hinterkopf zu befestigen.

Patienten mit aktiven Triggerpunkten im M. pronator teres können die Hohlhand nicht supinieren, etwa wenn ihnen jemand Wechselgeld in die Hand geben will. Die kombinierte Bewegung aus vollständiger Supination, leichter Extension und Bildung einer ausgeprägten Hohlhand wird unerträglich schmerzhaft. Diese Patienten kompensieren normalerweise, indem sie den Arm im Schultergelenk rotieren und so die Schultermuskeln überlasten.

38.6.2 Triggerfinger

Dieses Phänomen, auch als „Hakenfinger oder Abzugsfinger" bekannt, ist schmerzlos, aber lästig. Der Finger verharrt in flektierter Stellung, trotz maximaler Anstrengung ihn zu extendieren. Er muss passiv extendiert werden.

38.7 Aktivierung und Aufrechterhaltung von Triggerpunkten

Eine Haltung oder Betätigung, die einen Triggerpunkt aktiviert, kann ihn auch aufrecht erhalten, sofern sie nicht korrigiert wird, oder wenn sie beibehalten wird. Zusätzlich können bereits existierende strukturelle und systemische Faktoren (Kapitel 4) den Fortbestand eines Triggerpunktes sichern, der durch akute oder chronische Überlastung aktiviert wurde.

Satellitentriggerpunkte können sich im M. flexor carpi radialis auf Grund von Schlüsseltriggerpunkten im M. pectoralis minor bilden. Auch im M. flexor carpi ulnaris können Schlüsseltriggerpunkte der Mm. pectoralis minor, latissimus dorsi oder serratus posterior superior Satellitentriggerpunkte entstehen lassen [38].

Triggerpunkte in den hier besprochenen Flexoren von Hand und Fingern werden nicht durch die feinen, zangengriffartigen Bewegungen verschlimmert, die Triggerpunkte in den inneren Handmuskeln aktivieren, sondern eher durch grobes Zugreifen. Ein Skiläufer, der seine Stöcke lange mit festem Griff umklammert und ein Tischler, der sein Werkzeug mit festem Griff hält, gehen ein solches Risiko ein.

Triggerpunkte in den Fingerflexoren können aktiviert werden, wenn jemand das Lenkrad seines Wagens umklammert, vor allem wenn er die Hand von oben auflegt, sodass sie im Handgelenk flektiert ist. Die Symptome treten insbesondere nach langen, angespannten Fahrten auf.

Die passive Dehnungsposition für die Extensoren der Finger, bei der Hand und Finger endgradig flektiert werden, können eine plötzliche Verkürzungsaktivierung latenter Triggerpunkte in den entsprechenden Flexoren hervorrufen.

Wenn Triggerpunkte im M. flexor pollicis longus aktiviert werden, treten Symptome auf, die als „Gärtnerdaumen" bekannt sind. Kraftvolle schaukelnde, drehende und Zugbewegungen können Triggerpunkte in diesem und in anderen Daumenmuskeln aktivieren.

Ein Triggerpunkt des M. pronator teres kann durch eine Fraktur von Handgelenk oder Ellenbogen aktiviert werden.

Wenn ein Finger in einer „Abzugsstellung" (Triggerfinger) blockiert, kann dafür eine Vergrößerung in der Sehne verantwortlich sein, die sich in einer Verengung des ringförmigen Bandes verhakt, mit dem die Sehnenscheide verankert ist [14]. Es ist nicht vollständig geklärt, wie es zu dieser Vergrößerung in der Sehne kommt. Möglicherweise ist dafür ein Triggerpunkt im M. lumbricalis verantwortlich. Ein Patient reaktivierte einen Triggerfinger (Mittelfinger), weil er einen Gehstock benutzte, dessen abgewinkelter Knauf auf den empfindlichen Punkt am Triggerfinger unmittelbar proximal des dritten Mittelhandköpfchens drückte.

38.8 Untersuchung des Patienten

(Abb. 38.3)
Beim Test auf eine von Triggerpunkten hervorgerufene Dysfunktion ist eine schmerzhafte Einschränkung des Bewegungsausmaßes für Triggerpunkte aussagekräftiger und spezifischer als eine Schwäche. Alle Flexoren von Hand und Fingern werden gleichzeitig auf Einschränkungen untersucht, indem man den Unterarm vollständig supiniert und die Finger (einschließlich der distalen Phalangen) und die Hand endgradig extendiert. Der M. flexor pollicis longus wird durch die Extension von Handgelenk und Daumen getestet.

Mit dem Fingerextensionstest können beide Hände gleichzeitig untersucht werden. Zunächst legt der Patient die Fingerspitzen der beiden Hände aneinander (Abb. 38.3A) und drückt dann die Handflächen fest zusammen. Dabei hält er die Unterarme in einer möglichst geraden horizontalen Linie (Abb. 38.3B). Aktive Triggerpunkte in den Flexoren werden an einem Spannungsgefühl im Muskel und an Schmerzen in dem für den betroffenen Muskel spezifischen Areal sichtbar (Kapitel 38.1). Die Flexoren der einzelnen Finger werden getestet, indem man sie passiv extendiert. Dabei wird zunächst das Handgelenk, dann nur die mittlere Phalanx und anschließend die mittlere und die distale Phalanx auf eine schmerzhafte Extensionseinschränkung überprüft.

Falls Kraftlosigkeit ein hervorstechendes Symptom ist, testet man die einzelnen Muskel in der von Kendall et al. anschaulich beschriebenen und illustrierten Weise [43].

Die Handgelenke sowie die Metakarpophalangeal- und Interphalangealgelenke sollten auf ein normales Gelenkspiel getestet und dieses nötigenfalls angemessen behandelt werden [47, 56].

■ 38.9 Untersuchung auf Triggerpunkte

Die zentralen Triggerpunkte dieser Flexoren liegen im mittleren Abschnitt der Muskelbäuche, wie Abbildung 38.1 zeigt. Die Mm. flexor carpi radialis und flexor carpi ulnaris liegen so weit oberflächlich, dass ihre Triggerpunkte anhand der umschriebenen Druckschmerzen in einem Knötchen innerhalb eines verspannten Faserbündels und durch Auslösen des symptomatischen Schmerzes identifiziert werden können [33]. Um lokale Zuckungsreaktionen auszulösen, wird der Unterarm supiniert, und die Hand hängt schlaff extendiert herab. Die Fingerflexoren und der M. flexor pollicis longus liegen dagegen so tief, dass der Untersucher möglicherweise keine palpierbaren Veränderungen erkennt, sondern lediglich eine von tiefer Druckschmerzen gekennzeichnete Region identifizieren kann, von der unter Druck der symptomatische Schmerz ausgeht.

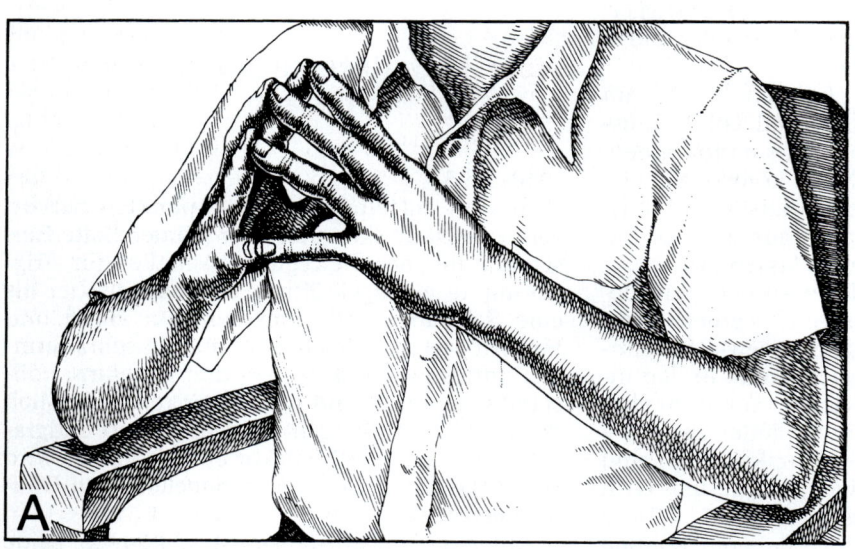

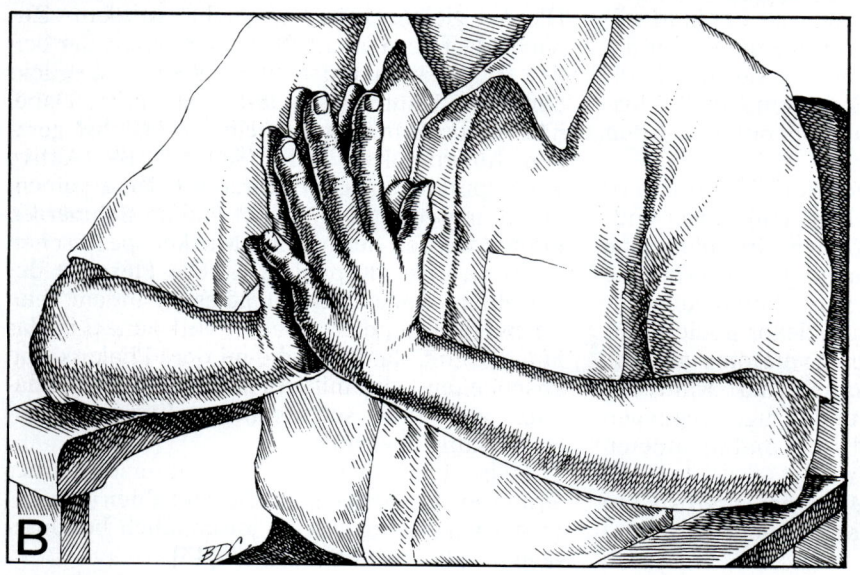

Abb. 38.3: Fingerextensionstest. Er zeigt Verspannungen der Flexoren von Hand und Fingern. **A:** Ausgangsposition. **B:** annähernd normale Extensionsfähigkeit. In der Endposition müssen die Handflächen aneinander liegen und die Unterarme eine horizontale Linie bilden, damit der Test als vollständig negativ gewertet werden kann.

■■■ 38.10 Engpass

(Abb. 38.4)
Myofasziale Triggerpunkte in den in diesem Kapitel besprochenen Muskeln können zu Kompressionssyndromen sowohl am N. ulnaris wie auch am N. medianus beitragen. Tabelle 38.1 führt für die beiden Nerven die möglicherweise beteiligten (oder ursächlichen) Muskeln auf.

38.10.1 N. ulnaris

Zu Engpässen durch die Muskeln im Unterarm kommt es meist unmittelbar distal des Kubitaltunnels, durch den der Nerv in seinem Verlauf um den Ellenbogen zieht. Engpasssyndrome im Zusammenhang mit dem Kubitaltunnel werden oft als *Kubitaltunnelsyndrom* bezeichnet. Sie setzen in der Regel mit Empfindungsstörungen im 4. und 5. Finger ein, wozu Dysästhesie, brennende Schmerzen und ein Taubheitsgefühl treten. Eine Hyperästhesie kann vorliegen. Falls die Motorik betroffen ist, ist der Griff ungeschickt und kraftlos. Die Diagnose wird anhand der verminderten Nervenleitgeschwindigkeit am Engpass und in geringerem Maße jenseits davon bestätigt [41]. Der kritische Bereich liegt meistens jenseits des distalen Endes des Kubitaltunnels, im ersten Drittel des Unterarmes. Elektromyographisch kann näher bestimmt werden, welche Muskeln neuropathische Veränderungen aufweisen und die Läsion kann lokalisiert werden.

Der N. ulnaris verlässt den Oberarm durch das Septum intermusculare mediale und verläuft durch eine Furche hinter dem Epicondylus medialis (Abb. 38.4A). Eine fibröse Verbreiterung der gemeinsamen Flexorensehne, die das Dach des Kubitaltunnels bildet, hält den Nerv in dieser Furche. Von dort zieht er unter einer vom Caput humero-ulnare des M. flexor carpi ulnaris [21] gebildeten Arkade hindurch. Sie wird als humeroulnare Arkade bezeichnet. Bei 130 Autopsien lag sie 3–20 mm distal des Epicondylus medialis, und der Nerv durchquerte den M. flexor carpi ulnaris auf einer Strecke von 18–70 mm [15]. Danach füllt der N. ulnaris einen dreieckigen Raum, der von drei Flexoren begrenzt wird: Der *M. flexor carpi ulnaris* bildet an der medialen (ulnaren) Seite des Unterarmes sozusagen das Dach, der *M. flexor digitorum superficialis* liegt oberflächlich und lateral, und der *M. flexor digitorum profundus* liegt tief unter dem Nerven [16]. Der N. ulnaris befindet sich in der proximalen Hälfte zwischen den Mm. flexor carpi ulnaris und flexor digitorum profundus (Abb. 38.4B).

Triggerpunkte des M. flexor carpi ulnaris bewirken am ehesten eine Kompression des N. ulnaris. Erstens können verspannte Faserbündel die humeroulnare Arkade fest gegen den Nerven drücken, und zweitens ist eine Kompression des Nerven zwischen verspannten Faserbündeln des Muskels an der Stelle möglich, wo er durch den Muskel tritt. Diese muskulär bedingten Engpässe sollten zusätzlich zu den üblicherweise bedachten Ursachen einer Nervenkompression in Betracht gezogen werden [44].

Klinisch entsteht der Eindruck, dass auch Triggerpunkte im M. flexor digitorum profundus gelegentlich zu Kompressionssyndromen des N. ulnaris beitragen, obwohl der Mechanismus nicht klar ist. Die Symptome werden behoben, indem man die verantwortlichen Triggerpunkte ausschaltet.

Harrelson und Newman berichten über eine Kompression des N. ulnaris im distalen Abschnitt des Unterarmes durch hypertrophe Fasern des M. flexor carpi ulnaris. Diese setzten in der Tiefe an den distalen 7 cm der Sehne an, bevor diese am Os pisiforme inseriert. Die Exzision des Muskels befreite den Patienten von seinen Symptomen und den neurologischen Ausfällen [37]. Eine durch Triggerpunkte hervorgerufene Verspannung könnte zu den Symptomen beigetragen haben. Man hätte sie im Zuge einer weniger drastischen Therapie inaktivieren können.

Tab. 38.1: Muskeln des Unterarmes, in denen sich Triggerpunkte entwickeln können, die die Nn. ulnaris oder medianus komprimieren.	
N. ulnaris	M. flexor carpi ulnaris M. flexor digitorum superficialis M. flexor digitorum profundus
N. medianus	M. pronator teres M. flexor digitorum superficialis

Auch eine Variante des *M. flexor digiti quinti* ist als Ursache einer Kompression des N. ulnaris belegt [78].

38.10.2 N. medianus

Eine Kompression des N. medianus unterhalb des Ellenbogens verursacht sehr wahrscheinlich eine Parästhesie und Hyperästhesie im 3. und 4. Finger, gelegentlich auch in benachbarten Fingern auf beiden Seiten [10]. Üblicherweise spricht man vom *Pronator-teres-Syndrom* [10, 32]. Normalerweise zieht dieser Nerv zwischen den Caput humerale und ulnare des **M. pronator teres** unter der fibrösen Arkade zwischen den beiden Muskelköpfen hindurch, gelegentlich jedoch durchbohrt er das Caput humerale [32]. Der Nerv setzt seine Bahn dann unter dem aponeurotischen Bogen des **M. flexor digitorum superficialis** fort, der sich zwischen dessen

Caput radiale und humero-ulnare spannt und an der Unterseite dieses Muskels haftet [3]. Myofasziale Triggerpunkte könnten eine Kompression des N. medianus in beiden Muskeln begünstigen, weil verspannte Faserbündel die Spannung des aponeurotischen Bogens gegen den Nerv vergrößern, oder der Nerv direkt durch verspannte Faserbündel dort komprimiert wird, wo er das Caput humerale des M. pronator teres durchdringt.

Zwar zeigt die klinische Erfahrung, dass Triggerpunkte einige dieser Syndrome hervorrufen können, dennoch mangelt es noch immer an sorgfältig angelegten Fallstudien zu diesem Thema. Sie müssten eine umfassende elektrodiagnostische Dokumentation und eine Auswertung prä- und postdiagnostischer Daten einschließen.

Ein anormaler **M. flexor digitorum superficialis indicis** verursachte ein akutes Karpaltunnelsyndrom. Die Trennung von Muskel

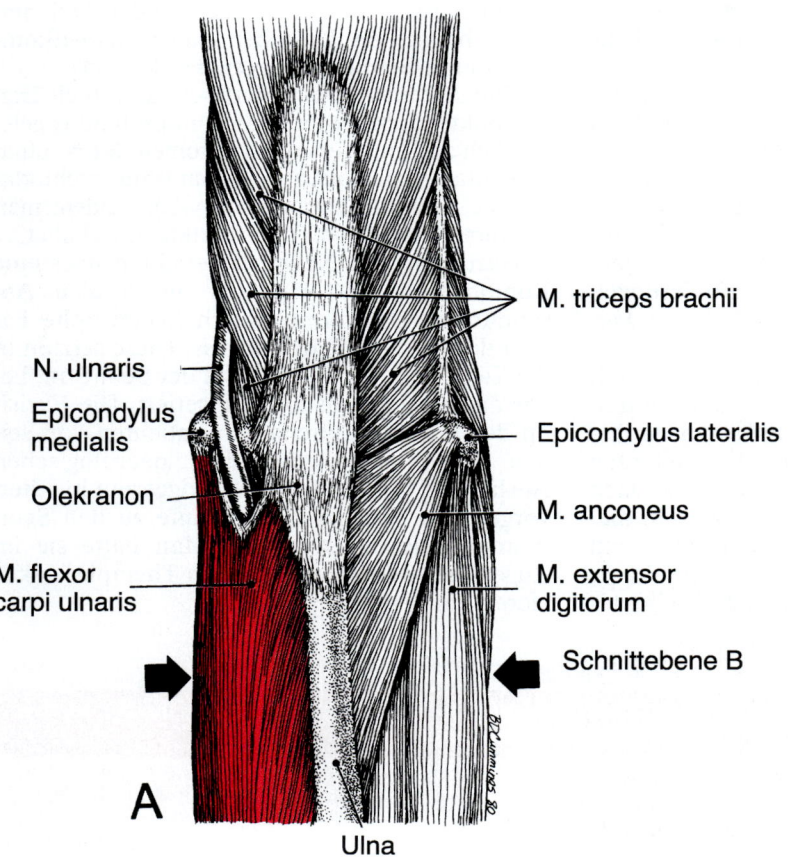

Abb. 38.4: Normale Beziehung zwischen dem rechten N. ulnaris und dem M. flexor carpi ulnaris (*dunkelrot*). Ansicht von dorsal. **A:** Die sehnige Arkade zwischen den Caput humerale und ulnare, durch die der N. ulnaris zieht, wird als Kubitaltunnel bezeichnet.

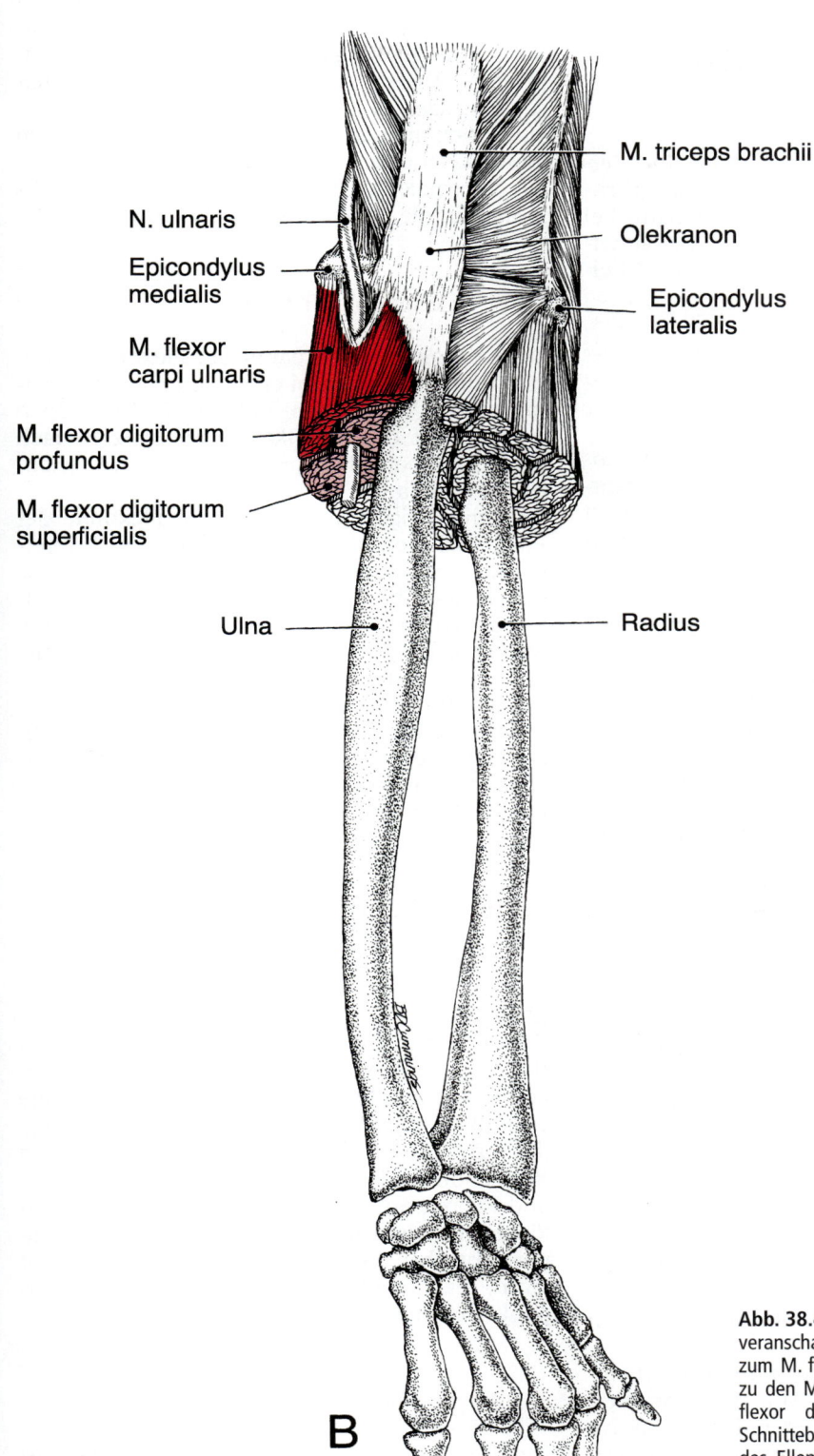

M. triceps brachii

N. ulnaris

Olekranon

Epicondylus
medialis

Epicondylus
lateralis

M. flexor
carpi ulnaris

M. flexor digitorum
profundus

M. flexor digitorum
superficialis

Ulna

Radius

B

Abb. 38.4: Fortsetzung. **B:** Der Querschnitt veranschaulicht die Beziehung des N. ulnaris zum M. flexor carpi ulnaris (*dunkelrot*), sowie zu den Mm. flexor digitorum superficialis und flexor digitorum profundus (*hellrot*). Die Schnittebene liegt einige Zentimeter unterhalb des Ellenbogens im Bereich des Triggerpunktes, der den Nervenengpass bewirken könnte.

Unterarm und Hand

und Nerv schaffte in diesem Falle Erleichterung [7].

38.10.3 N. radialis

In einigen Fällen von Kompression des N. interosseus wurde ein anormaler **M. flexor carpi radialis brevis** als Ursache ermittelt. Der Muskel setzte an der proximalen Radialseite des Unterarmes und an der Basis des 2. oder 3. Mittelhandknochens an [45].

■■■ 38.11 Differenzialdiagnose

Sofern myofasziale Triggerpunkte in den Flexoren des Unterarmes für die Symptome verantwortlich sind oder zu ihnen beitragen, müssen differenzialdiagnostisch eine Epicondylitis lateralis, eine Neuropathie des N. ulnaris, ein Karpaltunnelsyndrom, eine Osteoarthritis des Handgelenks, eine Radikulopathie C_5 (bei Triggerpunkten im M. flexor pollicis longus), eine Radikulopathie C_7 bei Triggerpunkten im Caput radiale des M. flexor digitorum superficialis und eine Radikulopathie C_8 oder Th_1 bei Triggerpunkten im Caput humerale des M. flexor digitorum superficialis abgeklärt werden. Oft wird fälschlicherweise ein Thoracic-outlet-Syndrom diagnostiziert, wenn aktive Triggerpunkte im proximalen Abschnitt des M. flexor digitorum superficialis vorliegen, da einige Ärzte dazu neigen, das Etikett „Thoracic-outlet-Syndrom" immer zu vergeben, wenn Störungen im 4. und 5. Finger vorliegen und die neurologische Untersuchung unauffällige oder keine fokalen Befunde ergibt.

Zu den Gelenkdysfunktionen, die bei Triggerpunkten in dieser Muskelgruppe auftreten, gehört eine Dysfunktion des distalen Radiokarpalgelenks und/oder eine dorsale Subluxation der Mittelhandknochen.

Bei der *Epicondylitis medialis* handelt es sich im Grunde um dasselbe Problem wie bei der Epicondylitis lateralis, die in Kapitel 36.11 unter „Tennisellenbogen" besprochen wurde. Hier handelt es sich jedoch um einen anderen Condylus und einen anderen Muskel.

Die *Neuropathie des N. ulnaris* wurde in Kapitel 38.10 besprochen.

Ein *Karpaltunnelsyndrom* wird wahrscheinlich diagnostiziert, wenn die Mm. pronator teres, flexor carpi radialis und/oder brachialis aktive Triggerpunkte enthalten. Sogar der Übertragungsschmerz von noch weiter entfernt gelegenen Triggerpunkten, etwa in den Mm. sternocleidomastoideus, infraspinatus und subscapularis, hat schon zur Diagnose eines „Karpaltunnelsyndroms" Anlass gegeben. Eine Leitungsuntersuchung des N. medianus und die spezifische Untersuchung auf Triggerpunkte in den Muskeln klärt, welche der Diagnosen zutrifft. Selten ist ein anormaler M. flexor digitorum superficialis indicis für die Symptome verantwortlich [7, 39].

38.11.1 Assoziierte Triggerpunkte

Triggerpunkte in den parallelen Flexores digitorum und Flexores carpi entstehen meist gemeinsam. Im M. flexor carpi radialis können jedoch auch isoliert Triggerpunkte entstehen, z. B. nach einer Ellenbogenfraktur oder einem vergleichbaren Trauma.

Aktive Triggerpunkte in den Flexoren der Finger können sich als Satelliten von Triggerpunkten in den Muskeln von Schulter und Hals entwickeln, die Schmerzen in den volaren Unterarm leiten. Dazu kommt es insbesondere, wenn die Triggerpunkte in den proximalen Muskeln auch Nervenengpässe hervorrufen, wie etwa die Mm. scaleni oder pectoralis minor.

Myofasziale Triggerpunkte im M. flexor pollicis longus entwickeln sich im Allgemeinen unabhängig von Triggerpunkten in anderen Flexoren des Unterarmes.

■■■ 38.12 Lösung von Triggerpunkten

(Abb. 38.5)
Zum Lösen von *zentralen* Triggerpunkten eignen sich, abgesehen von dem hier beschriebenen Verfahren mit Sprühen und Dehnen, auch andere Techniken (einschließlich der Druckanwendung, der reziproken Inhibition, der postisometrischen Relaxation sowie dem Verfahren aus Kontraktion und Relaxation, wie in Kapitel 3.12 beschrieben) für die Flexoren im Unterarm. Der erste Therapieschritt bei *Insertionstriggerpunkten* besteht darin, die verantwortlichen zentralen Triggerpunkte zu inaktivieren.

38.12.1 Sprühen und Dehnen

Zur Behandlung der betroffenen Mm. flexores digitorum sowie flexores carpi radialis und ulnaris nimmt der Patient eine entspannte Rückenlage ein und legt den Ellenbogen und den supinierten Unterarm auf ein Polster. Die Hand hängt über den Rand dieses Polsters herab, sodass Hand und Finger passiv extendiert werden können, während die Hand endgradig supiniert wird (Abb. 38.5A). Sofern nicht alle drei Positionen gleichzeitig eingenommen werden, sind die Flexoren nicht vollständig gedehnt. Unmittelbar vor und während der Dehnung wird Kühlspray in parallelen Bahnen vom Epicondylus medialis bis zu den Fingerspitzen über den betroffenen Muskeln und ihren Schmerzübertragungsmustern aufgebracht (Abb. 38.5A).

Um den M. flexor pollicis longus zu sprühen und zu dehnen, werden Hand und Daumen gleichzeitig extendiert, während das Kühlmittel vom Epicondylus medialis abwärts über die Radialseite des Unterarmes und den Daumen aufgebracht wird (Abb. 38.5B). Nachdem der Patient den Daumen dreimal im vollen Bewegungsausmaß bewegt hat, wird eine feuchte Wärmepackung auf den Unterarm gelegt.

Die Patienten machen sich, manchmal aus Mangel an Informationen, Sorgen über die Ursache ihrer Schmerzen. Wenn diese Schmerzen während der Untersuchung durch Druck auf einen Triggerpunkt reaktiviert werden, begreifen sie, dass sie vorrangig muskulärer Genese sind. Diese Erkenntnis beruhigt sie in der Regel. Wenn sie nach der Behandlung den Test durch Handdruck problemlos und schmerzfrei bewältigen (Kapitel 34.8) und sich ihre Griffstärke nachweislich normalisiert hat, sind sie überzeugt, dass ihre Schmerzen eine myofasziale Ursache hatten, die mit der richtigen Therapie beherrschbar ist. Die Patienten müssen lernen, ihre Muskeln zu Haus selbst mit der richtigen Dehnungstechnik zu behandeln, z. B. mit der postisometrischen Relaxation, die Lewit sehr gut beschrieben und illustriert hat [47]. Bei diesem Verfahren wir der verspannte Muskel zunächst sanft kontrahiert und dann entspannt, während der Patient ausatmet.

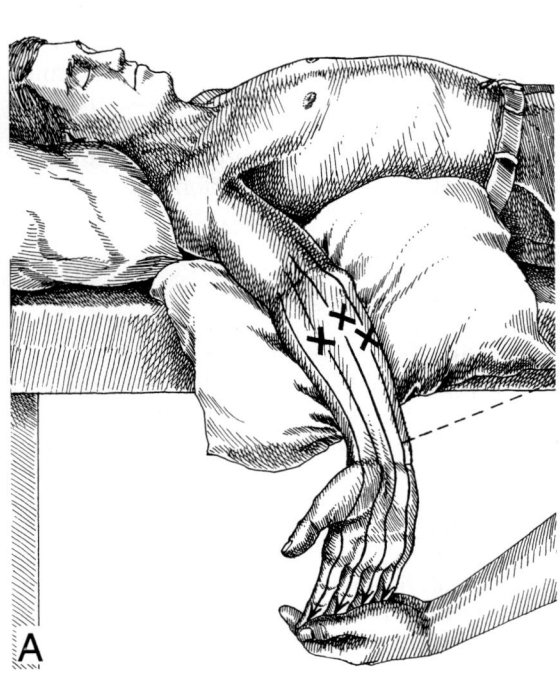
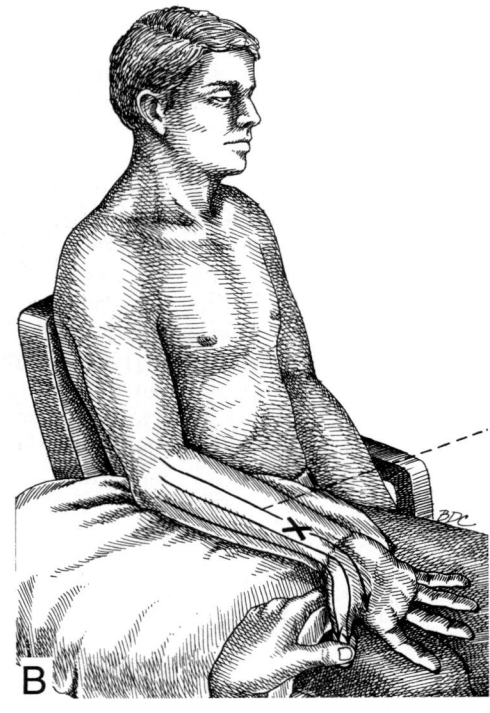

Abb. 38.5: Dehnungsposition und Sprühmuster (*Pfeile*) für Triggerpunkte (**X**) in Muskeln der Hand, des Daumens und in den Fingerflexoren im Unterarm. **A:** M. flexor carpi radialis und M. flexor carpi ulnaris und Mm. flexores digitorum. Die Hand des Patienten ist supiniert, der Ellenbogen extendiert, und auch Hand und Finger sind vollständig extendiert. Die Finger des Patienten werden ebenfalls von den nach distal gerichteten Kühlbahnen überzogen (*gestrichelte Linie*). **B:** M. flexor pollicis longus.

Unterarm und Hand

38.12.2 Triggerfinger

Es stehen mehrere Verfahren zur noninvasiven Therapie des Triggerfingers zur Verfügung. Zur Blockade scheint es weniger zu kommen, wenn die Sehne belastet ist (unter Spannung steht). Wenn der Finger einmal blockiert ist, sollte der Patient ihn zunächst geringfügig weiter flektieren. Dann wird aktiv Widerstand gegeben, um die Sehne unter Spannung zu setzen, und anschließend wird der Finger allmählich extendiert, während die Spannung gehalten wird. Man verstärkt den Triggermechanismus lediglich, wenn man den Finger einfach passiv in die normale Ruheposition zurückführt – falls überhaupt eine Wirkung feststellbar ist. Dagegen scheint Belastung eine Normalisierung zu begünstigen.

Manchmal lässt sich eine Normalisierung der Funktion erreichen, wenn Druck gegen die empfindliche Stelle gegeben wird, an der der Finger blockiert. Es scheint, als ob Sehne oder Sehnenscheide ein lokales Ödem entwickelten und Unterstützung brauchten, um in ihren Normalzustand zurückzukehren.

Zuyuguchi et al. beschrieben, wie bei 65 Kindern im Alter von zehn Jahren eine modifizierte elastische Schiene angelegt wurde, durch die das Interphalangealgelenk in Neutralstellung oder leichter Hyperextension gehalten wird. Den Autoren zufolge heilte das Syndrom in durchschnittlich neun Monaten vollständig aus [76]. Da keine Kontrolluntersuchung durchgeführt wurde und unbekannt ist, wie lange der Zustand vor Behandlungsbeginn bereits andauerte, lässt sich auch nicht abschätzen, ob es nicht spontan zur Heilung gekommen wäre. Über Infiltrationsversuche wird nicht berichtet. Bei acht der 65 Patienten war eine Operation erforderlich.

Ein ähnlicher Ansatz sieht eine flexible Schiene am proximalen Interphalangealgelenk vor, um die Flexion so lange einzuschränken, bis das Phänomen nur noch selten auftritt [70]. Auch dieser Behandlungsansatz schränkt die Funktion ein.

▬ 38.13 Infiltration von Triggerpunkten

(Abb. 38.6)
Im Allgemeinen sprechen die Flexoren von Hand und Fingern gut auf Sprühen und Dehnen an. Ihre Triggerpunkte müssen oft nicht infiltriert werden, es sei denn, sie würden ein Kompressionssyndrom des N. ulnaris am Ellenbogen verschlimmern oder einen Triggerfinger hervorrufen. Die Infiltration ist normalerweise erfolgreich, sofern keine begünstigenden Faktoren übersehen wurden. Im Anschluss an die Infiltration kann verbliebene Muskelverspannung durch Sprühen und Dehnen gelöst werden. In jedem Fall müssen Handgelenk und Finger gemeinsam dreimal im vollen Bewegungsausmaß bewegt werden.

38.13.1 Handflexoren

Auch andere Autoren halten die Infiltration von Triggerpunkten in diesen Muskeln für wirkungsvoll [12, 35]. Zur Infiltration eines Triggerpunktes im **M. flexor carpi radialis** liegt der Patient auf dem Rücken. Sein Ellenbogen ist extendiert, die Hand supiniert. Der aktive Triggerpunkt wird mit flächiger Palpation lokalisiert und dann mit einer 0,5%igen Procainlösung infiltriert (Abb. 38.6A). Danach wird der Muskel passiv gedehnt und anschließend eine Wärmepackung aufgelegt.

Zur Infiltration eines aktiven Triggerpunktes im **M. flexor carpi ulnaris** nimmt der Patient dieselbe Position ein. Jedoch flektiert er den Ellenbogen und außenrotiert den Arm (Abb. 38.6B). Da auch dieser Triggerpunkt oberflächlich liegt, wird er ebenfalls durch flächige Palpation lokalisiert und unter direkter palpatorischer Kontrolle infiltriert. Wenn die Kanüle einen aktiven Fokus im Triggerpunkt durchbohrt, tritt eine lokale Zuckungsreaktion auf.

38.13.2 Fingerflexoren

Druckschmerzhafte Stellen in den oberflächlichen Flexoren werden durch flächige Palpation lokalisiert und diese Bereiche anschließend infiltriert. Die Triggerpunkte in den tiefen Flexoren der Finger liegen normalerweise ungefähr 3 cm distal des Epicondylus medialis. Diese tiefen Triggerpunkte verursachen manchmal eine Kompression des N. ulnaris. Sie werden infiltriert, wie für den M. flexor carpi ulnaris beschrieben (Abb. 38.6B), wobei zu berücksichtigen ist, dass auf Grund ihrer tiefen Lage eine Einstichtiefe von mindestens 2 cm erreicht werden muss. In dieser Tiefe liegen die Mm. flexor digitorum superficialis und profundus. Man gewinnt den Eindruck, dass sich in verschiedenen Muskeln „Triggerpunkt-Ansammlungen" bilden. Durch die

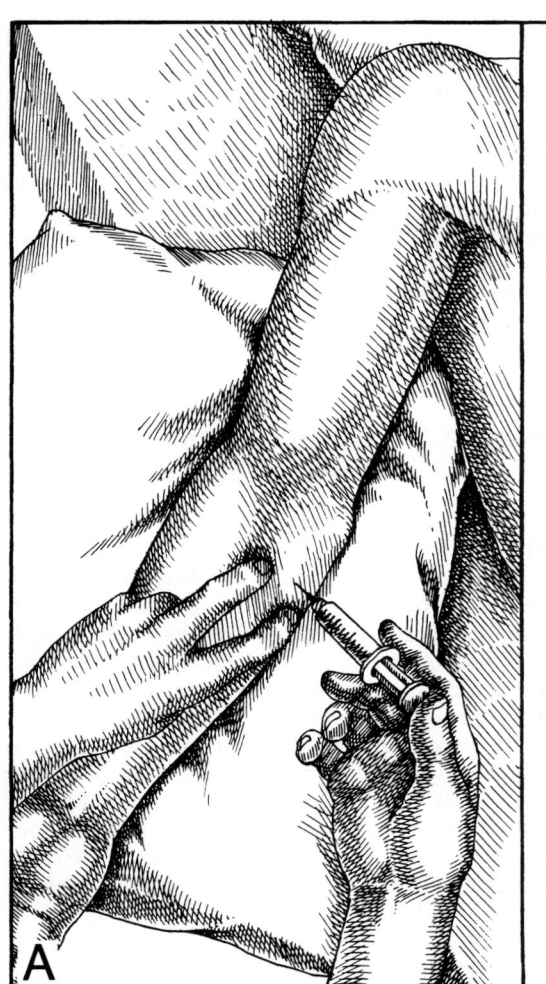

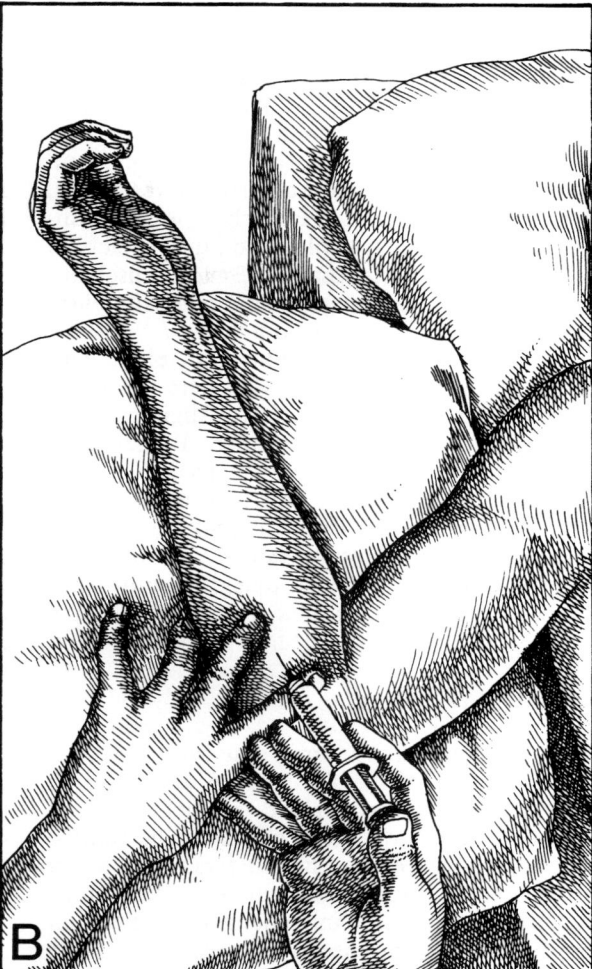

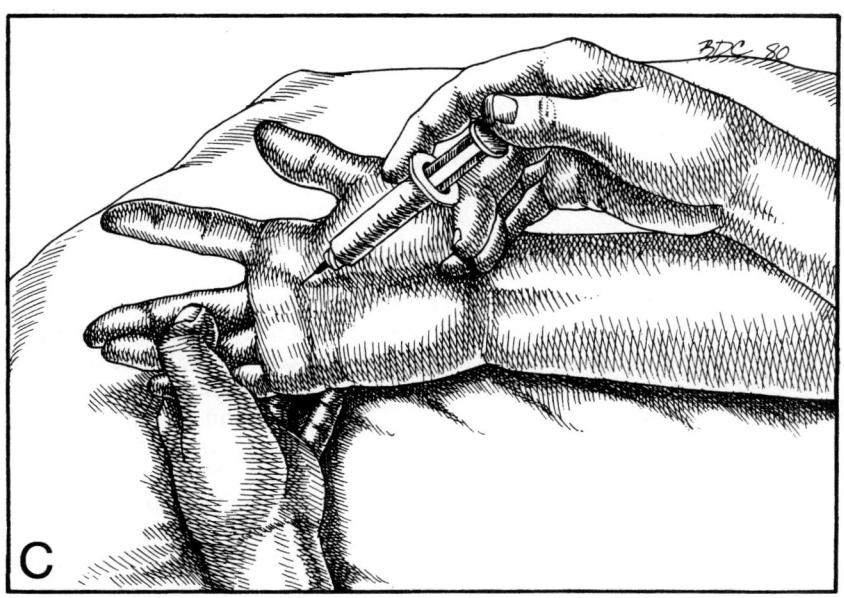

Abb. 38.6: Infiltrationstechnik bei Triggerpunkten in den Flexoren der Hand und bei einem Triggerfingers. **A:** M. flexor carpi radialis. Der Ellenbogen ist extendiert. **B:** M. flexor carpi ulnaris. Der Unterarm ist flektiert und der Arm außenrotiert, damit der Muskel zugänglich ist. **C:** Infiltration zur Therapie eines Triggerfingers. Durch die Infiltration wird ein fibröser Ring oder ein aufgequollener Bereich normalisiert, der die Flexorensehne des Mittelfingers einengt.

Infiltration von Triggerpunkten in diesen Muskeln kommt es oft zu einer zeitweiligen Blockade des N. ulnaris. Sofern 0,5%ige Procainlösung verwendet wurde, klingt die Wirkung des Lokalanästhetikums in 15–20 Minuten ab.

Jeder infiltrierte Muskel sollte anschließend im vollen Bewegungsausmaß extendiert werden. Diese Extension erfolgt zunächst passiv, während der Muskel gekühlt wird, und anschließend aktiv in drei langsamen Bewegungsabläufen in beiden Richtungen. Anschließend wird sofort feuchte Wärme aufgebracht.

Rachlin illustriert die Infiltration eines zentralen Triggerpunktes und lokalisiert einen Insertionstriggerpunkt im M. flexor digitorum superficialis, sowie einen zentralen Triggerpunkt im M. flexor carpi radialis longus [62].

Trotz aller klinischen und theoretischen Argumente für diese Form der spezifischen Behandlung von Triggerpunkten in den Flexoren mangelt es noch immer an den dringend benötigten kontrollierten Studien.

38.13.3 Triggerfinger

Ein Triggerfinger kann durch eine Infiltration sofort und dauerhaft geheilt werden, obwohl sich die volle Funktionsfähigkeit vielleicht erst im Verlauf der folgenden Tage einstellt. Die Kanüle wird auf die Mittellinie des Fingers ausgerichtet und ins Zentrum der druckschmerzhaften Stelle eingestochen, die tief im einengenden fibrösen Ring um die Flexorensehne auf der Mittellinie und unmittelbar proximal vom Kopf des Mittelhandknochens liegt (Abb. 38.6C). Die Injektion von 1–1,5 ml 0,5%iger Procainlösung präzise in den druckschmerzhaften Bezirk ist ausreichend. Eine lokale Zuckungsreaktion ist nicht zu beobachten. Es dürfte sich hier um einen rein faszialen Triggerpunkt ohne jede Beteiligung von Muskelgewebe handeln.

Bei einem zehnjährigen Patienten wurde ein Triggerdaumen, der nach Traumatisierung des Armes aufgetreten war, sofort und dauerhaft durch eine einzige Infiltration geheilt. Dies ist ein Beispiel für Dr. Travells Kompetenz. Der Triggerdaumen wird in Kapitel 39.9 eingehend besprochen.

Bei einer kontrollierten, prospektiven Doppelblindstudie an 41 Patienten mit Triggerfinger oder Triggerdaumen, der bereits seit mindestens drei Monaten bestand, wurden Ergebnisse der Infiltrationsbehandlung verglichen. Man infiltrierte nur mit 1%igem Lignocain oder mit 20 mg Methylprednisolonazetat mit Lignocain. Bei 60% der Infiltrationen mit Analgetikum und Kortikoid

sowie bei 16% der Infiltrationen ohne Kortikoid waren die Ergebnisse positiv. Das deutet auf eine entzündliche Komponente bei diesem Syndrom [46]. Bei einer nicht kontrollierten Studie in 68 Fällen von Triggerfingern wurden mit 60% ähnliche Ergebnisse erzielt, allerdings bei bis zu drei Infiltrationen mit Betamethason und 0,5%igem Lidocain zu gleichen Teilen in der Lösung [57]. Die Autoren äußern Bedenken wegen möglicher Sehnenrupturen bei multiplen Infiltrationen, erwähnen derartige Vorfälle jedoch nicht.

▬▬ 38.14 Korrigierende Maßnahmen

(Abb. 38.7)
Da anhaltendes Greifen, z. B. wenn man einen Skistock oder ein Lenkrad festhält, Triggerpunkte in den Flexoren aktivieren kann, sollten die Patienten lernen, den Griff häufig zu lockern, die Hand zu pronieren statt sie supiniert zu halten, und die Muskeln häufig zu dehnen, damit sie sich in der erwünschte Weise verhalten. Die Fingerübung für Kunsthandwerker (Abb. 35.8) oder die Übung „flatternde Finger" (Abb. 35.9) fördern die Entspannung. Wenn der Fahrer das Lenkrad entweder an den Seiten oder unten greift, bringt er das Handgelenk in eine eher neutrale Stellung.

Wenn der Patient Mitglied einer Rudermannschaft ist oder ein Kanu paddelt, sollte er die Finger beim Zurückziehen des Ruders oder Paddels öffnen und es zwischen Daumen und Handflächen halten, um die Flexoren der Finger zu entspannen und zu dehnen. Wer Sportarten mit einem Schlaggerät ausübt, sollte darauf achten, das Handgelenk in Neutralstellung oder leicht extendiert zu halten und die Spitze des Schlaginstrumentes nicht gegen den Boden sinken zu lassen. Ein Patient mit latenten Triggerpunkten in den Flexoren sollte lernen, Hand und Unterarm auf den Armlehnen des Sessels abzustützen, wenn er sitzt, und die Hand nicht abgeknickt herabhängen zu lassen. Auf diese Weise kommen die Flexoren von Hand und Fingern nicht in die verkürzte Stellung.

Sofern die *Extensoren* von Hand und Fingern durch Sprühen und Dehnen behandelt werden, kann es zu einer schmerzhaften Verkürzungsaktivierung der Triggerpunkte in den Flexoren kommen. Das kann durch routinemäßiges Sprühen und Dehnen dieser Muskeln verhindert werden. Durch diese ergänzende Be-

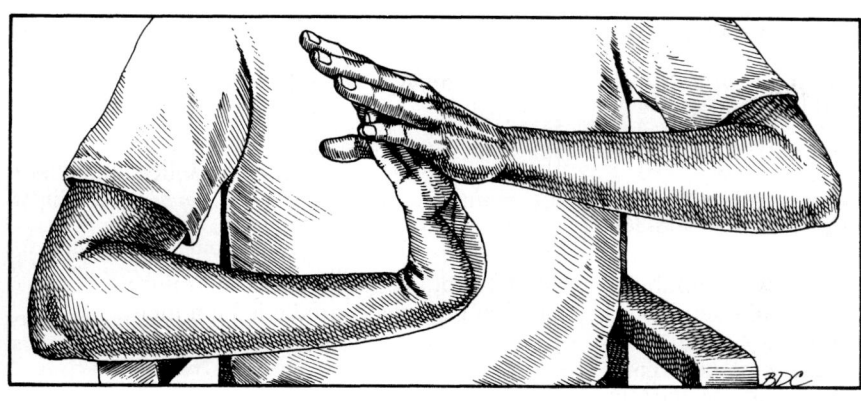

Abb. 38.7: Der Fingerextensionstest eignet sich zur passiven Selbstdehnung, mit der Triggerpunkte inaktiviert und Verspannungen in den Flexoren von Hand und Fingern gelöst werden können. Der rechte, gedehnte Unterarm ist abgestützt und entspannt.

handlung werden latente Triggerpunkte in den Flexoren entspannt, die ansonsten dazu neigen, sich zu reaktivieren.

Allgemein lässt sich die Aktivität von Triggerpunkten in den Flexoren von Hand und Fingern vermeiden oder behandeln, indem man täglich vier verschiedene Handübungen ausführt: Die Fingerextensionsübung (Abb. 38.7), die Fingerdehnungsübung für Kunsthandwerker (Abb. 35.8), die Übung „flatternde Finger" (Abb. 35.9) und die Dehnungsübung für die Mm. interossei (Abb. 40.6).

Beim Triggerfinger handelt es sich um ein fasziales Engpasssyndrom, das durch Muskeldehnung nicht zu beeinflussen ist. Wiederholter kräftiger Druck auf den empfindlichen Punkt und gegen den Metakarpalkopf sollte vermieden werden, wie ihn etwa ein Gehstock oder der Griff eines Werkzeugs herstellen kann.

Literatur

1. Agur AM: *Grant's Atlas of Anatomy.* Ed. 9. Williams & Wilkins, Baltimore, 1991:412 (Fig. 6.79).
2. *Ibid.* p. 413 (Fig. 6.81).
3. *Ibid.* pp. 413–415 (Figs. 6.81, r6.83, 6.84).
4. *Ibid.* p. 440 (Fig. 6.122A).
5. *Ibid.* p. 424 (Fig. 6.99).
6. Al-Qattan MM, Duerksen F: A variant of flexor carpi ulnaris causing ulnar nerve compression. *J Anat 180:*189–190, 1992.
7. Ametewee K, Harns A, Samuel M: Acute carpal tunnel syndrome produced by anomalous flexor digitorum superficialis indicis muscle. *J Hand Surg 10B(1):*83–84, 1985.
8. Basmajian JV, DeLuca CJ: *Muscles Alive.* Ed. 5. Williams & Wilkins, Baltimore, 1985 (pp. 290, 294).
9. *Ibid.* (pp. 280, 281).
10. Bayerl W, Fischer K: [The pronator teres syndrome. Clinical aspects, pathogenesis. and therapy of a non-traumatic median nerve compression syndrome in the space of the elbow joint]. *Handchirurgie 11(2):*91–98. 1979.
11. Bickerton LE, Agur AM, Ashby P: Flexor digitorum superficialis: locations of individual muscle bellies for botulinum toxin injections. *Muscle Nerve 20:*1041–1043, 1997.
12. Bonica JJ, Sola AE: Other painful disorders of the upper limb. Chapter 52. In: *The Management of Pain.* Ed. 2. Edited by Bonica JJ, Loeser JD, Chapman CR, *et al.* Lea & Febiger, 1990, pp. 947–958.
13. Broer MR, Houtz SJ: *Patterns of Muscular Activity in Selected Sports Skill.* Charles C Thomas, Springfield, Ill., 1967.
14. Cailliet R: *Soft Tissue Pain and Disability.* F.A. Davis, Philadelphia, 1977 (p. 188, Fig. 155).
15. Campbell WW, Pridgeon RM, Riaz G, *et al.:* Variations in anatomy of the ulnar nerve at the cubital tunnel: pitfalls in the diagnosis of ulnar neuropathy at the elbow. *Muscle Nerve 14(8):*733–738, 1991.
16. Carter BL, Morehead J, Wolpert SM, *et al.: Cross-Sectional Anatomy.* Appleton-Century-Crofts, New York, 1977 (Sects. 53–58).
17. *Ibid.* (Sects. 53–59).
18. *Ibid.* (Sects. 53, 54, 56–63).
19. *Ibid.* (Sects. 56–61).
20. Clarkson PM, Dedrick ME: Exercise-induced muscle damage, repair, and adaptation in old and young subjects. *J Gerontol 43(4):*M91–M96, 1988.
21. Clemente CD: *Gray's Anatomy.* Ed. 30. Lea & Febiger, Philadelphia, 1985 (pp. 531–535).
22. *Ibid.* (p. 534, Fig. 6-53).
23. *Ibid.* (p. 531, Fig. 6-51).
24. *Ibid.* (p. 530, Fig. 6-50).
25. *Ibid.* (p. 533, Fig. 6-52).
26. Clemente CD: *Anatomy.* Ed. 3. Urban & Schwarzenberg, Baltimore, 1987 (Fig. 69).
27. *Ibid.* (Fig. 66).
28. *Ibid.* (Figs. 74, 75).
29. *Ibid.* (Fig. 68).
30. *Ibid.* (Fig. 108).
31. Ferner H, Staubesand J: *Sobotta Atlas of Human Anatomy.* Ed. 10, Vol. 1, Head, Neck, Upper Extremities. Urban & Schwarzenberg, Baltimore, 1983 (p. 360).
32. Fuss FK, Wurzl GH: Median nerve entrapment. Pronator teres syndrome. Surgical anatomy and

Unterarm und Hand

correlation with symptom patterns. *Surg Radiol Anat 12(4):*267–271, 1990.

33. Gerwin RD, Shannon S, Hong CZ, *et al.:* Inter-rater reliability in myofascial trigger point examination. *Pain 69:*65–73, 1997.

34. Good MG: What is "fibrositis?" *Rheumatism 5:*117–123, 1949 (pp. 120, 121; Fig. 3).

35. Good MG: Acroparaesthesia – an idiopathic myalgia of elbow. *Edinburgh Med J 56:*366–368, 1949 (Case 1).

36. Good MG: The role of skeletal muscles in the pathogenesis of disease. *Acta Med Scand 138:*285–292, 1950 (p. 287).

37. Harrelson JM, Newman M: Hypertrophy of the flexor carpi ulnaris as a cause of ulnar-nerve compression in the distal part of the forearm. *J Bone Joint Surg 57A:*554–555, 1975.

38. Hong CZ: Considerations and recommendations regarding myofascial trigger point injection. *J Musculoske Pain 2(1):*29–59, 1994.

39. Hutton P, Kernohan J, Birch R: An anomalous flexor digitorum superficialis indicis muscle presenting as carpal tunnel syndrome. *Hand 13(1):*85–86. 1981.

40. Józsa L, Demel S, Réffy A: Fibre composition of human hand and arm muscles. *Gegenbaurs morph Jahrb, Leipzig 127:*34–38, 1981.

41. Kanakamedala RV, Simons DG, Porter RW, *et al.:* Ulnar nerve entrapment at the elbow localized by short segment stimulation. *Arch Phys Med Rehabil 69:*959–963, 1988.

42. Kellgren JH: Observations on referred pain arising from muscle. *Clin Sci 3:*175–190, 1938 (pp. 179, 188, 189).

43. Kendall FP, McCreary EK, Provance PG: *Muscles: Testing and Function.* Ed. 4. Williams & Wilkins, Baltimore, 1993 (pp. 240, 256–259).

44. Kopell HP, Thompson WA: *Peripheral Entrapment Neuropathies.* William & Wilkins, Baltimore, 1963 (pp. 113, 114, 116).

45. Lahey MD, Aulicino PL: Anomalous muscles associated with compression neuropathies. *Orthop Rev 15(4):*199–208, 1986.

46. Lambert MA, Morton RJ, Sloan JP: Controlled study of the use of local steroid injection in the treatment of trigger finger and thumb. *J Hand Surg 1 7B(1):*69–70, 1992.

47. Lewit K: *Manipulative Therapy in Rehabilitation of the Locomotor System.* Ed. 2. Butterworth Heinemann, Oxford, 1991 (p. 146–148, 202).

48. Lieber RL, Fazeli BM, Botte MJ: Architecture of selected wrist flexor and extensor muscles. *J Hand Surg 15A:*244–250, 1990.

49. Lieber RL, Jacobson MD, Fazeli BM, *et al.:* Architecture of selected muscles of the arm and forearm: anatomy and implications for tendon transfer. *J Hand Surg 17A(5):*787–798, 1992.

50. Lundervold AJ: Electromyographic investigations of position and manner of working in typewriting. *Acta Physiol Scand 24:(*Suppl. 84), 1951.

51. McFarland GB Jr, Kursen UL, Weathersby HT: Kinesiology of selected muscles acting on the wrist: electromyographic study. *Arch Phys Med Rehabil 43:*165–171, 1962.

52. McMinn RM, Hutchings RT, Pegington J, *et al.: Color Atlas of Human Anatomy.* Ed. 3. Mosby-Year Book, Missouri, 1993 (p. 133E).

53. *Ibid.* (p. 133F).

54. *Ibid.* (pp. 140A, 141A, 142B).

55. *Ibid.* (No such figure).

56. Mennell JM: *Joint Pain: Diagnosis and Treatment Using Manipulative Techniques.* Little, Brown & Company, Boston, 1964.

57. Otto N, Wehbi MA: Steroid injections for tenosynovitis in the hand. *Orthop Rev 15(5):*290–293, 1986.

58. Pernkopf E: *Atlas of Topographical and Applied Human Anatomy,* Vol. 2. W.B. Saunders, Philadelphia, 1964 (Figs. 75. 76).

59. *Ibid.* (Figs. 81, 82).

60. *Ibid.* (Figs. 86, 87).

61. *Ibid.* (Figs. 85).

62. Rachlin ES: Injection of specific trigger points. Chapter 10. In: *Myofascial Pain and Fibromyalgia.* Edited by Rachlin ES. Mosby, St. Louis, 1994, pp. 197–360 (p. 342).

63. Rasch PJ, Burke RK: *Kinesiology und Applied Anatomy.* Ed. 6. Lea & Febiger, Philadelphia. 1978 (pp. 185, 197, 199, 200, 206).

64. Ruch TC, Patton HD: *Physiology and Biophysics.* Ed. 19. W.B. Saunders, Philadelphia, 1965 (pp. 375,378).

65. Sano S, Ando K, Katori J, *et al.:* Electromyographic studios on the forearm muscle activities during finger movements. *J Jpn Orthop Assoc 51:*331–337, 1977.

66. Segal RL, Wolf SL, DeCamp MJ, *et al.:* Anatomical partitioning of three multiarticular human muscles. *Acta Anatomica 142:*261–266, 1991.

67. Spalteholz W: *Handatlas der Anatomie des Menschen.* Ed. 11, Vol. 2, S. Hirzel, Leipzig, 1922 (p. 326).

68. *Ibid.* (p. 327).

69. *Ibid.* (pp. 328, 329).

70. Swezey RL: *Arthritis: Rationale and Therapy and Rehabilitation.* W.B. Saunders, Philadelphia, 1978 (Fig. 57. p. 86).

71. Toldt C: *An Atlas of Human Anatomy,* translated by M.E. Paul. Ed. 2. Vol. 1. Macmillan, New York, 1919 (pp. 321, 323).

72. *Ibid.* (p. 322).

73. *Ibid.* (p. 333).

74. *Ibid.* (p. 324).

75. *Ibid.* (pp. 331, 335, 336).

76. Tsuyuguchi Y, Tada K, Kawaii H: Splint therapy for trigger finger in children. *Arch Phys Med Rehabil 64:*75–76, 1983.

77. Weathersby HT, Sutton LR, Krusen UL: The kinesiology of muscles of the thumb: an electromyographic study. *Arch Phys Med Rehabil 44:*321–326, 1963.

78. Weeks PM, Young VL: Ulnar artery thrombosis and ulnar nerve compression associated with an anomalous hypothenar muscle. *Plast Reconstr Surg 69(1):*130–131, 1982.

79. Winkelman NZ: An accessory flexor digitorum profundus indicis. *J Hand Surg 8(1):*70–71, 1983.

80. Winter Z: Referred pain in fibrositis. *Med Rec 157:*34–37, 1944 (p. 4).

Unterarm und Hand

Mm. adductor und opponens pollicis
(Triggerdaumen)

Übersicht: Unter dem „Gärtnerdaumen" versteht man eine schmerzhafte Funktionsstörung des Daumens, die in erster Linie auf aktive Triggerpunkte in den Mm. adductor pollicis und opponens pollicis zurückgeht. Schmerzmuster und Therapieansatz für den M. opponens pollicis sind ähnlich wie für die Mm. abductor pollicis brevis und flexor pollicis brevis. Letztere überdecken den M. opponens pollicis teilweise und sind palpatorisch schwer von ihm zu unterscheiden. **Übertragungsschmerzen** werden sowohl vom M. adductor pollicis als auch vom M. opponens pollicis zur Radial- und Volarfläche des Daumens projiziert. Der M. opponens pollicis kann Schmerzen auch zur radialen Volarseite des Handgelenks leiten. **Anatomie:** Medial setzt das Caput obliquum des M. adductor pollicis im Karpometakarpalabschnitt von Zeige- und Mittelfinger an. Medial haftet das Caput transversum am Corpus des Os metacarpale III. Lateral inserieren beide Köpfe an der Basis der proximalen Daumenphalanx. Der M. opponens pollicis erstreckt sich vom Os trapezium in der Handwurzel und dem Retinaculum flexorum fast wie eine Schlinge zum Os metacarpale I. Der M. adductor pollicis hat die **Funktion,** den Daumen an den Zeigefinger heranzuziehen, während der M. opponens pollicis die Daumenspitze über die Hohlhand zu den Fingerspitzen von Ring- oder kleinem Finger führt (Opposition). Aktive Triggerpunkte in diesen Muskeln rufen Belastungsschmerzen und in schweren Fällen auch Ruheschmerzen als **Symptome** hervor. Begleitend ist tritt ein ungeschickter Zangengriff von Daumen und Fingern auf. Die **Aktivierung und Aufrechterhaltung von Triggerpunkten** in diesen Muskeln erfolgt, wenn man lange einen Zangengriff beibehält, z. B. beim Nähen, Jäten, mit der Hand schreiben und beim Aufdrehen von Konservengläsern. Bestandteil der **Untersuchung des Patienten** sollte eine Überprüfung auf Heberden-Knoten an der Ulnarseite des Interphalangealgelenks des Daumens sein. Diese Knoten gehen oft mit Triggerpunkten im M. adductor pollicis einher. Der „Triggerdaumen" wird gewöhnlich von einem Triggerpunkt hervorgerufen, der neben und radial von der Sehne des M. flexor pollicis longus liegt, unmittelbar proximal des ersten Metakarpophalangealgelenks. **Differenzialdiagnostisch** muss zwischen Übertragungsschmerzen des M. opponens pollicis und dem Karpaltunnelsyndrom unterschieden werden. Zur **Lösung von Triggerpunkten** durch Sprühen muss der Daumen maximal vom Zeigefinger abgespreizt und gleichzeitig extendiert werden. Das Kühlspray wird radial über Daumenballen und -fläche aufgebracht sowie proximal über dem Handgelenk. Die Triggerpunktlösung durch Druck kann bei Triggerpunkten im M. opponens pollicis nützlich sein. Bei der **Infiltration von Triggerpunkten** im M. adductor pollicis wird die Zangengriffpalpation eingesetzt und die Kanüle mit dem Finger gelenkt. Am M. opponens pollicis ist eine flächige Palpation erforderlich. Beim „Triggerdaumen" wird in die druckschmerzhafte Stelle radial von einem Punkt infiltriert, an dem die Sehne des M. flexor pollicis longus durch die verdickte Sehnenscheide am distalen Ende des Os metacarpale I eingeschnürt sein kann. Zu den **korrigierenden Maßnahmen** gehören zu Hause ausgeführte Übungen, wie die Adductor-Pollicis-Dehnung, die Opponens-pollicis-Dehnung, die Übung „flatternde Finger" und die Fingerextensionsübung. Diese Übungen gewähren den Muskeln Erholungspausen, wenn bestimmte Tätigkeiten den Daumenmuskeln anhaltende oder kräftige Kontraktionen verlangen.

39

Inhaltsübersicht

◼️ 39.1 Übertragungsschmerzen

(Abb. 39.1)

39.1.1 M. adductor pollicis

Ein aktiver Triggerpunkt im M. adductor pollicis verursacht dumpfe Schmerzen an der Außenseite von Daumen und Hand und an der Daumenbasis distal der Handgelenksfalte (Abb. 39.1A). Das Nebenschmerzmuster erreicht die Palmarfläche des ersten Metakarpophalangealgelenks und kann den größten Teil von Daumen, Daumenballen und dorsaler Fläche der Interdigitalfalte einschließen [39, 41].

39.1.2 M. opponens pollicis

Übertragungsschmerzen von Triggerpunkten in diesem Muskel werden fast zur gesamten Palmarfläche des Daumens geleitet sowie zu einem Punkt an der Radialseite des volaren Handgelenks, auf die der Patient meist auch sofort deutet (Abb. 39.1B).

◼️ 39.2 Anatomie

(Abb. 39.2)

39.2.1 M. adductor pollicis

Der M. adductor pollicis überspannt den Interdigitalraum zwischen Daumen und Zeigefinger.

Sowohl das Caput obliquum als auch das Caput transversum liegen unter (dorsal) der Sehne des M. flexor pollicis longus und setzen gemeinsam mit den Mm. flexor pollicis brevis und abductor pollicis (Abb. 39.2B) *lateral* an der Ulnarseite der Basis der proximalen Daumenphalanx (Abb. 39.2A) an. *Medial* inseriert das Caput obliquum des M. adductor pollicis an der Basis der Ossa metacarpalia II und III und am Os capitatum. Das Caput transversum inseriert *medial* an den zwei distalen Dritteln der Palmarfläche des Os metacarpale III (Abb. 39.2A) [12].

39.2.2 M. opponens pollicis

Der M. opponens pollicis setzt *medial* an einer Leiste am Os trapezium der Handwurzel und am Retinaculum flexorum an, sowie *lateral* und *distal* an der gesamten Radialseite des Os metacarpale I (Abb. 39.2A) [12].

Dieser Muskel liegt teilweise unter dem M. abductor pollicis brevis und zwischen den Caput superficiale und profundum des M. flexor pollicis brevis (Abb. 39.2B) [12]. Es ist schwierig, ihn von den beiden anderen Muskeln zu unterscheiden, die oft Triggerpunkte enthalten können, die dem M. opponens pollicis zugeordnet werden.

39.2.3 Triggerdaumen

Dem Anschein nach wird eine knotige Verdickung in der Sehne des M. flexor pollicis longus durch eine verengte Sehnenscheide am Kopf

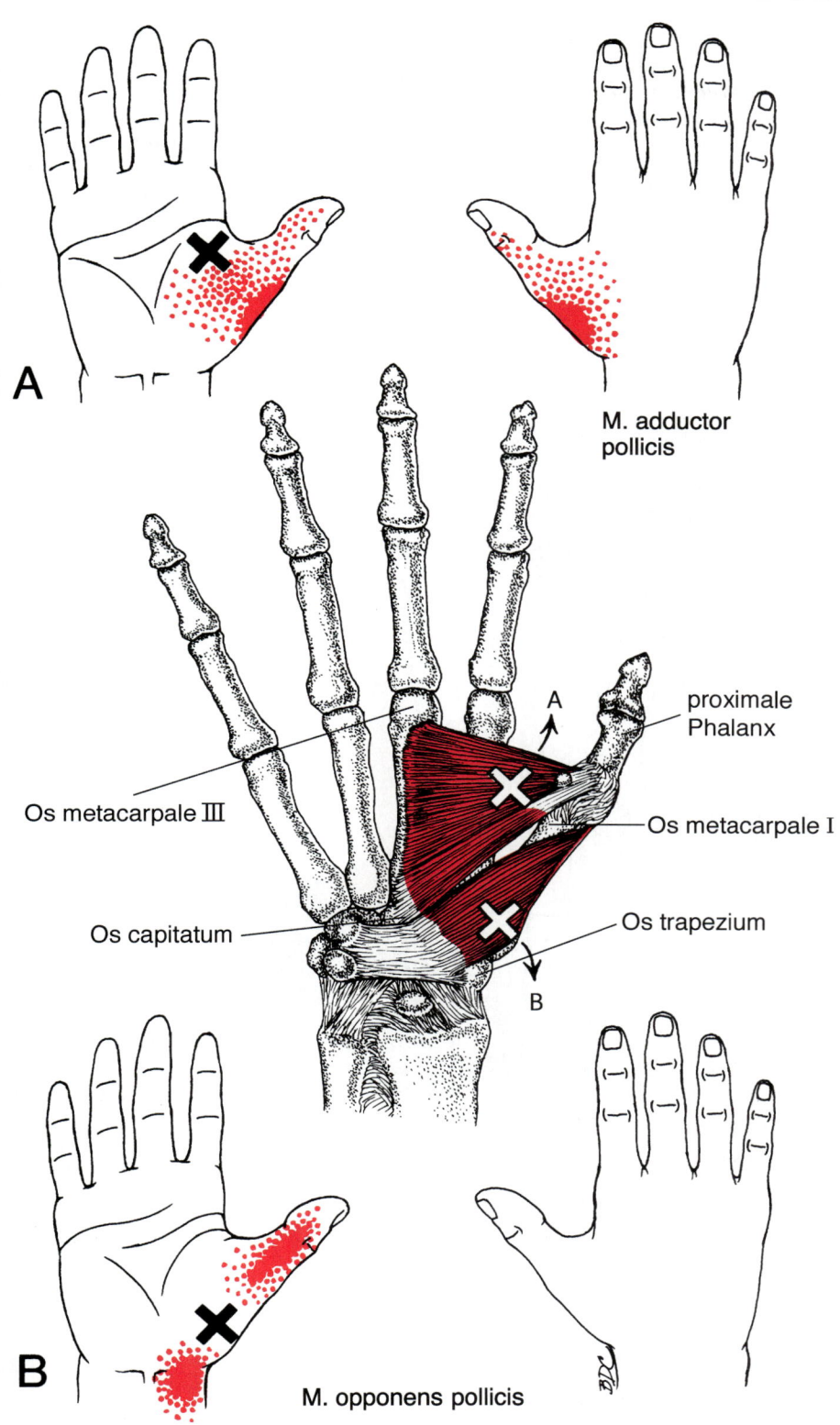

A

M. adductor
pollicis

Os metacarpale III

proximale
Phalanx

Os metacarpale I

Os capitatum

Os trapezium

B

M. opponens pollicis

Abb. 39.1: Übertragungsschmerzmuster (*dunkelrot*) und Lage von Triggerpunkten (**X**) von zwei Daumenmuskeln (*mittleres Rot*) in der rechten Hand. **A:** M. adductor pollicis. **B:** M. opponens pollicis.

des Os metacarpale I eingeengt, wo die Sehne fest am Daumen haftet, nachdem sie über den M. adductor pollicis und zwischen den beiden Köpfen des M. flexor pollicis brevis hindurchgezogen ist (Abb. 39.2B) [13]. Dieses Triggerphänomen ähnelt dem für die Flexoren der Finger beschriebenen (Kapitel 38).

39.2.4 Weiterführende Literatur

Andere Autoren haben den M. adductor pollicis in der Ansicht von palmar [2, 3, 12, 16, 26, 35, 36], einschließlich Nerven und Arterien [13], in der Ansicht von lateral (radial) [4, 15, 27], von dorsal einschließlich dazugehöriger Arterien

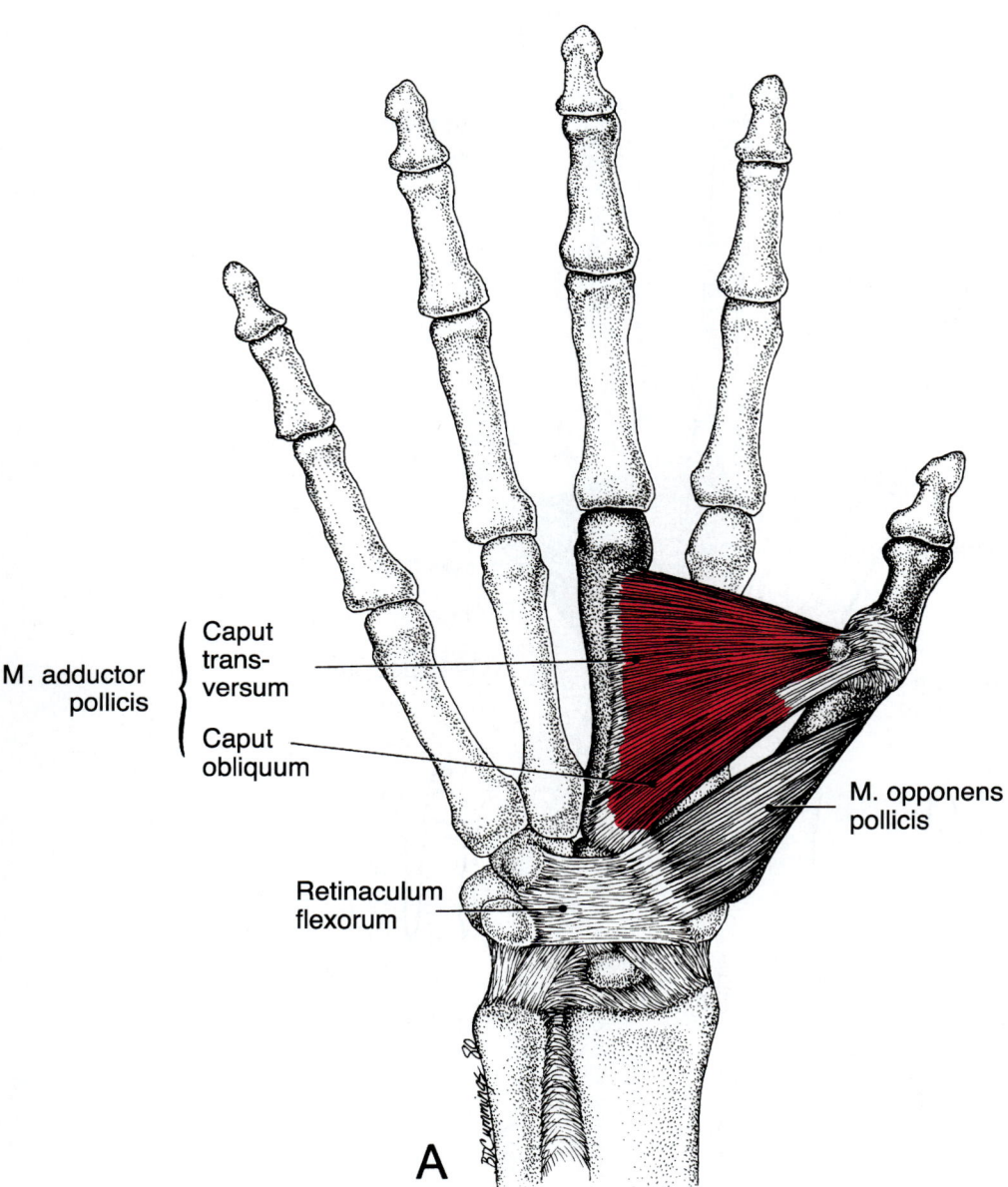

M. adductor pollicis
Caput transversum
Caput obliquum
M. opponens pollicis
Retinaculum flexorum
A

Abb. 39.2: Ansatzstellen der Daumenmuskeln. **A:** M. adductor pollicis und M. opponens pollicis (*dunkelrot*), die Mm. flexor pollicis brevis und abductor pollicis brevis wurden entfernt.

Unterarm und Hand

[20] sowie im Querschnitt [1, 10, 17, 30] abgebildet.

Der M. opponens pollicis wird in der Ansicht von palmar [3, 5, 12, 16, 35, 37], von medial [19, 27] und im Querschnitt [11, 17, 30] dargestellt.

Andere Autoren haben die Region der Sehne des M. flexor pollicis longus dargestellt, wo das Phänomen des Triggerdaumens seinen Ursprung hat [2, 14, 18, 28].

39.3 Innervation

39.3.1 M. adductor pollicis

Der Muskel wird durch den palmaren Ramus profundus n. ulnaris über den Fasciculus medius und den Truncus inferior aus den Spinalnerven C_8 und Th_1 innerviert.

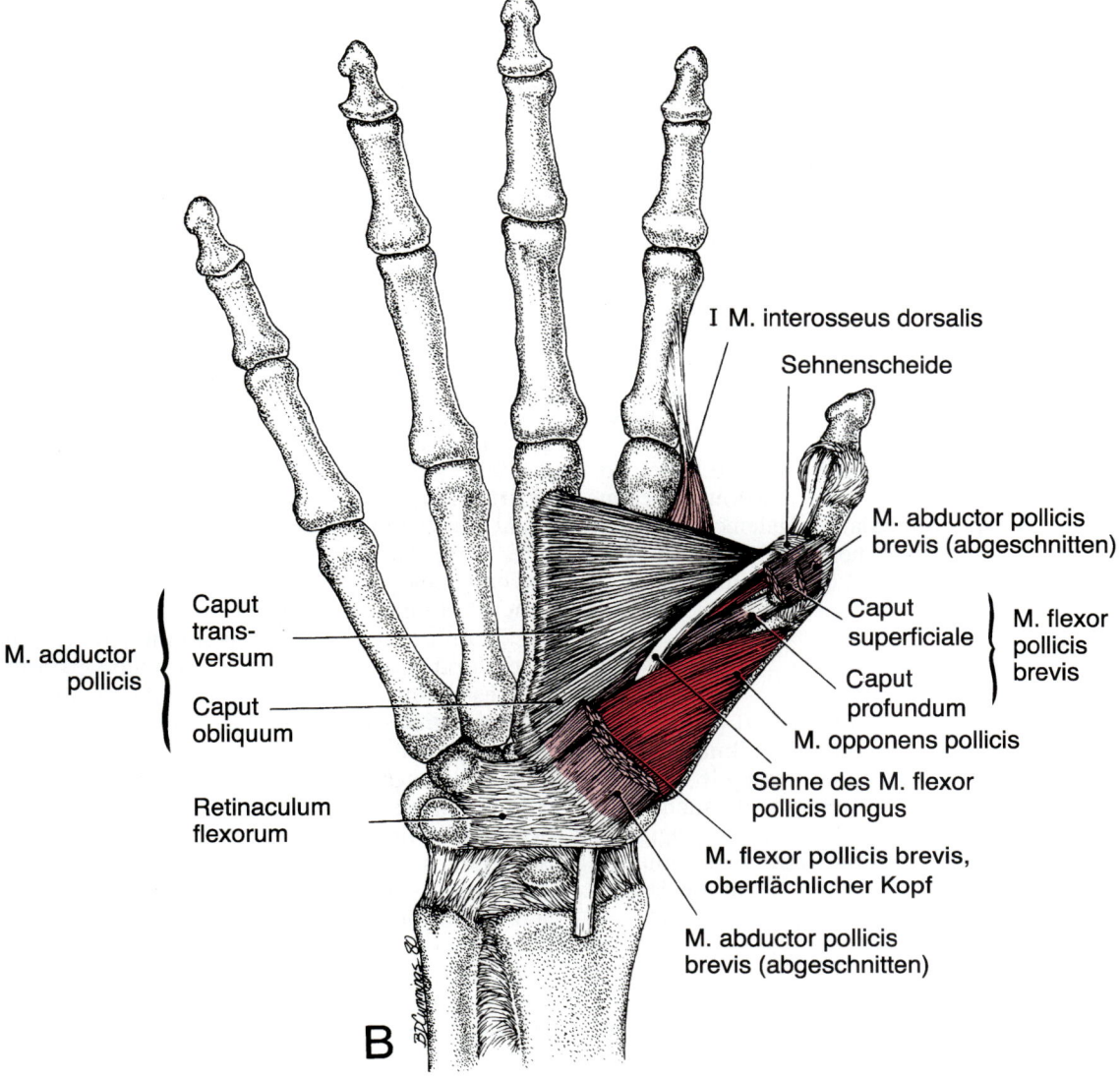

Abb. 39.2: Fortsetzung. **B:** Verlauf der Sehne des M. flexor pollicis longus und die begrenzende Faszienhülle am Kopf des Os metacarpale I nahe dem Metakarpophalangealgelenk. Zu sehen sind außerdem die abgeschnittenen Ansätze der darüber liegenden (*hellrot*) Mm. flexor pollicis brevis und abductor pollicis brevis.

Unterarm und Hand

39.3.2 M. opponens pollicis

Dieser Muskel wird durch einen Ast des N. medianus versorgt, der aus dem Fasciculus lateralis und den Trunci superior und medius aus den Spinalnerven C_6 und C_7 gespeist wird.

▬▬ 39.4 Funktion

Die Bewegungsrichtungen am Daumen haben spezifische Bezeichnungen, die oft nur für den Daumen gelten. Die Flexion und Extension im Metakarpophalangeal- und Interphalangealgelenk erfolgen rechtwinklig zum Daumennagel in der Ebene der Hohlhand. Flexion erfolgt in Ulnarrichtung. Abduktion und Adduktion sind rechtwinklige Bewegungen zur Ebene der Hohlhand von ihr fort, bzw. zu ihr hin. Die Opposition bringt die Palmarflächen von Daumen und kleinem Finger in direkten Kontakt (nicht nur die Fingerspitzen) [6, 12, 22, 23].

39.4.1 M. adductor pollicis

Dieser Muskel adduziert den Daumen und unterstützt außerdem dessen Flexion im Metakarpophalangealgelenk.

Der M. adductor pollicis ist während aller Adduktions-, Oppositions- und Flexionsbewegungen im Metakarpophalangealgelenk elektrisch aktiv [40], insbesondere bei einer kraftvollen Opposition von Daumen und übrigen Fingern [6].

39.4.2 M. opponens pollicis

Der M. opponens pollicis abduziert [6], flektiert [6, 22] und rotiert den Mittelhandknochen des Daumens in die Oppositionsstellung [6, 21–23].

Bei elektromyographischen Untersuchungen war der M. opponens pollicis durchgängig bei Opposition des Daumens aktiv, erstaunlicherweise mäßig aktiv bei der Extension sowie ausgeprägt aktiv bei der Daumenabduktion [7].

▬▬ 39.5 Funktionelle Einheit

Die Mm. abductor pollicis brevis, flexor pollicis brevis und opponens pollicis arbeiten synergistisch. Die Mm. adductor und extensor pollicis sind ihre Antagonisten. Funktionell wirken diese Abduktorengruppe und ihre Antagonisten mit dem M. interosseus dorsalis I und den inneren Fingermuskeln zusammen, um einen kraftvollen Zangengriff mit dem Zeigefinger herzustellen und mit dem M. opponens digiti quinti bei der kraftvollen Opposition zum fünften Finger.

▬▬ 39.6 Symptome

Abgesehen von den Schmerzen (Kapitel 39.1) klagen Patienten mit aktiven Triggerpunkten in diesen Daumenmuskeln über einen „ungeschickten Daumen". Ihre Handschrift ist oft unleserlich, weil sie „keinen Stift mehr halten können". Sie haben mit der Feinmotorik Schwierigkeiten, z. B. wenn sie Knöpfe schließen, nähen, zeichnen oder malen oder wann immer sonst der durch den Daumen hergestellte präzise Zangengriff erforderlich ist.

▬▬ 39.7 Aktivierung und Aufrechterhaltung von Triggerpunkten

Ein häufiges Syndrom, der „Gärtnerdaumen" entsteht, wenn Triggerpunkte in diesen Muskeln aktiviert werden, etwa, wenn der Patient Unkraut mit tiefen Wurzeln ausreißt, z. B. Ampfer oder Wegerich. Problematisch wird es, wenn der Patient immer wieder Unkraut mit festem Zangengriff unmittelbar über dem Boden ergreift, das Kraut dreht, um die Wurzeln im Erdreich zu lösen, und dann den Zangengriff noch verstärkt und es herauszieht. Die anhaltende Spannung aktiviert diese Triggerpunkte auch, wenn man einen dünnen Malpinsel zwischen den Fingern hält, oder auch eine Nähnadel oder einen Stift, wenn man mit der Hand schreiben will. Besonders ungünstig ist es, einen Kugelschreiber beim Schreiben senkrecht auf das Papier zu setzen.

Wenn sich Triggerpunkte bei Muskelbelastungen durch die Fraktur eines Handknochens gebildet haben, reagieren die Patienten manchmal erstaunt: „Natürlich habe ich dort Schmerzen. Ich hatte mir ja auch vor Jahren die Hand gebrochen". Es ist ihnen nicht bewusst, dass die Hand schmerzfrei sein sollte, nachdem der Knochen ausgeheilt ist. Sie übersehen, dass die anhaltenden Schmerzen wahrscheinlich auf verbliebene myofasziale Triggerpunkte in den Handmuskeln zurückgehen.

39.8 Untersuchung des Patienten

(Abb. 39.3)

Da tiefe Druckschmerzen im Interdigitalraum zwischen Daumen und Zeigefinger auch Übertragungsschmerzen von den Mm. scaleni, brachialis, supinator, extensor carpi radialis oder brachioradialis sein können, sollten zunächst diese Muskeln auf aktive Triggerpunkte untersucht werden. Falls solche vorliegen, müssen sie behandelt werden, *bevor* man sich den Triggerpunkten in den Daumenmuskeln zuwendet. Wenn die Schmerzen in der Daumenregion ein übertragenes Phänomen sind, verschwinden sie in der Regel, sobald die Triggerpunkte in den entfernten Arm- und Unterarmmuskeln inaktiviert wurden. Die für den „Gärtnerdaumen" verantwortlichen Triggerpunkte im M. interosseus dorsalis I sprechen normalerweise sofort auf die Behandlung an, während die komplexeren Daumenmuskeln weiterhin symptomatisch sind.

Flexion, Adduktion und Abduktion des Daumens sind auf der betroffenen Seite schwächer, wenn in einem der entsprechenden Muskeln Triggerpunkte vorliegen, wobei immer die Unterschiede zwischen dominanter und nicht dominanter Hand zu bedenken sind. Die Kraft des M. adductor pollicis wird getestet, indem der Patient ein Stück Papier zwischen Daumen und Os metacarpale II hält. Die Abduktion und ganz besonders die Extension des Daumens sind oft schmerzhaft.

Schmerzen und Druckschmerzen, die von Triggerpunkten im M. adductor pollicis zum ersten Metakarpophalangealgelenk übertragen werden, werden leicht als Ausdruck einer Gelenkerkrankung fehlinterpretiert, wenn der Therapeut ihren myofaszialen Ursprung nicht erkennt [32]. Schmerzen und Dysfunktionen der Metakarpophalangeal- und Interphalangealgelenke können jedoch auch auf einen Verlust des Gelenkspiels zurückgehen, das wiederhergestellt werden sollte [29].

An der Ulnar-(inneren)Seite des Daumens wurden Heberden-Knoten beobachtet. Falls dort ein Knoten auftritt, findet sich fast immer ein Triggerpunkt im M. adductor pollicis. Dieser Muskel adduziert den Daumen, so wie die Mm. interossei palmares die Finger adduzieren. Vermutlich besteht in beiden Fällen ein ähnlicher Zusammenhang zwischen Triggerpunkten und dem Auftreten von Heberden-Knoten (Kapitel 40).

39.8.1 Triggerdaumen

(Abb. 39.3)

Der „Triggerdaumen" ist daran zu erkennen, dass der Patient den Daumen ohne Unterstützung von außen nicht extendieren kann, nachdem er ihn flektiert hat: Der Daumen „blockiert" in Flexionsstellung. Das entsprechende Phänomen, der Triggerfinger, wird in den Kapiteln 38.6 und 38.12 besprochen.

Das Problem hat seine Ursache in einem druckempfindlichen Bereich lateral der Sehne des M. flexor pollicis longus, möglicherweise im M. flexor pollicis brevis. Dieser Triggerpunkt

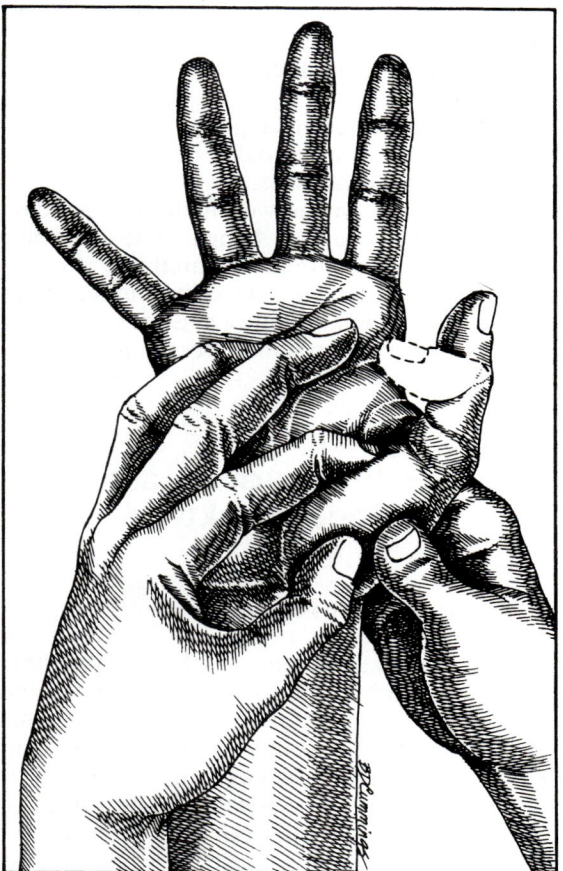

Abb. 39.3: Palpationstechnik für den Triggerpunkt bei einem „Triggerdaumen". Die distale Phalanx wird nach vorn und hinten gekippt (angedeutet durch den Daumenumriss), damit die Sehne des M. flexor pollicis longus besser tastbar ist. Druck gegen den Kopf des Os metacarpale, radial (lateral) der Sehne löst umschriebene Druckschmerzen aus. Die Kanüle in Abbildung 39.5C ist auf die druckschmerzhafte Stelle ausgerichtet.

Unterarm und Hand

wird lokalisiert, wenn der Patient den Unterarm supiniert, das Metakarpophalangealgelenk des Daumens endgradig extendiert und dann abwechselnd die distale Phalanx flektiert und extendiert, während der Untersucher die Sehne palpiert. Der Untersucher identifiziert die Sehne des M. flexor pollicis longus, indem er einen Finger auf die Wölbung des Metakarpophalangealgelenks legt und Druck auf den Raum zwischen Flexor pollicis brevis und M. adductor pollicis gibt, wo die Sehne des M. flexor pollicis longus in die Faszienhülle des Daumens eintritt (Abb. 39.2B). Während der Patient die distale Phalanx vor und zurück bewegt, wird die subkutan liegende Sehne proximal der Arkade am Kopf des Os metacarpale I in dem Bereich palpiert, wo das „Trigger"-Phänomen auftritt. Die für den Triggerpunkt typischen Druckschmerzen werden normalerweise einige Millimeter *lateral (radial)* von der Sehne palpiert, unmittelbar proximal der Wölbung des Metakarpophalangealgelenks.

Sofern das Interphalangealgelenk des Daumens blockiert, könnte dafür ein Sesambein in diesem Gelenk verantwortlich sein [9].

Bei 30 Patienten, die wegen eines Triggerdaumens vorstellig wurden, beobachtete man eine spontane Heilung ohne Behandlung. In fünf Fällen musste therapiert werden. Durchschnittlich dauerte es 6,8 Monate (zwischen 2 und 15 Monaten) bis zur spontanen Besserung [34].

39.9 Untersuchung auf Triggerpunkte

39.9.1 M. adductor pollicis

Der Patient sitzt bequem. Die betroffene Hand ist proniert und entspannt, während der Untersucher den Interdigitalraum zwischen Daumen und Zeigefinger per Zangengriff von dorsal untersucht. Der M. interosseus dorsalis I, der über den quer verlaufenden Fasern des M. adductor pollicis liegt, wird zur Seite geschoben. Ein Knötchen mit deutlich umschriebenen Druckschmerzen in einem verspannten Faserbündel wird palpiert, und Übertragungsschmerzen, die der Patient wiedererkennt, sowie eine lokale Zuckungsreaktion (sofern der Untersucher ausreichendes Geschick besitzt) werden von aktiven Triggerpunkten im M. adductor pollicis ausgelöst.

39.9.2 M. opponens pollicis

Aktive Triggerpunkte in diesem Muskel werden durch flächige Palpation quer zum Faserverlauf im Daumenballen identifiziert (Abb. 39.2A). Wenn ein Triggerpunkt in der Tiefe liegt, ist es schwieriger, eine lokale Zuckungsreaktion auszulösen, als in dem oberflächlichen M. abductor pollicis oder in den Fasern des Caput superficiale des M. flexor pollicis brevis (Abb. 39.2B).

39.10 Engpass

Bei Triggerpunkten in diesen Muskeln wurden keine Engpässe beobachtet.

39.11 Differenzialdiagnose

Triggerpunkte in diesen Daumenmuskeln rufen Symptome hervor, die oft fälschlicherweise einem Karpaltunnelsyndrom, einer Tendovaginitis stenosans (deQuervain-Krankheit) oder einer Osteoarthritis carpometacarpalis zugeschrieben werden. Diese Erkrankungen können natürlich gleichzeitig vorliegen und müssen spezifisch behandelt werden. Falls ein M. flexor pollicis longus accessorius vorliegt, kann er eine Kompressionsneuropathie des N. interosseus anterior hervorrufen [24].

Bestimmte Gelenkdysfunktionen können mit Triggerpunkten im M. adductor pollicis und M. opponens pollicis eng assoziiert sein, insbesondere solche eines Karpometakarpalgelenks. Am wahrscheinlichsten ist die volare Subluxation eines Metakarpalknochens auf einem Karpalknochen, vor allem im ersten Karpometakarpalgelenk.

39.11.1 Assoziierte Triggerpunkte

Wenn die Mm. adductor pollicis und opponens pollicis Triggerpunkte enthalten, finden sich auch fast immer solche im M. interosseus dorsalis I. Man gewinnt den Eindruck, dass zunächst die Daumenmuskeln und anschließend der M. interosseus dorsalis I auf Grund seiner synergistischen Funktion betroffen sind.

Im Laufe der Zeit werden auch die Mm. flexor pollicis brevis und abductor pollicis brevis in das Geschehen einbezogen.

▬▬ 39.12 Lösung von Triggerpunkten

(Abb. 39.4)

Wenn Triggerpunkte in den Mm. adductor pollicis und opponens pollicis durch Sprühen und Dehnen gelöst werden sollen, wird der supinierte Unterarm des Patienten auf ein Polster gelagert, sodass der Daumen vollständig extendiert und adduziert werden kann, um den M. opponens pollicis zu verlängern. Anschließend wird der Daumen bis zum Einsetzen des Widerstandes abduziert und damit der M. adductor pollicis gedehnt. Das Kühlspray wird in parallelen Bahnen über der Hohlhand aufgebracht, zur Radialfläche des Daumens und darüber hinaus, während die

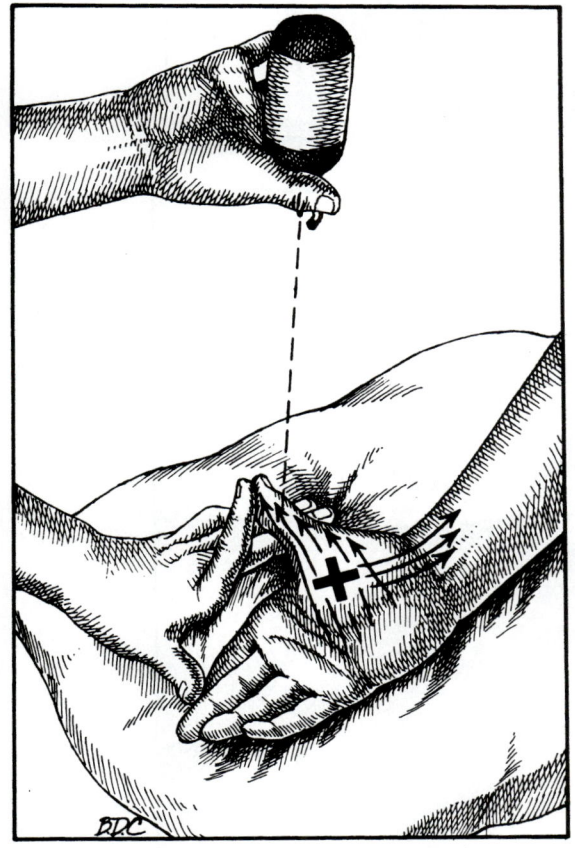

Abb. 39.4: Dehnungsposition und Sprühmuster (Pfeile) für einen Triggerpunkt in entweder dem M. adductor pollicis oder dem M. opponens pollicis. Das „**X**" kennzeichnet die Lage des Triggerpunktes im M. adductor pollicis. Hohlhand, Daumenballen und der Daumen werden bis zu seiner Spitze mit Kühlspray überzogen. Das Sprühmuster wird nach proximal über das Handgelenk erweitert, wenn der M. opponens pollicis betroffen ist.

Mm. adductor pollicis und opponens pollicis extendiert werden, wobei der Therapeut Vorspannung aufnimmt. Ein proximales Sprühmuster über der Radialseite des Handgelenks und das Schmerzmuster des M. opponens pollicis ergänzt das Verfahren. Anschließend werden dreimal Bewegungen im vollen Ausmaß ausgeführt, und abschließend feuchte Wärme aufgebracht.

Ein weiteres manuelles Lösungsverfahren zur Verlängerung des M. opponens pollicis ist in Abbildung 39.4 dargestellt. Statt der intermittierenden Kühlung löst der Therapeut die Triggerpunkte durch Druck und verbindet dies mit dem Verfahren aus Kontraktion und Relaxation. Dabei kontrahiert der Patient den Muskel, während der Therapeut Druck gibt. Er entspannt dann vollständig, während der Therapeut erneut Vorspannung im Muskel aufnimmt. An die Stelle der Druckanwendung und willkürlichen Kontraktion kann selbstverständlich auch die intermittierende Kühlung gesetzt werden. Bei richtiger Koordination ist dieser Behandlungsansatz erstaunlich wirkungsvoll. Es kann einige Stunden dauern, bis die lokalen Druckschmerzen abklingen und der Daumen während der nächsten beiden Tage allmählich asymptomatisch wird. Unter Umständen muss die Behandlung täglich oder doch mehrfach durchgeführt werden, bis der Triggerpunkt vollständig inaktiviert und eine schmerzfrei, normale Funktionsfähigkeit des Daumens wiederhergestellt ist. Einige Patienten erlernen den etwas komplizierten aber wirkungsvollen Ablauf und können sich selbst behandeln. In diesem Falle erfahren sie viel darüber, wie Triggerpunkte auf manuelle Behandlung reagieren. Es ist hilfreich, wenn der Patient ein „Gefühl" für eine optimale Behandlungstechnik entwickelt.

Sprühen und Dehnen ist bei diesen Muskeln nicht immer so wirkungsvoll wie die Triggerpunktinfiltration.

Einen Triggerdaumen kann man mit Sprühen und Dehnen allein nicht lösen. Gelegentlich zeigt die Druckanwendung auf den schmerzhaften Bereich im Bezirk der Einschnürung gute Erfolge.

▬▬ 39.13 Infiltration von Triggerpunkten

(Abb. 39.5)

39.13.1 M. adductor pollicis

Der Patient proniert seine Hand, und der Therapeut palpiert auf Triggerpunkte im M. adductor

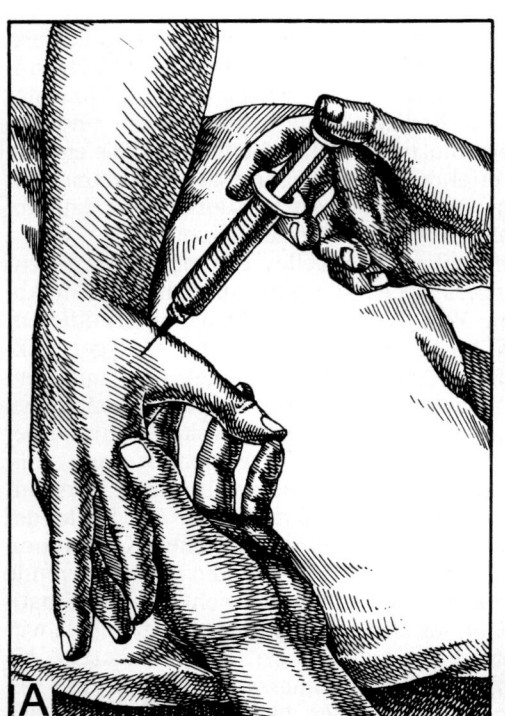

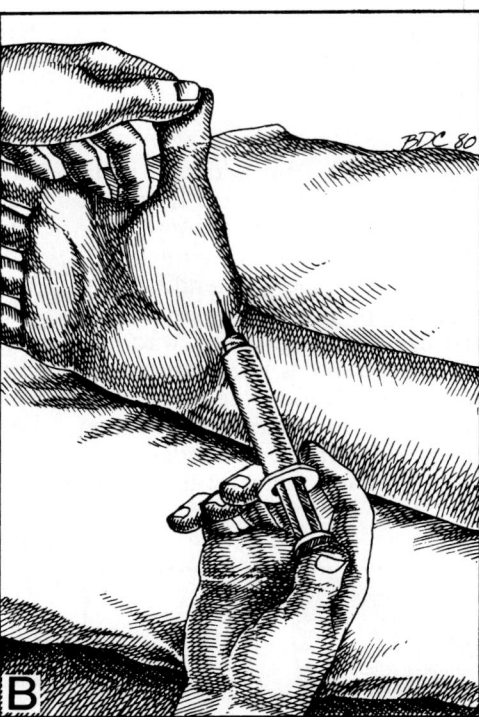

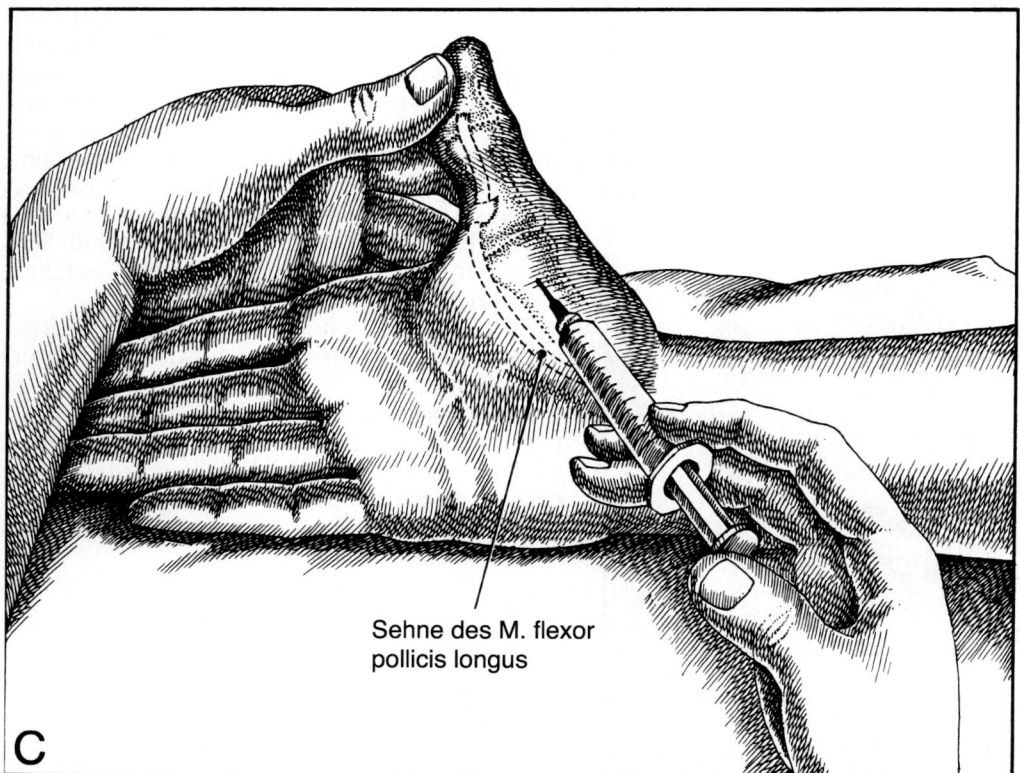

Sehne des M. flexor
pollicis longus

Abb. 39.5: Techniken der Triggerpunktinfiltration. **A:** dorsaler Zugang zum M. adductor pollicis. **B:** palmarer Zugang für den M. opponens pollicis. **C:** Infiltration eines „Triggerdaumens".

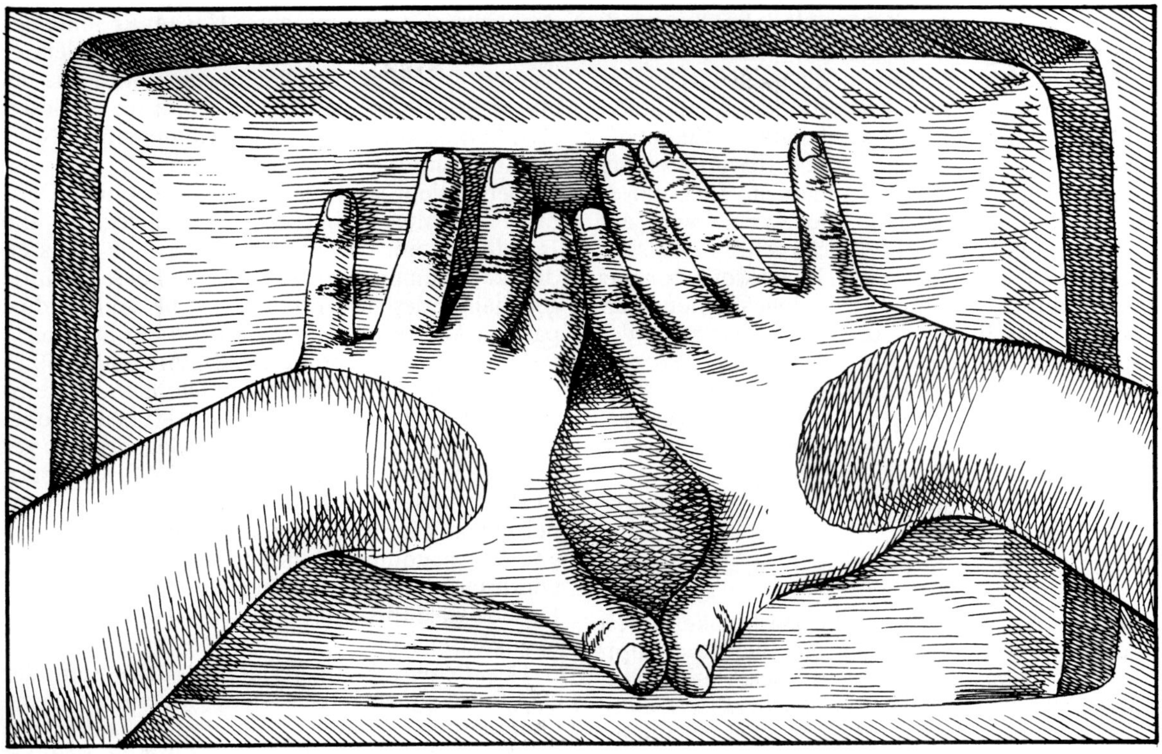

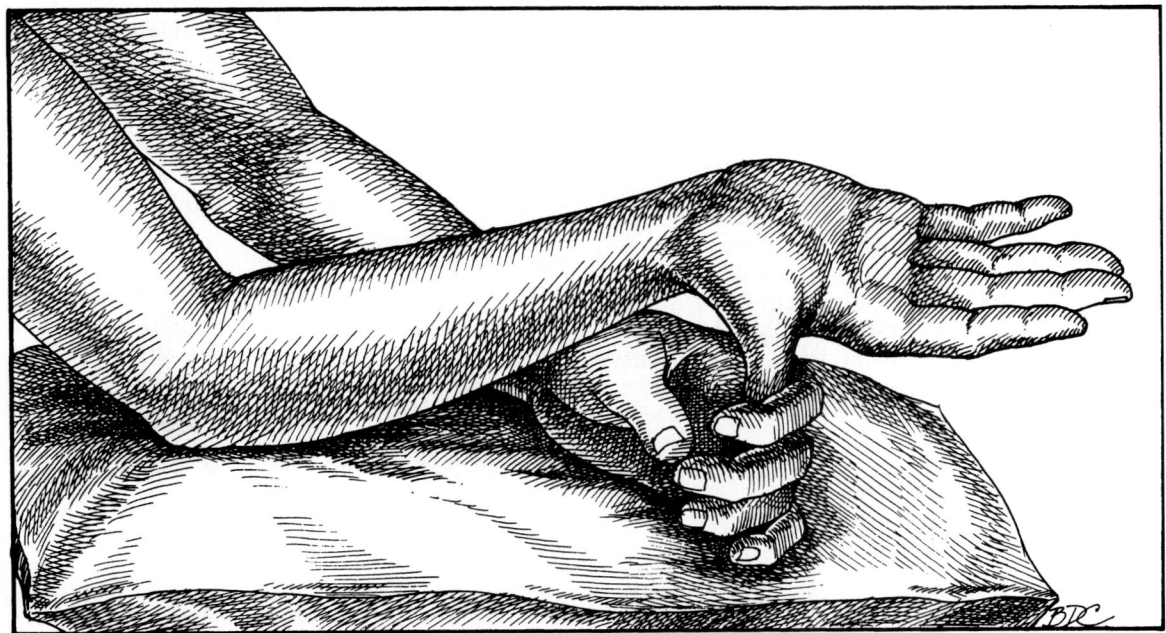

Abb. 39.6: Für die Adductor-pollicis-Dehnung drückt der Patient Daumen und Zeigefinger beider Hände auseinander, die er in ein Becken mit warmem Wasser hält.

Abb. 39.7: Die Dehnungsübung für den M. opponens pollicis wird mithilfe der anderen Hand ausgeführt, die den extendierten Daumen passiv hyperadduziert.

pollicis, wie es in Kapitel 39.9 beschrieben wird. Wenn ein Triggerpunkt anhand seiner umschriebenen Druckschmerzen in einem Knötchen in einem verspannten Faserbündel identifiziert und manchmal durch eine lokale Zuckungsreaktion bestätigt wurde, drückt der Arzt es mit seinen Fingern von der Palmarseite fort, um es zu fixieren (Abb. 39.5A). Die Kanüle wird auf den kontrollierenden Finger zu geführt. Sie sollte an der Radialseite des M. interosseus dorsalis I oder durch ihn hindurch eingestochen werden. Im Anschluss an die Infiltration wird der Muskel passiv gedehnt und dieser Prozess durch Bahnen mit Kühlspray und anschließende langsame Bewegungen im vollen Bewegungsausmaß ergänzt. Abschließend wird feuchte Wärme aufgebracht.

39.13.2 M. opponens pollicis

Wenn ein Triggerpunkt in diesem Muskel durch flächige Palpation lokalisiert wurde (Kapitel 39.9), wird er infiltriert, wie es Abbildung 39.5B zeigt. Auch Rachlin illustriert diese Infiltrationstechnik [31]. Der Muskel wird dann passiv gedehnt und gleichzeitig gekühlt (Abb. 39.4). Es folgen Bewegungen im vollen Ausmaß und die abschließende Wiedererwärmung der Haut.

39.13.3 Triggerdaumen

Die Sehne des M. flexor pollicis longus und der druckschmerzhafte Bereich, in dem es vermutlich zur Einschnürung der Sehne kommt, werden zunächst palpatorisch lokalisiert. Wenn der Daumen, wie in Kapitel 39.8 beschrieben, vollständig extendiert ist, wird der druckschmerzhafte Bereich infiltriert, wie es Abbildung 39.5C zeigt. Die Kanüle sondiert tief am Kopf des Os metacarpale I, lateral und unterhalb der Sehne, die normalerweise *nicht* infiltriert werden muss, um die Daumenblockade zu beheben.

▬▬ 39.14 Korrigierende Maßnahmen

(Abb. 39.6 und 39.7)
Der Patient sollte nicht zu ausdauernd Unkraut jäten. Entweder er begrenzt die dafür vorgesehene Zeit, wechselt dabei die Hände ab oder er löst

das Erdreich vorab mit einer Hacke. Er sollte bevorzugt einen Filzschreiber benutzen, bei dem er weniger Druck auf das Papier geben muss als bei einem Kugelschreiber, vor allem, wenn er diesen annähernd senkrecht hält. Stundenlange Näharbeiten sind nicht zu befürworten.

Der Patient sollte die Adductor-pollicis-Dehnung erlernen (Abb. 39.6). Dazu legt er die Hände in ein Becken mit warmem Wasser, drückt Daumen und Zeigefinger beider Hände gegeneinander und erreicht so die vollständige passive Abduktion und Extension der Daumen.

Die Opponens-pollicis-Dehnung (Abb. 39.7) erfolgt, indem der Patient den Daumen vollständig extendiert und dann passiv adduziert, wobei die Finger der anderen Hand Gegendruck geben. Eine andere Gruppe von Muskelfasern (insbesondere der M. opponens pollicis) wird bei etwas geringerer Extension mit der Hyperabduktionsübung behandelt. Diese Dehnung ist wirkungsvoller, wenn man sie unter der warmen Dusche ausführt oder dabei die Hände in warmes Wasser hält.

Der Patient kann vermeiden, dass sich der „Gärtnerdaumen" reaktiviert, indem er seine Gartenarbeiten häufiger unterbricht und dann die Fingerübung für Kunsthandwerker ausführt (Abb. 35.8). Handwerker, die mit Werkzeugen arbeiten, die feinmotorische und anhaltende Muskelspannung verlangen, müssen sich ebenfalls angewöhnen, ihre Tätigkeit alle 10–15 Minuten durch eine Dehnungsübung zu unterbrechen, etwa durch die Fingerextensionsübung (Abb. 38.7). Wenn er die Übung „flatternde Finger" ausführt (Abb. 35.9), lässt der Patient die Hände an den Seiten hängen und die Ellenbogen locker entspannt. Er schüttelt die Finger in einer flatternden Bewegung aus. Die Übung entspannt die Muskeln und verbessert ihre Durchblutung.

Fallbericht
Bieber beschreibt Diagnose und Behandlung von äußerst lästigen Triggerpunkten in den Mm. adductor pollicis und opponens pollicis [8].

Literatur
1. Agur AM: *Grant's Atlas of Anatomy*. Ed. 9. Williams & Wilkins, Baltimore, 1991:443 (Fig. 6.129).
2. *Ibid*. p. 419 (Fig. 6.90).
3. *Ibid*. p. 422 (Fig. 6.95).
4. *Ibid*. p. 435 (Figs. 6.116B, 6.116C).
5. *Ibid*. pp. 414, 415, 420 (Figs. 6.83, 6.84, 6.91).
6. Basmajian JV, DeLuca CJ: *Muscles Alive*. Ed. 5. Williams & Wilkins, Baltimore, 1985 (pp. 297, 306, 307).

7. *Ibid.* (pp. 299, 300).
8. Bieber B: The role of trigger point injections in the development of private practice. *Phys Med Rehabil Clin North Am 8(1):*197–205, 1997.
9. Brown M, Manktelow RT: A new cause of trigger thumb. *J Hand Surg (Am) 17A:*688–690, 1992.
10. Carter BL, Morehead J, Wolpert SM, *et al.: Cross Sectional Anatomy.* Appleton-Century-Crofts, New York, 1977 (Sect. 60).
11. *Ibid.* (Sects. 59, 60).
12. Clemente CD: *Gray's Anatomy.* Ed. 30. Lea & Febiger, Philadelphia, 1985 (pp. 550–552, Fig. 6-63).
13. *Ibid.* (Fig. 12-48).
14. *Ibid.* (Fig. 6-64).
15. Clemente CD: *Anatomy.* Ed. 3. Urban & Schwarzenberg, Baltimore, 1987 (Fig. 61).
16. *Ibid.* (Figs. 107, 114).
17. *Ibid.* (Fig. 121).
18. *Ibid.* (Fig. 107).
19. *Ibid.* (Fig. 112).
20. *Ibid.* (Fig. 105).
21. Forrest WJ, Basmajian JV: Functions of human thenar and hypothenar muscles. *J Bone Joint Surg 47A:*1585–1594, 1965.
22. Jenkins DB: *Hollinshead's Functional Anatomy of the Limbs and Back.* Ed. 6. W.B. Saunders, Philadelphia, 1991 (pp. 165, 166).
23. Kendall FP, McCreary EK, Provance PG: *Muscles: Testing and Function.* Ed. 4. Williams & Wilkins, Baltimore, 1993 (pp. 19, 237, 239).
24. Lahey MD, Aulicino PL: Anomalous muscles associated with compression neuropathies. *Orthop Rev 15(4):*199–208, 1986.
25. Luethke R, Dellon AL: Accessory abductor digiti minimi muscle originating proximal to the wrist causing symptomatic ulnar nerve compression. *Ann Plast Surg 28(3):*307–308, 1992.
26. McMinn RM, Hutchings RT. Pegington J, *et al.: Color Atlas of Human Anatomy.* Ed. 3. Mosby-Year Book, St. Louis, 1993 (pp. 140A, 144A).
27. *Ibid.* (p. 150B).
28. *Ibid.* (p. 140A).
29. Menell JM: *Joint Pain: Diagnosis and Treatment Using Manipulative Techniques.* Little, Brown & Company, Boston, 1964.
30. Pernkopf E: *Atlas of Topographical and Applied Human Anatomy,* Vol. 2. W.B. Saunders, Philadelphia, 1964 (Fig. 92).
31. Rachlin ES: Injection of specific trigger points. Chapter 10. In: *Myofascial Pain and Fibromyalgia.* Edited by Rachlin ES. Mosby, St. Louis, 1994, pp. 197–360 (p. 354).
32. Reynolds MD: Myofascial trigger point syndromes in the practice of rheumatology. *Arch Phys Med Rehabil 62:*111–114, 1981 (Table 1).
33. Sälgeback S: Ulnar tunnel syndrome caused by anomalous muscles. *Scand J Plast Reconstr Surg 11:*255–258, 1977.
34. Schofield CB, Citron ND: The natural history of adult trigger thumb. *J Hand Surg 18B:*247–248, 1993.
35. Spalteholz W: *Handatlas der Anatomie des Menschen.* Ed. 11, Vol. 2, S. Hirzel, Leipzig, 1922 (p. 338).
36. Toldt C: *An Atlas of Human Anatomy,* translated by M.E. Paul. Ed. 2, Vol. 1. Macmillan, New York, 1919 (p. 334).
37. *Ibid.* (p. 335).
38. Tonkin MA, Lister GD: The palmaris brevis profundus. An anomalous muscle associated with ulnar nerve compression at the wrist. *J Hand Surg 10A:*862–864, 1985.
39. Travell J, Rinzler SH: The myofascial genesis of pain. *Postgrad Med 11:*425–434, 1952 (p. 428).
40. Weathersby HT, Sutton LR, Krusen UL: The kinesiology of muscles of the thumb: an electromyographic study. *Arch Phys Med Rehabil 44:*321–326, 1963.
41. Zohn DA: *Musculoskeletal Pain: Diagnosis and Physical Treatment.* Little, Brown & Company, Boston, 1988 (p. 211, Fig. 12-2).

Mm. interossei manus, lumbricales und M. abductor digiti minimi

Übersicht: Zwischen Heberden-Knoten und Triggerpunkten in den Mm. interossei der Hand könnte ein Zusammenhang bestehen. **Übertragungsschmerzen** von den Mm. interossei dorsales oder Mm. interossei palmares strahlen entlang der Seite eines Fingers aus, an dem der betreffende Muskel ansetzt. Beim M. interosseus I können auch der Handrücken und die Ulnarseite des Kleinfingers betroffen sein. Es wird nicht zwischen Übertragungsschmerzen von den Mm. lumbricales und den Mm. interossei unterschieden. Alle Mm. interossei dorsales haben die **Funktion,** einen Finger von der Mittellinie des Mittelfingers abzuspreizen (Abduktion). Der M. abductor digiti minimi abduziert den kleinen Finger. Die Mm. interossei palmares adduzieren die einzelnen Finger an den Mittelfinger. Ein M. lumbricalis inhibiert die Flexion einer distalen Phalanx eines bestimmten Fingers. Zu den durch aktive Triggerpunkte in den Mm. interossei hervorgerufenen **Symptomen** gehören Schmerzen, Fingersteifigkeit und Ungeschicklichkeit der Fingerbewegungen. Diese Triggerpunkte gehen oft mit einem druckschmerzhaften Knoten am distalen Interphalangealgelenk einher. Der Knoten, ein Heberden-Knoten, steht im Zusammenhang mit einer Osteoarthritis des distalen Interphalangealgelenks. Die **Aktivierung und Aufrechterhaltung von Triggerpunkten** in den Mm. interossei kann durch einen anhaltenden oder oft wiederholten Zangengriff erfolgen. Die **Untersuchung auf Triggerpunkte** ermittelt umschriebene Druckschmerzen im befallenen Muskel. Übertragungsschmerzen werden selten ausgelöst, lokale Zuckungsreaktionen treten nicht auf. Gelegentlich kommt es zu einem **Engpass** für die Fingernerven durch die Mm. interossei. Die **Infiltration von Triggerpunkten** ist im Allgemeinen wirkungsvoller als Sprühen und Dehnen oder therapeutischer Druck gegen einen Triggerpunkt. Als **korrigierende Maßnahme** empfiehlt sich eine Änderung alltäglicher Gewohnheiten. Vor allem sollte anhaltende Muskelspannung durch die Übung „flatternde Finger", die Fingerextension, die Adductor-pollicis-Dehnung und die Interosseus-Dehnung entsprechend den Möglichkeiten und Gegebenheiten verhindert werden.

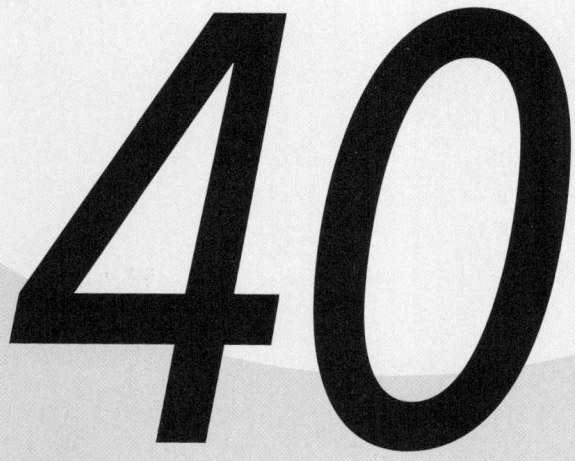

40

Inhaltsübersicht

40.1 Übertragungsschmerzen

(Abb. 40.1)

Die Triggerpunkte im M. interosseus dorsalis I leiten starke Schmerzen entlang derselben (radialen) Seite des Zeigefingers sowie tief in den Handrücken und durch die Hohlhand (Abb. 40.1A). Die Übertragungsschmerzen können sich auch entlang der Dorsal- und Ulnarseite des Kleinfingers erstrecken [56, 58]. Die Patienten empfinden die intensivsten Schmerzen im Allgemeinen am distalen Interphalangealgelenk, wo ein Heberden-Knoten auftreten kann.

Triggerpunkte im M. interosseus dorsalis I sind am zweithäufigsten für Übertragungsschmerz zur Hohlhand verantwortlich, übertroffen nur von Triggerpunkten im M. palmaris longus. Einige Patienten können kaum sagen, ob die von Triggerpunkten des M. interosseus dorsalis I übertragenen Schmerzen im Handrücken oder in der Hohlhand intensiver sind.

Die myofaszialen Triggerpunkte in den übrigen Mm. interossei dorsales und Mm. interossei palmares leiten Schmerzen entlang dem Finger, an dem sie inserieren (Abb. 40.1C). Zwischen den Übertragungsschmerzmustern der Mm. interossei dorsales, interossei palmares und lumbricales wird nicht unterschieden. Die Schmerzen erstrecken sich bis zu den distalen Interphalangealgelenken. Die einzelnen Schmerzmuster können sich abhängig von der Lage des Triggerpunktes im jeweiligen M. interosseus geringfügig unterscheiden. Ein aktiver Triggerpunkt in einem M. interosseus kann mit einem Heberden-Knoten assoziiert sein, der in der Zone des Übertragungsschmerzes und der übertragenen Druckschmerzen dieses Triggerpunktes liegt.

Die experimentelle Infiltration des M. interosseus III mit hypertoner Kochsalzlösung löste bei einem Probanden Übertragungsschmerzen zur Ulnarseite von Handrücken und Hohlhand aus, jedoch nicht zu den Fingern [27]. Auch der M. abductor digiti minimi leitet Schmerzen zur Außenseite des Kleinfingers, an dem er ansetzt (Abb. 40.1B). Heberden-Knoten entwickeln sich an der dorsolateralen oder dorsomedialen Seite der Endphalanx auf Gelenkhöhe und können überaus druckschmerzhaft sein, vor allem kurz nach ihrem Auftreten. Im Laufe der Zeit werden sie im Allgemeinen schmerzlos.

Die Knoten gehen oft mit Triggerpunkten in den Mm. interossei einher. Die Triggerpunkte können jahrelang latent geblieben sein. Heberden gibt folgende Beschreibung:

„Kleine, harte, ungefähr erbsengroße Knoten, die oft an den Fingern auftreten, insbesondere kurz unterhalb der Spitze und am Gelenk. Sie stehen nicht in Beziehung zu einer Gichterkrankung; ... sie bleiben ein Leben lang bestehen; da sie selten schmerzhaft sind, müssen sie eher als unschön denn hinderlich gelten, obwohl sie den freien Gebrauch der Finger in gewisser Weise behindern." [25]

40.2 Anatomie

(Abb. 40.2)

40.2.1 Mm. interossei

Wie der Name sagt, liegen die Mm. interossei zwischen benachbarten Metakarpalknochen. Je-

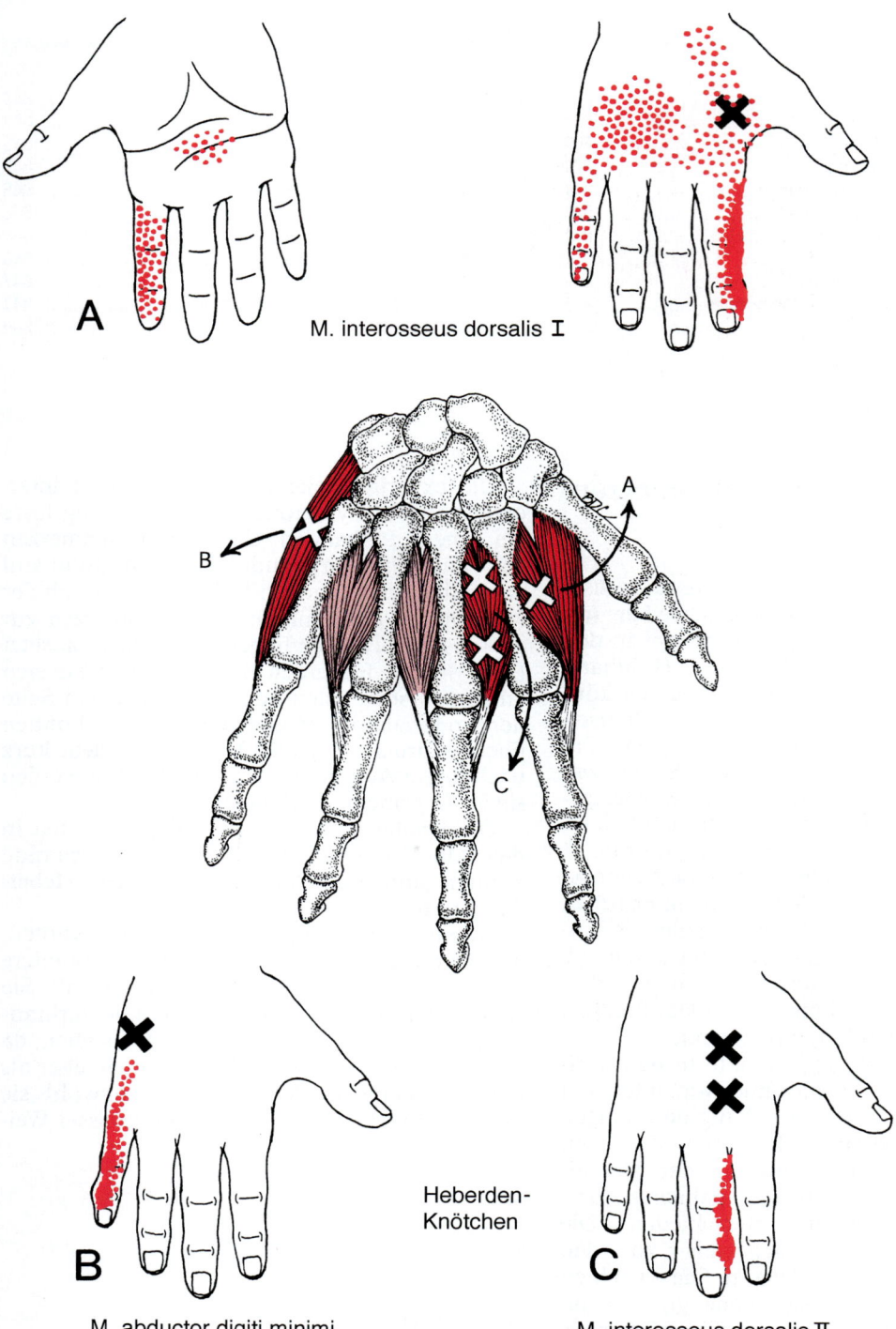

A M. interosseus dorsalis I

Heberden-
Knötchen

B M. abductor digiti minimi

C M. interosseus dorsalis II

Abb. 40.1: Übertragungsschmerzen (*dunkelrot*) und Lage der Triggerpunkte (**X**) in ausgewählten inneren Muskeln der rechten Hand. Hauptschmerzzonen sind *flächig rot*, Nebenschmerzzonen *rot punktiert* eingezeichnet. **A:** Mm. interossei (*mittleres Rot*). **B:** M. abductor digiti minimi (*mittleres Rot*). **C:** M. interosseus II (*mittleres Rot*) und Mm. interossei III und IV (*hellrot*). Triggerpunkte können sowohl proximal als auch distal in den Mm. interossei vorliegen. Das ist zu erwarten, da die beiden Köpfe in einer doppelfiedrigen Form konvergieren, und ihre Endplattenzonen hufeisenförmig durch den Muskel verlaufen (Abb. 2.8B). Beachte die kleinen Heberden-Knoten in den Hauptübertragungsschmerzzonen.

Unterarm und Hand

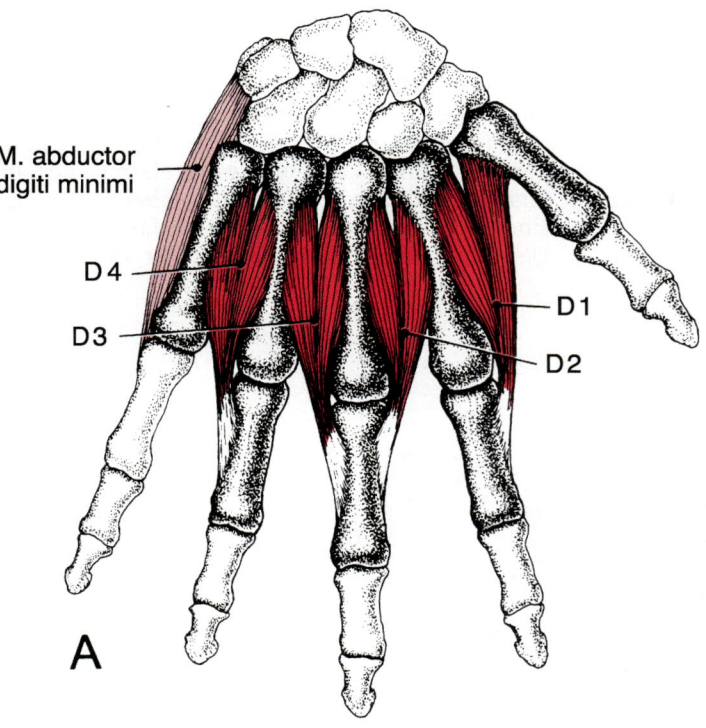

M. abductor
digiti minimi

D 4

D 3

D 1

D 2

A

Mm. interossei dorsales

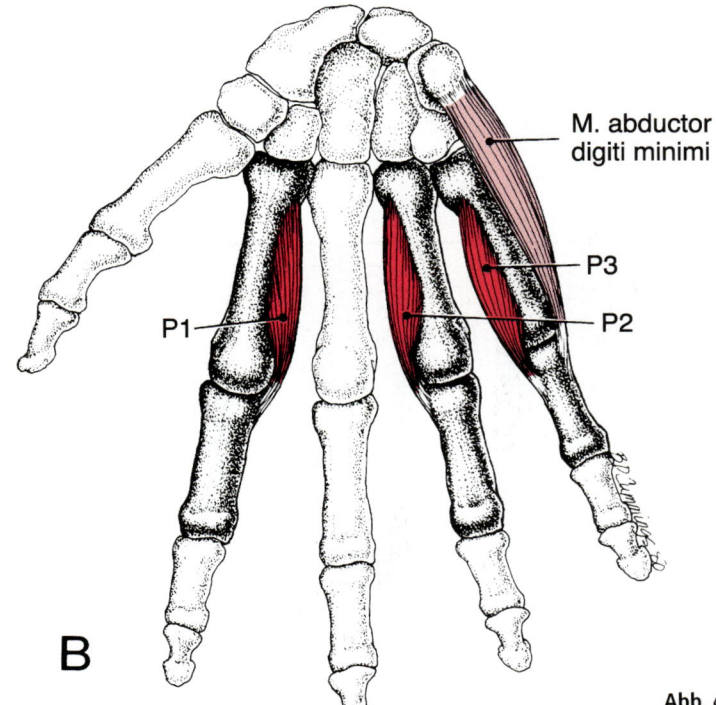

M. abductor
digiti minimi

P 3

P 1

P 2

B

Mm. interossei palmares

Unterarm und Hand

Abb. 40.2: Ansatzstellen der rechten Mm. interossei.
A: dorsale Ansicht der Mm. interossei dorsales (*dunkelrot*). Sie bewegen die Finger von der Mittellinie der Hand weg. Ansatzstelle des M. abductor digiti minimi (*hellrot*). **B:** palmare Ansicht aller Mm. interossei palmares (I, II, und III; *dunkelrot*).

der M. interosseus dorsalis setzt *proximal* mit zwei Köpfen an (Abb. 40.2A), die unterschiedlich strukturiert sind. Im Hinblick auf die Untersuchung auf Triggerpunkte zur Infiltration ist dies wichtig. Die Ansatzstelle des Caput der dem Mittelfinger zugewandten Seite deckt annähernd drei Viertel des betreffenden Metakarpalknochens ab [6], wodurch er eine gefiederte Anlage erhält, wie für den M. interosseus I deutlich dargestellt wurde [36]. Die Ansatzstelle des zweiten Kopfes am jeweiligen Os metacarpale ist sehr viel kürzer [6], die Fasern sind eher parallel angeordnet [36]. Abb. 2.9 veranschaulicht den Unterschied. Daraus folgt, dass der näher am Mittelfinger liegende Muskelkopf (der für Kraftentwicklung ausgelegt ist) über eine lange Endplattenzone verfügt, die sich fast durch den gesamten Muskelbauch zieht. Der zweite Kopf

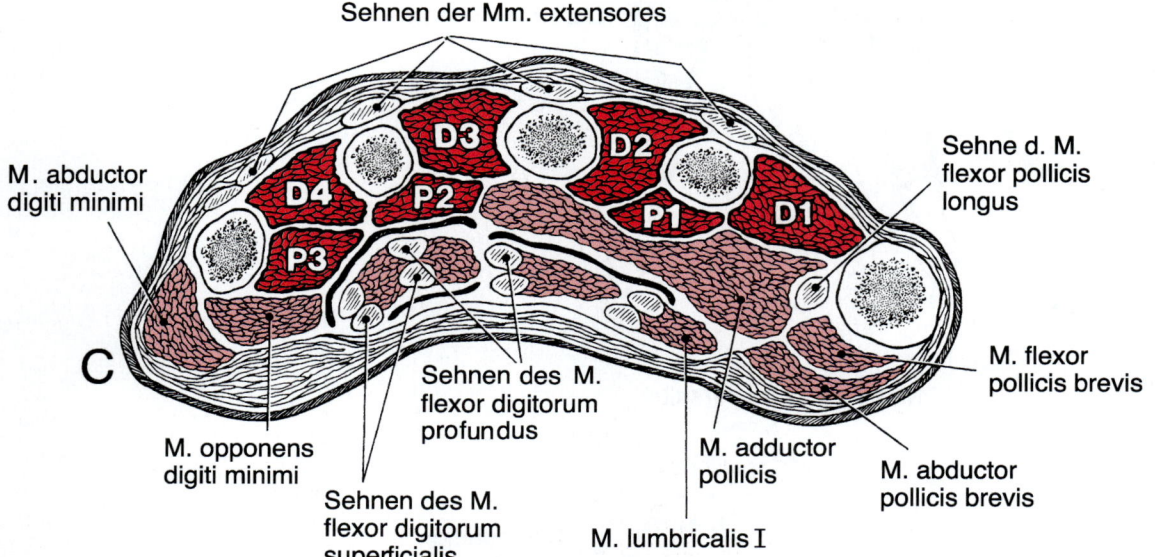

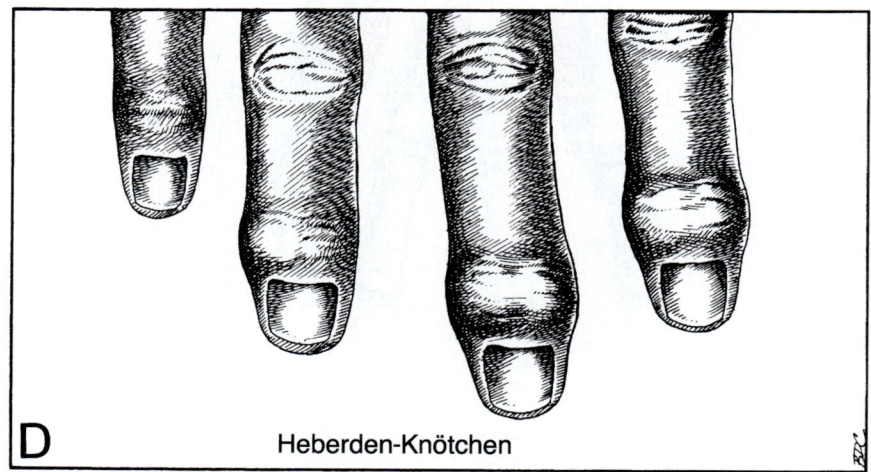

Abb. 40.2: Fortsetzung. **C:** Querschnitt durch die Metakarpalknochen. Zu sehen ist die Beziehung zwischen den Mm. interossei dorsales (D1, D2, D3 und D4, *dunkelrot*) und Mm. interossei palmares (P1, P2, und P3, *mittleres Rot*). Die Mm. lumbricales sind die *hellrot* kolorierte Muskelmasse auf der Radialseite der vier Sehnen des M. flexor digitorum profundus. **D:** Heberden-Knoten an den Seiten der distalen Interphalangealgelenke.

hingegen (für Schnelligkeit und Bewegungen im großen Umfang ausgelegt), weist eine annähernd quer verlaufende Endplattenzone nahe der Mitte des Muskelbauches auf. Beide doppelt gefiederten Muskeln inserieren *distal* an der Basis der proximalen Phalanx des betreffenden Fingers auf der von der Mittellinie der Hand abgewandten Seite [12], sowie an der Extensorenaponeurose. Abb. 2.8B illustriert die hufeisenförmige Endplattenanordnung in doppelfiedrig strukturierten Muskeln.

Der M. interosseus I ist massiger als die anderen Mm. interossei, er zeigt aber dieselbe Art von Ansätzen (Abb. 40.2A). Einer seiner Köpfe heftet sich *proximal* an den Ulnarrand des Os metacarpale pollicis, der andere an den radialen Rand des Os metacarpale II, fast auf dessen gesamter Länge. *Distal* inserieren beide Köpfe in die proximale Phalanx des Zeigefingers auf dessen Radialseite (und in die Extensorenaponeurose). Der Muskel füllt den Interdigitalraum zwischen Daumen und Zeigefinger.

Alle drei Mm. interossei palmares setzen *proximal* an der Palmarfläche eines Metakarpalknochens an (Abb. 40.2B) und liegen palmar vom benachbarten M. interosseus dorsalis (Abb. 40.2C). *Distal* inserieren sie an der Extensorenaponeurose des jeweiligen Fingers sowie an der Basis der proximalen Phalanx auf der der Mittellinie der Hand nächstgelegenen Seite (Mittellinie des Mittelfingers).

40.2.2 Mm. lumbricales

Die vier Mm. lumbricales inserieren *proximal* an den vier Sehnen des M. flexor digitorum profundus in der Mitte der Hohlhand und *distal* an der Radialseite der Extensorenaponeurose an jedem der vier Finger. Genau genommen handelt es sich bei den Mm. lumbricales nicht um Mm. interossei, aber sie fungieren ähnlich. Die Triggerpunkte der Mm. lumbricales I und II werden palmar der Mm. interossei I und II palpiert. Das Caput transversum des M. adductor pollicis liegt zwischen diesen vier Muskeln. Die Mm. lumbricales III und IV liegen palmar und angrenzend an den Mm. interossei palmares II und III (Abb. 40.2C).

40.2.3 M. abductor digiti minimi

Dieser Muskel bildet die Hälfte dessen, was der nächste M. interosseus dorsalis wäre, gäbe es einen sechsten Finger. Er weist die parallele Fa-

seranordnung auf [36], deren Endplattenzone quer durch den Muskel verläuft. Er abduziert den 5. Finger (*hellrot*, Abb. 40.2A und B). Der Muskel setzt *proximal* am Os pisiforme an und inseriert *distal* an der Ulnarseite der Basis der ersten Phalanx des Kleinfingers sowie an der entsprechende Extensorenaponeurose.

40.2.4 Weiterführende Literatur

Andere Autoren haben die Mm. interossei manus in der Ansicht von dorsal [3, 14, 19, 21, 29, 32, 36, 40, 45, 50, 55] und in Beziehung zu Arterien [23] dargestellt sowie in der Ansicht von palmar [2, 13, 21, 29, 32, 38, 42, 49, 53, 54], von lateral [13, 22, 39] und im Querschnitt [1, 10, 18, 44].

Der M. abductor digiti minimi wurde ebenfalls in der Ansicht von dorsal [40, 5], von palmar [15, 20, 37, 43, 54], von lateral [5, 30] und im Querschnitt [11, 18, 44] dargestellt.

Die Mm. lumbricales werden in der Ansicht von palmar ohne [15] und mit Nerven [4] sowie im Querschnitt [17] dargestellt.

40.2.5 Heberden-Knoten

Heberden-Knoten werden oft mit einer Osteoarthritis in Zusammenhang gebracht [41, 48], insbesondere mit deren primärer idiopathischer Form und weniger mit der traumatischen, sekundären Form [9]. Der Knoten besteht aus Weichteil- gelegentlich auch knöchernem Gewebe und liegt an der Dorsalfläche einer der beiden Seiten der Endphalanx am distalen Interphalangealgelenk (Abb. 40.2D). Im Laufe der Zeit kann sich eine Flexionsfehlstellung entwickeln, wobei die distale Phalanx nach lateral oder medial abweicht [41]. Ähnliche Knoten an den proximalen Interphalangealgelenken sind als Buchard-Knoten bekannt. Sie treten lediglich bei 25% der Patienten mit Heberden-Knoten auf [34].

40.3 Innervation

Alle Mm. interossei sowie der M. abductor digiti minimi werden durch Äste des N. ulnaris versorgt, über den Truncus inferior und Fasciculus medialis aus den Spinalnerven C_8 und Th_1 [16]. Die Mm. lumbricales I und II werden vom N. medianus innerviert, die Mm. lumbricales III und IV vom N. ulnaris.

Unterarm und Hand

40.4 Funktion

40.4.1 Mm. interossei und lumbricales

Zum Verständnis der Aktionen der inneren Handmuskeln sei daran erinnert, dass der M. extensor digitorum die erste (proximale) Phalanx eines jeden Fingers kräftig extendiert, die zweite Phalanx dagegen nur schwach. Der M. flexor digitorum superficialis setzt an der Mitte der zweiten Phalanx an und flektiert die proximale und mittlere Phalanx. Der M. flexor digitorum profundus inseriert an der distalen Phalanx. Er flektiert sie und die weiter proximalen Phalangen.

Die vier Mm. interossei dorsales und die drei Mm. interossei palmares wirken einander bei Abduktion, Adduktion und Rotation entgegen, aber beide Muskelgruppen flektieren gemeinsam mit den Mm. lumbricales die Finger im Metakarpophalangealgelenk und extendieren die distalen Phalangen [7, 12, 24, 29]. Die Mm. interossei und Mm. lumbricales extendieren die beiden distalen Phalangen, sofern die proximale Phalanx zumindest geringfügig flektiert ist. Deren Flexion oder Extension wird durch den M. flexor digitorum superficialis kontrolliert, dessen Antagonist der M. extensor digitorum ist. Die Mm. interossei dorsales abduzieren (Mnemotechnik: DAB) und die Mm. interossei palmares adduzieren (Mnemotechnik: PAD) in Bezug auf die Mittellinie des Mittelfingers [7, 12, 24, 26, 29]. In elektromyographischen Studien konnte gezeigt werden, dass die Mm. interossei der Hand nur dann als Flexoren der Metakarpophalangealgelenke wirken, wenn diese Funktion *nicht mit* ihrer Funktion als Extensoren am Interphalangealgelenk kollidiert [7].

Die Flexions-Extensions-Funktion der Mm. interossei beansprucht erheblich weniger Kraft als die seitlichen Bewegungen von Abduktion und Adduktion. Bei einer Erkrankung gehen folglich die lateralen Bewegungen früher verloren. Die Rehabilitation verläuft auch langsamer als die der Flexions-Extensions-Funktion. Um die Abduktions-Adduktions-Funktion der Mm. interossei zu testen, müssen die Finger im Metakarpophalangealgelenk extendiert sein. Normalerweise können die Finger kaum gespreizt werden, wenn sie im Metacarpophalangealgelenk flektiert sind [24].

Der M. interosseus *dorsalis* I rotiert die proximale Phalanx, dass die palmare Fingerspitze zur Ulnarseite der Hand weist, während der M. interosseus *palmaris* I den Zeigefinger in die Gegenrichtung rotiert. Die Mm. interosseus dorsalis I und interosseus palmaris I wirken einander in der Rotationsbewegung entgegen, während sie sich bei Flexion und Extension unterstützen. Sofern die präzise Handhabung von Gegenständen erforderlich ist, abduzieren und adduzieren die Mm. interossei die Finger in erster Linie. Beim Ergreifen eines Gegenstandes werden die proximalen Phalangen dank der Rotationskraft dieser Muskeln bestmöglich platziert [33].

Die Mm. lumbricales sind insofern außergewöhnlich, als sie nicht an Knochen, sondern an die Sehnen anderer Muskeln ansetzen. Somit fungieren sie sozusagen wie ein anpassungsfähiges physiologisches Sehnentransplantat. Wenn sie kontrahieren, wird aus der Flexion der distalen Phalanx durch den M. flexor digitorum profundus eine Extension eben dieser Phalangen. Insbesondere ermöglichen es die Mm. lumbricales dem M. flexor digitorum superficialis, einen kräftigen Griff der beiden proximalen Phalangen herzustellen und gleichzeitig den Griff der distalen Phalanx zu lockern, wenn der M. flexor digitorum profundus aktiv ist. Üblicherweise wir die Flexions-Extensions-Funktion der inneren Handmuskeln getestet, indem man Widerstand gegen die Extension der Interphalangealgelenke bei flektiertem Metakarpophalangealgelenk gibt. Hiermit werden sowohl die Mm. interossei als auch die Mm. lumbricales getestet [29]. Die Funktion der Mm. lumbricales ist besonders dann wichtig, wenn kräftig zugegriffen werden muss, jedoch kein Druck mit den Fingerspitzen ausgeübt werden soll.

40.5 Funktionelle Einheit

Wie oben erwähnt, sind die Mm. interossei dorsales und interossei palmares Synergisten der Flexion am Metakarpophalangealgelenk und der Extension an den beiden distalen Phalangen. Antagonistisch wirken sie bei Adduktion und Abduktion und bei Rotation der proximalen Phalangen.

Die Mm. interossei und Mm. lumbricales sind Synergisten. Nur bei Unterstützung durch die Daumenmuskeln im Daumenballen können die inneren Handmuskeln beim Greifen und Halten ihre volle Wirkung entfalten.

40.6 Symptome

Patienten mit myofaszialen Triggerpunkten in einem M. interosseus klagen typischerweise über „Rheumaschmerzen im Finger". Die Fingersteifigkeit führt zu einer unausgeglichenen Handfunktion, z. B. beim Schließen von Knöpfen, beim Schreiben oder beim Greifen. Taubheitsgefühle und Parästhesien treten im Zusammenhang mit diesen Muskeln nicht auf, sofern nicht ein Fingernerv komprimiert wird.

Einige Patienten werden sich über einen Heberden-Knoten beklagen und ihn als „schmerzendes, geschwollenes Gelenk" bezeichnen. Die sorgfältige Untersuchung lässt in der Regel jedoch keine echte Schwellung von Gelenk oder Knochen erkennen. Möglicherweise handelt es sich bei den Druckschmerzen am Gelenk um ein *übertragenes* Phänomen. Im Laufe der Zeit verlieren die Heberden-Knoten ihre Druckempfindlichkeit. Wie die klinische Erfahrung zeigt, können myofasziale Triggerpunkte zu einer Gelenkerkrankung beitragen [47].

In der Literatur zu arthritischen Erkrankungen ist als Symptom eine vorübergehende morgendliche Steifigkeit [34, 41, 57] bei vermehrter Festigkeit der periartikulären Strukturen [57] beschrieben. Ein allmählicher Verlust des Bewegungsausmaßes wurde muskulären Spasmen und einer Kontraktur zugeschrieben [41]. Tatsächlich liegt dem oft eine Muskelverkürzung durch myofasziale Triggerpunkten zu Grunde. Heberden-Knoten gehen gelegentlich, aber nicht immer, mit lokalen Schmerzen und Druckschmerzen einher [34, 41]. Einige Autoren bezweifeln einen Zusammenhang zwischen Heberden-Knoten und Osteoarthritis in anderen Teilen des Körpers entschieden [9, 52], andere betonen diesen Zusammenhang nicht weniger nachdrücklich [28, 35].

40.7 Aktivierung und Aufrechterhaltung von Triggerpunkten

Myofasziale Triggerpunkte in den Mm. interossei werden aktiviert, wenn der Patient lange oder immer wieder einen Zangengriff ausführen muss. Das gilt z. B. für Näherinnen, Maler, Bildhauer, Feinmechaniker oder Modellbauer, die kleine Teilstücke an ihrem Platz halten müssen, bis der Klebstoff aushärtet. Auch eine Angewohnheit wie die, mit der Kappe des Füllfederhalters zu spielen, während man mit der anderen Hand schreibt, kann aktivierend wirken. Tätigkeiten, die anhaltende, kraftvolle Fingerbewegungen erfordern, sind z. B. das Jäten von Unkraut, die Ma-

nipulation der Fußmuskeln, die ein Physiotherapeut vornehmen muss und das Zurückschieben der Nagelhaut, wie eine Maniküre sie ausführt. Hierdurch können sich Triggerpunkte in den Mm. interossei aktivieren. Zur „Golferhand" kommt es, wenn ein Spieler den Golfschläger ständig fest umklammert, vor allem, wenn dessen Griff einen kleinen Durchmesser hat. Das Spielen eines Klaviers oder das Schlagen eines Baseballs scheinen diese Triggerpunkte nicht zu aktivieren.

Heberden-Knoten entstehen vor allem an den distalen Interphalangealgelenken der Finger. Sie sind als Hinweise auf osteoarthritische Prozesse zu verstehen. Sie treten am häufigsten in dem Fingergelenk auf, das pro Quadratzentimeter Gelenkfläche am höchsten belastet ist, sowie bei Personen, die dieses Gelenk besonders beanspruchen [46]. Wenn eine Arthritis die Gelenke der Hand deformiert hat und dadurch die Handmechanik gestört ist, werden die Muskeln extrem belastet und können Triggerpunkte entwickeln. Umgekehrt scheint es, dass Triggerpunkte ihrerseits zur Arthritis beitragen können [47]. Wichtiger Bestandteil einer Frühtherapie, durch die einige Formen der Osteoarthritis verzögert oder ihr Fortschreiten aufgehalten werden kann, ist die Inaktivierung myofaszialer Triggerpunkte und die *Ausschaltung aufrecht erhaltender Faktoren*.

40.8 Untersuchung des Patienten

Wenn die Mm. interossei palmares betroffen sind, können benachbarte Finger nicht willkürlich gespreizt werden. Sind die Mm. interossei dorsales betroffen, ist es unmöglich, die Finger eng aneinander zu legen.

Kendall et al. beschreiben und veranschaulichen sehr deutlich die Auswirkungen, die eine Verkürzung der Mm. interossei und lumbricales hat. Wenn die Mm. interossei palmares durch Triggerpunkte verkürzt sind, werden die Finger adduziert, und es ist nicht mehr möglich, die extendierten Finger weit zu spreizen. Eine von Triggerpunkten hervorgerufene Verkürzung der Mm. interossei dorsales abduziert die Finger und verhindert, dass die extendierten Finger geschlossen werden. Wenn der Kleinfinger zur Seite absteht, ist der M. abductor digiti minimi verkürzt. Falls dasselbe beim Zeigefinger auftritt, deutet es auf eine Verkürzung des M. interosseus dorsalis I [29].

Der Test auf eine Verkürzung der Mm. lumbricales ist ein wenig komplizierter. Wenn man ein Blatt Karten in der Hand hält oder eine Zeitung [30] und dabei die mittlere Phalanx des Mittelfingers gegen den Daumen drückt, jedoch keinen Druck der Fingerspitze zulässt, wird der M. lumbricalis II beansprucht. Wenn sich dieser Muskel (auf Grund von Triggerpunkten) verkürzt, hyperextendiert er tendenziell die distale Phalanx des Mittelfingers, wenn der Finger extendiert und verhindert, dass er mit den anderen Fingern eine „Kralle" bilden kann (flektierter Finger bei extendiertem Metakarpophalangealgelenk). Der bereits erwähnte Patient [30] litt ebenfalls unter Schmerzen, die auf nicht erkannte Triggerpunkte in diesem M. lumbricalis deuteten. Durch Triggerpunkte verkürzte Muskeln erweisen sich im Allgemeinen als etwas geschwächt, vor allem wenn sie in der verlängerten Stellung getestet werden. Kendall et al. beschreiben und illustrieren Krafttests für die Mm. interossei [29].

Patienten mit Triggerpunkten in den Mm. interossei weisen oft auch Heberden-Knoten auf. Ein derartiger Knoten ist als eine Erhabenheit am dorsalen Rand der distalen Phalanx oder am distalen Ende der mittleren Phalanx palpierbar. Er befindet sich immer an einer der beiden Seiten der Phalanx und immer in der Nähe des distalen Interphalangealgelenks (Abb. 402D). Auch am Daumen kann ein Heberden-Knoten meistens auf der Ulnarseite und in Verbindung mit Triggerpunkten im M. adductor pollicis auftreten. Idiopathische Heberden-Knoten treten am häufigsten am Zeige- und Mittelfinger auf [26]. Sie liegen an der Seite des Fingers, an der ein von Triggerpunkten betroffener M. interosseus ansetzt.

Man kann nur Vermutungen darüber anstellen, in welcher Weise Triggerpunkte zur Entstehung von Heberden-Knoten führen. Myofasziale Triggerpunkte rufen verspannte Muskelfaserbündel hervor, die die Sehne dauerhaft unter vermehrte Spannung setzen. Außerdem stellt sich die Frage, wieso die distalen Fingergelenke betroffen sind, nicht jedoch die Zehen, falls Traumatisierung bei dem Geschehen eine erhebliche Rolle spielt [9]. Eine Antwort könnte lauten, dass die feinmotorischen Bewegungen der Finger die Mm. interossei der Hand überfordern, unsere Zehen aber nicht in vergleichbarer Weise beansprucht werden. Die idiopathische Form könnte primär genetisch bedingt sein. In ihrer Frühform sind bei idiopathischen Heberden-Knoten röntgenologisch kleine Einschlüsse von Kalzium in der Extensorensehne nahe der

Endphalanx nachweisbar, schon bevor die Erkrankung klinisch manifest wird [52].

Gelegentlich, jedoch nicht durchgängig, werden idiopathische Heberden-Knoten als erbliche, autosomale, geschlechtsspezifische sowie dominant bei Frauen und rezessiv bei Männern auftretende Erkrankung bezeichnet. Ihre Prävalenz ist unter Frauen zehnmal höher als bei Männern [23, 41]. Die Knoten benötigen zu ihrer Entwicklung eine normale Innervation. Es wurde ein enger Zusammenhang zwischen idiopathischen Heberden-Knoten und der Menopause postuliert. Bei 99 Patientinnen traten die Knoten erstmalig in den ersten drei Jahren nach der letzten Regelblutung auf [52].

Die Heberden-Knoten könnten Folge trophischer Veränderungen auf Grund von Nervenkompressionen sein (Kapitel 40.10) oder, was wahrscheinlicher ist, ein autonomes Geschehen innerhalb der Übertragungszone eines Triggerpunktes im betreffenden M. interosseus darstellen.

Eine kompetente wissenschaftliche Untersuchung ist erforderlich, um die Beziehung zwischen myofaszialen Triggerpunkten und Heberden-Knoten zu klären.

■■■ 40.9 Untersuchung auf Triggerpunkte

Normalerweise enthalten nur ein oder zwei der Mm. interossei gleichzeitig aktive Triggerpunkten, während andere latente Triggerpunkte enthalten können. Myofasziale Triggerpunkte in diesen Muskeln sind schwierig zu palpieren. Wenn der Patient die Finger weit spreizt, entsteht auch zwischen den Metakarpalknochen ein Abstand, der zwischen ihnen eine Zangengriffpalpation erlaubt. Dabei wird mit einem Finger Gegendruck von der Hohlhand her gegen den untersuchenden Finger gegeben. Tiefe Druckschmerzen in den Mm. interossei und lumbricales sind lokalisierbar. Den M. interosseus dorsalis I ausgenommen, lassen sich Übertragungsschmerzen und lokale Zuckungsreaktionen normalerweise nur auslösen, wenn eine Kanüle den Triggerpunkt durchbohrt.

Gegebenenfalls liefern Heberden-Knoten einen Anhaltspunkt für Triggerpunkte in den Mm. interossei. Sie liegen als Knoten an den distalen Interphalangealgelenken, wie es die Abbildungen 40.1 und 40.2D zeigen [34]. Die Knoten entwickeln sich dorsal an der Seite des

Fingers, an der ein M. interosseus mit einem Triggerpunkt ansetzt.

40.10 Engpass

Wenn ein aktiver Triggerpunkt in dem betreffenden M. interosseus vorhanden ist, klagt der Patient über ein Taubheitsgefühl, und es ist eine kutane Hypästhesie an diesem Finger festzustellen. Dieser neurologische Ausfall verschwindet, nachdem der Triggerpunkt inaktiviert wurde. Daraus lässt sich schließen, dass der N. medianus oder ulnaris durch den Hypertonus des betroffenen M. interosseus komprimiert wurde. Es könnte sich jedoch auch um eine vom Triggerpunkt verursachte sensorische Inhibition handeln. Elektrodiagnostische Untersuchungen geben über eine mögliche Nervenkompression Aufschluss.

Die Bahn der Nn. medianus und ulnaris durch die Hohlhand zu den Fingern verläuft in der Nähe der Mm. interossei. Der tiefe (motorische) Ast des N. ulnaris durchbohrt den M. opponens pollicis bevor er alle Mm. interossei, die Mm. lumbricales III und IV, den M. adductor pollicis und das Caput profundum des M. flexor pollicis brevis versorgt [16]. Aktive Triggerpunkte im M. opponens pollicis können für eine Schwäche dieser vom N. ulnaris innervierten Muskeln verantwortlich sein. Daher sollte dieser Muskel gegebenenfalls auf Triggerpunkte untersucht werden.

40.11 Differenzialdiagnose

Triggerpunkte der Mm. interossei werden meistens mit einer Radikulopathie C_6, einer Neuropathie des N. ulnaris, einer Radikulopathie C_8 oder Th_1 und mit einem Thoracic-outlet-Syndrom (falls die Triggerpunkte hauptsächlich den Mm. abductor digiti minimi befallen haben) verwechselt. Selten wird der Schmerz als isoliertes Engpasssyndrom eines Fingernerven diagnostiziert, der durch Triggerpunkte in einem der Mm. interossei dorsales entsteht. Sobald der Triggerpunkt inaktiviert wurde, verschwinden die Schmerzen im Finger. Solche Schmerzen und ein Taubheitsgefühl können auch auf eine Kompression des Plexus brachialis durch verspannte Mm. scaleni zurückgehen sowie auf einen Engpass an der Stelle, an der der Plexus brachialis unterhalb der Ansatzstelle eines ver-

spannten M. pectoralis minor an der Scapula durchzieht (Abb. 43.4B).

Zu Gelenkdysfunktionen und auch zum Verlust des Gelenkspiels im Zusammenhang mit Triggerpunkten in den Mm. interossei kann es sowohl am Karpometakarpalgelenk als auch am Metakarpophalangealgelenk kommen. In jedem Fall müssen sie angemessen behandelt werden, während man die Triggerpunkte der Mm. interossei therapiert.

40.11.1 Assoziierte Triggerpunkte

Wenn die Mm. interossei betroffen sind, sollte der Untersucher nach assoziierten Triggerpunkten in den inneren Daumenmuskeln suchen. Zu den Muskeln, die ebenfalls myofasziale Schmerzen in die Finger leiten können gehören die langen Flexoren und Extensoren der Finger, die Mm. latissimus dorsi, pectoralis major, scaleni und das Caput laterale oder das Caput mediale des M. triceps brachii.

40.12 Lösung von Triggerpunkten

(Abb. 40.3)
Abgesehen vom M. interosseus dorsalis I eignet sich Sprühen und Dehnen zur Behandlung von Triggerpunkten in den Mm. interossei weniger gut, da es schwierig ist, diese Muskeln angemessen zu dehnen. Einige ihrer Triggerpunkte lassen sich manchmal durch Druckanwendung lösen. Nach unserer Erfahrung erreicht man durch die Infiltration der Triggerpunkte die schnellste und umfassendste Besserung.

Der M. interosseus I wird besprüht und gedehnt, indem der Therapeut den Daumen des Patienten abduziert und den Zeigefinger bis zum Einsetzen des Gewebewiderstandes adduziert, während er das Kühlmittel in distaler Richtung aufbringt. Anschließend werden in drei Durchgängen langsame Bewegungen im vollen Ausmaß der behandelten Muskeln ausgeführt.

Sprühen und Dehnen sind bei oberflächlichen (dorsalen) Mm. interossei wirkungsvoller, wenn die Finger und die Mittelhandknochen weit gespreizt werden können, und wenn das distal gerichtete Sprühmuster sowohl die betroffene Muskulatur als auch das Schmerzmuster abdeckt (Abb. 40.1A). Aus Sprühen und Dehnen besteht auch die unmittelbare Nachbehand-

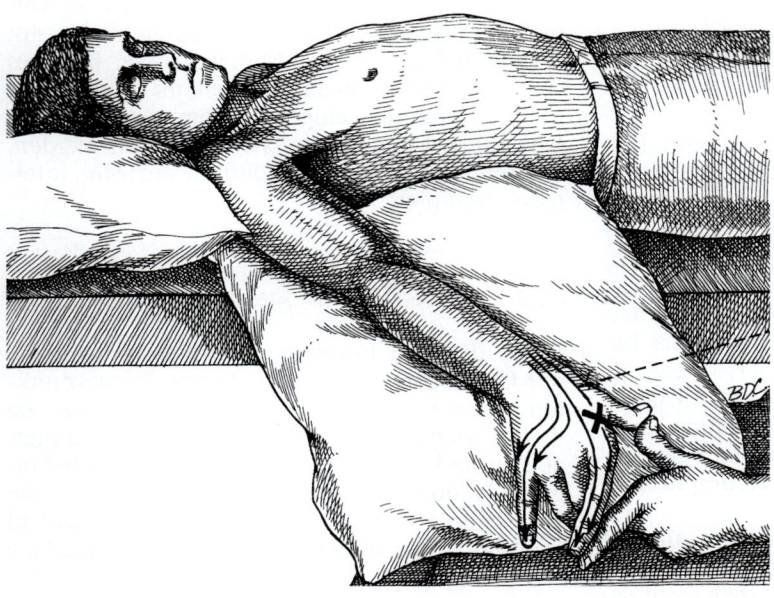

Abb. 40.3: Dehnungsposition und Sprühmuster (*Pfeile*) für einen Triggerpunkt (**X**) im M. interosseus dorsalis I. Das Kühlspray sollte auch die Palmarseite abdecken

lung im Anschluss an das Infiltrieren von Triggerpunkten.

40.13 Infiltration von Triggerpunkten

(Abb. 40.4 und 40.5)
Die Triggerpunkte in den Mm. interossei palmares und lumbricales sind schwierig zu palpieren, daher muss das Gebiet mit einer Injektionsnadel von 2,5 cm Länge und 25 G gründlich sondiert werden.

40.13.1 Mm. interossei

Wenn der M. interosseus dorsalis I einen aktiven Triggerpunkt enthält, fasst der Arzt den Zeigefinger des Patienten mit seinem Zeige- und Mittelfinger (Abb. 40.4A), wobei er seinen Mittelfinger in die Interdigitalfalte unter den M. interosseus I drückt, sodass der Muskel in einem Zangengriff gehalten wird. Auf diese Weise identifiziert und fixiert er den Triggerpunkt zur Infiltration (Abb. 40.4A).

Die Mm. interossei dorsales weisen zwei Köpfe auf. Derjenige, der dem Mittelfinger am nächs-

ten liegt, ist ein gefiederter Muskel, der zweite Kopf zeigt eine eher parallele Faseranordnung. Der Muskelkopf auf der Seite des Mittelfingers weist eine längere Endplattenzone auf. Sie zieht fast durch den gesamten Muskel. Die Endplattenzone des zweiten Muskelkopfes verläuft eher quer durch die Mitte des Muskelbauches. Unter Umständen müssen beide Hälften dieses Muskelbauches auf Triggerpunkte untersucht werden. Soll beispielsweise der M. interosseus II infiltriert werden, wird die Kanüle parallel zur Seite des Os metacarpale III im zweiten Spatium interosseum ausgerichtet und im Zentrum der druckempfindlichen Zone eingestochen (Abb. 40.5). Falls Druckschmerzen zurückbleiben, wird sie parallel zum Os metacarpale II auf der anderen Seite dieses Raumes ausgerichtet und der zweite Muskelkopf auf Triggerpunkte sondiert.

Zur Infiltration des M. interosseus palmaris I (Abb. 40.5A) wird die Kanüle vom Os metacarpale III weg gerichtet, damit sie den Muskel erreicht, der unter der Ulnarseite des Os metacarpale II liegt (Abb. 40.5B).

Sobald ein Triggerpunkt in einem M. interosseus inaktiviert wurde, klingen die Schmerzen im entsprechenden distalen Interphalangealgelenk und die Gelenksteifigkeit ab. Die Druckschmerzen der Heberden-Knoten verschwinden meist sofort, während ihr Umfang erst im Laufe der Zeit abnimmt.

Bieber beschreibt einen Patienten, bei dem auf Grund der Symptomatik eine Infiltration der Triggerpunkte im M. interosseus dorsalis I erforderlich wurde [8].

40.13.2 Mm. lumbricales

Die vier Mm. lumbricales werden anders als die Mm. interossei von der Hohlhand aus infiltriert, da sie von dort aus ohne intervenierende Strukturen zugänglich sind. Die Mm. lumbricales liegen an der Radialseite des entsprechenden Me-

takarpalknochens und eng an einer Sehne des M. flexor digitorum profundus (Abb. 40.2C).

40.13.3 M. abductor digiti minimi

Triggerpunkte im M. abductor digiti minimi werden entweder durch flächige oder durch Zangengriffpalpation lokalisiert.

Zur Infiltration eines Triggerpunktes in diesem Muskel legt der Patient die Hand auf ein Kissen und dreht die Ulnarseite nach oben (Abb. 40.4B). Das palpierbare Faserbündel und

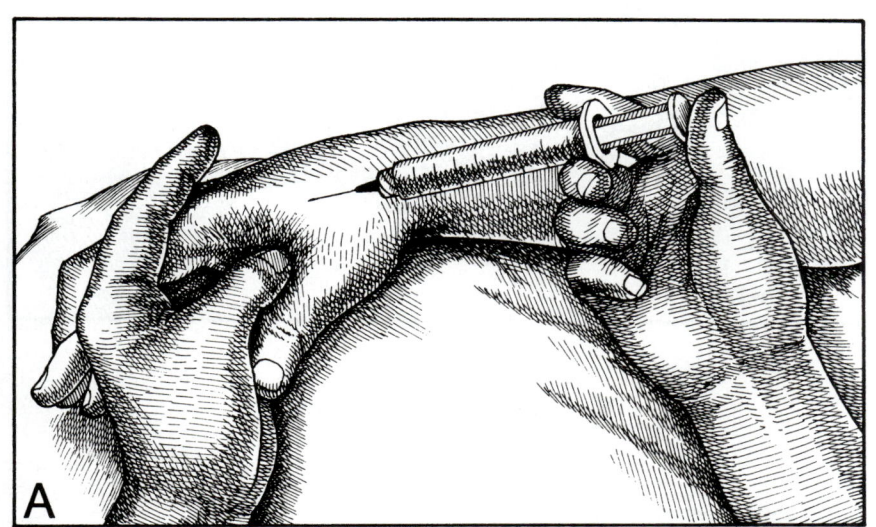

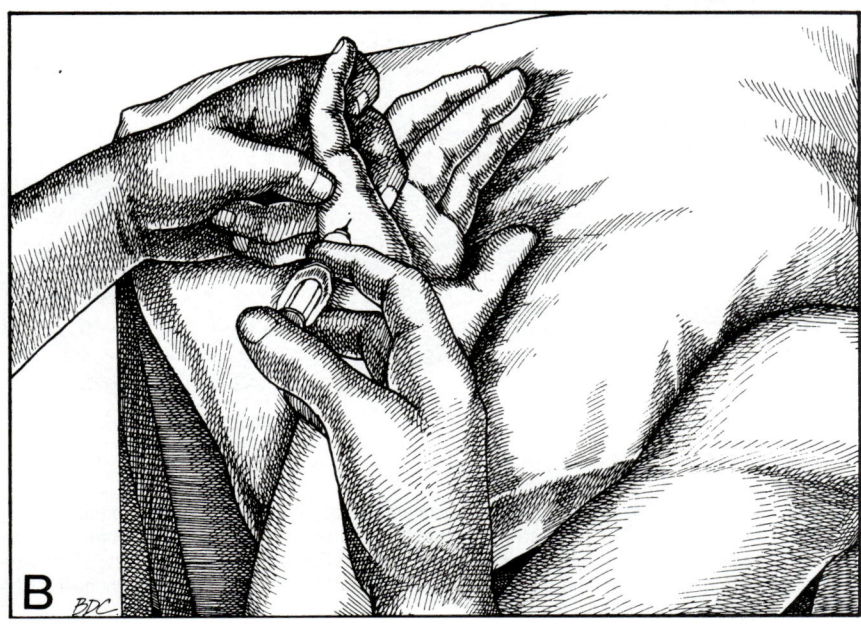

Abb. 40.4: Infiltrationstechnik für Triggerpunkte in den inneren Handmuskeln. **A:** M. interosseus I, Zugang von dorsal. **B:** Mm. abductor digiti minimi, Zugang von der Ulnarseite der Hand.

Unterarm und Hand

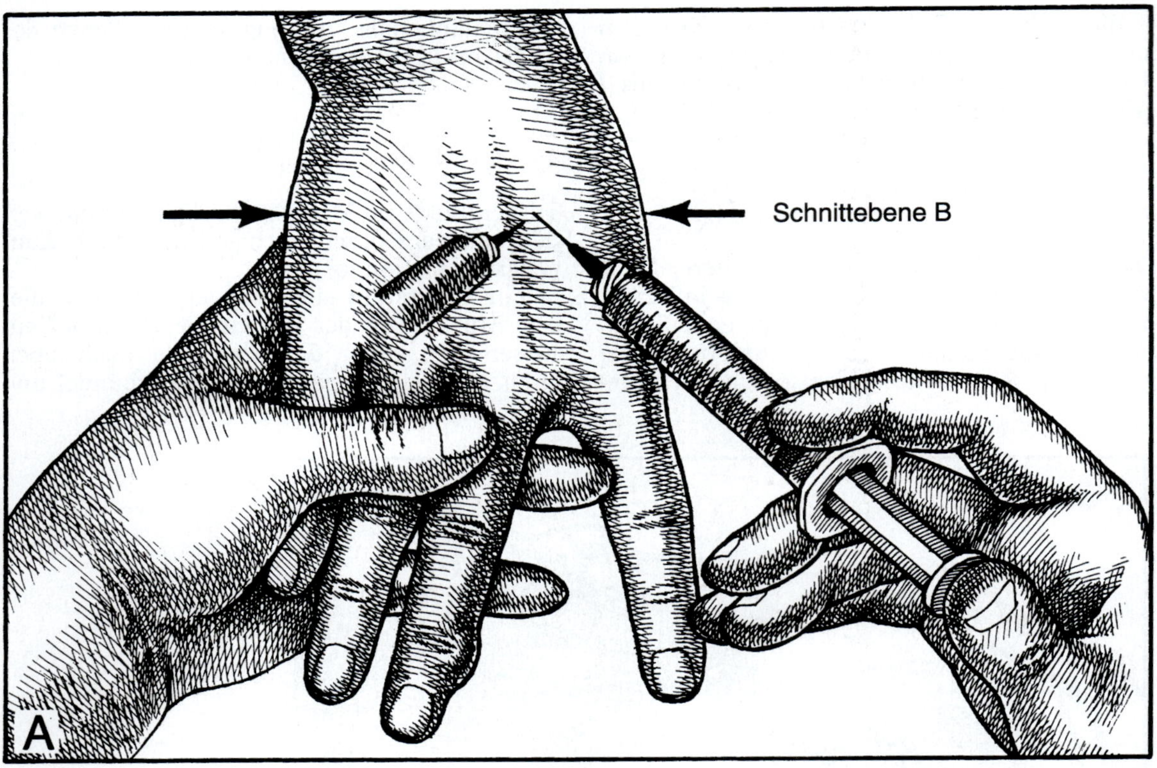

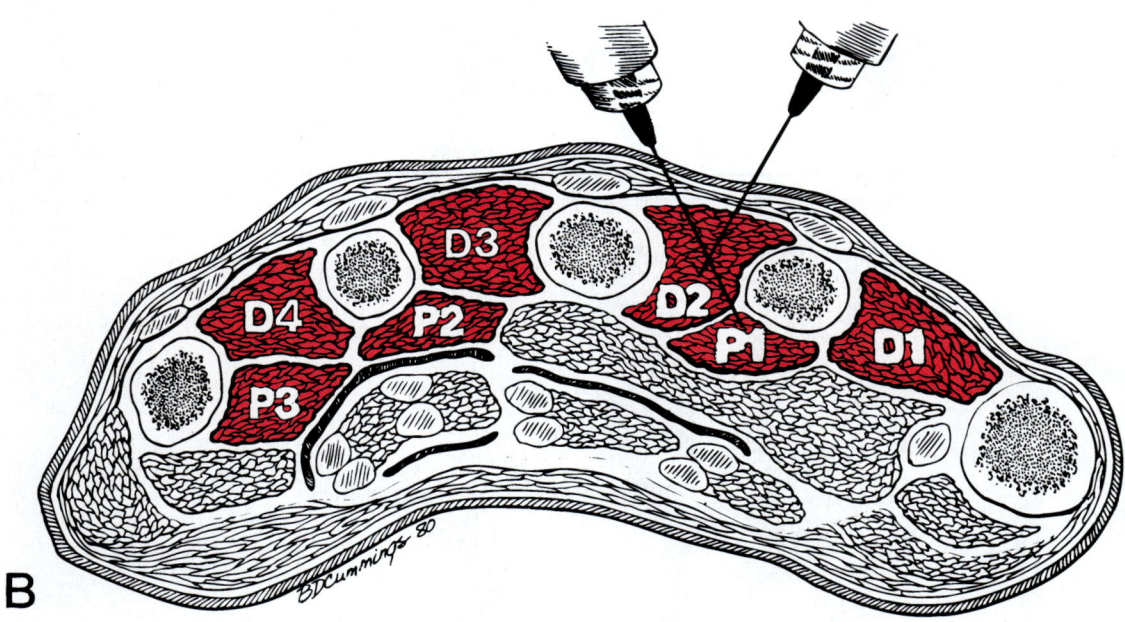

Schnittebene B

Abb. 40.5: Infiltrationstechnik für die Mm. interossei. **A:** Die *vollständig ausgezeichnete* Spritze infiltriert einen Triggerpunkt im weiter ulnar gelegenen Abschnitt des M. interosseus dorsalis II. Der entsprechende Heberden-Knoten ist erkennbar. Die *unvollständig gezeichnete* Spritze infiltirert den M. interosseus palmaris I. Hierfür muss die Kanüle tief unter das Os metacarpale II vorgeschoben werden. **B:** Querschnittsdarstellung von A. Gezeigt sind die Nadeln und die durch sie infiltrierten Muskeln (zu den Bezeichnungen siehe Abb. 40.2C). Mm. interossei dorsales: *dunkelrot.* Mm. interossei palmares: *hellrot.*

Unterarm und Hand

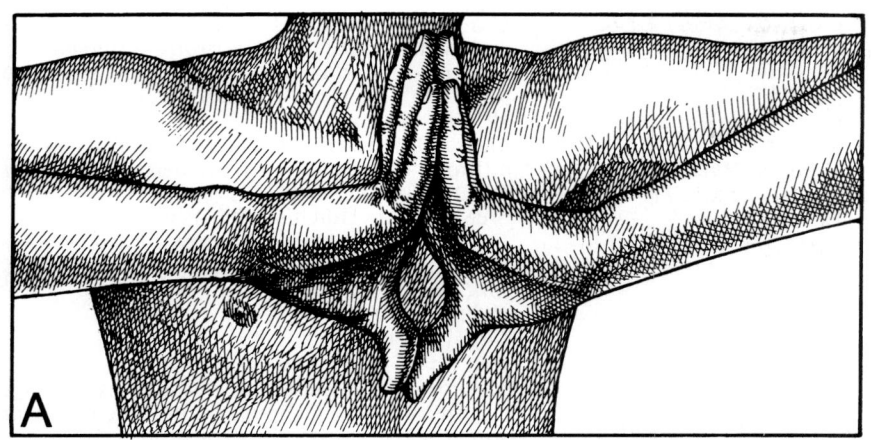

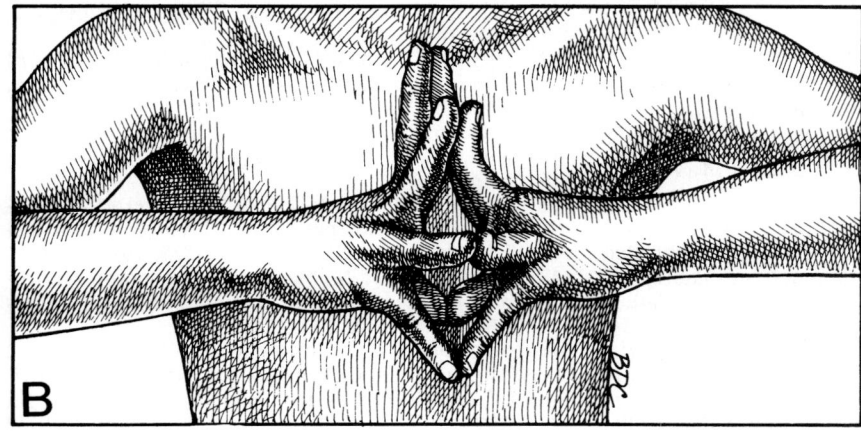

Abb. 40.6: Zwei Arten der Interossei-Dehnung. Beide Handpositionen sind geeignet. Die Unterarme werden bei abduzierten Oberarmen in einer horizontalen Linie gehalten. **A:** Der Patient versucht, die Palmarseite der Metakarpalköpfe und die Finger einander gegenüberzustellen, während Finger und Daumen gespreizt werden. **B:** Lediglich die Fingerflächen haben Kontakt, während Finger und Daumen gespreizt werden und die nicht betroffenen Finger die Dehnung der betroffenen Mm. interossei unterstützen.

der Triggerpunkt werden präzise lokalisiert und zur Infiltration mit Zangengriff fixiert.

▬▬ 40.14 Korrigierende Maßnahmen

(Abb. 40.6)
Der Patient sollte sich angewöhnen, bei Tätigkeiten, die einen Zangengriff erfordern, weniger kraftvoll und nicht zu lange anhaltend zuzugreifen, um die Mm. interossei weniger zu belasten. Patienten, die normalerweise einen Kugelschreiber benutzen, sollten möglichst zu einem Filzschreiber wechseln. Er ermöglicht eine freiere, fließendere Schreibweise und verlangt weniger Druck.

Lange dauernde feinmotorische Arbeiten sollte der Patient immer wieder durch die Übung „flatternde Finger" unterbrechen (Abb. 35.9), durch die Fingerextensionsübung (Abb. 38.7) oder durch die Dehnungsübung für Kunsthandwerker (Abb. 35.8), um die Spannung der inneren Handmuskeln herabzusetzen.

Zu Hause sollte der Patient die Interosseus-Dehnung ausführen, die in Abbildung 40.6 dargestellt wird. Hierbei ist es wichtig, die Unterarme in einer horizontalen Linie zu halten. Wenn der M. interosseus dorsalis I aktive Triggerpunkte enthält, muss vielleicht auch die Adduktor-pollicis-Dehnung (Abb. 39.6) regelmäßig ausgeführt werden, um Rezidive auszuschließen.

Literatur
1. Agur AM: *Grant's Atlas of Anatomy.* Ed. 9. Williams & Wilkins, Baltimore, 1991:443 (Fig. 6.129A).
2. *Ibid.* p. 424 (Fig. 6.99).
3. *Ibid.* p. 430 (Fig. 6.107).
4. *Ibid.* p. 420 (Fig. 6.91).
5. *Ibid.* p. 438 (Fig. 6.119B).
6. Bardeen CR: The musculature. Sect. 5. In: *Morris's Human Anatomy.* Ed. 6. Edited by Jackson CM. Blakiston's Son & Co., Philadelphia, 1921 (p. 444).

Unterarm und Hand

7. Basmajian JV, DeLuca CJ: *Muscles Alive*. Ed. 5. Williams & Wilkins, Baltimore, 1985 (pp. 291, 292).
8. Bieber B: The role of trigger point injections in the development of private practice. *Phys Med Rehabil 8(1):*197–205, 1997 (p. 203).
9. Boyle JA, Buchanan WW: *Clinical Rheumatology*. F.A. Davis, Philadelphia, 1971 (pp. 5, 27, 32–34).
10. Carter BL, Morehead J, Wolpert SM, *et al.: Cross-Sectional Anatomy*. Appleton-Century-Crofts, New York, 1977 (Sects. 60–63).
11. *Ibid*. (Sects. 59–62).
12. Clemente CD: *Gray's Anatomy*. Ed. 30. Lea & Febiger, Philadelphia, 1985 (pp. 554–556, Fig. 6-66).
13. *Ibid*. (p. 534, Fig. 6-53).
14. *Ibid*. (p. 539. Figs. 6-56, 6-65).
15. *Ibid*. (p. 553, Fig. 6-64).
16. *Ibid*. (pp. 1215–1219).
17. *Ibid*. (Fig. 6-51).
18. Clemente CD: *Anatomy*. Ed. 3. Urban & Schwarzenberg, Baltimore, 1987 (Fig. 121).
19. *Ibid*. (Figs. 79, 103).
20. *Ibid*. (Figs. 107, 108).
21. *Ibid*. (Figs. 115, 116).
22. *Ibid*. (Fig. 112).
23. *Ibid*. (Fig. 104).
24. Duchenne GB: *Physiology of Motion*, translated by E.B. Kaplan. J.B. Lippincott, Philadelphia, 1949 (Fig. 25; pp. 128–130, 134–136, 153–154).
25. Heberden W: Digitorum nodi. Chapter 28. In: *Commentaries on the History and Cure of Diseases*, facsimile of the London 1802 Edition. Hafner, New York. 1962 (pp. 148–149).
26. Jenkins DB: *Hollinshead's Functional Anatomy of the Limbs and Back*. Ed. 6. W.B. Saunders, Philadelphia, 1991 (pp. 167, 168).
27. Kellgren JH: Observations on referred pain arising from muscle. *Clin Sci 3:*175–190, 1938 (p. 183).
28. Kellgren JH, Moore R: Generalized osteoarthritis and Heberden's nodes. *Br Med J 1:*181–187, 1952.
29. Kendall FP, McCreary EK, Provance PG: *Muscles: Testing and Function*. Ed. 4. Williams & Wilkins. Baltimore, 1993 (pp. 248–251).
30. Ibid. (p. 252).
31. Kraft GH, Johnson EW, LeBan MM: The fibrositis syndrome. *Arch Phys Med Rehabil 49:*155–162, 1968.
32. Langman J, Woerdeman MW: *Atlas of Medical Anatomy*. W.B. Saunders, Philadelphia. 1978 (p. 253).
33. Long C, Conrad PW, Hall EW, *et al.:* Intrinsic-extrinsic muscle control of the hand in power grip and precision handling. *J Bone Joint Surg 52A:*853–867, 1970.
34. Mannik M, Gilliland BC: Degenerative joint disease. Chapter 361. In: *Harrison's Principles of Internal Medicine*. Ed. 7. Edited by Wintrobe MM, et al. Mc Graw-Hill Book Co., New York, 1974 (p. 2006).
35. Marks JS, Stuart IM, Hardinge K: Primary osteoarthrosis of the hip and Heberden's nodes. *Ann Rheum Dis 38:*107–111, 1979.
36. McMinn RM, Hutchings RT, Pegington J, *et al.: Color Atlas of Human Anatomy*. Ed. 3. Mosby-Year Book, Missouri, 1993 (pp. 35D, 147D).
37. *Ibid*. (pp. 140A, 142A).
38. *Ibid*. (p. 144B).
39. *Ibid*. (p. 150B).
40. *Ibid*. (p. 151C).
41. Moskowitz RW: Clinical and laboratory findings in osteoarthritis. Chapter 56. In: *Arthritis and Allied Conditions*. Ed. 8. Edited by Hollander JL, McCarty DJ. Lea & Febiger, Philadelphia, 1972 (pp. 1034, 1037, 1045).
42. Pernkopf E: *Atlas of Topographical and Applied Human Anatomy*, Vol. 2. W.B. Saunders, Philadelphia, 1964 (p. 85).
43. *Ibid*. (p. 87).
44. *Ibid*. (p. 92).
45. *Ibid*. (p. 90).
46. Radin EL, Parker HG. Paul IL: Pattern of degenerative arthritis, preferential involvement of distal finger-joints. *Lancet 1:*377–379, 1971.
47. Reynolds MD: Myofascial trigger point syndromes in the practice of rheumatology. *Arch Phys Med Rehabil 62:*111–114, 1981.
48. Sokoloff L: The pathology and pathogenesis of osteoarthritis. Chapter 55. In: *Arthritis and Allied Conditions*. Ed. 8. Edited by Hollander JL, McCarty DJ. Lea & Febiger. Philadelphia, 1972 (pp. 1018, 1019).
49. Spalteholz W: *Handatlas der Anatomie des Menschen*. Ed. 11, Vol. 2. S. Hirzel, Leipzig, 1922 (p. 340).
50. *Ibid*. (p. 341).
51. *Ibid*. (p. 334).
52. Stecher RM, Hersh AH, Hauser H: Heberden's nodes. *Am J Hum Genet 5:*46–60, 1953.
53. Toldt C: *An Atlas of Human Anatomy*, translated by M.E. Paul. Ed. 2, Vol. 1. Macmillan, New York, 1919 (pp. 335, 336).
54. *Ibid*. (p. 334).
55. *Ibid*. (pp. 330, 331).
56. Travell J, Rinzler SH: The myofascial genesis of pain. *Postgrad Med 11:*425–434, 1952 (p. 428).
57. Wright V, Goddard R, Dawson D, *et al.:* Articular gelling in osteoarthrosis – a bioengineering study. Ann Rheum Dis 29:339, 1970.
58. Zohn DA: *Musculoskeletal Pain: Diagnosis and Physical Treatment*. Ed. 2. Little, Brown & Company, Boston, 1988 (p. 211, Fig. 12-2).

Unterarm und Hand

Teil 4

Rumpfschmerzen

Dieser vierte Teil des ersten Bandes des Handbuchs der Triggerpunkte umfasst die Muskeln von Brust, Bauch und Rücken,
die bislang noch nicht besprochen wurden. Nicht berücksichtigt werden solche Muskeln, die an der Skapula ansetzen
oder das Schultergelenk queren. Dieses Kapitel ist in drei Abschnitte unterteilt: die Schmerzübersicht in 41.1, das Rätsel
des lumbalen Rückenschmerzes in 41.2 und Überlegungen zur
Haltung: Statik und Dynamik in 41.3.

Übersicht der Rumpfregion

41

Inhaltsübersicht

▬ 41.1 Schmerz- und Muskelübersicht

Die Schmerz- und Muskelübersicht des ersten Abschnittes listet die Muskeln auf, die für Schmerzen in den in Abbildung 41.1 eingezeichneten Bereichen verantwortlich sein können. Muskeln, die in Band 2 des Handbuchs der Triggerpunkte besprochen werden, sind in kursiver Schrift wiedergegeben. Muskeln dieses Bandes werden ebenfalls erwähnt, weil viele von ihnen lumbale Rückenschmerzen verursachen. Es ist unbedingt erforderlich, bei der Ursache der Schmerzen des Patienten auch an diese Muskeln zu denken. Die Muskeln, die am häufigsten Schmerzen in einen bestimmten Bereich übertragen, werden nachfolgend unter der Überschrift dieses Bereiches aufgelistet. Man verwendet diese Tabelle, indem man die Bezeichnung des schmerzenden Gebietes ermittelt (in der Abbildung) und unter dieser Überschrift alle Muskeln nachliest, die den Schmerz auslösen können. Anschließend sollte in den jeweiligen Muskelkapiteln nachgelesen werden, die Nummer eines jeden Kapitels steht in Klammern hinter den Namen.

Die Muskeln sind generell gemäß der Wahrscheinlichkeit aufgeführt, mit der sie die Schmerzen in das jeweilige Gebiet übertragen. Diese Reihenfolge ist jedoch nicht verbindlich. Der Auswahlprozess, nach dem die Patienten einen Arzt aufsuchen beeinflusst, welcher ihrer Muskeln höchstwahrscheinlich beteiligt ist. Fettsatz kennzeichnet jene Muskeln, die ihr Hauptschmerzmuster in das Schmerzgebiet weiterleiten. Magerdruck bedeutet, dass der Muskel ein Nebenschmerzmuster in das schmerzende Gebiet leitet.

Übersicht der Muskeln in Band 1
Flankenschmerzen

M. iliocostalis thoracis	(48)
Mm. multifidi	(48)
M. serratus posterior inferior	(47)

M. rectus abdominis	(49)
Mm. intercostales	(45)
M. latissimus dorsi	(24)

Lumbale Rückenschmerzen

M. longissimus thoracis	(48)
M. iliocostalis lumborum	(48)
M. iliocostalis thoracis	(48)
Mm. multifidi	(48)
M. rectus abdominis	(49)

Kreuzbein- und Gesäßschmerzen

M. longissimus thoracis	(48)
M. iliocostalis lumborum	(48)
Mm. multifidi	(48)

Seitliche Thoraxschmerzen

M. serratus anterior	(46)
Mm. intercostales	(45)
M. latissimus dorsi	(24)
Diaphragma	(45)

Vordere Thoraxschmerzen

M. pectoralis major	(42)
M. pectoralis minor	(43)
Mm. scaleni	(20)
M. sternocleidomastoideus (Pars sternalis)	(7)
M. sternalis	(44)
Mm. intercostales	(45)
M. iliocostalis cervicis	(48)
M. subclavius	(42)
M. obliquus externus abdominis	(49)
Diaphragma	(45)

Abdominale Schmerzen

M. rectus abdominis	(49)
Mm. obliquus abdominis	(49)
M. transversus abdominis	(49)
M. iliocostalis thoracis	(48)
Mm. multifidi	(48)
M. pyramidalis	**(49)**

Übersicht der Muskeln in Band 2
Flankenschmerzen

M. iliopsoas	(5)

Rumpf

Lumbale Rückenschmerzen
    M. iliopsoas (5)
    M. glutaeus medius (8)

Kreuzbein- und Gesäßschmerzen
    M. quadratus lumborum (4)
    M. piriformis (10)
    M. glutaeus medius (8)
    M. glutaeus maximus (7)
    M. levator ani (6)
    M. obturatorius internus (6)

    M. glutaeus minimus (9)
    M. sphincter ani (6)
    M. coccygeus (6)
    M. soleus (22)

Seitliche Thoraxschmerzen

Vordere Thoraxschmerzen

Abdominale Schmerzen
    M. quadratus lumborum (4)

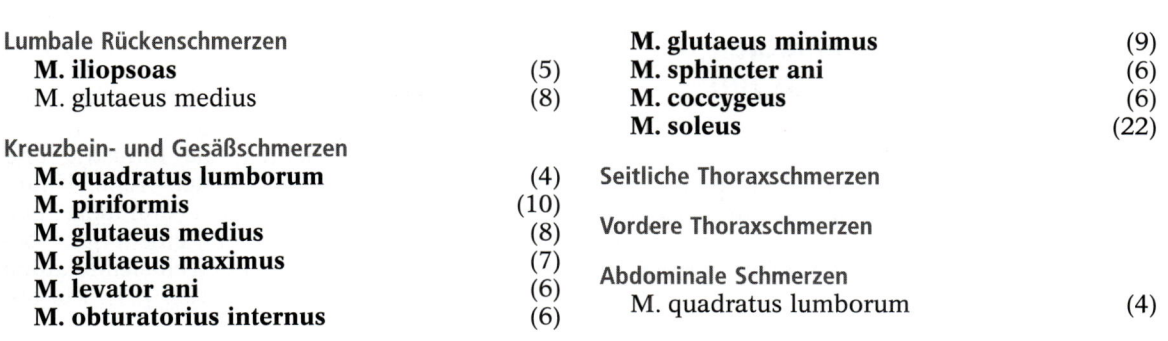

Schmerzen der vorderen Brustwand

untere thorakale Rückenschmerzen

seitliche Thoraxschmerzen

Bauchwandschmerzen

lumbale Rückenschmerzen

Sakral- und Glutealschmerzen

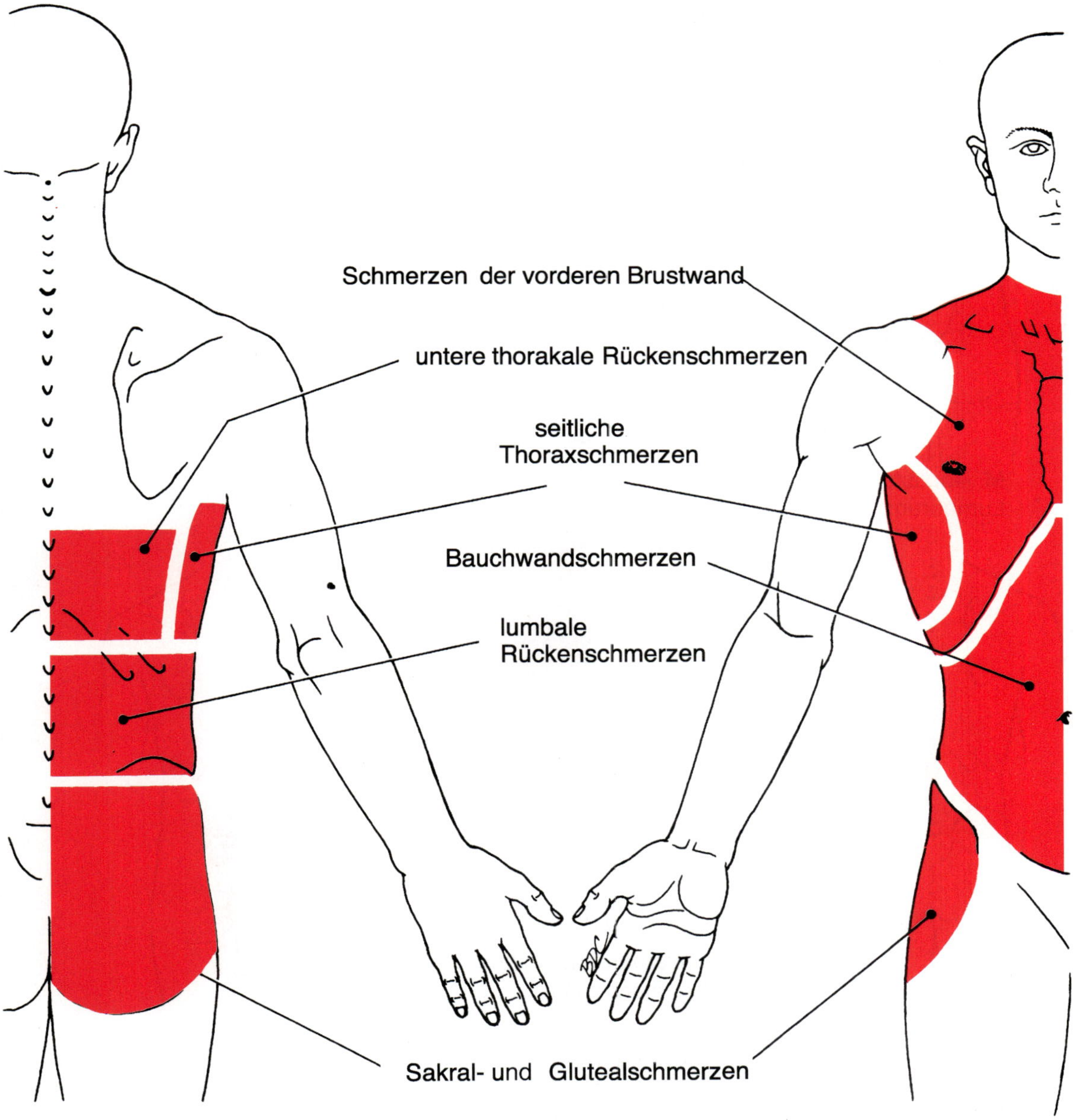

Abb. 41.1: Typische Bereiche am Rumpf, an denen der Patient Schmerzen beschreiben kann, die von myofaszialen Triggerpunkten dorthin übertragen werden.

Rumpf

▬▬ 41.2 Unklare lumbale Rückenschmerzen

(Abb. 41.2 und 41.3)
Dieser Abschnitt bespricht oft übersehene Ursachen lumbaler Rückenschmerzen, die dazu beitragen, dass sie so rätselhaft sind. Andere oft übersehene aber seltenere Ursachen werden in Kapitel 48.11. benannt.

41.2.1 Das Problem

Es ist bekannt, dass lumbale Rückenschmerzen ein häufiges Beschwerdebild sind, das die Lebensqualität des Patienten, die Industrie und das Gesundheitssystem belastet. Eine Untersuchung an 306 Angestellten ermittelte beispielsweise, dass 47% der in einem Jahr betrachteten Personen unter klinisch signifikanten lumbalen Rückenschmerzen litten [21]. Ein an-

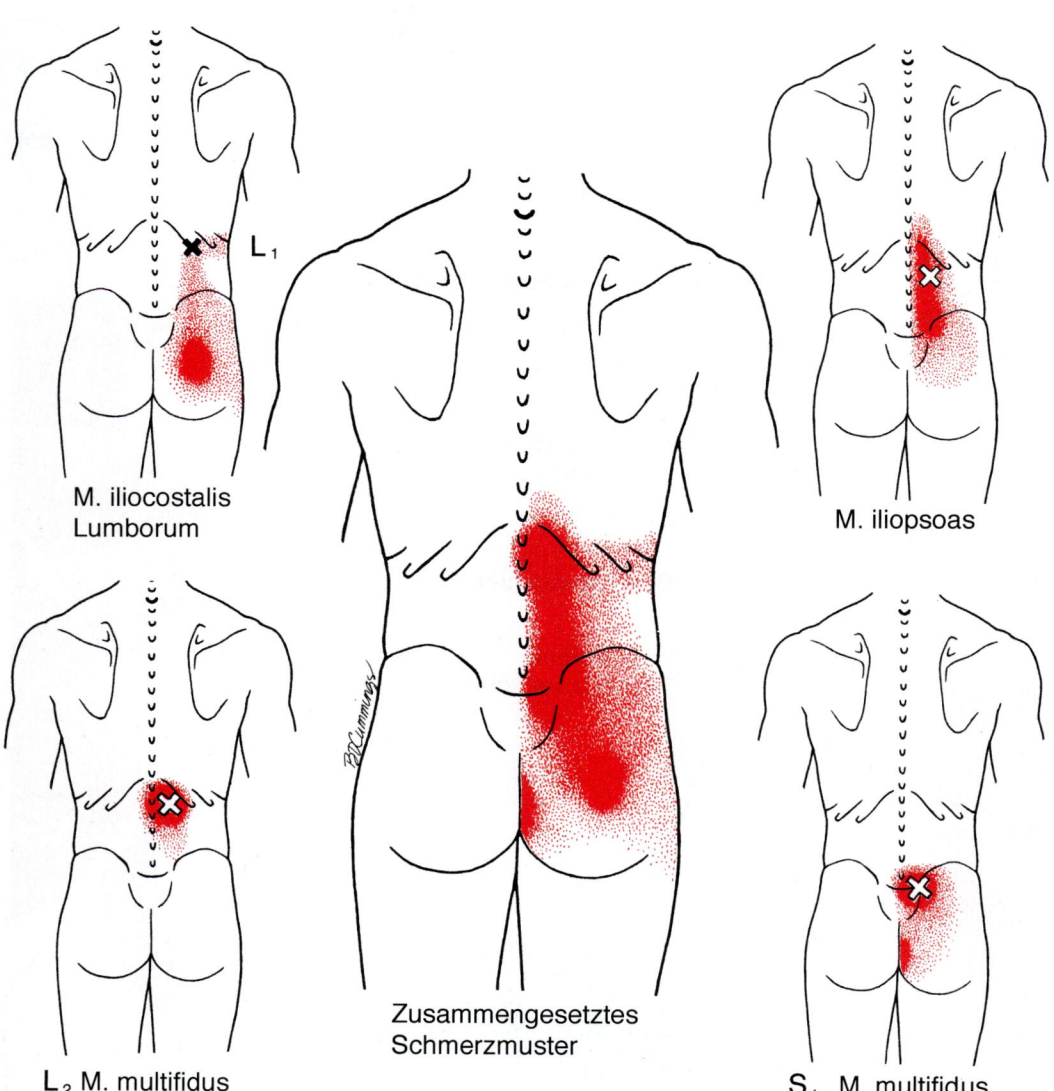

Abb. 41.2: Charakteristische Schmerzmuster einiger Triggerpunkte, die Schmerzen in die lumbosakrale Region übertragen und einander überlagern können. Das zusammengesetzte Schmerzmuster der mittleren Figur entspricht dem Summationsschmerz (*rot*), unter dem ein Patient leiden kann. Es zeigt die Summe der von Triggerpunkten (X) in den dargestellten lokalen Muskeln übertragenen Schmerzen: der M. iliocostalis lumborum, der M. iliopsoas und die Mm. multifidi L_2 und S_1. Die individuellen Schmerzmuster sind um das zusammengesetzte Bild herum wiedergegeben.

derer Autor, de Girorlamo, stellte fest, dass fast 75% der Allgemeinbevölkerung an einem beliebigen Zeitpunkt unter lumbalen Rückenschmerzen gelitten haben und dass die direkten und indirekten Kosten lumbaler Rückenschmerzen in den USA jährlich fast 24 Milliarden US-Dollar betragen. Er sprach daher von einem ernst zu nehmenden gesellschaftlichen Gesundheitsproblem [10].

Kendall et al. beginnen ihre Darstellung des Rätsels lumbaler Rückenschmerzen mit folgender Feststellung: „Die Ätiologie zahlreicher häufiger schmerzhafter Krankheitsbilder bleibt unklar. Der lumbale Rückenschmerz als eines der häufigsten stellt Experten auch weiterhin vor

ein Rätsel. Die Literatur ist übersät mit Feststellungen der Schwierigkeit einer definitiven Diagnosestellung" [24]. Man kann davon ausgehen, dass diese Feststellung richtig ist, da es mindestens eine und wahrscheinlich zahlreiche übersehene Diagnosen gibt. Das Zitat von Kendall et al. ging ihrem umfassenden elfseitigen Überblick der Diagnosen voraus, die in ihren Augen die wichtigsten sind. Die Tatsache, dass diese Übersicht keinerlei Hinweise auf eine mögliche Beteiligung von myofaszialen Triggerpunkten gibt, kann als weiterer Beleg für die Problemrelevanz gewertet werden.

Ein anderes Referenzwerk der physikalischen Therapie lumbaler Rückenschmerzen beinhaltet

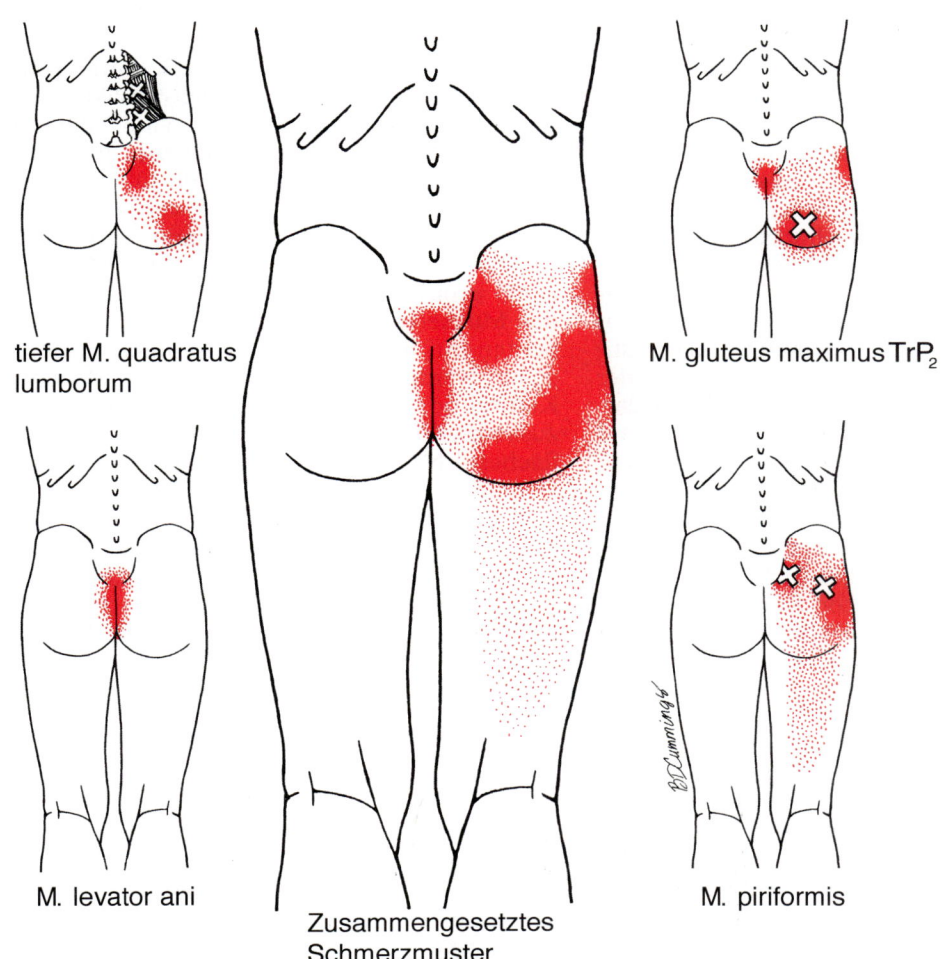

tiefer M. quadratus lumborum

M. gluteus maximus TrP₂

M. levator ani

M. piriformis

Zusammengesetztes Schmerzmuster

Abb. 41.3: Charakteristische Schmerzmuster einiger Triggerpunkte, die Schmerzen in die Beckenregion übertragen und einander überlagern können. Das zusammengesetzte Schmerzmuster in der Mitte gibt den möglichen Schmerz wieder (*rot*), unter dem ein Patient leiden kann. Es zeigt die Summe der von Triggerpunkten (X) in bestimmten regionalen Muskeln übertragenen Schmerzen: den tiefen Fasern des M. quadratus lumborum, TrP₂ des M. gluteus maximus, dem M. levator ani und dem M. piriformis. Die Teilschmerzmuster sind um die mittlere Figur herum angeordnet.

ebenfalls einen herausragenden Überblick der Anatomie der Rückenmuskeln (Kapitel 4) und ein klassisches Kapitel über funktionelles Ungleichgewicht und gestörte Bewegungsabläufe (Kapitel 10) [43]. In diesem Buch konnte kein Hinweis darauf gefunden werden, dass die Autoren myofasziale Triggerpunkte als möglichen Faktor bei der Entstehung lumbaler Rückenschmerzen und der damit einhergehenden muskulären Fehlfunktionen berücksichtigt haben. In der Literatur über Rückenschmerzen ist die Missachtung myofaszialer Triggerpunkte die Regel und nicht die Ausnahme.

Es muss nicht extra betont werden, dass es unter Ärzten kontroverse Ansichten über die angemessene Behandlung lumbaler Rückenschmerzen gibt. Die American Academy of Physical Medicine and Rehabilitation hat sich vor kurzem geweigert, den von der Agency for Health Care Policy and Research entwickelten Richtlinien zur Behandlung lumbaler Rückenschmerzen zuzustimmen [3].

Ein Teil des Problems ist die weit verbreitete Einstellung, dass es keine organische Schmerzursache geben kann, wenn sie nicht in Labor- oder bildgebenden Untersuchungen nachgewiesen werden kann. Die nachfolgend besprochenen, häufig übersehenen Ursachen haben gemeinsam, dass sie nicht mit einem normalen Labor- oder bildgebendem Verfahren diagnostiziert werden können, dass sie sich nicht bei der normalen klinischen Routineuntersuchung darstellen und dass spezielle Fähigkeiten und Übung erforderlich sind, um mit der geeigneten Untersuchungstechnik nach bestimmten Befunden zu suchen.

Andere Quellen der Verwirrung sind einige falsche Annahmen und Missverständnisse bezüglich des Wertes von Oberflächen-EMG-Messungen als diagnostischem Mittel des lumbalen Rückenschmerzes. Fast ein Jahrhundert lang wurde weitgehend akzeptiert, dass Muskelkrämpfe schmerzhaft sind und dass der Schmerz seinerseits Krämpfe verursacht. Auf dieser Grundlage war der offensichtliche Weg, die muskuläre Quelle der Muskelschmerzen über die Bestimmung der elektromyographischen Aktivität zu quantifizieren. Mense und Simons haben den Fehler der Annahme, dass Muskelkrämpfe Schmerzen verursachen, die ihrerseits Muskelkrämpfe verursachen, ausführlich erforscht [31]. Klinische Forschungen und die neuromuskuläre Physiologie machen die Annahme unhaltbar.

Spezialisten für Spannungskopfschmerzen erkannten die Sinnlosigkeit des EMG-Ansatzes

bereits vor fast zehn Jahren. Eine gut geplante Studie der EMG-Aktivität in den lumbalen Rückenmuskeln bei Patienten mit lumbalen Rückenschmerzen und gesunden Kontrollpersonen von Miller bestätigte, dass es keinen solchen Reflexspasmus-Kreislauf gibt, der somit auch nicht die Schmerzursache sein kann [32]. In einer anderen, besser durchdachten Studie kamen andere Autoren zu dem Schluss, dass ihre aufwändigen EMG-Geräte und -Analysen lediglich in der Lage waren, Patienten mit lumbalen Rückenschmerzen von Kontrollpersonen ohne Schmerzen abzugrenzen [36]. Sie äußerten sich nicht darüber, was die Schmerzen verursacht hat oder von welchem diagnostischen Wert die Ergebnisse sein könnten.

Ein häufiger Fehler besteht darin, eine tastbare Muskelverhärtung mit einem Muskelspasmus gleichzusetzen. Ein Muskelspasmus wird per definitionem von Muskelkontraktionen ausgelöst, die mit den Aktionspotenzialen motorischer Einheiten assoziiert sind, die aus dem Zentralnervensystem stammen. Ein Muskelspasmus kann zweifelsfrei im Oberflächen- oder Nadel-EMG identifiziert werden. Außerdem kann die Muskelermüdung durch eine Power-Spektral-Analyse des Oberflächen-EMG ermittelt werden. Eine *wichtige* Quelle der Muskelverspannung, die klinisch bei Patienten mit lumbalen Rückenschmerzen beobachtet werden kann, hängt mit der endogenen Kontraktion durch myofasziale Triggerpunkte zusammen (Kapitel 2.2 und 2.4), die im Oberflächen-EMG *nicht* erfasst werden kann. Demnach ist das Oberflächen-EMG nicht in der Lage, eine Hauptquelle der Muskelverspannung beim lumbalen Rückenschmerz darzustellen. Es ermöglicht bestenfalls eine unvollständige Betrachtung des Problems und kann alleine angewandt sehr irreführend sein.

Kreuzschmerzen erfordern eine neue Betrachtung einiger alter Annahmen.

41.2.2 Wahrscheinliche Antworten

Nachfolgend werden häufig übersehene Quellen lumbaler Rückenschmerzen dargestellt, die die Beschwerden bei einem erheblichen Prozentteil der Patienten erklären. Das Problem ist weit genug verbreitet und ausreichend schwer wiegend, als dass die Rolle der nachfolgenden wahrscheinlichen Ursachen bei lumbalen Rückenschmerzen einer genaueren Betrachtung durch fähige klinische Forscher verdient.

Rumpf

Myofasziale Triggerpunkte

Die Lokalisation myofaszialer Triggerpunkte bei lumbalen Rückenschmerzen wurde detailliert dargestellt und 1983 die Schmerzmuster von elf Muskeln veröffentlicht [41]. Tabelle 41.1 listet diese Muskeln auf und berücksichtigt dabei, in welchem Band des Handbuchs der Triggerpunkte sie und ihre Triggerpunkte detailliert besprochen werden.

Diese Veröffentlichung machte nicht auf die komplexe Situation vieler Patients aufmerksam, die unter lumbalen Rückenschmerzen leiden. Gelegentlich wird nur ein Muskel für die Schmerzen verantwortlich sein [41], aber meistens tragen mehrere Muskeln zu überlappenden Schmerzmustern bei. Dabei hängt es von dem Ausmaß ab, in dem die Muskeln betroffen sind, ob ein derartig zusammengesetztes Muster entsteht. Bei zwei Patienten tritt niemals exakt das gleiche Bild auf.

Abbildung 41.2 zeigt ein Beispiel für ein zusammengesetztes Muster, das von Triggerpunkten in vier Muskeln stammt, die Schmerzen in die Lumbosakralregion übertragen. Die Kapitel, die diese Triggerpunkte besprechen, befinden sich in diesem Band, ausgenommen der M. iliopsoas, der in Band 2 (Kapitel 5) besprochen wird. Abbildung 41.3 stellt ein vergleichbares Muster dar, das von Triggerpunkten in vier Muskeln produziert wird, die Schmerzen in die Beckengegend weiterleiten. Kapitel, die diese Triggerpunkte betreffen, befinden sich in Band 2.

Auch andere Autoren haben die Bedeutung von Triggerpunkten als Verursacher lumbaler Rückenschmerzen erkannt [15, 34]. Dejung beobachtete, dass lumbosakrale Schmerzen unbekannten Ursprungs häufig von Triggerpunkten verursacht werden [11]. Bonica und Sola bilde-

ten elf spezifische Triggerpunktsyndrome ab, die lumbale Rückenschmerzen verursachen [8].

Unklarer Rückenschmerz wird manchmal als „chronischer, therapieresistenter, benigner Schmerz" diagnostiziert. Rosomoff et al. untersuchten 283 Patienten, bei denen die Diagnose gerechtfertigt war, da sie bei der körperlichen Routineuntersuchung keine „objektiven Befunde" aufwiesen. Bei 96,7% der von ihnen auf Triggerpunkte untersuchten Patienten konnten Triggerpunkte nachgewiesen werden. Die Autoren folgerten daraus, dass die Eingangsdiagnose irreführend, unangebracht und wahrscheinlich nicht existent war [35].

Dejung ermittelte unter 18 Patienten mit Hexenschuss (Lumbago) 14 mit Triggerpunkten in den Mm. glutaei, 13 mit Triggerpunkten in der Abdominalmuskulatur, acht mit Triggerpunkten in den autochthonen Rückenmuskeln und fünf mit Triggerpunkten in anderen Muskeln [12]. Offensichtlich litten die meisten Patienten unter mehreren Triggerpunkten. Innerhalb von einem Tag nach der Infiltrationstherapie erlebten die Patienten eine Reduktion ihrer Symptome um 75%, wodurch ein Zusammenhang möglich, aber nicht bewiesen ist. Auffallend sind das bisherige Fehlen und der dringende Bedarf für kontrollierte Forschungsarbeiten, die die Rolle von Triggerpunkten bei lumbalen Rückenschmerzen kritisch untersuchen.

Gelenkdysfunktion

Gelenkfehlfunktionen können an allen Gelenken des Körpers zu Schmerzen führen (inklusive dem Lendenbereich) und werden zunehmend beachtet. Die Akzeptanz wird jedoch von der Tatsache behindert, dass die Ursache des Schmerzes bei Gelenkfehlfunktionen, die mobilisiert werden müssen, um die Schmerzen zu be-

Tab. 41.1: Muskeln, die Triggerpunkte enthalten können, die lumbale Rückenschmerzen verursachen oder zu deren Entstehung beitragen können	
Handbuch der Muskeltriggerpunkte, Band 1	Handbuch der Muskeltriggerpunkte, Band 2
M. erector spinae	M. quadratus lumborum
M. longissimus	M. iliopsoas
M. iliocostalis	M. glutaeus medius
Mm. multifidi	M. glutaeus maximus
Mm. rotatores	M. levator ani
M. rectus abdominis	M. piriformis
nach [41]	

Rumpf

heben, bislang nicht befriedigend erklärt werden konnte. Die Facettengelenke der Wirbelsäule sind als potenzielle Quelle übertragener Schmerzen gut untersucht [5, 6, 30]. Aber auch hier bleibt die Pathophysiologie des Schmerzes ungeklärt – und diese Gelenke waren bei 10% von 454 untersuchten Patienten die Schmerzursache [20].

Ebenso wie bei den Triggerpunkten erfordert auch die sorgfältige Diagnostik von Gelenkfehlfunktionen am ganzen Körper sehr viel Übung und Geschicklichkeit, die nicht generell bei allen Ärzten vorausgesetzt werden kann. Die Fachärzte, die mit der größten Wahrscheinlichkeit über diese Fähigkeiten verfügen, sind die Osteopathen, Physiotherapeuten und Chiropraktiker, wobei die Ausbildungsqualität und der erreichte Fertigkeitsgrad individuell unterschiedlich sind. Gelenkdysfunktionen sind eine Ursache muskuloskelettaler Schmerzen, auch von Rückenschmerzen, die oft übersehen wird.

Bandscheiben: Oberflächenschäden

Die Gebrüder Saal, J.S. und J.A. Saal, trugen auf einem Kongress eine überzeugende Geschichte vor, die anscheinend niemals ähnlich zusammenhängend veröffentlicht wurde, jedenfalls nicht insgesamt. Sie steht in Form von Einzelveröffentlichungen [14, 37–39] zur Verfügung und verdient eine ernsthafte Betrachtung. Leider ist das Krankheitsbild mit keiner der routinemäßigen Laboruntersuchungen oder bildgebenden Techniken zu erfassen und daher wenig attraktiv für Haftpflichtversicherer oder jene, die eine objektiv bestätigte Diagnose benötigen.

Die Gebrüder Saal stellen im Wesentlichen die Behauptung auf, dass die häufigen Schmerzattacken akuter lumbaler Rückenschmerzen, die innerhalb weniger Tage oder Wochen bei fortgesetzter aber nicht belastender Aktivität wieder abklingen (wobei sorgfältig Rückenschmerzen vermieden werden), auf mikroskopische Einrisse der Oberflächenlagen des Anulus fibrosus der Bandscheiben zurückgehen. Sofern diese Risse nicht zu tief sind, reichen sie nicht bis in die oberflächlichere vaskularisierte Schicht des Anulus und können abheilen. Die Gebrüder Saal zeigten, dass der Riss Substanzen freisetzen kann, die die lokalen Nozizeptoren im oberflächlichen Anteil des Anulus massiv sensibilisieren können.

In der äußeren Hälfte des Anulus fibrosus der Lendenwirbelkörper liegen zahlreiche Nervenendigungen unterschiedlicher Morphologie [7]. Diese Nerven übertragen Schmerzen zum Rücken (n = 183). Eine Reizung des zentralen Anulus (n = 183) und des zentralen lateralen Anulus (n = 144) mit einem stumpfen Instrument oder durch elektrischen Strom [27] löste bei 74% bzw. 71% der Probanden Rückenschmerzen aus. Der Anulus ist besonders während der Rotation in gebeugter Haltung verletzungsgefährdet. Wiederholte Schäden verursachen Verletzungen, die als zirkumferente Spalten zwischen der äußeren Lamelle des Anulus fibrosus mit Abrissen vor allem in den posterolateralen Anteilen der Bandscheibe imponieren. Bei wiederholten Verletzungen werden immer tiefere Schichten zerrissen, wodurch irgendwann eine radiale Fissur entsteht. Sofern diese Fissuren groß genug sind, kann es zu einem Bandscheibenvorfall kommen, aber eine Protrusion ist keine Bedingung für eine Schmerzattacke. Ein kleiner erster Riss kann offensichtlich ausreichen, um Schmerzen zu erzeugen.

Saal et al. wiesen in Bandscheibengewebe, das chirurgisch bei Radikulopathien gewonnen wurde, hohe Spiegel (bis zum Einhundertfachen) von Phospholipase A_2 nach, die eine entscheidende Rolle bei der Herstellung entzündlicher Mediatoren wie Prostaglandinen, Leukotrienen und Thromboxanen spielt [39]. Sie kommt charakteristischerweise bei weit verbreiteten entzündlichen Erkrankungen vor, die mit Schmerzen und Verhärtungen einhergehen. Eine zweite Arbeit bestätigte diese Beobachtungen [14].

Zusammenfassend ist es wahrscheinlich, dass ein auch nur geringfügiger Einriss des Anulus fibrosus (oder eine Verformung) die Freisetzung von Phospholipase A_2 auslösen kann, die die Nozizeptoren im äußeren Anteil des Anulus sensibilisiert (sowie wahrscheinlich die benachbarten Nervenwurzeln), was zu Rückenschmerzen führt, die extrem empfindlich auf Bewegungen oder Druck der jeweiligen Bandscheibe reagieren. Nur bei einem fein abgestimmten Gleichgewicht zwischen genügend Aktivität, um eine ausreichende Ernährung sicherzustellen, aber zu wenig, um die Verletzung zu verschlimmern, kann sich die Bandscheibe selber reparieren (sofern der Riss ausreichend oberflächlich ist) [38]. Das Saal-Programm war offensichtlich sehr erfolgreich darin, dieses Gleichgewicht herzustellen [37].

Eine andere mögliche bandscheibenbedingte Ursache für Rückenschmerzen ist eine *Insertionstendopathie an der Verbindungsstelle von Bandscheibe und Wirbelkörperdeckplatte*. Bei 61% von 67 untersuchten Patienten traten Rückenschmerzen auf, sobald dieser Bereich gereizt wurde [27]. Horn et al. stellten fest, dass

Ansatzzonen, die überlastenden Zugkräften ausgesetzt waren, dieselben Veränderungen zeigten wie sie bei einer Epikondylitis in anderen Körperteilen zu beobachten sind [19].

Besonders interessant ist in diesem Zusammenhang die hohe Wahrscheinlichkeit, dass Bandscheibenschmerzen von Einrissen oder einer Insertionstendopathie der Bandscheibe Übertragungsschmerzen und höchstwahrscheinlich reflektorische Spasmen funktionell verwandter Muskeln auslösen können. Der Schmerz kann einen von Triggerpunkten übertragenen Schmerz nachahmen, und der Krampf kann ein Hauptfaktor bei der Aktivierung von Triggerpunkten in den verkrampften Muskeln sein. Dies bedeutet jedoch *nicht*, dass die Schmerzen vom Muskelspasmus ausgehen. Sowohl Schmerzen als auch Spasmen können aus unterschiedlichen Gründen vorhanden sein. Höchstwahrscheinlich sind die meisten Muskelspasmen reflektorisch bei Ereignissen außerhalb der Muskeln entstanden.

Zahlreiche interagierende Krankheitsbilder

Es ist nicht ungewöhnlich, wenn bei Patienten mit muskuloskelettalen Schmerzen auch zahlreiche Organfehlfunktionen vorliegen, die zu dem Schmerz beitragen. Häufige Kombinationen umfassen die Fibromyalgie sowie Gelenkfehlfunktionen mit entsprechenden myofaszialen Triggerpunkten. Die Häufigkeit einer Kombination von Oberflächenschäden oder Insertionstendopathien von Bandscheiben mit myofaszialen Triggerpunkten ist weitgehend unbekannt und sollte in Studien bestimmt werden.

Eine Studie an lumbalen Hinterhornzellen bei Katzen zeigte, dass alle 118 untersuchten Neurone Rezeptoren in tiefen Körpergeweben und/oder der lokalen Haut hatten [17]. Von diesen Neuronen waren 72% hyperkonvergent, indem sie auf die Reizung vieler verschiedener Gewebearten reagierten. Die Schmerzursache kann neurologisch weitaus komplexer sein, als weithin angenommen wird. Myofasziale Triggerpunkte sind eine Hauptquelle für nozizeptiven Input aus den Muskeln.

Über die Hälfte (in einer Studie waren es zwei Drittel [16]) der Patienten mit Fibromyalgie haben außerdem aktive myofasziale Triggerpunkte, die zu ihrem Leiden beitragen. Diese Triggerpunkte sind einer erfolgreichen Therapie zugänglicher als die Fibromyalgie. Offensichtlich können sich diese Krankheitsbilder wechselseitig verstärken, und ihre Diagnose erfordert unterschiedliche und spezielle diagnostische Verfahren. Auch die Behandlungsansätze und Prognose dieser beiden Krankheitsbilder sind unterschiedlich. Nur wenige Ärzte sind ausreichend ausgebildet und in der Lage, *beide* Krankheitsbilder zu diagnostizieren. Jede Diagnose scheint zu mehreren Fachrichtungen zu gehören, und die Ausbilder der jeweiligen Fachrichtungen versäumen es, ihre Studenten so auszubilden, dass sie beide Krankheitsbilder erkennen können.

Chiropraktiker (die das reduzierte Bewegungsausmaß von Gelenken wiederherstellen) stellen die Gelenkfunktionsstörung nur selten in einen Zusammenhang mit (dem) auslösenden spezifischen Muskel(n), der/die mit dieser Fehlfunktion assoziiert sind. Viele Ärzte berücksichtigen Muskeln nur in vagen und allgemeinen Zusammenhängen. Eine der wenigen Ausnahmen ist Dr. Karel Lewit, der schon vor Jahren die enge Beziehung zwischen einer erhöhten Spannung (bei Triggerpunkten) bestimmter Muskeln und damit zusammenhängenden Gelenkfunktionsstörungen erkannte. Bei thorakolumbalen Gelenkverletzungen identifizierte er den M. iliopsoas, die Pars thoracolumbalis des M. erector spinae, den M. quadratus lumborum und (seltener) den M. rectus abdominis [28].

Einige Osteopathen, die ursprünglich gut in der Diagnostik und Korrektur von Gelenkfunktionsstörungen ausgebildet waren, haben sich auch auf die Diagnostik und Behandlung von Triggerpunkten spezialisiert. Einige Physiotherapeuten haben eine Initiative gestartet, nach der beide Fähigkeiten Gegenstand der Weiterbildungsordnung sein sollen. Es ist bemerkenswert, um wieviel effektiver solche zweigleisig ausgebildeten Ärzte (wenn sie geschickt genug sind) häufige muskuloskelettale Erkrankungen heilen können.

■■ 41.3 Statische und dynamische Haltungsfaktoren

(Abb. 41.4–41.8)
Über schlechte Haltung wurde in verschiedenen Büchern und Artikeln viel geschrieben, aber das Wissen über ihre Auswirkungen wird denen, die darauf angewiesen sind, nicht immer verständlich mitgeteilt. Wie in vielen Kapiteln dieses Buches besprochen, sind die verschiedenen Formen schlechter Körperhaltung ein starker Aktivator und aufrecht erhaltender Faktor von myofaszialen Triggerpunkten. Verweise zu den jeweiligen

Kapiteln zeigen, wo sich detaillierte Informationen zu den einzelnen Muskeln und ihren Triggerpunkten befinden. An dieser Stelle sollen praktische Informationen gegeben werden, die dazu beitragen können, dass Patienten mit myofaszialen Schmerzen lernen, wie sie die erforderlichen Änderungen durchführen müssen. Joseph stellte zwar fest, dass die Haltung beträchtlich zwischen offensichtlich gesunden Normalpersonen variiert [23]; sobald die Muskeln jedoch Schmerzen verursachen, muss eine Haltungsbelastung erkannt und beseitigt werden.

Eine übertriebene Haltung mit vorgeschobenem Kopf (anteriore Kopfhaltung mit posteriorer Rotation des Hinterhaupts) und abgerundeten nach vorn geneigten Schultern treten häufig gemeinsam auf und führen zu einer Haltung, die meist als „mit runden Schultern", zusammengesunken oder hängend bezeichnet wird. Diese Haltung kann von oben oder von unten ausgelöst werden, also abwärts vom Hinterhaupt und der Halswirbelsäule oder aufwärts von der Stützfläche. Zugkräfte oder verkürzte Muskeln (z. B. der M. rectus abdominis) können eine Haltung mit vorgeschobenem Kopf hervorrufen oder aufrecht erhalten. Vor einer Haltungskorrektur kann die Inaktivierung von Triggerpunkten im oberen Anteil des M. rectus abdominis erforderlich sein. Unabhängig vom auslösenden Faktor (inklusive Muskelschwäche, die bei der Behandlung berücksichtigt werden muss) führt die entstehende Fehlanordnung der Körperteile zu einer erhöhten Belastung von Muskeln und stützender Strukturen, was zu einer erhöhten Anfälligkeit gegenüber Verletzungen und Schmerzen führt. Bei längerer Dauer kann sie Muskeln und Bänder schwächen, zu einer kompensatorischen Muskelverkürzung führen, Triggerpunkte aktivieren, einige Nerven komprimieren und andere dehnen, den Druck auf Bandscheiben erhöhen und die Lungenkapazität vermindern. Müdigkeit und Schmerzen können weitere Probleme sein (wie im Bereich des Kiefergelenks, siehe Kapitel 5 und 8–11).

Eine Haltung mit extrem nach vorn geschobenem Kopf kann die Halsrotation einschränken, indirekt den Bewegungsradius des Humerus verkleinern (vor allem Elevation und Rotation), und sie kann Triggerpunkte in der Nackenmuskulatur aktivieren und aufrecht erhalten (Kapitel 15, 16, 17). Andere Autoren haben betont, wie wichtig die Diagnose und Behebung dieser Haltung ist, vor allem wenn der Patient damit zusammenhängende Symptome aufweist [9, 25, 29]. Eine Haltung mit runden Schultern ist ein wichtiger mechanischer akti-vierender und aufrecht erhaltender Faktor von Triggerpunkten im M. pectoralis major (Kapitel 42) und M. pectoralis minor (Kapitel 43), die anschließend diese Haltung begünstigen. Eine kompensative Verkürzung durch Triggerpunkte im M. pectoralis minor kann zum Hyperabduktionssyndrom [24], Armschmerzen und einer Dehnungsschwäche der Muskeln der hinteren Schulterblattfläche führen, z. B. der Pars ascendens des M. trapezius. Wichtig ist, dass das, was an einer Körperstelle geschieht, andere Bereiche in Mitleidenschaft zieht.

Man muss berücksichtigen, dass das, *was von der Basis aus geschieht, die Kopfhaltung beeinflusst.* Dieser Einfluss ist im Sitzen und im Stehen vorhanden. Die Füße und das Becken sind ebenso wie alle anderen Elemente zwischen der Stützbasis und dem Kopf wichtige Stützstrukturen. Die Ausrichtung der Lendenwirbelsäule (Lordose oder abgeflacht) und die Beckenkippung beeinflussen die Kopfhaltung. Beim Sitzen, Stehen, Gehen und Greifen *können eine abgeflachte Lendenwirbelsäule mit einem Verlust der normalen Lordose und eine starke Beckenkippung nach hinten eine belastende Haltung mit vorgeschobenem Kopf (anteriore Kopfhaltung) auslösen, bei der das Hinterhaupt nach posterior rotiert wird und die Schultern nach vorn abgerundet werden.* Ein Ungleichgewicht der Muskeln, eine Beckenasymmetrie, eine Beinlängendifferenz und/oder ein übermäßig pronierter Fuß gehören zu den zahlreichen Faktoren, die die Haltung auch des Kopfes nach vorn beeinflussen können. Ein übermäßig pronierter Fuß kann ein Genu valgum und eine mediale Rotation des Oberschenkels auslösen, was zu einer Haltungsstörung von Becken, Lendenwirbelsäule und Halswirbelsäule führen kann. Diese Unausgeglichenheit kann zu Triggerpunkten in den Mm. vastus medialis, glutaeus medius und anderen führen. Die Stützbasis, welche auch immer es ist, muss so waagerecht wie möglich sein, und die Wirbelsäulenkrümmung muss möglichst normal sein, um eine „gute" Körperhaltung zu bekommen.

Haltung ist eher *dynamisch* als statisch. Auch beim *entspannten* Stillstehen tritt eine leichte Haltungsabweichung auf [33]. Sowohl beim Sitzen als auch beim Stehen verspürt man das Bedürfnis, die Haltung zu ändern, um es bequemer zu haben, das Gleichgewicht zu wahren oder um eine Aufgabe auszuführen. Ein *Haltungswechsel* ist unvermeidlich. Regelmäßige Bewegungen sind für die Ernährung von Bändern, Knorpel, Bandscheiben und Muskeln erforderlich. Diese Strukturen reagieren empfindlich darauf, wenn sie über längere Zeit in einer Haltung verweilen. Das tägliche Leben erfordert Bewegungen vom Liegen zum Sitzen, vom Sitzen zum Stehen, vom Stehen zum Gehen und umgekehrt.

Die Beurteilung der Haltung mit vorgeschobenem Kopf erfolgt in Kapitel 5.3. *Normalerweise befinden sich Hals und Kopf ohne Muskelbelastung in einer aufrechten Haltung, wenn die Wangenknochen in derselben vertikalen Ebene ausgerichtet sind wie die Incisura jugularis sternalis.* Ärzte müssen den Patienten ihre normale Haltung beim Sitzen, Stehen und in der Bewegung *bewusst* machen, und ihnen zeigen, wie sie schlechte Haltungsgewohnheiten und muskuläre Unausgeglichenheit bei Bewegungen und in relativ statischen Situationen *korrigieren* können.

Patienten mit myofaszialen Schmerzen bei Triggerpunkten sollten lernen, oft ihre Haltung zu wechseln, häufig die nicht belastende „aufrechte" Position wiederherzustellen und entsprechende Dehnungs- und andere Haltungsübungen auszuführen. Die Wiederaufnahme der aufrechten Haltung erfolgt nicht nur im Sitzen (z. B. an einem Computertisch), sondern auch beim Auto fahren, Gehen, Greifen und Heben sowie bei geeigneten Gelegenheiten während des Sports. Bei der Arbeit können diese Patienten einen Wecker benutzen, der sie an den Haltungswechsel und geeignete Haltungsübungen erinnert, solange sie noch keine gute Haltung und Angewohnheiten verinnerlicht haben.

41.3.1 Stehen

Wenn eine Person „zusammengesunken" steht, wobei Kopf und Schultern nach vorn fallen, konzentriert sich der Körperschwerpunkt ununterbrochen auf die Fersen (Abb. 41.4A). Sobald sie (fälschlicherweise) dazu aufgefordert wird gerade zu stehen, wird sich die Haltung geringfügig verbessern, die Schwerkraftlinie wird jedoch weiterhin auf den Fersen lasten (Abb. 41.4B). Die Beibehaltung dieser aufrechten Haltung erfordert eine ununterbrochene willentliche Anstrengung der Person. Die überlasteten Muskeln ermüden schnell und sie wird entmutigt.

Wenn der Betroffene das Körpergewicht stattdessen nach vorn auf die Fußballen verlagert (Abb. 41.4C), bewegt sich der Kopf als Gegengewicht nach hinten, und die Haltung wird auf-rechter. Die Schwerkraftlinie bewegt sich nach vorn, vor die Knöchel, und stellt die normale zervikale und thorakale Wirbelsäulenkrümmung wieder her. Die Brust hebt sich automatisch und kann sich leichter ausdehnen. Der Betroffene merkt, dass die normale aufrechte, ausbalancierte Haltung leicht und ohne muskuläre Anspannung beibehalten werden kann. Sofern er die Verbesserung *in einem Spiegel* sehen kann, freut sich der Patient über die aufrechtere Haltung und fühlt sich wohl.

Die gleiche Verbesserung kann man erzielen, indem man den Kopf wieder aktiv in seine Ausgangslage zurückbringt und den Hinterkopf anhebt (wodurch die unerwünschte Rotation des Hinterhaupts auf dem Atlas behoben wird). Der Körper folgt dem Kopf in die bessere Anordnung. Es handelt sich um eine ausbalancierte Haltung, die nicht durch bewusste Anstrengungen beibehalten werden muss.

41.3.2 Sitzen

Abbildung 41.5A zeigt die weit verbreitete, typische schlechte Haltung eines Fernsehzuschauers oder Kinobesuchers. Sie beinhaltet eine Beckenkippung nach hinten, eine Abflachung der Lendenwirbelsäule, eine exzessive thorakale Kyphose, runde Schultern, einen nach vorn geschobenen Kopf und eine niedergedrückte Brust. Diese Haltung behindert die Zwerchfellatmung und begrenzt die Thoraxexkursion. Eine derartig veränderte Atmung erfordert die Rekrutierung (und Überlastung) von Atemhilfsmuskeln des Halses. Bei längerer Dauer verursacht eine solche Haltung Muskel- und Gelenkbelastungen und -schmerzen.

Abbildung 41.5B zeigt die verbesserte Haltung, nachdem die Person die Haltung verändert hat, indem sie *näher an die vordere Sitzkante gerutscht ist.* Sofern sich die Sitzbeinhöcker nahe der Vorderkante der Sitzfläche befinden, kann ein Fuß nach hinten versetzt werden, um so eine relativ mühelos ausbalancierte Haltung ohne extreme Vorwärtskippung des Beckens zu erhalten. Bei dieser Haltung sind die zervikalen und lumbalen Wirbelsäulenkrümmungen mit aufgerichtetem Brustkorb und Kopf fast normal. Mit dieser Haltung kann man einen effektiven Luftstrom und eine erholsame Haltung beim Arbeiten an einem Keyboard, bei einer Vorlesung, während eines Gesprächs, im Kino usw. aufrecht erhalten. Der Haltungswechsel bringt einen beim Arbeiten und Essen näher an den Tisch.

Rumpf

Sofern ein Haltungswechsel erforderlich ist, kann man mit einem kleinen Kissen (*vorzugsweise einem geneigten oder keilförmigen Kissen*) *unter den Tuberositas ischiadicae* (*nicht unter den Oberschenkeln*) sitzen, wie es Abbil-

dung 41.5C zeigt. Auch in dieser Position kann mit wenig oder gar keinem muskulären Aufwand eine ausbalancierte Haltung bewahrt werden. Eine andere Möglichkeit ist die Verwendung einer entsprechend platzierten Lum-

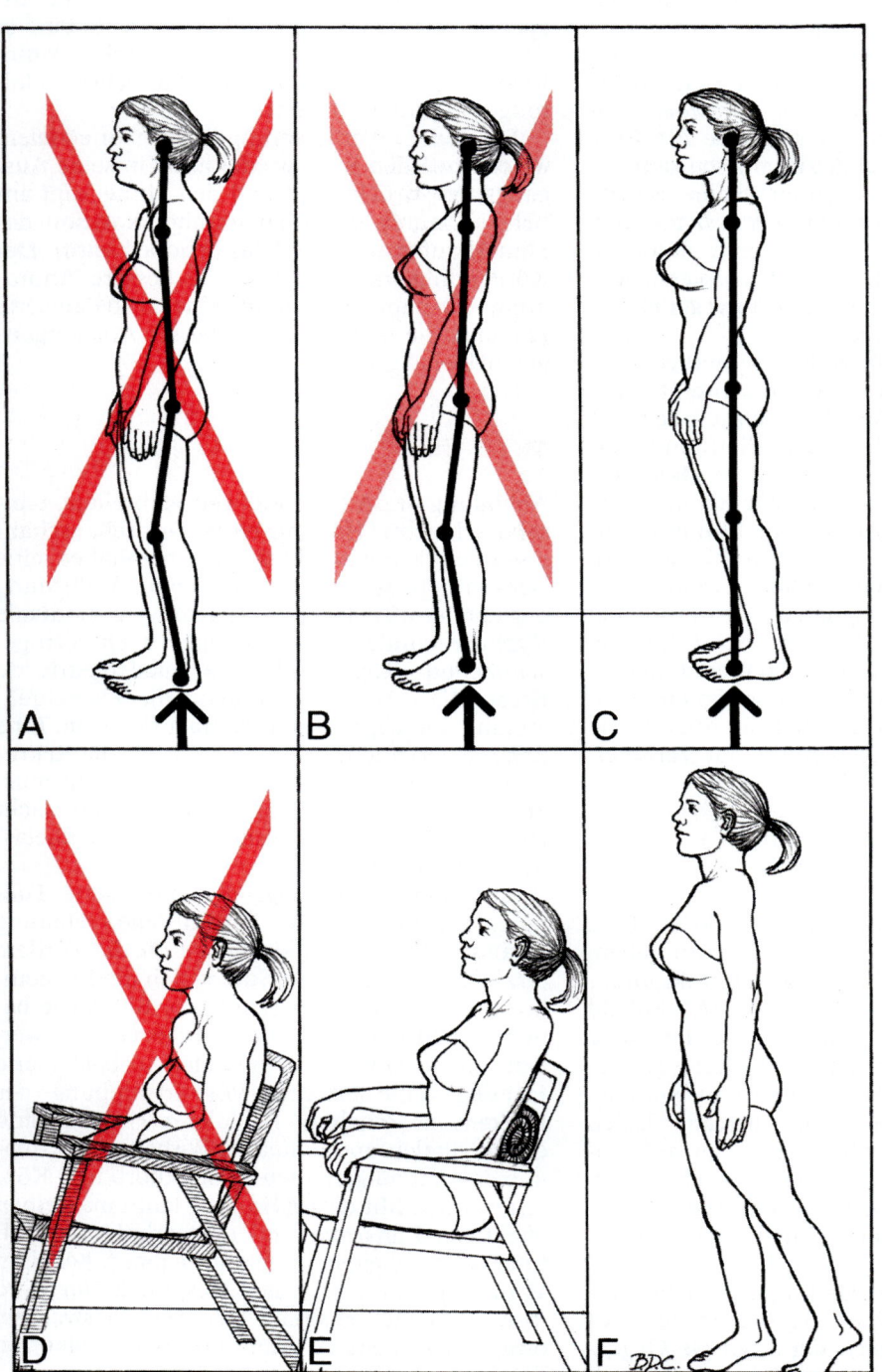

Abb. 41.4: Verbesserung der Haltung im Stehen und Sitzen. **A:** Diese zusammengesunkene Standhaltung mit runden Schultern wird durch die zunehmende Spannung bei Triggerpunkten im M. pectoralis major verstärkt. **B:** leichte Verbesserung der Haltung, indem der Patient aufgefordert wurde, gerade zu stehen und die Schultern zurück zu nehmen (eine ermüdende Haltung, die schwer beibehalten werden kann) **C:** deutliche Verbesserung, nachdem der Patient das Körpergewicht von den Fersen auf die Fußballen verlagert hat, wodurch sich der Kopf als Gegengewicht über die Schultern nach hinten bewegt und die Schwerkraftlinie streckt. Die Pfeile markieren die Verlagerung in der Schwerpunktlinie in den Füßen. **D:** Die zusammengesunkene Sitzhaltung mit runden Schultern, die oft bei Triggerpunkten im M. pectoralis major und schlecht konstruierten Stühlen auftritt. **E:** ergänzen eines lumbalen Kissens oder einer Rolle bewahrt die normale Krümmung der Lendenwirbelsäule (Lordose) und bewirkt eine aufrechtere Haltung. Für einen Stuhl mit einer solchen nach hinten weichenden Lehne zeigt E eine relativ wünschenswerte Haltung. Andere Stühle können günstiger sein, siehe Abbildung 16.4D für ein Beispiel guter Sitzhaltung eines am Arbeitstisch schreibenden Menschen. **F:** nach vorn geschobene Körperhaltung, die die Gewichtsverlagerung aus Bild C verstärkt und die Haltung beim Gehen, vor allem beim schnellen Gehen, verbessern kann.

balstütze, wenn man sich in einem Stuhl an-
lehnt. Der Gebrauch einer Lumbalrolle wird
nachfolgend besprochen.

Eine einfache Möglichkeit, die die Entwicklung einer guten Haltung und guter Bewegungsabläufe erleichtert, ist „sich groß zu denken“.
Sobald man seinen Kopf im Verhältnis zum
Körper nach oben bewegt (weg vom Körper, sodass man sich größer macht), wird der Körper
folgen und sich gut ausrichten. Obwohl es nicht
möglich ist, diese geringfügige Bewegung täglich
in jeder Minute durchzuführen, wird es immer
einfacher, eine belastungsfreie ausbalancierte
Haltung zu erreichen und zu bewahren, je öfter
diese Bewegung bei allen möglichen Tätigkeiten
ausgeführt wird.

Eine schlechte Sitzhaltung wird durch die
weit verbreitete Konstruktion von Stühlen begünstigt, die die Lendenwirbelsäule unzureichend abstützen [42]. Dieser historische
Brauch wurde durch eine frühere Untersuchung
verstärkt, die das Muster für Sitzkonstruktionen
einführte [18]. Diese Studie ging fälschlicherweise davon aus, dass eine Formung der Rückenlehne gemäß der Krümmung der Lendenwirbelsäule nicht erforderlich ist, da sich die
Wirbelsäule strecken und an eine flache Rückenlehne anpassen kann. In dieser Studie wurden weder die Bequemlichkeit und normale

Haltung noch die resultierende Muskelüberlastung berücksichtigt. Eine unzureichende lumbale Unterstützung ist einer der wichtigsten
begünstigenden Faktoren bei den meisten Patienten, deren Rücken-, Brust- oder Nackenschmerzen durch Auto fahren verstärkt werden.

Später erbrachte ein vergleichbarer Versuchs-
ansatz realistischere Daten für die Konstruktion
von komfortablen, physiologischen Sitzgelegenheiten [13]. Die Auswahl eines schmerzlindernden Stuhls ist nur möglich, wenn die Bedürfnisse der Muskeln ausreichend berücksichtigt
werden [42]. Die Abbildungen 41.4D und 41.5A
zeigen das Ergebnis beim Sitzen in einem Stuhl
ohne Lendenstütze. Die Schultern sind nach
vorn abgerundet, der Kopf ist nach vorn geschoben, das Becken ist nach hinten gekippt
und die lumbale Wirbelsäulenkrümmung ist abgeflacht, sodass eine zusammengesunkene Haltung entsteht.

Jeder Stuhl kann unabhängig von seiner
Konstruktion nicht für jeden geeignet sein. Wer
unter myofaszialen Schmerzen leidet, muss lernen, zwischen passenden Stühlen, die eine
belastungsfreie Haltung ermöglichen, und solchen zu unterscheiden, die eine unzureichende
Stütze bieten und eine überlastende, schmerzhafte Haltung erzwingen. Der Patient muss lernen, schlecht konstruierte Stühle möglichst zu

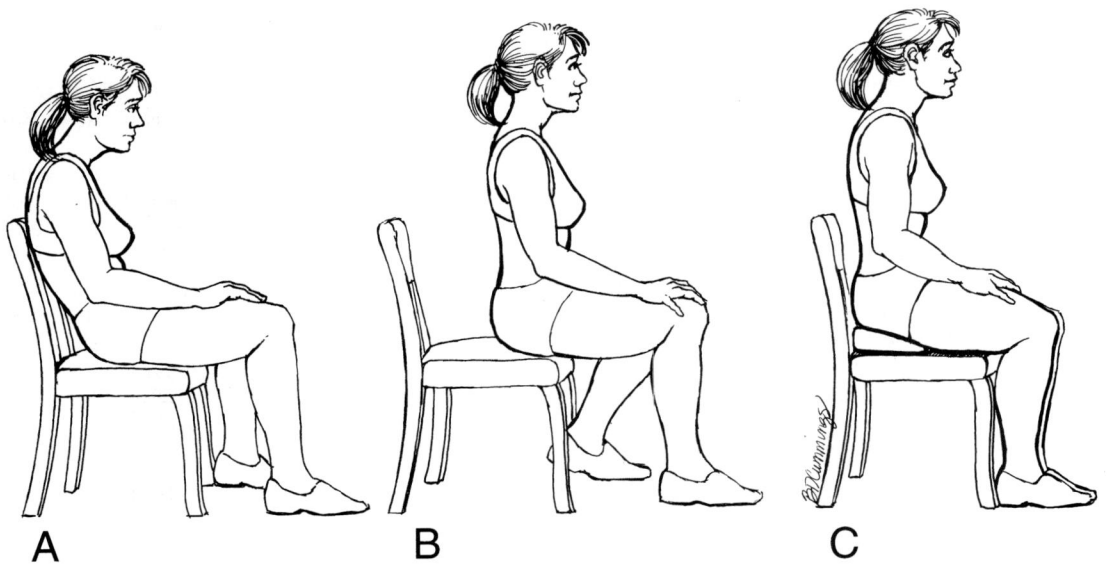

Abb. 41.5: Zusammengesunkene und erwünschte Sitzhaltung. **A:** zusammengesunkene, unerwünschte Haltung mit Beckenkippung nach
hinten, abgeflachter Lendenwirbelsäule, übermäßiger thorakaler Kyphose, runden Schultern, vorderer Kopfhaltung (nach vorn geschobener Kopf) und einer heruntergedrückten Brust. **B:** ausbalancierte Haltung, die durch Vorwärtsrutschen auf dem Sitz erreicht wird, sodass
die Tuberositas ischiadicae näher an der Vorderkante des Stuhles sind und ein Fuß weiter hinten aufgesetzt werden kann; **C:** alternative
ausbalancierte, aufrechte Haltung, die durch ein kleines unter die Sitzbeinhöcker gelegtes Keilkissen erreicht wird.

Rumpf

vermeiden und sofern erforderlich entsprechende Korrekturen anzuwenden.

Einige der Versäumnisse bei der Konstruktion von Stühlen können vom Betroffenen korrigiert werden. Er oder sie kann *eine kleine Rolle hinter der Lendenregion* in der Höhe platzieren, wo normalerweise ein Gürtel um die Taille verlaufen würde (Abbildung 41.4E und 16.4D). Die Rolle sollte den thorakolumbalen Übergang angenehm unterstützen und eine normale Krümmung der Lendenwirbelsäule ermöglichen. Allerdings profitieren einige Menschen von einer *niedrigeren Stütze*, die eine übermäßige Beckenkippung nach hinten verhindert. Da die Körperproportionen der Menschen unterschiedlich sind, können im Handel erhältliche Rollen oder andere Stützmöglichkeiten bei einigen von ihnen nicht geeignet sein, und Sitze mit eingebauter Stütze können nicht die richtige Körperregion abstützen.

Für einige Menschen kann ein im Handel erhältliches *aufblasbares* Kissen oder eine selbstgemachte Stütze die beste Lösung sein. Schaumgummi ist meistens zu weich, aber ein fest gerolltes Badehandtuch kann die geeignete Kombination aus Festigkeit und Federung bieten. Das Handtuch kann zu einer Breite von 30 cm zusammengelegt werden. Anschließend wird ein ausreichender Abschnitt zusammengerollt, um beim Sitzen auf einem Stuhl oder im Auto die erforderliche lumbale Unterstützung zu gewährleisten (meist 7,5–10 cm im Durchmesser). Das Handtuch kann mit einem hübschen Überzug mit Bändern versehen werden, die hinter der Lehne zusammengebunden werden können, um die Rolle zu fixieren. Außerdem kann die Rolle von zwei Gurten gesichert werden, die über die Lehne verlaufen und in deren Enden Bleigewichte eingenäht sind, die ein ausreichendes Gegengewicht bieten, um die Rolle zu fixieren. Sofern die Lumbalstütze verrutscht und sich nicht mehr in der *für den Betroffenen* günstigsten Position befindet (wie es oft geschieht, wenn man Auto fährt oder am Tisch arbeitet und Gliedmaßen und Körperteile bewegt), kann es erforderlich sein, sie eher an der Taille als am Sitz zu befestigen. Außerdem muss man das Becken und Gesäß im Sitz ganz nach hinten schieben, um eine ausreichende Abstützung zu gewährleisten.

Auch die *Sitzfläche* muss entsprechend vertieft oder am Übergang zur Rückenlehne nach unten abgeschrägt konstruiert sein, damit das Gesäß nicht nach vorn rutschten kann. Zur Bequemlichkeit beim Lesen, Reden und Fernsehen (jedoch nicht beim Essen oder Arbeiten an einem Tisch) sollte die *Rückenlehne um 25–30° nach hinten* geneigt sein, sodass man bequem entspannt sitzen kann, ohne das Bedürfnis, die Hüften auf dem Sitz nach vorn zu schieben.

Der Stuhl sollte über Armlehnen in einer Höhe verfügen, die es mit entspannten Schultern in neutraler Stellung (nicht nach oben geschoben) erlauben, die Ellenbogen und Unterarme darauf abzulegen. Sofern ein Stuhl über keine Armlehnen verfügt oder diese zu niedrig sind, wird jemand, der auf ihm sitzt (vor allem über längere Zeit), höchstwahrscheinlich irgendwann die Arme vor der Brust verschränken, um es sich bequem zu machen. Diese Haltung verursacht runde Schultern und verkürzt die Mm. pectorales und andere Brustmuskeln, was deren Triggerpunkte aufrecht erhält und eine Dehnungsschwäche in den Muskeln zwischen den Schulterblättern auslösen kann. Bei längerem Sitzen sollte man Stühle ohne Armlehnen vermeiden. Zu niedrige Armlehnen können durch Auflegen von Polstern, die sie erhöhen, eine geeignete Höhe erreichen.

Stühle an Arbeitsstationen oder Schreibtischen müssen beweglich sein, und der Arbeitende muss sich bewegen können. Ein therapeutischer Übungsball (angemessener Größe) kann im Wechsel mit dem normalen Schreibtischstuhl verwendet werden. Ein geneigtes Brett kann bei Personen, die viel am Schreibtisch schreiben, eine günstige Körperhaltung unterstützen (Abb. 16.4D). Wenn ein (Schreib-)Tisch nicht vorhanden oder ungeeignet ist, kann die aufrechte Sitzhaltung durch ein *Schoßbrett* begünstigt werden, dass auf einem Kissen über den Armlehnen ruht.

Unnötige Muskelbelastungen sollten reduziert werden. Der Patient sollte sich bewusst auf die Abstützung durch die verschiedenen Teile des Stuhls konzentrieren, um sich zu entspannen (Armlehnen, Sitzfläche, Rückenlehne und eventuell Kopfstütze). Dieselbe Methode ist auch nachts im Bett geeignet, wobei sich der Patient darauf konzentriert, die Beschaffenheit des Lakens und der Matratze wahrzunehmen, sobald sie den Körper unterstützen.

41.3.3 Bewegungen

F. Matthias Alexander verdient Anerkennung für seine „Principles of Movement", in denen er das Bewusstsein einsetzt, um unbewusste Muskelabläufe zu verändern [1, 2]. Während seiner Beobachtungen im frühen 20. Jahrhundert stellte er fest, dass er sich nicht damit befassen sollte etwas zu „tun", sondern damit zu *verhindern,* Dinge in der ihm gewohnten Art und Weise zu tun (Bewegungsangewohnheiten zu vermeiden, die körperlich und emotional belastend sind). Er stellte z. B. in seinen Selbstversuchen fest, dass er seine Nackenmuskeln bei täglichen Aktivitäten wie Aufstehen und Gehen entspannen und seinen Kopf sich *aufwärts* bewegen lassen musste, wenn dieser sich nach vorn bewegte (Verlängerung statt Krümmung der Wirbelsäule), und sie nicht anspannen und verkürzen durfte, um seinen Kopf nach hinten und unten zu ziehen. (Die Grundbewegung umfasst die Elevation des Hinterhauptes mit leichter anteriorer Rotation auf der Wirbelsäule.) Jones stellte fest, dass der entscheidende Aspekt der Technik nicht die Haltung, sondern die Bewegung ist, die einen kinästhetischen Effekt hat, der Leichtigkeit und Behagen vermittelt und daher als angenehm empfunden wird [22].

Obwohl die Methode von Alexander ein Erziehungsprozess ist, der am besten schon früh im Leben mit einem sensorischen Bewusstsein für gewohnheitsmäßige Bewegungsabläufe beginnen sollte, ist es doch niemals zu spät, das Bewusstsein einzusetzen, um Bewegungsmuster anzunehmen, die bei minimalem Energieaufwand eine maximale Balance und Koordination ermöglichen.

Treppensteigen

Abbildung 41.6 zeigt eine *ungeeignete* (Bild A) und eine weniger anstrengende, effiziente Methode (Bild B) des Treppensteigens. Die linke Figur zeigt eine Person, die das Gewicht auf den vorne befindlichen Fuß verlagert und das Bein anschließend mit großer Kraftanstrengung streckt, um das Körpergewicht auf die nächste Stufe hochzuziehen. Außerdem erkennt man das nach hinten geneigte Hinterhaupt, den nach vorn geschobenen Kopf, die verkürzten Mm. pectorales und die heruntergedrückte Brust. Die Figur auf der rechten Seite zeigt die verbesserte Bewegung und Haltung, sobald sie ihren Vorfuß leicht auf der oberen Stufe aufsetzt und das Hinterhaupt absichtlich anhebt, sodass sich der Kopf nach oben und vorn bewegt, während sie das Bein geringfügig streckt, wobei der Körper dem Kopf folgt. Diese Fortbewegungsart gewährleistet sowohl eine günstige Haltung von Kopf und Hals mit Anhebung der Brust als auch eine ausbalancierte Gewichtsübertragung ohne übermäßige Verausgabung von Energie.

Joggen

Abbildung 41.7 zeigt die Veränderungen beim Joggen, sobald sich der Kopf nach oben bewegt, wenn er sich nach vorn bewegt (das Hinterhaupt wird angehoben), und der Körper dem Kopf nach vorn folgt. In Abbildung 41.7 hat der

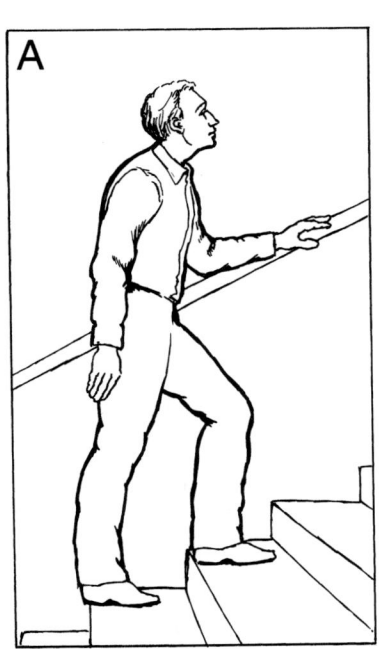
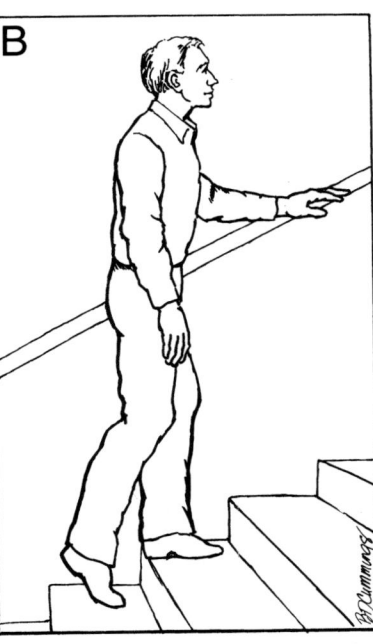

Abb. 41.6: Ungünstige und effiziente Art des Treppensteigens. **A:** ungünstige Gewichtsübertragung mit nach vorn geschobenem Kopf, nach hinten gekipptem Hinterhaupt, verkürzten Mm. pectorales und heruntergedrückter Brust. **B:** aufwärts gerichtete Haltung mit verbesserter Kopfposition, bei der der Kopf den Körper nach oben führt, mit einer natürlicheren, angehobenen Brust (Details im Text). (Gezeichnet nach [4])

Rumpf

Jogger seine Schultern angespannt nach oben gezogen, und seine verspannten Nackenmuskeln rotieren das Hinterhaupt nach hinten. Diese Art des Joggens kann Triggerpunkte in den Mm. suboccipitalis, splenius capitis, levator scapulae und trapezius aktivieren und aufrecht erhalten. In Abbildung 41.7B wird der Körper durch die aufwärts und vorwärts schaukelnde Bewegung des Kopfes gestreckt, und Schultern und Arme sind entspannter.

Abbildung 41.4F zeigt eine Möglichkeit, wie man beim schnellen Gehen eine aufrechte Körperhaltung erreichen kann. Dr. Janet Travell empfahl diese Methode und nannte sie die „indianisches Schreiten". Man schiebt Hüfte und Becken nach vorn, wobei man das Gewicht besonders stark auf die Fußballen überträgt und schiebt schnell den Hinterfuß nach, um nicht vornüber zu fallen. Die Füße folgen dem Körper, und jeder Schritt erhält einen kräftigen Abstoß von den Wadenmuskeln, sodass man schnell weite Entfernungen zurücklegen kann.

Der Körper kann mit einem geringeren Kraftaufwand folgen, wenn man dem Kopf erlaubt, sich vor der Gewichtsverlagerung entlang der Längsachse des Körpers nach oben zu bewegen.

Drehen, Aufstehen, Essen, Lesen, Ziehen, Schieben, Anheben

Jede einzelne dieser Tätigkeiten des täglichen Lebens kann durch die Anwendung des Prinzips *sich groß zu denken* vereinfacht werden, oder in-

dem man dem Kopf erlaubt, sich nach oben und geringfügig nach vorn zu bewegen (und so eine Rückwärtskippung des Kopfes verhindert), während man die Bewegung oder Aktivität ausführt.

Natürlich eignen sich auch andere bekannte Grundlagen der Körpermechanik. Beim *Aufstehen aus einem Stuhl* sollte man die Hüften z. B. zur Vorderkante des Stuhles schieben und die Füße auseinander stellen, wobei ein Fuß vorn aufgesetzt wird (um die Stützbasis zu vergrößern). Anschließend sollte man den Oberkörper *in den Hüften* nach vorn lehnen, um den Körperschwerpunkt über das Zentrum der Basis zu bewegen, und den Kopf anheben, wobei der Körper dem Kopf folgt (aufwärts in einer Linie mit dem nach vorn geneigten Körper, *nicht* aufwärts in der Vertikalen).

Eine andere Möglichkeit, von einem Stuhl aufzustehen, umfasst dieselbe Abfolge wie oben, wobei der gesamte Körper zu einer Seite des Stuhls gedreht ist und nicht geradeaus nach vorn ausgerichtet ist. Diese Methode ist nützlich, wenn ein Bein schwächer ist oder schmerzt. Das stärkere oder beschwerdefreie Bein sollte dichter am Stuhl aufgesetzt werden, um eine stärkere Stützbasis zu gewährleisten.

Wenn man ein Objekt *zieht* oder *schiebt*, braucht man eine breite Standbasis zum Abstützen, wobei die Füße in einer Linie mit der Kraftrichtung gespreizt aufgesetzt werden. Beim *Anheben* eines Gegenstandes sollte man (zusätzlich zu einem ausbalancierten Stand) den

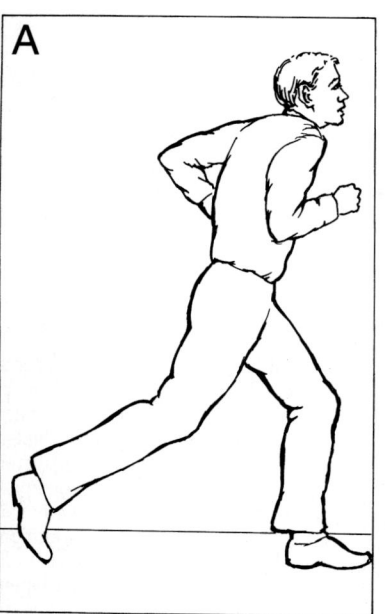
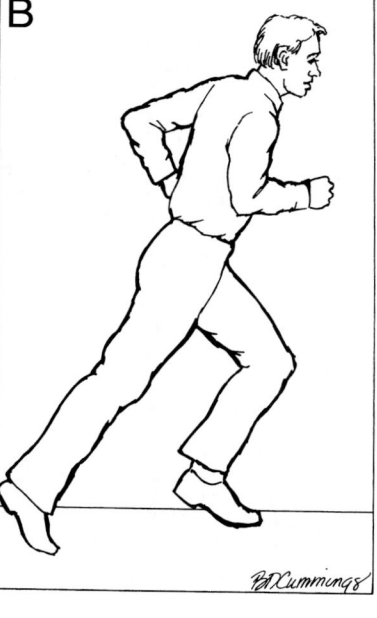

Abb. 41.7: Anstrengende und wünschenswerte Art zu joggen. **A:** Darstellung eines verkrampften, anstrengenden Jogging-Stiles, das eine Person mit einem nach hinten rotierten Hinterkopf und hochgezogenen, verspannten Schultern zeigt. **B:** Darstellung, wie eine Verlängerung und Entlastung durch eine Kopfbewegung nach oben zu einer guten Haltung von Kopf und Schultern ohne übermäßige Anspannung führen kann. Details im Text. (Gezeichnet nach [4])

Rumpf

Gegenstand nahe am Körper halten und ihn möglichst nicht über Schulterhöhe anheben.

Abbildung 41.8B zeigt eine Art, nach vorn zu *greifen,* wie sie von Brügger empfohlen wird [9]. Man stellt einen Fuß bei gestreckter Hüfte weiter nach hinten als den anderen und kann so verhindern, dass man sich mit abgeflachter Lendenwirbelsäule und nach hinten rotiertem Hinterhaupt nach vorn beugt, wie es in Bild A dieser Abbildung gezeigt wird.

41.3.4 Besondere Situationen

In den Kapiteln 48.14 und 5.3 dieses Bandes sowie in einem vergleichbaren Kapitel über Ergo-

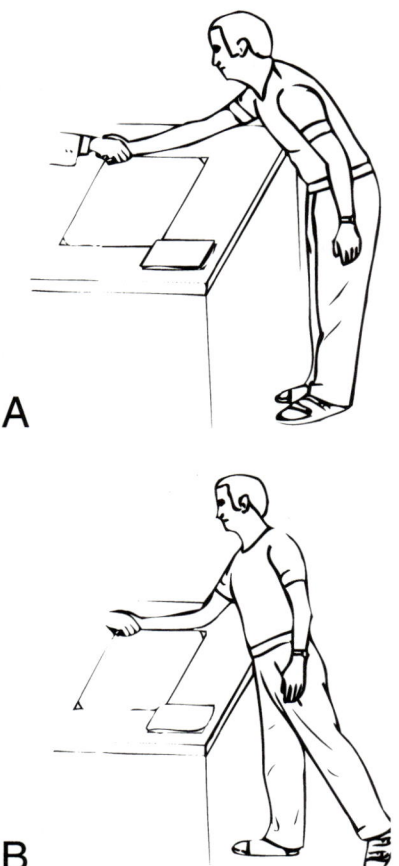

Abb. 41.8: Ungünstige und günstige Möglichkeiten, nach vorn zu greifen. **A:** Greifen über einen Tisch in gestreckter Haltung, wobei die Lendenwirbelsäule abgeflacht wird, Oberkörper und Hüften gebeugt werden und das Hinterhaupt nach hinten rotiert wird. **B:** verbesserte Haltung, bei der die Person eine Hüfte streckt und einen Fuß weiter hinten aufsetzt als den anderen (nach [9]).

nomie von Khalil et al. [26] finden sich Angaben über erforderliche Bedingungen und Anpassungen beim *Sitzen in einem Auto* und *an einem Tisch* (Sitzhaltung im Auto und bei Büroarbeit).

Im Allgemeinen sollte man immer beachten:
- Jede Art des Sitzens sollte die Körpersymmetrie und die normalen Wirbelsäulenkrümmungen mit einem minimalen Aufwand an muskulärer Aktivität in dem entsprechenden Körperbereich unterstützen, insbesondere die zervikale und lumbale Lordose.
- Ein Stuhl muss an das Individuum angepasst sein. Es gibt keinen Stuhl, der für jeden Menschen oder jede Gelegenheit geeignet ist, auch nicht bei derselben Person.
- Die Füße sollten fest auf dem Boden oder einer Fußstütze aufgesetzt werden und nicht in der Luft hängen.
- Beweglichkeit und Bequemlichkeit sind wichtig. Jemand, der an einer Arbeitsstation sitzt, sollte in der Lage sein, seine Position entsprechend der verschiedenen Anforderungen und einer angemessenen Zirkulation und Nährstoffversorgung von Körperstrukturen zu verändern.
- Ein Kopfhörer wird jedem gute Dienste leisten, der einen Großteil seiner Zeit mit Telefonieren verbringt.
- Um Scherbelastungen zu verhindern, sollte man den ganzen Körper und nicht nur den Kopf drehen, wenn man einen Gegenstand oder eine andere Person betrachten will.
- Sofern man von einer Vorlage abschreibt, sollte man diese in Augenhöhe und so nah wie möglich in die Sichtlinie stellen.
- Insbesondere beim Anheben, Ziehen und Schieben müssen Scherbewegungen beim Vorbeugen vermieden werden.
- Man sollte häufig Pausen einlegen, in denen man für einen Moment aufsteht, ein paar Schritte geht oder seine Tätigkeit wechselt.

Literatur
1. Alexander FM: *Man's Supreme Inheritance.* Reissued, Centerline Press, Long Beach. 1988.
2. Alexander FM: *The Use of Self.* Methuen Co. Ltd, Great Britain, 1932. Reprinted, Victor Gollancz, London, 1996.
3. American Academy of Physical Medicine and Rehabilitation: Academy declines to endorse guideline for low back pain. *Arch Phys Med Rehabil 76:*294, 1995.
4. Barker S: *The Alexander Technique.* Bantam Books, New York, 1978.
5. Bogduk N: Lumbar dorsal ramus syndrome. *Med J Aust 2:*537–541, 1980.

Rumpf

6. Bogduk N, Simons DG: Neck pain: joint pain or trigger points? Chapter 20. In: *Progress in Fibromyalgia and Myofascial Pain*, Vol. 6 of Pain research and Clinical Management. Edited by Vaerøy H, Mersky H, Elsevier, Amsterdam, 1993 (pp. 267–273).

7. Bogduk N, Twomey LT: *Clinical Anatomy of the Lumbar Spine*. Churchill Livingstone, New York, 1987.

8. Bonica JJ, Sola AE: Other painful disorders of the low back. Chapter 72. In: *The Management of Pain*. Ed. 2. Edited by Bonica JJ, Loeser JD, Chapman CR, *et al.* Lea & Febiger, Philadelphia, 1990 (pp. 1490–1498).

9. Brügger A: *Die Erkrankungen des Bewegungsapparates und seines Nervensystems*. Gustav Fischer Verlag, Stuttgart, New York, 1980.

10. de Girolamo G: Epidemiology and social costs of low back pain and fibromyalgia. *Clin J Pain 7(Suppl. 1):*S1–S7, 1991.

11. Dejung B: Manuelle Triggerpunktbehandlung bei chronischer Lumbosakralgie. *Schweiz Med Wochenschr 124(Suppl 62):*82–87, 1994.

12. Dejung B: Die Behandlung des akuten Hexenschusses. *Der informierte Arzt-Gazette Médicale 9:*619–622, 1996.

13. Diffrient N, Tilley AR, Bardagjy JC: *Humanscale 1/2/3*. The MIT Press, Cambridge, Mass., 1974.

14. Franson RC, Saal JS, Saal JA: Human disc phospholipase A$_2$ is inflammatory. *Spine 17(6 Suppl.):*S129–S132, 1992.

15. Gerwin RD: Myofascial aspects of bw back pain. *Neurosurg Clin North Am 2(4):*761–784, 1991.

16. Gerwin R: A study of 96 subjects examined both for fibromyalgia and myofascial pain [Abstract]. *J Musculoske Pain 3(Suppl 1):* 121, 1995.

17. Gillette RG, Kramis RC, Roberts WJ: Characterization of spinal somatosensory neurons having receptive fields in lumbar tissues of cats. *Pain 54:*85–98, 1993.

18. Hooten EA: *A Survey in Seating*. Heywood-Wakefield Co., Gardner, Mass., 1945. Reprinted by Greenwood Press, Westport, Conn., 1970.

19. Horn V, Vlach O, Messner P: Enthesopathy in the vertebral disc region. *Arch Orthop Traum Surg 110(4):*187–189, 1991.

20. Jackson RP, Jacobs RR, Montesano PX: 1988 Volvo award in clinical sciences. Facet joint injection in low-back pain. A prospective statistical study. *Spine 13(9):*966–971, 1988.

21. Jefferson JR, McGrath PJ: Back pain and peripheral joint pain in an industrial setting. *Arch Phys Med Rehabil 77:*385–390, 1996.

22. Jones FP: *Body Awareness in Action: A Study of the Alexander Technique*. Schocken Books, New York, 1976.

23. Joseph J: *Man's Posture*. Charles C Thomas, Springfield, 1960.

24. Kendall FP, McCreary EK. Provance PC: *Muscles: Testing and Function*. Ed. 4. Williams & Wilkins, Baltimore, 1993 (pp. 349–361).

25. Kendall HO, Kendall FP, Boynton DA: *Posture and Pain*. Williams & Wilkins, Baltimore, 1952.

Reprinted by Robert E. Krieger, Melbourne, FL, 1971.

26. Khalil TM, Abdel-Moty E, Steele-Rosomoff R, *et al.:* The role of ergonomics in the prevention and treatment of myofascial pain. Chapter 16. In: *Myofascial Pain and Fibromyalgia*. Edited by Rachlin ES. Mosby, St. Louis, 1994, pp. 487–523.

27. Kuslich SD, Ulstrom CL, Michael CJ: The tissue origin of low back pain and sciatica: a report of pain response to tissue stimulation during Operations on the lumbar spine using local anesthesia. *Orthop Clin North Am 22(2):*181–187, 1991.

28. Lewit K: Muscular pattern in thoraco-lumbar lesions. *Manual Med 2:*105–107, 1986.

29. Lewit K: *Manipulative Therapy in Rehabilitation of the Locomotor System*. Butterworth-Heinemann, Oxford, 1991.

30. McCall IW, Park WM, O'Brien JP: Induced pain referral from posterior lumbar elements in normal subjects. *Spine 4:*441–446, 1979.

31. Mense S, Simons DG: *Muscle Pain: Understanding Its Nature. Diagnosis and Treatment*. Williams & Wilkins, Baltimore, in press.

32. Miller DJ: Comparison of electromyographic activity in the lumbar paraspinal muscles of subjects with and without chronic low back pain. *Phys Ther 65(9):*1347–1354, 1985.

33. Murray MP, Seireg AA, Sepic SB: Normal Postural Stability and Steadiness: Quantitative Assessment. *J Bone Joint Surg 57A:*510–516, 1975.

34. Rosen NB: The myofascial pain syndromes. *Phys Med Rehabil Clin North Am 4(Feb):*41–63, 1993.

35. Rosomoff HL, Fishbain D, Goldberg M, *et al.:* Myofascial findings in patients with "chronic intractabbe benign pain" of the back and neck. *Pain Manage 3(2):*114–118, 1990.

36. Roy SH, De Luca CJ, Casavant DA: Lumbar muscle fatigue and chronic lower back pain. *Spine 14(9):*992–1001, 1989.

37. Saal JA: Dynamic muscular stabilization in the non-operative treatment of lumbar pain syndromes. *Orthop Rev 19(8):*691–700, 1990.

38. Saal JA, Saab JS, Herzog RJ: The natural history of lumbar intervertebral disc extrusions treated non-operatively. *Spine 15(7):*683–686, 1990.

39. Saal JS, Franson RC, Dobrow R, *et al.:* High levels of inflammatory phospholipase A$_2$ activity in lumbar disc herniations. *Spine 15(7):*674–678, 1990.

40. Seidel H, Beyer H, Brauer D: Electromyographic evaluation of back muscle fatigue with repeated sustained contractions of different strengths. *Eur J Appl Physiol 56:*592–602, 1987.

41. Simons DG, Travell JG: Myofascial origins of low back pain. Parts 1, 2, 3. *Postgrad Med 73:*66–108, 1983.

42. Travell J: Chairs are a personal thing. *House Beautiful (Oct):*190–193, 1955.

43. Twomey LT, Taybor JR: *Physical Therapy of the Low Back*. Churchill Livingstone, New York, 1987.

Rumpf

M. pectoralis major
(und M. subclavius)

Übersicht: Übertragungsschmerzen von Triggerpunkten im M. pectoralis major können sich über dem Sternum manifestieren, den vorderen Thorax und die Brust einbeziehen und sich über die Ulnarseite des Armes bis zum vierten und fünften Finger ausdehnen. Im kostalen Abschnitt des M. pectoralis major kann medial auf der *rechten* Seite ein somatoviszeraler Triggerpunkt liegen. Die Inaktivierung dieses Triggerpunktes kann episodische kardiale Arrhythmien beenden. Auf der linken Seite können die von Triggerpunkten im M. pectoralis major übertragenen Schmerzen in Mustern auftreten, die mit denen bei koronarer Herzkrankheit verwechselt werden können. Die **Anatomie** des M. pectoralis major ist kompliziert. Nur selten wird erwähnt, dass dieser Muskel aus vielen, einander wie Spielkarten überlagernden Schichten besteht. Der Muskel besteht aus einer Pars clavicularis, Pars sternalis, Pars costalis und einer Pars abdominalis. Um seine laterale Kante ziehen zahlreiche kaudale Schichten. Die **Aktivierung und Aufrechterhaltung von Triggerpunkten** im M. pectoralis major kann durch eine Muskelüberlastung oder übertragene Phänomene bei einem Myokardinfarkt erfolgen. Die **Untersuchung des Patienten** zeigt eine Verkürzung des M. pectoralis major durch aktive oder latente Triggerpunkte, wodurch die Schultern oft nach vorn gezogen werden, sodass eine zusammengesunkene Haltung mit runden Schultern und einem nach vorn geschobenen Kopf entsteht. Die **Untersuchung auf Triggerpunkte** erfolgt durch Palpation der Pars clavicularis, sternalis und costalis nach harten Knötchen in verspannten Bändern, die oft mit einer gut sichtbaren Zuckungsreaktion reagieren. Bei der **Lösung von Triggerpunkten** durch Sprühen und Dehnen wird der Arm abduziert und in der Schulter gebeugt während das Kühlspray kopfwärts über die gedehnten Muskelfasern und distal über den Arm aufgetragen wird. Auch andere manuelle Techniken können nützlich sein. Die **Infiltration der Triggerpunkte** muss vorsichtig erfolgen, wenn über dem Brustkorb tief in den Muskel eingestochen wird. Sofern möglich, sollte die Zangengriffpalpation eingesetzt werden. Die **korrigierenden Maßnahmen** beginnen damit, dass man den Patienten davon überzeugt, dass myofasziale Brustschmerzen eine therapierbare Form von Skelettmuskelschmerzen sind und nicht vom Herzen stammen. Zur dauerhaften Befreiung von dieser Quelle myofaszialer Schmerzen bei Triggerpunkten tragen die Korrektur einer schlechten Haltung beim Sitzen und Stehen, die Vermeidung mechanischer Überlastungen dieses Muskels und die Anwendung von Dehnungsübungen in der Wohnung bei.

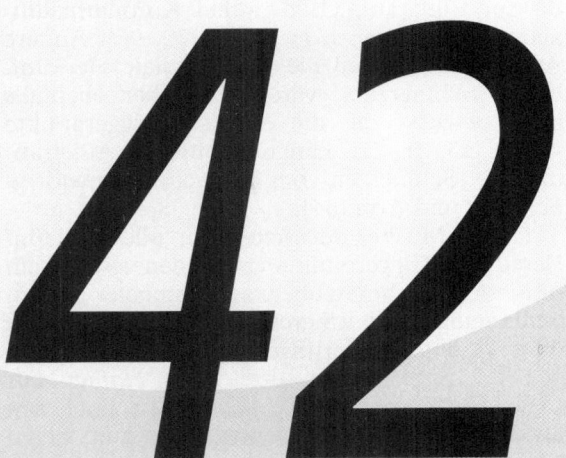

Inhaltsübersicht

42.1 Übertragungsschmerzen

(Abb. 42.1 und 42.2)

42.1.1 M. pectoralis major

Edeiken und Woferth identifizierten die „Triggerzone" 1936 als einen überempfindlichen Punkt in der Skelettmuskulatur der Brust [19]. Die „Triggerzone" war für anhaltende übertragene Brustschmerzen nach einem akuten Myokardinfarkt verantwortlich [19, 52]. Nachfolgende Autoren stellten fest, dass verspannte Bezirke im linken M. pectoralis major („pektorale Myalgie" [30]) Schmerzen in einem Muster zur Brust übertrugen, das bei Personen ohne bekanntes Herzleiden oder entsprechende Befunde ein Bild, ähnlich dem bei Koronarinsuffizienz hervorriefen [31, 34, 50, 79, 96]. Andere Autoren bemerkten die nichtkardiale Herkunft dieser Schmerzen, waren sich aber ebenfalls nicht bewusst, das die Auslöser Triggerpunkte waren [13, 21, 71]. Lange betonte die Ausstrahlung der Schmerzen vom M. pectoralis major in Schulter und Arm [54].

Dieser Muskel entwickelt vor allem in fünf Bereichen Triggerpunkte, zu denen jeweils ein bestimmtes Schmerzübertragungsmuster gehört. Schmerzen und Überempfindlichkeit werden dabei ipsilateral übertragen.

Die Triggerpunkte der *Pars clavicularis* (Abb. 41.2A) übertragen Schmerzen über den anterioren M. deltoideus und lokal zum klavikulären Abschnitt des M. pectoralis major.

Aktive Triggerpunkte in der *Pars sternalis intermedialis* des M. pectoralis major (Abb. 42.1B) können starke Schmerzen in die vordere Brust [49, 50, 63, 98] (präkardial, sofern sie links liegen) und abwärts entlang der Arminnenseite übertragen. Der Armschmerz konzentriert sich am Epicondylus medialis. Bei ausreichender Aktivität können diese Triggerpunkte auch Schmerzen zur Innenseite des Unterarms und zur ulnaren Handkante übertragen. Die Handschmerzen schließen die beiden letzten oder die letzten 2½ Finger ein (mehr als der eine oder die 1½ Finger, die normalerweise von denselben Fasern des N. ulnaris innerviert werden) [95]. Der oberste der Triggerpunkte in diesem sternalen Muskelanteil (Abb. 41.2B) liegt im Bereich der dreifachen Überlagerung der klavikulären und manubrialen Anteile des M. pectoralis major und des darunter liegenden M. pectoralis minor. Diese Triggerpunktregion liegt im Bereich der mittleren Fasern beider Anteile des M. pectoralis major und des M. pectoralis minor, wobei die Triggerpunkte häufig in beiden Muskeln auftreten. Die drei zentralen Triggerpunktorte, die in Abbildung 41.2B für den sternalen Muskelabschnitt wiedergegeben werden, zeigen das Prinzip, wonach zentrale Triggerpunkte an jeder Stelle der mittleren Endplattenzone eines Muskels zwischen dem einen und dem anderen Ende liegen können.

Aktive Triggerpunkte in der *Pars sternalis medialis* des M. pectoralis major übertragen lokale Schmerzen sowie Schmerzen über dem Brustbein, die nicht die Mittellinie überqueren [49, 63, 92] (Abb. 42.2A). Manchmal stößt man bei der Infiltration von Triggerpunkten im M. sternalis

(Seitenleiste: Rumpf)

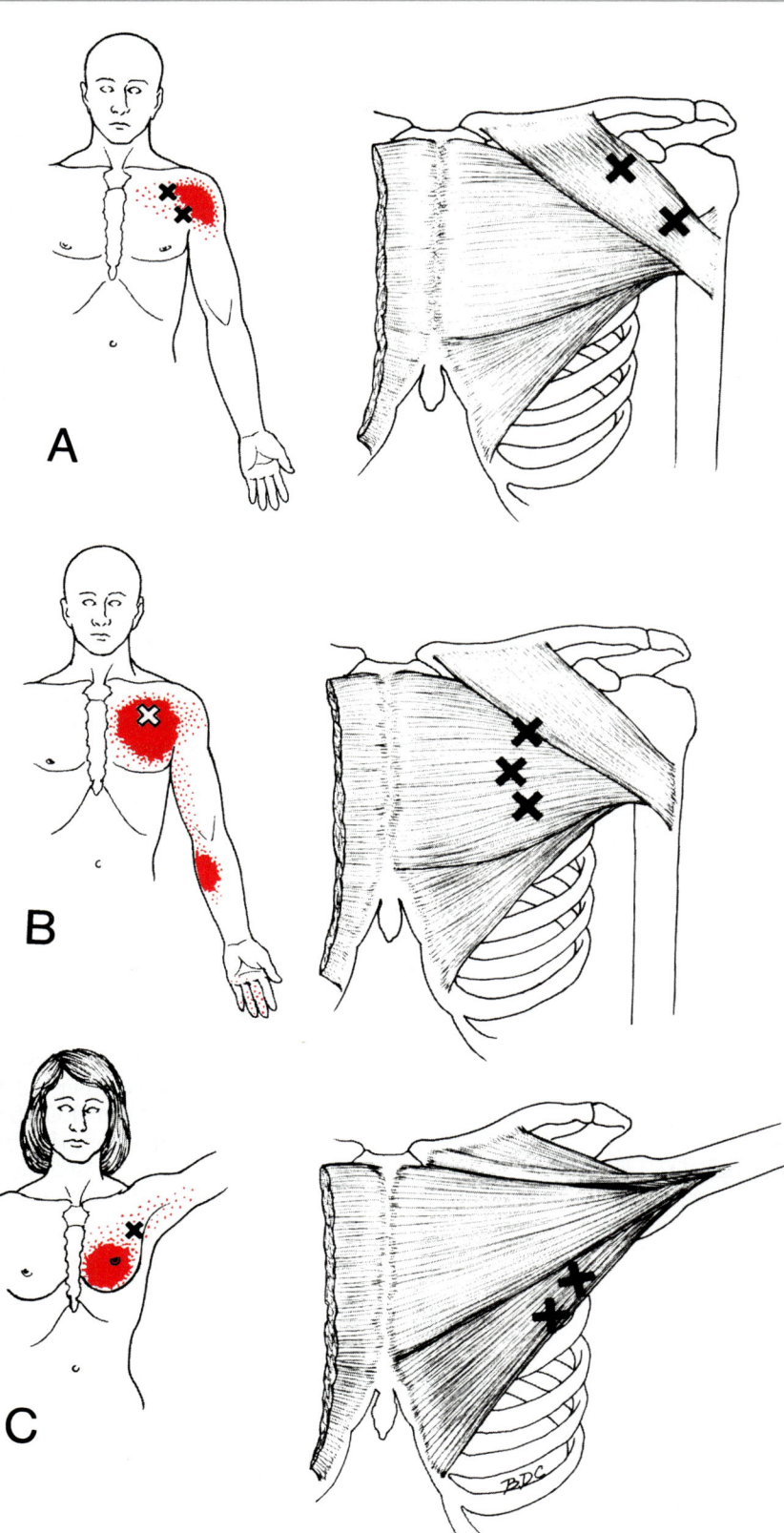

Abb. 42.1: Übertragungsschmerzmuster (*rot*) und Triggerpunkte (**X**) im linken M. pectoralis major. Das *dunkle Rot* markiert Hauptschmerzzonen, das *gepunktete Rot* Nebenschmerzzonen. **A:** Pars clavicularis; **B:** drei zentrale Triggerpunktbereiche in der Pars sternalis intermedialis; **C:** zwei zentrale Triggerpunktbereiche im freien lateralen Rand des M. pectoralis major, der Fasern der Pars costalis und der Pars abdominalis umfasst, die die anteriore Axillarfalte bilden.

Rumpf

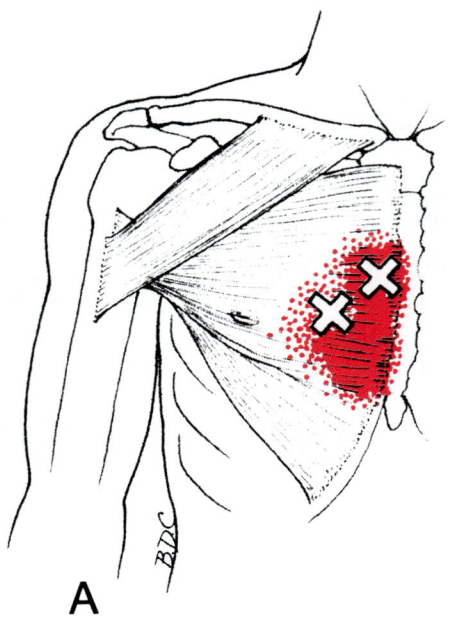

A

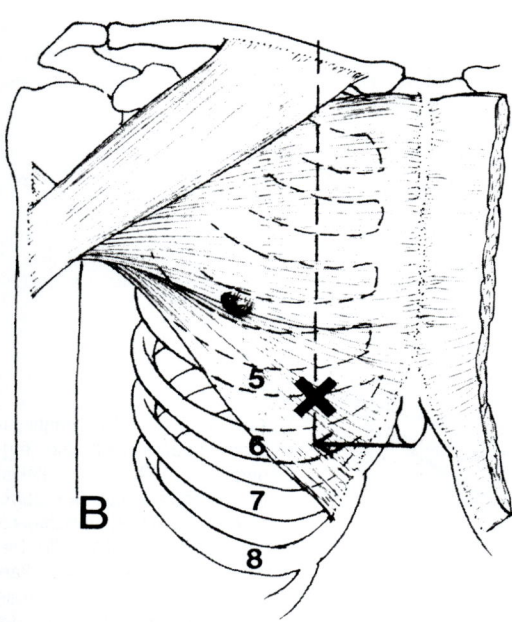

B

Abb. 42.2: Triggerphänomen im rechten M. pectoralis major. **A:** sich überschneidende Schmerzmuster (*rot*) von zwei parasternalen Insertionstriggerpunkten (**X**) in der Pars sternalis medialis des Muskels. **B:** Lokalisation des „Arrhythmie"-Triggerpunktes (**X**) unterhalb der unteren Kante der fünften Rippe auf der vertikalen Linie, die auf halber Strecke zwischen dem Brustbeinrand und der Linea mamillaris liegt. Die sechste Rippe befindet sich auf dieser Linie auf Höhe der Spitze des Proc. xiphoideus (*Pfeil*).

(Kapitel 44) über dem Brustbein auf Triggerpunkte in einer zweiten, tieferen Muskelschicht, 1,5–2 cm unter der Oberfläche. Diese Triggerpunkte liegen vermutlich nahe dem Muskel-Sehnen-Übergang in den Fasern des M. pectoralis major, gelegentlich unter einem M. sternalis.

Triggerpunkte in der *Pars costalis* und *Pars abdominalis* des M. pectoralis entwickeln sich meistens in zwei pektoralen Abschnitten. Eine davon liegt entlang der Muskelgrenze. Diese Randtriggerpunkte (Abb. 41.1C) verursachen Brustspannen mit überempfindlichen Mamillen, eine Intoleranz gegenüber Kleidung und oft Brustschmerzen [89]. Sowohl Männer als auch Frauen klagen über derartige lästige Beschwerden, überwiegend jedoch Frauen.

Weiter zur Mitte auf der rechten Seite, zwischen der fünften und sechsten Rippe unmittelbar unter dem Punkt, wo die untere Kante der fünften Rippe eine vertikale Linie passiert, die auf halber Strecke zwischen dem Brustbeinrand und der Mamille liegt, befindet sich ein Triggerpunkt, der mit somatovizeralen Herzrhythmusstörungen einhergeht [90]. Dieser wurde außer beim Situs inversus nur auf der linken Seite beschrieben. Punktuelle Verspannungen in diesem Triggerpunkt sind mit einer Extrasystolie, jedoch nicht mit Schmerzen verbunden. In der Nähe können verspannte Bereiche über oder zwischen benachbarten Rippen liegen, die jedoch nicht zur Arrhythmie beitragen.

42.1.2 M. subclavius

(Abb. 42.3)
Der M. subclavius kann aktive Triggerpunkte entwickeln, die Schmerzen in den ipsilateralen Arm leiten. Die Schmerzen ziehen über die Vorderseite von Schulter und Oberarm und entlang der radialen Unterarmseite. Dabei lassen sie den Ellenbogen und das Handgelenk aus und setzen sich an der radialen Handkante wieder fort. Außerdem können die dorsale und volare Daumenfläche, der Zeigefinger und der Mittelfinger schmerzen.

▬▬▬ 42.2 Anatomie

(Abb. 42.4 und 42.5)

42.2.1 M. pectoralis major

Bezüglich der Anordnung der untersten Fasern des M. pectoralis major widersprechen auch

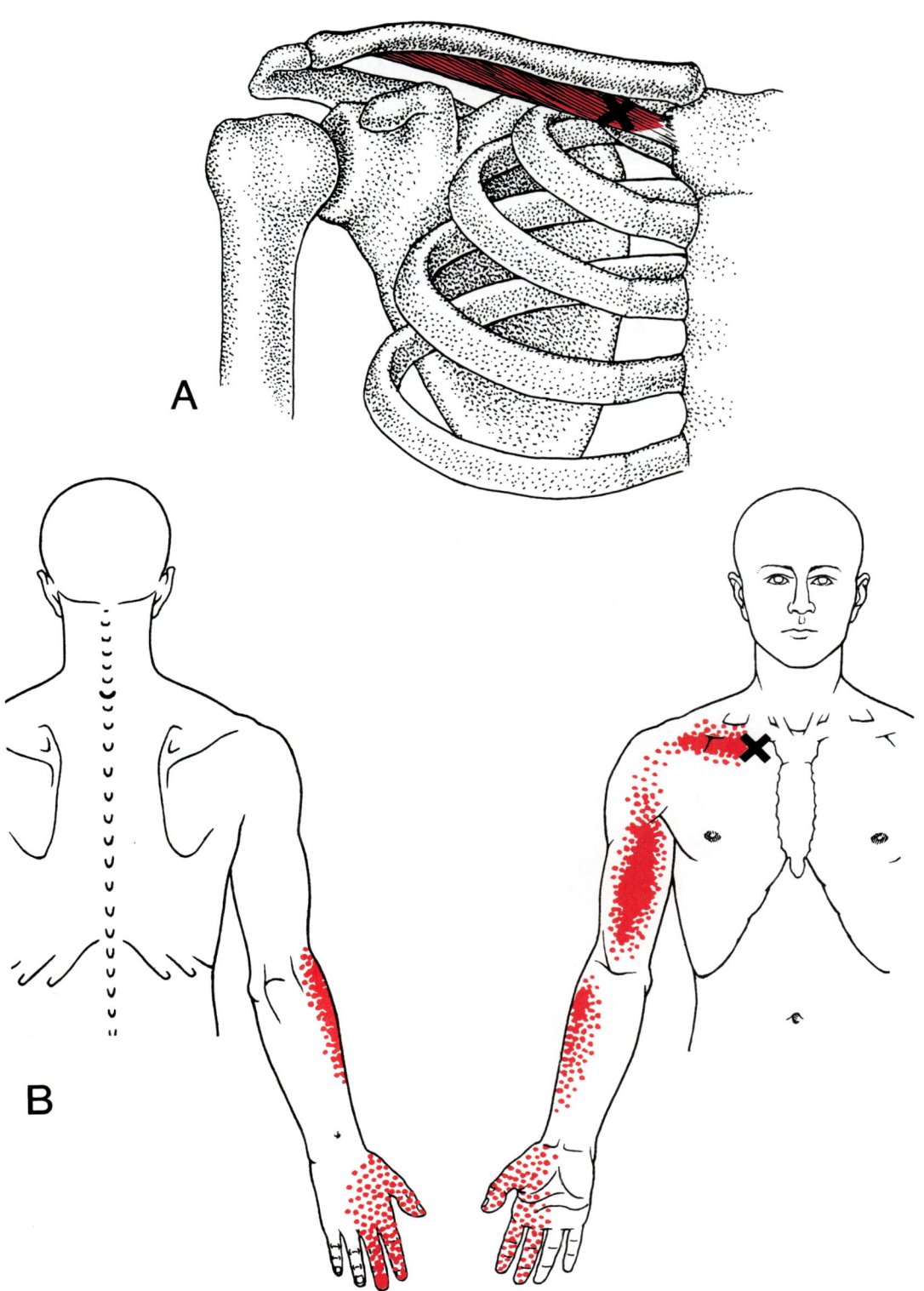

Abb. 42.3: M. subclavius. **A:** Ansatzstellen des Muskels (*mittleres Rot*) und Lokalisation (**X**) eines Triggerpunktes in diesem Muskel.
B: Übertragungsschmerzmuster (*Dunkelrot*) eines Triggerpunktes im M. subclavius (**X**).

Rumpf

Anatomiebücher. Sie stimmen allgemein darin überein, dass die Fasern des gesamten Muskels *medial* als vier verschiedene Abschnitte inserieren: 1) die Fasern der Pars clavicularis zur Klavikula (Abb. 42.4), 2) die Fasern der Pars sternalis zum Sternum, 3) die Fasern der Pars costalis zu den Knorpeln der zweiten bis fünften oder sechsten Rippe und 4) die Fasern der Pars abdominalis (Abb. 42.5) zur oberflächlichen Aponeurose des M. obliquus externus abdominis sowie gelegentlich zum M. rectus abdominis [3, 10, 20, 22, 39, 45, 62, 63, 81]. Diese Muskelanteile werden von fast allen Au-

toren von Anatomiebüchern abgebildet [1, 20, 22, 39, 45, 62, 73, 81, 85]. Die Pars abdominalis des M. pectoralis major wird am häufigsten ausgelassen und ist manchmal nicht entwickelt [1, 3].

Anatomen, insbesondere Eisler [20], die drei Schichten identifiziert haben, stimmen darin überein, dass das *laterale* Ende des Muskels am Humerus aus einer ventralen und einer dorsalen Schicht besteht. Sie setzen an der Crista tuberculi majoris humeri an (entlang der lateralen Kante der Furche für die Sehne des M. biceps) [3, 10, 22, 39, 45, 62, 69, 76, 81, 85].

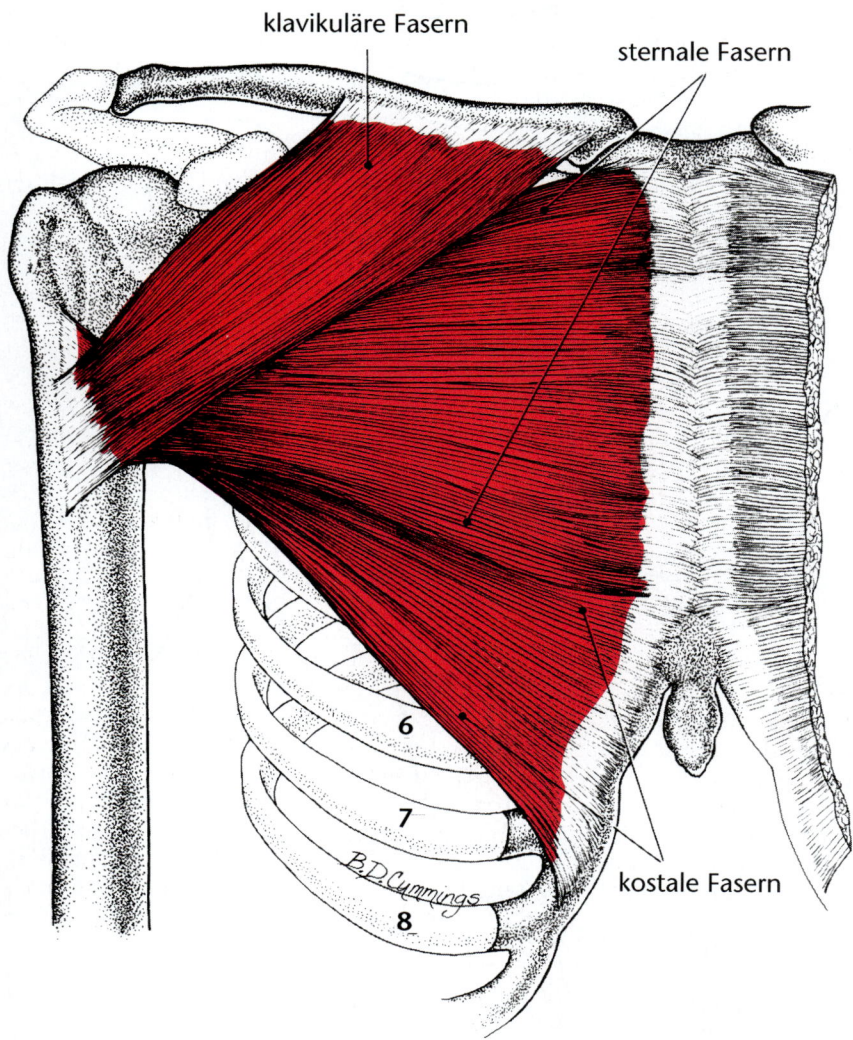

klavikuläre Fasern

sternale Fasern

6

7

B.D.Cummings

8

kostale Fasern

Abb. 42.4: Ansatzstellen des M. pectoralis major (*rot*) aus anteriorer (ventraler) Ansicht. Die Fasern der am oberflächlichsten liegenden Pars clavicularis überschneiden die Fasern der Pars sternalis, um bei ihrem Ansatz am Humerus einen Teil der ventralen Schicht zu bilden. Die kostalen Fasern winden sich um die laterale Grenze (vordere Axillarfalte) und bilden am Humerus den Großteil der dorsalen Schicht. Die variablen abdominellen Fasern sind hier nicht abgebildet (Abb. 42.5).

Rumpf

Eisler schrieb 1912, dass der Großteil des Muskels aus Faserstreifen besteht, die einander schindel- oder fächerförmig bedecken [20]. Hollinshead beschrieb diese Beziehung deutlich für die Pars clavicularis und die Pars sternalis [39]. Auch einige andere Autoren bemerkten die Überlappung dieser Anteile [3, 10, 39, 62, 76, 81]. Viele Darstellungen des Muskels zeigen ein jeweils unterschiedliches Ausmaß dieser Überschneidungen [1, 3, 39, 62, 68, 73, 81, 85], andere wiederum gar keine [1, 10, 22].

Eisler beschrieb, dass sich die unteren sternokostalen Fasern und die Pars abdominalis unter dem Rest des Muskels nach oben entfalten, wobei die untersten Fasern am weitesten proximal am Humerus ansetzen [20]. Auch Hollinshead beschrieb diese Faltung und stellte sie zeichnerisch dar [39]. Diese Besonderheit wird außerdem in einigen Abbildungen des Muskels dargestellt [1, 10, 20, 22, 39, 62, 68, 81, 85], während andere sie nicht wiedergeben [1, 3, 73]. Dabei tauchen im selben Buch Bilder des Muskels mit und ohne diese Faltung auf.

Da er von diesen Abweichungen frustriert war, sezierte Ashley 60 Körper erwachsener Menschen und acht Föten, um den Sachverhalt zu klären. Er veröffentlichte klare schematische Zeichnungen seiner Feststellungen [2]. Die Anordnung der meisten Fasern des M. pectoralis major kann *nur* aus dorsaler Ansicht (von unten) erkannt werden. Eine Ansicht, die man normalerweise nicht in Anatomiebüchern findet. Abbildung 42.5, eine halbschematische Darstellung der Muskelfaseranordnung, wurde nach den Feststellungen in Ashleys Zeichnungen [2] angefertigt. Ashley stellte fest, dass der sehnige Ansatz des M. pectoralis major lateral am Humerus aus zwei Schichten besteht (Abb. 42.5), die jeweils aus Blättern bestehen. Die ventrale Schicht (benannt nach der Ansatzstelle am Humerus) wurde von Eisler beschrieben [20] und besteht aus sechs oder mehr überlappenden Blättern, die spielkartenartig gespreizt sind. Diese sechs Blätter setzen *medial* an der Klavikula, dem Sternum und den Rippen an. Die unteren Laminae costalis und sternalis dieser ventralen (oberflächlichen) Schicht am Humerus setzen medial als tief liegende, aber entfaltete *tiefe* Fasern an.

In der üblichen ventralen Ansicht werden diese tiefen unteren Blätter von einem oberflächlicheren Blatt aus den unteren sternalen, kostalen und abdominalen Fasern bedeckt, die sich um das kaudale Ende des tieferen Blattes winden oder falten, um am Humerus anzusetzen, wobei sie einen Großteil oder sogar die gesamte dorsale (tiefe) Schicht bilden. Die gefalte-

te Anordnung ist umgekehrt zur Anordnung beim Ansatz dieser Fasern. Sie winden sich um ein entfaltetes Blatt, das meistens an der sechsten und manchmal an der fünften oder siebten Rippe ansetzt. Dieses zentrale, kostale Blatt vereinigt sich in neun von zehn Körpern mit dem gefalteten Blatt, um die dorsale Schicht zu vervollständigen. In den übrigen Fällen vereinigt sich das kostale Blatt mit der ventralen Schicht, sodass das gefaltete Blatt die gesamte dorsale Schicht bildet [2].

Die halbschematische Version der normalen anterioren Ansicht des unberührten M. pectoralis major (Abb. 42.5) zeigt deutlich die beiden ersten überlappenden Blätter der ventralen Schicht, die aus Fasern der Pars clavicularis und dem manubrialen Anteil der Pars sternalis bestehen. Die übrigen sternalen, kostalen und abdominellen Fasern, die in Abbildung 42.5A zu sehen sind, liegen oberflächlich an ihrer medialen Ansatzstelle, falten sich jedoch unter die Fasern der ventralen Schicht, um den Großteil der dorsalen Schicht am Humerus zu bilden.

Ein kleiner Teil der verbleibenden Blätter der ventralen Schicht am Humerus wird in Abbildung 42.5B durch Zurückziehen der gefalteten Blätter sichtbar. Diese verbliebenen Blätter sind in der spiegelverkehrten, dorsalen Ansicht der Fasern in Abbildung 42.5C gut zu erkennen. Diese Fasern der ventralen Schicht setzen *medial* unter den weiter oberflächlich gelegenen, gefalteten Blättern an Sternum und Rippen an.

Die Kenntnis dieser Anordnung ist wichtig, um die Faserausrichtung und die Ausbreitung einer ausgelösten, lokalen Zuckungsreaktion bei der Palpation auf Triggerpunkte korrekt zu interpretieren. Wahrscheinlich hat jedes Blatt seinen eigenen Nervenast und seine eigene Endplattenzone in der mittleren Faserschicht.

Selten können der gesamte M. pectoralis oder Teile von ihm von Geburt an fehlen, was für die Pars sternalis wahrscheinlicher ist als für die Pars clavicularis [65]. Eine Variante des M. pectoralis major im Achselbogen wurde beschrieben [3, 20]. Das Ausmaß der kongenitalen Unterentwicklung kann mit der Computertomographie erfasst werden [14].

42.2.2 M. subclavius

(Abb. 42.3A)
Der M. subclavius liegt unter der Klavikula über der ersten Rippe und inseriert *medial* mit einer kurzen, dicken Sehne am Knochen-Knorpel-

Rumpf

Übergang der ersten Rippe. *Lateral* setzt der Muskel in einer Furche unter dem mittleren Drittel der Klavikula an [11]. Einige Autoren haben seine Ansatzstellen übersichtlich abgebildet [11, 12, 69].

42.3 Innervation

Der M. pectoralis major wird von den Nn. pectoralis medialis und lateralis innerviert.

Der N. pectoralis lateralis stammt aus den Spinalnerven C_5–C_7. Dieser Nerv zweigt von

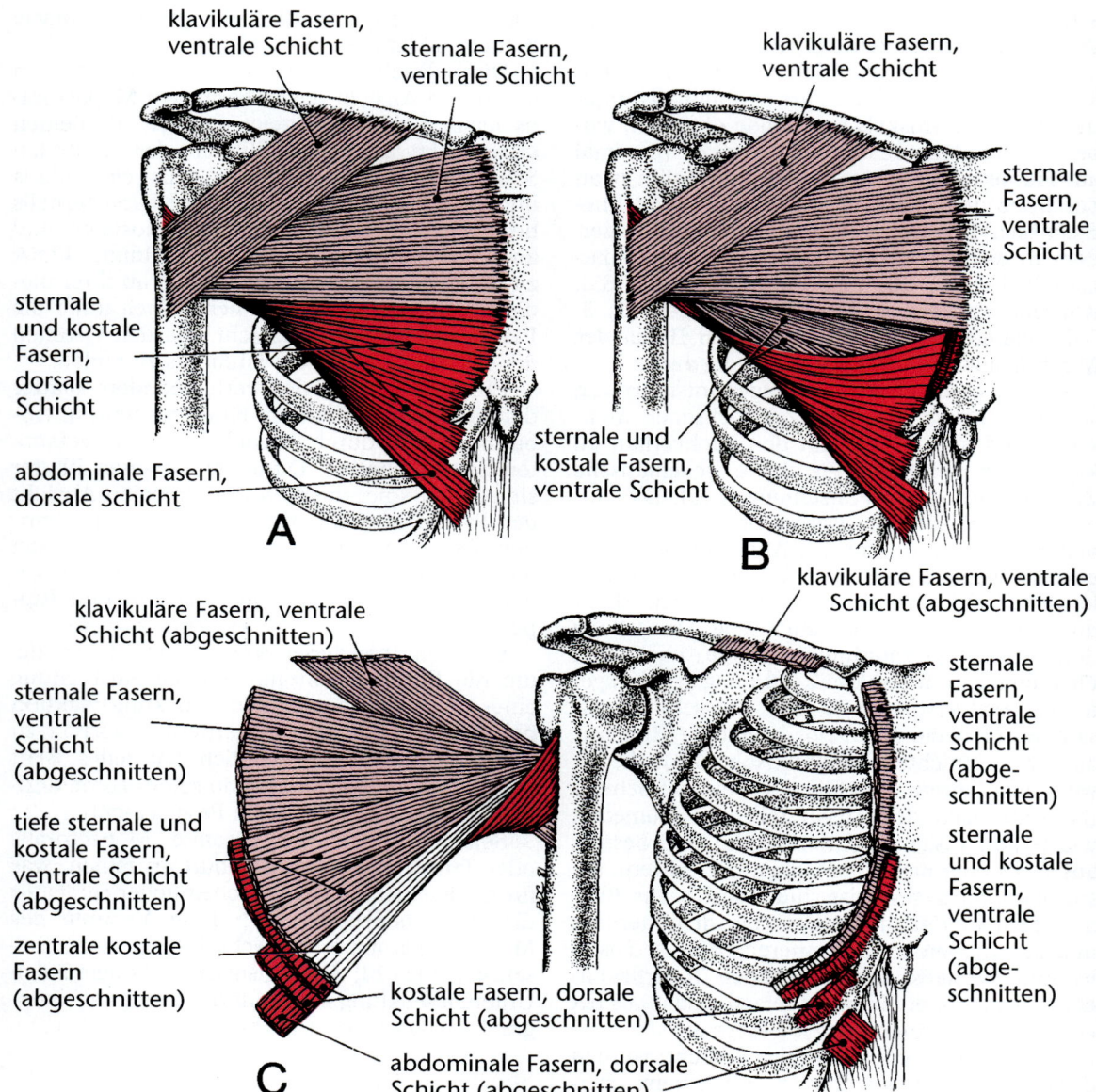

Abb. 42.5: Schematische Zeichnungen der Faseranordnung im M. pectoralis major. **A:** übliche ventrale Ansicht; **B:** ventrale Ansicht, bei der die oberflächlichen Fasern der dorsalen Schicht zurückgezogen werden, um das selten sichtbare tiefe Blatt der ventralen Schicht zu zeigen (*hellrot*); **C:** seitlich gespiegelter Muskel, um die selten sichtbare dorsale Ansicht zu zeigen, die eine spielkartenartige Anordnung des tiefen Blattes der ventralen Schicht zeigt. Die dorsale Schicht (*dunkelrot*) verläuft um die anderen Fasern herum zu ihrem Ansatz dorsal von ihnen (Nach [2]).

Rumpf

oder unmittelbar über dem lateralen Strang des Plexus brachialis ab, um die Pars clavicularis und die Pars sternalis des M. pectoralis major zu innervieren [10].

Der N. pectoralis *medialis* entspringt aus den Spinalnerven C_8 und Th_1 und verläuft *durch* den medialen Strang des Plexus brachialis, um das kaudale Drittel, die Pars costalis und die Pars abdominalis des Muskels zu versorgen. Dieser Nerv kann die laterale Grenze des M. pectoralis major umgehen, meistens durchquert er ihn aber, wobei er ihn innerviert [45].

Die Innervation der Fasern des M. pectoralis major erfolgt abschnittsweise von oben nach unten. Die Pars clavicularis wird überwiegend von den Spinalsegmenten C_5 und C_6 versorgt. Die Pars sternalis wird hauptsächlich von den Segmenten C_6 und C_7 innerviert. Die Innervation der Pars costalis durch die Segmente C_7 und C_8 bildet einen Übergang zwischen den beiden Nerven. Die Pars costalis und die Pars abdominalis werden von den Segmenten C_8 und Th_1 durch den N. pectoralis medialis versorgt [20].

42.4 Funktion

Bei passiver Dehnung des M. pectoralis major muss berücksichtigt werden, dass er drei Gelenke beeinflusst: das sternoklavikuläre, das akromioklavikuläre und das glenohumerale. Außerdem überspannt er einen Bereich, der wie ein Gelenk funktioniert, um das Gleiten der Skapula über dem Brustkorb zu ermöglichen.

Bei fixiertem Thorax adduziert der gesamte **M. pectoralis major** den Humerus und rotiert ihn nach medial. Außerdem beugen die oberen Fasern den Humerus und die unteren Fasern können den Schultergürtel durch Zug auf den Humerus absenken. Ist andererseits der Humerus fixiert oder abgestützt, kann der M. pectoralis major seine sternalen und klavikulären Ansätze auf den Humerus zu bewegen. Mit seinem Zug auf den Thorax kann er zum forcierten Einatmen beitragen. Außerdem kann er dazu beitragen, das Körpergewicht beim Gehen an Krücken und beim Turnen am Barren abzustützen [51].

Die elektrische Reizung des gesamten M. pectoralis major rotiert den Arm nach medial. Die Reizung nur der Pars clavicularis bewegt den Schulterkomplex schräg nach oben und vorn. Außerdem wird der Arm schräg nach oben, vorn und innen bewegt, als ob er gegen den Thorax gepresst werden soll. Die Reizung der

Pars sternalis senkt den Schulterkomplex, streckt den gebeugten Arm und adduziert ihn ausgeprägt [17].

Alle Fasern tragen zu den drei Bewegungen des Armes im Schultergelenk bei: 1) Adduktion [10, 45], 2) Bewegung über die Brust [45, 76] und 3) mediale Rotation [10, 39, 76]. Alle Fasern tragen zum kraftvollen Ziehen der Schulter nach vorn bei [4]. Elektromyographisch waren jedoch nur die sternalen Fasern während der Adduktion aktiv, und der Muskel nur bei einer medialen Rotation gegen Widerstand.

Die *Pars clavicularis* trägt zur Flexion im Schultergelenk bei, wenn der Arm zu Beginn der Bewegung an der Seite herabhängt [41, 42, 76], zieht ihn quer über die Brust nach oben zum Ohr der anderen Seite [10, 45], bewegt ihn entlang einer Horizontalen nach medial [72] und rotiert das Schultergelenk nach medial [51]. Elektromyographisch waren bei der Flexion hauptsächlich die klavikulären Fasern aktiv [4, 41], wobei sie geringfügig von den sternalen Fasern unterstützt wurden [41].

Die *sternalen, kostalen* und *abdominellen* Fasern strecken den Arm (senken ihn aus einer elevierten Position) [10, 45, 76], aber überstrecken ihn nicht [45] (hinter den Körper) und senken Arm und Schulter [10, 65]. Der M. pectoralis major kann den Arm alleine nicht weit genug über die Brust führen, dass die Hand das Ohr der Gegenseite erreicht, sondern nur so weit, dass die andere Seite der Brust erreicht werden kann. Die isolierte Aktion des M. deltoideus kann die erstgenannte Bewegung fortsetzen [4, 17].

Bei der rechtshändigen Ausführung von vier sportlichen Aktivitäten von unten, drei von oben, vier von der Seite und zwei Einbeinsprüngen wurde mit bilateralen Oberflächenelektroden eine EMG-Aktivität in der Pars clavicularis und der Pars sternalis des M. pectoralis major nachgewiesen [8]. Im Großen und Ganzen waren sowohl der rechte als auch der linke Muskel leicht bis mäßig aktiv und am aktivsten beim Schlagen eines Baseballs. Im Allgemeinen sprach die linke Pars clavicularis am stärksten an und zeigte einen verlängerten oder verdoppelte Aktivitätssalve. Die Aktivitätsausbrüche, die im linken M. pectoralis major beobachtet werden konnten, schienen eine Gegenkraft zu der Rotationsbewegung zu bilden, der der Körper durch die Beschleunigung der rechten Hand ausgesetzt war. Dieser Effekt konnte in allen Situationen beobachtet werden, außer bei den Würfen von unten [8].

Bei 13 rechtshändigen Profi-Golfspielern war der M. pectoralis major beim Beschleunigen des

Schlägers und in der frühen Phase des Schlages am aktivsten. Die linke Seite war aktiver als die rechte und die Aktivität insgesamt bei Männern ausgeprägter als bei Frauen [46]. Die Kraft für den Schlag aus der Schulter kam zunächst vom M. latissimus dorsi und anschließend vom M. pectoralis major, der aktiver war als die anderen sieben untersuchten Muskeln. Diese Aktivität ermöglichte die notwendige kraftvolle Adduktion und Innenrotation des Armes [74].

Fünfzehn erfahrene Spieler mit instabiler Schulter wurden beim Werfen eines Baseballs mit zwölf normalen Spielern verglichen. Die schmerzhaften Schultern zeigten beim späten Ausholen nur 68% der EMG-Amplitude von normalen Spielern und nur 40% beim Abwurf [27]. Dabei wurde nicht geklärt, ob die Hemmung schmerzabhängig erfolgte oder auf andere Reflexe zurückzuführen war. Triggerpunkte können sehr selektiv und ausgeprägt die funktionelle Aktivität von Muskeln hemmen.

Die Pars clavicularis gesunder Probanden war beim Freistilschwimmen während der Phase des Armdurchziehens aktiv, wobei zu Beginn und gegen Ende Aktivitätsspitzen zu verzeichnen waren, wenn die mediale Rotation fortgesetzt wurde [70]. Bei einer Fahrsimulation war die Pars clavicularis beim Linksabbiegen beidseitig aktiver als beim Rechtsabbiegen und insgesamt aktiver als die Pars sternalis.

Der **M. subclavius** trägt indirekt dazu bei, die Schulter nach vorn zu ziehen, indem er Klavikula und erste Rippe einander annähert [11].

42.5 Funktionelle Einheit

Bei der kraftvollen Adduktion des Armes kontrahieren alle Abschnitte des M. pectoralis major gemeinsam und werden von den Mm. teres major und minor, der Pars anterior und Pars posterior des M. deltoideus, dem M. subscapularis und dem langen Kopf des M. triceps brachii unterstützt. Beim Ziehen der Schulter nach vorn werden die Anteile des M. pectoralis major, die unter seiner Pars clavicularis liegen, von den Mm. serratus anterior, pectoralis minor und subclavius unterstützt.

Zu den parallelen und in Reihe befindlichen Agonisten, die die Pars clavicularis des M. pectoralis major unterstützen können, gehören die Pars anterior des M. deltoideus sowie die Mm. coracobrachialis, subclavius, scalenus anterior und der M. sternocleidomastoideus jeweils derselben Seite. Die Pars clavicularis ar-

beitet sehr eng mit der Pars anterior des M. deltoideus zusammen. Sie liegen Seite an Seite mit benachbarten Ansatzstellen und werden nur durch die Furche für die V. cephalica getrennt.

Die mehr vertikal ausgerichteten, unteren Fasern der Pars costalis und der Pars abdominalis des M. pectoralis major ziehen die Schulter mithilfe korrespondierender Fasern des M. latissimus dorsi sowie der unteren Teile von M. trapezius und M. serratus anterior nach unten. Diese unteren Fasern des M. pectoralis major werden außerdem von den Mm. subclavius und pectoralis minor unterstützt. Wenn beide Arme kraftvoll gegeneinander adduziert werden, kontrahiert sich der M. pectoralis major beidseits.

Die wichtigsten Antagonisten der Pars sternalis des M. pectoralis major sind die Mm. rhomboidei und die Pars medialis des M. trapezius. Bei der Adduktion des Armes wirken die Mm. supraspinatus und deltoideus als Antagonisten.

42.6 Symptome

Patienten mit Triggerpunkten im M. pectoralis major (die zu einer Verkürzung führen, die den Schultergürtel nach vorn zieht) sind sich ihrer sekundären Rückenschmerzen zwischen den Schulterblättern höchstwahrscheinlich ebenso bewusst wie der durch die Triggerpunkte im M. pectoralis major übertragenen Schmerzen. Die Triggerpunkte im M. pectoralis major können zwar nicht schmerzhaft sein, sind aber eine wichtige Ursache für eine schmerzhafte Überlastung der Schulterblattadduktoren, zu denen die Pars medialis des M. trapezius und die Mm. rhomboidei gehören.

Die Verkürzung der Pars clavicularis des M. pectoralis major durch Triggerpunkte kann zu einem nach vorn und unten gerichteten Zug auf den medialen Teil der Klavikula führen, wodurch die Pars clavicularis des M. sternocleidomastoideus unter Spannung gesetzt wird und Triggerpunkte in diesem Muskel aktiviert und aufrecht erhalten werden. Diese Triggerpunkte sind für weitere Probleme wie autonome Phänomene verantwortlich.

Außer den Schmerzen im vorderen Schulterbereich und im Bereich unter dem Schlüsselbein (Abb. 42.1A) können sich die Patienten mit aktiven Triggerpunkten in der Pars clavicularis des M. pectoralis major einer eingeschränkten Abduktionsfähigkeit des Armes im

Rumpf

Schultergelenk bewusst sein, insbesondere bei horizontaler Abduktion.

Aktive Triggerpunkte im zentralen Anteil des M. pectoralis major können ausgedehnte Schmerzen in die präkardiale Region übertragen (sofern sie links liegen) sowie abwärts entlang der ulnaren Armseite bis zum vierten und fünften Finger (Abb. 42.1B). Außerdem können sie ein Gefühl der Brustenge auslösen, dass leicht mit einer Angina pectoris verwechselt werden kann. Ein Patient mit Triggerpunkten in der linken Pars sternalis intermedialis wird vermutlich über periodisch auftretende präkardiale Brustschmerzen klagen (Abb. 42.2A), die bei Bewegungen der oberen Extremitäten und bei sehr ernsten Triggerpunkten auch in Ruhe auftreten. Diese Schmerzen können die Nachtruhe beeinträchtigen.

Brustschmerzen und diffuse Empfindlichkeit kennzeichnen laterale Triggerpunkte im freien Rand der Pars costalis (Abb. 42.1C). Die Mamille kann überempfindlich sein, sodass es schwierig sein kann, einen Büstenhalter oder ein Hemd zu tragen.

Die Verkürzung des M. subclavius durch Triggerpunkte kann zu den Symptomen eines vaskulären Thoracic-outlet-Syndromes beitragen.

42.7 Aktivierung und Aufrechterhaltung von Triggerpunkten

Eine Haltung oder Bewegung, die einen Triggerpunkt aktiviert, kann ihn auch aufrecht erhalten, sofern sie nicht korrigiert wird. Außerdem begünstigen zahlreiche strukturelle und systemische Faktoren (Kapitel 4) das Fortbestehen von Triggerpunkten, die durch eine akute oder chronische Überlastung aktiviert wurden.

Triggerpunkte im M. pectoralis major werden durch eine Körperhaltung mit abgerundeten Schultern aktiviert und aufrecht erhalten, da sie zu einer anhaltenden Verkürzung des M. pectoralis major führt. Diese Überlastung tritt bevorzugt bei längerem Sitzen auf, während des Lesens und Schreibens und beim zusammengesunkenen Stand mit einer abgeflachten Brust. Umgekehrt kann die Verkürzung dieses Muskels durch Triggerpunkte eine solche Haltung begünstigen.

Es gibt viele Möglichkeiten, wie Triggerpunkte im M. pectoralis major ausgelöst oder reaktiviert werden: durch schweres Heben (vor allem, wenn man dazu weit nach vorn greift), durch eine übermäßige Armadduktion (Benutzen einer Heckenschere), durch andauerndes Heben in einer fixierten Stellung (Verwenden einer Kreissäge), durch Immobilisation des Armes in einer adduzierten Position (Armschlinge oder -gips), durch eine erhöhte ängstliche Anspannung oder indem man den erschöpften Muskel kalter Luft aussetzt (während man in einem nassen Badeanzug nach dem Schwimmen im Schatten sitzt oder dem Luftzug einer Klimaanlage ausgesetzt ist).

Bei einem akuten Myokardinfarkt wird der Schmerz meistens vom Herzen zum mittleren Bereich der Mm. pectoralis major und minor weitergeleitet. Durch die Herzmuskelverletzung wird ein viszerosomatischer Prozess in Gang gesetzt, der Triggerpunkte in den Mm. pectorales aktiviert. Nach der Erholung von dem Herzinfarkt neigen diese Triggerpunkte dazu, in der Brustwand fortzubestehen, bis sie wie Staub, der sich auf einem Regal angesammelt hat, weggewischt werden.

42.8 Untersuchung des Patienten

Zunächst sollte man bei dem Patienten auf eine zusammengesunkene Körperhaltung mit abgerundeten Schultern und vorgeschobenem Kopf achten sowie auf schwache Interscapularmuskeln, die für Patienten mit verkürzten Mm. pectorales typisch sind. Man geht davon aus, dass der M. pectoralis major besonders anfällig für eine Verkürzung bei gesteigerter Muskelspannung und Reflexbahnung ist [33, 43, 57]. Die verspannten Faserbündel und Reflexe bei latenten Triggerpunkten können dafür verantwortlich sein (Kapitel 2.3). Bei der Betrachtung des Patienten von hinten kann der Untersucher eventuell abduzierte Schulterblätter erkennen.

Nachdem die Ereignisse erfasst wurden, die mit dem Schmerzbeginn einhergingen, sollte der Arzt eine detaillierte Zeichnung der Schmerzen anfertigen, die der Patient angibt. Dabei sollte er sich an den Darstellungen der Schmerzmuster in diesem Band orientieren und die Kopie eines geeigneten Körperumrisses aus den Abbildungen 3.2–3.4 verwenden.

Wie bei dem Versuch, das Schulterblatt mit der Hand zu erreichen (Abb. 22.3), deutlich wird, verursachen Triggerpunkte im M. pectoralis major, sofern er alleine betroffen ist, nur eine minimale Bewegungseinschränkung der Schul-

Rumpf

ter. Im Gegensatz zu einem ähnlichen Übertragungsschmerzmuster bei Triggerpunkten im M. scalenus, wird der Finger-Flexions-Test (Abb. 20.6) nicht durch Triggerpunkte im M. pectoralis major beeinträchtigt. Myofasziale Triggerpunkte im M. pectoralis major behindern die Adduktion der Skapula, was sich nachweisen lässt, wenn man den Patienten auffordert, den ipsilateralen Handrücken gegen die Hüfte zu halten und den Ellenbogen nach hinten zu führen, um das Ausmaß der Beweglichkeit nach hinten zu erfassen. Am besten lässt sich ein einseitiger Muskelbefall (der in den Mm. pectorales selten ist) im Seitenvergleich feststellen.

Eine Schwäche kann man mit der von Kendall et al. dargestellten und beschriebenen Untersuchung erfassen. Dazu liegt der Patient auf dem Rücken und hält die Arme gerade gestreckt nach oben in die Luft. Die gegenseitige Schulter wird gegen den Tisch stabilisiert. Nun überprüft man die Pars clavicularis und Pars sternalis auf ihre Adduktionsfähigkeit im Schultergelenk [51]. Die Pars costalis und die Pars abdominalis können entsprechend untersucht werden, indem man den Patienten daran hindert, den ausgestreckten Arm schräg nach unten zur gegenseitigen Crista iliaca zu adduzieren.

Sofern man das Bewegungsausmaß des M. pectoralis major bei Dehnung fächerförmig in den verschiedenen Richtungen am Patienten in Rückenlage überprüft (indem man den Arm horizontal abduziert, lateral rotiert und eleviert wie in Abb. 42.7), kann ein aufmerksamer Untersucher die Begrenzung durch die beteiligten verspannten Faserbündel fühlen. Auch der Patient kann die erhöhte Spannung im betroffenen Muskelanteil spüren, die sich oft als lokaler Schmerz bemerkbar macht.

Man muss daran denken, dass ein Patient mit Brustschmerzen bei Triggerpunkten im M. pectoralis major wahrscheinlich unter zusätzlichen Übertragungsschmerzen und einer eingeschränkten Schulterbeweglichkeit bei assoziierten Triggerpunkten in funktionell verwandten Schultergürtelmuskeln leidet.

Die Diagnose einer Angina pectoris wird oft klinisch gestellt, obwohl es keinen Anhalt dafür gibt, dass die Brustschmerzen auf einer kardialen Ischämie beruhen. Bei vielen dieser Patienten kann man beweisen, dass die Schmerzen von Triggerpunkten im M. pectoralis major stammen [21]. Patienten mit Angina pectoris haben instinktiv Angst vor allen Aktivitäten, die Schmerzen auslösen könnten. Diese Angst verhindert vollständige Bewegungsabläufe, was den körperlichen und seelischen Verfall be-

schleunigt und myofasziale Triggerpunkte aufrecht erhält.

Ein Patient, der über eine Empfindlichkeit einer Brustdrüse klagt (übertragene Überempfindlichkeit), kann er oder sie dort außerdem ein Druckgefühl beschreiben. Im Seitenvergleich kann diese Brust geringfügig vergrößert sein und sich teigig anfühlen. Diese Zeichen einer behinderten Lymphdrainage, die wahrscheinlich auf eine Behinderung oder Reflexhemmung der Gefäßperistaltik zurückzuführen sind, verschwinden, kurz nachdem der verantwortliche Triggerpunkt im lateralen Rand des verspannten M. pectoralis major inaktiviert wurde (Abb. 41.2C).

Das Symptom eines plötzlichen, starken Schmerzes im Muskel bei einer ermüdenden Anstrengung kann auf eine Ruptur des Muskelbauches zurückzuführen sein. Der Riss lässt sich meistens leicht durch die sicht- und tastbare Unterbrechung des Muskelbauches im Vergleich zur Gegenseite erfassen [65, 101].

▬▬ 42.9 Untersuchung auf Triggerpunkte

(Abb. 42.6)

42.9.1 M. pectoralis major

Die meisten Triggerpunkte der Pars clavicularis und alle im parasternalen Bereich werden mit der flachen Palpation erfasst. Die Triggerpunkte in den intermediären und lateralen Anteilen der sternalen und kostalen Abschnitte können am besten mit der Zangengriffpalpation identifiziert werden. Der Muskel wird durch Abduktion des Armes um ungefähr 90° geringfügig gespannt, um die umschriebene Überempfindlichkeit eines *tastbaren Knötchens* in einem *verspannten Faserbündel* maximal zu verstärken. Druck auf die verspannte Stelle sollte Sensationen auslösen, die vom Patienten als kürzlich erlebte Symptome *wiedererkannt* werden. Auch eine lokale Zuckungsreaktion kann eventuell ausgelöst werden. Der laterale Anteil des M. pectoralis major gehört zu den Muskeln, bei denen die Identifikation von Knötchen und verspannten Faserbündeln mit der Zangengriffpalpation möglich ist.

Gerwin et al. stellten fest, dass unter den betrachteten Kriterien zur Diagnostik von myofaszialen Triggerpunkten die Ermittlung eines verspannten Faserbündels, eine nachweisbare umschriebene Überempfindlichkeit, Übertragungsschmerzen und die Reproduktion der für den Patienten typischen Schmerzsymptomatik am meisten reliabel waren [25]. Bei zahlreichen Muskeln bestand eine nur geringe Übereinstimmung bezüglich des Vorliegens einer lokalen Zuckungsreaktion, für den M. latissimus dorsi war sie jedoch hoch und der M. pectoralis major sollte ähnlich gut für eine reliable Untersuchung zugängig sein.

Zur Lokalisation des „Arrhythmie"-Triggerpunktes (Abb. 42.2B) muss zunächst der Proc. xiphoideus aufgesucht werden. Danach muss in dieser Höhe rechtsseitig auf einer vertikalen Linie, die auf halber Linie zwischen dem Sternumrand und der Linea maxillaris liegt, der Bereich der Mulde zwischen der fünften und sechsten Rippe nach einem verspannten Punkt abgesucht werden. Man findet diesen Triggerpunkt, indem man aufwärts gegen die Unterkante der fünften Rippe drückt und nach einer umschriebenen Überempfindlichkeit tastet. Allerdings kann es sich dabei eher um einen interkostalen Triggerpunkt als um einen im M. pectoralis major handeln.

42.9.2 M. subclavius

Da der M. subclavius durch die Pars clavicularis des M. pectoralis major hindurch abgetastet werden muss, kann man Triggerpunkte in diesem Muskel am besten lokalisieren, wenn der M. pectoralis major locker gelassen wird. Dazu wird der entspannte Arm des Patienten adduziert und medial rotiert gelagert. Der Untersucher kann zentrale Triggerpunkte im M. subclavius im lateralen Abschnitt des mittleren Klavikulaabschnitts tasten, indem er den Daumen tief in den Winkel unter die Klavikula über die verspannten Fasern rollt. Die Palpation eines Knötchens oder verspannten Muskelfaserbandes eines Triggerpunktes ist durch den M. pectoralis major (trotz des anderen Winkels) hindurch nicht reliabel. Man sollte die Überempfindlichkeit des Insertionstriggerpunktes unmittelbar lateral und unter dem Kostoklavikulargelenk von der zentraler Triggerpunkte abgrenzen, die näher der mittleren Klavikula liegt.

42.10 Engpass

Es wurden keine direkten Nervenkompressionssyndrome durch den M. pectoralis major bestätigt.

Eine Verkürzung des M. subclavius bei Triggerpunkten zieht die Klavikula an der Stelle nach unten auf die A. und V. subclavia zu, an der beide über die erste Rippe ziehen. Bei manchen Patienten kann dieser Druck zumindest dazu beitragen, wenn nicht sogar alleine dafür verantwortlich sein, dass ein Engpass mit den Symptomen eines vaskulären Thoracic-outlet-Syndromes auftritt.

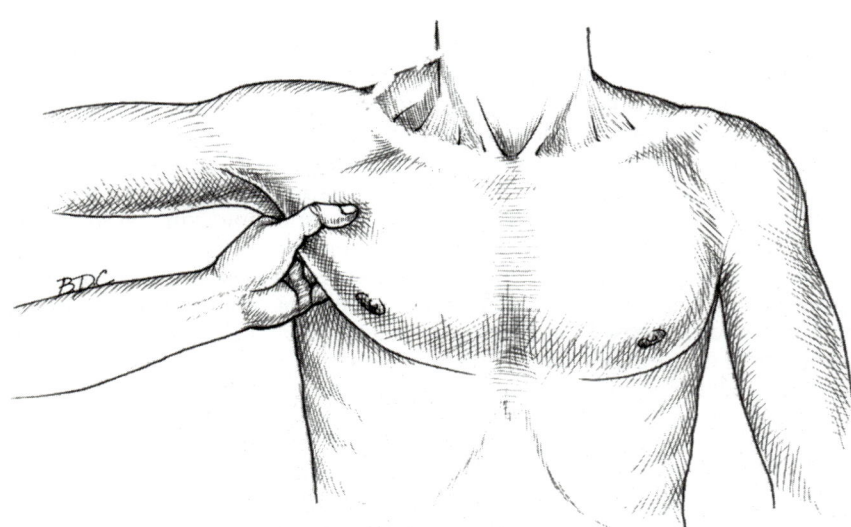

Abb. 42.6: Zangengriffpalpation zur Untersuchung der Pars sternalis des M. pectoralis major auf Triggerpunkte. Lokale Zuckungsreaktionen lassen sich am besten auslösen, wenn der Muskel durch Abduktion des Armes mäßig gedehnt wird.

Rumpf

Die Lymphdrainage aus der Brust erfolgt normalerweise vor und um den M. pectoralis major herum in die axillären Lymphknoten. Ein Lymphgefäß aus dem kranialen Brustabschnitt kann den M. pectoralis major durchqueren und in die subklavikulären Lymphknoten münden [10]. Ein Engpass dieses Lymphgefäßes bei seiner Passage zwischen verspannten Fasern eines betroffenen M. pectoralis major kann ein Brustödem verursachen. Bei derartigen Patienten mit Triggerpunkten werden die Zeichen einer Lymphabflussbehinderung und das Brustspannen durch die Inaktivierung der entsprechenden Triggerpunkte im M. pectoralis major gelindert.

42.11 Differenzialdiagnose

Diagnosen, die oft fälschlicherweise bei Triggerpunkten auf Grund der Überempfindlichkeit und der Brustschmerzen gestellt werden, umfassen eine Angina pectoris, einen Muskelriss [101], eine Tendinitis der Mm. biceps brachii oder supraspinatus, eine Bursitis subacromialis, eine Epicondylitis medialis oder lateralis, eine Radikulopathie C_5–C_6 oder C_7 und/oder C_8, eine Interkostalneuritis oder -radikulopathie, eine Magenaufblähung durch Luft, ein Mediastinalemphysem [80], eine Gasaufblähung der linken Kolonflexur [18] und Lungenkrebs.

Die Verspannung des M. pectoralis major kann mit einer reduzierten Beweglichkeit der mittleren Thoraxregion einhergehen. Eine Möglichkeit der Selbsttherapie wird im folgenden Abschnitt beschrieben.

Sofern im linken M. pectoralis major Triggerpunkte auftreten, können ihre Übertragungsschmerzen leicht mit denen bei Koronarinsuffizienz verwechselt werden [21, 53, 94]. Brustschmerzen, die auch lange nach einem Myokardinfarkt anhalten, sind oft auf myofasziale Triggerpunkte zurückzuführen [35, 78, 79, 93].

Manchmal treten direkt über dem Sternokostalgelenk der zweiten Rippe überempfindliche Stellen auf, die zum Fibromyalgiesyndrom passen. Diese Diagnose kann außerdem mit einer Kostochondritis verwechselt werden oder für eine Insertionstendopathie bei einem Triggerpunkt im M. pectoralis major gehalten werden, der in dem verspannten Faserbündel liegt, das an diesem Sternokostalgelenk inseriert. Umgekehrt können aktive Triggerpunkte im M. subclavius fälschlicherweise als Triggerpunkte im darüber liegenden M. pectoralis major diagnostiziert werden.

Einige der selteneren, nichtkardialen Skelettsyndrome, die Schmerzen und Überempfindlichkeit in der Brust verursachen, sind das Brustwandsyndrom [21], das Tietze-Syndrom [44, 55, 84], die Kostochondritis, das Xiphoid-Syndrom, das DaCosta-Syndrom [9, 82], das Cyriax-Syndrom [38] und das Rib-tip-Syndrom [66]. Jeder Patient sollte sorgfältig untersucht werden, um festzustellen, ob die Symptome teilweise oder vollständig auf Übertragungsschmerzen und Überempfindlichkeit bei myofaszialen Triggerpunkten zurückgeführt werden können, vor allem auf Triggerpunkte im M. pectoralis major. Für jedes der oben genannten Krankheitsbilder wurde über eine Linderung der Symptome nach Infiltration des verspannten Gebietes mit einem Lokalanästhetikum berichtet, ohne dass dabei Bezug auf eine Untersuchung nach Triggerpunkten genommen wurde. Eine Linderung durch Infiltration ist für Triggerpunkte charakteristisch.

Wise et al. stellten in einer Studie zur Ursachenklärung nichtkardialer Brustschmerzen an 100 Patienten bei 69% eine verspannte Brustwand fest [99]. Offensichtlich wurden die Patienten nicht ausdrücklich auf myofasziale Triggerpunkte untersucht, und bei fünf Patienten wurde die Diagnose einer Fibromyalgie gestellt, von denen zwei über Schmerzen klagten, die sich bei Druck auf den überempfindlichen Punkt reproduzieren ließen. Allerdings erkannte nur eine Minderheit der Patienten den Schmerz wieder, von denen man bei den meisten annehmen würde, dass sie unter Triggerpunkten litten. Um einen Triggerpunktschmerz so zu reproduzieren, dass er wiedererkannt werden kann, muss man genau auf den auslösenden Triggerpunkt drücken. Ohne eine geeignete körperliche Untersuchung auf Triggerpunkte könnten diese leicht übersehen werden.

Eine ähnliche Studie an 62 Erwachsenen, die zur Koronarangiographie überwiesen wurden, umfasste eine Untersuchung zur Aufdeckung myofaszialer Schmerzursachen. Von den sieben Patienten (11%), deren Brustschmerz bei der körperlichen Untersuchung reproduziert werden konnte, wiesen fünf normale Angiogramme auf, und ihre Schmerzen wurden als *nichtkardialer Brustschmerz* diagnostiziert [56]. Die Muskeln dieser Patienten wurden nicht auf tastbare Merkmale von Triggerpunkten untersucht, wobei diese Diagnose offensichtlich auch nicht in Betracht gezogen wurde. Eine dritte Gruppe äußerte ihre Besorgnis darüber, dass ungefähr 20% der Patienten, die wegen Brustschmerzen mit erheblicher funktioneller Beeinträchtigung angiographiert wurden, normale Koronararterien aufwiesen. Die Ursache ihrer Schmerzen war rätselhaft und unerklärbar [13]. Die Autoren waren sich der Existenz von Triggerpunkten nicht bewusst.

Der M. pectoralis von Patientinnen, die wegen einer schmerzenden oder spannenden Brust vorstellig werden, wobei oft die Mamille schon bei leichter Berührung sehr überempfindlich ist, kann im lateralen Rand Triggerpunkte enthalten [89, 95] (Abb. 42.1C). Patientinnen, die eine enorme Erleichterung zeigen, wenn sie realisieren, dass der Schmerz eine gutartige, therapierbare myofasziale Ursache hat, haben oft eine ernst zu nehmende aber *unausgesprochene* Krebsangst.

42.11.1 Abgrenzung von kardialen Schmerzen

Andere Autoren haben darauf hingewiesen, dass Triggerpunkte im M. pectoralis major die Symptome einer Angina pectoris nachahmen können [36] und haben ähnliche Übertragungsschmerzmuster für Triggerpunkte in der Pars clavicularis und der Pars costalis [6] sowie für die Pars sternalis und die medialen und lateralen Ränder abgebildet [7]. Aktive Triggerpunkte in den vorderen Brustmuskeln können sowohl die Intensität als auch die Qualität und Verteilung echter kardialer Schmerzen reproduzieren [53, 77, 94]. Obwohl diese Muster den kardialen Schmerz überzeugend imitieren, variieren die Schmerzen bei myofaszialen Triggerpunkten im Laufe mehrerer Tage doch mehr in Abhängigkeit von Bewegungen als es bei der konstanteren Schmerzantwort bei Angina pectoris auf Bewegungen der Fall ist.

Die verbindliche Diagnose von aktiven myofaszialen Triggerpunkten, die sich auf deren charakteristische Symptome, Merkmale und einen dramatischen Therapieerfolg stützt, schließt eine kardiale Krankheit *nicht* aus. Die diagnostische Herausforderung wird dadurch erhöht, dass nichtkardiale Schmerzen vorübergehende Veränderungen der T-Welle in der Elektrokardiographie hervorrufen können [28]. Es kann eine begleitende Herzerkrankung vorliegen, die durch geeignete Untersuchungen der kardialen Funktion ausgeschlossen werden muss [86].

Umschriebene parasternale Schmerzen sollten den Verdacht immer auf parasternale Triggerpunkte im M. pectoralis major lenken (Abb. 42.2A). Allerdings sollte man berücksichtigen, dass echte kardiale Schmerzen durch Auftragen eines Kühlsprays [79, 86, 93] oder die subkutane Injektion eines Lokalanästhetikums

in den Bereich der übertragenen Herzschmerzen [32, 61] vorübergehend oder anhaltend behoben werden können. Durch diese Maßnahmen werden auch Schmerzen rein myofaszialen Ursprungs eliminiert. Daher kann die Schmerzlinderung durch ein Kühlspray oder lokale Injektion diagnostisch nicht dazu verwendet werden, eine kardiale Ischämie als Schmerzursache auszuschließen [77].

Auf der anderen Seite bedeutet eine Schmerzlinderung durch Nitro-Spray nicht unbedingt, dass der Schmerz von einer Insuffizienz der Koronararterien stammt, da ein Plazebo bei Angina pectoris genauso wirkungsvoll sein kann [29]. Außerdem erweitert Nitroglyzerin sowohl die peripheren als auch die Koronararterien und hat gelegentlich Skelettmuskelschmerzen gelindert [16, 32, 53]. Foley und seine Kollegen zeigten, dass die sublinguale Applikation von Nitroglyzerin bei Patienten mit Raynaud-Syndrom oder ohne Radialspuls bei Vasospasmus sofort die Pulsation der A. radialis wiederherstellte [23, 24].

Der M. pectoralis minor (Kapitel 43) besitzt ein ähnliches Übertragungsschmerzmuster wie der M. pectoralis major, zu dem er in enger anatomischer Beziehung steht. Aktive Triggerpunkte in den Mm. scaleni (Kapitel 20) übertragen ebenfalls Schmerzen in die Region der Mm. pectorales [95]. Überempfindliche Stellen in der tiefen paraspinalen Muskulatur links des zweiten bis sechsten Brustwirbelkörpers [100] sowie im Bereich des linken oberen M. rectus abdominis lösen einen Brustschmerz aus, der überzeugend Herzkrankheiten imitiert [49]. Lewis und Kellgren reproduzierten den Anstrengungsschmerz bei Angina pectoris experimentell präzise, indem sie links der Ligg. interspinales unterhalb der Dornfortsätze von C_7 und Th_1 hypertone Kochsalzlösung injizierten [60].

Somatoviszerale Auswirkungen

Ein häufiges Beispiel für eine somatoviszerale Antwort zeigen Patienten, die ohne andere Anzeichen einer Herzkrankheit unter paroxysmaler supraventrikulärer Tachykardie und supraventrikulären oder ventrikulären Extrasystolen leiden. Bei einem derartigen ektopen Rhythmus sollte an typischer Stelle zwischen der fünften und sechsten Rippe im Bereich der rechten Mm. pectorales nach aktiven Triggerpunkten gesucht werden [90] (Abb. 42.2B). Dieser Triggerpunkt reagiert zwar empfindlich auf die Palpation, jedoch nicht spontan schmerzhaft. Nach Inaktivierung dieses Triggerpunktes setzt sofort wieder der normale Sinusrhythmus ein, sofern

Rumpf

er zu dem ektopen supraventrikulären Rhythmus beigetragen hatte, auch wiederkehrende paroxysmale Arrhythmien oder gelegentliche Extrasystolen können für lange Zeit verschwinden.

Eine vergleichbare somatoviszerale Folge ist die bekannte Auslösung eines Angina-pectoris-Anfalls, sobald ein Patient mit Angina pectoris plötzlich kalte Luft durch die Nase einatmet [26]. Ein weiterer Effekt ist der so genannte „Tauchreflex", eine Verlangsamung des Herzschlages, wenn man das Gesicht in kaltes Wasser taucht.

Der somatische Bereich des Übertragungsschmerzes beeinflusst den empfundenen Schmerz bei einer Myokardischämie entscheidend. Bei drei Patienten konnten die Angina-pectoris-Schmerzen gelindert werden, indem der schmerzhafte Bereich subkutan mit 2%igem Procain infiltriert wurde [97]. Sogar die Applikation von Kühlspray auf den Bereich des Brustschmerzes behob den Schmerz bei einem Myokardinfarkt augenblicklich [90]. Bei zwölf Patienten wurden die nach einem Myokardinfarkt anhaltenden Schmerzen oder eine kurz danach einsetzende Angina pectoris gelindert, indem die Triggerpunkte der Brustwand mit Procain infiltriert oder mit einem Kühlspray behandelt wurden [79].

Ein anderes Beispiel für die somatische Modulation viszeraler kardialer Schmerzen wurde beim intravenösen Ergometrintest beobachtet, der bei Patienten mit Belastungsangina eine ausreichende myokardiale Ischämie hervorrief, um eine Angina und eine ST-Senkung in den normalen Ruheelektrokardiogrammen zu erzeugen, nicht jedoch bei schmerzfreien Kontrollpersonen. Die durch intravenöse Gabe von Ergometrin ausgelösten Schmerzen und elektrokardiographischen Veränderungen werden durch die sublinguale Gabe von Nitroglyzerin schnell wieder aufgehoben, persistieren jedoch ohne Therapie für mehr als zehn Minuten.

Bei Patienten, die auf die beschriebene Weise im Ergometrintest reagierten, wurden die somatischen Bereiche, in denen der Angina-pectoris-Schmerz bei Anstrengung und nach intravenöser Ergometringabe auftrat, mit Kühlspray behandelt. In keinem dieser Fälle konnte das Kühlspray die elektrokardiographischen Ischämie-Zeichen aufheben oder verändern. Allerdings konnten die Schmerzen bei zehn der zwölf Patienten, bei denen die Schmerzbereiche unmittelbar nach der Injektion mit Kühlspray behandelt wurden, vollständig und bei zwei weiteren Patienten zumindest vorüber-

gehend behoben werden. Weitaus überraschender war, dass nur noch neun der 15 Patienten überhaupt Schmerzen angaben, wenn die voraussichtlich schmerzhaften Bereiche unmittelbar *vor* der Ergometrininjektion mit dem Kühlspray behandelt wurden, obwohl die bereits bekannten elektrokardiographischen Ischämie-Zeichen weiterhin auftraten. Bei den anderen sechs vorab mit dem Kühlspray behandelten Patienten traten die Schmerzen nach der Ergometrininjektion verzögert oder abgeschwächt auf.

Viszerosomatische Auswirkungen

Ein Beispiel für eine myofasziale viszerosomatische Interaktion beginnt mit einer Koronarinsuffizienz oder einer anderen intrathorakalen Erkrankung, die von diesen Organen aus Schmerzen zur vorderen Brustwand leitet. In der Folge entwickeln sich Satellitentriggerpunkte in den somatischen Mm. pectorales. Kennard und Haugen brachten tastbar verspannte Triggerpunkte in den Brustmuskeln mit Brust- und Armschmerzen sowie mit der für die Schmerzen verantwortlichen Krankheit in Zusammenhang. Sie stellten fest, dass 61% von 72 Patienten mit Herzkrankheiten, 48% von 35 Patienten mit anderen Erkrankungen der Brustorgane und nur 20% von 46 Patienten mit Erkrankungen von Becken und unteren Extremitäten verspannte Triggerpunkte in den Brustmuskeln aufwiesen. Bei den Patienten mit Brust- und Armschmerzen auf Grund von kardialen oder anderen einseitigen intrathorakalen Krankheiten lagen die Triggerpunkte überwiegend auf der betroffenen Seite [52].

Weitere Beispiele für somatoviszerale und viszerosomatische Auswirkungen durch Abdominalorgane [83] werden in Kapitel 49.6 besprochen, wo die Neurophysiologie viszeraler Schmerzen zusammengetragen wurde.

42.11.2 Verwandte Triggerpunkte

Der M. pectoralis major gehört zu den vier Muskeln, die das Viereck bilden, das das myofasziale Pseudo-thoracic-outlet-Syndrom verursachen kann (Kapitel 18.2). Dieser Muskel kann gemeinsam mit den Mm. latissimus dorsi und M. teres major, oder nur mit dem M. subscapularis, und besonders in der Kombination einen Übertragungsschmerz verursachen, der auf irritierende Weise das Thoracic-outlet-Syndrom imitiert. Dabei kann der Patient tatsächlich ein Engpassyndrom oder ein komprimierendes Thoracic-outlet-Syndrom mit ähnlichen Schmerzen aufweisen, die jedoch von Triggerpunkten in den Mm. scaleni stammen.

Bei einer Funktionseinschränkung des M. pectoralis major übernehmen die Pars anterior des M. deltoideus und der M. coracobrachialis als synergistische Muskeln paralleler funktioneller Einheiten einen Teil der Funktion. Die Pars anterior des M. deltoideus entwickelt dabei bevorzugt Satellitentriggerpunkte, da sie außerdem in der Schmerzübertragungszone des M. pectoralis major liegt. Nach kurzer Zeit können auch in den Mm. subscapularis und latissimus dorsi, die ebenfalls Teil der funktionellen Einheit sind, aktive Triggerpunkte entstehen.

Vor allem bei einer Körperhaltung mit runden Schultern sind bald auch die Antagonisten der Mm. serratus anterior, rhomboideus und der Pars medialis des M. trapezius beteiligt. Die Antagonisten der Mm. infraspinatus, teres minor und der Pars posterior des M. deltoideus können ebenfalls aktive Triggerpunkte entwickeln, sodass als Resultat eine „frozen shoulder" entsteht.

▬ 42.12 Lösung von Triggerpunkten

(Abb. 42.7)
Für eine anhaltende Besserung pektoraler Triggerpunkte muss die Körperhaltung mit runden Schultern korrigiert und auf eine dynamisch gute Haltung geachtet werden, die essenzielle Erfolgsfaktoren sind (Kapitel 41).

Außer der hier beschriebenen Technik aus Sprühen und Dehnen sind auch andere Techniken zur Lösung von *zentralen* Triggerpunkten im M. pectoralis major geeignet. Dazu gehören die Triggerpunktlösung durch Druckanwendung, die postisometrische Relaxation und das Verfahren aus Kontraktion und Entspannung, wie es in Kapitel 3.12 beschrieben wurde. Bei *Insertionstriggerpunkten* besteht der primäre Therapieansatz in der Inaktivierung der *zentralen* Triggerpunkte, die sie auslösen. Einige Ärzte haben erfolgreich indirekte Techniken zur Behandlung von überwiegend myofaszialen Insertionstriggerpunkten eingesetzt [47], die nicht als solche erkannt wurden.

Zum Sprühen und Dehnen können alle Anteile des M. pectoralis major meistens besser am sitzenden als am Patienten in Rückenlage gedehnt werden. Die erstgenannte Position ermöglicht ei-

ne größere Bewegungsfreiheit von Skapula und Arm. Die Freiheit ist wichtig, da dieser Muskel ausreichend über drei Gelenke gedehnt werden muss (Kapitel 42.4). Deshalb wird Traktion auf den Arm ausgeübt, was zur Dehnung beiträgt. Ziel ist nicht nur eine Vergrößerung des Bewegungsumfanges im Schultergelenk, sondern auch die Adduktion der Skapula über die Brustwand, um den Brustmuskel vollständig zu dehnen.

Eine Verspannung des M. subscapularis kann die Dehnbarkeit des M. pectoralis major in jeder der drei unten beschriebenen Dehnungshaltungen und insbesondere bei der Dehnung der am weitesten kaudal gelegenen Fasern begrenzen. Sofern der M. subscapularis ebenfalls betroffen ist, sollte sein Sprühmuster (Abb. 26.5C) abwechselnd mit dem für den M. pectoralis major angewendet werden, um beide Muskeln zu lösen.

Zur passiven Dehnung der *Pars clavicularis* (Abb. 42.7A) wird der Arm lateralrotiert und horizontal bis auf fast 90° extendiert (abduziert), um Vorspannung in den klavikulären Fasern aufzunehmen. Das Kühlspray wird seitlich von der Klavikula aus über den Muskel und anschließend über die Schulter und den Oberarm aufgetragen, um das Schmerzübertragungsmuster abzudecken bevor man erneut Vorspannung aufnimmt.

Für die Dehnung der *Pars sternalis intermedialis* wird der Arm um ungefähr 90° abduziert, anschließend lateralrotiert und dann langsam nach hinten gestreckt. Kurz bevor und während diese Haltung eingenommen wird, werden seit- und aufwärts über die Pars sternalis des Muskels parallele Bahnen des Kühlspray aufgetragen. Dazu wird vom Sternum ausgehend auch der Arm einbezogen, um das gesamte Übertragungsschmerzmuster einschließlich der Finger abzudecken (Abb. 42.1B und 42.7B). Diese Bewegung wird zwar durch Triggerpunkte in der Pars anterior des M. deltoideus eingeschränkt, deren Sprühmuster ist jedoch bereits in dem für den M. pectoralis major enthalten.

Zur Inaktivierung von *parasternalen* Triggerpunkten wir die in Abbildung 42.7B gezeigte Dehnungshaltung eingenommen. Das Kühlspray wird zur Mitte hin über den Triggerpunkten und der Übertragungsschmerzzone aufgetragen, wobei man vom lateralen Rand ausgehend der Pars sternalis des Muskels folgt.

Sofern darauf geachtet wird, dass die Skapula nicht auf der Unterlage fixiert wird, kann der M. pectoralis major auch am Patienten in Rückenlage besprüht und gedehnt werden. Abbildung 42.7C zeigt und beschreibt die Lösung der

Rumpf

unteren sternalen und kostalen Abschnitte des M. pectoralis major in Rückenlage.

Der *unterste Teil der Pars costalis* wird am sitzenden oder auf dem Rücken liegenden Patienten gedehnt, indem der lateralrotierte Arm in der Schulter gebeugt wird (wie bei der Dehnung des M. pectoralis minor). Sobald keine weitere Vorspannung mehr aufgenommen werden kann, werden Eis oder Kühlspray in *abwärts* gerichteten Bahnen nach medial vom Humerus aus über die passiv gedehnten Fasern

aufgetragen, wobei auch die verspannte Brust abgedeckt wird. Der Arzt nimmt dabei immer wieder Vorspannung auf.

Grundsätzlich sollte auch im kontralateralen M. pectoralis major nach Triggerpunkten gesucht werden, da häufig beide an der Haltung mit runden Schultern beteiligt sind. Sind beide Seiten betroffen, sollten sie besprüht und gedehnt werden.

Unmittelbar nach drei *langsamen* Zyklen im *vollen* aktiven Bewegungsausmaß wird feuchte

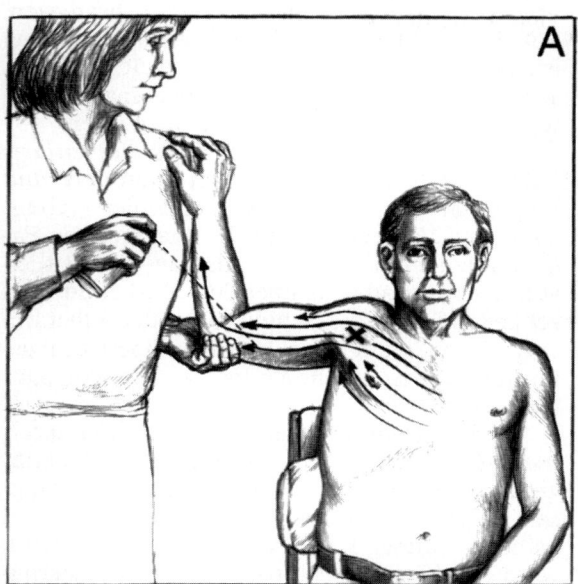
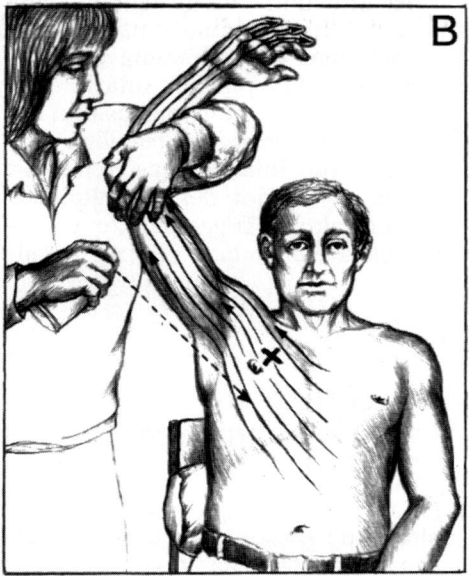

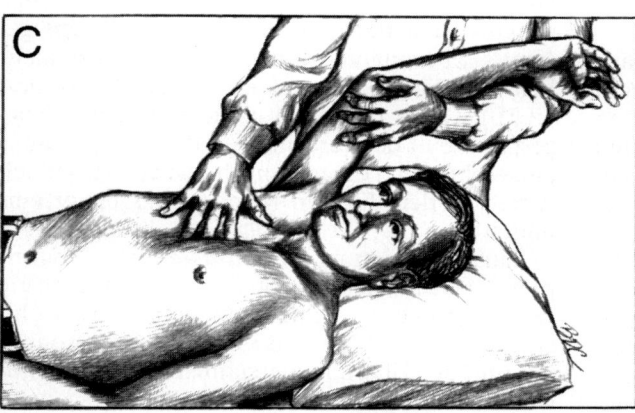

Abb. 42.7: Haltungen zur Muskeldehnung und Applikationsmuster für intermittierendes Kühlen (*Pfeile*) bei Triggerpunkten (**X**) im M. pectoralis major. **A:** Auftragen von Kühlspray und Dehnung der Pars clavicularis am sitzenden Patienten, der sich entspannt und bequem gegen die Rückenlehne sinken lässt. Während der Patient langsam ausatmet, trägt der Therapeut Kühlspray (oder Eis) im gezeigten Muster auf und abduziert den Arm vorsichtig. Die Kühlung wird wiederholt, nachdem der Patient erneut langsam eingeatmet hat. Dieser Ablauf wird so lange rhythmisch wiederholt, bis die maximal mögliche Beweglichkeit erreicht wird. **B:** Das Auftragen von Kühlspray und Dehnen der Pars sternalis und Pars costalis des Muskels kann in derselben Abfolge und mit demselben Rhythmus erfolgen, wie er unter A beschrieben wurde, nur dass der

gebeugte Arm über der Horizontalen gelagert wird. **C:** Am Patienten in Rückenlage kann mit demselben Muster wie in B intermittierend *vor* der Dehnung gekühlt werden, wenn man eine andere Methode verwendet. Anschließend können die Triggerpunkte der Pars sternalis inaktiviert und die Spannung mit dieser schmerzfreien, effektiven manuellen Technik gelöst werden. Der Therapeut stabilisiert mit einer Hand das Sternum und den unteren Muskelteil, während er mit der anderen Hand langsam Gegenzug am distalen Humerus gibt. Dabei löst er die Gewebe langsam bis zum ersten Widerstand (Barriere). Abbildung 12.8A zeigt eine weitere pektorale Lösungstechnik.

Wärme aufgelegt. Danach können eventuell verbliebene Triggerpunkte (und solche im M. *subclavius*) meistens durch Druck (Kapitel 3.12) oder durch Infiltration mit 0,5%iger Procainlösung und jeweils nachfolgendes kurzfristiges Dehnen und Kühlen und eine abschließende feuchte Wärmepackung gelöst werden.

In den antagonistischen M. rhomboidei und Pars medialis m. trapezius können durch die ungewohnte Verkürzung bei der Dehnung des M. pectoralis major latente Triggerpunkte aktiviert werden. Außerdem überlasteten die verspannten Brustmuskeln diese posterior gelegenen Muskeln und verursachten eine schmerzhafte Dehnungsschwäche. In jedem dieser Fälle sollten diese interskapulären Muskeln durch Anwendung von Kühlspray und nichtdehnende Techniken (wie Triggerpunktlösung durch Druck, Massage verspannter Faserbündel oder indirekte Verfahren) gelöst und nachfolgend Dehnungsübungen ausgeführt werden.

Durch das Auftragen von Kühlspray im gezeigten Muster auf die Haut (Abb. 42.7A und B) können sowohl die Schmerzen einer echten kardialen Ischämie als auch Schmerzen durch myofasziale Triggerpunkte behoben werden [87, 95]. Daher sollte bei jedem Patienten, dessen Schmerzen auf diese Weise behoben werden können, der kardiale Status erfasst werden.

Eine Verspannung der Pars clavicularis des M. pectoralis major durch myofasziale Triggerpunkte kann einen nach vorn und unten gerichteten Zug auf die Klavikula ausüben, wodurch die Spannung im klavikulären Anteil des M. sternocleidomastoideus zunimmt. Dadurch können Triggerpunkte in diesem Muskel und autonome Komplikationen hervorrufen. Zur Linderung müssen sowohl die verspannten Fasern des M. pectoralis major als auch die Triggerpunkte im M. sternocleidomastoideus gelöst werden [64].

42.12.1 Arrhythmie-Triggerpunkt

Bevor man versucht, die Arrhythmie-Triggerpunkte zu inaktivieren, sollten am besten alle Triggerpunkte der Pars sternalis inaktiviert werden. Beide können die wiederholte Anwendung von Druck zur Triggerpunktlösung, tief streichender Massage und als letzter Möglichkeit wiederholte Infiltrationen mit einem Lokalanästhetikum erforderlich machen. Man sollte einem Patienten mit Arrhythmien unbedingt beibringen, wie er seine Triggerpunkte durch Druck lösen kann. Dazu wird der empfindliche Triggerpunkt mit dem Daumen der einen Hand auf einem Finger der anderen zur Verstärkung für etwas mehr als eine Minute zunehmend kräftig gegen eine Rippe gedrückt. Einige Patienten lernen auf diese Weise, eine paroxysmale Extrasystolie zu beenden, sobald die Attacke auftritt.

42.12.2 Andere Lösungstechniken

Die *postisometrische Relaxation* ist eine für viele Patienten wertvolle Technik. Lewit hat sie dargestellt und insbesondere für diesen Muskel in der Rückenlage beschrieben [58]. Er wies darauf hin, wie wichtig es ist, dass der Patient die Abduktionsrichtung des Armes erkennt, die die betroffenen (verspannten) Muskelfasern unangenehm anspannt. Sofern die postisometrische Relaxation am sitzenden Patienten erfolgt, kann sie weniger effektiv sein, wenn dieser sich beim Ausatmen und über den Kopf erhobenen Armen nicht entspannen kann. Der Patient muss davor gewarnt werden, zu kräftig zu kontrahieren [64].

Patienten, deren Triggerpunkte im M. pectoralis major mit einer Bewegungseinschränkung der mittleren Brustwirbelsäule einhergehen können von einer Selbstbehandlungstechnik, ähnlich der von Lewit (für die untere Brustwirbelsäule) beschriebenen, profitieren [59]. Dazu setzt sich der Patient vor eine Wand. Seine Knie berühren die Wand, die Ellenbogen sind nach hinten geschoben und er beugt sich in den Hüften nach vorn, sodass seine Stirn ebenfalls die Wand berühren. Nun wird der Patient aufgefordert, tief Luft zu holen und diese zu einem Punkt im mittleren Thorax zu leiten (was eine geringfügige Kyphose und eine Kontraktion der Brustmuskeln hervorruft) und anschließend langsam auszuatmen und sich vollständig zu entspannen (wodurch die Mobilisation der mittleren Thoraxregion und die Entspannung der Mm. pectorales gefördert wird).

▬ 42.13 Infiltration von Triggerpunkten

(Abb. 42.8)
Bei der Infiltration von Triggerpunkten im M. pectoralis major liegt der Patient grundsätzlich auf dem Rücken.

42.13.1 Pars clavicularis

Ähnlich dem in Abbildung 42.8A gezeigten Vorgehen, lokalisiert der Therapeut diese Triggerpunkte mit flacher Palpation zwischen den Fingern zur Infiltration. Dabei liegen zentrale Triggerpunkte weiter kaudal und lateral, entsprechend einer Stelle auf halber Strecke zwischen den X in Abbildung 42.1A. Die Kanüle wird nach kaudal gerichtet und liegt fast der Brustwand auf, um nicht in einen Interkostalraum einzudringen, wie es auch Rinzler empfohlen hat [78].

Rachlin beschreibt Infiltrationen von Triggerpunkten im M. pectoralis major und veranschaulicht sie für einen zentralen Triggerpunkt seiner Pars clavicularis [75].

42.13.2 Obere Pars sternalis

Fast die Hälfte dieses am weitesten kranial gelegenen Anteils der Pars sternalis des M. pectoralis liegt unter der Pars clavicularis (Abb. 42.4). Triggerpunkte in diesem Muskelanteil werden normalerweise mit der flachen Palpation in Höhe des obersten X in Abbildung 42.1B lokalisiert und, wie in Abbildung 42.8A gezeigt, infiltriert. Bei Patienten mit sehr beweglichem Unterhautgewebe können aktive Triggerpunkte in der oberen und mittleren Pars sternalis durch die Zangengriffpalpation identifiziert werden, wobei man die Finger (und die Haut des Patienten) zwischen die Unterseite des M. pectoralis major und die Brustwand schiebt. Die Zangen-

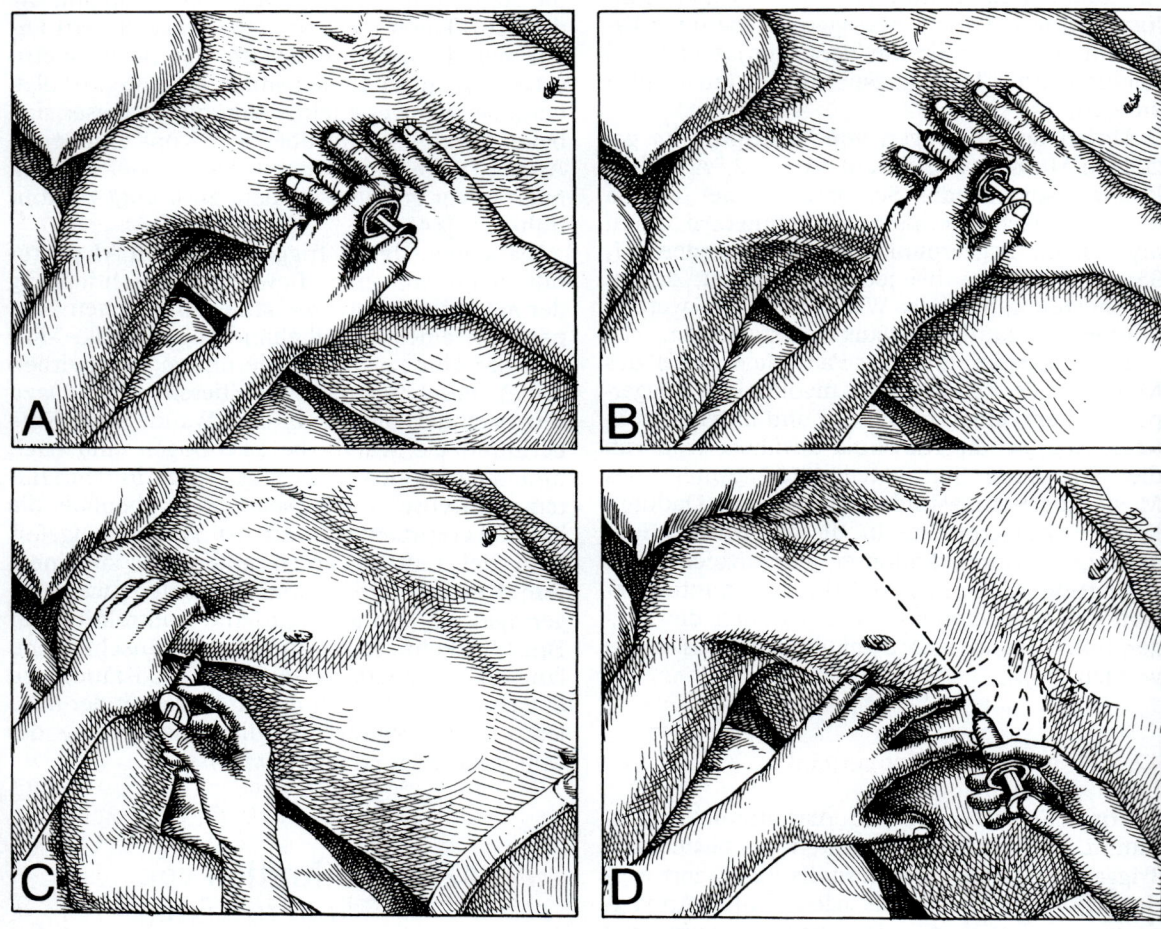

Abb. 42.8: Infiltration von Triggerpunkten im M. pectoralis major. **A:** Die Triggerpunkte werden mit flacher Palpation im zentralen Anteil der Pars sternalis medialis des Muskels lokalisiert und zur Infiltration gehalten. Sofern die Kanüle nicht fast parallel zur Brustwand geführt wird, besteht die Gefahr der Pleurapunktion. **B:** ähnliche Technik zur Infiltration von parasternalen Insertionstriggerpunkten in der Pars sternalis medialis des Muskels. **C:** Zangengriff bei der Infiltration von Fasern im lateralen Rand der unteren Pars costalis und Pars abdominalis des Muskels. **D:** flache Palpation zur Infiltration des Arrhythmie-Triggerpunktes, wobei die Kanüle aufwärts in Richtung auf die Unterkante der fünften Rippe zum Punkt der größten Empfindlichkeit geführt wird.

Rumpf

griffpalpation ermöglicht eine präzisere Führung der Kanüle. Zur Anwendung eines Zangengriffs müssen die Fingernägel kurz sein, wie in Abbildung 42.8C, um mehr als den Muskel zwischen den Fingern zu halten. Dazu muss der Therapeut den Muskel entspannen, indem er den Arm dicht neben dem Patienten ablegt. Der Fingerdruck ändert die Muskelspannung.

Aus der Tiefe, in der die Kanüle auf einen Triggerpunkt trifft, und der Richtung der lokalen Zuckungsreaktion kann man auf die Muskelschicht schließen, in der die Triggerpunkte liegen.

42.13.3 Mittlere und untere Pars sternalis

Abbildung 42.8A zeigt eine Technik zur Infiltration zentraler Triggerpunkte, die oft in den mittleren Fasern der mittleren und unteren Pars sternalis des M. pectoralis major auftreten. Die Stellen entsprechen den mittleren und unteren X in Abbildung 42.1B. Triggerpunkte in diesem Bereich werden mit einer 37 mm langen Kanüle infiltriert, die fast parallel zur Thoraxwand aufwärts in Richtung auf den Proc. coracoideus geführt wird. An dieser Stelle wird die von Hong entwickelte Technik der Kanülenführung empfohlen (Kapitel 3.13).

Parasternale Triggerpunkte im mittleren Abschnitt der Pars sternalis (die X in Abb. 42.2A) werden zur Infiltration bei flacher Palpation mit den Fingern erfasst und wie in Abbildung 42.8B gehalten. Eine Überempfindlichkeit entlang dem sternalen Rand im Bereich des Muskel-Sehnen-Ansatzes des M. pectoralis major beruht meistens auf einer Insertionstendopathie bei Insertionstriggerpunkten. Diese sind sekundär durch die anhaltende Spannung entstanden, die von den verspannten Faserbündeln stammt, die zu den entsprechenden zentralen Triggerpunkten verlaufen. Eine anhaltende Besserung dieser Überempfindlichkeit ist nur möglich, wenn die zentralen Triggerpunkte in der zentralen Region der entsprechenden Muskelfasern inaktiviert werden.

Mittlere sternale Triggerpunkte können erheblich zu allen Anteilen des Übertragungsschmerzmusters des M. pectoralis major beitragen.

42.13.4 Pars costalis

Die zentralen Triggerpunkte entlang des lateralen Randes des M. pectoralis major, die oft Brustschmerzen und eine Überempfindlichkeit

der Mamille hervorrufen (Abb. 42.1C), treten meistens in den Fasern der Pars costalis des Muskels auf. Zur Infiltration von Triggerpunkten im lateralen Rand der Pars costalis und Pars abdominalis tastet man die mittlere Faserregion des Muskels im Bereich des unteren X in Abbildung 42.1C nach überempfindlichen Knötchen ab. Der Muskel wird, wie in Abbildung 42.8C gezeigt, zwischen dem Daumen und den Fingern einer Hand gehalten, damit die Triggerpunkte, die zwischen den Fingern ertastet und lokalisiert werden, präzise infiltriert werden können. Eine geeignete Muskelspannung wird bei diesem Triggerpunkt durch Abduktion des Armes um ungefähr 90° erreicht. Triggerpunkte in diesem Bereich können meist durch ausgeprägte lokale Zuckungsreaktionen nachgewiesen werden. Zur Infiltration von Triggerpunkten in den oberflächlichsten Fasern sollte die Kanüle in einem möglichst spitzen Winkel eingestochen werden. Bei tiefen Triggerpunkten kann sie senkrecht zur Hautoberfläche eingestochen werden, sofern die Zangengriffpalpation verwendet wird, damit sie eine Ansammlung von Triggerpunkten auf der anderen Seite der Falte erreichen kann. Die Hautbeweglichkeit in dieser Region ermöglicht meist die Infiltration zahlreicher Triggerpunkte von einer Hautpunktion aus.

Durch konstanten Gegendruck während und nach der Infiltration wird eine Hämostase gewährleistet [89].

42.13.5 M. subclavius

Der M. subclavius sollte nach der Infiltration von Triggerpunkten in der Pars clavicularis mit der Kanüle nach Triggerpunkten abgesucht werden, wenn weiterhin eine Überempfindlichkeit bei Druck unter der Klavikula besteht und insbesondere, wenn dieser Druck Schmerzen in der Übertragungsschmerzzone des M. subclavius hervorruft (Abb. 42.3). Dazu wird die Kanüle auf den Punkt größter Empfindlichkeit unter der Klavikula gerichtet, meistens in der Muskelmitte am Übergang zu seinem mittleren und medialen Drittel. Die Penetration dieser Triggerpunkte ruft häufig ausgeprägte Übertragungsschmerzmuster hervor.

Nach der Triggerpunktinfiltration aller Teile des M. pectoralis major werden drei langsame Zyklen im vollen aktiven Bewegungsausmaß durchgeführt. Diese Aktivität *erzieht* den Muskel im Sinne seines normalen Bewegungsausmaßes *um* [91]. Falls gewünscht, kann auch eine feuchte Wärmepackung angewendet werden.

Rumpf

Eventuell verbliebene Triggerpunkte können durch Druckanwendung und/oder Sprühen und Dehnen inaktiviert werden. Beide Verfahren scheinen während einer Lokalanästhesie mit Procain (ungefähr 15 Minuten) erfolgreicher zu sein als vorher oder nachher.

42.13.6 Arrhythmie-Triggerpunkt

Nachdem mit der flachen Palpation die genaue Lage der umschriebenen Empfindlichkeit des Arrhythmie-Triggerpunktes ermittelt wurde, wird die Kanüle kranialwärts auf die fünfte Rippe gerichtet (Abb. 42.8D). Sie wird nahezu horizontal geführt und berührt fast die Haut, da der Triggerpunkt kaum tiefer liegt als die Vorderfläche der Rippenunterkante. Dieser Triggerpunkt liegt fast in Höhe der Mm. intercostales externi. Der Patient atmet während und nach der Behandlung so, dass sich der Brustdurchmesser nicht vergrößert, wobei er normal und koordiniert atmet und *nicht* die überraschend häufige paradoxe Atmung einsetzt (Abb. 20.15). Die Lösung dieses Triggerpunktes war bei Patienten mit einem emphysematösen Brustkorb mit großem Durchmesser und Lungenüberblähung schwierig.

■■■ 42.14 Korrigierende Maßnahmen

(Abb. 42.9)

42.14.1 Patientenerziehung

Bei Patienten, die keine nachweisbaren Zeichen einer Herzkrankheit haben, sondern unter Brustschmerzen leiden, die ihrer Ansicht nach kardialen Ursprungs sind, ändern sich Lebenseinstellung und Funktionsgrad vollständig, sobald sie verstehen, dass Triggerpunkte im M. pectoralis major für die Schmerzen verantwortlich sind. Man kann diese Patienten davon überzeugen, dass ihre Schmerzen tatsächlich myofaszialen Ursprungs und nicht kardiogen und lebensbedrohlich sind, indem man durch Druck auf Triggerpunkte im M. pectoralis major ihren Schmerz mit seiner Ausbreitung und lokale Zuckungsreaktionen auslöst. Dadurch wird wieder ein normales, aktives Leben möglich. Die Schmerzlinderung durch Behandlung der betroffenen Muskeln versichert dem Patienten,

dass er den Anweisungen gefahrlos folgen kann und ein Umerziehungsprogramm durchführen kann, was oft entscheidend für die Wiederherstellung der normalen Skelettmuskelfunktion und die Lebensqualität ist.

Sofern gleichzeitig eine Erkrankung der Koronararterien und Triggerpunkte im M. pectoralis major vorliegen, ist die Behebung des Triggerpunktschmerzes nicht nur für das Wohlbefinden wichtig. Der Schmerz kann die Koronararterien reflektiv verengen und dadurch eine myokardiale Ischämie weiter verschlechtern [28, 61, 67].

Patientinnen mit großen, schweren Brüsten leiden nicht nur unter der Gewebekompression auf den Schultern durch enge Träger von Büstenhaltern, sondern besitzen oft Büstenhalter, die den Thorax zusammendrücken und tiefe Furchen in der Haut verursachen. Dadurch können Triggerpunkte im M. pectoralis major verschlimmert und aufrecht erhalten werden. In diesem Fall muss die Spannung um den Thorax gelöst werden, entweder indem man am Verschluss eine Erweiterung einsetzt oder die vorhandene Elastizität mit einem heißen Bügeleisen erweitert.

42.14.2 Überlegungen zur Haltung

Es ist wichtig, dass die Patienten sowohl statisch als auch dynamisch eine gute Körperhaltung erlernen und lernen, sie bei Haltungswechseln beizubehalten.

Die Anforderungen an eine günstige Haltung im Sitzen und Stehen werden in Kapitel 41.3 besprochen.

42.14.3 Schlafhaltung

Beim Schlafen muss der Patient eine Verkürzung des M. pectoralis major verhindern, wie sie auftritt, wenn er die Arme vor der Brust verschränkt. Dazu sollte eine Ecke des Kissens zwischen Kopf und Schulter gestopft werden, sodass die Schulter nach hinten abgesenkt wird, und *nicht* unter die Schulter (Abb. 7.7A). Sofern der Patient auf der schmerzfreien Seite liegt, sollte er den oben liegenden Unterarm auf einem Kissen ablegen, damit er nicht vor ihm auf das Bett absinkt und auf diese Weise den betroffenen M. pectoralis major verkürzt (Abb. 22.6A). Liegt der Patient auf der betroffenen Seite, legt er das Kissen unter die Achselhöhle, um eine gewisse Dehnung des M. pectoralis major beizubehalten (Abb. 26.7).

Rumpf

42.14.4 Dehnungsübungen

Mit der Dehnungsübung an einem Türrahmen können alle Adduktoren und Medialrotatoren der Schulter gedehnt werden. Dazu steht der Patient in einer schmalen Türöffnung und legt die Unterarme flach auf den Rahmen, um sie zu fixieren. Anschließend tritt er durch die Türöffnung und dehnt die Muskeln (Abb. 42.9). Dabei umgreift er *nicht* den Rahmen und hält sich fest, da dies die für diese Übung erforderliche Muskelentspannung beeinträchtigt. Ein Fuß wird mit ge-

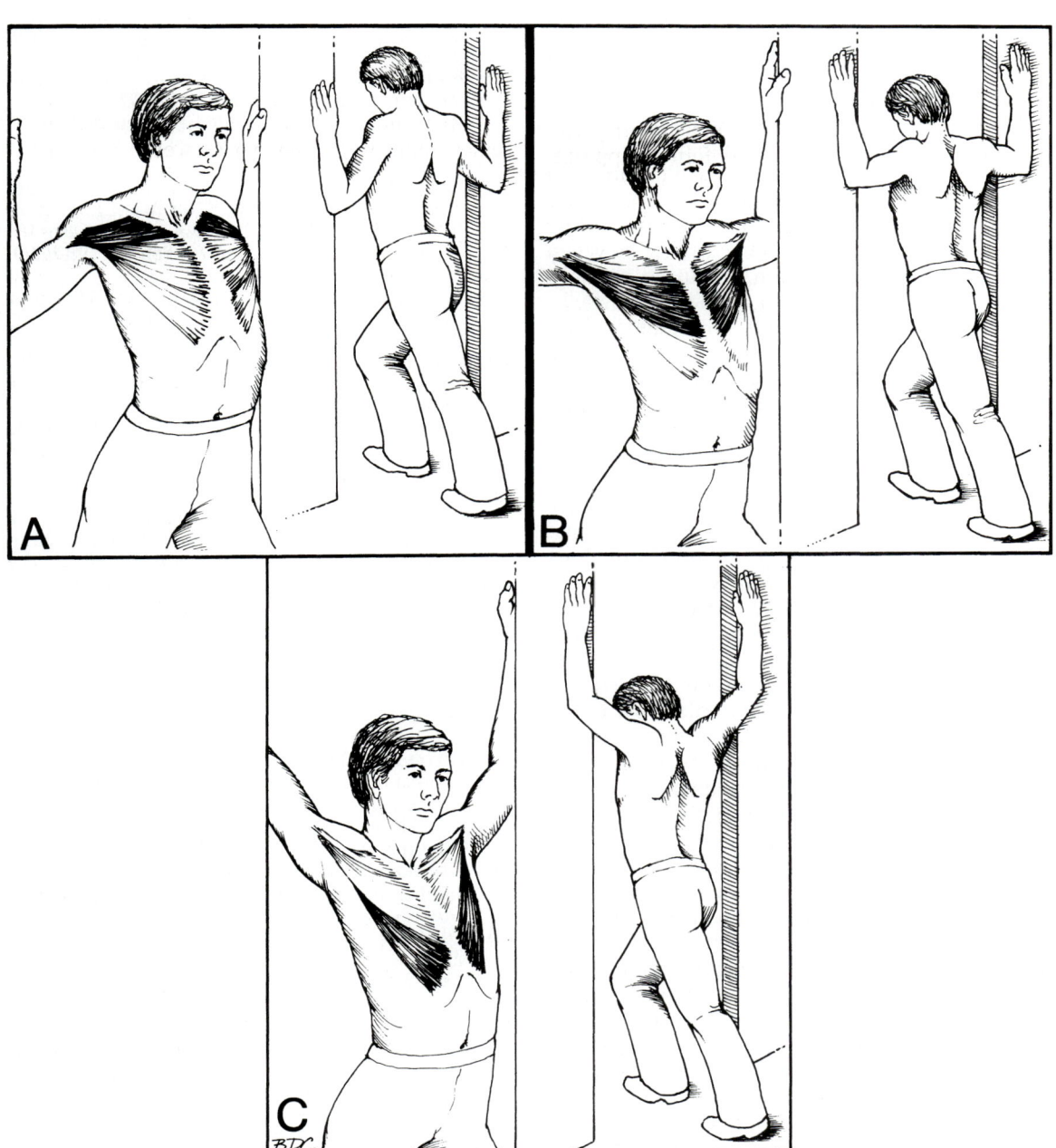

Abb. 42.9: Auswirkung der Dehnungsübung an einem Türrahmen für den M. pectoralis major. **A:** untere Handhaltung, um die Pars clavicularis beidseits zu dehnen; **B:** mittlere Handhaltung, um die Pars sternalis beidseitig zu dehnen; **C:** obere Handhaltung, um die Fasern der Pars costalis und Pars abdominalis zu dehnen. Details im Text.

Rumpf

beugtem Knie vor dem anderen aufgesetzt. Der Patient hält den Kopf aufrecht und blickt geradeaus, ohne den Hals zu recken oder zum Boden zu sehen. Während sich das vordere Knie beugt und der Patient den Körper durch die Türöffnung bewegt, werden der M. pectoralis major und seine Synergisten beidseits langsam und behutsam gedehnt. Die Dehnung wird nur kurz, für wenige Sekunden, beibehalten. Zwischen den Übungseinheiten macht der Patient jeweils eine Pause, entspannt sich und atmet einige Male in den Bauch ein, um die Entspannung zu vertiefen.

Um die Effektivität dieses Verfahrens zu optimieren, muss der Patient das Prinzip der Widerstandslösung erlernen. Der Arzt sollte ihn dazu anweisen, den Muskel so weit zu dehnen, wie es ihm gerade noch angenehm ist (*ohne Schmerzen*), sich dann nach vorn zu bewegen und die Stellung zu halten. Dadurch entsteht ein Traktionsgefühl, das ein allmähliches Nachlassen der Muskelspannung und eine weitere Bewegung nach vorn erlaubt.

Die Position der Hand am Türrahmen wird verändert, um verschiedene verspannte Faserbündel des Muskels zu dehnen. Die Fasern der Pars clavicularis werden am besten mit der unteren Handhaltung gedehnt (Abb. 42.9A). Legt man die Hände weiter nach oben in die mittlere Handposition, bei der die Oberarme horizontal eingestellt sind (Abb. 42.9B), dehnt man die Pars sternalis. Wenn man die Hände so weit wie möglich nach oben und die Unterarme auf den Türrahmen legt (Abb. 42.9C), dehnt man die Fasern der Pars costalis und der vertikaleren Pars abdominalis, die den lateralen Muskelrand bilden.

Der Patient sollte ermutigt werden, bei dieser Übung auf die unterschiedlichen Dehnungsempfindungen der verschiedenen Muskelteile zu achten. Diese Übung kann vorteilhaft mit der reziproken Inhibition und der Technik aus Kontrahieren und Entspannen kombiniert werden.

Sofern es erwünscht ist, kann der Patient außerdem dazu aufgefordert werden, seine Hüften durch die Türöffnung zu schwingen, um den M. iliopsoas und die vertikaleren Fasern des M. latissimus dorsi auf der Seite des hinteren Beines zu dehnen.

Der Patient kann in der Selbstlösung dieses Muskels angewiesen werden, wobei er die Druckanwendung oder tief streichende Massage anwendet (beschrieben in Kapitel 3.12).

Literatur

1. Agur AM: *Grant's Atlas of Anatomy*. Ed. 9. Williams & Wilkins, Baltimore, 1991:3, 81, 83 (Figs. 1.2, 2.5, 2.7).
2. Ashley GT: The manner of insertion of the pectoralis major muscle in man. *Anat Rec 113*:301–307, 1952.
3. Bardeen CR: The musculature. Sect. 5. In: *Morris's Human Anatomy*. Ed. 6. Edited by Jackson CM. Blakiston's Son & Co., Philadelphia. 1921 (pp. 405, 406).
4. Basmajian JV, DeLuca CJ: *Muscles Alive*. Ed. 5. Williams & Wilkins, Baltimore. 1985 (pp. 266, 267).
5. Blumer I: Chest pain und intercostal spasm [Letter]. *Hosp Pract 24(5A)*:13, 1989.
6. Bonica JJ, Sola AE: Other painful disorders of the upper limb. Chapter 52. In: *The Management of Pain*. Ed. 2. Edited by Bonica JJ, Loeser JD. Chapman CR, *et al*. Lea & Febiger, 1990, pp. 947–958.
7. Bonica JJ, Sola AE: Chest pain caused by other disorders. Chapter 58. In: *The Management of Pain*. Ed. 2. Edited by Bonica JJ, Loeser JD, Chapman CR. *et al*. Lea & Febiger, Philadelphia, 1990. pp. 1114–1145.
8. Broer MR, Houtz SJ: *Patterns of Muscular Activity in Selected Sports Skills*. Charles C Thomas, Springfield, Ill., 1967.
9. Calabro JJ, Jeghers H, Miller KA, *et al.:* Classification of anterior chest wall syndromes. *JAMA 243*:1420–1421. 1980.
10. Clemente CD: *Gray's Anatomy*. Ed. 30. Lea & Febiger, Philadelphia, 1985 (pp. 518, 519, 890, 891).
11. *Ibid*. (pp. 520, 521. Fig. 6-45).
12. Clemente CD: *Anatomy*. Ed. 3. Urban & Schwarzenberg, Baltimore, 1987 (Figs. 151, 233).
13. DeMaria AN, Lee G, Amsterdam EA, *et al.:* The anginal syndrome with normal coronary arteries. *JAMA 244*:826–828, 1980.
14. Demos TC, Johnson C, Love L, *et al.:* Computed tomography of partial unilateral agenesis of the pectoralis muscles. *J Comput Assist Tomog 9(3)*:558–559. 1985.
15. Diffrient N, Tilley AR, Bardagjy JC: *Humanscale 1/2/3*. The MIT Press, Cambridge. MA, 1974.
16. Dixon RH: Cure or relief of cases misdiagnosed "angina of effort." *Br Med J 2*:891, 1938.
17. Duchenne GB: *Physiology of Motion*, translated by E.B. Kaplan. J.B. Lippincott, Philadelphia, 1949 (pp. 71–74).
18. Dworken HJ, Fructuoso JB, Machella TE: Supradiaphragmatic reference of pain from the colon. *Gastroenterology 22*:222–228, 1952.
19. Edeiken J, Wolferth CC: Persistent pain in the shoulder region following myocardial infarction. *Am J Med Sci 191*:201–210, 1936.
20. Eisler P: *Die Muskeln des Stammes*. Gustav Fischer, Jena, 1912 (pp. 456–464).
21. Epstein SE, Gerber LH, Borer JS: Chest wall syndrome, a common cause of unexplained cardiac pain. *JAMA 241*:2793–2797, 1979.
22. Ferner H, Staubesand J: *Sobotta Atlas of Human Anatomy*. Ed. 10, Vol. 2, Thorax, Abdomen, Pelvis, Lower Extremities, Skin. Urban & Schwarzenberg, Baltimore, 1983 (pp. 3, 4).
23. Foley WT, McDevitt E, Tulloch JA, *et al.:* Studies of vasospasm: 1. The use of glycerol trinitrite as a

diagnostic test of peripheral pulses. *Circulation* 7:847–854, 1953.

24. Foley WT, Wright IS: *Color Atlas and Management of Vascular Disease.* Appleton-Century-Crofts, New York, 1959 (p. 86).

25. Gerwin RD, Shannon S, Hong CZ, *et al.:* Interrater reliability in myofascial trigger point examination. *Pain* 69:65–73. 1997.

26. Gilbert NC: Influence of extrinsic factors on the coronary flow and clinical course of heart disease. *Bull NY Acad Med 18:*83–92, 1942.

27. Glousman R, Jobe F, Tibone J, *et al.:* Dynamic electromyographic analysis of the throwing shoulder with glenohumeral instability. *J Bone Joint Surg 70A(2):*220–226, 1988.

28. Gold H, Kwit NT, Modell W: The effect of extracardiac pain on the heart. *Proc A Res Nerv Ment Dis 23:*345–357, 1943.

29. Gold H, Kwit NT, Otto H: The xanthines (theobromine and aminophylline) in the treatment of cardiac pain. *JAMA 108:*2173–2179, 1937.

30. Good MC: What is "fibrositis?" *Rheumatism* 5:117–123, 1949 (p. 121,. Fig. 7).

31. Good MC: The role of skeletal muscles in the pathogenesis of diseases. *Acta Med Scand 138:*285–292, 1950 (pp. 286, 287).

32. Gorrell RL: Local anesthetic in precordial pain. *Clin Med Surg 46:*441–442, 1939.

33. Greenman PE: *Principles of Manual Medicine.* Ed. 2. Williams & Wilkins, Baltimore, 1996 (pp. 146, 147).

34. Gustein M: Diagnosis and treatment of muscular rheumatism. *Br J Phys Med 1:*302–321, 1938 (p. 309, Case IX; p. 311, Case 52).

35. Gustein-Good M: Idiopathic myalgia simulating visceral and other diseases. *Lancet 2:*326–328, 1940.

36. Harman JB, Young RH: Muscle lesions simulating visceral disease. *Lancet 238(1):*1111–1113, 1940.

37. Harms-Ringdahl K, Ekholm J: Intensity and character of pain and muscular activity levels elicited by maintained extreme flexion position of the lower-cervical-upper-thoracic spine. *Scand J Rehabil Med 18(3):*117–126, 1986.

38. Heinz GJ, Zavala DC: Slipping rib syndrome; diagnosis using the "hooking maneuver." *JAMA* 237:794–795. 1977.

39. Hollinshead WH: *Anatomy for Surgeons.* Ed. 3. Harper & Row, Hagerstown, 1982 (pp. 279–281, Figs. 4-18, 4-19).

40. Hooten EA: *A Survey in Seating.* Heywood-Wakefield Co., Gardner, Mass., 1945. Reprinted by Greenwood Press, Westport, Conn., 1970.

41. Inman VT, Saunders JB, Abbott Ld: Observations of the function on the shoulder joint. *J Bone Joint Surg 26:*1–30, 1944.

42. Ito N: Electromyographic study of shoulder joint. *J Jpn Orthop Assoc 54:*1529–1540, 1980.

43. Janda V: Evaluation of muscular imbalance. chapter 6. In: *Rehabilitation of the Spine: A Practitioner's Guide.* Edited by Liebenson C. Williams & Wilkins, Baltimore, 1996 (pp. 97–112).

44. Jelenko C III: Tietze's syndrome at the xiphisternal joint. *South Med J 67:*818–819, 1974.

45. Jenkins DB: *Hollinshead's Functional Anatomy of the Limbs and Back.* Ed. 6. W.B. Saunders, Philadelphia, 1991 (pp. 78, 79).

46. Jobe FW, Perry J, Pink M: Electromyographic shoulder activity in men and women professional golfers. *Am J Sports Med 17(6):*782–787, 1989.

47. Jones LH: *Strain and Counterstrain.* American Academy of Osteopathy, Colorado Springs, 1981(pp. 56–59).

48. Jonsson S, Jonsson B: Function of the muscles of the upper limb in car driving. IV. The pectoralis major, serratus anterior and latissimus dorsi muscles. *Ergonomics 18(6):*643–649, 1975.

49. Kelly M: The treatment of fibrositis and allied disorders by local anaesthesia. *Med J Aust* 1:294–298, 1941, (p. 296).

50. Kelly M: Pain in the Chest: Observations on the use of local anaesthesia in its investigation and treatment. *Med J Aust 1:*4–7, 1944, (pp. 5, 6; Cases V, VII, IX).

51. Kendall FP, McCreary EK, Provance PG: *Muscles: Testing and Function.* Ed. 4. Williams & Wilkins, Baltimore, 1993 (pp. 276, 277).

52. Kennard MA, Haugen FP: The relation of subcutaneous focal sensitivity to referred pain of cardiac origin. *J Am Soc Anesthesioiogists 16:*297–311, 1955.

53. Landmann HR: "Trigger areas" as cause of persistent chest and shoulder pain in myocardial infarction or angina pectoris. *J Kans Med Soc 50:*69–71, 1949.

54. Lange M: *Die Muskelhärten (Myogelosen); Ihre Entstehung und Heilung.* J.G. Lehmanns, München, 1931 (pp. 118–135, Fig. 40A, Examples 14, 20, 21, 22).

55. Levey GS, Calabro JJ: Tietze's syndrome: report of two cases and review of the literature. *Arthritis Rheum 5:*261–269, 1962.

56. Levine PR, Mascette AM: Musculoskeletal chest pain in patients with "angina": a prospective study. *South Med J 82(5):*580–585, 1989.

57. Lewit K: *Manipulative Therapy in Rehabilitation of the Locomotor System.* Ed. 2. Butterworth Heinemann, Oxford, 1991 (p. 24).

58. *Ibid.* (p. 198).

59. *Ibid.* (p. 165).

60. Lewis T, Kellgran JH: Observations relating to referred pain, viscero-motor reflexes and other associated phenomena. *Clin Sci 4:*47–71, 1939 (p. 48).

61. Lindgren I: Cutaneous precordial anaesthesia in angina pectoris and coronary occlusion (an experimental study). *Nord Med Cardiologia* 11:207–218, 1946.

62. Lockhart RD, Hamilton GF, Fyfe FW: *Anatomy of the Human Body.* Ed. 2. J.B. Lippincott, Philadelphia, 1969 (pp. 200–203, Fig. 322).

63. Long C II: Myofascial pain syndromes, part III some syndromes of the trunk and thigh. *Henry Ford Hosp Med Bull 4:*102–106, 1956.

64. Maloney M: Personal communication, 1995.

65. Marmor L, Bechtol GO, Hall CB: Pectoralis major muscle: function of sternal portion and mechanism of rupture of normal muscle: case reports. *J Bone Joint Surg 43A:*81–87, 1961.

Rumpf

66. McBeath AA, Keene JS: The rib-tip syndrome. *J Bone Joint Surg 57A:*795–797, 1975.

67. McEachern CG, Manning GW, Hall GE: Sudden occlusion of coronary arteries following removal of cardiosensory pathways. *Arch Intern Med 65:*661–670, 1940.

68. McMinn RM, Hutchings RT, Pegington J, et al.: *Color Atlas of Human Anatomy*. Ed. 3. Mosby-Year Book, Missouri, 1993 (p. 116).

69. *Ibid.* (p. 117).

70. Nuber GW, Jobe FW, Perry J, et al.: Fine wire electromyography analysis of muscles of the shoulder during swimming. *Am J Sports Med 14(1):*7–11, 1986.

71. Pasternak RC, Thibault GE, Savoia M, et al.: Chest pain with angiographically insignificant coronary arterial obstruction. *Am J Med 68:*813–817, 1980.

72. Pearl ML, Perry J, Torburn L, et al.: An electromyographic analysis of the shoulder during cones and planes of arm motion. *Clin Orthop 284:*116–127, 1992.

73. Pernkopf E: *Atlas of Topographical and Applied Human Anatomy*, Vol. 2. W.B. Saunders, Philadelphia, 1964 (p. 47, Fig. 38).

74. Pink M, Jobe FW, Perry J: Electromyographic analysis of the shoulder during the golf swing. *Am J Sports Med 18(2):*137–140, 1990.

75. Rachlin ES: Injection of specific trigger points. Chapter 10. In: *Myofascial Pain and Fibromyalgia*. Edited by Rachlin ES. Mosby. St. Louis, 1994, pp. 197–360 (p. 218).

76. Rasch PJ, Burke RK: *Kinesiology and Applied Anatomy*. Ed. 6. Lea & Febiger, Philadelphia, 1978 (pp. 164, 165).

77. Reeves TJ, Harrison TR: Diagnostic and therapeutic value of the reproduction of chest pain. *Arch Intern Med 91:*8–25, 1953 (p. 15).

78. Rinzler SH: *Cardiac Pain*. Charles C Thomas, Springfleld, 111., 1951 (pp. 82, 84).

79. Rinzler SH, Travell J: Therapy directed at the somatic component of cardiac pain. *Am Heart J 35:*248–268, 1948 (pp. 249, 256; Cases 1 and 3).

80. Smith JR: Thoracic pain. *Clinics 2:*1427–1459, 1944.

81. Spalteholz W: *Handatlas der Anatomie des Menschen*. Ed. 11, Vol. 2. S. Hirzel, Leipzig, 1922 (pp. 280, 281).

82. Stegman D, Mead BT: The chest wall twinge syndrome. *Nebr Med J 55(9):*528–533, 1970.

83. Theobald GW: The relief and prevention of referred pain. *J Obstet Gynaecol Br Com 56:*447–460, 1949 (pp. 451–452).

84. Tietze A: Über eine eigenartige Häufung von Fallen mit Dystrophie der Rippenknorpel. *Berl Klin Wochenschr 58:*829–831, 1921.

85. Toldt C: *An Atlas of Human Anatomy*, translated by M.E. Paul. Ed. 2, Vol. 1. Macmillan, New York, 1919 (p. 274).

86. Travell J: Early relief of chest pain by ethyl chloride spray in acute coronary thrombosis, case report. *Circulation 3:*120–124, 1951.

87. Travell J: Introductory remarks. In: *Connective Tissues. Transactions of the Fifth Conference, 1954*. Edited by Ragan C. Josiah Macy, Jr. Foundation, New York, 1954 (p. 18).

88. Travell J: Chairs are a personal thing. *House Beautiful*, Oct. 1955 (pp. 190–193).

89. Travell J: Referred pain from skeletal muscle: the pectoralis major syndrome of breast pain and soreness, and the sternomastoid syndrome of headache and dizziness. *NY State J Med 55:*331–339, 1955 (p. 332, Fig. 1A, Cases 1 and 2).

90. Travell J: *Office Hours: Day and Night*. The World Publishing Company, New York, 1968 (pp. 261, 263, 264).

91. Travell J: Myofascial trigger points: clinical view. In: *Advances in Pein Research and Therapy*. Edited by Bonica JJ, Albe-Fessard D. Raven Press, New York, 1976 (pp. 919–926).

92. Travell J, Bigelow NH: Role of somatic trigger areas in the patterns of hysteria. *Psychosom Med 9:*353–363, 1947.

93. Travell J, Rinzler SH: Relief of cardiac pain by local block of somatic trigger areas. *Proc Soc Exp Biol Med 63:*480–482, 1946.

94. Travell J, Rinzler SH: Pain syndromes of the chest muscles: resemblance to effort angina and myocardial infarction, and relief by local block. *Can Med Assoc J 59:*333–338, 1948 (Case 1).

95. Travell J, Rinzler SH: The myofascial genesis of pain. *Postgrad Med 11:*425–434, 1952.

96. Webber TD: Diagnosis and modification of headache and shoulder-arm-hand syndrome. *J Am Osteopath Assoc 72:*697–710, 1973.

97. Weiss S, Davis D: The significance of the afferent impulses from the skin in the mechanism of visceral pain. Skin infiltration as a useful therapeutic measure. *Am J Med Sci 176:*517–536, 1928.

98. Winter Z: Referred pain in fibrositis. *Med Rec 157:*34–37, 1944 (pp. 4, 5).

99. Wise CM, Semble EL, Dalton GB: Musculoskeletal chest wall syndromes in patients with noncardiac chest pain: a study of 10 patients. *Arch Phys Med Rehabil 73(2):*147–149, 1992.

100. Young D: The effects of novocaine injections an simulated visceral pain. *Ann Intern Med 19:*749–756, 1943 (pp. 751, Cases 1 and 2).

101. Zeman SC, Rosenfeld RT, Lipscomb PR: Tears of the pectoralis major muscles. *Am J Sports Med 7(6):*343–347, 1979.

Rumpf

M. pectoralis minor

Übersicht: Wenn der M. pectoralis Triggerpunkte enthält, können seine verspannten Fasern die A. axillaris und den Plexus brachialis komprimieren und damit häufig eine zervikale Radikulopathie vortäuschen. Die **Übertragungsschmerzen** eines linken M. pectoralis major oder minor können sich präkardial manifestieren und eine Angina bei myokardialer Ischämie nachahmen. Der M. pectoralis minor überträgt Schmerzen über die vordere Brustwand, vor allem in den vorderen Schulterbereich sowie gelegentlich abwärts entlang der ulnaren Seite von Oberarm, Unterarm und Fingern. Die **Anatomie** dieses Muskels weicht insofern von der des M. pectoralis major ab, als er den vorderen Brustkorb mit dem Proc. coracoideus statt mit dem Humerus verbindet. Daher hat der M. pectoralis minor die **Funktion,** Skapula und Schulterregion nach unten und vorn zu ziehen und den vorderen Brustmuskeln bei der kraftvollen Inspiration zu helfen. Die **Untersuchung des Patienten** zeigt eine Haltung mit runden Schultern. Die Schulterbeweglichkeit ist beim Greifen nach vorn und oben geringfügig und erheblich beim Greifen nach hinten auf Schulterhöhe eingeschränkt. Die **Untersuchung auf Triggerpunkte** erfolgt durch indirekte Palpation des M. pectoralis minor durch den M. pectoralis major hindurch oder direkt, wobei man den Muskel erreicht, indem man den Daumen bei der Zangengriffpalpation unter den M. pectoralis major gleiten lässt. Symptome bei einem **Engpass** durch Kompression des Plexus brachialis (medialer und lateraler Truncus) und der A. axillaris durch einen übermäßig verspannten M. pectoralis minor werden durch die vollständige Abduktion des Armes verstärkt. Die **Lösung von Triggerpunkten** beginnt mit dem Auftragen von Kühlspray in aufwärts gerichteten Bahnen über der vorderen Brustwand und Schulter und abwärts entlang der ulnaren Armfläche. Anschließend werden manuelle Lösungstechniken eingesetzt. Zur **Infiltration von Triggerpunkten** wird die Kanüle fast parallel zur Brustwand und nicht auf die Rippen zugeführt. Sofern es die Anatomie des Patienten erlaubt, wird außerdem die Zangengriffpalpation eingesetzt. Zu den **korrigierenden Maßnahmen** für eine Langzeitbesserung gehört, dass eine zusammengesunkene Körperhaltung oder andere Muskelüberlastungen beseitigt werden müssen.

43

Inhaltsübersicht

▬▬ 43.1 Übertragungsschmerzen

(Abb. 43.1)
Triggerpunkte im M. pectoralis minor übertragen die stärksten Schmerzen in den vorderen Bereich des M. deltoideus. Bei sehr aktiven Triggerpunkten können sich die Schmerzen über die subklavikuläre Region ausdehnen und manchmal den gesamten pektoralen Bereich einer Seite einbeziehen. Ein Nebenschmerzmuster breitet sich entlang der ulnaren Seiten von Oberarm, Ellenbogen, Unterarm und Hohlhand aus und schließt die letzten drei Finger mit ein. Dabei besteht kein Unterschied zwischen Schmerzen aus unteren Insertionstriggerpunkten und aus zentralen Triggerpunkten des M. pectoralis minor.

Triggerpunkte in der angrenzenden Pars clavicularis des M. pectoralis major (Abb. 42.1A) übertragen im Grunde genommen dasselbe Schmerzmuster [43].

Schmerzen von beiden Mm. pectorales [25, 34], insbesondere vom M. pectoralis minor [28], können den Schmerz bei kardialer Ischämie überzeugend nachahmen.

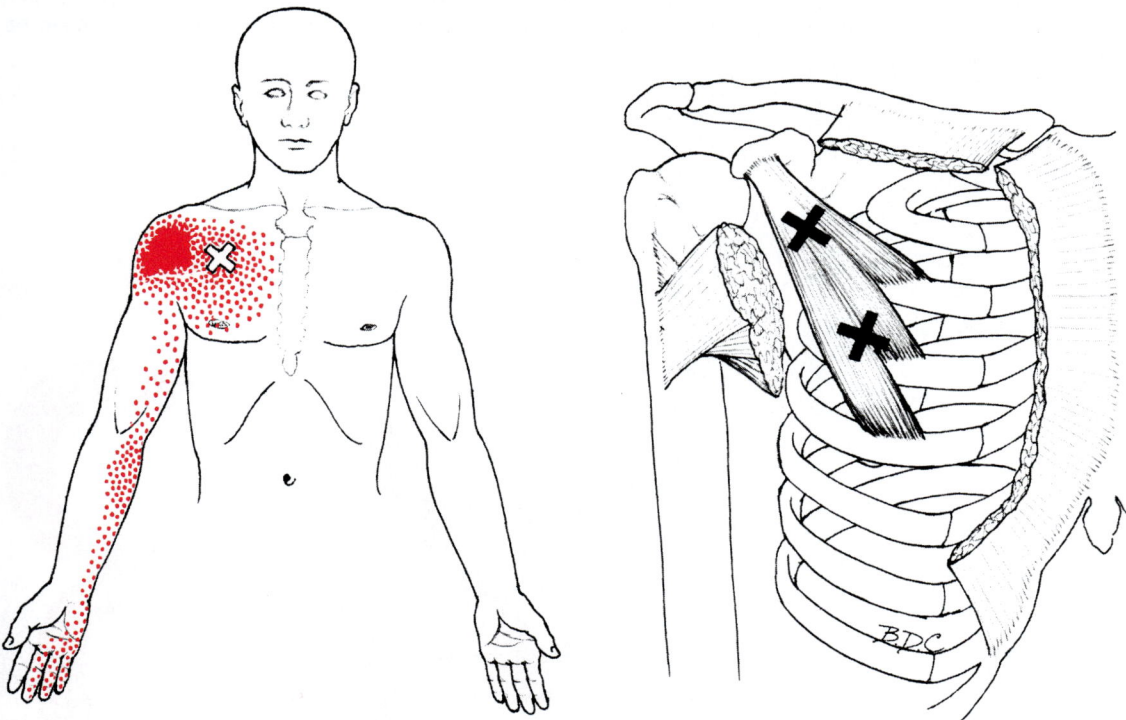

Abb. 43.1: Übertragungsschmerzmuster (Hauptschmerzmuster in *dunklem Rot,* Nebenschmerzmuster in *gepunktetem Rot*) und Lokalisation von Triggerpunkten (**X**) im rechten M. pectoralis minor. Die oberen X markieren einen Insertionstriggerpunkt und die unteren X einen zentralen Triggerpunkt in diesem Muskel.

Rumpf

■■■ 43.2 Anatomie

(Abb. 43.2)

Der M. pectoralis minor setzt *oben* an der medialen Seite der Spitze des Proc. coracoideus an und *unten* nahe den Knorpeln der dritten, vierten und fünften Rippe [9]. Dabei kann er zusätzlich an der sechsten oder der ersten Rippe inserieren [5].

An der Spitze des Proc. coracoideus setzen außerdem die Sehne des M. coracobrachialis und der kurze Kopf des M. biceps brachii an. Ein Ausläufer des M. pectoralis minor kann bei ungefähr 15% der Leichen über den Proc. coracoideus hinwegziehen und an den Sehnen be-

nachbarter Muskeln oder dem Tuberculum majus humeri ansetzen [4, 5].

Es wurden zwei weitere, relativ seltene anatomische Varianten beschrieben [16]. Der M. pectoralis minimus verbindet den Knorpel der ersten Rippe mit dem Proc. coracoideus und erweitert damit nachhaltig den Einfluss des Brustkorbs auf den kranial gelegenen M. pectoralis minor [33]. Der M. pectoralis intermedius kann weiter medial als der M. pectoralis minor an der dritten, vierten und fünften Rippe sowie oben oberhalb der Faszie inserieren, die die Mm. coracobrachialis und biceps brachii bedeckt. Diese Anordnung keilt den M. pectoralis intermedius zwischen den Mm. pectoralis major und minor ein [16].

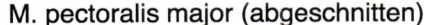

M. pectoralis major (abgeschnitten)

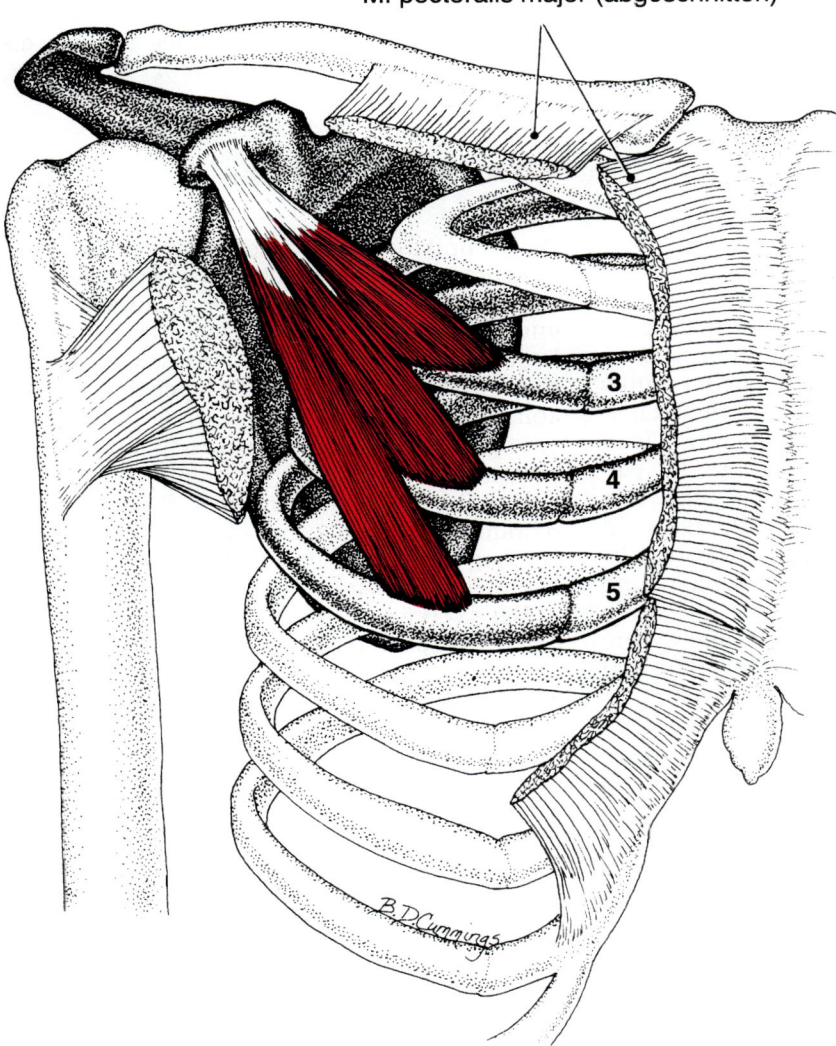

Abb. 43.2: Ansätze des M. pectoralis minor (rot).

Weiterführende Literatur

Der M. pectoralis minor wurde von weiteren Autoren übersichtlich in der Ansicht von vorn [1, 10, 15, 27, 33, 38, 41], von vorn mit neurovaskulären Strukturen [2], von der Seite [30], von der Seite mit neurovaskulären Strukturen [12], von unten mit neurovaskulären Strukturen [31] und im Querschnitt [14, 17] abgebildet. Bei einer häufigen Variante ziehen Fasern über den Proc. coracoideus hinweg, um das Lig. coracohumerale zu verstärken [4].

Ungefähr 40% der Fasern des M. pectoralis minor sind vom Typ II, wobei der Anteil ab einem Alter von 60 Jahren langsam abnimmt. Von diesem Alter an nimmt das Volumen der Typ-II-Fasern signifikant ab [37].

43.3 Innervation

Der M. pectoralis minor wird vom N. pectoralis medialis versorgt, der aus dem Truncus medialis und Fasern aus den Wurzeln C_8 und Th_1 stammt.

43.4 Funktion

Der M. pectoralis minor zieht die Skapula in fast gleichen Winkeln nach vorn, unten und innen [33]. Die Absenkung der Schulter durch diesen Muskel [9, 13, 21] stabilisiert die Skapula, wenn mit dem Arm abwärts gegen Widerstand Druck ausgeübt wird [33]. Da der einwärts wirkende Kraftanteil bei der Kontraktion dieses Muskels durch die Klavikula blockiert wird, zieht die resultierende Kraft die Fossa glenoidalis der Skapula schräg nach unten und vorn [13]. Gleichzeitig hebt diese Kraft deren Margus medialis und den Angulus inferior von den Rippen ab (Flügelstellung der Skapula) [33].

Die Absenkung des Proc. coracoideus durch diesen Muskel zieht die Schulter nach vorn. Der Muskel stabilisiert sie bei Abwärtsschub (Gehen mit Krücken, einen Pfahl in den Boden rammen) [39].

Sofern die Skapula bei eleviertem Arm durch die Pars superior des M. trapezius und den M. levator scapulae fixiert ist, wird der M. pectoralis minor bei der kräftigen Inspiration aktiv, die den oberen Brustkorb miteinbezieht [13]. Auf diese Weise kann er bei der forcierten Inspiration als Atemhilfsmuskel fungieren [6, 9, 33].

43.5 Funktionelle Einheit

Der M. pectoralis minor bildet eine synergistische funktionelle Einheit zur Unterstützung bei forcierter Inspiration, indem er den M. levator scapulae, die Pars superior des M. trapezius und den M. sternocleidomastoideus mit den parasternalen Mm. intercostales interni und externi, dem Zwerchfell und den Mm. scaleni verbindet. Im Gegensatz zur Ruheatmung ist der M. pectoralis minor bei der forcierten Inspiration elektromyographisch aktiv [6]. Außerdem assistiert er dem M. pectoralis major bei der Absenkung der Schulter, beim Vorwärtsziehen der Skapula und bei der Abwärtsrotation von deren Angulus lateralis (der Fossa glenoidalis). Schließlich hilft er dem M. latissimus dorsi bei der Senkung der Schulter.

Die Pars inferior des M. trapezius wirkt bei der Rotation und Protraktion der Skapula als Antagonist des M. pectoralis minor.

43.6 Symptome

Die Hauptbeschwerden des Patienten bestehen in Schmerzen, wobei nicht scharf zwischen solchen bei Triggerpunkten im M. pectoralis minor und in darüber liegenden, benachbarten Anteilen des M. pectoralis major unterschieden wird. Übertragungsschmerzen des M. pectoralis minor können sowohl die Stärke und Qualität als auch die Ausbreitung von Herzschmerzen nachahmen [34].

Der Patient kann sich einer Bewegungseinschränkung bewusst sein, sofern er versucht, bei Haltung des Armes in Schulterhöhe nach vorn und oben oder nach hinten zu greifen.

Der verkürzte M. pectoralis minor kann durch Kompression des neurovaskulären Stranges des Armes unverwechselbare neurovaskuläre Symptome hervorrufen (Kapitel 43.10, Abb. 43.4).

43.7 Aktivierung und Aufrechterhaltung von Triggerpunkten

Eine Haltung oder Bewegung, die einen Triggerpunkt aktiviert hat, kann ihn auch aufrecht erhalten, sofern sie anhaltend ausgeführt oder

Rumpf

nicht korrigiert wird. Außerdem können zahlreiche strukturelle und systemische Faktoren (Kapitel 4) einen Triggerpunkt aufrecht erhalten, der durch eine akute oder chronische Überlastung aktiviert wurde.

Triggerpunkte im M. pectoralis minor können aktiviert werden, da sie in der Schmerzzone bei myokardialer Ischämie liegen. Außerdem können sie als Satellitentriggerpunkte von solchen im M. pectoralis major [19] entstehen. Weitere auslösende Ursachen sind Verletzungen (eine Schusswunde des oberen Brustkorbs oder eine Fraktur der oberen Rippen), ein Autounfall mit Schleudertrauma [20], eine Belastung durch übermäßigen Einsatz als Schultersenker (ungewohntes Laufen an Krücken), eine Belastung als Atemhilfsmuskel (bei schweren Hustenattacken oder zur Unterstützung einer paradoxen Atmung), eine schlechte Sitzhaltung (chronische Verkürzung des Muskels bei schlecht konstruiertem Stuhl oder Arbeitsmaterial) sowie eine anhaltende Muskelkompression (ein Rucksack mit engen Riemen auf der Schultervorderseite).

Durch eine Schwäche der Pars inferior des M. trapezius kann die Skapula hochrutschen und vorn nach unten kippen. Dadurch kann sich der M. pectoralis minor kompensatorisch verkürzen, was Triggerpunkte in ihm aufrecht erhält.

▬▬ 43.8 Untersuchung des Patienten

Nachdem erfasst wurde, welche(s) Ereignis(se) mit dem Beginn der Schmerzen einhergingen, sollte der Arzt eine detaillierte Zeichnung der vom Patienten beschriebenen Schmerzen anfertigen. Die Zeichnung sollte im Stil der Schmerzmuster erfolgen, wie sie in diesem Band wiedergegeben werden, und die Kopie eines geeigneten Körperumrisses der Abbildungen 3.2–3.4 verwenden.

Ein Patient mit einer signifikanten Verkürzung des M. pectoralis minor durch Triggerpunkte weist meistens eine Körperhaltung mit nach vorn gesunkenen (runden) Schultern auf. Verantwortlich ist der M. pectoralis minor, der den Proc. coracoideus nach vorn und unten zieht.

Durch die erhöhte Spannung bei Triggerpunkten im M. pectoralis minor kann der Patient nicht mehr im vollen Bewegungsausmaß auf Schulterhöhe nach hinten greifen. Außer-

dem wird die vollständige Beugung des Armes im Schultergelenk durch die Absenkung des Proc. coracoideus und die Rotation der Fossa glenoidalis nach unten beeinträchtigt [23]. Die Verkürzung dieses Muskels kann am Patienten in Rückenlage beobachtet werden, wenn man die betroffene Schulter weg von der Untersuchungsliege eleviert (nach vorn anhebt), wie es von Kendall et al. beschrieben wurde [23].

Eine Schwäche des M. pectoralis minor wird ermittelt, indem man dem Hochdrücken der Schulter Widerstand entgegensetzt. Dazu liegt der Patient auf dem Rücken und hebt Hand und Ellenbogen hoch, damit er die Bewegung nicht durch Abstützen auf der Untersuchungsliege unterstützt. Dieses Vorgehen wurde von Kendall et al. beschrieben und illustriert [23].

Die Mm. pectoralis minor und subscapularis behindern die Kombinationsbewegung der Schulter aus Abduktion und Außenrotation, sofern sie durch Triggerpunkte verkürzt sind. Dabei beschränken Triggerpunkte im M. subscapularis nur die glenohumeralen Bewegungen, während solche im M. pectoralis minor nur die Beweglichkeit der Skapula auf der Thoraxwand beeinträchtigen. Die Skapulabewegung ist tastbar und manchmal sichtbar. Bei Abduktion des Armes um 90° wird die Außenrotation erheblich durch beide Muskeln begrenzt. Sofern der Arm an der Seite herabhängt, beeinträchtigt nur der M. subscapularis die Außenrotation merklich. Der Patient kann außerdem am Ende der Bewegung einen Zug an den Rippen empfinden, wenn die Abduktion des Armes im Schultergelenk durch verspannte Faserbündel im M. pectoralis minor verursacht wird. Diese Beobachtungen sind eine wertvolle Bestätigung. Die Mm. subscapularis und pectoralis minor weisen unterschiedliche Übertragungsschmerzmuster auf, die eigentlich nicht verwechselt werden können.

▬▬ 43.9 Untersuchung auf Triggerpunkte

(Abb. 43.3)
Zunächst sollte im M. pectoralis major nach aktiven Triggerpunkten gesucht werden, die die Lokalisation von solchen im darunter liegenden M. pectoralis minor verdecken und erschweren können.

Sofern sich der Untersucher nicht sicher ist, wo der M. pectoralis minor unter dem M. pectoralis major liegt, kann er ihn ertasten, während der Patient den M. pectoralis minor anspannt. Dazu hebt der Patient die Schulter von der Untersuchungsliege und entspannt gleichzeitig den Arm, um sich nicht mit der Hand abzustützen [23]. Im Sitzen hält der Patient den Arm nahe am Körper und geringfügig nach hinten, um den M. pectoralis major zu hemmen. Dann protrahiert er die Schulter kräftig und atmet tief mit der Brust ein [33]. Beide Manöver aktivieren den M. pectoralis minor, sodass er identifiziert werden kann.

Triggerpunkte im M. pectoralis minor können sowohl in Rückenlage als auch am sitzenden Patienten sowohl mit flacher Palpation durch den M. pectoralis major gegen die Brustwand (Abb. 43.3A), wie es Webber [44] beschrieben hat, als auch durch Zangengriffpalpation (Abb. 43.3B) lokalisiert werden. Dabei wird der M. pectoralis major jeweils entspannt, indem der Arm des Patienten zur Körpervorderseite gelagert und der Unterarm auf dem Abdomen abgelegt wird. Anschließend kann der M. pectora-

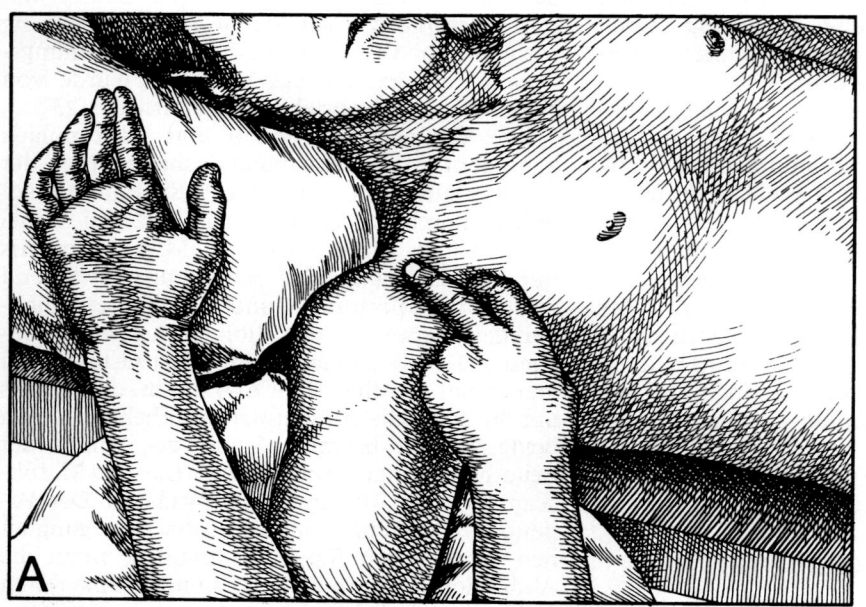

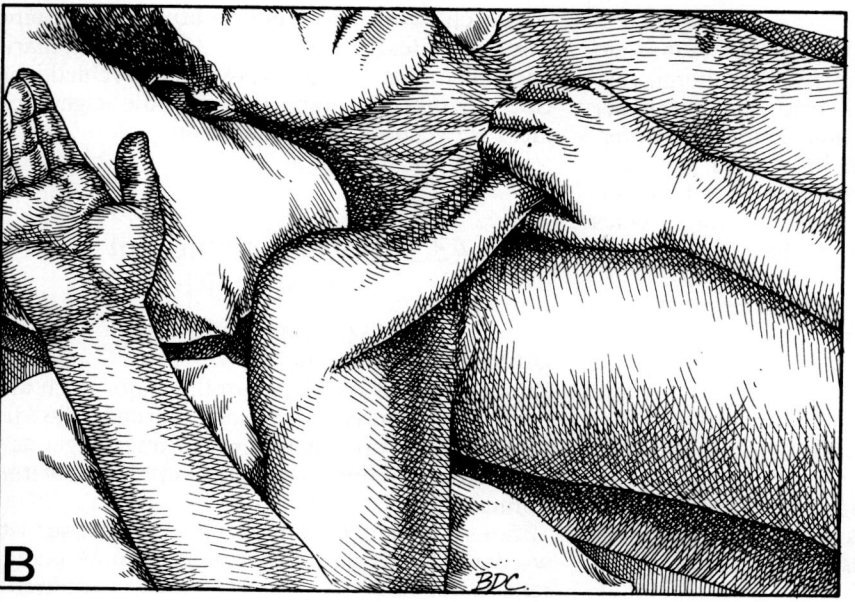

Abb. 43.3: Palpation von Triggerpunkten im M. pectoralis minor. Der darüber liegende M. pectoralis major wird durch die gezeigte Lagerung des Armes oder Ablegen des Unterarmes auf dem Bauch entspannt. **A:** flache Palpation des M. pectoralis minor durch den M. pectoralis major; **B:** Zangengriffpalpation um den M. pectoralis major herum. Der Daumen hat nur durch die Haut Kontakt mit dem M. pectoralis minor. Die Finger ergreifen ihn durch den M. pectoralis major. Zusammen können sie ihn teilweise von der Brustwand abheben. Der M. pectoralis minor kann durch Anheben der Schulter angespannt werden, was die Identifikation seiner Triggerpunkte erleichtert.

lis minor im erwünschten Ausmaß gedehnt werden, indem die Skapula im Sinne einer militärischen Haltung adduziert wird. Die zwei Mm. pectorales können voneinander unterschieden werden, indem man die Ausrichtung der Muskelfasern in verspannten Faserbündeln und die Richtung lokaler Zuckungsreaktionen beobachtet.

Obwohl sich der Patient in Rückenlage besser entspannen kann als im Sitzen, ist es oft zweckmäßig und informativ, wenn man beide Mm. pectorales im Sitzen mit flacher Palpation auf Triggerpunkte untersucht. Im Sitzen sind die Untersuchung des Bewegungsumfanges und das von Irving S. Wright beschriebene Hyperabduktionsmanöver [45] leichter durchführbar.

Normalerweise kann der M. pectoralis minor bei schlanken Patienten mit relativ loser Haut in Rückenlage direkt mit der Zangengriffpalpation palpiert werden (Abb. 43.3B). Der M. pectoralis major kann weiter entspannt werden, indem der Arm wie oben beschriebenen gelagert wird. Sofern eine noch weitergehende Entspannung notwendig ist, kann ein Kissen unter die Schulter gelegt werden, sodass sie protrahiert wird. Der Untersucher setzt seinen Daumen (mit kurz geschnittenem Fingernagel) am höchsten Punkt der Achselhöhle auf und gleitet unterhalb des M. pectoralis major die Brustwand entlang zur Mittellinie, bis er auf die Muskelmasse des M. pectoralis minor stößt. Nun werden dieser (und der M. pectoralis major) im Zangengriff zwischen Daumen und Fingern erfasst (Abb. 43.3B), wobei sie teilweise von der Brustwand abgehoben werden. Anschließend können die Fasern des M. pectoralis minor direkt durch die Haut nach einem überempfindlichen Knötchen in einem verspannten Faserbündel untersucht werden. Die Identifikation von Triggerpunkten im M. pectoralis minor kann verbessert werden, wenn man die Schulter nach kranial anhebt, um ihn anzuspannen. Die Triggerpunkte des M. pectoralis minor werden dadurch empfindlicher, ohne dass der Muskel angespannt wird.

▬▬▬ 43.10 Engpass

(Abb. 43.4)
Der M. pectoralis minor bildet die Grenze, die die A. axillaris anatomisch in drei Abschnitte unterteilt. Der zweite Abschnitt der Arterie liegt unter dem Muskel. Der distale Anteil des Plexus brachialis verläuft ebenfalls unter dem M. pecto-

ralis minor, wo dieser am Proc. coracoideus ansetzt. Bei der Abduktion und Außenrotation des Armes werden die Arterie, die Vene und die Nerven nahe seiner Ansatzstelle um den M. pectoralis minor gebogen und gedehnt und können komprimiert werden, wenn der Muskel durch myofasziale Triggerpunkte fest und verspannt ist (Abb. 43.4B). Eine Verspannung des M. pectoralis minor vergrößert die Wahrscheinlichkeit, dass die Wurzeln von C_7 und C_8, die abgewinkelt über die erste Rippe ziehen, eingeklemmt werden. Kendall et al. haben diesen muskulär bedingten Engpass detailliert beschrieben und festgestellt, dass die Verkürzung des M. pectoralis minor die wahrscheinlichste Ursache ist. Die Kompression wird verschlimmert, wenn die Mm. biceps brachii und coracobrachialis verspannt und die Pars inferior des M. trapezius geschwächt (oder gehemmt) ist [24].

Die Kompression der A. axillaris kann mit dem Wright-Test nachgewiesen werden [45]. Dabei wird der Arm in der Schulter außenrotiert und abduziert (Abb. 43.4A), während gleichzeitig der Radialispuls getastet wird. Die Untersuchung ist effektiver, wenn der Patient die Schulter nicht anhebt und die Spannung auf die neurovaskulären Strukturen abschwächt. Wird bei dieser Haltung die Skapula adduziert, können die neurovaskulären Strukturen durch den M. pectoralis minor [7, 8] und durch Verschluss des kostoklavikulären Raumes komprimiert werden. Eine erhebliche Verkürzung des M. pectoralis minor durch Triggerpunkte manifestiert sich mit Kompressionssymptomen und einem Verschwinden des Radialispulses bei Abduktion des Armes um 90° in der Schulter. Eine weitere Hyperabduktion (Abb. 43.4) erhöht die Spannung des M. pectoralis minor und der neurovaskulären Strukturen, sodass auch bei einigen Gesunden eine deutliche Kompression auftreten kann.

Eine arterielle Kompression erkennt man am Verlust des Radialispulses am Handgelenk oder durch eine Abnahme des arteriellen Blutflusses, der präziser mit der Dopplersonographie erfasst werden kann [32]. Sofern überwiegend aktive Triggerpunkte im M. pectoralis minor für die Arterienkompression bei Abduktion oder Hyperabduktion verantwortlich sind, kann der Radialispuls in der Untersuchungsposition wieder auftreten, nachdem die Überempfindlichkeit der Triggerpunkte reduziert wurde. Bei der Lagerung von Patienten mit aktiven Triggerpunkten im M. pectoralis minor in der Hyperabduktionsstellung kehrte der Puls trotz beibehaltener

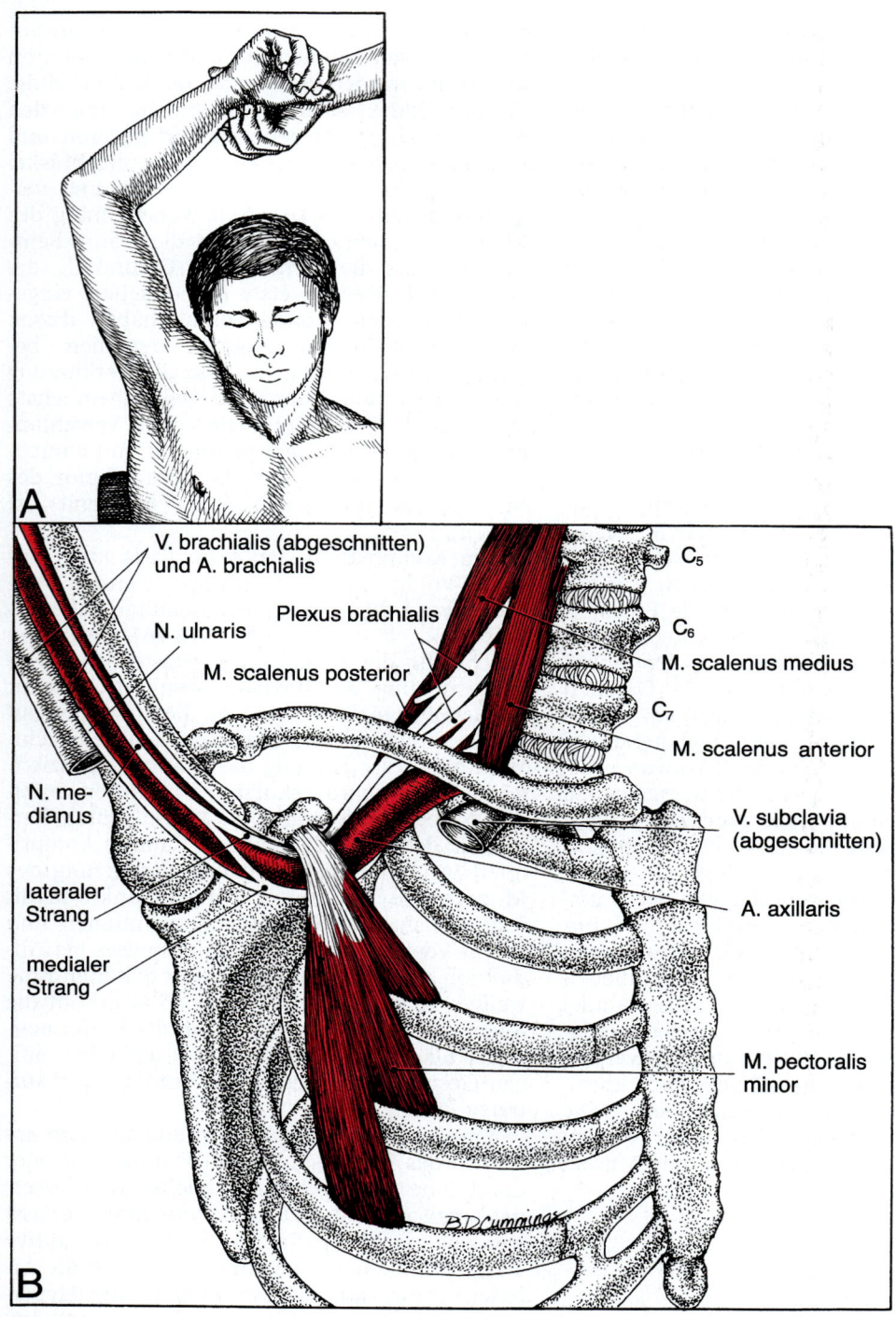

Abb. 43.4: Kompression des unteren Plexus brachialis und der A. axillaris durch den M. pectoralis minor im Wright-Test mit voller Abduktion. **A:** Abduktionshaltung für den Test; **B:** Dehnung und Verdrehung des Plexus brachialis und der A. axillaris können an der Stelle auftreten, wo sie abgewinkelt unter dem Ansatz des M. pectoralis minor am Proc. coracoideus verlaufen. Bei Adduktion der Skapula (Rückwärtszug) im Sinne einer militärisch strammen Haltung können diese neurovaskulären Strukturen außerdem direkt durch die Klavikula gegen die erste Rippe gedrückt werden. Dies gilt insbesondere, wenn die erste Rippe angehoben wird. Der Umstand, dass die Fasern des Fasciculus medialis außerdem abgewinkelt über die erste Rippe verlaufen und an dieser Stelle in zweifacher Hinsicht komprimiert werden können, wurde hier nicht abgebildet.

Rumpf

Armhaltung sofort zurück, wenn die Haut über dem gedehnten M. pectoralis minor mit Kühlspray behandelt wurde.

Die neurologischen Kompressionssymptome entsprechen den für den M. scalenus in Kapitel 20 beschriebenen. Der Nachweis der Nervenkompression unter dem M. pectoralis minor durch einen Wright-Test (siehe oben) gelingt besser, wenn der Patient die Schulter nicht anheben darf, um die Spannung des Plexus brachialis zu vermindern. Bei dieser Armhaltung kann an zwei Stellen ein Engpass für den Fasciculus medialis (Abb. 43.4B) entstehen: zum einen an der Stelle, wo er abgewinkelt unter der Sehne des M. pectoralis minor verläuft, und zum anderen, wo seine Fasern abgewinkelt über die erste Rippe ziehen. Der Fasciculus medialis verbindet den Truncus inferior mit dem N. ulnaris [3, 11]. Die Kompression verursacht Taubheit und Parästhesien im vierten und fünften Finger, meist jedoch nicht in den übrigen Fingern und dem Daumen. Der Fasciculus lateralis, der direkter komprimiert wird (Abb. 43.4B) als der Fasciculus medialis, verbindet proximal den Truncus inferior und den Truncus medialis sowie distal die Nn. musculocutaneus und medialis [3, 11]. Das Kompressionssyndrom verursacht dorsal und radial am Unterarm und an den volaren Flächen der ersten dreieinhalb Finger Sensibilitätsstörungen [9]. Eine Kompression beider Fasciculi beeinträchtigt fast die gesamte Sensibilität unterhalb des Ellenbogens.

Die Kompression durch einen verspannten M. pectoralis minor führt nicht zu einem Handödem oder Fingersteifigkeit, wie sie bei Engpässen durch den M. scalenus anterior typisch sind. Ein Skalenus-anterior-Engpass beeinträchtigt eher die venöse als die arterielle Zirkulation durch Einklemmung der V. subclavia zwischen Klavikula und erster Rippe. Ursache ist die Anhebung der ersten Rippe durch den verkürzten M. scalenus anterior.

Der Engpass entsteht beim Kostoklavikularsyndrom durch eine Einklemmung von A. axillaris und/oder Plexus brachialis zwischen Klavikula und erster Rippe. Die Auswirkungen dieser Kompression werden sichtbar, wenn man den Patienten eine militärisch stramme Haltung (angehobene Brust und adduzierte Skapulae) einnehmen lässt.

Zwei Fallberichte veranschaulichen Engpässe durch den M. pectoralis minor. In beiden Fällen waren die Befunde gut mit verantwortlichen Triggerpunkten in diesem Muskel zu vereinbaren, aber in keinem der Fälle wurden die Patienten darauf untersucht. Hewitt berichtete über eine Verlegung der V. axillaris, die durch eine Phlebographie aufgedeckt wurde. Bei der Operation konnte jedoch kein Thrombus entdeckt werden sondern eine Kompression durch die angespannte Sehne des M. pectoralis minor [18]. Die chirurgische Durchtrennung der Sehne behob die Kompressionssymptomatik des Patienten. Paquariello et al. berichteten über einen Patienten mit Brustschmerzen, Zeichen einer venösen Kompression, eines Engpasses des Truncus inferior und einer Kostochondritis der ersten bis sechsten Rippe. Die Symptome verschwanden nach zehntägiger Behandlung mit lokaler Wärme und oraler Acetysalicylsäure. Sie wurden auf einen Spasmus des M. pectoralis minor als Reaktion auf die Kostochondritis zurückgeführt [29].

43.11 Differenzialdiagnose

Zu den Differenzialdiagnosen bei Symptomen durch Triggerpunkte im M. pectoralis minor gehören das Thoracic-outlet-Syndrom, eine Radikulopathie C_7 und C_8, eine Tendinitis supraspinalis oder des M. biceps brachii sowie eine Epicondylitis medialis.

Gelenkfehlfunktionen, die häufig bei Triggerpunkten im M. pectoralis major auftreten, betreffen unter anderem die Elevation der dritten, vierten und fünften Rippe.

43.11.1 Assoziierte Triggerpunkte

Nur selten – falls überhaupt – findet man aktive Triggerpunkte im M. pectoralis minor ohne solche im M. pectoralis major. Daher enthalten bei Triggerpunkten im M. pectoralis minor vermutlich dieselben Muskeln aktive Triggerpunkte wie bei einem Befall des M. pectoralis major: die Pars anterior des M. deltoideus, der M. scalenus und der M. sternocleidomastoideus.

Sofern sie parasternal oder im unteren lateralen Rand der Pars costalis liegen, können Triggerpunkte im M. pectoralis major auch ohne Beteiligung des M. pectoralis minor auftreten.

Im Bereich des Ansatzes des M. pectoralis minor am Proc. coracoideus wurden Bindegewebs-Triggerpunkte in Narbengewebe gefunden. Diese Triggerpunkte übertrugen ipsilateral Überempfindlichkeit, heiße, brennende Schmerzen, Prickeln und blitzartige Stiche in den pektoralen Bereich und zum Olekranon. Die Infiltration dieser Bindegewebs-Triggerpunkte löste zunächst kurzfristig stechende, blitzartige, lokale und Übertragungsschmerzen aus, auf die eine Schmerzlinderung folgte.

▬▬ 43.12 Lösung von Triggerpunkten

(Abb. 43.5)
Die Korrektur einer ungünstigen Körperhaltung, insbesondere mit runden Schultern, und Anweisungen, wie der Patient dauerhaft eine korrekte Haltung und Bewegungen beibehalten kann, sind von herausragender Bedeutung. In Kapitel 41.3 werden statische und dynamische Aspekte der Körperhaltung besprochen.

Statt der üblichen Sprüh-und-Dehn-Technik, die gemäß der in den anderen Kapiteln besprochenen Grundlagen erfolgreich eingesetzt werden kann, widmet sich dieses Kapitel einem Verfahren aus der üblichen vorausgehenden Kühlsprayanwendung und nachfolgender manueller Lösung des verspannten Muskels. Andere effektive Techniken umfassen die postisometrische Relaxation und das Verfahren aus Kontraktion und Relaxation, wie sie in Kapitel 3.12 besprochen werden. Diese Techniken sind vor allem bei der Lösung *zentraler* Triggerpunkte erfolgreich. Der primäre therapeutische Ansatz bei *Insertionstriggerpunkten* besteht in der Inaktivierung der auslösenden zentralen Triggerpunkte.

Die einleitende Kühlsprayanwendung am M. pectoralis minor wird in Abbildung 43.5A gezeigt, die anschließende manuelle Dehnung wird in Abbildung 43.5B beschrieben und dargestellt. Eine ähnliche myofasziale Lösetechnik, die die Lösung der Pars clavicularis und der oberen Pars sternalis des M. pectoralis major miteinbezieht, wird in Abbildung 12.8A dargestellt.

Lewit beschreibt die Überempfindlichkeit einer Insertionstendopathie an den Rippenansätzen des M. pectoralis minor, die er durch Anwendung der postisometrischen Relaxation an diesem Muskel lindert [26]. Der kritische Faktor

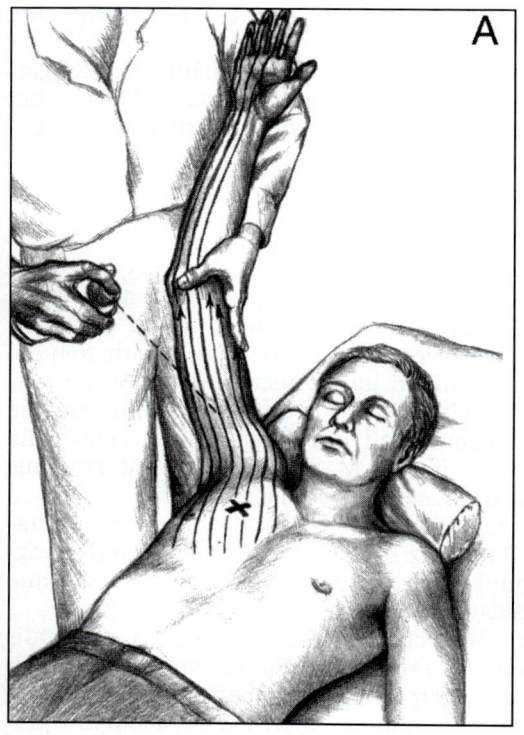

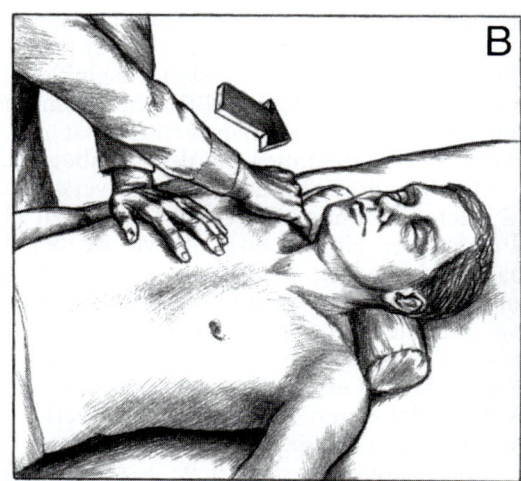

Abb. 43.5: Auftragen von Kühlspray und Lösung des rechten M. pectoralis minor durch Dehnung. **A:** Anwendung des Kühlsprays (*Pfeile*) bei einem Triggerpunkt (**X**) im M. pectoralis minor. Der Arm wird diagonal so weit über dem Kopf erhoben (geringfügig abduziert und außenrotiert), wie es ohne Widerstand oder Unbehagen möglich ist. Aufwärts verlaufende Bahnen des Kühlsprays bedecken den Muskel und sein Schmerzmuster, das sich distal über den ulnaren Bereich des Unterarms und die drei ulnaren Finger ausbreitet. Diese Armhaltung verlängert außerdem den M. pectoralis major, der gleichzeitig mit dem Kühlspray behandelt werden sollte, um eine Verschlimmerung seiner Triggerpunkte zu verhindern. Die beiden Mm. pectorales sind häufig gemeinsam betroffen. **B:** Lösung der Verspannung im rechten M. pectoralis minor bei Triggerpunkten durch Anwendung von Druck (*Pfeil*) auf die Schulter mit der einen Hand, um den oberen Teil der Skapula nach hinten zu bewegen, wobei die andere den kostalen Muskelansatz stabilisiert. Bei einer Schwäche der Pars inferior des M. trapezius sollte dieser gestärkt werden, um zur Stabilisierung der Skapula beizutragen.

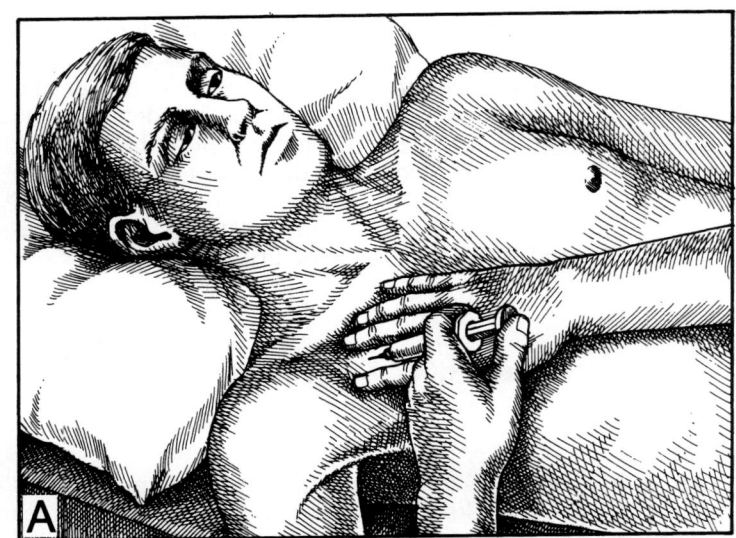

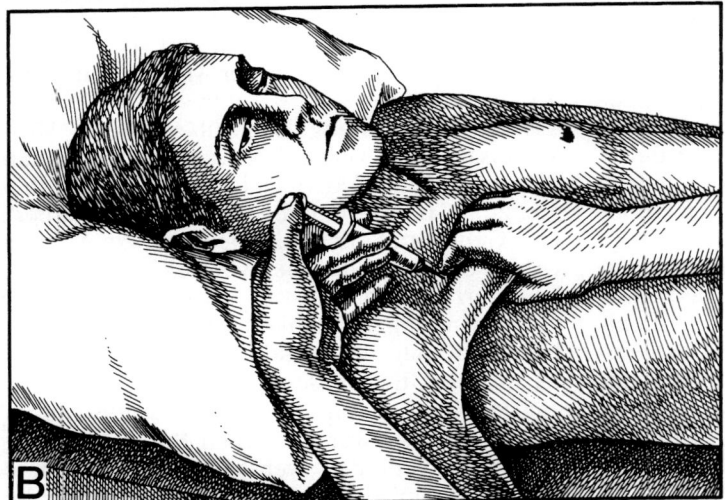

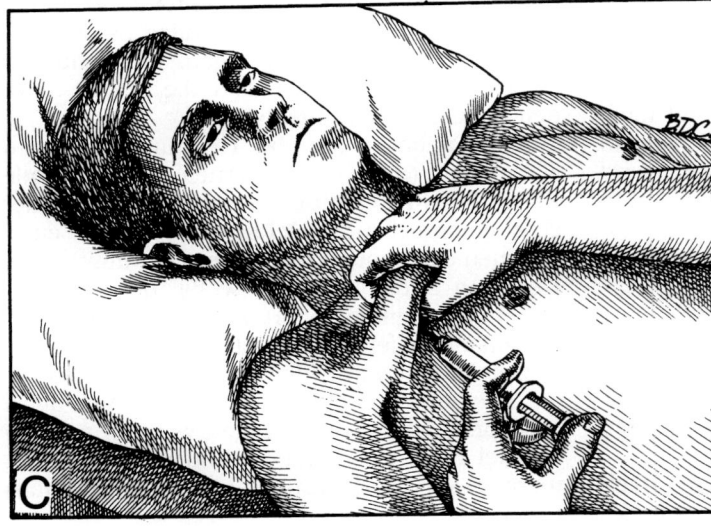

Abb. 43.6: Infiltration des M. pectoralis minor durch einen linkshändigen Therapeuten. **A:** Infiltration des oberen Insertionstriggerpunktes, der durch flache Palpation lokalisiert wird; **B:** Infiltration eines zentralen Triggerpunktes in den mittleren Fasern, der in der Zangengriffpalpation zwischen den Fingern gehalten wird; **C:** Infiltration des oberen Triggerpunktes von unten, wobei er zwischen den Fingerspitzen im Zangengriff fixiert wird.

Rumpf

bei seiner Technik ist ein behutsames Vorgehen, da eine zu starke Dehnung die Insertionstendopathie verstärken und die erfolgreiche Lösung der verantwortlichen Triggerpunkte verhindern kann. Die kraftvolle Dehnung eines bereits verspannten Muskels kann außerdem Nervenkompressionssyndrome verschlimmern.

▬▬ 43.13 Infiltration von Triggerpunkten

(Abb. 43.6)

Die Infiltration von Triggerpunkten im M. pectoralis minor sollte nur am Patienten in Rückenlage und *nicht* im Sitzen erfolgen, um psychische Synkopen zu vermeiden. Außerdem sollten vorab Triggerpunkte im M. pectoralis major inaktiviert worden sein, damit diese nicht rezidivieren können. Das obere X in Abbildung 43.1, ein Insertionstriggerpunkt, markiert den Bereich des Muskel-Sehnen-Übergangs nahe dem Proc. coracoideus, der durch Richten der Kanüle auf den Proc. coracoideus erreicht werden kann [34], wie es in den Abbildungen 43.6A und B gezeigt wird. Sofern möglich, sollte die Hand des Therapeuten den M. pectoralis minor unter dem M. pectoralis major lokalisieren. Dazu ist die Zangengriffpalpation erforderlich, wie sie in Kapitel 43.9 beschrieben wird, bei der die Finger (oder der Daumen) direkt Kontakt mit dem Muskel haben (Abb. 43.6B und C). Die Kanüle wird parallel zum Brustkorb auf den Proc. coracoideus zugeführt.

Das untere X in Abbildung 43.1 liegt nahe der mittleren Muskelfaserregion im fingerförmigen Ansatz an der vierten Rippe, wo zentrale Triggerpunkte liegen können. Im Allgemeinen werden diese zentralen Triggerpunkte mit nach kaudal gerichteter Kanüle erreicht, die dabei so nahe wie möglich am Brustkorb geführt wird (Abb. 43.6B), um zu verhindern, dass sie in einen Interkostalraum eindringt. Für die Infiltration an dieser Stelle wird die von Hong entwickelte Technik empfohlen (Kapitel 3.13).

Nach der Infiltration der Triggerpunkte sollte der Patient Arm und Schulter langsam dreimal unter Ausnutzung des *gesamten* Bewegungsumfanges des M. pectoralis major bewegen. Anschließend wird eine feuchte Wärmepackung auf die Pektoralregion gelegt.

Eine Untersuchung an Patienten nach Schleudertraumen, die das Ansprechen auf wiederholte Infiltrationen des M. pectoralis minor klären sollte, konnte belegen, dass um so mehr Injektionen erforderlich waren, je größer der Abstand zwischen dem auslösenden Trauma und dem Einsetzen der Triggerpunktbehandlung war. Außerdem hielt der Effekt der einzelnen Injektionen bei verzögertem Therapiebeginn kürzer an [20]. Für andere Muskeln gilt höchstwahrscheinlich dasselbe Prinzip.

▬▬ 43.14 Korrigierende Maßnahmen

Man sollte die Triggerpunkte in allen Muskeln lösen, die Schmerzen in den Bereich des M. pectoralis minor übertragen können, und daher schnell Satellitentriggerpunkte in diesem Muskel verursachen können. Dazu gehören die Mm. scaleni und der M. pectoralis major.

Aktivitätsbelastung durch übermäßigen Muskeleinsatz muss verhindert werden, indem man die ungünstige Aktivität identifiziert und begrenzt, z. B. Gartenarbeit, Schreibtischarbeit, und Gehen an Krücken. Eine paradoxe Atmung (Abb. 20.15A) sollte, wie in Kapitel 20 beschrieben, korrigiert werden.

Die Haltung im Stehen und Sitzen sollte verbessert (Kapitel 41.3) und ein schwacher M. trapezius gekräftigt werden.

Die Kompression des M. pectoralis minor durch einen schwer beladenen Büstenhalterträger sollte verhindert werden. Dazu kann man den Träger auf das Akromion verschieben oder ihn abpolstern, um die Last breiter zu verteilen. Eine elastische, miederartige Stütze kann ebenfalls erfolgreich dazu beitragen, die Schultern hinten zu halten, ohne dass die Träger unter den Schultern einschneiden [22].

Der Patient sollte die Dehnungsübung im Türrahmen (Abb. 42.9) erlernen, um die volle Länge des M. pectoralis zu gewährleisten, oder eine entsprechende Dehnungsübung in einer Zimmerecke ausführen. Die wirkungsvollste Dehnung erfolgt manuell, wobei der Schultergürtel nach hinten rotiert wird, was jedoch nur mit einem Helfer möglich ist.

Der Patient vermeidet es, „zusammengerollt" auf der Seite zu schlafen, wobei die Schultern ausgeprägt nach vorn gezogen werden, um den Muskel nicht zu verkürzen und die Verschlimmerung von Triggerpunkten im M. pectoralis minor zu vermeiden.

Weiterführende Literatur und Fallberichte

Dr. Travell hat exemplarisch über die Diagnostik und Behandlung von Patienten mit aktiven Triggerpunkten im M. pectoralis minor berichtet [35, 42].

Literatur

1. Agur AM: *Grant's Atlas of Anatomy*. Ed. 9. Williams & Wilkins, Baltimore, 1991:16 (Fig. 1.15).
2. *Ibid*. p. 373 (Fig. 6.22).
3. *Ibid*. p. 377 (Fig. 6.27).
4. *Ibid*. p. 383 (Fig. 6.35).
5. Bardeen CR: The musculature, Sect. 5. In: *Morris's Human Anatomy*. Ed. 6. Edited by Jackson CM. Blakiston's Son & Co., Philadelphia, 1921 (pp. 406, 407).
6. Basmajian JV, DeLuca CJ: *Muscles Alive*. Ed. 5. Williams & Wilkins, Baltimore, 1985 (p. 426).
7. Cailliet R: *Soft Tissue Pain and Disability*, F.A. Davis, Philadelphia, 1977 (pp. 144–146, Fig. 116).
8. Cailliet R: *Neck and Arm Pain*. F.A. Davis, Philadelphia, 1964 (pp. 95, 96).
9. Clemente CD: *Gray's Anatomy*. Ed. 30. Lea & Febiger, Philadelphia, 1985 (pp. 520, 521).
10. *Ibid*. (Fig. 6-45).
11. Clemente CD: *Anatomy*. Ed. 3. Urban & Schwarzenberg, Baltimore, 1987 (Fig. 18).
12. *Ibid*. (Fig. 20).
13. Duchenne GB: *Physiology of Motion*, translated by E.B. Kaplan. J.B. Lippincott, Philadelphia, 1949 (pp. 19, 479, 481).
14. Eisler P: *Die Muskeln des Stammes*. Gustav Fischer, Jena, 1912 (Fig. 68).
15. *Ibid*. (Fig. 69).
16. *Ibid*. (Fig. 73, pp. 477–479).
17. Ellis H, Logan B, Dixon A: *Human Cross-Sectional Anatomy: Atlas of Body Sections and CT Images*. Butterworth Heinemann, Boston, 1991 (Sects. 32, 33, 35).
18. Hewitt RL: Acute axillary-vein obstruction by the pectoralis-minor muscle. *N Engl J Med 279(11)*:595, 1968.
19. Hong CZ: Considerations and recommendations regarding myofascial trigger point injection. *J Musculoske Pain 2(1)*:29–59, 1994.
20. Hong CZ, Simons DG: Response to treatment for pectoralis minor myofascial pain syndrome after whiplash. *J Musculoske Pain 1(1)*:89–131, 1993.
21. Jenkins DB: *Hollinshead's Functional Anatomy of the Limbs and Buck*. Ed. 6. W.B. Saunders, Philadelphia, 1991 (p. 80).
22. Kendall FP, McCreary EK, Provance PG: *Muscles: Testing und Function*. Ed. 4. Williams & Wilkins, Baltimore, 1993 (p. 68).
23. *Ibid*. (p. 278).
24. *Ibid*. (p. 343).
25. Kraus H: *Clinical Treatment of Buck und Neck Pain*. McGraw-Hill, New York, 1970 (p. 98).
26. Lewit K: *Manipulative Therapy in Rehabilitation of the Locomotor System*. Ed. 2. Butterworth Heinemann, Oxford, 1991 (pp. 198, 199).
27. McMinn RM, Hutchings RT, Pegington J, *et al.: Color Atlas of Human Anatomy*. Ed. 3. Mosby-Year Book, Missouri, 1993 (p. 117).
28. Mendlowitz M: Strain of the pectoralis minor, an important cause of precordial pain in soldiers. *Am Heart 130*:123–125, 1945.
29. Pasquariello PS Jr., Sherk HH, Miller JE: The thoracic outlet syndrome produced by costochondritis. *Clin Pediatr 20(9)*:602–603, 1981.
30. Pernkopf E: *Atlas of Topographical und Applied Human Anatomy*, Vol. 2. W.B. Saunders, Philadelphia, 1964 (Fig. 38).
31. *Ibid*. (Fig. 39).
32. Pisko-Dubienski ZA, Hollingsworth J: Clinical application of doppler ultrasonography in the thoracic outlet syndrome. *Can J Surg 21*:145–150, 1978.
33. Rasch PJ, Burke RK: *Kinesiology and Applied Anatomy*. Ed. 6. Lea & Febiger, Philadelphia, 1978 (pp. 154, 155, 164).
34. Rinzler SH: *Cardiac Pain*. Charles C Thomas, Springfield, Ill. 1951 (pp. 37, 85).
35. Rinzler SH, Travell J: Therapy directed at the somatic component of cardiac pain. *Am Heart J 35*:248–268, 1948 (pp. 261–263, Case 3).
36. Rubin D: An approach to the management of myofascial trigger point syndromes. *Arch Phys Med Rehabil 62*:107–110, 1981.
37. Sato T, Akatsuka H, Kito K, *et al.*: Age changes in size and number of muscle fibers in human minor pectoral muscle. *Mech Ageing Dev 28(1)*:99–109, 1984.
38. Spalteholz W: *Handatlas der Anatomie des Menschen*. Ed. 11, Vol. 2. S. Hirzel, Leipzig, 1922 (p. 282).
39. Steindler A: *Kinesiology of the Human Body*. Charles C Thomas, Springfield, Ill., 1955 (pp. 468, 469).
40. Sucher BM: Thoracic outlet syndrome – a myofascial variant: Part 1. Pathology and diagnosis. *J Am Osteopath Assoc 90(8)*:686–704, 1990.
41. Toldt C: *An Atlas of Human Anatomy*, translated by M.E. Paul. Ed. 2, Vol. 1. Macmillan. New York, 1919 (p. 274).
42. Travell J, Rinzler SH: Pain syndromes of the chest muscles. Resemblance to effort angina and myocardial infarction, and relief by local block. *Can Med Assoc J 59*:333–338, 1948 (pp. 333, 334; Case 1).
43. Travell J, Rinzier SH: The myofascial genesis of pain. *Postgrad Med 11*:425–434, 1952.
44. Webber TD: Diagnosis and modification of headache and shoulder-arm-hand syndrome. *J Am Osteopath Assoc 72*:697–710, 1973 (pp. 10, 11; Fig. 29).
45. Wright IS: The neurovascular syndrome produced by hyperabduction of the arms. *Am Heart 129*:1–19, 1945.

Rumpf

M. sternalis

Übersicht: Übertragungsschmerzen bei aktiven Triggerpunkten im variabel auftretenden M. sternalis verursachen tiefe sternale Schmerzen, die nicht bewegungsabhängig sind. Die **Anatomie** des M. sternalis ist äußerst variabel. Die Fasern verlaufen oberhalb des M. pectoralis major und im Allgemeinen parallel zu den Brustbeinrändern. Der Muskel kann ein- oder beidseitig im rechten Winkel zur Pars sternalis des M. pectoralis major liegen, die er überlagert. Er wurde bei ungefähr 5% der Bevölkerung nachgewiesen. Die **Aktivierung und Aufrechterhaltung von Triggerpunkten** in diesem Muskel erfolgt meistens in Zusammenhang mit Schmerzen, die bei einer Myokardischämie oder aus dem unteren Ende des M. sternocleidomastoideus zum Brustbein übertragen werden. Die **Untersuchung auf Triggerpunkte** erfolgt durch flache Palpation gegen den darunter liegenden Knochen. Dabei wird nach dem herausragenden, umschriebenen Druckschmerz eines Knötchens in einem verspannten Faserbündel gesucht. Außerdem wird versucht, einen dem Patienten vertrauten Schmerz auszulösen. Die **Infiltration von Triggerpunkten** erfolgt direkt in einen Triggerpunkt, wobei die Kanüle auf den Knochen zu geführt wird. Außerdem liegen die Triggerpunkte günstig für eine Triggerpunktlösung durch Druck, worauf sie gut ansprechen. Zu den **korrigierenden Maßnahmen** gehört die Selbstanwendung der Triggerpunktlösung durch Druck, um eine anhaltende Beschwerdefreiheit sicherzustellen.

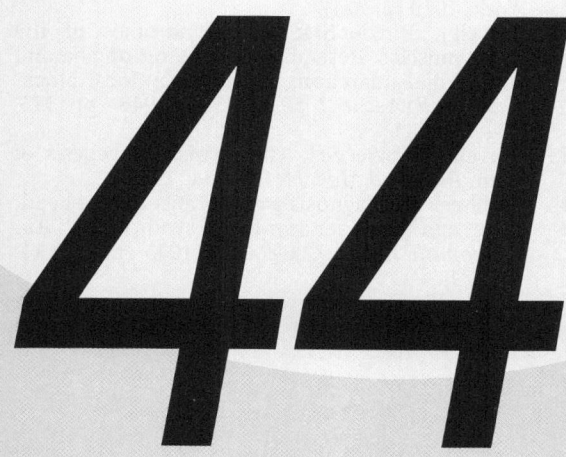

Inhaltsübersicht

44.1 Übertragungsschmerzen

(Abb. 44.1)

Das Übertragungsschmerzmuster des M. sternalis umfasst den gesamten sternalen und retrosternalen Bereich und kann sich ipsilateral über die obere Brustregion und die vordere Schulter bis zum Unterarm und zur ulnaren Ellenbogenseite ausbreiten [2, 18, 20]. Dieses Muster ahmt überzeugend die retrosternalen Schmerzen bei einem Myokardinfarkt oder Angina pectoris nach. Die von diesem Muskel übertragenen Schmerzen haben eine beängstigende Komponente, die bemerkenswert bewegungsunabhängig ist. Das Muster des linksseitigen M. sternalis weicht insofern von dem des links gelegenen M. pectoralis major ab, als sich Letzteres mit höherer Wahrscheinlichkeit über den Ellenbogen hinaus an den ulnaren Seiten des linken Unterarmes und der Hand manifestiert. Dabei können beide Muskeln gemeinsam zu dem vom Patienten beschriebenen Schmerz beitragen, wie es in Fallberichten beschrieben wurde [15, 17, 18].

Triggerpunkte können überall im M. sternalis vorkommen: auf Höhe des Manubrium sterni oder des Proc. xiphoideus sowie auf einer oder beiden Seiten, wobei das mittlere Brustbein eingeschlossen wird, wenn sich der Muskel um das Sternum windet. Sternale Triggerpunkte treten normalerweise über den oberen zwei Dritteln

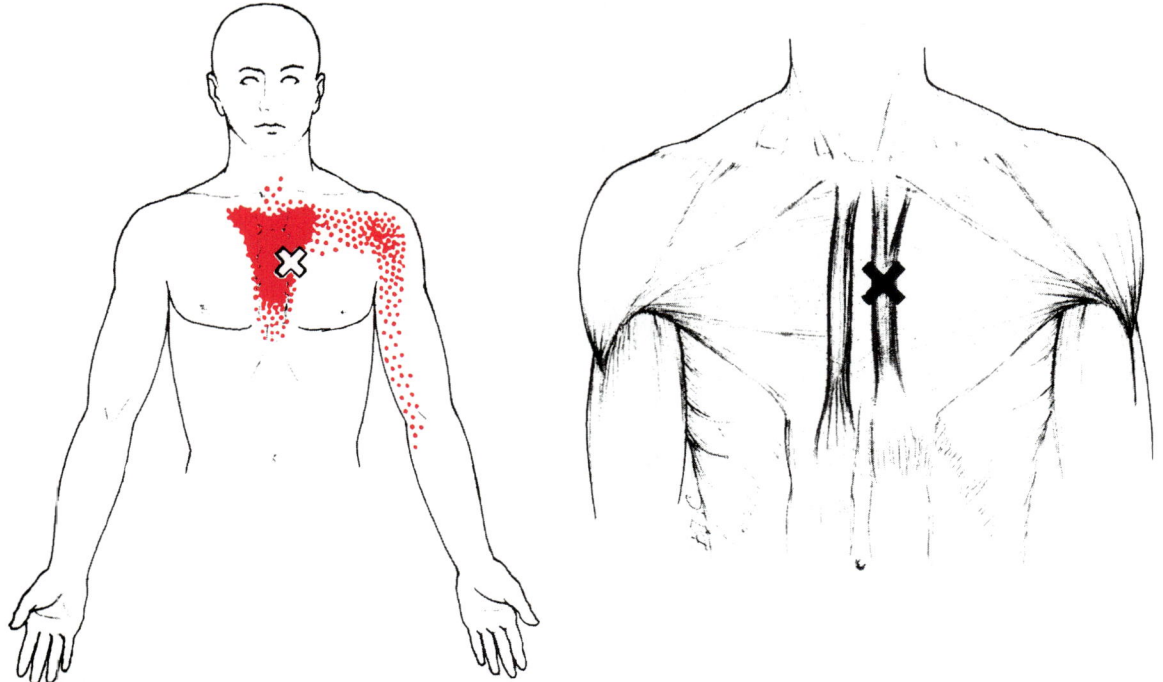

Abb. 44.1: Ein Triggerpunkt (**X**) im linken M. sternalis, der das *rot* eingezeichnete Übertragungsschmerzmuster auslöst.

des Brustbeins auf. Meistens handelt es sich um zentrale Triggerpunkte, die geringfügig nach links verlagert neben der Linea mediosternalis mittig des Corpus sterni liegen. Anatomisch betrachtet kommt der Muskel einseitig genauso häufig rechts wie links vor. Aktive Triggerpunkte treten dagegen häufiger linksseitig auf. Ursache ist wahrscheinlich ihre Aktivierung als Satellitentriggerpunkte in der Schmerzübertragungszone des Herzens.

Obwohl der M. sternalis wahrscheinlich nur ein kleiner Muskelrest ist, hängt die Intensität der von seinen Triggerpunkten (oder solchen in anderen Muskeln) ausgehenden Schmerzen nicht mit der Muskelgröße sondern mit der Reizbarkeit und Größe des Triggerpunktes zusammen.

Manchmal kann ein Triggerpunkt an der Stelle, wo die Mm. sternalis, pectoralis major und die Pars sternalis des M. sternocleidomastoideus

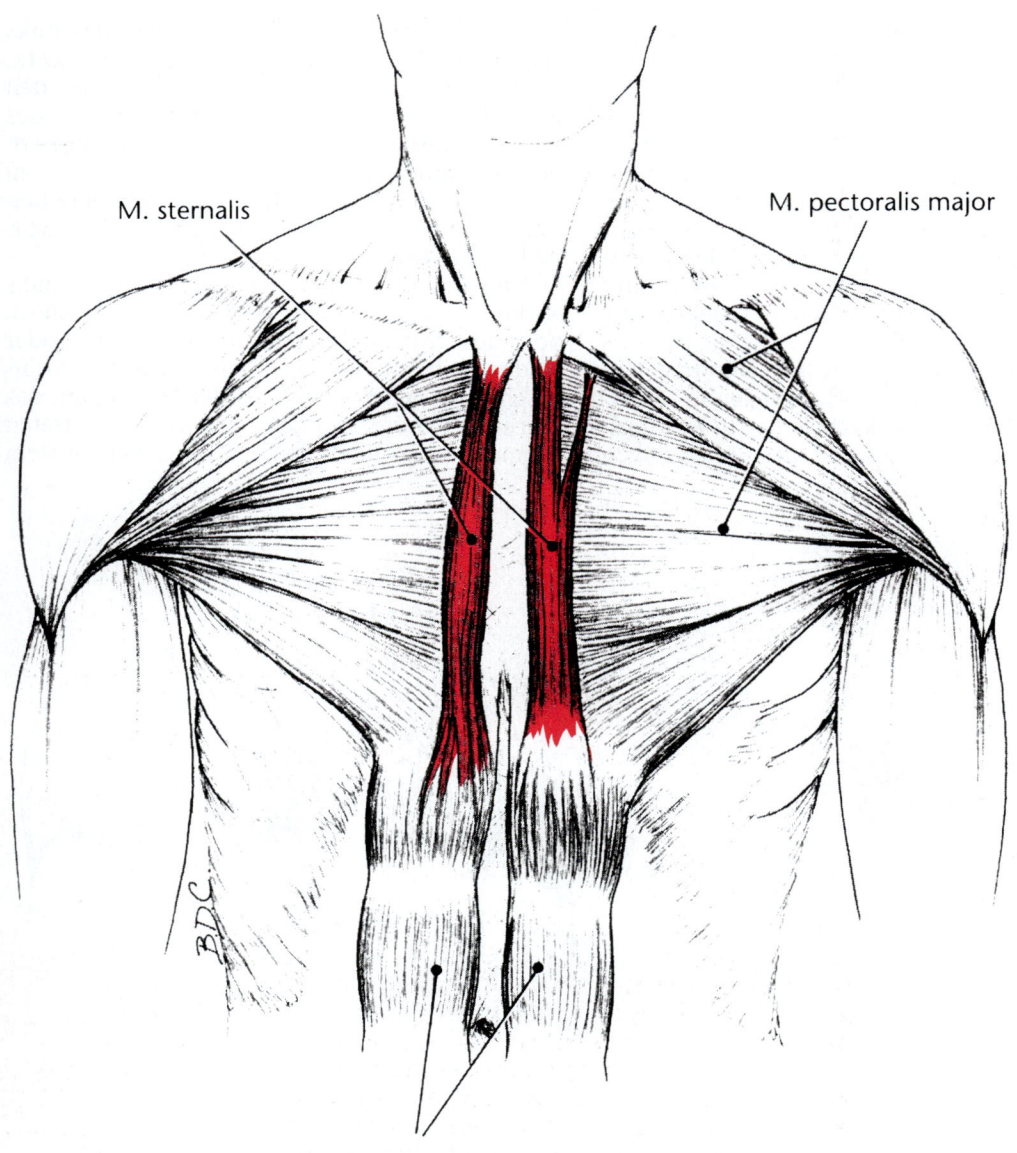

Abb. 44.2: Häufige Ansatzstellen des anatomisch variablen M. sternalis (*rot*). Er kommt doppelt so oft einseitig wie zweiseitig vor und genauso häufig rechts wie links.

Rumpf

zusammentreffen, einen trockenen Husten auslösen. Die Nadelung dieses Triggerpunktes löst sofort einen Hustenanfall aus und behebt ihn anschließend unabhängig davon, in welchem der Muskel der Triggerpunkt liegt.

44.2 Anatomie

(Abb. 44.2)
Der gelegentlich vorhandene M. sternalis ist sehr variabel in Symmetrie, Länge, Masse, Ansätzen und Innervation. Er kann beidseitig auftreten oder häufiger einseitig auf jeder Seite des Brustbeins. Seltener können sich beide Muskeln über dem Sternum vereinen. Der Muskel kann *oben* am Brustbein oder an den Faszien des M. pectoralis major oder sternocleidomastoideus ansetzen oder eine Verlängerung dieser Muskeln bilden. *Unten* kann er am dritten bis siebten Rippenknorpel, der Faszie des M. pectoralis major und/oder der Rektusscheide ansetzen.

In 13 Studien mit mindestens 10200 Sektionen wurde bei höchstens 1,7–14,3% (Median 4,4%) ein M. sternalis gefunden sowie in 48% bei anenzephalen Foeten [4]. Christian wies ihn bei 4,3% von 2062 Sektionen nach [3] und Barlow bei 6% von 535 Sektionen [1]. Eisler [4], Hollinshead [8], Grant [7] und Toldt [13] haben den M. sternalis abgebildet. Christian stellte zwei bilaterale Muskeln dar [3], Shen et al. berichteten über ein Paar [12]. Barlow stellte keinen signifikanten Unterschied zwischen der Inzidenz des M. sternalis bei Kaukasiern und Negroiden in den USA fest [1]. Der Muskel kann über dem Sternum ungefähr 2 cm dick sein und dadurch die Palpation von Triggerpunkten des M. pectoralis major erschweren.

44.3 Innervation

Auf Grund der Innervationsmuster von 26 Mm. sternales bei 20 Sektionen wurde angenommen, dass der M. sternalis eine Variante entweder des M. pectoralis major oder des M. rectus abdominis ist. Die Innervation von 16 der 26 Mm. sternales (62%) erfolgte durch die Nn. intercostales (erste anteriore Abgänge der thorakalen Spinalnerven) und stimmte damit mit der des M. rectus abdominis überein. Die übrigen 38% wurden durch den Plexus cervica-lis über den N. pectoralis medialis innerviert, der von den Spinalnerven C_8 und T_1 gebildet wird. Bei diesen Muskeln wurde daher von einer Übereinstimmung mit der Pars sternalis des M. pectoralis major ausgegangen. Zwei Muskeln wurden auf beiden Wegen innerviert [3]. Es gibt eine anhaltende Kontroverse darüber, ob es bei anderen Spezies eine exakte Analogie für den M. sternalis gibt. Seine unterschiedliche Innervation legt nahe, dass er ein Überbleibsel verschiedener Muskeln sein kann.

44.4 Funktion

Mit diesem Muskel werden keinerlei Skelettbewegungen in Zusammenhang gebracht. Es war elektromyographisch und klinisch nicht möglich, muskuläre Kontraktionen des M. sternalis zu ermitteln. Daher ist unbekannt, wann oder wie er sich kontrahiert.

44.5 Funktionelle Einheit

Die Zuordnung des M. sternalis zu einer funktionellen Einheit wird erst möglich sein, wenn seine Funktion bekannt ist.

44.6 Symptome

Bei Triggerpunkten in diesem Muskel treten starke, tief retrosternale Schmerzen und gelegentlich eine Empfindlichkeit über dem Sternum auf. Da die Schmerzen von diesem Muskel nicht bewegungsabhängig sind, wird ihr muskuloskelettaler Ursprung leicht übersehen.

44.7 Aktivierung und Aufrechterhaltung von Triggerpunkten

Es muss berücksichtigt werden, dass Patienten mit einem akuten Myokardinfarkt oder Angina pectoris häufig aktive Triggerpunkte sowohl im M. sternalis als auch in den linksseitigen Mm. pectoralis major und minor entwickeln. Wird bei einer myokardialen Ischämie (akuter Infarkt) ein Triggerpunkt im M. sternalis akti-

Rumpf

viert, bleibt er mit einiger Wahrscheinlichkeit über dieses auslösende Ereignis hinaus bestehen.

Sowohl rechte als auch linke Mm. sternales können Satellitentriggerpunkte entwickeln, sofern der M. sternalis in dem Bereich liegt, in den der untere Anteil der Pars sternalis des M. sternocleidomastoideus Schmerzen überträgt.

Auch ein direktes Trauma der kostosternalen Region kann Triggerpunkte aktivieren.

44.8 Untersuchung des Patienten

Untersuchungen zur Überprüfung des Bewegungsumfanges sind negativ, da die Schmerzen bewegungsunabhängig auftreten und somit weder durch Bewegungen des Schultergürtels noch durch Atmen oder Vorbeugen verstärkt oder abgeschwächt werden.

44.9 Untersuchung auf Triggerpunkte

Triggerpunkte im M. sternalis werden durch systematische Palpation gegen das darunter liegende Brustbein und die Rippenknorpel aufgesucht. Der Triggerpunkt reagiert auf kräftigen Druck mit einer tiefen, umschriebenen Überempfindlichkeit und Übertragungsschmerzen aber selten mit einer lokalen Zuckungsreaktion. Der Patient hat bei der Untersuchung Schwierigkeiten, zwischen einem lokalen und einem übertragenen Schmerz durch diesen Muskel zu unterscheiden, es sei denn, der Schmerz wird nicht nur zum Sternum sondern auch in Schulter oder Arm fortgeleitet. Die Übertragungsschmerzen, die bei der Nadelung des Triggerpunktes auftreten, sind besser abgrenzbar. Zentrale Triggerpunkte des M. sternalis liegen meistens links der Linea mediosternalis mittig des Corpus sterni [18, 19]. Manchmal liegen nahe der Ansatzbereiche am Ende des Muskelbauches Insertionstriggerpunkte.

44.10 Engpass

Es gibt keine Engpässe, die mit diesem Muskel in Zusammenhang gebracht werden.

44.11 Differenzialdiagnose

Sofern sich überempfindliche Stellen im Bereich der kostochondralen Übergänge befinden, ohne dass das Übertragungsschmerzmuster von Triggerpunkten im M. sternalis vorliegt, sollte der Untersucher eine Kostochondritis oder ein Tietze-Syndrom in Betracht ziehen [9]. Kennzeichen dieses Syndroms sind vordere obere Brustschmerzen mit empfindlichen, nichteiternden Schwellungen im Bereich der Rippenknorpel oder der Sternoklavikulargelenke. Einzelne Herde sind seltener als zahlreiche und schließen meistens die angrenzenden Gelenke mit ein. Das Tietze-Syndrom manifestiert sich nicht systemisch. Außerdem sind radiologische und Laboruntersuchungen normal, abgesehen von gelegentlichen Beobachtungen einer verstärkten Kalzifikation der betroffenen Stellen [9]. Kürzlich wurde betont, wie wichtig eine Unterscheidung zwischen Brustschmerzen kardialer Ursache und Schmerzen bei Affektionen der Brustwand ist [5].

Neben der Kostochondritis und kardialen Erkrankungen sollte der Arzt außerdem einen gastroösophagealen Reflux, eine Ösophagitis und die anginöse Manifestation einer Radikulopathie C_7 in Betracht ziehen. Andererseits werden die vorgenannten Diagnosen häufig fälschlicherweise bei Symptomen gestellt, die von Triggerpunkten im M. sternalis ausgehen.

44.11.1 Assoziierte Triggerpunkte

Triggerpunkte im M. sternalis treten nur selten isoliert auf, ohne dass aktive Triggerpunkte im M. pectoralis major vorliegen. Da ein Triggerpunkt im M. sternalis Satellit eines entfernten Schlüsseltriggerpunktes sein kann, muss der untere Anteil der Pars sternalis des M. sternocleidomastoideus untersucht werden, von dem aus Schmerzen abwärts über das Brustbein weitergeleitet werden können.

44.12 Lösung von Triggerpunkten

Eine Dehnung des M. sternalis ist nur zur myofaszialen Lösung geeignet. Die Anwendung von Kühlspray kann jedoch gelegentlich bei der Behandlung dieser myofaszialen Triggerpunkte erfolgreich sein. Ein Zickzack-Muster, das aufgetragen wird, während der Patient den Atem anhält [17], war die für Triggerpunkte in diesem Muskel erfolgreichste Sprühtechnik. Die Triggerpunkte des M. sternalis sprechen jedoch gut auf eine *Triggerpunktlösung durch Druck* gegen den darunter liegenden Knochen an und können mühelos infiltriert werden. Nützlich ist außerdem die tief streichende Massage der Muskelfasern im Bereich des Triggerpunktes.

Die lokale Behandlung des sternalen myofaszialen Schmerzsyndroms ist erst komplett, wenn auch aktive Triggerpunkte im M. pectoralis major und im unteren Ende der Pars sternalis des M. sternocleidomastoideus inaktiviert wurden, was häufig mit der Triggerpunktlösung durch Druck möglich ist (Kapitel 42 und 7). Ein Schmerzrezidiv bei Triggerpunkten des M. sternalis ist weniger wahrscheinlich, wenn diese beiden anderen Muskeln ebenfalls prophylaktisch gelöst werden, obwohl sie nur latente Triggerpunkte enthalten, die keine Schmerzen verursachen.

Die Linderung der Brustbeinschmerzen durch das Spray schließt eine kardiale Schmerzätiologie nicht aus [11, 14].

▬ 44.13 Infiltration von Triggerpunkten

Triggerpunkte im M. sternalis werden mit der flachen Palpation identifiziert, zwischen zwei Fingern fixiert, untersucht und präzise infiltriert. Sobald die Kanülenspitze auf einen Triggerpunkt stößt, berichtet der Patient über eine Schmerzprojektion unter das Sternum und manchmal über die obere Brustregion sowie abwärts zur ulnaren Oberarmseite bis zum Ellenbogen. Die Infiltration löst eine lokale Zuckungsreaktion dieses Muskels nicht regelhaft hervor.

Man muss auf beiden Seiten des Sternums nach Triggerpunkten suchen. Während der Infiltration kann man Triggerpunkte auf dem Sternum in einer Tiefe von bis zu 2 cm unter der Hautoberfläche finden. Bei derartig tief liegenden Triggerpunkten handelt es sich eher um Insertionstriggerpunkte des M. pectoralis major als um solche in Fasern des M. sternalis. Diese Möglichkeit wird durch die Tatsache unterstrichen, dass man manchmal das Gefühl hat, die Kanüle durch zwei Muskellagen vorzuschieben, eine oberflächliche und eine tiefere, von denen

jede oder beide Triggerpunkte enthalten können. Die Infiltration dieses Muskels wurde von Rachlin dargestellt [10].

Unmittelbar nach der Triggerpunktinfiltration wird feuchte Wärme aufgetragen. Dieser Muskel kann nur durch Massage gedehnt werden.

▬ 44.14 Korrigierende Maßnahmen

Der Patient sollte lernen, wie er selbst Triggerpunkte im M. sternalis durch Anwendung von Druck lösen kann, wonach er feuchte Wärme auflegen sollte. Dazu wählt der Patient einen empfindlichen Punkt aus und komprimiert ihn anhaltend so stark mit einem Finger, wie es beschwerdefrei möglich ist, und so lange, bis er vollständig gelöst ist. Diese Lösung wird durch langsames, entspanntes Ausatmen unterstützt. Sobald der vormals empfindliche Punkt im Muskelbereich des Triggerpunktes normalempfindlich ist, löst er keine Übertragungsschmerzen mehr aus. Er kann über eine unbestimmte Zeit stumm bleiben, bis der Triggerpunkt erneut aktiviert wird, wie es bei einer rezidivierenden Angina pectoris der Fall ist [16].

Literatur

1. Barlow RN: The sternalis muscle in American whites and Negroes. *Anat Rec 61*:413–426, 1935.
2. Bonica JJ, Sola AE: Chest pain caused by other disorders. Chapter 58. In: *The Management of Pain*. Ed. 2. Edited by Bonica JJ, Loeser JD, Chapman CR, *et al.* Lea & Febiger, Philadelphia. 1990. pp. 1114–1145.
3. Christian HA: Two instances in which the musculus sternalis existed – one associated with other anomalies. *Bull Johns Hopkins Hosp 9*:235–240, 1898.
4. Eisler P: *Die Muskeln des Stammes*. Gustav Fischer Verlag. Jena, 1912 (pp. 470–475, Figs. 70, 72).
5. Epstein SE, Gerber LH, Borer JS: Chest wall syndrome, a common cause of unexplained cardiac pain. *JAMA 241*:2793–2797, 1979.
6. Gasser HS, Erlanger J: The role of fiber size in the establishment of a nerve block by pressure or cocaine. *Am J Physiol 88*:581–591, 1929.
7. Grant JC: *An Atlas of Human Anatomy*. Ed. 7. Edited by Anderson JE. Williams & Wilkins, Baltimore, 1978 (Fig. 6-120B).
8. Hollinshead WH: *Anatomy for Surgeons*. Ed. 3, Vol. 1, The Head and Neck. Harper & Row, Hagerstown, 1982 (p. 281, Fig. 4-19).
9. Levey GS, Calabro JJ: Tietze's Syndrome: Report of two cases and review of the literature. *Arthritis Rheum 5*:261–269, 1962.

Rumpf

10. Rachlin ES: Injection of specific trigger points. Chapter 10. In: *Myofascial Pain and Fibromyalgia*. Edited by Rachlin ES Mosby, St. Louis, 1994, pp. 197–360 (p. 221).

11. Rinzler SH: *Cardiac Pain*. Charles C. Thomas, Springfield, Ill., 1951 (pp. 80, 81).

12. Shen CL, Chien CH, Lee SH: A Taiwanese with a pair of sternalis muscles. *Kaibogaku Zasshi. J Anat 67(5)*:652–654, 1992.

13. Toldt C: *An Atlas of Human Anatomy*, translated by M.E. Paul, Vol. 1. Macmillan Company, New York, 1919 (p. 282).

14. Travell J: Early relief of chest pain by ethyl chloride spray in acute coronary thrombosis. *Circulation 111*:120–124, 1951.

15. Travell J: Pain mechanisms in connective tissue. In: *Connective Tissues, Transactions of the Second Conference, 1951*. Edited by Ragan C. Josiah Macy, Jr. Foundation, New York, 1952 (pp. 86–125).

16. Travell J, Rinzler SH: Therapy directed at the somatic component of cardiac pain. *Am Heart J 35*:248–268, 1958.

17. Travell J, Rinzler SH: Pain syndromes of the chest muscles: Resemblance to effort angina and myocardial infarction, and relief by local block. *Can Med Assoc 159*:333–338, 1948 (Cases 2 and 3).

18. Travell J, Rinzler SH: The myofascial genesis of pain. *Postgrad Med 11*:425–434, 1952 (p. 429).

19. Webber TD: Diagnosis and modification of headache and shoulder-arm-hand syndrome. *J Am Osteopath Assoc 72*:697–710, 1973 (pp. 10, 12; Fig. 32).

20. Zohn DA, Mennell JM: *Musculoskeletal Pain: Diagnosis and Physical Treatment*. Ed. 2. Little, Brown & Co., Boston, 1988 (p. 212, Fig. 12–4).

Mm. intercostales und Diaphragma

Übersicht: Übertragungsschmerzen von myofaszialen Triggerpunkten in den *Mm. intercostales* manifestieren sich überwiegend lokal im Bereich des Triggerpunktes, wobei sie sich ausbreiten, wenn die Triggerpunkte sehr ausgeprägt sind. Das *Diaphragma* überträgt Schmerzen in zwei unterschiedlichen Mustern, die jeweils durch verschiedene neurale Bahnen vermittelt werden. Die Schmerzen werden zur oberen Grenze der ipsilateralen Schulter in einen Bereich nahe des Schulter-Nacken-Winkels oder in den Bereich des Rippenrandes übertragen. **Anatomie:** Die Mm. intercostales externi und interni liegen einander überkreuzend zwischen benachbarten Rippen. Das Centrum tendineum des kuppelartigen Diaphragmas trennt die Brust- und Bauchhöhle. Es ist umgeben von Muskelfasern, die peripher an der unteren Thoraxapertur befestigt sind. Die **Funktion** des *Diaphragmas* ist die Inspiration, die der Mm. intercostales betrifft sowohl die Atmung als auch die Körperhaltung. Die zwischen den Knochen gelegenen *Mm. intercostales* sind mechanisch gut für die Rotation der Brustwirbelsäule geeignet, bei der sie elektromyographisch aktiv sind. Während der normalen *Ruheatmung* sind die zwischen den Knochen gelegenen Mm. intercostales beim Ausatmen nur minimal aktiv. Die treibende Kraft bildet überwiegend die Elastizität von Lunge und Brustkorb. Bei der ruhigen Inspiration werden das Diaphragma, die Mm. scaleni, einige der weiter oben und lateral gelegenen Mm. intercostales sowie die parasternalen Mm. intercostales interni aktiv. Bei zunehmend forcierter Inspiration werden nacheinander und für immer längere Phasen die weiter kaudal gelegenen Mm. intercostales externi rekrutiert. Bei der forcierten Exspiration verläuft die Rekrutierung aufwärts von den am weitesten unten gelegenen Mm. intercostales zu den am weitesten oben gelegenen. Die **Symptome** bei Triggerpunkten in den Mm. intercostales bestehen in einer eingeschränkten Rotation der Brustwirbelsäule, wenn man sich dreht, um nach hinten zu blicken, und ein Brustschmerz, der bei tiefer Atmung und insbesondere beim Husten und Niesen zunimmt. Atemnot kann ein Symptom von Triggerpunkten im Diaphragma sein. **Aktivierung und Aufrechterhaltung von Triggerpunkten:** Triggerpunkte in den Mm. intercostales können durch Traumen, Operationen oder Husten aktiviert werden. Ein chronischer Husten und paradoxe Atmung tragen zur Aufrechterhaltung von Triggerpunkten im Diaphragma und in den Mm. intercostales bei. Bei der **Untersuchung des Patienten** wird zunächst auf eine eingeschränkte Rotation der Brustwirbelsäule und Schmerzen beim tiefen Einatmen durch Triggerpunkte in den Mm. intercostales geachtet. Anschließend wird auf Schmerzen beim vollständigen Ausatmen geachtet, die auf Triggerpunkte im Diaphragma hinweisen. Die Seitneigung des Brustkorbs weg von den betroffenen Mm. intercostales kann schmerzhaft sein. Die **Untersuchung auf Triggerpunkte** beginnt für die *Mm. intercostales* mit der Untersuchung des schmerzhaften Segmentes auf einen verkleinerten Rippenabstand. Danach wird die gesamte Länge eines verdächtigen Zwischenrippenraumes nach Druckschmerzhaftigkeit abgesucht. Triggerpunkte im *Diaphragma* können nicht direkt palpiert werden. Eine Überempfindlichkeit von Insertionstriggerpunkten im kostalen Rand ist schwer von einem überempfindlichen M. transversus abdominis abgrenzbar. Bei der **Differenzialdiagnostik** von Gelenkdysfunktionen der unteren Rippen, Spasmen der Interkostalmuskulatur und Kostochondritis sollte man auch an Triggerpunkte als mögliche Ursache der Symptomatik denken. Andererseits müssen ein Myokardinfarkt, Tumore, Pleuraergüsse und ein Pyothorax ausgeschlossen werden. Patienten mit Herpes zoster neigen dazu, interkostale Triggerpunkte zu entwickeln, die entscheidend zum Schmerz beitragen können und behandelbar sind. Die differenzialdiagnostische Klärung eines Zwerchfellkrampfes, ungeklärter atypischer Brustschmerzen und negativer Untersuchungen auf peptische Ulzera oder Gallenblasenleiden sollte die Abklärung von myofaszialen Triggerpunkten im Diaphragma einbeziehen. Die **Lösung von Triggerpunkten** kann für die *Mm. intercostales* durch direkte manuelle Methoden erfolgen, zu denen die Kompression des Triggerpunktes mit einem Finger und Verfahren mit Dehnung des verspannten Muskels zählen. Eine andere Möglichkeit bieten indirekte Techniken, die eine erleichternde Haltung anwenden. Triggerpunkte im *Diaphragma* müssen über eine Dehnung des Zwerchfells gelöst werden, die am Ende der Inspiration vorliegt und durch willkürliche Kontraktionen der Abdominalmuskulatur und/oder durch Druck auf das Abdomen verstärkt wird. Die **Infiltration von Triggerpunkten** der *Mm. intercostales* kann erfolgreich sein, wobei man ausreichende Vorsichtsmaßnahmen ergreifen muss, um einen Pneumothorax zu vermeiden. Sie sollte nur von Therapeuten eingesetzt werden, die sehr geschickt bei der Infiltration von Triggerpunkten sind. Eine Infiltration des *Diaphragmas* ist meist nicht erforderlich, äußerst gefährlich, erfordert eine ungewöhnliche Kombination von Fertigkeiten und wird höchstwahrscheinlich nicht besonders erfolgreich sein, da nur die Insertionstriggerpunkte in Reichweite liegen. Zu Beginn der **korrigierenden Maßnahmen** wird eine paradoxe Atmung aufgedeckt und behandelt, die bei dieser Patientengruppe sehr häufig ist und für die Triggerpunkte verantwortlich sein kann. Eine anhaltende Beschwerdefreiheit ist bei Triggerpunkten in den primär respiratorischen und Atemhilfsmuskeln unwahrscheinlich, solange nicht wieder eine normale, koordinierte Atmung hergestellt wurde. Auch die Korrektur einer zusammengesunkenen Körperhaltung mit vorgeschobenem Kopf ist notwendig.

Inhaltsübersicht

▬▬▬ 45.1 Übertragungsschmerzen

(Abb. 45.1)

45.1.1 Mm. intercostales

Triggerpunkte in den Mm. intercostales übertragen lokale Schmerzen in den Bereich des Triggerpunktes und eher entlang des Interkostalraumes um den Brustkorb nach vorn der Wirbelsäule weg als nach hinten. Je weiter hinten der Triggerpunkt liegt, um so wahrscheinlicher wird der Schmerz nach vorn weitergeleitet. Sehr ausgeprägte Triggerpunkte können Schmerzen übertragen, die die Interkostalräume ober- und unterhalb des Triggerpunktes einbeziehen.

Bonica und Sola stellten ein ähnliches lokales, interkostales Schmerzmuster um den Triggerpunkt dar [8].

45.1.2 Diaphragma

Bei erschöpfenden Trainingsübungen können Triggerpunkte im Zwerchfell einen Schmerz auslösen, der meist als „Seitenstechen" beschrieben wird und tief anterolateral im Bereich des unteren Brustkorbrandes auftritt. Während des Trainings wird er verstärkt und nimmt in Ruhe ab.

Vom zentralen Kuppelanteil des Zwerchfells ausgehende Schmerzen können zum oberen Bereich der ipsilateralen Schulter übertragen werden. Bei der Reizung des peripheren Randes wird ein dumpfer Schmerz in den Bereich der angrenzenden Rippenkante weitergeleitet. Die Abweichung in der Schmerzverteilung hängt von der Innervation der gereizten Seite ab [25]. Von 17 Patienten mit Brustschmerzen und Luftnot bei Spasmen des Diaphragmas klagten neun über retrosternale Schmerzen und acht lokalisierten den Schmerz in oder nahe der rechten Unterrippenregion [51]. Dies legt die Vermutung nahe, dass man von der Schmerzlokalisation auf die Nervenversorgung und darauf schließen kann, aus welchem Teil des Diaphragmas der Schmerz stammt. Dieses Prinzip lässt sich vermutlich auch auf Schmerzen anwenden, die von Triggerpunkten im Zwerchfell übertragen werden.

Fields [25] lenkte die Aufmerksamkeit auf Untersuchungen von Capps, zu denen die direkte Reizung der peritonealen (kaudalen) Zwerchfelloberfläche mit einer Knopfsonde oder einem rauen Drahtende zählte. Bei drei Versuchspersonen löste die Reizung des zentralen Zwerchfellanteils mit der Knopfsonde einen scharfen, umschriebenen Schmerz aus, der als Übertragungsschmerz in die Mitte des Vorderrandes der Pars superior des M. trapezius auf halber Strecke zwischen Akromion und Schul-

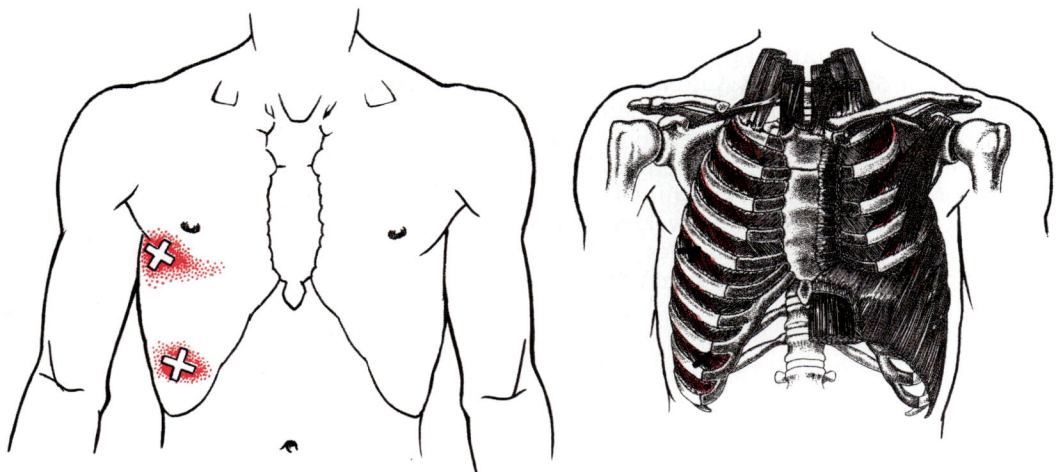

Abb. 45.1: Beispiele für Übertragungsschmerzmuster (*dunkles Rot*) von myofaszialen Triggerpunkten (**X**) in den Mm. intercostales (*helles Rot*). Die Kreuzstelle der X markiert den Triggerpunkt, der in jedem Interkostalmuskel auftreten kann. Je weiter dorsal ein Triggerpunkt liegt, um so weiter breitet sich der Schmerz nach vorn in Richtung auf das Sternum aus. Die Muster folgen dabei dem Rippenverlauf. Bei sehr aktiven Triggerpunkten kann sich der Schmerz über mehrere Segmente ausdehnen.

ter-Nacken-Winkel dargestellt wurde. Die Reizung mit einem rauen Drahtende löste an der gleichen Stelle starke, umschriebene Schmerzen aus. Eine Versuchsperson beschrieb die Empfindungen mit den Worten, es fühle sich an, als ob „der Draht in meinen Hals sticht" und konnte mit dem Finger auf diese Stelle zeigen. Auf diese Punkte war auf Druck außerordentlich empfindlich. Bei einer anderen Versuchsperson löste die Reizung des peripheren Zwerchfellrandes jedoch diffuse Schmerzen aus, die zum kostalen Rand übertragen wurden. Der Patient lokalisierte den Schmerz, indem er seine Hand quer über die unteren Rippen und den rechten Oberbauch legte [12]. Die unterschiedliche Qualität und Ausbreitung der Schmerzen, die vom Zentrum übertragen werden, und denen aus den peripheren Zwerchfellanteilen können Zeichen der bekannten Unterschiede in ihrer nervalen Versorgung sein (Kapitel 45.3). Außerdem können sie auf eine unterschiedliche räumliche Verteilung der Nozizeptoren in diesen Sehnen und Muskeln hinweisen.

keit sowohl der Nervenendigungen als auch der Endplatten nimmt von den Typ-I-Fasern über die Typ-IIa-Fasern bis zu den Typ-IIb-Fasern zu, da sie bezüglich ihrer Energieversorgung immer stärker auf den oxidativen Metabolismus angewiesen sind. Bei einer Studie bestand das Diaphragma zu 42% aus Typ-I-Fasern (slow-twitch) und zu 58% aus Typ-II-Fasern (fast-twitch) [9].

Die Anzahl der Muskelfasern pro Gramm Muskelgewicht entspricht bei den respiratorischen Muskeln eher der von Muskeln, die durch eine (Haltungs-)Aktivität mit anhaltender Spannung gekennzeichnet sind als der von Muskeln mit periodischer (respiratorischer) Aktivität und eher Muskeln aus Typ-I-Fasern als aus Typ-II-Fasern. Das Diaphragma der Katze weist praktisch keine Muskelspindeln auf und ihre Mm. intercostales enthalten nur eine geringe Anzahl. Dabei besitzen die Mm. intercostales externi mehr Muskelspindeln als die Mm. intercostales interni. Außerdem weisen die Muskeln in den ersten sieben Interkostalräumen eine höhere Muskelspindeldichte auf als die in den letzten fünf [22].

45.2 Anatomie

(Abb. 45.2–45.6)
Die höchst komplizierte Struktur der motorischen Nervenendigungen und Endplatten der Säugetiere ist für das Zwerchfell der Ratten gut beschrieben [42]. Die Größe und Vielschichtig-

45.2.1 Mm. intercostales

(Abb. 45.2–45.5)
Die Mm. intercostales interni und externi sind in einem Zickzackmuster angeordnet, wobei sie einander ähnlich der Mm. obliquus internus und externus abdominis (Kapitel 49) nahezu im

Rumpf

rechten Winkel und in der gleichen Ausrichtung überkreuzen. Die gleiche Anordnung wurde bei aufeinander folgenden Schichten in Automobilreifen verwendet. Jeder Muskel überspannt den Raum zwischen zwei Rippen (oder Rippenknorpeln). Die Mm. intercostales externi sind erheblich dicker als die Mm. intercostales interni. Die Gefäße und Nerven, die diese Muskeln versorgen, verlaufen unter den Mm. intercostales interni und werden durch den geringfügigen Vor-

sprung der unteren Kante der weiter kranial liegenden Rippe geschützt. In einigen Fällen (im unteren Brustkorbanteil) verlaufen unter den Gefäßen und Nerven variable Mm. subcostales, deren Faserverlauf fast dem der entsprechenden Mm. intercostales interni entspricht [15].

Mm. intercostales externi
Die elf Mm. intercostales externi jeder Seite breiten sich nicht über die gesamte Länge des jewei-

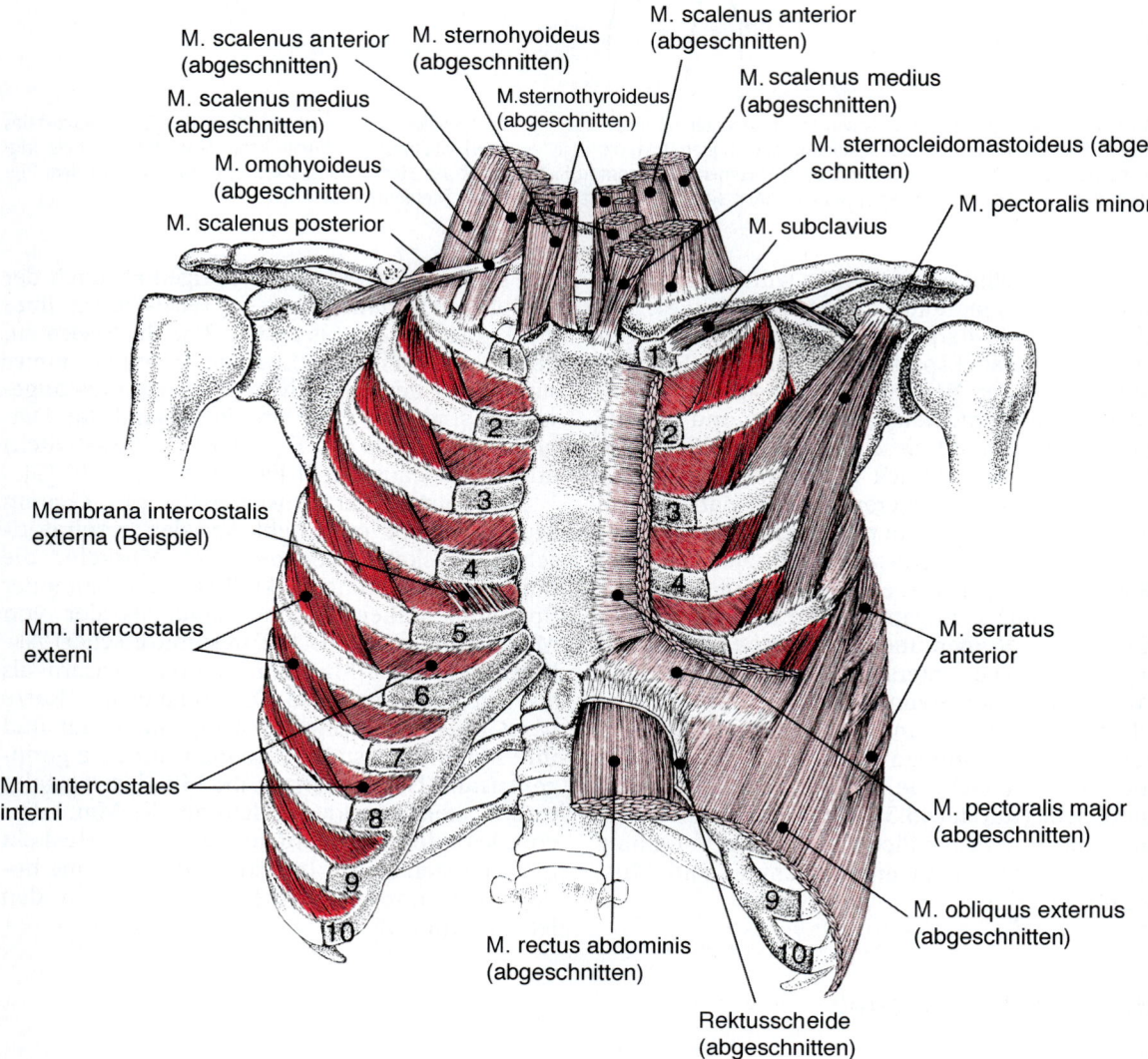

Abb. 45.2: Außenseite der vorderen Thoraxwand, die die anatomische Beziehung und Ansatzstellen der Mm. intercostales und der assoziierten Atemmuskeln zeigt. Die Mm. intercostales externi sind in *Dunkelrot* und die Mm. intercostales interni in *Mittelrot* eingezeichnet. Die Mm. intercostales externi gehen medial nicht über die kostochondralen Übergänge hinaus, außer zwischen den untersten Rippen. Andere Muskeln sind *hellrot* wiedergegeben. Außer dem M. omohyoideus setzen alle Muskeln am Brustkorb an und können direkt die Atmung beeinflussen.

ligen Interkostalraumes aus. Sie reichen anterior lediglich bis zu den Rippenknorpeln, außer zwischen den untersten Rippen (Abb. 45.2). Posterior erreichen sie das Rippenende am Tuberculum costae (Abb. 45.3). Anterior besitzen die Mm. intercostales externi nur eine faszienartige Verlängerung, die Membrana intercostalis externi, die bis ans Sternum reicht. Die äußeren Fasern sind von vorn betrachtet schräg nach unten und zur Mitte abgewinkelt (Abb. 45.2 und 45.9) und von hinten gesehen schräg nach unten und zur Seite (Abb. 45.3). Abbildung 49.3 zeigt eine bequeme Möglichkeit, wie man sich die Ausrichtung jedes Muskels merken kann [15].

Die zwölf posterioren, extrathorakalen **Mm. levatores costarum** können als eine extra-

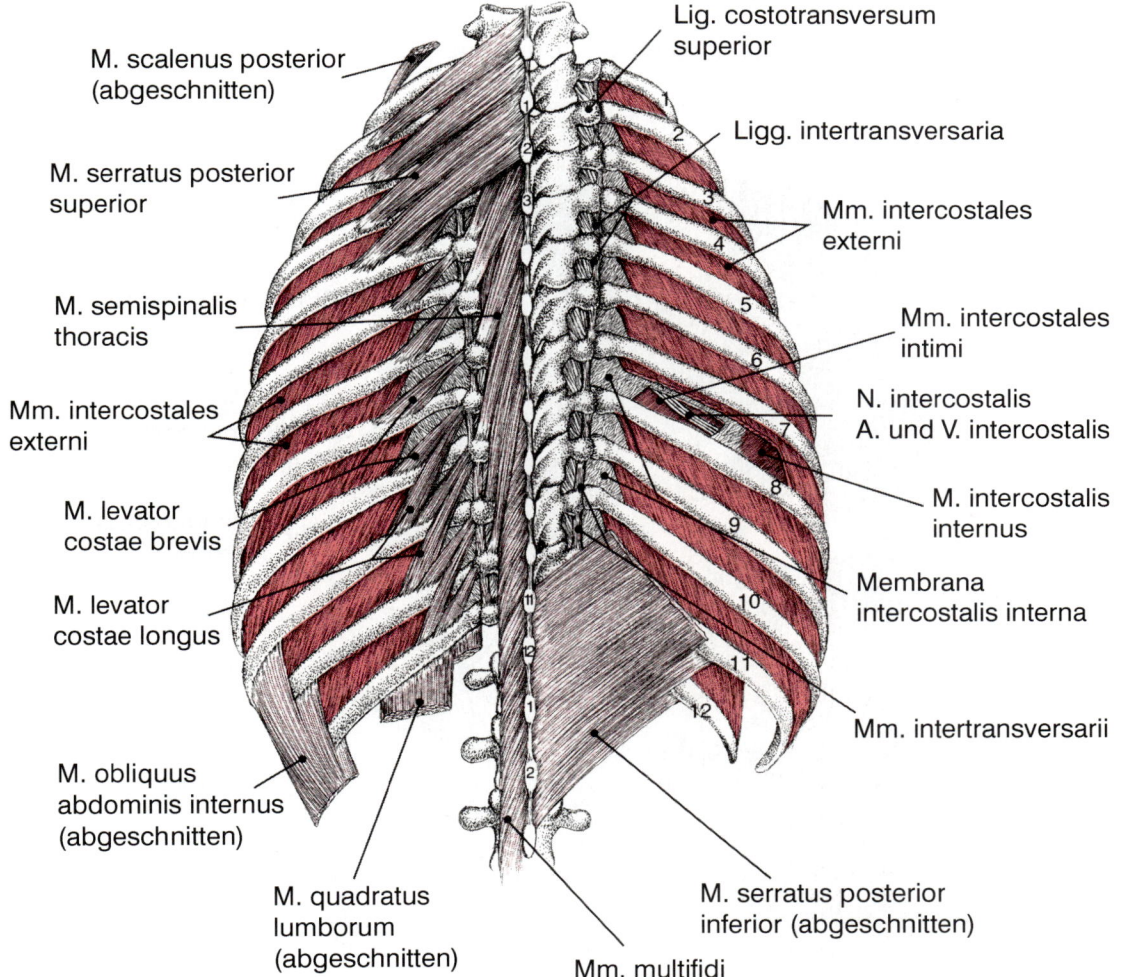

M. scalenus posterior (abgeschnitten)

M. serratus posterior superior

M. semispinalis thoracis

Mm. intercostales externi

M. levator costae brevis

M. levator costae longus

M. obliquus abdominis internus (abgeschnitten)

M. quadratus lumborum (abgeschnitten)

Mm. multifidi

Lig. costotransversum superior

Ligg. intertransversaria

Mm. intercostales externi

Mm. intercostales intimi

N. intercostalis
A. und V. intercostalis

M. intercostalis internus

Membrana intercostalis interna

Mm. intertransversarii

M. serratus posterior inferior (abgeschnitten)

Abb. 45.3: Außenseite der hinteren Thoraxwand, die die anatomischen Beziehungen und Ansatzstellen der Mm. intercostales und der Atemhilfsmuskeln zeigt. Die Mm. intercostales externi sind *dunkelrot*, die Mm. intercostales interni *mittelrot* eingezeichnet. Andere Muskeln sind *hellrot* wiedergegeben. Der M. scalenus posterior (abgeschnitten), die Mm. intercostales externi und die Mm. levator costae longus und brevis sind die primär inspiratorischen Atemhilfsmuskeln dieser Abbildung. Der M. serratus posterior superior trägt zum Anheben der Rippen bei forcierter Inspiration bei. Die hier gezeigten Mm. serratus posterior inferior (abgeschnitten), quadratus lumborum (abgeschnitten) und der M. obliquus internus abdominis können sich ebenfalls an der Atmung beteiligen. Die Detailzeichnung zwischen der siebten und achten Rippe auf der rechten Seite zeigt, dass medial der Rippenwinkel keine Mm. intercostales interni mehr vorkommen, sondern an dieser Stelle durch die Membrana intercostalis interni ersetzt werden. Das neurovaskuläre Bündel verläuft zwischen den darüber liegenden Mm. intercostales interni oder der Membrana intercostalis interni und den darunter liegenden Mm. intercostales intimi oder der Membrana intercostalis intimi. Die Mm. intercostales interni und intimi haben einen fast identischen Faserverlauf und werden meistens als M. intercostalis internus zusammengefasst. Das interkostale neurovaskuläre Bündel liegt unterhalb der Unterkante der kranial liegenden Rippe und ist aus dieser Blickrichtung nicht sichtbar.

Rumpf

thorakale Version der Mm. intercostales externi betrachtet werden, die nicht zwischen den Rippen verläuft (Abb. 45.3, *links*). Sie setzen oben an den Procc. transversi und unten weiter lateral an den benachbarten Rippen an (M. levator costae brevis), zwischen den Tuberculi costae und dem Rippenwinkel oder lassen eine Rippe aus (M. levator costae longus).

Mm. intercostales interni
Die elf Mm. intercostales interni auf jeder Seite sind posterior nur unvollständig vorhanden

(Abb. 45.5). Sie verlaufen von anterior nahe dem Sternum bis posterior zu den Rippenwinkeln, wo sich dünne Aponeurosen, die Membranae intercostales interni, bis zur Wirbelsäule erstrecken. Die Faserausrichtung der Mm. intercostales interni ist umgekehrt zu der der Mm. intercostales externi. Die inneren Fasern sind an der Vorderseite der Brust schräg nach unten und zur Seite abgewinkelt (Abb. 45.2, 45.4 und 45.5). Da die Muskeln die Faserausrichtung in ihrem Verlauf um den Brustkorb beibehält, scheinen die Fasern an

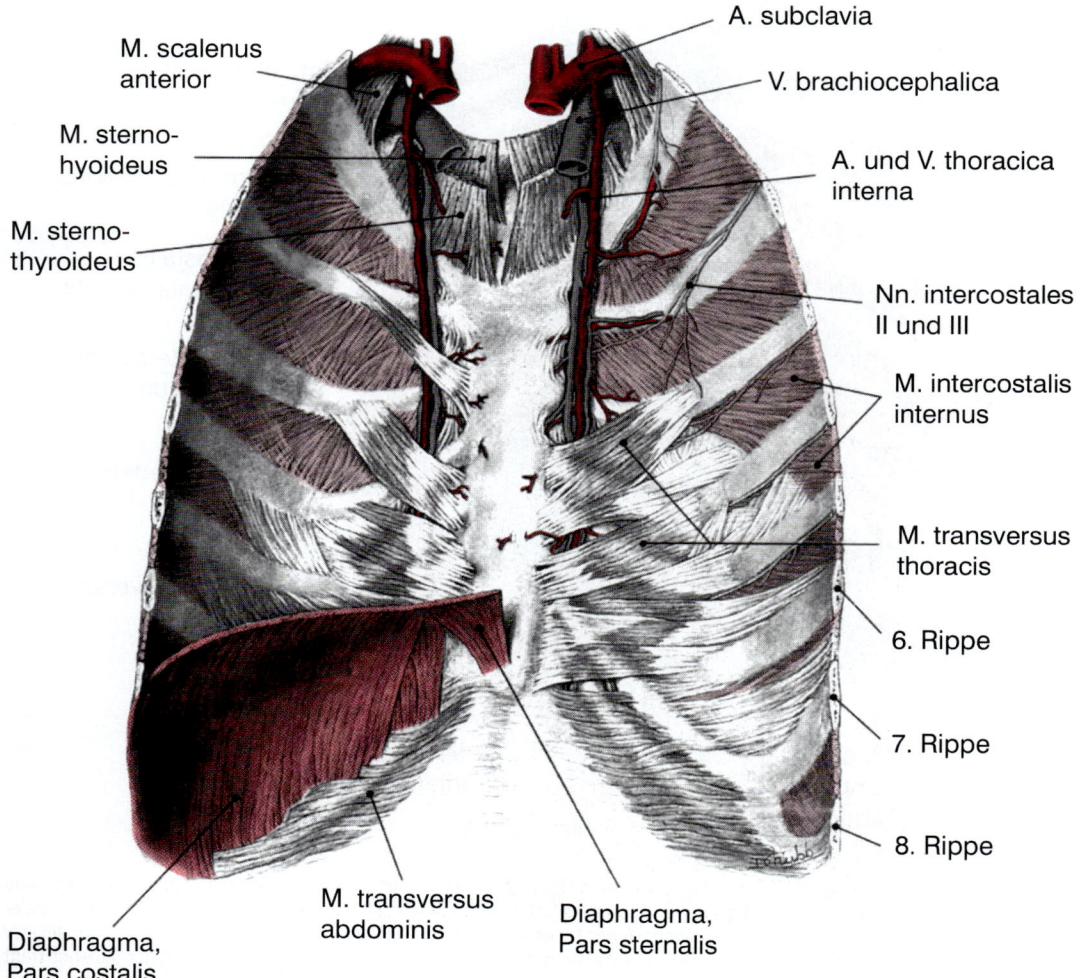

Abb. 45.4: Innenansicht der vorderen Thoraxwand. Die Aa. subclavia und thoracicae internae sind in *sehr dunklem Rot,* das Diaphragma (teilweise und nur links eingezeichnet) ist *dunkelrot,* die Mm. intercostales interni in *mittlerem Rot* und die übrigen Muskeln *hellrot* eingezeichnet. Beachte, dass sich die Mm. intercostales interni im Allgemeinen vorn bis zum Sternum ausdehnen (die die Bedeckung der vorderen Interkostalräume vervollständigen). Die Mm. intercostales externi (bei dieser Ansicht nicht zu sehen) hören plötzlich an den kostochondralen Übergängen auf. Das Zwerchfell ist der primäre Atemmuskel. Beachte, wie es sich nach unten ausdehnt und den untersten Rippen anliegt (Gezeichnet mit freundlicher Genehmigung nach [1]).

Rumpf

der Rückseite der Brust schräg nach unten und zur Mitte zu verlaufen (Abb. 45.5) [15]. Obwohl sie keine offensichtlichen anatomischen Unterschiede aufweisen, haben die parasternalen Fasern der Mm. intercostales interni, die an den Rippenknorpeln ansetzen, eine vollkommen andere Funktion als die interkostalen Fasern.

Der **M. subcostalis** kann als Variante der Mm. intercostales interni betrachtet werden. Er überspannt ein oder zwei Rippen, statt an benachbarten Rippen anzusetzen. Seine Faserausrichtung entspricht der der Mm. intercostales interni. Am stärksten ausgebildet ist er im unteren Teil des Brustkorbs [15]. Der M. subcostalis

fungiert höchstwahrscheinlich gemeinsam mit den Mm. intercostales interni des unteren Thorax.

Der **M. transversus thoracis** ist ein innerer vorderer Brustmuskel, der nicht zwischen den Rippen verläuft (Abb. 45.4). Er liegt unter dem Sternum und den parasternalen Mm. intercostales interni und besteht aus sehnigen und muskulären Fasern, die fächerartig ansetzen. Die oberen fingerartigen Ausläufer reichen von der inneren Oberfläche des unteren Sternums und dem Proc. xiphoideus nach oben (kranial) zu den zweiten bis sechsten Rippenknorpeln. Die untersten Fasern verlaufen nahezu horizontal [15].

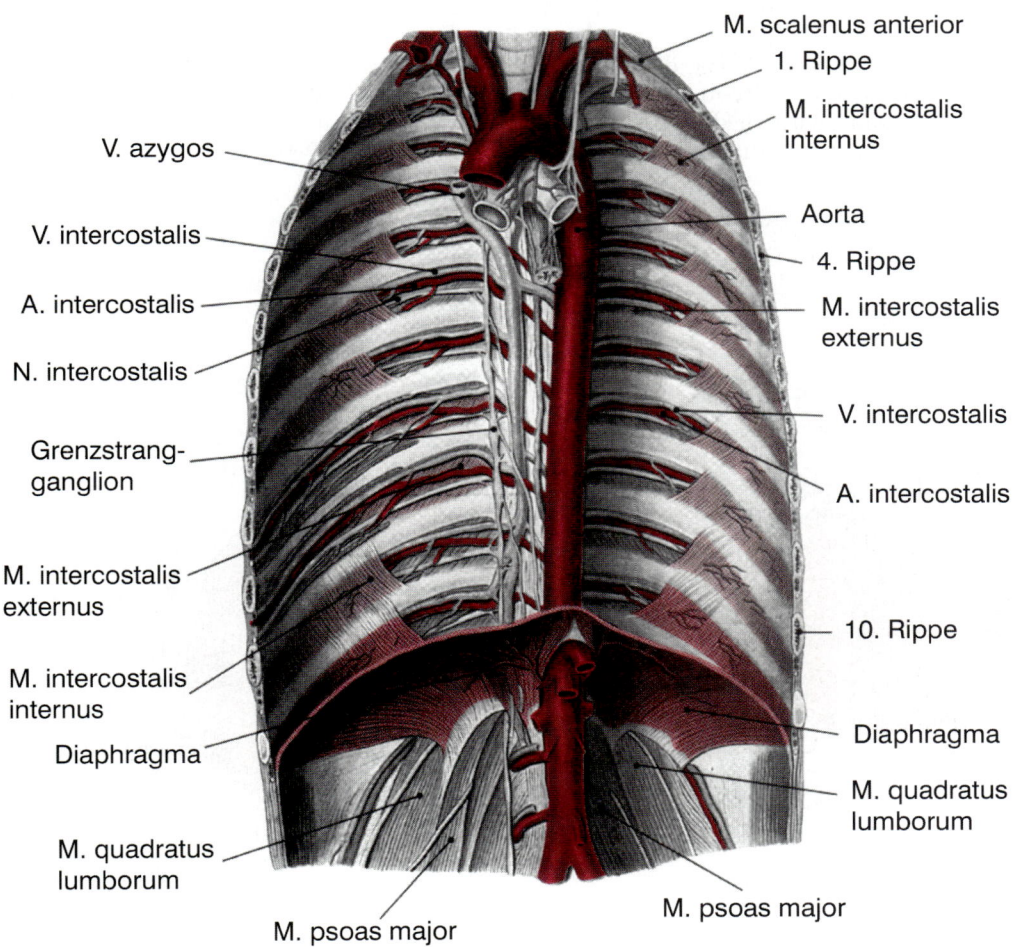

Abb. 45.5: Innenansicht der hinteren Brustwand, die die anatomischen Beziehungen und Ansätze der Mm. intercostales und der wichtigsten Blutgefäße zeigt. Die Mm. intercostales interni sind in *mittlerem Rot* eingezeichnet. Das Diaphragma und die Mm. intercostales externi sind *dunkelrot* und die Arterien in *sehr dunklem Rot* wiedergegeben (Gezeichnet und verändert mit freundlicher Genehmigung nach [24]).

Rumpf

45.2.2 Diaphragma

(Abb. 45.6)
Das Diaphragma ist eine kuppelförmige, muskulofibröse Struktur, die Brust- und Bauchhöhle voneinander trennt (Abb. 45.4–45.6). Die Zwerchfellkuppel besteht aus einem Centrum tendineum, das von Muskelfasern umgeben ist, die einen ausladenden „Rock" bilden, der peripher am Umfang der unteren Thoraxapertur ansetzt [16]. Der Muskel wird in eine anteriore Pars sternalis, die am Sternum ansetzt, eine Pars costalis, die am Rippenrand inseriert, und eine Pars lumbalis eingeteilt, die über zwei muskuläre Crura an den oberen Lendenwirbelkörpern ansetzt. Außerdem inseriert die Pars lumbalis an zwei Ligg. arcuata, die auf jeder Seite von den Wirbeln zu den Procc. transversi und von diesen zu den zwölften Rippen ziehen (Abb. 45.6).

Das Diaphragma wird von der Aorta, der Vena cava und dem Ösophagus durchquert. Die Ligg. arcuata ermöglichen posterior die Passage der Mm. psoas major und quadratus lumborum (Abb. 45.5 und 45.6).

45.3 Innervation

45.3.1 Mm. intercostales

Jeder Interkostalmuskel wird von mehreren Ästen des jeweiligen N. intercostalis versorgt [15]. Es handelt sich um eine klassische segmentale Innervation.

45.3.2 Diaphragma

Obwohl die ältere Literatur eine motorische Innervation einiger Zwerchfellanteile durch Interkostalnerven vorschlägt [3], wurde nun bestätigt und allgemein anerkannt, dass seine *motorische* Versorgung ausschließlich über die Nn. phrenici erfolgt. Diese stammen beim Menschen aus dem dritten, vierten und fünften Zervikalsegment [19]. Die Angaben der älteren Literatur sind jedoch wahrscheinlich bezüglich der sensiblen Versorgung korrekt.

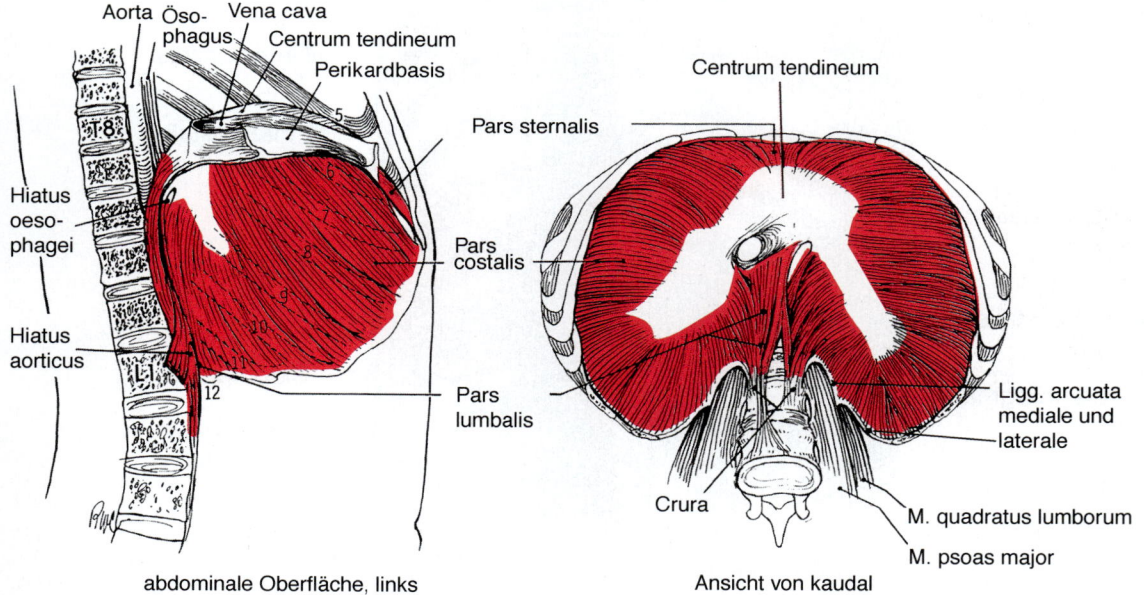

Abb. 45.6: Kaudale (abdominelle) Fläche des Diaphragmas (*rot*), dem wichtigsten inspiratorischen Muskel. **A:** innere Ansicht der linken Zwerchfellhälfte von der rechten Körperseite aus; **B:** Ansicht des Zwerchfells von unten, die seine Ansätze am kaudalen Brustkorbrand zeigt (Gezeichnet mit freundlicher Genehmigung nach [33]).

45.4 Funktion

(Abb. 45.7–45.9)
Neuere Studien haben dazu beigetragen, die Kontroverse bezüglich der Aktivität und Rolle einiger respiratorischer Muskeln zu klären. Zum Verständnis ihrer Funktion ist die Kenntnis der grundlegenden respiratorischen Mechanismen erforderlich. Die Inspiration ist ein aktiver Vorgang unter Einsatz der Muskulatur. Die Exspiration erfolgt in Ruhe überwiegend passiv durch das elastische Zusammenziehen der Lungen [37]. In diesem Zusammenhang sind alle exspiratorischen Muskeln in gewisser Weise Atemhilfsmuskeln, die bei verstärkter Atmung zunehmend rekrutiert werden. Die Funktion der Mm. intercostales hängt von ihrer internen oder externen, anterioren oder posterioren Lage sowie von ihrem Querverlauf am Brustkorb ab. Außerdem beeinflusst die superiore oder inferiore Lage am Brustkorb die relative Reihenfolge und das Ausmaß der Rekrutierung. Es ist gut verständlich, dass zahlreiche einander widersprechende Berichte für Verwirrung gesorgt haben, die diese Ausrichtungen nicht berücksichtigt haben. Die Atemhilfsmuskeln, die an der forcierten Atmung beteiligt sind, werden in Kapitel 45.5 besprochen.

Es ist von herausragender Bedeutung, dass die Interkostalmuskeln für eine Rotation der Brustwirbelsäule maßgeschneidert sind, eine Funktion, die oft übersehen wird. Allerdings trifft es auch zu, dass respiratorische Anforderungen gegenüber der Haltungsaktivität eine vorrangige Position einnehmen.

45.4.1 Respiratorische Mechanismen

(Abb. 45.7–45.9)
Die Brustbewegung bei Inspiration ist ein komplexer Vorgang, der eine feine Abstimmung zahlreicher Muskeln erfordert. Das Lungenvolumen wird durch drei grundlegende Bewegungen kontrolliert. Abbildung 45.7 zeigt zwei davon: (1) Elevation des Sternums (Abb. 45.7A). Dabei wird der anterioposteriore Durchmesser durch Rotation der Rippen um ihre Ansätze an der Wirbelsäule vergrößert und (2) Spreizung der unteren Rippen (Abb. 45.7B) zur Vergrößerung des lateralen Thoraxdurchmessers, wobei die Rippen um ihre sternalen Ansätze rotiert wer-

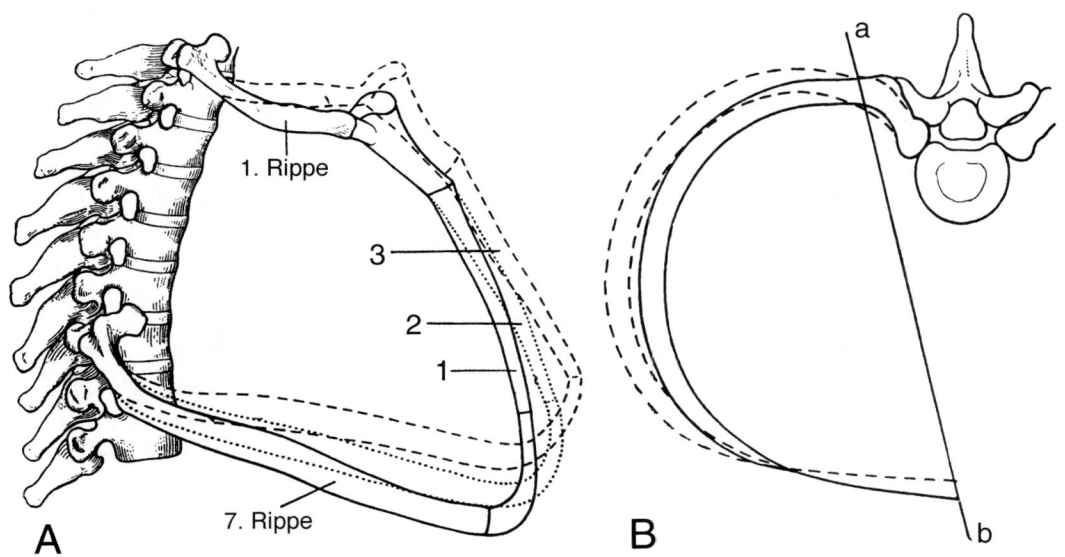

Abb. 45.7: Veränderung der Positionen von Sternum und Rippen bei der Inspiration. **A:** laterale Ansicht der Brust, die die Bewegung des vorderen Brustkorbs bei der Inspiration nach oben und außen (vorn) zeigt, wodurch das Brustkorbvolumen vergrößert wird. Dies kann mit einer „Pumpenschwengel"-Bewegung verglichen werden. *Position 1:* normale Exspiration; *Position 2: (gepunktete Linien)*, *Inhalation* in Ruhe; *Position 3: (gestrichelte Linien)* tiefe Inhalation. **B:** Ansicht von oben. Sie zeigt, dass sich Rippen, die unter dem Sternum an den Rippenknorpeln ansetzen (vertebrochondrale Rippen), nach oben und zur Seite bewegen und das Brustkorbvolumen vergrößern. Die *gestrichelten Linien* entsprechen der Lage der Rippe bei der Inspiration. Die mit *a-b* beschriftete Linie markiert die Bewegungsachse. Diese Rippenbewegung nach oben und zur Seite kann auf jeder Seite mit der Bewegung eines Eimerhenkels verglichen werden (Gezeichnet mit freundlicher Genehmigung nach [14]).

Rumpf

den [35]. Die abwärts gerichtete, kolbenartige Bewegung des Zwerchfells bildet die Dritte (Abb. 45.8). Die sternale Elevation wird oft mit der Bewegung eines altertümlichen Pumpenschwengels verglichen und die laterale Rippenbewegung mit der eines Eimerhenkels (einer auf jeder Seite).

Die Rotationsachse einer Rippe wird durch ihre Gelenke mit dem Wirbelkörper und dem Proc. transversus festgelegt. Da die meisten Rippen um fast 45° zur Horizontalen geneigt sind, vergrößert ihre Aufwärtsrotation das Brustkorbvolumen bei der Inspiration. Die oberen Rippen, die über kurze Rippenknorpel am Sternum befestigt sind, bewegen sich meistens als Einheit, während die unteren Rippen, die über längere Rippenknorpel ansetzen, eine größere Freiheit besitzen und sich unabhängig von den sternalen Bewegungen bewegen [18].

Die pumpenschwengelartige inspiratorische Bewegung, die das Sternum anhebt (und überwiegend eine anterioposteriore Erweiterung verursacht), hängt vor allem von den Interkostalmuskeln an den *Seiten* des Thorax ab, die dafür mechanisch gut liegen [35]. Die Interkostalmus-

keln, die so liegen, dass sie auf jeder Seite der Brust den Eimerhenkel anheben (den Querdurchmesser des Brutskorbs erweitern), liegen *fast in der Mittellinie* nahe dem Sternum und der Wirbelsäule. Es handelt sich insbesondere um die parasternalen Mm. intercostales interni und den paraspinalen M. levator costae. Diese Beziehungen wurden durch Berechnungen unter Verwendung der dreidimensionalen Vektorenanalyse des menschlichen Brustkorbs ermittelt [35] und wurden experimentell an Hunden bestätigt [30].

Die Abweichung zwischen der Muskellokalisation und ihrer Wirkung auf die Rippenbewegung ist entgegengesetzt zu der intuitiven Annahme von Ärzten, die manchmal als Tatsache verbreitet wird. Auf den ersten Blick scheint es, dass die parasternalen Interkostalmuskeln das Sternum in einer pumpenähnlichen Bewegung und die unteren lateralen Interkostalmuskeln die Rippen seitlich henkelartig anheben. *Tatsächlich ist es genau umgekehrt.* Die zur Lösung verspannter Muskeln im sternalen oder dem Bereich der unteren seitlichen Rippen beschriebenen Techniken sind dazu zwar geeignet,

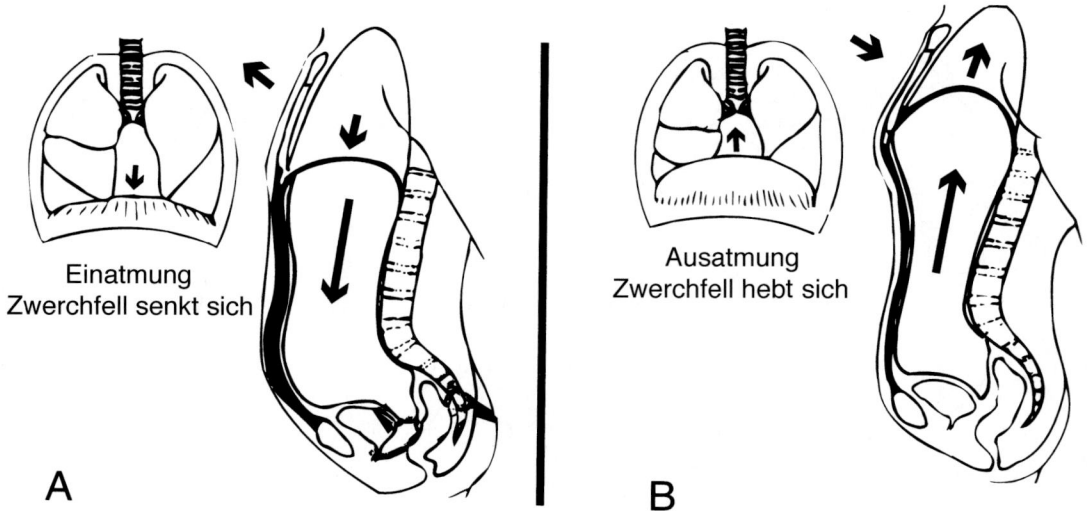

Abb. 45.8: Schema der Atemdynamik. **A: Inspiration.** Der Sagittalschnitt (*rechte Figur*) zeigt, wie der intrathorakale Druck durch eine Kombination aus Absenkung (Kontraktion) des Zwerchfells (*langer, abwärts gerichteter Pfeil*), die die Baucheingeweide nach unten drückt, und gleichzeitiger Ausdehnung des Brustkorbs (*diagonaler Pfeil*) reduziert wird. Dadurch wird Luft in die Lungen gesogen (*kurzer, abwärts gerichteter Pfeil*) und diese gebläht. Der Frontalschnitt (*linke Figur*) zeigt das gesenkte Zwerchfell und die geblähten Lungen. **B: Exspiration.** Der Sagittalschnitt (*rechte Figur*) zeigt, wie die Absenkung des Brustkorbs (*schräg nach unten gerichteter Pfeil*) und die Elevation (Entspannung) des Zwerchfells (*langer, aufwärts gerichteter Pfeil*) den intrathorakalen Druck erhöhen. Bei Exspiration in Ruhe wird die Luft durch das elastische Zusammenziehen von Lungen und Brustkorb aus den Lungen gepresst (*kurzer, aufwärts gerichteter Pfeil*). Der Frontalschnitt (*linke Figur*) zeigt das angehobene Zwerchfell und die entleerten Lungen. Bei der forcierten Exspiration drücken die Bauchmuskeln die Baucheingeweide nach innen und oben und ziehen den Brustkorb nach unten, sodass der Luftfluss aus den Lungen beschleunigt wird.

aber oft korrigieren viele Ärzte damit nicht die Art von Dysfunktion, von der sie ausgehen.

Die Absenkung des Diaphragmas durch seine Aktivität bei der Inspiration und seine passive Elevation während der Exspiration werden in den Sagittalschnitten in Abbildung 45.8 dargestellt. Der entsprechende Effekt auf das Lungenvolumen wird in den Frontalschnitten in Abbildung 45.8 gezeigt. Die Kontraktion des Zwerchfells hebt den unteren Rippenrand an und spreizt ihn und die unteren Rippen, während der Bauchhöhleninhalt das Centrum tendineum stützt und gegenhält [39].

Die Muskeln, die überwiegend für diese Bewegungen verantwortlich sind, werden in Abbildung 45.9 grob vereinfacht wiedergegeben. Die Pfeile geben die Kraftvektoren an, die durch die Muskelkontraktionen entstehen.

45.4.2 Inspiratorische Muskeln

Die primär an der Inspiration beteiligten Muskeln sind *das Diaphragma, die parasternalen (interkartilaginären) Mm. intercostales interni, die Mm. scaleni, die oberen und lateralen Mm. intercostales externi und der M. levator costae.* Das Zwerchfell, der wichtigste inspiratorische Muskel des Menschen, dehnt nicht die gesamte Brustwand aus, sondern nur das Abdomen und den unteren Brustkorb. Die Ausdehnung des oberen Thorax erfolgt durch andere

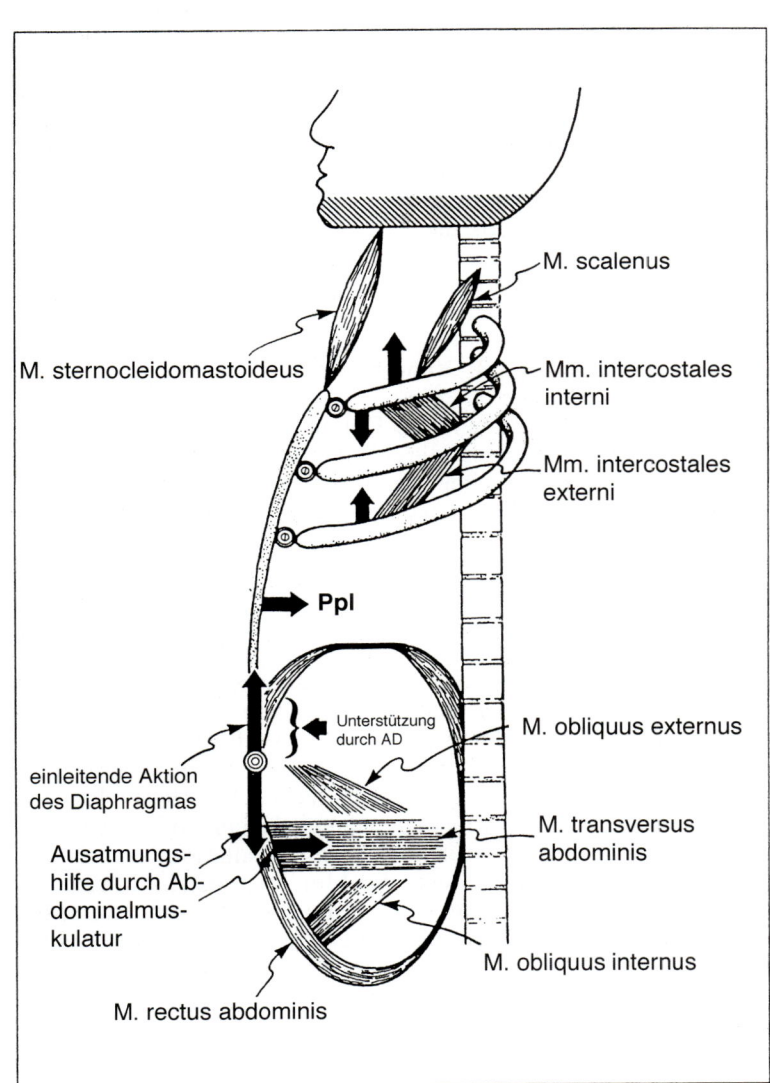

Abb. 45.9: Schematische Zeichnung der Atemmechanik, die einige der wichtigsten respiratorischen Muskeln und ihre Aktionen wiedergibt (*dicke schwarze Pfeile*). AD = abdomineller Druck, Ppl = pleuraler Druck (Gezeichnet mit freundlicher Genehmigung nach [39]).

Rumpf

Muskeln, insbesondere die Mm. scaleni und die parasternalen interkartilaginären Muskeln [21]. Von ihrem Ansatz an den Rippen ausgehend verlaufen die kostalen Fasern des Diaphragmas für einige Zeit in kranialer Richtung nahe der (angelagert an die) Rippen [19]. Dies ist wichtig, da die Kontraktion dieser Fasern die unteren Rippen anhebt, während die Absenkung des Zwerchfells durch den Bauchhöhleninhalt behindert wird [17, 20].

Bei Inspiration in Ruhe wird das Diaphragma vor den Mm. intercostales externi elektromyographisch aktiv [4]. Das Zwerchfell stellt 70–80% der für die Inspiration erforderlichen Kraft [37]. Daher ist die paradoxe Atmung auch eine so schwere Dysfunktion. Die Überblähung der Lungen bei einer obstruktiven Lungenerkrankung benachteiligt das Diaphragma nachhaltig. Unter bestimmten Bedingungen kann das abgeflachte Zwerchfell seinen Effekt umkehren und den Rippenrand nach innen ziehen, statt ihn anzuheben und nach außen zu bewegen [30].

Bei der Ruheatmung sind die ersten Mm. intercostales externi (zwischen den ersten und zweiten Rippen) immer, das zweite Paar meistens und das Dritte gelegentlich aktiv. Mit zunehmender Kraftanstrengung beim Atmen werden nacheinander immer mehr der kaudalen Mm. intercostales externi zur Inspiration rekrutiert [4].

Die Mm. scaleni (überwacht wurde der M. scalenus anterior) sind bei der Inspiration in Ruhe immer aktiv (Abb. 45.9). Sie aktivieren sich meistens kurz bevor sich die parasternalen Mm. intercostales interni (zwischen den Knorpeln, nicht den Knochen) kontrahieren. Die Aktivität der Mm. scaleni ist zur Inspiration erforderlich, um einen Abwärtssog durch die kolbenartige Zwerchfellaktion zu verhindern, die das Sternum nach innen und unten zieht. Eine Abwärtsbewegung des Zwerchfells reduziert das intrathorakale Volumen eher, als es zu vergrößern. Die Mm. scaleni sprechen um so stärker an, je forcierter geatmet wird [4].

Die posterior gelegenen Mm. levatores costarum (Abb. 45.3), die bei der Ruheatmung ebenfalls geringfügig aktiv sind [4], werden mit ansteigender Atmungsanstrengung zunehmend aktiv [30]. Sie setzen *proximal* an der Wirbelsäule an und nicht an einer anderen Rippe. Sie heben den Brustkorb mit wirkungsvoller Hebelkraft an. Eine derart nah an der Wirbelsäule nur geringfügige Aufwärtsbewegung der Rippen wird am Sternum erheblich vergrößert.

45.4.3 Exspiratorische Muskeln

Während der Atmung in Ruhe ist die Exspiration ein überwiegend passiver Vorgang, der von der Elastizität der Lungen abhängt. Zu den Muskeln, die bei verstärkter Respiration zur Exspiration beitragen, gehören *die Bauchmuskeln, die interossären Mm. intercostales interni, der M. transversus thoracis und die Mm. subcostales.* Das unterste (elfte) Interkostalmuskelpaar ist für die Exspiration am wichtigsten. Eine EMG-Studie konnte zeigen, dass die Rekrutierung von der elften Rippe aufwärts fortschritt, während die interkostale Aktivität bei forciertem Ausatmen zunahm. Der M. transversus thoracis war nur beim Ausatmen elektrisch aktiv [4].

Die Bauchmuskeln drücken den Bauchhöhleninhalt nach oben und ziehen den Brustkorb nach unten, wenn sie als Atemhilfsmuskulatur fungieren. Auf diese Weise verstärken sie den Luftstrom beim Ausatmen. Die Lungen werden somit weiter entleert, als es bei passiver Atmung erfolgen würde. Diese Muskeln regulieren somit das endexspiratorische Lungenvolumen und die Effizienz der Atmung [5]. Die genaue Rolle der Abdominalmuskulatur wird im nächsten Abschnitt besprochen.

45.4.4 Haltungsfunktionen

Experimentelle Daten unterstützen die Annahme, dass die Mm. intercostales, insbesondere die weiter kranialwärts gelegenen lateralen Mm. intercostales externi, erheblich an der Körperhaltung beteiligt sind. Für die interkartilaginären (ventralen) Muskeln und die Mm. levatores costarum (dorsal) scheint das Gegenteil zu gelten. Sie werden ähnlich wie das Diaphragma periodisch zur Inspiration aktiv [22].

Eine erst kürzlich bestätigte Haltungsfunktion der Interkostalmuskeln [38, 50], die nicht betont wurde [15, 33], betrifft die Thoraxrotation. Zur Atmung werden die Interkostalmuskeln gleichzeitig beidseits aktiv. Das Zickzackmuster dieser Muskeln macht sie erstaunlich geeignet für die Ausführung einer Rotation. Dabei kontrahieren sich die Mm. intercostalis interni der einen Seite gemeinsam mit den Mm. intercostales externi der anderen und *umgekehrt*. Whitelaw et al. berichteten bei der Rumpfrotation nach links über eine ausgeprägte Aktivierung der *rechtsseitigen Mm. intercostales externi* und der *rechtsseitigen Mm. intercostales interni* bei Rotation des Rumpfes nach rechts [50].

Rimmer et al. zeigten, dass die tonische Entladung der Mm. intercostales interni und externi, die durch die Aufrechterhaltung einer rotierten Haltung ausgelöst wird, durch die Atmung verändert wird. Sofern Respirations- und Haltungsfunktionen kompatibel sind, verstärken sie die EMG-Aktivität. Sind sie inkompatibel, wird die respiratorische Funktion bevorzugt und die Rotationsfunktion unterdrückt [38].

45.5 Funktionelle Einheit

Die interossären Interkostalmuskeln haben zwei Funktionen. Sie tragen zur Körperhaltung und zur Atmung bei.

45.5.1 Haltungsfunktionen

Die linken Mm. intercostales externi und die rechten Mm. intercostales interni rotieren den Rumpf nach rechts. Umgekehrt rotieren die linken Mm. intercostales interni und die rechten Mm. intercostales externi den Rumpf nach links. Die entsprechenden Mm. obliquii externi abdomines verstärken diese Rotationen, während der M. iliocostalis lumborum sie zur ipsilateralen Seite unterstützt. Die rechtsseitigen Mm. multifidi und rotatores können zur Rumpfrotation nach links beitragen. Die lateralen interossären Interkostalmuskeln, die lateralen Abdominalmuskeln und der M. quadratus lumborum tragen zur ipsilateralen Seitneigung des Rumpfes bei.

Die Mm. scaleni, die primär an der Respiration beteiligt sind, haben ebenfalls eine wichtige Haltungsfunktion. Sie stabilisieren den Hals gegen laterale Bewegungen. Einseitig neigen sie ihn zur Seite und beidseitig nach vorn. Andere Atemhilfsmuskeln (wie der M. sternocleidomastoideus und die Pars superior des M. trapezius) beugen den Hals ebenfalls und drehen den Kopf.

45.5.2 Inspiration

Die Inspiration wird *in Ruhe* vom Diaphragma eingeleitet, worauf zügig andere primäre Atemmuskeln wie die Mm. scaleni, die parasternalen Mm. intercostales interni, die Mm. levatores costarum sowie die oberen und weiter lateral gelegenen Mm. intercostales externi aktiv werden.

Mit zunehmender Anstrengung bei *forcierter* Atmung werden zusätzliche (Atemhilfs-)Muskeln rekrutiert. Die Liste der Muskeln, die bei schwerer Atmung assistieren können, ist lang. Dabei hängt es von den jeweiligen Umständen ab, welche Muskeln wie stark aktiviert werden. Aus diesem Grund gibt es verschiedene Ansichten über die jeweilige Rolle von Muskeln, die als Atemhilfsmuskeln tätig werden können.

Obwohl die Mm. scaleni vormals als Atemhilfsmuskeln bezeichnet wurden, dienen sie als *primäre* Atemmuskeln. Mit zunehmender Anforderung an die Atmung wird auch der M. sternocleidomastoideus beidseitig aktiv und vergrößert sein Aktivitätsniveau rasant. Er scheint der wichtigste *akzessorische* Muskel zu sein [11]. Andere Muskeln, die ebenfalls rekrutiert werden können, sind die Pars superior des M. trapezius, die Mm. serratus anterior und posterior superior, die Mm. pectoralis major und minor, der M. latissimus dorsi, der thorakale M. erector spinae, der M. subclavius [11, 33] und der M. omohyoideus.

Bei *paradoxer Atmung* (Abb. 20.15A) müssen die akzessorischen inspiratorischen Muskeln einen Hauptteil der Last übernehmen, da sich die respiratorischen Effekte von Zwerchfell und Interkostalmuskeln weitestgehend aufheben.

45.5.3 Exspiration

Sofern die Abdominalmuskeln zur Exspiration eingesetzt werden, erhöhen sie den intraabdominellen Druck. Dadurch heben sie das Zwerchfell an und unterstützen den Luftstrom aus den Lungen, der normalerweise nur durch das elastische Zusammenziehen der Lungen entsteht.

Die Bauchmuskeln sind die wichtigste Kraft der *forcierten* Exspiration, wobei sie von den Mm. intercostales interni (mit Ausnahme der parasternalen Mm. intercostales interni, die zur Inspiration beitragen) unterstützt werden. Bei zunehmender Atemanstrengung können auch die Mm. latissimus dorsi, serratus posterior inferior, quadratus lumborum und iliocostalis lumborum rekrutiert werden [33].

45.5.4 Besondere Funktionen

Viele komplexe Sonderfunktionen, zu denen Husten, Niesen, Erbrechen, Luftschnappen, Rennen und Sprechen gehören, sind von der Bauchmuskulatur abhängig.

Rumpf

Husten und Niesen

Sowohl Husten als auch Niesen sind Schutzreflexe, die die Luftwege vor inhalierten Fremdkörpern und Giften schützen und Schleim entfernen, indem sie bei forcierter Exspiration hohe Luftgeschwindigkeiten erzeugen. Ein Hustenstoß besteht aus drei Phasen: Inspiration, Kompression und Austreibung. Die nach dem reflektorischen Einatmen einsetzende kurze Kompressionsphase geht mit einer anhaltenden Zwerchfellaktivität einher und aktiviert die exspiratorischen Muskeln von Brustkorb und Bauch bei geschlossener Glottis. Zu Beginn der Austreibungsphase wird die Glottis geöffnet, während sich das Zwerchfell entspannt und durch die massive reflektorische Aktivität der exspiratorischen Muskeln hohe Luftgeschwindigkeiten erreicht werden [41]. Durch wiederholtes Husten kann eine Insertionstendopathie am Ansatz der exspiratorischen Muskeln entstehen, in denen außerdem Triggerpunkte aktiviert werden können (vor allem in den Bauchmuskeln). Auf diese Weise kann ein Hustenanfall außerordentlich schmerzhaft werden.

Die neurologische Entstehung des Niesens weicht von der des Hustens ab. Bei diesem Reflex gibt es häufig periodische Pausen während der inspiratorischen Anstrengung und die ausgeatmete Luft wird durch Nase und Mund ausgestoßen [41]. Da es weitaus unwahrscheinlicher ist, dass eine länger dauernde Serie von Nies- als von Hustenattacken auftritt, verursacht Niesen seltener muskuläre Beschwerden.

Luftschnappen

Im Vergleich zu den rhythmischen Atemzügen bei Eupnoe (normale Atmung), beginnen und enden sie beim Luftschnappen, das durch schwere Hypoxie entsteht, abrupter. Dieses einzigartige autonome Muster der Respirationsaktivität weicht entscheidend von dem bei Eupnoe ab, da Luftschnappen neurologisch in einer bestimmten Region der Medulla entsteht [45].

Erbrechen

Diese weitere reflektorische respiratorische Aktivität erfordert kraftvolle Kontraktionen der exspiratorischen Muskeln. Erbrechen kann durch eine umgekehrte Peristaltik im Duodenum, Reisekrankheit oder Schwangerschaften ausgelöst werden. Es handelt sich um einen derart primitiven Reflex, dass er bei dezerebrierten Tierpräparaten fortbestand. Ausgeführt wird er von den thorakolumbalen exspiratorischen Muskeln. Der Austreibung des Magenbolus durch

Erbrechen geht meistens Würgen voraus, das aus aufeinander folgenden Wellen von Reflexkontraktionen des Zwerchfells und der Bauchmuskeln besteht und den respiratorischen Ablauf überlagert. Rezidivierende Würgeanfälle werden von Ärzten und Patienten gefürchtet, da sie zu Erschöpfungszuständen der Atemmuskeln führen können. Außerdem wurden gelegentlich nach derartigen Attacken Rippenfrakturen beobachtet [29]. Auch hier kann die muskuläre Überlastung zu einer äußerst schmerzhaften Insertionstendopathie führen und Triggerpunkte aktivieren, die nach der Attacke fortbestehen.

Laufen

Sehr erfahrene und trainierte Läufer zeigen eine enge Kopplung von Bewegung und Atmung, die sich während der ersten vier oder fünf Laufschritte einstellt. Das Verhältnis beträgt meistens zwei Schritte auf einen Atemzyklus. Bei unerfahrenen Läufern ist diese Kopplung kaum oder nur geringfügig ausgeprägt [48]. Bei langem, maximalen Training entspricht die für die Atemmuskeln erforderliche Durchblutung der von Antriebsmuskeln der Extremitäten [2].

▬▬ 45.6 Symptome

45.6.1 Mm. intercostales

Der Patient klagt über dumpfe Schmerzen, wie sie in Kapitel 45.1 beschrieben wurden, und kann oft nicht in einer Haltung liegen, bei der das Körpergewicht auf dem Triggerpunkt lastet. Der Triggerpunktschmerz wird bei tiefem Einatmen verstärkt (z. B. bei anstrengenden Übungen) und Husten oder Niesen können extrem schmerzhaft sein.

Kardiale Arrhythmien wie Herzohrflimmern können durch den in Kapitel 42 besprochenen Arrhythmie-Triggerpunkt ausgelöst werden. Dieser scheint manchmal in der rechtsseitigen Interkostalmuskulatur zu liegen. In diesem Fall ist die kardiale Arrhythmie ein Symptom interkostaler Triggerpunkte.

45.6.2 Diaphragma

Siebzehn Patienten, bei denen episodische Zwerchfellspasmen diagnostiziert wurden, klagten über Brustschmerzen, Dyspnoe und die Unfähigkeit, durchzuatmen [51]. Manchmal wurden die Attacken durch Angst auslösende Situationen beschleunigt. Gelegentlich hatten die Patienten derart ausgeprägte Atemprobleme, dass sie fürchteten zu sterben. Offensichtlich zog der Autor [51] Triggerpunkte nicht in Betracht, die diese Symptome hätten auslösen können und eine behandelbare Ursache gewesen wären.

Patienten mit Triggerpunkten im Diaphragma neigen bei Übungen, die schnelles, tiefes Atmen erfordern, zu „Seitenstechen". Der Schmerz wird dabei in der Endexspiration am ausgeprägtesten sein, da dann die Zwerchfellfasern gedehnt sind. Auch Husten kann außerordentlich schmerzhaft sein.

Singultus ist eine Reflexkontraktion des Zwerchfells. Travell hat die Anatomie, Physiologie und klinischen Aspekte des „Schluckaufs" gründlich zusammengestellt. Oft kann man den Singultus beenden, wenn man die Uvula mechanisch (oder durch Kälte) reizt. Dies lässt vermuten, dass Triggerbereiche in der Schleimhaut oder Muskulatur der Uvula ein wichtiger Faktor bei der Auslösung des Singultus sind [46]. Außerdem werden in diesem Zusammenhang Triggerpunkte im Zwerchfellmuskel vorgeschlagen. Grundlage ist die Beobachtung, dass der Singultus beim Ausatmen gebessert und beim Einatmen (durch die Verkürzung der Muskelfasern) verstärkt wird. Allerdings kann es sich bei diesem respiratorischen Effekt auch um ein Beispiel für atemabhängige Begleitbewegungen handeln [34].

▬ 45.7 Aktivierung und Aufrechterhaltung von Triggerpunkten

45.7.1 Mm. intercostales

Eine Haltung oder Bewegung, die einen Triggerpunkt aktiviert hat, kann ihn auch aufrecht erhalten, sofern sie anhaltend ausgeführt oder nicht korrigiert wird. Außerdem können zahlreiche strukturelle und systemische Faktoren (Kapitel 4) einen Triggerpunkt aufrecht erhalten, der durch eine akute oder chronische Überlastung aktiviert wurde. Bezüglich der Interkostalmuskulatur sind vor allem Haltungsfaktoren relevant.

Interkostale Triggerpunkte können durch kräftige oder lokale Aufpralltraumen, exzessiven Husten oder Operationen aktiviert werden [8]. Thoraxhaken, die bei Operationen verwendet werden, hinterlassen oft schmerzhafte Cluster

interkostaler Triggerpunkte [44]. Die offene Herzchirurgie mit Durchtrennung des Sternums und nicht der Rippen führte eher zu Triggerpunkten in den Mm. pectoralis major und minor als in den anterioren Interkostalmuskeln [44]. Andere Faktoren, die für eine Aktivierung verantwortlich sein können, sind akuter Herpes zoster [13], eine Fraktur der Rippe, an der der Muskel ansetzt, und wahrscheinlich Brustimplantate.

Außerdem können interkostale Triggerpunkte im Zusammenhang mit intrathorakalen Affektionen wie einem Pneumothorax, einem Pyothorax oder einem Pleuraerguss (sekundär bei einem Tumor) aktiv werden. Diese assoziierten Triggerpunkte beziehen oft die letzten drei Interkostalmuskeln ein und führen zu posterolateralen Brustschmerzen.

Signifikante aufrecht erhaltende Faktoren können ein chronischer Husten, Schlüsseltriggerpunkte im darüber liegenden M. pectoralis major und eine paradoxe Atmung sein. Es ist nicht immer klar ersichtlich, was zuerst auftritt, da sich das anormale Atemmuster und die Triggerpunkte gegenseitig zu unterhalten scheinen.

45.7.2 Diaphragma

Triggerpunkte im Diaphragma können durch Training, wie schnelles Gehen oder Laufen, oder durch einen anhaltenden Husten aktiviert werden. Oft können sie nach einer Gastrektomie auftreten. Bislang sind nur verhältnismäßig wenig Ärzte auf die Idee gekommen, dass Triggerpunkte im Zwerchfell die Ursache von unerwartet hartnäckigen Symptomen bei muskulärer Aktivität sein können.

▬ 45.8 Untersuchung des Patienten

Nachdem erfasst wurde, welche(s) Ereignis(se) mit dem Beginn der Schmerzen einhergingen, sollte der Arzt eine detaillierte Zeichnung der vom Patienten beschriebenen Schmerzen anfertigen. Es können durchaus mehr als nur die interkostalen Muskeln und/oder das Zwerchfell betroffen sein. Die Zeichnung sollte im Stil der Schmerzmuster erfolgen, wie sie in diesem Band wiedergegeben werden, und die Kopie eines geeigneten Körperumrisses der Abbildungen 3.2–3.4 verwendet werden.

Rumpf

Der Arzt sollte den Patienten unbedingt auf eine paradoxe Atmung untersuchen (Kapitel 45.4 und 20.14). Sofern sie vorliegt, sollte der Korrektur dieses anormalen Atemmusters sowohl während der Initialtherapie als auch bei nachfolgenden Besuchen die höchste Priorität eingeräumt werden.

45.8.1 Mm. intercostales

Selbst bei normaler, koordinierter Atmung wird die Vitalkapazität von Patienten mit interkostalen Triggerpunkten wahrscheinlich reduziert sein, da die Triggerpunkte die tiefe Inspiration oder vollständige Exspiration oft schmerzhaft einschränken.

Die Rotation der Brustwirbelsäule kann durch interkostale Triggerpunkte in eine oder beide Richtungen beeinträchtigt sein. Auch Triggerpunkte in den schrägen Bauchmuskeln, dem M. serratus posterior inferior und dem M. iliocostalis lumborum können die Rumpfdrehung einschränken.

Ein Patient mit interkostalen Triggerpunkten kann den Arm der betroffenen Seite gestreckt nicht senkrecht nach oben anheben, da die Rippenbeweglichkeit schmerzhaft eingeschränkt ist. Bei interkostalen Triggerpunkten wird der Schmerz meistens durch eine Rumpfneigung zur nicht betroffenen Seite verstärkt und bis zu einem gewissen Grad gelindert, wenn man den Rumpf zur schmerzenden Seite neigt. Auf der Seite des interossären interkostalen Triggerpunktes kann man durch Inspektion der Brust von vorn und/oder Palpation der Symmetrie der Atembewegungen oft eine beschränkte Thoraxexkursion und verkleinerte Zwischenrippenräume feststellen.

45.8.2 Diaphragma

Patienten mit Triggerpunkten im Diaphragma leiden höchstwahrscheinlich unter endexspiratorischen Schmerzen bei maximaler Exspiration. Um die Sensitivität der Untersuchung zu erhöhen, kann der Patient die Dehnungsspannung des Zwerchfells erhöhen, indem er die ziemlich kräftigen Bauchmuskeln heftig kontrahiert. Bei schwachen Bauchmuskeln kann der Patient äußeren Druck auf den Bauch ausüben, um den intraabdominellen Druck zu verstärken und das Diaphragma nach oben zu zwingen und zu dehnen. Die Wirksamkeit dieser Technik wird blockiert, wenn der Patient die Glottis schließt, was Patienten normalerweise tun, wenn sie die Bauchmuskeln anspannen, um den intraabdominellen Druck zu erhöhen. Sofern man dieses Manöver während einer *verlängerten Exspiration* durchführt, bleibt die Glottis mit Sicherheit geöffnet. Ein heftiger Hustenstoß fast zum Ende der vollständigen Exspiration kann ebenfalls von Triggerpunkten im Zwerchfell ausgehende Schmerzen auslösen. Sofern die Triggerpunkte eine beträchtliche Insertionstendopathie ausgelöst haben, wird wahrscheinlich jeder heftige Hustenstoß schmerzhaft sein.

Der Autor [51] konnte bei zwölf von 17 Patienten mit episodischen Zwerchfellspasmen während einer fluoroskopischen Untersuchung eine Attacke auslösen. Während der Patient zunehmende Schwierigkeiten hatte, vollständig einzuatmen, kontrahierte sich das Zwerchfell immer weiter, bis es im Grunde genommen flach über dem Abdomen aufgespannt war und der Patient ernsthafte respiratorische Beschwerden hatte, weil er nicht mehr ausreichend einatmen konnte. Die Episoden wurden meistens häufiger, wenn man die Patienten aufforderte, über Themen zu sprechen, die für sie bekanntermaßen emotional belastend waren. Der Zwerchfellspasmus (oder -kontraktion) beendete die Funktion des Zwerchfells und blockierte sowohl die Pumpengriff- als auch die Eimerhenkelbewegung des Thorax [51]. Eine erhöhte Muskelspannung durch Triggerpunkte würde denselben Effekt hervorrufen, wenn auch etwas schwächer, und ebenfalls durch emotionalen Stress begünstigt werden.

45.9 Untersuchung auf Triggerpunkte

45.9.1 Mm. intercostales

Zur Lokalisation von interkostalen Triggerpunkten sollte man am Brustkorb nach zu kleinen Rippenabständen suchen, die auf verspannte Interkostalmuskeln weisen. Sofern aktive Triggerpunkte verantwortlich sind, gibt der Patient Schmerzen entlang des verkleinerten Interkostalraumes an. Man kann den Bereich, in dem die Muskelspannung erhöht ist und in der der Triggerpunkt liegt, aufsuchen, indem man mit den palpierenden Fingern die gesamte Länge des verdächtigen Segmentes entlangstreicht. Interkostale Triggerpunkte liegen normalerweise anterolateral oder posterolateral und seltener in den am weitesten anterior oder posterior gelegenen Muskelanteilen. Diese Feststellung trifft nicht auf die parasternalen Mm. intercostales interni zu. Diese sollten daher bei Verdacht auf eine Kostochondritis und ein Tietze-Syndrom, die durch Triggerpunkte in diesen schwer arbeitenden Atemmuskeln verursacht werden können, sorgfältig untersucht werden. Diese Möglichkeit muss in klinischen Studien weiter geklärt werden.

Dr. Travell stellte fest, dass Triggerpunkte, die posterior zwischen der vierten und fünften Rippe nahe dem M. rhomboideus minor in den Mm. intercostales lagen, einen Singultus auslösten, wenn man sie vor der Triggerpunktinfiltration komprimierte, danach jedoch nicht mehr.

45.9.2 Diaphragma

Die zentralen Triggerpunkte in den mittleren Zwerchfellfasern sind der Palpation ganz offensichtlich nicht zugänglich. Die Überempfindlichkeit bei Insertionstriggerpunkten im kostalen Zwerchfellanteil lässt sich jedoch unmittelbar an der Innenkante der unteren Thoraxgrenze ertasten. Eine in dieser Region festgestellte Druckschmerzhaftigkeit kann vom Diaphragma, den Mm. obliquus internus und externus abdominis oder vom M. transversus abdominis stammen. Die Mm. obliquii abdominis setzen außen oberhalb des Rippenrandes an (Abb. 49.4), während der M. transversus abdominis am Rippenrand inseriert und sich fingerförmig mit abgewinkelten Zwerchfellfasern vermengt (Abb. 45.4 und 49.5). Durch die Palpation der aktiven Bauchmuskelkontraktionen des Patienten und die Feststellung der zugehörigen Faserausrichtungen kann der Untersucher verspannte Faserbündel und Druckschmerzen bei Triggerpunkten in den oberflächlicheren Abdominalmuskeln gegen solche in tiefer liegenden Muskeln abgrenzen [36].

Die Mehrdeutigkeit bei der Unterscheidung zwischen einer Überempfindlichkeit am Ansatz des M. transversus abdominis und des Diaphragmas am Rippenrand kann behoben werden, wenn man die Empfindlichkeit bei Dehnung untersucht. Der Untersucher kann ausprobieren, ob sich die Schmerzen und die Überempfindlichkeit durch Dehnung der Bauchmuskeln (Herausstrecken des Bauches) oder des Zwerchfells (Druck auf das Abdomen in der Endexspiration) verstärken lassen.

45.10 Engpass

Weder die Mm. intercostales noch das Diaphragma wurden mit Nervenengpässen in Zusammenhang gebracht, was auf Grund ihrer anatomischen Lage auch eher unwahrscheinlich ist.

45.11 Differenzialdiagnose

Mit Beiträgen von Roberta Shapiro, D.O.

45.11.1 Mm. intercostales

Die Differenzialdiagnosen bei interkostalen Triggerpunkten umfassen einen Herpes zoster, eine Fehlfunktionen der Rippengelenke, eine Fibromyalgie (bei links gelegenen, einseitigen Triggerpunkten), das Cyriax Syndrom (das von Dyer als häufige falsche Bezeichnung von abdominellen Triggerpunkten identifiziert wurde [23]), das Tietze-Syndrom oder Kostochondritis (diese Diagnosen wurden von Calabro et al. deutlich unterschieden [10]), eine thorakale Radikulopathie und interkostale Muskelspasmen (die nach der Ansicht von Blumer eine der häufigsten, meistens unerkannten Ursachen von Brustschmerzen sind [6]). Die von Triggerpunkten verursachte Muskelverspannung wird oft fälschlicherweise als Spasmus diagnostiziert [43], was auch bei der Veröffentlichung von Blumer der Fall sein könnte [6].

Zu den schwer wiegenden intrathorakalen Erkrankungen, die die Symptome von interkostalen Triggerpunkten nachahmen können, gehören der Myokardinfarkt, Tumoren, Pleuraergüsse und ein Pyothorax. Diese Krankheitsbilder müssen ausgeschlossen werden, zumal sie außerdem Triggerpunkte aktivieren und aufrecht erhalten können. Daher muss bei schlechtem Ansprechen von interkostalen Triggerpunkten auf die Therapie unbedingt eine bildgebende Thoraxdiagnostik erfolgen und nach anderen Ursachen geforscht werden.

Interkostale Triggerpunkte entwickeln sich häufig in Zusammenhang mit einem Herpes zoster. In einer Studie wurde der neurogene Herpesschmerz oft als einschießend beschrieben und sprach im Allgemeinen gut auf Carbamazepin an. Der Schmerz von Triggerpunkten wurde als lokalisiert beschrieben, bestand trotz der Carbamazepintherapie fort und sprach gut auf eine

Rumpf

Triggerpunkttherapie an [13]. Am ausgeprägtesten ist der Triggerpunktschmerz bei chronischem Herpes, wobei er nicht die einzige verbliebene Ursache der Brustschmerzen sein kann. Schmerzen bei interkostalen Triggerpunkten sind meistens gut abgegrenzt und befinden sich überwiegend im posterolateralen Brustkorb.

Assoziierte Triggerpunkte

Ein umschriebener Druckschmerz der Brustwand im Bereich der Rippenansätze des M. serratus anterior kann interkostale Triggerpunkte vortäuschen. Tatsächlich handelt es sich jedoch um eine sekundäre Insertionstendopathie bei Triggerpunkten im M. serratus anterior. Durch Nachweis eines verspannten Faserbündels, das vom druckschmerzhaften Punkt der Brustwand zu einem zentralen Triggerpunkt im M. serratus anterior zieht, kann man die Überempfindlichkeit einem Insertionstriggerpunkt im M. serratus anterior zuordnen.

Die vollständige Elevation eines Armes erweitert alle ipsilateralen Interkostalräume und spannt das Fasziengewebe über der Brustwand. Diese Bewegung ist schmerzhaft für Patienten mit interkostalen Triggerpunkten sowie nach einer Thorakotomie oder einem Herpes zoster mit oder ohne Triggerpunkte. Patienten mit diesen Krankheitsbildern neigen wegen der schmerzhaften Bewegungseinschränkung der Schulter zur Entwicklung einer schmerzhaften, myofaszialen „frozen" shoulder. Dadurch wird wiederum die Entstehung von Triggerpunkten im M. subscapularis begünstigt, die auch aufrecht erhalten werden, wie es in Kapitel 26.11 beschrieben wurde.

Manchmal tritt der Arrhythmie-Triggerpunkt des M. pectoralis major (Kapitel 42) mit gleicher Wahrscheinlichkeit in den Interkostalmuskeln auf.

Gelenkdysfunktion

Fehlfunktionen von Gelenken bei interkostalen Triggerpunkten betreffen meistens nur ein oder zwei Rippenebenen und zeigen sich beim Ausatmen oder absenkenden Rippenverletzungen. Eine derartige Dysfunktion wird am besten durch Inaktivierung der Triggerpunkte, Mobilisierung der Rippen durch Muskeldehnung, wobei die Atmung eingesetzt wird, um die Entspannung zu verstärken, oder durch indirekte Techniken behandelt.

45.11.2 Diaphragma

Bezüglich der Triggerpunkte im Zwerchfell muss die Differenzialdiagnose Zwerchfellspasmen [51], peptische Ulzera, einen gastroösophagealen Reflux und Gallenblasenleiden (bei nur rechtsseitigen Triggerpunkten im Diaphragma) berücksichtigen.

Atypische Brustschmerzen (die auch als Slipping-rib-Syndrom, Xiphoidalgie oder DaCosta-Syndrom bezeichnet wurden, sofern sie am unteren Sternum auftraten) konnten in einem typischen Fall auf einen Triggerpunkt im Diaphragma zurückgeführt werden [32]. Es sind klinische Studien erforderlich, um den Zusammenhang zwischen Triggerpunkten und diesen Syndromen zu klären.

Sofern Brustschmerzen in einem engen Zusammenhang mit einer vermehrten Zwerchfellanspannung auftreten, sollte man nicht davon ausgehen, dass diese Spannung durch einen Spasmus ausgelöst wird. Eine vermehrte Muskelspannung und Schmerzen ohne begleitende Spastik sind wichtige Merkmale von Triggerpunkten.

In der Studie an 17 Patienten mit diagnostizierten episodischen Zwerchfellspasmen wurde keine EMG-Aktivität erfasst, daher konnte nicht endgültig gezeigt werden, dass alle Spasmen des Zwerchfells hatten [51]. Einige von ihnen könnten unter einer erhöhten Muskelspannung bei Triggerpunkten gelitten haben, vor allem in den weniger typischen Fällen. Manchmal kann die erhöhte Spannung des Zwerchfells abgebaut werden, wenn man kräftig und vollständig ausatmet, was dazu beiträgt, Triggerpunkte im Diaphragma zu inaktivieren. Einer der Fallberichte zeigte, dass sich ein durch emotionalen Stress ausgelöster Zwerchfellspasmus löste, sobald wieder emotionale Ausgeglichenheit vorhanden war. Der Patient lernte, die emotionale Spannung, die die Attacken auslöste, zu erkennen und zu verhindern. Die entscheidende Frage, warum das Zwerchfell dieses Patienten so leicht verkrampfte, blieb unbeantwortet. Hier können sehr gut Triggerpunkte die entscheidende Rolle gespielt haben, vor allem falls andere Muskeln Triggerpunkte enthielten, die die Reizbarkeit der Motoneuronen, die das Zwerchfell versorgen, erhöhen können.

Triggerpunkte im Zwerchfell können Satelliten zu solchen im oberen Anteil des M. rectus abdominis der gleichen Seite sein. Sportler, die den M. rectus abdominis durch zu viele Sit-ups überlasten (Überlastung in verkürzter Position), entwickeln mit einiger Wahrscheinlichkeit Triggerpunkte in diesem Muskel. Außerdem müssen die Bauchmuskeln bei übermäßigen kraftvollen Übungen gegen Widerstand zur Kräftigung der Mm. biceps brachii und pectorales stabilisierend tätig werden. Bei der Untersuchung lässt sich die Spannung im M. rectus abdominis erhöhen, indem man den Muskel dehnt oder den auf dem Rücken liegenden Patienten auffordert, die Füße vom Untersuchungstisch hochzuheben. Sofern diese Bewegungen die Triggerpunktempfindlichkeit nicht erhöhen, wird ein Druckschmerz an der Innenseite der Brustkorbunterkante in diesem Bereich höchstwahrscheinlich Triggerpunkte im Diaphragma aufdecken.

Weiter Verwirrung kann die Unterscheidung zwischen Schmerzen bei Triggerpunkten im Zwerchfell und solchen im damit verzahnten M. transversus abdominis stiften. Schmerzen bei vollständiger Inspiration (vorgewölbter Bauch, gedehnter Brustkorb) stammen eher von Triggerpunkten im M. transversus abdominis, endexspiratorische (Bauch eingezogen, Zwerchfell gedehnt) eher von solchen im Diaphragma.

Mit Triggerpunkten des Zwerchfells gehen keine bekannten Gelenkdysfunktionen einher.

45.12 Lösung von Triggerpunkten

(Abb. 45.10–45.12)
Zur anhaltenden Besserung bei Triggerpunkten in diesen Atemmuskeln und für eine nachhaltige Schmerzlinderung muss der Patient angewiesen werden, eine paradoxe Atmung zu korrigieren (Abb. 20.15 und 20.16). Eine gute Körperhaltung ist unabdingbar, wenn die Muskellänge und wirkungsvolle Atmungsmuster beibehalten werden sollen (Kapitel 41.3).

45.12.1 Mm. intercostales

Die Triggerpunkte dieser Muskeln können durch direkte Techniken (Behandlung direkt ge-

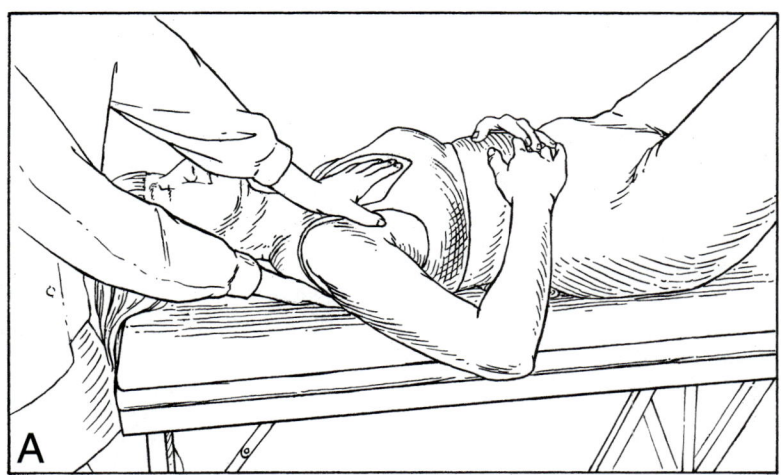

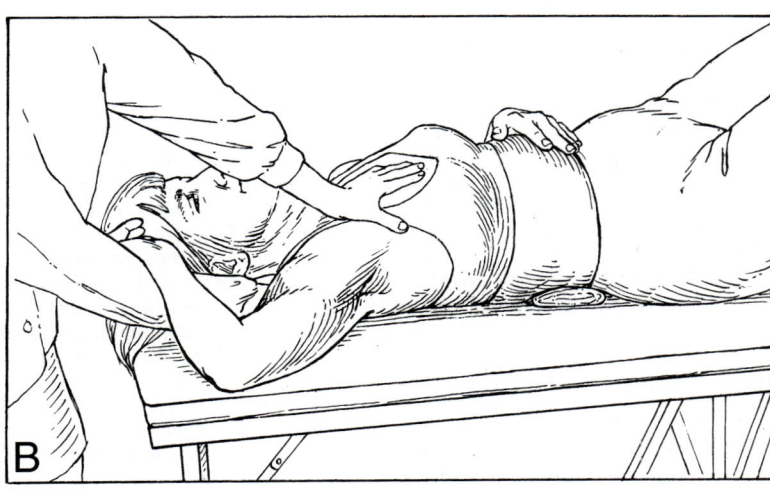

Abb. 45.10: Zwei Lagerungen zur Lösung der Spannung in den oberen Interkostalmuskeln bei Triggerpunkten. Diese Lösetechnik wird auch als „Lösung der 2.–4. und 5. Rippe" bezeichnet. **A:** Der Arzt legt eine Hand medial an die mediale Skapulagrenze, nimmt posterior Kontakt mit den betroffenen Rippen auf und übt nach kranial gerichtet Druck mit den Fingern aus. Seine andere Hand liegt anterior auf den betroffenen Rippen und gibt Abwärtsdruck gegen die Rippenelevation, wenn die Patientin einatmet, und hilft der Rippenabsenkung beim Ausatmen. (Anwenden der Atmung zur verstärkten Lösung der verspannten Interkostalmuskeln). **B:** alternative Lage zur selben „Lösung der oberen Rippen", bei der der Arm der Patientin eleviert gelagert wird.
Wenn man die Lage der Hand verändert, die posterior gegen die Skapula drückt, kann man diese Technik wirkungsvoll zur Lösung von Verspannungen bei Triggerpunkten in den oberen und mittleren Anteilen des M. serratus anterior anwenden.

gen die Blockierung) oder indirekte Verfahren (Einnahme einer erleichternden Haltung) erfolgen. Die spezifische Anwendung direkter manueller Techniken auf den Muskel, wie Triggerpunktlösung durch Druck oder tief streichende Massage, ist im Grunde genommen bei allen Interkostalmuskeln wirksam. Auch Sprühen und Dehnen oder Dehnen in Kombination mit der postisometrischen Relaxation, die durch koordinierte Atmung verstärkt wird, sind effektiv. Goodridge und Kuchera haben darauf hingewiesen, dass bei der Anwendung von Muskelenergietechniken die Technik zur Lösung der ersten Rippe eine andere ist als die für die zweite bis zehnte, die wiederum von der für die elfte und zwölfte Rippe abweicht [27].

Die Anwendung eines Kühlsprays verstärkt die Lösung dieser Triggerpunkte und die Schmerzlinderung. Dazu wird das Spray über den betroffenen Muskeln aufgetragen, sodass es die Triggerpunktregion, die Schmerzzone und den überempfindlichen Bereich vollständig abdeckt.

Oberer Thorax

Die Abweichung zwischen der Muskellokalisation und ihrer Wirkung auf die Rippenbewegung ist entgegengesetzt zu der intuitiven Annahme von Ärzten, die manchmal als Tatsache verbreitet wird. Auf den ersten Blick scheinen die parasternalen Interkostalmuskeln das Sternum in einer pumpenähnlichen Bewegung und die unteren lateralen Interkostalmuskeln die Rippen seitlich henkelartig anzuheben. Das *Gegenteil* trifft zu (Kapitel 45.4). Trotzdem sind die Techniken, die für myofasziale Verspannungen im Bereich des Sternums und der seitlichen unteren Rippen beschrieben werden, zur Lösung von Triggerpunkten in den Muskeln dieses Bereichs geeignet.

Ein Ansatz zur Lösung einer Verspannung der oberen Interkostalmuskeln zeigt und beschreibt Abbildung 45.10. Goodridge und Kuchera beschreiben und illustrieren zahlreiche zusätzliche Anwendungen von Muskelenergie [27]. Greenman stellt funktionelle (indirekte) Techniken dar, die eine entspannende Haltung einsetzen, um die Spannung in dieser Region herabzusetzen [28]. Upledger und Vredevoogd erreichen eine Elevation des Sternums direkt durch Absenken desselben mit den Händen, wobei sie von der Atmung unterstützt werden [47].

Neben der Lösung der jeweiligen schmerzauslösenden Triggerpunkte ist die Lösung aller verspannten myofaszialen Gewebe in dieser Region hilfreich.

Unterer Thorax

Ein wirkungsvoller Ansatz zur Lösung von Triggerpunkten in diesen unteren Interkostalmuskeln wird in Abbildung 45.11 dargestellt und beschrieben. Sowohl Goodridge und Kuchera [27] als auch Greenman [28] erläutern und illustrieren die Anwendung anderer Techniken auf den unteren Brustkorb.

45.12.2 Diaphragma

Die Muskelfasern des Zwerchfells werden bei maximaler Exspiration gedehnt. Dabei bewegt sich die Zwerchfellkuppel nach oben in den Brustkorb. Außerdem werden die Fasern durch jede Form von Druck auf den Bauch in Endexspiration gedehnt. Für direkte manuelle Thera-

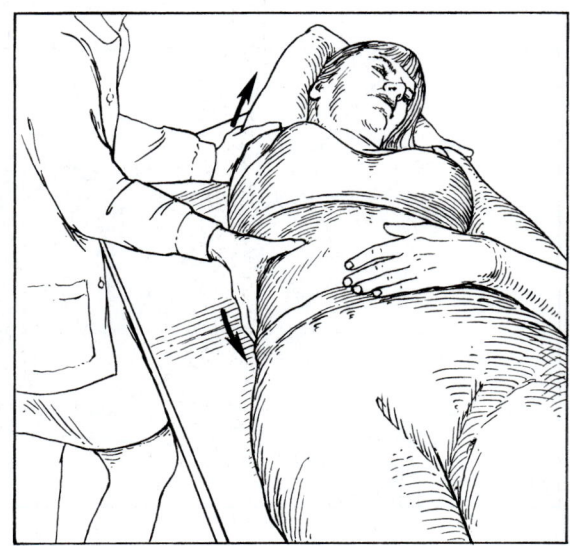

Abb. 45.11: Lösung der Verspannung der unteren Interkostalmuskeln bei Triggerpunkten. Diese Technik wird manchmal als „Lösung der unteren Rippen" bezeichnet und kann auch bei einer Verspannung des M. latissimus dorsi durch Triggerpunkte angewandt werden. Die Patientin liegt auf dem Rücken und hat den Arm der betroffenen Seite über dem Kopf abgelegt. Der Arzt legt eine Hand (hier die rechte Hand) so auf, dass sie die seitlichen unteren Rippen bedeckt. Die andere Hand liegt zur Stabilisierung in der Achselhöhle der Patientin. Nun wird die Patientin aufgefordert tief einzuatmen. Während der Exspiration gibt die rechte Hand des Arztes behutsamen Abwärtsdruck auf die unteren Rippen. Sobald die Patientin wieder einatmet, gibt der Arzt Widerstand gegen die Rippenausdehnung und erleichtert beim Ausatmen die Senkung und Entspannung der unteren Rippen. Die Patientin wird aufgefordert, beim Ausatmen über Kopf zur gegenüberliegenden Schulter zu greifen, was die Dehnung der Interkostalmuskeln und des M. latissimus dorsi verstärkt. Dieser Dehnungsablauf wird so lange wiederholt, bis eine zufriedenstellende Lösung erreicht wurde.

pietechniken, wie die Triggerpunktlösung durch Druck, ist das Diaphragma nicht zugänglich, kann aber ebenso wie untere kostale Triggerpunkte durch die in Abbildung 45.12 gezeigte Methode gelöst werden. Vor dieser manuellen Lösetechnik kann Kühlspray auf den Ansatz der kostalen Zwerchfellfasern am unteren Rippenrand aufgetragen werden.

Es gibt verschiedene Möglichkeiten, den intraabdominellen Druck zur zusätzlichen Dehnung des Zwerchfells zu erhöhen. Dazu gehören die willkürliche Kontraktion der Bauchmuskeln, die Anwendung von Druck auf den Bauch durch Auflegen einer Hand oder eines Unterarmes und das Vorwärtsbeugen des Rumpfes bei der Exspiration.

Ingber stellte fest, dass Triggerpunkte im Diaphragma eine Ursache atypischer Brustschmerzen sind. Vorwärtsbeugung und Inspiration verstärkten die Schmerzen. Durch Anwendung einer Triggerpunkttherapie aus Lösung des rech-

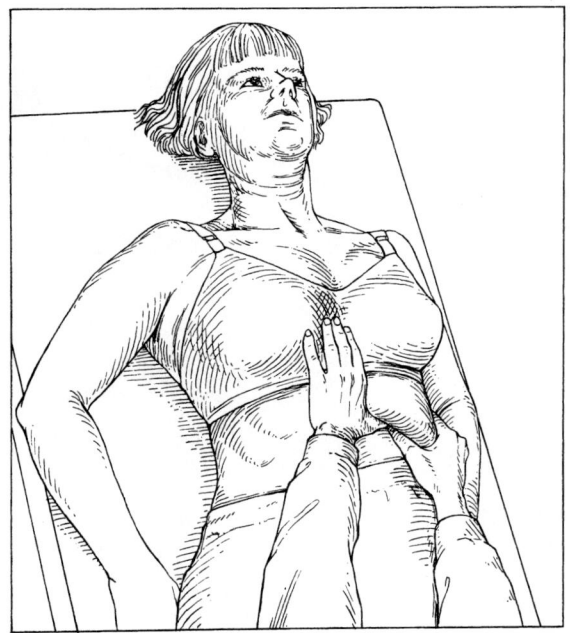

Abb. 45.12: Lösung des Zwerchfells am Patienten in Rückenlage. Der Arzt steht auf der beschwerdefreien Seite der Patientin (z. B. auf der rechten Seite zur Lösung des linken Zwerchfellanteils) und legt beide Hände vorn auf den unteren Brustkorbrand der Patientin. Die Patientin wird aufgefordert, normal und entspannt zu atmen und dann langsam auszuatmen. Während der Exspiration folgen die Daumen des Arztes dem Zwerchfell nach innen in den Brustkorb und heben diesen nach vorn an. Dies ist die eigentliche Dehnungsphase des Verfahrens. Bei nachfolgenden Atemzyklen erfolgt eine geringfügige weitere Dehnung. Diese Methode ist auch zur Lösung von Triggerpunkten in den unteren Interkostalmuskeln geeignet.

ten Zwerchfells durch Druck, Streckung des oberen Brustkorbs mittels postisometrischer Relaxation und einem häuslichen Übungsprogramm blieb der Patient für mindestens ein Jahr schmerzfrei [32].

Upledger und Kollegen beschrieben und illustrierten die anterioposteriore Kompression von Abdomen und unterem Brustkorb, bei der eine Hand auf das Epigastrium und die andere unter die Lendenwirbelsäule gelegt wird [47]. Ein respiratorisches Manöver wurde nicht erwähnt. Das Prinzip der postisometrischen Relaxation kann jedoch wirkungsvoll zur Dehnung verspannter Zwerchfellfasern eingesetzt werden, wenn sich die Hände in diesen Positionen befinden. Der Patient sollte ruhig und behutsam atmen, wobei die Lungen so leer wie möglich sein sollten. Dazu kann der Therapeut beitragen, indem er während der Exspiration vorsichtig mit beiden Händen Druck gibt und den Patienten auffordert, für einige Sekunden in der Endexspiration zu verweilen. Anschließend gibt der Therapeut behutsam Widerstand bei der Inspiration. Auf diese Weise verkleinert sich das Lungenvolumen allmählich bei jedem Atemzug, was mit einer fortschreitenden Dehnung der Zwerchfellfasern einhergeht.

Goodridge und Kuchera beschreiben eine Muskelenergietechnik zur Lösung des Zwerchfells, das sich auf die Korrektur einer Asymmetrie des unteren Brustkorbs konzentriert, ohne dass irgendwelche respiratorischen Anweisungen erforderlich sind [27]. Dieser Ansatz kann sowohl bei der Lösung von verspannten unteren Interkostalmuskeln bei Triggerpunkten als auch bei der Lösung einer erhöhten Spannung des Diaphragmas wirkungsvoll sein.

Obwohl es keine Belege dafür gibt, dass ein Singultus direkt mit Triggerpunkten im Diaphragma zusammenhängt, ist es doch interessant, dass die maximale Exspiration (die das Zwerchfell dehnt) einen Singultus abschwächt und sein Wiederauftreten verhindert, während ihn eine tiefe Inspiration (die die Muskelfasern des Diaphragmas verkürzt) reaktivieren kann [46]. Da die Durchtrennung beider Nn. phrenici einen Singultus nicht zwingend behebt, scheint er auch durch eine reflektorische Aktivität der Interkostalmuskeln ohne Zwerchfellbeteiligung entstehen zu können. Dr. Travell verbrachte viele Jahre damit, in schwierigen Fällen Wege zur Beendigung eines persistierenden Singultus zu erforschen, und veröffentlichte 1977 eine Zusammenfassung der von ihr als erfolgreich ermittelten Techniken [46]. Sie betrafen alle die Position der Uvula.

Sofern man auf dem Kopf steht, zieht die Schwerkraft den Bauchinhalt zur Brust hinab und dehnt das Zwerchfell, was bei voller Exspiration weiter verstärkt wird. Dr. Travell beschrieb die Wirksamkeit dieser Technik am Beispiel ihrer Kinder, wenn diese einen Singultus hatten. Sie legte sie über Kopf auf den Schoß und klopfte ungefähr einmal in jeder Sekunde auf den fünften Halswirbel. Das Kind konnte ihr dabei sagen, wann sie die Frequenz verändern musste, und konnte genau angeben, wo das Klopfen am angenehmsten war.

■■■ 45.13 Infiltration von Triggerpunkten

(Abb. 45.13)
Die Infiltration von Triggerpunkten in den Interkostalmuskeln und im Diaphragma sollte nur von Therapeuten durchgeführt werden, die sehr erfahren und geschickt in der Nadelung von Triggerpunkten sind und ein ausgeprägtes „Gefühl" für die durchstochenen Gewebe haben. Die Infiltration dieser Muskeln ist nichts für Anfänger. Die Infiltration sollte *erst* in Erwägung gezogen werden, nachdem sich nichtinvasive Techniken (Kapitel 45.12) bei erschöpfender Anwendung durch einen *erfahrenen* Therapeuten als erfolglos erwiesen haben. Außerdem sollten zuvor sämtliche systemischen und mechanischen aufrecht erhaltenden Faktoren (inklusive chronischer Husten) vollständig abgeklärt und korrigiert werden.

45.13.1 Mm. intercostales

In Abhängigkeit von der Lokalisation der Triggerpunkte sollte der Patient zur Infiltration auf dem Rücken oder auf der Seite liegen. Um sicherzustellen, dass der Patient *bequem* liegt, werden nach Bedarf Kopfkissen verwendet. Der infiltrierende Arzt sollte bequem sitzen, sich der Atembewegungen des Patienten bewusst sein und den Patienten auffordern, ruhig und flach zu atmen und nicht die Luft anzuhalten. Letzteres kann zu einem unerwarteten, tiefen Atemzug führen.

Die Palpation des verspannten Faserbündels eines interkostalen Triggerpunktes kann auf Grund darüber liegender Muskeln unmöglich sein. Sofern er durch einen darüber liegenden Muskel wie den M. pectoralis major palpieren muss, sollte sich der Untersucher vergewissern, dass dieser keinen übersehenen Triggerpunkt enthält, der inaktiviert werden muss.

Die Führungshand wird fest auf der Brust des Patienten aufgesetzt, wobei zwei Finger den Triggerpunkt spreizen, indem sie auf benachbarten Rippen aufgelegt werden (Abb. 45.13). Zur Infiltration wird eine Kanüle mit 27 G auf einer 5-ml-Spritze mit 0,5%iger Procainlösung verwendet. Die Kanüle sollte in einem Winkel von weniger als 45° zur Hautoberfläche nahe der Brustwand geführt werden. Dadurch wird die Eindringtiefe besser kontrolliert. Die Kanüle wird langsam zwischen den Fingern zum Punkt maximaler Triggerpunktempfindlichkeit vorgeschoben. Die Spritze wird wie in Abbildung 45.13 gehalten, sodass die ulnare Seite der infiltrierenden Hand fest auf dem Patienten abgestützt ist. Auf diese Weise folgt die Hand bei unerwarteten Bewegungen des Patienten seinem Körper und ein unerwünschtes Eindringen der Kanüle in den Pleuraraum wird verhindert.

Während der Infiltration achtet der Therapeut auf den Widerstand, der der Kanüle entgegengesetzt wird, sobald sie die Faszienbedeckung der Mm. intercostales erreicht. Sollten Unklar-

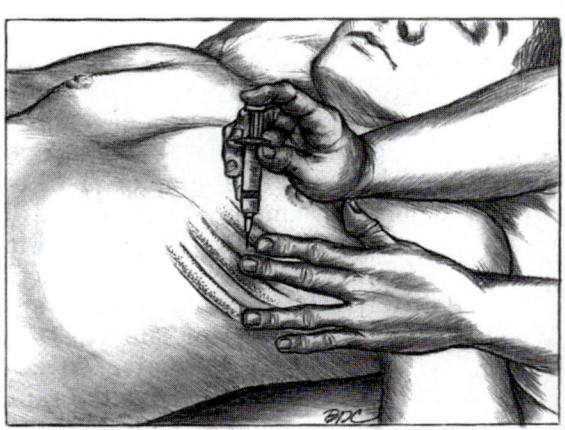

Abb. 45.13: Infiltration der Mm. intercostales. Dabei wird die von Hong entwickelte Spritzenhaltung eingesetzt, die sicherer ist als die herkömmliche. Die Hong-Technik schützt bei unerwarteten Bewegungen des Patienten, wie Niesen, Husten oder Überraschung, zusätzlich vor einem unbeabsichtigten Eindringen der Kanüle in den Pleuraraum [31]. Die Spritze wird so gehalten, dass das Handgelenk und die ulnare Handkante fest auf dem Brustkorb des Patienten ruhen (Details im Text). Sobald der druckschmerzhafte Triggerpunkt ermittelt wurde, wird die Stelle durch Auflegen von zwei Fingern auf den benachbarten, an den Triggerpunkt angrenzenden Rippen markiert. Sofern ein Arzt nicht ausreichende Erfahrungen in der Infiltration von Triggerpunkten in anderen Muskeln hat und ein feines Gefühl für die unterschiedlichen Gewebezusammensetzungen und die Eindringtiefe der Kanüle entwickelt hat, sollte er die Infiltration von interkostalen Triggerpunkten besser unterlassen. Es ist von herausragender Bedeutung, dass die Kanüle die Muskelscheide auf der inneren Muskelseite *nicht* durchdringt.

heiten über die Muskeltiefe bestehen, kann die Kanüle zur Seite abgewinkelt werden, bis sie behutsam gegen eine Rippe stößt, und anschließend wieder richtig ausgerichtet werden. Der Muskel sollte sorgfältig nach Zeichen einer lokalen Zuckungsreaktion beobachtet werden, die zur Sicherstellung des klinischen Erfolgs der Injektion erforderlich ist. Es muss sorgfältig darauf geachtet werden, dass kein zweiter Faszienwiderstand überschritten wird, der der inneren Faszienabdeckung der Mm. intercostales entspricht. (Die Muskeldicke beträgt nach dem ersten Widerstand meist weniger als 5 mm.)

Sofern die Lunge penetriert wurde und ein Pneumothorax verursacht wurde, beschreibt der Patient für gewöhnlich einen salzigen Geschmack im Mund, wird wahrscheinlich husten und kurzluftig werden. Bei der Auskultation imponiert ein fehlendes Atemgeräusch auf der infiltrierten Seite. In diesem Fall ist eine notfallmedizinische Versorgung erforderlich. Sofern mehrere Triggerpunkte entlang eines Interkostalmuskels vorliegen, kann der am weitesten posterior gelegene ein Schlüsseltriggerpunkt sein, dessen Inaktivierung auch alle weiter anterior befindlichen Satellitentriggerpunkte inaktivieren kann.

Bei Patienten nach einer Thorakotomie können Triggerpunkte in der Operationsnarbe dieselben Auswirkungen haben wie ein Schlüsseltriggerpunkt in einem M. intercostalis. In diesem Fall kann die Beseitigung eines *Schlüsselnarbentriggerpunktes*, meistens durch Infiltration, auch muskuläre Satellitentriggerpunkte inaktivieren.

Chen et al. berichteten, dass die Brustschmerzen von Patienten, die in Zusammenhang mit einem Herpes zoster aktive interkostale Triggerpunkte entwickelt hatten, sofort nach Infiltration der Triggerpunkte mit 0,5%igem Lidocain nachließen. Die Schmerzlinderung hielt nach der ersten Injektion durchschnittlich zwei Wochen an, wobei sich die schmerzfreien Phasen bei nachfolgenden Infiltrationen allmählich verlängerten (auf bis zu zwei Monate) [13].

45.13.2 Diaphragma

Die Nadelung dieser Region ist wegen der großen Gefahr, einen Pneumothorax auszulösen, riskant. Sofern eine umschriebene subkostale Überempfindlichkeit auf keinen Fall von abdominellen Triggerpunkten stammt und Mobilisationstechniken erfolglos sind, kann jemand, der ausreichend geschickt und ausgerüstet ist, die

Infiltration von *Insertionstriggerpunkten* des Diaphragmas in Betracht ziehen. Die genaue Lokalisation eines Triggerpunktes in diesem Muskel ist jedoch auf Grund seiner Lage schwierig. Die Infiltrationstechnik bei Triggerpunkten im kostalen Rand des Diaphragmas entspricht der bei Nadel-EMG-Ableitungen der Aktivität von motorischen Einheiten im Zwerchfell. Diese wurde von Saadeh et al. [40] beschrieben und abgebildet und auch von Bolton et al. [7] erläutert. Die tatsächlich sicherste Infiltrationstechnik an dieser Stelle umfasst die Verwendung einer subkutanen EMG-Nadel, wie sie zur Bestätigung der muskulären Lokalisation bei Botulinumtoxin-A-Injektionen durch EMG-Monitoring im Handel ist. Dabei wird nur die Kanülenart benötigt, *nicht* das Toxin. Das EMG stellt sicher, dass die Injektion von Lidocain oder Procain tatsächlich in das Zwerchfell erfolgt, das durch seine inspiratorische Aktivität erkannt wird.

Auf jeden Fall muss man berücksichtigen, dass eine derartige Infiltrationstechnik nur Insertionstriggerpunkte des Diaphragmas erreichen kann. Die Endplattenzone, in der zentrale Triggerpunkte liegen, entspricht einer hufeisenförmigen Linie, die in der Mitte zwischen dem peripheren Ende jeder Faser und ihrem Ansatz am Centrum tendineum verläuft (Abb. 2.10D).

Die subkostale Injektion von Botulinumtoxin A wäre daher praktisch nutzlos und äußerst riskant.

▬▬ 45.14 Korrigierende Maßnahmen

(Abb. 45.14)

Patienten mit interkostalen Triggerpunkten und insbesondere solche mit Triggerpunkten im Diaphragma weisen mit einiger Wahrscheinlichkeit eine paradoxe Atmung auf. Diese kann sowohl ein begünstigender Faktor für Triggerpunkte als auch deren Auswirkung sein. Für eine vollständige Wiederherstellung der normalen Funktion müssen diese Patienten wieder lernen, normal und koordiniert zu atmen (Kapitel 45.4 und 20.14 sowie die Abb. 20.15 und 20.16). Eine Studie belegte, dass das Feedback durch ein Oberflächen-EMG *nur* der inspiratorischen Muskeln des oberen Thorax nicht signifikant zu diesem Training beitrug [26]. Es ist jedoch normalerweise erfolgreich, wenn ein geschickter Arzt taktiles Monitoring und verbales Feedback

Rumpf

kombiniert, um normale Atemabläufe zu ermöglichen. In diesem Fall sollte der Arzt dem Patienten auch dabei helfen, sich der normalen Bewegungen der unteren Rippen bewusst zu werden.

Die aufrechte Körperhaltung ermöglicht gute Atmungsabläufe. Eine zusammengesunkene Haltung mit vorgeschobenem Kopf muss korrigiert werden. Der Patient sollte in praktikable Möglichkeiten eingewiesen werden, wie er dauerhaft eine optimale Körperhaltung beibehalten kann (Kapitel 41.3).

Sofern auf einer Seite im unteren Thorax interkostale und/oder Triggerpunkte im Diaphragma festgestellt werden, kann die in Abbildung 45.14 dargestellte Lösungstechnik zur selbst angewandten Lösung eingesetzt werden. Das Zwerchfell wird am weitesten angehoben, wenn man in Rückenlage vollständig ausatmet und anschließend die Bauchmuskeln kontrahiert. Auf diese Weise wird das Diaphragma maximal passiv gedehnt. Die willkürliche Kontraktion der Bauchmuskeln sorgt für eine zusätzliche Entspannung durch reziproke Inhibition. Die Bedeutung der Lagerung wird von einer Studie von Wanke et al. unterstrichen. Er zeigte elektromyographisch, dass zur Inspiration in Rückenlage eine größere

Aktivität inspiratorischer Muskeln erforderlich ist als im Stand [49]. Dies trägt zur Klärung der häufigen klinischen Beobachtung bei, wonach sich Patienten mit Luftnot in einer fast aufrechten Position wohler fühlen.

Sofern ein Patient unter chronischem Husten leidet, muss dieser beherrscht werden, bevor eine anhaltende Besserung der Triggerpunkte in diesen Atemmuskeln möglich ist. Wenn die Hustenursache nicht ausgeschaltet werden kann, kann der Patient lernen, wie er den Hustenreiz unterdrücken und das Sputum durch Räuspern nach oben befördern kann. Eventuell kann er dabei von einem Antitussivum unterstützt werden.

Interkostale Triggerpunkte werden durch eine Einschränkung der Rippenbeweglichkeit aktiviert und aufrecht erhalten. Man sollte vermeiden, ein Brustband länger als unbedingt notwendig zu tragen. Es sollte möglichst ungefähr alle drei Stunden für fünf Minuten abgelegt werden, um die Funktionsfähigkeit der Mm. intercostales wieder herzustellen.

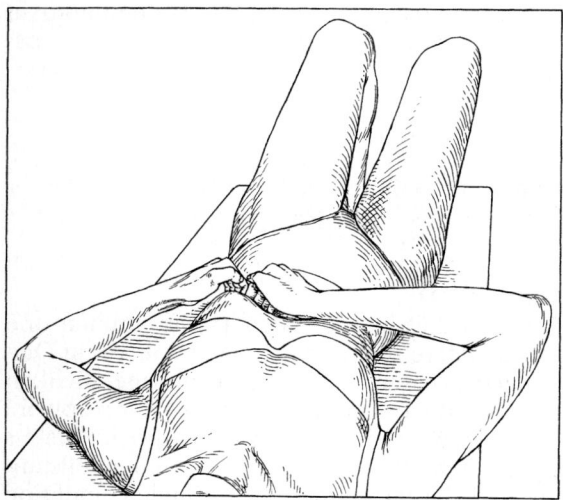

Abb. 45.14: Selbstlösung des Zwerchfells. Diese Selbstdehnungsübung wird in Rückenlage durchgeführt, wobei Hüften und Knie gebeugt sind, um die Bauchmuskeln zu entspannen. Die Patientin hakt ihre Finger um die unteren Rippen der betroffenen Seite und atmet dann langsam und entspannt tief ein. Während der langsamen Exspiration folgen ihre Finger dem Zwerchfell unter die Rippen und ziehen dann die Rippen aufwärts, um die Lösung zu erreichen. Mit dieser Selbstdehnungsmethode lassen sich auch Triggerpunkte in den unteren Mm. intercostales lösen.

Literatur

1. Agur AM: *Grant's Atlas of Anatomy.* Ed. 9. Williams & Wilkins, Baltimore, 1991 (p. 17, Fig. 1.16).
2. Ainsworth DM: Respiratory muscle recruitment during exercise. Chapter 14. In: *Neural Control of the Respiratory Muscles.* Edited by Miller AD, Bianchi AL, Bishop BP. CRC Press, New York, 1997, pp. 171–180 (p. 178).
3. Bardeen CR: The musculature, Sect. 5. In: *Morris's Human Anatomy.* Ed. 6. Edited by Jackson CM. Blakiston's Son & Co., Philadelphia, 1921 (pp. 458–471).
4. Basmajian JV, Deluca CJ: *Muscles Alive.* Ed. 5. Williams & Wilkins, Baltimore, 1985 (pp. 409–426).
5. Bishop BP: The abdominal muscles. Chapter 4. In: *Neural Control of the Respiratory Muscles.* Edited by Miller AD, Bianchi AL, Bishop BP. CRC Press, New York, 1997, pp. 35–46 (pp. 35–37).
6. Blumer I: Chest pain and intercostal spasm [Letter]. *Hosp Pract 24(5A):*13, 1989.
7. Bolton CF, Grand'Maison F, Parkes A, *et al.:* Needle electromyography of the diaphragm. *Muscle Nerve* 15:678–681, 1992.
8. Bonica JJ, Sola AE: Chest pain caused by other disorders. Chapter 58. In: *The Management of Pain.* Ed. 2. Edited by Bonica JJ, Loeser JD, Chapman CR, *et al.* Lea & Febiger. Philadelphia, 1990, pp. 1114–1145, (p. 1133).
9. Brøndbo K, Dahl HA, Teig E, *et al.:* The human posterior cricoarytenoid (PCA) muscle and diaphragm. *Acta Otolaryngol* 102:474–481, 1986.
10. Calabro, JJ, Jeghers H, Miller KA, *et al.:* Classification of anterior chest wall syndromes. *JAMA* 243(14):1420–1421, 1980.
11. Campbell EJ: Accessory muscles. Chapter 9. In: *The Respiratory Muscles.* Ed. 2. Edited by Camp-

bell EJ, Agostoni E, Davis JN. W.B. Saunders, Philadelphia, 1970 (pp. 181–195).

12. Capps JA: *An Experimental and Clinical Study of Pain in the Pleura, Pericardium and Peritoneum.* The MacMillan Company, New York, 1932 (see pp. 69–99).

13. Chen SM, Chen JT, Wu YC. *et al.:* Myofascial trigger points in intercostal muscles secondary to herpes zoster infection to the intercostal nerve [Abstract]. *Arch Phys Med Rehabil* 77:961, 1996.

14. Clemente CD: *Gray's Anatomy.* Ed. 30. Lea & Febiger, Philadelphia, 1985 (p. 357, Fig. 5-25 and p. 358, Fig. 5-27).

15. *Ibid.* (pp. 476–477).

16. *Ibid.* (pp 478–482).

17. De Troyer A: Actions of the respiratory muscles or how the chest wall moves in upright man. *Clin Respir Res 20(5):*409–413, 1984.

18. De Troyer A: Mechanics of the chest wall muscles. Chapter 6. In: *Neural Control of the Respiratory Muscles.* Edited by Miller AD, Bianchi AL, Bishop BP. CRC Press, New York, 1997, pp. 59–73 (pp. 60).

19. *Ibid.* (Figs. 1 and 3; p. 61).

20. *Ibid.* (p. 63).

21. *Ibid.* (Fig. 4; p. 71).

22. Duron B, Rose D: The intercostal muscles. Chapter 3. In: *Neural Control of the Respiratory Muscles.* Edited by Miller AD, Bianchi AL, Bishop BP. CRC Press, New York, 1997, pp. 21–33 (pp. 24, 28).

23. Dyer NH: Painful rib syndrome [Letter]. *Gut 35(3):*429, 1994.

24. Ferner H, Staubesand J: *Sobotta Atlas of human Anatomy,* Vol. 2. Urban & Schwarzenberg. München 1983 (p 62, Fig. 89).

25. Fields HL: *Pain.* McGraw-Hill Book Co., New York, 1987.

26. Gallego J, de la Søta AP, Vardon G, *et al.:* Electromyographic feedback for learning to activate thoracic inspiratory muscles. *Am J Phys Med Rehabil 70(4):*186–190, 1991.

27. Goodridge JP, Kuchera WA: Muscle energy treatment technique for specific areas. Chapter 54. In: *Foundations for Osteopathic Medicine.* Edited by Ward RC. Williams & Wilkins, Baltimore, 1997 (pp. 697–761, see pp. 710–715 and 756–759).

28. Greenman PE: *Principles of Manual Medicine.* Ed. 2. Williams & Wilkins, Baltimore, 1996 (pp. 105–108. 123–128).

29. Gre'lot L, Miller AD: Neural control of respiratory muscle activation during vomiting, Chapter 20. In: *Neural Control of the Respiratory Muscles.* Edited by Miller AD, Bianchi AL, Bishop BP. CRC Press, New York, 1997, pp. 239–248 (pp. 241, 242).

30. Han JN, Gayan-Ramirez G, Dekhuijzen R, *et al.:* Respiratory function of the rib cage muscles. *Eur Resp J 6(5):*722–728, 1993.

31. Hong CZ: Considerations and recommendations regarding myofascial trigger point injection. *J Musculoske Pain 2(1):*29–59, 1994.

32. Ingber RS: Atypical chest pain due to myofascial dysfunction of the diaphragm muscle: a case report. *Arch Phys Med Rehabil 69:*729. 1988.

33. Kendall FP, McCreary EK, Provance PG: *Muscles: Testing and Function.* Ed. 4. Williams & Wilkins, Baltimore, 1993 (p. 322–330).

34. Lewit K, Berger M, Holzmüller G, Lechner-Steinleitner S: Breathing movements: the synkinesis of respiration with looking up and down. *J Musculoske Pain 5(4):*57–69, 1997.

35. Loring SH: Action of human respiratory muscles inferred from finite element analysis of rib cage. *J Appl Physiol 72(4):*1461–1465, 1992.

36. Maloney M: Personal Communication, 1995.

37. Reid WD, Dechman G: Considerations when testing and training the respiratory muscles. *Phys Ther 75(11):*971–982, 1995.

38. Rimmer KP, Ford GT, Whitelaw WA: Interaction between postural and respiratory control of human intercostal muscles. *J Appl Physiol 79(5):*1556–1561, 1995.

39. Roussos C: Function and fatigue of the respiratory muscle. *Chest 88(Suppl):*124s–132s, 1985.

40. Saadeh PB, Crisafulli CF, Sosner J, et al.: Needle electromyography of the diaphragm: a new technique. *Muscle Nerve 16:*15–20, 1993.

41. Shannon R, Bolser DC, Lindsey BG: Neural control of coughing and sneezing. Chapter 18. In: *Neural Control of the Respiratory Muscles.* Edited by Miller AD, Bianchi AL, Bishop BP. CRC Press, New York, 1997, pp. 213–222 (pp. 214, 220).

42. Sieck GC, Prakash YS: The diaphragm muscle. Chapter 2. In: *Neural Control of the Respiratory Muscles.* Edited by Miller AB, Bianchi AL, Bishop BP. CRC Press, New York, 1997, pp. 7–20 (p. 17).

43. Simons DG, Mense S: Understanding the measurement of muscle tone as related to clinical muscle pain. *Pain 75:*1–17, 1999.

44. Sola A: Personal Communication, 1986

45. St. John WM: Gasping. Chapter 16. In: *Neural Control of the Respiratory Muscles.* Edited by Miller AD, Bianchi AL, Bishop BP. CRC Press, New York, 1997, pp. 195–202 (p. 200).

46. Travell JG: A trigger point for hiccup. *J Am Osteopath Assoc 77:*308–312, 1977.

47. Upledger JE, Vredevoogd JD: *Craniosacral Therapy.* Eastland Press, Chicago, 1983, (pp. 47–49).

48. Viala D: Coordination of locomotion and respiration. Chapter 24. In: *Neural Control of the Respiratory Muscles.* Edited by Miller AD, Bianchi AL, Bishop BP. CRC Press, New York, 1997, pp. 285–296 (pp. 286–287).

49. Wanke T, Lahrmann H, Formanek D, *et al.:* Effect of posture on inspiratory muscle electromyogram response to hypercapnia. *Eur J Appl Physiol Occup Physiol 64(3):*266–271, 1992.

50. Whitelaw WA, Ford GT, Rimmer KP, et al.: Intercostal muscles are used during rotation of the thorax in humans. *J Appl Physiol 72(5):*1940–1944, 1992.

51. Wolf SC: Diaphragmatic spasm: a neglected cause of dyspnoea and chest pain. *Integr Physiol Behav Sci 29(1):*74–76, 1994.

Rumpf

M. serratus anterior

Übersicht: Übertragungsschmerzen vom M. serratus anterior werden zur Seite und hinten auf den Brustkorb sowie gelegentlich an die ulnare Unterarmseite geleitet. **Anatomie:** Dieser Muskel hat drei deutlich erkennbare Faserausrichtungen, die von der oberen achten oder neunten Rippe zur kostalen Oberfläche des Margo medialis scapulae ziehen. Die **Innervation** des M. serratus anterior erfolgt durch den N. thoracicus longus. Die **Funktion** des Muskels umfasst die Rotation der Skapula, sodass die Fossa glenoidalis nach oben gelangt, und ihre Elevation. Außerdem verhindert er eine Flügelstellung der Skapula. Die **Symptome** von Triggerpunkten in diesem Muskel äußern sich als Schmerzen und manchmal als ein Gefühl der Luftnot mit Kurzatmigkeit. Die **Aktivierung und Aufrechterhaltung von Triggerpunkten** kann durch anstrengendes Laufen, Husten und psychogene Faktoren erfolgen. Bei der **Untersuchung des Patienten** können eine reduzierte Atemexkursion, eine Flügelstellung der Skapula bei Hemmung durch Triggerpunkte und eine eingeschränkte Adduktion der Skapula imponieren. Die **Untersuchung auf Triggerpunkte** zeigt Triggerpunkte entlang der Linea axillaris media oft im Bereich der fünften und sechsten Rippe. Die **Lösung von Triggerpunkten** durch Sprühen und Dehnen erfolgt unter Adduktion der Skapula. Das Spray wird zunächst anterior und anschließend posterior aufgetragen, um den Muskel und sein gesamtes Schmerzübertragungsmuster abzudecken. Andere manuelle Techniken können genauso wirkungsvoll sein. Zur **Infiltration von Triggerpunkten** wird die Kanüle auf einen Triggerpunkt zu geführt, der zwischen zwei Fingern gegen eine Rippe gehalten wird. Die **korrigierenden Maßnahmen** beinhalten die Veränderung der Aktivitäten des Patienten, um die Überlastung des Muskels zu vermindern und abzubauen, wie sie beim Husten, bei paradoxer Atmung, bei Liegestützen und bei Klimmzügen auftritt. Geeignete Selbstdehnungsübungen für ein häusliches Übungsprogramm umfassen die Dehnung des Muskels im Sitzen und in einer Türöffnung.

46

Inhaltsübersicht

■■■ 46.1 Übertragungsschmerzen

(Abb. 46.1)
Übertragungsschmerzen von Triggerpunkten konzentrieren sich anterolateral auf mittlerer Brusthöhe [29] und in einem davon getrennten posterioren Areal, das medial des Angulus inferior scapulae liegt. Außerdem kann sich der Schmerz entlang der mittleren Armfläche nach unten bis in die Hohlhand und den Ringfinger ausbreiten [10, 41, 51–53]. Respiratorische Symptome [49] werden in Kapitel 46.6 beschrieben.

Der von Triggerpunkten des M. serratus anterior ausgelöste Schmerz zwischen den Schulterblättern kann äußerst lästig und Besorgnis erregend sein, weil er so anhaltend intensiv sein kann, nicht auf Haltungserleichterungen anspricht und weil nur wenige Ärzte den M. serratus anterior nach Triggerpunkten absuchen, wenn über derartige Beschwerden geklagt wird. In der Folge wird den Patienten die Diagnose eines rätselhaften, verhaltensbedingten Schmerzes aufgehalst. Diese Fehldiagnose und das Unvermögen, den für den Schmerz ursächlichen Triggerpunkt zu identifizieren und zu behandeln, beendet oft die normale Lebensführung des Patienten.

Bei manchen Patienten tragen Triggerpunkte im M. serratus anterior zu einer Überempfindlichkeit der Brust bei. Sie ergänzen dadurch die Triggerpunkte des M. pectoralis major (Abb. 42.1C), die normalerweise für dieses Brustsymptom verantwortlich sind [49].

In der mittleren Faserregion jedes fingerförmigen Ausläufers können zentrale Triggerpunkte auftreten. An der anterioren Ansatzstelle der fingerförmigen Ausläufer an den Rippen können sekundäre Insertionstriggerpunkte liegen. Posterior liegen diese Insertionstriggepunkte entlang der Unterseite des Margo medialis scapulae und können ein Grund sein, warum die von diesem Muskel zwischen den Schulterblättern verursachten Schmerzen so rätselhaft und bösartig sind.

■■■ 46.2 Anatomie

(Abb. 46.2)
Die Struktur des M. serratus anterior setzt sich aus drei Fasergruppen zusammen. Die am weitesten superior gelegene Zacke, die *anterior* an der ersten (und manchmal der zweiten) Rippe ansetzt, inseriert *posterior* am Angulus superior scapulae [8]. Dieses Faserbündel verläuft fast parallel zu den darunter liegenden Rippen.

Die nächsten zwei Zacken setzen *anterior* an fast der halben Länge der zweiten und dritten Rippe an. Sie bilden eine flache Lage fast paralleler Fasern, die *posterior* auf ganzer Länge am Margo medialis scapulae inseriert. Diese Fasern liegen den Rippen wie angegossen an und verlaufen zu ihnen in einem Winkel von nahezu 45°.

Die unteren fünf oder sechs Zacken setzen *anterior* an den nächsten fünf oder sechs Rippen an (vierte bis achte oder neunte Rippe). Diese dritte Gruppe macht den kräftigsten Muskelanteil aus und bildet einen Fächer in Form eines Viertelkreises, der posterior am Angulus inferior scapulae ansetzt [14]. Diese untersten Zacken können im Bereich des Mittelpunktes jeder Muskelfasergruppe nahe der Linea axillaris media zentrale Triggerpunkte entwickeln. In einer Studie an 818 Sektionen umfasste die am weitesten anterior und inferior gelegene Ansatzstelle der dritten Fasergruppe die sechste bis zwölfte Rippe. Die häufigste Ansatzstelle war bei Männern die achte Rippe (42,5%) und bei Frauen die neunte Rippe (43,3%). Bei beiden Geschlechtern lag in der Regel (70%) eine bilaterale Symmetrie vor [34].

Die fingerförmigen Ausläufer des M. serratus anterior, die an den unteren Rippen ansetzen, verflechten sich anterior mit den kostalen Ansätzen des M. obliquus externus abdominis.

Rumpf

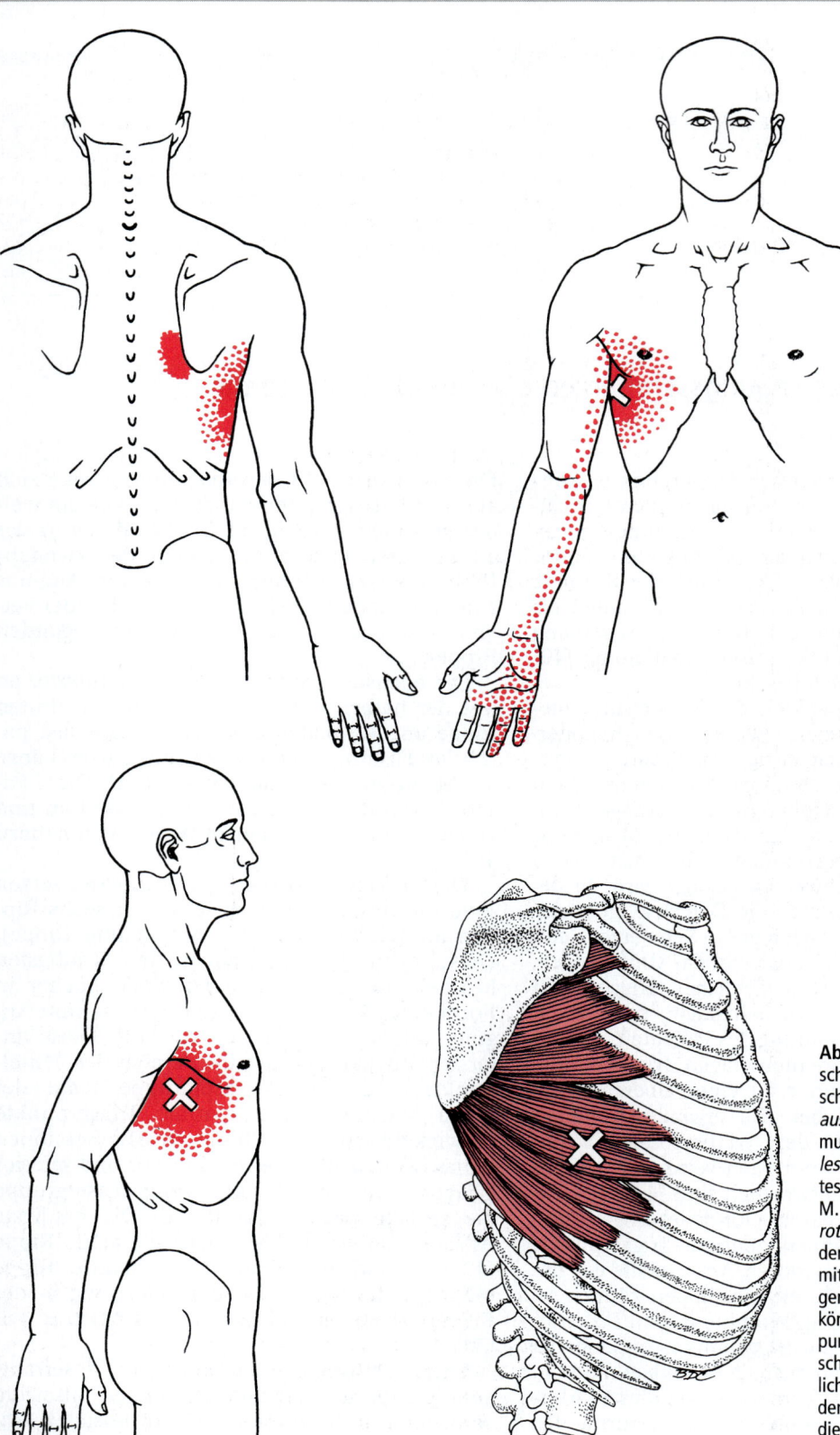

Abb. 46.1: Übertragungs-schmerzmuster (Haupt-schmerzmuster *dunkelrot ausgefüllt,* Nebenschmerz-muster *gepunktetes dunkles Rot*) eines Triggerpunktes (**X**) im rechten M. serratus anterior (*mittelrot*) von hinten, vorn und der Seite betrachtet. In den mittleren Fasern jeder fingerförmigen Ausdehnung können zentrale Triggerpunkte auftreten. Es kann schwierig oder fast unmöglich sein, Triggerpunkte in den Fasern zu erreichen, die an den ersten beiden Rippen ansetzen.

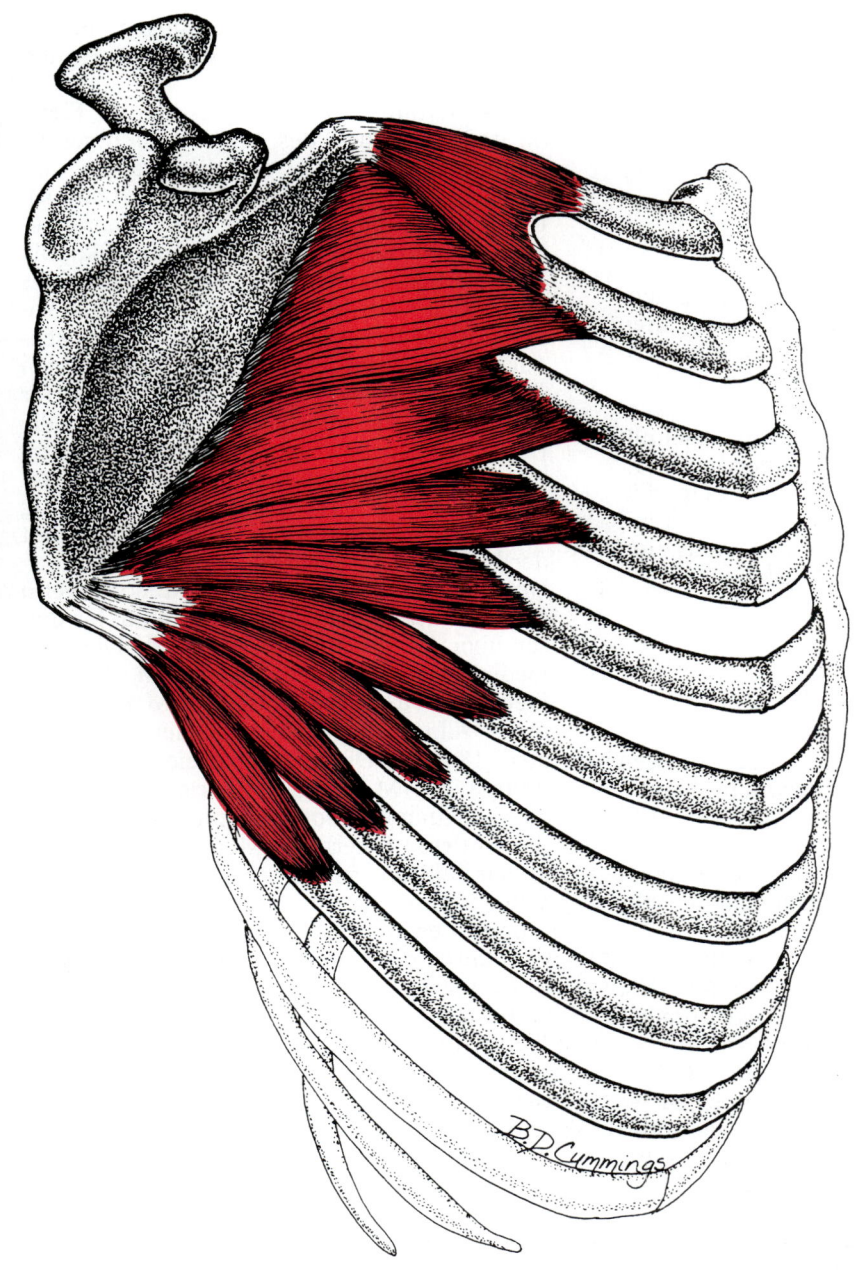

Abb. 46.2: Ansatzstellen des rechten M. serratus anterior (*rot*). Die Klavikula wurde entfernt und die Skapula nach hinten rotiert. Die Fasern des Muskels sind in drei Gruppen unterteilt, die durch ihre Ausrichtung und die Rippe, an der jeder fingerförmige Ausläufer oder Teil inseriert, charakterisiert werden.

Weiterführende Literatur

Andere Autoren bildeten diesen Muskel in der Ansicht von der Seite [1, 19, 47], von vorn [15, 16, 21, 45], von hinten [2, 37] und im Querschnitt ab [3, 12, 20, 36]. Außerdem wird der M. serratus anterior in Beziehung zum N. thoracicus longus dargestellt, der ihn versorgt [4, 5, 17, 38]. Die Zeichnung einer Variante des Muskels zeigt eine Gruppe innen liegender Fasern, die posterior am Unterhautgewebe statt an der Skapula ansetzt [22].

46.3 Innervation

Der M. serratus anterior wird vom N. thoracicus longus versorgt, der direkt aus den anterioren Ästen der Spinalnerven C_5, C_6, C_7 und manchmal C_8 stammt. Die Fasern des oberen Muskelanteils werden überwiegend von C_5, der mittlere Teil von C_5 und C_6, und der unterste Abschnitt hauptsächlich von C_6 und C_7 innerviert [14]. Der N. thoracicus longus liegt an der Oberfläche des M. serratus anterior in einer Linie mit der Axillarfalte vor der üblichen Lokalisation von Triggerpunkten in diesem Muskel.

46.4 Funktion

Eine Reizung des N. thoracicus longus, die den gesamten M. serratus anterior anspricht, bewegt die Skapula nach oben, außen und vorn [18]. Eine Verletzung dieses Nervs kann eine Muskellähmung zur Folge haben, die zu einer Scapula alata führt (d. h. die Skapula bleibt nicht mehr dicht an der Thoraxwand).

Der M. serratus anterior steht exemplarisch für eine verwirrend paradoxe Situation, die manchmal entsteht, wenn man Triggerpunkte bezüglich ihrer funktionellen Auswirkungen betrachtet. Man würde erwarten, dass die erhöhte Spannung der verspannten Faserbündel zu einer Flügelstellung der Skapula führt, was somit ein Symptom bei Triggerpunkten im M. serratus anterior wäre. Triggerpunkte können jedoch starke Reflexe auslösen, die größtenteils unerforscht und nur wenig verstanden sind. *Eine klinisch fassbare Flügelstellung kann manchmal durch Inaktivierung von Triggerpunkten im M. serratus anterior behoben werden.* In diesem Fall könnte die Schwäche eine Kombination aus der Reflexbahnung antagonis-

tischer Muskeln und der Hemmung des M. serratus anterior sein. Janda beschreibt diesen Muskel als für Schwäche und Hemmung anfällig [25], was durch zwei EMG-Studien belegt wurde [23, 44] (siehe unten).

Die ersten fünf der nachfolgenden acht berichteten Funktionen des M. serratus anterior wurden durch EMG-Untersuchungen belegt. Die letzten drei konnten bei gesunden Personen nicht nachgewiesen werden:

1. Der M. serratus anterior unterstützt die Flexion und Abduktion des Armes (durch seinen stabilisierenden Effekt auf die Skapula und seinen Beitrag zu deren Aufwärtsrotation). Die Kontraktion der am weitesten lateral gelegenen Muskelfasern rotiert die Skapula nach außen, sodass die Fossa glenoidalis nach oben weist [9, 14, 26, 30, 40]. Initial rotieren diese Fasern den Angulus inferior scapulae nach vorn, wenn sie gereizt werden [18]. Während sich der M. serratus anterior kontrahiert, um die Skapula seitlich um die Brustwand zu bewegen, verhindert die Pars inferior des M. trapezius, dass sie sich verschiebt. (Dabei wirkt er auf die Stabilisierung der Spina scapulae hin, die der Mittelpunkt der Rotationsachse wird.) [27a].

   Der M. serratus anterior ist nicht aktiv, wenn der unbelastete Arm angehoben wird, bis dieser über 30° hinaus eleviert wird. Die Pars medialis des M. trapezius, der M. rhomboideus und das obere Drittel des M. pectoralis major führen den ersten Teil der Bewegung aus [18, 40]. Die untere, dreieckige Fasergruppe des M. serratus anterior ist bei der Armbeugung elektromyographisch aktiver als die mittleren Fasern des M. trapezius. Bei der Armabduktion ist es *umgekehrt* [9]. Ein Grund, warum die unterste, dreieckige Fasergruppe des M. serratus anterior (die außerdem durch die unteren Fasern des M. trapezius stabilisiert wird) weiterhin einen effektiven Hebelarm zur Rotation des Armes hat, ist die Wanderung des mittelbaren Rotationszentrums der Skapula bei der Elevation des Schultergelenkes. Dieser mechanische Vorteil wird deutlicher, wenn die Anhebung der Klavikula bei 140° Armelevation endet und die Weiterführung der Bewegung von der erhöhten Beweglichkeit des Akromioklavikulargelenkes abhängt [7].

2. Durch die Abduktion der Skapula zieht der M. serratus anterior den Schultergürtel nach vorn, wie es geschieht, wenn man mühsam versucht, einen Gegenstand nach vorn zu schieben [14, 26, 40]. Dies wird auch als Be-

wegung schräg zur Seite bezeichnet [46]. Auf diese Weise trägt der Muskel dazu bei, die Skapula bei Anstrengungen im Sinne eines Nach-vorn-Schiebens posterior gegen die Brustwand zu stabilisieren.

3. Er hilft bei der Elevation der Skapula. Die Reizung nur des *mittleren* Anteils (zwei flache Faserlagen) hebt das Akromion an [18]. Der mittlere Teil hilft bei der Elevation der Skapula und wird bei der Armelevation zunehmend aktiver [24].

4. Dieser Muskel fixiert den Margo medialis scapulae auf dem Thorax [26, 30].

5. Sofern die Arme auf einer Oberfläche fixiert sind, verschiebt er den Thorax bei einem Liegestütz nach posterior vom Boden oder von einer Wand weg [30].

6. Die untersten Fasern sollen angeblich die Skapula senken [26, 30, 46], obwohl weder die direkte Reizung [18] noch die Elektromyographie [9] diese Behauptung unterstützt. Diese Funktion ist daher fraglich.

7. Die Originaluntersuchungen und -beobachtungen erfolgten in für den Muskel extrem abnormalen Situationen und wiesen darauf hin, dass der M. serratus anterior zur forcierten Inspiration beiträgt [18]. Dieser Schluss wurde von anderen Untersuchern aufrecht erhalten [8, 30]. Eine inspiratorische Funktion konnte jedoch durch zahlreiche elektromyographische Studien an *normalen* Versuchspersonen widerlegt werden [9]. Klinisch assistiert er in bestimmten, sehr anstrengenden oder abnormalen Situationen bei der Inspiration und wird daher als „akzessorischer" Inspirationsmuskel bezeichnet [17a].

8. Die motorischen Einheiten des M. serratus anterior müssen *nicht* aktiv werden, um den Schultergürtel gegen die Schwerkraft zu halten [9], wie zunächst berichtet wurde [24].

Die elektromyographische Überwachung des M. serratus anterior zeigte bei simulierten Autofahrten fast immer eine Aktivität, wenn die Oberkante des Lenkrades nach kontralateral gedreht wurde [28]. Die Überwachung des M. serratus anterior beim Freistil schwimmen zeigte, dass er bei Versuchspersonen mit Schulterschmerzen während des überwiegenden Teils der Durchzugsphase des Schwimmzuges halb so aktiv war wie bei schmerzfreien Schultern [44].

EMG-Aufzeichnungen des M. serratus anterior mit Feinnadelelektroden, während die Versuchsperson einen Baseball schlug, zeigten, dass seine Aktivität bei Personen mit einer chronischen anterioren Schulterinstabilität im Vergleich zu Personen mit schmerzfreien Schultern

deutlich herabgesetzt war [23]. Die Autoren [23] folgerten, dass das neuromuskuläre Ungleichgewicht, das sich durch die verringerte Muskelaktivität manifestierte, die Protraktion der Skapula vermindern kann, sodass die Fossa glenoidalis in der späten Abschlagphase hinter dem sich nach vorn beugenden Humerus stehen bleibt. Sie behaupteten, dass die verminderte Protraktion der Skapula auf Grund der erhöhten Belastung des Humeruskopfes auf dem anterioren Teil des Labrum glenoidale und der Kapsel den anterioren Tonusverlust verstärkt. Die Autoren [23] erklärten zu keinem Zeitpunkt, was das neuromuskuläre Ungleichgewicht auslöste und untersuchten die Versuchspersonen nicht nach Triggerpunkten, die ein entscheidender Faktor hätten sein können.

Die elektromyographische Überwachung der Aktivität des M. serratus anterior bei 13 sportlichen Tätigkeiten von normalen Versuchspersonen zeigte beidseits eine leichte bis mäßige Aktivität motorischer Einheiten annähernd gleicher Intensität [11].

Bei Tennisspielern muss dem M. serratus anterior besondere Aufmerksamkeit gewidmet werden. Seine Aktivität ist für drei Tennisabschläge von entscheidender Bedeutung [43]. Ebenso wichtig ist er bei Normalpersonen, die schnelle Bälle schlagen wollen. Er war bei vier Baseballschlägern der aktivste von fünf untersuchten Muskeln und erreichte 225 % der EMG-Aktivität, die während eines maximalen manuellen Muskeltests ermittelt wurde [27]. Eine ähnliche Analyse beim Freistil- und Delphinschwimmen zeigte, dass der M. serratus anterior überwiegend in der Erholungsphase eines Schwimmzuges aktiv ist [35].

▬▬ 46.5 Funktionelle Einheit

Zu den *synergistischen* Muskeln gehören der M. pectoralis minor und die oberen Fasern des M. pectoralis major, die außerdem bei der Protraktion des Schultergürtels mitwirken. Bei der Aufwärtsrotation der Fossa glenoidalis ist der M. serratus anterior Antagonist des M. trapezius. Die eher vertikal verlaufenden Fasern des M. levator scapulae helfen dabei, die Skapula als Ganzes anzuheben.

Antagonisten der Abduktion sind die eher horizontal verlaufenden Fasern des M. latissimus dorsi, die Mm. rhomboidei und der mittlere Anteil der Mm. trapezii. Die Aufwärsrotation der Fossa glenoidalis wird von den eher vertikal verlaufenden Fasern des M. latissimus dorsi, dem M. levator scapulae und den Mm. pectoralis antagonisiert.

46.6 Symptome

In schweren Fällen kann der Brustschmerz bei Triggerpunkten im M. serratus anterior auch in Ruhe vorhanden sein. Sofern die Triggerpunkte weniger reizbar sind, kann der Schmerz durch tiefes Atmen (d. h. „Seitenstechen") beim Laufen auftreten. Ein ähnlicher Schmerz kann von Triggerpunkten im M. obliquus externus abdominis ausgehen, der sich mit der untersten Fasergruppe des M. serratus anterior verzahnt. Tritt das „Stechen" etwas tiefer auf, kann es von Triggerpunkten im Diaphragma stammen. Der Läufer wird vielleicht gegen den schmerzhaften Bereich drücken oder pressen, um den Schmerz zu lindern und weiterlaufen zu können. Außerdem kann es helfen, einige Male langsam *vollständig* ein- und auszuatmen. Derartige Patienten haben oft Schwierigkeiten, eine bequeme Schlafhaltung zu finden und können häufig nicht auf dem betroffenen Muskel liegen. In Kapitel 46.1 werden die Übertragungsschmerzmuster wiedergegeben.

Patienten mit diesem myofaszialen Schmerzsyndrom des M. serratus anterior können angeben, dass sie „kurzatmig" sind oder „vor Schmerzen nicht tief Luft holen können". Häufig können sie keinen normal langen Satz beenden, ohne zum Luftholen innezuhalten [49], was sie beim Telefonieren als extrem lästig empfinden. Diese Patienten werden zwar höchstwahrscheinlich kardiopulmonal diagnostiziert, jedoch ist ein reduziertes Atemzugvolumen bei eingeschränkter Thoraxexkursion durch Schmerzen oder eine erhöhte Spannung des M. serratus anterior, der Triggerpunkte enthält, zumindest Teil der Problematik.

Triggerpunkte im M. serratus anterior können zu den Schmerzen eines Myokardinfarktes beitragen. Der Schmerz wurde gelindert, indem Triggerpunkte in den linksseitigen Mm. pectoralis major und serratus anterior inaktiviert wurden [42].

Die Schmerzen werden nur selten durch die normalen Untersuchungen der Schulterbeweglichkeit verstärkt, können jedoch durch eine kräftige Protraktion des Schultergürtels ausgelöst werden. Das skapulohumerale Zusammenspiel kann durch Triggerpunkte im M. serratus anterior gestört werden.

46.7 Aktivierung und Aufrechterhaltung von Triggerpunkten

Triggerpunkte im M. serratus anterior können durch eine Muskelüberlastung bei übermäßig schnellem oder langem Laufen, Liegestützen, das Anheben schwerer Gewichte über den Kopf oder einen schweren Husten bei Erkrankungen der Luftwege aktiviert werden. Die Triggerpunkte dieses Muskels scheinen extrem anfällig für Drehbelastungen zu sein, z. B. wenn ein Autofahrer eine plötzliche, kraftvolle Lenkraddrehung ohne Servolenkung ausführt, um einen Unfall zu verhindern, oder wenn der Thorax bei fixierten Armen kraftvoll rotiert wird. Eine starke seelische Anspannung scheint die Wahrscheinlichkeit zu erhöhen, dass sich im M. serratus anterior Triggerpunkte entwickeln [49].

Patienten mit Lungenemphysem scheinen nicht besonders dazu zu neigen, diese Triggerpunkte zu entwickeln, was vielleicht auf den Fassthorax zurückgeführt werden kann. Durch diesen Zustand wird der M. serratus anterior gedehnt und verhindert, dass er über längere Zeit in einer verkürzten Position verharrt.

46.8 Untersuchung des Patienten

Die Rotation und Abduktion der Skapula durch die verspannten Fasern des M. serratus anterior kann zu einer Haltung mit runden Schultern führen und die obere Grenze der Skapula sowie die Spina scapulae können stärker hervortreten. Von hinten betrachtet steht die Skapula ab. Von vorn gesehen hat der Patient eine einseitig rundschulterige Haltung ähnlich der, die auftritt, wenn der M. pectoralis major einseitig aktive Triggerpunkte entwickelt. Der M. pectoralis major ist meistens fast gleich stark beidseits betroffen. Bei einigen Patienten kann durch die Hemmung des M. serratus anterior und die Bahnung seiner Antagonisten eine Flügelstellung der Skapula imponieren.

Der Untersucher sollte die atemabhängigen Thoraxbewegungen des Patienten beobachten. Aktive Triggerpunkte im M. serratus anterior begrenzen die untere Thoraxexkursion. Der Patient kann den unteren Thorax zwar inspiratorisch ausdehnen, die Messung der Expansion um den unteren Rippenrand herum zeigt aber häufig eine erhebliche Einschränkung. Nach der Inaktivierung der Triggerpunkte in diesem Muskel ist der minimale Durchmesser des unteren Brustkorbes geringer und der maximale größer. Die resultierende, spürbare Vergrößerung des Atemzugvolumens geht mit der sofortigen Linderung der atemabhängigen Schmerzen und der Dyspnoe einher. Sofern alle aktiven Triggerpunkte des M. serratus anterior inaktiviert wurden, stellt sich außerdem bei Patienten, die über „Luftnot" geklagt und kurz und stoßweise geatmet hatten, wieder der normale Respirationszyklus ein [49].

Vor der Behandlung der Triggerpunkte im M. serratus anterior wird der Patient wahrscheinlich die Atemhilfsmuskeln des Halses überlasten und das Diaphragma schlecht einsetzen. Die Fehlfunktion des Zwerchfells und die reduzierte untere Thoraxexkursion scheinen die Inspiration reflektorisch zu hemmen, da der M. serratus anterior normalerweise nur bei erhöhten Anforderungen als Atemhilfsmuskel fungiert und kein primärer Atemmuskel ist.

Der M. serratus anterior kann direkt auf eine Bewegungseinschränkung untersucht werden, wenn man den Patienten genauso lagert wie beim Sprühen und Dehnen (Abb. 46.4A). Man palpiert die Lage der Skapula, während der Ellenbogen des Patienten nach hinten bewegt und auf die Unterlage abgesenkt wird. Die Adduktion der Skapula kann durch Triggerpunkte eingeschränkt sein. Außerdem werden wahrscheinlich am Ende der möglichen Bewegung Schmerzen auftreten, im Gegensatz zu der größeren, schmerzfreien Beweglichkeit der kontralateralen, beschwerdefreien Seite.

Der Untersucher sollte hinter dem Patienten stehen und den skapulohumeralen Rhythmus beobachten, während der Patient den Arm beugt und abduziert. Obwohl sich der *Umfang* der Armelevation in normalen Grenzen bewegen kann, können der skapulohumerale Rhythmus und das Muskelgleichgewicht durch Triggerpunkte im M. serratus anterior gestört sein.

Kendall et al. beschrieben und illustrierten Verfahren, um diesen Muskel auf eine Schwäche zu untersuchen [30]. Dabei ist die Muskelschwäche kein so reliabler Hinweis auf Triggerpunkte wie die erhöhte Muskelspannung, die Verkürzung und die schmerzhafte Einschränkung des vollständigen Bewegungsumfanges bei Dehnung. Sofern in einem Muskel ausreichend aktive Triggerpunkte liegen, wird die maximale aktive Anstrengung vor allem in der verkürzten Position Schmerzen hervorrufen.

▬▬ 46.9 Untersuchung auf Triggerpunkte

(Abb. 46.3)
Die Triggerpunkte des M. serratus anterior liegen meistens in seinem subkutanen Anteil in der Linea axillaris media ungefähr auf Höhe der Mamille über der fünften oder sechsten Rippe [50]. Gelegentlich liegen sie höher oder tiefer, wie es von Webber dargestellt wurde [52]. Zur Untersuchung dreht sich der (halb auf dem Rücken) liegende Patient bis zur Hälfte zur entgegengesetzten Seite, wobei er den ipsilateralen Arm teilweise streckt. Während der Therapeut den Arm nach hinten streckt, um die Skapula für die Palpation auf Triggerpunkte zu adduzieren, scheint die auf den Brustkorb projizierte Linea axillaris media in einer Linie mit der vorderen Achsillarfalte zu verlaufen. Die flache Palpation gegen die Rippen zeigt ein überempfindliches Knötchen in einem tastbar verspannten Faserbündel in dieser Region des Muskels, das unmittelbar unter der Haut liegt. Druck auf dieses Knötchen reproduziert die dem Patienten bekannten Schmerzen. Außerdem kann die schnellende Palpation an diesem Punkt außerordentlicher Überempfindlichkeit eine lokale Zuckungsreaktion des tastbaren, verspannten Faserbündels auslösen.

▬▬ 46.10 Engpass

Es liegen keine Beschreibungen von Nervenengpässen durch den M. serratus anterior und auch keine Fallberichte vor. Allerdings ziehen zwei der drei Zervikalwurzeln, die den N. thoracicus longus bilden, durch den M. serratus anterior [6, 14] und sind daher besonders gefährdet, durch eine Triggerpunktaktivität dieses Muskels komprimiert zu werden. Auf diese Weise kann eine Kompression der nervalen Versorgung des M. serratus anterior durch in ihm liegende Triggerpunkte erfolgen.

▬▬ 46.11 Differenzialdiagnose

Zu den Diagnosen, die von Triggerpunkten im M. serratus anterior abgegrenzt werden müssen, gehören eine Kostochondritis, ein Kompressionssyndrom der Interkostalnerven, Verletzungen der Wurzeln C_7 und C_8 sowie ein Herpes zoster.

Rumpf

Die Brustschmerzkomponente des Schmerzmusters des M. serratus anterior muss von einer
Rippenfraktur und Triggerpunkten in den
Mm. intercostales unterschieden werden. Bei einem Patienten hing die Stressfraktur einer Rippe
mit Triggerpunkten im M. serratus anterior zusammen [33]. Bei den zum Schmerzmuster des
M. serratus anterior zählenden Rückenschmerzen müssen Triggerpunkte in der Pars transversale Teil des M. trapezius, den Mm. rhomboidei
und den autochthonen Rückenmuskeln in Betracht gezogen werden. Auch Gelenkfehlfunktionen im mittleren Thoraxbereich können derartige
Symptome hervorrufen. Die Scapula alata bei einem neuropathischen Prozess des N. thoracicus
longus muss nicht schmerzhaft sein, wenn überwiegend motorische Fasern beteiligt sind. Unabhängig vom Vorhandensein von Schmerzen muss
eine neurogene Ursache dieses Befundes sorgfältig abgewogen werden [13]. Eine weitere Ursache
der Flügelstellung ist eine Wurzelläsion C_7 [32].
Ein Engpass einiger Zervikalwurzeln, die den
N. thoracicus longus bilden, im M. scalenus medius kann zu einer Schwäche des M. serratus anterior führen.

Sofern der M. serratus anterior aktive Triggerpunkte enthält, kann man gelegentlich eine Ele-
vations- oder Inhalationsstörung der zweiten
bis zur achten oder neunten Rippe beobachten.
Dies muss in jedem Fall berücksichtigt werden.
Eine isolierte Verspannung des M. serratus anterior kann eine Gelenkfehlfunktion vortäuschen,
bei der es sich tatsächlich einfach um die Auswirkung der erhöhten Muskelspannung durch
myofasziale Triggerpunkte handelt. In diesem
Fall lindert die Inaktivierung der myofaszialen
Triggerpunkte jegliche offenbar vorhandene Gelenkfehlfunktion.

Bei Patienten mit Triggerpunkten im M. serratus anterior ist häufig nur dieser Muskel betroffen. Sie können keine klinischen Zeichen
der Einbeziehung anderer Muskeln der myotatischen (funktionellen) Einheit aufweisen. Auf
der anderen Seite kann der M. serratus anterior
Teil eines vorwiegend einseitigen Schmerzproblems zwischen den Schulterblättern sein, das
durch zahlreiche Triggerpunkte hervorgerufen
wird. Diese liegen in den im ipsilateralen oberen
und im mittleren Thoraxbereich verlaufenden
Rückenmuskeln, zu denen die Mm. rhomboidei,
die Pars transversale des M. trapezius und zum
Teil der M. serratus posterior superior gehören.
Ähnlich der Schlüsselrolle, die der M. subscapularis bei der „frozen shoulder" durch Triggerpunkte spielt, wird auch dieses Rückenschmerz-
syndrom nicht eher abklingen, bis nicht die
beitragenden Triggerpunkte im M. serratus anterior identifiziert und inaktiviert wurden.

Weitere Muskeln, die durch eine Verkürzung
und eingeschränkte Funktion des M. serratus anterior überlastet werden können, sind der M. latissimus dorsi sowie überraschenderweise die
inspiratorischen Halsmuskeln, vor allem die
Mm. scaleni und der M. sternocleidomastoideus.
Diese Atemhilfsmuskeln können Triggerpunkte
entwickeln, die für lange Zeit latent bleiben. Weitere Muskeln, die für „Seitenstechen" verantwortlich sein können (zusätzlich zum M. serratus
anterior), sind das Diaphragma und der M. obliquus externus abdominis (Kapitel 46.6).

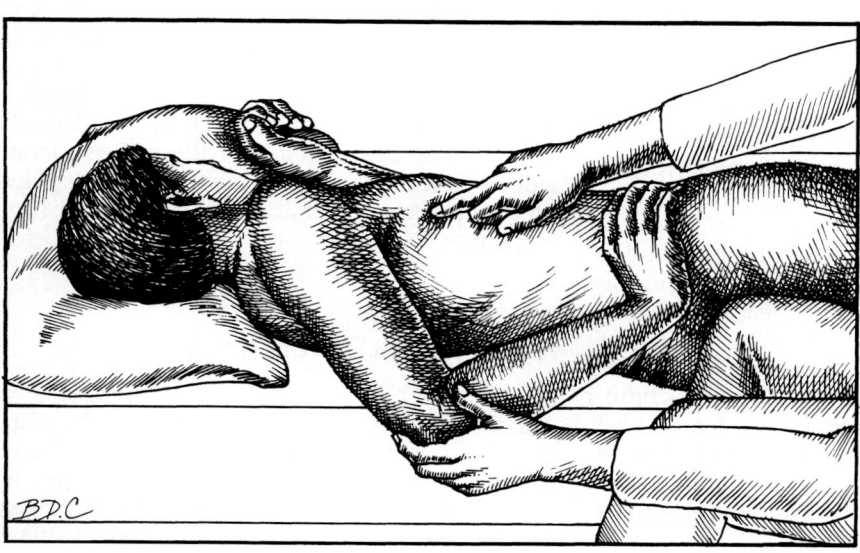

BDC

Abb. 46.3: Palpation eines
Triggerpunktes im rechten
M. serratus anterior auf Höhe
der sechsten Rippe unmittelbar anterior der Linea axillaris
media.

Rumpf

46.12 Lösung von Triggerpunkten

(Abb. 46.4)

Wenn der M. serratus anterior überwiegend geschwächt ist, werden seine Triggerpunkte am besten durch *Druckanwendung* oder durch die postisometrische Relaxation gelöst (beide beschrieben in Kapitel 3.12). Eine andere Möglichkeit ist die Infiltration durch einen geschickten Therapeuten. In Kapitel 45 (Abb. 45.10) wird eine Lösungstechnik bei erhöhter Muskelspannung der oberen Mm. intercostales gezeigt, die mit einer veränderten Handhaltung auch erfolgreich zur Lösung von Triggerpunkten in den oberen und mittleren Abschnitten des M. serratus anterior eingesetzt werden kann.

Zum *Sprühen und Dehnen* liegt der Patient auf der beschwerdefreien Seite und wendet dem Therapeuten den Rücken zu. Sein oben liegender Arm wird nach hinten gezogen (Abb. 46.4A), sodass das Gewicht des Armes dazu beitragen kann, den M. serratus anterior passiv zu dehnen. Vor und während der Lösung trägt der Therapeut anterioposterior über dem Muskel Kühlspray auf (das Bestreichen mit Eis kann anstatt des Sprays eingesetzt werden, wie in Kapitel 3 beschrieben). Der Patient nimmt die in Abbildung 46.4B gezeigte Haltung ein. Der Arzt beobachtet die fortschreitende Lösung und unterstützt diese, indem er mit der anderen Hand immer wieder Vorspannung aufnimmt, während das Gewicht des Armes zur Adduktion der Skapula beiträgt. Das Becken des Patienten wird durch die Hüfte des Therapeuten an einer Rotation gehindert. Während dieser Dehnung atmet der Patient tief ein und hält für einen Moment die Luft an, um den unteren Brustkorb zu vergrößern. Dies dehnt den Muskel noch weiter. Gleichzeitig wird das

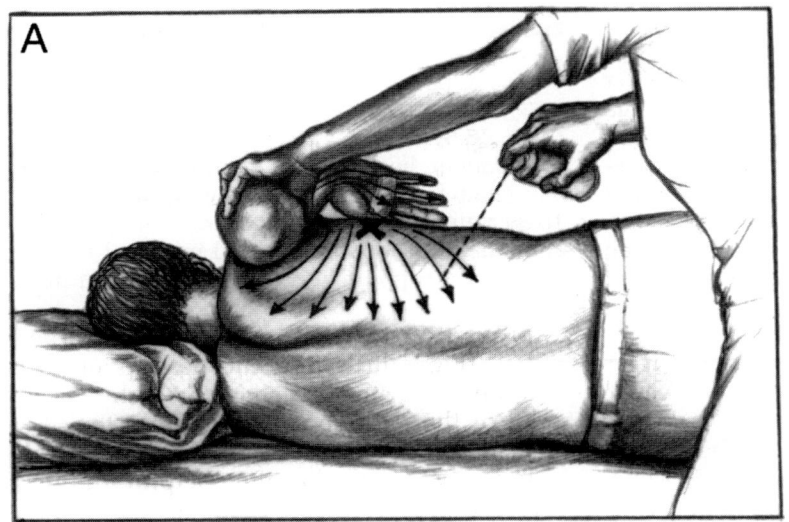

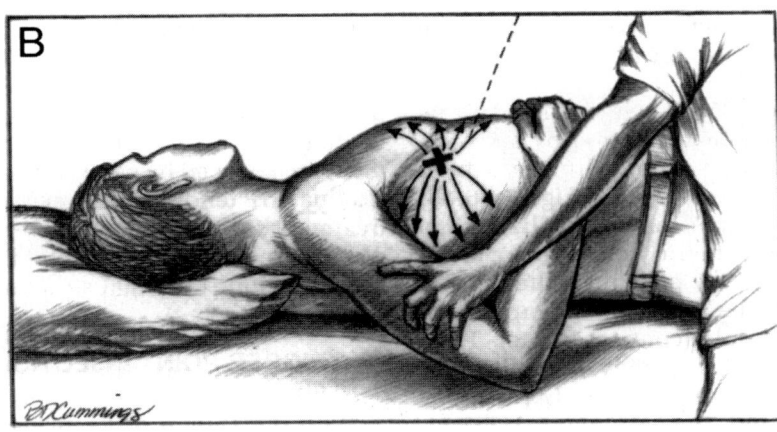

Abb. 46.4: Dehnungsposition und Sprühmuster (*Pfeile*) für einen Triggerpunkt (**X**) im rechten M. serratus anterior in der Linea axillaris media. **A:** Ausgangsposition in Seitenlage; **B:** vollständige Adduktion der rechten Skapula, wodurch der M. serratus anterior wirkungsvoll gedehnt wird, sofern der Therapeut das Becken des Patienten mit seiner Hüfte abstützt und den Körper so an einer nach hinten gerichteten Rotation hindert. Die Hand des Therapeuten sollte die rechte Schulter des Patienten halten, um die Skapula zurückzuführen.

Kühlspray in langsamen, parallelen Bahnen, wie in Abbildung 46.4A gezeigt, aufgetragen. Man richtet es vom Triggerpunktbereich aus nach hinten entlang der Muskelfasern und anschließend über die posteriore bis zur anterioren Übertragungsschmerzzone (Abb. 46.4B). Die Bahnen des Kühlsprays werden weiter nach unten entlang des Armes bis zu der Handfläche ausgedehnt, sofern der Patient ein derartiges Übertragungsschmerzmuster aufweist. Die Hand des Therapeuten sollte die Schulter und nicht den Arm halten, um die fortschreitende Entspannung des M. serratus anterior direkt zu überwachen und besser wahrzunehmen.

Dieses Verfahren aus Sprühen und Dehnen kann mit einer Verstärkung durch langsames Ausatmen mit Entspannung kombiniert werden. Die postisometrische Relaxation kann angewandt werden, sofern der Patient, wie in Abbildung 46.4B gezeigt, gelagert wird und die Hand des Therapeuten die Skapula stabilisiert. Zunächst greift der Patient nach vorn (zur Decke) und versucht, die Skapula zu abduzieren (Kontraktionsphase). Dann entspannt er und atmet langsam aus, während er seinen Arm der Schwerkraft folgend absinken und die Skapula adduzieren lässt, wodurch der M. serratus anterior gedehnt wird. Lewit beschrieb und illustrierte die Anwendung der postisometrischen Relaxation zur Lösung von Spannung (bei Triggerpunkten) in diesem Muskel [31]. Außerdem stellte er dar und erklärte, wie der Patient diese

Dehnungsmethode selbst anwenden kann. Versucht man außerdem vorsichtig, die Dehnung willkürlich zu unterstützen, ergänzt man die Wirkung der *reziproken Inhibition,* die bei diesem Muskel oft hilfreich ist.

Zusätzlich zur Technik aus Sprühen und Dehnen kann die initiale Anwendung der *Triggerpunktlösung durch Druck* bei diesem Muskel recht erfolgreich sein. Diese mit einem Finger durchgeführte Kompressionstechnik dient außerdem zur „Bereinigung" jeglicher nach dem Sprühen und Dehnen oder der Infiltration verbliebener Triggerpunkte. Der Behandlungserfolg wird überprüft, indem man vorsichtig nach einer verbliebenen Überempfindlichkeit von Triggerpunkten palpiert. Ein weiteres, in diesem Bereich nützliches Therapieverfahren ist die myofasziale Lösung der pektoralen, thorakalen und lumbodorsalen Faszien.

46.13 Infiltration von Triggerpunkten

(Abb. 46.5)
Der Patient liegt auf der kontralateralen Seite, wie beim Sprühen und Dehnen. Nun wird der Triggerpunkt im M. serratus anterior durch flache Palpation identifiziert und mit zwei Fingern gegen eine Rippe fixiert. Die Kanüle wird in ei-

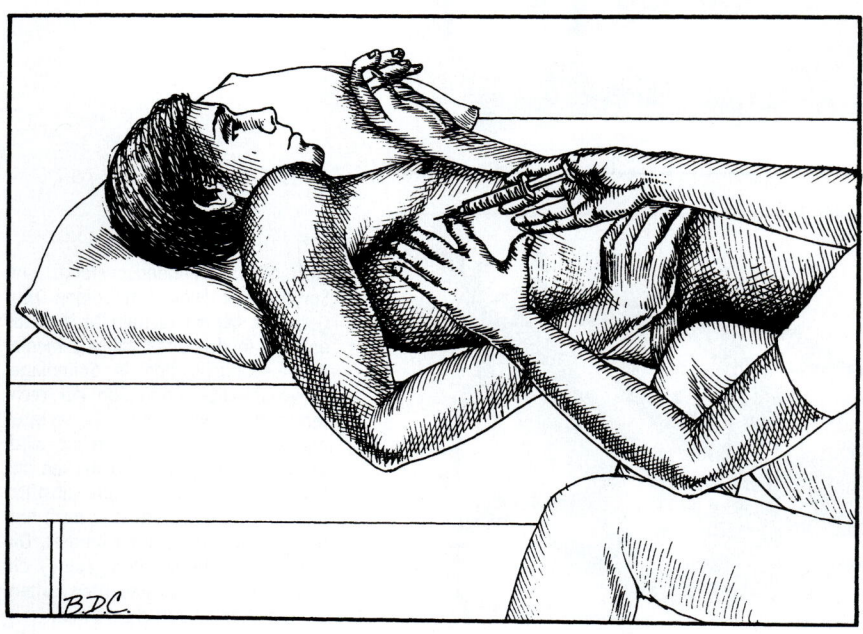

Abb. 46.5: Infiltration eines Triggerpunktes im M. serratus anerior über der sechsten Rippe in der Linea axillaris media. Der Patient liegt zum Teil auf der anderen Seite. Die Adduktion der Skapula und Extension des Armes bewegen die anteriore Achsillarfalte nach hinten. Die Kanüle wird auf eine darunter liegende Rippe gerichtet und die Interkostalräume gemieden.

Rumpf

nem flachen Winkel, *nahezu* parallel zur Thoraxwand auf die Rippe gerichtet, bis die Spitze auf den Triggerpunkt stößt. Dieser liegt in einer dünnen Muskellage zwischen der Rippe und der Haut. Die Schmerzreaktion bei Kontakt der Kanüle mit dem Triggerpunkt ist bei diesem Muskel oft weniger ausgeprägt als die Reaktion bei Triggerpunkten von vielen anderen Muskeln.

Man sollte äußerst vorsichtig sein und sofort jede Kanüle auswechseln, deren Spitze einen Widerhaken bildet, weil sie den Knochen berührt hat.

Da der N. thoracicus longus nur den M. serratus anterior innerviert, kann man davon ausgehen, dass dieser motorische Nerv zu einem gewissen Grad anästhesiert wird, wenn man ein Betäubungsmittel injiziert. Allerdings wird der Patient die nur vorübergehende Schwäche eines Teils des M. serratus anterior nicht bemerken, da sich die Hautsensibilität nicht verändert.

Nach unserer Erfahrung hat bislang kein Patient über Symptome geklagt, die auf eine Nervenblockade durch die Injektion hinweisen. Rachlin beschrieb eine ähnliche Infiltrationstechnik und stellte sie dar [39].

▬▬ 46.14 Korrigierende Maßnahmen

(Abb. 46.6)
Die Patienten müssen Aktivitäten, die Triggerpunkte im M. serratus anterior reaktivieren können, vermeiden oder verändern. Insbesondere die Muskelbelastung, die die Triggerpunkte ursprünglich aktiviert hatte. Diese Patienten sollten lernen, sich eher zu räuspern als zu husten und koordiniert (nicht paradox) zu atmen (Kapitel 20.14). Sie sollten keine Liegestütze machen oder schwere Gewichte über Kopf anheben und es vermeiden, an einer Stange zu hängen oder Klimmzüge zu machen.

Patienten mit sehr reizbaren Triggerpunkten im M. serratus anterior können wegen des Drucks auf die Triggerpunkte oft nicht auf der betroffenen Seite schlafen. Auch auf der anderen Seite können sie meist nicht schlafen, wenn der Arm vor ihnen auf das Bett absinkt und den Muskel in eine verkrampfte, verkürzte Position bringt. Das letztere Problem kann behoben werden, indem man ein Kissen zum Abstützen des Armes verwendet und so ihn und die Skapula

daran hindert, nach vorn zu fallen, wie es Abbildung 22.6 darstellt.

Der sitzende Patient kann eine Selbstdehnungsübung für den M. serratus anterior durchführen, wie sie in Abbildung 46.6. beschrieben und dargestellt wird. Außerdem kann er eine Dehnungsübung in einer Türöffnung durchführen, bei der er die Hände unten oder mittig anlegen muss (Abb. 42.9).

Fallberichte
Die Behandlung von Patienten mit Triggerpunkten im M. serratus anterior, einschließlich der Infiltration mit Procain, wird von Dr. Travell beschrieben [49].

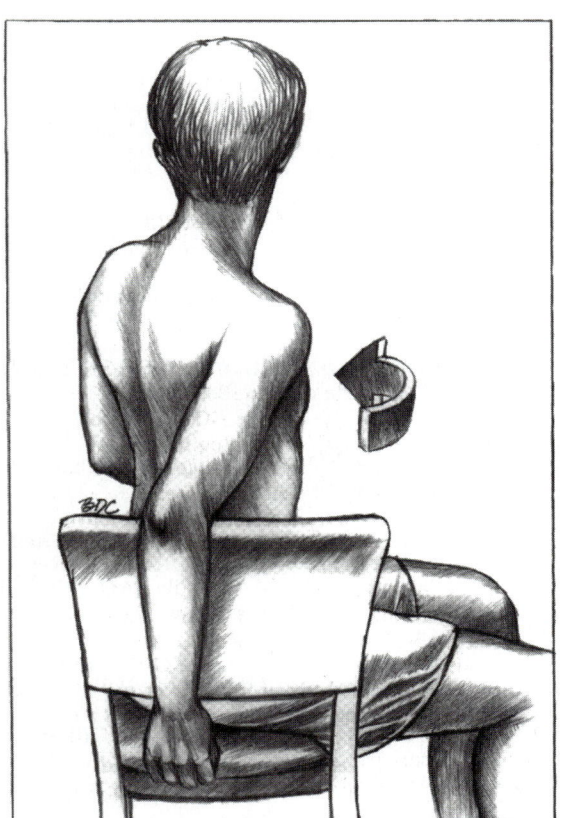

Abb. 46.6: Selbstdehnung des M. serratus anterior im Sitzen. Der Patient stabilisiert die Skapula der betroffenen Seite, indem er den ipsilateralen Arm hinter der Stuhllehne herabhängen lässt. Nachdem er tief eingeatmet hat, atmet er langsam aus und dreht den Thorax zur entgegengesetzten Seite. In dieser Abbildung dreht der Patient seinen Thorax nach links (wendet die Thoraxvorderseite nach links), um den rechten M. serratus anterior zu dehnen. Einige Patienten lernen, die Muskelentspannung und -verlängerung durch gleichzeitige postisometrische Relaxation zu erleichtern.

Rumpf

Literatur

1. Agur AM: *Grant's Atlas of Anatomy*. Ed. 9. Williams & Wilkins, Baltimore, 1991, p. 83 (Fig. 2.7).
2. *Ibid*. p. 234 (Fig. 4.48).
3. *Ibid*. p. 371 (Fig. 6.19A).
4. *Ibid*. p. 378 (Fig. 6.28).
5. *Ibid*. pp. 375, 376 (Figs. 6.25, 6.26).
6. *Ibid*. p. 555 (Fig. 8.4).
7. Bagg SD, Forrest WJ: A biomechanical analysis of scapular rotation during arm abduction in the scapular plane. *Am J Phys Med Rehabil* 67(6):238–245, 1988.
8. Bardeen CR: The musculature. Section 5. In: *Morris's Human Anatomy*. Ed. 6. Edited by Jackson CM. Blakiston's Son & Co., Philadelphia, 1921 (p. 394).
9. Basmajian JV, DeLuca CI: *Muscles Alive*. Ed. 5. Williams & Wilkins, Baltimore, 1985 (pp. 263, 267, 426, Fig. 12.1).
10. Bonica JJ, Sola AE: Chest pain caused by other disorders. Chapter 58. In: *The Management of Pain*. Ed. 2. Edited by Bonica JJ, Loeser JD, Chapman CR, *et al*. Lea & Febiger, Philadelphia, 1990. pp. 1114–1145 (see p. 1133).
11. Broer MR, Houtz SJ: *Patterns of Muscular Activity in Selected Sports Skill*. Charles C Thomas, Springfield, Ill., 1967.
12. Carter BL, Morehead J, Wolpert SM, *et al*.: *Cross-Sectional Anatomy*. Appleton-Century-Crofts, New York, 1977 (Sects 20–29).
13. Chandler FA: Isolated paralysis of the serratus anterior muscle. *Surg Clin North Am* 25:21–27, 1945.
14. Clemente CD: *Gray's Anatomy*. Ed. 30. Lea & Febiger, Philadelphia, 1985 (pp. 521, 1207, 1209).
15. Ibid. (Fig. 6-45).
16. Clemente CD: *Anatomy*. Ed. 3. Urban & Schwarzenberg. Baltimore, 1987 (Figs. 12, 233).
17. Ibid. (Figs. 19, 20).
17a. De Troyer A: Mechanics of the chest wall muscles. Chapter 6. In: *Neural Control of the Respiratory Muscles*. Edited by Miller AD, Bianchi AL, Bishop BP. CRC Press, New York, 1997:59–73 (p. 68).
18. Duchenne GB: *Physiology of Motion*, translated by E.B. Kaplan. J.B. Lippincott, Philadelphia, 1949 (pp. 24–36, 45).
19. Eisler P: *Die Muskeln des Stammes*. Gustav Fischer, Jena, 1912 (Fig. 52).
20. *Ibid*. (Fig. 68).
21. *Ibid*. (Fig. 76).
22. *Ibid*. (Fig. 77).
23. Glousman R, Jobe F, Tibone J, *et al*.: Dynamic electromyographic analysis of the throwing shoulder with glenohumeral instability. *J Bone Joint Surg* 70A(2):220–226, 1988.
24. Inman VT, Saunders JB, Abbott LC: Observations on the function of the shoulder joint. *J Bone Joint Surg* 26:1–30, 1944 (p. 26).
25. Janda V: Evaluation of muscular imbalance. Chapter 6. In: *Rehabilitation of the Spine: A Practitioner's Guide*. Edited by Lieben-

son C. Williams & Wilkins, Baltimore, 1996 (pp. 97–112).
26. Jenkins DB: *Hollinshead's Functional Anatomy of the Limbs and Back*. Ed. 6. W.B. Saunders, Philadelphia, 1991 (pp. 83, 84).
27. Jobe FW, Moynes DR, Tibone JE, *et al*.: An EMG analysis of the shoulder in pitching: a second report. *Am J Sports Med* 12(3):218–220, 1984.
27a. Johnson G, Bogduk N, Nowitzke A, *et al*.: Anatomy and actions of the trapezius muscle. *Clin Biomech* 9:44–50, 1994.
28. Jonsson S, Jonsson B: Function of the muscles of the upper limb in car driving, Part IV. *Ergonomics* 18:643–649, 1975 (p. 464).
29. Kelly M: Pain in the Chest: Observations on the use of local anaesthesia in its investigation and treatment. *Med J Aust 1*:4–7, 1944 (Case 2, p. 5).
30. Kendall FP, McCreary EK, Provance PG: *Muscles: Testing and Function*. Ed. 4. Williams & Wilkins, Baltimore, 1993 (pp. 288, 289).
31. Lewit K: *Manipulative Therapy in Rehabilitation of the Locomotor System*. Ed. 2. Butterworth Heinemann, Oxford, 1991 (pp. 24, 198–200).
32. Makin GJ, Brown WF, Ebers GC: C_7 radiculopathy: importance of scapular winging in clinical diagnosis. *J Neurol Neurosurg Psych* 49(6):640–644, 1986.
33. Mintz AC, Albano A, Reisdorff EJ, *et al*.: Stress fracture of the first rib from serratus anterior tension: an unusual mechanism of injury. *Ann Emerg Med* 19(4):411–414, 1990.
34. Morimoto I, Hirata K, Yoshida S: Variability of origin of serratus anterior muscle in Japanese. *Kaibogaku Zasshi J Anat* 67(6):744–748, 1992.
35. Nuber GW, Jobe FW, Perry J. *et al*.: Fine wire electromyography analysis of muscles of the shoulder during swimming. *Am J Sports Med* 14(1):7–11, 1986.
36. Pernkopf E: *Atlas of Topographical and Applied Human Anatomy*. Vol. 2. W.B. Saunders, Philadelphia, 1964 (Fig. 8).
37. *Ibid*. (Fig. 28).
38. *Ibid*. (Fig. 39).
39. Rachlin ES: Injection of specific trigger points. Chapter 10. In: *Myofascial Pain and Fibromyalgia*. Edited by Rachlin ES. Mosby, St. Louis, 1994, pp. 197–360 (p. 212).
40. Rasch PJ, Burke RK: *Kinesiology and Applied Anatomy*. Ed. 6. Lea & Febiger, Philadelphia, 1978 (pp. 153, 154).
41. Rinzler SH: Cardiac Pain. Charles C Thomas, Springfield, Ill., 1951 (pp. 79, 80, 82).
42. Rinzler SH, Travell J: Therapy directed at the somatic component of cardiac pain. *Am Heart J* 35:248–268, 1948 (pp. 255–257, Case 1).
43. Ryu RK. McCormick J, Jobe FW, *et al*.: An electromyographic analysis of shoulder function in tennis players. *Am J Sports Med* 16(5):481–485, 1988.
44. Scovazzo ML, Browne A, Pink M, *et al*.: The painful shoulder during freestyle swimming: an electromyographic cinematographic analysis of twelve muscles. *Am J Sports Med* 19(6):577–582, 1991.

Rumpf

45. Spalteholz W: *Handatlas der Anatomie des Menschen*. Ed. 11, Vol. 2. S. Hirzel, Leipzig, 1922 (p. 283).

46. Steindler A: *Kinesiology of the Human Body*. Charles C Thomas, Springfield, Ill., 1955 (pp. 468, 469).

47. Toldt C: *An Atlas of Human Anatomy*, translated by M.E. Paul. Ed. 2, Vol. 1. Macmillan, New York, 1919 (p. 277).

48. Travell J: Referred pain from skeletal muscle: the pectoralis major syndrome of breast pain and soreness and the sternomastoid syndrome of headache and dizziness. *NY State J Med* 55:331–339, 1955 (p. 333).

49. Travell J, Bigelow NH: Role of somatic trigger areas in the patterns of hysteria. *Psychosom Med 9*:353–363, 1947 (pp. 354. 355).

50. Travell J, Rinzler SH: Pain syndromes of the chest muscles: Resemblence to effort angina and myocardial infarction, and relief by local block. *Can Med Assoc J 59*:333–338, 1948 (Case 1, p. 256).

51. Travell J, Rinzler SH: The myofascial genesis of pain. *Postgrad Med 11*:425–434, 1952 (p. 429, Fig. 3).

52. Webber TD: Diagnosis and modification of headache and shoulder-arm-hand syndrome. *J Am Osteopath Assoc 72*:697–710, 1973 (p. 10, Fig. 31).

53. Zohn DA: *Musculoskeletal Pain: Diagnosis and Physical Treatment*. Ed. 2. Little, Brown & Company, Boston, 1988 (p. 212, Fig. 12-3).

Rumpf

Mm. serratus posterior superior und inferior

Übersicht: Der **Übertragungsschmerz** von Triggerpunkten im M. serratus posterior superior ist eine häufige Quelle tiefer Schulterblattschmerzen. Diese kräftigen Schmerzen treten tief unter dem oberen Skapulaanteil aus und dehnen sich oft über die Rückseite der Schulter, den oberen Bereich des M. trapezius, den Ellenbogen, den ulnaren Unterarm und die Hand bis in den gesamten Kleinfinger aus. **Anatomie:** Der M. serratus posterior superior setzt entlang der Linea mediana posterior an den Ligg. supraspinales von C_6–Th_2 an und unten sowie seitlich an der zweiten bis fünften Rippe. Die bestätigte **Funktion** des Muskels ist der Beitrag zur Inspiration. Die **Symptomatik** der Schmerzen kann verstärkt werden, wenn man mit den Händen nach vorn greift oder auf der ipsilateralen Seite liegt. Die **Aktivierung und Aufrechterhaltung von Triggerpunkten** kann durch eine Überlastung auftreten, die durch die Körperhaltung und Bewegungen, erhebliche Atemanstrengungen wie Husten oder durch paradoxe Atmung bedingt ist. Bei der **Untersuchung auf Triggerpunkte** muss die Skapula ausgeprägt abduziert werden, um die Entdeckung der Triggerpunkte zu ermöglichen. Außerdem können dann die empfindlichen Insertionstriggerpunkte gegen die Rippen palpiert werden. Die **Lösung der Triggerpunkte** kann durch vorausgehendes Sprühen und anschließendes Lösen der Triggerpunkte oder mittels Triggerpunktlösung durch Druck erfolgen. Manchmal ist die Infiltration der Triggerpunkte im M. serratus posterior inferior erforderlich, da sie für manuelle Lösetechniken relativ unzugänglich sind. Zur **Infiltration der Triggerpunkte** wird die Kanüle auf den Triggerpunkt gerichtet, der gegen eine Rippe fixiert wird. Dabei muss man darauf achten, nicht zwischen den Rippen hindurch zu stechen. Die **korrigierenden Maßnahmen** umfassen das Erlernen der Bauchatmung und die Selbstanwendung der Triggerpunktlösung durch Druck.

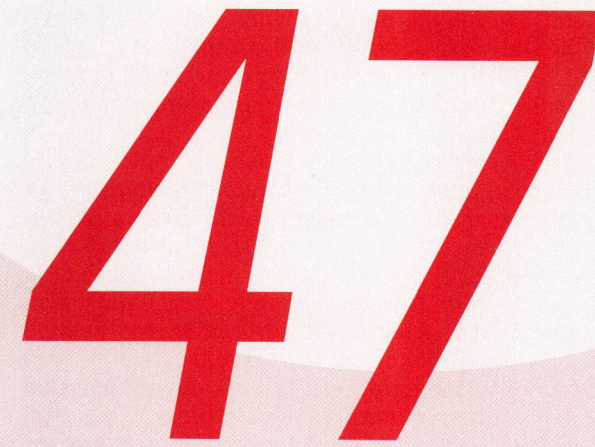

47

Inhaltsübersicht

47.1 M. serratus posterior superior

47.1.1 Übertragungsschmerzen

(Abb. 47.1)

Die quälendsten Triggerpunkte des M. serratus posterior superior sind die Insertionstriggerpunkte, von denen einer in Abbildung 47.1C dargestellt ist. Das Problem tritt auf, sobald die knöcherne Skapula die durch eine Insertionstendopathie empfindliche Region gegen die darunter liegenden Rippen drückt, an denen die Muskelfasern ansetzen. Bei 58 Patienten mit insgesamt 76 schmerzenden Schultern war dieser Muskel in 98% die Schmerzursache und bei 10% die alleinige Schmerzquelle [25].

Der Hauptübertragungsschmerz dieses Muskels manifestiert sich tief unter dem oberen Skapulaanteil (Abb. 47.1A). Patienten, die auf die schmerzende Stelle zeigen sollen, greifen meist mit dem kontralateralen Arm nach hinten, können aber die schmerzende Region nicht erreichen, da sie vom Schulterblatt bedeckt wird. Dieser Schmerz tritt tiefer auf als der ähnliche obere Rückenschmerz, der durch TrP_5 des mittleren M. trapezius verursacht wird. Außerdem schmerzen meistens die posteriore Grenze des M. deltoideus und der lange Kopf des M. triceps brachii ebenfalls intensiv [24–26]. Oft bedeckt der Schmerz den gesamten Bereich des M. triceps brachii mit einem Maximum über dem Proc. olecrani des Ellenbogens sowie gelegentlich den ulnaren Unterarm, die Hand und den gesamten Kleinfinger. Anterior kann manchmal der Bereich der Mm. pectorales schmerzen (Abb. 47.1B).

Diese Triggerpunkte übertragen nicht nur Schmerzen sondern häufig auch ein Gefühl der Taubheit in den Bereich der Hand, der von C_8–Th_1 versorgt wird [15].

47.1.2 Anatomie

(Abb. 47.2 und 47.3)

Der M. serratus posterior superior setzt *oben* an der Linea mediana posterior der dorsalen Faszie von C_6 bis Th_2 oder Th_3 an [1a]. *Unten* und *seitlich* inseriert er mit vier Zacken an den Kranialrändern der zweiten bis fünften Rippe an (Abb. 47.2). Die Anzahl der Zacken variiert [5].

Die Fasern des M. serratus posterior superior sind um fast 45° zur Horizontalen abgewinkelt und liegen unmittelbar unter den Fasern der Mm. rhomboidei, zu denen sie annähernd parallel verlaufen (Abb. 47.3). Beide Muskeln liegen unter den Fasern des M. trapezius, von denen die meisten fast horizontal ausgerichtet sind. Paraspinal verlaufen die vertikalen Fasern der Mm. latissimus dorsi und iliocostalis unter denen des M. serratus posterior superior.

Weiterführende Literatur

In Anatomieatlanten wird der M. serratus posterior superior von hinten [1, 6, 9, 18, 22, 23], von der Seite [7] und im Querschnitt [3] gezeigt.

47.1.3 Innervation

Der M. serratus posterior superior wird von den Rami anteriores der Spinalnerven Th_1 bis Th_4 innerviert [5].

Rumpf

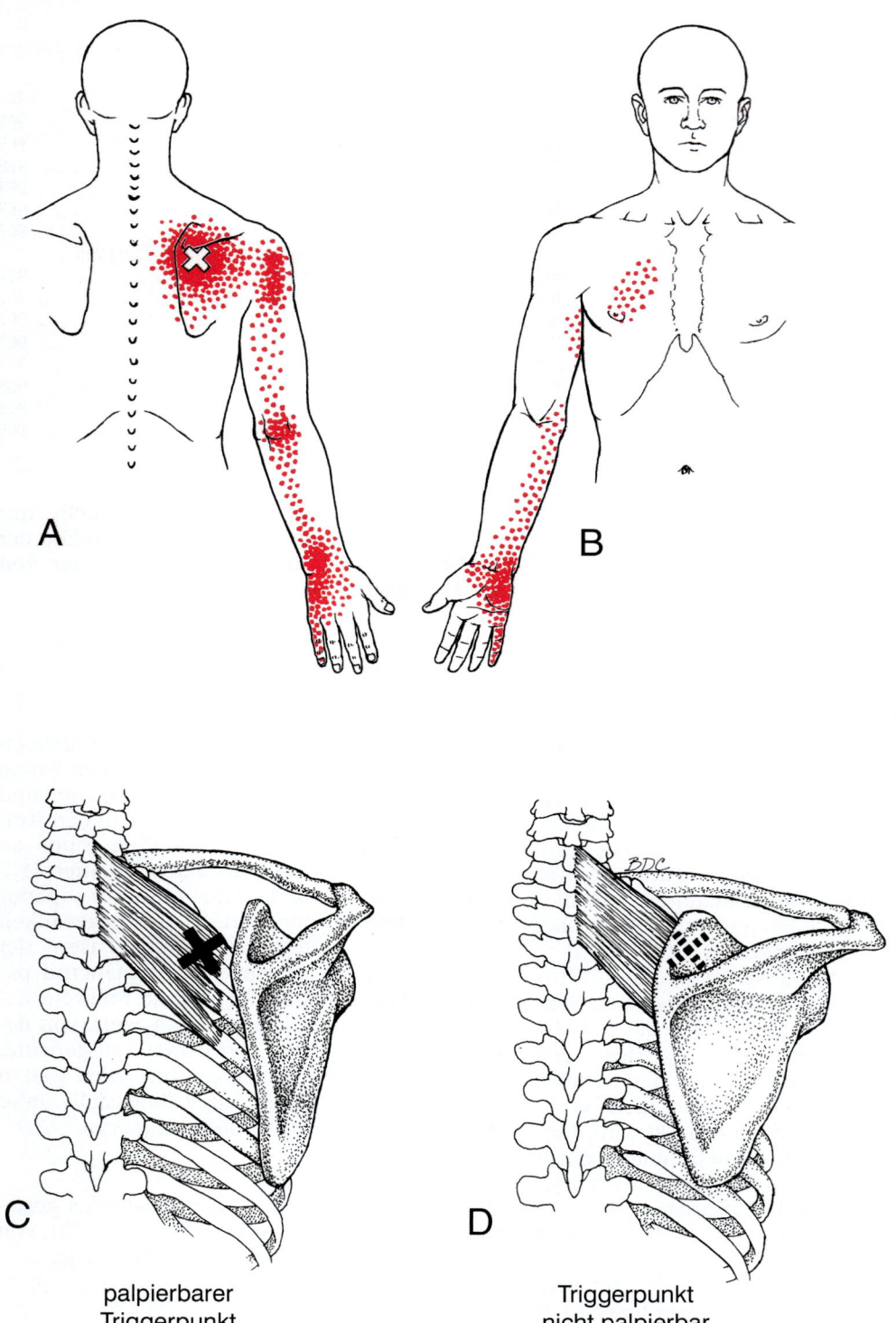

palpierbarer
Triggerpunkt

Triggerpunkt
nicht palpierbar

Abb. 47.1: Übertragungsschmerzmuster eines Triggerpunktes (**X**) im rechten M. serratus posterior superior. Das Hauptschmerzmuster ist in *flächigem Rot,* das Nebenschmerzmuster in *gepunktetem Rot* eingezeichnet. **A:** Rückansicht des Schmerzmusters; **B:** Vorderansicht des Schmerzmusters; **C:** abduzierte Skapula, sodass der Insertionstriggerpunkt (**X**) der Palpation und Infiltration zugänglich wird; **D:** Skapula in normaler Ruhestellung mit nichtzugänglichem Insertionstriggerpunkt (*gestricheltes X*).

47.1.4 Funktion

Der M. serratus posterior superior hebt die Rippen, an denen er ansetzt, an. Dadurch erweitert er den Brustkorb und hilft bei der Inspiration [2, 5, 14, 20]. Elektromyographische Studien liegen ebenso wenig vor wie solche mit einer Reizung des Muskels.

47.1.5 Funktionelle Einheit

Vermutlich sind das Diaphragma, die Mm. intercostales, der M. levator costae und die Mm. scaleni Agonisten des M. serratus posterior superior in der Inspiration.

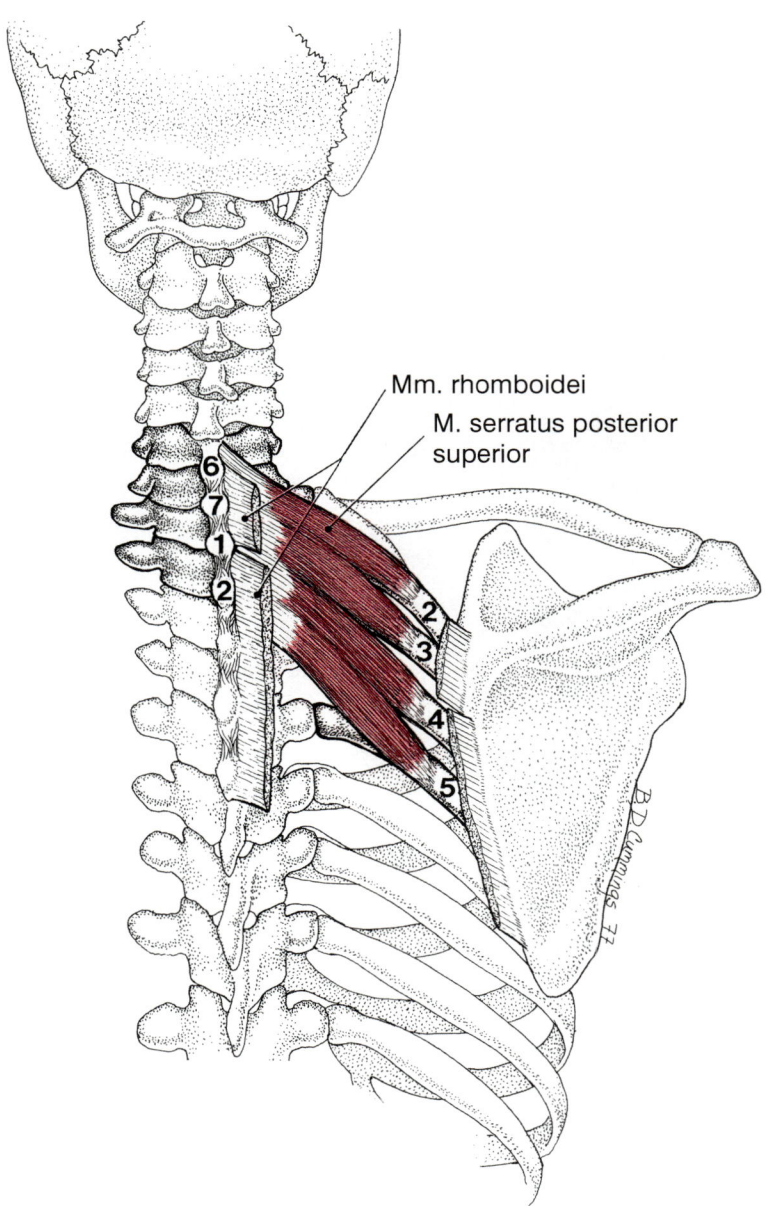

Mm. rhomboidei
M. serratus posterior superior

Abb. 47.2: Ansatzstellen des M. serratus posterior superior (*rot*) an durchnummerierten Wirbelkörpern und Rippen.

Rumpf

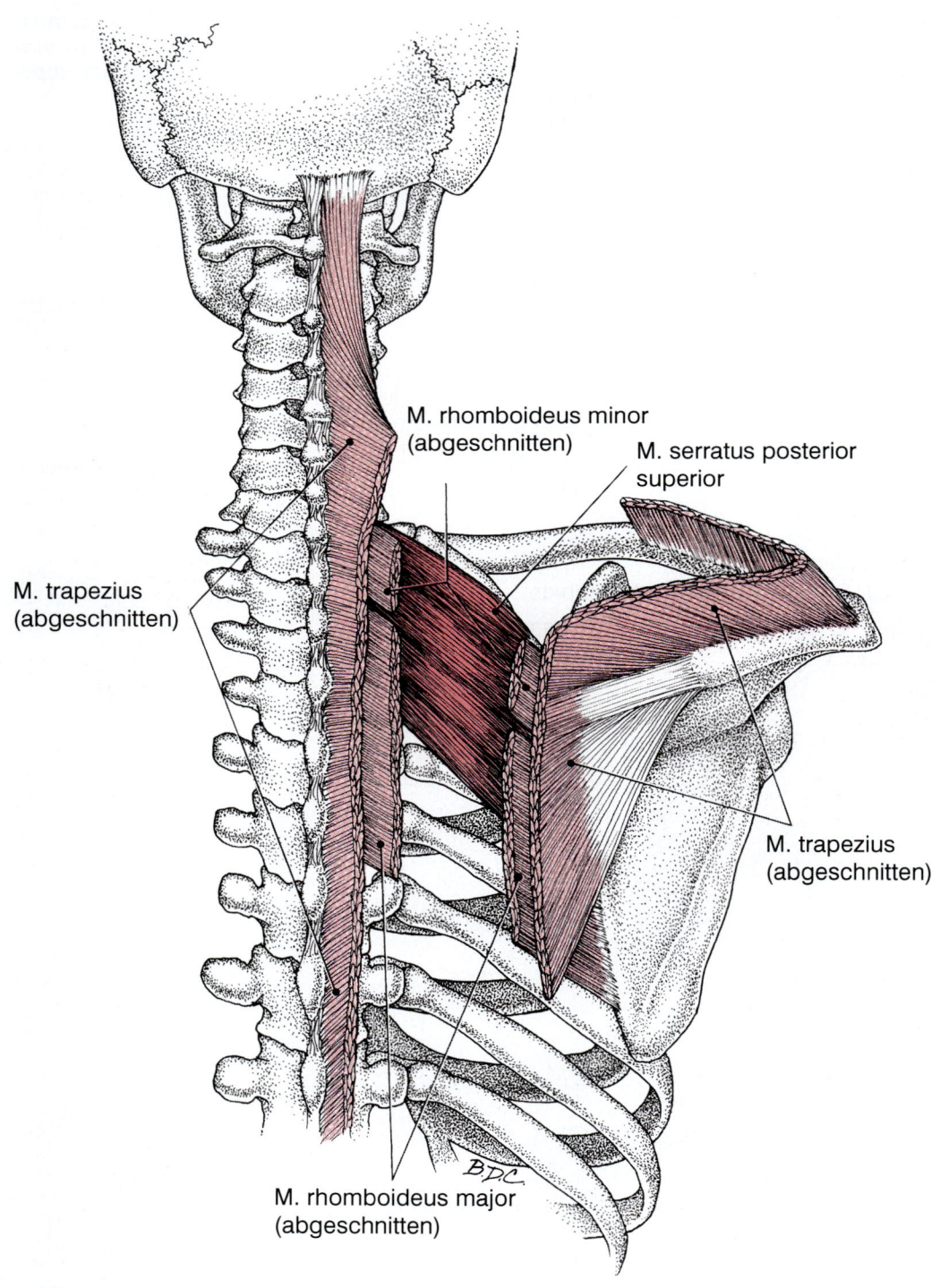

M. rhomboideus minor
(abgeschnitten)

M. serratus posterior
superior

M. trapezius
(abgeschnitten)

M. trapezius
(abgeschnitten)

M. rhomboideus major
(abgeschnitten)

Abb. 47.3: Anatomische Beziehungen des M. serratus posterior superior (*dunkles Rot*). Die abgeschnittenen Mm. trapezius und rhomboidei (*helles Rot*) bedecken den gesamten M. serratus posterior superior. Die Mm. iliocostalis und latissimus dorsi (nicht abgebildet) liegen teilweise unter diesem Muskel.

Rumpf

47.1.6 Symptome

Der Patient klagt über einen anhaltenden, tiefen, dumpfen Schmerz, wie er in Kapitel 47.1.1 beschrieben wurde. Bei unbelasteten Bewegungen verändert sich die Schmerzintensität nur geringfügig oder gar nicht. Allerdings können die Schmerzen durch das Anheben von Gegenständen mit ausgestreckten Händen, andere Aktivitäten oder eine Körperhaltung (Liegen auf derselben Seite) verstärkt werden, die die Skapula gegen die Insertionstriggerpunkte des M. serratus posterior superior drücken.

47.1.7 Aktivierung und Aufrechterhaltung von Triggerpunkten

Ebenso wie bei den Mm. scaleni werden auch die Triggerpunkte im M. serratus posterior superior durch eine Überlastung der Brustatmung bei einem Husten, wie er bei einer Pneumonie, bei Asthma oder bei einem chronischen Emphysem auftritt, sowie durch eine paradoxe Atmung (entkoppelter Einsatz von Diaphragma und Bauchmuskeln), die das Atemzugvolumen reduziert (Abb. 20.15), aktiviert.

Haltungen und Bewegungen, die den M. serratus posterior inferior dehnen und überlasten, scheinen auch seine Triggerpunkte zu aktivieren. Derartige Ursachen sind langes Sitzen und Schreiben an einem hohen Tisch, wobei die Schultern angehoben und nach vorn rotiert werden, damit die Arme die hohe Oberfläche erreichen können, wie es bei Labortätigkeiten der Fall ist, und die Vorwölbung des Thorax gegen die Skapula bei einer Skoliose.

47.1.8 Untersuchung des Patienten

Patienten mit intrathorakalen Erkrankungen, die die Atmung beeinträchtigen, wie ein Emphysem, haben in zweifacher Hinsicht Probleme, wenn sie außerdem Triggerpunkte im M. serratus posterior superior entwickeln. Diese Personen haben meistens keine Körperhaltung mit abgerundeten Schultern (im Gegensatz zu denen, deren Mm. rhomboidei und pectorales betroffen sind) und haben nur eine geringfügige oder gar keine offensichtlichen Bewegungseinschränkungen. Häufig leiden sie unter einer Skoliose, insbesondere einer funktionellen Skoliose bei einer Beinlängendifferenz und einer zu kleinen Beckenhälfte. Diese können am stehen-

den Patienten erkannt werden, der die Füße eng nebeneinander stellt (Abb. 48.9B), oder aufrecht auf einem flachen Holzstuhl sitzt (Abb. 48.10B).

47.1.9 Untersuchung auf Triggerpunkte

(Abb. 47.4)
Der Patient sitzt und lehnt sich geringfügig nach vorn, wobei der Arm der zu untersuchenden Seite vorn herabhängt oder die ipsilaterale Hand in die gegenüberliegende Axilla gelegt wird, um die Skapula vollständig zu abduzieren [25]. Die Skapula *muss* abduziert und zur Seite gezogen werden, damit unter ihr liegende Triggerpunkte im M. serratus posterior superior entdeckt werden können (Abb. 47.1C und 47.4). Der M. serratus posterior superior wird durch die Mm. trapezius und rhomboidei hindurch palpiert (Abb. 47.3), wie es auch von Michele et al. [17] dargestellt wurde. Die schnellende Palpation kann lokale Zuckungsreaktionen von

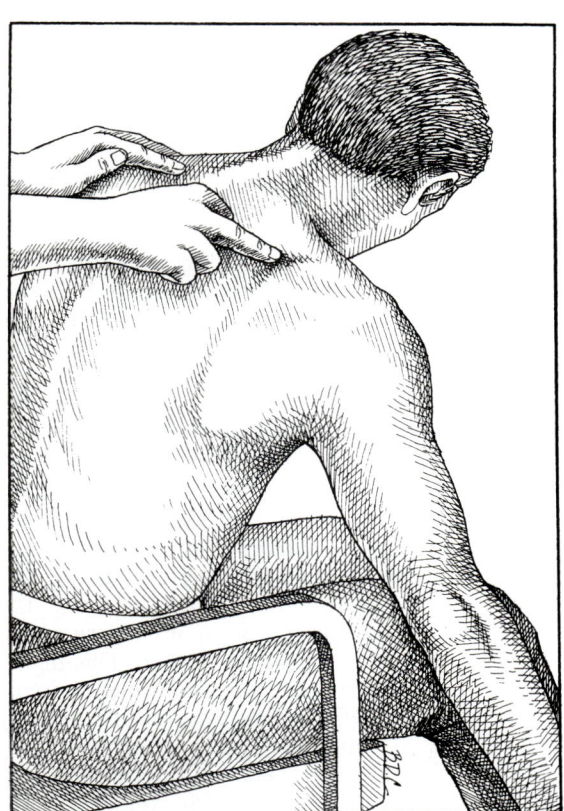

Abb. 47.4: Untersuchung des rechten M. serratus posterior superior mit einem Finger. Die Skapula *muss* abduziert werden, damit der Bereich der äußerst empfindlichen Insertionstriggerpunkte zum Vorschein gelangt (Abb. 47.1C und D).

Triggerpunkten in den Fasern des darüber liegenden M. trapezius auslösen, die an der nahezu horizontalen Ausrichtung dieser oberflächlichen Fasern erkannt werden können. Lokale Zuckungsreaktionen in den tieferen, schräg verlaufenden Fasern der Mm. rhomboidei und serratus können weniger einfach ausgelöst werden, aber tastbar sein.

Ein Triggerpunkt im M. serratus posterior superior imponiert bei der Palpation gegen die darunter liegende Rippe als umschriebene, äußerst tief liegende Überempfindlichkeit. Es ist unwahrscheinlich, dass man durch zwei Muskeln hindurch ein verspanntes Faserbündel ertasten kann. Sofern der Druck auf einen zentralen oder Insertionstriggerpunkt den für den M. serratus posterior inferior typischen Übertragungsschmerz auslöst, erkennen die Patienten ihren Schmerz meistens wieder. Sie lassen sich daher leicht davon überzeugen, dass die Schmerzen, unter denen sie leiden, und dieser myofasziale Triggerpunkt miteinander zusammenhängen.

47.1.10 Engpass

Mit diesem Muskel wurden keine Nervenengpässe in Verbindung gebracht.

47.1.11 Differenzialdiagnose

Bei diesem Muskel müssen differenzialdiagnostisch ein Thoracic-outlet-Syndrom, eine Radikulopathie C_7–C_8, eine Bursitis olecrani und eine ulnare Neuropathie in Betracht gezogen werden. Das Übertragungsschmerzmuster des M. serratus posterior superior ahmt die Ausbreitung von Schmerzen bei einer Wurzelkompression C_8 nach [21], die daher ausgeschlossen werden muss. Die Situation wird dadurch verschlechtert, dass der Muskel eine Taubheit in den von C_8–Th_1 versorgten Bereich der Hand überträgt, sodass Ärzte häufig die Diagnose einer C_8-Th_1-Radikulopathie stellen, obwohl die Symptome von Triggerpunkten im M. serratus posterior superior verursacht werden. Das myofasziale Serratussyndrom verursacht primär kein neurologisches Defizit. Eine Radikulopathie *allein* verursacht keine Triggerpunktüberempfindlichkeit, keine tastbaren Faserbündel und keine Schmerzen bei Druck auf den Muskel.

Fourie beschrieb ein Skapulokostalsyndrom, das mit einer Fibrositis einherging (alte Terminologie, die myofasziale Triggerpunkte einschließt). Die Schmerzen und Überempfindlich

keit wurden von einer Insertionstendopathie im Ansatz der lateralen Zacken des M. serratus posterior superior an den Rippen ausgelöst [12].

Mit diesem Muskel assoziierte Gelenkdysfunktionen treten meist in Höhe von Th_1 auf. Normalerweise ist der Bereich über dem Dornfortsatz dieses Segmentes ausgesprochen überempfindlich. Bei der Inspektion imponiert diese Form der Gelenkdysfunktion als eine regionale Ausdehnung der oberen Brustwirbelsäule mit der Unfähigkeit, sich über die betroffenen Segmente nach vorn zu beugen.

Assoziierte Triggerpunkte

Schlüsseltriggerpunkte der Mm. scaleni können Satellitentriggerpunkte im M. serratus posterior superior auslösen [13], wobei gelegentlich auch der umgekehrte Fall möglich ist, dann liegen die Schlüsseltriggerpunkte im M. serratus posterior superior.

Die Triggerpunkte des M. serratus posterior superior liegen innerhalb der Übertragungsschmerzzone der synergistischen Mm. scaleni. Die Triggerpunkte der Mm. scaleni können teilweise das Schmerzmuster des M. serratus posterior superior nachahmen. Sofern im M. serratus posterior superior ein Triggerpunkt entdeckt wurde, sollte immer auch der Hals nach solchen in den Mm. scaleni untersucht werden.

Der darüber liegende M. rhomboideus und die benachbarten Mm. iliocostalis, longissimus thoracis und multifidi können ebenfalls assoziierte Triggerpunkte enthalten.

47.1.12 Lösung von Triggerpunkten

(Abb. 47.5)
Neben der hier beschriebenen Technik aus Sprühen und Dehnen können auch andere Verfahren, wie die Lösung zentraler Triggerpunkte durch Druck und die begrenzte iontophoretische Anwendung lokaler Kortikoide (in Kapitel 3.12 für Insertionstriggerpunkte beschrieben), zur Lösung von Triggerpunkten im M. serratus posterior superior erfolgreich sein. Bei *Insertionstriggerpunkten* besteht der primäre therapeutische Ansatz in der Inaktivierung der zentralen Triggerpunkte, die sie auslösen. Die zentralen Triggerpunkte können in diesem Muskel schwer aufzufinden sein, da sie unter zwei anderen Muskeln oder der Skapula und eventuell über interkostalem Weichteilgewebe statt über einer Rippe liegen.

Das Verfahren aus Sprühen und Dehnen wird angewendet, wie es in Abbildung 47.5 be schrieben und dargestellt wird. Zunächst wird Kühlspray (Abb. 47.5A) in langsamen, parallelen Bahnen (oder Eis in Bahnen) nach lateral und unten entlang dem Verlauf der Muskelfasern, dann nach außen über die Schulter und schließlich nach unten entlang des Armes aufgetragen. Die Sprühbahnen sollten das Übertragungsschmerzmuster abdecken, das den fünften Finger einschließt (Abb. 47.1A und 47.5). Unmittelbar nach dem einleitenden Sprühen folgt die manuelle Lösung (Abb. 47.5B).

Sofern sich der Patient in der Haltung zum Sprühen und Dehnen befindet, kann die Triggerpunktlösung durch Druck einfach auf alle zentralen Triggerpunkte angewandt werden, die direkt über einer Rippe liegen. Diese Fingerkompressionstherapie ist oft hilfreich und äußerst erfolgreich, wenn der Muskel dabei mäßig (ohne Schmerzen) gedehnt ist.

Obwohl sie für die Diagnostik sinnvoll ist, sollte die Haltung des Armes vor der Brust, wobei die Hand unter der kontralateralen Axilla ruht, für die Behandlung nicht beibehalten werden. Diese extreme Armhaltung hebt den Brustkorb eher an als ihn abzusenken und erschwert es dem Patienten so, die Brustmuskulatur vollständig zu entspannen.

47.1.13 Infiltration von Triggerpunkten

(Abb. 47.6)
Die Infiltration der Triggerpunkte ist auch dann erfolgreich, wenn das Verfahren aus Sprühen und Dehnen und die Triggerpunktlösung durch Druck versagt haben. Sie geht aber mit einem großen Pneumothoraxrisiko einher, wenn sie nicht vorsichtig und ausreichend geschickt durchgeführt wird.

Ein Triggerpunkt wird präzise mit zwei Fingern gegen eine darunter liegende Rippe fixiert, wobei der Patient auf der entgegengesetzten Seite liegt und die Skapula vollständig abduziert ist. Die Kanüle wird annähernd entlang der Haut nach vorn

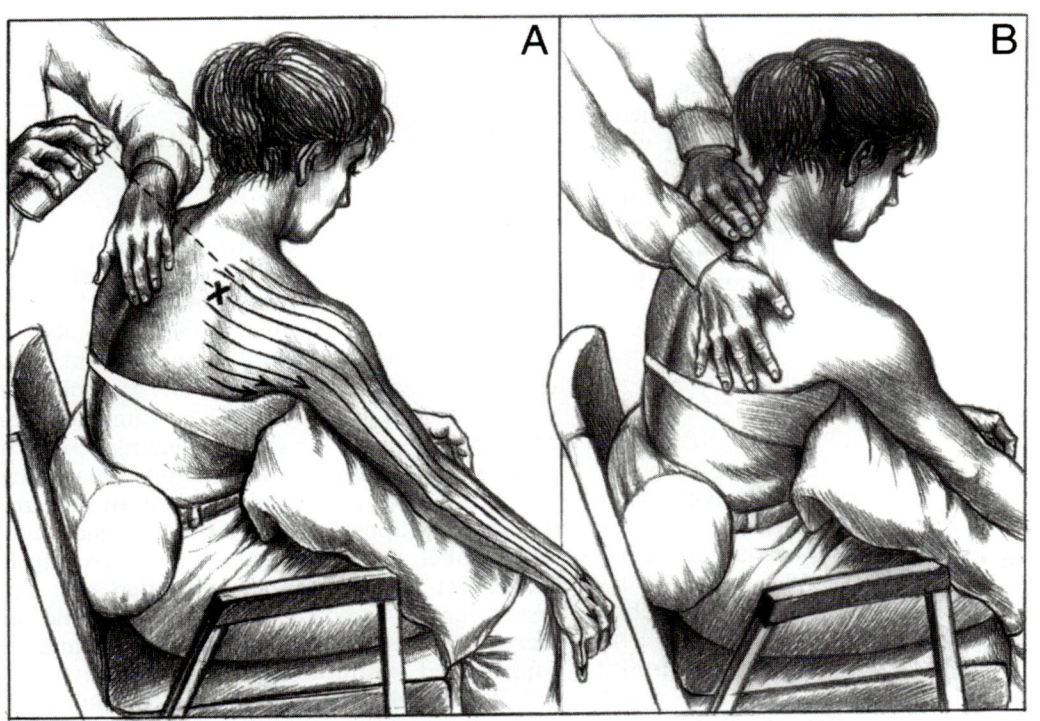

Abb. 47.5: Anwendung von Kühlspray (*Pfeile*) und manuelle Lösung von Triggerpunkten im M. serratus posterior superior. **A:** Die Patientin sitzt bequem und entspannt mit gebeugter oberer Brustwirbelsäule und legt den Arm vorn ab, um die Skapula zur Seite zu ziehen. Der Therapeut trägt das Kühlspray (oder Eis) zur Vorbereitung auf die manuelle Dehnung im empfohlenen Muster auf. **B:** Die manuelle Lösung der Triggerpunktspannung wird mit der postisometrischen Relaxation kombiniert und beginnt damit, dass die Patientin nach oben und links blickt und einatmet. Während sie anschließend *langsam* ausatmet und nach unten blickt, nimmt der Therapeut Vorspannung im Muskel auf. Eine Hand (hier die linke) stabilisiert die Dornfortsätze, die andere Hand gibt direkt auf dem Brustkorb medial der Skapula leichten, anhaltenden Druck nach unten und zur Seite. Dadurch hilft er bei der Lösung des M. serratus posterior superior.

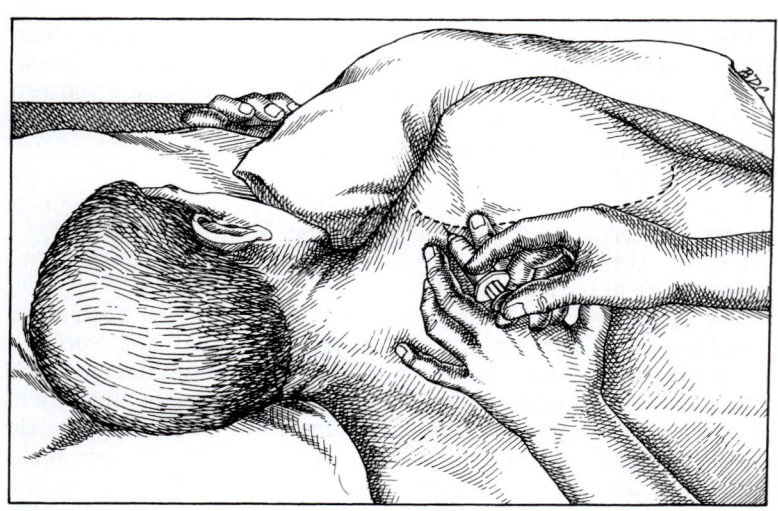

Abb. 47.6: Infiltration eines Trigger-punktes im M. serratus posterior supe-rior. Die Skapula muss abduziert sein, um die empfindlichen Insertionstrigger-punkte in diesem Muskel zu erreichen. Die Kanüle wird fast auf der Brustwand liegend auf eine Rippe zu geführt, um das Durchstechen eines Interkostalrau-mes und die Auslösung eines Pneumo-thorax zu vermeiden.

und grundsätzlich auf eine Rippe zu gerichtet, nicht in einen Interkostalraum, da Therapeut oder Patient plötzlich niesen oder zusammenzucken könnten. Diese Technik wurde auch von Rachlin dargestellt [19]. An dieser Stelle ist unbedingt die von Hong eingeführte Spritzenhaltung erforder-lich (Kapitel 3.13). Man muss hierbei immer die Möglichkeit eines Pneumothorax beachten.

Nach der Infiltration der Triggerpunkte beugt der Patient den oberen Thorax während eines Atemzuges nach vorn und atmet dreimal lang-sam vollständig ein und aus, um den M. serratus posterior superior in seinem gesamten Spiel-raum zu bewegen. Sprühen und Dehnen werden wie oben beschrieben wiederholt und anschlie-ßend eine feuchte Wärmepackung aufgelegt.

47.1.14 Korrigierende Maßnahmen

Es ist von entscheidender Bedeutung, dass der Patient koordiniert mit Brust und Bauch atmet (Abb. 20.15C und D) und nicht paradox, um die Überlastung der oberen inspiratorischen Atem-hilfsmuskeln zu verringern.

Der Patient sollte im Sitzen und im Stehen eine normale Lumballordose beibehalten. Im Sitzen wird dies durch ein entsprechend großes Lumbalkissen erleichtert, das ins Kreuz gelegt wird. Dann lehnt sich der Patient entspannt ge-gen die Rückenlehne, sodass das Kissen ohne Muskelbelastung die normalen Lumbal- und Thorakalkurven unterstützt (Abb. 41.1E).

In der Rückenlage kann es für den Patienten möglich sein, bei ausreichend abduzierter Ska-pula eine Triggerpunktlösung durch Druck durchzuführen, indem er sich so auf einen Ten-nisball legt, dass dieser zwischen den Schulter-blättern liegt (Kapitel 22.14). Alternativ kann der Lebensgefährte im Rahmen des häuslichen Programms in die Lösung dieses Triggerpunktes durch Druck eingewiesen werden.

▬ 47.2 M. serratus posterior inferior

Übersicht: Die **Übertragungsschmerzen** des M. serratus posterior inferior manifestieren sich verhältnismäßig umschrieben nahe des Trigger-punktes und imponieren normalerweise als ein quälend dumpfer Schmerz, der nach Linderung der Schmerzen von assoziierten paraspinalen Triggerpunkten fortbesteht. Die Schmerzen des M. serratus posterior inferior erstrecken sich über und um den Muskel herum. **Anatomie:** Der Muskel setzt oben und seitlich an den un-tersten vier Rippen an. Unten und medial inse-riert er über eine Aponeurose an den Dornfort-sätzen der letzten beiden thorakalen und der ersten beiden lumbalen Wirbel. Die **Funktion** dieses Muskels ist das Herabziehen der unteren Rippen und vermutlich die Rotation des unte-ren Thorax bei einseitiger und die Streckung bei beidseitiger Aktivierung. Die **Aktivierung und Aufrechterhaltung von Triggerpunkten** ist meistens Folge einer akuten Rückenbelastung, die außerdem Triggerpunkte in den wichtigsten angrenzenden Rückenmuskeln aktivieren kann. Die **Untersuchung auf Triggerpunkte** erfolgt mit flacher Palpation quer zur Muskelfaserrichtung. Die **Differenzialdiagnosen** umfassen Nierenerkrankungen, eine Radikulopathie im unteren Thorax und Gelenkdysfunktionen. Zur **Lösung der Triggerpunkte** wird eine manuelle Lösetechnik eingesetzt, die die vorausgehende Kühlspray-Anwendung einbeziehen kann. Bei der **Infiltration von Triggerpunkten** in diesem Muskel muss die Kanüle auf eine Rippe und nicht in einen Interkostalraum gerichtet werden. **Korrigierende Maßnahmen** umfassen die Beseitigung einer chronischen Muskelbelastung, indem eine kleine Beckenhälfte oder eine Beinlängendifferenz korrigiert werden, indem eine lumbale Stütze an der Rückenlehne von Stühlen angebracht wird, indem auf einer nicht durchhängenden Matratze geschlafen wird und indem eine paradoxe Atmung normalisiert wird.

47.2.1 Übertragungsschmerzen

(Abb. 47.7)
Ein aktiver Triggerpunkt im M. serratus posterior inferior verursacht dumpfe, schmerzhafte

Beschwerden über und um den Muskel herum. Die Schmerzen breiten sich über den Rücken und die unteren Rippen aus. Es ist wahrscheinlich, dass die Patienten den muskulären Charakter dieser quälenden, dumpfen Schmerzen erkennen. Gelegentlich dehnt sich der Schmerz auch nach vorn durch die Brust aus.

47.2.2 Anatomie

(Abb. 47.8)
Der M. serratus posterior inferior setzt *medial* an den dünnen Ligg. supraspinalia zwischen den Dornfortsätzen der letzten beiden Brust- und ersten beiden Lendenwirbel an. *Lateral* inserieren seine vier Zacken an den untersten vier Rippen unmittelbar medial der Anguli costarum [5]. Manchmal fehlen die Zacken zu einer oder mehrerer Rippen, vor allem zu der neunten und zwölften Rippe. Gelegentlich fehlt der gesamte Muskel [7].

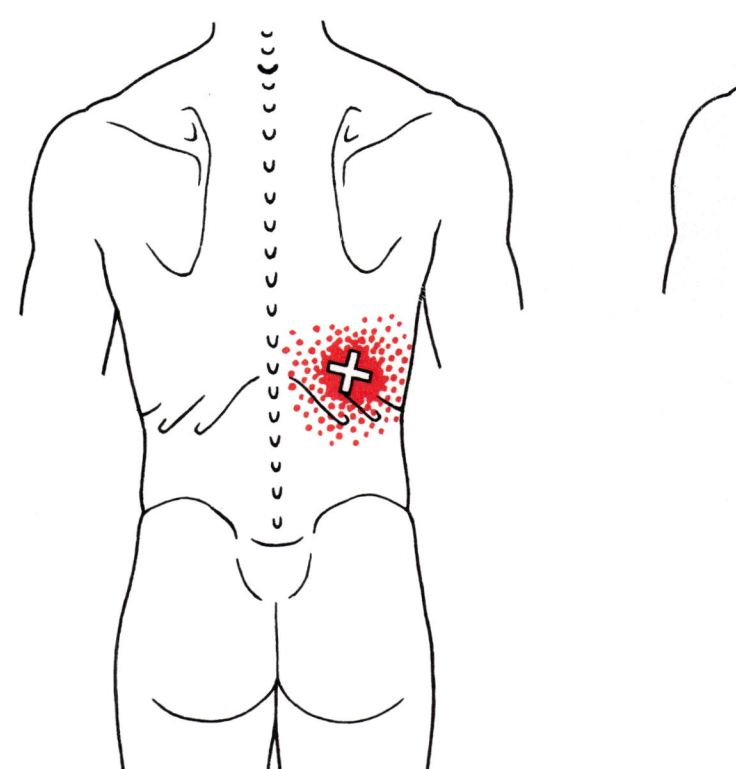

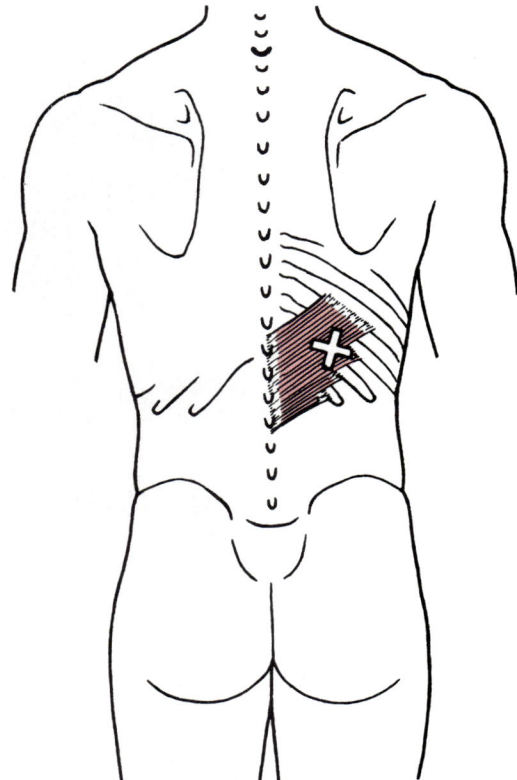

Abb. 47.7: Übertragungsschmerzmuster (Hauptschmerzzone *flächiges, dunkles Rot,* Nebenschmerzmuster *gepunktetes dunkles Rot*) eines aktiven Triggerpunktes (**X**) im rechten M. serratus posterior inferior (*helles Rot*).

Rumpf

Weiterführende Literatur

Andere Autoren haben den M. serratus posterior inferior deutlich von hinten [1, 6, 9, 16, 18, 22, 23], von der Seite [8, 22] und im Querschnitt [4] abgebildet. Eine Muskelvariante wird von hinten gezeigt [10].

47.2.3 Innervation

Der M. serratus posterior inferior wird von Ästen der Rami anteriores der neunten bis zwölften thorakalen Spinalnerven versorgt [5]. Im Gegensatz zu den autochthonen Rücken-

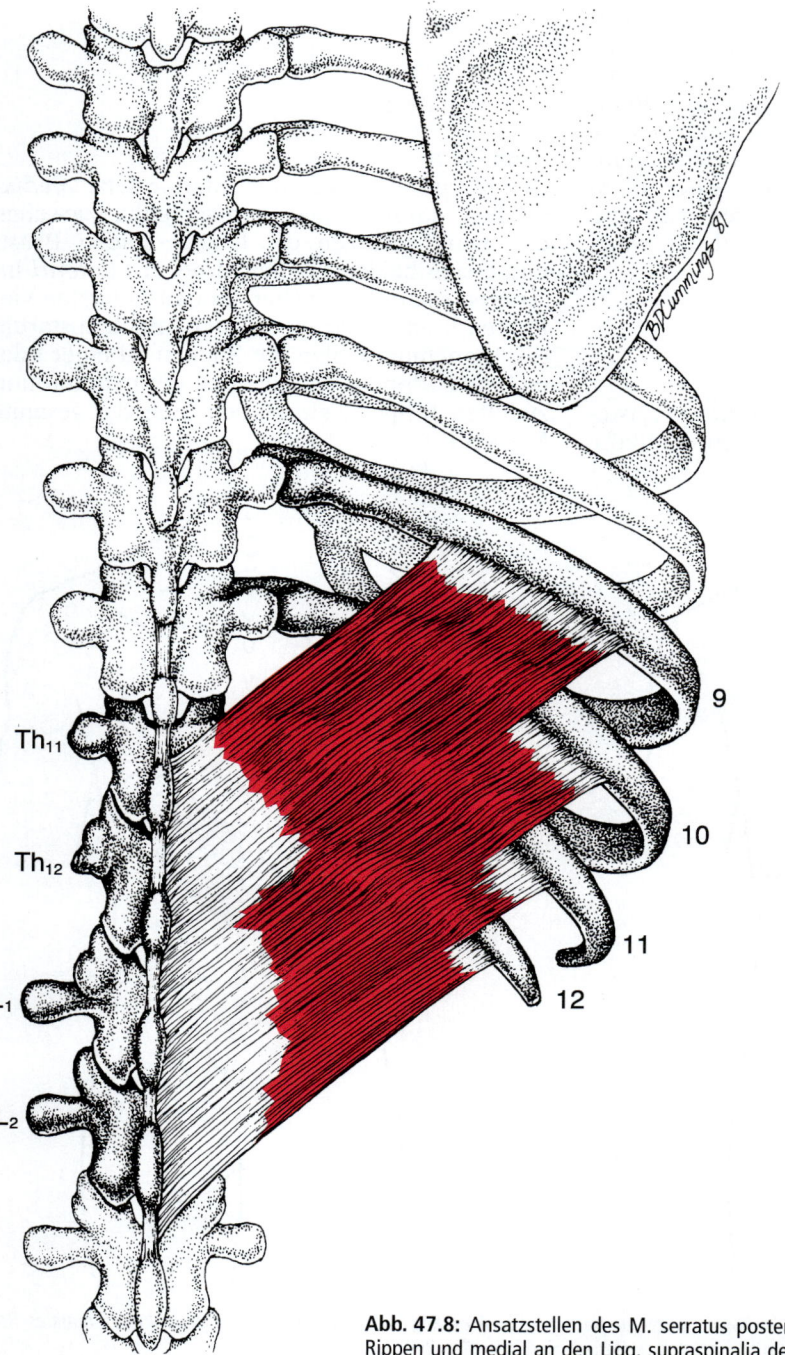

Abb. 47.8: Ansatzstellen des M. serratus posterior inferior lateral an den untersten vier Rippen und medial an den Ligg. supraspinalia der Dornfortsätze Th$_{11}$ bis L$_2$.

muskeln wird er nicht von den posterioren Anteilen innerviert.

47.2.4 Funktion

Der M. serratus posterior inferior setzt an den unteren Rippen an. Ihm wurde eine Rolle als exspiratorischer Atemhilfsmuskel zugeschrieben [20] und die Stabilisierung der unteren Rippen gegen den Aufwärtszug des Diaphragmas [5, 14]. Eine elektromyographische Studie konnte jedoch keine respiratorische Aktivität dieses Muskels nachweisen [2]. Die einseitige Kontraktion trägt wahrscheinlich wirkungsvoll zur Rumpfrotation bei und die beidseitige zur Ausdehnung des unteren Thorax.

47.2.5 Funktionelle Einheit

Der M. serratus posterior inferior scheint synergistisch mit den Mm. iliocostalis und longissimus thoracis derselben Seite einseitig zur Rotation und beidseitig zur Aufrichtung der Wirbelsäule zu agieren. Als exspiratorischer Atemhilfsmuskel wird er wahrscheinlich mit dem M. quadratum lumborum zusammenarbeiten.

47.2.6 Symptome

Nachdem die Symptome durch Triggerpunkte in anderen wichtigen Rückenmuskeln behoben wurden, kann ein quälender, dumpfer Schmerz im unteren Thoraxbereich verbleiben. Die Beschwerden sind unangenehm aber keine beängstigenden Schmerzen. Eventuell berichten die Patienten über eine gewisse Linderung durch Drehen und Winden.

Anders als bei aktiven Triggerpunkten im M. serratus anterior, dem M. quadratus lumborum und den tiefen Bauchwandmuskeln ruft die maximale, tiefe Inspiration normalerweise ebenso wenig Schmerzen des M. serratus posterior inferior hervor wie Husten.

47.2.7 Aktivierung und Aufrechterhaltung von Triggerpunkten

Der M. serratus posterior inferior ist einer der zahlreichen Rückenmuskeln, die empfindlich auf eine Belastung bei einer Kombinationsbewegung aus Anheben, Drehen und Ausgreifen reagieren. Aktive Triggerpunkte entwickeln sich bei Überlastung im M. serratus posterior inferior zur gleichen Zeit wie in verwandten Muskeln. Im M. serratus posterior inferior wurden Triggerpunkte durch das Stehen auf einer Leiter mit gestrecktem Rücken, um über Kopf zu arbeiten, aktiviert. Eine paradoxe Atmung und eine Beinlängendifferenz können sie aufrecht erhalten.

47.2.8 Untersuchung des Patienten

Die Patienten können eine geringfügige schmerzbedingte Einschränkung der thorakolumbalen Flexion und der spinalen Extension aufweisen. Außerdem kann die Rumpfrotation von der schmerzhaften Seite weg begrenzt sein.

47.2.9 Untersuchung auf Triggerpunkte

Ein Knötchen in einem verspannten Faserbündel des M. serratus posterior inferior kann schwierig durch den darüber liegenden M. latissimus dorsi zu ertasten sein und nur schwer von diesem unterschieden werden (anatomische Beziehung in Band 2, Abb. 4.25). Die umschriebene Überempfindlichkeit zentraler Triggerpunkte in den mittleren Fasern kann jedoch meist identifiziert werden. Die ausgesprochene Überempfindlichkeit der Insertionstriggerpunkte am lateralen Muskelende nahe der Rippenansätze kann meistens einfacher aufgesucht werden. Lokale Zuckungsreaktionen können im M. serratus posterior inferior nur schwer ausgelöst und palpiert werden, treten aber mitunter bei der Infiltration der Triggerpunkte auf.

47.2.10 Engpass

Mit dem M. serratus posterior inferior werden keine Engpässe peripherer Nerven in Verbindung gebracht.

47.2.11 Differenzialdiagnose

Zu den Differenzialdiagnosen bei Symptomen durch Triggerpunkte im M. serratus posterior inferior gehören Nierenerkrankungen (Nierenkelcherweiterung, Pyelonephritis und urethraler Reflux) und eine Radikulopathie im unteren Thorax. Die am häufigsten gemeinsam mit Triggerpunkten im M. serratus posterior inferior

Rumpf

einhergehende Gelenkdysfunktion ist eine einfache Fehlfunktion von Th_{10}–L_2 ohne Auswirkungen. Gelegentlich findet man gleichzeitig eine „exspiratorische" oder Depressionsstörung der unteren vier Rippen.

Assoziierte Triggerpunkte

Diese Art von Beschwerden wird häufig erst nach der erfolgreichen Behandlung von myofaszialen Symptomen bei Triggerpunkten in anderen Muskeln bemerkt. In einem derartigen Fall sind die assoziierten Muskeln die benachbarten Mm. iliocostalis und longissimus thoracis.

47.2.12 Lösung von Triggerpunkten

(Abb. 47.9)
Empfohlen wird eine manuelle Lösetechnik mit respiratorischer Verstärkung, wie sie in Abbildung 47.9 gezeigt wird. Ihre Wirkung kann oft durch das initiale Auftragen von mehreren Bah-

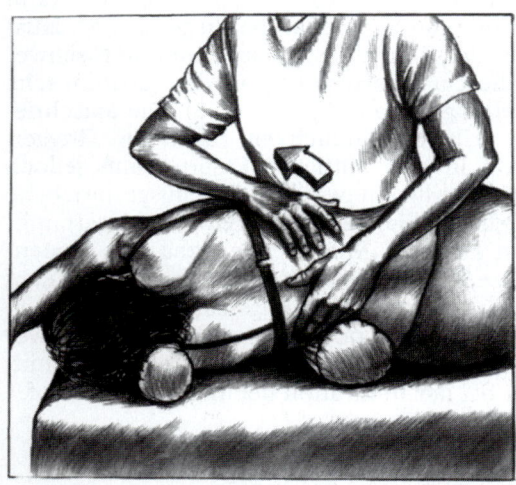

Abb. 47.9: Manuelle Lösung des rechten M. serratus posterior inferior, wobei die Patientin auf der linken Seite liegt und den rechten Arm eleviert. Zunächst fordert man die Patientin auf, nach oben und rechts zu blicken und einzuatmen. Während sie anschließend *langsam* ausatmet, nach unten blickt und mit dem rechten Arm in Richtung auf den Boden greift, nimmt der Therapeut Vorspannung im Muskel auf. Eine Hand des Therapeuten (hier die linke) stabilisiert die unteren thorakalen und oberen lumbalen Dornfortsätze. Die andere Hand gibt direkt auf den rechten unteren Brustkorb leichten anhaltenden Druck nach oben und zur Seite, und nimmt während der Muskelentspannung weitere Vorspannung auf. In dieser Dehnungsphase kann der Therapeut einen Finger direkt auf den Triggerpunkt legen und leichten Druck anwenden (wie bei der Lösung durch Druck), um die Lösung zu erleichtern. Man wiederholt den Vorgang aus Inspiration, Exspiration und die Lösetechniken, sofern dies für eine vollständige Lösung der Triggerpunktspannung erforderlich ist.

nen Kühlspray entlang des Muskelfaserverlaufs verstärkt werden, wobei der gesamte Muskel und die Übertragungsschmerzzone bedeckt werden. Der ipsilaterale Arm des Patienten wird über dem Kopf abgelegt, um den Brustkorb nach oben zu ziehen, und der Rumpf wird zur Gegenseite gedreht, um Vorspannung im Muskel aufzunehmen.

Der M. serratus posterior inferior spricht außerdem gut auf die Triggerpunktlösung durch Druck an, wie sie in Kapitel 3.12 beschrieben wird.

47.2.13 Infiltration von Triggerpunkten

(Abb. 47.10)
Die Infiltration von Triggerpunkten im M. serratus posterior inferior wird nur denen empfohlen, die Triggerpunkte erfahren und geschickt genug infiltrieren können. Zur Infiltration des M. serratus posterior inferior liegt der Patient auf der Gegenseite und die aktiven Triggerpunkte werden palpatorisch exakt lokalisiert. Die Kanüle wird zur Infiltration des Triggerpunktes so abgewinkelt, dass ihre Spitze auf die neunte, zehnte, elfte und/oder zwölfte Rippe gerichtet ist, je nachdem, welche Muskelzacken betroffen

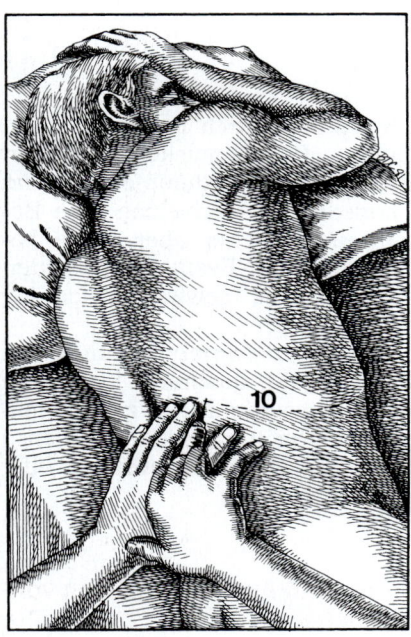

Abb. 47.10: Infiltration eines zentralen Triggerpunktes in einer Zacke des M. serratus posterior inferior, die an der neunten Rippe ansetzt. Die Kanüle wird auf die zehnte Rippe gerichtet und nicht zwischen die Rippen.

sind. Diese Technik wurde auch von Rachlin dargestellt [19]. Ein Durchstechen der Interkostalräume muss vermieden werden. Die Infiltration der Triggerpunkte im M. serratus posterior inferior ruft typischerweise eine tastbare lokale Zuckungsreaktion hervor und ermöglicht die sofortige Erleichterung von den quälenden Beschwerden.

Nach der Infiltration wird der Muskel gedehnt und besprüht, wie es oben beschrieben wurde, und anschließend eine feuchte Wärmepackung aufgelegt.

47.2.14 Korrigierende Maßnahmen

Viele der infrage kommenden korrigierenden Maßnahmen werden in anderen Kapiteln besprochen. Dazu gehören die Verwendung von Polstern zur Korrektur einer kompensatorischen Skoliose bei einer zu kleinen Beckenhälfte im Sitzen oder einer Beinlängendifferenz im Stehen (Kapitel 4, 48 und detaillierter in Band 2, Kapitel 4), die Normalisierung einer paradoxen Atmung (Abb. 20.15 und 20.16), das Sitzen in passenden Stühlen mit ausreichender Lumbalstütze (Abb. 41.4E und 41.5B und C), das Stehen mit einer normalen Lumballordose (Abb. 41.4C) und das Schlafen auf einer festen Matratze, die *nicht* durchhängt.

Literatur

1. Agur AM: *Grant's Atlas of Anatomy*. Ed. 9. Williams & Wilkins, Baltimore, 1991, p. 234 (Fig. 4, 48).
1a. Bardeen CR: The musculature, Sect. 5. In *Morris's Human Anatomy*, edited by C.M. Jackson, Ed. 6. Blakiston's Son & Co., Philadelphia, 1921 (p. 490).
2. Campbell EJ: Accessory musclcs. Chapter 9. In: *The Respiratory Muscles*. Ed. 2. Edited by Campbell EJ, Agostoni E, Davis JN. W.B. Saunders, Philadelphia, 1970 (pp. 181–195).
3. Carter BL, Morehead J, Wolpert SM, *et al.: Cross-Sectional Anatomy*. Appleton-Century-Crofts, New York, 1977 (Sections 19–21).
4. *Ibid*. (Sects. 27–29).
5. Clemente CD: *Gray's Anatomy*. Ed. 30. Lea & Febiger, Philadelphia, 1985 (pp. 478, 479).
6. Clemente CD: *Anatomy*. Ed. 3. Urban & Schwarzenberg, Baltimore, 1987 (Fig. 524).
7. Eisler P: *Die Muskeln des Stammes*. Gustav Fischer, Jena, 1912 (Fig. 50).
8. *Ibid*. (Fig. 52).
9. *Ibid*. (Fig. 53).
10. *Ibid*. (Fig. 54).
11. *Ibid*. (Fig. 55).
12. Fourie LJ: The scapulocostal syndrome. *S Afr Med J 79(12):*721–724, 1991.
13. Hong CZ: Considerations and recommendations regarding myofascial trigger point injection. *J Musculoske Pain 2(1):*29–59, 1994.
14. Jenkins DB: *Hollinshead's Functional Anatomy of the Limbs und Back*. Ed. 6. W.B. Saunders, Philadelphia, 1991 (pp. 198, 200).
15. Lynn P: Personal communication, 1993.
16. McMinn RM, Hutchings RT, Pegington J. *et al.: Color Atlas of Human Anatomy*. Ed. 3. Mosby-Year Book, Missouri, 1993 (p. 96).
17. Michele AA, Davies JJ, Krueger FJ, *et al.:* Scapulocostal syndrome (fatigue-postural paradox). *NY State J Med 50:*1353–1356, 1950 (Fig. 2).
18. Pernkopf E: *Atlas of Topographical and Applied Human Anatomy*, Vol. 2. W.B. Saunders, Philadelphia, 1964 (Fig. 29).
19. Rachlin ES: lnjection of specific trigger points. Chapter 10. In: *Myofascial Pain und Fibromyalgia*. Edited by Rachlin ES. Mosby, St. Louis, 1994, pp. 197–360 (pp. 208, 209).
20. Rasch PJ, Burke RK: *Kinesiology und Applied Anatomy*. Lea & Febiger, Philadelphia. 1978 (p. 256).
21. Reynolds MD: Myofascial trigger point syndromes in the practice of rheumatology. *Arch Phys Med Rehabil 62:*111–114, 1981 (Table 2).
22. Spalteholz W: *Handatlas der Anatomie des Menschen*. Ed. 11, Vol. 2. Hirzel, Leipzig, 1922 (p. 307).
23. Toldt C: *An Atlas of Human Anatomy*, translated by M.E. Paul. Ed. 2, Vol. 1. Macmillan, New York, 1919 (pp. 267, 269).
24. Travell J: Basis for the multiple uses of local block of somatic trigger areas (procaine infiltration and ethyl chloride spray). *Miss Valley Med J 71:*12–21, 1949 (p. 18, Fig. 4).
25. Travell J, Rinzler S, Herman M: Pain and disability of the shoulder and arm: treatment by intramuscular infiltration with procaine hydrochloride. *JAMA 120:*417–422, 1942 (p. 418, Fig. 2).
26. Travell J, Rinzler SH: Pain syndromes of the chest muscles: Resemblance to effort angina and myocardial infarction, and relief by local block. *Can Med Assoc J 59:*333–338, 1948 (p. 336, Fig. 5).

Rumpf

Autochthone Rückenmuskulatur

Übersicht: Die autochthone Rückenmuskulatur besteht aus einer oberflächlichen Gruppe langfaseriger längsverlaufender Muskeln und einer tiefen Gruppe kurzer, diagonal verlaufender. In der oberflächlichen Gruppe (M. erector spinae) entwickeln vorzugsweise die Mm. longissimus thoracis, iliocostalis thoracis und iliocostalis lumborum aktive Triggerpunkte. Die Patienten bezeichnen diese Schmerzen höchstwahrscheinlich als Lumbago. Die tiefe autochthone Rückenmuskulatur umfasst in deutlich tieferen Schichten die Mm. semispinalis, multifidi und rotatores. **Übertragungsschmerzen** werden von Triggerpunkten im M. iliocostalis thoracis nach medial in Richtung auf die Wirbelsäule fortgeleitet und können sich nach anterior über das Abdomen und nach oben zur Rückseite der Schulter ausbreiten. Triggerpunkte des M. iliocostalis lumborum übertragen Schmerzen zum mittleren Gesäß. Aktive Triggerpunkte im unteren thorakalen und hohen lumbalen Bereich des M. longissimus thoracis übertragen ebenfalls Schmerzen nach unten in den Iliosakralbereich und das Gesäß. Die Schmerzen der Mm. multifidi und rotatores konzentrieren sich auf die Dornfortsätze der Segmente auf Höhe des Triggerpunktes, können aber in der Lumbalregion einige Segmente unterhalb des Triggerpunktes auftreten. Die **Funktion** der autochthonen Rückenmuskulatur besteht überwiegend in der Wirbelsäulenstreckung sowie in einem gewissen, vor allem stabilisierenden Beitrag zur Rotation. Die oberflächlichen Fasern sind Extensoren. Die immer tiefer liegenden Fasern, die auch immer kürzer werden und diagonaler verlaufen, tragen immer ausgeprägter im Sinne einer Feinabstimmung zur Rotation bei. Die **Aktivierung und Aufrechterhaltung** von Triggerpunkten in den autochthonen Rückenmuskeln erfolgt durch eine plötzliche Überlastung, wenn Gegenstände mit verdrehtem, fixiertem Oberkörper angehoben werden. Eine andere Möglichkeit ist eine anhaltende Überlastung bei gebeugter Haltung oder wenn diese Rückenmuskeln für längere Zeit in einer vollständig verkürzten Stellung (Hyperlordose) gehalten werden. Die **Untersuchung des Patienten** zeigt eine Einschränkung der Rückenbeweglichkeit insbesondere bei Flexion und Rotation. Eine Verspannung der oberflächlicheren Muskelgruppe kann am besten erfasst werden, wenn der Patient halb seitlich auf dem Bauch liegt. **Untersuchung auf Triggerpunkte:** Die Identifikation der tiefen paraspinalen Triggerpunkte gelingt am einfachsten, wenn man einen tiefen, umschriebenen Druckschmerz auslöst und das resultierende Übertragungsschmerzmuster betrachtet. Ein Engpass der Rami posteriores sowohl der thorakalen als auch der lumbalen Spinalneven kann auf Triggerpunkte und ihre verspannten Faserbündel in der autochthonen Rückenmuskulatur zurückzuführen sein. Die **Lösung der Triggerpunkte** im langfaserigen M. erector spinae erfolgt am sitzenden Patienten mit gebeugter Wirbelsäule während abwärts in parallelen Bahnen ein Kühlspraystrahl aufgetragen wird. Je tiefer die Muskelschichten liegen, um so ausgeprägter muss die Brustwirbelsäule des Patienten durch Drehung des Thorax zur betroffenen Seite rotiert werden. Die **Infiltration von Triggerpunkten** kann bei den tiefen paraspinalen Triggerpunkten eine Eindringtiefe bis in Höhe der Wirbelkörper erfordern. Anschließend wird der Muskel durch eine Rotation des Brustkorbs gedehnt. **Korrigierende Maßnahmen** umfassen die Erleichterung von haltungsbedingten Belastungen, die Veränderung der täglichen Aktivitäten des Patienten im Sinne einer Belastungsreduktion für die Rückenmuskeln, die Selbstanwendung der Triggerpunktlösung durch Druck mithilfe eines Tennisballs sowie abgestufte Dehn- und Kräftigungsübungen.

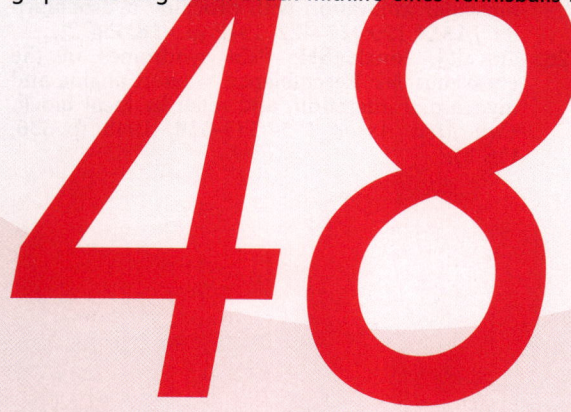

48

Inhaltsübersicht

48.1 Übertragungsschmerzen

(Abb. 48.1 und 48.2)

Triggerpunkte sind eine der häufigsten Ursachen unerklärbarer Rückenschmerzen (Kapitel 41.2). Von 283 Patienten, die zu einem Behandlungsprogramm für chronische Schmerzen überwiesen wurden und auf die die Diagnose eines chronischen, therapieresistenten, gutartigen Lumbalschmerzes zutraf, hatten 96 % überempfindliche oder Triggerpunkte [108].

Die für diese Rückenmuskeln abgebildeten Übertragungsschmerzmuster auf Höhe bestimmter Segmente sind häufige Beispiele, wobei sich Triggerpunkte aber auf jeder Höhe entwickeln können. Die Bestimmung von Tiefe und Muskellänge kann bei tief liegenden Triggerpunkten manchmal schwierig sein, ist aber oft für die Auswahl einer angemessenen Therapie wichtig.

Bei Kindern wurde von ähnlichen Übertragungsschmerzmustern bei Triggerpunkten in den Mm. longissimus und multifidi berichtet wie bei Erwachsenen [11].

48.1.1 Oberflächliche Muskeln (M. erector spinae)

(Abb. 48.1)

Im mittleren und unteren Rücken entwickeln zwei der Muskeln dieser Gruppe, die Mm. longissimus thoracis und iliocostalis thoracis, am häufigsten Triggerpunkte. Der M. iliocostalis thoracis überträgt Schmerzen sowohl nach kranial als auch nach kaudal, während die Mm. iliocostalis lumborum und longissimus thoracis sie überwiegend nach kaudal weiterleiten [134].

Das Übertragungsschmerzmuster von Triggerpunkten im M. iliocostalis thoracis des mittleren Thoraxbereichs verläuft nach oben zur Schulter und nach lateral zur Brustwand, was auf der linken Seite leicht mit einer kardialen Angina [51, 99] oder mit einer Pleuritis auf einer von beiden Seiten [70] verwechselt werden kann. Im unteren Brustkorb (Abb. 48.1B) können Triggerpunkte des M. iliocostalis thoracis Schmerzen nach oben quer über die Skapula, nach vorn zum Abdomen und nach unten über den Lumbalbereich übertragen [15, 134, 138]. Derartige von einem Rückenmuskel in das Abdomen übertragene Schmerzen können mit viszeralen

Rumpf

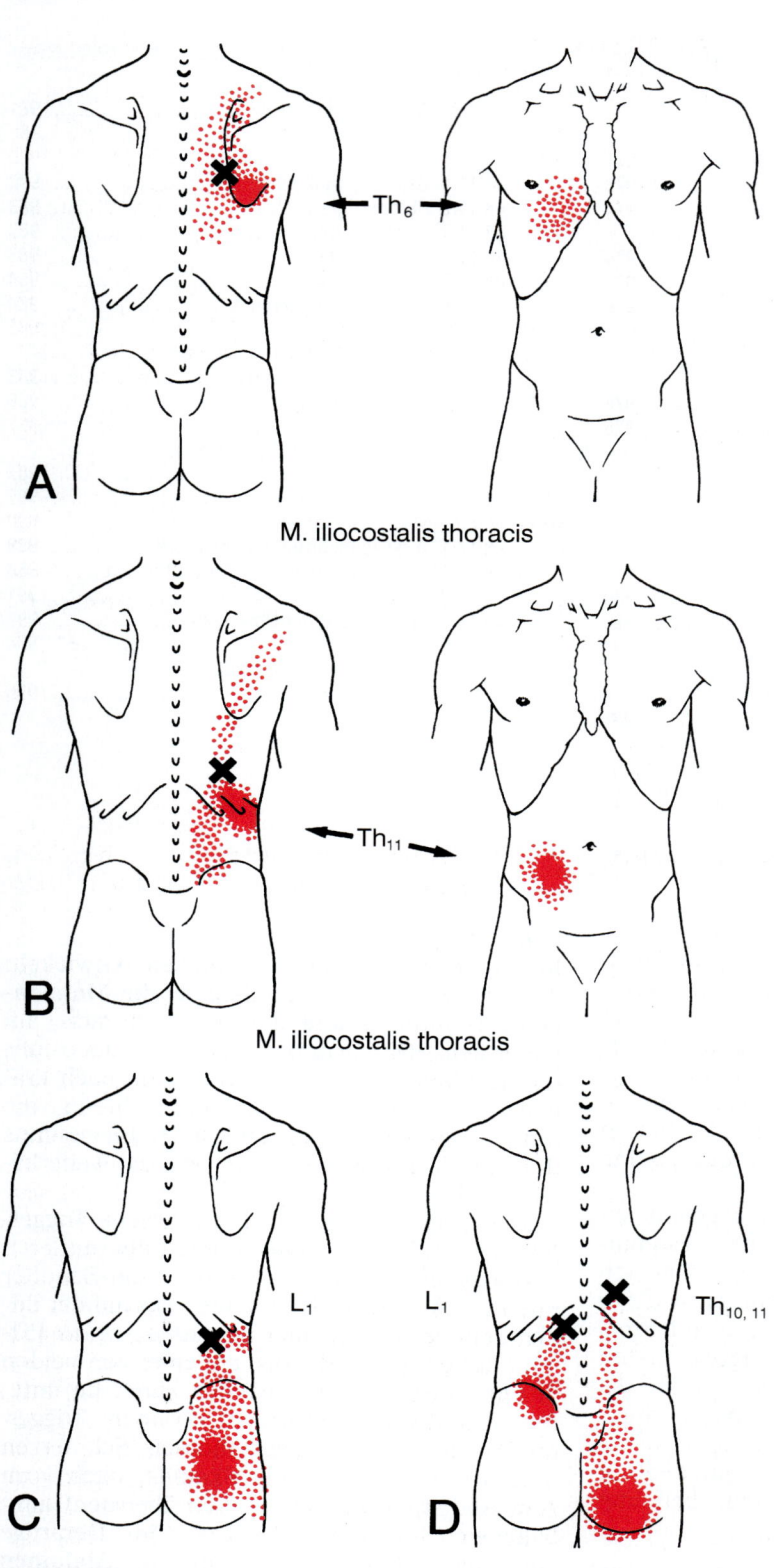

A M. iliocostalis thoracis

B M. iliocostalis thoracis

C M. iliocostalis lumborum

D M. longissimus thoracis

Abb. 48.1: Beispiele für Übertragungsschmerzmuster (Hauptschmerzzonen *flächiges Rot,* Nebenschmerzbereiche *gepunktetes Rot*) und ihre entsprechenden Triggerpunkte (**X**) auf verschiedenen Ebenen des M. erector spinae (oberflächliche autochthone Rückenmuskeln). **A:** mittlere Ebene des rechten M. iliocostalis thoracis; **B:** kaudaler Anteil des rechten M. iliocostalis thoracis; **C:** oberes Ende des rechten M. iliocostalis lumborum. **D:** unterer thorakaler (*rechts*) und oberer lumbaler (*links*) M. longissimus thoracis. Die Fasern des M. longissimus reichen oft bis in den oberen Lumbalbereich.

Rumpf

bung im Taillenbereich (ein Mangel vieler Stühle) hat, sollte die Stütze der normalen Lendenlordose durch ein Polster, z. B. ein kleines Kissen oder ein gefaltetes, gerolltes Badehandtuch erfolgen (Abb. 16.4 und 41.4E). Es wird in Höhe der Gürtellinie an der Rückenlehne des Stuhles oder Autositzes befestigt und nach oben oder unten verschoben, bis eine bequeme, aufrechte Haltung erreicht wird. Eine Sitzhaltung ohne jegliche Lendenlordose [136] kann kurzzeitig als Haltungsveränderung hilfreich sein, aber von sich aus die Muskeln belasten, wenn sie für längere Zeit beibehalten wird, z. B. bei langen Autofahrten. Um die Spannung bei langem Sitzen abzubauen, sollten die Rückenmuskeln regelmäßig durch Haltungsveränderungen gedehnt werden.

Lundervold ermittelte in einer umfangreichen Studie, welche Stuhlkonstruktion die geringste Muskelbelastung verursacht, die elektromyographisch beim Schreibmaschineschreiben gemessen wurde. Er stellte fest, dass der Stuhl eine nach hinten abfallende Rückenlehne haben sollte, eine leicht muldenförmige Sitzfläche, keine Rollen und eine feste Polsterung. Der Sitz sollte so niedrig sein, dass die Füße flach auf dem Boden aufgesetzt werden können, ohne dass die Oberschenkel auf der Vorderkante komprimiert werden. Dazu kann auch eine Fußstütze verwendet werden. Die untere Grenze der Rückenlehne wird so eingestellt, dass sie den Teil der Lendenwirbelsäule abstützt, der sich beim Vorwärtslehnen am stärksten beugt. Die obere Grenze sollte weit genug heraufrei-

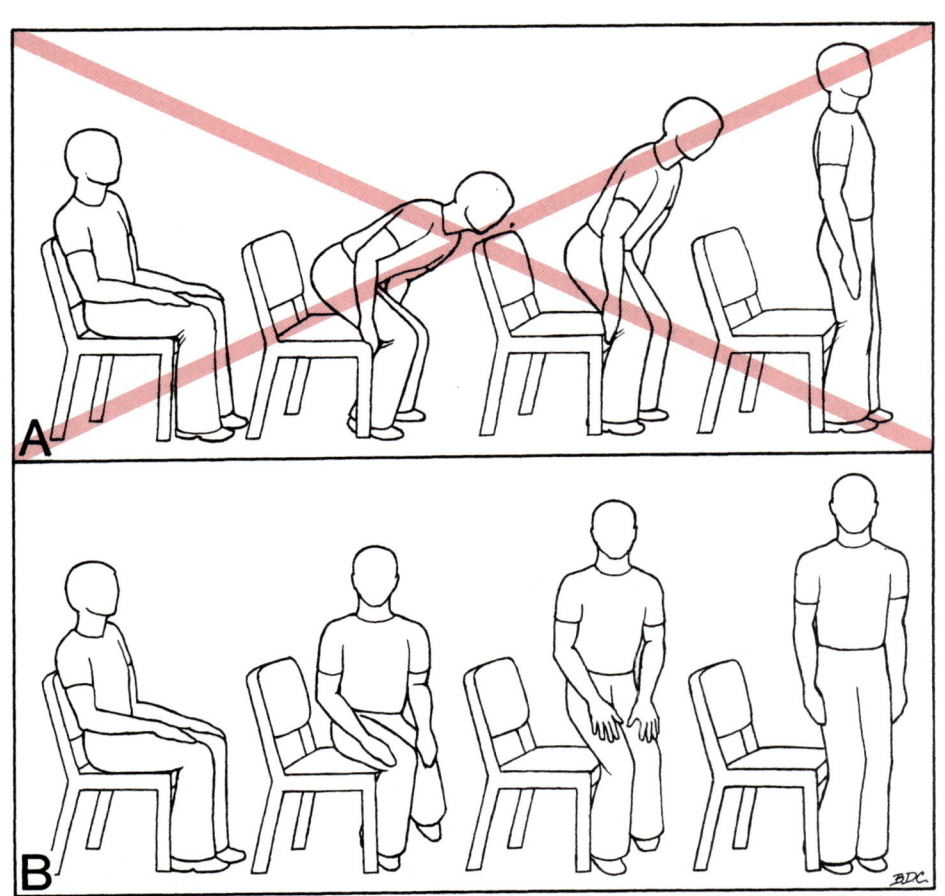

Abb. 48.12: Die Methoden zum Hinsetzen aus dem Stand und Aufstehen aus dem Sitzen reduzieren die Belastung der unteren Rückenmuskeln und Bandscheiben auf ein Minimum. **A:** schlechte, übliche Technik des Aufstehens aus einem Stuhl, durch die der Rücken in eine belastende „Vorwärtslehnung" gerät. **B:** bessere Technik des Aufstehens (von links nach rechts), die die Wirbelsäule während des gesamten Vorgangs aufrecht hält. Diese Bewegung belastet die Hüft- und Knieextensoren statt der thorakolumbalen Rückenmuskulatur. Die umgekehrte Technik des Hinsetzens aus dem Stand wird ersichtlich, wenn man die Abbildung von rechts nach links betrachtet.

Rumpf

chen, um zumindest die Anguli inferiores scapularum zu bedecken und abzustützen [83].

Die Unterfläche der Tastaturablage sollte unmittelbar über den Knien des Benutzers liegen, sodass die Tastatur in Schoßhöhe bleibt. Kurze Armlehnen können nützlich sein, wenn sie sich in richtiger Höhe für den Körper der betreffenden Person und die durchgeführte Arbeit befinden.

Ein zu weiches Bett, dass wie eine Hängematte durchhängt, verstärkt die Spannung der Rückenmuskeln. Dies wird behoben, indem man eine Sperrholzplatte, die fast so groß wie die Matratze ist, zwischen die Matratze und die Bettfedern legt. Alternativ können Einzelbretter, die 1,3 cm dick und 15–20 cm breit sind und auf drei Viertel der Matratzenlänge zugeschnitten werden, längs eingelegt werden. Die Einzelbretter sind einfacher unter der Matratze anzubringen und können außerdem auf Reisen mitgenommen werden. Sofern die Bretter oder Leisten über Kreuz unter die Matratze gelegt werden, müssen es ausreichend viele sein, um die durchgängige Korrektur einer im Längsverlauf hängemattenartig durchhängenden Matratze zu gewährleisten.

Beim Schlafen auf der Seite statt auf dem Rücken in einem flachen Bett, ist es für einen Patienten mit myofaszialen Rückenschmerzen meistens bequemer, wenn er sich ein Kissen unter das oben liegende Bein legt. Dadurch wird die Verdrehung der Lendenwirbelsäule durch eine Rumpfdrehung verhindert, die auftritt, wenn das Knie auf das Bett absinkt.

48.14.5 Übungen

(Abb. 48. 13 und 48.14)
Die Dehnungsübung in der Badewanne (Abb. 48.13) sollte in angenehm warmem Wasser durchgeführt werden (sofern es keine medizinischen Gründe gegen eine erhöhte kardiovaskuläre Belastung durch die Wärme gibt). Der Patient lehnt sich aktiv mit gestreckten Knien nach vorn und unterstützt die Rückenentspannung, indem er den Kopf nach vorn hängen lässt. Nun wandert er mit seinen Fingern an den Schienbeinen herab bis er ein Ziehen in den gedehnten Rückenmuskeln empfindet und noch etwas weiter, bis es geringfügig unangenehm wird. Nachdem er dieses Dehnungsausmaß für einige Sekunden beibehalten hat, lässt die Verspannung meistens nach. Anschließend lehnt sich der Patient zurück, entspannt und atmet tief mit dem Bauch ein und

aus, um sich dann wieder nach vorn zu lehnen und mit den Fingern noch weiter nach vorn zu reichen, um die „*Vorspannung aufzunehmen*". Dies stellt den vorherigen Spannungsgrad in den etwas längeren Rückenmuskeln wieder her. Diese langsame, schrittweise passive Dehnung trägt dazu bei, den verlorenen Bewegungsspielraum der langen Rückenmuskeln wieder herzustellen. Gleichzeitig werden die Ischiokruralmuskeln passiv gedehnt, wenn sich das Becken dreht. Der Patient muss darauf hingewiesen werden, dass der Versuch der Vorwärtsbeugung aus dieser Haltung den M. iliopsoas bei Vorliegen von Triggerpunkten aus einer verkürzten Position heraus kontrahiert und latente Triggerpunkte in diesem Muskel akti-

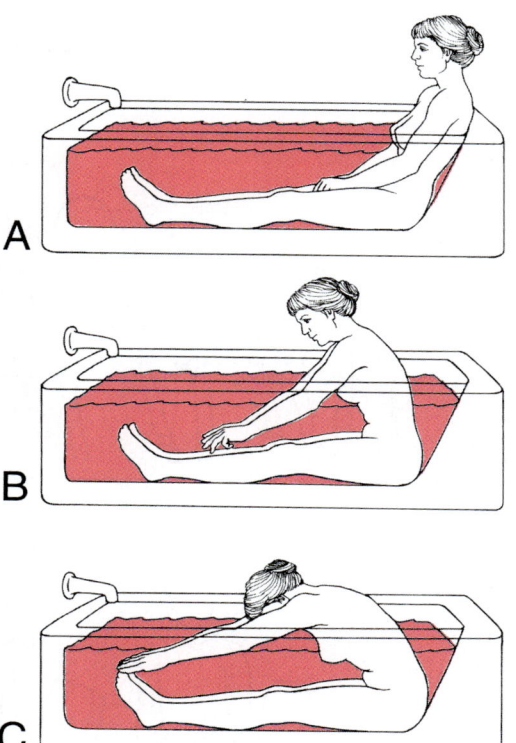

Abb. 48.13: Dehnungsübung in der Badewanne. **A:** entspannte Haltung in der Badewanne, wobei das warme Wasser die Beine und den Lumbosakralbereich bedeckt; **B:** Teildehnung. Es wird so lange eine gut erträgliche Anstrengung zur Vorwärtsbeugung beibehalten, bis die Spannung im M. erector spinae und/oder den Ischiokruralmuskeln ausreichend gelöst wurde, um die Fingerspitzen weiter auf den Schienbeinen, Knöcheln oder Füßen nach unten zu führen. **C:** maximale Dehnung, bei der mit vollständig erschlafftem, entspannten Nacken und Rücken nach vorn gegriffen wird. In dieser Langsitzhaltung werden die Rücken- und Ischiokruralmuskeln vollständig gedehnt (eine Verspannung in jeder dieser Muskelgruppen verringert das Vorgreifen).

Rumpf

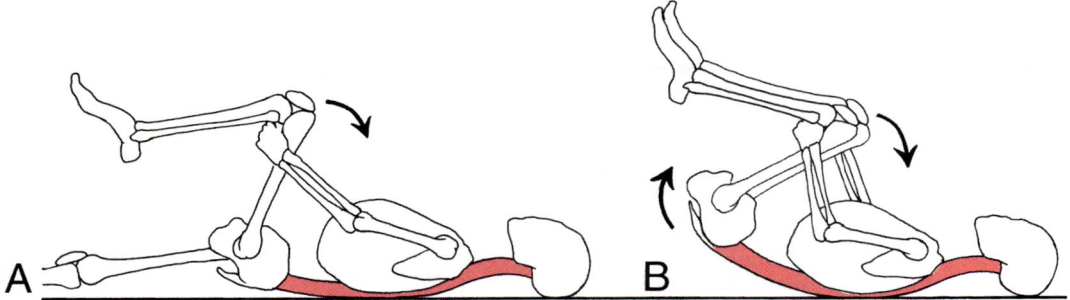

Abb. 48.14: Dehnungsübung für den unteren Rückenbereich. **A:** erste Phase: Beugung von jeweils *einem* Oberschenkel, bei der das Knie behutsam an die gleichseitige Achselhöhle geführt wird; **B:** zweite Phase: Beugung *beider* Oberschenkel gleichzeitig, sodass sie nah an die Brust gebracht werden. Dabei umgreift man die Oberschenkel und nicht die Knie, um eine forcierte Kniebeugung zu vermeiden (siehe auch Abb. 49.7B).

vieren kann. Derartige Triggerpunkte sollten vorab inaktiviert werden (Band 2, Kapitel 5), und der Patient sollte lernen, wie er sie dehnen kann, falls von den Triggerpunkten im M. iliopsoas beim Dehnen in der Badewanne ein reaktiver Krampf ausgelöst wird. Sofern keine Badewanne zur Verfügung steht, kann eine ähnliche, täglich ausgeführte „Trocken"-Dehnungsübung nützlich sein.

Man sollte die Patienten daran erinnern, dass sie sich sobald ein muskuläres Problem auftritt, dass sie daran hindert, aus der Badewanne zu steigen, auf Hände und Knie rollen und auf allen vieren aus der Badewanne klettern.

Die Beckenkippübung (Abb. 49.12) dehnt die Rückenmuskeln und kräftigt die Bauchmuskeln. Eine weitere Kräftigung der Bauchmuskeln wird durch eine Übung aus Sitbacks, Abdominal-curl und Sit-ups erreicht (Abb. 49.13A-C). Das Zurücklehnen sollte *langsam* erfolgen, nicht hastig. Beim Gewichttragen können kräftige Bauchmuskeln zusätzlich 30–50% der an der thorakolumbalen Wirbelsäule erforderlichen Stützleistung aufbringen [45, 92].

Zu Beginn der Dehnungsübung für den unteren Rücken in Rückenlage wird ein Knie mit den Händen, die die Oberschenkel über dem Knie von hinten her umfassen, zur Brust hochgezogen. Dadurch werden die Hüft- und Lendenextensoren gedehnt (Abb. 48.14A). Danach wird das Bein in die gestreckte Ausgangsposition zurückgeführt, der andere Oberschenkel zur Brust gezogen und wieder umgekehrt. Schließlich werden beide Beine zur Brust hochgezogen (Abb. 48.14B). Die postisometrische Relaxation kann auf die in Kapitel 48.12 beschriebene Weise integriert werden.

48.14.6 Weiterführende Literatur und Fallberichte

Travell hat das Management von Patienten mit myofaszialen Triggerpunkten in den Rückenmuskeln ausführlich beschrieben [132, 135].

Literatur

1. Agur M: *Grant's Atlas of Anatomy*. Ed. 9. Williams & Wilkins, Baltimore, 1991 (p. 235, Fig. 4.49).
2. *Ibid.* (p. 237, Fig. 4.53).
3. *Ibid.* (p. 238, Fig. 4.54).
4. Andersson BG, Murphy RW, Örtengren R, *et al.*: The influence of backrest inclination and lumbar support on lumbar lordosis. *Spine 4*:52–58, 1979.
5. Andersson BJ, Jonsson B, Örtengren R: Myoelectric activity in individual lumbar erector spinae muscles in sitting. A study with surface and wire electrodes. *Scand J Rehabil Med 3(Suppl)*:91–108, 1974.
6. Andersson BJ, Örtengren R: Myoelectric back muscle activity during sitting. *Scand J Rehabil Med 3(Suppl)*:73–90, 1974.
7. Andersson GB, Ortengren R, Herberts P: Quantitative electromyographic studies of back muscle activity related to posture and loading. *Orthop Clin North Am 8*:85–96. 1977.
8. Baker DM: Changes in the corium and subcutaneous tissues as a cause of rheumatic pain. *Ann Rheum Dis 14*:385–391, 1955.
9. Basmajian JV: Electromyography – its significance to the manipulator. Chapter 3. In: *Back Pain: An International Review*. Edited by Paterson JK, Burn L. Kluwer Academic Publishers, Boston, 1990 (pp. 21–26).
10. Basmajian JV, DeLuca CJ: *Muscles Alive*. Ed. 5. Williams & Wilkins, Baltimore, 1985 (pp. 261, 355–358, 360).
11. Bates T, Grunwaldt E: Myofascial pain in childhood. *J Pediatr 53*:198–209, 1958.

Rumpf

12. Berges PU: Myofascial pain syndromes. *Post-grad Med 53:*161–168, 1973.
13. Blank VK: Bort bei Lumbalgien, Ischialgien, ver-tebragenen Syndromen und Muskelhärten Ver-spannungszuständen. *Hippokrates 38:*528–530, 1967.
14. Bogduk N, Twomey LT: *Clinical Anatomy of the Lumbar Spine.* Churchill Livingstone, New York, 1987 (p. 99).
15. Bonica JJ, Sola AE: Other painful disorders of the low back. Chapter 72. In: *The Management of Pain.* Ed. 2. Edited by Bonica JJ, Loeser JD, Chapman CR, *et al.* Lea & Febiger, Philadel-phia, 1990, pp. 1490–1498.
16. Bourdillon JF: *Spinal Manipulation.* Ed. 2. Ap-pleton-Century-Crofts, New York, 1973.
17. Bourne IH: Treatment of painful conditions of the abdominal wall with local injections. *The Practitioner 224:*921–925, 1980.
18. Bourne IH: Treatment of chronic back pain. *The Practitianer 228:*333–338, 1984.
19. Broer MR, Houtz SJ: *Patterns of Muscular Activity in Selected Sport Skills, an Electro-myographic Study.* Charles C Thomas, Spring-field, Ill., 1967.
20. Brown BR: Diagnosis and therapy of common myofascial syndromes. *JAMA 239:*646–648, 1978.
21. Cailliet R: *Soft Tissue Pain und Disability.* F.A. Davis, Philadelphia, 1977.
22. Cailliet R: *Low Back Pain Syndrome.* Ed. 3. F.A. Davis, Philadelphia, 1981 (pp. 109–115, Figs. 76, 77, 98).
23. Campbell EJ: Accessory muscles. Chapter 9. In: *The Respiratory Muscles,* edited by Campbell EJ, Agostoni E, Davis JN. Ed. 2. W.B. Saunders, Philadelphia, 1970 (p. 188).
24. Carter BL, Morehead J, Wolpert SM, *et al.: Cross-Sectional Anatomy.* Appleton-Century-Crofts, New York, 1977 (Sects. 20–35).
25. *Ibid.* (Sects. 23–26, 28, 29).
26. Chu J: Dry needling (intramuscular stimulation) in myofascial pain related to lumbosacral radiculo-pathy. *Eur J Phys Med Rehabil 5(4):*106–121, 1995.
27. Clemente CD: *Gray's Anatomy.* Ed. 30. Lea & Febiger, Philadelphia, 1985 (pp. 466–471, 1198, Fig. 12-32).
28. Clemente CD: *Anatomy.* Ed. 3. Urban & Schwarzenberg, Baltimore. 1987 (Figs. 524, 525).
29. *Ibid.* (Fig. 526).
30. *Ibid.* (Fig. 529).
31. Copeman WS, Ackerman WL: Edema or herniati-ons of fat lobules as a cause of lumbar and gluteal "fibrositis." *Arch Intern Med 79:*22–35, 1947.
32. Crow NE, Brodgon BG: The "normal" lumbosa-cral spine. *Radiology 72:*97, 1959.
33. Cyriax J: *Textbook of Orthopaedic Medicine.* Ed. 8. Vol. 2, *Treatment by Manipulation, Mas-sage und Injection.* Williams & Wilkins, Balti-more, 1971.
34. Dittrich RJ: Coccygodynia as referred pain. *J Bone Joint Surg 33A:*715–718, 1951.
35. Dittrich RJ: Low back pain – referred pain from deep somatic structure of the back. *J Lancet 73:*63–68, 1953.

36. Dittrich RJ: Somatic pain and autonomic con-comitants. *Am J Surg 87:*66–73, 1954.
37. Dittrich RJ: Soft tissue lesions as cause of low back pain: anatomic study. *Am J Surg 91:*80–85, 1956.
38. Donaldson CC, Skubick DL, Clasby RG, *et al.:* The evaluation of trigger-point activity using dy-namic EMG techniques. *Am J Pain Manage 4:*118–122, 1994.
39. Donisch EW, Basmajian JV: Electromyography of deep back muscles in man. *Am J Anat 133:*25–36, 1972.
40. Duchenne GB: *Physiology of Motion,* translated by E.B. Kaplan. J.B. Lippincott, Philadelphia, 1949 (pp. 505, 506).
41. Eisler P: *Die Muskeln des Stammes.* Gustav Fi-scher, Jena, 1912 (Fig. 56).
42. *Ibid.* (Fig. 59).
43. *Ibid.* (Fig. 62).
44. Ferner H, Staubesand J: *Sobotta Atlas of Hu-man Anatomy.* Ed. 10, Vol. 2, *Thorax, Abdo-men, Pelvis, Lower Extremities, Skin.* Urban & Schwarzenberg, Baltimore, 1983 (p. 237).
45. Finneson BE: *Low Back Pain.* J.B. Lippincott, Philadelphia, 1973 (pp. 31–33, 99, 100).
46. Fischer AA: New developments in diagnosis of myofascial pain and fibromyalgia. *Phys Med Re-habil Clin North Am 8(1):*1–21, 1997.
47. Gagnon M, Plamondon A, Gravel D: Pivoting with the load. An alternative for protecting the back in asymmetrical lifting. *Spine 18(11):*1515–1524, 1993.
48. Garvey TA, Marks MR, Wiesel SW: A prospec-tive, randomized double-blind evaluation of trig-gerpoint injection therapy for low-back pain. *Spine 14(9):*962–964, 1989.
49. Gerwin RD: Myofascial aspects of low back pain. *Neurosurg Clin North Am 2(4):*761–784, 1991.
50. Gitelman R: A chiropractic approach to biome-chanical disorders of the lumbar spine and pelvis. Chapter 14. In: *Modern Developments in the Principles and Practice of Chiropractic.* Edited by Haldeman S. Appleton-Century-Crofts, New York, 1980, pp. 297–330 (see p. 307).
51. Good MG: The role of skeletal muscles in the pathogenesis of diseases. *Acta Med Scand 138:*285–292, 1950 (p. 286).
52. Gough JG, Koepke GH: Electromyographic de-termination of motor root levels in erector spi-nae muscles. *Arch Phys Med Rehabil 47:*9–11, 1966.
53. Gould N: Back-pocket sciatica. *N Engl J Med 290:*633, 1974.
54. Greenman PE: *Principles of Manual Medicine.* Ed. 2. Williams & Wilkins, Baltimore, 1996 (pp. 26, 316).
55. Gunn CC, Milbrandt WE: Tenderness at motor points. *J Bone Joint Surg 58A:*815–825, 1976.
56. Gunn CC, Milbrandt WE: Early and subtle signs in low-back sprain. *Spine 3:*267–281, 1978.
57. Gutstein M: Diagnosis and treatment of muscu-lar rheumatism. *Br J Phys Med 1:*302–321, 1938.
58. Harman JB, Young RH: Muscle lesions simulat-ing visceral disease. *Lancet 1:*1111–1113, 1940.

59. Hench PK: Nonarticular rheumatism. In: *Rheumatic Diseases: Diagnosis und Management*. Edited by Katz WA. J.B. Lippincott, Philadelphia, 1977 (p. 624).

60. Hirschberg GG, Froetscher L, Naeim F: Iliolumbar syndrome as a common cause of low back pain: Diagnosis and prognosis. *Arch Phys Med Rehabil 60:*415–419, 1979.

61. Hollinshead WH: *Anatomy for Surgeons*. Ed. 3, Vol. 3, The Head and Neck. Harper & Row, Hagerstown, 1982 (p. 79, Fig. 2-2).

62. Janda V: Evaluation of muscular imbalance. Chapter 6. In: *Rehabilitation of the Spine: A Practitioner's Guide*. Edited by Liebenson C. Williams & Wilkins, Baltimore, 1996 (pp. 97–112).

63. Jayasinghe WJ, Harding RH, Anderson JA, *et al.:* An electromyographic investigation of postural fatigue in bw back pain – a preliminary study. *Electromyo Clin Neurophysiol 18:*191–198, 1978.

64. Jenkins DB: *Hollinshead's Functional Anatomy of the Limbs und Back*. Ed. 6. W.B. Saunders, Philadelphia, 1991 (pp. 203, 204).

65. Jonsson B: Morphology, innervation, and electromyographic study of the erector spinae. *Arch Phys Med Rehabil 50:*638–641, 1969.

66. Jonsson B: Topography of the lumbar part of the erector spinae muscle. *Z Anat Entwickl Gesch 130:*177–191, 1970.

67. Jonsson B: Electromyography of the erector spinae muscle. In: *Medicine und Sport*, Vol. 8: *Biomechanics III*. Edited by Jokl E. Karger, Basel, 1973.

68. Kellgren JH: Observations on referred pain arising from muscle. *Clin Sci 3:*175–190, 1938 (pp. 180, 181, 185, 186; Figs. 3, 5, 9).

69. Kellgren JH: The anatomical source of back pain. *Rheumatol Rehabil 16:*3–12, 1977 (p. 7, Fig. 3; and p. 9, Fig. 4).

70. Kelly M: Pain in the chest: observations on the use of local anaesthesia in its investigation and treatment. *Med J Aust 1:*4–7, 1944 (pp. 5,6, Cas 4).

71. Korr IM, Wright HM, Chace JA: Cutaneous patterns of sympathetic activity in clinical abnormalities of the musculoskeletal system. *Acta Neurovegetativa 25:*489–606, 1964.

72. Korr IM, Wright HM, Thomas PE: Effects of experimental myofascial insuits on cutaneous patterns of sympathetic activity in man. *Acta Neurovegetativa 23:*329–355, 1962.

73. Kraus H: *Clinical Treatment of Back und Neck Pain*. McGraw-Hill, New York, 1970 (pp. 83, 98, 105, 106).

74. Lange M: *Die Muskelhärten (Myogelosen); Ihre Entstehung und Heilung*. J.F. Lehmanns, München, 1931 (pp. 30, 91, 137, 138, 152, 158).

75. Letts RM, Quanbury AO: Paraspinal muscle activity. *Phys Sportsmed 6(9):*80–90, 1978.

76. Lewis T, Kellgren JH: Observations relating to referred pain, viscero-motor reflexes and other associated phenomena. *Clin Sci 1:*47–71, 1939.

77. Lewit K: Muscular pattern in thoraco-lumbar lesions. *Manual Med 2:*105–107, 1986.

78. Lewit K: *Manipulative Therapy in Rehabilitation of the Locomotor System*. Ed. 2. Butterworth Heinemann, Oxford, 1991 (pp. 205–207).

79. Lindstedt F: Zur Kenntnis der Ätiologie und Pathogenese der Lumbago und ähnlicher Rückenschmerzen. *Acta Med Scand 55:*248–280, 1921.

80. Lindstedt F: Über die Natur der muskelrheumatischen (myalgischen) Schmerzsymptome. *Acta Med Scand 30(Suppl):*1–180, 1929.

81. Livingston WK: *Pain Mechanisms, A Physiologic Interpretation of Causalgia and Its Related States*. Macmillan, New York, 1943, reprinted by Plenum Press, New York, 1976 (pp. 134, 135).

82. Llewellyn LJ, Jones AB: *Fibrositis*. Rebman, New York, 1915 (Fig. 39).

83. Lundervold A: Electromyographic investigations during sedentary work, especially typing. *Br J Phys Med 14:*32–36, 1951.

84. Lynn P: Personal communication, 1995.

85 Macintosh JE, Bogduk N: The biomechanics of the lumbar multifidus. *Clinical Biomechanics 1:*205–213, 1986.

86. Macintosh JE, Valencia F, Bogduk N, *et al.:* The morphology of the human lumbar multifidus. *Clinical Biomechanics 1:*196–204, 1986.

87. Maigne R: *Diagnosis und Treatment of Pain of Vertebral Origin: A Manual Medicine Approach*. Williams & Wilkins, Baltimore, 1996 (pp. 480–502).

88. McMinn RM, Hutchings RT, Pegington J, *et al.:* *Color Atlas of Human Anatomy*. Ed. 3. Mosby-Year Book, St. Louis, 1993 (p. 96).

89. *Ibid.* (p. 95).

90. Mennell JM: *Buck Pain*. Little, Brown & Company, Boston, 1960.

91. Morris JM, Banner G, Lucas DB: An electromyographic study of the intrinsic muscles of the back in man. *J Anat (Lond) 96:*509–520, 1962.

92. Morris JM, Lucas DB, Bresler B: Role of the trunk in stability of the spine. *J Bone Joint Surg 43A:*327–351, 1961.

93. Nachemson A, Lindh M: Measurement of abdominal and back muscle strength with and without low back pain. *Scand J Rehabil Med 1:*60–65, 1969.

94. Németh G: On hip and lumbar biomechanics. A study of joint load and muscular activity. *Scand J Rehabil Med 10(Suppl):*1–35, 1984.

95. Nichols PJ: Short-leg syndrome. *Br Med J 1:*1863–1865, 1960.

96. Okada M: An electromyographic estimation of the relative muscular load in different human postures. *J Human Ergol 1:*75–93, 1972.

97. Orr LM, Mathers F, Butt T: Somatic pain due to fibrolipomatous nodules, simulating ureterorenal disease: a preliminary report. *J Ural 59:*1061–1069, 1948.

98. Osler W: *The Principles und Practice of Medicine*. D. Appleton and Co., New York, 1912 (p. 1131).

99. Patton IJ, Williamson JA: Fibrositis as a factor in the differential diagnosis of visceral pain. *Can Med Assoc J 58:*162–166, 1948 (Cases 2 and 3).

100. Pauly JE: An electromyographic analysis of certain movements and exercises, I – some deep

muscles of the back. *Anat Rec 155:*223–234, 1966.

101. Pernkopf E: *Atlas of Topographical und Applied Human Anatomy,* Vol. 2. W.B. Saunders, Philadelphia, 1964 (Fig. 30).
102. *Ibid.* (p. 35).
103. Price JP, Clare MN, Ewerhardt FH: Studies in low backache with persistent muscle spasm. *Arch Phys Rehabil Med 29:*703–709, 1948.
104. Rachlin ES: Injection of Specific Trigger Points. Chapter 10. In: *Myofascial Pain und Fibromyalgia.* Edited by Rachlin ES. Mosby, St. Louis. 1994, pp. 197–360 (see p. 203).
105. Reynolds MD: Myofascial trigger point syndromes in the practice of rheumatology. *Arch Phys Med Rehabil 62:*111–114, 1981.
106. Richter HR: Fettgewebe "Hernien". In: *Der Weichteilrheumatismus,* Vol. 1. Fortbildungskunde Rheumatol. Karger, Basel, 1971 (pp. 49–59).
107. Richter HR: Einklemmungsneuropathien der Rami Dorsales als Ursache von akuten und chronischen Rückenschmerzen. *Ther Umsch 34:*435–438, 1977.
108. Rosomoff HL, Fishbain D, Goldberg M, *et al.:* Myofascial findings in patients with "chronic intractable benign pain" of the back and neck. *Pain Manage 3(2):*114–118, 1990.
109. Rubin D: An approach to the management of myofascial trigger point syndromes. *Arch Phys Med Rehabil 62:*107–110, 1981 (p. 110).
110. Samberg HH: The trigger point syndromes. *GP 35:*115–117, 1967.
111. Schneider MJ: The traction methods of Cox and Leander: the neglected role of the multifidus muscle in low back pain. *Chiropract Techn 3(3):*109–115, 1991.
112. Schwartz RG, Gall NG, Grant AE: Abdominal pain in quadriparesis: myofascial syndrome as unsuspected cause. *Arch Phys Med Rehabil 65:*44–46, 1984.
113. Sicuranza BJ, Richards J, Tisdall L: The short leg syndrome in obstetrics & gynecology. *Am J Obstet Gynecol 107:*217–219, 1970.
114. Sihvonen T, Partanen J, Hänninen O, *et al.:* Electric behavior of low back muscles during lumbar pelvic rhythm in low back pain patients and healthy controls. *Arch Phys Med Rehabil 72:*1080–1087, 1991.
115. Simmons EE: Referred low back pain. *J Omaha Mid-West Clin Soc 1:*3–6, 1954.
116. Simons DG, Travell JG: Myofascial origins of low back pain. Parts 1,2,3. *Postgrad Med 73:*66–108, 1983.

117. Spalteholz W: *Handatlas der Anatomie des Menschen.* Ed. 11, Vol. 2. S. Hirzel, Leipzig, 1922 (p. 309).
118. *Ibid.* (p. 311).
119. *Ibid.* (p. 312).
120. *Ibid.* (p. 313).
121. Stimson BB: The low back problem. *Psychosom Med 9:*210–212, 1947.
122. Strong R, Thomas PE: Patterns of muscle activity in the leg, hip, and torso associated with anomalous fifth lumbar conditions. *J Am Osteopath Assoc 67:*1039–1041, 1968.
123. Swezey RL: Non-fibrositic lumbar subcutaneous nodules: prevalence and clinical significance. *Br J Rheumatol 30(5):*376–378, 1991.
124. Tichauer ER: Ergonomics: the state of the art. *Am Ind Hyg Assoc J 28:*105–116, 1967.
125. Tichauer ER: lndustrial engineering in the rehabilitation of the handicapped. *J Ind Eng 19:*96–104, 1968.
126. Tichauer ER: A pilot study of the biomechanics of lifting in simulated industrial work situations. *J Safety Res 3:*98–115, 1971.
127. Toldt C: *An Atlas of Human Anatomy,* translated by M.E. Paul. Ed. 2, Vol. 1. Macmillan, New York, 1919 (pp. 268, 269).
128. *Ibid.* (p. 270).
129. *Ibid.* (p. 271).
130. *Ibid.* (p. 272).
131. *Ibid.* (p. 343).
132. Travell J: Basis for the multiple uses of local block of somatic trigger areas (procaine infiltration and ethyl chloride spray). *Miss Valley Med J 71:*13–22, 1949 (pp. 19, 20; Case 4).
133. Travell J: Symposium on mechanism and management of pain syndromes. *Proc Rudolf Virchow Med Soc 16:*128–136, (p. 135) 1957.
134. Travell J, Rinzber SH: The myofascial genesis of pain. *Postgrad Med 11:*425–434, 1952.
135. Travell J, Travell W: Therapy of low back pain by manipulation and of referred pain in the lower extremity by procaine infiltration. *Arch Phys Med Rehabil 27:*537–547, 1946 (pp. 544, 545; Case 3).
136. Williams PC: *Low Back und Neck Pain, Causes and Conservative Treatment.* Charles C Thomas, Springfield, Ill., 1974 (Fig. 19, Panel 3).
137. Young D: The effects of novocaine injections on simulated visceral pain. *Ann Intern Med 19:*749–756, 1943.
138. Zahn DA: *Musculoskeletal Pain: Diagnosis and Physical Treatment.* Ed. 2. Little, Brown & Company, Boston, 1988 (p. 212, Fig. 12–3).

Rumpf

Bauchmuskulatur

Übersicht: Myofasziale Triggerpunktphänomene der Bauchmuskulatur zeigen ausgeprägte reziproke somatoviszerale und viszerosomatische Wechselwirkungen und verursachen meistens einen diagnostisch äußerst irreführenden Pseudoorganschmerz. **Übertragungsschmerzen** von myofaszialen Triggerpunkten in der Bauchmuskulatur treten mit einiger Wahrscheinlichkeit im selben und gelegentlich in einem anderen der Quadranten des Abdomens oder im Rücken auf. Neben den Schmerzen können derartige Triggerpunkte somatoviszerale Reaktionen auslösen, zu denen Strahlerbrechen, Appetitlosigkeit und Übelkeit, Darmkoliken, Durchfälle, Sphinkterspasmen von Harnblase und Enddarm sowie eine Dysmenorrhoe gehören. Treten diese Symptome in Verbindung mit abdominellen Schmerzen und Druckschmerzhaftigkeit auf, kann die Kombination überzeugend akute Organerkrankungen nachahmen, insbesondere eine Appendizitis oder Cholelithiasis. Die **Anatomie** der drei seitlichen Bauchwandmuskeln, der Mm. obliquus internus und externus abdominis sowie des M. transversus abdominis, erzeugt ein diagonales Zickzackmuster und eine radiale Faseranordnung wie in den Schichten eines Reifens. Die Fasern der zwei mittleren Muskeln, des M. rectus abdominis und seinem Anhängsel im Schambereich, dem M. pyramidalis, verlaufen vertikal. Die **Funktion** dieser Bauchmuskeln besteht überwiegend in der Erhöhung des intraabdominellen Drucks sowie in der Beugung und Rotation der Wirbelsäule. Die **Aktivierung und Aufrechterhaltung von Triggerpunkten** in den Bauchwandmuskeln erfolgt sekundär bei Organerkrankungen und entspricht einer viszerosomatischen Reaktion. Zu den Organerkrankungen, die Triggerpunkte auslösen und aufrechterhalten können, gehören peptische Ulzera, Darmparasiten, eine Dysenterie, eine Colitis ulcerosa, eine Divertikulose, eine Divertikulitis und eine Cholelithiasis. Einmal aktiviert, können die Triggerpunkte durch emotionalen Stress, berufliche Belastung, paradoxe Atmung, falsche Körperhaltung und übermäßiges, fehlgeleitetes „Fitness"-Training aufrecht erhalten werden. Neben den vorgenannten, aufrecht erhaltenden Faktoren umfasst die **Differenzialdiagnose** Gelenkfehlfunktionen, eine Fibromyalgie und eine fehldiagnostizierte Appendizitis. Die **Lösung von Triggerpunkten** der betroffenen Bauchmuskeln durch Sprühen und Dehnen erfordert die einseitige Hüftstreckung, das Vorwölben des Abdomens und ein abwärts gerichtetes Sprühmuster. Die **Infiltration von Triggerpunkten** erfolgt möglichst mit einem Zangengriff. Bei der Infiltration wird sorgfältig auf die Lage und Eindringtiefe der Kanüle geachtet. **Korrigierende Maßnahmen** umfassen die selbst angewandte Triggerpunktlösung durch Druck sowie das Erlernen der koordinierten abdominellen (Zwerchfell-)Atmung, von Beckenkippübungen und Sit-ups. Lachen ist eine gute Medizin.

Inhaltsübersicht

49.1 Übertragungsschmerzen

(Abb. 49.1 und 49.2)
Organfunktionsstörungen oder schmerzbedingte Bewegungseinschränkungen bei abdominellen Triggerpunkten können ebenso störend sein wie deren Übertragungsschmerzen. Die von diesen Triggerpunkten übertragenen Symptome führen bei der Diagnostik oft in die Irre, da sie pathologische Organveränderungen vortäuschen. Die Schmerzmuster bei Triggerpunkten der Bauchmuskeln, insbesondere der Mm. obliqui abdominis, sind von Patient zu Patient weniger konstant als bei den meisten anderen Muskeln. Die von Triggerpunkten übertragenen abdominellen Schmerzen haben wenig Bezug zur Mittellinie, so können einseitige abdominelle Triggerpunkte beidseitige Schmerzen auslösen. Gutstein beobachtete, dass die Patienten die Beschwerden bei abdominellen Triggerpunkten oft als „brennend", ein „Völlegefühl", „Aufgedunsensein", eine „Schwellung" oder „Luft im Bauch" bezeichnen, obwohl es für diese Symptome häufig keine objektiven Befunde gibt [53]. Die hier beschriebenen Schmerzmuster wurden häufig von den Autoren und von anderen beobachtet. Jeder der abdominellen Muskeln wird in der Folge einzeln besprochen.

49.1.1 Mm. obliqui abdominis

(Abb. 49.1)
Triggerpunkte in den Mm. obliqui abdominis übertragen Schmerzen in unterschiedlichen Mustern, die bis in die Brust hinaufreichen, gerade oder schräg über das Abdomen ziehen oder sich nach unten ausbreiten können. Dabei ist nicht klar, ob diese Vielfalt eine Folge unterschiedlicher Merkmale der immer tiefer verlaufenden Muskelschichten ist oder ob die Übertragungsschmerzmuster von Triggerpunkten in diesen Muskeln einfach nur unregelmäßiger auftreten. Man muss das Abdomen vorsichtig und sorgfältig palpieren, um alle Triggerpunkte zu erfassen, die möglicherweise für die Abdominalsymptomatik verantwortlich sind.

Aktive Triggerpunkte im oberen Anteil des M. obliquus externus abdominis, der anterior über dem Brustkorb liegt, lösen oft „Sodbrennen" (Abb. 49.1A) und andere Symptome aus, die häufig bei Hiatushernien auftreten [94]. Der-

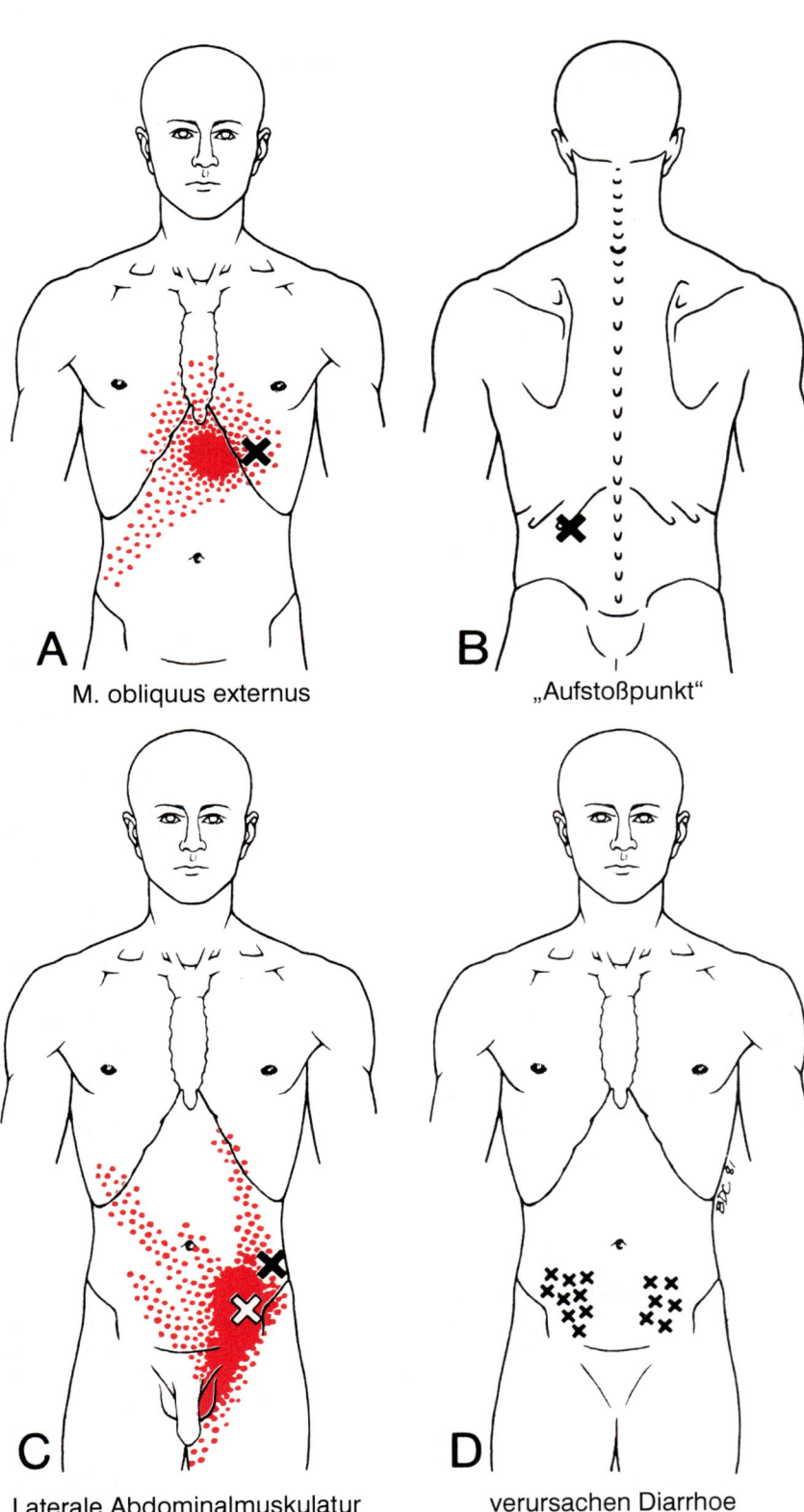

A M. obliquus externus

B „Aufstoßpunkt"

C Laterale Abdominalmuskulatur

D verursachen Diarrhoe

Abb. 49.1: Übertragungsschmerzmuster (*rot*) und viszerale Symptome von Triggerpunkten (**X**) in den schrägen (und möglicherweise queren) Bauchmuskeln. **A:** „Sodbrennen" bei einem Insertionstriggerpunkt des M. obliquus externus abdominis, das die vordere Brustwand überlagert. **B:** Strahlerbrechen und Aufstoßen durch den „Ruktationspunkt", der normalerweise in der am weitesten posterior gelegenen Bauchwandmuskulatur oder im Bindegewebe liegt und auf jeder Seite vorkommen kann. **C:** Schmerzen in Leisten und/oder Hoden sowie hauptsächlich im Unterbauch, die von Triggerpunkten in den unteren lateralen Bauchwandmuskeln beider Seiten übertragen werden. **D:** Durchfall bei unterschiedlichen Triggerpunkten in den Unterbauchmuskeln.

Rumpf

artige „kostale" und „subkostale" Triggerpunkte der Bauchmuskulatur können außerdem epigastrische Schmerzen verursachen, die sich gelegentlich auf andere Teile des Abdomens ausdehnen [95]. Bonica et al. berichteten über ähnliche viszerale Symptome und stellten vergleichbare Schmerzmuster für Triggerpunkte im M. obliquus externus abdominis dar [14].

Aktive Triggerpunkte, die vermutlich in einer der drei Muskellagen der unteren seitlichen Bauchwand liegen, übertragen Schmerzen in Leiste und Hoden und können Ausläufer zu anderen Anteilen des Abdomens leiten (Abb. 49.1C). Die experimentelle Infiltration des M. obliquus externus abdominis mit hypertoner Kochsalzlösung nahe der Spina iliaca anterior superior löste Übertragungschmerzen über dem unteren Teil dieses abdominellen Quadranten aus, die entlang des Lig. inguinale in die Hoden zogen [69]. Ein Triggerpunkt im linksseitigen M. obliquus externus abdominis übertrug bei einem 10-jährigen Kind schwere Schmerzen vom linken Oberbauch bis in die linke Leiste [1].

Entlang der oberen Schambeinkante und der lateralen Hälfte des Lig. inguinale können aktive Triggerpunkte im unteren M. obliquus internus abdominis liegen sowie vermutlich im unteren M. rectus abdominis. Derartige Triggerpunkte können eine erhöhte Reizbarkeit und Spasmen der Mm. detrusor und sphincter urethrae verursachen, wodurch es zu Harndrang, Urinretention und Leistenschmerzen kommt [47, 92, 117]. Außerdem wurden sie mit der Enuresis des Kindesalters in Verbindung gebracht. Bei der Nadelung übertragen diese Triggerpunkte häufig Schmerzen in die Harnblasenregion. Bonica et al. beobachteten ähnliche Symptome und stellten vergleichbare Schmerzmuster für Triggerpunkte in der unteren lateralen Bauchwandmuskulatur dar [14].

Melnick konnte nachweisen, dass Triggerpunkte in den Muskeln des Unterbauches chronische Durchfälle verursachen (Abb. 49.1D) [94, 95]. Nach unserer Erfahrung scheinen Triggerpunkte, die derartige Symptome verursachen und in einer Bauchwandfalte zwischen den Fingern lokalisiert und infiltriert wurden, in der oberflächlichen Schicht der lateralen Bauchwandmuskulatur zu liegen.

49.1.2 M. transversus abdominis

Aktive Triggerpunkte im weiter kranial liegenden Anteil des M. transversus abdominis übertragen bandförmige Schmerzen in das Epigastri-

um. Manchmal konzentriert sich der Besorgnis erregende Schmerz auf den Bereich des Proc. xiphoideus. Triggerpunkte in Fasern des M. transversus abdominis, die an den unteren Rippenknorpeln ansetzen, verursachen oft eine deutliche Insertionstendopathie entlang des unteren Rippenrandes. Dies kann beim Husten äußerst beängstigend sein.

49.1.3 „Ruktationspunkt"

Der „Ruktationspunkt" ist ein seltener Triggerpunkt, der jedoch für den betroffenen Patienten von entscheidender Bedeutung sein kann. Er wurde bislang keinem spezifischen Muskel zugeordnet. Es handelt sich entweder um einen dorsalen Triggerpunkt, der im posterioren Rand eines lateralen Bauchwandmuskels liegen kann, wie dem M. obliquus externus abdominis, oder um einen faszialen Triggerpunkt in der Fascia thoracolumbalis. Der Patient wird höchstwahrscheinlich über ein „Magenproblem" mit reichlichem Luftaufstoßen klagen. Nach unserer Erfahrung liegt der Triggerpunkt links oder rechts meistens auf einer Höhe oder unmittelbar unter dem 12. Angulus costae. Bei der palpatorischen Lokalisation liegt eine Rippe unter dem Finger (Abb. 49.1B) und der Patient stößt auf, sobald man den Triggerpunkt komprimiert. Sofern er ausreichend aktiv ist, kann dieser Triggerpunkt spontanes Aufstoßen hervorrufen und in schweren Fällen Strahlerbrechen, das eine äußerst überraschende und schwer wiegende postoperative Komplikation sein kann. Alvarez berichtete, dass einige Patienten grundsätzlich aufstießen, sobald der Untersucher eine Triggerregion im Rücken berührte [7]. Gutstein berichtete von sieben Patienten, die nach der Infiltration fibrositischer Stellen (von uns als Triggerpunkte interpretiert) in der Bauchmuskulatur mit Aufstoßen reagierten, und dass einige Patienten auch nach der Kompression abdomineller Druckschmerzpunkte aufstießen [53].

49.1.4 M. rectus abdominis

(Abb. 49.2)
Die Symptome durch Triggerpunkte in diesem Muskel sind unterschiedlich und hängen stark von der Lokalisation der Triggerpunkte ab. Die Symptome werden in drei Gruppen eingeteilt: solche bei Triggerpunkten im oberen Muskelanteil (im Oberbauch), solche bei periumbilikalen Triggerpunkten und solche bei Triggerpunkten im unteren M. rectus abdominis.

Oberer M. rectus abdominis

Ein aktiver Triggerpunkt, der auf jeder Seite hoch oben im M. rectus abdominis liegen kann, kann beidseitig Schmerzen in den mittleren Rücken übertragen, den der Patient als beidseitig im Thorakolumbalbereich an beiden Seiten quer über den Rücken ziehend beschreibt (Abb. 49.2A) [109]. Gutstein stellte außerdem fest, dass eine Therapie, die die Druckschmerzpunkte der Bauchwandmuskeln löste, auch Rückenschmerzen linderte [53]. Einseitige Rückenschmerzen auf dieser Höhe stammen jedoch meistens von Triggerpunkten des M. latissimus dorsi.

Neben den Rückenschmerzen können Triggerpunkte, die hoch oben im M. rectus abdominis liegen, auch Schmerzen in den Bereich des Proc. xiphoideus übertragen. Die Ausbreitung ist ähnlich der von Schmerzen bei Triggerpunkten im oberen Anteil des M. transversus abdominis.

Mehrere Autoren haben bei paraxiphoiden Triggerpunkten im oberen M. rectus abdominis Symptome wie ein abdominelles Völlegefühl, „Sodbrennen", Magenverstimmungen und gelegentlich Übelkeit und Erbrechen beschrieben [47, 92, 94, 95]. Nach unserer Erfahrung treten Übelkeit und epigastrische Beschwerden häufiger auf, wenn diese am weitesten oben gelegenen Triggerpunkte des M. rectus abdominis auf der linken Seite liegen, als wenn sie sich rechts befinden. Derartige Triggerpunkte können außerdem Schmerzen quer über den Oberbauch in das Epigastrium übertragen.

Die Infiltration des M. rectus abdominis ungefähr 2,5 cm oberhalb des Nabels mit hypertoner Kochsalzlösung verursachte überall in demselben Abdominalquadranten und gleichzeitig auf der ipsilateralen Rückenseite kurzzeitig Übertragungsschmerzen [69]. Ein linksseitiger Triggerpunkt im oberen M. rectus abdominis kann außerdem präkardiale Schmerzen verursachen [48, 73, 92]. Sobald bestätigt wurde, dass der Brustschmerz myofaszialer und nicht kardialer Genese ist, sind meistens Triggerpunkte in einem M. pectoralis oder sternalis verantwortlich. Eine Schmerzursache im M. rectus abdominis wird leicht übersehen.

Triggerpunkte im oberen M. rectus abdominis und umschriebene Druckschmerzpunkte, die charakteristisch für Triggerpunkte sind, übertrugen Schmerzen in denselben abdominellen Quadranten [46, 74] und imitierten die Symptome einer Cholezystitis, einer gynäkologischen Erkrankung [92] und eines peptischen Ulkus [92, 95].

Periumbilikaler M. rectus abdominis

Periumbilikale Triggerpunkte im lateralen Rand rufen höchstwahrscheinlich ein Gefühl von Bauchkrämpfen oder Koliken hervor [94, 95]. Oft lehnt sich der Patient zur Erleichterung nach vorn. Kinder, vor allem Neugeborene, die wegen Koliken dauerhaft aufstoßen und weinen, können unter diesen periumbilikalen Triggerpunkten leiden. Ihre Symptome können behoben werden, indem Kühlspray auf das Abdomen aufgetragen wird [11]. Seitliche Triggerpunkte im M. rectus abdominis nahe dem Nabel können diffuse Bauchschmerzen auslösen [47, 74–74], die durch Bewegungen verstärkt werden [72, 124].

Lewis und Kellgren zeigten experimentell, dass dieser Muskel die Schmerzen einer Darmkolik hervorrufen kann [82]. Die Infiltration eines normalen M. rectus abdominis mit hypertoner Kochsalzlösung löste einen bekannten, kolikartigen Schmerz aus, der nach vorn weitaus ausgeprägter war als im Rücken und sich vorn diffus über *mehrere Segmente* verteilte [69].

Unterer M. rectus abdominis

Die Inaktivierung von Triggerpunkten im unteren M. rectus abdominis, ungefähr auf halber Strecke zwischen Nabel und Symphyse (oder der darüber liegenden Haut) kann eine Dysmenorrhoe lindern (Abb. 49.2C) [117, 118]. In Kapitel 49.6 wird ein relevantes Experiment von Theobald wiedergegeben.

Triggerpunkte im untersten Anteil des M. rectus abdominis können Schmerzen beidseits in die Iliosakral- und lumbale Rückenregion übertragen [109]. Diese Patienten charakterisieren ihre Schmerzen mit einer überkreuzenden Handbewegung (Abb. 49.2A) statt in einem auf- und abwärts geführten Muster, wie es für Triggerpunkte im M. iliocostalis thoracis und anderen oberflächlichen autochthonen Rückenmuskeln typisch ist.

Mehrere Autoren haben angemerkt, dass Triggerpunkte im lateralen Rand des rechten M. rectus abdominis im Bereich des McBurney-Punktes, der auf halber Strecke zwischen der Spina iliaca anterior superior und dem Bauchnabel liegt (Abb. 49.2B), höchstwahrscheinlich Symptome ähnlich denen bei einer akuten Appendizitis hervorrufen [47, 48, 88, 92]. Von diesem Schmerzmuster wurde berichtet, dass es häufig bei ermüdeten oder besorgten Patienten oder prämenstruell auftritt [47]. In einem Fall wurde der myalgische Bereich, der für diesen „pseudoappendizitischen" Schmerz verantwort-

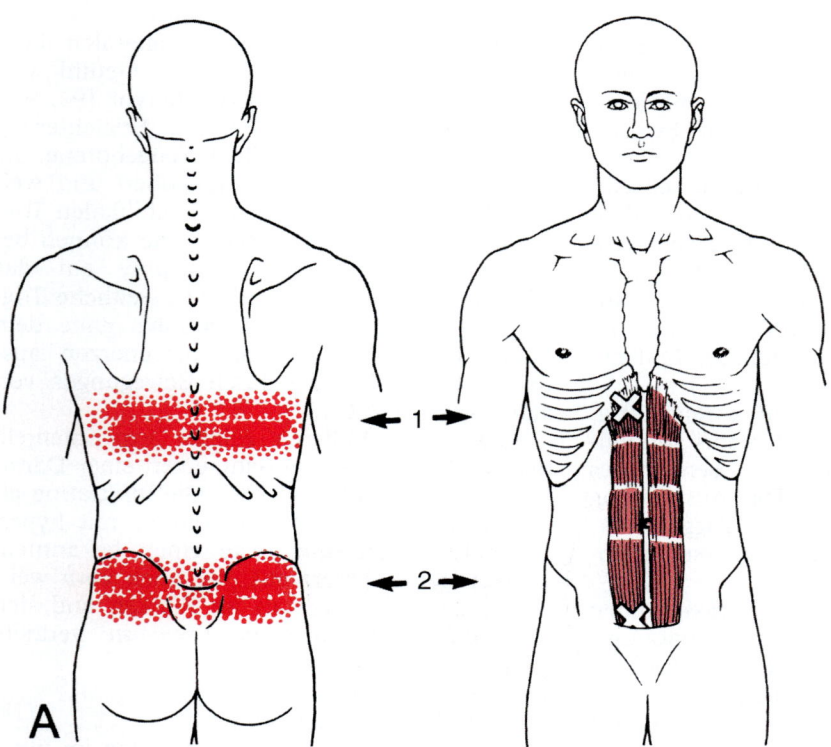

M. rectus abdominis

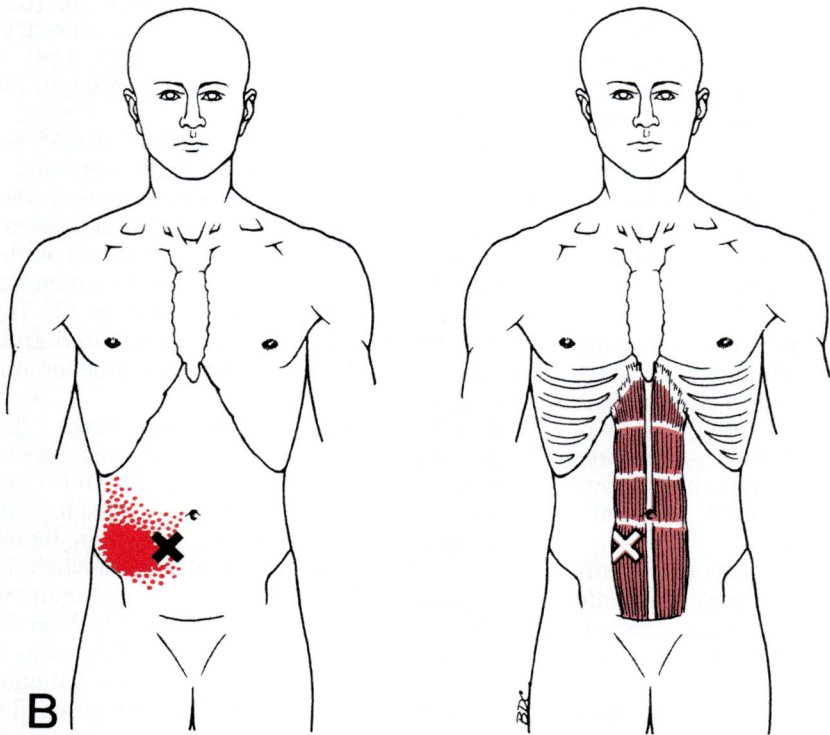

B   Mc-Burney-Punkt

Abb. 49.2: Übertragungs-schmerzmuster (*rot*) und viszerale Symptome von Triggerpunkten (**X**) im M. rectus abdominis. **A:** beidseitiger Schmerz quer über dem Rücken und/oder Völlegefühl, Übelkeit und Erbrechen, die von einem Triggerpunkt (1) im rechten (dargestellt) oder linken oberen M. rectus abdominis ausgehen können. Ein ähnliches Muster beidseitiger lumbaler Rückenschmerzen wird oft von einem Insertionstriggerpunkt (2) im kaudalen Ende des M. rectus abdominis, unabhängig von der Seite, übertragen. **B:** Schmerzen im rechten Unterbauch und Druckschmerzen im Bereich des McBurney-Punktes, die bei einem nahe gelegenen Triggerpunkt im lateralen Rand des M. rectus abdominis auftreten können. **C:** Eine Dysmenorrhoe kann durch Triggerpunkte im unteren M. rectus abdominis erheblich verstärkt werden. **D:** Übertragungsschmerzmuster des M. pyramidalis.

Rumpf

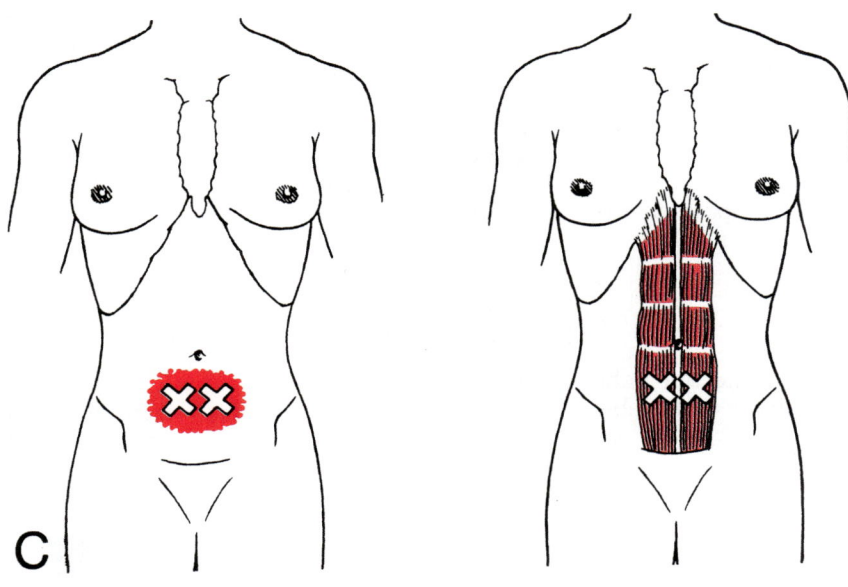

Dysmenorrhoe

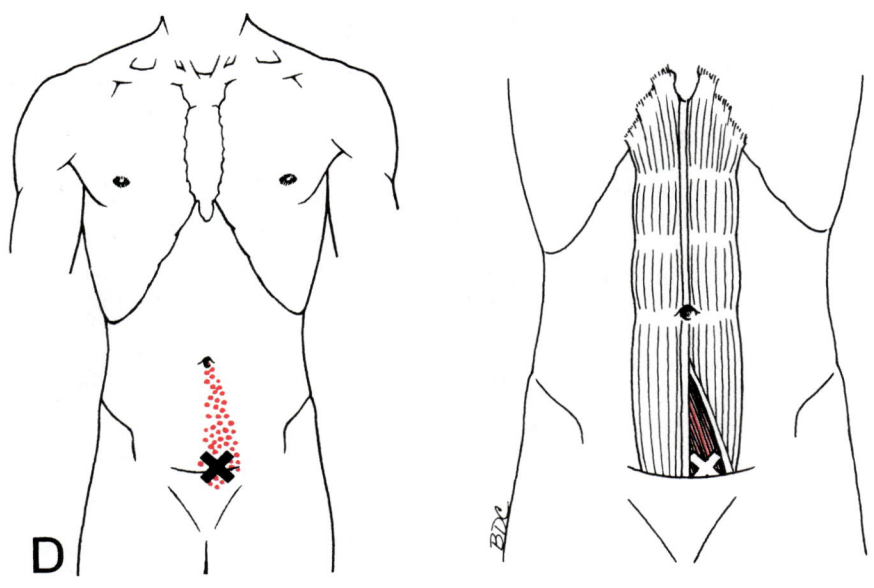

M. pyramidalis

lich war, im M. rectus abdominis unmittelbar oberhalb der Bauchnabelebene lokalisiert [48].

Außerdem haben andere Autoren beobachtet, dass Triggerpunkte im Bereich des McBurney-Punktes Schmerzen in denselben Unterbauchbereich [46, 88], überall in das Abdomen [93] und zum rechten Oberbauch [74] übertragen können. Derartige Triggerpunkte können außerdem einen scharfen Schmerz in die Fossa iliaca, zum M. iliacus und zum Penis weiterleiten [47]. Der Schmerz kann eine Nierenkolik vortäuschen [92]. Ein aktiver Triggerpunkt im rechten unteren M. rectus abdominis kann Durchfall verursachen [47, 95] und Symptome, die eine Divertikulose oder gynäkologische Erkrankung imitieren [92]. Ein Triggerpunkt unmittelbar oberhalb des Schambeines kann Spasmen der Mm. detrusor und sphincter vesicae auslösen.

49.1.5 M. pyramidalis

Der M. pyramidalis überträgt Schmerzen nahe der Mittellinie zwischen Symphyse und Nabel (Abb. 49.2D).

49.2 Anatomie

(Abb. 49.3–49.6)
Die Mm. obliquus internus und externus abdominis sind ebenso wie die Mm. intercostales interni in einem diagonalen Zickzackmuster angeordnet, und beide Muskelgruppen sind entsprechend ausgerichtet. Gelegentlich kann es wichtig sein zu wissen, welche Schicht in welcher Richtung verläuft. Abbildung 49.3 zeigt eine Gedächtnisstütze für die Faserausrichtungen. Legt man die Finger der (rechten) Hand auf die Haut der linken Bauchseite, zeigen sie den Faserverlauf des linken M. obliquus internus abdominis (und der Mm. intercostales), während die darüber liegende (linke) Hand der Faserausrichtung des linken M. obliquus externus abdominis (und der Mm. intercostales) entspricht. Die Fasern des M. transversus abdominis verlaufen, wie ihr Name sagt, gürtelförmig um das Abdomen.

49.2.1 M. obliquus externus abdominis

(Abb. 49.4A)
Die Fasern des M. obliquus externus abdominis verlaufen diagonal nach unten und vorn. Sie münden in die abdominelle Aponeurose, die

anterior in der Linea media anterior an der Linea alba sowie an der vorderen Hälfte der Crista iliaca inseriert. *Lateral* und *kranial* setzen diese Fasern an den äußeren Oberflächen und Unterkanten der unteren acht Rippen an. Die unteren drei dieser Rippenansätze verflechten sich mit dem M. latissimus dorsi und die oberen fünf mit dem M. serratus anterior. Obwohl diese drei Muskeln in Anatomiebüchern als Einzelmuskeln behandelt werden, scheint der M. obliquus externus abdominis in situ mit den anderen beiden eine durchgehende Muskeldecke zu bilden. Die Muskelbündel, die an den beiden untersten Rippen ansetzen, verlaufen nahezu senkrecht und liegen daher parallel und benachbart der Fasern des M. quadratus lumborum, die ebenfalls an der Crista iliaca und der zwölften Rippe ansetzen [19].

49.2.2 M. obliquus internus abdominis

(Abb. 49.4B)
Die Faserausrichtung des fächerförmigen M. obliquus internus abdominis reicht am aufrechten Körper von einer *posterior* nahezu

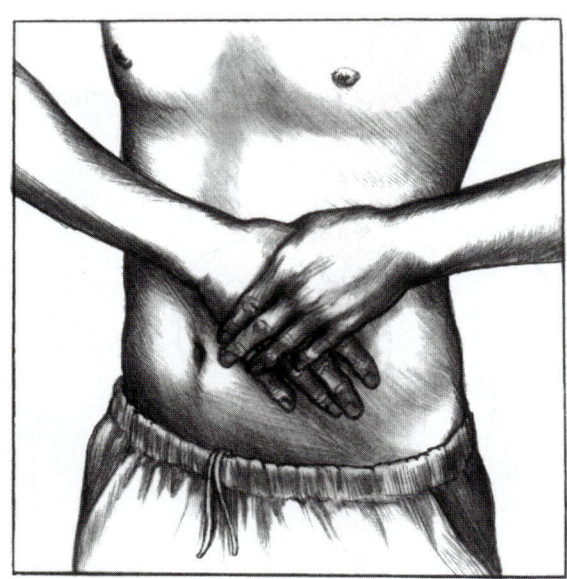

Abb. 49.3: Technik, um sich an die Faserausrichtung der schrägen Bauchmuskeln zu erinnern. Wenn man eine Hand (hier die rechte) über den Unterbauch der anderen Seite legt, zeigen ihre Finger die Faserrichtung des M. obliquus internus abdominis an (hier des linken). Legt man nun die andere Hand auf die erste, zeigen die Finger der oben liegenden Hand die Faserrichtung des *oberflächlicheren* M. obliquus externus abdominis. Dieses Vorgehen gibt eine taktile Gedächtnisstütze, die man auch auf die Interkostalmuskeln anwenden kann (Faserausrichtungen siehe Abb. 49.4).

senkrechten, über die schräg nach oben und medial verlaufenden Fasern unter seinen Intermediärfasern bis zu einer horizontalen Ausrichtung der am weitesten kaudal liegenden Fasern. *Lateral* laufen alle Fasern an der lateralen Hälfte des Lig. inguinale, den zwei anterioren Dritteln der Crista iliaca und dem unteren Anteil der Lumbalaponeurose zusammen. *Oben* setzen die nahezu vertikal verlaufenden Fasern an den Knorpeln der letzten drei bis vier Rippen an. Die diagonalen Fasern inserieren *oben* und *medial* über die anteriore und posteriore Rektusscheide an der Linea alba. Die horizontalen, vom Lig. inguinale kommenden Fasern setzen in einer gemeinsamen Sehne mit dem M. transversus abdominis *medial* am Schambeinbogen an.

49.2.3 M. transversus abdominis

(Abb. 49.5)
Diese Fasern verlaufen nahezu horizontal über das Abdomen und setzen *anterior über* der Rektusscheide an der mittigen Linea alba an. Die Rektusscheide umgibt den M. rectus abdominis oberhalb der Linea arcuata und setzt über die gemeinsame Sehne am Schambein an. Unterhalb der Linea arcuata liegt die Rektusscheide nur anterior des M. rectus abdominis. *Lateral* setzt der M. transversus abdominis am lateralen Drittel des Lig. inguinale, den drei anterioren Vierteln der Crista iliaca, der Fascia thoracolumbalis und der inneren Oberfläche der letzten sechs Rippenknorpel an, wo er sich mit den Fasern des Zwerchfells verflechtet [21].

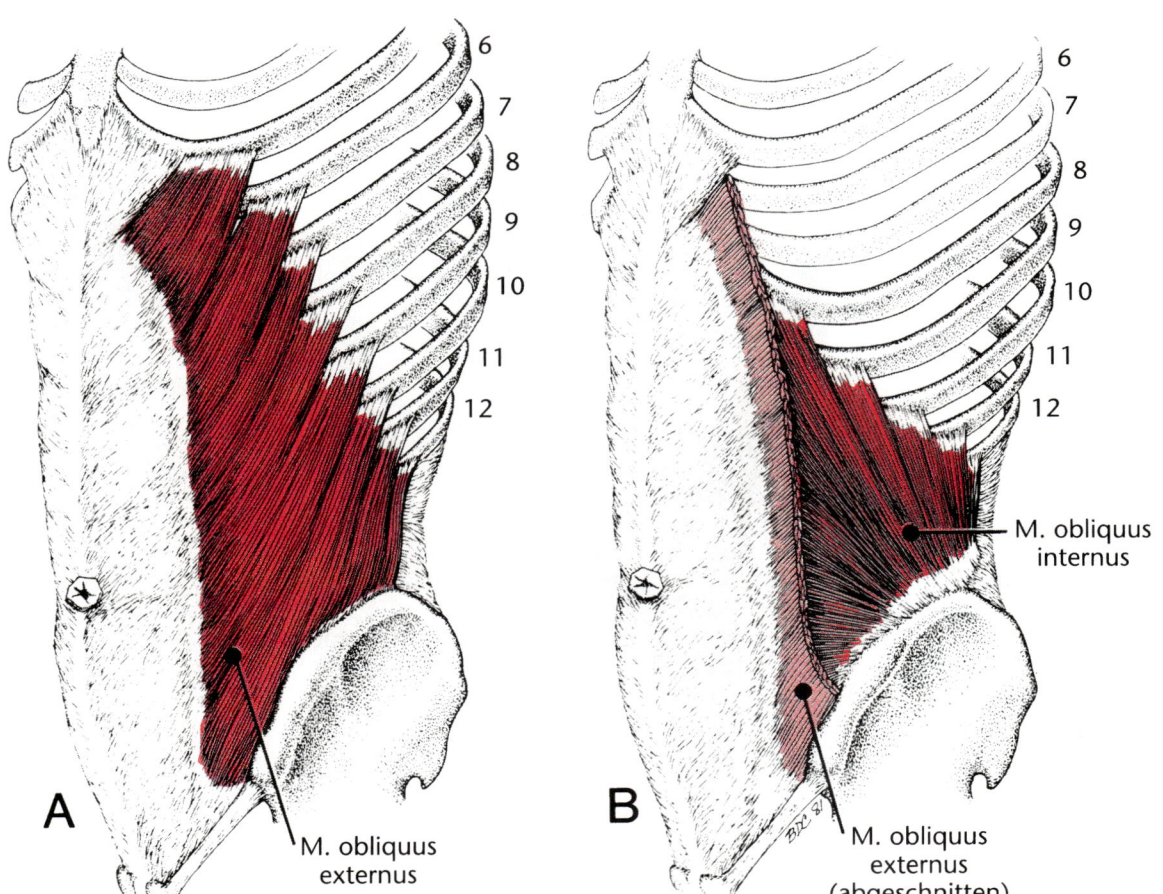

Abb. 49.4: Ansatzstellen der beiden seitlichen Bauchwandmuskeln. **A:** M. obliquus externus abdominis (*helles Rot*), **B:** M. obliquus internus abdominis (*dunkles Rot*). Der M. obliquus externus abdominis (*helles Rot*) wurde abgeschnitten.

Rumpf

49.2.4 M. rectus abdominis

(Abb. 49.6)
Der M. rectus abdominis setzt *unten* entlang der Schambeinkante an. Die Fasern des paarigen Muskels verflechten sich über der Symphyse. *Oben* inseriert der Muskel an den Knorpeln der fünften, sechsten und siebten Rippe.

Die Fasern des M. rectus abdominis werden normalerweise von drei bis vier mehr oder weniger vollständigen, vertikalen Intersectiones tendineae unterbrochen. Von den drei regelmäßig vorkommenden liegt eine nahe der Spitze des Proc. xiphoideus, eine fast auf Nabelhöhe und eine auf halber Strecke zwischen den beiden erstgenannten. Gelegentlich gibt es ein oder zwei zusätzliche unvollständige Intersectiones unterhalb des Nabels [22]. Bei 115 Sektionen wurden an jedem Muskel ein bis vier Intersectiones gefunden [98].

Der abdominelle Anteil des M. pectoralis major (Abb. 42.5) kann die Fasern des oberen M. rectus abdominis überlagern und auf diese Weise für die gelegentliche Übertragung von Schmerzen in der vorderen Brustwand bei Triggerpunkten in diesem Bereich verantwortlich sein.

Kendall et al. stellen die Beziehung zwischen der Oberflächenanatomie und aufeinander folgenden Querschnitten übersichtlich dar [78]. Das Fehlen der dorsalen Rektusscheidenhälfte unterhalb der Linea arcuata wird außerdem in Abb. 49.5 gezeigt.

49.2.5 M. pyramidalis

(Abb. 49.6)
Der M. pyramidalis ist ein variabler Muskel, der *unten* an der anterioren Oberfläche des Ramus pubis [8] und *oben* ungefähr auf halber Strecke

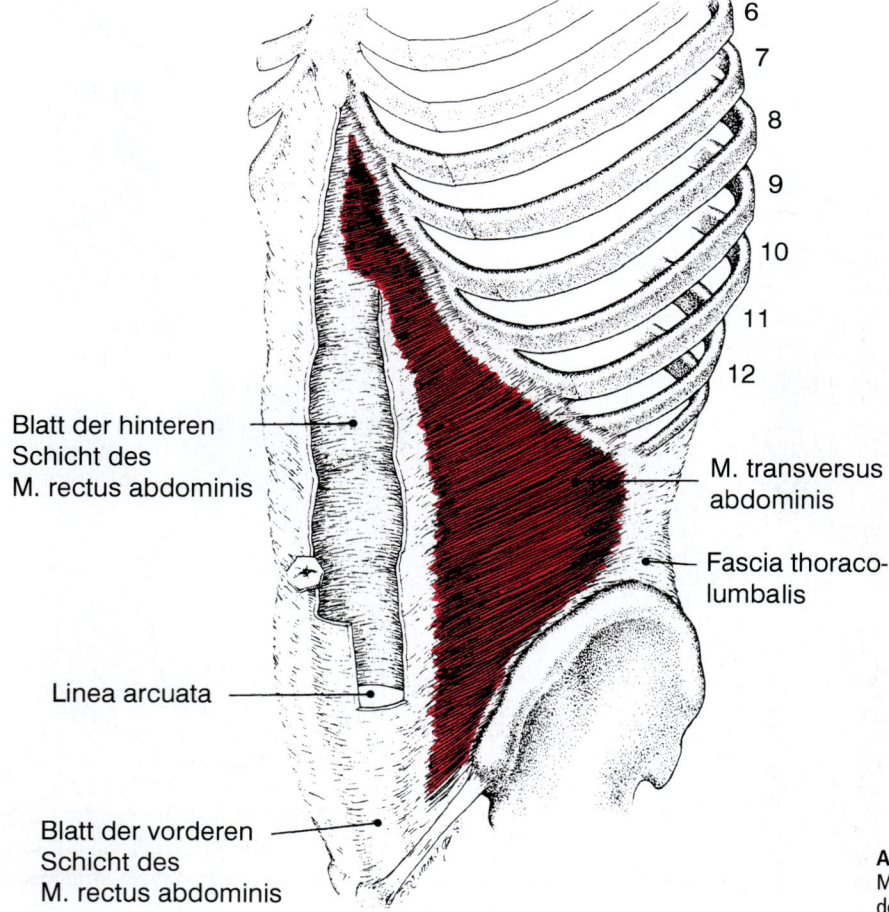

Blatt der hinteren
Schicht des
M. rectus abdominis

M. transversus
abdominis

Fascia thoraco-
lumbalis

Linea arcuata

Blatt der vorderen
Schicht des
M. rectus abdominis

Abb. 49.5: Ansatzstellen des M. transversus abdominis (*rot*), der unter den Mm. obliqui liegt.

zwischen der Symphyse und dem Nabel an der Linea alba ansetzt. Er liegt innerhalb der Rektusscheide [22, 33].

In mehreren Studien mit mehr als 100 Sektionen fehlte der M. pyramidalis bei 3,3% der Japaner, 25% der Schotten und allgemein in 15–20% der Fälle. Außerdem fehlte er geringfügig häufiger ein- als beidseitig [33]. Eine nachfolgende Untersuchung an 430 Sektionen berichtete in 17% der Fälle über ein Fehlen des M. pyramidalis [12]. Anson et al. beschrieben die übliche und abweichende Anatomie dieses Muskels äußerst detailliert [8].

49.2.6 Weiterführende Literatur

Andere Autoren haben deutliche Zeichnungen des M. obliquus externus abdominis [2, 5, 19, 23, 91], des M. obliquus internus abdominis [4, 20, 24, 91], des M. transversus abdominis [21, 25, 91], des M. rectus abdominis [25, 102, 114, 122] und des M. pyramidalis [24, 33, 102, 114] vorgelegt. Die vorderen Bauchmuskeln wurden in Querschnitten dargestellt [3, 26, 102].

49.3 Innervation

Die drei lateralen Bauchwandmuskeln, die Mm. obliquus externus und internus abdominis sowie der M. transversus abdominis, werden von Ästen der achten bis zwölften Interkostalnerven innerviert. Die Mm. obliquus internus und transversus abdominis werden außerdem von Ästen der Nn. iliohypogastricus und ilioinguinalis versorgt, die dem ersten lumbalen Spinalnerven entstammen. Die segmentale Innervation erfolgt über Th_8–Th_{12}. Der M. transversus abdominis wird außerdem vom siebten Interkostalnerv versorgt [19–21].

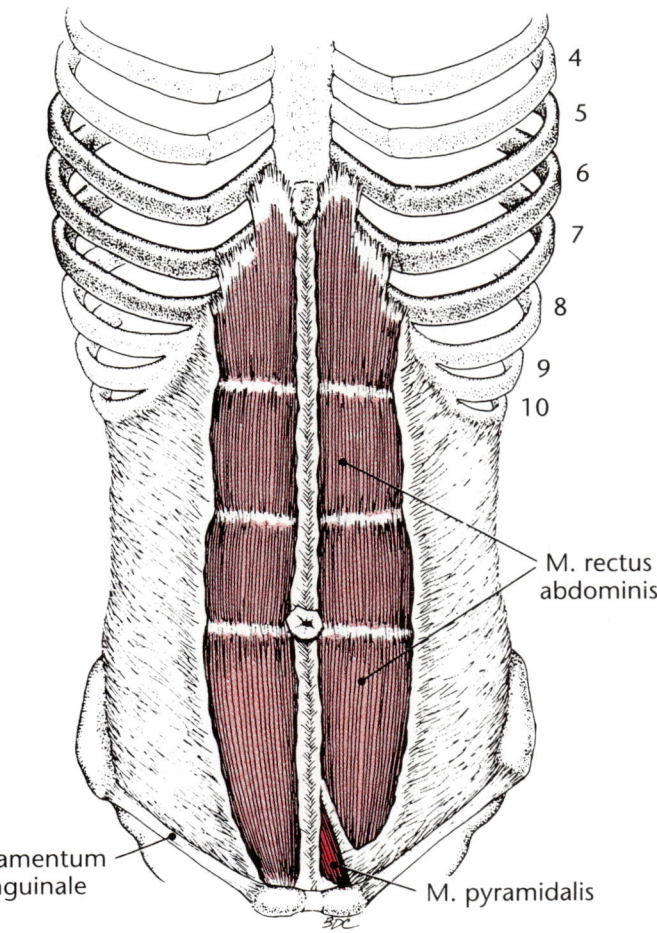

4
5
6
7
8
9
10

M. rectus abdominis

Ligamentum inguinale

M. pyramidalis

Abb. 49.6: Ansatzstellen des M. rectus abdominis (*hellrot*), der den vorderen Brustkorb nahe der Symphyse mit dem Schambein verbindet, und des variablen M. pyramidalis (*dunkelrot*), der unmittelbar oberhalb der Symphysis pubis in der Rektusscheide liegt.

Rumpf

Der M. rectus abdominis wird von den siebten bis zwölften Interkostalnerven versorgt, die aus den entsprechenden Spinalnerven stammen. Normalerweise versorgen die Nerven unterschiedlicher Segmente vor allem in der unteren Muskelhälfte die Fasern zwischen unterschiedlichen Intersectiones tendineae [22].

Der M. pyramidalis wird von einem Ast des zwölften thorakalen Spinalnervs versorgt [22].

49.4 Funktion

Mit fortschreitender Aktivierung der Hauptbewegungsmuskeln bei Bewegungen der Beine im Stand [59] werden alle Bauchwandmuskeln und einige Rückenmuskeln, einschließlich des M. transversus abdominis (der immer anfängt), der Mm. obliquus internus und externus abdominis, des M. rectus abdominis, der lumbalen Mm. multifidi fortschreitend aktiviert. Diese Reaktion erfolgte unabhängig von der Bewegung und war daher keine Antwort auf entgegengesetzt wirkende Kräfte, sondern hing mit der Kontrolle der Wirbelsäulenstabilität bei ablenkenden Einflüssen zusammen [59].

Besondere Funktionen der Abdominalmuskulatur, insbesondere bezüglich ihrer respiratorischen Aktivität, werden in Kapitel 45.5 besprochen.

49.4.1 Laterale Bauchwandmuskeln

Die Mm. obliquus internus und externus abdominis (1) erhöhen bei beidseitiger Aktivität den intraabdominellen Druck (z. B. zur Miktion, Defäkation, Erbrechen, Gebären und forcierter Exspiration), (2) beugen bei beidseitiger Aktivität die Wirbelsäule, (3) neigen die Wirbelsäule bei einseitiger Aktivität zu einer Seite und (4) tragen bei einseitiger Aktion zur Wirbelsäulenrotation bei. Der M. obliquus externus abdominis rotiert die Wirbelsäule zur entgegengesetzten Seite. Der überwiegende Anteil des M. obliquus internus abdominis rotiert sie zur Seite des kontrahierenden Muskels, wobei er die gegenüberliegende Schulter nach vorn bringt [19, 20]. Daher beeinflussen ein M. obliquus externus abdominis der einen und der M. obliquus internus abdominis der anderen Seite die Rumpfrotation in der gleichen Richtung. Außerdem können sie die Rotation zur Gegenseite durch exzentrische Kontraktionen kontrollieren (abbremsen).

Die Kontraktion des M. transversus abdominis erhöht den intraabdominellen Druck [21].

Die experimentelle Reizung dieser seitlichen Bauchwandmuskeln verursachte eine kraftvolle Exspiration, die den normalen Vorgang des Ausatmens empfindlich störte [29]. Die Bauchwandmuskeln tragen als Gruppe dazu bei, den Exspirationsvorgang bei schnellem Atmen rasch zu beenden [10].

Die Mm. obliquus internus und externus abdominis waren beim Gehen geringfügig elektromyographisch aktiv, wobei die Aktivität vom Gangzyklus beeinflusst wurde [10]. Die Aktivität der drei lateralen Bauchwandmuskeln nahm deutlich zu, sobald der intraabdominelle Druck plötzlich oder anhaltend zunahm. Bei der Seitneigung waren die Mm. obliqui interni abdominis ausgeprägter aktiviert als die Mm. obliqui externi abdominis. Im Leistenbereich waren sowohl die Fasern des M. transversus abdominis als auch die der Mm. obliqui interni abdominis im Stand kontinuierlich aktiv. Die Entladungen ihrer motorischen Einheiten nahmen bei Aktivitäten, die den intraabdominellen Druck erhöhten, weiter zu. Die selektive Aktivierung der Mm. obliquus internus und transversus abdominis verdoppelt sich, wenn man sich aus dem Sitzen nach hinten sinken lässt (Abb. 49.13A) ohne die Füße abzustützen, im Vergleich zu derselben Übung mit abgestützten Füßen. Dies betont die Rekrutierung anderer Muskeln wie des M. iliopsoas [97].

Die Aktivität der Bauchmuskeln trägt dazu bei, venöses Blut aus dem Abdomen zu pumpen. Die Entspannung der Bauchwand während der Inspiration erhöht den Blutstrom aus den Bein- in die Bauchvenen. Sobald sich die Bauchwandmuskeln exspiratorisch kontrahieren wird das Blut nach oben in Richtung auf das Herz ausgetrieben, sofern die Venenklappen der Beine korrekt funktionieren.

Bei den meisten rechtshändig ausgeführten Würfen beim Sport, leiteten schräg über dem Oberbauch aufgesetzte Oberflächenelektroden konstant mehr Aktivität im linken als im rechten M. obliquus externus abdominis ab [15]. Da der linke M. obliquus internus abdominis die rechte Schulter nach vorn bewegt, und nicht der M. obliquus externus abdominis, und da diese Art der Elektrodenanordnung die Aktivität beider Muskeln ableiten wird, könnten diese Ergebnisse mit der Kinesiologie und den Ergebnissen anderer Autoren übereinstimmen, sofern man davon ausgeht, dass die Potenziale vom internen statt externen M. obliquus abdominis stammen. Derartig angebrachte Oberflächenelektroden können nicht zwischen der Aktivität der motorischen Einheiten dieser beiden Muskeln unterscheiden. Eine andere Interpretationsmöglichkeit der Befunde geht davon aus, dass die aufgezeichnete Aktivität tatsächlich vom linken M. obliquus externus abdominis stammt, der exzentrisch (verlängernd) kontrahierte, um eine übermäßige Rumpfdrehung zu verhindern, die andernfalls bei einem kräftigen Wurf mit der rechten Hand aufgetreten wäre. Bei keiner dieser 13 Sportaktivitäten war der M. rectus abdominis annähernd so aktiv wie die Mm. obliqui. Meistens zeigte er keine oder allenfalls eine geringfügige Aktivität und war beim Aufschlag im Tennis am aktivsten [15]. Diskuswerfer entwickeln eine ausgeprägte Hypertrophie der Mm. obliqui abdominis.

49.4.2 M. rectus abdominis

Der M. rectus abdominis ist vor allem im unteren thorakalen und oberen lumbalen Bereich Hauptakteur bei der Wirbelsäulenflexion, außerdem spannt er die vordere Bauchwand zur Erhöhung des intraabdominellen Drucks [26]. Die experimentelle Reizung aller Anteile des M. rectus abdominis beugte den Rumpf kraftvoll nach vorn [29].

Der M. rectus abdominis ist elektromyographisch aktiv, wenn eine Last auf dem Rücken getragen wird, nicht jedoch, wenn sie vor den Oberschenkeln gehalten wird. Der Muskel reagiert beim Gehen immer und deutlich auf den Gangzyklus. Er wird nicht grundsätzlich aktiviert, wenn der intraabdominelle Druck erhöht werden soll, außer bei extremen Manövern wie Husten [10]. Dieser Muskel ist immer aktiv, wenn die Füße beim Absprung den Boden verlassen, und unregelmäßig bei Landen aus dem Sprung [68].

Bei 14 aufrechten Haltungen war der M. rectus abdominis im Grunde genommen elektromyographisch stumm [101]. Sit-ups führten im M. rectus abdominis zu einer höheren elektrischen Aktivität als Sit-backs [10, 36, 44, 127]. Die ausgeprägteste muskuläre Aktivität fand sich in der Anfangsphase eines Sit-ups zwischen 15° und 45° oder zwischen dem Anheben der Skapulae und der Hüften vom Boden [44]. Die elektrische Aktivität dieses Muskels veränderte sich nur geringfügig in Abhängigkeit davon, ob die Knie gestreckt oder um 65° gebeugt waren [36]. Im Gegensatz zum M. rectus abdominis, dessen Fasern angeblich zu stark verkürzt wurden, um effektiv ziehen zu können, erhöhte das

Beugen der Knie und Abstützen der Füße die Aktivität der Abdominalmuskeln bei einem Sit-up [44]. Die elektromyographische Ableitung bei vier Schwierigkeitsgraden für Bauchmuskeltests (Anheben eines immer größeren Gewichts der Beine in Rückenlage) zeigte, dass die untere Hälfte des M. rectus abdominis grundsätzlich am aktivsten war. Danach folgten die obere Hälfte des M. rectus abdominis und die Mm. obliqui abdominis. Bei maximaler Belastung nahm der relative Aktivitätsanteil der Mm. obliqui zu [43].

Die Bauchmuskeln sind beim Bergaufgehen aktiver als beim Gehen auf einer ebenen Fläche.

49.4.3 M. pyramidalis

Der M. pyramidalis spannt die Linea alba [22].

49.5 Funktionelle Einheit

Bei der Erhöhung des intraabdominellen Drucks zu anderen Zwecken als der Atmung arbeiten die vier Bauchmuskeln synergistisch mit dem M. quadratus lumborum und dem Zwerchfell.

Bei der groben anatomischen Wirbelsäulenrotation und -flexion ist der M. obliquus externus abdominis Synergist der Mm. intercostales externi, des unteren Anteils des M. serratus anterior (mit dem er sich verflechtet) und der vertikalen, kostalen Fasern des M. latissimus dorsi. Mit Letzterem verflechtet sich der untere Anteil des M. obliquus externus abdominis und bildet eine durchgehende Zuglinie [19]. Zur Rotation der Lendenwirbelsäule fungiert der M. obliquus externus abdominis einer Seite synergistisch mit den ipsilateralen Rückenmuskeln sowie den kontralateralen Mm. serratus posterior inferior und obliquus internus abdominis. Bei der thorakolumbalen Wirbelsäulendrehung wirken die Mm. obliquus internus abdominis und die Mm. intercostales interni als Synergisten.

Synergisten der lateralen, am stärksten vertikal verlaufenden Fasern der Mm. obliquus externus und internus abdominis sind bei der Seitneigung die vertikalen Fasern des M. quadratus lumborum sowie die am weitesten lateral gelegenen Rückenmuskeln, die Mm. iliocostales.

Bei der Flexion und Extension der Wirbelsäule ist der M. rectus abdominis Antagonist der Rückenmuskeln, vor allem des M. longissimus thoracis, und Synergist des M. psoas bei Beugung der Lendenwirbelsäule. Die Funktionen der Abdominalmuskeln, die die Atmung betreffen, werden in den Kapiteln 45.4 und 45.5 besprochen.

49.6 Symptome

Abdominelle Symptome sind oft rätselhaft und häufig Quelle diagnostischer Verwirrung. Das Verständnis der reziproken somatoviszeralen und viszerosomatischen Auswirkungen von Triggerpunkten trägt dazu bei, einen Teil dieser Unklarheit zu beseitigen. Myofasziale Triggerpunkte in einem Bauchmuskel können übertragene Bauchschmerzen und Organstörungen hervorrufen (somatoviszeraler Effekt), die gemeinsam Organerkrankungen vortäuschen können. Organerkrankungen ihrerseits können die somatische Sensibilität erheblich beeinflussen und Triggerpunkte in somatischen Strukturen aktivieren, wodurch noch lange nachdem sich der Patient von der auslösenden Organerkrankung erholt hat Schmerzen oder andere Symptome fortbestehen können.

49.6.1 Symptome bei myofaszialen Triggerpunkten in den Bauchmuskeln

Melnick berichtete bei 56 Patienten über die relative Häufigkeit ernsthafter Symptome, die von Triggerbereichen in den Bauchmuskeln ausgehen (Tab. 49.1).

Long grenzte das „anteriore Bauchwandsyndrom" von Organerkrankungen ab. Das Syndrom wurde Triggerpunkten in der Bauchwandmuskulatur zugeschrieben. Sein Unterscheidungsfaktor war ein nahezu kontinuierlicher Schmerz, der bewegungsabhängig sein konnte aber nicht mit der Nahrungsaufnahme oder -ausscheidung assoziiert war. Bei sorgfältigem Nachfragen lokalisierten einige der Patienten den Schmerz in der Bauchwand [88].

Good beobachtete, dass der von Triggerpunkten nahe der Mittellinie im lateralen Rand des M. rectus abdominis übertragene Abdominalschmerz typischerweise durch eine Seitneigung beim Anheben von Gegenständen verstärkt wurde [46]. (Eine Aktivität, die den M. rectus abdominis verkürzt und oft kontrahiert.) Nach der Erfahrung der Autoren dieses Handbuches kann auch eine anhaltende, kraftvolle Aktivität, die eine kraftvolle Abdominalatmung erfordert, die von Triggerpunkten in der Bauchwand übertragenen Schmerzen verstärken.

Kelly stellte fest, dass Patienten mit myalgischen Läsionen (beschrieben wie Triggerpunkte) der Bauchwandmuskulatur mit einiger Wahrscheinlichkeit eher unter abdominellen Beschwerden oder Störungen leiden als *nur* unter den Schmerzen [72]. Nach den Erfahrungen des Autors können aktive Triggerpunkte in den Bauchmuskeln, vor allem im M. rectus abdominis, ein weites, aufgeblähtes Abdomen mit exzessivem Meteorismus verursachen. Die Kontraktion der Bauchmuskeln wird durch die Triggerpunkte gehemmt, sodass der Patient den Bauch nicht „einziehen" kann. Diese scheinbare Aufblähung kann schnell in der körperlichen Untersuchung gegen einen Aszites abgegrenzt werden.

Schmerzen im rechten Oberbauch, die bei Triggerpunkten in den Mm. obliqui abdominis oder dem lateralen Rand des M. rectus abdominis auftreten, werden leicht mit dem Schmerz

Tab. 49.1: Häufigkeit ernster Beschwerden unter 56 Patienten mit abdominellen Triggerpunkten.[a]

Symptom	Patientenzahl	Prävalenz[b]
Schmerzen	40	71%
Druckgefühl und Blähungen	14	25%
Sodbrennen	6	11%
Erbrechen	6	11%
Durchfall	2	4%

[a]: Nach [93]
[b]: Die Prozentangaben und Patientenzahlen ergeben addiert mehr als 100%, da einige Patienten mehr als ein Symptom aufwiesen.

Rumpf

bei Gallenblasenleiden verwechselt. Ein Schmerz, der dem bei einer Appendizitis ähnelte, wurde von „fibrositischen Knötchen" (beschrieben wie vespannte Faserbündel und Triggerpunkte) in den Bereich übertragen, der vom kostalen Anteil des M. obliquus externus abdominis bedeckt wird [131] sowie von Triggerpunkten im lateralen Rand des M. rectus abdominis in den rechten Oberbauch [48, 64, 92].

Weiss und Davis zeigten, dass die lokale Infiltration einer viszeralen Übertragungsschmerzzone mit einem Anästhetikum die Schmerzen ebenso beheben kann [128] wie die Infiltration der Übertragungsschmerzzone bei muskulären Triggerpunkten [58, 70]. Eine derartige Schmerzlinderung stellt nicht sicher, dass die Lokalisation der Schmerzen auch ihrem Entstehungsort entspricht.

▬ 49.7 Aktivierung und Aufrechterhaltung von Triggerpunkten

Eine Körperhaltung oder Bewegung, die einen Triggerpunkt aktiviert, kann ihn auch aufrecht erhalten, sofern sie andauert und nicht behoben wird. Außerdem können zahlreiche strukturelle und systemische Faktoren (Kapitel 4) einen Triggerpunkt aufrecht erhalten, der durch eine akute oder chronische Überlastung aktiviert wurde.

Abdominelle Triggerpunkte entstehen bevorzugt in einem akut oder chronisch überlasteten Muskel oder in Muskeln, die innerhalb der Übertragungsschmerzzone eines Bauchorganes liegen. Derartige Triggerpunkte entwickeln sich im Allgemeinen im Gefolge von Organerkrankungen, direkten Traumen sowie bei mechanischer, toxischer oder emotionaler Belastung.

49.7.1 Organerkrankung

Wie in Kapitel 11 angedeutet, sind oft Organerkrankungen im Allgemeinen [53] und peptische Ulzera im Besonderen [93, 95] für abdominelle myofasziale Triggerpunkte verantwortlich. Abdominelle Triggerpunkte entstehen bevorzugt bei einer Besiedlung mit intestinalen Parasiten wie Entamoeba histolytica, Rinder- oder Fischbandwurm. Eine derartige Besiedlung kann abdominelle myofasziale Triggerpunkte wirkungsvoll aufrecht erhalten und aktivieren.

49.7.2 Trauma

Akute Traumen [95] und chronische berufliche Belastungen [53] sind wichtige aktivierende Faktoren. Nach der Erfahrung der Autoren treten Triggerpunkte bevorzugt nahe einer abdominellen Narbe auf, z. B. nach einer Appendektomie oder Cholezystektomie. Während der Operation können die Kombination aus exzessiver Muskeldehnung durch Wundhaken mit begleitender Ischämie die auslösenden Belastungsfaktoren sein. Außerdem wurden Bindegewebstriggerpunkte im Narbengewebe beschrieben [51]. Haut und Muskeln in der Umgebung des Einschnitts wurden während der Naht erfolgreich mit Procain infiltriert, um postoperativ die Entwicklung von aktiven Triggerpunkten zu verhindern und die postoperative Beschwerden zu lindern.

Triggerpunkte im M. rectus abdominis können im Zusammenhang mit einer Bauchoperation entstehen und durch paradoxe Atmung aufrecht erhalten werden, die durch die postoperativen Abdominalschmerzen begünstigt wird. Außerdem verhindern derartige Triggerpunkte eine Aktivität der Bauchmuskeln, was ebenfalls zur paradoxen Atmung beiträgt (Kapitel 20.14).

49.7.3 Überlastung

Häufig vorhandene Belastungsfaktoren, die abdominelle Triggerpunkte aktivieren können, sind eine vollkommene körperliche Erschöpfung [95], ein übertriebenes Training (zu viele Sit-ups oder zur Aktivierung von Triggerpunkten im M. rectus abdominis zu viele Beugungsübungen gegen Widerstand zur Kräftigung der Mm. biceps brachii und pectorales), emotionale Anspannung [53, 95], Kältereize, virale Infektionen, übermäßiges Pressen zur Defäkation bei Obstipation sowie eine schlechte Körperhaltung [53] (wie das stundenlange, vorgelehnte Sitzen mit verkürzten, angespannten Bauchmuskeln ohne Rückenstütze auf einem Bett oder Tisch). Andererseits können eine Haltung mit vorgeschobenem Kopf oder eine zusammengesunkene Körperhaltung (Kapitel 4.3) Folge von Verspannungen und Verkürzung bei Triggerpunkten im oberen Bereich des M. rectus abdominis sein. Strukturelle Abweichungen wie ein zu kurzes Bein oder eine zu kleine Beckenhälfte können unnötige zusätzliche Überlastungen beitragen. Derartige Überlastungen addieren sich.

Rumpf

Der M. obliquus externus abdominis verträgt keine anhaltende verdrehte Körperhaltung (wegen des Lichteinfalls zur Seite gedrehtes Sitzen an einem Tisch). Außerdem reagiert dieser Muskel empfindlich auf sportliche Betätigungen, die kraftvolle drehende Körperbewegungen erfordern (Diskuswerfen).

Der Ansatz des M. obliquus internus abdominis am unteren Rippenrand im Bereich der elften Rippe scheint bei Überlastung leicht eine Insertionstendopathie zu entwickeln, z. B. bei dauerhaftem Husten. Jeder Hustenstoß kann außerordentlich schmerzhaft sein. Latente Triggerpunkte dieses Muskels erhöhen die Wahrscheinlichkeit dieser Entwicklung.

■■■ 49.8 Untersuchung des Patienten

Der Untersucher sollte die Haltung des Patienten beim Sitzen, Stehen, Gehen und Greifen betrachten (für Überlegungen zur Haltung siehe Kapitel 41.3).

Nachdem erfasst wurde, welche(s) Ereignis(se) mit dem Beginn der Schmerzen einhergingen, sollte der Arzt eine detaillierte Zeichnung der vom Patienten beschriebenen Schmerzen anfertigen. Die Zeichnung sollte im Stil der Schmerzmuster erfolgen, wie sie in diesem Band wiedergegeben werden, und die Kopie eines geeigneten Körperumrisses der Abbildungen 3.2–3.4 verwendet werden.

Zahlreiche Autoren haben betont, dass eine *Erhöhung* der abdominellen Muskelspannung bei der Untersuchung dabei hilft, die Schmerzen bei muskulären Triggerpunkten von denen der darunter liegenden Organe abzugrenzen. Zur Untersuchung der abdominellen Muskelspannung nach Long [88] wird das empfindliche Gebiet mit ausreichendem Druck komprimiert, um anhaltende Schmerzen zu verursachen. Sofern der auf dem Rücken liegende Patient dann *beide* Beine weit genug anhebt, um die Fersen einige Zentimeter von der Unterlage abzuheben, heben die angespannten Bauchmuskeln den untersuchenden Finger von den Organen ab, während der Fingerdruck auf den Muskel zunimmt. Eine Zunahme des Schmerzes weist darauf hin, dass er aus der Bauchwand stammt, nimmt er ab, stammt er eher aus dem Bauchraum. Llewellyn und Jones schlugen vor, dass der Patient zur Erhöhung der abdominellen Spannung in einem halb durchgeführten Sit-up verharrt [87]. Die ähnliche Carnett-Technik (der Patient kreuzt in Rückenlage die Arme vor der Brust und setzt sich halb auf) grenzte Druckschmerzen der Bauchwand zuverlässig von solchen der Organe ab [119]. Ebenso wie Long [88] forderte auch Wilson [131] den Patienten auf, in der Rückenlage beide Fersen vom Bett hochzuheben, während Valera und Raftery [134] ihn veranlassten, beide Füße und den Kopf anzuheben. Hunter [64] und Kelsey [77] forderten den Patienten lediglich dazu auf, die Bauchmuskeln anzuspannen. Indem man die Patienten nur dazu veranlasst, Kopf und Schultern von der Unterlage anzuheben, kann dieser Test auch bei Patienten eingesetzt werden, die keine Sit-ups durchführen können. Außerdem können sie den Test auch für sich selber durchführen, und sich vergewissern, dass die Schmerzen nicht aus dem Bauchraum stammen [54].

Der Untersucher sollte am Patienten in Rückenlage auf Verschiebungen des Nabels bei verschiedenen Bewegungen achten (Lachen, Husten, Anheben eines Beines vom Bett oder Drücken der Hand gegen Widerstand durch den Untersucher). Bei einem Ungleichgewicht der Bauchmuskeln wird der Nabel von der schwächeren (oder gehemmten) Seite weg und zur stärkeren (oder hyperaktiveren) Seite hin gezogen. Bei der Beobachtung des Nabels am ruhenden Patienten kann dessen Abweichung hin zu einem durch Triggerpunkte verkürzten Muskel oder weg von einem Muskel, der durch Triggerpunkte gehemmt wird, sichtbar werden.

49.8.1 Mm. obliqui abdominis

Der auf dem Rücken liegende Patient muss die Fersen anheben oder Kopf und Schultern weit genug, um die Skapulae anzuheben, um sicherzustellen, dass die seitlichen Bauchwandmuskeln bei der Untersuchung der Bauchmuskelspannung kontrahiert sind. Sofern er nur den Kopf anhebt, konrahiert sich normalerweise nur der M. rectus abdominis und nicht die Mm. obliqui abdominis.

49.8.2 M. rectus abdominis

Im Stand hängt das Abdomen von Patienten mit aktiven Triggerpunkten im M. rectus abdominis oft herab. Klinisch betrachtet hemmen Triggerpunkte in diesem Muskel seine abstützende Funktion. Janda beschrieb diesen Muskel als besonders gefährdet für Hemmung und

Schwäche [66], was andere bestätigten [50, 84]. Das tastbare, verspannte Faserbündel, das mit einem aktiven Triggerpunkt einhergeht, dehnt sich nur über ein Segment (zwischen den Intersectiones tendineae) des Muskels aus und verkürzt auch nur dieses. Allerdings hemmt die Triggerpunktaktivität offensichtlich die Kontraktion benachbarter Segmente, um die Spannung der betroffenen Fasern zu reduzieren. Dadurch entsteht eher eine Verlängerung als eine Verkürzung des Muskels als Ganzes. Es gibt keinen Muskel, der parallel zum M. rectus abdominis verläuft, außer seinem Partner der Gegenseite, und der sich kontrahieren, ihn entlasten und eine schützende Schienung bereitstellen könnte.

Bei der Aufforderung, tief Luft zu holen, zeigen diese Patienten meistens eine paradoxe Atmung (Kapitel 20). Obwohl die Exspiration in Ruhe weitestgehend von der Elastizität der Lungen ausgeht und wenig muskuläre Unterstützung erfordert, hemmt die Angst vor den Schmerzen bei Dehnung des betroffenen M. rectus abdominis anscheinend unbewusst die normalen Zwerchfellkontraktionen beim Einatmen. Dabei kann es sich auch um eine reflektorische Wechselwirkung zwischen M. rectus abdominis und Diaphragma handeln. Sofern der Patient mithilfe des Zwerchfells tief einatmet und den Bauch vorwölbt, kann der Schmerz von Triggerpunkten im M. rectus abdominis exazerbieren.

Der beidseitige, quer verlaufende, mittlere Rückenschmerz, der von Triggerpunkten weit oben im M. rectus abdominis übertragen wird, verstärkt sich normalerweise bei der tiefen Inspiration. Dies ist insbesondere der Fall, wenn der Rücken in Form einer deutlichen Lendenlordose gebogen ist, die den M. rectus abdominis weiter dehnt. Die Rückenschmerzen bei Triggerpunkten der autochthonen Rückenmuskulatur sind üblicherweise nicht atemabhängig. Eine Hernienbildung durch die Bauchmuskulatur kann oft nur am stehenden statt am liegenden Patienten erkannt werden.

▬▬ 49.9 Untersuchung auf Triggerpunkte

Gerwin et al. führten die zuverlässigsten Kriterien der Triggerpunktdiagnostik ein: die Bestimmung des verspannten Faserbündels, den Nachweis eines umschriebenen Druck und eines Übertragungsschmerzes sowie die Reproduktion der Schmerzsymptomatik des Patienten [41]. Für einige Muskeln bestand nur eine geringe Übereinstimmung bezüglich des Nachweises einer lokalen Zuckungsreaktion. Von den fünf untersuchten Muskeln war sie für die Pars descendens des M. trapezius und den M. infraspinatus am geringsten. Die Untersuchung der weiter oberflächlich gelegenen Mm. obliquus externus und rectus abdominis ist vergleichbar schwierig wie die der beiden untersuchten Muskeln. Für die meisten Untersucher ist die Auslösung einer lokalen Zuckungsreaktion kein zuverlässiger diagnostischer Test bei diesen Muskeln. Die neuen Erkenntnisse zur Natur von Triggerpunkten (Kapitel 2) machen deutlich, dass das tastbare Knötchen inmitten eines verspannten Faserbündels das entscheidende palpatorische Merkmal eines Triggerpunktes ist. Die tiefer liegenden Mm. obliquus internus und transversus abdominis sind nicht ausreichend zugänglich für diese diagnostischen Befunde.

Bei der abdominellen Untersuchung auf myofasziale Triggerpunkte sollte der auf dem Rücken liegende Patient tief mit dem Zwerchfell (Bauchatmung) einatmen und die Luft anhalten, um diese Muskeln passiv zu dehnen (trägt zu ihrer Entspannung bei) und sie gegenüber der palpatorischen Untersuchung zu sensibilisieren. Zur optimalen Untersuchung auf Triggerpunkte im seitlichen Abdomen liegt der Patient auf der beschwerdefreien Seite und hält nach einem ähnlich tiefen Atemzug die Luft an. Gutstein wies darauf hin, dass einige Triggerpunkte leichter entdeckt werden, wenn das *entspannte* Abdomen palpiert wird, und eine wiederholte Untersuchung erforderlich sein kann, bevor die vom Triggerpunkt verursachte Überempfindlichkeit zuverlässig erfasst werden kann [53].

49.9.1 M. obliquus externus abdominis

Insertionstriggerpunkte liegen im M. obliquus externus abdominis entlang der unteren Brustkorbkante [53] und entlang der Linie, an der dieser Muskel an der Crista iliaca ansetzt [53, 80]. Die Autoren dieses Handbuches fanden häufig zentrale Triggerpunkte in oberflächlich tastbaren Faserbündeln, die zwischen der Spitze der zwölften Rippe und der Crista iliaca verlaufen (Abb. 49.1C).

Zusätzlich zur abdominellen Untersuchung des Patienten mit flacher Palpation in Rückenlage können seine Hüften gebeugt werden, um die Bauchmuskeln zu entspannen, sodass die Bauchwand im Bereich der Flanken (Mm. obliquus internus und externus sowie M. transversus abdominis) zwischen den Fingern und dem Daumen wie in Abbildung 49.9A erfasst werden kann. Sofern der empfindlichste Teil eines tastbaren Faserbündels energisch in einem Zangengriff gerollt wird, reagiert es normalerweise mit einer ausgeprägten lokalen Zuckungsreaktion. Einige schlanke Patienten mit schwacher Bauchmuskulatur können effektiver mit in den Hüften gestreckten Oberschenkeln untersucht werden.

49.9.2 M. obliquus internus abdominis

Im M. obliquus internus abdominis lagen „fibrositische Knötchen" (ein Begriff, der mit Insertionstriggerpunkten übereinstimmte) entlang der Unterkanten der untersten sechs Rippenspitzen sowie nahe dem Os pubis [87]. Nach unserer Erfahrung muss der Untersucher gegen die *obere Kante* des Ramus pubis drücken und nicht auf die flache Vorderfläche des Os pubis. Diese Triggerpunkte imponieren im Bereich des Ansatzes der Fasern des M. obliquus internus abdominis als kleine Knöpfe oder kurze Bänder.

49.9.3 M. rectus abdominis

In diesem Muskel liegen aktive Triggerpunkte meistens in dem Winkel zwischen dem Rippenbogen und dem Proc. xiphoideus [53] oder zwischen Letzterem und dem Nabel. Außerdem können sie im mittleren oder unteren Anteil des M. rectus abdominis, insbesondere entlang seines lateralen Randes und an seinem Ansatz am Os pubis vorkommen.

■■■ 49.10 Engpass

Der Ramus anterior eines Spinalnervs kann vom M. rectus abdominis oder der Rektusscheide komprimiert werden. Dies wird häufig als Rektus-abdominis-Syndrom bezeichnet und führt zu Schmerzen in Unterbauch und Becken, die bei Patientinnen eine gynäkologische Erkrankung vortäuschen können. Das Syndrom wurde durch die experimentelle Infiltration mit Procain diagnostiziert, die diesen Nerv blockierte. Sofern diese Infiltration Erleichterung brachte, wurde der komprimierte Nerv durch die Injektion von 0,5 ml 6%iger wässriger Phenollösung verödet [134]. Andere injizierten 5%iges

oder 7%iges Phenol in den lateralen Rand der Rektusscheide [28, 92]. Einige dieser „Engpässe" könnten unerkannte Triggerpunkte gewesen sein, die mit einer ungewöhnlich aggressiven Therapie behandelt wurden.

Zwei Chirurgen behandelten 24 Patienten mit einem Nervenengpass im M. rectus abdominis, indem sie den Ort therapierten, der als Triggerpunkt identifiziert wurde. Elf Patienten wurden durch die Infiltration der Stelle mit Bupivacain mit oder ohne Kortikoid geheilt, zehn durch ein nervenzerstörendes Verfahren und zwei hatten persistierende Symptome [55]. Ein Neurologe führte das Rektus-abdominis-Syndrom auf eine Spinalnervenkompression unbekannter Ursache zurück [107]. Ein Gynäkologe beobachtete bei 30 Patientinnen, die unter dem von ihm so benannten Ibrahim-Syndrom litten, eine vorübergehende Linderung durch Infiltration des Druckschmerzpunktes im seitlichen Rand des M. rectus abdominis mit Xylocain. Die nachfolgende chirurgische Lösung von Verwachsungen und Erweiterung der Stelle, wo der Spinalnerv aus dem lateralen Teil des M. rectus abdominis austritt, führte bei 80% der Patientinnen zu einer dauerhaften Linderung [45].

Drei Internisten berichteten über 14 Fälle eines nachgewiesenen Engpasses des N. ilio-inguinalis an seinem treppenartigen Durchtritt durch die Mm. transversus und obliquus internus abdominis 3 cm medial und geringfügig unterhalb der Spina iliaca anterior superior. Sie identifizierten diese Stelle als typischen Triggerpunkt, der Schmerzen in die Fossa iliaca, die Leiste und/oder den Rücken weiterleitete [79].

Sofern der Engpass auf einer Verspannung bei aktiven Triggerpunkten in Fasern des M. rectus abdominis beruht, können die Symptome einfach durch Inaktivierung dieser Triggerpunkte mittels Injektion einer 0,5%igen Procainlösung gelindert werden.

In einem Bericht wurde die Neurolyse eines N. ilio-inguinalis beschrieben, der von Fasern des M. obliquus internus abdominis komprimiert wurde. Anschließend konnte der nun symptomfreie Lehrer seine Arbeit wieder aufnehmen [81].

Einige dieser Beschreibungen erwecken den Eindruck, als ob bei den Patienten eine Nervenstörung durch Verlust der mesoneuralen Mobilität vorlag. Dieser Verlust der Beweglichkeit entspricht einer eingeschränkten Bewegung des Nervs in dem Gewebe, durch das er zieht, wie sie von Butler und Jones beschrieben wurde [16].

Rumpf

◼◼◼ 49.11 Differenzialdiagnose

Seit 1920 gilt es als anerkannt, dass Bauchschmerzen mit derselben Wahrscheinlichkeit von den Bauchwand- oder Brustmuskeln stammen wie von den Baucheingeweiden [18]. Außerdem können Triggerpunkte im Zwerchfell Brustschmerzen auslösen [65]. Zu den differenzialdiagnostisch infrage kommenden Erkrankungen, die zu Symptomen ähnlich denen von Triggerpunkten in der Bauchmuskulatur hervorgerufenen oder nachgeahmten führen, gehören Gelenkfehlfunktionen, eine Fibromyalgie, eine Appendizitis [48, 53], ein peptisches Ulkus [53, 95], Gallensteinkoliken [53], eine Kolitis [53], das Cyriax Syndrom [31], eine therapieresistente Dysmenorrhoe [126], unklare Beckenschmerzen durch Triggerpunkte in der Bauchwand [112], chronische Beckenschmerzen [86] und Harnwegserkrankungen [62].

Triggerpunkte der Bauchwandmuskulatur ahmen die Übertragungsschmerzmuster zahlreicher Abdominalerkrankungen nach [113]. Weitere differenzialdiagnostische Überlegungen können Hiatushernien (gastroösophagealer Reflux), ein Magenkarzinom, chronische Gallen- oder Harnwegskoliken, Inguinalhernien, eine Hepatitis, eine Pankreatitis, gynäkologische Erkrankungen (wie eine Ovarialzyste), eine Divertikulose, eine Umbilikalhernie, eine thorakale Radikulopathie, eine obere lumbale Radikulopathie, eine Kostochondritis, eine Askariasis [6], eine Epilepsie [108] und ein Hämatom des M. rectus abdominis [52] umfassen.

Abdominelle Schmerzen im Oberbauch können auch mit einem Tietze-Syndrom der Rippenknorpel zusammenhängen [121], das auch das xiphosternale Gelenk einbeziehen kann [67], oder mit einer ungewöhnlichen Beweglichkeit der unteren Interkostalgelenke, was verschiedentlich als Slipping-rib-Syndrom [56] oder Rib-tip-Syndrom [90] bezeichnet wurde. Letzteres wurde durch das „Hakenmanöver" diagnostiziert, bei dem die Finger unter den Rippenrand gehakt werden, um die Rippen nach vorn zu ziehen, ihre anormale Beweglichkeit nachzuweisen und den Schmerz zu reproduzieren. Die Infiltration mit einem Lokalanästhetikum linderte die Symptome vorübergehend und manchmal dauerhaft [90]. Einige Patienten berichteten über dauerhafte Heilung nach chirurgischer Entfernung des hypermobilen Rippensegmentes [56]. Höchstwahrscheinlich litten viele dieser Patienten unter einer Insertionstendopathie des muskulären Ansatzes an den Rippenknorpeln. Die zwischen den Knorpeln verlaufenden Interkostalmuskeln, der M. pectoralis major und der M. transversus abdominis enthalten häufig zentrale Triggerpunkte, die eine derartige Insertionstendopathie auslösen können.

Insbesondere Unterbauchschmerzen können von Triggerpunkten der autochthonen Rückenmuskulatur übertragen werden (Kapitel 48) [53, 93, 95, 133]. Gastrointestinale Krämpfe und Schmerzen wurden im Zusammenhang mit Triggerpunkten vor allem in beiden Seiten des M. erector spinae beobachtet [37]. Umgekehrt können Triggerpunkte im unteren M. rectus abdominis thorakolumbale Schmerzen auslösen [109]. Ein ähnlicher Schmerz in derselben Region kann auch durch einen Ausriss der lumbalen Mm. multifidi und rotatores entstehen [61] oder von den Facettengelenken ausgehen [89]. Außerdem können Übelkeit und Aufstoßen von einer Triggerpunktaktivität in den Rückenmuskeln des oberen Thorax ausgehen [7, 27]. In drei Fällen wurden die abdominellen Schmerzen mit entfernten Hauttriggerpunkten in Verbindung gebracht [110]. Unterbauchschmerzen, Druckschmerzen und Muskelspasmen können von Triggerpunkten in der Vaginalwand übertragen werden, die 2,5–3,8 cm hinter dem Introitus liegen, einer Region, die normalerweise gegenüber Fingerdruck unempfindlich ist [94].

Eine vermehrte Häufigkeit und ein erhöhter Drang des Wasserlassens können ebenso wie „Nieren"-Schmerzen von Triggerpunkten in den unteren Bauchmuskeln übertragen werden. Die Infiltration eines Triggerpunktes in einer alten Appendektomienarbe im rechten Unterbauch senkte Häufigkeit und Drängen und vergrößerte das Fassungsvermögen der Harnblase von 240 ml auf 420 ml. Ähnliche Symptome eines Hauttriggerpunktes nahe dem McBurney-Punkt wurden für mindestens acht Monate durch die Infiltration mit einem Lokalanästhetikum behoben [62].

Ein hoch in den Adduktoren des Oberschenkels liegender Triggerpunkt kann Schmerzen nach oben in die Leiste und die unteren seitlichen Bauchwandmuskeln übertragen [123].

Feinstein et al. injizierten 1,3–2,5 cm von der Mittellinie entfernt hypertone Kochsalzlösung in paraspinales Muskel-Sehnen-Gewebe auf Höhe jedes Segmentes. Die Übertragungsschmerzmuster der Rückenmuskeln auf Höhe Th_7–Th_{12} waren ähnlich aber ohne die präzise segmentale Zuordnung, die von Melnick [94] beschrieben wurde [35]. Klinisch ermittelten diese Autoren lediglich eine näherungsweise segmentale Übereinstimmung.

Rumpf

Sowohl Lewis und Kellgren [82] als auch später Kellgren [70] beschrieben in das Abdomen übertragene Schmerzen, die von den Ligg. interspinales ausgingen, sofern diese mit hypertoner Kochsalzlösung infiltriert wurden. Hockaday und Whitty stellten anschließend fest, dass diese Bänder lediglich Schmerzen in dorsale Bereiche übertragen [58]. Die ausgedehnteren Schmerzmuster, die von Kellgren beschrieben wurden [71], können Folge seiner Infiltration der paraspinalen (nicht in der Mittellinie liegender) Strukturen gewesen sein, was Hockaday und Whitty gewissenhaft vermieden.

Eine ungewöhnliche Ursache anhaltender, schwerer Unterbauchschmerzen ist ein Hämatom des M. rectus abdominis [32, 104, 105, 111, 115]. Murray berichtete über drei derartige Fälle bei 55 900 Schwangeren, die jeweils heftige Hustenanfälle hatten, als die Schmerzen begannen [100].

49.11.1 Gelenkfehlfunktionen

Mit abdominellen Triggerpunkten einhergehende Gelenkfunktionsstörungen umfassen Fehlfunktionen des Beckens und der Hüfte, sowie eine Absenkung der unteren Brustkorbhälfte der betroffenen Seite. Eine Bewegungseinschränkung des thorakolumbalen Übergangs tritt gelegentlich bei einem verkürzten M. rectus abdominis mit tastbaren Triggerpunkten auf, die auf postisometrische Relaxation ansprechen. Fast noch häufiger sind die Mm. psoas und quadratus lumborum bei einer derartigen Gelenkfunktionsstörung auf ähnliche Weise betroffen.

49.11.2 Fibromyalgie

Sobald Patienten mit abdominellen Schmerzen zusätzlich über weit verteilte Schmerzen klagen, die seit mindestens drei Monaten bestehen, sollten sie auf eine Fibromyalgie untersucht werden (Kapitel 2.2). Bei der Fibromyalgie und den Triggerpunkten handelt es sich um unterschiedliche Krankheitsbilder, die aus unterschiedlichen Gründen Schmerzen verursachen und auf unterschiedliche Therapieansätze ansprechen [40]. Mehr als die Hälfte der Fibromyalgiepatienten leidet auch unter Triggerpunkten.

49.11.3 Appendizitis

Aktive Triggerpunkte im lateralen Rand des M. rectus abdominis (Abb. 49.2B) können rezidivierende Schmerzen im Bereich des McBurney-Punktes [64] oder Schmerzen in der Fossa iliaca [48] verursachen. Derartige Triggerpunkte ahmen durch den umschriebenen Druckschmerz mit Abwehrspannung die Symptome einer Appendizitis nach [53, 116]. Chirurgen, die sich dieser häufigen myofaszialen Schmerzursache im rechten Unterbauch nicht bewusst sind, sind verständlicherweise wegen der geringen Übereinstimmung zwischen den Symptomen des Patienten und der Pathologie der entfernten Appendix frustriert [49]. Fast 40% der Appendices, die in einer langen Reihenuntersuchung entfernt wurden, waren normal [129]. Man sollte annehmen, das bei vielen der 22,4% dieser operierten Patienten mit nur teilweiser Besserung und vielen der 8,2% ohne Besserung der „appendizitischen" Schmerzen aktive Triggerpunkte zu den Symptomen beitrugen. Eine neuere Studie ermittelte bei 12,4% der „Appendizitis"-Patienten normale Wurmfortsätze [132].

Sofern der auf eine Appendizitis weisende Schmerz auf Triggerpunkten im M. rectus abdominis beruht, finden sich in diesem Muskel ein tastbares Knötchen und eine seilartige Veränderung im Gegensatz zu der generalisierteren, brettartigen Steifigkeit aller Muskelschichten bei einer akuten Appendizitis. Eher als Hinweis auf eine Appendizitis ist es zu werten, wenn der Druckschmerz durch den abdominellen Spannungstest (Kapitel 49.8) nachlässt und im Labor Entzündungswerte nachgewiesen werden können. Das Rovsing-Zeichen (Druckschmerz im linken Abdomen bei einer Gasansammlung im Kolon, die nach rechts geschoben wird) [120] und ein rezidivierender Druckschmerz liegen normalerweise nur bei einer Organerkrankung vor.

Eine anormale Überempfindlichkeit des M. iliopsoas oder M. obturatorius internus bei passiver Dehnung, die durch eine entzündete retrocoecale Appendix verursacht wird [120], muss von einem ähnlich reduzierten Bewegungsumfang bei aktiven Triggerpunkten in diesen beiden Beckenmuskeln abgegrenzt werden. Im letzteren Fall sind insbesondere die Muskeln druckschmerzhaft.

Bei unkomplizierten myofaszialen Schmerzsyndromen sind Leukozytenzahl und Blutsenkung normal, während sie bei einer akuten Appendizitis und anderen akut entzündlichen Organerkrankungen erhöht sind.

49.11.4 Harnwegssymptome

Außerdem können myofasziale Triggerpunkte Schmerzen in der Harnblase [62] mit begleitenden Sphinkterspasmen und Restharnbildung auslösen. Bei einigen Patienten wurde die Urethra erfolglos dilatiert und geschlitzt. Die übertragenen Triggerpunktphänomene wurden als Zystitis diagnostiziert [77]. Harnwegssymptome, die auf eine Prostatitis hinweisen, können oft (und sind es auch häufig) durch Triggerpunkte verursacht werden.

49.11.5 Somatoviszerale Effekte

Myofasziale Triggerpunkte können Organbeschwerden und -funktionsstörungen auslösen. Außerdem kann das Schmerzempfinden durch eine Veränderung des sensorischen Inputs aus den somatischen Übertragungsschmerzzonen der Organe zum Zentralnervensystem verändert werden.

Good berichtete, dass ein myalgisches Krankheitsbild der Bauchmuskulatur (Beschreibung stimmt mit Triggerpunkten überein) oft funktionelle Störungen der Bauchorgane hervorrief [47]. Abdominelle Triggerpunkte können Durchfälle, Erbrechen, Nahrungsmittelintoleranzen [53], Koliken und Dysmenorrhoe bei Erwachsenen sowie exzessives Aufstoßen bei Kindern verursachen. Der Durchfall kann auf aktive Triggerpunkte im M. rectus abdominis zurückzuführen sein, stammt jedoch mit größerer Wahrscheinlichkeit von Triggerpunkten der Mm. obliqui abdominis im Unterbauch (Abb. 49.1D).

Weiss und Davis zeigten eine weitere somatoviszerale Beziehung, indem sie die somatische Ausdehnung primär organbedingter Schmerzen veränderten. Sie linderten die von einem erkrankten Organ in die Bauchwand übertragenen Schmerzen durch subkutane Infiltration der Übertragungsschmerzzone (nicht intramuskulär) mit einem Lokalanästhetikum. Dadurch wurde die Haut des schmerzenden Bereichs wirkungsvoll betäubt; die darunter liegenden oberflächlichen Muskelschichten wahrscheinlich ebenfalls. Drei Patienten mit akuten Gallenblasenleiden wurden untersucht, von denen einer epigastrische Schmerzen hatte und die anderen beiden Schmerzen im rechten Oberbauch. Die subkutane Injektion von 12–30 ml einer 2%igen Procainlösung in den Übertragungsschmerzbereich linderte die Beschwerden für 30 Minuten bis zu mehreren Stunden. In einem Fall traten nach der Injektion Schmerzen in einem benachbarten Bereich auf, die ebenfalls durch eine subkutane Infiltration behoben wurden. Ein Patient mit akuter und ein anderer mit chronischer Appendizitis klagten über Schmerzen und Druckschmerzen im rechten Unterbauch. Die subkutane Infiltration des schmerzenden Bereichs mit 8 bzw. 15 ml 2%igem Procain führte bei beiden vorübergehend zu einer kompletten Beschwerdefreiheit. Über ähnliche vorübergehende Ergebnisse wurde bei Schmerzen einer Nephrolithiasis, einer Salpingitis und eines Ösophaguskarzinoms berichtet [128].

Theobald reizte das Endometrium elektrisch, um eine Dysmenorrhoe vorzutäuschen, indem er zentral über den Mm. rectus abdominis auf halber Strecke zwischen Os pubis und Nabel einen Schmerz in der Bauchwand auslöste [118]. Die weitergeleiteten Gebärmutterschmerzen wurden somatisch durch eine Procaininfiltration der schmerzenden Haut und des schmerzenden Unterhautgewebes in der Übertragungszone behoben, was auf eine gemeinsame Bahnung mit dem Übertragungsschmerz hinweist [106]. Allerdings konnte der übertragene abdominelle Schmerz, der durch eine ausreichend starke elektrische Reizung des Uterus hervorgerufen wurde, nicht durch die Infiltration der abdominellen Übertragungszone mit einem Lokalanästhetikum gelindert werden, was einen zentralen Aktivierungsmechanismus nahe legt. Klinisch betrachtet konnten die Beschwerden einer Dysmenorrhoe normalerweise wenn auch nicht immer behoben werden, wenn dieser schmerzende Bereich über den Mm. rectus abdominis mit Procain infiltriert wurde [118].

Lewis und Kellgren wiesen experimentell nach, dass die klinischen Symptome einer Darmkolik von einem normalen M. rectus abdominis ausgelöst werden können, indem man diesen unmittelbar *unter* und 2,5 cm *seitlich* des Nabels mit 0,3 ml einer 6%igen Kochsalzlösung infiltriert. Diese reizende Lösung verursachte für 3–5 Minuten anhaltende Schmerzen, die tief in die Körpervorderseite übertragen wurden und nicht von den Schmerzen einer Kolik unterschieden werden konnten [82].

49.11.6 Viszerosomatische Effekte

Der umgekehrte Einfluss von Organstrukturen auf somatische Bereiche, inklusive der Muskeln, kann ebenfalls wichtig sein. Der Reflexspasmus (Abwehrspannung) der Bauchmuskeln bei der Entzündungsreaktion einer akuten Appendizitis ist gut bekannt [96].

Ein Schmerz, der zunächst auf die medizinische Therapie eines Duodenalulkus angespro-

Rumpf

chen hatte, wurde therapieresistent und hielt an, bis Triggerpunkte in der Bauchmuskulatur gefunden und inaktiviert wurden [95]. Offensichtlich hatte das Ulkus die Triggerpunkte aktiviert, bevor es durch die Therapie abheilte. Anschließend übertrugen diese Triggerpunkte weiterhin einen Schmerz, der dem ursprünglich durch das Ulkus verursachten täuschend ähnlich war.

Bei Normalgesunden löste die Reizung der Flexura colica sinistra durch eine akute Aufblähung Übertragungsschmerzen im Oberbauch aus. Bei Patienten mit einem Colon irritabile übertrug ein derartiger Reiz außerdem Schmerzen nach präkardial, in die linke Schulter, Hals und Arm [30]. Bei 21 Patienten mit „funktionellen" Bauchschmerzen ohne organische Ursache wurden oberer und unterer Gastrointestinaltrakt endoskopisch untersucht [99]. Die Autoren ermittelten Triggerzonen im Ösophagus, dem Dünndarm und dem Kolon, die für die Symptome der Patienten verantwortlich waren. Derartige Triggerzonen können Schmerzen in das gesamte Abdomen übertragen. Die Hypermobilität von Ileum und Jejunum ging bei diesen Patienten mit abdominellen Schmerzen einher. Daraus ergibt sich die Frage, wie häufig derartige Triggerpunkte der intestinalen Mukosa ernsthafte gastrointestinale und somatische Symptome verursachen. Es handelt sich hier um eine überwiegend unerforschte Möglichkeit.

Bei der Katze wurden spezifische Reflexe zwischen Organen und dem M. rectus abdominis sowie viszero-pannikuläre Reflexe beschrieben. Das Kneifen von Pankreas, Mesenterium oder einer Dünndarmschlinge führte immer zu einer deutlichen Kontraktion des M. rectus abdominis [82]. Die Erweiterung der Gallenblase mithilfe eines Ballons löste eine Kontraktion des subkutanen M. pannikulus carnosus über dem seitlichen und hinteren Thorax der Katze aus [9].

Giamberardino et al. untersuchten an Ratten die Reaktionen auf ureterale Steinimplantate über zehn Tage. Sie beobachteten eine direkte lineare Korrelation zwischen der Schwere der viszeralen Schmerzepisoden und der Hyperalgesie des ipsilateralen M. obliquus externus abdominis. Das Ausmaß der übertragenen lumbalen Muskelhyperalgesie scheint eine direkte Funktion des Ausmaßes der Kolikschmerzen zu sein [42].

Trinca zeigte einen viszerosomatischen Reflex bei der Reizung der Magenmukosa durch Trinken einer Tasse heißen Tees, der eine Rötung der epigastrischen Haut verursachte, die vorab mit einem hyperämisierenden Hautreizmittel behandelt wurde [125].

49.11.7 Assoziierte Triggerpunkte

Obwohl man zunächst davon ausgeht, dass Triggerpunkte in der Bauchmuskulatur nonviszerale abdominelle Schmerzen erklären, müssen noch andere Triggerpunkte berücksichtigt werden. Epigastrische Schmerzen, die auf ein Duodenalulkus deuten, können von „fibrositischen Knötchen" (Triggerpunkten) im Bereich des M. serratus anterior stammen und wurden wirkungsvoll mit Fingerdruck auf diese Knötchen behandelt [131].

Triggerpunkte der unteren seitlichen Bauchwand gehen oft mit aktiven Triggerpunkten weit oben in den Oberschenkeladduktoren einher, die Schmerzen aufwärts in das Abdomen übertragen können.

Gutstein betonte, dass man auf der schmerzenden Seite unbedingt nach zusätzlichen Druckschmerzpunkten über und unter dem Leistenband suchen sollte. Sofern dort tatsächlich welche liegen, muss außerdem in der Gegenseite nach korrespondierenden Punkten gesucht werden [53]. Dies ist eine Überlegung, der wir zustimmen.

49.12 Lösung von Triggerpunkten

(Abb. 49.7 und 49.8)
Neben der hier beschriebenen Technik aus Sprühen und Dehnen sind auch andere Verfahren einschließlich der postisometrischen Relaxation [85] und dem Verfahren aus Kontraktion und Relaxation, die in Kapitel 3.12 beschrieben wurden, für die Lösung *zentraler* Triggerpunkte der Bauchmuskeln geeignet. Die Triggerpunktlösung durch Druck kann normalerweise nur an den oberflächlichen Mm. obliquus externus und rectus abdominis angewendet werden. Der primäre therapeutische Ansatz bei Insertionstriggerpunkten besteht in der Inaktivierung der verantwortlichen *zentralen* Triggerpunkte.

Aktive Triggerpunkte in den Bauchmuskeln von Säuglingen und Kleinkindern sprechen besonders gut auf Dehnen und Sprühen an. Bei Erwachsenen sollte man vor der Infiltration abdomineller Triggerpunkte zunächst nach solchen in den Rückenmuskeln suchen und diese inaktivieren, die Schmerzen in das Abdomen übertragen, da die abdominellen Triggerpunkte Satelliten der dorsalen sein können. Die Satellitentriggerpunkte können auch in umgekehrter Reihenfolge entstehen.

Zum Dehnen und Sprühen des M. rectus abdominis (Abb. 49.7) liegt der Patient auf dem Rücken auf einem Sockel oder einer festen Stütze. Die Beine hängen über das Ende hinaus, die Arme werden über den Kopf gelegt, und ein Fuß wird auf einem Stuhl abgestützt, sodass die Oberschenkel initial nicht in den Hüften gestreckt sind. Der Vorgang wird in Abbildung 49.7 beschrieben und dargestellt. Nach den klinischen Erfahrungen des Autors ist das von anderen empfohlene aufwärts gerichtete Sprühmuster [93] weniger effektiv als ein abwärts gerichtetes. Es sollten immer sowohl der rechte als auch der linke M. rectus abdominis behandelt werden, da sie als Einheit fungieren und meistens beide betroffen sind. Bewegungen im vollen Umfang von Extension und Flexion können wie in Abbildung 48.14 dargestellt erfolgen.

Der Patient sollte wie in Abbildung 49.8 gezeigt angewiesen werden, wie er den M. rectus abdominis selbstständig dehnen kann.

Zur Dehnung des weiter lateralen M. obliquus externus abdominis liegt der Patient auf der beschwerdefreien Seite. Die oben liegende Schulter ist nach hinten in Richtung auf die Untersuchungsliege abgesenkt. Diese Aktion rotiert

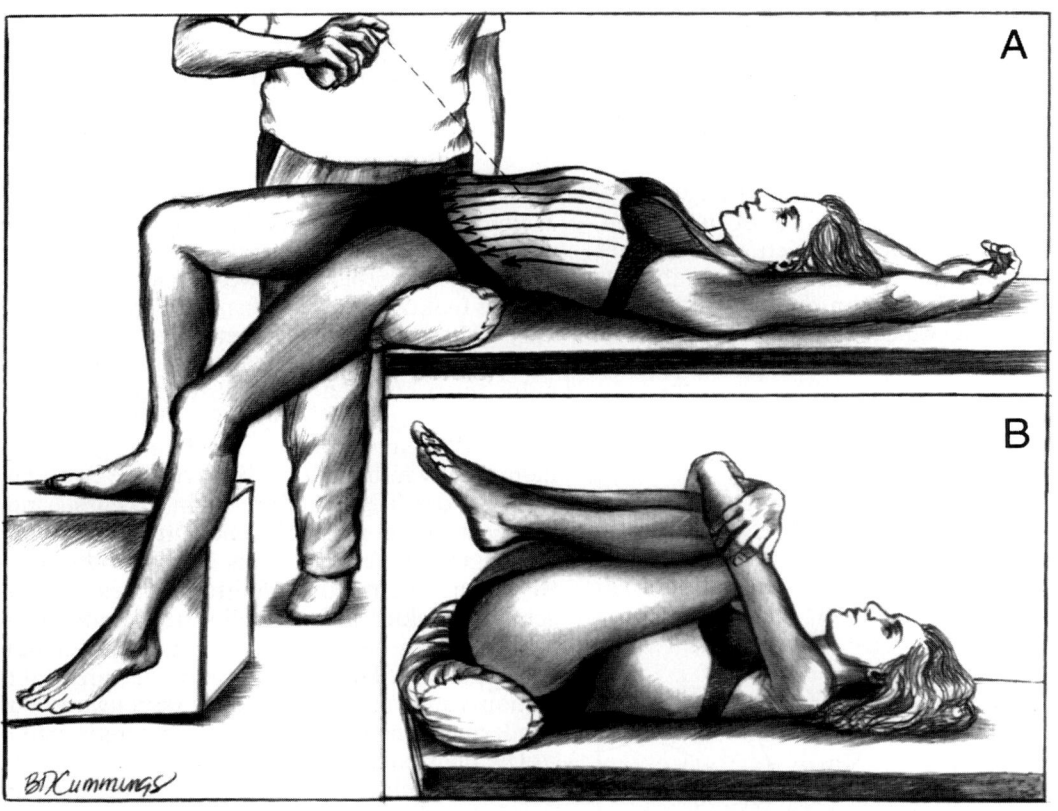

Abb. 49.7: Dehnungshaltung und Sprühmuster (*Pfeile*) für Triggerpunkte in den Bauchmuskeln der *linken* Körperseite mit nachfogenden Bewegungen im vollen Umfang. **A:** Die Patientin liegt auf dem Rücken, sodass das Hüftgelenk an der Kante der Untersuchungsliege liegt und die Beine über das untere Ende hinausragen. Die Hüften sind mit einem Kissen abgepolstert. Die Arme sind angehoben und ein Bein wird auf einem Stuhl oder Hocker abgestützt. Das Bein der betroffenen Seite wird zunächst von dem Stuhl oder Therapeuten abgestützt, um eine abgestufte Dehnung zu gewährleisten. Nachdem der Therapeut initial Kühlspray in kaudaler Richtung aufgetragen hat, lässt die Patientin das Bein der behandelten (linken) Seite frei herabhängen, atmet tief ein und erlaubt dem sich abwärts bewegenden Zwerchfell, die entspannten Bauchmuskeln kraftvoll vorzuwölben. Dies ist ein entscheidender Schritt zur effektiven Dehnung der Bauchmuskeln. Während die Patientin den Inspirationsvorgang beendet und langsam auszuatmen beginnt, werden in kaudaler Richtung Sprühbahnen aufgetragen, die sich bis zum Ansatz des M. iliopsoas erstrecken, da dieser Muskel (der häufig Triggerpunkte enthält) dabei ebenfalls gedehnt wird. *Dieser Vorgang sollte für die Bauchmuskeln der anderen Seite wiederholt werden.* **B:** Haltung, bei der beide Knie zur Brust heraufgezogen werden und die lumbosakrale Wirbelsäule entlastet wird. Die Patientin nimmt diese Haltung ein, nachdem die Muskeln auf *beiden* Seiten des Abdomens gelöst wurden. In dieser Position sind die Bauchmuskeln vollständig verkürzt, wenn die Patientin vorsichtig und vollständig ausatmet. Um das komplette Bewegungsausmaß wiederherzustellen, sollte die Patientin mit einem Bein zurzeit dreimal abwechselnd zwischen der vollständig gestreckten in die vollständig gebeugte Position wechseln.

Rumpf

die thorakolumbale Wirbelsäule ebenso wie bei der Dehnung des M. serratus anterior (Abb. 46.4B). Zur Lösung des darunter liegenden M. obliquus internus abdominis rotiert der Patient statt der Schulter die oben liegende Hüfte nach hinten und dreht den Thorax somit in die entgegengesetzte Richtung. In jeder Haltung folgt das Sprühmuster in kaudaler Richtung dem Verlauf der Muskelfasern.

Der Patient kann mithilfe der Beine in der in Abbildung 49.7A gezeigten Haltung Übungen im vollen Ausmaß für die Mm. obliqui abdominis durchführen, indem er den Oberschenkel zunächst vollständig streckt und anschließend vollständig beugt. Dabei bewegt sich das Knie auf die gegenüberliegende Axilla zu und kehrt dann in die diagonal ausgestreckte Position zurück. Die kontralateralen Muskeln werden im vollen Ausmaß durchbewegt, indem dieselben Bewegungen mit dem anderen Bein durchgeführt werden. Anschließend wird sofort feuchte Wärme auf die betroffenen Muskeln gelegt.

Eine Dysmenorrhoe kann behoben werden, indem der schmerzhafte Bereich des Bauches [38] für 15 oder 20 Sekunden [34] mit abwärts gerichtet parallelen Bahnen des Kühlsprays bedeckt wird. Die Autoren dieses Handbuches achten sorgfältig darauf, die Haut nicht zu un-

terkühlen, indem der Strahl des Kühlsprays ununterbrochen in parallelen Bahnen geführt wird. Man kann dem Patienten beibringen, das Gebauer Sprüh- und Dehnspray selbstständig anzuwenden, wenn wiederholte Anwendungen erforderlich sind. Ethylchlorid wird für den Patientengebrauch nicht empfohlen.

Die Anwendung einer wirkungsvollen Triggerpunktlösung durch Druck setzt bei den Triggerpunkten der Bauchmuskeln voraus, dass sie ausreichend angespannt werden. Die Lösung durch Druckanwendung ist bei Triggerpunkten nahe des Os pubis am erfolgreichsten und hat bei sehr adipösen Patienten wenig Erfolg.

49.13 Infiltration von Triggerpunkten

(Abb. 49.9–49.11)
Melnick berichtete über 32 von 36 Patienten mit epigastrischen Schmerzen, die nicht mehr auf eine Ulkustherapie, wohl aber erfolgreich auf eine Inaktivierung myofaszialer Triggerpunkte ansprachen und ohne weitere Medikation wieder ihre normalen Ernährungsgewohnheiten aufnehmen konnten. Er infiltrierte ihre abdominellen Triggerpunkte ein- bis zweimal wöchentlich, bis keine muskulären Druckschmerzen mehr nachweisbar waren [95]. Andere Autoren, die sich der Triggerpunkte nicht bewusst sind, diagnostizieren umschriebene Druckschmerzen des M. rectus abdominis als Rektus-abdominis-Syndrom, sofern die Infiltration des Druckschmerzpunktes mit Lidocain die Beschwerden des Patienten beseitigt [63]. Ling und Slocumb zeigten die Bedeutung der Erfassung und Infiltration von Triggerpunkten der Bauchwand zur Linderung chronischer Beckenschmerzen [86].

Die meisten Triggerpunkte der Bauchmuskeln können mit einer 3,8 cm langen Kanüle erreicht werden, sofern der Patient nicht adipös ist. Dabei erzielt man eine bessere Nadelkontrolle, wenn man die Kanüle in einem spitzen Winkel einsticht, als wenn man sie nahezu senkrecht zur Haut einführen würde. Der spitzere Kanülenwinkel erleichtert die Ausrichtung des Kanülenschaftes gemäß dem Verlauf der Muskelfasern. Außerdem nimmt man so schneller Veränderungen der Konsistenz in Fett, Faszien und Muskeln wahr, während die Kanüle die aufeinander folgenden Schichten durchdringt. Man sollte darauf achten, dass man nicht mit der Kanüle in die Bauchhöhle vordringt.

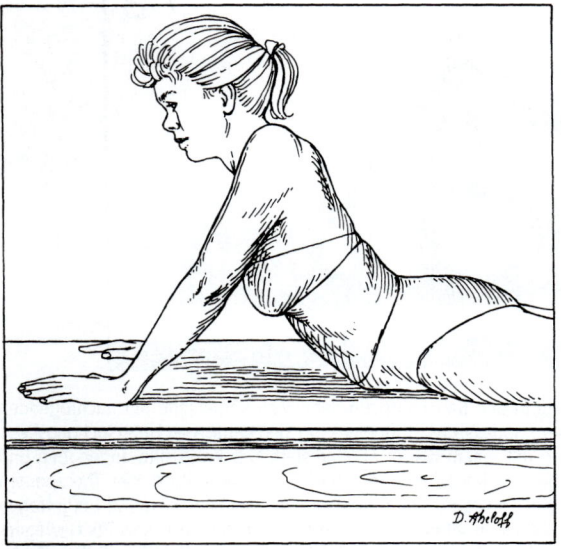

Abb. 49.8: Selbstdehnung der Bauchmuskeln. Die Patientin drückt sich aus der Bauchlage hoch, wobei die Arme das Gewicht tragen und der Rücken durchgedrückt wird, während das Becken behutsam aber stetig auf der Unterlage gehalten wird. Eine tiefe Inspiration unter Einsatz der Zwerchfellatmung wölbt das Abdomen vor, was die verspannten Bauchmuskeln noch weiter verlängert. Weitere Details im Text.

Rumpf

Nach der Infiltration der Triggerpunkte sollten aktive Bewegungen im vollen Umfang erfolgen, wie sie im vorigen Abschnitt besprochen wurden. Außerdem sollte das Kühlen wiederholt werden und abschließend eine feuchte Wärmepackung aufgelegt werden.

49.13.1 Laterale Bauchmuskeln

(Abb. 49.9 und 49.10)
Die Infiltration von Triggerpunkten in dem Teil des M. obliquus externus abdominis, der über den Rippen liegt, erfordert eine Technik ähnlich der zur Infiltration der Mm. serratus anterior

oder posterior, wobei darauf geachtet werden muss, den Interkostalraum und die Pleura nicht zu penetrieren.

Sofern es möglich ist, wird die Bauchwand zur Infiltration von Triggerpunkten in den lateralen Mm. obliqui abdominis so zwischen Daumen und Fingern zusammengekniffen, dass mit dem Zangengriff keine Bauchorgane erfasst werden (Abb. 49.9A). Der Triggerpunkt wird lokalisiert, indem die Muskulatur zwischen den Fingern gerollt wird, um ein empfindliches Knötchen in einem tastbaren Faserbündel zu identifizieren. Anschließend wird die Kanüle direkt auf den Triggerpunkt zu geführt, der mit dem Griff des Therapeuten fixiert wird.

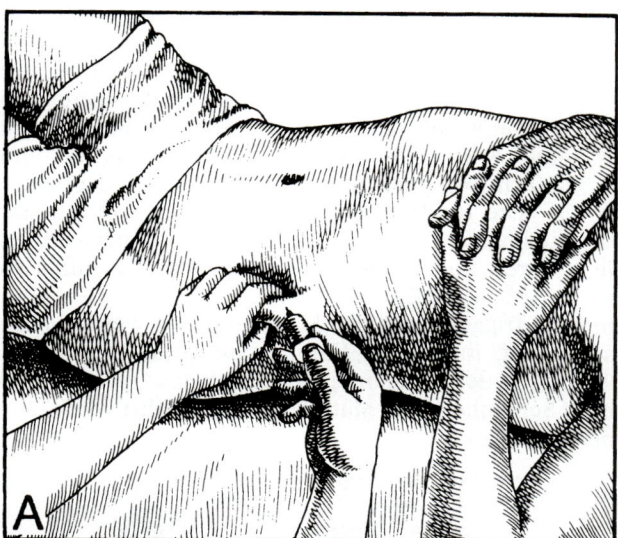

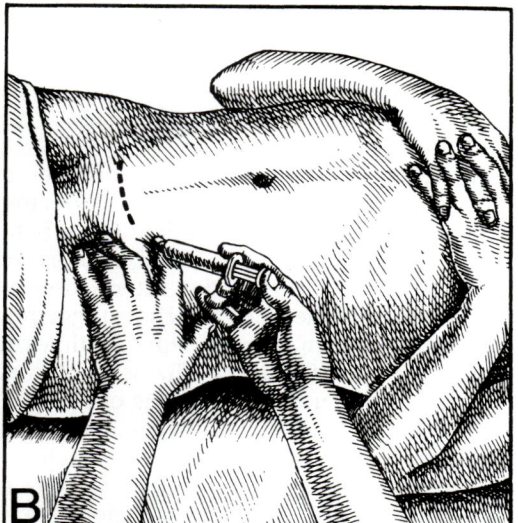

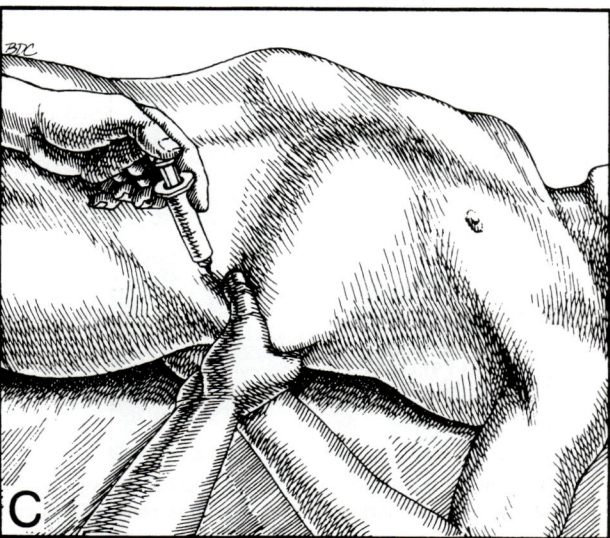

Abb. 49.9: Infiltration des M. obliquus externus abdominis. **A:** Durch Kneifen der Bauchwand können der Muskel und sein Triggerpunkt ohne Bauchorgane zwischen den Fingern erfasst werden. **B:** Suprapubische Insertionstriggerpunkte werden gegen die untere Kante des Arcus pubicus infiltriert. Die *gestrichelte Linie* markiert die Oberkante der Schambeine. **C:** Alternative Möglichkeit, um die Bauchwand zu erfassen und dabei nicht den Bauchinhalt zu infiltrieren, während myofasziale Triggerpunkte in den Mm. obliquus oder transversus abdominis infiltriert werden.

Suprapubische Insertionstriggerpunkte imponieren palpatorisch an der Oberkante des Schambeines als kleine Knöpfchen, von denen aus Stränge in den Muskel verlaufen (Abb. 49.9B). Sie werden von oben infiltriert, wobei die Kanüle auf das Os pubis zu geführt wird. Derartige Insertionstriggerpunkte können auch auf die Triggerpunktlösung durch Druck ansprechen.

Besondere Vorsicht ist bei der Infiltration von Triggerpunkten am Ansatz des M. transversus abdominis entlang des Rippenbogens geboten (Abb. 49.10). Der Muskel setzt an der Unterfläche des Rippenrandes an, wo sich die Fasern mit dem Zwerchfell verflechten, unter dem die Pleura liegt. Die exakte Position der Kanülenspitze kann durch vorsichtigen Kontakt mit dem Rippenknorpel erreicht werden, von wo aus sie abwärts geführt wird.

49.13.2 M. rectus abdominis

(Abb. 49.11)
Zahlreiche Autoren haben die Wirksamkeit einer Infiltration von Triggerpunkten im M. rectus abdominis bei der Linderung abdomineller Schmerzen bemerkt [74, 88, 117]. Dabei kann es sich je nach ihrem Verhältnis zu den Intersectiones tendineae um zentrale oder Insertionstriggerpunkte handeln. Gutstein warnte vor Postinjektionsschmerzen und Steifigkeit für sechs bis zwölf Stunden nach der Infiltration des oberen M. rectus abdominis [53]. Kelly schätzte, dass lediglich ein Drittel dieser Infiltrationen die Beschwerden der Patienten linderte [75], was im Gegensatz zu der von Melnick berichteten Erfolgsrate von 91% steht [95]. Allerdings wurden die Patienten unterschiedlich ausgewählt. Hunter betonte seinen Patienten gegenüber die Bedeutung ihrer Emanzipation gegenüber ihrer Angst vor Schmerzen. Er berichtete über 21 Fälle, von denen 12 (57%) vollständig und 5 (24%) teilweise von ihren Schmerzen befreit werden konnten [64]. Die trockene Nadelung geht mit einem ausgeprägteren Postpunktionsschmerz einher als die Injektion eines Anästhetikums [60]. Unserer Ansicht nach ist eine erhöhte Aufmerksamkeit gegenüber aufrecht erhaltenden Faktoren entscheidend für eine hohe Erfolgsrate.

Auch die Infiltration von Triggerpunkten des oberen M. rectus abdominis, die zwischen Rippenrand und Proc. xiphoideus liegen, erfordert ein umsichtiges Vorgehen mit besonderer Beachtung der Eindringtiefe der Kanüle, um nicht die Bauchhöhle zu penetrieren, wie es auch von Rachlin beschrieben und dargestellt wurde

[103]. Aus den Erfahrungen bei der Infiltration anderer Triggerpunkte kann man ableiten, wie sich die unterschiedlichen Gewebearten anfühlen, wenn die Kanüle durch Haut, subkutanes Fettgewebe, Epimysium und die Muskelfasern des M. rectus abdominis vordringt. Ein Vordringen jenseits der zweiten Lage Epimysium (die posteriore Rektusscheide) wird verhindert. Man muss bedenken, dass unterhalb der Linea arcuata posterior, die sich in kurzem Abstand unter dem Nabel befindet, keine dorsale Rektusscheide mehr vorhanden ist.

Bei relativ schlanken Patienten kann die Kanüle in Rückenlage horizontal in den lateralen Rand des M. rectus abdominis eingestochen werden, indem die Bauchwand lateral der Rektusscheide nach unten gedrückt wird (Abb. 49.11C). Dieser Muskel reagiert häufig mit lokalen Zuckungsreaktionen. In einem Fall, bei dem die Hüften und Knie des Patienten bei der Infiltration des Triggerpunktes im M. rectus abdominis gebeugt waren, wurden die Füße durch die Kraft der lokalen Zuckungsreaktion um 10 cm von der Untersuchungsliege angehoben.

Die Infiltration der Fasern nahe am Schambeinansatz des M. rectus abdominis erfolgt durch Führen der Kanüle auf das Os pubis zu (Abb. 49.11B).

Triggerpunkte im M. pyramidalis werden infiltriert, indem die Kanüle nach kranial gerichtet nahe der Mittellinie eingestochen wird, und vom Schambein weg statt darauf zu geführt wird.

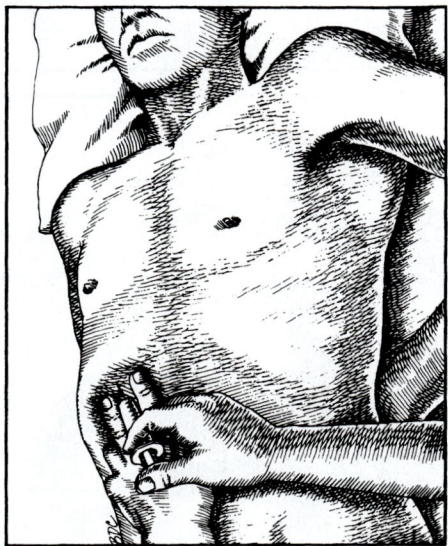

Abb. 49.10: Infiltration von Insertionstriggerpunkten im rechten M. transversus abdominis entlang des Rippenbogens. Die Kanüle wird auf die kaudale Rippenkante gerichtet und nicht darunter.

49.14 Korrigierende Maßnahmen

(Abb. 49.12 und 49.13)

49.14.1 Organerkrankungen und andere Ursachen

Die Aktivität myofaszialer Triggerpunkte kann noch lange nach Abheilung des auslösenden akuten Organleidens fortbestehen. Persistiert allerdings auch die Organerkrankung (z. B. das peptische Ulkus, das Neoplasma oder die Darmparasiten), führt die Behandlung lediglich der Triggerpunkte nur zu einer vorübergehenden oder teilweisen Besserung [95, 117].

Für eine anhaltende Besserung müssen außerdem aufrecht erhaltende Muskelbelastungen reduziert oder behoben werden. Dazu gehören emotionaler Stress, virale Infektionen und mechanische Störungen, die eine ungünstige oder zusammengesunkene Körperhaltung ausgleichen. Der Patient sollte ein Kissen als Lendenstütze benutzen und sich an die Rückenlehne des Stuhles lehnen. Dadurch wird die Lendenlordose verstärkt, der Brustkorb nach vorn angehoben und der M. rectus abdominis behutsam gedehnt. Ein sehr enges elastisches Band oder ein Gürtel können die Bauchmuskeln komprimieren und deren Durchblutung behindern.

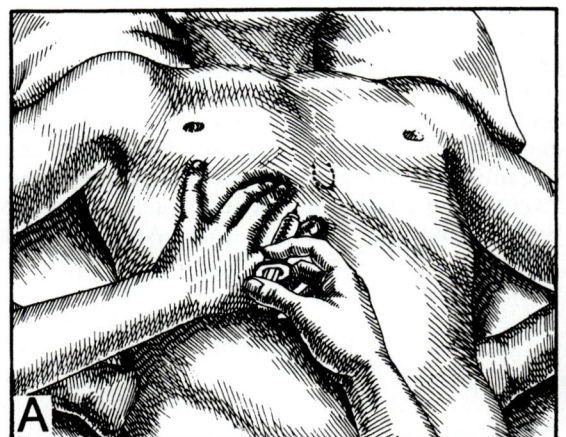
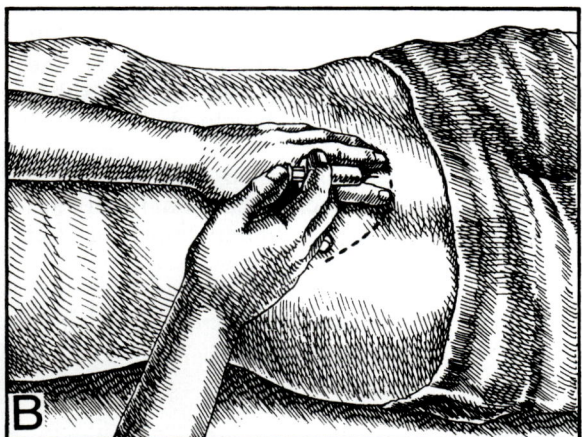
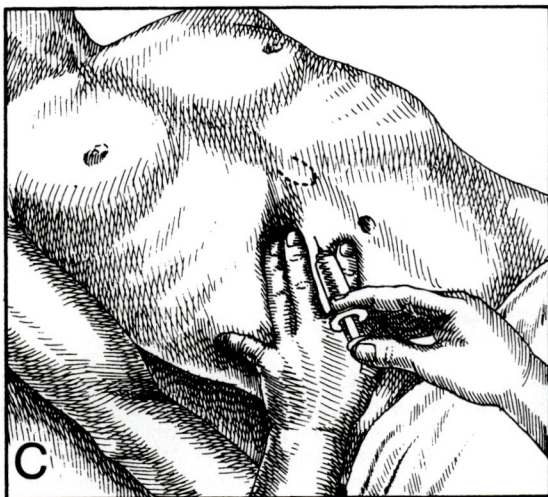
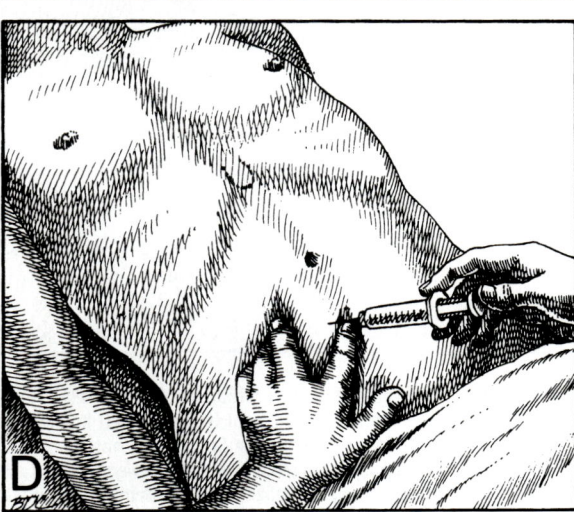

Abb. 49.11: Infiltration von Triggerpunkten im rechten M. rectus abdominis. Die *gestrichelte Linie* markiert in A, C und D den Proc. xiphoideus und in B die Obergrenzen von Lig. inguinale und Os pubis. **A:** im paraxiphoiden Raum unter sorgfältiger Beachtung der Eindringtiefe der Kanüle. **B:** in der suprapubischen Region. Der M. pyramidalis liegt ebenfalls in diesem Bereich, um ihn zu infiltrieren muss die Kanüle aber nach kranial gerichtet werden. **C:** entlang der unteren Muskelgrenze unmittelbar oberhalb des Nabels. **D:** im unteren M. rectus abdominis nahe dem McBurney-Punkt.

Rumpf

49.14.2 Übungen

(Abb. 49.12 und 49.13)

Die für die Bauchmuskeln nützlichen Übungen umfassen die Bauchatmung (Zwerchfell-atmung), die Beckenkippübung, Sit-ups und Sit-backs sowie Lachen.

Abdominal-(Zwerchfell-)Atmung

Die wirkungsvollste aktive Dehnungsübung für diese Muskeln ist die Bauchatmung [39] (Kapitel 20). Abdominales Atmen dehnt die lateralen Bauchwandmuskeln insbesondere in *Bauchlage*.

Beckenkippung

Die Übung des Beckenkippens ist eine behut-same und wirkungsvolle Dehnungsbewegung des unteren M. rectus abdominis. Sie wird von Williams als Flexionsübung dargestellt [130] und von Cailliet als „Beckenkippung" [17]. Die Übung wird durchgeführt, wie es in Abbildung 49.12 dargestellt und beschrieben ist.

Sit-back, Abdominal-curl und Sit-up

Die Übung aus Sit-back, Abdominal-curl und Sit-up ist die flüssige Kombination von drei Übungen (Abb. 49.13). Diese Kombinations-übung sollte immer mit der Sit-back-Übung be-ginnen (Abb. 49.13A), die von Cailliet als fort-schreitendes „Abrollen" bezeichnet wird [17]. Sie *verlängert* die Bauchwandmuskulatur statt sie zu verkürzen. Die exzentrische Kontraktion bei Sit-backs belastet die betroffenen Bauch-muskeln weniger, da sie kräftiger und wirkungs-voller ist als eine konzentrische Kontraktion [57]. Zunächst stößt sich der Patient oder die Patientin mithilfe der Arme in die Sit-up-Positi-on ab und führt anschließend einen langsamen Sit-back durch (Abb. 49.13A). Die Abrollbewe-gung des Sit-backs sollte geschmeidig und lang-sam ohne Rucken erfolgen.

Die Pause zwischen den Wiederholungs-übungen ist ebenso wichtig wie die Bewegung und sollte genauso lang sein. Während der Pau-se kann sich der Muskel wieder mit Blut versor-gen und Abfallprodukte auswaschen. Eine voll-ständige In- und Exspiration am Ende jedes Sit-backs fördert die vollständige Entspannung der Muskeln und gibt das Tempo der Übung an.

Zunächst führt der Patient die Übung jeden zweiten Tag durch, oder bei noch schmerzender Bauchmuskulatur alle drei Tage. Anschließend

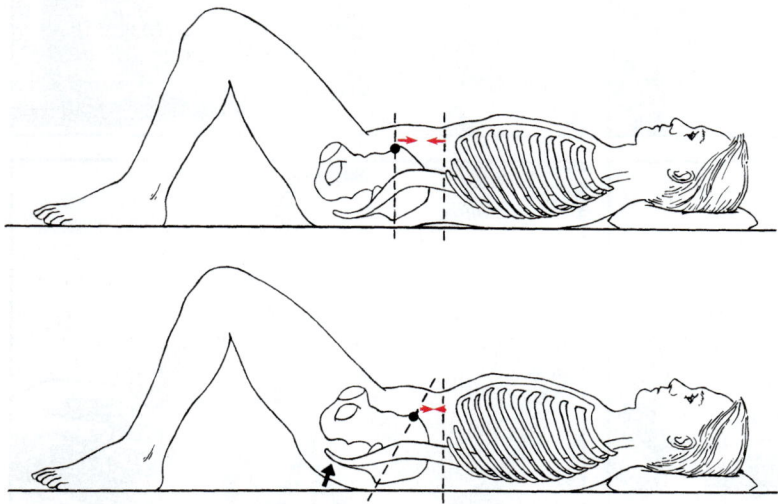

Abb. 49.12: Die Beckenkippübung kräftigt die Bauchmuskeln und dehnt die lumbalen Rückenmuskeln. **Oberes Bild:** normale, ent-spannte Ausgangsstellung. Die Hände (nicht abgebildet) können zur Überwachung der Beckenstellung eingesetzt werden, indem man sie jeweils so anlegt, dass ein Finger die Spina iliaca anterior superior berührt und der Daumen den unteren Brustkorb (der in der Be-wegung verkürzbare Raum ist durch *gestrichelte Linien* markiert). **Unteres Bild:** nach hinten gekipptes Becken: Der Patient kippt das Becken um die Lendenwirbelsäule abzuflachen, indem er die unteren Bauchmuskeln kontrahiert und das vordere Becken inspiratorisch anhebt. Durch diese Kontraktion wird die Symphyse dem Proc. xiphoideus angenähert, sodass sich Finger und Daumen das Patienten einander nähern und die Spinae iliaca anteriores posteriores näher an den Brustkorb heran bringen. Die Lendenwirbelsäule liegt dabei fest der Unterlage auf, während das distale Gesäß und das Kreuzbein wie gezeigt nach oben bewegt werden. (Dies sollte erreicht wer-den, indem die Muskeln im Unterbauch kontrahiert werden, *nicht* die Mm. glutaei [Pobacken] und *nicht* durch Abstoßen mit den Fü-ßen.) Der Patient sollte den unteren Rücken für einige Sekunden flach halten, dabei normal mit der Brust atmen, anschließend ent-spannen und das Becken in die Ausgangsposition des oberen Bildes zurücksinken lassen. Diese Übung wird mehrere Male wiederholt.

wird die Anzahl der Sit-backs schrittweise erhöht, bis das Ziel von zehn Übungen täglich erreicht wird.

Erst nach Erreichen des Ziels für die Sit-backs geht der Patient zur Abdominal-curl-Übung über

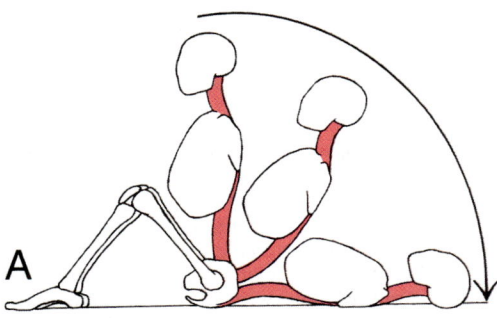

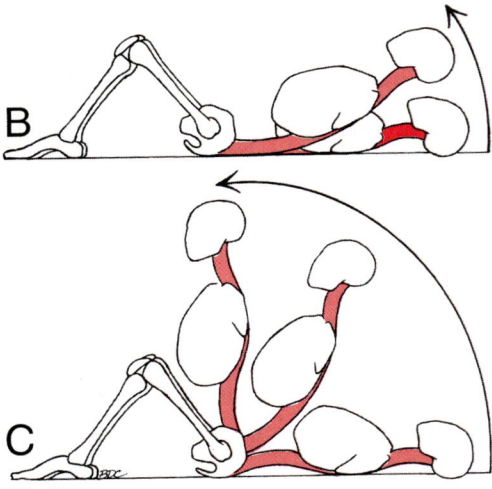

Abb. 49.13: A: Die Sit-back-Übung besteht aus einem fortschreitenden Abrollen, das im Sitzen beginnt und in Rückenlage aufhört. Die sitzende Ausgangsposition wird mithilfe der Arme eingenommen (nicht gezeigt). Knie und Hüften sollten gebeugt und die Füße fixiert sein. Aus dieser sitzenden Ausgangsposition heraus lehnt sich der Patient leicht nach hinten. Nachdem er sich um einen gewissen Grad abgerollt hat, kehrt er in die Ausgangsposition zurück. Das zunehmende Abrollen mit unterstütztem Aufrichten in die Ausgangsposition wird so lange wiederholt, bis mit dem Abrollen die vollständige Rückenlage erreicht wird. **B:** Sobald ein vollständiger Sit-back erreicht wurde, erfolgt die Abdominal-curl-Übung mit Hochrollen aus der Rückenlage. Dabei werden nacheinander zunächst der Kopf frei angehoben, dann die Schultern und schließlich die Skapulae, während die Lendenwirbelsäule fest abgestützt bleibt. **C:** Bei der Sit-up-Übung rollt man sich über eine Abdominal-curl-Stellung zur sitzenden Position hoch. Die für diese Übung erforderliche Kraft nimmt zu, wenn die Hände (nicht gezeigt) zunächst auf Höhe der Hüften, auf Höhe des Abdomens, auf Höhe der Brust und schließlich hinter dem Kopf gehalten werden. Ein Sit-up sollte erst erfolgen, wenn er schmerzfrei möglich ist.

(Abb. 49.13B), die einem unvollständigen Sit-up entspricht, und von Williams als Flexionsübung beschrieben wird [130]. Sie wird durch ein „Ablösen" bei flektierter Wirbelsäule durchgeführt, sodass die aufeinander folgenden Wirbel nacheinander den Untergrund verlassen.

Sobald die Abdominal-curl-Übung bequem zehnmal täglich durchgeführt werden kann, kann der Patient mit Sit-ups beginnen (Abb. 49.13C), die von Williams [130] und Cailliet [17] als abdominelle Flexionsübung dargestellt werden.

Lachen
Lachen ist für alle Bauchmuskeln eine anstrengende isometrische Übung und „angenehme Medizin".

49.14.3 Andere Aktivitäten

Der Patient sollte lernen, wie er bestimmte Triggerpunkte mit Druck lösen kann. Während er in einer Badewanne mit warmem Wasser liegt, lokalisiert er einen Druckschmerzpunkt, wölbt das Abdomen vor und komprimiert den schmerzenden Punkt direkt und zunehmend, bis er bei anhaltendem Druck nicht mehr schmerzhaft ist. Nachfolgend sollte dieser Punkt weiterhin nicht mehr schmerzen, und andere, verbleibende Triggerpunkte können ähnlich inaktiviert werden, einer nach dem anderen. Diese Selbstbehandlung ist insbesondere zwischen den Menstruationen wertvoll, um eine Dysmenorrhoe zu lindern.

Außerdem kann der Patient wirkungsvoll die Haut über dem betroffenen Muskel auf eine Pannikulose rollen, während er in einem warmen Bad entspannt. Patienten mit paradoxer Atmung (Asynchronie der Brust *gegenüber* Diaphragma und Bauchmuskeln) müssen lernen, richtig zu Atmen (Abb. 20.15 und 20.16).

Literatur
1. Aftimos S: Myofascial pain in children. *NZ Med J 102(874)*:440–441, 1989.
2. Agur AM: *Grant's Atlas of Anatomy*. Ed. 9. Williams & Wilkins, Baltimore, 1991 (p. 81, Fig. 2.5).
3. *Ibid*. (p. 80, Fig. 2.4).
4. *Ibid*. (p. 82, Fig. 2.6; p. 85, Fig. 2.10).
5. *Ibid*. (p. 88, Fig. 2.15).
6. Aiken DW, Dickman FN: Surgery in obstruction of small intestine due to ascariasis. *JAMA 164(12)*:1317–1323, 1957.
7. Alvarez WC: *An Introduction to Gastro-enterology*, Ed. 3. Paul B. Hoeber, New York, 1940 (p. 144).

8. Anson BJ, Beaton LE, McVay CB: The pyramidalis muscle. *Anatomical Record 72:*405–411, 1938.

9. Ashkenaz DM, Spiegel EA: The viscero-pannicular reflex. *Am J Physiol 112:*573–576, 1935.

10. Basmajian JV, DeLuca CJ: *Muscles Alive.* Ed. 5. Williams & Wilkins, Baltimore, 1985 (pp. 262, 385, 386, 391–397).

11. Bates T, Grunwaldt E: Myofascial pain in childhood. *J Pediatr 53:*198–209, 1958.

12. Beaton LE, Anson BJ: The pyramidalis muscle: its occurrence and size in American white and negroes. *Am J Phys Anthropol 25:*261–269, 1939.

13. Bloomfield AL: Mechanism of pain with peptic ulcer. *Am J Med 17:*165–167, 1954.

14. Bonica JJ, Johansen K, Loeser JD: Abdominal pain caused by other diseases. Chapter 64. In: *The Management of Pain.* Ed. 2. Edited by Bonica JJ, Loeser JD, Chapman CR, *et al.* Lea & Febiger, 1990, pp. 1254–1282, 1990.

15. Broer MR, Houtz SJ: *Patterns of Muscular Activity in Selected Sport Skills.* Charles C Thomas, Springfield, Ill., 1967.

16. Butler DS, Jones MA: *Mobilisation of the Nervous System.* Churchill Livingstone, New York, 1991 (p. 19).

17. Cailliet R: *Low Buck Pain Syndrome.* Ed. 3. F.A. Davis, Philadelphia, 1981 (pp. 115–121; Figs. 81, 85, 86).

18. Carnett JB: Intercostal neuralgia as a cause of abdominal pain and tenderness. *Surg Gynecol Obstet 42:*625–632, 1926.

19. Clemente CD: *Gray's Anatomy.* Ed. 30. Lea & Febiger, Philadelphia, 1985 (pp. 484, 485, Fig. 6-26).

20. *Ibid.* (pp. 488–489, Fig. 6-29).

21. *Ibid.* (pp. 490–491, Fig. 6-31).

22. *Ibid.* (pp. 491–493).

23. Clemente CD: *Anatomy.* Ed. 3. Urban & Schwarzenberg, Baltimore, 1987 (Fig. 12).

24. *Ibid.* (Figs. 235, 237).

25. *Ibid.* (Figs. 238, 242).

26. *Ibid.* (Fig. 241).

27. DonTigny RL: Inhibition of nausea and headaches. *Phys Ther 54:*864–865, 1974.

28. Doouss TW, Boas RA: The abdominal cutaneous nerve entrapment syndrome. *NZ Med J 81:*473–475, 1975.

29. Duchenne GB: *Physiology of Motion,* translated by E.B. Kaplan. J.B. Lippincott, Philadelphia, 1949 (pp. 488–490).

30. Dworken HJ, Biel FJ, Machella TE: Subdiaphragmatic reference of pain from the colon. *Gastroenterology 22:*222–228, 1952.

31. Dyer NH: Painful rib syndrome. *Gut 35(3):*429, 1994. [Letter].

32. Egan TF: Zenker's degeneration of rectus abdominis complicated by spontaneous rupture. *J Jr Med Assoc 41:*127–128, 1957.

33. Eisler P: *Die Muskeln des Stammes.* Gustav Fischer, Jena, 1912 (pp. 571–575, Fig. 93).

34. Ellis M: The relief of pain by cooling of the skin. *Br Med J 1:*250–252, 1961.

35. Feinstein B, Langton JN, Jameson RM, *et al.:* Experiments on pain referred from deep somatic tissues. *J Bone Joint Surg 36A:*981–997, 1954.

36. Flint MM: An electromyographic comparison of the function of the iliacus and the rectus abdominis muscles. *J Am Phys Ther Assoc 45:*248–253. 1965.

37. Gardner DA: The use of ethyl chloride spray to relieve somatic pain. *J Am Osteopath Assoc 49:*525–528, 1950.

38. Gardner DA: Dysmenorrhea: a case report. *J Osteopath 58:*19–22, 1951.

39. Gelb H: *Killing Pain Without Prescription.* Harper & Row, 1980 (pp. 138, 139).

40. Gerwin RD: Myofascial aspects of low back pain. *Neurosurg Clin North Am 2(4):*761–784, 1991.

41. Gerwin RD, Shannon S, Hong CZ, *et al.:* Inter-rater reliability in myofascial trigger point examination. *Pain 69:*65–73, 1997.

42. Giamberardino MA, Valente R, de Bigontina P, *et al.:* Artificial ureteral calculosis in rats: behavioural characterization of visceral pain episodes and their relationship with referred lumbar muscle hyperalgesia. *Pain 61:*459–469. 1995.

43. Gilleard WL, Brown JM: An electromyographic validation of an abdominal muscle test. *Arch Phys Med Rehabil 75:*1002–1007, 1994.

44. Godfrey KE, Kindig LE, Windell J: Electromyographic study of duration of muscle activity in sit-up variation. *Arch Phys Med Rehabil 58:*132–135, 1977.

45. Goecke C: Die Reizung der vorderen Bauchdeckennerven – Ibrahim-Syndrom. *Zentbl Gynäkol 114:*555–556, 1992.

46. Good MG: What is "fibrositis?" *Rheumatism 5:*117–123, 1949 (pp. 120, 121; Fig. 8).

47. Good MG: The role of skeletal muscles in the pathogenesis of diseases. *Acta Med Scand 138:*285–292, 1950.

48. Good MG: Pseudo-appendicitis. *Acta Med Scand 138:*348–353, 1950.

49. Gorrell RL: Appendicitis: failure to correlate clinical and pathologic diagnoses. *Minn Med 34:*137–138, 151, 1951.

50. Greenman PE: *Principles of Manual Medicine.* Ed. 2. Williams & Wilkins, Baltimore, 1996.

51. Gross D: *Therapeutische Lokalanästhesie.* Hippokrates, Stuttgart, 1972.

52. Guivarćh M, Boche O, Roullet-Audy JC, *et al.:* [33 cases of hematoma of the rectus abdominis muscle in a surgical department]. *Chirurgie 116(8–9):*602–608, 1990.

53. Gutstein RR: The role of abdominal fibrositis in functional indigestion. Miss Val Med J 66:114–24, 1944.

54. Hall MW, Sowden DS, Gravestock N: Abdominal wall tenderness test [Letter]. *Lancet 337:* 1606, 1991.

55. Hall PN, Lee AP: Rectus nerve entrapment causing abdominal pain. *Br J Surg 75(9):*917, 1988.

56. Heinz GJ III, Zavala DC: Slipping rib syndrome. *JAMA 237:*794–795, 1977.

57. Hill AV: The mechanics of voluntary muscle. *Lancet 2:*947–951, 1951.

58. Hockaday JM, Whitty CW: Patterns of referred pain in the normal subject. *Brain 90:*481–496, 1967.

59. Hodges PW, Richardson CA: Contraction of the abdominal muscles associated with movement of the lower limb. *Phys Ther 77(2):*132–141, 1997.

60. Hong CZ: Lidocaine injection versus dry needling to myofascial trigger point: the importance of the local twitch response. *Am J Phys Med Rehabil 73:*256–263, 1994.

61. Howarth D, Southee A, Cardew P, *et al.:* SPECT in avulsion injury of the multifidus and rotator muscles of the lumbar region. *Clin Nucl Med 19(7):*571–574, 1994.

62. Hoyt HS: Segmental nerve lesions as a cause of the trigonitis syndrome. *Stanford Med Bull 11:*61–64. 1953.

63. Hughes GS Jr, Treadwell EL, Miller J: Syndrome of the rectus abdominis muscle mimicking the acute abdomen. *Ann Emerg Med 14(7):*694–695, 1985.

64. Hunter C: Myalgia of the abdominal wall. *Can Med Assoc J 28:*157–161, 1933.

65. Ingber RS: Atypical chest pain due to myofascial dysfunction of the diaphragm muscle: a case report [Abstract]. *Arch Phys Med Rehabil 69:*729, 1988.

66. Janda V: Evaluation of muscular imbalance. Chapter 6. In: *Rehabilitation of the Spine: A Practitioner's Guide.* Edited by Liebenson C. Williams & Wilkins, Baltimore, 1996 (pp. 97–112).

67. Jelenko C III: Tietze's disease predates "chest wall syndrome." *JAMA 242:*2556, 1979.

68. Kamon E: Electromyographic kinesiology of jumping. *Arch Phys Med Rehabil 52:*152–157, 1971.

69. Kellgren JH: Observations on referred pain arising from muscle. *Clin Sci 3:*175–190, 1938 (pp. 180, 181, 185).

70. Kellgren JH: On the distribution of pain arising from deep somatic structures with charts of segmental pain areas. *Clin Sci 4:*35–46, 1939.

71. Kellgren JH: The anatomical source of back pain. *Rheumatol Rehabil 16:*3–12, (Plates facing p. 16) 1977.

72. Kelly M: Lumbago and abdominal pain. *Med J Aust 1:*311–317, 1942.

73. Kelly M: Pain in the Chest: Observations on the use of local anaesthesia in its investigation and treatment. *Med J Aust 1:*4–7, 1944 (p. 6, Case V, Fig. 3).

74. Kelly M: The nature of fibrositis. II. A study of the causation of the myalgic lesion (rheumatic, traumatic, infective). *Ann Rheum Dis 5:*69–77. 1946.

75. Kelly M: Some rules for the employment of local analgesia in the treatment of somatic pain. *Med J Aust 1:*235–239, 1947.

76. Kelly M: The relief of facial pain by procaine (novocaine) injections. *J Am Geriatr Soc 11:*586–596, 1963.

77. Kelsey MP: Diagnosis of upper abdominal pain. *Tex State J Med 47:*82–86, 1951.

78. Kendall FP, McCreary EK, Provance PG: *Muscles: Testing und Function.* Ed. 4. Williams & Wilkins, Baltimore, 1993 (p. 147).

79. Knockaert DC, D'Heygere FG, Bobbaers HJ: Ilioinguinal nerve entrapment: a little-known cause of iliac fossa pain. *Postgrad Med 65:*632–635, 1989.

80. Lange M: *Die Muskelhärten (Myogelosen).* J.F. Lehmanns, München, 1931.

81. Lausten GS, Riegels-Nielsen P: Entrapment of the ilioinguinal nerve. *Acta Orthop Belg 51(6):*988–991, 1985.

82. Lewis T, Kellgren JH: Observations relating to referred pain, visceromotor reflexes and other associated phenomena. *Clin Sci 4:*47–71, 1939 (pp. 50, 51, 58, 61).

83. Lewit K: Muscular pattern in thoraco-lumbar lesions. *Manual Med 2:*105–107, 1986.

84. Lewit K: *Manipulative Therapy in Rehabilitation of the Locomotor System.* Ed. 2. Butterworth Heinemann, Oxford, 1991 (p. 24).

85. *Ibid.* (pp. 209, 218).

86. Ling FW, Slocumb JC: Use of trigger point injections in chronic pelvic pain. *Obstet Gyn Clin North Am 20(4):*809–815, 1993.

87. Llewellyn LJ, Jones AB: *Fibrositis.* Rebman, New York, 1915 (pp. 266–268, Fig. 47).

88. Long C II: Myofascial pain syndromes, part III – some syndromes of the trunk and thigh. *Henry Ford Hosp Med Bull 4:*102–106, 1956 (pp. 103, 104).

89. Maigne R: Low back pain of thoracolumbar origin. *Arch Phys Med Rehabil 61:*389–395, 1980.

90. McBeath AA, Keene JS: The rib-tip syndrome. *J Bone Joint Surg 57A:*795–797. 1975.

91. McMinn RM, Hutchings RT, Pegington J, *et al.:* *Color Atlas of Human Anatomy.* Ed. 3. Mosby-Year Book, Missouri, 1993 (p. 201).

92. Mehta M, Ranger I: Persistent abdominal pain: treatment by nerve block. *Anaesthesia 26:*330–333, 1971.

93. Melnick J: Treatment of trigger mechanisms in gastrointestinal disease. *NY State J Med 54:*1324–1330, 1954.

94. Melnick J: Symposium on mechanism and management of pain syndromes. *Proc Rudolf Virchow Med Soc City NY 16:*135–142, 160, 1957.

95. Melnick J: Trigger areas and refractory pain in duodenal ulcer. *NY State J Med 57:*1073–1076, 1957.

96. Mendeloff AI, Seligman AM: Acute appendicitis. Chapter 287. In: *Harrison's Principles of Internal Medicine.* Ed. 7. Edited by Wintrobe MW, Thorn GW, Adams RD, *et al.* McGraw-Hill, New York, 1974 (p. 1486).

97. Miller MI, Medeiros JM: Recruitment of internal oblique and transversus abdominis musclos during the eccentric phase of the curl-up exercise. *Phys Ther 67(8):*1213–1217, 1987.

98. Milloy FJ, Anson BJ: The rectus abdominis muscle and the epigastric arteries. *Surg Gynecol Obstet 110:*293–302, 1960.

99. Moriarty JK, Dawson AM: Functional abdominal pain further evidence that whole gut is affected. *Br Med J 284:*1670–1672, 1982.

100. Murray J: Rectus abdominis haematoma in pregnancy. *Aust NZ J Obstet Gynaecol 15:*173–176, 1975.

Rumpf

101. Okada M: An electromyographic estimation of the relative muscular load in different human postures. *J Human Ergol 1*:75–93. 1972.

102. Pernkopf E: *Atlas of Topographical und Applied Human Anatomy.* Vol. 2, W.B. Saunders, Philadelphia, 1964 (Figs. 177, 181, 186–188).

103. Rachlin ES: Injection of specific trigger points. Chapter 10 In: *Myofascial Pain and Fibromyalgia.* Edited by Rachlin ES. Mosby, St. Louis, 1994, pp. 197–360 (see p. 214).

104. Reid JD, Kommareddi S, Landerani M, *et al.:* Chronic expanding hematomas. *JAMA 244:* 2441–2442, 1980.

105. Rogatz P, Rubin IL: Hematoma of the rectus abdominis muscle. *NY State J Med 54:*675–679, 1954.

106. Ruch TC, Patton HD: *Physiology und Biophysics.* Ed. 19. W.B. Saunders, 1965 (pp. 357–359).

107. Rutgers MJ: The rectus abdominis syndrome: a case report. *J Neurol 233:*180–181, 1986.

108. Sheehy BN, Little SC, Stone JJ: Abdominal epilepsy. *J Pediatr 56:*355–363, 1960.

109. Simons DG, Travell JG: Myofascial origins of low back pain. Parts 1,2,3. *Postgrad Med 73:*66–108, 1983.

110. Sinclair DC: The remote reference of pain aroused in the skin. *Brain 72:*364–372, 1949.

111. Slipyan A, Batongbacal VI: Massive right rectus muscle hematoma simulating signs and symptoms of coarctation of the aorta. *NY State J Med 58:*3851–3852, 1958.

112. Slocumb JC: Neurological factors in chronic pelvic pain: trigger points and the abdominal pelvic pain syndrome. *Am J Obstet Gynecol 149:*536–543, 1984.

113. Smith LA: The pattern of pain in the diagnosis of upper abdominal disorders. *JAMA 156:*1566–1573, 1954.

114. Spalteholz W: *Handatlas der Anatomie des Menschen.* Ed. 11, Vol. 2. S. Hirzel, Leipzig, 1922 (pp. 291, 294).

115. Staff D, Heudebert G, Young MJ: Hematoma of the rectus abdominis manifested as severe pain in the right lower quadrant. *South Med J 84(10):*1275–1276, 1991.

116. Telling WH: The clinical importance of fibrositis in general practice. *Br Med J 1:*689–692, 1935.

117. Theobald GW: The relief and prevention of referred pain. *J Obstet Gynaecol Br Commonw 56:*447–460, 1949 (pp. 451, 452; Case 3; Fig. 3).

118. Theobald GW: The role of the cerebral cortex in the perception of pain. *Lancet 2:*41–47, 94–97, 1949 (p. 41, Fig. 3).

119. Thomson WH, Dawes RF, Carter SS: Abdominal wall tenderness: a useful sign in chronic abdominal pain. *Br J Surg 78:*223–225, 1991.

120. Thorek P: The acute abdomen. *Can Med Assoc J 62:*550–556, 1950.

121. Tietze A: Über eine eigenartige Häufung von Fällen mit Dystrophie der Rippenknorpel. *Berl Klin Wochenschr 58:*829–831, 1921.

122. Toldt C: *An Atlas of Human Anatomy,* translated by M.E. Paul. Ed. 2, Vol. 1. Macmillan, New York, 1919 (pp. 274, 276).

123. Travell J: The adductor longus syndrome: A cause of groin pain. Its treatment by local block of trigger areas (procaine infiltration and ethyl chloride spray). *Bull NY Acad Med 26:*284–285, 1950.

124. Travell JG: A triggor point for hiccup. *J Am Osteopath Assoc 77:*308–312, 1977.

125. Trinca F: New diagnostic method: manipulation of the hypersensitive visceral reflex as a clue to more exact diagnosis. *Med J Aust 2:*493–495, 1940.

126. Tung AS, Tenicela R, Giovanitti J: Rectus abdominis nerve entrapment syndrome. *JAMA 240(8):*738–739, 1978.

127. Walters CE, Partridge MJ: Electromyographic study of the differential action of the abdominal muscles during exercise. *Am J Phys Med 36:*259–268, 1957.

128. Weiss S, Davis D: The significance of the afferent impulses from the skin in the mechanism of visceral pain. Skin infiltration as a useful therapeutic measure. *Am J Med Sci 176:*517–536, 1928.

129. Willauer GJ, O'Neill JF: Late postoperative follow-up studies on patients with recurrent appendicitis. *Am J Med Sci 205:*334–342, 1943.

130. Williams PC: *Low Buck und Neck Pain, Causes und Conservative Treatment.* Charles C Thomas, Springfield, Ill., 1974 (Panels 1A, 1B, and 2, Fig. 19).

131. Wilson TS: Manipulative treatment of subacute and chronic fibrositis. *Br Med J 1:*298–302, 1936.

132. Wittman A, Bigler FC: Preoperative diagnosis. *J Kans Med Soc 78:*411–414, 1977.

133. Young D: The effects of novocaine injections on simulated visceral pain. *Ann Intern Med 19:*749–756, 1943.

134. deValera E, Raftery H: Lower abdominal and pelvic pain in women. In: *Advances in Pain Research und Therapy.* Vol 1. Edited by Bonica JJ, Albe-Fessard D. Raven Press, New York, 1976 (pp. 933–937).

Rumpf

Sachwortverzeichnis